病理医师实用组织学

（第5版）

Histology for Pathologists
（5th Edition）

主　编　〔美〕史黛丝·米尔斯（Stacey Mills）

主　译　薛德彬　陈　健

副主译　车拴龙　郭晓红　韩昱晨　黄　勇　王巍伟

主　审　滕晓东

北京科学技术出版社

著作权合同登记号　图字：01-2021-2502号

图书在版编目（CIP）数据

病理医师实用组织学：第 5 版 /（美）史黛丝·米尔斯（Stacey Mills）主编；薛德彬，陈健主译 . — 北京：北京科学技术出版社，2021.6

书名原文：Histology for Pathologists,5th Edition

ISBN 978-7-5714-1255-5

Ⅰ . ①病… Ⅱ . ①史… ②薛… ③陈… Ⅲ . ①病理组织学 Ⅳ . ①R361

中国版本图书馆CIP数据核字（2020）第248003号

本书中提供了正确的适应证，以及不良反应和用药方法，但这些都有改变的可能。强烈希望读者阅读本书提到的药物的生产厂家所提供在包装上的信息。作者、编辑、出版人、发行商不对任何错误或忽略负责，不对应用本书中的信息后可能造成的任何结果负责，也不会对出版物内容进行明确或不明确的承诺。作者、编辑、出版人、发行商对与本出版物相关的人身或财产伤害不承担任何责任。

责任编辑：杨　帆

责任校对：贾　荣

图文制作：北京永诚天地艺术设计有限公司

责任印制：吕　越

出 版 人：曾庆宇

出版发行：北京科学技术出版社

社　　址：北京西直门南大街16号

邮政编码：100035

电　　话：0086-10-66135495（总编室）
　　　　　0086-10-66113227（发行部）

网　　址：www.bkydw.cn

印　　刷：北京捷迅佳彩印刷有限公司

开　　本：889 mm × 1194 mm　1/16

字　　数：1200千字

印　　张：79.5

版　　次：2021年6月第1版

印　　次：2021年6月第1次印刷

ISBN 978-7-5714-1255-5

定　　价：980.00元

京科版图书，版权所有，侵权必究。
京科版图书，印装差错，负责退换。

原书作者名单

Sylvia L. Asa, MD, PhD
Professor
Department of laboratory Medicine and Pathobiology
University of Toronto
Toronto, Ontario

Kristen A. Atkins, MD
Professor
Department of Pathology
University of Virginia School of Medicine
Charlottesville, Virginia

Hikmat Al-Ahmadie, MD
Assistant Attending
Department of Pathology
Memorial Sloan Kettering Cancer Center
New York, New York

Leomar Y. Ballester, MD, PhD
Assistant Professor
Department of Pathology and Laboratory Medicine
University of Texas Health Science Center at Houston
Houston, Texas

Karoly Balogh, MD
Associate Professor of Pathology
Harvard Medical School
Beth Israel Deaconess Medical Center
Boston, Massachusetts

José E. Barreto, MD
Attending Pathologist
Instituto de Patología e Investigación
Asunción, Paraguay

Kurt Benirschke, MD†
Emeritus Professor
Department of Pathology
UC San Diego School of Medicine
San Diego, California

Gerald J. Berry, MD
Professor of Pathology
Director of Cardiac and Pulmonary Pathology
Director of Anatomic Pathology
Stanford University
Stanford, California

John S.J. Brooks, MD
Chair
Department of Pathology
Pennsylvania Hospital of University of Pennsylvania
    Health System
Philadelphia, Pennsylvania

Sofía Cañete-Portillo, MD
Research collaborator
Instituto de Patología e Investigación
Asunción, Paraguay

Maria Luisa Carcangiu, MD
Director UO 1 Anatomic Pathology
Department of Pathology
Fondazione IRCCS Istituto Nazionale dei Tumori
Milan, Italy

J. Aidan Carney, MD, PhD
Emeritus
Department of Laboratory Medicine and Pathology
Mayo Clinic College of Medicine and Science
Rochester, Minnesota

Darryl Carter, MD
Professor Emeritus
Department of Pathology
Yale School of Medicine
New Haven, Connecticut

William L. Clapp, MD
Director, Renal Pathology
Professor, Department of Pathology, Immunolgy
    and Laboratory Medicine
University of Florida School of Medicine
Gainesville, Florida

Laura C. Collins, MBBS
Vice Chair of Anatomic Pathology
Director of Breast Pathology
Beth Israel Deaconess Medical Center
Professor
Department of Pathology
Harvard Medical School
Boston, Massachusetts

Julian Conejo-Mir, MD, PhD
Head Professor and Chairman
Medical & Surgical Dermatology Department
Hospital Universitario Virgen del Rocio
University of Sevilla
Spain

---

†Deceased

James R. Conner, MD, PhD
Assistant Prof Laboratory Medicine and Pathobiology
University of Toronto Pathologist
Mt Sinai Hospital Toronto
Ontario, Canada

Antonio L. Cubilla, MD
Emeritus Professor Of Pathology
Universidad Nacional de Asuncion
Director
Instituto de Patología e Investigación
Asunción, Paraguay

Thomas J. Cummings, MD
Professor
Department of Pathology
Duke University School of Medicine
Durham, North Carolina

Gerald R. Cunha, PhD
Professor of Anatomy, Professor of Obstetrics
    & Gynecology, Professor of Urology
Department of Urology
University of California San Francisco School of Medicine
San Francisco, California

Ronald A. DeLellis, MD
Consultant Pathologist
Department of Pathology
Lifespan Academic Medical Center
Providence, Rhode Island

Javier Dominguez-Cruz, MD
Dermatologist, Investigation Unit
Dermatology Department
Hospital Universitario Virgen del Rocio
Sevilla, Spain

Samson W. Fine, MD
Associate Attending Pathologist
Department of Pathology
Memorial Sloan Kettering Cancer Center
New York, New York

Gregory N. Fuller, MD, PhD
Professor
Department of Pathology
University of Texas MD Anderson Cancer Center
Houston, Texas

Patrick J. Gallagher, MD, PhD, FRCPath
Senior Clinical Lecturer
Centre for Medical Education
Bristol University Medical School
Bristol, United Kingdom

C. Blake Gilks, MD
Professor
Department of Pathology and Laboratory Medicine
University of British Columbia Faculty of Medicine
Vancouver, British Columbia

Joel K. Greenson, MD
Professor of Pathology
Department of Pathology
University of Michigan Medical School
Ann Arbor, Michigan

Krisztina Z. Hanley, MD
Associate Professor
Department of Pathology
Emory University School of Medicine
Atlanta, Georgia

Ralph H. Hruban, MD
Baxley Professor and Director
Department of Pathology
The Johns Hopkins University School of Medicine
Baltimore, Maryland

Seung-Mo Hong, MD, PhD
Professor
Department of Pathology
Asan Medical Center
University of Ulsan College of Medicine
Seoul, Republic of Korea

Muhammad T. Idrees, MD
Associate Professor
Director immunohistochemistry
Department of Pathology
Indiana University
Indianapolis, IndianaBest

Andrew Kanik, MD
Medical Director of Histopathology and Director
    of Dermatopathology
Department of Dermatopathology
CBLPath, Inc.
Rye Brook, New York

Darcy A. Kerr, MD
Assistant Professor
Department of Pathology
University of Miami Miller School of Medicine
Miami, Florida

David S. Klimstra, MD
Chairman
Department of Pathology
Memorial Sloan Kettering Cancer Center
New York, New York

Günter Klöppel, MD
Professor Emeritus
Department of Pathology
Consultation Center for Pancreatic and Endocrine Tumors
Technical University Munich
Munich, Germany

S.H. Kroft, MD
Professor and Interim Chair
Department of Pathology
Medical College of Wisconsin
Milwaukee, Wisconsin

Takeshi Kurita, PhD
Associate Professor of Cancer Biology and Genetics
Department of Cancer Biology and Genetics
Ohio State University College of Medicine
Columbus, Ohio

Steven H. Lewis, MD, FCAP, FACOG
Clinical Professor of Pathology and Faculty Associate
    Bioethics and Humanities
Department of Pathology
University of Colorado Anschutz Medical Campus
Aurora, Colorado

Megan G. Lockyer, DO
Staff Pathologist
Department of Pathology
AmeriPath Cleveland
Oakwood Village, Ohio

M. Beatriz S. Lopes, MD, PhD
Professor of Neuropathology and Neurological Surgery
Department of Pathology
University of Virginia School of Medicine
Charlottesville, Virginia

Fiona Maclean, MBBS
Clinical Associate Professor
Department of Clinical Medicine
Macquarie University, Sydney
Deputy Director
Department of Anatomical Pathology
Douglass Hanly Moir Pathology
Macquarie Park, Sydney

Shamlal Mangray, MBBS
Director, Pediatric Pathology
Department of Pathology
Lifespan Academic Medical Center
Providence, Rhode Island

Fernando Martínez-Madrigal, MD
Pathologist
Department of Pathology
Instituto Mexicano del Seguro Social
Morelia, Mexico

Jesse K. McKenney, MD
Pathologist
Department of Pathology
Cleveland Clinic
Cleveland, Ohio

Ozgur Mete, MD, FRCPC
Associate Professor
Department of Pathology
University Health Network
University of Toronto
Toronto, Ontario, Canada

Stacey E. Mills, MD
W.S. Royster Professor of Pathology
Chief of Anatomic Pathology
Director of Surgical Pathology and Cytopathology
University of Virginia Health System
Charlottesville, Virginia

Attilio Orazi, MD, FRCPath
Professor and Chairman Department of Pathology
Texas Tech University Health Care Sciences
P.L. Foster School of Medicine
El Paso, Texas

Carlos Ortiz-Hidalgo, MD
Professor of Histology
Department of Tissue and Cell Biology
Universidad Panamericana Escuela de Ciencias de la Salud
Mexico City
Histopathologist
Department of Anatomical Pathology
Hospital y Fundación Medica Sur
Mexico City, Mexico

Christopher N. Otis, MD
Professor of Pathology
Department of Pathology
University of Massachusetts Medical School—Baystate
Springfield, Massachusetts

David A. Owen, MB, BCh, FRCPC
Professor Emeritus
Pathology and Laboratory Medicine
University of British Columbia Faculty of Medicine
Vancouver, British Columbia

Liron Pantanowitz, MD
Professor of Pathology
Department of Pathology
University of Pittsburgh Medical Center
Pittsburgh, Pennsylvania

Robert E. Petras, MD
Managing Director
AmeriPath Institute of Gastrointestinal Pathology and
    Digestive Disease
AmeriPath Cleveland
Oakwood Village, Ohio

Meredith E. Pittman, MD
Assistant Professor
Department of Pathology and Laboratory Medicine
NewYork-Presbyterian Hospital/Weill Cornell Medicine
New York, New York

Miriam D. Post, MD
Associate Professor
Department of Pathology
University of Colorado Anschutz Medical Campus
Aurora, Colorado

Alan D. Proia, MD, PhD
Professor
Department of Pathology
Duke University School of Medicine
Durham, North Carolina

Victor E. Reuter, MD
Vice Chairman
Department of Pathology
Memorial Sloan Kettering Cancer Center
New York, New York

Robert H. Riddell, MD, FRCPC, FRCPath
Prof Laboratory Medicine and Pathobiology
University of Toronto Pathologist
Mt Sinai Hospital Toronto
Ontario, Canada

Stanley J. Robboy, MD
Professor of Pathology and Professor of Obstetrics
    and Gynecology
Department of Pathology
Duke University School of Medicine
Durham, North Carolina

Andrew E. Rosenberg, MD
Professor, Vice Chair
Director of Bone and Soft Tissue Pathology
Department of Pathology
Miller School of Medicine
University of Miami
Miami, Florida

Stuart J. Schnitt
Chief of Breast Oncologic Pathology
Dana-Farber/Brigham and Women's Cancer Center
Senior Pathologist
Brigham and Women's Hospital
Professor of Pathology
Harvard Medical School
Boston, Massachusetts

Mercedes Sendín-Martín, MD
Dermatologist
Department of Dermatology
Hospital Universitario Virgen del Rocio
Sevilla, Spain

Carlie S. Sigel, MD
Assistant Attending Pathologist
Department of Pathology
Memorial Sloan Kettering Cancer Center
New York, New York

Edward B. Stelow, MD
Professor of Pathology
Department of Pathology
University of Virginia School of Medicine
Charlottesville, Virginia

Kyle C. Strickland, MD, PhD
Assistant Professor of Pathology
Department of Pathology
Duke University School of Medicine
Durham, North Carolina

Arief A. Suriawinata, MD
Section Chief of Anatomic Pathology
Department of Pathology and Laboratory Medicine
Dartmouth-Hitchcock Medical Center
Lebanon, New Hampshire

David Suster, MD
Pathologist
Department of Pathology
Massachusetts General Hospital
Harvard Medical School
Boston, Massachusetts

Saul Suster, MD
Professor and Chairman
Department of Pathology & Laboratory Medicine
Froedtert and the Medical College of Wisconsin
Froedtert Hospital
Milwaukee, Wisconsin

Swan N. Thung, MD
Director of Liver Pathology
Department of Pathology
Mount Sinai Hospital
New York, New York

Arthur S. Tischler, MD
Professor
Department of Pathology
Tufts University School of Medicine
    & Tufts Medical Center
Boston, Massachusetts

Satish K. Tickoo, MD
Attending Pathologist
Department of Pathology
Memorial Sloan Kettering Cancer Center
New York, New York

Humberto E. Trejo Bittar, MD
Assistant Professor of Pathology
Department of Pathology/Thoracic and Autopsy Pathology
University of Pittsburgh Medical Center
Pittsburgh, Pennsylvania

Lawrence True, MD
Professor
Department of Pathology
University of Washington School of Medicine
Seattle, Washington

Thomas M. Ulbright, MD
Lawrence M. Roth Emeritus Professor of Pathology &
    Laboratory Medicine
Indiana University School of Medicine
Indianapolis, Indiana

Paul van der Valk, MD, PhD
Professor
Department of Pathology
University of Amsterdam Medical Centers
VU University Medical Center
Amsterdam, The Netherlands

Allard C. van der Wal, MD, PhD
Professor
Faculty of Medicine
University of Amsterdam
Clinical Pathologist
Academic Medical Center
Amsterdam, The Netherlands

J. Han J.M. van Krieken, PhD
Professor
Department of Pathology
Radboudumc
Nijmegen, The Netherlands

Elsa F. Velazquez, MD
Vice President and Director
Department of Dermatopathology
Inform Diagnostics
Needham, Massachusetts
Clinical Assistant Professor of Dermatology
Tufts University School of Medicine
Boston, Massachusetts

Hannes Vogel, MD
Professor
Department of Pathology
Stanford Medicine
Stanford, California

Roy O. Weller, MD, PhD, FRCPath
Emeritus Professor of Neuropathology
Clinical Neurosciences
University of Southampton School of Medicine
Emeritus Consultant Neuropathologist
Cellular Pathology (Neuropathology)
Southampton University Hospitals Trust
Southampton, United Kingdom

Bruce M. Wenig, MD
Senior Member
Department of Anatomic Pathology
H. Lee Moffitt Cancer Center and Research Institute
Tampa, Florida

Maria Westerhoff, MD
Associate Professor
Department of Pathology
University of Michigan Medical School
Ann Arbor, Michigan

Rhonda K. Yantiss, MD
Professor of Pathology and Laboratory Medicine
Chief, Gastrointestinal Pathology Service
New York-Presbyterian Hospital/Weill Cornell Medical
    Center
New York, New York

Samuel A. Yousem, MD
E. Leon Barnes Professor of Anatomic Pathology
Department of Pathology
University of Pittsburgh Medical Center
Pittsburgh, Pennsylvania

Hala El-Zimaity, MD
Pathologist
Dynacare Laboratories
University of Brampton
Toronto Ontario, Canada

校译者名单

主 译

薛德彬　　杭州平安好医医学检验实验室
陈　健　　中国人民解放军陆军第 82 集团军医院

副主译

车拴龙　　广州金城医学检验中心
郭晓红　　广东省珠海市人民医院
韩昱晨　　上海市胸科医院
黄　勇　　中国人民解放军陆军第 81 集团医院
王巍伟　　山东省诸城市妇幼保健院

主 审

滕晓东　　浙江大学医学院附属第一医院

副主审（按姓氏拼音排序）

段光杰　　陆军军医大学第一附属医院
顾学文　　江苏省苏北人民医院
贺慧颖　　北京大学医学部病理学系
马毓梅　　河北医科大学第二医院
苗　原　　中国医科大学附属第一医院
滕梁红　　首都医科大学宣武医院
王　坚　　复旦大学附属肿瘤医院
王照明　　浙江大学医学院附属第一医院
赵澄泉　　美国匹兹堡大学医学中心麦吉妇女医院

译校者（按姓氏拼音排序）

蔡　颖　　江苏省无锡市人民医院

曹芳芹	陕西省渭南市妇幼保健院
车拴龙	广州医科大学金域检验学院 / 广州金域医学检验中心
陈　健	中国人民解放军陆军第 82 集团军医院
付　勇	解放军新疆军区总医院
高　珂	南方医科大学第五附属医院
郭晓红	广东省珠海市人民医院
韩昱晨	上海市胸科医院
黄　勇	中国人民解放军陆军第 81 集团军医院
黄文斌	江苏省南京市第一医院
李　旻	广东省深圳市龙华区人民医院
李长平	吉林省通化市人民医院
李国霞	复旦大学附属闵行医院
廖林虹	江西省赣州市妇幼保健院
刘　杨	黑龙江省大庆市人民医院
马晓燕	陕西省咸阳市中心医院
彭　琳	湖北省武汉市黄陂区人民医院
田卫华	广东省深圳市罗湖区人民医院
王　强	湖北省武汉市黄陂区中医医院
王　毅	广东省妇幼保健院
王宽松	中南大学基础医学院 / 中南大学湘雅医院
王巍伟	山东省诸城市妇幼保健院
魏建国	浙江省绍兴市人民医院
吴　琼	吉林大学中日联谊医院
薛德彬	杭州平安好医医学检验实验室
杨根源	广东省珠海市人民医院
尹香利	陕西省渭南市中心医院
岳君秋	湖北省肿瘤医院
岳振营	山东省胜利油田中心医院
张　宏	暨南大学附属第一医院
张　睿	厦门医学院附属第二医院
张晓阳	天津医科大学第二医院
赵　纲	天津医科大学肿瘤医院
赵文英	山西省儿童医院

翻译秘书

沈　文	浙江中医药大学附属第二医院

溯本求源，知常达变
——致病理学初学者

　　胚胎学和发育生物学分别是病理学的"本"和"源"。本源既明，其他变化和发展的脉络就清晰了。病理学初学者如果学有余力，一定要重视"病理学之前"的知识。

　　《道德经》有云："不知常，妄作凶。知常容……"组织学侧重正常形态，病理学侧重异常形态变化，二者是"常"与"变"的关系。若病理学初学者先打好组织学基础，那么在学习病理学的过程中则可将组织学与病理学联系起来，这样病理学的学习就可达到事半功倍的效果。

薛德彬

译者前言

组织学是病理学的基础，理论上，异常形态与正常形态之间必然具有某种内在联系。然而，在目前国内的学科设置和知识体系中，病理学和组织学几乎是割裂的，二者之间缺少必要的衔接。即使在美国等发达国家的传统教科书中也没有阐述病理学和组织学之间的联系，或语焉不详，直到《病理医师实用组织学》（*Histology for Pathologists*）面世，才填补了二者之间的鸿沟。

《病理医师实用组织学》由国际著名病理学专家专门为病理医师编写，目的是"在病理学变化与组织学正常形态之间建造桥梁"。本书至今已发行 4 版，每版均为病理学专业畅销书，美国病理医师几乎人手一册。它详细阐述了组织学正常形态及其相关变化，提供了全面、权威的参考文献并深入讨论了相关知识点，帮助病理医师理解病理变化与正常形态之间的关系，为病理医师构筑坚实的组织学基础。第 5 版还包含对正常组织学相关变化的最新理解和研究进展。

本书重点阐述了组织学正常形态的临床相关性（与临床病理的联系），全书写作风格一致，条理清晰，侧重于病理医师日常工作中的难点问题。全书共 11 篇 47 章，每章的主要内容都包括胚胎学和发育生物学（病理学的"本"和"源"）、解剖学要点、组织学正常形态及变异、标本处理、人为假象、染色方法等。本书图文并茂，有大量彩色显微摄影照片，对关键问题的解释非常透彻。

本书在编写时始终强调临床实用性，因此其非常适用于需要学习正常组织学和正在接受组织病理学培训的初级病理医师。即便是资深病理医师（特别是想要从大病理转入亚专科病理的病理医师），对其来说本书也有阅读价值。本书也是优秀的教学资料，值得被医学图书馆收藏，本书还可以为在校医学生和其他专业的临床医师解答结构和功能方面的疑难问题。

本书第 4 版中文版发行后，得到国内同行的广泛好评，广大同行也给我们提供了很多宝贵建议，这使我们有信心继续推出第 5 版。在第 5 版的翻译过程中，主译陈健医师做了大量高质量高效率的译校工作，车拴龙、郭晓红、韩昱晨、黄勇和王巍伟医师作为副主译和其他所有参与译校的人员都做出了贡献，在此一并致谢！我们相信本书有助于提高国内病理医师的专业水平，希望本书能够成为国内病理医师和病理相关专业临床医师的案头参考书。

最后，衷心希望广大读者能喜欢这本翻译巨著——《病理医师实用组织学》（第 5 版）。如有错误，恳请读者批评指正。

滕晓东　薛德彬

原著前言

《病理医师实用组织学》（第 4 版）于 2012 年出版。跟以往一样，我们有理由再次质疑，对于这些年里"正常组织"的演化，本书需要推出新版吗？回答是当然需要。虽然短期内"正常组织"根本不会改变（生物演化是非常缓慢的过程），但是我们对"正常组织"的认识和理解是不断深入的。新研发的免疫组织化学标记物在正常组织中的表达谱不断扩大，可以帮助我们正确理解病变的组织起源或组织分化方向。同时，我们也逐渐认识到，"正常组织"的新变化涉及"正常"和"疾病"的交叉重叠，可能会导致诊断混乱。因此，第 5 版收入了我们对人类组织学的新认识，包括一些有价值的知识更新。

新版邀请了很多新的学者分享他们的新观点。特别是关于关节、肛管、外阴、甲状旁腺和副神经节的章节，由新的资深学者执笔，在前一版基础上进行了很大的修改。其他章节也有许多新的年轻学者加盟，他们在书中分享了自己的新发现。

与第 4 版一样，本书的目标仍然是在病理变化与正常组织形态之间建造一座桥梁。容易与病理状态相混淆的组织学正常形态和正常特征是本书的重点内容。对于可能与正常组织相混淆的病理状态和病理学过程，作者们也在本书大部分章节中进行了简要讨论。正是这种独特的病理学视角，使本书不同于解剖学家编写的"标准"组织学教科书。为了增加和更新插图，我们付出了巨大努力，只要内容需要都配有插图。

我们尽最大努力将《病理医师实用组织学》（第 5 版）以最为完美的状态呈现给广大读者，相信本书对病理学初学者和资深病理医师都有参考价值。

Stacey E. Mills, MD

（薛德彬　译）

原著第 1 版前言

组织学教材很多，有些堪称经典，多年来更新了大量版本。其中大多数教材对病理医师很有帮助，特别有助于病理医师准确理解组织病理学和细胞病理学。然而，它们往往缺少病理医师所需的组织学和病理学之间的衔接。

在本书中，我们努力弥补上述缺陷。对病理学解读而言，许多组织学结构的意义和功能往往是欠缺的或模糊不清的，特别是正常结构随着年龄、性别和人种等变量的变化，这些变化在传统组织学教材中都没有被阐明。例如，本书在"副神经节"这一章提到，颈动脉体内小叶之间的结缔组织随着年龄增长而增多；在"肾脏"这一章，胎儿的肾小球大得不成比例，偶见组织学"不成熟"状态；在"肌成纤维细胞"这一章（译者注：第 5 版删除了这一章），本书详细阐述了这种不寻常的细胞的出现部位、染色特点、超微结构和细胞骨架蛋白成分，以及它在癌性组织中的促结缔组织反应的重要性，最重要的是，那些仍然保持原位性质的癌不会出现这种现象。

读者在本书中有时也能发现我们赠送的"小礼品"。例如，一些大体标本的观察：先天性肾缺如的患者，其同侧肾上腺是圆形的而不是成角的。又如，冠状动脉疾病患者的耳垂有皱褶。

本书考虑了染色反应的变化。例如，肾小球血管对Ⅷ因子染色呈阴性；有研究者发现肠内分泌细胞可用 HE 染色来检测，着色颗粒位于细胞核下。此外，本书还阐述了许多人不知道的固定假象，例如，棘层（所谓细胞间桥）实际上是由细胞膜皱缩而桥粒保持相对固定不变而形成。

本书大多数章节强调"病理学之前"的知识，在其余章节中，相对于正常结构的发育病理学改变则是这些章节的亮点。

可能有人认为某些评注是没有必要的，例如在"阴茎和远端尿道"一章，"包皮可能是一种天生的错误"，而且，我们已经知道"胶原纤维在松弛状态呈波浪形，而勃起时变直"。

初学病理者和许多令人尊敬的、经验丰富的病理医师都可在这本书中发现有帮助的信息。

Stephen S. Sternberg, MD

（薛德彬　译）

目录

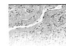

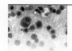

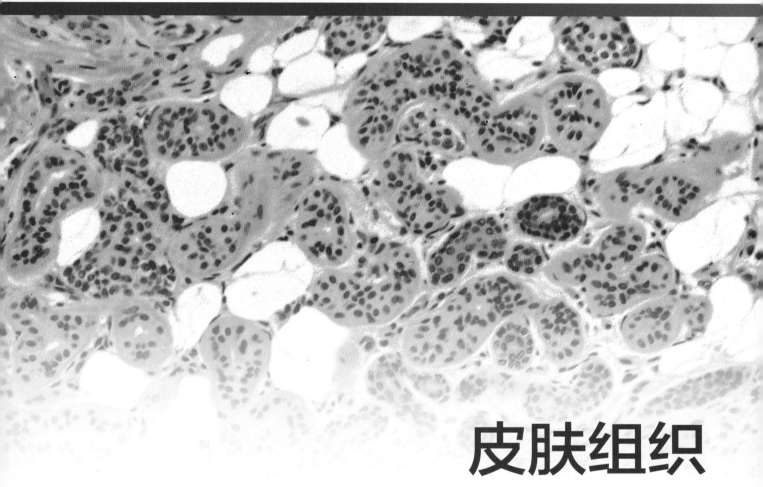

第 1 篇

皮肤组织

第1章 正常皮肤

■Andrew Kanik 著 ■黄 勇译 ■付 勇校

皮肤重量约占人体总重量的 15%，是人体最大的器官。皮肤包括 3 层结构：表皮、真皮和皮下脂肪组织。每层结构都有其独特而复杂的结构和功能 [1-3]，并因年龄、性别、种族和解剖部位不同而有所不同。皮肤的功能多样，作为机械屏障，可抵御外界物理、化学和生物毒性物质对人体的损伤。皮肤也是免疫器官，并且参与体温及电解质的调节，同时还是生理感觉和心理体验的重要器官。皮肤的病理改变不仅反映皮肤自身疾病，也能反映内脏疾病。读者要了解皮肤的病理学，必须先了解皮肤的正常组织学。

1 胚胎学

1.1 表皮

皮肤胚胎学的基础知识非常重要，有助于理解一些出生后的病理学改变。

表皮和皮肤附属器起源于外胚层。真皮的间充质成分和皮下脂肪组织来自中胚层 [4]。外胚层发育异常可导致各种综合征，这些综合征都属于外胚层发育不良这一宽泛概念 [5]。

最初，胚胎被单层外胚层细胞覆盖，在受精后第6~8周单层外胚层细胞分化为 2 层结构，即基底层和上方的周皮。基底层为生发层，核分裂活跃，其他各层细胞均来自基底层，形成外胚层和周皮之间的多层细胞 [4]。到第 23 周，周皮细胞脱落，最外层细胞发生角化 [4,6-7]。有趣的是，CD30 抗原参与许多胚胎组织的终末分化，包括皮肤组织 [8]，一般认为 CD30 抗原只表达于霍奇金淋巴瘤和间变性大细胞淋巴瘤的肿瘤细胞。

母体妊娠第 8 周，胚胎表皮早期的 2 层结构开始表达细胞连接蛋白 [9]。母体妊娠第 3 个月末，表皮–真皮连接及其组成成分的超微结构与成熟皮肤相似 [10]。所以，典型的新生儿表皮在母体妊娠第 4 个月就已经发育完好。

角质形成细胞占表皮细胞的 90% ~ 95%，其余为非角质形成细胞，包括黑色素细胞、朗格汉斯细胞和梅克尔细胞。8 ~ 10 周胚胎的表皮可见非角质形成细胞。成黑色素细胞从神经嵴迁徙到真皮，再到表皮，并于胚胎发育的前 3 个月内在表皮中分化为黑色素细胞。在迁徙过程中，成黑色素细胞可滞留在其他器官和组织内。采用超微结构观察，在第 8 ~ 10 周胚胎的表皮黑色素细胞内可以看到黑色素小体[11]。

朗格汉斯细胞起源于骨髓内 CD34+ 造血前体细胞。电镜检查，第 10 周胚胎可见细胞质内特征性标记物——伯贝克颗粒[12]。朗格汉斯细胞更具特征性的免疫组织化学标记物为 CD1a，大约在母体妊娠第 12 ~ 13 周合成[12-13]。

8 ~ 10 周胚胎的表皮内也可见梅克尔细胞，其来源仍有争议。有人认为梅克尔细胞起源于神经嵴[14]，也有人认为其来自表皮，由邻近的角质形成细胞分化而来[15-17]。表皮内的梅克尔细胞数量起初很多，之后随着母体孕龄的增长而逐渐减少[18]。

1.2　真皮

真皮起源于表面外胚层下方的原始间充质，在胚胎第 15 周可被辨认出乳头层和网织层[19-20]。

依据 Breathnach 的描述[19]，第 6 ~ 14 周胚胎的真皮内可见 3 种细胞，Ⅰ型细胞是星状树突状细胞，有细长突起，为数量最多的原始间充质细胞，可能分化形成内皮细胞和周细胞；Ⅱ型细胞突起较少，核圆形，细胞质含有大空泡，它们属于卵黄囊起源的巨噬细胞；Ⅲ型细胞呈圆形，细胞突起少或没有，但细胞质含有大量小囊泡，有些小囊泡含有分泌颗粒，提示Ⅲ型细胞属于颗粒分泌型细胞，可能是向表皮迁徙途中的成黑色素细胞，也可能是肥大细胞的前体细胞。这个时期施万细胞与被其包绕的轴突也可被识别，但此时施万细胞的表面没有基膜。

胚胎发育第 14 周后，在Ⅱ型细胞中，间充质细胞罕见，但另一种具有组织细胞或巨噬细胞超微结构特征的细胞常见。真皮内还可见发育成熟的肥大细胞。

在胚胎发育的第 14 ~ 21 周，真皮内有大量功能活跃的成纤维细胞，呈长梭形，有丰富的粗面内质网。它们是真皮的基本构成细胞，可合成各种类型的纤维和基质[1]。胎儿的真皮基质富含Ⅲ型胶原纤维，而成人皮肤中Ⅰ型胶原纤维更多[20]。在母体妊娠第 22 周，胎儿的真皮内开始出现弹性纤维，此前已出现胶原纤维；第 32 周，胎儿的真皮内形成完好的弹性纤维网。

最初，真皮参与体节的构成，体节很快形成，之后，头颈部和四肢的真皮沿着已经形成的体节神经参与形成生皮节 / 皮肤[21]。从母体妊娠第 24 周到分娩，胎儿的皮下组织内原始间充质细胞分化并形成脂肪细胞。

1.3　皮肤附属器

皮肤附属器的大多数上皮细胞起源于毛囊上皮干细胞。人类的毛囊上皮干细胞位于发育过程中胎儿毛囊的显著膨大部位的表皮基底层，这种多潜能干细胞可能是表皮终末干细胞[22]。在胚胎第 10 周，真皮间充质细胞与表皮基底细胞相互作用，表皮细胞既向下生长进入真皮，又向上穿过表皮形成毛管的开口。当向下生长的表皮细胞到达皮下脂肪时，下部膨大呈球状（毛球），跟随表皮细胞下降的间充质细胞的一部分被包裹进入毛球中，形成毛囊的真皮乳头（毛乳头），毛乳头将在以后的毛囊再生中发挥重要作用[23]。毛乳头周围的细胞形成毛基质细胞，后者将发育成毛发层和内毛根鞘层。外毛根鞘来源于向下生长的表皮。毛发最早出现在母体妊娠第 3 个月末，例如眉毛和上唇周围的胎毛。胎毛将于胎儿出生前后脱落。发育中的毛囊分化形成皮脂腺和大汗腺。

皮脂腺起源于外毛根鞘的上皮芽，大约形成于母体妊娠第 13 ~ 15 周[24]。在母体妊娠第 18 周，胎儿出现分化的皮脂腺及伸向皮肤表面的毛发[25]，它们对母体激素有反应，在出生时发育成熟。

在胎龄 5 ~ 6 个月时，胎儿开始出现大汗腺，大汗腺也源自外毛根鞘的上皮芽[21]，其发育过程持续至胚胎晚期，并贯穿新的毛囊形成的整个过程。

小汗腺起源于胚胎表皮，与毛囊无关[21]。最初，小汗腺规则地分布于表皮基底层的弯曲处。胚胎第 14 ~ 15 周，原始小汗腺的顶部抵达真皮深层，形成蟠管结构[26]。同时，小汗腺上皮向上生长进入表皮。胚胎第 17～18 周，原始小汗腺上皮形成管腔，从而形成最早期的小汗腺单位。小汗腺的导管和分泌部均衬覆 2 层细胞。分泌部的 2 层细胞继续分化，腔面细胞分化为高柱状分泌细胞，基底层细胞分化为分泌细胞或肌上皮细胞。母体妊娠第 4 个月，胎儿的手掌和足底形成最早期小汗腺，第 5 个月，胎儿的腋窝形成小汗腺，其余有毛的皮肤部位的小汗腺最后形成[27]。

2　组织学

2.1　表皮

表皮是复层角化鳞状上皮，可动态地保持自我更新，通过表层细胞脱落来维持正常厚度。表皮内的细胞分为以下几种：①角质形成细胞；②黑色素细胞；③朗格汉斯细胞；④ Toker 细胞（在某些特定部位）；⑤梅克尔细胞。另外，表皮还含有小汗腺导管（顶端汗管）和毛囊的开口。最近的免疫组织化学研究发现，表皮含有游离的神经轴突并与朗格汉斯细胞相关[28]。

2.1.1　角质形成细胞

表皮的角质形成细胞构成复层结构，从底部到表面规则地分为 4 层：①基底层（生发层）；②棘层（棘细胞层）；③颗粒层；④角质层（图 1.1）。组织学切片观察，表皮真皮交界处为不规则结构，这是由于真皮乳头层向上延伸，形成真皮乳头。分隔真皮乳头的表皮部分称为表皮突（图 1.2）。

转录因子 p63 在保持表皮结构的有序排列和出生前后表皮发育的连续性方面发挥着重要作用[29]。

基底层　基底细胞具有分裂活性，可分化形成其他角质形成细胞。基底细胞在基膜上单层排列，各个基底细胞的大小、形态和黑色素含量的差异不大。基底细胞呈柱状或立方形，细胞质嗜碱性，核圆形或卵圆形，染色质粗糙，核仁不明显。基底细胞的细胞质含有来自邻近黑色素细胞的黑色素。基底细胞之间，以及基底细胞与角质形成细胞之间通过细胞膜特化区域（桥粒）相连接。基底细胞沿着基膜垂直排列，并通过半桥粒与基膜相连。

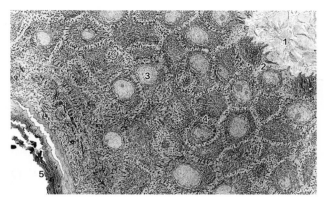

图 1.1　正常表皮和部分真皮乳头的电镜图片（×2100）。1—真皮乳头；2—基底细胞；3—棘层；4—颗粒层；5—角质层

累及基底层的某些皮炎可导致基底细胞空泡化改变，进而形成表皮下水疱，例如移植物抗宿主病、红斑狼疮和多形性红斑。

棘层　棘层由 5～10 层角质形成细胞构成，这些细胞比基底细胞大。紧邻基底层上方的角质形成细胞为多面体，细胞质略呈嗜碱性，核圆形。棘层的许多角质形成细胞也含有散在的黑色素，可防止紫外线损伤。越靠近表层角质形成细胞越大，越扁平，嗜酸性越强，并与皮肤表面平行排列。角质形成细胞含有 1 个或 2 个显著的核仁，细胞质内含有张力丝。

采用光学显微镜（简称光镜）观察，可见棘层细胞之间由短小突起相连，这些突起是组织形成过程中

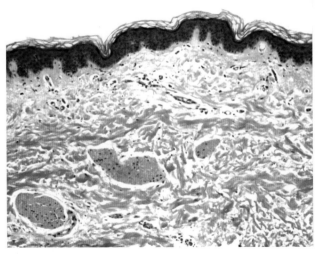

图 1.2　正常皮肤，可见复层表皮、表皮突、真皮乳头和网织层（HE 染色）

细胞膜收缩而桥粒保持相对固定所致。

　　桥粒由多种多肽组成，桥粒核心糖蛋白和桥粒糖蛋白为跨膜结构，桥粒斑蛋白、盘状球蛋白和斑菲素蛋白为细胞质成分。除此之外，桥粒与其他细胞间连接（如缝隙连接和黏着连接）的构成、分布和细胞间黏附机制均不同[30]。细胞之间总是存在大小恒定的细胞间隙，特殊染色证实细胞间隙存在酸性和中性黏多糖。天疱疮抗原位于细胞膜[31]或细胞的桥粒处[32]。

　　棘层中偶见细胞质透明或淡染的 Toker 细胞。区别 Toker 细胞和 Paget 病（佩吉特病）的肿瘤细胞非常重要。良性透明细胞的核固缩，核周可见空晕和狭窄的环状透明细胞质（图 1.3）。与 Toker 细胞不同，Paget 细胞具有核多形性、染色质致密的特点（图 1.4）。良性透明细胞的分布无性别差异[33]，常见于乳头、副乳头[34-35]、耻骨区或乳线分布区[36]的表皮。乳头处的透明细胞又称 Toker 细胞，通常被认为是一种非肿瘤性导管上皮细胞，但有些学者认为它是乳腺或乳腺外佩吉特病的前体细胞[35,37]。一般认为，乳头以外部位的透明细胞是小汗腺或大汗腺上皮细胞发生异常角化或异常分化的结果[38-40]。在罕见的透明细胞丘疹病中，透明细胞可能形成色素减退斑疹或丘

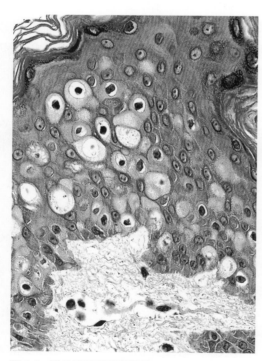

图 1.3　乳头表皮的透明细胞

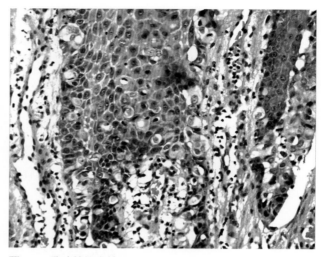

图 1.4　乳腺外佩吉特病的 Paget 细胞

疹。免疫组织化学染色显示，良性透明细胞与 Paget 细胞的相似之处是二者都可能呈 CK7 阳性，不同之处是良性透明细胞通常呈 GCDFP-15 阴性。必须强调的是，鉴别二者最重要的方法是根据它们的形态学特点进行区分。

　　棘层常见的炎性改变有：①海绵样水肿——细胞间水肿（如变应性接触性皮炎）；②棘层肥厚——表皮增厚（如银屑病）；③萎缩——表皮变薄（如盘状红斑狼疮）；④棘层松解——细胞间连接相关的改变导致角质形成细胞分离（如天疱疮）；⑤角化不良——异常角化（如鳞状细胞癌）。

　　颗粒层　颗粒层由 1～3 层扁平细胞组成，细胞与皮肤表面平行排列。细胞质内含深染嗜碱性颗粒，称为透明角质颗粒。毛透明蛋白颗粒（由毛囊的内毛根鞘产生）常规 HE 染色呈红色。透明角质颗粒富含组氨酸，是聚丝蛋白的前体，后者可促使角质层的角蛋白丝聚集。

　　在某些疾病的诊断中，医师对颗粒层进行组织学观察可发现关键的诊断信息，如颗粒层厚度增加（如扁平苔藓）和减少（如银屑病）。

　　位于棘层和颗粒层之间的角质形成细胞含有的小的膜被颗粒，称为层粒（也称为角蛋白小体或 Odland 小体），由酸性水解酶和中性糖类（与蛋白质和脂质连接）组成。这些颗粒不仅分布于细胞内，也分布于细胞外，直径约 300nm，光镜下不可见。其功能是：为表皮提供脂质，增强角质层的屏障功能以

防止水分丢失，以及促进鳞状上皮脱落。棘层和颗粒层的交界处也是胆固醇合成和储存的部位[41]。

　　角质层　角质层由多层多角形嗜酸性角质细胞构成，无细胞核和细胞器。嗜酸性角质细胞是角质形成细胞系统的终末分化细胞，全部由高分子量角蛋白丝构成。观察福尔马林固定的切片，可见角质层排列成网篮状结构（图1.5）。这些细胞最终从皮肤表面脱落。整个角化过程需要20～45天。

　　在手掌和足底皮肤的组织学切片中，表皮可见均质性嗜酸性区，称为透明层，位于角质层的最底部（颗粒层的上方）。该层结构富含细胞外成分，如活性酶和SH基团，可增强正常皮肤的屏障功能[42]。

　　常见的角质层异常包括：①过度角化——角质层增厚（如鱼鳞病）；②角化不全——角质层出现细胞核（常见于光线性角化病）；③真菌感染（浅表性皮肤癣菌病）。

2.1.2　基底膜

　　基底膜分隔表皮基底层和真皮，采用光镜观察可见基底膜为连续的波浪状薄层结构，PAS（过碘酸希夫）染色阳性（图1.6）。采用电镜观察，可见基底细胞通过半桥粒附着于基底膜。基底膜的超微结构从顶部到底部分为如下4层（图1.7）[43]。

　　（1）含有半桥粒的基底细胞形成的膜。大疱性类天疱疮抗原1位于半桥粒的细胞内区。

　　（2）透明板。透明板是电子透明区，此区的锚丝含有多种亚型的层粘连蛋白异形体[44]。大疱性类天疱疮抗原2（ⅩⅦ型胶原）结合在透明板的半桥粒锚

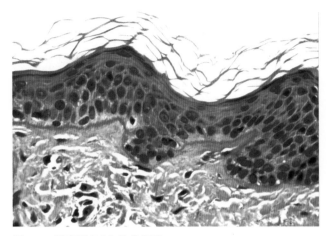

图1.6　基底膜 PAS 染色阳性

定纤维复合体的跨膜区。疱疹性皮炎的水疱也位于透明板[45]。

　　（3）致密板。致密板是电子致密区，主要由Ⅳ型胶原蛋白组成。

　　（4）致密板下区（或纤维网状部）。致密板下区主要含锚丝[46]（Ⅶ型胶原蛋白），将基底膜固定于真

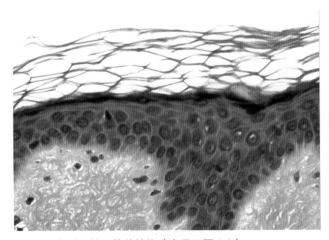

图1.5　角质层的网篮状结构（也见于图1.2）

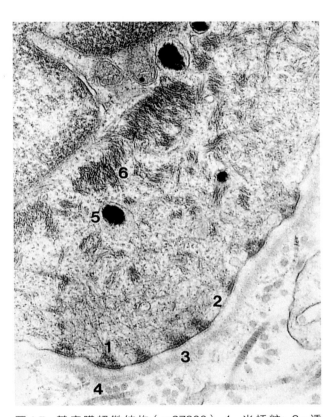

图1.7　基底膜超微结构（×37800）。1—半桥粒；2—透明板；3—致密板；4—致密板下区；5—黑色素；6—张力丝

皮结缔组织。针对获得性大疱性表皮松解的抗体可与Ⅶ型胶原蛋白的羧基末端发生反应[47-48]。

光镜下，基底膜炎性病变可表现为基底膜肥厚（如盘状红斑狼疮）或表皮下水疱形成（如大疱性类天疱疮）。

2.1.3 黑色素细胞

黑色素细胞为树突状细胞，起源于神经嵴。在从神经嵴迁徙至真皮的过程中，黑色素细胞可滞留于其他上皮内。表皮的黑色素细胞位于基底层，它的树突指向各个方向。正常黑色素细胞的树突结构在常规 HE 染色切片中一般不可见。在制作 HE 染色切片时，黑色素细胞核拉长或成卵圆形，核周有一圈透明空隙（图 1.8）。黑色素细胞通常比邻近的基底层角质形成细胞小，不含张力丝，与邻近的基底细胞间也无桥粒连接，但黑色素细胞膜发出锚丝，并将自身固定于基底膜上。层粘连蛋白 -5 是锚丝的成分之一，可能是黑色素细胞锚定于基底膜的配体[49]。靠近基底膜的黑色素细胞有类似半桥粒的结构[50]。

黑色素细胞合成和分泌黑色素。黑色素呈红色（褐黑素）或黄黑色（真黑素）。黑色素最重要的功能是保护皮肤免受非电离性紫外线的损伤。

黑色素的合成过程非常复杂，酪氨酸酶是该过程中最主要的代谢酶，酪氨酸为其底物。黑色素的合成发生在黑色素小体，黑色素小体是一种溶酶体相关的细胞器。在发育早期，黑色素小体为膜限制性小泡，位于高尔基体相关性内质网。黑色素小体的成熟经历 4 个阶段。第 I 阶段，黑色素小体呈圆形，无黑色素，可见于气球状细胞黑色素瘤。第 II 阶段到第 IV 阶段，黑色素小体为椭圆形，含有多量纵行丝。黑色素小体在其成熟的第 II 阶段开始出现黑色素，第 III 阶段黑色素显著，第 IV 阶段充满致密的黑色素，这使黑色素小体的内部结构模糊不清。

发育中的黑色素小体与其所含黑色素一起被转运至邻近的基底层角质形成细胞和毛囊细胞。黑色素转运的机制复杂[51-52]，最终结果是黑色素细胞的树突顶部被角质形成细胞吞噬（图 1.9），此过程称为色素输送[53]。

人类正常皮肤的黑色素细胞数量不存在种族差异，黑色素细胞与基底层角质形成细胞的数量之比为（1∶10）~（1∶4）。这两种细胞数量之比的改变对诊断某些色素性疾病（例如恶性雀斑样黑色素瘤）和寻找临床色素减退（例如白癜风）的病因具有重要作用。

人类的肤色取决于角质形成细胞内和黑色素细胞内黑色素小体的数量和大小，与黑色素细胞的数量无关。黑色素细胞的数量随年龄增长而减少，这导致角质形成细胞可用的黑色素减少，肤色变淡，黑色素的防护作用缺失，皮肤癌发生率增加。

黑色素呈亲银性和嗜银性，可被 Fontana-Masson 银染色检测。此外，黑色素细胞及其树突在冰冻切片和用 S-100 蛋白免疫组织化学染色的石蜡切片中可被多巴反应检测。S-100 蛋白免疫组织化学染色对

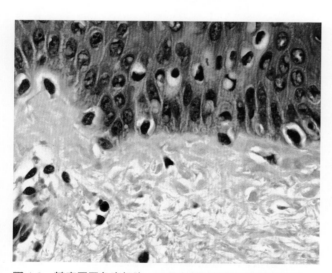

图 1.8　基底层黑色素细胞，可见卵圆形核和核周透明空隙

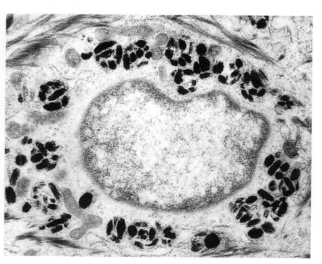

图 1.9　电镜照片，角质形成细胞吞噬的黑色素（×19200）

黑色素细胞具有高度敏感性，但不具特异性。S-100蛋白可在多种细胞中被检测到，如朗格汉斯细胞、施万细胞、小汗腺细胞和大汗腺细胞。单克隆抗体Melan-A/MART-1（被 T 淋巴细胞识别的黑色素瘤抗原）是黑色素细胞分化的标记物，可用于检测黑色素细胞。正常黑色素细胞、普通痣、斯皮茨痣和黑色素瘤均表达 Melan-A/MART-1。正常情况下，成人黑色素细胞不表达黑色素相关抗原HMB-45[54]。HMB-45表达于胚胎黑色素细胞、毛球黑色素细胞和活化黑色素细胞[55]，常表达于大多数黑色素瘤细胞、斯皮茨痣、普通痣与皮肤的交界处，以及发育异常痣。

白癜风患者没有或显著缺乏黑色素细胞。白化病患者的黑色素合成障碍，但皮肤活检时黑色素细胞数量正常。黑色素细胞增生可见于雀斑样痣、良性和恶性黑色素细胞肿瘤，黑色素细胞增生也是多种肿瘤和非肿瘤性疾病的反应性改变（如皮肤纤维瘤）。雀斑是角质形成细胞吞噬黑色素增多的结果，而不是黑色素细胞增生。

2.1.4　朗格汉斯细胞

朗格汉斯细胞由 Paul Langerhans 于 1868 年发现，是一种游走的树突状抗原提呈细胞，可见于所有的复层上皮，在棘层的中上部最多。观察 HE 染色切片，可见朗格汉斯细胞似乎位于陷窝内，采用高倍镜观察，可见核淡染、有凹痕、呈肾形（图 1.10）。与黑色素细胞一样，朗格汉斯细胞的树突在常规切片中不易被识别。ATP 酶染色可显示朗格汉斯细胞；在用福尔马林固定、石蜡包埋的组织中，朗格汉斯细胞还可被 S-100 蛋白的免疫反应和更具特异性的CD1a 抗原抗体检测（图 1.11）。使用组织酶染色和免疫组织化学染色可见朗格汉斯细胞有广泛而明显的树突。

采用电镜观察，可见朗格汉斯细胞没有桥粒、张力丝和黑色素小体，含有小泡、多泡状小体、溶酶体和特征性伯贝克颗粒（图 1.12）[56]，伯贝克颗粒为棒状小体，大小为 100～1000nm[57]，中央可见条纹状致密结构，有时一端呈球状，形成独特的网球拍样。朗格汉斯细胞也可见于上皮、淋巴器官和真皮内，在多种炎性皮肤病中数量增加，如接触性皮炎患者的表皮内可见朗格汉斯细胞呈微小结节状聚集。朗格汉斯细

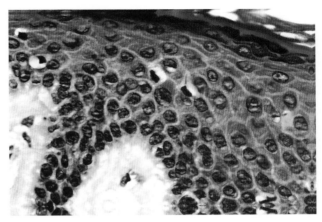

图 1.10　HE 染色切片，表皮中层的细胞可能是朗格汉斯细胞，核呈肾形，核周有透明空隙

胞肉芽肿病是一种反应性病变，常见于骨，但也可发生在其他部位。

2.1.5　梅克尔细胞

梅克尔细胞由 F.S. Merkel 于 1875 年首先描述。梅克尔细胞散在，不规则分布于表皮的基底层。梅克尔细胞可聚集形成簇状，与增大的感觉神经末梢一起，形成位于表皮内的慢适应性机械性感受器，可调节触觉[58-60]。在指、唇和口腔的无毛皮肤处，以及毛囊的外毛根鞘[61]和触觉毛盘[62]处，梅克尔细胞数量较多。

梅克尔细胞在常规组织学切片中不能被识别，需要借助电镜和免疫染色。采用电镜观察，可见梅克尔细胞通过桥粒与邻近的角质形成细胞连接，梅克尔细胞的细胞质稀少，核内陷，在核旁区可见平行排列的角蛋白丝和特征性的膜被致密核心颗粒，此颗粒常（但不总是）与无髓鞘神经轴突相关。

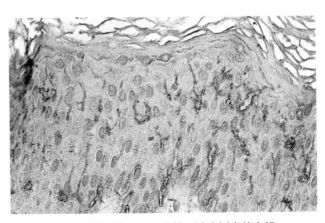

图 1.11　朗格汉斯细胞 CD1a 阳性。注意树突状突起

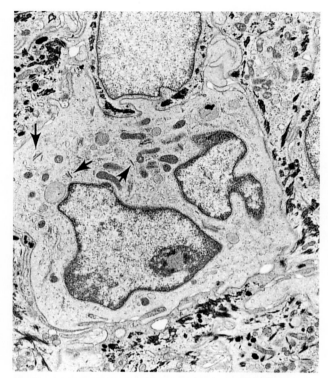

图 1.12　电镜照片，朗格汉斯细胞内含有伯贝克颗粒（箭头所示）和多节段状核（×8000）

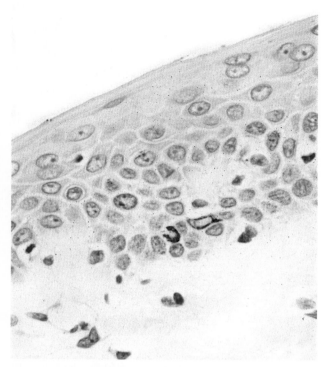

图 1.13　梅克尔细胞位于表皮基底层，CK20 阳性

免疫染色下，正常和肿瘤性梅克尔细胞可表达神经元特异性烯醇化酶（neuron specific enolase, NSE）、嗜铬粒蛋白、突触素（Syn）、神经细胞黏附分子（neural cell adhesion molecule, NCAM），以及多种神经肽和其他物质[63-65]。然而，这些物质在梅克尔细胞中的表达呈异质性，且变化较大。在梅克尔细胞的核旁总能见到细胞角蛋白聚集[15,65-66]，包括低分子量的 CK8、CK18、CK19 和高分子量的 CK20。CK20 的特异性最强，因为除梅克尔细胞外，单层上皮细胞也表达 CK20，而邻近梅克尔细胞的角质形成细胞不表达[67-68]（图 1.13）。

2.1.6　毛发单位

毛发单位由毛囊、皮脂腺、立毛肌组成，有时还包括大、小汗腺。

毛囊　毛囊分为 3 部分，从顶部到底部依次为：①毛囊漏斗部，从表皮毛囊开口处到皮脂腺导管开口处；②毛囊峡部，从皮脂腺导管开口处到立毛肌附着处；③毛囊下部，从立毛肌附着处到毛囊的底部。毛囊下部呈球状，围绕毛乳头，毛乳头是真皮的血管化成分（图 1.14）。

毛囊的组织学结构和功能非常复杂。毛母质细胞

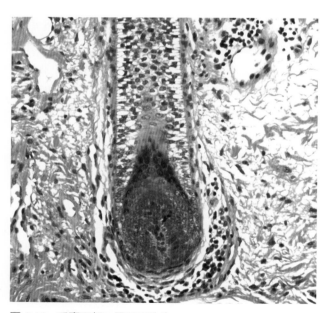

图 1.14　毛囊下部，显示毛乳头

沿着 6 种细胞系分化。从内到外分别为：①毛髓质；②毛皮质；③毛小皮；④内毛根鞘的 3 层同心圆排列，分别为内毛根鞘的小皮层、赫胥黎层和亨勒层。

毛囊的内毛根鞘之外包绕着外毛根鞘，外毛根鞘由透明细胞组成（图 1.15）。某些毛囊分化的肿瘤（如

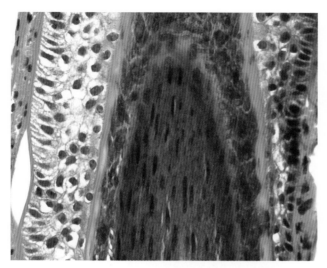

图 1.15　毛囊中心为毛干，外面包绕着含有透明毛质颗粒的内毛根鞘。外毛根鞘由透明细胞组成

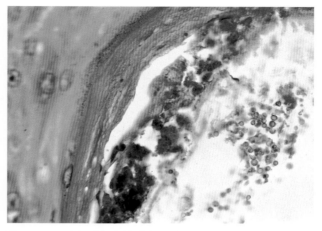

图 1.16　毛囊漏斗部的糠秕孢子菌

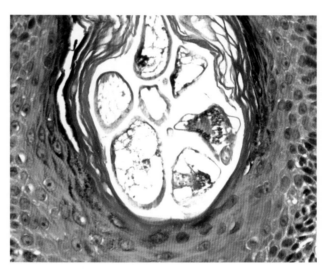

图 1.17　毛囊漏斗部的毛囊蠕形螨

毛根鞘瘤）中可见到这种糖原丰富的细胞。外毛根鞘与周围结缔组织间有 PAS 染色阳性的基底膜分隔。毛干由毛囊管内的毛球形成。

　　树突状黑色素细胞仅见于毛球的上半部分，未活化的（无黑色素性）黑色素细胞则见于外毛根鞘。表皮受到损伤后，这些黑色素细胞可能活化，并迁徙到外毛根鞘的上部和再生表皮内。

　　在峡部，内毛根鞘细胞消失，外毛根鞘细胞突然角化，这个过程称为毛鞘角化[69]。在常规 HE 染色切片中，透明毛质颗粒呈红色，而表皮角质形成细胞和毛囊漏斗部上皮细胞所含的透明角质颗粒呈蓝色。这些颗粒的染色特征可帮助病理医师区分肿瘤或囊肿是来自毛发还是表皮。

　　正常情况下，毛囊漏斗部可见微生物，如葡萄球菌、糠秕孢子菌（图 1.16）和毛囊蠕形螨（图 1.17）。

　　毛囊漏斗部的基底样上皮细胞增生称为 Pinkus 斗篷毛囊[70]，增生的细胞条索中可见皮脂腺增生（图 1.18）。这种毛囊的意义尚不清楚。

　　毛发生长是一个终身循环转化的过程。激素和激素受体在毛发周期调节中起着重要作用[71]。毛发生长周期分为 3 个阶段：①生长期——生长活跃；②退化期——凋亡驱动的退化；③静止期——相对静息。前文所描述的组织学特征对应于毛发生长期。

　　退化期，毛球无有丝分裂，黑色素合成停止。毛球周围的外毛根鞘回缩而形成的角化囊取代了毛球，杵状

毛形成。毛囊周围包绕着厚的玻璃样基底膜。外毛根鞘单细胞凋亡，为退化期特征性改变。

　　在静止期，杵状毛及其角化囊进一步收缩，到达立毛肌插入点，残留的真皮乳头通过纤维束与收缩的毛囊相连（图 1.19）[21]。一个生长周期结束后，新的毛母质细胞形成，开始新一轮的毛发生长周期。

　　正常毛发生长周期长短不一。头皮的毛发生长周期以年为计算单位，而身体其他部位的毛发生长期较短。毛发的长度与生长期毛发的数量有关。正常头皮超过 80% 的毛发处于生长期。毛发退化期持续 2 ~ 3 周，静止期可持续数月。

　　毛发的颜色取决于毛干内黑色素的数量和分布[21]。正常人表皮黑色素细胞可合成真黑素和褐黑素[72]。黑发的黑色素为真黑素（以椭圆形真黑素小体为

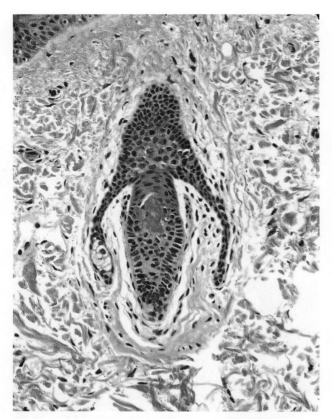

图 1.18　Pinkus 斗篷毛囊的两侧延长，含有皮脂腺细胞

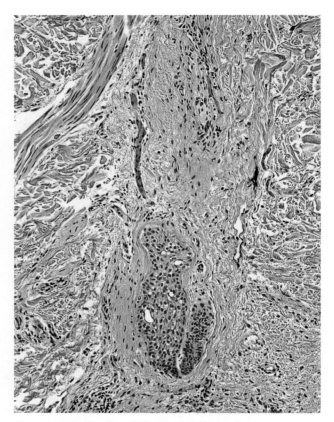

图 1.19　退化期—静止期的毛囊完全位于真皮内

特征），而红发的黑色素主要为褐黑素（以球形褐黑素小体为特征）[72-73]。金发中毛球的黑色素细胞产生的黑色素小体更少。灰发相对缺乏黑色素和黑色素小体。毛发的色素沉着受多种内部和外部调节因素影响。色氨酸含量和酪氨酸酶表达可能与毛发的颜色有关[74-75]。

触觉毛盘也与毛发单位相关。它是毛发附近的特化斑点，在常规组织学切片中通常难以被识别。它可表现为表皮的棘皮病样隆起，局限于两侧的拉长的表皮突之间[1]。这个区域的表皮基底层含有较多梅克尔细胞，真皮血管更丰富，并有与梅克尔细胞相连的有髓神经纤维[21,63]。一般认为它是高度敏感的慢适应感受器[1,76]。

皮脂腺　皮脂腺为全浆分泌腺，与毛囊相连，其分泌物由解体的细胞构成。只有掌跖部无皮脂腺。皮脂腺在面部皮肤比较丰富，也可见于颊黏膜、唇（皮脂腺异位症）、乳头周围的乳晕（乳晕腺）、阴茎包皮、小阴唇，有时见于腮腺。

皮脂腺为小叶状结构，在某些部位（如头颈部）由多腺泡组成，在其他部位（如胸部）则由单腺泡组成。小叶的外周带为生发细胞，细胞呈立方形或扁平状，核大，细胞质嗜碱性，无细胞质内脂滴。细胞分化时，腺腔内有数层皮脂腺细胞出现脂滴聚集，大量脂滴可充满细胞。

皮脂腺细胞进一步分化，出现特征性的多泡状细胞质（图 1.20）。核位于细胞中央，由于脂质挤压而呈扇贝状。终末分化的皮脂腺细胞碎裂，细胞碎片（皮脂）进入分泌导管，分泌导管开口于毛囊漏斗部的下半部分。分泌导管短，衬覆角化的鳞状上皮，是多个小叶的共同导管。

皮脂腺的生发细胞表达多种角蛋白。成熟皮脂细胞的细胞质表达高分子量角蛋白和上皮膜抗原（epithelial membrane antigen，EMA），亲脂素（adipophilin）染色可显示脂滴呈膜状和囊泡状表达模式。

小汗腺　小汗腺[①]是真正的汗腺，可调节体

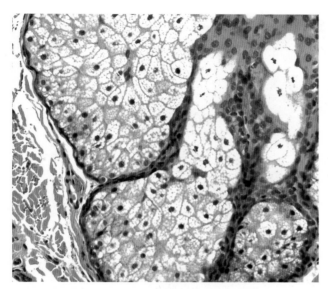

图 1.20　皮脂腺的外周为生发细胞，中央为分化的空泡状细胞

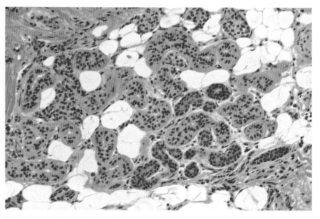

图 1.21　小汗腺呈分叶状结构，含有脂肪、腺体和导管

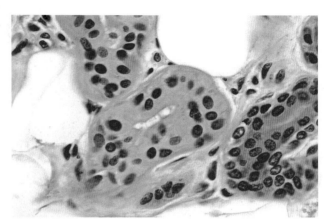

图 1.22　小汗腺的汗腺明细胞

温，在手掌、脚底、前额和腋窝分布较多，具有分泌和排泄双重功能。

小汗腺的分泌部呈盘曲成团的管状结构。小汗腺位于真皮内或真皮与皮下组织的交界处，偶尔位于皮下组织。小汗腺横切面上有数个腺样结构，中央有腔隙，形成盘曲的分泌管。小汗腺呈分叶状结构，周围常有脂肪组织围绕，即使是真皮内的小汗腺也有周围脂肪（图 1.21）。

分泌管含有 3 种细胞：汗腺明细胞、汗腺暗细胞和肌上皮细胞。HE 染色易见汗腺明细胞（图 1.22），其位于肌上皮细胞和基底膜之上。汗腺明细胞的细胞质淡染或呈细颗粒状，核圆形，常位于中央。相邻汗腺明细胞的腔面细胞膜深深内折，形成细胞间小管，内衬微绒毛（图 1.23）[77]。小汗腺起源的肿瘤往往保留细胞间小管。汗腺明细胞内含丰富的线粒体和数量不等的糖原，后者呈 PAS 染色阳性，易被淀粉酶消化。

汗腺暗细胞位于腺腔边缘。电镜下，汗腺暗细胞含有丰富的分泌颗粒，糖原染色阳性。汗腺暗细胞含有唾液黏蛋白和高浓度的蛋白质[78]，唾液黏蛋白为一种耐淀粉酶的 PAS 染色阳性的糖胺聚糖。采用常规 HE 染色后观察，很难识别汗腺暗细胞，但抗酸染色、PASD 染色和 S-100 蛋白染色时其颗粒状的细胞质很明显（图 1.24）。

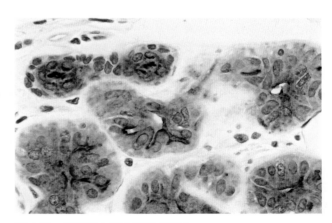

图 1.23　细胞间小管（CEA 染色）

肌上皮细胞是具有收缩功能的梭形细胞，围绕在分泌管周围（图 1.25）。肌上皮细胞被 PAS 染色阳性的基底膜围绕。周围间质具有弹性纤维、脂肪和小神经。

小汗腺的导管部包含 3 段：①紧邻分泌单位的卷曲导管（图 1.26）；②真皮内直行导管；③表皮内螺

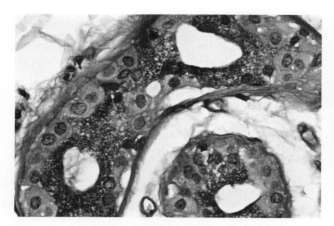

图 1.24　汗腺暗细胞的细胞质呈颗粒状（抗酸染色）

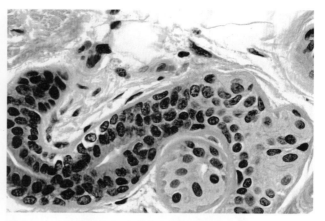

图 1.26　小汗腺导管。注意分泌部突然转变为导管

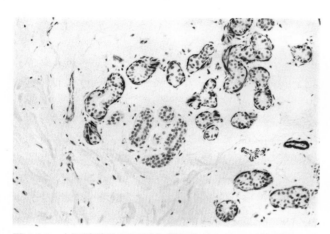

图 1.25　小汗腺腺体周围围绕着肌上皮细胞，导管周围无肌上皮细胞（HHF35 染色）

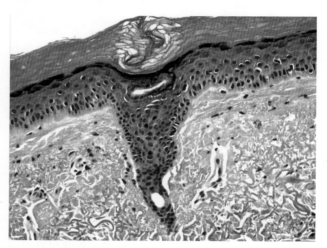

图 1.27　顶端汗管

旋部分（顶端汗管），开口于皮肤表面（图 1.27）。分泌部与导管部直接相连，界限截然。卷曲导管和真皮内直行导管在组织学上形态相同，为狭窄的小管，管腔呈裂隙状，管壁衬双层立方形细胞。与排成一行的外层细胞相比，腔面细胞的颗粒状嗜酸性细胞质更为明显，核圆形，体积更大。外层细胞富含线粒体。

腔面细胞产生一层靠近腺腔侧细胞膜的张力丝，该结构称为"小皮缘"，为一层 PASD 染色阳性的嗜酸性物质，小汗腺肿瘤（如小汗腺汗孔瘤）往往保留小皮缘。小汗腺导管没有肌上皮细胞，外周也没有透明基底膜。

顶端汗管是小汗腺导管的表皮内部分，是表皮内独特的对称性螺旋状结构，它的长度与表皮的厚度相关[40]。顶端汗管由单层腔面细胞和 2～3 层向心性排列的外层细胞构成。棘层深部的顶端汗管内可见透明

角质颗粒，表明其角化与表皮角化无关。在发生角化之前，腔面内衬无细胞的嗜酸性角化物[3,21]。顶端汗管无黑色素颗粒。

大汗腺　大汗腺（顶泌汗腺）（图 1.28）分为卷曲的分泌部和导管部。大汗腺的分泌部比小汗腺更大，直径可达 200μm，而小汗腺的分泌部直径为 20μm。大汗腺的分泌部位于皮下脂肪或真皮深部，内衬一层立方形、柱状或扁平细胞（腔面细胞），外层是一层肌上皮细胞，肌上皮细胞被 PAS 染色阳性的基底膜环绕。腔面细胞的细胞质呈嗜酸性，内含脂质、铁、脂褐素、PASD 染色阳性的颗粒，核大且靠近细胞底部。腺腔内可见脱落的顶端细胞质碎片。大汗腺释放分泌物的同时还伴随部分细胞质的丢失[79]，这种分泌方式称为顶浆分泌。大汗腺也存在其他分泌方式，如局浆分泌（释放大量内含分泌颗粒的小泡，不伴有细胞质丢失）和全浆分泌（整个细胞

分泌入腺腔内）[79]。

大汗腺的导管部与小汗腺导管相似，由两层立方形细胞组成。腔面细胞的表面可见微绒毛，细胞质内可见角蛋白丝，角蛋白丝使导管内层呈嗜酸性玻璃样外观。导管没有肌上皮细胞和外周基底膜。大汗腺总是和毛囊皮脂腺相连。大汗腺导管的毛囊内或表皮内部分较直，不像顶端汗管那样呈螺旋状。

大汗腺大部分位于腋窝、肛门生殖器区、乳房区、眼睑（睫毛腺）和外耳道（耵聍腺），Jadassohn 皮脂腺痣含有大汗腺组织，是其特征性表现。

除大、小汗腺外的第三种汗腺，即存在于人类腋窝的所谓"顶泌外泌汗腺"[80]，由扩张的分泌部组成。这种汗腺在电镜下与大汗腺难以区分，但又像小汗腺那样保留细胞间小管并有汗腺暗细胞。导管并不开口于毛囊，而是开口于表皮。这种汗腺来自青春期发育的小汗腺，占年轻人腋窝汗腺的 45%。最近有报道认为，表皮内顶泌外泌汗腺的导管被顶泌外泌汗腺的分泌细胞所阻塞，可能是福克斯 – 福代斯病的发病原因[81]。

2.2　真皮

真皮是动态性、支持性的结缔组织，含有细胞、纤维组织和基质，并有皮肤附属器、血管和神经丛穿行其中[1]。真皮（图 1.29）分为两部分：乳头层和网织层。真皮乳头层和皮肤附属器周围真皮合称为真皮

外膜[82]。

真皮乳头层和皮肤附属器周围真皮为疏松的网状结构，内含细而排列无序的胶原纤维，主要为Ⅲ型胶原蛋白[83-85]，也混有一些Ⅰ型胶原蛋白和纤细的分支状弹性纤维网。真皮乳头层也含有丰富的基质、成纤维细胞和来自表浅动、静脉丛的毛细血管。

网织层比真皮乳头层厚，由多层有序排列的粗大胶原束构成，主要为Ⅰ型胶原蛋白，大多数平行于表皮。这些胶原束由大小一致、随机排列的单个胶原纤维重叠形成[86]。弹性纤维染色，网织层内可见粗的弹性纤维呈片段状分布（图 1.30）。网织层内也可见一些基质和深部血管丛的血管。

真皮内的常驻细胞主要包括真皮树突状细胞、成纤维细胞和肥大细胞。真皮树突状细胞位于真皮内，形态学呈树突状，但免疫表型和功能均呈异质性[87]。真皮树突状细胞有多种亚型，目前在人体内至少已识别出 3 种具有独特免疫表型的真皮树突状细胞[88-89]。

（1）因子ⅩⅢ a+ 真皮树突状细胞，位于真皮乳头层的血管周围和汗腺周围，又称为树突状吞噬细胞[90]，表达单核巨噬细胞的部分标记物[91]，具有吞噬功能[92]。

（2）CD34+ 树突状细胞，位于真皮中层及深层，分布于皮肤附属器周围[88]。

（3）真皮内也有真正的树突状细胞，分布于血

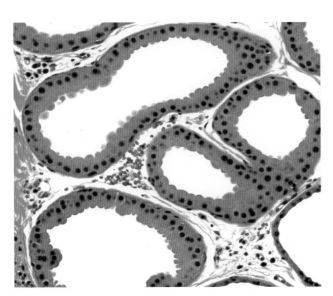

图 1.28　大汗腺

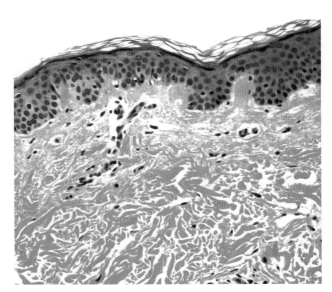

图 1.29　真皮的乳头层和较厚的网织层

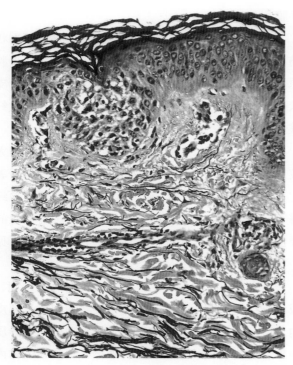

图 1.30   弹性纤维的分布。乳头层的弹性纤维纤细，呈分支状。网织层的弹性纤维粗大，呈片段状

管周围，为朗格汉斯细胞样树突状细胞，参与真皮抗原呈递，表达 HLA-DR 和 CD1a，但缺乏伯贝克颗粒[89,93-94]。

成纤维细胞保持动态更新，是真皮的基础细胞，可合成各种纤维和基质。该细胞呈梭形或星形，在 HE 染色切片中难以区分其与真皮的其他梭形细胞和树突状细胞。在超微结构下，可见成纤维细胞含有丰富的发育完好的粗面内质网。

肥大细胞源于骨髓 CD34+ 祖细胞，散在分布于真皮血管周围和皮肤附属器周围。采用 Gimesa（吉姆萨）和甲苯胺蓝染色后观察，可见肥大细胞的核呈卵圆形、深染，细胞质呈颗粒状。免疫组织化学染色，肥大细胞表达类胰蛋白酶和 c-kit（CD117）[95-97]。肥大细胞增多症以多个器官肥大细胞异常增生和集聚为特征，临床表现具有异质性。色素性荨麻疹是肥大细胞增多症最常见的皮肤表现[98-99]。

正常真皮内也可见巨噬细胞，它们在吞噬色素或其他物质时可以被识别。

除了纤维组织和细胞成分外，真皮纤维和真皮细胞之间还有无定形的基质。基质的主要成分包括糖胺聚糖或酸性糖胺聚糖［非硫酸糖胺聚糖（主要是透明质酸）和较少量的硫酸糖胺聚糖（大部分为硫酸软骨素）］。在真皮的常规 HE 染色切片中，基质含量很少，胶原束间呈裂隙状表现，基质在 Alcian 蓝和甲苯胺蓝染色下也很容易被识别。病理状态下，如红斑狼疮、环状肉芽肿和皮肤黏蛋白沉积症，真皮含有大量基质，此时不用特殊染色也可以识别出这些蓝染的条带状物质。

2.3   皮下组织

皮下组织在体温调节、供能和保护机体免受机械性损伤中发挥重要作用。皮下组织由小叶状分布的成熟脂肪组织组成。小叶内的成熟脂肪细胞呈圆形，细胞质内含丰富的脂滴，将细胞核挤压至细胞膜旁。免疫组织化学染色中，脂肪细胞表达 S-100 蛋白和波形蛋白[100]。成熟脂肪细胞构成的小叶被薄层结缔组织分隔，形成小叶间隔（图 1.31），因此皮下组织的炎性改变可分为间隔性脂膜炎（如结节性红斑）和小叶性脂膜炎（如胰腺炎相关性脂膜炎）。

2.4   血管、淋巴管、神经和肌肉

营养皮肤的大动脉位于皮下组织内，常在小叶间隔内，并有大静脉伴行。真皮内和皮下脂肪小叶内主

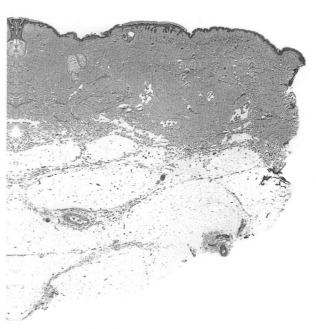

图 1.31   皮下脂肪的小叶间隔和小叶

要的脉管系统由小动脉、小静脉和毛细血管构成。

　　更小的血管网位于真皮的乳头层（表浅血管丛）和网织层深部（深部血管丛）。表浅血管丛分隔乳头层和网织层，深部血管丛是网织层与皮下组织之间的界限。区分表浅和深部血管丛，对皮肤炎性疾病的分类和诊断非常重要，疾病可累及表浅血管丛或深部血管丛，或同时累及。

　　血管炎是累及血管的炎性疾病。诊断皮肤血管炎有严格的标准，包括：①血管壁内存在炎症细胞浸润；②血管损伤的形态学表现，包括水肿、红细胞外溢、白细胞破碎、血管腔内血栓形成及血管壁纤维蛋白样坏死或血管壁破坏（图 1.32）。重要的是要记住血管壁的纤维蛋白样坏死是诊断真性血管炎的必要条件。仅仅血管周围炎症不是血管炎的诊断标准。

　　网织层有特殊的动静脉吻合结构，即血管球，主要见于肢端皮肤。每个血管球由动脉部分（Sucquet-Hoyer 管）与静脉部分直接相连而成。每个 Sucquet-Hoyer 管被 4～6 层血管球细胞围绕。一般认为血管球细胞属于血管平滑肌细胞，起到括约肌的作用。血管球参与体温调节。

　　皮肤的淋巴管[100]与静脉伴行，也位于深部血管丛和表浅血管丛。除非见到这些淋巴管中的瓣膜结构，否则常规切片观察很难区分淋巴管和血管。正常情况下，淋巴管被弹性纤维围绕。

　　皮下脂肪和网织层深部可见大神经束，而小神经束则遍布整个皮肤，可达乳头层。

　　在掌跖部，一些感觉神经形成神经末梢器官。触觉小体（迈斯纳小体）位于乳头层，由数层平行排列的施万细胞构成，含有轴突，是触觉的快速机械感受器。在承重部位可见环层小体（帕奇尼小体），位于真皮深层和皮下脂肪组织内，由呈向心性排列的施万细胞组成，含有轴突，位于真皮深部和皮下脂肪内，是深压觉和振动觉感受器（图 1.33）。

　　立毛肌是皮肤平滑肌，起自真皮结缔组织，在皮脂腺下部插入毛囊内。先天性痣的黑色素细胞常见于立毛肌内。外生殖器（阴囊）和乳晕处的皮肤内也可见平滑肌。

　　颈部、面部，特别是眼睑的皮肤组织内可见横纹肌束。

3　皮肤组织学的年龄特点

3.1　新生儿和儿童

　　除肢端外，新生儿和儿童的表皮厚度通常与成人相同。他们的黑色素细胞和朗格汉斯细胞的密度比成人更高。

　　新生儿和儿童真皮的细胞比成人多，基质更丰富。小汗腺的数量在出生时较多，而大汗腺直到青春期才充分发育[101]。儿童的皮脂腺已发育，但直到青春期受雄激素刺激后，皮脂腺才开始分泌[102]。

　　新生儿和儿童皮下组织的脂肪细胞比成人脂肪细胞更大、细胞膜更薄。除了见于成人的白色脂肪外，婴儿还有棕色脂肪，最初占体重的 5%，随着年龄的

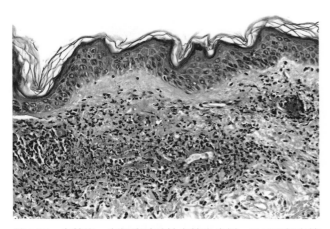

图 1.32　血管炎。白细胞破碎性血管炎病例，显示毛细血管壁破坏

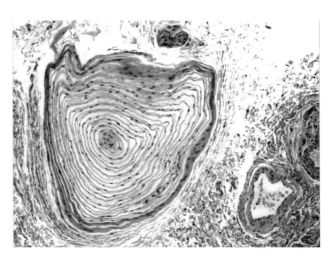

图 1.33　环层小体

增加逐渐减少，成年后棕色脂肪几乎消失。棕色脂肪细胞的细胞质内富含线粒体和多个大小不一的脂肪小滴，核位于中央。棕色脂肪含有丰富的充满血液的毛细血管。棕色脂肪对新生儿非常重要，因为其中的脂肪分子可降解为脂肪酸，从而产生热量（生热作用）[103-104]。

3.2 老年人

老年人皮肤出现组织学变化的原因主要是皮肤大多数成分的萎缩和减少[105-106]。由于基底细胞层的异常增生，老年人的表皮细胞排列不规则，易发生皮肤肿瘤[107]。老年人的黑色素细胞和黑色素小体的数量都显著减少，导致色素沉着减少[108-109]，因此老年人更容易受到紫外线的损伤。随着年龄的增长，皮肤朗格汉斯细胞的数量减少，功能减退，故老年人接触过敏原导致损伤的机会增加，这也是年龄相关性免疫功能衰退的部分原因[110]。

老年人的真皮变薄，真皮中的细胞和血管减少，真皮中的胶原、弹性纤维和基质发生改变并减少[105,109]。弹性纤维出现结构和生化改变，导致皮肤的弹性发生变化。胶原束变得厚而僵硬。以上改变最终导致真皮弹性降低，回缩能力减弱，易形成皱纹[111]。成纤维细胞、树突状细胞和肥大细胞的数量也减少。

由于老年人皮肤的血供减少，皮肤的炎症反应、吸收和清除能力降低[112]。

老年人的小汗腺和大汗腺数量减少，且分泌减少。皮脂腺体积变大，临床表现为皮脂腺增生，但矛盾的是，它的分泌活性降低，分泌排出减少[105,113]。

随着年龄增长，毛囊的数量和生长速率均降低，不常见部位如耳、鼻和鼻孔位置的毫毛发育为终毛，可能影响美观。触觉小体和环层小体的功能也降低[114]。最终，皮下组织减少，尤其是面部、颈部、手部和足部，但其他部位皮下组织可增多，特别是男性的腹部和女性的大腿[105]。

外因导致皮肤老化的病理学标志是日光性弹性组织变性（图 1.34），而皮肤皱缩则由前述内因所致[115]。

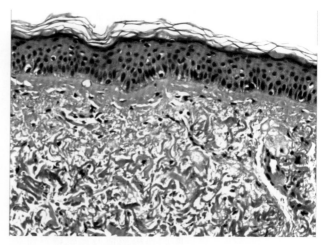

图 1.34 真皮日光性弹性组织变性

4 与解剖部位相关的组织学变异

认识不同解剖部位的正常组织学变异非常重要，这有助于避免将正常变异误判为异常改变。

在正常头皮和其他毛发丰富的部位，可见毛囊从真皮延伸到皮下脂肪组织内（图 1.35），而毛发稀少的部位通常没有这种改变。观察耳部皮肤切片，可见丰富的毫毛；观察面部皮肤切片，可见许多毛囊皮脂腺单位（图 1.36）；观察鼻部皮肤切片，可见大的皮脂腺。

眼睑表皮的棘层菲薄，由 2～3 层细胞和基底样上皮芽组成。眼睑真皮内可见顶浆分泌腺（睫毛腺）和毫毛。

观察躯干皮肤的切片，特别是背部皮肤切片，可见比其他部位更厚的网织层（图 1.37）。如果不认识这种正常变化，可能会误诊为胶原增厚性疾病，如硬皮病。脐周皮肤的真皮也增厚和纤维化（图 1.38）。

掌跖部皮肤有透明层，角质层厚而致密，无特征性网篮状结构（图 1.39）；真皮层有丰富的小汗腺单位、神经末梢器官和血管球结构，但没有毛囊皮脂腺单位。观察小腿皮肤切片，可见乳头层内血管壁较厚，这是由重力和血流淤滞所致（图 1.40）。外生殖器和乳晕处皮肤真皮内可见平滑肌纤维。皮肤黏膜交界处缺乏颗粒层和角质层，棘层细胞较其他部位的皮肤更大，富含糖原。

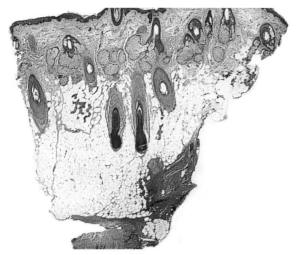

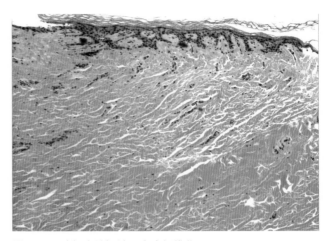

图 1.38　脐部皮肤切片，真皮纤维化

图 1.35　头皮切片，显示毛囊延伸到皮下组织内

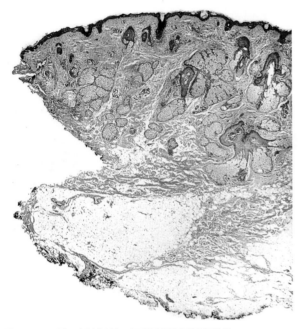

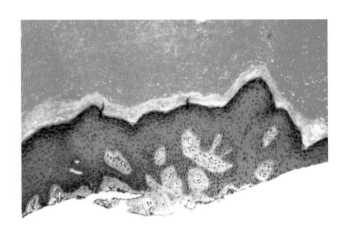

图 1.39　掌部皮肤切片，可见致密排列的角质层和透明层

图 1.36　面部皮肤切片，可见毛囊皮脂腺单位

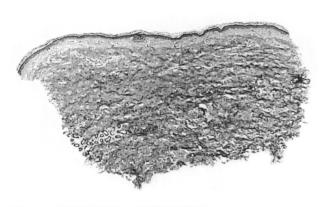

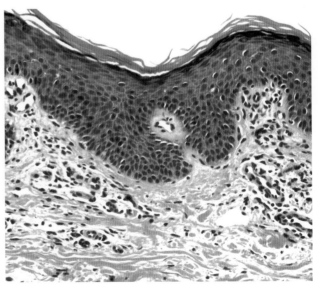

图 1.37　背部皮肤切片，正常的网织层

图 1.40　腿部皮肤切片，显示继发于血流淤滞的厚壁小血管

5 活检时被误认为"正常皮肤"的病理学改变

在临床表现异常的皮肤的活检标本中，由于改变轻微，部分标本可能被误认为正常组织，以下举例说明。

- 见于角质层的浅表皮肤癣菌病（图 1.41），除此之外，皮肤表现正常。
- 颗粒层增厚或缺失，提示异常的角化过程，如银屑病或鱼鳞病样皮肤病。
- 白癜风（图 1.42，图 1.43），活检标本很像正常皮肤的组织学标本，需要仔细观察黑色素细胞和黑色素。
- 斑状淀粉样变性和苔藓样淀粉样变性（图 1.44），可能被忽视，因为病理医师可能不注意真皮乳头层中的粉红色淀粉样颗粒而将其误认为正常真皮。

- 荨麻疹（图 1.45），可能仅引起水肿，常规切片中表现为真皮胶原束的分离。相似真皮改变也见于真皮黏蛋白沉积症，在常规切片中黏液样物质可能不明显。显示黏液的特殊染色如 Alcian 蓝 pH 2.5 染色或胶体铁染色有助于诊断。
- 持久性发疹性毛细血管扩张，是皮肤肥大细胞增多症的一种亚型，病变可非常细微，仅可观察到真皮上部血管扩张和稀少的肥大细胞浸润。必须借助适当的肥大细胞染色，如 CD117，才可证实诊断。
- 拔毛症，患者因拉拽毛发的癖好而形成无毛区。拔毛症虽然可有多种组织学改变[21]，但有时只能见到无毛的毛囊而无其他改变，因此活检时可能被误认为正常皮肤。
- 一些皮肤退行性疾病，如皮肤松垂，可能仅表现为真皮弹性纤维的部分缺失，需通过弹

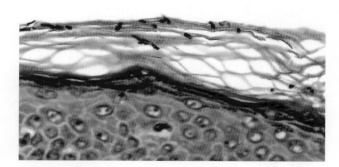

图 1.41 浅表皮肤癣菌病（PAS 染色）

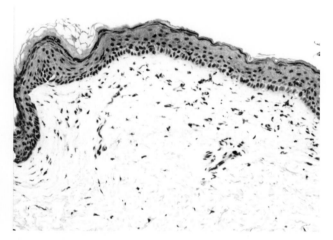

图 1.43 白癜风。S-100 蛋白免疫染色显示基底层黑色素细胞缺失

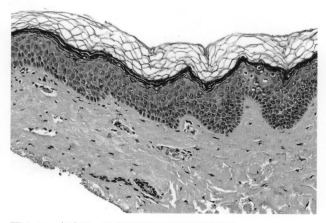

图 1.42 白癜风。注意基底层黑色素细胞缺失

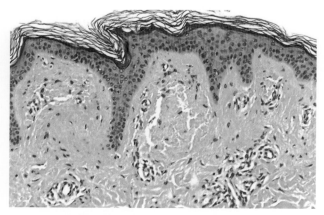

图 1.44 苔藓样淀粉样变性，乳头层见粉红色淀粉样颗粒

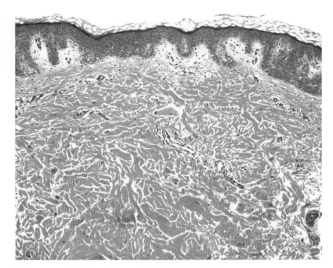

图 1.45　荨麻疹，仅可观察到真皮水肿

性纤维特殊染色协助诊断。

- 所谓的"结缔组织痣"，是一种错构瘤，表现为胶原束过多，而真皮内弹性纤维可增多、正常或减少，该错构瘤也可能被误认为正常皮肤。

其他易被误认为"正常皮肤"的病变，包括咖啡牛奶斑、皮肤松弛症（弹性组织解离）、黏液水肿、硬化性黏液水肿等。对于皮肤活检，临床信息、细致的组织学检查，以及特殊染色或免疫染色，都是避免将异常组织误诊为正常皮肤的重要措施。

6　标本处理

进行常规组织学检查时，活检标本应当被立即放入福尔马林固定液。直接免疫荧光检查时，标本最好放入 Michel 转移液，如果在 24 小时内检查，也可放在被生理盐水浸湿的纱布内。流式细胞术、分子学检查和电镜检查前，新鲜标本需放在被生理盐水浸湿的纱布内或适当的运输液中，医师应尽快完成检查。如果是切除活检标本或较大的手术标本，标本则应被适当分配，如果患者之前未被确诊，医师分配标本时要优先满足组织学诊断所需。

钻取和削取的活检标本需大体描述，医师应根据活检标本的大小，或完整包埋，或切开包埋。标本需按"边缘"面进行包埋（即垂直包埋）。组织学检查

通常需要获取 5 个层面的切片。

对于肿瘤的切除活检和手术标本，医师应先进行大体描述，在切片之前，将深部切缘和侧切缘用墨汁染色。沿着所有切缘切开取材，或使用更常用的方法将标本像"切面包片"一样全部切开取材，以评估切缘（图 1.46）。对整个肿瘤的取材也使用"切面包片"的方法。

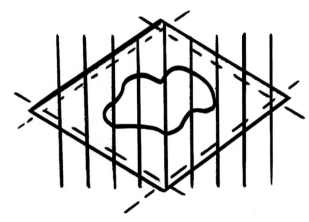

图 1.46　整个肿瘤位于标本的中央，使用"切面包片"的方法切开标本，深部切缘也要取材评估。供组织学评估的每个组织块都要包括侧切缘，或沿着大体描述的断面分别取材，专门评估侧切缘

7　人为假象

组织处理不善会造成人为假象，这会干扰病理医师对切片的准确评估。造成人为假象的原因有多种，分述如下。

（1）固定问题：标本固定较差或取材前没有固定、固定液陈旧、固定时间不足或固定液体积不足（固定液的体积最好为标本体积的 15 ~ 20 倍）[116]。

（2）制备切片的多个步骤监管不当，如对切片、水浴（水浴温度）、染色（染色液是否新鲜）等步骤监管不力。

（3）手术切除时的操作可造成人为假象，如烧灼（图 1.47）和标本挤压。

（4）低温储存造成冰冻假象（图 1.48）。

（5）某些病变存在特有的人为假象，如基底细胞癌的组织裂隙（图 1.49），中毒性表皮坏死松解症的切片中表皮缺失。

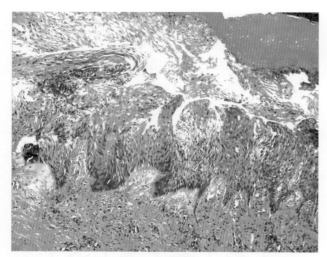

图 1.47 烧灼导致角质形成细胞拉长，这样的标本难以评估

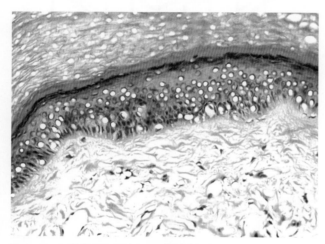

图 1.48 标本的冰冻假象，表皮内出现空泡

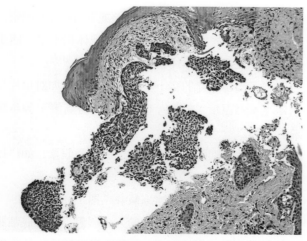

图 1.49 基底细胞癌的组织缺损，多层面切片后，癌组织出现在空隙内

8 染色方法

大多数皮肤病变可通过制备良好的常规 HE 染色切片进行诊断，但并非所有病例都能如此诊断。后文将介绍我们实验室最常用的皮肤组织病理诊断的染色方法，但这不是"特殊染色"的全面回顾，因为每个病例都不可能完全相同，可能需要采用特殊方法进行诊断。

8.1 组织化学染色

（1）PAS 染色：检测基底膜厚度、糖原（不耐淀粉酶消化）和真菌（耐淀粉酶消化）。

（2）Gomori 六胺银染色（GMS 染色）：检测真菌和皮肤卡氏肺孢菌。

（3）Ziehl-Neelsen 染色和 Fite 染色：检测抗酸杆菌。

（4）革兰染色：检测细菌。

（5）Steiner 染色和 Warthin-Starry 染色：检测杆菌性血管瘤病和螺旋体，但检测螺旋体的首选方法是免疫组织化学染色。

（6）Giemsa 染色：检测肥大细胞和原虫，如利什曼原虫。

（7）黏蛋白卡红染色：检测上皮复合酸性黏蛋白和隐球菌的荚膜。

（8）Alcian 蓝染色（AB 染色）：检测酸性糖胺聚糖（pH 2.5）和硫酸糖胺聚糖（pH 0.5）。

（9）刚果红染色：检测淀粉样物。

（10）Elastic van Gieson（EVG）染色：检测弹性纤维。

（11）Fontana-Masson 染色：检测黑色素。

（12）Von Kossa 染色：检测钙。

8.2 免疫荧光

免疫荧光对皮肤疾病的诊断和评估具有重要作用，如红斑狼疮、血管炎和自身免疫性大疱性疾病。活检后，可将待测标本用被生理盐水浸湿的纱布包好，最好放入 Michel 转移液中。Michel 转移液不是固定剂，它能保持蛋白质的稳定性，供免疫荧光检测。Michel 转移液由柠檬酸、硫酸铵、N-乙基马来

酰亚胺和硫酸镁组成，室温下可保持组织的等渗性和
pH（7.0～7.2）。福尔马林固定的标本一般不能用于
免疫荧光检测。放置于 Michel 转移液的标本进行常
规 HE 染色时，会出现可以识别的人为假象，表现为
细胞核的细节不清楚。使用患者组织进行的免疫荧光
检测，为直接免疫荧光检测；使用患者的血清和含有
相关靶分子的对照组织（人类的皮肤、猴的食管）进
行的免疫荧光检测，为间接免疫荧光检测。异硫氰酸
荧光素（fluorescein isothiocyanate，FITC）结合抗血
清［含 IgA、IgG、IgM、纤维蛋白原和补体（C3）］
可用于对皮肤冰冻切片进行直接免疫荧光检测。正常
的非特异性染色包括真皮成分的自身荧光，如弹性纤
维、围绕小到中型动脉的内弹性膜，以及坏死的角质
形成细胞（胶质小体）。采用免疫荧光检测基底膜，
可见微弱的 IgG 自身荧光，需要与类天疱疮和狼疮
的真阳性染色相鉴别。此外，许多非免疫性和非自身
免疫性疾病，如光线性角化病、玫瑰痤疮和伴有显著
的日光性弹性组织变性的多形性日光疹，其组织可显
示不连续的线状或颗粒状微弱着色，需要与真正的基
底膜沉积鉴别。另外，非特异性着色还可见于血痂、
棘层水肿，以及通透性增加的血管的周围线状区域。
这些非特异性着色可见于所有 FITC 标记的免疫球蛋
白，不与某一特定疾病有关。

8.3　免疫组织化学染色 / 分子学检测

　　免疫组织化学技术用于检测组织学切片中的细胞
性和纤维性抗原（如蛋白质）。抗原可位于细胞质或
细胞核，显示细胞性事件如凋亡或增生。大多数商
用抗体可用于检测福尔马林固定的组织，一般使用
DAB 染色试剂盒（棕色染色）或碱性磷酸酶试剂盒
（红色染色）（图 1.50），后者有助于诊断色素性黑色
素细胞病变（图 1.51，图 1.52）。影响抗体阳性或阴
性反应的因素较多，如制片质量和固定时间，以及其
他步骤，如酶消化和抗原修复等。

　　按照免疫组织化学染色的标准操作程序，每次染
色都要单独设置阳性外对照，但外对照不能保证待测
组织的染色操作是正确的。判读免疫组织化学染色结
果需要知道正常皮肤成分的染色特点，这可作为阳性
内对照（表 1.1）。

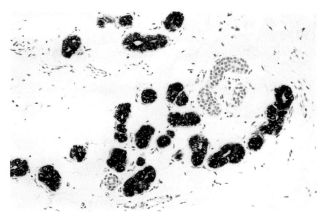

图 1.50　CAM5.2 免疫染色。分泌性腺体着色，导管不着色

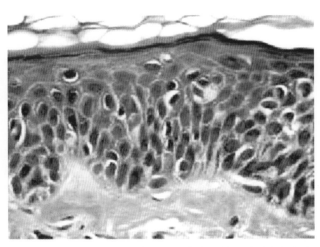

图 1.51　正常黑色素细胞含棕色黑色素颗粒。这种色泽与免
疫组织化学染色常用的 DAB 相同，很难区别是阳性
着色还是背景的黑色素

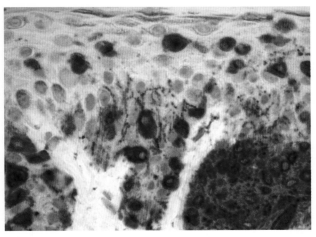

图 1.52　使用 MART-1 和碱性磷酸酶试剂盒，显示增生的黑
色素细胞

表 1.1		
上皮性抗体、黑色素细胞抗体和间充质抗体		
上皮性抗体		
细胞角蛋白	AE1：AE3	皮肤附属器和表皮角质形成细胞
	34βE12	表皮和毛囊角质形成细胞
	CAM5.2	大汗腺、小汗腺、皮脂腺
	CK 5/6	皮肤和鳞状上皮黏膜的衬覆上皮
	CK 7	大汗腺、小汗腺、皮脂腺
	CK 19	大汗腺、小汗腺
	CK 20	正常皮肤基底层梅克尔细胞
p63		基底层细胞及其上方角质形成细胞、毛囊的外毛根鞘、皮脂腺基底细胞和汗腺的肌上皮细胞
p40		基底层细胞及其上方角质形成细胞、毛囊的外毛根鞘、皮脂腺基底细胞和汗腺的肌上皮细胞
EMA		神经束膜细胞，有时可用于表皮、皮脂腺细胞、小汗腺的腺腔面和侧缘的染色
BerEp4		毛母质细胞、外毛根鞘角质形成细胞、大汗腺、小汗腺
CEA		小汗腺和大汗腺的腺腔面
雄激素受体（AR）		皮脂腺
adipophilin		皮脂腺、脂肪组织
FXIIIa（AC-1A1）		皮脂腺细胞核
黑色素细胞抗体		
S-100		痣-黑色素细胞、神经、脂肪组织、朗格汉斯细胞、部分真皮组织细胞、树突状细胞和肌上皮细胞
SOX10		施万细胞、黑色素细胞，以及乳腺和涎腺中的肌上皮细胞
Melan-A/MART-1		痣-黑色素细胞
HMB-45		活化的黑色素细胞，色素性黑色素细胞（蓝痣细胞、A型痣细胞）
酪氨酸酶		痣-黑色素细胞
MITF		痣-黑色素细胞、淋巴细胞、平滑肌细胞、肥大细胞、成纤维细胞、施万细胞
间充质抗体		
血管内皮	CD31	血管内皮
	CD34	血管内皮
	FVIII	血管内皮、血清
	FLI-1	血管内皮、小淋巴细胞
	D2-40	淋巴管内皮
肌肉	SMA（α平滑肌）	肌成纤维细胞、平滑肌
	HHF-35（肌共同肌动蛋白）	肌成纤维细胞、平滑肌
	结蛋白	平滑肌
神经/神经内分泌	CD56	小的真皮神经
	S-100	痣-黑色素细胞、神经、脂肪组织、朗格汉斯细胞、部分真皮组织细胞、树突状细胞和肌上皮细胞
	CK20	梅克尔细胞
	CgA	梅克尔细胞，神经，小汗腺和大汗腺内的一些细胞
	Syn	梅克尔细胞，神经，小汗腺和大汗腺内的一些细胞
成纤维细胞	CD10	增生的成纤维细胞、滤泡中心淋巴细胞
	CD34	真皮内和神经周围的间充质细胞和树突状间质细胞、血管内皮、造血干细胞
	FXIIIa	真皮树突状细胞
CD117		肥大细胞、不成熟朗格汉斯细胞、基底层角质形成细胞、黑色素细胞

注：EMA—上皮膜抗原；CEA—癌胚抗原；MITF—微小眼转录因子；CgA—嗜铬粒蛋白 A。

目前，免疫组织化学技术已广泛应用于疑难病例的辅助诊断，前提是已经形成明确的鉴别诊断。例如，色素性光线性角化病和原位黑色素瘤（恶性雀斑样痣），反应性和肿瘤性 T 淋巴细胞浸润，皮肤良性淋巴组织增生（假性淋巴瘤）和 B 淋巴细胞肿瘤，非典型黑色素细胞增生和黑色素瘤，基底细胞癌和鳞状细胞癌，表皮内 Paget 样增生，低分化上皮样肿瘤和梭形细胞肿瘤。我们实验室的常用免疫组织化学组合见表 1.2 和表 1.3。

可用的细胞角蛋白有很多种，例如，高分子量或低分子量细胞角蛋白的混合物，也可单用一种细胞角蛋白。表皮和毛囊的角质形成细胞、小汗腺和大汗腺都表达高分子量细胞角蛋白 34βE12 和 CK5/6。CK5/6 主要表达于间皮和其他衬覆上皮（如表皮和鳞状上皮黏膜），它特别有助于鉴别转移癌与皮肤原发肿瘤（表皮或附件肿瘤）[117]。我们还发现这些细胞角蛋白有助于从纤维化和炎性真皮中识别低分化鳞状细胞癌和浸润性 / 硬化型基底细胞癌。CK20 是高分子量细胞角蛋白，在皮肤神经内分泌癌（梅克尔细胞癌）中特异性表现为核旁（高尔基体区）点状阳性。CK7 在皮肤外（转移性）神经内分泌癌中同样表现为核旁点状阳性。低分子量角蛋白如 CAM5.2 和 CK7 可标记皮脂腺、大汗腺和小汗腺的分泌性腺细胞，在诊断皮肤附属器癌伴发的佩吉特病时很有价值（图 1.50）。

表 1.2			
基底细胞癌与鳞状细胞癌			
	34βE12	**EMA**	**BerEp4**
基底细胞癌	+	−	−
鳞状细胞癌	+	+	+

表 1.3					
表皮内非典型 Paget 样细胞					
	MART-1	**34βE12**	**CK7**	**p63**	**CAM5.2**
Paget 样 Bowen 病	−	+	−	+	−
黑色素瘤	+	−	−	+/−	−
佩吉特病 / 乳腺外佩吉特病	−	+/−	+	−	+
皮脂腺癌	−	+/−	+	+	+

其他可用于诊断上皮肿瘤的抗体包括 BerEp4、p63、p40、adipophilin 和 FXIIIa（AC-1A1）。BerEp4 是上皮性抗体，可区别基底细胞癌和鳞状细胞癌，也可用于区别微囊性附属器癌和基底细胞癌[118-119]。p63 和 p40 是增殖抗体，它在多种皮肤恶性肿瘤中显示核着色，特别有助于诊断梭形细胞和肉瘤样鳞状细胞癌[120]。p40 和 p63 一样敏感，但特异性更强[121]。adipophilin 是细胞内脂质表面蛋白抗体，有文献报道，在鉴别皮脂腺肿瘤，特别是对皮脂腺癌和其他 Paget 样肿瘤进行鉴别时，可使用 adipophilin，阳性染色表现为细胞膜和细胞质泡状着色。adipophilin 可在 Paget 样鳞状细胞癌中呈颗粒状着色，但颗粒状着色并非特异性着色[122]。FXIIIa（AC-1A1）是皮脂腺分化的核标记物，最近有文献报道，其在鉴别皮脂腺肿瘤与鳞状细胞癌和其他透明细胞肿瘤中具有更好的敏感性和特异性[123]。

黑色素细胞抗体包括高度敏感的 S-100 蛋白及高度特异的 Melan-A/MART-1、HMB-45 和酪氨酸酶。后 3 种抗体与黑色素小体的前体有关，在良性和恶性黑色素细胞肿瘤中均可表达。而 HMB-45 只表达于活化的黑色素细胞和富含黑色素的色素性黑色素细胞（如蓝痣细胞、A 型痣细胞），这些特征有助于区别非肿瘤性真皮痣 – 黑色素细胞增生和黑色素瘤。非肿瘤性真皮痣 – 黑色素细胞增生性病变随着黑色素细胞逐渐生长进入真皮，HMB-45 表达丢失，而大多数黑色素瘤 HMB-45 表达不丢失[124-125]。诊断恶性黑色素病变的另一个抗体是核增殖抗体 Ki-67[126] 和 p16[127]。与 HMB-45 相似，良性痣 – 黑色素细胞病变的 Ki-67 阳性率低或呈阴性，而许多恶性黑色素细胞病变的 Ki-67 增殖指数高，但不是所有的黑色素瘤都显示 Ki-67 阳性，有些黑色素瘤可能显示 Ki-67 阴性[127]。相反，p16 在大多数恶性黑色素病变中失表达[128]。请记住，并不是所有的黑色素瘤皆高表达 Ki-67 和（或）p16 失表达，即 Ki-67 高表达和（或）p16 失表达对恶性黑色素病变并没有诊断特异性[129-130]。

黑色素细胞抗体有助于诊断非典型真皮梭形细胞恶性病变和非典型表皮增生。在促纤维增生性 / 梭形细胞黑色素瘤中，Melan-A/MART-1 的表达情况不一，HMB-45 几乎总是阴性，而 S-100 蛋白和 SOX10

通常是唯一阳性的黑色素抗体。SOX10 比 S-100 蛋白在梭形黑色素细胞增生性病变中更具敏感性[131]。与 S-100 蛋白一样，SOX10 并非神经 / 黑色素病变的特异性指标，其在乳腺癌、涎腺病变和肥大细胞病变中也可阳性表达[132]。Melan-A/MART-1 和其他黑色素细胞染色标记有助于鉴别色素性非典型角化性表皮增生（色素性光线性角化病）和非典型交界性黑色素细胞增生（如原位黑色素瘤、恶性雀斑样痣）[133]。

真皮和皮下的各种正常间充质所表达的抗体有助于确诊相应的肿瘤。良 / 恶性血管肿瘤可能表达血管内皮抗体 CD31、CD34、FVⅢ、FLⅠ-1 和 D2-40。其中，CD31 特异性最强，而 FLⅠ-1 对上皮样血管肉瘤最特异。FVⅢ常在血管周围组织呈非特异性着色，它与血管性假血友病因子有关，不仅表达于血管内皮细胞，也表达于血管周围的血浆中。CD34 的特异性最低，还可表达于真皮内和神经周围的间充质细胞和树突状间质细胞。D2-40 是淋巴管内皮的特异性标记，可用于确认淋巴管内转移瘤。人类疱疹病毒 8 型（human herpes virus type 8, HHV-8）抗体不与任何正常皮肤成分反应，但可用于诊断卡波西肉瘤[134]。然而，HHV-8 流行区的部分人群的非卡波西肉瘤性血管和增生性成纤维细胞，可表达 HHV-8[135]。包括 α-SMA 和 HHF-35 在内的平滑肌抗体可表达于血管肌内膜和立毛肌，而结蛋白只表达于平滑肌。纤维性肿瘤，如皮肤纤维瘤和隆突性皮肤纤维肉瘤，可用 FXIIIa（表达于皮肤纤维瘤）和 CD34（表达于隆突性皮肤纤维肉瘤）进行鉴别[136]。CD10 特异性差，除了表达于造血细胞外，也表达于真皮的间充质细胞和树突状间质细胞。神经肿瘤呈 S-100 蛋白和 NKI/C3 阳性。除此之外，S-100 蛋白还表达于软骨肿瘤和脂肪肿瘤。

淋巴造血组织的抗体既有助于明确浸润的炎症细胞的类型，也有助于判断浸润的细胞是反应性还是恶性。淋巴细胞标记物包括各种 CD 抗体，用于标记反应性和肿瘤性增生的 T 淋巴细胞和 B 淋巴细胞。组织细胞抗体包括 CD68 和 CD163，用于标记非朗格汉斯细胞的组织细胞，而 CD1a 和 S-100 蛋白可标记朗格汉斯细胞及其肿瘤。CD117 表达于肥大细胞、不成熟朗格汉斯细胞、基底层角质形成细胞和

黑色素细胞。神经内分泌细胞仅见于正常皮肤的梅克尔细胞和外泌汗腺，可被嗜铬粒蛋白和 Syn 标记。如前所述，梅克尔细胞表达 CK20。诊断神经内分泌肿瘤的免疫组织化学工具包括 CK7、CK20、TTF-1、Napsin、Syn 和嗜铬粒蛋白。

与细胞增生和凋亡相关的抗体如 Ki-67 和 p53 有助于增殖活跃的恶性肿瘤及异型增生与组织学非典型表现的良性病变的鉴别。Ki-67 分别有助于黑色素瘤与非典型痣、滤泡中心淋巴瘤与假性淋巴瘤的鉴别[137-139]。联合使用 Ki-67 和 p53，有助于诊断被日光损害的皮肤的角质形成细胞的异型增生（光线性角化病和原位鳞状细胞癌）[140]。

免疫组织化学和原位杂交技术也被用于皮肤感染性疾病的诊断。单纯疱疹病毒（Ⅰ型和Ⅱ型）、水痘 - 带状疱疹病毒、疱疹病毒 8 型、巨细胞病毒、螺旋体和分枝杆菌均有相应的特异性抗体[141]。目前，原位杂交技术已被用于高危型和低危型人类乳头状瘤病毒（human papilloma virus, HPV）感染的湿疣病变的诊断（图 1.53）。

最近的分子学研究将聚合酶链反应（polymerase chain reaction, PCR）技术和荧光原位杂交（fluorescence in situ hybridization, FISH）技术用于区别真性肿瘤病变和与之类似的反应性或非肿瘤性疾病。PCR 分子生物学克隆技术结合免疫组织化学表型分析，有助于鉴别反应性与致瘤性 T 淋巴细胞和 B 淋巴细胞增生性疾病，然而，有文献报道，这类疾病可能会出现假阴性基因重排现象（假克隆性）。T 淋巴细胞假克隆

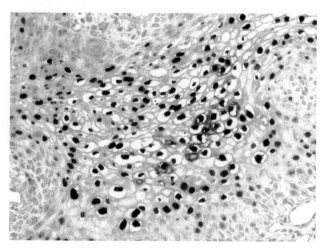

图 1.53　1 例湿疣病变，低危型 HPV-6，原位杂交检测阳性

性可见于炎症性皮肤病，如扁平苔藓、苔藓样糠疹、硬化性苔藓，以及类肿瘤性病变（如淋巴瘤样药疹和镍接触性皮炎）[142]。在某些昆虫叮咬的反应和药物反应中也可发生 B 淋巴细胞假克隆性增生[143]。

FISH 技术可用于检测与黑色素瘤相关的染色体区域的 DNA 复制异常，以鉴别良性和恶性色素病变，基因座检测 6p25 中的 *RREB1*（在黑色素瘤中获得）、6q23 中的 *MYB*（在黑色素瘤中增加或缺失）、*CEP6*（6 号染色体着丝粒）和 11q13 中的 *CCND1*（在黑色素瘤中获得）等，具有高度的敏感性和特异性。值得注意的是，有文献报道，10% 的转移性黑色素瘤的 FISH 结果呈阴性[144]。相反，已有文献报道，良性黑色素细胞病变如 Spitz 痣（斯皮茨痣）和其他交界性病变的 FISH 检测结果呈阳性，某些良性病变可表现为多倍性（如四倍体）[145-146]。

参考文献

[1] Kanitakis J. Anatomy, histology and immunohistochemistry of normal human skin. *Eur J Dermatol* 2002;12:390–399.

[2] Montagna W, Parakkal PF. *The Structure and Function of the Skin*. 3rd ed. New York: Academic Press; 1974.

[3] Montagna W, Freedberg IM, eds. Cutaneous biology 1950–1975. *J Invest Dermatol* 1976;67:1–230.

[4] Murphy GF. Histology of the skin. In: Elder DE, Elenitsas R, Johnson BL Jr, Murphy GF, eds. *Lever's Histopathology of the Skin*. 9th ed. Philadelphia, PA: Lippincott Williams & Wilkins; 2005.

[5] Visinoni AF, Lisboa-Costa T, Pagnan NA, et al. Ectodermal dysplasias: Clinical and molecular review. *Am J Med Genet A* 2009;149A(9):1980–2002.

[6] Breathnach AS. Embryology of human skin. A review of ultrastructural studies. *J Invest Dermatol* 1971;57:133–143.

[7] Holbrook KA, Odland GF. The fine structure of developing human epidermis: Light, scanning and transmission electron microscopy of the periderm. *J Invest Dermatol* 1975;65: 16–38.

[8] Tamiolakis D, Papadopoulos N, Lambropoulou M, et al. Ber-H2 (CD30) Immunohistochemical staining of human fetal tissue. *Int J Biol Sci* 2005;1:135–140.

[9] Hentula M, Peltonen J, Peltonen S. Expression profiles of cell-cell and cell-matrix junction proteins in developing human epidermis. *Arch Dermatol Res* 2001;293:259–267.

[10] Smith LT, Sakai LY, Burgeson RE, et al. Ontogeny of structural component at the dermal–epidermal junction in human embryonic and fetal skin: The appearance of anchoring fibrils and type VII collagen. *J Invest Dermatol* 1988;90: 480–485.

[11] Sagebiel RW, Rorsman H. Ultrastructural identification of melanocytes in early human embryos [abstract]. *J Invest Dermatol* 1970;54:96.

[12] Foster CA, Holbrook KA, Farr AG. Ontogeny of Langerhans cells in human embryonic and fetal skin: Expression of HLADR and OKT-6 determinants. *J Invest Dermatol* 1986;86: 240–243.

[13] Foster CA, Holbrook KA. Ontogeny of Langerhans cells in human embryonic and fetal skin: Cell densities and phenotypic expression relative to epidermal growth. *Am J Anat* 1989;184: 157–164.

[14] Winkelmann RK, Breathnach AS. The Merkel cell. *J Invest Dermatol* 1973;60:2–15.

[15] Moll R, Moll I, Franke WW. Identification of Merkel cells in human skin by specific cytokeratin antibodies: Changes of cell density and distribution in fetal and adult plantar epidermis. *Differentiation* 1984;28:136–154.

[16] Moll I, Lane AT, Franke WW, et al. Intraepidermal formation of Merkel cells in xenografts of human fetal skin. *J Invest Dermatol* 1990;94:359–364.

[17] Polakovicoca S, Seidenberg H, Mikusova R, et al. Merkel cell—review on developmental, functional and clinical aspects. *Bratisl Lek Listy (Abstract)* 2011;112:80–87.

[18] Boot PM, Rowden G, Walsh N. The distribution of Merkel cells in human fetal and adult skin. *Am J Dermatopathol* 1992;14:391–396.

[19] Breathnach AS. Development and differentiation of dermal cells in man. *J Invest Dermatol* 1978;71:2–8.

[20] Smith LT, Holbrook KA, Madri JA. Collagen types I, III, and V in human embryonic and fetal skin. *Am J Anat* 1986;175: 507–521.

[21] Mehregan AH, Hashimoto K, Mehregan DA, et al. Normal structure of the skin. In: Mehregan AH, Hashimoto K, Mehregan DA, Mehregan DR, eds. *Pinkus' Guide to Dermatohistopathology*. 6th ed. Norwalk, CT: Appleton & Lange; 1995.

[22] Lavker RM, Sun TT, Oshima H, et al. Hair follicle stem cells. *J Investig Dermatol Symp Proc* 2003;8:28–38.

[23] Matsuzaki T, Yoshizato K. Role of hair papilla on induction and regeneration processes of hair follicles. *Wound Repair Regen* 1998;6:524–530.

[24] Downig DT, Stewart ME, Strauss JJ. Biology of sebaceous glands. In: Fitzpatrick TB, Eisen AZ, Wolff K, Freedberg IM, Austen KF, eds. *Dermatology in General Medicine. Vol 1*. 3rd ed. New York: McGraw-Hill; 1987:185–190.

[25] Muller M, Jasmin JR, Monteil RA, et al. Embryology of the hair follicle. *Early Hum Dev* 1991;26:159–166.

[26] Hashimoto K, Gross BG, Lever WF. The ultrastructure of the skin of human embryos. I. The intraepidermal eccrine sweat duct. *J Invest Dermatol* 1965;45:139–151.

[27] Montagna W. Embryology and anatomy of the cutaneous adnexa. *J Cutan Pathol* 1984;11:350–351.

[28] Hosoi J, Murphy GF, Egan CL, et al. Regulation of Langerhans cell function by nerves containing calcitonin generelated peptide. *Nature* 1993;363:159–163.

[29] Koster M. p63 in skin development and ectodermal dysplasias. *J Invest Dermatol* 2010;130:2352–2358.

[30] Ishiko A, Matsunaga Y, Masunaga T, et al. Immunomolecular mapping of adherens junction and desmosomal components in normal human epidermis. *Exp Dermatol* 2003;12:747–754.

[31] Wolff K, Schreiner E. Ultrastructural localization of pemphigus autoantibodies within the epidermis. *Nature* 1971;229: 59–61.

[32] Stanley JR, Klaus-Kovtun V, Sampaio SA. Antigenic specificity of fogo selvagem autoantibodies is similar to North American pemphigus foliaceus and distinct from pemphigus vulgaris autoantibodies. *J Invest Dermatol* 1986;87:197–201.

[33] Val-Bernal JF, Diego C, Rodriquez-Villar D, et al. The nippleareola complex epidermis: A prospective systematic study in adult autopsies. *Am J Dermatopathol* 2010;32:787–793.

[34] Toker C. Clear cells of the nipple epidermis. *Cancer* 1970;25: 601–610.

[35] Willman JH, Golitz LE, Fitzpatrick JE. Clear cells of Toker in accessory nipples. *J Cutan Pathol* 2003;30:256–260.

[36] Kumarasinghe SP, Chin GY, Kumarasinghe MP. Clear cell papulosis of the skin: A case report from Singapore. *Arch Pathol Lab Med* 2004;128:e149–e152.

[37] Marucci G, Betts CM, Golouh R, et al. Toker cells are probably precursors of Paget cell carcinoma: A morphological and ultrastructural description. *Virchows Arch* 2002;441(2):117–123.

[38] Kuo TT, Chan HL, Hsueh S. Clear cell papulosis of the skin. A new entity with histogenetic implications for cutaneous Paget's disease. *Am J Surg Pathol* 1987;11:827–834.

[39] Tschen JA, McGavran MH, Kettler AH. Pagetoid dyskeratosis: A selective keratinocytic response. *J Am Acad Dermatol* 1988;19:891–894.

[40] Kim YC, Mehregan DA, Bang D. Clear cell papulosis: An immunohistochemical study to determine histogenesis. *J Cutan Pathol* 2002;29:11–14.

[41] Elias PM. Epidermal lipids, barrier function, and desquamation. *J Invest Dermatol* 1983;80(suppl):44s–49s.

[42] Zirra AM. The functional significance of the skin's stratum lucidum. *Morphol Embryol (Bucur)* 1976;22:9–12.

[43] Katz SI. The epidermal basement membrane zone—structure, ontogeny, and role in disease. *J Am Acad Dermatol* 1984;11:1025–1037.

[44] Foidart JM, Bere EW Jr, Yaar M, et al. Distribution and immunoelectron microscopic localization of laminin, a noncollagenous basement membrane glycoprotein. *Lab Invest* 1980;42: 336–342.

[45] Smith JB, Taylor TB, Zone JJ. The site of blister formation in dermatitis herpetiformis is within the lamina lucida. *J Am Acad Dermatol* 1992;27:209–213.

[46] Leblond CP, Inoue S. Structure, composition, and assembly of basement membrane. *Am J Anat* 1989;185:367–390.

[47] Woodley DT, Burgeson RE, Lunstrum G, et al. Epidermolysis bullosa acquisita antigen is the globular carboxyl terminus of type VII procollagen. *J Clin Invest* 1988;81:683–687.

[48] Shimizu H, McDonald JN, Gunner DB, et al. Epidermolysis bullosa acquisita antigen and the carboxy terminus of type VII collagen have a common immunolocalization to anchoring fibrils and lamina densa of basement membrane. *Br J Dermatol* 1990;122:577–585.

[49] Scott GA, Cassidy L, Tran H, et al. Melanocytes adhere to and synthesize laminin-5 in vitro. *Exp Dermatol* 1999;8: 212–221.

[50] Tarnowski WM. Ultrastructure of the epidermal melanocyte dense plate. *J Invest Dermatol* 1970;55:265–268.

[51] Seiberg M. Keratinocyte–melanocyte interactions during melanosome transfer. *Pigment Cell Res* 2001;14:236–242.

[52] Barral DC, Seabra MC. The melanosome as a model to study organelle motility in mammals. *Pigment Cell Res* 2004;17: 111–118.

[53] Murphy GF. Structure, function and reaction patterns. In: Murphy GF, ed. *Dermatopathology*. Philadelphia, PA: WB Saunders; 1995.

[54] Gown AM, Vogel AM, Hoak D, et al. Monoclonal antibodies specific for melanocytic tumors distinguish subpopulations of melanocytes. *Am J Pathol* 1986;123:195–203.

[55] Kanitakis J. Immunohistochemistry of normal skin. In: Kanitakis J, Vassileva S, Woodley D, eds. *Diagnostic Immunohistochemistry of the Skin. An Illustrated Text.* London, UK: Chapman & Hall Medical; 1998:38–51.

[56] Birbeck NS, Breathnach AS, Everall JD. An electron microscope study of basal melanocytes and high-level clear cells (Langerhans cells) in vitiligo. *J Invest Dermatol* 1961;37:51–64.

[57] Niebauer G, Krawczyk W, Wilgram GF. The Langerhans cell organelle in Letterer Siwe's disease. *Arch Klin Exp Dermatol* 1970;239:125–137.

[58] Halata Z, Grim M, Baumann KI. The Merkel cell: Morphology, developmental origin, function. *Cas Lek Cesk* 2003;142: 4–9.

[59] Halata Z, Grim M, Bauman KI. Friedrich Sigmund Merkel and his "Merkel cell," morphology, development, and physiology: Review and new results. *Anat Rec A Discov Mol Cell Evol Biol* 2003;271:225–239.

[60] Tachibana T, Nawa T. Recent progress in studies on Merkel cell biology. *Anat Sci Int* 2002;77:26–33.

[61] Santa Cruz DJ, Bauer EA. Merkel cells in the outer follicular sheath. *Ultrastruct Pathol* 1982;3:59–63.

[62] Camisa C, Weissmann A. Friedrich Sigmund Merkel Part II. The cell. *Am J Dermatopathol* 1982;4:527–535.

[63] Gu J, Polak JM, Van Noorden S, et al. Immunostaining of neuron-specific enolase as a diagnostic tool for Merkel cell tumors. *Cancer* 1983;52:1039–1043.

[64] Leff EL, Brooks JS, Trojanowski JQ. Expression of neurofilament and neuron-specific enolase in small cell tumors of skin using immunohistochemistry. *Cancer* 1985;56:625–631.

[65] Rosen ST, Gould VE, Salwen HR, et al. Establishment and characterization of a neuroendocrine skin carcinoma cell line. *Lab Invest* 1987;56:302–312.

[66] van Muijen GN, Ruiter DJ, Warnaar SO. Intermediate filaments in Merkel cell tumors. *Hum Pathol* 1985;16:590–595.

[67] Wang NP, Zee S, Zarbo RJ, et al. Coordinate expression of cytokeratins 7 and 20 defines unique subsets of carcinomas. *Appl Immunohistochem* 1995;3:99–107.

[68] Moll I, Kuhn C, Moll R. Cytokeratin 20 is a general marker of cutaneous Merkel cells while certain neuronal proteins are absent. *J Invest Dermatol* 1995;104:910–915.

[69] Headington JT. Transverse microscopic anatomy of the human scalp. A basis for a morphometric approach to disorders of the hair follicle. *Arch Dermatol* 1984;120:449–456.

[70] de Viragh PA. The 'mantle hair of Pinkus.' A review on the occasion of its centennial. *Dermatology* 1995;191:82–87.

[71] Alonso LC, Rosenfield RL. Molecular genetic and endocrine mechanisms of hair growth. *Horm Res* 2003;60:1–13.

[72] Nakagawa H, Imokawa G. Characterization of melanogenesis in normal human epidermal melanocytes by chemical and ultrastructural analysis. *Pigment Cell Res* 1996;9:175–178.

[73] Jimbow K, Ishida O, Ito S, et al. Combined chemical and electron microscopic studies of pheomelanosomes in human red hair. *J Invest Dermatol* 1983;81:506–511.

[74] Biasiolo M, Bertazzo A, Costa CV, et al. Correlation between tryptophan and hair pigmentation in human hair. *Adv Exp Med Biol* 1999;467:653–657.

[75] Burchill SA, Ito S, Thody AJ. Effects of melanocyte-stimulating hormone on tyrosinase expression and melanin synthesis in hair follicular melanocytes of the mouse. *J Endocrinol* 1993;137: 189–195.

[76] Smith KR Jr. The Haarscheibe. *J Invest Dermatol* 1977;69: 68–74.

[77] Baron DA, Briggman JV, Spicer SS. Tubulocisternal endoplasmic reticulum in human eccrine sweat glands. *Lab Invest* 1984;51:233–243.

[78] Sbarbati A, Osculati A, Morroni M, et al. Electron spectroscopic imaging of secretory granules in human eccrine sweat glands. *Eur J Histochem* 1994;38:327–330.

[79] Schaumburg-Lever G, Lever WF. Secretion from human apocrine glands: An electron microscopic study. *J Invest Dermatol* 1975;64:38–41.

[80] Sato K, Leidal R, Sato F. Morphology and development of an apoeccrine sweat gland in human axillae. *Am J Physiol* 1987; 252:R166–R180.

[81] Kamada A, Saga K, Jimbow K. Apoeccrine sweat duct

obstruction as a cause for Fox-Fordyce disease. *J Am Acad Dermatol* 2003;48:453–455.

[82] Reed RJ, Ackerman AB. Pathology of the adventitial dermis. Anatomic observations and biologic speculations. *Hum Pathol* 1973;4:207–217.

[83] Meigel WN, Gay S, Weber L. Dermal architecture and collagen type distribution. *Arch Dermatol Res* 1977;259:1–10.

[84] Junqueira LC, Montes GS, Martins JE, et al. Dermal collagen distribution. A histochemical and ultrastructural study. *Histochemistry* 1983;79:397–403.

[85] Sorrell JM, Caplan AI. Fibroblast heterogeneity: More than skin deep. *J Cell Sci* 2004;117(pt 5):667–675.

[86] McNeal JE. Scleroderma and the structural basis of skin compliance. *Arch Dermatol* 1973;107:699–705.

[87] Nestle FO, Nickoloff BJ. A fresh morphological and functional look at dermal dendritic cells. *J Cutan Pathol* 1995;22:385–393.

[88] Narvaez D, Kanitakis J, Faure M, et al. Immunohistochemical study of CD34-positive dendritic cells of human dermis. *Am J Dermatopathol* 1996;18:283–288.

[89] Kanitakis J. Immunohistochemistry of normal human skin. *Eur J Dermatol* 1998;8:539–547.

[90] Nickoloff BJ, Griffiths CE. Not all spindled-shaped cells embedded in a collagenous stroma are fibroblasts: Recognition of the "collagen-associated dendrophage." *J Cutan Pathol* 1990;17:252–254.

[91] Headington JT. The dermal dendrocyte. *Adv Dermatol* 1986; 1:159–171.

[92] Headington JT, Cerio R. Dendritic cells and the dermis: 1990. *Am J Dermatopathol* 1990;12:217–220.

[93] Sepulveda-Merrill C, Mayall S, Hamblin AS, et al. Antigenpresenting capacity in normal human dermis is mainly subserved by CD1a+ cells. *Br J Dermatol* 1994;131:15–22.

[94] Meunier L, Gonzalez-Ramos A, Cooper KD. Heterogeneous populations of class II MHC+ cells in human dermal cell suspensions. Identification of a small subset responsible for potent dermal antigen-presenting cell activity with features analogous to Langerhans cells. *J Immunol* 1993;151:4067–4080.

[95] Walls AF, Jones DB, Williams JH, et al. Immunohistochemical identification of mast cells in formaldehyde-fixed tissue using monoclonal antibodies specific for tryptase. *J Pathol* 1990;162:119–126.

[96] Arber DA, Tamayo R, Weiss LM. Paraffin section detection of the c-kit gene product (CD117) in human tissues: Value in the diagnosis of mast cell disorders. *Hum Pathol* 1998;29: 498–504.

[97] Longley BJ, Reguera MJ, Ma Y. Classes of c-KIT activating mutations: Proposed mechanisms of action and implications for disease classification and therapy. *Leuk Res* 2001;25: 571–576.

[98] Metcalfe DD, Akin C. Mastocytosis: Molecular mechanisms and clinical disease heterogeneity. *Leuk Res* 2001;25: 577–582.

[99] Valent P, Horny HP, Escribano L, et al. Diagnostic criteria and classification of mastocytosis: A consensus proposal. *Leuk Res* 2001;25:603–625.

[100] Ryan TJ, Mortimer PS, Jones RL. Lymphatics of the skin. Neglected but important. *Int J Dermatol* 1986;25:411–419.

[101] Johnson BL, Honig PJ, Jaworsky C, eds. *Pediatric Dermatopathology*. Newton, MA: Butterworth-Heinemann; 1994.

[102] Pochi PE, Strauss JS, Downing DT. Age-related changes in sebaceous gland activity. *J Invest Dermatol* 1979;73:108–111.

[103] Klaus S. Functional differentiation of white and brown adipocytes. *Bioessays* 1997;19:215–223.

[104] Klaus S. Adipose tissue as a regulator of energy balance. *Curr Drug Targets* 2004;5:241–250.

[105] Fenske NA, Lober CW. Structural and functional changes of normal aging skin. *J Am Acad Dermatol* 1986;15(pt 1):571–585.

[106] Smith L. Histopathologic characteristics and ultrastructure of aging skin. *Cutis* 1989;43:414–424.

[107] Patterson JAK. Structural and physiologic changes in the skin with age. In: Patterson JAK, ed. *Aging and Clinical Practice: Skin Disorders, Diagnosis and Treatment*. New York: Igaku-Shoin; 1989.

[108] Kurban RS, Bhawan J. Histologic changes in skin associated with aging. *J Dermatol Surg Oncol* 1990;16:908–914.

[109] Montagna W, Carlisle K. Structural changes in ageing skin. *Br J Dermatol* 1990;122(suppl 35):61–70.

[110] Sauder DN. Effect of age on epidermal immune function. *Dermatol Clin* 1986;4:447–454.

[111] Lavker RM, Zheng PS, Dong G. Morphology of aged skin. *Clin Geriatr Med* 1989;5:53–67.

[112] Balin AK, Pratt LA. Physiological consequences of human skin aging. *Cutis* 1989;43:431–436.

[113] Bolognia JL. Aging skin. *Am J Med* 1995;98:99S–103S.

[114] Cerimele D, Celleno L, Serri F. Physiological changes in ageing skin. *Br J Dermatol* 1990;122(suppl 35):13–20.

[115] Rongioletti F, Rebora A. Fibroelastolytic patterns of intrinsic skin aging: Pseudoxanthoma-elasticum-like papillary dermal elastolysis and white fibrous papulosis of the neck. *Dermatology* 1995;191:19–24.

[116] Mondragon G, Nygaard F. Routine and special procedures for processing biopsy specimens of lesions suspected to be malignant melanomas. *Am J Dermatopathol* 1981;3:265–272.

[117] Plumb SJ, Argenyi ZB, Stone MS, et al. Cytokeratin 5/6 immunostaining in cutaneous adnexal neoplasms and metastatic adenocarcinoma. *Am J Dermatopathol* 2004;26(6):447–451.

[118] Tellechea O, Reis JP, Domingues JC, et al. Monoclonal antibody Ber EP4 distinguishes basal-cell carcinoma from squamous-cell carcinoma of the skin. *Am J Dermatopathol* 1993;15(5):452–455.

[119] Krahl D, Sellheyer K. Monoclonal antibody Ber-EP4 reliably discriminates between microcystic adnexal carcinoma and basal cell carcinoma. *J Cutan Pathol* 2007;34(10):782–787.

[120] Dotto JE, Glusac EJ. p63 is a useful marker for cutaneous spindle cell squamous cell carcinoma. *J Cutan Pathol* 2006;33(6):413–417.

[121] Alomari AK, Glusac EJ, McNiff JM. P40 is a more specific marker than p63 for cutaneous poorly differentiated squamous cell carcinoma. *J Cutan Pathol* 2014;41(11):839–845.

[122] Ostler DA, Prieto VG, Reed JA, et al. Adipophilin expression in sebaceous tumors and other cutaneous lesions with clear cell histology: an immunohistochemical study of 117 cases. *Mod Pathol* 2010;23(4):567–573.

[123] Tjarks BJ, Pownell BR, Evans C, et al. Evaluation and comparison of staining patterns of factor XIIIa (AC-1A1), adipophilin and GATA3 in sebaceous neoplasia. *J Cutan Pathol* 2018;45:1–7.

[124] Schaumburg-Lever G, Metzler G, Kaiserling E. Ultrastructural localization of HMB-45 binding site. *J Cutan Pathol* 1991;18(6):432–435.

[125] Magro CM, Crowson AN, Mihm MC Jr. Unusual variants of malignant melanoma. *Mod Pathol* 2006;19:S41–S70.

[126] Soyer HP. Ki 67 immunostaining in melanocytic skin tumors. Correlation with histologic parameters. *J Cutan Pathol* 1991;18(4):264–272.

[127] Nasr MR, El-Zammar O. Comparison of pHH3, Ki-67, and survivin immunoreactivity in benign and malignant melanocytic lesions. *Am J Dermatopathol* 2008;39(2):117–122.

[128] Al Dhaybi R, Agoumi M, Gagné I, et al. A marker of

differentiation between childhood malignant melanomas and Spitz nevi. *J Am Acad Dermatol* 2011;64(2):357–363.

[129] Blokhin E, Pulitzer M, Busam KJ. Immunohistochemical expression of P16 in desmoplastic melanoma. *J Cutan Pathol* 2013;40(9):796–800.

[130] Mason A, Wititsuwannakul J, Klump VR, et al. Expression of p16 along does not differentiate between Spitz nevi and Spitzoid melanomas. *J Cutan Pathol* 2012;39(12):1062–1074.

[131] Karamchandani JR, Nielsen TO, van de Rijn M, et al. Sox10 and S100 in the diagnosis of soft-tissue neoplasms. *Appl Immunohistochem Mol Morphol* 2012;20(5):445–450.

[132] Miettinen M, McCue PA, Sarlomo-Rikala M, et al. Sox10 – A marker for not only Schwannian and melanocytic neoplasms but also myoepithelial cell tumors of soft tissue. A systematic analysis of 5134 tumors. *Am J of Surg Pathol* 2015;39(6): 826–835.

[133] Helm K, Findeis-Hosey J. Immunohistochemistry of pigmented actinic keratoses, actinic keratoses, melanomas in situ and solar lentigines with Melan-A. *J Cutan Pathol* 2008;35: 931–934.

[134] Pantanowitz L, Pinkus GS, Dezube BJ, et al. HHV8 is not limited to Kaposi's sarcoma. *Mod Pathol* 2005;18: 1148–1150.

[135] Patel RM, Goldblum JR, Hsi ED. Immunohistochemical detection of human herpes virus-8 latent nuclear antigen-1 is useful in the diagnosis of Kaposi sarcoma. *Mod Pathol* 2004;17:456–460.

[136] Altman DA, Nickoloff BJ, Fivenson DP. Differential expression of factor XIIIa and CD34 in cutaneous mesenchymal tumors. *J Cutan Pathol* 1993;20:154–158.

[137] Scholzen T, Gerdes J. The Ki-67 protein: From the known and the unknown. *J Cell Physiol* 2000;182:311–322.

[138] Li LX, Crotty KA, McCarthy SW, et al. A zonal comparison of MIB1-Ki67 immunoreactivity in benign and malignant melanocytic lesions. *Am J Dermatopathol* 2000;22:489–495.

[139] Abdelsayed RA, Guijarro-Rojas M, Ibrahim NA, et al. Immunohistochemical evaluation of basal cell carcinoma and trichoepithelioma using Bcl-2, Ki67, PCNA and P53. *J Cutan Pathol* 2000;27:169–175.

[140] Talghini S, Halimi M, Baybordi H. Expression of P27, Ki67 and P53 in squamous cell carcinoma, actinic keratosis and Bowen disease. *Pak J Biol Sci* 2009;12(12):929–933.

[141] Pavlidskey P, Seminario-Vidal L, McKay KM. Spirochete immunostaining is not just for syphilis: diagnostic utility in borreliosis. *J Cutan Pathol* 2015;42:370–372.

[142] Alessi E, Coggi A, Venegoni L, et al. The usefulness of clonality for the detection of cases clinically and/or histopathologically not recognized as cutaneous T-cell lymphoma. *Br J Dermatol* 2005;153:368–371.

[143] Boer A, Tirumalae R, Bresch M, et al. Pseudoclonality in cutaneous pseudolymphomas: a pitfall in interpretation of rearrangement studies. *Br J Dermatol* 2008;159:394–402.

[144] Hindi Z, Sidiropouos M, Al Habeeb A, et al. Fluorescence in situ hybridization (FISH) copy number abnormalities at 6p (REBI), 6q (MYB) and 11q (CCND1) reliably distinguish metastatic versus benign melanocytic lesions. *J Dermatol Res Ther* 2016;2:017.

[145] Gerami P, Li G, Pouryazdanparast P, et al. A highly specific and discriminatory FISH assay for distinguishing between benign and malignant melanocytic neoplasms. *Am J Surg Pathol* 2012;36:808–817.

[146] North JP, Garrido MC, Kolaitis NA, et al. Fluorescence in situ hybridization as an ancillary tool in the diagnosis of ambiguous melanocytic neoplasms: a review of 804 cases. *Am J Surg Pathol* 2014;38:824–831.

第2章 甲

■ Julian Conejo-Mir / Javier Dominguez-Cruz / Mercedes Sendín-Martín 著
■ 黄 勇 译 ■ 付 勇 校

指甲是手部重要的上皮性板状结构。最近10年，学者们详细描述了其复杂的解剖学结构。对有些动物而言，在抓捕猎物时，趾甲非常重要。灵长类动物和人类的甲有两种功能：保护指（趾）尖并提高指（趾）尖的感觉能力。人们都知道甲的保护功能，但其感觉功能同样重要。人的指尖有许多神经末梢，通过触摸物体，人们能够获得大量信息。触摸物体时，指甲反作用于指尖，可提供更多的感觉信息。

甲的大多数病理学标本具有明显的病理学改变，如银屑病、扁平苔藓和特征性恶性肿瘤，在这些标本中也可发现其他广泛的改变。对于病理医师而言，掌握甲的正常组织学和常见的组织学变异有助于正确诊断。

不幸的是，许多有关甲的文献令人困惑，因为其中存在大量名词和概念，这些名词和概念每年都在变更；许多胚胎学、生理学、遗传学、免疫组织化学和甲生长机制等方面的新概念在教科书中亦更新缓慢。本章将为外科病理医师和皮肤病理医师阐述甲的解剖学和组织学特征，对甲部莫斯显微外科手术也有帮助。

本章着重阐述与临床病理相关的发现和理论。

1　历史

人们对甲的关注历史可追溯到公元前2世纪Galen的著作，他发现甲的结构与毛发相似。然而，19世纪末人们才开始对甲进行真正的研究，研究者多数是德国学者，如Zander[1]、Kolliker[2]和Unna[3]。起初，研究者对甲的胚胎学和解剖学进行了研究，并将人类的甲与鸟类和兽类的甲进行了比

较 [1,4-5]。最初研究的星星之火燃起之后，许多学者进一步丰富了关于甲的研究，包括人类甲的胚胎学和解剖学研究 [6-7]。由于当时技术的限制，学者们认为甲板完全来自甲基质细胞，并认为相邻的其他结构不会影响甲板的形成过程。

20 世纪 50 年代，Lewis[8] 提出了"甲单位"的概念，对当时的观点发起了挑战，他以蛋白银染色为基础研究甲的结构，认为甲单位由背侧、中间部和腹侧组成。1963 年，Zaias[9] 扩充了甲单位的概念，认为甲单位包括近端甲襞（甲床沟）、甲基质、甲床和甲下皮，它们都参与了甲的形成。在过去的 25 年里，大多数关于甲的研究试图从根本上阐述甲的生物化学和生理学，着重分析甲的生长；此外，研究者也从超微结构方面进行了研究，最近还进行了免疫组织化学研究。

为什么甲的组织学和组织病理学研究极少？主要原因是甲的活检取样、标本定位和标本处理都很复杂，且诊断困难 [10]。

2 胚胎学

扫描电子显微镜（简称扫描电镜）研究显示，胎儿皮肤的胚胎学发育可分为 8 个阶段 [11]，而甲的胚胎学发育只有 5 个阶段 [12-13]：①斑块期；②纤维期；③颗粒期；④鳞状期；⑤终甲期或终末期（表 2.1）。

表 2.1
扫描电镜观察胚胎表皮与甲发育不同阶段的比较

甲单位 [a]	胚胎 / 胎儿皮肤 [b]	发育时间
斑块期	未分化上皮期 扁平表面期 隆起表面期	第 7 ~ 10 周
纤维期	初始水泡形成期	第 2.5 ~ 3 个月
颗粒期	单个水泡形成期	第 3 ~ 4 个月
鳞状期	复杂水泡形成期	第 4 ~ 5 个月
终甲期	角化期	第 5 个月

注：[a]Suchard R. Des modifications des cellules de la matrice et du lit de l'ongle dans quelques cas pathologiques. Arch Physiol（Paris）1882; 2: 445.
　[b]Holbrook KA, Odland GF. The fine structure of the developing human epidermis: light, scanning, and transmission electron microscopy of the periderm. J Invest Dermatol 1975; 65: 16-18.

胚胎 42 ~ 45 天（冠 – 臀长 16mm）可辨认最早期的手指，在胚胎 52 ~ 54 天可见脚趾（冠 – 臀长 18.5mm）[14]。光学显微镜研究发现，甲形态学的发生始于胚胎第 10 周，最初为一个表面平滑、有光泽的四边形，这种方形表面又称为"原始甲基"[1] 或"原始甲区"[9]，其周围由连续的小沟围绕，近端有横沟分隔，即近端甲沟。

扫描电镜研究发现，甲的形成非常早。在胚胎第 7 周，原始甲基可见高度活跃的细胞集聚，有丝分裂活跃，细胞损伤后出现坏死，并存在 T 淋巴细胞（图 2.1）。这种现象称为凋亡，发生于手指远端 1/3 背侧的横带之后的所有表皮细胞聚集区。这些表皮细胞的凋亡是甲发育过程中最重要的步骤，因为它可快速形成表皮内陷。除了形成时间有所不同外，甲的形成过程与毛囊相同，毛囊形成开始于胚胎第 2.5 ~ 3 个月。我们只在甲发育的第一阶段观察到凋亡现象。由于甲的形成过程与毛囊非常相似，因此有时会将甲的层次与毛囊进行比较。凋亡导致横沟形成，横沟随后发育为近端甲襞。

胚胎发育第 2.5 ~ 3 个月的非常有趣的特征是，原始甲板非常大，几乎占据手指远端 1/3 的全部。甲板通过一些甲周固定纤维丝附着于周围结构（图 2.2）。在胚胎第 11 周，近端和侧面所有甲襞已经形成。相当于甲下皮的远端横襞在胚胎第 3.5 个月完全角化（图 2.3）。随后，甲部表皮细胞开始形成角蛋白，此过程不同于胚胎的其余部位，从第 14 周开始，覆盖整个甲床的角质结构逐渐形成，有时一些学者将其与假甲混淆（图 2.4）[8-9]。真正的甲板来自位于近端甲沟和甲床近端部分的甲基质细胞，从妊娠第 5 个月开始，胎儿的近端甲襞内可见这些甲基质细胞，组织化学方法检测巯基可证实其存在 [15]。

在将要形成甲襞的区域，原始外胚层内陷，甲单位形成甲沟。甲沟将指（趾）的背侧远端划分形成四边形区域，该区域是以后形成甲板的地方，被覆原始上皮。大约在胚胎第 14 周（图 2.5），原始上皮的基底层由原始生发细胞组成，中层为 3 ~ 4 层细胞质透明或淡染的原始角质形成细胞，表面为薄层嗜酸性无细胞层。覆盖在远端背侧四边形区域的原始上皮，在近端和远端发育成两簇上皮细胞。近端的一簇上皮细胞的原始上皮基底细胞样细胞向后向下增殖，沿着一个角度下降并伸入下方的原始间充质内。这种楔形上皮细胞群的表浅部分将演变成近端甲襞，深部最终发育成背侧甲基质和中间甲基质。在表浅上皮和深部上皮的会合处，有一簇皱褶的角化细胞，最终成为完全发育的甲小皮。在这一发育阶段，未来甲的下方的原始间充质中，细胞和基质都很丰富。同时，未来的四

边形区域出现原始软骨组织，并出现局灶钙化的最早期证据。原始上皮在远端边缘形成的另一簇上皮细胞，之后发育为甲下皮。

从胚胎第 5 个月开始，明确的甲板开始向远端生长，到出生时到达甲下皮。甲的生长机制将在"10 甲生长"一节中讨论。

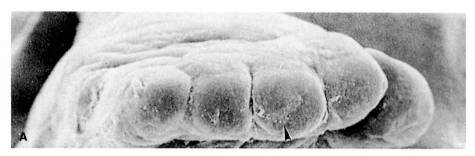
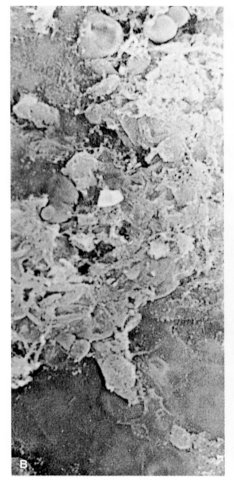
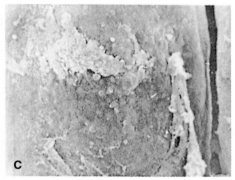
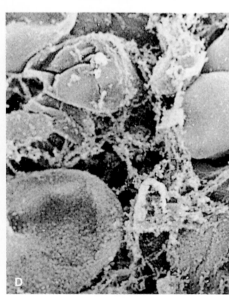

图 2.1　扫描电镜显示人类甲的发育过程：斑块期[13]。人类胚胎第 7 周的足，脚趾已经形成，但没有指间皱襞（A，×50）。第三趾远端可见结构不清的物质聚集（A 图三角箭头所示，×50），为凋亡细胞，凋亡细胞局限于将形成近端甲襞的位置（B，×500；C，×100）。凋亡细胞特写：无定形的细胞外基质和许多处于不同发育阶段的透明角质小泡（D，×1500）

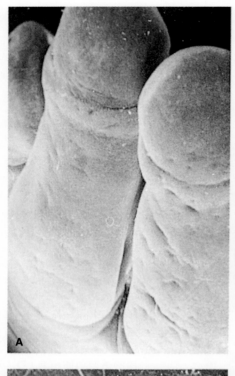

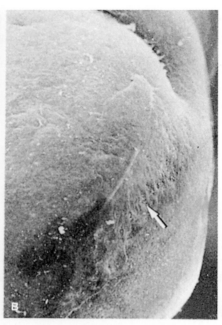

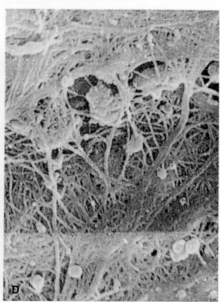

图 2.2 纤维期。人类胚胎第 3 个月的手指。近端甲襞划分出完好的甲区（A，×40）。甲区被多个纤维性结构分隔（B，×150）。甲床表面可见不同的形态学表现（C，×2400）。甲区纤维附着在邻近组织的细节（D，×2400）

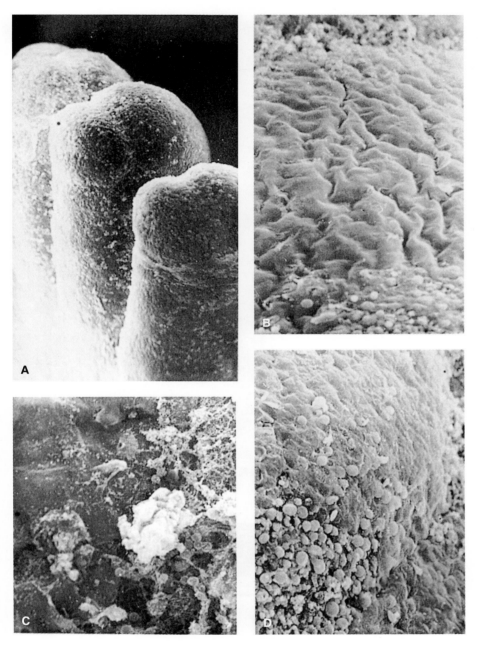

图 2.3　颗粒期。人类胚胎第 3.5
　　　　个月的手指。所有手指
　　　　均呈颗粒状外观（A，
　　　　×40）。甲床表面覆盖角
　　　　化鳞片，高低不平（B，
　　　　×400）。甲下皮可见许多
　　　　透明角质蛋白的小泡（C，
　　　　×400；D，×150）

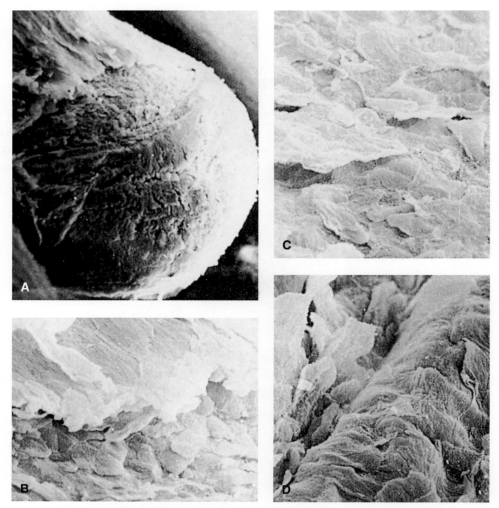

图 2.4 鳞状期。人类第 5.5 个月胎儿的示指（A，×200）。甲床表面的角化过程已完成，类似假甲（C，×500）。甲外皮（B，×500）和甲下皮也发育完全（D，×500）

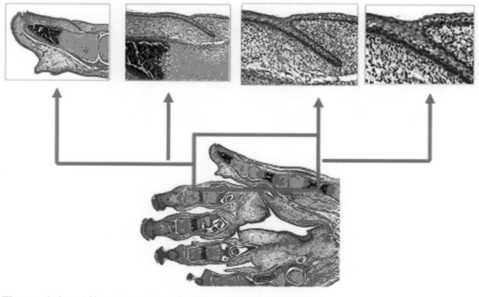

图 2.5 人类胚胎第 16 周，手的矢状切面，主要观察甲基质区域

3　遗传学和甲角蛋白

角蛋白上皮细胞含有 3 个细胞骨架系统：肌动蛋白微丝、微管和角蛋白中间丝。20 世纪 90 年代初，角蛋白结构的保护性作用已经得到确认。当时人们发现，多种遗传性疾病的特征性表现为特定上皮组织脆而易碎（脆性增大）和（或）过度生长（角化过度），这些疾病的患者存在角蛋白基因突变[16]。尚不清楚角蛋白基因的这些突变如何导致甲的过度角化，但甲床下方角质形成细胞的脆性增大可能导致细胞因子和其他炎症因子的释放，促进甲基质的细胞增生和甲的过度生长[17]。使用鸟枪蛋白质组学① 分析人类甲板，在高加索志愿者提供的人类甲板中发现了 144 种蛋白质，并鉴定出超过 300 种异肽交联蛋白质组的成分和某些翻译后修饰成分。在被发现的蛋白质中，有 30 种可溶于表面活性剂和还原剂的蛋白是角蛋白和角蛋白相关蛋白，它们构成了全部甲板物质的 90%。这些角蛋白也构成了大部分的不可溶结构，但甲板中还存在大量质膜、连接蛋白和组蛋白，表明多种蛋白质被谷氨酰胺转移酶广泛用作交联底物[18-19]。角蛋白属于中间丝蛋白家族，编码人类角蛋白的基因有 50 多个[20]。大约一半的角蛋白为上皮性角蛋白，表达于人体柔软的上皮组织。其余为毛发角蛋白或富含巯基的硬角蛋白，参与组成毛发和甲。根据大小、电荷和氨基酸序列特征，上皮性角蛋白和硬角蛋白可进一步分为 I 型和 II 型[21]。最近研究发现，人类毛发蛋白家族包括 9 种 I 型角蛋白和 6 种 II 型角蛋白，其编码基因构成不同的基因簇，I 型和 II 型角蛋白基因分别位于 17q21.2 和 12q13.3[17-21]。人类和鼠基因组的 I 型角蛋白（K9 ~ K23；Ha1 ~ Ha8）和 II 型角蛋白（K1 ~ K8；Hb1 ~ Hb6）的基因位于不同的染色体上。大多数 I 型和 II 型角蛋白基因的配对和分化相关调节可用于追踪上皮组织分化[22-23]。角蛋白家族的重要功能是使上皮细胞能够承受机械及其他形式的压力。

与毛囊相比，甲单位的角蛋白模式缺乏 IRS 样分隔和伴生层[24]。K6hf 几乎仅表达于甲床；K6 和 K16 主要分布于甲基质顶部，还表达于甲小皮和甲床，但在腹侧甲基质中不表达。根据形态学及生物化学，远端甲单位可分为 3 个节段。甲床是远端甲单位的主要节段，不能分化为薄的正常角质化表面。甲峡部以一种独特的角化（如苍白色隔、有核角质细胞）为特征，这种角化发生于紧贴甲板下缘处（包括远端游离缘）。甲峡部含有一组角蛋白，它们表达于甲床和甲下皮之间的移行部。甲床表达的 K6hf 和 Ki-67 角蛋白模式，也存在于甲峡部；但 K10 仅表达于甲峡部而在甲床不表达[23]。甲单位的组织形态学表现及表达 K5、K17、K6、K16 和 K75 的角蛋白模式表明，甲床和甲峡的分化存在差异[24]。

角蛋白基因突变是皮肤等上皮部位发生多种脆性疾病的遗传学基础，可累及多种细胞类型[24-26]。在 I 型角蛋白基因中，K17 在多个方面比较突出。小鼠胚胎皮肤中，在间充质诱导下，K17 首先表达于最终分化为非表皮细胞（如所有皮肤附属器和周皮）的外胚层细胞[27]。随着皮肤成熟，mK17 的表达局限于主要类型的皮肤附属器中特定的细胞层和特定区域。除了在皮肤附属器的组成性表达，受到各种急性刺激（如损伤、紫外线照射、炎症）[27]后或在疾病期间（如银屑病、基底细胞癌），mK17 还可诱导性表达于成熟的毛囊间上皮。mK17 的编码序列中，特定片段发生突变可引起与外胚层发育不良相关的独特的皮肤疾病[16-17]。

4　大体解剖学

在 20 世纪早期，学者们开始对甲单位与毛囊的纵向切面和横向切面进行比较[28-30]。多种类型、不同角化程度的上皮组成了甲。通常所称的"甲板"是最重要的上皮成分（甲基质）的角化终末产物。

甲板通常轻度凸起或平坦，近似四边形，手指的甲板大小为（1 ~ 2cm）×（1 ~ 3cm）（图 2.6 ~ 2.8）。手部的甲板占指尖背部的 25% ~ 50%，而踇趾的甲板约占 75%。甲是半透明的，因下方有血管网而呈淡红色。甲板也可发生颜色改变（红甲、黑甲），提示炎

---

① 译者注：Shotgun proteomics，鸟枪蛋白质组学，可对复杂的蛋白质混合物进行直接分析，快速测定混合物中蛋白质组成的整体谱系。

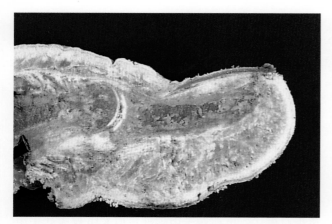

图 2.6   成人拇指的矢状切面,可观察甲单位与相邻组织的关系

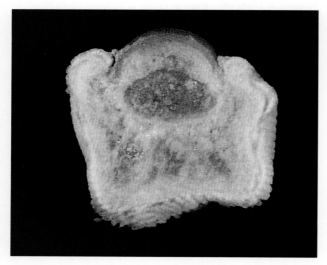

图 2.7   成人手指的大体切面。甲板位于甲床上,外侧缘被覆侧甲襞

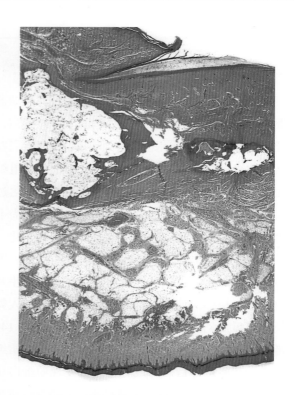

图 2.8   手指矢状切面的组织学

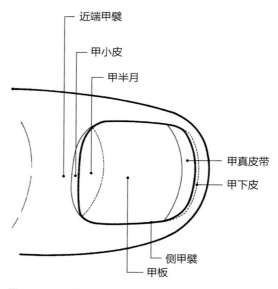

图 2.9   甲示意图

性疾病(扁平苔藓、红斑狼疮)、良性或恶性肿瘤(主要是甲下黑色素瘤)和真皮瘢痕。白甲病的甲变成白色,是由于近端甲基质细胞发生异常角化,导致细胞内出现大量空泡并且角蛋白排列变得松散。这个区域内的基因包括编码 Ⅱ 型(基底型)角蛋白和硬角蛋白的基因,基因缺陷发生于 12q13[31]。

甲的近端有一个弓形结构,称为甲半月。女性甲板厚度为 0.5mm,男性甲板厚度为 0.6mm[32]。甲板被 3 个襞分隔:两个侧甲襞和一个近端甲襞(图 2.9)。如果甲板撕脱,可见甲板所在位置的甲沟结构。在甲异常状态下(如甲沟炎),这些潜在腔隙是唯一的真性腔隙。除了与近端甲沟表皮或甲基质相连的最近端部位以外,两侧甲沟的被覆表皮不参与甲板形成。

近端甲襞是最重要的组织结构之一,它是甲板形成的基础[33]。近端甲襞分为 2 部分:背侧和腹侧,甲基质位于背侧。甲床面积的 25% 位于近端甲襞腹侧的下面。指伸肌肌腱末端与此区域关系密切,此肌腱菲薄并且靠近甲基质,因此手术时一定要注意这些特点[34]。

甲半月为白色新月形，从近端甲襞的下方凸出，常见于拇指、其他手指和踇趾。甲半月是甲基质的最远端部分，决定甲板游离缘的形状。甲半月的颜色部分取决于甲基质角质增生区有核细胞的光散射效果，部分取决于构成甲基质的上皮细胞的厚度[33,35]。

在甲板和甲床的分隔处，被修饰的甲下表皮可形成距角[36]。人类的这种结构可能退化，最初只是用于比较解剖学研究。然而，在一些疾病中，它可能是远端甲下角化过度或角化不全的发病部位，例如先天性甲肥厚和毛发红糠疹[37]。甲层的最远端为甲下皮，后者决定远端甲襞的形成。远端甲襞是一种角化性结构，一直延续到指（趾）尖。甲下皮的甲下延伸和远端甲沟的消失称为内翻性甲胬肉[38]，因翼状胬肉的典型病例中甲下皮与甲上皮具有相似的生物学行为而得名。仔细观察，通常能辨认两处更为远端的区域：远端的黄 - 白色边缘及其近端紧邻的甲真皮带[39]。甲真皮带是勉强可见的狭窄横带，宽 0.5 ~ 1.5mm，在手足发绀时较明显。甲真皮带的确切解剖学基础目前还不清楚，但其血供似乎与甲床主体的血供不同[40]。用力按压手指的末端区域，放开后可见一白色带，即为甲真皮带。此带的颜色偶尔因疾病而发生改变[37,41]。已有许多关于甲的检查。超声检查可用于研究甲床的厚度[42]，磁共振成像（magnetic resonance imaging，MRI）可检测直径小于 1mm 的甲下病变[43]。对甲的研究还包括特殊原因所造成的损伤，如杀人、虐待、遗弃、强奸、自残、自杀、拷打、中毒及生化武器损伤[27]。

5 显微解剖学

5.1 甲板

显微镜下观察，可见甲板由紧密排列、相互交错的角质细胞构成，角质细胞无核亦无细胞器（图 2.10，图 2.11）。甲板中有许多细胞间连接，包括紧密连接、中间连接和桥粒连接[44]。甲板分为 3 层：薄的背侧层、厚的中间层和来自甲床的腹侧层。甲板表面的细胞重叠，沿着近端背侧到远端掌侧倾斜排列，因此，甲板的背侧表面光滑，而掌侧表面不规

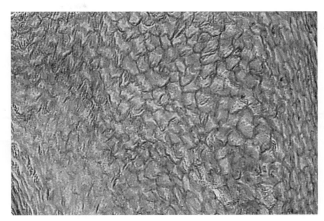

图 2.10　背侧甲板水平切片。角质细胞呈多面体分布，边缘钝圆；细胞无核或细胞器（VVG 染色）

则，可见纵纹，这一特征可通过光学显微镜、扫描电子显微镜[45]和 X 线微衍射[46]观察到。Garson 等人使用 X 线微衍射技术[46]发现，人类甲从外层到内层，角蛋白分子的定向各不相同，并可据此将甲板分为 3 层，分别对应组织学上的背侧层、中间层和腹侧层。毛发样型 α- 角蛋白丝（直径 81Å）只存在于中间层（约占甲宽度的 2/3），排列方向与甲板生长轴完全垂直。背侧层和腹侧层的角质层型（表皮型）角蛋白丝主要有 2 种排列方向：平行和垂直于生长轴。角质细胞的"三明治"结构和紧密的细胞间连接使甲在弯曲方向或生长方向上具有较高的机械强度和硬度。脂质双分子层（厚 49Å）与甲表面平行，填充背侧层的壶腹状膨大和腹侧层的细胞间隙。使用 X 线微衍射技术观察，发现甲癣破坏角蛋白结构的时期可能为合成期。甲板无透明角质颗粒，但老年人群的甲板偶可见嗜酸性团块，称为 Lewis-Montgomery 胶纸板小体。

Hamilton 等人[47]认为甲板厚度随着年龄增长而进行性增厚与甲板细胞增大有关，是甲摩擦缺失的延续。然而，Johnson 和 Shuster[48]研究了 20 例正常踇趾甲，分析甲真皮带分离处甲的最终厚度和长度的决定因素，结果显示，甲随着年龄增加而增厚，与甲板的摩擦损伤无关。切割实验显示，横切使甲板破裂所需能量约为 3kJm^{-2}，仅为纵切所需能量（约 6kJm^{-2}）的一半[49]。

German 等人研究了人类甲板的角质细胞[50]。正常甲的背侧甲板的角质细胞呈不规则多面体，无核，

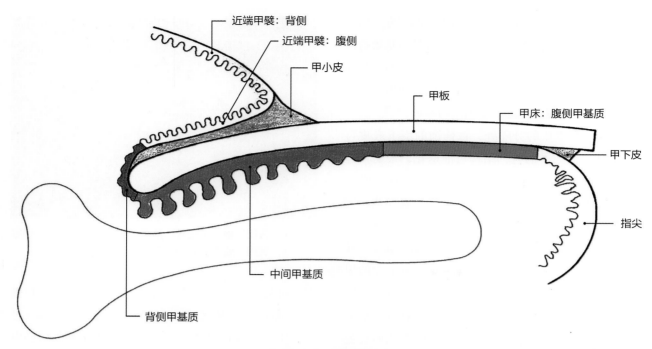

图 2.11　甲单位矢状切面示意图

形成很不规则的网状结构。甲板的角质细胞随着年龄的增长而增大：婴儿的角质细胞小，成人的角质细胞显著变大，老年人的角质细胞更大。作者认为甲板生长速度超过正常，导致小角质细胞出现，例如牛皮癣患者的角质细胞比正常小，而甲生长缓慢的患者，例如扁平苔藓或先天性角化不良患者，其角质细胞比正常大。

在颗粒层释放内容物的区域附近常可见缝隙连接，这表明某种物质可能经过这些交错的间通道穿过甲板。与皮肤相比，甲板对极性分子的渗透性更大，也许可以用这种通道结构来解释[51]。Egawa 等人曾通过便携式近红外光谱分析仪，结合 InGaAs 光电二极管阵列检测器和偏最小二乘法，检测人类甲板的含水量[52]。

化学组成检测显示，正常甲的成分中，水占 18%[53]。甲的水通道蛋白（正在研究中）的表达情况目前尚无结论[54]。Nuutien 等人[55]对跨甲水丢失进行了在体研究，他们证实跨甲水丢失的数值随着年龄增长而减少，且湿疹、银屑病和甲癣患者的跨甲水丢失值比正常人群要低得多。

关于甲板的生化成分已有广泛研究。钙是甲板的重要组成成分，以磷酸盐的形式存在于羟基磷灰石结

晶中；钙在细胞内与磷脂结合，特别是在背侧甲板和腹侧甲板[56]。甲中的钙约占甲重量的 0.1%，为钙在毛发中的 10 倍[57]。有些学者认为，甲的钙含量对男性甲板硬度的影响很小[39,58]。钙也可能不是甲的固有成分，而是来自外源性物质，如肥皂；甲比较疏松，外源性钙可能以离子钙的形式进入甲内，或与脂肪酸结合。研究者在甲板内也发现了少量其他金属元素，如铜、锰、锌和铁，但这些物质的功能尚不清楚[58-59]。脂类也是甲板的重要组成成分。Helmdach 等人[59]证实，甲板的脂质含量存在性别和年龄差异，生育期人群甲板的脂质含量不同于儿童和老年人，这提示甲的脂肪生成受性激素影响。

现已证实甲板内存在巯基和二硫基。在胚胎早期，甲的巯基含量非常高[9]，在出生后开始下降，3 岁左右含量稳定[14]。这些含硫基团在氨基酸（如胱氨酸）代谢消耗时形成。可通过水解作用对半胱氨酸和胱氨酸进行定量分析[60]。背侧和中间甲板的硫含量相似。甲板也含有谷氨酸、丝氨酸，其酪氨酸含量少于头发[57-60]。

在一些疾病中，甲板的各种有机成分和金属成分含量可能增加。下述研究内容相关的文献可供参考：痛风患者体内的非蛋白氮总量，以及尿素氮、氨态氮

和尿素含量[61]；慢性肾衰竭患者体内的肌酐含量[62]；囊性纤维化患者体内的钠含量[63-64]；老年人体内的钙含量[48,57]；威尔逊病患者体内的铜含量[65]；砷暴露地区患者体内的砷含量[66]；吸毒患者体内的吗啡、乙酰吗啡和可卡因含量[67]。

甲板中角蛋白的分析结果如下[68]：① α- 纤维状蛋白的硫含量低；②球状基质蛋白的硫含量高；③基质蛋白富含甘氨酸 – 酪氨酸。这些蛋白质也见于毛发。甲的硬度与硫含量高的基质蛋白有关，表皮因含有角蛋白而相对柔软。

甲板可以完全阻断紫外线 B，只允许极少量紫外线 A 穿透甲。数据显示，当需要紫外线直接穿透甲以治疗甲床银屑病时，甲板的存在会影响治疗效果。仅极少量紫外线 A 可穿透甲板，这可以解释诸如补骨脂素光化学疗法治疗甲银屑病时疗效差的原因[69]。由此可见，自由基的产生是促使氧化还原介导的甲膜角蛋白破坏的基础[70]。

5.2　近端甲襞

近端甲襞是指（趾）末端背侧皮肤内陷的楔形折叠，甲板形成于近端甲襞下方（图 2.12）。近端甲襞由 2 层上皮组成：腹侧位于新形成的甲板之上，背侧形成指（趾）表皮的背部。这 2 层上皮的角化过程与其他部位的表皮角化过程没有差别，有颗粒层形成[①]，而甲基质的所有部分均缺乏颗粒层[②]。

近端甲襞的背侧部分与指（趾）背侧的表皮和真皮相延续，此处有汗腺，但没有毛囊和皮脂腺。在近端甲襞的末端有一层厚的角质层，位于背侧甲板的表面，称为甲小皮（图 2.13）。它的功能是保护甲的根部，特别是生发性甲基质。甲小皮缺失常发生急慢性炎症，感染累及甲基质，导致继发性甲板营养不良。

近端甲襞腹的侧部分为一层厚皮，没有皮肤附属器，紧贴在背侧甲板的表面。近端甲襞的腹侧表面上皮称为甲上皮[9,35,37]。累及近端甲襞腹侧部分的疾病可影响新形成的甲板。因此，一些学者认为近端甲襞参与甲板表层的形成。需要特别指出的是，甲上的小

[①]　译者注：即表皮样角化。

[②]　译者注：即甲鞘角化。

凹和浅沟（博氏线）分别由于近端甲襞腹侧的角化不全和生长停滞所致。

5.3　甲基质

近端甲襞的腹侧部分形成近端甲沟的顶层，甲基质形成其底层，甲板位于这两层之间。通常将甲基质

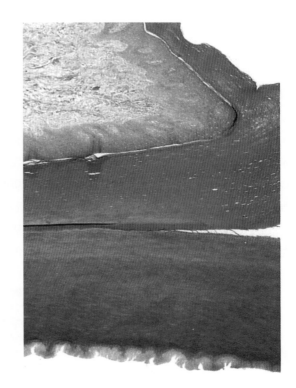

图 2.12　近端甲襞的 2 个部分：背侧部分与指（趾）末端的背侧皮肤组织形态相同；腹侧覆于甲板之上。注意上皮的角质层非常厚（MF 染色）

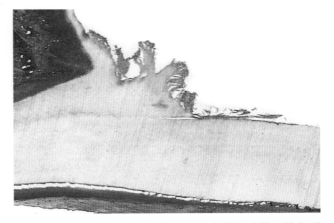

图 2.13　甲小皮的细节。近端甲襞的末端形成较厚的角质层（甲小皮），位于背侧甲板的表面

分为 3 个部分 [8,9,37]：背侧部、中间部和腹侧部。这 3 个部分在甲板形成过程中发挥重要作用，而中间部尤为重要，真正的甲基质实际上是指中间部。因此，在讨论甲基质的组织学时，基本上是指甲基质的中间部。腹侧部对应于甲床，关于它参与甲板形成的争论见本章"10 甲生长"部分。

甲基质的主体为上皮细胞，黑色素细胞、梅克尔细胞和朗格汉斯细胞散在分布于上皮细胞间。

5.3.1　上皮细胞

甲基质是一层非常容易识别的厚层鳞状上皮，位于近端甲襞腹侧部的下方（图 2.14）。甲基质上皮的主要特征是其厚度，它有 8 ~ 15 个乳头状突起（小隆起）（图 2.15）。甲基质平坦地覆盖在甲床之上，起伏变化仅有数毫米。正如皮肤表皮，甲基质有一层非常活跃的生发性基底层，由不成熟的基底样细胞组成。它们产生角质形成细胞，后者经历分化、变硬和凋亡等过程，并形成甲板（图 2.16）。甲板的形成过程涉及甲基质的基底细胞变平、核碎裂和细胞质凝缩，最终形成扁平角质

细胞。甲基质重要的组织学特征是缺乏颗粒层。棘层肥厚和乳头状瘤病仅见于甲基质内的甲单位和远端的甲下皮（表 2.2）。

5.3.2　黑色素细胞

若要更好地了解甲组织学，不仅需要了解正常甲

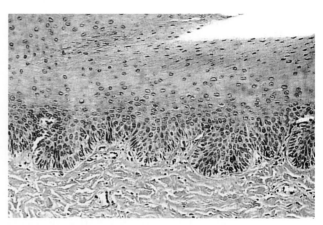

图 2.15　甲基质上皮的细节。该区显示棘层增生，含具有生发功能的基底层角质形成细胞和稀疏的黑色素细胞

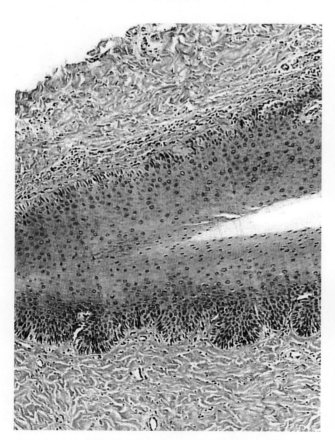

图 2.14　甲基质角的组织学表现，由甲襞腹侧部、背侧部和中间部形成

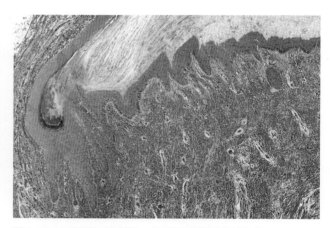

图 2.16　甲基质区的细节，此处可观察到突然角化

表 2.2			
甲单位各区的组织学特征			
甲区	上皮	颗粒层	角化性终末产物
近端甲襞	与正常皮肤相似或轻微棘层增生	存在	甲小皮
甲基质	棘层增生	缺乏	甲板
甲床	扁平	缺乏	甲板下层
甲下皮	棘层增生	存在	甲远端表面下方角质层，与甲小皮相似

的解剖学，也要了解甲单位上皮的黑色素细胞密度，这非常重要。甲基质同毛母质一样含有黑色素细胞。高加索患者的甲基质仅含有稀疏的发育不佳的黑色素细胞（图 2.17，图 2.18）[71-72]。在近端甲基质区，光镜下很难找到黑色素细胞，由近端到远端，黑色素细胞数量逐渐增加，但甲基质的黑色素细胞数量总是比正常皮肤少[72-76]。

在成人皮肤和甲基质中，黑色素细胞的分布明显不同。甲基质黑色素细胞免疫染色显示，它们往往呈

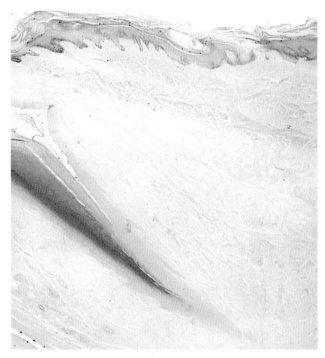

图 2.17　指腹的基底层色素沉着明显，而甲基质无色素沉着（Fontana 染色）

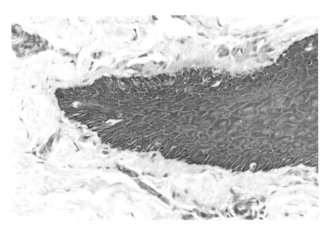

图 2.18　甲基质黑色素细胞数量稀少，对细胞角蛋白不着色（CK 免疫染色）

小簇状分布于甲基质的副基底层，而非单个散在分布于基底层角质形成细胞之间[76-77]。与此相似，胎儿皮肤中黑色素细胞也是呈小簇状分布，位于基底层和副基底层。甲基质内黑色素细胞分布于副基底层，可能是甲上皮层内黏附分子的分布不同所致[76-77]。

Higashi 和 Saito[78] 发现，与近端甲基质相比，远端甲基质内黑色素细胞不仅数量更多，多巴反应也更强。据文献报道，正常表皮的黑色素细胞密度为 144 个 / 平方毫米[77-78]，甲基质中间部远端的黑色素细胞密度为（75 ~ 207）个 / 平方毫米[78]。

紫外线和外伤可使远端甲基质内黑色素细胞的分布变得更广泛[79-80]。在一些种族如日本人中，每平方毫米甲基质内含有数百个成熟的黑色素细胞[81]。另外，与高加索人相比，东方人甲基质的黑色素细胞的树突更大。色素以类似其到达角质层和毛皮质的角化细胞处的方式到达甲板[79]。甲内的色素沉着在非洲裔美国人中明显，常形成纵行线状条纹，这种色素不规则分布现象也见于疾病状态，如甲下色素痣和甲基质黑色素瘤[80]。丰富的黑色素小体可防止紫外线损伤，不同种族的色素变化归因于黑色素小体数量和大小的不同[81]。

5.3.3　朗格汉斯细胞和梅克尔细胞

甲基质内也可见朗格汉斯细胞和梅克尔细胞[73]，意义不明。目前几乎没有关于甲基质中朗格汉斯细胞的研究，但最近有关于梅克尔细胞的文献报道。Moll 等人[82] 采用免疫组织化学方法研究甲发育过程中的梅克尔细胞，检测对象为人类 9 ~ 22 周胎儿，所用抗体为 CK18 和 CK20。检测结果显示，在非常早期（胚胎第 9 周）的甲基质原基中即可检测到梅克尔细胞；随着宫内发育时间的增加，梅克尔细胞的数量逐渐减少，在 12 ~ 15 周时，梅克尔细胞只见于近端甲襞，成人的腹侧甲基质和甲床内基本没有梅克尔细胞。

5.3.4　甲半月

甲基质中间部向前延续为一个白色半月形区域，称为甲半月。甲半月的边界清楚，与下方的真皮相连，具有独特的组织学和微血管系统。甲半月始终存在，拇指的甲半月最明显，在其他手指可能见不到。甲半月呈典型的白色，这与该区域的一些组织学特征

有关。Lewin[32] 证实甲半月呈白色的原因包括：近端甲板不透明、表皮下层相对缺乏血管，以及真皮胶原排列疏松。Samman[83-84] 认为甲半月的颜色是甲板的不完全角化和下方疏松结缔组织共同作用的结果。Zaias[85] 认为甲半月内的甲板更薄，因为它与生角质区重叠，甲基质内细胞质浓缩区正好位于形成甲板的细胞前方。从近端甲襞游离缘至甲下甲基质远端之间的长度与甲半月的长度密切相关[86]。

甲基质的甲半月区的其他特征性组织学表现包括：化学组成成分与甲板不同，并且真皮纤维的分布不同，二者都与甲半月典型的白色外观有关[87-88]，但上述因素均未得到证实，甚至甲半月的确切功能也不明确。

5.4　甲床

甲床始于甲基质中间部的末端，一些学者倾向于将腹侧甲基质命名为甲床[37,87]。组织学观察很容易看到甲基质中间部的末端和甲床的起始区。甲床的表皮层通常为扁平上皮，厚度不超过 4 层，没有黑色素细胞（图 2.19，图 2.20）。活的角质形成细胞突然转变为凋亡的腹侧甲板细胞，发生于一层平铺细胞的空间，这种突然的转变与毛囊内毛根鞘的亨勒层非常相似[89]。

与成人不同，胚胎发育阶段的甲床表现为角化过程，在发育第 17 ~ 20 周可见明显的颗粒层。但在出生后，与甲基质一样，角化的甲床没有颗粒层。甲床的

活跃性比甲基质低，更新时间比甲基质和皮肤更长[89]。甲床所产生的角化不全的角蛋白似乎被其上方的生长更快的甲板拖动着向前生长，而不是与甲融合。

甲床的真皮沿纵向和水平方向嵌入甲床嵴内，呈拼图样。甲床纤细的毛细血管走行于这些平行的真皮嵴内，这些血管破裂可形成甲下线状出血，可见于正常情况或疾病[40]。甲床内无脂肪组织，但显微镜下可见到散在分布的真皮脂肪细胞。

甲床表皮向远侧的甲下方方向移动，这些细胞很像甲半月附近的生发细胞，两者靠得很近，可能被误认为两者属于同一群细胞。甲床向远端生长，因此在发育过程中，原始甲板形成时，甲床表皮的透明角质颗粒层由近及远逐渐消失[90]。在某些病理状态下，甲床可出现颗粒层，例如甲弯曲、先天性甲肥厚和银屑病[91]。在这些病例中，产生的角质细胞将甲板向上推挤，形成爪样外观。组织化学研究证实，甲床表皮有结合性磷脂（表 2.3）。移行区可检测到结合性半胱氨酸，背侧和中间区缺乏酸性磷酸酶和非特异性酯酶[37,56]。

免疫组织化学研究发现，甲床表达正常非皮肤附属器基底膜的所有靶向抗原[92]，特别是表皮相关抗原、220kDa 和 180kDa 大疱性类天疱疮抗原及 α6β4 整联蛋白等标记物，也正常表达透明板抗原 LH39、GB3 和层粘连蛋白。Sinclair 等人[93] 指出，真皮相关成分即 285kDa 线状 IgA 抗原、细胞外基质糖蛋白、硫酸软骨素、Ⅶ型胶原及其相关蛋白质，以及低特异

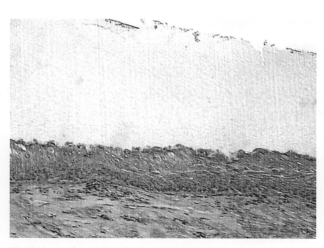

图 2.19　甲床。注意平坦上皮的上方呈交错状

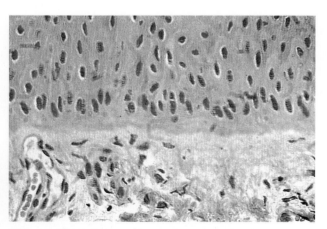

图 2.20　甲床区的细节。基底层仅有少许活跃的生发细胞。在真皮上部可见较大血管，比正常皮肤内血管更大

表2.3										
甲的组织化学 [a]										
	甲基质		甲床		甲板			甲襞 – 甲下皮			
	背侧	中间	基底层	表皮生发层	腹侧	中间	背侧	基底层	表皮生发层	角化层	真皮
糖原	–	–	–	±	–	–	–	–	±	–	
糖胺聚糖	+	+	±	+	++	–	+	±	+	±	+
核糖核酸	+	+	+	+	–	–	–	+	+	–	
巯基					++	++		+	+	+	
酸性磷酸酶	+		±	±	+	++	–	+	+	+	
碱性磷酸酶						–		–	–	–	+
淀粉磷酸化酶	+	+	+	–		–		–			
胆碱酯酶											+

注：[a]Baran R. Dawber RPR, eds. Diseases of the Nail and Their Management. Oxford: Blackwell Scientific; 1984: 1–1. Jarrett A, Spearman RI. The histochemistry of the human nail. Arch Dermatol 1966; 94: 652–657.

性 LH24 和 LH39 抗原，均可表达于甲床。上述所有抗原也表达于近端甲襞、甲基质和甲下皮。免疫染色发现甲内存在抗菌肽，主要为抗菌肽 LL-37，它可抵抗进入甲的病原体，使甲单位在缺乏细胞免疫系统直接通路的情况下，仍具有抵抗感染的能力 [94]。

5.5　甲下皮

甲下皮位于甲床的最远端，为甲床和指尖的接合处，其组织学特征极其独特。此处移行区上皮发生类似表皮的角化过程，在几毫米内发生显著的组织学变化（图 2.21）。其结果是，甲下皮出现显著的棘层肥厚和真皮乳头增多（乳头状瘤病样），乳头顶部的上皮几乎呈水平分布，这与正常皮肤附属器的相应结构有些相似（图 2.22）。甲下皮处可见富含透明角质颗粒的区域，产生的角质层倾向于聚集在甲板游离缘下方，形成类似甲小皮的角蛋白角。甲下皮是甲单位 [8-9,11-13] 和所有胚胎表皮 [95] 中最先发生角化的部位，其功能是保护甲床，阻止外部物质渗入 [96]。如果甲下皮发生问题，常发生真菌感染，导致甲癣 [97]。

据 Terry[39] 描述，在甲床和甲下皮之间存在一个中间区，称为甲真皮带。Terry 推测甲真皮带的正常宽度为 0.5～1.5mm，其血供不同于甲床的其余部分，其他学者证实了这种推测 [40]。因此，甲真皮带

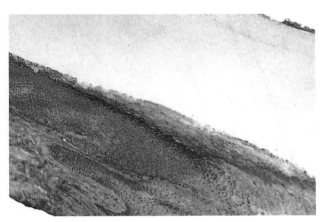

图 2.21　甲下皮区。该区最重要的特征是在远端甲板下聚集大量角蛋白

的颜色比粉色的甲床更淡，呈淡琥珀色，半透明。甲真皮带的颜色偶尔会发生改变，特别是在肝硬化和其他慢性疾病时 [37,41]。

5.6　侧甲襞

侧甲襞的结构与邻近皮肤相似，但无皮纹和毛囊皮脂腺。侧甲襞上皮可见棘层肥厚和真皮乳头增多（乳头状瘤病样），与甲下皮类似。侧甲襞通过颗粒层形成透明角质而角化（图 2.23）。侧甲沟的表皮不参与形成甲板，但侧甲沟最近端部分的表皮与近端甲

襞或甲基质的表皮相延续。

当甲板的侧缘病理性破坏侧甲襞时，形成大量肉芽组织，发生嵌甲。这种病理性改变常发生在蹈趾。

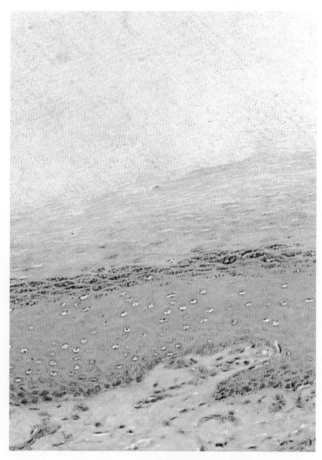

图 2.22 甲下皮的细节。注意甲板下方有厚层角蛋白，可见颗粒层。上皮呈棘层肥厚，伴有横向排列的乳头

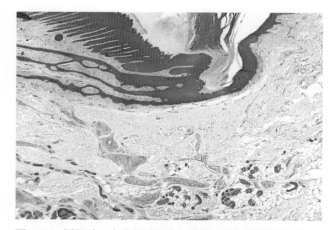

图 2.23 侧甲襞。表皮棘层肥厚，真皮中间可见小汗腺（CK 免疫染色）

6 甲单位的免疫组织化学

6.1 甲板

表皮的角化物由数种前体蛋白构成，包括内披蛋白、keratolinin、兜甲蛋白、pancornulin、sciellin、195kDa 蛋白、角蛋白和聚丝蛋白。Baden 和 Kvedar[98] 通过单克隆抗体检测发现，甲襞和近端甲基质内存在 pancornulin，而 sciellin 存在于甲襞、甲基质和甲床。采用免疫荧光法、免疫印迹法和 PCR 方法可在人类腹侧甲基质检测到毛透明蛋白，它是一种存在于内毛根鞘和髓质的分子量为 200kDa 的蛋白质，但在甲床内未检测到，在甲板内可见少许散在的细胞显示毛透明蛋白着色[99]。

Heid 等人[100] 研究人类胚胎甲基质内蛋白表达模式时，发现甲的发育来自皮肤型和毛发型分化的细胞。Kitahara 和 Ogawa[101] 发现 AE1/AE3 在背侧甲基质表达。由于 AE1/AE3 识别对象为硬角蛋白，硬角蛋白被认为是毛发分化的特征，故此发现表明，成人甲中仅腹侧甲基质以毛发型分化方式发育，这也支持 Heid 等人的研究结果[102-103]。

6.2 角质形成细胞

最近一些文献报道了甲单位不同部位的角蛋白表达[17,104-112]。甲单位的不同部位具有不同的角蛋白表达特征，这有助于理解正常甲的生物学和甲在不同疾病中的改变。

使用凝胶电泳研究人类甲板发现，角蛋白有 2 种特征性类型，前文已有描述（见本章"3 遗传学和甲角蛋白"）。软角蛋白或称上皮性角蛋白，是人类皮肤主要的结构性中间丝，但只占甲内角蛋白的 10%～20%[101]。硬角蛋白是毛发和甲分化的特征性结构，含有与上皮性角蛋白一样的酸碱比例的异二聚体构型，但更具弹性。

通过凝胶电泳对硬角蛋白进行分子分类，发现其有 8 种主要蛋白质（Ha1～4 和 Hb1～4）和 2 种次要蛋白质（Hax 和 Hbx），以上所有蛋白质都可能存在于人类甲内[100]。通过基因组分析，研究者发现这些蛋白质家族至少有 7 种 I 型 Ha 蛋白和 6 种 II 型 Hb 蛋白，此外，也可能存在其他角蛋白和亚型。除了硬角蛋白外，从胎儿甲板分离出的上皮性角蛋白包括 K1、K10、K5、K14、K6、K16、K17 和 K19[17,100]（图 2.24）。硬角蛋白占甲内角蛋白的 80% ~ 90%，Ha1 是其中的主要类型。

广谱角蛋白抗体可用于检测甲内角蛋白。AE1/AE3 为广谱角蛋白抗体，可检测 CK1 ~ 8、CK10、CK14 ~ 16 和 CK19（图 2.25）。在甲区最明显的阳性表达包括 CK5 ~ 8（图 2.26）和 CK14（图 2.27）。角蛋白 CK15、CK19、CK20 弱表达于甲基质（图 2.28）。非常有趣的是，CK-KL1 在背侧甲基质上皮呈强阳性表达，而在腹侧甲基质却呈阴性（图 2.29）。上皮膜抗原在甲床内呈散在阳性（图 2.30）。claudin-1（CLDN-1）是紧密连接结构的主要组成部分，对细胞间的黏附非常重要，在甲基质上皮的表层呈强阳性表达（图 2.31）。

Berker 等人[17]曾经发现特异性分化角蛋白 K1

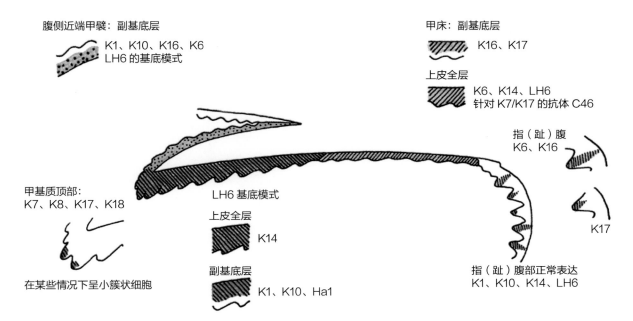

图 2.24　正常甲单位的角蛋白表达：区域性分化的标记物（图片来自 De Berker 等人[17]）

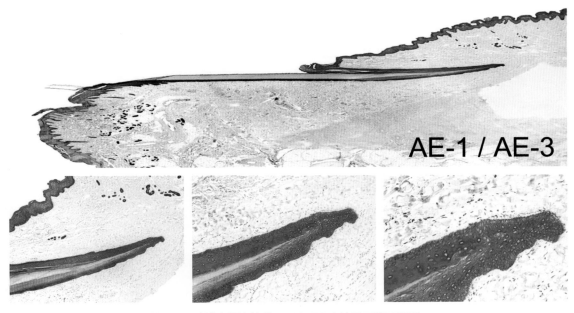

图 2.25　广谱角蛋白抗体 AE1/AE3 表达于正常甲基质

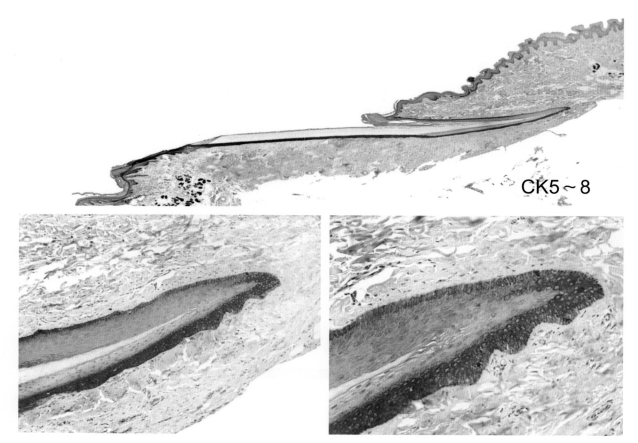

CK5～8

图 2.26 CK5～8 免疫染色

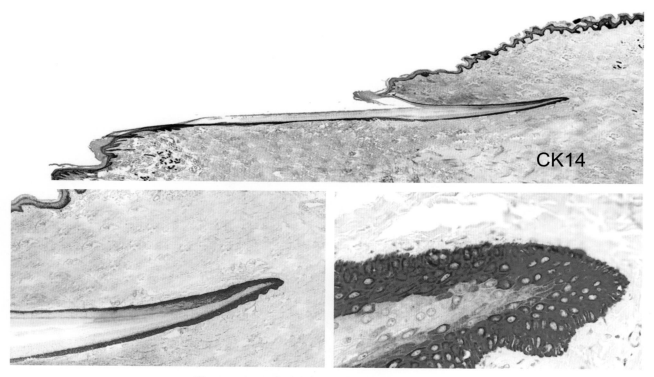

CK14

图 2.27 CK14 免疫染色。在甲基质呈强阳性表达

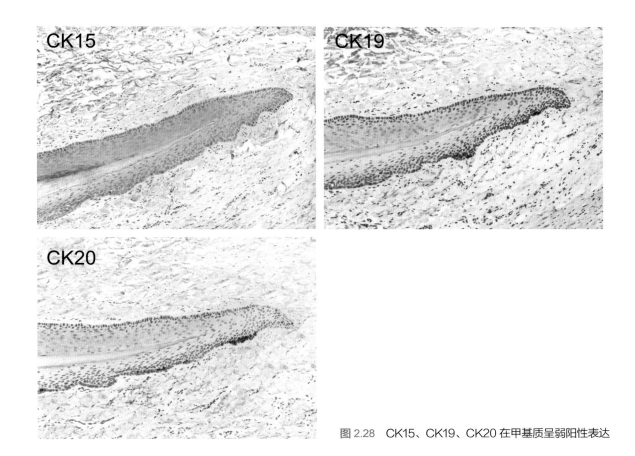

图 2.28　CK15、CK19、CK20 在甲基质呈弱阳性表达

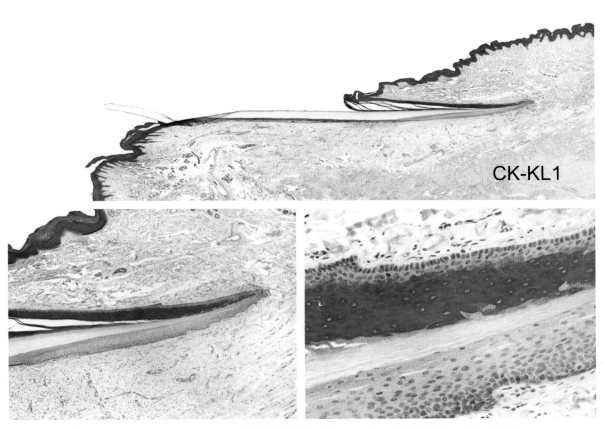

图 2.29　CK-KL1 免疫染色。在背侧甲基质呈强阳性表达，而在腹侧甲基质上皮呈阴性表达

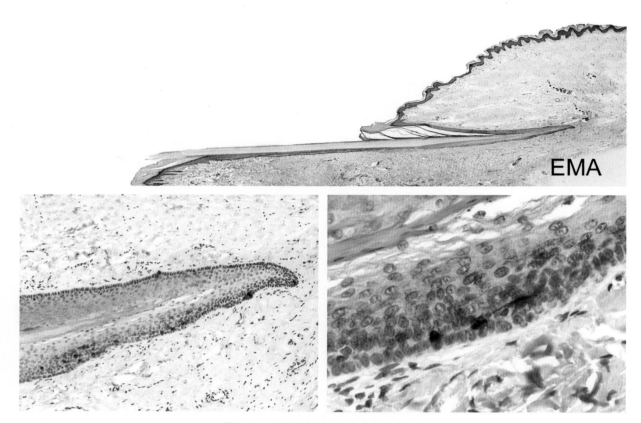

图 2.30　正常甲基质 EMA 免疫染色

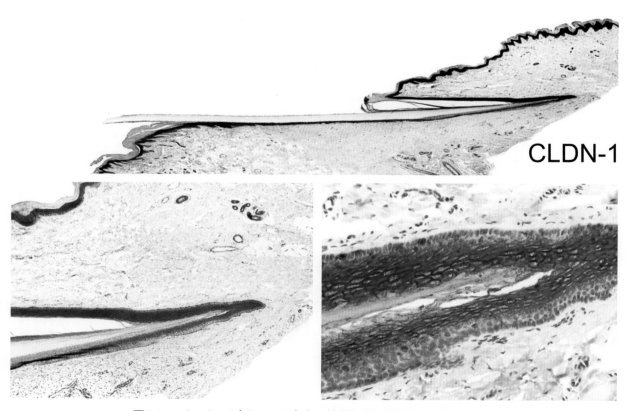

图 2.31　claudin-1（CLDN-1）在甲基质上皮的表层呈强阳性表达

和 K10 在腹侧甲基质的生角质区低表达，但在甲床中未见表达；而 Perrin 等人报道，甲基质和甲床均缺乏 K10[104]。角蛋白 K6、K16、K17 常在过度增生的上皮中表达，如银屑病或创伤愈合区[105]。对甲单位增生成分的研究提示，甲床不是甲板的主要组成成分。近端甲襞的腹侧部分可能是甲板中 K6、K16 的来源，K17 来源于甲基质，而不是甲床。K14 在基底层合成，可表达于上皮，也可表达在其他组织中。LH6 是基底角蛋白的标记，也表达于整个甲床，这种情况并不常见，可能反映出副基底层角蛋白 K1 和 K10 的表达缺失，K1 和 K10 被认为可隐藏正常复层上皮内的 LH6 的抗原检测表位。LH6 也存在于毛囊的外毛根鞘，该部位也表达 K16、K6 和 K17[106]，表明甲床和外毛根鞘之间有相似的改变[107]。K1 和 K10 在皮脂腺水平上部的外毛根鞘有一定程度的表达。

甲床中无 K1 和 K10，与终末分化的减少有关。黏膜上皮无角化，与 K16 和 K17 的共同表达有关。黏膜分化的标志是存在 K4 和 K13 的表达，而甲床不表达 K4 和 K13[108]，这些角蛋白的确切意义还有待研究。

分子学研究已证实毛角蛋白和甲角蛋白之间的同源性[109]。最初认为视黄酸诱导基因 -1 是由视黄酸诱导产生的孤立 G 蛋白偶联受体。3 个高度同源性 G 蛋白偶联受体（GPRC5B、GPRC5C 和 GPRC5D）同属视黄酸诱导基因 -1 家族。Inoue 等人[109]研究 GPRC5D 的组织分布时发现，GPRC5D 表达于产生硬角蛋白的分化细胞，包括毛干的皮质细胞、甲的生角质区和舌丝状乳头的中央区。GPRC5D 转录表达于毛发生长阶段的生长期的中晚期阶段和退化期的毛囊中，而在静止期和毛发生长期的早期阶段不表达。全反式视黄酸是分化诱导剂，可诱导培养的毛球细胞表达 GPRC5D。GPRC5D 在组织中的分布提示它与硬角蛋白有关，后者是硬上皮组织的主要结构蛋白，因此，Inoue 等人进一步研究了 GPRC5D 对酸性硬角蛋白的影响，发现体外培养的细胞中 GPRC5D 短暂性超表达，导致毛发角蛋白基因中 Ha3 的表达受抑制，Ha4 的表达上调，在翼状螺旋缺陷的裸鼠毛囊中也可见类似结果，提示该基因的信号通路调控不同于毛发角蛋白合成。这些数据有助于理解硬角化中

GPRC5D 功能的分子机制。

甲基质成纤维细胞在甲基质角质形成细胞表达硬角蛋白中起重要作用。Okazaki 等人[110]发现，即使在非甲基质角质形成细胞中，硬角蛋白的表达也可能受甲基质成纤维细胞的诱导。研究者构建了 3 种不同的实验模式：①腹侧角质形成细胞（取自指腹侧）与腹侧成纤维细胞共同培养（A 组）；②腹侧角质形成细胞与甲基质成纤维细胞共同培养（B 组）；③甲基质角质形成细胞与腹侧成纤维细胞共同培养（C 组）。使用抗硬角蛋白抗体免疫组织化学检测，发现硬角蛋白在 B 和 C 组中表达。抗硬角蛋白抗体阳性细胞连续分布在 B 组的整个上皮层或副基底层，但在 C 组呈点状分布。此项研究表明，甲基质成纤维细胞可诱导非甲基质角质形成细胞产生外源性硬角蛋白，因此，采用非甲基质上皮移植对于治疗去上皮化的甲损伤可能有效。此外，甲缺失后可用组织工程甲替代品移植进行甲重建。

人类癌胚抗原（carcinoembryonic antigen，CEA）及其相关分子在甲板和甲床的黏附方面起着重要作用。Egawa 等人[111]发现，具有 NCA（CD66c）样免疫反应性的一个 CEA 家族抗原在甲呈强阳性表达。NCA 样抗原只在位于甲床中心部位的上皮细胞层上部的细胞强阳性表达，此处甲板与之紧密结合，NCA 在甲床更远端处表达更强，在甲基质、甲下皮和侧甲襞不表达。这样的结果非常有趣，因为甲板与甲床紧密结合，在近端到甲基质边缘位置结合稍疏松，甲床上皮与甲板移动的速度一致，表明甲床上皮的起源位置在近端，终止于远端。

在甲基质和甲床的分化细胞中可检测到 2 型纤溶酶原激活物抑制剂（plasminogen activator inhibitor type 2，PAI-2）[112]。研究发现，该抑制剂可以防止细胞程序性死亡。PAI-2 在有丝分裂后、终末角化前的成熟细胞和凋亡前的成熟细胞中的一致性和选择性分布，这提示：① PAI-2 可能是许多类型上皮细胞的分化标记；② PAI-2 的恰当定位可以保护细胞免于成熟前死亡[112]。

最近，Lee Y 等人[113]发现在甲基质和甲床中存在一种含有甲成纤维细胞的特殊间充质。这种间充质在免疫组织化学和组织学上与其他甲的真皮不同，他

们将其命名为甲真皮。CD10（细胞表面金属蛋白酶）仅可在该甲基质和甲床的真皮中被检测到，但在甲的其余部分的真皮中未被检测到。CD10 在甲基质和甲床中的确切功能目前还不明确[114]。CD13 是另一种蛋白质，经常和 CD10 共同表达在其他组织中，也在该甲床和甲基质的特殊间充质中表达，而且表达强度更强。一般认为，这种含有甲成纤维细胞的甲真皮在甲的发生中具有重要作用，并与甲基质的干细胞相互作用[115]。

最近有文献报道在甲基质中存在 β- 联蛋白。β-联蛋白是 Wnt/β- 联蛋白信号通路的一部分，有文献报道，在毛发基质细胞中存在 β- 联蛋白，因此其被认为在毛发的形态发生中起重要作用。Kim 等人[116]首次报道在甲基质的细胞核和细胞质中存在 β- 联蛋白的表达，这意味着这两个结构（毛发基质和甲基质）具有相似功能。

6.3 梅克尔细胞

Lacour 等人[117] 使用单克隆抗体 Troma-1 进行双重间接免疫荧光法和免疫电镜检测，仅在成人近端甲襞中发现梅克尔细胞，细胞密度高于 50 个 / 平方毫米。

免疫组织化学检测中，角蛋白 K8 和 K18 可作为梅克尔细胞的标记物[82]。梅克尔细胞具有神经内分泌特征，在胚胎早期的甲单位中即可被观察到，有人认为它对甲的发育有一定作用，但其确切功能不明确。K8 和 K18 阳性细胞的数量和位置［部分细胞位于指（趾）腹的表皮突］，提示这些细胞是梅克尔细胞，而不是直接参与甲板形成的细胞。

6.4 黑色素细胞

黑色素细胞免疫染色发现，正常甲基质中黑色素细胞数量稀少，S-100 蛋白、HMB-45 和 Melan-A 免疫染色可能显示孤立的黑色素细胞（图 2.32）。Tosti 等人[118] 使用免疫组织化学方法研究正常甲基质中黑色素细胞的特征，发现甲基质黑色素细胞可与 PEP-1 抗体、PEP-8 抗体和 TMP-1 抗体反应，这些抗体识别酪氨酸酶相关蛋白 -1、酪氨酸酶相关蛋白 -2（多巴胺 – 铬互变异构酶）和由 pMT4 编码的酪氨酸酶相关

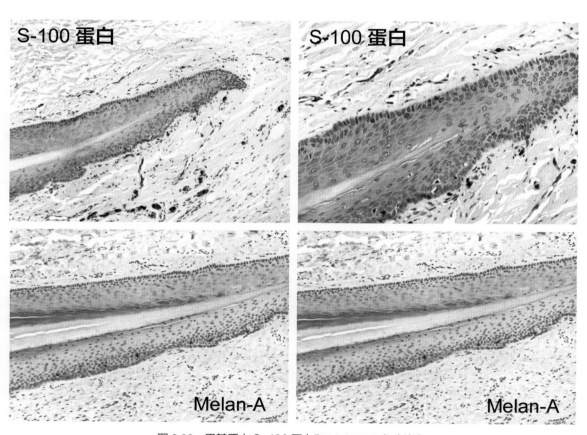

图 2.32 甲基质中 S-100 蛋白和 Melan-A 免疫染色

蛋白（表 2.4）。研究证实，即使处于正常的静止期，甲基质的黑色素细胞也含有形成黑色素的关键酶[119]。

Cameli 等人研究甲基质中整合素的表达[120]，发现甲基质上皮中整合素 α2β1 与整合素 α3β1 的表达不同。在甲基质中，整合素不仅表达于基底层，也表达在基底层上第 4、5 层，且从甲基质远端到近端，基底层上方的表达逐渐减弱（表 2.5）。正常人表皮中，整合素亚单位 α1、α4 和 α5 在甲基质不表达。ICAM-1 是 LFA1 的配体，在甲基质的细胞中不表达。甲基质副基底层表达 β1 亚单位，说明甲基质细胞间的黏附性很强，可能提示它是致密甲板形成过程中必要的前提条件。甲基质细胞培养可作为研究甲结构生物学特性的有用模型[121]。

黑色素细胞是人类色素单位，不表达经典的 MHC 的 I 类分子[122]，我们研究了 HLA-A、HLA-B、HLA-C 在甲基质黑色素细胞中的表达情况。近端甲襞和甲床的黑色素细胞呈 HLA-A、HLA-B、HLA-C 强阳性表达。相反，近端甲基质的黑色素细胞不表达 HLA-A、HLA-B、HLA-C。这种情形类似人类毛囊毛母质细胞（MHC 的 I 类分子阴性）[123]，并进一步支持了"人类甲基质是相对免疫豁免部位"的观点。

与毛囊相比[124-125]，甲的黑色素细胞缺乏 MHC 的 I 类分子的表达，可防止自体反应性 CD8+T 细胞攻击近端甲基质中的黑色素相关抗原。若甲丧失免疫豁免，且甲黑色素细胞对 MHC 的 I 类分子的异位表达上调，如斑秃患者，黑色素细胞可能遭受免疫识别和细胞毒性自身免疫性攻击[124]。

6.5　免疫学和炎症细胞

由于持续暴露在外，易遭受外界环境的损伤，甲需要有效的免疫反应以抵御感染，避免甲产物丢失和自身免疫反应导致的再生。Ito 等人[125]曾详细地描述了人类甲的免疫学。

与甲上皮的其他区域相比，近端甲基质中的角质形成细胞和黑色素细胞对 HLA-A、HLA-B、HLA-C 的表达明显下调，而对 HLA-G（+）的表达上调，同时，近端甲基质表达巨噬细胞移动抑制因子，这些因素共同作用，抑制自然杀伤细胞（natural killer cell，NK 细胞）对近端甲基质（MHC 的 Ia 类分子阴性）的攻击，并对有效、局灶性产生的免疫抑制因子具有强烈的免疫反应，这些免疫抑制因子包括转化生长因子 -β（TGF-β）、α- 促黑素细胞激素、胰岛素样生长因子 -1 和促肾上腺皮质激素，偶见少数 CD1a、CD4

表 2.4			
人类甲中黑色素细胞的免疫染色 [a]			
抗体	针对物质	种属	甲母质黑色素细胞
抗 PEP-1	酪氨酸酶相关蛋白 -1	兔	++
抗 PEP-8	酪氨酸酶相关蛋白 -2（多巴胺 - 铬互变异构酶）	兔	+
HMB-45	不成熟黑色素小体上的复合糖	鼠	++
TMH-1	由 pMT4 编码的酪氨酸酶相关蛋白	鼠	+

注：[a]Tosti A, Cameli N, Piraccini BM, Fanti PA, Ortonne JP. Characterization of nail matrix melanocytes with anti-PEP1, anti-PEP8, TMH-1 and HMB-45 antibodies. J Am Acad Dermatol 1994; 31: 193-96.

表 2.5										
人类甲基质整合素的表达 [a]										
	α1	α2	α3	α4	α5	α6	αv	β1	β4	ICAM-1
基底膜区	−	−	−	−	−	+++	−	−	+++	−
基底层	−	++	++	−	−	++	++	++	++	−
副基底层（腹侧甲基质）	−	++	++	−	−	−	+	++	−	−
副基底层（背侧甲基质）	−	+	+	−	−	−	+	+	−	−
角质区	−	−	−	−	−	−	−	−	−	−

注：[a]Cameli N, Picardo M, Tosti A, Perrin C, Pisani A, Ortonne JP. Expression of integrins in human nail matrix. Br J Dermatol 1994; 130: 583-88.

或 CD8 阳性的 NK 细胞和肥大细胞。

　　Ito 等人[122,125] 发现男性甲和毛囊皮脂腺单位存在重要的免疫学差异，列述如下。

- 在人类毛囊近端上皮中未检测到 β2 微球蛋白，但其在近端甲襞呈阳性。
- 人类毛囊间充质呈 MHC 的Ⅰ类分子强阳性和 β2 微球蛋白阳性，与之相反，甲免疫豁免似乎扩展到甲周围间充质，特别是近端甲襞周围，后者也呈 MHC 的Ⅰ类分子阴性，并且 T 淋巴细胞、朗格汉斯细胞和 NK 细胞的数量明显减少。
- HLA-G 在甲基质中强阳性表达，但未见 HLA-G 在人类毛母质细胞中阳性表达的相关报道，我们也未发现 HLA-G 在正常人头皮肤切片中有阳性表达。

　　近端甲基质内部及其周围的 CD1a 阳性细胞对 MHC 的Ⅱ类分子和 CD209 的表达减少，提示抗原呈递能力降低。因此，甲的免疫学与皮肤明显不同，但与毛囊极其相似，包括近端甲襞相对免疫豁免区域的建立，这使甲一定程度上避免了自身免疫性损伤，但近端甲基质上皮先天性或获得性免疫缺陷，导致甲不能有效地抵抗感染。

　　腹侧甲基质上皮 Bcl-2 免疫染色强阳性，而 p53 和 Ki-67 在此区域则很少表达（图 2.33）。

　　另一方面，感染或刺激（浸软、化学损伤）导致的甲的慢性和急性炎性病变主要影响近端甲襞，而不是近端甲基质，因此，近端甲基质的相对免疫豁免可抑制炎性病变／自身免疫对真性"甲工厂"主要成分的损害，防止在炎症前微环境损伤（浸软、外伤、化学刺激、细菌感染和真菌感染）时，发生指（趾）甲的缺失，以提高物种的生存机会，并在甲受到外伤或感染后，通过限制肿胀和疼痛来快速恢复这些重要器官和组织的作用。

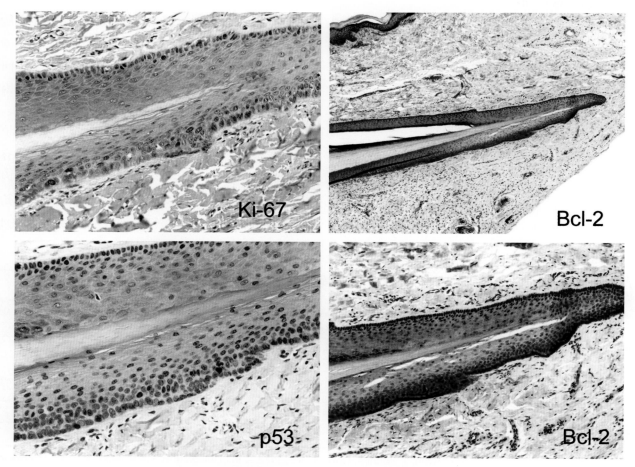

图 2.33　腹侧甲基质 Ki-67、Bcl-2 和 p53 免疫染色

7　超微解剖学

目前关于正常甲超微形态学的研究很少[10-13,44-45,72-75,79,90]，因为存在如下困难[73]：①很难正确固定并使足量环氧树脂渗透进甲板内；②很难获得超薄切片；③很难安全地使用 100～200kV 机器，将高伏电子束穿透非常坚硬的组织。

人类趾甲的近端由数层上皮细胞构成。Hashimoto 等人[72-75]研究了甲基质的近端背侧、顶部和腹侧之间的差异，发现它们之间的差异很小。他们发现近端甲基质的细胞成分包括：①较小、拉长的基底细胞，附着于基底膜；②较大、圆形、多角形的鳞状细胞，占据中央区甲基质；③黑色素细胞；④朗格汉斯细胞；⑤梅克尔细胞。

此处还存在一个与真皮黏附的系统，其表现为基底细胞表面常呈指状拉长，与真皮乳头相互交错（图 2.34），形成许多伴有非常纤细的原纤维（长 11～12mm）的微乳头。邻近甲基质下方的真皮血管少，胶原纤维稀少，富含碱性基质。

基底细胞非常活跃，常见有丝分裂，核拉长，细胞质有许多细长突起（或称绒毛），与邻近细胞密切地交错在一起。也可见张力原纤维，在核周呈环状排列，两者之间为核周透明区。核周透明区有大量线粒体、转运的黑色素小体，偶有中心粒。甲基质副基底层细胞也呈圆形，常见有丝分裂。这些细胞的长轴一般朝向指尖方向，提示它们向指尖迁移。副基底层细胞之间的细胞间隙较大，无基底细胞那样的绒毛，细胞之间仅通过多个桥粒相连接（图 2.35）。

甲基质中间层可见丰富的桥粒，中间丝密度高。甲基质中间层与正常表皮的上层结构相似。甲基质中间层细胞的细胞器缺失，细胞质几乎完全被张力原纤维充填，因此角化过程非常突然，经过 3～4 层细胞后成为完全角化的角质细胞。

8　甲的共聚焦显微技术

共聚焦显微技术（confocal microscopy，CM）是一种高分辨率的新兴成像技术，可用于研究整个体表，例如皮肤、黏膜、头发和甲。该技术可以对身体的甲或摘除的甲片段（离体）进行研究。共聚焦显微技术辅助荧光标记，可以提高荧光染色对细微结构的分辨能力，这种技术称为荧光共聚焦显微技术（图 2.36，图 2.37）。甲的透明度允许共聚焦显微技术深

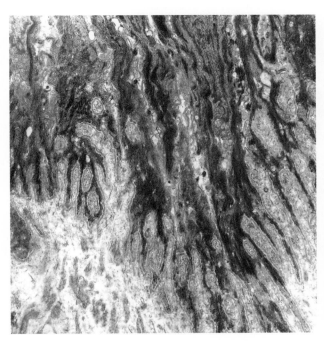

图 2.34　中间甲基质的表皮－真皮连接处的超微结构。基底层呈明显的指状，伴有多量中间丝（×7000）

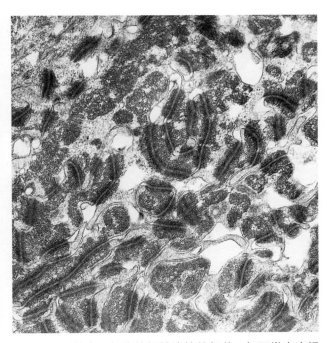

图 2.35　副基底层细胞的桥粒连接的细节。与正常表皮相比，这些桥粒连接更大、更丰富（×12000）

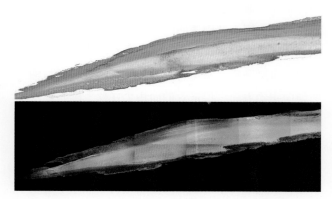

图 2.36　甲单位的共聚焦显微图像，吖啶橙－溴化乙锭染色。对比图像为 HE 染色，光学显微镜检查

度穿透，使其可以对薄甲的甲床进行成像。共聚焦显微技术的成本限制了该技术的广泛使用。另外，共聚焦显微技术的穿透深度有限，为 400～500lm，很难在体内对甲床清晰成像，也很难达到甲基质水平。甲板与周围皮肤之间的过渡产生的凹陷和甲的凸面使成像时操作困难。共聚焦显微技术可以扫描甲板表面至靠近底层甲床的下部。根据反射强度，共聚焦显微技术可以区分 3 个不同的层次：浅层显示更明亮的反射，然后是信号稍差的区域，最后是最深处的较亮区域。只有在薄甲（厚度低于 500μm）中才能看到向底层甲床的过渡，表现为波状结构，指向指尖[126]。

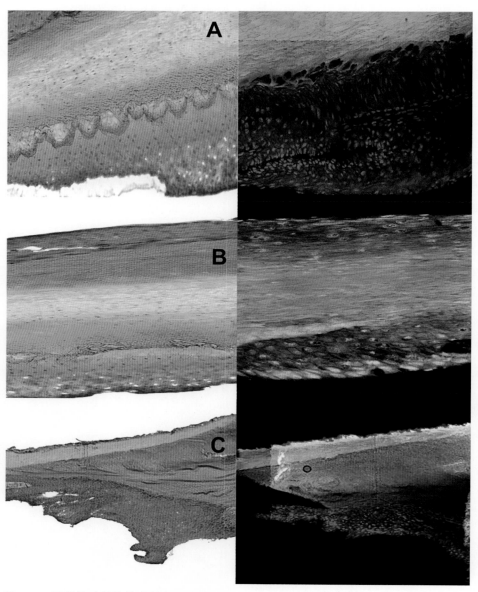

图 2.37　甲单位碎片的荧光共聚焦显微图像，吖啶橙－溴化乙锭染色。对比图像为 HE 染色，光学显微镜检查。A. 远端。B. 中部。C. 近端

对皮肤的侧斜切面观察，可见皮肤和甲板近端之间的过渡的特征对应于甲小皮的条纹，以及对应于角质形成细胞膜的星状结构。

　　共聚焦显微技术可以在甲癣和黑甲的诊断中发挥作用[127]。使用共聚焦显微技术，很容易在甲板中观察到长的网状结构，为呈高反射性和典型菌丝形状的皮肤癣菌。共聚焦显微技术已被证明可用于鉴别皮肤良性与恶性黑色素细胞病变，并可以对哈钦森征的黑色素细胞进行成像，但不能穿透体内的甲基质，可以用于诊断黑甲中的甲下黑色素瘤。它无法直接检测位于深处的甲基质中的甲上皮，但是通过共聚焦显微技术对斜放的甲上皮中的甲基质进行观察，可以区分黑甲中的甲下黑色素瘤与雀斑及痣[128]。

　　共聚焦显微技术可通过显示甲周和甲下毛细血管的分叶状增生和可能的继发溃疡、出血和炎症浸润，诊断化脓性肉芽肿。共聚焦显微技术在将来可作为一种观察不同的炎性甲疾病（如牛皮癣和扁平苔藓）的非侵入性检查手段[129]。共聚焦显微技术可以减少在诊断甲疾病时甲活检的次数[130]。

9　甲单位的其他组织

9.1　真皮

　　甲的真皮非常特殊，它仅局限于指骨和趾骨上方的四边形区域，并有特殊的血管系统和神经分布。前文已经提到，此处真皮没有皮下组织。

　　由于受到巨大的牵引力，甲床内的真皮、上皮和甲板均表现出特殊的组织学特征。真皮非常厚，胶原层致密。甲床近端的胶原纤维呈垂直分布（图2.38），邻近甲下皮的胶原纤维呈斜向下45°方向分布（图2.39）。甲下真皮呈IV型胶原免疫染色强阳性（图2.40）。IV型胶原的作用是使甲板直接附着在指骨或趾骨骨膜上。甲板与甲床之间连接的紧密程度超过甲板与甲基质的连接，这可能是位于甲板掌侧表面深的、纵行的嵴和沟的作用。甲床的真皮乳头和表皮突呈现独特的纵行拼图样结构，该特征在横切面上很容易被识别。甲的腹侧表面、真皮乳头和表皮突形成犬牙交错的结构，这种沟槽在甲

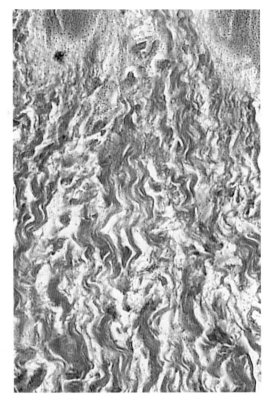

图 2.38　近端甲床的胶原纤维。可见其呈独特的垂直分布（硬网蛋白染色，×400）

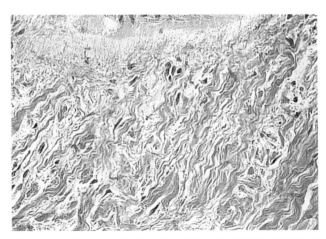

图 2.39　远端甲床的胶原纤维。可见其呈独特的倾斜分布（VVG染色）

板撕裂的时候肉眼即可看到，光镜下也可清晰地被观察到（图2.41，图2.42）[90]。

　　最近有文献报道称，在甲的真皮内存在一种表达CD10的特殊化间充质，称为甲真皮，甲真皮内含甲成纤维细胞，可能通过与甲基质的干细胞相互作用，在甲的发生中发挥重要作用[116,131]。

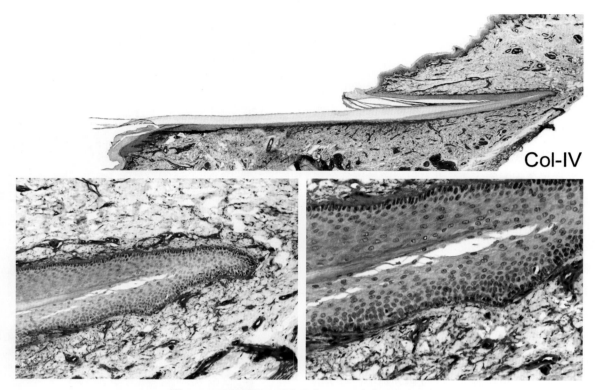

图 2.40　甲基质的Ⅳ型胶原（Col-Ⅳ）免疫染色

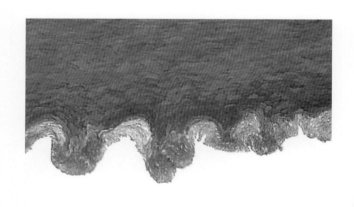

图 2.41　甲板横断面。注意甲板下表面呈锯齿状（MF 染色）

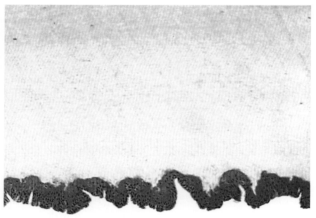

图 2.42　撕脱的甲板。可见甲床上皮呈波浪状贴附于甲板的下表面

关于甲的神经支配的研究较少。甲基质和甲床的神经末梢稀疏，几乎没有环层小体[132]和触觉小体[133]。21 世纪初，曾有甲中存在上皮内神经纤维的文献报道[132]，但其他学者[134]未能证实。实验研究结果显示，指尖再生时不需要大神经支配，甲再生时却需要。胚胎指尖的甲再生可产生与肢芽生长相关的转录因子 Msx[135]。

甲下皮与侧甲襞一样，含有丰富的神经末梢、触觉小体和 Merkel-Ranvier 小体[134]，这种组织特征使甲下皮在指的精细感觉方面发挥重要作用。

9.2　骨

过去，甲下方的骨的重要性常被忽视，最近关于指尖截肢后修复的研究提示，甲再生和骨再生之间存在意想不到的关系。Zhao 和 Neufeld[136] 对它们的联系进行了研究，发现当甲缺失后，远端的骨不能再生，相反，如果手术保留甲，骨可从近端再生。

9.3　血供

甲有丰富的血管系统，需要单独描述。甲床和甲基质的动脉血液供应来自成对的指动脉。Flint[137]、Ryan[138]，以及 Smith 等人[139] 分别在 1955 年、1973 年和 1991 年发表了关于甲的血供的重要研究，结论是甲的主要血液供应先流入远端指骨和趾骨的腹部，再到达背部；次要血供来自指骨和趾骨的背部，不进入腹部。指动脉和趾动脉系统有 3 个解剖学特征：真皮深层有弓形吻合动脉；更多的表浅终末动脉形成分支状血管网[140]；靠近甲下的动脉结构非常迂曲（图 2.43）。这些动脉的内层平滑肌呈纵行排列，外层平滑肌呈环行排列（图 2.44）。Wang 等人[141] 开发了研究健康人群甲襞的真皮乳头处的氧分压（PO_2）的氧敏感的微电极（尖端直径约 5μm）。

甲床血管系统的独特性在于，它需要为 2 个质硬的表面（甲板和骨）之间的结构提供血液。采用扫描电镜观察，发现甲微循环存在特殊的血管结构[142]。在甲上皮和甲周皮，血管绒毛沿甲生长的方向分布；在与甲连接的甲上皮表面，可见明显的广泛吻合的毛细血管网；在甲床，血管呈纵行小梁状排列，平行于指（趾）的主轴；在甲根部，可见许多柱形血管，其表面可见多个血管性的纽扣样结构。

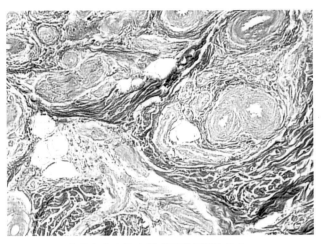

图 2.44　甲床具有丰富的血供（网状纤维染色）

静脉回流由 2 条静脉完成：一条位于甲板的两侧，另一条位于近端甲襞[140]。用放大透镜很容易观察到近端甲襞的毛细血管网，使用光学显微镜或毛细血管显微镜可观察到更细微的结构。该毛细血管网的本质等同于皮肤的血管网，但是毛细血管袢更为水平且全长均可见。某些疾病可改变这种正常结构，简单的临床检查或宽视野甲襞显微镜检查有助于诊断[142-147]。

甲襞毛细血管镜检查是一种活体、无创且廉价的成像技术，通过这项技术可直接观察完整皮肤活体组织的毛细血管网[148]。它是检测风湿性疾病（如硬皮病、狼疮、皮肌炎等）中微循环/心血管异常的最佳手段，可帮助诊断和预测此类疾病[149]。

10　甲生长

关于甲板的生长进度的研究较多。正常甲的生长速度是（0.1 ~ 1.12）毫米/天或（1.9 ~ 4.4）毫米/月[150-151]。不同手指或脚趾的甲的生长速度不同，例如，指甲的生长速度比趾甲快。正常指甲完全生长大约需要 6 个月，而正常的趾甲则需要 12 ~ 18 个月[84]。甲撕脱后再生的速度会快一些[37]。

一些生理状态可影响甲的生长（表 2.6）。男性甲生长速度较女性快[37]，甲白天的生长速度快于夜间，甲在妊娠期[152]、咬指甲症患者、夏季或温暖的气候中生长速度较快[153]；相反，女性、夜间、脚趾、冬季、20 岁以上人群[154] 和哺乳期的甲生长速

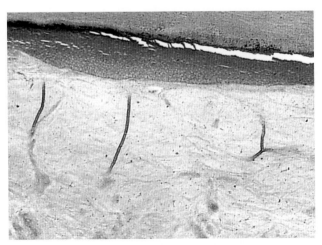

图 2.43　甲床的血管系统。该区域血供丰富，有许多垂直排列的动脉；为真皮深部弓形动脉的分支（MF 染色）

表 2.6			
影响甲生长的生理性和病理性变化			
生理性		**病理性**	
加快	减慢	加快	减慢
男性	女性	银屑病	发热
白天	夜间	毛发红糠疹	营养不良
夏季	冬季	甲状腺功能亢进	甲状腺功能减退
妊娠	分娩后第一天	动 – 静脉分流	血供减少
第三指	第一和第五指	女性特发性甲剥离	恶性营养不良病
右手 *	左手 *	表皮松解性角化过度	博氏线
青年	老年	垂体功能亢进	失神经支配 / 限制运动
咬指甲症		Morgagni-Stewart-Morel 综合征	急性感染
撕脱伤		脆甲综合征 药物治疗：钙、维生素 D、苯恶洛芬、生物素、半胱氨酸、口服避孕药、L– 多巴、氟康唑、伊曲康唑、阿莫罗芬、阿维 A 酯	慢性疾病、吸烟、甲癣、黄甲综合征、扁平苔藓、复发性多软骨炎 药物治疗：氨甲蝶呤、硫唑嘌呤、环孢素、锂、类视黄酵、磺胺类药物、肝素

注：* 优势手为右手。

度较慢[152]。

甲生长也受多种疾病的影响（表 2.6）[155-160]。银屑病[155]、毛发红糠疹[96]、阿维 A 酯治疗[156] 和甲状腺功能亢进的患者的甲生长速度加快[37]；肢体固定或瘫痪[157]、局部缺血性病变[150]、进行细胞生长抑制治疗[37]、营养不良[158]、甲状腺功能低下[154] 和黄甲综合征[159] 的患者的甲生长速度缓慢。在甲生长突然减慢的病例（如急性感染[151]）中出现的近端线形成下陷的横带，称为博氏线。对单侧趾甲甲癣患者的研究，不支持甲生长速度缓慢是甲癣的易感因素的假设[160]。健康甲床缺乏角蛋白 K1 和 K10，甲 – 甲床的黏附可能与之有关。简言之，甲板可视为甲床的副基底层，甲板所含角蛋白不是由甲床产生，而是发挥屏障功能或与角蛋白 K1、K10 及 Ha1 有关的其他功能。这些非甲床产生的角蛋白，可能是此处无颗粒层的原因，也可能与 K1 和 K10 的缺失有关。甲癣和银屑病的甲板附着力消失，形成颗粒层，并表达 K1 和 K10[101-103,160]。甲板的生长速度取决于甲基质细胞的更新速度。生物死亡后不久，甲基质细胞不能在细胞核内结合氚标记胸苷，细胞不能进行 DNA 合成和细胞分裂，因此，甲不再生长[89]。以前文献报道的死亡后甲生长，事实上是错误的，人们观察到甲明显生长，其实是由于死亡后尸体脱水和甲板周围的软组织

收缩所造成的假象[161]。关于甲板形成于何处仍有争议[162]。始于 19 世纪的最初的理论认为，甲板完全来自甲基质[3]。多年过后，Lewis[8] 根据对甲板进行的蛋白银染色研究和对角化细胞进行的形态学观察，认为甲板是 3 种不同基质的产物。对甲板采用不同方法进行染色[8]、微分干涉相差显微镜观察[69-72] 和胚胎甲透明角质颗粒超微结构的研究[72]，其结果均支持 Lewis 的假说。然而，Lewis 的假说也受到很多挑战。Zaias 和 Alvarez[89] 运用放射自显影术发现，在正常情况下甲板完全源自甲基质，Samman[163] 和 Norton[162] 通过追踪人类脚趾的 ^{3}H 标记甘氨酸和胸苷的结合证实了上述观点；Caputo 和 Dadati[44] 报道甲板的超微结构具有同源性，没有证据证明它是源自 3 种不同的基质。Samman[163] 认为虽然在正常情况下甲板完全源自甲基质，但在某些疾病中，甲板的腹侧部分由甲床形成。然而，一项使用对 Ki-67 和增殖细胞核抗原的抗体的研究显示，正常甲床的增殖程度较低，表明其对甲板的作用微小或不存在[164]。Kato 发表了对 1 例在手掌顶部腹侧生长的异位甲的研究，该病例无固有甲床，近端甲襞促使甲板向上生长[165]。最近，Sellheyer K 提出，至少在胚胎发生期间，近端腹侧甲襞代表了甲干细胞的"生态位"[166]。

Perrin 等人[104] 明确指出腹侧甲基质是甲板的主

要来源。hHb5 与 K5、K17 共同表达于基底部的最上层细胞和腹侧甲基质生角质区的最下层细胞，此区称为腹侧甲基质前角质生长区。背侧甲基质的两种不同类型的组织学和角蛋白表达证实该区是甲上皮和甲基质顶部之间的移行区。除此之外，甲基质顶部的表层细胞存在毛发和上皮性角蛋白，包括 K10，这支持甲的背侧部分由甲基质顶部产生的观点[104]。有些学者认为甲床也是甲板的来源之一，甲板的 20% 由甲床产生[167]。有趣的是，采用间接免疫荧光检测胎儿甲中的广谱抗 I 型和广谱抗 II 型毛发角蛋白抗体，结果显示甲床上皮副基底层有一条阳性表达的宽带。然而，成人甲床上皮表达毛发角蛋白 hHa、hHb5、hHb1、hHb6 和 hHa4，证实甲基质是甲板的唯一来源[104,168]。以前有人推测少许甲板的下方所谓的"角化细胞"可能来自甲床。在我们的研究中，尽管发现下层甲板可见明显的 K5/K17 阳性的甲床细胞，但我们认为这些细胞可能是人为假象。对我们制作的甲横切面切片使用 K5/K17 或 hHb5 染色，可见甲床上皮和甲板之间的边界呈极为明显的波浪状，形成高低不一的窄带状皱褶和嵴。这证明甲床在垂直切片时存在轻微偏移，导致甲板中出现 K5 阳性细胞，实际上这只是邻近甲床上皮折叠的结果。总之，这些数据强调甲床上皮并未活跃地参与甲板的形成（图2.45）[17,100,104-112]。除此之外，Leung Y 等人检查指甲周围区域的再生潜能，在近端甲襞内发现了以前未被确认的 K15 阳性标记保留细胞（label retaining cell，LRC），其具有自我更新能力。这些细胞表现出双功能的干细胞性质，并与指甲结构和指甲周围表皮长期相关；在甲损伤后，其平衡状态向甲再生方向倾斜[169]。

关于甲为什么不向上而是向外生长的问题存在重大争议。Kliman 提出近端甲沟盲端促使甲基质细胞向外生长的假设[170-171]。为了证实他的假设，他将甲基质移植到前臂，形成了具有甲组织学特征的垂直生长的圆柱状硬角蛋白物。Hashimoto 等人[72] 后来提出胚胎甲基质细胞的长轴是向外、向上生长的。

另一个重要的问题是为什么甲床要伴随甲板生长。众所周知，甲板和甲床之间的出血沿着甲板向前蔓延，如果只是甲板在甲床上移动，则出血灶不会移动，因此甲床的上部一定是与甲板一起向前生长的。一些学者如 Krantz[172]、Kligman[170-171] 和 Zaias[85] 试图通过实验研究此现象。目前在所有提出的理论中，Zaias 的理论被广泛接受：向外生长的近端甲床，要么是因为受到前进中甲板的压力，要么是因为创伤，而远端甲床和甲下皮不会移动。

分子和细胞生物学技术的进步一直在更新我们对上皮干细胞，也包括对甲单位领域的了解，甲干细胞的位置仍在研究中并且存在争议[173-174]。最近，在使用受到 K14 启动子控制的他莫昔芬诱导的细胞谱系示踪的转基因小鼠的研究中，采用 LacZ 标记 K14 阳性的基底表皮细胞（均为甲基质细胞和甲床细胞）[175]，LacZ 阳性细胞呈线性分布，并远离近端甲基质，标记持续的时间比位于远端甲基质和甲床的细胞要长。这个发现提示近端甲基质内存在甲干细胞。最近的一项研究使用干细胞标记物（包括细胞角蛋白 CK15）检测胚胎和胎儿样本，提出至少在胚胎发生过程中，甲干细胞所处的基本生态位于近端甲襞[166]。

11　甲的标本处理和制备

甲单位标本处理的主要问题是取材时难以选择适当的组织，以及需要对标本进行恰当的定位。这些困难导致甲的组织学研究很少。第一个重点是如何对

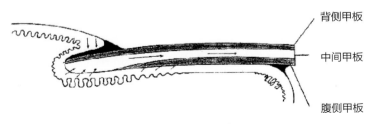

图 2.45　甲生长示意图

甲单位进行活检 [170-172,176-184]。甲的活检标本最好能包括甲单位的每一层结构（包括甲板、甲床和下方真皮），以便沿着横切面取材观察。对甲进行活检时，可以采用打孔器或椭圆切除术，在这个过程中，病变可能会被完全切除 [181-183,185]。甲基质活检有助于确认或排除恶性黑色素瘤。可以撕脱甲板，也可以通过甲板 [185] 进行打孔活检。如果想在活检前去除甲板，需特别小心，以防止甲撕脱，因为如果操作不当，甲床或甲基质的上皮可能分离，但仍与甲板相连，这会使真实组织学形态扭曲。理想的甲活检技术为纵向活检 [160,185]，取材包括甲下皮、甲床、甲基质及上方甲板、近端甲襞和甲小皮。第二个重点是取材时标本的方向。对于所有的病例，外科医师都应当告知病理医师标本是如何取材的，是否需要观察标本的特殊方向，确定是否包含甲板。

第三个重点是实验室如何处理标本。如果标本带有甲板，除非有办法将标本变软，否则会因为标本太硬而难以切片。关于这一问题 [186]，已经有几种技术的文献报道，包括 10% 福尔马林浸泡后常规处理 [8]；使用重铬酸钾、硫酸钠或亚硫酸氢钠和水处理，然后用硝酸脱钙并嵌入胶棉 [187]。其他方法包括将甲碎片放置在 37℃ 的硫乙醇酸盐溶液中 5 天，或使用 10%~20% 的过氧化氢浸泡 5~6 天。然后将标本切成 10~15μm 厚的切片 [188]，再将甲标本用福尔马林煮沸固定 1 分钟。最常用的软化甲板的方法是使用 Mollifex Gurr（VWR 国际有限公司）和 10% 的氢氧化钾溶液处理石蜡包埋的标本表面，还可使用 10% 的巯基乙酸钾 [186]。

参考文献

[1] Zander R. Untersuchungen uber den Verhornungsprogress 1. Die Histogenese des Nagels beim menschlichen Fetus. *Arch Anat Entwick* 1886;1:273.

[2] Kolliker A. Die entwicklung des menschlichen Nagels. *Z Wiss Zool* 1988;1:1–12.

[3] Unna PG. Entwicklungsgeschichte und Anatomie. In: von Ziemssen HW, ed. *Handbook der Speciellen Pathologieund Therapie*. Leipzig: F.C.W. Vogel; 1882: vol. 14, pt.1.

[4] Boas JEV. Ein Beitrag zur Morphologie der Nagel, Kralien, Hufe and Klauen der Saugetiere. *Morphol Jahrb* 1883;9:390.

[5] Henle J. *Das Wachstrum des menschlichen Nagels und des Pferdehufs*. Gottingen: Dieterich; 1884.

[6] Branca A. Notes sur la structure de l'ongle. *Ann Dermatol Syphiligr (Paris)* 1910;1:353–371.

[7] Clark WE, Buxton LH. Studies in nail growth. *Br J Dermatol* 1938;50:221–235.

[8] Lewis BL. Microscopic studies of fetal and mature nail and surrounding soft tissue. *AMA Arch Derm Syphilol* 1954;70(6):732–747.

[9] Zaias N. Embryology of the human nail. *Arch Dermatol* 1963;87:37–53.

[10] Horner KL, Gasbarre CC. Special considerations for Mohs micrographic surgery on the eyelids, lips, genitalia, and nail unit. *Dermatol Clin* 2011;29:311–317.

[11] Holbrook KA, Odland GF. The fine structure of the developing human epidermis: light, scanning, and transmission electron microscopy of the periderm. *J Invest Dermatol* 1975;65: 16–38.

[12] Conejo-Mir JS, Ambrosiani J, Dorado M. *Analisis De La Morfogénesis Ungueal. Estudio Con Microscopio Electronica De Barrido En El Embrion Humano*. Barcelona: lsdin; 1985:1–8.

[13] Conejo-Mir JS, Ambrosiani J, Dorado M, et al. *Human Nail Development. A Scanning Electron Microscopy Study*. Abstract book of the Meeting of the American Society of Dermatopathology, Washington DC; 1988.

[14] Suchard R. Des modifications des celluies de la matrice et du lit de i'ongle dans quelques cas pathologiques. *Arch Physiol (Paris)* 1882;2:445.

[15] Ogura R, Knox JM, Griffin AC, et al. The concentration of sulfhydryl and disulfide in human epidermis, hair and nail. *J Invest Dermatol* 1962;38:69–75.

[16] Irvine AD, McLean WH. Human keratin diseases: the increasing spectrum of disease and subtlety of phenotypegenotype correlation. *Br J Dermatol* 1999;140:815–828.

[17] De Berker D, Wojnarowska F, Sviland L, et al. Keratin expression in the normal nail unit: markers of regional differentiation. *Br J Dermatol* 2000;142:89–96.

[18] Rice RH, Xia Y, Alvarado RJ, et al. Proteomic analysis of human nail plate. *J Proteome Res* 2010;3:6752–6758.

[19] Rice RH. Proteomic analysis of hair shaft and nail plate. *J Cosmet Sci* 2011;62:229–236.

[20] Hesse M, Magin TM, Weber K. Genes for intermediate filament proteins and the draft sequence of the human genome: Novel keratin genes and a surprisingly high number of pseudogenes related to keratin genes 8 and 18. *J Cell Sci* 2001; 114:2569–2575.

[21] Smith TA, Strelov SV, Burkhard P, et al. Sequence comparisons of intermediate filament chains: evidence of a unique functional/structural role for coiled-coil segment 1A and linker L1. *J Struct Biol* 2002;137:128–145.

[22] Fuchs E. Keratins and the skin. *Annu Rev Cell Dev Biol* 1995;11:123–153.

[23] Perrin C. Expression of follicular sheath keratins in the normal nail with special reference to the morphological analysis of the distal nail unit. *Am J Dermatopathol* 2007;29: 543–550.

[24] Perrin C, Langbein L, Schweizer J, et al. Onychomatricoma in the light of the microanatomy of the normal nail unit. *Am J Dermatopathol* 2011;33:131–139.

[25] Wang Z, Wong P, Langbein L, et al. The type II epithelial keratin 6hf (K6hf) is expressed in the companion layer, matrix, and medulla in anagen-stage hair follicles. *J Invest Dermatol* 2003;121:1276–1282.

[26] Wong P, Coulombe PA. Loss of keratin 6 (K6) proteins reveals a function for intermediate filaments during wound repair. *J Cell Biol* 2003;163:327–337.

[27] Reddy K, Lowenstein EJ. Forensics in dermatology: part II. *J Am Acad Dermatol* 2011;64:811–824; quiz 825–826.

[28] Baran R, Dawber RP, Haneke E. Hair and nail relationship. *Skinmed* 2005;4:18–23.

[29] Sehgal VN, Aggarwal AK, Srivastava G, et al. Nail biology, morphologic changes, and clinical ramifications: part I. *Skinmed* 2011;9:39–46.

[30] de Berker DA, Perrin C, Baran R. Localized longitudinal erythronychia: diagnostic significance and physical explanation. *Arch Dermatol* 2004;140:1253–1257.

[31] Norgett EE, Wolf F, Balme B, et al. Hereditary 'white nails': a genetic and structural study. *Br J Dermatol* 2004;151:65–72.

[32] Lewin K. The normal fingernail. *Br J Dermatol* 1965;77: 421–430.

[33] Pinkus F. The development of the integument. In: Kleibel F, Mali F, eds. *Manual of Human Embryology. Chapter 10.* Philadelphia, PA: Lippincott; 1910.

[34] Schweitzer TP, Rayan GM. The terminal tendon of the digital extensor mechanism: part I, anatomic study. *J Hand Surg Am* 2004;29:898–902.

[35] Le Groos Clark WB. The problems of the claw in primates. *Proc Zool Soc* 1936;106:1–24.

[36] Pinkus F. Der Nagel. In: Jadassohns J, ed. *Handbuch, der Haut und Geschlechtskrankeilen.* Berlin: Springer-Verlag; 1927.

[37] Baran R, Dawber RPR. *Diseases of the Nail and their Management.* Oxford: Blackwell Scientific; 1984:1–21.

[38] Caputo R, Cappio F, Rigoni C, et al. Pterygium inversum unguis. Report of 19 cases and review of the literature. *Arch Dermatol* 1993;129:1307–1309.

[39] Terry RB. The onychodermal hand in health and disease. *Lancet* 1955;1:179–181.

[40] Martin BF, Platts MM. A histological study of the nail region in normal human subjects and in those showing splinter hemorrhages of the nail. *J Anat* 1959;93:323–330.

[41] Raffle EJ. Terry's nails. *Lancet* 1984;1:1131.

[42] Finlay AY, Moseley H, Duggan TC. Ultrasound transmission time: an in vivo guide to nail thickness. *Br J Dermatol* 1987; 117:765–770.

[43] Goettmann S, Drape JL, Lidy-Peretti I, et al. Magnetic resonance imaging: a new tool in the diagnosis of tumors of the nail apparatus. *Br J Dermatol* 1994;130:701–710.

[44] Caputo R, Dadati E. Preliminary observations about the ultrastructure of the human nail plate treated with thioglycolic acid. *Arch Klin Exp Dermatol* 1968;231:344–354.

[45] Forslind B, Thyresson N. On the structure of the normal nail. A scanning electron microscope study. *Arch Dermatol Forsch* 1975;251:199–204.

[46] Garson JC, Baltenneck F, Leroy F, et al. Histological structure of human nail as studied by synchrotron X-ray microdiffraction. *Cell Mol Biol* 2000;46:1025–1034.

[47] Hamilton JB, Tereda H, Mestler GE. Studies of growth throughout the lifespan in Japanese: growth and size of nails and their relationship to age, sex, heredity, and other factors. *J Gerontol* 1955;10:401–415.

[48] Johnson M, Shuster S. Determinants of nail thickness and length. *Br J Dermatol* 1994;130:195–198.

[49] Farren L, Shayler S, Ennos AR. The fracture properties and mechanical design of human fingernails. *J Exp Biol* 2004; 207 (Pt 5):735–741.

[50] Germann H, Barran W, Plewig G. Morphology of corneocytes from human nail plates. *J Invest Dermatol* 1980;74:115–118.

[51] Walters KA, Flynn GL, Marvel JR. Physicochemical characterization of the human nail. I. Pressure sealed apparatus for measuring nail plate permeabilities. *J Invest Dermatol* 1981; 76:76–79.

[52] Egawa M, Fukuhara T, Takahashi M, et al. Determining water content in human nails with a portable near-infrared spectrometer.

[53] Duarte AF, Correia O, Baran R. Nail plate cohesion seems to be water independent. *Int J Dermatol* 2009;48:193–195.

[54] Osorio G, Bernabéu J, Echevarría M, et al. Acuaporinas: moléculas revelación en cosmética y oncología cutánea. *Piel* 2009;24:192–199.

[55] Nuutinen J, Harvima I, Lahtinen M-R, et al. Water loss through the lip, nail, eyelid skin, scalp skin and axillary skin measured with a closed-chamber evaporation principle. *Br J Dermatol* 2003;148(4):839–841.

[56] Jarrett A, Spearman RI. The histochemistry of the human nail. *Arch Dermatol* 1966;94:652–657.

[57] Pautard FG. Mineralization of keratin and its comparison with enamel matrix. *Nature* 1963;199:531–535.

[58] Forslind B, Wroblewski R, Afzelius BA. Calcium and sulphur location in human nail. *J Invest Dermatol* 1976;67: 273–275.

[59] Helmdach M, Thielitz A, Ropke EM, et al. Age and sex variation in lipid composition of human fingernail plates. *Skin Pharmacol Appl Skin Physiol* 2000;13:111–119.

[60] Sass JO, Skladal D, Zelger B, et al. Trichothiodystrophy: quantification of cysteine in human hair and nails by application of sodium azide-dependent oxidation to cysteic acid. *Arch Dermatol Res* 2004;296:188–191.

[61] Bolliger A, Gross R. Non-keratin of human toenails. *Aust J Exp Biol Med Sci* 1953;31:127–130.

[62] Levitt JI. Creatinine concentration of human fingernail and toenail clippings. Application in determining the duration of renal failure. *Ann Intern Med* 1966;64:312–327.

[63] Goldblum RW, Derby S, Lerner AB. The metal content of skin, nails and hair. *J Invest Dermatol* 1953;20:13–18.

[64] Kopito L, Mahmoodian A, Townley RR, et al. Studies in cystic fibrosis: analysis of nail clippings for sodium and potassium. *N Engl J Med* 1965;272:504–509.

[65] Martin SM. Copper content of hair and nails of normal individuals and of patients with hepatolenticular degeneration. *Nature* 1964;202:903–904.

[66] Mandal BK, Ogra Y, Anzai K, et al. Speciation of arsenic in biological samples. *Toxicol Appl Pharmacol* 2004;198: 307–318.

[67] Cingolani M, Scavella S, Mencarelli R, et al. Simultaneous detection and quantitation of morphine, 6-acetylmorphine, and cocaine in toenails: comparison with hair analysis. *J Anal Toxicol* 2004;28:128–131.

[68] Gillespie JM, Frenkel MJ. The diversity of keratins. *Comp Biochem Physiol* 1974;47B:339–349.

[69] Stern DK, Creasey AA, Quijije J, et al. UV-A and UV-B penetration of normal human cadaveric fingernail plate. *Arch Dermatol* 2011;147:439–441.

[70] Khengar RH, Brown MB, Turner RB, et al. Free radical facilitated damage of ungual keratin. *Free Radic Biol Med* 2010;49:865–871.

[71] Ruben BS. Pigmented lesions of the nail unit: clinical and histopathologic features. *Semin Cutan Med Surg* 2010;29: 148–158.

[72] Hashimoto K, Gross BG, Nelson R, et al. The ultrastructure of the skin of human embryos. 3. The formation of the nail in 16–18 week old embryos. *J Invest Dermatol* 1966;47:205–217.

[73] Hashimoto K. Ultrastructure of the human toenails. l. Proximal nail matrix. *J Invest Dermatol* 1971;56:235–246.

[74] Hashimoto K. Ultrastructure of the human toenail. II. Keratinization and formation of the marginal band. *J Ultrastruct Res* 1971;36:391–410.

[75] Hashimoto K. Ultrastructure of the human toenail. Cell migration, keratinization and formation of the intercellular cement. *Arch Dermatol Forsch* 1971;240:1–22.

Appl Spectrosc 2003;57:473–478.

[76] Higashi N. Melanocytes of nail matrix and nail pigmentation. *Arch Dermatol* 1968;97:570–574.

[77] Scott GA, Haake AR. Keratinocytes regulate melanocyte number in human fetal and neonatal skin equivalents. *J Invest Dermatol* 1991;97:776–781.

[78] Higashi N, Saito T. Horizontal distribution of dopa-positive melanocytes in the nail matrix. *J Invest Dermatol* 1969;53: 163–165.

[79] Jimbow K, Takahashi M, Sato S, et al. Ultrastructural and cytochemical studies on melanogenesis in melanocytes of normal human hair matrix. *J Electron Microsc (Tokyo)* 1971;20: 87–92.

[80] Feibleman CE, Stoll H, Maize JC. Melanomas of the palm, sole and nail bed: a clinicopathologic study. *Cancer* 1980;46: 2492–2504.

[81] Baran R, Juhlin L. Photoonycholysis. *Photodermatol Photoimmunol Photomed* 2002;18:202–207.

[82] Moll I, Moll R. Merkel cells in ontogenesis of human nails. *Arch Dermatol Res* 1993;285:366–371.

[83] Samman PD. The ventral nail. *Arch Dermatol* 1961;84: 192–195.

[84] Samman PD. *The Nail in Disease*. 3rd ed. London: Heinemann Medical Books; 1978.

[85] Zaias N. The movement of the nail bed. *J Invest Dermatol* 1967;48:402–403.

[86] Drapé JL, Wolfram-Gabel W, Idy-Peretti I, et al. The lunula: a magnetic resonance imaging approach to the subnail matrix area. *J Invest Dermatol* 1996;106:1081–1085.

[87] Dawber RPR, Baran R. The nails. In: Rook A, Wilkinson DS, Ebling FJG, Champion RH, Burton JL, eds. *Textbook of Dermatology*. Oxford: Blackwell Scientific; 1986:2039–2044.

[88] Burrows MT. The significance of the lunula of the nail. *Johns Hopkins Hosp Res* 1919;18:357–361.

[89] Zaias N, Alvarez J. The formation of the primate nail plate. An autoradiographic study in squirrel monkeys. *J Invest Dermatol* 1968;51:120–126.

[90] Meyer JC, Grundmand HP. Scanning electron microscopic investigation of the healthy nail and its surrounding tissue. *J Cutan Pathol* 1984;11:74–79.

[91] Omura EF. Histopathology of the nail. *Dermatol Clin* 1985; 3:531–541.

[92] Sehgal VN, Aggarwal AK, Srivastava G, et al. Nail biology, morphologic changes, and clinical ramifications: part II. *Skinmed* 2011;9:103–107.

[93] Sinclair RD, Wojnarowska F, Leigh IM, et al. The basement zone of the nail. *Br J Dermatol* 1994;131:499–505.

[94] Dorschner RA, Lopez-Garcia B, Massie J, et al. Innate immune defense of the nail unit by antimicrobial peptides. *J Am Acad Dermatol* 2004;50:343–348.

[95] Holbrook KA. Human epidermal embryogenesis. *Int J Dermatol* 1979;18:329–356.

[96] Runne U, Orfanos CE. The human nail: structure, growth and pathological changes. *Curr Probl Dermatol* 1981;9: 102–149.

[97] Zaias N. Onychomycosis. *Arch Dermatol* 1972;105:263–274.

[98] Baden H, Kvedar JC. Epithelial cornified envelope precursors are in the hair follicle and nail. *J Invest Dermatol* 1993;101: 72S–74S.

[99] O'Keefe EJ, Hamilton EH, Lee SC, et al. Trichohyalin: a structural protein of hair, tongue, nail and epidermis. *J Invest Dermatol* 1993;101:65S–71S.

[100] Heid HW, Moll I, Franke WW. Pattern of expression of trichocytic and epithelial cytokeratins in mammalian tissues. II. Concomitant and mutually exclusive synthesis of trichocytic and epithelial cytokeratins in diverse human and bovine tissues (hair follicle, nail bed and matrix, lingual papilla, thymic reticulum). *Differentiation* 1988;37:215–230.

[101] Kitahara T, Ogawa H. The expression and characterization of human nail keratin. *J Dermatol Sci* 1991;2:402–406.

[102] Kitahara T, Ogawa H. Cultured nail keratinocytes express hard keratins characteristic of nail and hair in vivo. *Arch Dermatol Res* 1992;284:253–256.

[103] Kitahara T, Ogawa H. Coexpression of keratins characteristics of skin and hair differentiation in nail cells. *J Invest Dermatol* 1993;100:171–175.

[104] Perrin C, Langbein L, Schweizer J. Expression of hair keratins in the adult nail unit: an immunohistochemical analysis of the onychogenesis in the proximal nail fold, matrix and nail bed. *Br J Dermatol* 2004;151(2):362–371.

[105] Kitahara T, Ogawa H. Cellular features of differentiation in the nail. *Microsc Res Tech* 1997;38:436–442.

[106] Lane EB, Wilson CA, Hughes BR, et al. Stem cells in hair follicles. Cytoskeletal studies. *Ann N Y Acad Sci* 1991;642: 197–213.

[107] Stark HJ, Breitkreutz D, Limat A, et al. Keratins of the human hair follicle: "hyperproliferative" keratins consistently expressed in outer root sheath cells in vivo and in vitro. *Differentiation* 1987;35:236–248.

[108] McLean WHI, Epithelial Genetics Group. Genetic disorders of palm skin and nail. *J Anat* 2003;202:133–141.

[109] Inoue S, Nambu T, Shimomura T. The RAIG family member, GPRC5D, is associated with hard-keratinized structures. *J Invest Dermatol* 2004;122:565–573.

[110] Okazaki M, Yoshimura K, Fujiwara H, et al. Induction of hard keratin expression in non-nail-matrical keratinocytes by nail-matrical fibroblasts through epithelial-mesenchymal interactions. *Plast Reconstr Surg* 2003;111:286–290.

[111] Egawa K, Kuroki M, Inoue Y, et al. Nail bed keratinocytes express an antigen of the carcinoembryonic antigen family. *Br J Dermatol* 2000;143:79–83.

[112] Lavker RM, Risse B, Brown H, et al. Localization of plasminogen activator inhibitor type 2 (PAI-2) in hair and nail: Implications for terminal differentiation. *J Invest Dermatol* 1998;110:917–924.

[113] Lee DY, Park JH, Shin HT, et al. Onychodermis (specialized nail mesenchyme) containing onychofibroblasts in horizontal sections of the nail unit. *Br J Dermatol* 2012;166(5): 1127–1129.

[114] Lee KJ, Kim WS, Lee JH, et al. CD10, a marker for specialized mesenchymal cells (onychofibroblasts) in the nail unit. *J Dermatol Sci* 2006;42(1):65–67.

[115] Park JH, Lee DY, Jang KT, et al. CD13 is a marker for onychofibroblasts within nail matrix onychodermis: comparison of its expression patterns in the nail unit and in the hair follicle. *J Cutan Pathol* 2017;44(11):909–914.

[116] Kim CR, Shin HT, Park JH, et al. Nuclear and cytoplasmic localization of β-catenin in the nail-matrix cells and in an onychomatricoma. *Clin Exp Dermatol* 2013;38(8): 917–920.

[117] Lacour JP, Dubois D, Pisani A, et al. Anatomical mapping of Merkel cells in normal human adult epidermis. *Br J Dermatol* 1991;125:535–542.

[118] Tosti A, Cameli N, Piraccini BM, et al. Characterization of nail matrix melanocytes with anti-PEP1, anti-PEP8, TMH-1 and HMB-45 antibodies. *J Am Acad Dermatol* 1994;31: 193–196.

[119] Guerrero-Fernandez J, Garcia-Ascaso MT, Guerrero Vazquez J. Pigmentation band on toenail. *An Pediatr (Barc)* 2004;61: 455–456.

[120] Cameli N, Picardo M, Tosti A, et al. Expression of integrins in human nail matrix. *Br J Dermatol* 1994;130:583–588.

[121] Picardo M, Tosti A, Marchese C, et al. Characterization of cultured nail matrix cells. *J Am Acad Dermatol* 1994;30: 434–

440.

[122] Ito T, Ito N, Bettermann A, et al. Collapse and restoration of MHC class I-dependent immune privilege: exploiting the human hair follicle as a model. *Am J Pathol* 2004;164: 623–634.

[123] Paus R, Nickoloff BJ, Ito T. A "hairy" privilege. *Trends Immunol* 2005;26:32–40.

[124] Chuong CM, Noveen A. Phenotypic determination of epithelial appendages: genes, developmental pathways, and evolution. *J Investig Dermatol Symp Proc* 1999;4:307–311.

[125] Ito T, Meyer KC, Ito N, et al. Immune privilege and the skin. *Curr Dir Autoimmun* 2008;10:27–52.

[126] Sattler E, Kaestle R, Rothmund G, et al. Confocal laser scanning microscopy, optical coherence tomography and transonychial water loss for in vivo investigation of nails. *Br J Dermatol* 2012;166:740–746.

[127] Hongcharu W, Dwyer P, Gonzalez S, et al. Confirmation of onychomycosis by in vivo confocal microscopy. *J Am Acad Dermatol* 2000;42:214–216.

[128] Moscarella E, Longo C, Zalaudek I, et al. Dermoscopy and confocal microscopy clues in the diagnosis of psoriasis and porokeratosis. *J Am Acad Dermatol* 2013;69:e231–e233.

[129] Cinotti E, Fouilloux B, Perrot JL, et al. Confocal microscopy for healthy and pathological nail. J Eur Acad Dermatol Venereol 2014;28:853–858.

[130] Kaufman SC, Beuerman RW, Greer DL. Confocal microscopy: a new tool for the study of the nail unit. *J Am Acad Dermatol* 1995;32:668–670.

[131] Sellheyer K, Nelson P. The concept of the onychodermis (specialized nail mesenchyme): an embryological assessment and a comparative analysis with the hair follicle. *J Cutan Pathol* 2013;40:463–471.

[132] Doigel AS. Die nerbenendigungen im nagelbett des Menschen. *Arch Mikr Anat* 1904;64:173–188.

[133] Martino L. Sulia innervazione dell'apparato ungueale. *Boll Soc Ital Biol Sper* 1942;1(7):488–489.

[134] Winkelmann RK. *Nerve Endings in Normal and Pathologic Skin.* Springfield, IL: Charles C Thomas; 1960:100.

[135] Reginelli AD, Wang YQ, Sassoon D, et al. Digit tip regeneration correlates with regions of Msx1 (Hox 7) expression in fetal and newborn mice. *Development* 1995;121:1065–1076.

[136] Zhao W, Neufeld DA. Bone regrowth in young mice stimulated by nail organ. *J Exp Zool* 1995;271:155–159.

[137] Flint MH. Some observations on the vascular supply of the nail bed and terminal segments of the finger. *Br J Plast Surg* 1955;8:186–189.

[138] Ryan TJ. In: Jarret A, ed. *The Physiology and Pathophysiology of the Skin.* Vol II. London: Academic Press; 1973;612: 658–659.

[139] Smith DO, Oura C, Kimura C, et al. Artery anatomy and tortuosity in the distal finger. *J Hand Surg Am* 1991;16:297–302.

[140] Hale AR, Burch GE. The arteriovenous anastomoses and blood vessels of the human finger. *Medicine* 1960;39: 191–240.

[141] Wang W, Winlove CP, Michel CC. Oxygen partial pressure in outer layers of skin of human finger nail folds. *J Physiol* 2003;549:855–863.

[142] Sangiorgi S, Manelli A, Congiu T, et al. Microvascularization of the human digit as studied by corrosion casting. *J Anat* 2004;2:123–131.

[143] Ross JB. Nail fold capillaroscopy—a useful aid in the diagnosis of collagen vascular diseases. *J Invest Dermatol* 1966;47: 282–285.

[144] Gilje O, Kierland R, Baldes EJ. Capillary microscopy in the diagnosis of dermatologic diseases. *J Invest Dermatol* 1954;22: 199–206.

[145] Ohtsuka T, Yamakage A, Miyachi Y. Statistical definition of nailfold capillary pattern in patients with psoriasis. *Int J Dermatol* 1994;33:779–782.

[146] Vaz JL, Dancour MA, Bottino DA, et al. Nailfold videocapillaroscopy in primary antiphospholipid syndrome (PAPS). *Rheumatology* 2004;43:1025–1027.

[147] Mugii N, Hasegawa M, Matsushita T, et al. Association between nail-fold capillary findings and disease activity in dermatomyositis. *Rheumatology (Oxford)* 2011;50:1091–1098.

[148] Bertolazzi C, Cutolo M, Smith V, et al. State of the art on nailfold capillaroscopy in dermatomyositis and polymyositis. *Semin Arthritis Rheum.* 2017;47(3):432–444.

[149] Cutolo M, Sulli A, Secchi ME, et al. Nailfold capillaroscopy is useful for the diagnosis and follow-up of autoimmune rheumatic diseases. A future tool for the analysis of microvascular heart involvement? *Rheumatology* 2006;45(Suppl 4): 43–46.

[150] Bean WB. Nail growth: 30 years of observation. *Arch Intern Med* 1974;134:497–502.

[151] Sibinga MS. Observations on growth of fingernails in health and disease. *Pediatrics* 1959;24:225–233.

[152] Halban J, Spitzer MZ. On the increased growth of nails in pregnancy. *Monatsschr Gerburtshilfe Gynaekol* 1929;82:25.

[153] Geoghegan B, Roberts DF, Sampford MR. A possible climatic effect on nail growth. *J Appl Physiol* 1958;13:135–138.

[154] Orentreich N, Markofsky J, Vogelman JH. The effect of aging on the rate of linear nail growth. *J Invest Dermatol* 1979;73:126–130.

[155] Landherr G, Braun-Falco O, Hofmann C, et al. Fingernagelwachstum bei Psoriatikem unter puvatherapie. *Hautarzt* 1982;33:210–213.

[156] Baran R. Action therapeutique et complications due retinoique aromatique sur l'appareil ungueal. *Ann Dermatol Venereol* 1982; 109:367–371.

[157] Fleckman P. Anatomy and physiology of the nail. *Dermatol Clin* 1985;3:373–381.

[158] Geyer AS, Onumah N, Uyttendaele H, et al. Modulation of linear nail growth to treat disease of the nail. *J Am Acad Dermatol* 2004;50:229–234.

[159] Pavlidakey GP, Hashimoto K, Blurn D. Yellow nail syndrome. *J Am Acad Dermatol* 1984;11:509–512.

[160] Yu HJ, Kwon HM, Oh DH, et al. Is slow nail growth a risk factor for onychomycosis? *Clin Exp Dermatol* 2004;29: 415–418.

[161] Zaias N. Nails. Components, growth and composition of the nail. In: Demis J, Dobson RL, McGuire J, eds. *Clinical Dermatology.* Vol. 1. New York: Harper & Row; 1980;3l: 1–6.

[162] Norton LA. lncorporation of thymidine-methyl-H3 and glycine-2-H3 in the nail matrix and bed of humans. *J Invest Dermatol* 1971;56:61–68.

[163] Samman PD. The human toe nail. Its genesis and blood supply. *Br J Dermatol* 1959;71:296–302.

[164] Berker D, Angus B. Proliferative compartments in the normal nail unit. *Br J Dermatol* 1996;135:555–559.

[165] Kato N. Vertically growing ectopic nail. *J Cutan Pathol* 1992;19:445–447.

[166] Sellheyer K, Nelson P. The ventral proximal nail fold: stem cell niche of the nail and equivalent to the follicular bulge—a study on developing human skin. *J Cutan Pathol.* 2012;39(9):835–843.

[167] Johnson M, Comaish JS, Shuster S. Nail is produced by the normal nail bed: a controversy resolved. *Br J Dermatol* 1991;125:27–29.

[168] De Berker D, Mawhinney B, Sviland L. Quantification of regional matrix nail production. *Br J Dermatol* 1996;134: 1083–1086.

[169] Leung Y, Kandyba E, Chen YB, et al. Bifunctional ectodermal

stem cells around the nail display dual fate homeostasis and adaptive wounding response toward nail regeneration. *Proc Natl Acad Sci U S A*. 2014;111(42):15114–15119.

[170] Kligman AM. Nails. In: Pillsbury DM, Shelley WB, Kligman AM, eds. *Dermatology*. Philadelphia, PA: WB Saunders; 1956:80–86.

[171] Kligman AM. Why do nails grow out instead of up? *Arch Dermatol* 1961;84:313–315.

[172] Krantz W. Beitrag zur anatomie des nagels. *Dermatol Z* 1932; 64:239–242.

[173] Cotsarelis G, Sun TT, Lavker RM. Label-retaining cells reside in the bulge area of pilosebaceous unit: implications for follicular stem cells, hair cycle, and skin carcinogenesis. *Cell* 1990;61:1329–1337.

[174] Ohyama M. Hair follicle bulge: a fascinating reservoir of epithelial stem cells. *J Dermatol Sci* 2007;46:81–89.

[175] Takeo M, Chou WC, Sun Q, et al. Wnt activation in nail epithelium couples nail growth to digit regeneration. *Nature* 2013;499:228–232.

[176] Parent D, Achten G, Stouffs-Vanhoof F. Ultrastructure of the normal human nail. *Am J Dermatopathol* 1985;7:529–535.

[177] Baran R, Sayag J. Nail biopsy–why, when, where, how? *J Dermatol Surg Oncol* 1976;2:322–324.

[178] Bennet RG. Technique of biopsy of nails. *J Dermatol Surg Oncol* 1976;2:325–326.

[179] Stone OJ, Barr RJ, Herten RJ. Biopsy of the nail area. *Cutis* 1978;21:257–260.

[180] Scher RK. Biopsy of the matrix of a nail. *J Dermatol Surg Oncol* 1980;6:19–21.

[181] Scher RK. Longitudinal resection of nails for purposes of biopsy and treatment. *J Dermatol Surg Oncol* 1980;6:805–807.

[182] Rich P. Nail biopsy: indications and methods. *J Dermatol Surg Oncol* 1992;18(8):673–682.

[183] Hwa C, Kovich OI, Stein JA. Achieving hemostasis after nail biopsy using absorbable gelatin sponge saturated in aluminum chloride. *Dermatol Surg* 2011;37:368–369.

[184] Luna LG. Preparation of tissues. In: Luna LG, ed. *Manual of Histologic Staining Methods of the Armed Forces Institute of Pathology*. 3rd ed. New York: McGraw-Hill; 1968:1–11.

[185] Rich P. Nail biopsy: indications and methods. *Dermatol Surg*. 2001;27(3):229–234.

[186] Wlodek C, Lecerf P, Andre J, et al. An international survey about nail histology processing techniques. *J Cutan Pathol* 2017;44:749–756.

[187] Baran R, de Berker DAR, Holzberg M, Thomas L. *Diseases of the Nails and their Management*. 4th ed. Chichester, UK: Wiley-Blackwell; 2012.

[188] Alkiewicz J, Pfister R. *Atlas der Nagelkrankheiten*. Stuttgart, Germany: Schattauer-Verlag; 1976.

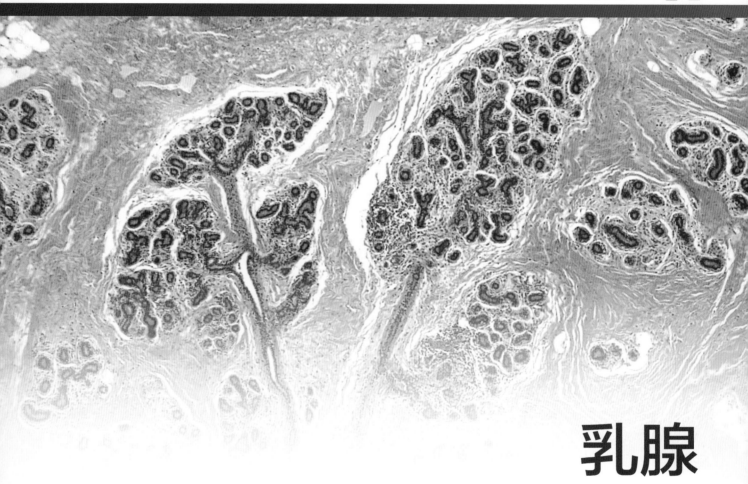

第 2 篇

乳腺

第3章 乳腺

■Laura C. Collins / Stuart J. Schnitt 著　■陈 健 译　■车拴龙 校

乳腺影像学的长足进步，为人们提供了多种辅助评估乳腺疾病的非侵入性检查方法[1-4]。然而到目前为止，组织病理学检查仍然是乳腺疾病诊断的基础，要对疾病做出正确诊断，必须对正常乳腺的组织学有深刻认识。"正常"的乳腺组织学表现受多种因素的影响，其中以性别、年龄、是否绝经、月经周期、妊娠及哺乳情况等最为重要，在判断一位患者的乳腺是否异常时，必须首先考虑上述因素。

1 胚胎学

人类乳腺从母体妊娠第5周开始发育，此时胎儿腹侧的外胚层开始增厚，形成从腋窝延伸至腹股沟的乳腺嵴（也称乳线）。随着胎儿发育，除胸部的部分区域外，其他部位逐渐退化、消失。任何部分退化不完全，将在出生后形成异位乳腺或副乳头，可发生于乳线的任何部位，最常见于腋窝、乳房下褶皱处和外阴[5-7]。

乳腺发育早期主要受类固醇性激素的影响[8]。妊娠15周后，发育中的乳腺对睾酮的敏感性短暂性提高，睾酮主要作用于间充质，在其影响下胸壁处上皮茎周围的间充质聚集形成乳腺芽，即乳腺发育的部位。实性上皮柱开始在间充质内生长，并最终形成乳腺叶或乳腺段。胎儿的部分真皮乳头层包绕发育中的上皮索，最终形成包绕乳腺导管和小叶的血管化纤维结缔组织，而更富于胶原的真皮网织层则伸入到乳腺内形成乳房悬韧带（又称Cooper韧带），将乳腺实质与皮肤连接起来。母体妊娠20~32周，部分间充质分化为胶原性间质内的脂肪组织。母体妊娠最后8周，在间充质旁分泌的影响下，实性上皮索分支开孔，形成小叶腺泡结构。输乳管汇聚处表皮下陷形成乳腺窝。出生前，乳腺窝外翻形成乳头。

在妊娠最后几周，胎儿乳腺对母体及胎盘分泌的类固醇激素有反应，因此腺泡内上皮可见分泌现象。出生时，母体和胎盘性激素撤退，刺激泌乳素分泌，泌乳素可刺激初乳分泌。此时，男性和女性新生儿均可触及增大的乳腺芽。在出生第1个月内，血清中母体和胎盘性激素及泌乳素逐渐减少，乳腺分泌活动停止，腺体退化，处于静止状态。一直到青春期前，乳腺主要由简单分支的输乳管构成，尽管可伴有一些原始的小叶结构，但无腺泡分化。

另一种可见于胎儿乳腺的现象是髓外造血，可持续存在于管周间质，直至出生后 4 个月（图 3.1）[9]。

2 青春期

女性从青春期开始出现雌激素和孕激素的周期性分泌，乳腺也随之开始发育。其他一些类固醇激素和肽类激素对乳腺的正常发育也非常重要（表 3.1）[8]。在雌激素的作用下，乳腺导管伸长、分支、上皮增厚[10]（图 3.2）。孕激素基本不参与此过程。雌激素优势的结果是管周结缔组织密度增加。间质内开始出现脂肪沉积，这是女性青春期乳房增大并隆起的主要原因。排卵周期中，孕激素在雌激素之后分泌，促进小叶腺泡发育和结缔组织生长。乳腺发育主要发生于青春期，但其发育过程可持续到 20 岁以后，乳腺的最终分化则发生于妊娠期。

男性青春期乳腺由纤维脂肪组织和被覆低立方细胞的导管构成。

3 成年女性乳腺

成年女性乳房内主要为脂肪组织，因此其大小主要受个体的体型影响，并且其重量变化很大，为

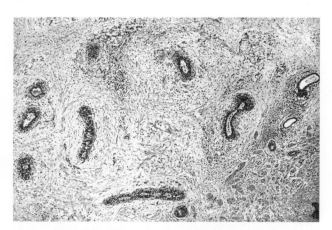

图 3.1 婴儿乳腺导管包埋于疏松结缔组织性间质中，间质内的单核细胞为造血细胞成分，提示存在髓外造血（感谢波士顿马萨诸塞州儿童医院 Theonia Boyd 博士提供图片）

表 3.1	
影响乳腺发育的主要类固醇激素和肽类激素	
激素	**作用**
雌激素	在青春期促进乳腺导管生长和分支 在妊娠期促进小叶腺泡生长 诱导孕激素受体反应（必需） 维持分泌或泌乳（非必需）
孕激素	促进小叶腺泡分化和生长 可能是正常雌激素预刺激乳腺的促细胞分裂剂 促进输乳管生长和分支（非必需）
睾酮	胎儿发育过程中刺激乳腺间充质产生 睾酮敏感期促进乳腺上皮周围间充质破坏
糖皮质激素	促进乳腺导管最大限度生长 妊娠期内促进小叶腺泡生长
胰岛素	促进乳腺导管－泡生长 促进乳腺上皮的蛋白质合成 提高乳腺分泌活性（与糖皮质激素和催乳素共同作用）
催乳素	产后刺激乳腺上皮生长 启动与维持泌乳
人胎盘催乳素	可替代催乳素促进乳腺上皮生长和分化的作用 妊娠中期具有刺激乳腺泡生长和生乳的作用
生长激素	在青春期促进乳腺导管生长和分支 可能与妊娠期间小叶腺泡的生长有关
甲状腺激素	增强乳腺上皮对催乳素的反应 可能促进小叶腺泡生长

注：引自 McCarty KS, Nath M. Breast. In: Sternberg SS, ed. Histology for Pathologists. Philadelphia, PA: Lippincott-Raven; 1997:71-82.

30～1000g，亦可超过 1000g。乳房位于前胸壁的胸大肌前方，垂直方向上位于第 2～6 肋骨间，水平方向上内起胸骨旁，外至腋中线，部分乳房组织可伸入腋窝（斯潘斯腋尾）。乳房侧面延伸至前锯肌，下方至腹外斜肌和腹直肌鞘上方。乳腺位于胸部的浅筋膜内，浅筋膜与颈部的浅筋膜和乳房悬韧带的腹侧浅层相接续。乳房与胸肌筋膜有清楚的界限，其他边缘均界限不清。尽管在解剖学上有一定的界限，但仅在镜下发现，小部分腺体组织可进入或穿过胸肌筋膜及上述解剖学界限。这种现象的临床意义在于，即使行乳房全切除术，依然不能去除所有的乳腺组织。乳房悬韧带为致密结缔组织，连接皮肤与胸肌筋膜，对乳房起到支撑作用。

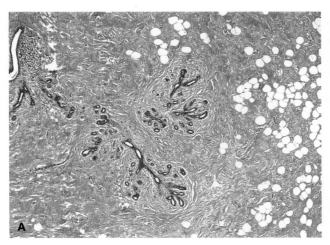
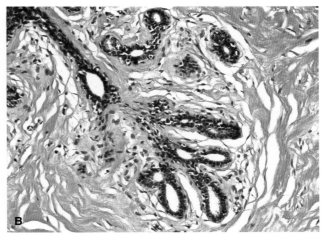

图 3.2　女性青春期乳腺由具有分支的输乳管和原始小叶构成（1 型小叶），间质由纤维结缔组织和脂肪组织构成。A. 低倍镜下青春期乳腺。B. 高倍镜下青春期乳腺

成年女性乳腺由一系列导管、小导管和小叶腺泡单位构成，包埋于由胶原纤维和脂肪组织构成的间质中。非哺乳期成年女性的乳腺以间质成分为主，纤维与脂肪组织所占比例在不同年龄与个体之间存在差异（图 3.3）。

乳腺导管 – 小叶系统形成"乳段"或乳腺叶结构。乳段结构可通过注入染料或放射性造影剂来清晰显示（图 3.4），但并无明确的解剖学界限，不仅手术时找不到乳段的边界，内眼检查和组织学检查皆难以识别。此外，乳段的分布和范围有显著的个体差异[11]，部分乳段还可能重叠。部分乳腺肿瘤（特别是导管原位癌）的进程呈乳段式分布，这一观点已被广泛接受。随着解剖学和形态学研究的进步，逐渐形成一种与上述观点相对应的乳腺癌发展学说，即"病变乳腺叶"学说[12-13]。早期乳腺癌（导管原位癌）是一种乳腺叶性疾病，常孤立地发生于单个导管系统（或乳腺叶）。因此，切除受累乳腺叶或乳段成为一个重要的外科手术目标。然而非常遗憾的是，术中不可能找到受累乳段的清晰边界。因此，所谓的"乳段切除术"仅仅是一个理论概念，而非一个实际可达到的目标。

乳段呈分支状，被形象地描述为"花树状"结构（图 3.5）[14]，乳腺叶为"花"，引流入小导管和导管（细支和分支），再汇入开口于乳头表面的输乳管（树干）。在乳头下方，这些导管扩张形成乳窦，乳窦终止于紧邻乳头表面的圆锥形壶腹处。

乳段的实际数量及其相互间的关系是一个有争论

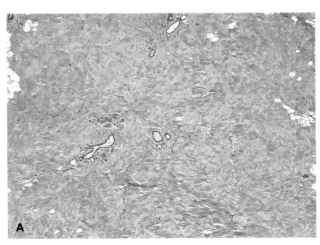
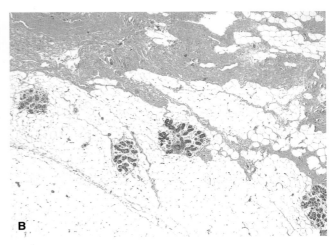

图 3.3　非哺乳期乳腺以由不同数量的胶原纤维和脂肪组织构成的间质成分为主。A. 低倍镜示乳腺间质内致密的胶原纤维。B. 低倍镜示乳腺间质内的大量脂肪组织

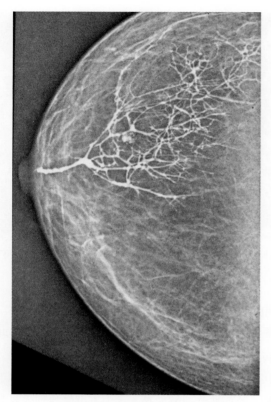

图 3.4   乳腺导管造影摄片（乳管造影摄片）：从乳头的一个输乳管注入造影剂，显示其中 1 个乳腺导管系统（乳段、乳腺叶）的复杂分支结构

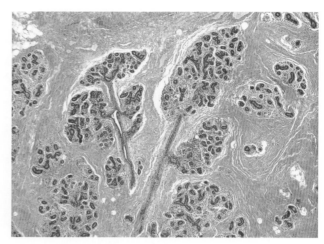

图 3.5   正常成年女性乳腺组织学，示小叶间导管、终末导管和乳腺小叶，乳腺小叶由聚集的小腺泡构成

的话题。多数教科书中指出，乳头表面有 15 ~ 20 个导管开口，因此乳腺内有与开口数量相同的导管系统、乳段或乳腺叶 [5-6,15-16]。然而一些乳腺导管注入研究发现，每个乳腺中仅有 5 ~ 15 个独立的导管系统（或乳段）。乳段数量与乳头导管开口数量之间有明显差异，可能的原因在于乳头处的部分开口为皮脂腺开口或其他不属于乳腺导管 – 小叶系统的管状结构，另一种可能的原因则是部分输乳管在进入乳头时立即形成分支或形成盲端 [16-17]。导管系统间的吻合问题也尚未探明，有研究显示，虽然导管系统可以彼此紧邻，甚至在一个特定的象限内相互缠绕，但彼此间并无连接 [16]。也有文献报道显示导管系统间存在吻合现象 [18]。

乳腺导管 – 小叶系统的上皮细胞均为双层结构，内层（腔面层）为上皮细胞层，外层（基底层）为肌上皮细胞层，这种双层结构是良恶性病变鉴别的重要指标之一 [19]。静止期乳腺中，导管和乳腺小叶的腔面上皮细胞为立方至柱状，胞质呈淡嗜酸性，核为相对一致的卵圆形，这些上皮细胞表达多种低分子量角蛋白，包括 CK7、CK8、CK18 和 CK19 [20-24]。

肌上皮细胞层总是存在，但其细胞形态多样（图3.6）。肌上皮细胞可为仅能勉强识别的平坦细胞，核浓缩，也可为具有丰富透明胞质的上皮样细胞。有时肌上皮细胞可呈肌样分化，表现为梭形细胞，胞质致密、嗜酸性，形似平滑肌细胞（图 3.7）。免疫组织化学染色标记有助于显示肌上皮细胞，即使在 HE 染色不易识别的病例中也可清楚显示。阳性标记物包括：肌动蛋白、钙调理蛋白、平滑肌肌球蛋白重链、p63、CD10 和 p75 等（图 3.8）[25-30]。这些标记物的敏感性和特异性，以及在终末导管 – 小叶单位（terminal duct lobular unit，TDLU）的定位均不同。肌上皮细胞还可表达高分子量细胞角蛋白 CK5/6、CK14 和 CK17 [20-24,31]，但 CK14 表达仅见于大导管和终末导管的肌上皮细胞，小叶间导管和腺泡的肌上皮细胞不表达 [32]。

正常乳腺的腔面上皮由处于不同分化状态的细胞构成，可用一组标记物来证实，包括雌激素受体（estrogen receptor，ER）、雄激素受体、维生素 D 受体、低分子量细胞角蛋白、高分子量细胞角蛋白和 Ki-67。有趣的是，每种细胞分别有免疫表型相对应的乳腺癌类型，提示存在这样一种可能性，即乳腺肿瘤具有对应正常细胞的表型或分化状态，此现象类似于造血系统肿瘤 [33]。

导管 – 小叶系统中还散在分布第三种细胞，这些

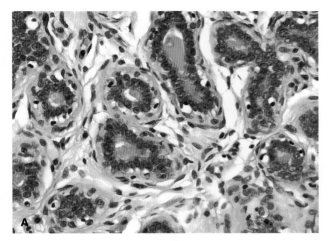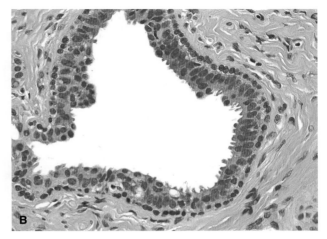

图 3.6　乳腺导管－小叶系统被覆双层上皮，内层为上皮细胞层，外层为肌上皮细胞层。A. 乳腺小叶的腺泡上皮细胞周围有明显或不明显的肌上皮细胞围绕（高倍放大）。B. 小叶间导管上皮细胞层和肌上皮细胞层非常清楚（高倍放大）

细胞表达高分子量细胞角蛋白 CK5 和 CK14，不表达腔面上皮细胞标记（如低分子量细胞角蛋白）或肌上皮细胞标记（如 SMA）。这些细胞被认为是可分化为腺上皮细胞和肌上皮细胞的祖细胞[34]。目前这些所谓的"祖细胞"与乳腺干细胞的关系尚无定论[34-35]。乳腺内的确存在具有干细胞特征的细胞（具有自我更新能力，可分化为不同的细胞系，并形成正常组织中的所有细胞类型）。乳腺干细胞在乳腺发育[36]和乳腺癌的发生过程[35,37-38]中具有非常重要的作用。尽管尚缺乏可准确区分乳腺干细胞的标记物组合，但目前认为，与之相关的表型特征包括：不表达雌激素受体和孕激素受体（progesterone receptor，PR），高表达 CD44，低或不表达 CD24，表达醛脱氢酶[38-39]。

乳腺导管、小导管和小叶腺泡周围的基底膜含Ⅳ型胶原蛋白和层粘连蛋白[21,40]。基底膜位于肌上皮细胞层外，将乳腺导管－小叶系统与周围的间质分隔开（图 3.9）。小叶间导管的基底膜之外，存在一个由成纤维细胞和毛细血管组成的区域。正常情况下，导管周围有数量不等的弹性组织，老年女性多于年轻女性。终末导管或腺泡周围一般没有弹性纤维围绕。

乳腺小叶及相应的终末导管单元统称为 TDLU。TDLU 是乳腺的结构和功能单位。在哺乳期，终末导管和乳腺小叶上皮均表现出分泌性改变。因此，TDLU 同时具有分泌和运输分泌物到小叶间导管的功能[15]。解剖学研究显示，许多曾经被认为发生于导管的病变（如囊肿、导管上皮增生和导管原位癌等）

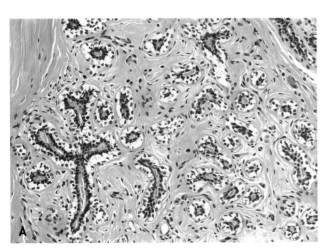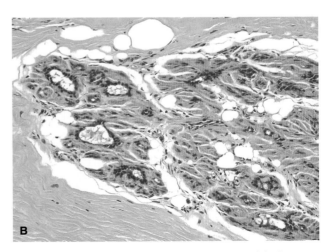

图 3.7　肌上皮细胞的组织学表现差异性较大。A. 此小叶内的肌上皮细胞有显著透明的细胞质。B. 此小叶内的肌上皮细胞显示肌样分化

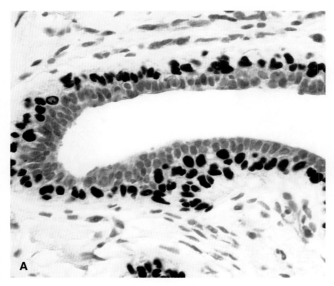

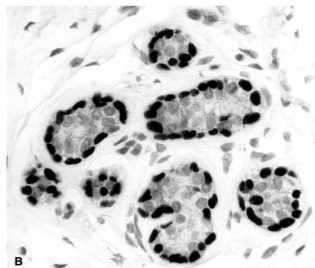

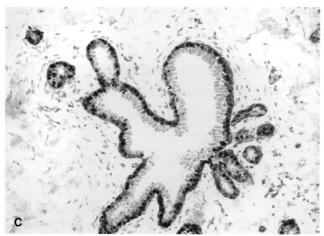

图 3.8　p63 免疫标记。小叶间导管（A）和小叶（B）肌上皮细胞核呈强阳性，上皮细胞核呈阴性。C. 双重标记 SMA（细胞质红色）和 p63（核棕色）可清楚显示围绕乳腺导管的肌上皮细胞，上皮细胞 SMA 和 p63 染色均为阴性

实际上发生于 TDLU，其导管样结构是由于腺泡融合所形成的。乳腺的大多数病理学改变包括原位癌和浸润癌，一般认为均发生于 TDLU[14,41]。实际上，常见肿瘤中只有孤立性导管内乳头状瘤是发生于大中导管，而不是 TDLU 的病变（图 3.10）。

正常小叶由数量不等的终末小管盲端（腺泡）构成，均为典型的双层结构。小叶内腺泡包埋于疏松的纤维血管性小叶内间质中，间质内还可见不同数量的淋巴细胞、浆细胞、巨噬细胞和肥大细胞。这种特化的小叶内间质与周围致密的显著胶原化且细胞稀少的小叶间间质、间质脂肪组织分界清楚（图 3.11）。偶尔在小叶外间质内可见多核巨细胞[42]，其意义尚不清楚，有时可对诊断造成很大困扰，需要注意不要误诊为浸润性癌（图 3.12）。

乳腺小叶的大小和小叶内腺泡的数量变化很大，

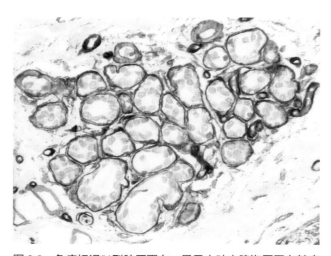

图 3.9　免疫标记Ⅳ型胶原蛋白，显示小叶内腺泡周围有基底膜围绕

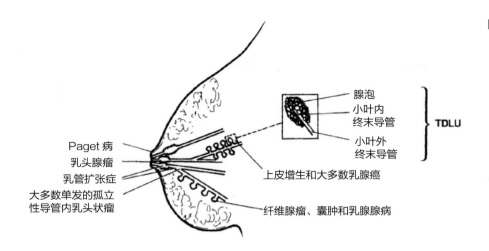

图 3.10　乳腺示意图，显示疾病发生部位（引自 Schnitt SJ, Millis RR, Hanby AM, Oberman HA. The breast. Mills SE, Carter D, Greeson JK, Oberman HA, Reuter VE, Stoler MH eds. Sternberg's Diagnostic Surgical Pathology. 4th ed. Philadelphia: Lippincott Williams & Wilkins; 2004: 323-398.）

Russo[43-45] 等将小叶分为 4 种类型。1 型小叶基本处于原始状态（图 3.2），多见于青春期前和未经产的女性，占该组女性乳腺小叶的 65% ~ 80%，这些小叶主要由导管及腺泡芽组成。但在实际工作中，难以可靠地区分 1 型小叶（即未充分发育的小叶）与因复旧而导致的腺泡数量减少。随着更多腺泡芽的出现，1 型小叶逐渐发育为更为成熟的小叶类型（2 型和 3 型）。1 型、2 型和 3 型小叶内平均腺泡芽的数量分别为 11、47 和 80。最近的研究表明，正常小叶的组织学表现可能与之后发生乳腺癌的风险相关。尤其值得注意的是，以 1 型小叶为主或小叶经历复旧过程的女性，其发生乳腺癌的危险性低于以 3 型小叶为主或小叶未经历复旧过程的女性[46-48]。虽然有一些证据显示，整个乳腺的复旧状态是一致的，此状态可用于评估患癌风险，但在实际工作中报告主要小叶类型的价值还有待验证[49]。

乳腺小叶内的上皮和间质成分随月经周期而发生相应的形态学改变（表 3.2）[50-53]。这些改变在同一乳腺的不同小叶，甚至相邻小叶都有可能不同，但每一时段必定以某一形态学改变为主。这些改变与妊娠及哺乳期的乳腺改变相比，或与月经周期不同时相的子宫内膜改变相比，显得非常细微。

TDLU 上皮细胞的胞质偶可出现明显的透明细胞改变，可见于绝经前和绝经后女性，似乎与妊娠或使用外源性激素无关[54]。

乳头乳晕复合体为圆形皮肤色素加深区域，此处有大量感觉神经末梢。乳头位于中央，隆起于周围乳晕，其顶部有 15 ~ 20 个小孔，但正如前文所述，开

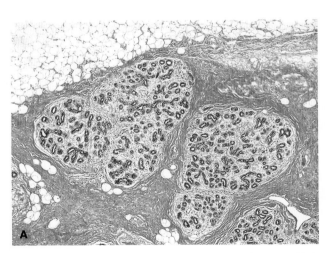
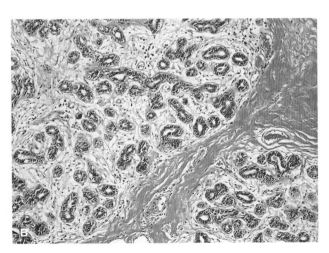

图 3.11　小叶内和小叶间间质。A. 小叶间间质疏松，小叶间间质主要由致密性胶原和脂肪组织构成（低倍放大）。B. 高倍镜下显示比较疏松的小叶内间质与胶原化的小叶间间质（高倍放大）

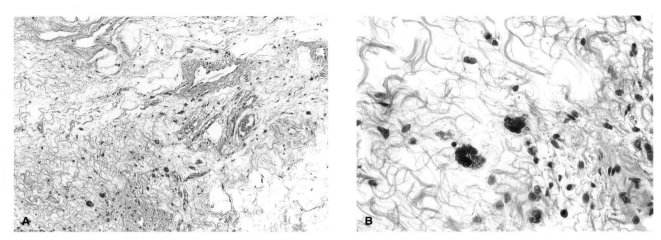

图 3.12 间质内多核巨细胞。A. 间质内散在分布多核巨细胞（低倍放大）。B. 高倍放大显示多核巨细胞的细胞学特征，细胞具有间质细胞表型，尽管形态学表现令人担忧，但临床意义不明

表 3.2			
月经周期中小叶的组织学变化			
月经周期	**上皮**	**腺腔**	**小叶内间质**
卵泡早期	细胞：单一细胞类型（小、多边形，细胞质淡染，呈嗜酸性）；肌上皮细胞不明显 排列方向：不明显 分泌物：无 核分裂/凋亡：罕见	多数闭合，不明显	致密、细胞丰富，有饱满的成纤维细胞
卵泡晚期	细胞：3 种细胞，位于腔面的嗜碱性细胞、位于中间的淡染细胞（类似于卵泡早期的细胞）及胞质透明的肌上皮细胞 排列方向：围绕腺腔呈放射状 分泌物：无 核分裂/凋亡：罕见	明显	与黄体早期相比，细胞更少，胶原化更明显
黄体早期	细胞：3 种细胞，有轻微胞质顶突的位于腔面的嗜碱性细胞、位于中间的淡染细胞及胞质明显空泡化且气球样变的肌上皮细胞 排列方向：围绕腺腔呈放射状 分泌物：少量 核分裂/凋亡：罕见	开放，比卵泡期更大，有少量分泌物	疏松
黄体晚期	细胞：3 种细胞，有明显胞质顶突的腔面嗜碱性细胞，位于中间的淡染细胞和胞质显著空泡化的肌上皮细胞 排列方向：围绕腺腔呈放射状 分泌物：腔面上皮细胞进行活跃的顶浆分泌 核分裂/凋亡：常见（核分裂活性最高）	开放，有分泌物	疏松水肿、血管充血
月经期	细胞：2 种细胞，胞质稀少且胞质顶突比黄体晚期少的腔面嗜碱性细胞和胞质广泛空泡化的肌上皮细胞 排列方向：围绕腺腔呈放射状 分泌物：重吸收 核分裂/凋亡：罕见	扩张，有分泌物	致密、细胞丰富

注：引自 McCarty KS, Nath M. Breast. In: Sternberg SS, ed. Histology for Pathologists. Philadelphia, PA: Lippincott-Raven; 1997: 71-82.

口数量与乳段数量并不一致。在非哺乳期乳腺，这些开口处有角蛋白栓。乳晕表面有许多小的圆形隆起，称为蒙哥马利结节（乳晕结节）。

乳头、乳晕及输乳管末端的一小部分均被覆复层角化鳞状上皮。乳头乳晕复合体上皮中偶可见到透明细胞，呈良性细胞学表现，应注意不要与 Paget 细胞相混淆（图 3.13）[55-56]，这些细胞部分为透明的角质形成细胞，部分则可能是表皮内的乳腺导管上皮细胞（Toker 细胞）[56]。

位于真皮乳头层的乳腺导管系统近端分支呈皱褶样或锯齿状（图 3.14），这些导管周围间质内有丰富的环形和纵向分布的平滑肌束、胶原纤维和弹性纤维（图 3.15）。乳头内偶尔可见到乳腺小叶[57]。整个乳晕真皮层，甚至其周边区域均可能有乳腺导管分布，这些导管可延伸至距表皮基底层不足 1mm 处[58]。

除乳晕周边外，乳头乳晕复合体缺乏毛囊皮脂腺单位和毛发，但其真皮层有大量皮脂腺，部分腺体直接开口于乳头和乳晕表面，部分引流入输乳管或与输乳管共用一个开口。蒙哥马利结节由皮脂腺和一条伴行的输乳管构成（图 3.16）[59]。在妊娠期，这些结节变得更加明显。乳头和乳晕真皮内也可能见到大汗腺。

乳腺实质内偶尔还可见到内乳淋巴结[60-61]，可能于其他病变行手术切除时偶然发现，乳腺造影图像表现为高密度影[62]。

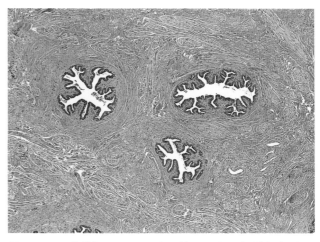

图 3.14　乳头横切面。显示输乳管呈不规则的皱褶状或锯齿状

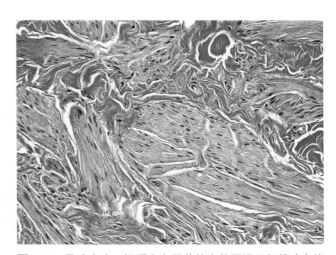

图 3.15　乳头真皮、间质内有显著的束状平滑肌纤维（高倍放大）

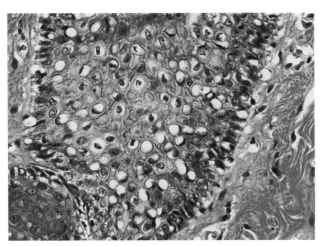

图 3.13　乳头表皮内可见透明细胞。一些细胞内有大的细胞质空泡，极度透明，不要与 Paget 细胞相混淆

4　妊娠和哺乳

人类乳腺直到妊娠期才发育完全。妊娠期间，乳腺上皮重新开始增生。在雌激素、孕激素、催乳素及生长激素的作用下，上皮细胞增生，小叶腺泡分化，导致乳腺小叶数量显著增加，肾上腺糖皮质激素和胰岛素可进一步促进上皮细胞增生。乳腺小叶数量增加，体积增大，小叶内和小叶外间质所占比例减少。妊娠第 3 个月末，乳腺明显增大，表浅静脉扩张，乳晕色素沉着加深。

妊娠中后期，乳腺小叶继续增生，小叶内腺泡呈单层上皮。由于上皮细胞体积增大，数量增加，腺泡

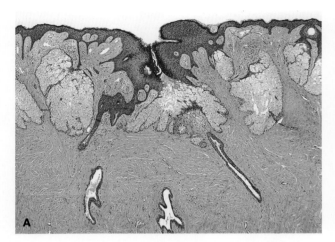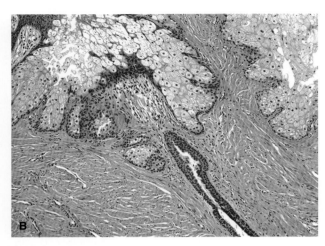

图 3.16　蒙哥马利结节由皮脂腺和一条伴行的输乳管构成。A. 低倍放大。B. 高倍放大

内肌上皮细胞难以识别，但小叶间导管的肌上皮细胞仍然非常明显。扩张非常显著的小叶内上皮细胞开始出现空泡化，并有分泌物积聚。分娩后的泌乳期乳腺出现特征性改变，表现为小叶腺泡扩张，腔内充满大量分泌物，上皮细胞的细胞质显著空泡化，许多细胞呈球形或鞋钉样伸入腺泡腔（图 3.17），肌上皮细胞不明显。初学者对妊娠和哺乳期旺炽性改变可能会非常担心；妊娠期乳腺内偶见梗死，更加令初学者困惑 [63]。

停止哺乳后，乳腺开始复旧过程并逐步恢复到正常的静止状态。复旧是一个不均衡的过程，常持续数月。处于复旧过程中的乳腺小叶轮廓不规则，常伴有淋巴细胞和浆细胞浸润 [64-65]，偶尔在非妊娠女性乳腺

内可见到孤立的呈分泌性改变的小叶，此现象也可见于未经产妇女。

5　绝经

绝经后期，雌激素和孕激素水平降低，乳腺 TDLU 萎缩退化，腺泡体积变小，复杂程度降低，乳腺小叶失去特化的小叶内间质 [66-67]，导管可有不同程度扩张。绝经后的乳腺特征为腺体组织及胶原性间质显著减少，常伴有间质脂肪成分增加。退化终末期的典型表现为 TDLU 残迹，由导管和萎缩的腺泡构成，被透明变性的结缔组织围绕，或包埋于脂肪组织内，周围缺乏或仅有少量间质（图 3.18）。

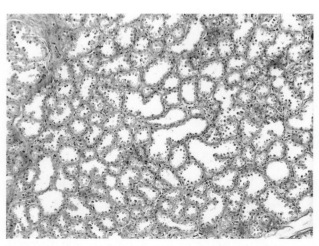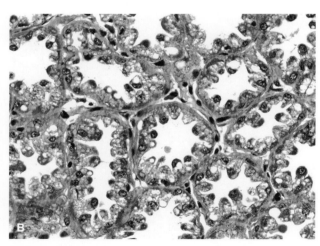

图 3.17　哺乳期乳腺组织。A. 小叶内有大量体积增大、腺腔扩张的腺泡，间质稀少。B. 高倍镜示上皮细胞显著增大，细胞质空泡化，突起伸入腺泡腔，部分细胞呈鞋钉样，肌上皮细胞不明显

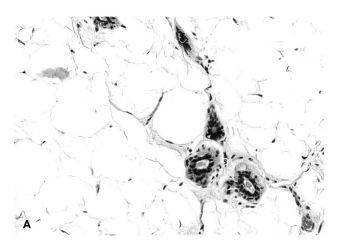
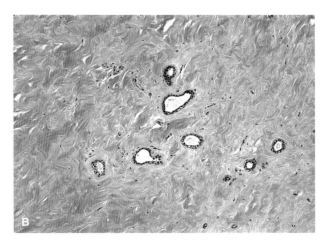

图 3.18　绝经后乳腺。A. 乳腺主要由脂肪性间质构成，仅见少量萎缩小导管。B. 小叶仅残留数个萎缩的腺泡，小叶内正常的疏松性间质被纤维性间质所取代

6　血供

乳腺的血供主要来自内乳动脉和胸外侧动脉。内乳动脉穿支占乳腺血供的 60%，主要为乳腺内侧和中央部分提供血供。约 30% 乳腺组织，特别是乳腺上部和外侧，主要血供来自胸外侧动脉。胸肩峰动脉分支、肋间动脉分支、肩胛下动脉分支和胸背动脉分支也为乳腺提供少量血供[7]。

与其他部位一样，乳腺的静脉回流也有很大的个体差异，但主要还是伴随动脉系统。表浅静脉网络从外侧横向穿过皮下组织到达内侧，回流至胸内静脉。乳腺深部静脉回流有 3 个途径：胸廓内静脉穿支、腋静脉分支及肋间静脉分支，回流入椎静脉和椎静脉丛[8,68]。

7　淋巴引流

乳腺淋巴引流有 4 条路径：皮肤、腋窝、胸廓内及肋间后淋巴管。皮肤淋巴引流包括位于真皮的浅层淋巴丛，以及乳晕下区与乳腺导管伴随的较深的淋巴管网络，大部分皮肤淋巴管引流至同侧腋窝，乳腺下方皮肤淋巴管可引流入腹腔淋巴丛，最终进入肝淋巴结和腹内淋巴结。

乳腺实质内的淋巴引流有 3 种途径，其中以腋窝淋巴引流最为重要，占乳腺淋巴引流的绝大部分。胸廓内淋巴引流所占比例不超过 10%，最终引流入内乳淋巴结[7]。肋间后淋巴引流占比最小，引流入肋间后淋巴结。乳腺淋巴液最终通过胸导管、颈下淋巴结或颈 – 锁骨下静脉汇合处（静脉角）排入大静脉。对淋巴引流途径的认识有助于前哨淋巴结活检术的实施，因为有时发现的前哨淋巴结并不位于腋窝[5,7-8]。

8　成年男性乳腺

成年男性乳腺与女性乳腺相比，相同点为均表现为腺性上皮分布于间质中，间质含不同数量的胶原纤维和脂肪组织；不同点在于成年男性乳腺的上皮成分仅为分支导管，而没有小叶结构。

9　生物学标记物、免疫表型和分子生物学

9.1　雌激素受体和孕激素受体

至 少 有 两 种 不 同 的 雌 激 素 受 体（estrogen recepton，ER），分 别 为 ERα 和 ERβ，对 ERα 的研究比较多。免疫组织化学法显示，ERα 表达于导管和乳腺小叶上皮细胞的细胞核，乳腺小叶内细胞呈阳性的比例高于导管。但即使是在乳腺小叶内，ERα 阳性的细胞也仅占非常小的比例。乳腺小叶内 ERα 阳性细胞通常单个散在分布于 ERα 阴性细胞之间（图

3.19）[69]。此外，即使同一乳腺内的不同小叶，其 ERα 也呈异质性表达。有趣的是，绝经前女性乳腺组织中，ERα 的表达情况与细胞增殖标记物呈负相关。多数 ERα 阳性细胞不表达 Ki-67，多数 Ki-67 阳性细胞也不表达 ERα。ERα 阳性细胞比例随年龄增大而逐渐增加，绝经后阳性比例则相对稳定。随年龄的增加和复旧改变而出现连续 ERα 阳性细胞的小叶增多[69]。此外，随年龄的增加，ERα 阳性的增生细胞的比例增加[69]。绝经前女性 ERα 表达情况随月经周期而发生变化，卵泡期高于黄体期[70]。肌上皮细胞不表达 ERα[33]。

乳腺还可表达第二种 ER，即 ERβ。ERβ 不仅表达于导管和乳腺小叶的上皮细胞，也表达于肌上皮细胞、内皮细胞和间质细胞[70-73]，且其表达情况不受月经周期的影响。曾经有人认为，ERβ 与 ERα 的相对水平有助于判断乳腺患癌风险，较高的 ERβ 与 ERα 比值对乳腺肿瘤演进有预防作用[71]。然而，ERβ 在正常乳腺中的生理学功能、在乳腺癌发生机制中的作用，以及 ERβ 的哪一种亚型作用最大，还需要进一步研究[74]。

与 ER 相比，关于 PR 在正常乳腺中的表达情况的研究不多。与 ERα 一样，PR 表达于导管和乳腺小叶上皮细胞，但似乎不受月经周期的影响[70]。

9.2　其他生物学标记物及免疫表型特征

用于良性乳腺组织研究的标记物多种多样[75]，但多数不是本章所需要涉及的内容，这里仅对其中一些有特殊意义的标记进行简单介绍。罕见情况下，

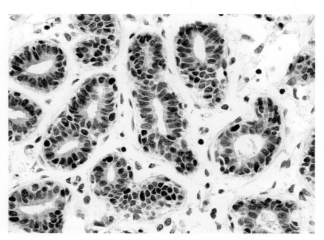

图 3.19　正常小叶内少数上皮细胞的细胞核表达 ERα

正常乳腺上皮可有 HER2 蛋白超表达、p53 蛋白聚集或 p53 突变，但其临床意义并不清楚。三阴性乳腺癌（ER、PR、HER2 蛋白均阴性）癌旁的正常上皮，以及 BRCA1 突变携带者的上皮更常出现 p53 改变，提示这种 "p53 标记" 可能是 p53 相关高级别癌的易感因素[76-77]。

正常乳腺上皮细胞恒定表达抗凋亡蛋白 bcl-2[78]。正常肌上皮细胞强阳性表达 S-100 蛋白，而腺上皮细胞表达多种蛋白[79]。上皮细胞还不同程度表达酪蛋白[80]、α-乳清蛋白[81]、GCDFP-15[82]、乳腺球蛋白（mammaglobin）[83]、GATA3 和 c-kit 受体（CD117）[84]。此外，上皮细胞还表达 CK7、CK8、CK18 和 CK19[20-24]，肌上皮细胞表达 CK5/6、CK14 和 CK17[20-24,31]。

9.3　分子学标记物

用于测定 DNA、RNA 和蛋白质的现代分子生物学技术，特别是在激光捕获显微切割技术的辅助下[85]，可极大地增强我们对乳腺肿瘤形成机制的理解，甚至让我们可以重新定义什么是 "正常" 组织。大量的研究证实，一些组织学正常的 TDLU 可存在异常的基因表型，包括发生于不同染色体位点的杂合性丢失[86-87]或等位基因失衡[88-89]，或基因表达谱的改变[90]，这些发生于组织学表现正常乳腺组织的基因和分子改变的意义尚有待于探明。采用这些技术对正常乳腺组织的研究，也将有助于进一步确定祖细胞或干细胞的存在及其本质，以及它们在乳腺发育和癌变中的作用[23,91-93]，还有助于确定正常与异常的组织和细胞不同的基因表型及蛋白表达模式[94-97]。

10　结论

正常乳腺的组织学特征呈动态变化，最大的影响因素是年龄和激素环境。对正常乳腺组织学表现的理解，是准确区分生理学改变与病理学改变的基础。

参考文献

[1] Jochelson M. Breast cancer imaging: the future. *Semin Oncol* 2001;28(3):221–228.

[2] Leung JW. New modalities in breast imaging: digital mammography, positron emission tomography, and sestamibi scintimammography. *Radiol Clin North Am* 2002;40(3):467–482.

[3] Koomen M, Pisano ED, Kuzmiak C, et al. Future directions in breast imaging. *J Clin Oncol* 2005;23(8):1674–1677.

[4] Hylton N. Magnetic resonance imaging of the breast: opportunities to improve breast cancer management. *J Clin Oncol* 2005;23(8):1678–1684.

[5] Rosen PP. *Rosen's Breast Pathology*. 3rd ed. Philadelphia, PA: Lippincott Williams & Wilkins; 2009.

[6] Tavassoli FA. Normal development and anomalies. In: Tavassoli FA, ed. *Pathology of the Breast*. 2nd ed. Stamford, CT: Appelton and Lange; 1999:1–25.

[7] Osborne MP. Breast anatomy and development. In: Harris JR, Lippman ME, Morrow M, Osborne CK, eds. *Diseases of the Breast*. 4th ed. Philadelphia, PA: Lippincott Williams and Wilkins; 2010:3–11.

[8] McCarty KS, Nath M. Breast. In: Sternberg SS, ed. *Histology for Pathologists*. Philadelphia, PA: Lippincott-Raven; 1997: 71–82.

[9] Anbazhagan R, Bartek J, Monaghan P, et al. Growth and development of the human infant breast. *Am J Anat* 1991; 192(4): 407–417.

[10] Monaghan P, Perusinghe NP, Cowen P, et al. Peripubertal human breast development. *Anat Rec* 1990;226(4):501–508.

[11] Going JJ, Moffat DF. Escaping from Flatland: clinical and biological aspects of human mammary duct anatomy in three dimensions. *J Pathol* 2004;203(1):538–544.

[12] Going JJ, Mohun TJ. Human breast duct anatomy, the 'sick lobe' hypothesis and intraductal approaches to breast cancer. *Breast Cancer Res Treat* 2006;97(3):285–291.

[13] Tot T. The theory of the sick breast lobe and the possible consequences. *Int J Surg Pathol* 2007;15(4):369–375.

[14] Jensen HM. Breast pathology, emphasizing precancerous and cancer-associated lesions. In: Bulbrook RO, Taylor DJ, eds. *Commentaries on Research in Breast Disease*. Vol. 2. New York: Alan R. Liss; 1981:41–86.

[15] Page OL, Anderson TJ. *Diagnostic Histopathology of the Breast*. Edinburgh: Churchill Livingstone; 1987.

[16] Love SM, Barsky SH. Anatomy of the nipple and breast ducts revisited. *Cancer* 2004;101(9):1947–1957.

[17] Rusby JE, Brachtel EF, Michaelson JS, et al. Breast duct anatomy in the human nipple: three-dimensional patterns and clinical implications. *Breast Cancer Res Treat* 2007;106(2): 171–179.

[18] Ohtake T, Kimijima I, Fukushima T, et al. Computer-assisted complete three-dimensional reconstruction of the mammary ductal/lobular systems: implications of ductal anastomoses for breast-conserving surgery. *Cancer* 2001;91(12):2263–2272.

[19] Schnitt SJ, Millis RR, Hanby AM, et al. *The Breast*. In: Mills SE, ed. *Diagnostic Surgical Pathology*. 4th ed. Philadelphia, PA: Lippincott, Williams & Wilkins; 2004:323–395.

[20] Jarasch ED, Nagle RB, Kaufmann M, et al. Differential diagnosis of benign epithelial proliferations and carcinomas of the breast using antibodies to cytokeratins. *Hum Pathol* 1988; 19(3):276–289.

[21] Bocker W, Bier B, Freytag G, et al. An immunohistochemical study of the breast using antibodies to basal and luminal keratins, alpha-smooth muscle actin, vimentin, collagen IV and laminin. Part I: Normal breast and benign proliferative lesions. *Virchows Arch A Pathol Anat Histopathol* 1992;421(4):315–322.

[22] Heatley M, Maxwell P, Whiteside C, et al. Cytokeratin intermediate filament expression in benign and malignant breast disease. *J Clin Pathol* 1995;48(1):26–32.

[23] Bocker W, Moll R, Poremba C, et al. Common adult stem cells in the human breast give rise to glandular and myoepithelial cell lineages: a new cell biological concept. *Lab Invest* 2002;82(6): 737–746.

[24] Abd El-Rehim DM, Pinder SE, Paish CE, et al. Expression of luminal and basal cytokeratins in human breast carcinoma. *J Pathol* 2004;203(2):661–671.

[25] Yaziji H, Gown AM, Sneige N. Detection of stromal invasion in breast cancer: the myoepithelial markers. *Adv Anat Pathol* 2000;7(2):100–109.

[26] Barbareschi M, Pecciarini L, Cangi MG, et al. p63, a p53 homologue, is a selective nuclear marker of myoepithelial cells of the human breast. *Am J Surg Pathol* 2001;25(8): 1054–1060.

[27] Moritani S, Kushima R, Sugihara H, et al. Availability of CD10 immunohistochemistry as a marker of breast myoepithelial cells on paraffin sections. *Mod Pathol* 2002;15(4):397–405.

[28] Yeh IT, Mies C. Application of immunohistochemistry to breast lesions. *Arch Pathol Lab Med* 2008;132(3):349–358.

[29] Bhargava R, Dabbs DJ. Use of immunohistochemistry in diagnosis of breast epithelial lesions. *Adv Anat Pathol* 2007; 14(2):93–107.

[30] Popnikolov NK, Cavone SM, Schultz PM, et al. Diagnostic utility of p75 neurotrophin receptor (p75NTR) as a marker of breast myoepithelial cells. *Mod Pathol* 2005;18(12): 1535–1541.

[31] Nielsen TO, Hsu FD, Jensen K, et al. Immunohistochemical and clinical characterization of the basal-like subtype of invasive breast carcinoma. *Clin Cancer Res* 2004;10(16):5367–5674.

[32] Going JJ. *Normal Breast*. In: O'Malley FP, Pinder SE, Goldblum JR, eds. Philadelphia, PA: Churchill, Livingstone, Elsevier; 2006:55–65.

[33] Santagata S, Thakkar A, Ergonul A, et al. Taxonomy of breast cancer based on normal cell phenotype predicts outcome. *J Clin Invest* 2014;124(2):859–870.

[34] Boecker W, Weigel S, Handel W, et al. The normal breast. In: Boecker W, ed. *Preneoplasia of the Breast: A New Conceptual Approach to Proliferative Breast Disease*. Munich: Elsevier; 2006: 2–27.

[35] Cariati M, Purushotham AD. Stem cells and breast cancer. *Histopathology* 2008;52(1):99–107.

[36] Shackleton M, Vaillant F, Simpson KJ, et al. Generation of a functional mammary gland from a single stem cell. *Nature* 2006;439(7072):84–88.

[37] Morimoto K, Kim SJ, Tanei T, et al. Stem cell marker aldehyde dehydrogenase 1-positive breast cancers are characterized by negative estrogen receptor, positive human epidermal growth factor receptor type 2, and high Ki67 expression. *Cancer Sci* 2009;100(6):1062–1068.

[38] Zhou L, Jiang Y, Yan T, et al. The prognostic role of cancer stem cells in breast cancer: A meta-analysis of published literatures. *Breast Cancer Res Treat* 2010;122(3):795–801.

[39] Al-Hajj M, Wicha MS, Benito-Hernandez A, et al. Prospective identification of tumorigenic breast cancer cells. *Proc Natl Acad Sci U S A* 2003;100(7):3983–3988.

[40] Barsky SH, Siegal GP, Jannotta F, et al. Loss of basement membrane components by invasive tumors but not by their benign counterparts. *Lab Invest* 1983;49(2):140–147.

[41] Wellings SR, Jensen HM, Marcum RG. An atlas of subgross pathology of the human breast with special reference to possible

precancerous lesions. *J Natl Cancer Inst* 1975;55(2): 231–273.

[42] Rosen PP. Multinucleated mammary stromal giant cells: a benign lesion that simulates invasive carcinoma. *Cancer* 1979; 44(4):1305–1308.

[43] Russo J, Russo IH. Development of the human mammary gland. In: Neville MC, Daniel CW, eds. *The Mammary Gland Development, Regulation and Function*. New York: Plenum Press; 1987:67–93.

[44] Russo J, Rivera R, Russo IH. Influence of age and parity on the development of the human breast. *Breast Cancer Res Treat* 1992;23(3):211–218.

[45] Russo J, Romero AL, Russo IH. Architectural pattern of the normal and cancerous breast under the influence of parity. *Cancer Epidemiol Biomarkers Prev* 1994;3(3):219–224.

[46] Baer HJ, Collins LC, Connolly JL, et al. Lobule type and subsequent breast cancer risk: Results from the Nurses' Health Studies. *Cancer* 2009;115(7):1404–1411.

[47] Milanese TR, Hartmann LC, Sellers TA, et al. Age-related lobular involution and risk of breast cancer. *J Natl Cancer Inst* 2006;98(22):1600–1607.

[48] Radisky DC, Visscher DW, Frank RD, et al. Natural history of age-related lobular involution and impact on breast cancer risk. *Breast Cancer Res Treat* 2016;155(3):423–430.

[49] Vierkant RA, Hartmann LC, Pankratz VS, et al. Lobular involution: Localized phenomenon or field effect? *Breast Cancer Res Treat* 2009;117(1):193–196.

[50] Vogel PM, Georgiade NG, Fetter BF, et al. The correlation of histologic changes in the human breast with the menstrual cycle. *Am J Pathol* 1981;104(1):23–34.

[51] Longacre TA, Bartow SA. A correlative morphologic study of human breast and endometrium in the menstrual cycle. *Am J Surg Pathol* 1986;10(6):382–393.

[52] Ramakrishnan R, Khan SA, Badve S. Morphological changes in breast tissue with menstrual cycle. *Mod Pathol* 2002;15(12): 1348–1356.

[53] Anderson TJ. Normal breast: myths, realities, and prospects. *Mod Pathol* 1998;11(2):115–119.

[54] Tavassoli FA, Yeh IT. Lactational and clear cell changes of the breast in nonlactating, nonpregnant women. *Am J Clin Pathol* 1987;87(1):23–29.

[55] Toker C. Clear cells of the nipple epidermis. *Cancer* 1970; 25(3):601–610.

[56] Kohler S, Rouse RV, Smoller BR. The differential diagnosis of pagetoid cells in the epidermis. *Mod Pathol* 1998;11(1): 79–92.

[57] Rosen PP, Tench W. Lobules in the nipple. Frequency and significance for breast cancer treatment. *Pathol Annu* 1985; 20(Pt 2):317–322.

[58] Schnitt SJ, Goldwyn RM, Slavin SA. Mammary ducts in the areola: implications for patients undergoing reconstructive surgery of the breast. *Plast Reconstr Surg* 1993;92(7):1290–1293.

[59] Smith DM, Jr., Peters TG, Donegan WL. Montgomery's areolar tubercle. A light microscopic study. *Arch Pathol Lab Med* 1982;106(2):60–63.

[60] Egan RL, McSweeney MB. Intramammary lymph nodes. *Cancer* 1983;51(10):1838–1842.

[61] Jadusingh IH. Intramammary lymph nodes. *J Clin Pathol* 1992;45(11):1023–1026.

[62] Svane G, Franzen S. Radiologic appearance of nonpalpable intramammary lymph nodes. *Acta Radiol* 1993;34(6): 577–580.

[63] Oberman HA. Breast lesions confused with carcinoma. In: McDivitt R, Oberman H, Ozello L, ed. *The Breast*. Baltimore, MD: Williams and Wilkins; 1984:1–3.

[64] Battersby S, Anderson TJ. Proliferative and secretory activity in the pregnant and lactating human breast. *Virchows Arch A Pathol Anat Histopathol* 1988;413(3):189–196.

[65] Battersby S, Anderson TJ. Histological changes in breast tissue that characterize recent pregnancy. *Histopathology* 1989; 15(4):415–419.

[66] Hutson SW, Cowen PN, Bird CC. Morphometric studies of age related changes in normal human breast and their significance for evolution of mammary cancer. *J Clin Pathol* 1985; 38(3):281–287.

[67] Cowan DF, Herbert TA. Involution of the breast in women aged 50–104 years: A histopathological study of 102 cases. *Surg Pathol* 1989;2(4):323–333.

[68] Rosen PP. *Rosen's Breast Pathology*. 2nd ed. Philadelphia, PA: Lippincott Williams & Wilkins; 2001:381–404.

[69] Shoker BS, Jarvis C, Sibson DR, et al. Oestrogen receptor expression in the normal and pre-cancerous breast. *J Pathol* 1999;188(3):237–244.

[70] Shaw JA, Udokang K, Mosquera JM, et al. Oestrogen receptors alpha and beta differ in normal human breast and breast carcinomas. *J Pathol* 2002;198(4):450–457.

[71] Shaaban AM, O'Neill PA, Davies MP, et al. Declining estrogen receptor-beta expression defines malignant progression of human breast neoplasia. *Am J Surg Pathol* 2003;27(12): 1502–1512.

[72] Speirs V, Walker RA. New perspectives into the biological and clinical relevance of oestrogen receptors in the human breast. *J Pathol* 2007;211(5):499–506.

[73] Younes M, Honma N. Estrogen receptor β. *Arch Pathol Lab Med* 2011;135(1):63–66.

[74] Haldosen LA, Zhao C, Dahlman-Wright K. Estrogen receptor beta in breast cancer. *Mol Cell Endocrinol* 2014;382(1): 665–672.

[75] Krishnamurthy S, Sneige N. Molecular and biologic markers of premalignant lesions of human breast. *Adv Anat Pathol* 2002;9(3):185–197.

[76] Wang X, Stolla M, Ring BZ, et al. p53 alteration in morphologically normal/benign breast tissue in patients with triplenegative high-grade breast carcinomas: breast p53 signature? *Hum Pathol* 2016;55:196–201.

[77] Wang X, El-Halaby AA, Zhang H, et al. P53 alteration in morphologically normal/benign breast luminal cells in BRCA carriers with or without history of breast cancer. *Hum Pathol* 2017;68:22–25.

[78] Siziopikou KP, Prioleau JE, Harris JR, et al. bcl-2 expression in the spectrum of preinvasive breast lesions. *Cancer* 1996;77(3): 499–506.

[79] Egan MJ, Newman J, Crocker J, et al. Immunohistochemical localization of S100 protein in benign and malignant conditions of the breast. *Arch Pathol Lab Med* 1987;111(1): 28–31.

[80] Earl HM, McIlhinney RA, Wilson P, et al. Immunohistochemical study of beta- and kappa-casein in the human breast and breast carcinomas, using monoclonal antibodies. *Cancer Res* 1989;49(21):6070–6076.

[81] Bailey AJ, Sloane JP, Trickey BS, et al. An immunocytochemical study of alpha-lactalbumin in human breast tissue. *J Pathol* 1982;137(1):13–23.

[82] Mazoujian G, Pinkus GS, Davis S, et al. Immunohistochemistry of a gross cystic disease fluid protein (GCDFP-15) of the breast. A marker of apocrine epithelium and breast carcinomas with apocrine features. *Am J Pathol* 1983;110(2):105–112.

[83] Sasaki E, Tsunoda N, Hatanaka Y, et al. Breast-specific expression of MGB1/mammaglobin: an examination of 480 tumors from various organs and clinicopathological analysis of MGB1-positive breast cancers. *Mod Pathol* 2007;20(2): 208–214.

[84] Chui X, Egami H, Yamashita J, et al. Immunohistochemical

expression of the c-kit proto-oncogene product in human malignant and non-malignant breast tissues. *Br J Cancer* 1996; 73(10):1233–1236.

[85] Simone NL, Paweletz CP, Charboneau L, et al. Laser capture microdissection: Beyond functional genomics to proteomics. *Mol Diagn* 2000;5(4):301–307.

[86] Deng G, Lu Y, Zlotnikov G, et al. Loss of heterozygosity in normal tissue adjacent to breast carcinomas. *Science* 1996;274(5295): 2057–2059.

[87] Lakhani SR, Chaggar R, Davies S, et al. Genetic alterations in 'normal' luminal and myoepithelial cells of the breast. *J Pathol* 1999;189(4):496–503.

[88] Larson PS, de las Morenas A, Cupples LA, et al. Genetically abnormal clones in histologically normal breast tissue. *Am J Pathol* 1998;152(6):1591–1598.

[89] Larson PS, de las Morenas A, Bennett SR, et al. Loss of heterozygosity or allele imbalance in histologically normal breast epithelium is distinct from loss of heterozygosity or allele imbalance in co-existing carcinomas. *Am J Pathol* 2002; 161(1):283–290.

[90] Graham K, Ge X, de Las Morenas A, et al. Gene expression profiles of estrogen receptor-positive and estrogen receptornegative breast cancers are detectable in histologically normal breast

epithelium. *Clin Cancer Res* 2011;17(2):236–246.

[91] Dontu G, Al-Hajj M, Abdallah WM, et al. Stem cells in normal breast development and breast cancer. *Cell Prolif* 2003; 36(Suppl 1):59–72.

[92] Sarrio D, Franklin CK, Mackay A, et al. Epithelial and mesenchymal subpopulations within normal basal breast cell lines exhibit distinct stem cell/progenitor properties. *Stem Cells* 2012; 30(2):292–303.

[93] Keller PJ, Arendt LM, Skibinski A, et al. Defining the cellular precursors to human breast cancer. *Proc Natl Acad Sci U S A* 2012;109(8):2772–2777.

[94] Sgroi DC, Teng S, Robinson G, et al. In vivo gene expression profile analysis of human breast cancer progression. *Cancer Res* 1999;59(22):5656–5661.

[95] Perou CM, Jeffrey SS, van de Rijn M, et al. Distinctive gene expression patterns in human mammary epithelial cells and breast cancers. *Proc Natl Acad Sci U S A* 1999;96(16): 9212–9217.

[96] Emmert-Buck MR, Strausberg RL, Krizman DB, et al. Molecular profiling of clinical tissue specimens: feasibility and applications. *Am J Pathol* 2000;156(4):1109–1115.

[97] Espina V, Geho D, Mehta AI, et al. Pathology of the future: Molecular profiling for targeted therapy. *Cancer Invest* 2005; 23(1):36–46.

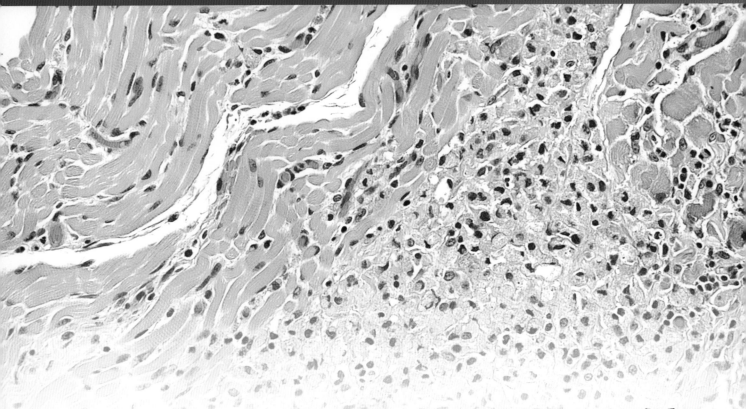

肌肉骨骼系统

肌肉骨骼系统

第 4 章　骨

■Darcy A. Kerr / Andrew E. Rosenberg 著　■黄文斌 译　■黄　勇 校

骨骼系统对生命至关重要。它在无机盐代谢、运动、内脏保护、主要生物活动（离子稳态、能量代谢、男性表型和生育）的内分泌调节，以及造血骨髓的储存和营养等方面发挥着重要作用。骨骼系统由 206 块骨（如果骶骨和尾骨的 9 块融合性椎骨被单独计算则为 213 块），即身体的单块骨，组成。骨是生命中不断重塑的活体结构。骨骼系统独特的生物学特性与其生长发育、结构改变、功能、代谢等方面的生物动力学和机体需求有关，并使骨在骨骼损伤过程中可以进行自我修复。

术语"骨"是一种特殊类型的结缔组织或由骨组织组成的结构。骨组织与软骨、纤维组织、脂肪、血管、神经和造血成分共同形成单块骨。人类的每块骨及其相连的关节一起形成骨骼。解剖学上，骨骼可分为中轴骨和附肢（周围）骨，前者包括颅骨、脊椎、肋骨、胸骨和舌骨，后者由上下肢和骨盆组成。肢端骨是指手足的骨（表 4.1）。

无论作为一种器官还是一种结缔组织，骨均由有机成分（细胞和蛋白质）和无机成分（羟基磷灰石钙）混合构成。发育中的骨和成人骨由于它们的分层结构而具有独特的大体表现（图 4.1），这种分层结构由钙化的有机基质（胶原蛋白和非胶原蛋白）组成，以编织或板层状形式沉积，与细胞结合在一起排列成密质骨或松质骨。这些成分的最终质量、数量和结构使骨骼具有重要的生物学特性，而这些生物学特征又受到骨的力学功能和作用力的影响。骨组织适应生物力学环境而改变其质量和结构的能力称为沃尔夫定律（Wolff 定律）。骨具有维持无机盐平衡（特别是钙磷平衡）的功能，对生命至关重要。骨的结构特征对人体运动、肌肉活动和器官保护均十分重要。另外，骨形成了人体的支架，使人体具有一定的大小和形状，并为造血细胞提供了营养库。最后，骨细胞在能量代谢、磷酸盐的肾脏排泄，以及男性发育和成熟中发挥重要作用。总之，骨具有 4 种基本功能：①元素、无

表 4.1			
骨的部位、类型及发生方式			
部位	**骨**	**类型（基于形状和大小）**	**发生方式** [a]
中轴骨	颅骨 [b]	扁骨和不规则骨	膜内成骨
	下颌骨	不规则骨	软骨内成骨
	上颌骨	不规则骨	软骨内成骨
	锁骨	扁骨	软骨内成骨
	胸骨	扁骨	软骨内成骨
	椎骨	不规则骨	软骨内成骨
	肋骨	扁骨	软骨内成骨
	舌骨	不规则骨	软骨内成骨
附肢骨	四肢骨	长骨	软骨内成骨
	骨盆	扁骨	软骨内成骨
肢端骨	掌骨	长骨	软骨内成骨
	腕骨	短骨	软骨内成骨
	跖骨	长骨	软骨内成骨
	跗骨	短骨	软骨内成骨

注：[a]：所有骨的骨皮质都由膜内成骨形成。
　　[b]：额骨、顶骨和部分枕骨。

图 4.1　骨的分层结构。大体检查：去除软组织并浸渍处理的股骨头和上段骨干的纵切面图，干骺端和骨干的骨皮质厚度随骨骼所受应力的不同而异，股骨头中的骨小梁沿着压力线分布；显微结构：显微 CT 显示骨小梁相互交联；组织学：骨皮质的密质骨的镜下切片，显示骨单位（哈弗斯系统）、环骨板和间骨板；基质：浸渍处理去除钙化物后，扫描电镜显示骨的两个区域中的胶原纤维束；细胞：电镜图显示骨小梁表面的一个破骨细胞（感谢波士顿 Beth Israel Deaconess 医学中心骨科的 Bauxstein ML 博士提供图片）

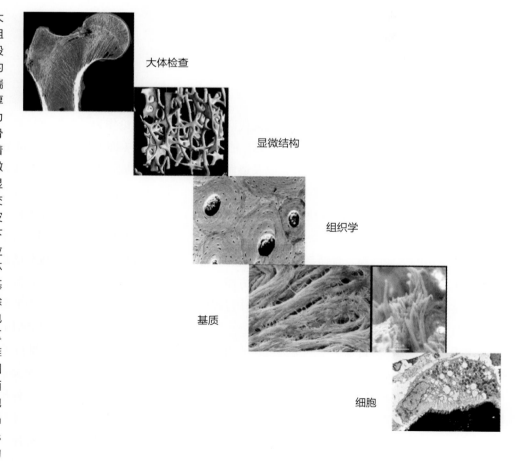

大体检查

显微结构

组织学

基质

细胞

机盐和离子的储存和代谢；②运动和保护内脏的机械结构；③造血部位；④内分泌功能，帮助调控重要生理过程。

1　骨器官：大体检查和显微解剖学

骨是一种坚硬（但不脆）、重量轻的结构，通常为圆柱状，具有较高的拉伸强度。骨呈褐白色、表面光滑，是人体中最坚硬的器官，强度与钢管相同，但因其独特的结构，重量仅为钢管的1/3。骨具有强化的、不对称的中空结构（图4.2），能提供最大的强度与重量比。

单块骨依据大小和形状分类，包括扁骨（双层板状）、短骨（立方形）、不规则骨和常见的长骨（管状），后者包括长管状骨和短管状骨（表4.1）。长骨在解剖学上沿长轴再分为骨骺、干骺端和骨干[1]。骨骺从关节面的基底部延伸到骨直径开始明显狭窄处。在骨骼发育期，骨骺常常形成次级骨化中心。干骺端是骨直径明显减小的部分。骨干从一侧干骺端基底部（骨直径减小停止点）延伸到对侧干骺端的基底部（图4.3）。在未成熟骨或生长骨中，干骺端主要由生长板

（骨骺生长板）组成。骨突是具有次级骨化中心和生长板的解剖部位，是肌腱和肌肉附着的隆起结节，如股骨大转子和小转子。医学和法医学利用骨化的数量和部位、生长板的成熟程度、次级骨化中心的形成和大小，以及骨改建的程度和数量（见后文）来确定骨龄和预测最终的生长程度。

尽管骨的大小和形状不同，但所有骨的组成成分均相似，骨皮质表面通常有骨外膜和骨内膜，骨皮质本身由密质骨（又称皮质骨）构成，骨内膜表面与髓腔形成分界，髓腔内含有不同数量的松质骨（由骨小梁构成）及脂肪、红骨髓、血管和神经（图4.2）。对任何骨来说，密质骨和松质骨的数量和排列方式与生物力学的需要直接相关。例如易受最大扭曲力和负重力的骨（通常是长骨）和具有保护功能的骨由80%～100%密质骨和不超过20%的松质骨组成。相反，主要发挥传递承重力的骨，如椎体，则由80%的松质骨和20%的密质骨组成。Wolff定律也可应用于松质骨的骨小梁中，因为松质骨的骨小梁是根据它们在生物力学环境中所受的应力线排列的（图4.2）。

1.1　编织骨和板层骨

组织学上，不管是密质骨还是松质骨、正常骨还

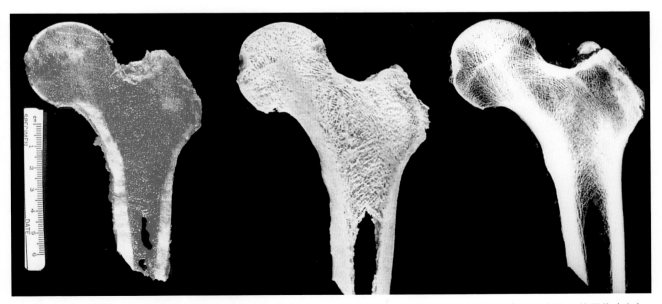

图 4.2　股骨近端纵切面。包括股骨头、股骨颈和股骨干上段。大体图（左）、浸渍处理后的标本（中）和相应的X线图像（右）。骨皮质是指骨的最外层，在股骨颈和股骨干的内侧面最厚（左），此处为最大负重处。髓腔充满骨小梁、红骨髓和黄骨髓，骨小梁沿压力线分布，内侧部分特别明显。X线图像上，股骨头基底部的水平线代表生长板闭合期发生的骨增长部分

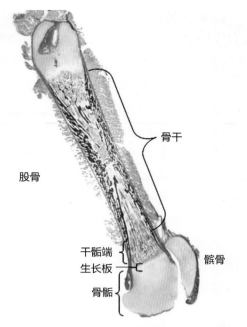

图 4.3 次级骨化中心形成前的未成熟股骨和髌骨的纵向全切片。长骨包括近侧和远侧骨骺、干骺端、生长板和骨干

（图中标注：骨干、股骨、干骺端、生长板、骨骺、髌骨）

是病变骨，骨基质都以Ⅰ型胶原纤维排列为基础分为编织骨和板层骨。Ⅰ型胶原纤维是骨组织的主要结构蛋白，在编织骨中杂乱排列（图 4.4）；在板层骨中，Ⅰ型胶原纤维则在中央管（哈弗斯管）周围纵向或环

形平行排列（图 4.5），形成骨单位（哈弗斯系统）。

编织骨形成于骨快速成骨期，由两种成分共同组成：一部分为胚胎发育期形成的骨皮质和骨小梁；另一部分是生长期婴幼儿和青少年继续发育形成的骨。编织骨也可能是各种反应性成骨（骨折骨痂、骨膜感染）和肿瘤性成骨（Codman 三角、骨基质形成肿瘤）的主要成分。编织骨富于细胞，骨细胞及其陷窝体积大，骨细胞随机排列，其长轴与邻近胶原纤维的方向平行（图 4.4）。编织骨的矿物质含量比板层骨高。总之，这种结构排列可使编织骨能够经受住各个方向的压力，使其快速形成、钙化和再吸收。这些因素解释了编织骨为什么比板层骨薄弱、硬度低和易变形。

正常情况下，整个成熟骨仅由板层骨组成。与编织骨相反，板层骨的合成更缓慢，细胞数量少，骨细胞与其陷窝体积小，沿着较规则排列的胶原纤维呈较规则的分布（图 4.5）。另外，板层骨的钙化过程也不同于编织骨，表现为缓慢发生，在有机基质开始沉积后持续较长时间。随后，钙化物含量随着磷灰石晶体数量的增加和体积增大而增高。未钙化切片的显微X线片显示板层骨的密度不均匀，最陈旧的区域钙化最明显（图 4.6）。由于无机盐和胶原纤维排列有序，彼此紧密结合，板层骨与编织骨相比，具有较高的硬

图 4.4 编织骨。HE 染色切片（左）和其偏振光下所见（右）。胶原纤维随机排列，可见许多饱满且随机排列的骨细胞，其长轴与邻近的胶原纤维的方向平行

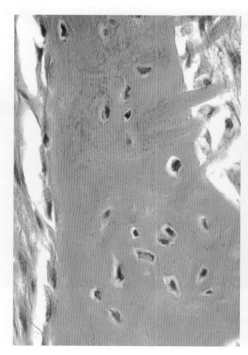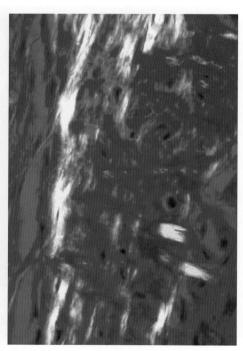

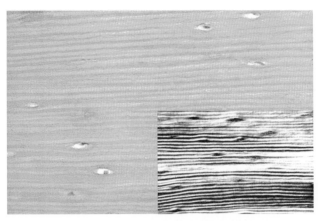

图 4.5　板层骨。HE 染色切片和其偏振光下所见（右下图所示）。胶原纤维平行排列，成骨细胞数量较少，与胶原纤维平行排列

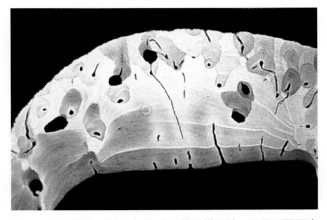

图 4.6　2 月龄女婴的股骨皮质 X 线显微照片。可见不同程度的钙化，透光区（黑色所示）是新近沉积部位，较少钙化；不透光区（亮区所示）代表最陈旧的区域，钙化最明显

度和较大的拉伸强度，但弹性不如编织骨。

　　板层骨和编织骨由成骨细胞生成，成骨细胞形成散在的细胞群或单位，二者的沉积方式是相同的。成骨细胞首先在钙化的软骨、先前形成的骨或胶原蛋白表面合成和分泌一层未钙化的 I 型胶原纤维（类骨质）和非胶原蛋白，然后调控其钙化。板层骨的散在单位由成骨细胞群沉积而成，它们通过黏合线（也称

为反转线）彼此分离。破骨细胞骨吸收后，成骨细胞在骨表面沉积形成黏合线。黏合线在普通 HE 染色切片上表现为 1 ~ 5μm 细线条，呈强嗜碱性（图 4.7）。研究显示黏合线由富含无机盐的胶原蛋白和非胶原蛋白组成 [2]。有研究者认为黏合线是钙化"基质"的残余，这些基质在新骨形成的最初反转期分泌形成 [3]。

图 4.7　骨皮质横切面。显示环骨板、哈弗斯骨板和间骨板。环骨板位于骨膜下，哈弗斯骨板围绕含有血管的哈弗斯管，间骨板充填其间的间隙。散在的强嗜碱性黏合线围绕板层骨单位。A. HE 染色；B. 偏振光

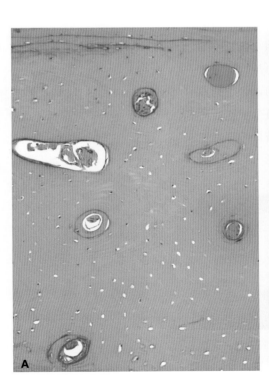

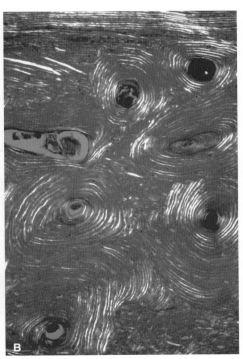

1.2 密质骨（皮质骨）

密质骨也称为皮质骨，质地坚硬，褐白色（图4.2，图4.8）。密质骨的厚度取决于其位置和力学需要，在扭转力大和承受力大的部位（如股骨干中段的内侧面、股骨干中段）最厚，而在扭转力小和传导承受力的部位（如邻近关节表面和椎体）最薄（图4.2）。

在生长发育早期，密质骨完全由编织骨构成。随着时间的推移，它逐渐发生改建，直至骨骼成熟，此时密质骨仅由板层骨组成。成人密质骨由3种不同结构的板层骨构成：环骨板、哈弗斯骨板和间骨板（图4.7）。环骨板构成骨密质的内层和外层，为位于骨外膜下和骨内膜的数层结构，与骨长轴平行。环骨板是最初沉积的皮质板，年轻人的骨皮质几乎完全由环骨板构成。随着年龄的增加，对骨的机械应力也增加，许多环骨板被哈弗斯系统的哈弗斯骨板所取代（紧邻骨外膜下和沿着骨内膜的几层骨板除外）（图4.7，图4.9～4.12）。

哈弗斯系统即骨单位，由环骨板的破骨性吸收而形成，一般开始于骨皮质的骨内膜面，从骨外膜下表面开始的情况较少。骨基质（简称骨质）吸收形成一个与骨长轴垂直或呈一定角度的管道（穿通管，又称Volkmann管）（图4.10，图4.11）。大量破骨细胞位于称为"切削锥"的管道前沿，管道内为疏松结缔组织，其内含有血管、神经、间充质细胞（包括干细胞）。管道延伸很短的距离后，破骨活动开始集中于管道的一侧，其结果是新形成管道（哈弗斯管）的方向与骨的长轴方向平行。位于管道内的破骨细胞活动使管道延长，当它们活跃时，新形成的破骨细胞以靶

环样或向心性沉积于骨板上。任意一个骨板上的胶原纤维均彼此平行排列，但相邻骨板间的胶原纤维的间距稍有不同，这有助于增加骨皮质的生物力学强度。随着时间的推移，哈弗斯骨板增加，导致哈弗斯管直径变小，以致后期哈弗斯管较小，仅含有营养性血管和神经分支（图4.9）。这些成分共同构成哈弗斯系统即骨单位。

成熟的哈弗斯系统为长圆柱形，直径25～125μm（平均50μm），最靠近髓腔者最宽。它们形成遍布于整个骨皮质的复杂、分支、螺旋状并相互连接的网络。不同骨中哈弗斯系统数量不一，取决于年龄、骨所受到的机械应力和重量的大小，因此骨易受年龄、其他生物学因素和遗传因素的影响[3-4]。

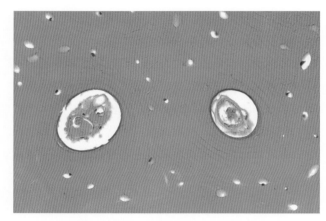

图 4.9　2 个相邻的成熟哈弗斯系统。它们均含有中央管、血管和周围的哈弗斯骨板，间骨板区域可见空的陷窝

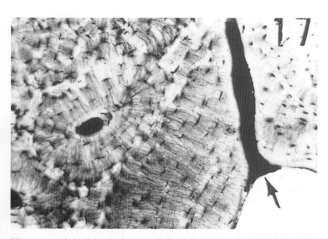

图 4.10　致密的钙化密质骨的未染色切片。箭头示来自骨内膜的 Volkmann 管，小管连接相邻环骨板内的陷窝（波士顿哈佛医学院的骨病理生理学教学切片，由 Glimcher MJ，Roth SJ 和 Schiller AL 制作）

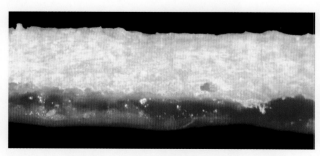

图 4.8　扁骨纵切面。内部为密质骨，呈实性、褐白色，其间的圆洞是滋养动脉通路，红色区域是中央的骨髓

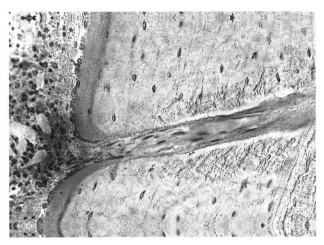

图 4.11　一个正在形成的 Volkmann 管正穿过骨皮质。与板层骨成一定角度，其内充满结缔组织。在其骨内膜开口处周围可见类骨质和成骨细胞，表明有新骨形成，小管内无此成分。骨皮质可见环骨板和规则分布的骨细胞（未脱钙骨的切片）

隙，位于髓腔内（图 4.1，图 4.2）。它由骨小梁板和骨小梁柱组成。成人松质骨是第 4 种类型的板层骨，其骨板与骨小梁的长轴平行（图 4.13，图 4.14）。在骨的发育过程中，松质骨由大量编织骨构成；其内为一个钙化的软骨核心（初级松质骨），最初形成于婴幼儿和儿童及含有软骨的修复性骨。骨小梁通过外加生长而增大，即新形成的骨沉积于原有骨小梁的表面。成人的松质骨呈板层状，其方向与机械应力有关，有助于沿不同方向支撑和分配较大的负重压力（图 4.2）。因此，松质骨在骨的承重末端（如骨骺和椎体）最丰富，而在长骨的骨干中段含量较少。较小的骨小梁无血管，而较大的骨小梁可含有小的哈弗斯样系统，包括哈弗斯骨板。成熟骨小梁表面被覆静止的成骨细胞或表面被覆细胞，以及邻近的骨内膜结缔组织（图 4.14）。

由于哈弗斯系统中的细胞（尤其是骨细胞）的营养支持取决于自身中央血管，因而每个哈弗斯系统都是一个相对独立的代谢单位。正因为如此，与血管相距超过一定距离的骨细胞难以存活，因此，任何哈弗斯系统内所含的骨板层数有一个生物学限制。骨细胞形成的网络通常限制于其发生的哈弗斯系统，这是由于骨细胞的细胞质突起通常也仅与同一系统内的骨细胞连接（图 4.12）。

充满于哈弗斯系统之间的骨称为间骨板。间骨板是形成哈弗斯系统的环骨板的残余，后者被破骨细胞活动所破坏。间骨板形态不规则，呈几何状（图4.7，图 4.9），有助于哈弗斯系统间的黏附，这种排列方式对维持骨皮质的完整性很重要。间骨板内的骨细胞可因失去营养来源而坏死，最后留下空的陷窝。

黏合线是每个哈弗斯系统与间骨板的物理分界线。当骨骼老化、接受各种压力和发生改建时，更多的哈弗斯系统形成并取代先前存在的间骨板，较旧的哈弗斯系统随后成为新形成的间骨板。

骨内膜是疏松结缔组织，沿着骨皮质的内表面和骨小梁的骨髓面分布，紧邻成骨细胞。

1.3　松质骨（小梁骨或海绵骨）

松质骨又称小梁骨或海绵骨，呈褐白色，有孔

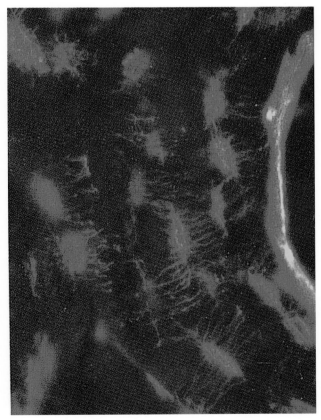

图 4.12　未脱钙的密质骨切片。采用四环素体内染色，在哈弗斯系统钙化前缘可见一层四环素，此处新骨正在形成。亮绿色区域代表骨陷窝和相连的树枝状小管。邻近间质区的陷窝（左侧上下角所示）不与围绕哈弗斯管的哈弗斯细胞相连（右中暗区所示）（未染色，荧光）

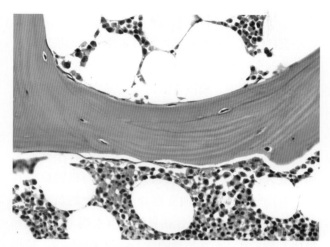

图 4.13 成熟骨小梁由板层骨组成，胶原纤维与骨小梁的长轴平行

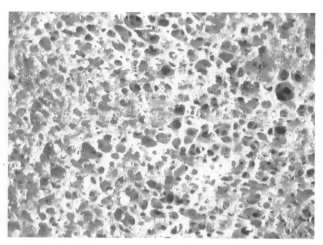

图 4.15 松质骨浸渍处理后的大体照片。骨小梁（白色部分所示）形成相互连接的骨板

在三维空间上，骨小梁通常是互相连接的骨板（图 4.15），其总的表面积非常大，约等于 3 个足球场的面积，这有利于骨骼改建和满足骨骼对机体代谢需要的快速反应能力。成熟的骨小梁重度钙化，在相对静止的扁平成骨细胞下有薄层类骨质（1～3μm）。

1.4 骨膜

骨膜由薄层的褐白色结缔组织组成，覆盖于所有骨皮质的外表面。儿童时期的骨膜与骨组织间的粘连较松散，而成人的骨膜则与骨组织牢固黏附。儿童骨膜由外层的纤维组织和内层的细胞层（生发层）组成。生发层由梭形的成纤维细胞、骨祖细胞和成熟的多边形成骨细胞组成（图 4.16）。一般来说，骨祖细胞的数量取决于个体年龄和特定区域中活性骨细胞的

数量，在活跃的骨形成期数量特别多。相反，成人骨膜主要为纤维层。纤维层含成纤维细胞和宽大的 Ⅰ 型胶原纤维，这些胶原纤维常与关节囊、肌腱和肌肉筋膜的胶原纤维相连。在肌腱筋膜附着处，肌腱筋膜的胶原纤维穿透骨膜并锚定于骨上［穿通纤维（Sharpey 纤维）］（图 4.17）。

1.5 血供和神经支配

骨是血管丰富的器官，其血液供应来自 3 个方面：①大的营养动脉（每个骨有 1～2 支）；②干骺端和骨骺端血管；③骨膜血管。长骨的营养动脉从骨干进入，通过骨孔横贯骨皮质，在髓腔内分为升支和降支。较小的分支动脉、小动脉、毛细血管、小静脉和静脉经过整个髓腔（图 4.18），营养脂肪组织和红骨髓，并延伸进入哈弗斯管，为骨皮质的内 2/3 提供营养。它们在生长骨末端终止，成为小动脉并在生长板基底部形成毛细血管袢。骨骺和干骺端血管通过小孔进入骨，供应成熟骨的骨骺和干骺区，软骨内化骨所形成的次级骨化中心也由这些血管供血。骨膜血管小，为骨皮质外 1/3 提供营养。骨的静脉回流系统由进入中央静脉窦的髓窦组成，并与营养静脉汇合。

骨主要由自主神经系统发出的无髓神经支配，其功能是控制血流量。较大的神经分支通常与动脉相伴行（图 4.18），而较小的神经分支则位于哈弗斯系统内的血管附近。支配骨膜的神经含有感觉成分，是骨痛知觉的来源。

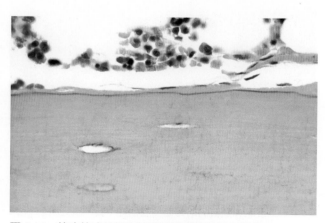

图 4.14 静止的成骨细胞被覆于板层骨的骨小梁表面

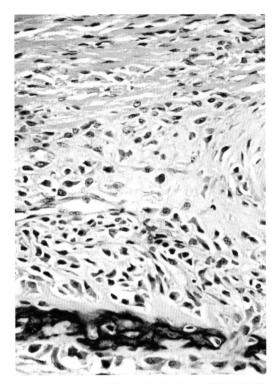

图 4.16　胎儿骨膜的外层纤维层。由厚的平行排列的胶原纤维束组成，内层的生发层含有梭形的骨祖细胞。成熟中的成骨细胞逐渐变为更明显的多边形，细胞质呈嗜碱性且更丰富。部分膜内编织骨正形成新的骨皮质。蓝色的区域是钙化的类骨质，上方粉红色区域则是未钙化的类骨质

1.6　骨髓

　　骨组织的一个重要功能是容纳骨髓。骨髓通常由脂肪组织和造血成分组成，其比例和分布取决于个体年龄和骨的部位。与成人相比，儿童骨骼中造血成分的分布更为广泛；与远端附肢骨相比，长骨和中轴骨近端区是造血成分的首选部位。骨髓脂肪随着个体年龄增长而增加，并受到能量代谢的影响。在代谢方面，骨髓脂肪具有特殊的表型，即同时具有棕色脂肪和白色脂肪的特征，并且其棕色脂肪的特征随着年龄的增长和疾病状态（如糖尿病等）而减少[5]。形态学上，绝大多数骨髓脂肪为白色脂肪；无论是偶然发现还是通过影像学检查确定为类似蛰伏脂肪瘤的肿块，棕色脂肪很少被认为是骨髓中的一种成分（图4.19）[6-8]。骨髓中棕色脂肪的来源尚不清楚，可能由骨髓间充质干细胞分化，或环境因素促进白色脂肪获得棕色脂肪样特征[5]。骨髓浆液性萎缩，又称骨髓胶

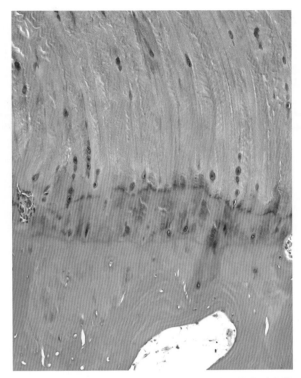

图 4.17　致密规则的结缔组织在肌腱筋膜附着或融合处锚定于骨

质化，可在多种情况下发生，包括营养不良（恶病质或神经性厌食症）、免疫抑制、慢性心力衰竭、慢性肾衰竭、恶性肿瘤和细胞毒性治疗。大体解剖学上，表现为骨髓呈胶样黏稠状；组织学上，表现为骨髓中异常增多的无细胞胶状物质（富含透明质酸的糖胺聚糖），造血成分及脂肪细胞数量大量减少（图4.20）[9-12]。

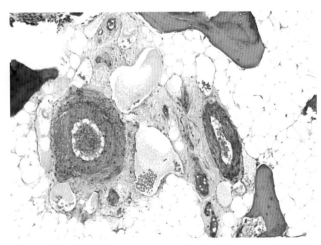

图 4.18　骨髓脂肪内的小动脉，周围围绕扩张的毛细血管和神经

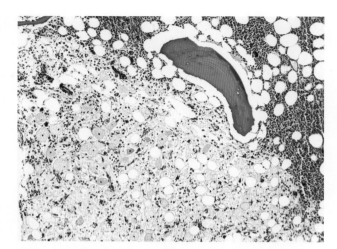

图 4.19 骨髓脂肪大部分由白色脂肪组成，偶可见灶性棕色脂肪，与造血功能减少的区域相关

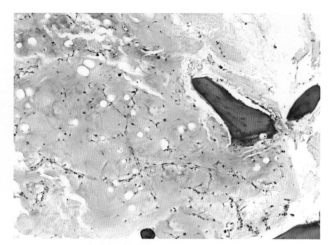

图 4.20 骨髓浆液性萎缩或胶质化。特点是骨髓间隙被大量黏液性细胞外物质所替代，造血细胞丢失，脂肪细胞萎缩。可见散在薄壁分支毛细血管及慢性炎症细胞浸润

2 骨组织：有机成分和无机成分

不同于人体其他组织，骨组织是一种特殊的由有机物和无机物共同构成的组织。其有机成分由蛋白质和骨细胞组成，无机成分是一类特殊的含钙量较少的磷灰石，类似于羟基磷灰石钙 $[Ca_{10}(PO_4)_6(OH)_2]$，但羟基被磷酸盐和碳酸盐离子所取代。无机盐与有机基质（主要是胶原蛋白）的整合使骨具有一定的硬度、强度和弹性[13]。

2.1 有机成分

2.1.1 蛋白质

有机成分约占骨净重的 35%，其中胶原蛋白占 90%。胶原蛋白是骨的主要结构蛋白，来自成骨细胞，大多数（90%）是 I 型胶原纤维[14]，III 型、V 型胶原蛋白和具有间断三螺旋的纤维相关胶原蛋白（FACIT）非常少。FACIT 是组织和稳定细胞外基质的非纤维胶原蛋白，包括IX、XII、XIV、XIX、XX 和XXI型[15]。在病理状态下，III 型 FACIT 含量可增加[16]。除了具有结构性支撑作用外，数目巨大的 I 型胶原纤维也可加固很多其他成分[17]。

非胶原性蛋白根据它们的功能可分为黏附蛋白、钙结合蛋白、钙化蛋白、酶、细胞因子、生长因子和受体[18-19]。这些蛋白介导骨细胞的各种活性，对骨组织的生物学功能极为重要。这些物质多由成骨细胞合成并分泌，其余部分来自血清并被浓缩[18]。大约 25% 的非胶原性蛋白是外源性的[15]。骨钙蛋白是成骨细胞产生的一种重要的非胶原性蛋白，可作为激素参与葡萄糖和胰岛素代谢调控，对男性发育和生殖能力也具有调控作用[20]。骨钙蛋白由成骨细胞和破骨细胞产生，其在血清中的浓度是骨转换的重要的临床指标[17,21]。

2.1.2 骨祖细胞

骨祖细胞起源于组织结合型间充质干细胞。这些间充质干细胞也能形成脂肪细胞、软骨细胞、肌细胞和成纤维细胞。间充质干细胞位于胎儿始基周围组织、骨膜、哈弗斯系统、Volkmann 管和骨髓腔等部位内。骨祖细胞是原始定向间充质细胞，仅能产生成骨细胞。成骨细胞分化和成熟的过程非常复杂，涉及多种不同因子，如 Runt 结构域 – 转录因子 2（Runx2）、成骨相关转录因子（OSX）、活化转录因子 4（ATF4），以及 Wnt 和 Notch 信号传送途径（表 4.2）[22-27]。光镜下，骨祖细胞呈梭形，没有任何可以区分的形态学特征；因此，只有通过免疫组织化学染色才能识别，而在普通的组织切片中难以识别（图 4.16，图 4.21，图 4.22）。在实验和病理状态下，皮

表 4.2	
成骨细胞分化和功能相关的重要调节因子	
转录因子	**作用和调节**
Runx2	促进成骨细胞的分化，调节：促进 MAF、TAZ、SATB2、MSX2、BAPX1、RB、GLI2、DLX5；抑制 TWIST、HAND2、STAT1、Schnurri-3、ZPF521、HOXA2、HES、HEY、GLI3
OSX	促进成骨细胞分化，Runx2 需要的下游转录因子。调节：促进 NFATC1 和抑制 p53 的作用
ATF4	促进成熟的成骨细胞功能，调节：促进 SATB2，抑制 FIAT
信号传送途径	**作用和调节**
Wnt	促进成骨细胞分化
Notch	抑制成骨细胞分化
BMP 信号	刺激成骨细胞分化并促进其功能
FGF 信号	促进前成骨细胞增殖，促进成骨细胞分化和其功能

注：Runx2—runt 相关的转录因子 2；MAF—巨噬细胞活化因子；TAZ—具有 PDZ 结合基序的转录辅激活物；SATB2—特殊富含 AT 序列的结合蛋白 2；MSX2—Msh 同源异形框 2；BAPX1—风笛同源盒蛋白同源 1；RB—视网膜母细胞瘤；GLI2—Gli 转录因子 2；DLX5—无远端同源盒 5；TWIST—Twist 相关蛋白；HAND2—心脏和神经嵴衍生表达 2；STAT1—信号转导和转录激活蛋白 1；Schnurri-3—Schnurri-3 锌指蛋白；ZPF521—锌指蛋白 521；HOXA2—同源盒 A2；HES—分裂发动和增强子；HEY—HES 与 YRPW 相关基序；GLI3—Gli 转录因子 3；OSX—成骨相关转录因子；NFATC1—激活 T 细胞胞质的核因子 1；p53—肿瘤蛋白 p53；ATF4—转录激活因子 4；FIAT—抑制 ATF4 介导的转录因子；Wnt—无翼相关整合位点；Notch—notch-1 型跨膜蛋白；BMP—骨形成蛋白；FGF—成纤维细胞生长因子

肤、软组织、肌肉和内脏中均能形成骨，因此，这些部位可能存在骨祖细胞或诱导性干细胞。

2.1.3　成骨细胞

成骨细胞对骨组织非常重要，与多种有机基质（类骨质）成分的生成、运输和排列有关。另外，它们启动和调控基质的钙化，并通过自分泌和旁分泌机制调控邻近成骨细胞、骨细胞和破骨细胞的活性[14,17-19,22,28]。免疫组织化学和生物化学研究显示其细胞质内存在碱性磷酸酶、骨桥蛋白和骨钙蛋白，核因子 κβ（RANK）配体的受体激活剂（RANKL）（见"2.1.5 破骨细胞"）位于细胞质内和细胞膜上，甲状旁腺激素（PTH）受体、前列腺素受体、维生素 D3 受体、雌激素受体和细胞因子位于细胞膜上[14,17-19,22,28]。

所有骨的表面均覆盖成骨细胞，其生命周期从数

月到数年，代谢状态与其形态密切相关：静止期呈梭形，而当骨快速形成时体积增大，呈多角形。代谢活跃的成骨细胞直径为 10 ~ 80μm（平均 20 ~ 30μm），有丰富的双染性至嗜碱性胞质，直接与骨接触（图 4.21，图 4.22）。细胞发出多个细胞质突起伸入并穿透骨（图 4.22），通过缝隙连接接触邻近的成骨细胞和骨细胞。活化的成骨细胞核远离基质表面，常有一个明显的核仁和明显的核周空晕，后者是发育良好的高尔基体（图 4.21）。60% ~ 80% 的成骨细胞会发生凋亡；残余的成骨细胞成为被基质包绕的骨细胞；或随着其合成能力降低，成骨细胞变扁平和拉长，最终成为骨表面的一层细胞（图 4.14，图 4.22）。

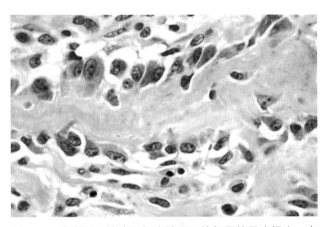

图 4.21　代谢活跃的成骨细胞被覆于编织骨的骨小梁上。有些成骨细胞被基质围绕并形成骨细胞，处于多个分化成熟阶段。紧邻骨小梁的结缔组织内的梭形细胞可能是骨祖细胞

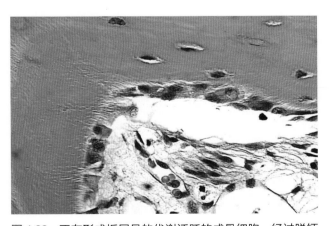

图 4.22　正在形成板层骨的代谢活跃的成骨细胞。经过脱钙处理的切片中不能识别薄层的类骨质。在图中右侧，成骨细胞处于静止状态，细胞扁平，成为骨细胞伸入骨内。板层骨的骨细胞呈梭形，可见成骨细胞的树突伸入骨内

超微结构显示，活化的成骨细胞的细胞质含有丰富的颗粒状粗面内质网、大量高尔基体、线粒体和溶酶体[30]。相反，静止期的成骨细胞的细胞质类似于静止期成纤维细胞[31]。

2.1.4　骨细胞

包埋于基质内的成骨细胞即为骨细胞，骨细胞的半寿期约为25年[32]。成人骨中90%以上的细胞成分是骨细胞[29]。成人骨骼中，平均有420亿个骨细胞，其中910万是每天新生的细胞[33]。其细胞体、细胞核和少量细胞质位于骨陷窝内。其细胞核较小，并非在每个切面上均可见；因此，在大多数骨组织切片上骨陷窝是空的。骨细胞有许多细长的细胞质突起（树突状），类似于神经的神经突起（轴突状）（图4.10，图4.12，图4.23，图4.24）。这些细胞突起通过小管穿过基质，使骨细胞与周围的基质和细胞外液之间形成较大的接触面积。据估计，成人骨骼包含3.7万亿个骨细胞树突状突起，总长度为175000 km，形成23万亿个细胞连接[33]。骨细胞的树突通过缝隙连接与邻近的骨细胞和表面的成骨细胞相连。缝隙连接促使细胞间小分子和生物产生的电位从一个细胞传递到另一个细胞。通过这种方式，骨细胞彼此相互联系，在整个骨组织中形成复杂而完整的网络（图4.24）。骨细胞被认为是骨内的感觉细胞，通过广泛的信息网络调节机械负荷。

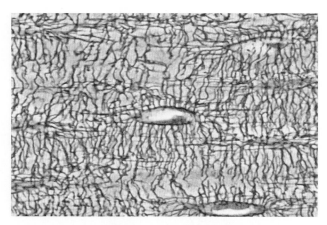

图4.23　陷窝内的骨细胞。许多细胞质突起穿过基膜，与相邻的骨细胞连接

骨细胞的数量、大小、形状和位置因其所在骨的类型不同而不同。编织骨中，骨细胞数量多、体积大且饱满（图4.4）。由于骨细胞的长轴与邻近胶原纤维的方向平行，而在编织骨中胶原纤维随机排列，因此编织骨中骨细胞的排列方向也是无序的。板层骨中，骨细胞数量相对较少，体积小，多数为梭形，由于其排列方向与周围的骨板排列方向一致，因而排列比较有规则（图4.5）。年龄是影响骨细胞数量的另一因素，骨细胞凋亡随着年龄的增加而增加，导致骨细胞密度降低[29]。

骨细胞所具有的生物活性有助于维持骨组织的形态，并使骨可以对机体和代谢性需要迅速做出反应。

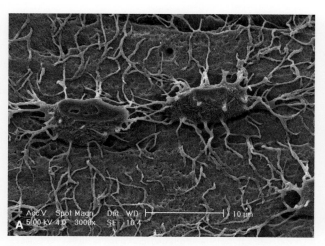
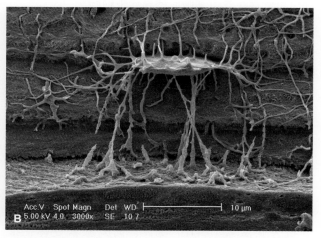

图4.24　骨陷窝－小管网。骨陷窝－小管网证实了骨内2个相邻的骨细胞的细胞质突起的联系（A）和骨内骨细胞与骨表面的成骨细胞连接（B）。骨细胞突起（树突）穿过小管网。小鼠标本，经醋酸处理后树脂包埋切片的扫描电镜图片［经允许引自：Bonewald LF. Generation and function of osteocyte dendritic processes. J Musculoskelet Neuronal Interact, 2005, 5（4）:321-324］

作为机械性感受细胞，骨细胞可将机械力转化为生物活性[32,34]。物理性压力的检测使骨细胞产生和释放作用于前体细胞、成骨细胞和骨细胞的细胞间信号分子[32,35]。然后，这些细胞可依据外部物理环境的需要，通过骨改建的方式改变骨的大小和结构（Wolff法则）。骨细胞及其突起的广泛分布是其另一个重要功能——维持无机盐稳态的基础[29]。骨细胞产生微离子流并对其做出反应，介导骨基质和细胞外液间的钙和其他离子的交换。在一定条件下，骨细胞甚至可以通过一种称为骨细胞性溶骨的过程从钙化的基质中迅速释放钙和磷，这个过程在组织学上表现为陷窝腔增大[36]。另外，骨细胞可分泌成纤维细胞生长因子-23（FGF-23），负向调节甲状旁腺激素（PTH），FGF-23 也是血磷调节所必需的激素，可通过调控肾小管重吸收磷来调节血磷水平[29,37]。骨细胞还可分泌通过 Wnt/β- 联蛋白途径抑制成骨的硬骨素以控制成骨活动，分泌 RANKL 和护骨因子（OPG）来控制破骨活动[29]。

2.1.5　破骨细胞

破骨细胞是终末分化的多核细胞，负责骨吸收。它们是可移动的效应细胞，生命周期仅有数周。在光镜下可识别的破骨细胞处于分化成熟阶段，具有生物学活性，位于其吸收钙化骨基质后形成的吸收陷窝（Howship 陷窝）内（图 4.25）。

破骨细胞直径 $40 \sim 100\mu m$，有极性，细胞膜一侧紧紧黏附于骨，剩余部分暴露于微环境内的细胞外液中。黏附于骨的细胞膜部分富含 $\alpha v \beta_3$ 整合素。整合素与先前储存于成骨细胞的特异性细胞外骨基质蛋白（玻连蛋白、骨桥蛋白和骨涎蛋白）结合，使破骨细胞锚定于骨表面。在细胞质中存在互相连接的肌动蛋白丝网络，从破骨细胞膜附着在骨骼（透明带）的位置直接延伸到细胞核[31]。破骨细胞的细胞核数量为 $2 \sim 100$ 个，平均为 $4 \sim 20$ 个。在正常情况下，破骨细胞的细胞核数量一般不超过 12 个。细胞核和邻近的明显的高尔基体一般远离骨吸收表面，其周围围绕着丰富的双染性细胞质。

邻近骨吸收表面的细胞质富含耐酒石酸的酸性磷酸酶、碳酸酐酶和附着溶酶体[38]。邻近骨吸收表面的细胞膜有许多指状突起，可有效地增大表面积并形成所谓的刷状缘。

溶酶体与刷状缘融合，将内容物释放至吸收陷窝内，从而正式开始骨吸收过程。破骨细胞的代谢活动具有锚定启动，这个过程会产生一个刺激信号，通过肌动蛋白丝网络传递到细胞核。活化的细胞核协调骨吸收所需的复杂和短暂的细胞质和细胞膜改变。重要的是，与非钙化的骨和软骨相比，钙化的骨和软骨更容易有效地被破骨细胞吸收。胶原纤维的局部或部分去钙化似乎是基质吸收的首要步骤之一，接着非胶原蛋白分解代谢，最终胶原纤维降解。一旦破骨细胞活动停止并移动到另一个靶点，巨噬细胞缓慢地移到吸收陷窝的底部，吞噬有机残余物。

破骨细胞来源于粒细胞 – 巨噬细胞集落形成单位（GM-CFU）和巨噬细胞集落形成单位（M-CFU）的单核造血祖细胞[39-40]。单核的破骨细胞祖细胞经过初步融合形成多核的破骨细胞，它们在短暂的生命周期中能够获得和脱出细胞核。多种细胞因子和生长因子对它们的发育、成熟和活化具有决定性作用，包括 IL-1、IL-3、IL-6、IL-11、肿瘤坏死因子（TNF）、粒细胞 – 巨噬细胞集落刺激因子（GM-CSF）和巨噬细胞集落刺激因子（M-CSF）[40]。这些因子通过刺激破骨细胞祖细胞或参与旁分泌系统而发挥作用，成骨

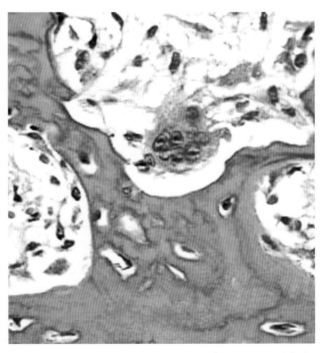

图 4.25　破骨细胞位于骨小梁的吸收陷窝（Howship 陷窝）内

细胞和骨髓基质细胞在旁分泌系统中起重要作用。

骨吸收系统是骨代谢必需的，其调节因子包括 RANK、RANKL 和护骨因子（OPG）[29,41]。RANK 是 TNF 受体家族中的一个成员，主要表达于巨噬细胞和单核细胞，如破骨细胞祖细胞。RANK 与其特异性配体（RANKL）通过细胞 - 细胞接触结合，活化一系列级联信号，启动破骨细胞生成。成骨细胞和骨髓基质细胞产生 RANKL 并表达于细胞膜。RANKL 表达受凋亡的骨细胞刺激，并可能受其他促骨因子的影响。其在骨代谢中的主要作用是刺激破骨细胞的形成、分化、活化和生存。RANKL 可被 TNF 受体家族的其他成员阻断，如 OPG 是一种可溶性蛋白质，由多种组织和细胞（包括骨组织、造血细胞和免疫细胞）产生。OPG 作为一种诱饵受体与 RANKL 结合，阻止 RANK 和 RANKL 的结合，从而抑制破骨细胞生成[29]。骨细胞和这些分子之间的相互作用，使成骨细胞和基质细胞能够控制破骨细胞的发育，从而保证了骨形成与骨吸收的紧密联系，对于骨骼系统功能的完整性非常重要，多种生物学介质（激素、细胞因子和生长因子）也通过这种机制来影响骨组织的动态平衡。

2.2 无机成分

2.2.1 无机盐

约 65% 的骨由无机盐组成。骨的原始成熟无机矿物质主要是少钙的羟基磷灰石 $[Ca_{10}(PO_4)_6(OH)_2]$，其羟基大部分被磷酸基和碳酸基取代[13,15]。骨是人体内钙和磷酸盐的主要储存库，含有人体 99% 以上的钙和 85% 以上的磷酸盐。骨晶体还含有人体 95% 的钠、50% 的镁和少量其他必需无机盐[42-43]。

骨骼被认为含有两种不同类型的无机盐，一种表现为胶原纤维内的电子致密颗粒带，另一种表现为纤维间隙中的针状或丝状晶体。胶原基质与磷酸钙磷灰石纳米晶体之间的沉积机制和化学相互作用机制尚待阐明[44-45]。目前有 2 个主要理论试图解释胶原蛋白的钙化过程：①孔带理论，最初的钙化开始于胶原纤维内部的孔；②超螺旋理论，钙化发生在平行排列的胶原纤维中[46]。新的、侵入性更小的组织切片方法显示，大多数无机盐存在于胶原纤维之外（而不是沉积在胶原纤维内），形成围绕胶原纤维排列的多晶体矿物质薄片[47]。

骨的钙化过程分为 2 个阶段：初级钙化和次级钙化。初级钙化是一个快速过程（发生在几天内），经生物学微调控，由成骨细胞分泌大量的胶原纤维、非胶原蛋白和基质小泡。Ca^{2+} 和 PO_4^{3-} 被转运到基质小泡（一种细胞外质膜结合小泡）中。在基质小泡无机盐首先通过膜转运蛋白和酶被观察到。这种内流启动了磷酸钙的成核，之后晶体形成。最初无定形的晶体转化为成熟的磷酸钙晶体，主要是羟基磷灰石。成熟的磷酸钙晶体径向伸长，直到穿透基质小泡的膜并继续向外生长，形成钙化结节，即球形排列的针状无机盐晶体，这些晶体仍保留部分转运蛋白和酶。周围的有机化合物如骨桥蛋白、骨钙蛋白和基质调节钙蛋白随后形成，胶原纤维从钙化结节接触的部位开始钙化。60% ~ 70% 的无机盐通过初级钙化途径沉积形成。次级钙化是一个缓慢的过程（发生在几个月内），最终达到骨的全部钙化。这种逐步钙化的骨钙化过程在显微射线上呈马赛克样特征（图 4.6）。次级钙化的生物学和超微结构机制目前尚不清楚，有研究提示骨细胞通过调节 Ca^{2+} 和 PO_4^{3-} 的运输，促成其物理和化学物质的沉积[44,46]。

一旦结晶沉积于骨内，可保持数天到数年，仅仅在将来骨吸收时被溶解，钙和磷被释放到细胞外液，被其他生物学过程利用。骨的有机基质开始钙化约需要 2 周时间，因此，骨表面被覆一层未钙化的骨质，称为类骨质（图 4.11、图 4.21 和图 4.22）。类骨质的厚度取决于骨形成的相对速度。骨的不活跃区域几乎完全钙化，被覆一薄层类骨质（厚 1 ~ 5μm）。然而在快速骨沉积区域的类骨质可增厚数倍。检测实际钙化区可通过全身应用四环素，四环素与骨的钙化前缘结合，可通过荧光显微镜观察（图 4.12）。

3 骨形成、骨生长和骨改建

从胚胎时期骨骼开始形成，到发育至成人身高的稳定时期，身体骨骼的大小、外形和轮廓都发生了很大的变化。骨结构坚硬，不能通过间质生长，仅能通过其表面增加新骨而增大。对于成熟阶段缓慢增大的骨骼而言，仅通过外加生长即可满足需要，例如颅骨，长骨的直径增加也是如此；对于必须以更快速度增大的骨骼，如肢体长骨的长度，以及椎骨和肋骨是不够的。软骨同时存在 2 种生长方式：外加生长和间质生长，即通过增加新的细胞和合成新的细胞外基质来增加其体积。因此，胚胎期和青春期前儿童的长骨的生长方式为软骨被骨取代，骨长度的增加主要来自软骨原基，即原基和生长板。

骨骼形态发生的遗传密码被加密在同源异形框基因内。同源异形框基因储存了所有生长和分化所必需的转录调节因子相关的 DNA。同源异形框基因以特定的顺序和时间顺序发生，对于骨骼系统而言，同源异形框基因的活化导致原始间充质细胞在将要形成骨的部位形成局限性细胞聚集（间充质聚集）。间充质聚集是骨骼最早的前体，对骨骼的形成具有决定性作用。间充质聚集最晚开始于胚胎发育第 40 天，依据解剖部位，分别来自脑神经嵴（颅面骨）、轴旁中胚层（中轴骨）和侧中胚层（附肢骨）迁移而来的细胞[48-50]。间充质聚集形成不久（通常在胚胎第 7 周），间充质细胞的基因开始改变，并获得基质形成细胞的形态，那些成熟为软骨细胞的细胞形成了软骨雏形或未来骨的原基，此即软骨内成骨过程的基础；而那些直接发育为成骨细胞的细胞，则通过膜内成骨的机制产生骨。膜内成骨与软骨内成骨所形成的骨在大体解剖学和组织学上均无法区分。

3.1　软骨内成骨

最初，新形成的软骨原基具有成人骨骼的大致形状，但没有血管（图 4.26，图 4.27）。围绕软骨原基的间充质形成软骨膜（图 4.26），后者是骨膜的前体，骨膜在骨化过程开始时形成（见后文）。每个骨均在特定的时间启动这一过程，这种时序在所有人中表现一致。

软骨原基的间质生长和外加生长是软骨细胞增生和所分泌的细胞外基质聚集的结果（图 4.28，图 4.29）。基质由蛋白聚糖、Ⅱ 型胶原蛋白和少量Ⅸ、Ⅹ、Ⅺ和ⅩⅢ型胶原蛋白组成[13]。随着该过程的继续，每块骨在发育过程中的同一时期几乎都发生以下 3 个事件[51]。

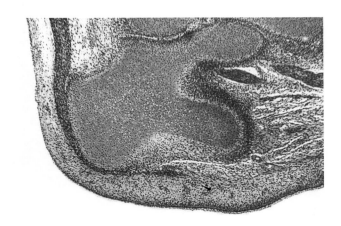

图 4.26　跟骨软骨原基的显微照片。软骨雏形接近骨的形状，可见跟腱的附着位点和胫骨 – 跟骨关节

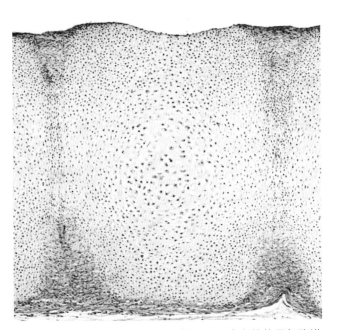

图 4.27　由软骨组成的椎骨的矢状面图。中心的软骨细胞进行性肥大

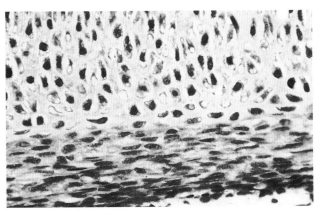

图 4.28　胚胎股骨的软骨原基。软骨膜直接与软骨接触

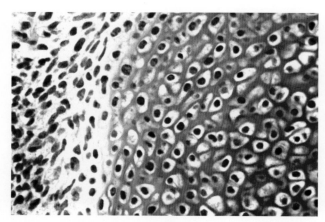

图 4.29 间充质聚集的细胞周围是已经分化形成透明软骨原基的区域。软骨细胞显示早期肥大

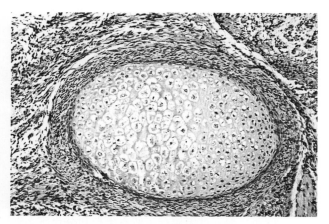

图 4.31 胚胎股骨骨干中段的横切面。薄层、衣领样的初级骨化中心位于肥大的软骨细胞和骨膜细胞之间

（1）软骨膜的间充质干细胞位于软骨柄中部周围，产生一层成骨细胞，覆于软骨原基表面钙化的编织骨颈部，预示着软骨膜向骨膜转化。骨膜、成骨细胞和表面薄层骨构成的软骨柄的中间区，形成初级骨化中心（图 4.30 ~ 4.34）。

（2）软骨原基软骨柄中心的软骨细胞被骨的骨膜包绕，并开始发生生物学变化并肥大和肿胀（图 4.29 ~ 4.33）。软骨细胞增大伴随着细胞内糖原增加

和软骨细胞周围 X 型胶原蛋白沉积。随后软骨细胞发生凋亡，同时周围的基质钙化，这大多通过来自软骨细胞的基质小泡实现。有些基质结晶钙化可发生于胶原纤维的"空穴"内。

（3）毛细血管网源于骨膜血管，借助于破骨细胞（破软骨）吸收骨质，穿过初级骨化中心的编织骨（图 4.34）进入化的软骨。这些毛细血管是未来营养血管的前体，其周围伴有周细胞和其他原始间充质细胞，例如不成熟的骨祖细胞和破骨细胞祖细胞。

随着骨的软骨核心不断吸收，起源于血管周围干细胞的成骨细胞沉积于残留的纵向钙化软骨柱上，形成类骨质层。这些小梁由软骨核心及其边缘被覆的编织骨构成，是初步形成的骨小梁（初级骨小梁），这些骨小梁共同构成初级松质骨。

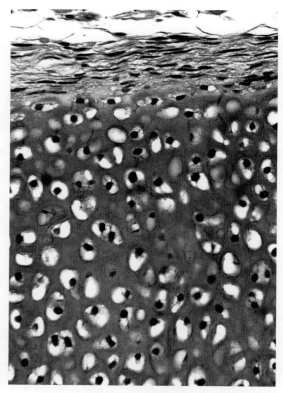

图 4.30 软骨原基软骨柄附近的软骨膜含有肥大的软骨细胞

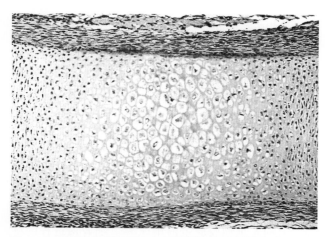

图 4.32 胚胎股骨初级骨化中心的纵切面。骨膜的细胞层正产生成骨细胞，形成了一层粉色的类骨质，骨膜外层的梭形细胞沿着股骨干纵向排列，其下的软骨细胞肥大

由软骨吸收形成的腔隙随后融合形成骨髓腔。最初的骨髓腔充满疏松结缔组织，最终被不同数量的脂肪组织和造血细胞占据。这种复杂的过程开始于骨干中心，随着骨的增长而向骨的两端推进（见后文）。当初级骨小梁和邻近的次级骨化中心（见后文）完全形成时，其周围包裹的软骨成为生长板（骺板）（图

4.35 ~ 4.38）。骨的纵向生长仅发生于骨骺处，因此，若在骨干或干骺端和骨骺内放置标记，它们将随着骨生长而分开，只有放置在骨干中的标记仍保持原来的位置不变。

充分发育的生长板分为 5 个不同的区域，每个区域对应相应的软骨成熟阶段（图 4.36 ~ 4.39）。

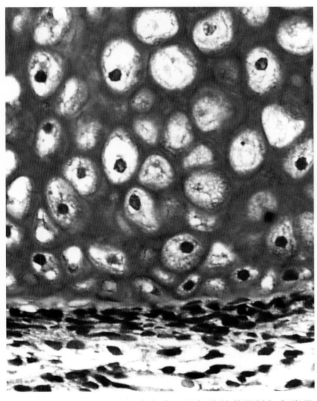

图 4.33　初级骨化中心。含有扁平骨细胞的薄层粉红色类骨质将肥大的软骨细胞与骨膜成骨细胞分开

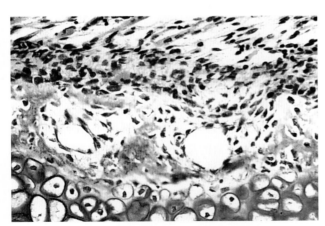

图 4.34　初级骨化中心伴毛细血管增生。提示营养动脉形成的早期。在毛细血管之间，骨膜发生层正在形成新生小梁状膜内编织骨。此时骨膜外层的纤维层细胞多于成人

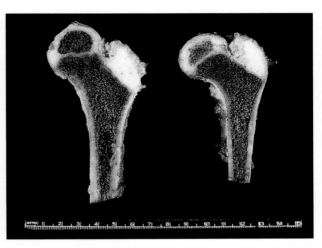

图 4.35　3.5 岁男童股骨头的大体图片。股骨头骨化的次级骨化中心与初级骨化中心被生长板分开。大转子的次级骨化中心还未形成，干骺端和骨干的外形类似于成人

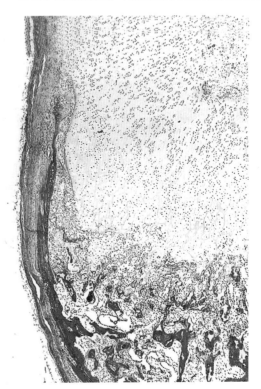

图 4.36　2 个月男婴的肋骨软骨交界处生长板。生长板被 Ranvier 环围绕，无次级骨化中心。干骺端和骨干上端可见伴有中央软骨核心的初级骨小梁

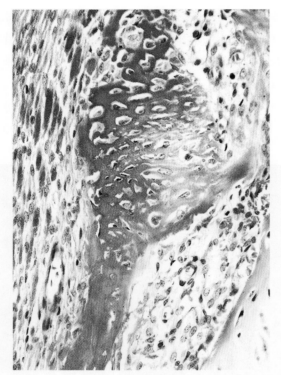

图 4.37 Ranvier 环由左侧骨膜下方的膜内成骨而形成的骨组成，勾勒出干骺端附近生长板的周围部分

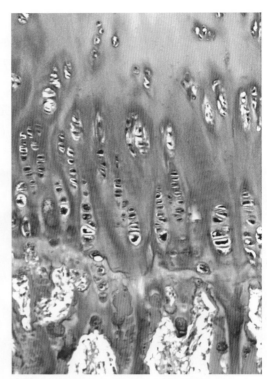

图 4.39 钙化的软骨柱和初级骨小梁的汇合处。初级骨小梁具有被覆 1 层编织骨的钙化软骨核心

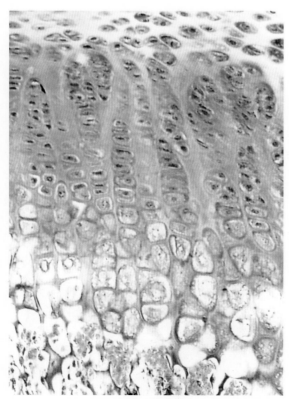

图 4.38 成熟生长板显示软骨储备区（上）、软骨增生区、软骨成熟区和软骨钙化区。初级骨小梁垂直排列，支撑生长板的基底部

尽管软骨细胞的成熟要经历不同阶段，但文献表明它们在基质内不会发生移动，而在最初形成的位置成熟。软骨细胞生长和成熟的重要调控因子有印度刺猬基因（Ihh）、甲状旁腺激素（PTH）、甲状旁腺激素相关蛋白（PTHrP）、成纤维细胞生长因子（FGF）、Runx2、Runx3，以及骨发生蛋白（BMP）（表 4.3）[52-57]。生长板的 5 个区域是：①软骨储备区软骨细胞静止，最靠近骨末端；②软骨增生区，软骨细胞排列成螺旋柱状；③软骨成熟区；④软骨钙化区，软骨细胞凋亡坏死和基质钙化；⑤成骨区，软骨被破骨细胞（成软骨细胞）吸收，该区呈隧道样与钙化基质相延续。

软骨储备区内的软骨细胞相对较小，呈圆形或椭圆形，周围有丰富的基质，其基底部的软骨细胞形成软骨增生区。软骨增生区的软骨细胞扁平，经过细胞分裂，排列成螺旋柱状，并产生细胞外基质。在软骨成熟区，软骨细胞的体积随着细胞质的增加而增大 10 倍，直径可达 30μm，可拟似周围基质的大小[51]。在软骨钙化区，软骨细胞膜分泌基质小泡，控制周围细胞外基质的钙化。与钙化基质相关的纵向

表 4.3

软骨细胞生长和成熟重要的局部及系统调节因子举例

调节因子	功能和调节
局部效应	
Ihh	软骨细胞分化的主要调节因子。刺激 PTHrP，调节软骨储备区到软骨增生区的软骨细胞，刺激软骨细胞增殖，决定软骨细胞从增殖到成熟的转变。调节 CSPG 结合影响其在整个生长板中的分布；被 BMP 正调节，被 dEF1 负调节
PTHrP	维持增殖池中增殖的软骨细胞。调节：被 ADAMTS12 和 ADAMTS17 正调节
Cyclin D1	调控 G1 期细胞向 S 期细胞转变
Runx2 和 Runx3	促进软骨细胞分化
TGF-β	促进分化和基质合成
C/EBP（β）	促进软骨细胞从增殖到成熟的分化
Pannexin3	促进软骨细胞从增殖到成熟的分化
Capn4	调节终末细胞分化
SDF-1	促进软骨细胞成熟
SOX9	调控胎儿生长板的增殖和分化；负调节血管化、软骨吸收和小梁骨的形成
FGF	抑制增殖
维生素 D3	调节生长板的组成、钙化和纵向骨生长
CNP	通过刺激细胞黏附分子和糖胺聚糖的表达来促进软骨形成
系统效应	
生长激素	调节纵向骨生长，刺激 IGF-1 的产生
糖皮质激素	抑制骨骼生长，可能是通过干扰 GH/IGF-1 轴而介导
甲状腺激素	通过 Wnt/β-联蛋白信号传送途径促进软骨细胞成熟和终末分化，刺激 IGF-1 途径
雌激素类和雄激素类	青春期早期促进骨骼生长，在青春期后期促进生长板融合

注：*Ihh*—印度刺猬基因；PTHrP—甲状旁腺激素相关蛋白；CSPG—硫酸软骨素蛋白聚糖；BMP—骨形态生成蛋白；dEF1—D-晶体蛋白增强子因子 -1；ADAMTS12—具有血小板反应蛋白基序 12 的去整合素和金属蛋白酶；ADAMTS17—具有血小板反应蛋白基序 17 的去整合素和金属蛋白酶；Runx—Runt 相关转录因子；TGF-β—转化生长因子 -β；C/EBP（β）—CCAAT/ 增强子结合蛋白 - β；Capn4—钙蛋白酶 -4；SDF-1—基质细胞衍生因子 -1；SOX9—性别决定区 Y 盒 9；FGF—成纤维细胞生长因子；CNP—C 型利钠肽；IGF-1—胰岛素样生长因子 -1；Wnt/β- 经典无翼相关整合位点 /β- 连环蛋白信号通路。

软骨细胞数为 3 ~ 5 个，长 90 ~ 150μm[58]。当基质钙化时，软骨细胞在骨化前缘的最后一排腔隙中发生快速坏死。这一过程与细胞因子的释放有关，这些细胞因子吸引内皮细胞和破骨细胞进入钙化基质，消化分离软骨细胞的基质横隔膜，并留下与骨长轴平行的钙化软骨残余纵向软骨柱。软骨柱的排列方向取决于软

骨增生区和软骨成熟区内软骨细胞先前的柱状排列方向（图 4.36，图 4.38）。这种柱状排列方式被认为由软骨储备区细胞外基质及信号分子的物理或机械特性共同控制，特别是涉及非典型的卷曲信号分子通路。初级纤毛也可协助产生极化梯度并传导 *Ihh* 信号[52]。钙化的软骨柱作为新生编织骨的支架形成初级骨小梁（图 4.38 ~ 4.40）。

在生长的长骨中，软骨 - 骨连接处钙化软骨的吸收速率与软骨增生区软骨细胞的增殖率是平衡的。据估计，软骨细胞在软骨增生区和软骨成熟区平均停留时间为数天[59]。有研究表明，在一个单独的软骨细胞柱中，每天有 4 ~ 7 个细胞死亡。研究发现，新生儿肋软骨连结处，每个软骨细胞柱有 12.6 ± 1.0 个软骨细胞，其中 39.6% ± 6.9% 为增殖性软骨细胞，每柱的软骨细胞数量随着年龄的增长而减少[60]。每个生长板以不同的生长速度生长，股骨远端的生长板生

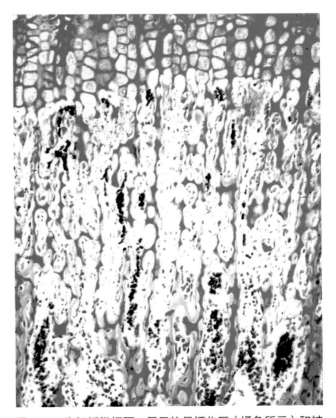

图 4.40　生长板纵切面。显示软骨钙化区（橘色所示）和被覆有薄层类骨质（蓝绿色所示）的软骨柱。含有大量红细胞（绿色所示）的毛细血管位于初级骨小梁之间（Goldner 染色）（波士顿哈佛大学医学院的骨病理生理学教学切片，由 Glimcher MJ，Roth SI，Schiller AL 制作）

长速度最快，其次是胫骨近端。在软骨钙化受损的疾病（佝偻病）中，软骨的清除被延迟，软骨成熟区增大且不规则增厚。虽然大多数长骨有 2 个生长板，但其他的骨（如肋骨、某些指骨、腕骨、跗骨、掌骨和跖骨）仅有 1 个生长板。位于骨干 - 骨骺交界处的生长板被薄层衣领样膜状骨包绕，后者是初级骨化中心的延伸，称为 Ranvier 环（图 4.36，图 4.37）[61]。

骨骺的外加生长和间质生长同时进行，骨皮质内的生长板发生急剧变化。随着骨直径的增加，骨膜下骨沉积，沿着骨内膜的骨被重吸收，使骨皮质厚度保持相对一致且骨髓腔扩大。最新形成的密质骨本质上是编织骨，但在生命的前几年，新形成的骨是板层骨。骨形成和骨吸收的不同速度改变骨的形状，此过程在生长板基底部远端区域最为明显，该区也称为"切削区"。切削区富含骨膜下破骨细胞，可使骨的直径减少到与骨干一样，最终导致骨的"漏斗化"。同时，骨皮质厚度通过其骨内膜表面外加新骨而保持不变或增加。在生长和发育阶段，骨干直径继续增大，在一些特殊部位变得不对称。这是一个动态过程，决定了骨的最终直径、骨皮质的厚度和轮廓，以及骨小梁的排列（Wolffian 法则）。改变骨形成和骨吸收平衡的因素可导致骨皮质异常增厚或明显变薄（骨质疏松）。

大多数长骨的骨骺随后都将会发生类似的发育过程，骨骺所在的区域即为次级骨化中心（图 4.35，图 4.41）。少数长骨的骨突内有相似的生长中心。次级骨化中心软骨原基的成熟和替代过程与骨干的发生相同，但成熟时从中央呈离心性向外周发展。这意味着次级骨化中心的生长区最初是球形的。最后，增大的初级和次级骨化中心彼此接近，中间有一段圆柱状软骨原基残留片段，即生长板的最终形状。

初级骨化中心和次级骨化中心持续生长，导致两者的软骨储备区相互融合。此时，骨质沉积形成一个骨板，将次级骨化中心与正在形成的生长板分开。此后，骨骺呈离心性半球状生长。骨骺的进行性增大来自真性关节软骨基底部的软骨，其结构与生长板相同。关节软骨下生长使骨的关节面的形状保持协调。骨骺的营养主要来自骨内血管和邻近骨膜，而真性关节软骨的营养来自滑液。

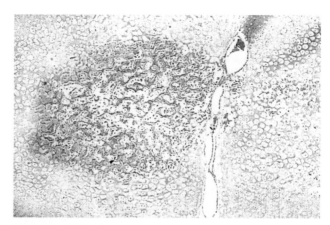

图 4.41　股骨头次级骨化中心的显微图片。可见来自圆韧带的营养动脉。在球形中心，类骨质（绿色所示）位于软骨小梁（橘色所示）上（Goldner 染色）

在位于骨表面的骨突软骨内出现一个次级骨化中心样结构，发育成为髂嵴、股骨大转子和小转子（图4.35）及胫骨粗隆。

一旦软骨内成骨在生长板上正常进行，新生骨的改建也就开始了。初级松质骨经过充分的破骨吸收，只有由板层骨构成的次级骨小梁被沉积。大部分骨干内的松质骨减少，骨髓腔扩大，骨髓腔内充满脂肪组织和骨髓造血组织。骨膜下骨质沉积和骨皮质的骨内膜吸收使骨保持管状形状，由负重和肌肉附着所产生的机械力可改变特定部位的改建速度，有助于骨的塑形。

包括 PTH、生长激素、生长调节肽、甲状腺激素、雄激素类、雌激素类和肾上腺皮质激素在内的几种激素是骨生长必需的调节因子[54]（表 4.3）。在青春期，低剂量雄激素和雌激素可导致生长板的软骨增生区和次级骨化中心的细胞分裂增加，促进软骨成熟、钙化、破骨性吸收和初级骨小梁形成。总之，此效应导致了青春期所谓的生长突增现象。当雌激素和孕激素水平增高，同时生长激素和生长调节肽水平下降时，软骨细胞增殖降低，骨成熟和骨形成继续进行，导致生长板减少、变薄，最终整个生长板软骨发生完全的软骨内成骨（图 4.42），仅残留少许或完全不留软骨组织。生长板的融合发生在远离骨骺的肥大软骨细胞死亡时，被认为是凋亡的过程，但在形态上类似于细胞缺氧和坏死，可能不涉及经典的细胞凋亡途径[52,62]。此时，生长板被认为是闭合的，所有新形成的骨均源于外加生长。印记基因网络被认为是增

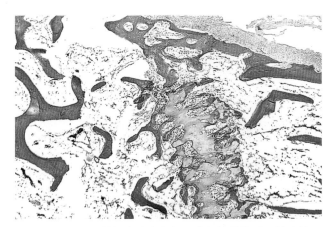

图 4.42　16 岁男性闭合的生长板。生长板的外周通过连接骨干和次级骨化中心的骨桥接。生长板的细胞增殖停止，而成熟过程继续。次级骨化中心位于左侧的生长板残余上方

长减速的原因[52]。次级骨化中心以同样形式停止生长。然而，钙化的生长板中的软骨残余（称为潮标软骨）持续存在于关节软骨的基底部。潮标软骨与真性软骨之间有一层薄的、较致密的、波浪形钙化基质（潮标，tidemark）相隔（图 4.43）。潮标软骨的生物学潜能持续存在，当受到某些激素（例如肢端肥大症的生长激素）刺激时，潮标软骨可重新激活软骨内成骨过程，导致成人出现多余的骨骼生长。正常情况下，生长板中软骨的残余保持休眠状态，其功能是将真性关节软骨与软骨下骨板锚定在一起。

3.2　膜内成骨

膜内成骨或称骨生长，是指骨形成的过程，表现为将要形成骨或骨组织的位置被纤维样膜性组织占据。该膜性组织富含骨祖细胞，在正常情况下由胚胎发育过程中的间充质聚集形成，或来自胎儿、儿童和成人的骨膜，或所有活跃的成骨部位邻近的薄层纤维组织。膜内的骨祖细胞产生成熟的成骨细胞，后者直接沉积形成骨基质（图 4.21，图 4.44）。颅骨的大部分扁骨，包括额骨、顶骨、枕骨和颞骨等，都是膜内成骨。另外，所有骨的骨皮质主要由骨膜生发层的成骨细胞产生，因此，至少骨的有些部分是膜内成骨。膜性骨的生长仅通过新骨的外加生长而发生，骨髓腔通过骨内膜的破骨活动产生并维持。这些骨的骨髓腔最初由高度血管化的疏松结缔组织组成，最终被脂肪和骨髓造血组织取代。

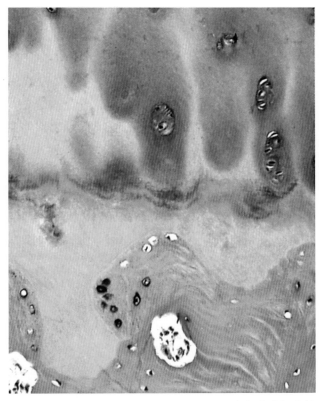

图 4.43　潮标区域的关节软骨基底切片。该潮标将未钙化的关节软骨（图上方所示），与生长板中钙化的软骨残余和软骨下骨板的板层骨（图下方所示）分隔开

3.3　骨塑形和骨改建

骨形成和骨吸收是高度协调的过程，其平衡决定了任何时间点上的骨量[50]。儿童和青少年时期，由于骨骼生长和增大（骨塑形），此时以骨形成为主，30 岁后，以骨吸收为主。骨的这种破坏和更新称为骨改建，是骨骼形成和维持的基础。骨改建是一

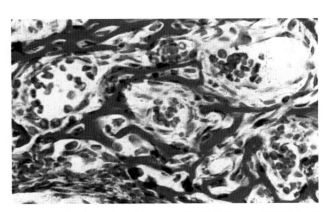

图 4.44　胎儿颅骨的膜内骨。成骨细胞体积大，沿着随机形成的骨小梁分布。骨细胞及其陷窝体积大、呈圆形，不规则分布于骨小梁内（三色染色）

个动态过程，涉及密质骨和松质骨的吸收和补充，该过程贯穿终生以维持骨量、骨骼完整性和骨骼功能[63]。该过程复杂，至少部分由中枢神经系统通过激素（如瘦素和 5- 羟色胺）和机械诱导的骨微损伤来调控。骨改建依赖于成骨细胞、骨细胞、破骨细胞的共同作用[64]。这些细胞一起形成骨的功能性单位或骨的基本多细胞单位（BMU，或称 Frost 骨改建单位），成人骨骼每年约 10% 发生骨改建（图 4.45，图 4.46）[65]。大约 100 万个 BMU 随时处于活跃状态，负责完成骨改建，可能首先对疲劳和微损伤的部位进行改建[63]。骨改建可开始于任何骨的表面，包括 3 个阶段的细胞活动：活化、骨吸收和骨形成。

　　骨的许多病变由骨改建异常所致，可为全身性疾病，即代谢性疾病；亦可局限于少数骨骼或单个骨。例如，绝经妇女骨质疏松症、甲状旁腺功能亢进症和甲状腺功能亢进症中的骨量减少由破骨性骨吸收增加所致，并且无法通过新骨形成而充分代偿。早期 Paget 病、转移性肿瘤和骨髓瘤引起的溶骨性病变由破骨性骨吸收的局灶性增加所致，骨吸收的量明显超过新骨形成。这些疾病的治疗目标是恢复骨量，使骨形成和骨吸收恢复平衡，并保护和维持骨结构的完整性。

4　骨——组织学中的人为假象

　　在骨骼的组织学切片中存在几种常见的人为假象，认识它们有助于提高诊断的准确性。骨的高无机

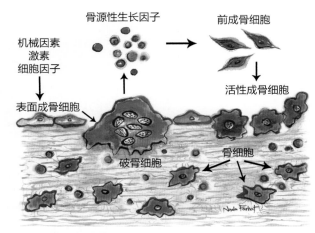

图 4.46　骨的基本多细胞单位（Frost 骨改建单位）简图。骨细胞通过其复杂的树突网络感受机械力。机械因素、激素或细胞因子刺激骨表面静止的成骨细胞分泌激活破骨细胞的细胞因子。破骨细胞通过吸收陷窝内的抗酒石酸酸性磷酸酶释放促骨源性生长因子，刺激骨祖细胞分化为活性成骨细胞。新的成骨细胞填补了吸收陷窝，最终将骨吸收与骨形成结合在一起（由 Nada Farhat 提供）

盐含量要求在骨的组织学检测中进行常规脱钙处理。可使用的脱钙剂有多种，分为强酸（如盐酸）、弱酸（如甲酸）、螯合剂［如乙二胺四乙酸（EDTA）］或组合脱钙液[66]。如需保存 DNA 和 RNA，建议使用 EDTA 脱钙。标本在脱钙前必须在福尔马林中进行充分固定，否则组织学切片欠佳。骨组织在未进行适当固定之前暴露于脱钙剂中，会导致细胞保存不良，例如人为的细胞质空泡化（图 4.47）。而过度脱

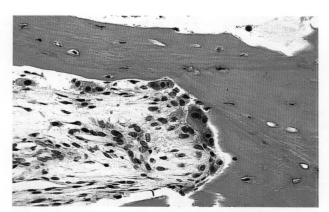

图 4.45　骨的基本多细胞单位（Frost 骨改建单位）。破骨细胞形成骨吸收的前沿（"切削锥"），紧邻其后的是单核巨噬细胞和成骨细胞。这个新形成的腔隙充满含有血管的疏松结缔组织

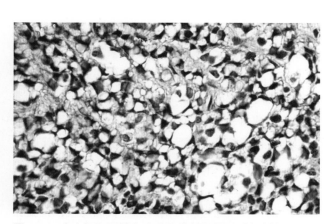

图 4.47　未在福尔马林中充分固定前暴露于脱钙剂中的骨活检标本（本例为同时暴露）。这些细胞代表大细胞淋巴瘤中的大淋巴样细胞，但由于人为的细胞质空泡化，形似印戒细胞癌

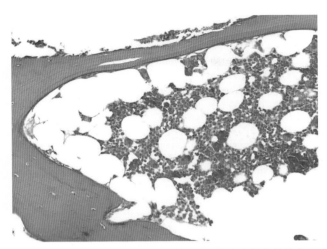

图 4.48　过度脱钙的骨小梁和骨髓。骨髓成分苏木精染色不足，细胞核染色苍白，核质对比度差。特定的造血细胞亚型更难以区分

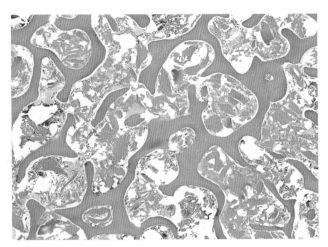

图 4.50　骨屑表现为不规则的密质骨或粉紫色无定形组织碎片，可能误诊为坏死骨组织或坏死肿瘤

钙会导致组织学切片染色淡，难以观察细胞核的细节（图 4.48）。脱钙不足可在切片上引起切割骨组织的问题，由于骨组织折叠造成切片过厚，常导致骨和周围软组织形成物理分离，形似血管性肿瘤（图4.49）。骨屑是另一种常见的人为假象，由切割骨骼（通常是骨皮质）所需的力造成，切割力是医疗过程的一环，涉及粗针活检、骨科锯或铰刀的使用，或病理实验室中标本切片的步骤之一。骨屑表现为不规则的密质骨或无定形粉紫组织碎片，可形似坏死骨组织（图 4.50）。

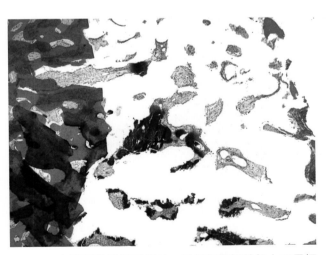

图 4.49　未脱钙的松质骨切片。骨组织在切片机上不易切割，导致组织切片折叠、增厚及骨与邻近组织距离接近或分离。本例中，左侧折叠的骨与骨髓腔内血管组织分离，形似血管性肿瘤

参考文献

[1] Burdan F, Szumilo J, Korobowicz A, et al. Morphology and physiology of the epiphyseal growth plate. *Folia Histochem Cytobiol* 2009;47(1):5–16.

[2] Milovanovic P, Vom Scheidt A, Mletzko K, et al. Bone tissue aging affects mineralization of cement lines. *Bone* 2018;110: 187–93.

[3] Skedros JG, Holmes JL, Vajda EG, et al. Cement lines of secondary osteons in human bone are not mineral-deficient: new data in a historical perspective. *Anat Rec A Discov Mol Cell Evol Biol* 2005;286(1):781–803.

[4] Burket J, Gourion-Arsiquaud S, Havill LM, et al. Microstructure and nanomechanical properties in osteons relate to tissue and animal age. *J Biomech* 2011;44(2):277–284.

[5] Krings A, Rahman S, Huang S, et al. Bone marrow fat has brown adipose tissue characteristics, which are attenuated with aging and diabetes. *Bone* 2012;50(2):546–552.

[6] Chapman J, Vega F. Incidental brown adipose tissue in bone marrow biopsy. *Blood* 2017;130(7):952.

[7] Dannheim K, Bhargava P. A rare finding of brown fat in bone marrow as a mimic for metastatic disease. *Am J Hematol* 2016; 91(5):545–546.

[8] Thorns C, Schardt C, Katenkamp D, et al. Hibernomalike brown fat in the bone marrow: report of a unique case. *Virchows Arch* 2008;452(3):343–345.

[9] Boutin RD, White LM, Laor T, et al. MRI findings of serous atrophy of bone marrow and associated complications. *Eur Radiol* 2015;25(9):2771–2778.

[10] Chan N, Ho C, Yip SF. Cardiac cachexia causing extensive serous degeneration of bone marrow. *Br J Haematol* 2017; 178(5):660.

[11] Bohm J. Gelatinous transformation of the bone marrow: the spectrum of underlying diseases. *Am J Surg Pathol* 2000; 24(1):56–65.

[12] Sung CW, Hsieh KL, Lin YH, et al. Serous degeneration of bone marrow mimics spinal tumor. *Eur Spine J* 2017; 26(Suppl 1):80–84.

[13] Gorski JP. Biomineralization of bone: a fresh view of the roles of non-collagenous proteins. *Front Biosci (Landmark Ed)* 2011; 16:2598–2621.

[14] Neve A, Corrado A, Cantatore FP. Osteoblast physiology in normal and pathological conditions. *Cell Tissue Res* 2011; 343(2):289–302.

[15] Clarke B. Normal bone anatomy and physiology. *Clin J Am Soc Nephrol* 2008;3(Suppl):S131–S139.

[16] Veis A, Sabsay B. The collagen of mineralized matrices. In: Peck WA, ed. *Bone and Mineral Research*. Amsterdam: Elsevier; 1988:1–63.

[17] Camozzi V, Vescini F, Luisetto G, et al. Bone organic matrix components: their roles in skeletal physiology. *J Endocrinol Invest* 2010;33(7 Suppl):13–15.

[18] Allori AC, Sailon AM, Warren SM. Biological basis of bone formation, remodeling, and repair-part II: extracellular matrix. *Tissue Eng Part B Rev* 2008;14(3):275–283.

[19] Allori AC, Sailon AM, Warren SM. Biological basis of bone formation, remodeling, and repair-part I: biochemical signaling molecules. *Tissue Eng Part B Rev* 2008;14(3):259–273.

[20] Oury F, Sumara G, Sumara O, et al. Endocrine regulation of male fertility by the skeleton. *Cell* 2011;144(5):796–809.

[21] DiGirolamo DJ, Clemens TL, Kousteni S. The skeleton as an endocrine organ. *Nat Rev Rheumatol* 2012;8(11):674–683.

[22] Chau JF, Leong WF, Li B. Signaling pathways governing osteoblast proliferation, differentiation and function. *Histol Histopathol* 2009;24(12):1593–1606.

[23] Zhou H, Mak W, Zheng Y, et al. Osteoblasts directly control lineage commitment of mesenchymal progenitor cells through Wnt signaling. *J Biol Chem* 2008;283(4):1936–1945.

[24] Komori T. Regulation of bone development and maintenance by Runx2. *Front Biosci* 2008;13:898–903.

[25] Soltanoff CS, Yang S, Chen W, et al. Signaling networks that control the lineage commitment and differentiation of bone cells. *Crit Rev Eukaryot Gene Expr* 2009;19(1):1–46.

[26] Deng ZL, Sharff KA, Tang N, et al. Regulation of osteogenic differentiation during skeletal development. *Front Biosci* 2008; 13:2001–2021.

[27] Long F. Building strong bones: molecular regulation of the osteoblast lineage. *Nat Rev Mol Cell Biol* 2011;13(1): 27–38.

[28] Burger C, Zhou HW, Wang H, et al. Lateral packing of mineral crystals in bone collagen fibrils. *Biophys J* 2008;95(4): 1985–1992.

[29] Chen H, Senda T, Kubo KY. The osteocyte plays multiple roles in bone remodeling and mineral homeostasis. *Med Mol Morphol* 2015;48(2):61–68.

[30] Baron R. Anatomy and ultrastructure of bone. In: Favus MJ, ed. *Primer on the Metabolic Bone Diseases and Disorders of Mineral Metabolism*. Philadelphia, PA: Lippincott Williams & Wilkins; 1999:3–10.

[31] Marks SC Jr, Popoff SN. Bone cell biology: the regulation of development, structure, and function in the skeleton. *Am J Anat* 1988;183(1):1–44.

[32] Bonewald LF. The amazing osteocyte. *J Bone Miner Res* 2011; 26(2):229–238.

[33] Buenzli PR, Sims NA. Quantifying the osteocyte network in the human skeleton. *Bone* 2015;75:144–150.

[34] Rochefort GY, Pallu S, Benhamou CL. Osteocyte: the unrecognized side of bone tissue. *Osteoporos Int* 2010;21(9):1457–1469.

[35] Nakashima T, Hayashi M, Fukunaga T, et al. Evidence for osteocyte regulation of bone homeostasis through RANKL expression. *Nat Med* 2011;17(10):1231–1234.

[36] Belanger LF. Osteocytic osteolysis. *Calcif Tissue Res* 1969; 4(1):1–12.

[37] Juppner H. Phosphate and FGF-23. *Kidney Int* 2011;79(S121): S24–S7.

[38] Teitelbaum SL. Bone resorption by osteoclasts. *Science* 2000; 289(5484):1504–1508.

[39] Takahashi N, Maeda K, Ishihara A, et al. Regulatory mechanism of osteoclastogenesis by RANKL and Wnt signals. *Front Biosci (Landmark Ed)* 2011;16:21–30.

[40] Edwards JR, Mundy GR. Advances in osteoclast biology: old findings and new insights from mouse models. *Nat Rev Rheumatol* 2011;7(4):235–243.

[41] Boyce BF, Yao Z, Xing L. Functions of nuclear factor kappaB in bone. *Ann N Y Acad Sci* 2010;1192:367–375.

[42] Glimcher MJ. The nature of the mineral phase of bone: biological and clinical implications. In: Avioli LV, Kranem SM, eds. *Metabolic Bone Disease and Clinically Related Disorders*. San Diego, CA: Academic Press; 1998:23–50.

[43] Robey PG, Bianco P, Termine JD. The cellular biology and molecular biochemistry of bone formation. In: Coe FL, Favus MJ, eds. *Disorders of Bone and Mineral Metabolism*. New York, NY: Raven Press; 1992:241–263.

[44] Rey C, Combes C. What bridges mineral platelets of bone? *Bonekey Rep* 2014;3:586.

[45] Bonucci E. Bone mineralization. *Front Biosci (Landmark Ed)* 2012;17:100–128.

[46] Hasegawa T. Ultrastructure and biological function of matrix vesicles in bone mineralization. *Histochem Cell Biol* 2018;149(4):289–304.

[47] Schwarcz HP. The ultrastructure of bone as revealed in electron microscopy of ion-milled sections. *Semin Cell Dev Biol* 2015;46:44–50.

[48] Lefebvre V, Bhattaram P. Vertebrate skeletogenesis. *Curr Top Dev Biol* 2010;90:291–317.

[49] Yang Y. Skeletal morphogenesis during embryonic development. *Crit Rev Eukaryot Gene Expr* 2009;19(3):197–218.

[50] Olsen BR, Reginato AM, Wang W. Bone development. *Annu Rev Cell Dev Biol* 2000;16:191–220.

[51] Mackie EJ, Ahmed YA, Tatarczuch L, et al. Endochondral ossification: how cartilage is converted into bone in the developing skeleton. *Int J Biochem Cell Biol* 2008;40(1):46–62.

[52] Lui JC, Nilsson O, Baron J. Recent research on the growth plate: Recent insights into the regulation of the growth plate. *J Mol Endocrinol* 2014;53(1):T1–T9.

[53] Chen H, Ghori-Javed FY, Rashid H, et al. Runx2 regulates endochondral ossification through control of chondrocyte proliferation and differentiation. *J Bone Miner Res* 2014;29(12): 2653–2665.

[54] Karimian E, Chagin AS, Savendahl L. Genetic regulation of the growth plate. *Front Endocrinol (Lausanne)* 2011;2:113.

[55] Hirai T, Chagin AS, Kobayashi T, et al. Parathyroid hormone/ parathyroid hormone-related protein receptor signaling is required for maintenance of the growth plate in postnatal life. *Proc Natl Acad Sci U S A* 2011;108(1):191–196.

[56] Wuelling M, Vortkamp A. Chondrocyte proliferation and differentiation. *Endocr Dev* 2011;21:1–11.

[57] Marino R. Growth plate biology: new insights. *Curr Opin Endocrinol Diabetes Obes* 2011;18(1):9–13.

[58] Jerome C, Hoch B. Skeletal system. In: Treuting PM, Dintzis SM, Montine KS, eds. *Comparative Anatomy and Histology*. Waltham, MA: Academic Press; 2012:53–70.

[59] Farnum CE, Wilsman NJ. Determination of proliferative characteristics of growth plate chondrocytes by labeling with bromodeoxyuridine. *Calcif Tissue Int* 1993;52(2):110–119.

[60] Gruber HE, Rimoin DL. Quantitative histology of cartilage cell

columns in the human costochondral junction: findings in newborn and pediatric subjects. *Pediatr Res* 1989;25(2):202–204.

[61] Langenskiold A. Role of the ossification groove of Ranvier in normal and pathologic bone growth: a review. *J Pediatr Orthop* 1998;18(2):173–177.

[62] Emons J, Chagin AS, Hultenby K, et al. Epiphyseal fusion in the human growth plate does not involve classical apoptosis. *Pediatr Res* 2009;66(6):654–659.

[63] Eriksen EF. Cellular mechanisms of bone remodeling. *Rev Endocr Metab Disord* 2010;11(4):219–227.

[64] Karsenty G, Oury F. The central regulation of bone mass, the first link between bone remodeling and energy metabolism. *J Clin Endocrinol Metab* 2010;95(11):4795–4801.

[65] Pogoda P, Priemel M, Rueger JM, et al. Bone remodeling: new aspects of a key process that controls skeletal maintenance and repair. *Osteoporos Int* 2005;16(Suppl 2): S18–S24.

[66] Dimenstein IB. Bone grossing techniques: helpful hints and procedures. *Ann Diagn Pathol* 2008;12(3):191–198.

第5章 关节

■ Fiona Maclean 著　■ 赵文英 译　■ 黄　勇 校

骨、软骨、韧带和肌腱具有运动、稳定和保护等机械功能。器官如肝脏和肾脏，主要由具有代谢功能的细胞构成，而结缔组织主要为细胞外成分。这些细胞外成分（或基质）由可以抵抗拉力和压力的物质构成。结缔组织的细胞成分使其生长，并维持其功能。

1 正常关节

"通过异常来认识正常，通过故障来发现功能"。

—— Georges Canguilhelm
《正常和病理》（Paris，1966）

相邻的骨端及其软组织成分（包括软骨、韧带和滑膜）共同构成一个功能单位：关节。人体有 3 种关节。最常见的是可动关节，为两个骨之间的可动连结单位，可动关节的关节面被覆透明软骨，但胸锁关节和颞颌关节例外，二者被覆纤维软骨。第二种是微动关节，以椎间盘为代表，特征为活动能力有限。第三

种是纤维性不动关节，属于不能活动的关节，例如颅缝，本章不予讨论。

1.1 可动关节

对于正常的可动关节，在关节活动度范围内，相对的关节面可以无痛地相互运动；负荷通过关节组织平均分布。临床上关节功能障碍的特点是关节不稳定、运动能力丧失、负荷分布不均和疼痛。

正常关节的功能依赖于关节的形状（形态学）、构成关节的各种组织的机械性能，以及包括神经肌肉控制在内的关节的完整性。

1.1.1 关节形状

任何关节最明显的特点可能就是关节面的形状。一般情况下，关节的一侧为凸面，另一侧为凹面，凸面面积通常比较大，这种互补的形状使关节可以在正常范围内活动，也有助于保持其稳定性和平均分布负荷。有些关节的关节面吻合得非常好（如髋关节和踝关节）[1]，而其他一些关节（如膝关节和指关节）的关节面就明显不协调（图 5.1）。任何关节最协调的

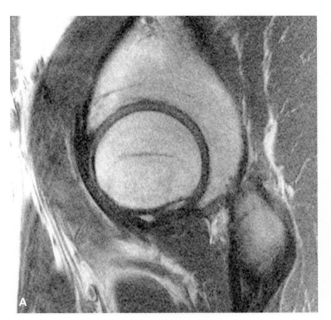
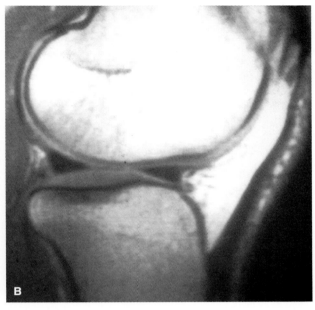

图 5.1　A. 髋关节矢状面的磁共振成像（MRI），显示髋臼与股骨头的密切吻合。B. 正常膝关节的侧面（MRI），显示关节面总体上不协调，这可以通过关节内充当承载负荷结构的半月板部分矫正

位置就是其压紧的位置[2]。

　　某些关节的关节面的不协调，如膝关节。可以通过关节内的纤维软骨性半月板来得到部分弥补[3]。移除或破坏半月板均会导致严重后果。同等重要的还包括髋关节的上唇，被视为髋臼关节面的延伸。

　　在许多关节中，关节面的最初接触从关节外周开始。有负荷时，构成关节面的组织发生弹性变形。关节接触面随负荷增加而增加，从而使负荷分布更加平均（图 5.2）。

　　这些机械因素和关节运动都会促使滑液流动并混合，这对于没有血供的关节软骨细胞的代谢非常重要。

1.1.2　细胞外基质的机械性能

　　1743 年，William Hunter[4] 提到：在关节的组成中，关节软骨是最能令人满意地满足各种运动目的的结构。关节具有独特的关节软骨，使得骨可以自如地以关节为轴移动；其柔软、平滑的表面可减小关节面的相互磨损；其柔韧性使相邻的关节面可以不断地调整，彼此适应，并且使摩擦力在总体上平均分布；其弹性使跑、跳等活动时震动所产生的破坏力都能被分解并逐步消失。如果骨的坚硬面直接相邻，那么危害将是非常致命的。

　　关节软骨的生物力学特征取决于细胞外基质。结缔组织（如骨组织、软骨组织和韧带）都有其独特的

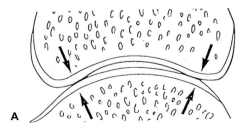
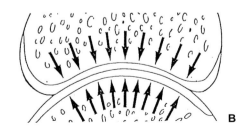

图 5.2　A. 轻负荷。关节在休息和轻负荷情况下，关节外周有限的接触可以保证滑液进入关节腔。B. 负荷增加。随着负荷的增加，骨和软骨变形，使软骨面的接触增大，负荷平均分布。周期性的负荷使滑液在关节内和关节面之间循环，以满足软骨的代谢需求

组成成分和组织结构，以满足特定的机械功能。创伤后，关节软骨的细胞外基质的结构和（或）成分如果发生紊乱，则可能导致关节功能障碍。

结缔组织的基质由其固有细胞（例如成纤维细胞、成骨细胞、破骨细胞和软骨细胞）不断改建。为了维持组织的物理化学性质和机械性能，这些细胞的代谢必须对局部性和系统性相关因素的反馈体系高度敏感。

胶原纤维是结缔组织的主要细胞外成分，由成束的原纤维构成，原纤维由螺旋状排列的多肽链分子重叠构成。胶原纤维决定拉伸的强度。还有一些不形成纤维的胶原蛋白，这些胶原蛋白具有不同的功能，例如作为其他基质成分（Ⅸ型胶原蛋白）的结合位点或促进钙化（Ⅹ型胶原蛋白）[5]。Ⅰ型胶原纤维是肌腱、韧带和骨中最常见的胶原类型。Ⅱ型胶原纤维决定关节软骨的拉伸强度，并且与蛋白多糖（proteoglgcan，PG）协同对维持组织的体积与形状起着重要作用[6]。

结缔组织也可承受压力。骨组织中的羟基磷灰石能抵抗压力负荷。关节软骨中胶原纤维之间的黏液样填充物决定组织的抗压强度和黏弹性，这种填充物由带负电荷的大分子 PG 聚合物构成。

PG 是一组异质性分子，由蛋白链和附着的碳水化合物组成，具有凝胶样黏性。关节软骨中的 PG 主要是聚集蛋白聚糖（aggrecan）[7]，它包含 1 个蛋白核心，碳水化合物侧链（角质素和硫酸软骨素）附着其上。带高电荷的 PG 分子吸收水分后可明显膨胀，但是在软骨内，PG 的膨胀受到胶原纤维网的限制。当软骨负重时，部分水分被挤出，PG 进一步压缩。负重消失时，组织可吸取水分和营养。

关节软骨中的聚集蛋白聚糖的年龄相关变化包括：总体积降低、改变硬度的化学结构变化及软骨含水量的变化[8]。除聚集蛋白聚糖外，关节软骨的细胞外基质还含有许多非胶原性蛋白质和 PG，对这些蛋白质的确切功能的研究刚刚开始。它们可能是结构成分或发挥调节作用，或二者皆有。对影响基质分子合成的遗传性疾病的认识，能帮助我们理解这些分子的功能[9]。

延长体力活动会使整个关节软骨的厚度变薄 5%，这种变化在整个组织中是不均匀的。例如，关节软骨表层渗出大量液体，导致体积被压缩 60%，而桡侧渗出的液体相对很少，体积压缩不明显。这些变化改变了基质蛋白的合成与降解。这些细胞进程中的长期差异即使微小也会影响关节的宏观形态和微观形态。

1.1.3　关节囊及其周围组织和肌肉控制

通过感知触觉、温度、疼痛和位置，在我们的运动中持续地存在感觉性反馈。正常的关节功能依赖于韧带、肌肉和神经的完整性。正如 Charcot 所描述的那样，神经肌肉的协调被破坏会导致难治性关节炎[10]。

1.2　微动关节

椎间盘是一种纤维软骨复合体，构成椎体间关节，可分为两部分：最外侧的纤维性环状结构（纤维环）和最内侧的胶状核心（髓核）。椎间盘不仅与脊柱的稳定性和活动性有关，而且与负荷传递有关。

从上面观，纤维环由向心性排列的纤维组织层构成，每层在椎体之间斜向排列，相邻两层纤维反向排列，这种板层的交替斜向排列可以实现各个方向的运动（旋转、屈曲和伸展），但程度有限（图 5.3）。

纤维环的纤维通过穿通纤维（Sharpey 纤维）附着在邻近椎体的骨性终板上。与椎间盘后侧的纤维相比，前方和侧面纤维的层数更多，也更牢固。前方纤维环的厚度几乎是后方纤维环的 2 倍。由于纤维环的厚度不同，髓核在椎间盘中，更靠近后缘。1 层界限清楚的透明软骨将髓核与上下方的骨组织分隔开（图 5.4）。

显微镜下，髓核的结构为软骨细胞、星形细胞和梭形细胞，分布在疏松的富含 PG 的纤维黏液样基质中。由于大多数成人椎间盘中没有血管，营养成分只能通过椎间盘边缘的扩散来获取。营养成分向髓核和纤维环内层的流动受限，可导致椎间盘的退变。脊柱各段椎间盘的高度不同，颈段和胸段的椎间盘比腰段的扁平。椎间盘的前、后高度也不相同，从而形成脊柱的生理弯曲。年龄相关性脱水会导致椎间盘变薄。

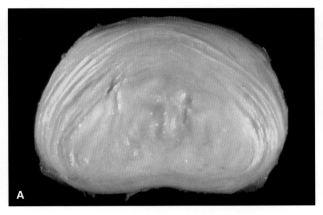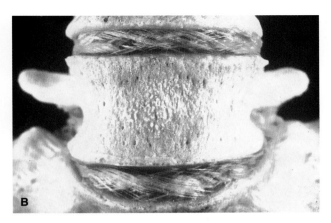

图 5.3　A. 椎间盘的横切面，构成纤维环的环状纤维层和位于中央的界限清楚的凸出的髓核，纤维环的宽度从前（上）到后（下）变窄。B. 腰椎下段干燥标本，可见纤维环中交替斜向排列的胶原纤维

2　正常关节组织

2.1　关节软骨

2.1.1　形态

透明软骨被覆于骨的关节末端，没有神经和血管，坚硬而圆滑。透明软骨受到压力作用时会发生短暂变形[11]。生长期的软骨是骨骼前体，由软骨的生长板介导，通过软骨内成骨的机制使骨变长。

年轻人的透明软骨呈半透明、蓝白色，老年人的透明软骨则变得不透明、略微发黄[12]（图 5.5）。随年龄增长，关节软骨的外观发生改变，这种现象也见于其他结缔组织，可能与诸多因素有关，包括脱水、胶原蛋白交联的数量增多和脂褐素聚集。

显微镜下，关节软骨的特点是具有丰富的玻璃样（透明的）细胞外基质，细胞单个分布，位于腔隙内（图 5.6）。通常将关节软骨分为 4 个区：表层（Ⅰ）、

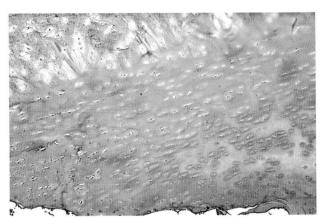

图 5.4　1 层致密的透明软骨将椎间盘的髓核（上方所示）和骨组织分隔开（下方所示）（HE 染色，×4）

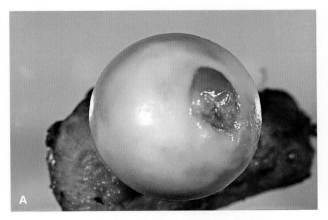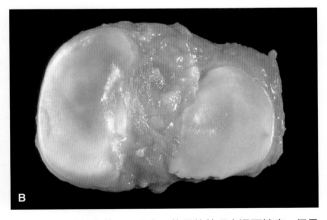

图 5.5　A. 16 岁青年的股骨头。年轻健康的软骨呈蓝白色、半透明。B. 50 岁中年人的胫骨平台。软骨的外观光滑而健康，但是与 16 岁青年的相比，颜色更黄，也不透明

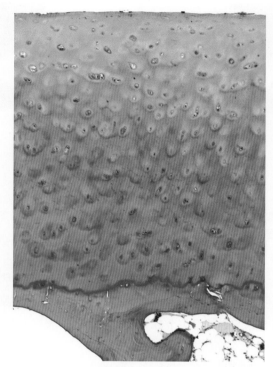

图 5.6 中年人股骨髁的正常关节软骨（HE 染色，×4）

中间层（Ⅱ）、深层（Ⅲ）和钙化层（Ⅳ）。表层细胞扁平，中间层细胞沿胶原分布，呈放射状排列，深层细胞肥大，而钙化层（即近骨层）的细胞无活性（图 5.7，图 5.8）。

在钙化的骨基质中，骨细胞通过细胞质突起相互联系，但是软骨不存在这种排列。软骨细胞的新陈代谢依靠细胞外基质的溶质扩散。由于关节软骨深部的钙化层的基质形成一层屏障，阻止软骨下骨组织中溶质的通过，关节软骨只能通过关节面从滑液中获得营养并与之交换代谢产物[13]。

关节软骨内的胶原纤维主要以垂直方向穿过软骨的大部分，而其表面的胶原纤维呈水平方向分布[14]（图 5.9）。电镜研究显示在关节表面有紧密排列的胶原纤维，这些胶原纤维的排列与表面平行。软骨的胶原含量从表层到深层逐渐减少。深层的胶原纤维更加分散，直径变得更粗，垂直排列形成拱形的网络结构[15]。这些胶原纤维与钙化层的胶原纤维相连，但不与软骨下的骨组织相连。胶原纤维网反映关节软骨的局部压力与张力[16]。膝盖半月板内的胶原纤维主要呈环形排列，反映了正常负荷下产生的张力。仅有少数放射状排列的纤维，其作用可能是防止半月板受到不适当压力而产生纵向撕裂[17]（图 5.10）。

软骨基质中 PG 的分布与局部机械性需求有关，在不同的关节各不相同。一般而言，儿童的 PG 比成人分布更均匀，关节软骨表层 PG 的含量比深层少。在深层的软骨细胞周围（细胞周围基质），PG 的浓度比细胞间（细胞之间基质）要高[18]（图 5.11）。

在组织学切片上，钙化软骨和非钙化软骨的交界处存在一条明显的嗜碱性线，称为潮标（图 5.12）。在发育中的骨骼观察不到这条嗜碱性线。老年个体（60 岁以上）常可见明显的多条潮标，骨关节炎的关

图 5.7 图 5.6 所见关节面组成的示意图。左图显示 Benninghoff 所描述的拱形胶原组织的分布。去除非钙化关节软骨以暴露潮标的表面（x）。小的火山口样的结构（y）代表钙化前缘细胞的位置。在钙化前缘的下方可见到伸入钙化软骨的血管（z）。右上方插图中剥去了软骨以显示血管，右下方为扫描电镜显微照片，示本图结构重建的切面

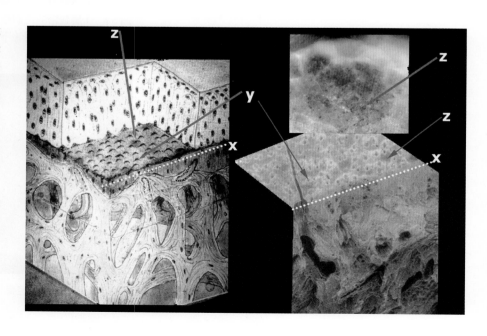

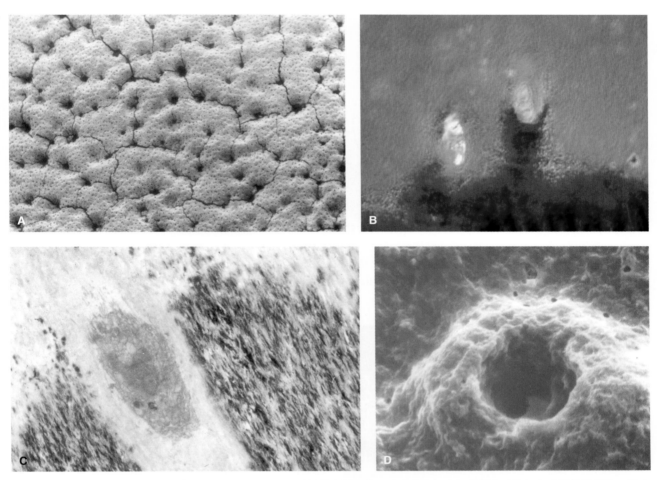

图 5.8　A. 未钙化的关节软骨被骨吸收去除后，潮标表面的扫描电镜图像。小点代表埋在钙化前缘（潮标）内的软骨细胞。较大的空白区是靠近潮标下方的血管。裂缝是制备时造成的人为假象。B. 关节软骨横切面 HE 染色，使用偏振光拍摄，显示此表面内的软骨细胞。C. 为图 B 中标本的透射电镜图。D. 为图 B 中标本的高能扫描电镜图。有一种假说认为包埋软骨细胞的这一层可以调节潮标主动钙化的效率

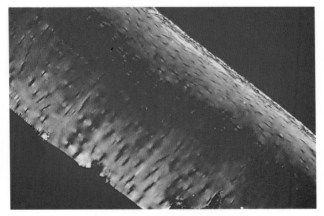

图 5.9　关节软骨胶原纤维的偏振光显微图像。表面的胶原纤维呈蓝色，而深部的胶原纤维（垂直的）则为黄色。中间部分的胶原纤维不可见，是因为此区的胶原纤维呈交叉分布（见图 5.7 中 Benninghoff 描述的拱形分布）（×4）

节中可见多条非常明显的可见潮标（图 5.13）。深部软骨很少发生机械性损伤，如果发生，可导致骨与软骨的界面发生分离。当损伤发生于软骨深部时，潮标处常出现水平裂缝，可能是由于此处的软骨硬度发生了相当大的变化。成人关节软骨的基底部以软骨下骨板为界，具有不规则的界面，有点像拼图结构。这个区域的钙化会导致结构坚硬（图 5.14）。

　　附着于骨组织的韧带和肌腱也会发生钙化，韧带和肌腱的附着结构影响其附着程度。这种附着结构是动态性的，反映了不成熟个体的骨骼生长情况和成熟个体的骨骼持续更新程度。

　　软骨细胞埋在软骨基质中，参与细胞外组织的合成和维护。从软骨表面到深部，以及在不同的解剖部

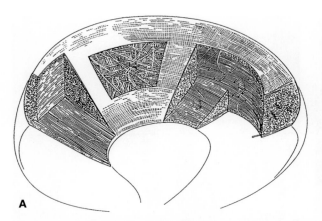

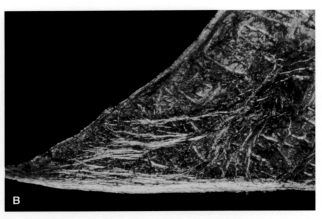

图 5.10 A. 半月板内胶原纤维分布的示意图。大部分胶原纤维呈环状分布，以抵抗膝关节受到压力负荷时产生的张力。在半月板的胫骨面，放射状分布的胶原纤维最为明显。B. 半月板横切面的偏振光显微图片。底部边缘是胫骨面，此处大部分胶原纤维呈放射状排列（×1）（经允许引自：Bullough PG，Munuera L，Murphy J，et al. The strength of the menisci of the knee as it relates to their fine structure. J Bone Joint Surg Br 1970；52：564–567.）

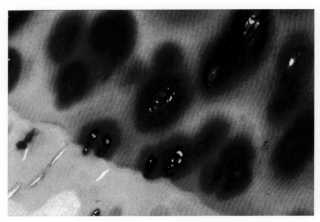

图 5.11 在非钙化软骨的深部，软骨细胞的周围显示强异染性，代表蛋白聚糖的染色。细胞间基质的染色比细胞周围要淡许多。钙化软骨中的染色更淡（亚甲蓝染色，×25）

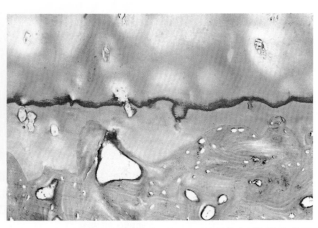

图 5.12 关节软骨的深层和钙化层。深层与钙化层的分界为一条嗜碱性线，称为"潮标"，潮标代表钙化前缘（HE 染色，×4）

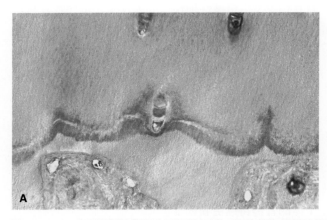

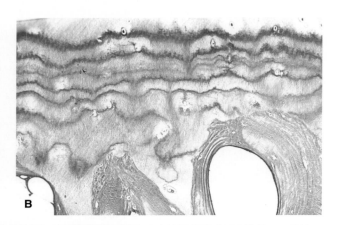

图 5.13 A. 出现重复的潮标表明钙化加速。钙化前缘总是受细胞的控制，本图潮标里正好有 1 个软骨细胞（HE 染色，×25）。
B. 正常软骨的大多数区域只能见到一条潮标。在骨关节炎的早期可见多条潮标，提示钙化前缘迅速推进（HE 染色，×10）

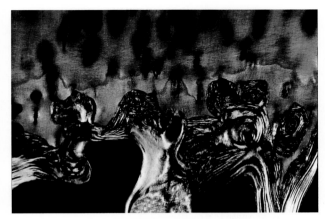

图 5.14 骨与关节软骨交界处的偏振光显微图片。软骨下骨及其上方被覆的钙化软骨之间的界面明显不规则。骨与软骨的功能性镶嵌有赖于两种组织具有相同的硬度（×4）

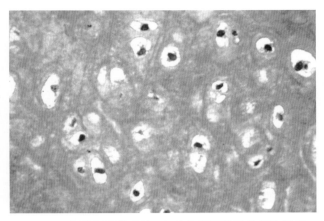

图 5.15 耳部软骨显微照片。细胞与透明软骨的细胞相似，但是基质中含有许多红染的弹性纤维（焰红 – 酒石黄染色，×25）

位，软骨细胞的大小、形状和数量都不相同[19]。通常，软骨表层的细胞较为丰富、扁平，其体积较小且平行于表面[20]。中间层的软骨细胞更接近球形，呈垂直排列。这种垂直排列反映了胶原纤维的方向。细胞周围的基质层富含 PG，并含有一些透明质酸，而胶原蛋白相当少。在基质层周围，围绕着由交联的Ⅵ型胶原纤维组成的网篮状结构。Ⅵ型胶原纤维形成保护性框架，有助于维持稳定的静水压。软骨细胞内线粒体稀少，可能与细胞耗氧量相对较低有关。深层的非钙化区的细胞含有丰富的内质网和高尔基体，表明其具有活跃的蛋白质合成功能。此处软骨细胞的细胞膜并不与其他软骨细胞的突起相连。软骨细胞附近的细胞外基质内可见小的膜性小泡，它们被认为在软骨基质的钙化中发挥作用[21]。

除了透明软骨外，还有另外两种软骨：纤维软骨和弹性软骨。纤维软骨的基质含有较高比例的Ⅰ型胶原纤维。纤维软骨可见于膝半月板、纤维环、韧带和肌腱附着于骨的部位，以及肌腱内侧面附着于滑车的部位（如踝部），具有抵抗压力和张力的作用。

弹性软骨基质中含有高比例的弹性蛋白，主要见于黄韧带、外耳和会厌（图 5.15）。与胶原蛋白相比，弹性蛋白更具弹性，这在椎管的黄韧带中尤为重要，有利于脊柱的弯曲。

纤维软骨和弹性软骨的机械功能与透明软骨截然不同。透明软骨主要是抵抗压力，而纤维软骨和弹性软骨虽然有时也会抵抗压力，但主要功能还是抵抗张力。

2.1.2 软骨更新和关节改建

Wolff 理论认为，骨的密度和结构与所承受负荷的大小和方向有关。在骨的关节端，软骨下的骨小梁必须经过改建才能适应关节表面最佳的负荷分布。

软骨内成骨是骨生长和改建的重要机制。典型的例子就是生长板中，血管从干骺端进入钙化的软骨中，然后被成骨细胞合成的骨组织取代。这个过程也发生在成人关节中。因此，整个生命中一直发生着钙化软骨逐渐被新的关节下骨取代（图 5.16）。

钙化前缘（潮标）以一定的速度向非钙化软骨推

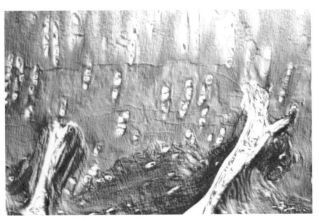

图 5.16 两条血管伸入软骨的钙化层。每个血管周围可见一层薄的板层骨。通过不断地软骨内成骨，关节骨末端不断地改建（HE 染色，×10）

进，这个速度与关节下骨取代钙化软骨的速度保持平衡[22]。关节软骨不是处于静止状态的组织，一生中，细胞外基质和软骨细胞在不断更新，关节不断地改建。细胞凋亡在这个过程中起着重要的作用，与胎儿发育期关节形成方式相同[23-24]。

在负重关节的不同区域中，关节软骨在形态、生物化学和生物力学变化方面均存在差异。关节表面软骨的厚度在大多数关节中的差异性很大。与股骨头不同区域的硬度差异相关的因素有 PG 的含量和组织含水量[25]。软骨的硬度与软骨厚度影响钙化软骨及其下方松质骨的机械性能[26]。

膝关节内部的形态差异主要取决于有无半月板被覆[27]。有半月板被覆的区域，软骨组织光滑而坚硬；无半月板被覆的区域则表面粗糙，基质柔软。即使在年轻人的膝关节中，无半月板覆盖的关节软骨也总是出现基质软化和表浅肌纤维震颤[28]。这些天然差异与关节负荷有关。在功能正常的膝关节中，负荷通过半月板传递给其下方的胫软骨，无半月板覆盖的软骨保持着相对无负荷状态。类似的失用性萎缩区域亦存在于桡骨头的边缘周围、髋臼的顶部、股骨头的中心窝周围部分和中下部[29]。关节环境的直接变化会导致软骨基质的改变[30]。因此，关节的固定或者去负荷都会导致糖胺聚糖合成减少，而锻炼可增加其合成[31]。低水平的机械压力与分解代谢活动的提高有关，而在生理范围内的压力则与合成代谢活动有关。软骨细胞不能适应高于生理范围的压力。生理耐受的压力存在一定的窗值，超过或低于这个窗值，软骨细胞都不能保持足够的功能性基质。

2.1.3 关节软骨的组织形态发生

关节发育过程的关键特征是通过关节软骨增厚来形成浅表区、移行区和放射区。它们的特征与压力、形态和液体流量的变化有关[32]。与肌肉和骨不同的是，关节软骨的厚度可能不完全依赖于机械性刺激[33]。

2.2 滑膜

滑膜被覆在关节囊的内表面和关节内其他所有非软骨结构的表面。此外，滑膜还被覆于黏液囊，允许黏液囊附近的结构和腱鞘自由运动。

滑膜由两种成分组成。第一种成分是环绕关节腔面的被覆细胞，其表面光滑、湿润、有光泽，有少量的小绒毛和指状皱襞。第二种成分是支撑层[34]。正常情况下，关节腔表面的滑膜不明显，只有一层滑膜细胞（图 5.17）。滑膜下为纤维血管组织，并含有一些散在的组织细胞和肥大细胞。

电镜研究显示，滑膜被覆细胞主要有 2 种类型：A 型细胞有巨噬细胞的特征，具有吞噬功能；B 型细胞分泌滑液透明质酸盐。正常的滑膜中，A 型细胞占25%，B 型细胞占 75%[35]。

滑膜具有 3 个主要功能：分泌、吞噬、调节代谢产物向滑液的流动。这些代谢产物可以满足关节软骨细胞的代谢需求。

2.3 韧带与肌腱

韧带是连接两个相邻骨的结构，主要由胶原纤维构成。韧带内胶原纤维束排列的复杂程度反映了关节内的运动需求。胶原纤维在进入骨组织处发生钙化，交错锁定在下方的骨组织上。

肌腱是特化的结缔组织，可集中或延伸肌肉的功能。跟腱是一个很好的例子，它将数条大肌肉的力量汇集到其附着区域。手和足的长肌腱使远端肌肉的功能得到延伸。在邻近附着点的区域，可见到软骨细胞化生，细胞位于陷窝样腔隙内[36]。这是由于肌腱呈锐角进入骨组织产生的剪切力和压力诱导了化生（图5.18）。一些肌肉没有明显的肌腱，只有短的扇形纤维性附着点，例如椎旁和臀部的肌肉。

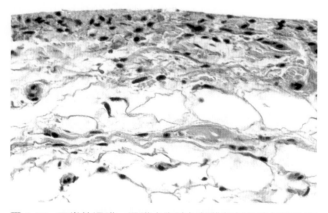

图 5.17 正常的滑膜。滑膜内脂肪与纤维组织的比例取决于关节本身和其在关节内的位置（HE 染色，×10）

正常肌腱含有相对稀疏的肌腱细胞，纵向散在分布于胶原纤维束之间（图 5.19）。细胞数量上存在轻微的梯度分布，肌腱近肌肉端的细胞比远端附着点更多。在肌腱转折处，肌腱被约束于滑车的下方，周围有滑膜鞘。

手的屈肌腱表面被覆单层滑膜细胞（腱内膜），腱纤维鞘（腱鞘）的壁内也衬有同样的单层滑膜细胞（腱外膜）。手掌的肌腱被覆一层菲薄的血管外膜（腱旁组织），可从掌深弓获取营养[37]。

手足肌腱的滋养动脉，都是长而卷曲的血管，可随着肌腱运动而伸长。肌腱的感觉神经相对丰富，具有游离分支。这些神经末梢，可以反馈调节肌腱张力，触发本体感受冲动。

3　关节炎的关节

在许多西方国家，关节炎是导致残疾的主要原因。据估计，美国 1/4 的人口患有关节炎（2013 年约 5250 万），且发病率仍在增加[38-39]。关节炎是关节正常功能被破坏的结果，是指关节失去了在关节面上轻

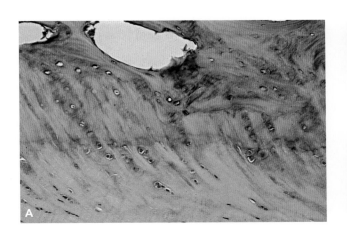

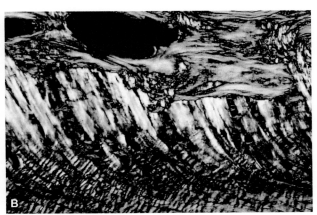

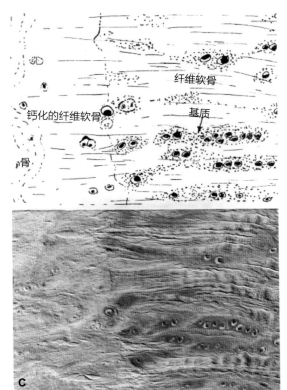

图 5.18　A. 韧带的附着部分，透射白光拍摄（HE 染色，×10）。B. 偏振光下可见韧带与骨组织的交界部分发生钙化，韧带钙化部分的边缘可以看到嗜碱性线（潮标），代表钙化前缘。注意这与图 5.14 显示的骨与关节软骨交界处相似。C. 高倍镜显示位于陷窝内的圆形细胞，见于韧带和肌腱附着部位（纤维软骨化生）。基质中的红染部分是蛋白聚糖（番红 O 染色，×25）

（图 C 标注：纤维软骨、钙化的纤维软骨、基质、骨）

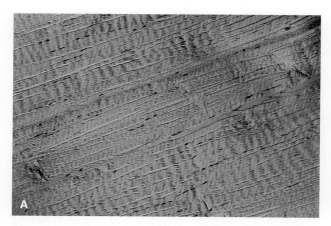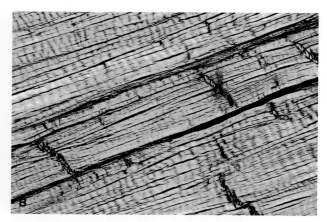

图 5.19　肌腱同一区域的显微照片。A. 透射光。B. 偏振光。均显示了肌腱的特点：在致密平行排列的胶原纤维束之间可见少量拉长的成纤维细胞（HE 染色，×4）

松运动的能力和关节稳定性，通常伴有疼痛。

导致关节失去自由运动能力的原因，一方面可能是关节形态的变化（引起严重不协调），另一方面可能是组织基质的变化（影响机械性能）。关节的不稳定性可能是韧带支撑和神经肌肉控制改变的结果。发生在骨组织的疼痛可能是负荷分布不均的结果，滑膜疼痛可能是反应性滑膜炎的结果，肌肉疼痛可能是反射性痉挛的结果。

急性或慢性病变导致的关节功能障碍，可引起以下变化（图 5.20）。

- 关节面形状的解剖学变化（例如，骨折、改建活动的增加、Paget 病，或内分泌紊乱，包括肢端肥大症和甲状旁腺功能亢进症）[40]。
- 关节结构完整性丧失（例如，炎性关节炎中酶的破坏，更为常见的是创伤性损伤，这种创伤可能是急性的、轻度的或者反复发生的）。
- 构成关节的组织基质机械性能的改变（如出现于褐黄病的脆性胶原）。

关节炎可分为非炎性关节炎、炎性关节炎、感染性关节炎，非炎性关节炎以骨关节炎（osteoarthritis，OA）为典型代表。炎性关节炎包括血清学阳性的关节炎（类风湿关节炎）、血清学阴性的关节炎［脊关节病，包括强直性脊柱炎、反应性关节炎、银屑病关节炎和肠病性关节炎；系统性红斑狼疮；晶体沉积病，包括痛风、焦磷酸钙沉积症（calcium pyrophosphate deposition disease，CPPD）］。感染性关节炎包括脓毒性关节炎（常为细菌性）、肉芽肿

性关节炎（分枝杆菌性）、病媒传播性关节炎（莱姆病）。

许多关节炎的病例都是由多因素作用，而且在临床和组织学上常常有重叠。如果这些关节变化长期存在，骨关节炎将不可避免地叠加在原有的形态学变化上，导致最初的病因难以评估[41]。原有结构的异常包括臀部发育异常和大腿髋臼冲击，它们都会成为发生 OA 的基础，在年轻人中尤其突出[42]。OA 可能继发于软骨下的骨关节不全性骨折，这种骨折常发生在老年人，由低骨密度区域负荷引起。软骨下的骨关节不全性骨折作为 OA 的原因长期以来被低估，很可能是由于它在临床上和放射学上与缺血性坏死表现相似。软骨下的骨关节不全性骨折常常是快速破坏性 OA 的原因[43]。OA 长期以来被认为是非炎性过程，最近的研究表明其存在炎症过程[44]。

3.1　形态的改变

大多数关节炎的特点是关节形态的改变。在炎性关节炎中，炎症破坏导致组织缺失。此外，尽管骨与软骨的缺失是骨关节炎的重要表现，但又可见以骨赘的形式新生的新骨和软骨，这是此病的特征。

目前我们认识到，关节形态的改变可突然发生（如骨折）或逐渐出现（如肢端肥大症；或其他代谢紊乱性疾病，如 Paget 病），这些改变在关节炎的病因学中起着重要作用。换言之，尽管关节形状的改变是关节炎的预期后果，但也可能是关节炎的原因。

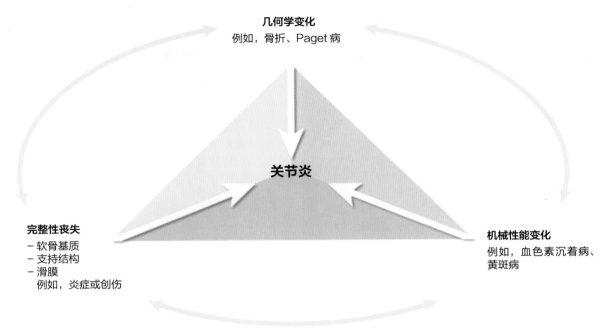

图 5.20　关节炎的病因。关节的形态、构成物质和支撑的变化导致关节炎。常常存在多种因素

4　组织对损伤的反应

无论由何种病因引起，关节损伤的特征包括一些基本的细胞和组织反应。

- 细胞和细胞外基质的变性和修复通常都有宏观和微观证据。发生这些改变的原因包括直接的物理损伤，基质的细胞合成发生改变或基质成分的酶性破坏。这些变化可能在软骨表面最为明显[45]。
- 在有血管的组织中，任何原因引起的损伤都会继发炎性反应。先是急性炎症，然后是慢性炎症，炎症程度可轻可重。其结果是坏死的损伤组织被清除，并由肉芽组织所取代，最后导致瘢痕形成。在无血管的组织中（如软骨）不会发生炎性反应，也不会继发瘢痕形成。

4.1　软骨

软骨损伤的宏观（肉眼观察）证据仅限于细胞外基质，最早的改变之一是关节表面胶原纤维破坏，导致表面呈缺损状[46]。软骨表面的宏观改变有 3 种：原纤维显现（一般与年龄相关）、糜烂和裂缝（后两

种都可能与创伤有关）[47]。术语"原纤维显现"是指平滑有光泽的正常软骨表面变成天鹅绒样。原纤维显现区域的"堆积"可呈粗短蓬松状。原纤维显现区域与邻近的外观正常的软骨之间的交界部位具有明显的分界（图 5.21）。

在骨关节炎病例中，原纤维显现不仅见于先前的机械性磨损中，而且可能与软骨的负荷不足有关，被认为是每个人从幼年开始，某些关节影响特定部位的分界清楚的区域[35]。在已确诊的 OA 患者中，这种变化更明显，其特点是裂缝更深和软骨细胞形成克隆的区域。

软骨糜烂的特点是关节进行性退变。糜烂的底部最初呈波浪状、光滑，随着进一步的破坏，最终，组织损害范围可能非常广泛，导致关节软骨的表层完全剥脱（骨质象牙化）。最终和最少见的软骨损伤的形式是软骨的深部裂缝，主要由剧烈的冲击负荷导致。这种裂缝垂直地向软骨深层延伸，显微镜下观察，常见裂缝深部有一段呈水平走向（图 5.22）。

在考虑骨关节炎早期阶段出现的软骨基质损害的 3 种组织学类型的发病机制时，重要的是认识到这 3 种改变可能不同程度地累及相对关节面的不同区域。这与骨质象牙化形成鲜明对比，后者会影响相对的 2

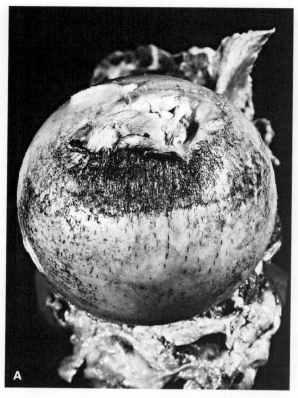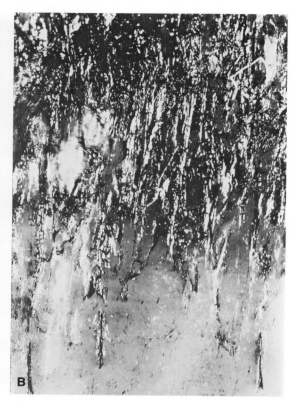

图 5.21　A. 股骨头中央凹周围区域的软骨表面原纤维显现。墨汁染色可使原纤维显现的软骨更为明显。B. 低倍放
大，原纤维显现区域的针形裂缝的方向与胶原纤维相同

个关节面。因此，在许多病例中，原纤维显现和软骨
的其他变化似乎不能简单地归因于磨损。

　　关节软骨主要由 Ⅱ 型胶原纤维和聚集蛋白聚糖构
成；软骨基质中还有多种次要的胶原蛋白。除了结构
上的作用外，它们还具有生物功能，参与关节软骨的
更新[48]。这些次要胶原蛋白的蛋白酶降解产物很可
能作为疾病的生物标记[48]。软骨细胞的坏死只有出

现软骨细胞的局灶性残影轮廓时才能被识别。所有软
骨细胞全部坏死的情况较少（图 5.23）。

　　软骨修复表现在基质和细胞都会发生反应。软
骨细胞的克隆可能会很显著，采用甲苯胺蓝染色
时，软骨细胞周围的基质常常具有强烈的异染性，
表明 PG 合成增加。该种过程被视为 "内源性" 修
复[49]（图 5.24）。

　　受损的关节中，软骨修复也可能从关节边缘或软
骨下骨开始。从关节边缘开始的修复，表现为一层软
骨细胞在关节面的上方延伸。软骨通常富含更多细
胞，软骨细胞分布均匀（图 5.25）。这种修复性的软
骨在显微镜下很容易被忽略。但通过偏振光检查，可
以很清晰地显示修复性软骨的胶原纤维网和原有胶原
纤维网之间的不连续性（图 5.26）。

　　在骨关节炎患者的关节中，骨表面常形成凹陷，
并从凹陷内伸出小的纤维软骨结节，这些纤维软骨起
自软骨下骨的骨髓腔。纤维软骨延伸到已经裸露的骨
表面，形成一层连续的修复组织。骨关节炎的大多数
标本中兼有软骨的内源性和外源性修复[50]。

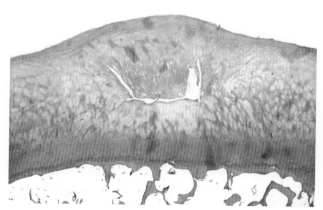

图 5.22　软骨基质的深部裂缝。这种病变呈特征性的水泡样
变化，可见于许多髌骨软骨软化症（HE 染色，×4）

4.2 骨

关节炎不仅影响关节软骨，也会影响软骨下方的骨组织和关节周围的结构。当表面的关节软骨被侵蚀后，其下方的骨组织就要承受局部不断增加的过重负荷。暴露的软骨下骨内可见成骨细胞增殖和新骨形成，这些改变发生于完好的现有骨小梁表面和微骨折周围[51]（图 5.27）。关节炎患者的关节 X 线见新生骨出现硬化，这可能导致局部发生压力性坏死（图 5.28）。此处需与无血管性坏死鉴别，无血管性坏死本身可以导致继发性 OA。在临床实践中很难鉴别[52]。鉴别的线索是受累的骨坏死性骨小梁是否硬化，硬化通常出现在伴有继发性骨坏死的 OA 中。

关节下囊肿常常仅见于被覆软骨缺失的部位。这种囊肿在骨关节炎患者中很常见，一般认为是关节内压力通过关节骨表面的缺损向软骨下骨的骨髓腔传递的结果[53]。关节下囊肿不断增大，直至其内压力与关节内压力相等。局灶性组织坏死也可以导致关节下囊肿的出现[54]。在类风湿关节炎病例中，关节周围出现放射状的"囊肿"，可能与病变滑膜引起的软骨下骨边缘糜烂有关，痛风则与尿酸钠结晶形成的痛风石沉积有关。

受损关节表面的骨和软骨的分离碎片可以与滑膜融合，并被吸收，也可能在关节腔内以游离体的形式存在。在特定环境下，这些游离体表面出现软骨细胞增殖，导致其体积变大（图 5.29）。组织学切片中，可能看到中心钙化（生长环）以同心环的形式周期性扩大，随着游离体的生长，同心环的层数也相应增

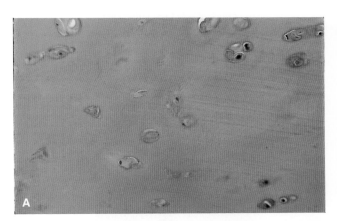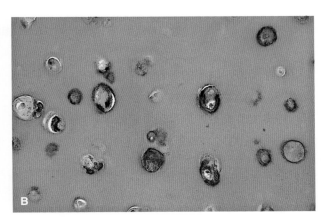

图 5.23　A. 软骨细胞局灶性坏死。在退行性关节炎病例中，常见灶性坏死区域（如图所示），极少发生广泛性坏死。在炎性关节炎中，软骨细胞的坏死也很常见，坏死细胞周围常伴有不规则的基质溶解，即所谓的 Weichselbaum 陷窝（HE 染色，×10）。B. 关节软骨深层坏死的软骨细胞周围出现局灶性钙化（HE 染色，×25）

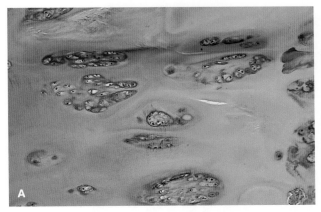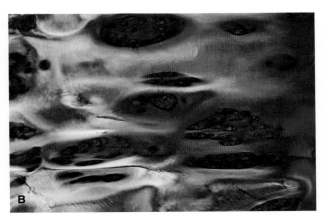

图 5.24　A. 再生软骨细胞克隆。注意再生软骨细胞克隆周围基质呈嗜碱性，这是由于细胞合成 PG 增加（HE 染色，×10）。B. 偏振光检查，可见软骨细胞克隆性增殖并取代先前存在的胶原蛋白基质

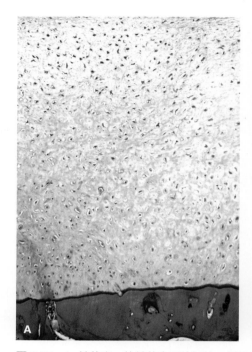
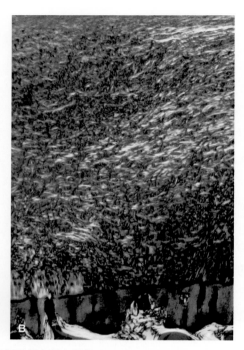

图 5.25 A. 关节炎，从关节表面的切片，显示外源性修复的纤维软骨延伸至原有关节的透明软骨的潮标（HE 染色，×10）。B. 相同区域偏振光拍摄图，示钙化区与修复软骨之间的胶原蛋白不连续

加，有些类似于树干的年轮。有时候游离体会再附着于滑膜，此时常伴血管的伸入。

许多关节炎患者都存在游离体，在神经源性关节病（Charcot 关节）和其他类型的快速破坏性骨关节炎中，游离体特别明显。偶尔在一些骨关节炎患者中，游离体数量很多，必须与原发性滑膜软骨瘤病中出现的游离体相鉴别[55]，前者通常被命名为"继发性滑膜软骨瘤病"。

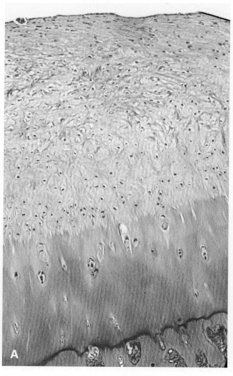
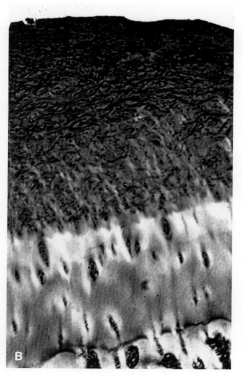

图 5.26 A. 修复软骨在受损的原有软骨上方延伸（HE 染色，×4）。B. 相同区域的偏振光拍摄图

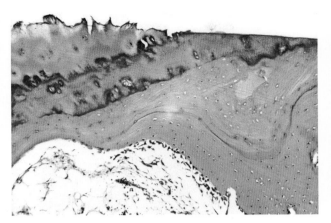

图 5.27　骨关节炎患者骨质象牙化区域的边缘。可见一层明显的成骨细胞层覆盖在硬化骨表面，硬化骨位于裸露软骨的下方（HE 染色，×4）

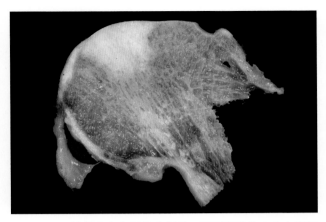

图 5.28　骨关节炎患者股骨头切片，显示股骨头上方大面积的楔形坏死

4.3　韧带与肌腱

　　显微镜下，在关节炎关节周围的韧带中和关节囊组织中常见撕裂和瘢痕组织修复。使用偏振光显微镜很容易观察到这些变化，在胶原蛋白组织中这种改变尤为明显（图 5.30）。轻度的重复性损伤可导致韧带与肌腱的改变，包括细胞和黏液样基质的增加。肌腱细胞增殖，细胞可呈线性排列（图 5.31）。软骨化生的区域可能很明显。

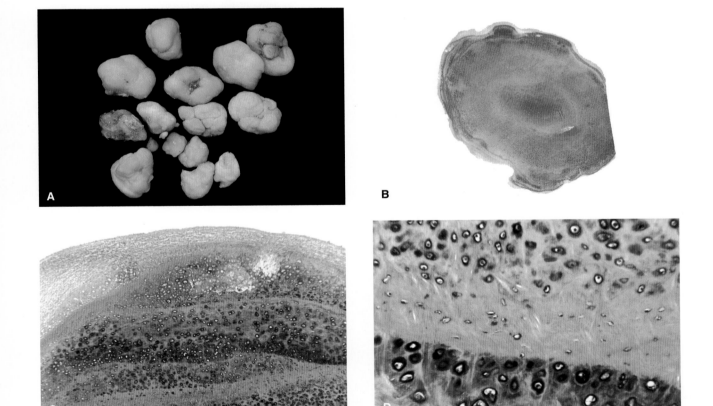

图 5.29　A. 髋关节 OA 患者中多个游离体的大体图。B. 游离体横切面的低倍图，显示向心性的生长环（HE 染色，×1）。C. 拥挤增殖的软骨细胞和一个生长环（HE 染色，×4）。D. 良性增殖的软骨细胞（HE 染色，×25）

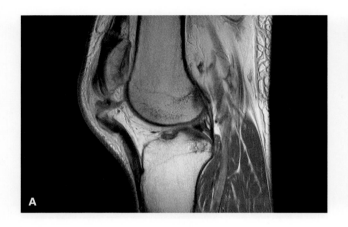

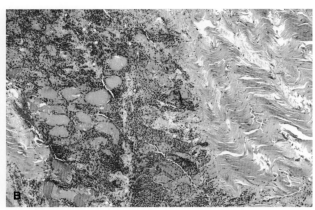

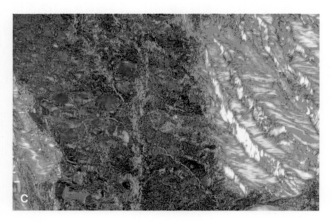

图 5.30 A.膝关节的磁共振成像,显示撕裂的髌骨韧带。B.发生韧带撕裂的部位。撕裂韧带的胶原蛋白排列有方向,与形成的缺损界限分明,可见其内充满了血管化的细胞性纤维瘢痕组织(HE 染色,×10)。C.偏振光拍摄的相同区域

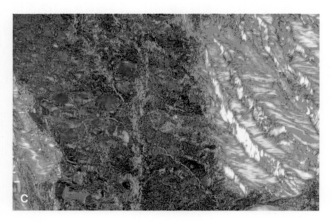

图 5.31 肌腱的显微照片。显示在增多的黏液样基质背景中,胶原纤维束之间增殖的肌腱细胞呈线性排列(HE染色,×40)

4.4 滑膜

软骨和骨的损伤和断裂导致关节腔内微粒碎屑增加,它们可被滑膜 A 型细胞从滑液中清除,导致滑膜增生肥厚,呈微绒毛状。软骨和骨基质的溶解产物常引发炎性反应(图 5.32),因此,即使只是纯机械性损伤,关节炎患者的滑膜也会出现一定程度的慢性炎症。组织成分的快速溶解会引起非常显著的炎性反应。

一些严重的骨关节炎患者的炎性反应程度与类风湿关节炎患者相似[56]。骨关节炎中出现的滑膜炎症可能是软骨溶解的结果,而类风湿关节炎中出现的滑膜炎症则是软骨溶解的原因。即使在骨关节炎中,增生的滑膜延伸到关节软骨表面(即血管翳)也很常见(图 5.33)。在骨关节炎中,这种血管翳对其下方软骨的破坏范围和侵袭性不如在类风湿关节炎中显著。

正常情况下,滑膜起着营养关节软骨的作用。关节炎引发的慢性滑膜炎和瘢痕导致滑膜的功能可能较正常有所下降。增生和肥厚的滑膜伸入关节腔时很可能受到损伤。关节囊的增厚通常是疾病的标志,但不是某个特定病因所特有的[57]。在发生血铁质沉着性滑膜炎之前,可能出现关节出血的证据。橙褐色的绒

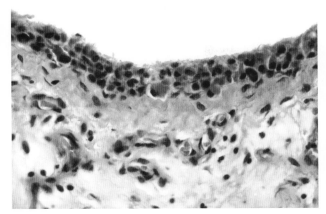

图 5.32 中度骨关节炎患者的关节滑膜。滑膜被覆细胞肥大、增生，导致滑膜细胞堆积，滑膜下组织血管增多，伴轻度慢性炎症细胞的浸润（HE 染色，×25）

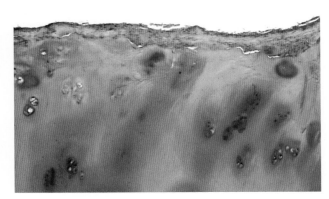

图 5.33 骨关节炎患者的部分股骨头关节面。纤维性血管翳延伸至关节软骨表面（HE 染色，×10）

毛状滑膜不应与肌腱滑膜的巨细胞瘤（以前称为色素沉着绒毛结节性滑膜炎）的肿胀的乳头状滑膜相混淆。

近年来，基质细胞在疾病发生过程中的作用受到越来越多的关注。滑膜成纤维细胞和免疫细胞在血清学反应阴性和血清学反应阳性的关节病中皆存在复杂的相互作用。尤其是类风湿关节炎中滑膜的成纤维细胞参与了关节的破坏[58]。滑膜成纤维细胞的功能是作为固有的免疫细胞，与其他炎症细胞（T 细胞、B 细胞、单核细胞和巨噬细胞）及软骨细胞、内皮细胞和成骨细胞相互作用。这个领域的更深层研究可能会进一步阐明关节疾病的病因，并进一步解读疾病导致关节受累的模式[58]。

4.5 滑液

滑液检查对关节炎的诊断非常有帮助，不仅可以明确病因，还可以了解疾病的慢性过程。无论何种原因引起的关节炎，滑液都会发生变化。正常的滑液为黏稠的淡黄色清亮液体。即使在大关节中，滑液量也很少。炎性关节炎时，滑液量增加，并含有大量炎症细胞，透明质酸含量显著减少，导致滑液黏稠性明显下降。另一方面，退行性关节炎中，透明质酸的含量增加导致滑液黏稠性明显增加。

有趣的是，在关节成形术后，被覆滑膜的再生会形成一个假囊，可以产生滑液，便于植入的关节实现其功能。尽管该滑液不如原生的滑液黏稠，但是保持了蛋白质和磷脂的浓度[59]。

此外，偏振光显微镜检查滑液是检测晶体沉积病的金标准（痛风或者 CPPD）。

参考文献

[1] Hammond BT, Charnley J. The sphericity of the femoral head. *Med Biol Eng* 1967;5:445–453.

[2] Bullough P, Goodfellow J, O'Conner J. The relationship between degenerative changes and load-bearing in the human hip. *J Bone Joint Surg Br* 1973;55:746–758.

[3] Bullough PG, Walker PS. The distribution of load through the knee joint and its possible significance to the observed patterns of articular cartilage breakdown. *Bull Hosp Joint Dis* 1976;37:110–123.

[4] Hunter W. On the structure and disease of articulating cartilages. *Phil Trans* 1743;42:514–521.

[5] Mayne R, Irwin MH. Collagen types in cartilage. In: Kuettner KE, Schleyerbach R, Hascall VC, eds. *Articular Cartilage Biochemistry*. New York: Raven Press; 1986:23.

[6] Hulmus DJ. Collagen, diversity and synthesis. In: Fratzl P, ed. *Collagen: Structure and Mechanics*. New York: Springer; 2010:15–48.

[7] Watanabe H, Yamada Y, Kimata K. Roles of aggrecan, a large chondroitin sulfate proteoglycan, in cartilage structure and function. *J Biochem* 1998;124:687–693.

[8] Kiani C, Chen L, Wu YJ, et al. Structure and function of aggrecan. *Cell Res* 2002;12:19–32.

[9] Roughley PJ. Articular cartilage and changes in arthritis: Noncollagenous proteins and proteoglycans in the extracellular matrix of cartilage. *Arthritis Res* 2001;3:342–347.

[10] Smith MM, Gosh P. Experimental models of osteoarthritis. In: Moskowitz RW, Howell DS, Goldberg VM, et al., eds. *Osteoarthritis: Diagnosis and Medical/Surgical Management*. 3rd

ed. Philadelphia, PA: WB Saunders; 2001:171–200.

[11] Kempson GE. Mechanical properties of articular cartilage. In: Freeman MAR, ed. *Adult Articular Cartilage*. 2nd ed. London: Pitman Medical; 1973.

[12] Van der Korst JK, Skoloff L, Miller EJ. Senescent pigmentation of cartilage and degenerative joint disease. *Arch Pathol* 1968; 86:40–47.

[13] Maroudas A, Bullough P, Swanson SA, et al. The permeability of articular cartilage. *J Bone Joint Surg Br* 1968;50: 166–177.

[14] Benninghoff A. Form und Bau der Gelenkknorpel in ihren Beziehungen zur Funktion. II. Der Aufbau des Gelenkknorpels in seinen Beziehungen zur Funktion. *Z Zellforsch Mikrosk Anat* 1925;2:783–862.

[15] Muir H, Bullough P, Maroudas A. The distribution of collagen in human articular cartilage with some of its physiological implications. *J Bone Joint Surg Br* 1970;52:554–563.

[16] Wilson W, van Donkelaar CC, van Rietbergen B, et al. Stresses in the local collagen network of articular cartilage: a poroviscoelastic fibril-reinforced finite element study. *J Biomech* 2004;37:357–366.

[17] Bullough PG, Munuera L, Murphy J, et al. The strength of the menisci of the knee as it relates to their fine structure. *J Bone Joint Surg Br* 1970;52:564–567.

[18] Maroudas A, Evans H, Almeida L. Cartilage of the hip joint. Topographical variation of glycosaminoglycan content in normal and fibrillated tissue. *Ann Rheum Dis* 1973;32:1–9.

[19] Stockwell RA, Meachim G. The chondrocytes. In: Freeman MAR, ed. *Adult Articular Cartilage*. London: Pitman Medical; 1973.

[20] Stockwell RA. The interrelationship of cell density and cartilage thickness in mammalian articular cartilage. *J Anat* 1971;109: 411–421.

[21] Anderson HC. Calcification processes. *Pathol Annu* 1980; 15(Pt 2):45–75.

[22] Boskey AL, Bullough PG, Dmitrovsky E. The biochemistry of the mineralization front. *Metab Bone Dis Relat Res* 1980;2S: 61–67.

[23] Mitrovic D. Regression of normally constituted articular cavities in paralyzed chick embryos [in French]. *C R Acad Sci Hebd Seances Acad Sci D* 1972;274:288–291.

[24] Mori C, Nakamura N, Kimura S, et al. Programmed cell death in the interdigital tissue of the fetal mouse limb is apoptosis with DNA fragmentation. *Anat Rec* 1995;242:103–110.

[25] Kempson GE. *Mechanical Properties of Human Articular Cartilage* [doctoral thesis]. London: University of London; 1970.

[26] Dar FH, Aspden RM. A finite element model of an idealized diarthrodial joint to investigate the effects of variation in the mechanical properties of the tissues. *Proc Inst Mech Eng H* 2003;217:341–348.

[27] Bullough PG, Yawitz PS, Tafra L, et al. Topographical variations in the morphology and biochemistry of adult canine tibial plateau articular cartilage. *J Orthop Res* 1985;3:1–16.

[28] Bennet GA, Waine H, Bauer W. *Changes in the Knee Joint at Various Ages: With Particular Reference to the Nature and Development of Degenerative Joint Disease*. New York: Commonwealth Fund; 1942.

[29] Goodfellow JW, Bullough PG. The pattern of ageing of the articular cartilage of the elbow joint. *J Bone Joint Surg Br* 1967;49:175–181.

[30] Palmoski MJ, Brandt KD. Effects of static and cyclic compressive loading on articular cartilage plugs in vitro. *Arthritis Rheum* 1984;27:675–681.

[31] Palmoski M, Perricone E, Brandt KD. Development and reversal of a proteoglycan aggregation defect in normal canine knee cartilage after immobilization. *Arthritis Rheum* 1979;22: 508–517.

[32] Wong M, Carter DR. Articular cartilage functional histomorphology and mechanobiology: A research perspective. *Bone* 2003;33:1–13.

[33] Eckstein F, Faber S, Muhlbauer R, et al. Functional adaptation of human joints to mechanical stimuli. *Osteoarthritis Cartilage* 2002;10:44–50.

[34] Henderson B, Pettipher ER. The synovial lining cell: Biology and pathobiology. *Semin Arthritis Rheum* 1985;15:1–32.

[35] Barland P, Novikoff AB, Hamerman D. Electron microscopy of the human synovial membrane. *J Cell Biol* 1962;14:207–220.

[36] Cooper RR, Misol S. Tendon and ligament insertion. A light and electron microscopic study. *J Bone Joint Surg Am* 1970; 52:1–20.

[37] Lundborg G, Myrhage R. The vascularization and structure of the human digital tendon sheath as related to flexor tendon function. An angiographic and histological study. *Scand J Plast Reconstr Surg* 1977;11:195–203.

[38] Barbour KE, Helmick CG, Theis KA, et al. Prevalence of doctor-diagnosed arthritis and arthritis-attributable activity limitation–United States, 2010–2012. *MMWR Morb Mortal Weekly Rep* 2013;62:869–873.

[39] Hootman JM, Helmick CG, Barbour KE, et al. Updated projected prevalence of self-reported doctor-diagnosed arthritis and arthritis-attributable activity limitation among US adults, 2015–2040. *Arthritis Rheumatol* 2016;68:1582–1587.

[40] Johanson NA. Endocrine arthropathies. *Clin Rheum Dis* 1985; 11:297–323.

[41] Maclean FM. Arthritis and other proliferative joint diseases. *Diagn Histopathol* 2016;22(10):369–377.

[42] Ganz R, Leunig M, Leunig-Ganz K, et al. The etiology of osteoarthritis of the hip: An integrated mechanical concept. *Clin Orthop Relat Res* 2008;466:264–272.

[43] Yamamoto T, Schneider R, Bullough PG. Insufficiency subchondral fracture of the femoral head. *Am J Surg Pathol* 2000; 24:464–468.

[44] Rahmati M, Mobasheri A, Mozafari M. Inflammatory mediators in osteoarthritis: A critical review of the state-ofthe-art, current prospects, and future challenges. *Bone* 2016; 85:81–90.

[45] Rieppo J, Toyras J, Nieminen MT, et al. Structure-function relationships in enzymatically modified articular cartilage. *Cells Tissues Organs* 2003;175:121–132.

[46] Collins DH. *The Pathology of Articular and Spinal Diseases*. London: Edward Arnold; 1949.

[47] Heine J. Über die Arthritis deformans. *Virchows Arch Path Anat* 1926;260:521–663.

[48] Luo Y, Sinkeviciute D, He Y, et al. The minor collagens in articular cartilage. *Protein Cell* 2017;8:560–572.

[49] Nakata K, Bullough PG. The injury and repair of human articular cartilage: A morphological study of 192 cases of coxarthrosis. *Nihon Seikeigeka Gakkai Zasshi* 1986;60: 763–775.

[50] Macys JR, Bullough PG, Wilson PD Jr. Coxarthrosis: A study of the natural history based on a correlation of clinical, radiographic, and pathologic findings. *Semin Arthritis Rheum* 1980; 10:66–80.

[51] Christensen SB. Osteoarthrosis. Changes of bone, cartilage and synovial membrane in relation to bone scintigraphy. *Acta Orthop Scand Suppl* 1985;214:1–43.

[52] Franchi A, Bullough PG. Secondary avascular necrosis in coxarthrosis: A morphologic study. *J Rheumatol* 1992;19:1263–1268.

[53] Landells JW. The bone cysts of osteoarthritis. *J Bone Joint Surg Br* 1953;35-B:643–649.

[54] Rhaney K, Lamb DW. The cysts of osteoarthritis of the hip: A radiological and pathological study. *J Bone Joint Surg Br* 1955; 37-B:663–675.

[55] Villacin AB, Brigham LN, Bullough PG. Primary and secondary synovial chondrometaplasia: Histopathologic and clinicoradiologic

differences. *Hum Pathol* 1979;10:439–451.

[56] Ito S, Bullough PG. Synovial and osseous inflammation in degenerative joint disease and rheumatoid arthritis of the hip. A histometric study. *Transactions of the American Orthopedic Research Society*. Proceedings of the 25th Annual ORS; 1979;199.

[57] Rakhra KS, Bonura AA, Nairn R, et al. Is the hip capsule thicker in diseased hips? *Bone Joint Res* 2016;5:586–593.

[58] Ospelt C. Synovial fibroblasts in 2017. *RMD Open* 2017;3: e000471.

[59] Kung MS, Markantonis J, Nelson SD, et al. The synovial lining and synovial fluid properties after joint arthroplasty. *Lubricants* 2015;3:394–412.

第6章　脂肪组织

■John S.J. Brooks 著　■赵　纲 译　■黄　勇 校

　　本章为外科病理医师提供正常和非正常脂肪组织的描述及相关参考。人体内所有的含成熟脂肪组织的病变，不论其发生部位，均为讨论范畴。脂肪发育的内容有助于病理医师深入理解脂肪病变，也是研究者的一个起点。本章将详细介绍各组病变，包括器官的脂肪浸润、累及脂肪的炎症、错构瘤、间叶瘤、脂肪瘤及其变异型，必要时会提供最新的定义。重要的是，我们还总结了可能涉及脂肪细胞的临床综合征和遗传综合征；列举了少见但有特色的组织学表现，如饥饿、胰腺脂肪坏死及真性脂肪营养不良时脂肪的组织学改变。本章所有主题都有充分的文献支持，希望能为读者提供有价值的资源。总之，我们尽可能全面描述各种病变，不仅包含原发性脂肪病变，还包括继发于脂肪组织的病变或易与之混淆的病变。

1　脂肪细胞的类型

直到最近，人们仍然普遍认为只有 2 种类型的脂肪细胞，即白色脂肪细胞 [白色脂肪组织（white adipose tissue，WAT）] 和棕色脂肪细胞 [棕色脂肪组织（brown adipose tissue，BAT）]。然而，在揭示脂肪细胞在肥胖中的作用时，人们发现了第三种脂肪细胞，或者至少是脂肪细胞的第三种功能状态或分类，称为"米色脂肪细胞"或"brite 脂肪细胞"。这些米色脂肪细胞产生于受刺激的白色脂肪细胞，并出现在与 WAT 相对应的解剖部位（见后文 3.6 米色脂肪）。

2　白色脂肪

2.1　胚胎发育

关于发育过程中的脂肪组织的形态学已有详细研究。Poissonnet 等人[1]观察了 805 例不同发育阶段的人类胚胎的连续切片发现，在妊娠的前 3 个月内无法通过光镜分辨出脂肪组织原基。妊娠 14 周后，可见间充质细胞聚集并围绕在增殖的原始血管周围，为脂肪组织发育的第 II 阶段（图 6.1）。在此之前，前脂肪组织由疏松的梭形细胞和基质构成（第 I 阶段）。之后，毛细血管继续增殖形成丰富的血管网，其周围的前脂肪细胞变成星形，有序地排列成间充质小叶（第 III 阶段），这些前脂肪细胞不含脂质。随着进一步发育，在第 IV 阶段，细胞质内出现细小脂质空泡的聚集（图 6.2）。小叶内成分继续发育，形成密集的空泡化脂肪细胞和丰富的毛细血管网。第 V 阶段，小叶周围的间充质凝聚，在小叶周围形成纤维性小叶间隔。整个过程持续约 10 周（妊娠第 14～24 周），在妊娠第 24～29 周，脂肪小叶的数量相对稳定。之后的生长主要通过毛细血管和脂肪细胞的增殖，使脂肪小叶的体积增大（图 6.2）。

人体所有部位脂肪组织的发育顺序相同[2]。在妊娠第 14 周，白色脂肪小叶首先出现在面部、颈部、胸部和腹壁；到第 15 周，白色脂肪小叶出现在整个背部和肩部；在第 16 周左右开始出现在上肢、下肢

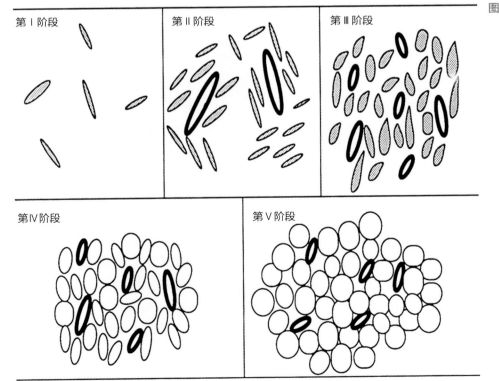

图 6.1　脂肪组织的发育阶段示意图。第 I 阶段：星形细胞（斑点状）包埋于无定形的基质中。第 II 阶段：随着血管开始生成，间充质细胞（斑点状）聚集在血管（粗的椭圆形）周围。第 III 阶段：每个血管发育形成丰富的肾小球样毛细血管网，其周围形成一个脂肪小叶；前脂肪细胞的星形外观更加明显。第 IV 阶段：脂质聚集成多个小脂滴，脂肪细胞紧密排列在毛细血管周围。第 V 阶段：脂质进一步积聚，形成许多明显的单空泡细胞（透明的圆形细胞）；小叶周围的间充质浓缩，形成小叶间隔

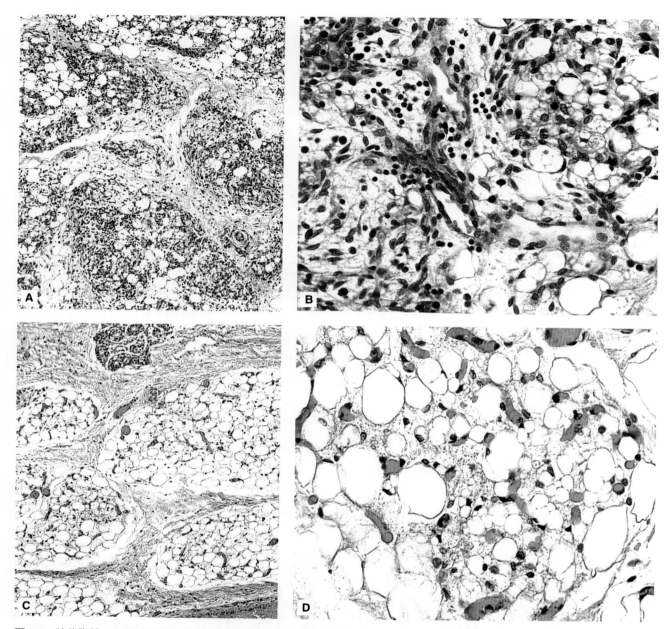

图 6.2　胎儿脂肪。A.25 周胎儿，脂肪小叶呈黏液样，有明显的血管系统。B. 高倍镜下可见明显的单空泡细胞和多空泡细胞，并有小的毛细血管。C. 至 37 周，脂肪小叶发育更为充分。D. 许多细胞为单空泡细胞

和前胸壁。第 23 周末，皮下脂肪层完全覆盖四肢。

脂肪细胞发育与血管生成的关系密切。脂肪首先出现在充分血管化的区域，如肩关节处，在血供尚未完善的相邻皮下组织中即可观察到分化前的脂肪。二者这种密切的解剖学关系具有重要的生理意义。脂肪细胞合成脂蛋白脂肪酶（负责将甘油三酯从循环脂蛋白转移到脂肪组织的激素），随后脂蛋白脂肪酶被转移到毛细血管内皮细胞近腔面 [3]。这种紧密的空间关系使酶和脂质的转移更为高效。

由于毛细血管和脂肪细胞在发育上密切关联，有人提出，前脂肪细胞或脂肪细胞前体实际上起源于血管内皮细胞 [4]。也有人认为，前脂肪细胞可能是血管周围网状细胞、血管周围成纤维细胞样细胞或未分化的间充质细胞。现已发现新生大鼠的假定的前脂肪细胞的超微结构特点 [5]。前脂肪细胞为梭形，有 4 ~ 5 个沿细胞长轴分布的细胞质突起，并有丰富的粗面内质网。最初聚集的脂质为小脂滴，位于细胞核附近。随着脂质增多，多个小脂滴融合成单个大脂滴，细胞

变成椭圆形，最终变为圆形。当细胞成熟后，粗面内质网数量减少。虽然前脂肪细胞与成纤维细胞的超微结构及细胞形状相似，均具有丰富的粗面内质网被当成二者具有相同起源的证据，但这可能只是一个巧合。未成熟的脂肪细胞需要合成和分泌脂蛋白脂酶，因此有丰富的粗面内质网，成纤维细胞合成和分泌前胶原，当然也需要一些类似的细胞器。

前脂肪细胞需要积累脂质以变成脂肪细胞，因此多空泡和单空泡的脂肪细胞都可被观察到。最初以多空泡脂肪细胞为主，随着脂质的进一步堆积，更多的细胞呈现出成熟脂肪细胞特有的单空泡形态。因此，在光镜下区分棕色和白色脂肪组织时，仅仅依靠存在多空泡细胞来确定棕色脂肪并不可靠。超微结构和生物化学特性差异有助于区分这两种脂肪组织。

2.2 分子生物学

通过对黏液样脂肪肉瘤（myxoid liposarcoma，MLS）的研究，已发现至少有一个基因与脂肪细胞的分化有关。MLS 存在 t（12；16）（q13；p11）基因易位，破坏了位于 12q13 的 *CHOP* 基因的正常功能。研究者发现，几乎所有的 MLS 都显示 *CHOP* 基因重排[6]，随后他们克隆了该基因的实际断点[7-8]。*CHOP* 基因又称为 *GADD153*，编码 CCAAT/ 增强子结合蛋白（C/EBP）家族的一个成员，并有一个 DNA 结合域。*CHOP* 基因似乎与正常脂肪细胞的分化有关，因为 *CHOP* 基因编码的蛋白质是其他 C/EBP 转录因子的优势抑制因子，这些转录因子对细胞增殖非常重要[9]。C/EBP 家族的成员在脂肪中高表达，它们参与成纤维细胞向脂肪细胞的分化，并与终末分化的脂肪细胞的生长停滞有关[6]。*CHOP* 本身可诱导 3T3-L1 细胞向脂肪细胞的分化。在肿瘤中，上述基因易位导致 *CHOP* 和 *TLS*（脂肪肉瘤中的易位）形成融合基因。*TLS* 是一个 RNA 结合基因，与 Ewing 肉瘤的 *EWS* 基因有许多相似的结构和功能。据推测，不完整的 *CHOP* 基因缺乏正常的抑制功能，导致脂肪肿瘤无限增殖。使用 DNA 印迹法和荧光原位杂交（FISH）技术检测基因重排有助于诊断脂肪肿瘤，当 CHOP 蛋白抗体面市后，也可通过免疫组织化学方法来检测这种肿瘤。

脂肪细胞有可能发生凋亡或程序性细胞死亡，但在研究人胚胎组织中 Bcl-2 蛋白的定位时，没有检测到其在脂肪中的表达[10]。

2.3 出生后发育

一般而言，婴儿在出生时拥有约 50 亿个脂肪细胞[11]，这只有成人脂肪细胞总数的 16%。在出生后的前 10 年内，脂肪组织的生长水平与全身生长水平相一致。在出生后的前 6 个月，脂肪细胞显著增大，但细胞数量没有明显增加[12]。之后直到青春期，细胞的大小基本保持不变，而细胞的数量逐渐增加。在青春期，脂肪细胞的大小和数量大幅增加[12]。虽然在青春期结束时，脂肪细胞的总数与成人类似，但是一生中仍有新的脂肪细胞持续形成[13]。对成年大鼠的研究表明，过量喂食可导致前脂肪细胞增殖和新生脂肪细胞发育[14]。现有脂肪细胞的过度膨胀和甘油三酯大量存储可触发新脂肪细胞的形成[15]。脂肪细胞也可能消失，例如严格限制饮食多年后的超重女性[16]。

成人白色脂肪组织内可能含有间充质干细胞[17]，后者可以分化成多种细胞类型，包括脂肪细胞、软骨细胞、成骨细胞、神经细胞、内皮细胞和心肌细胞[18]。

2.4 性别差异

身体脂肪含量的性别差异在童年早期就开始了，女孩比男孩的脂肪含量高。然而，对胎儿的研究中，没有观察到脂肪的分布和含量差异[1]。脂肪组织在人体的分布是不均匀的，即使出生前也是如此。众所周知，脂肪组织在青春期后分布具有性别差异，并认为这与类固醇激素分泌有关[12]。人类的雌激素和孕酮诱导股骨粗隆处脂肪的增加。女性的脂肪更多位于下半身，形成所谓的女性体型。男性由于雄激素而造成该处脂肪减少，形成男性脂肪分布模式。脂肪在身体所占的比例也存在性别差异。男性在青年早期体内的脂肪含量达到高峰，而女性在整个青春期内，脂肪会持续积累。

2.5 功能

白色脂肪组织是人体最大的能量储备库，它具有吸收和释放甘油三酯所需的酶。血液循环中的甘油三酯分别来自小肠的乳糜微粒和肝脏的极低密度脂蛋白[19]。脂蛋白脂肪酶存在于血管内皮细胞近腔面，以利于水解甘油三酯，释放游离脂肪酸。脂蛋白脂肪酶由脂肪细胞合成并被转移到血管内皮细胞。大部分游离脂肪酸被脂肪细胞摄取，然后在脂肪细胞内再酯化形成磷酸甘油酯，最后形成甘油三酯，存储于细胞的脂滴内。脂肪动员通过激素敏感性脂肪酶来进行，后者可水解存储的甘油三酯，释放的游离脂肪酸可能被再次酯化或释放至血液循环内，与白蛋白结合并转移至其他细胞。

直至最近，人们仍然认为脂肪组织的主要内分泌功能是将雄烯二酮转化成雌酮，脂肪组织是男性和绝经后女性雌激素的主要来源。然而，芳香族酶的活动位于脂肪组织的基质细胞内，而非脂肪细胞[20]。最近的研究显示，脂肪组织具有动态功能，脂肪组织中的脂肪细胞、基质细胞及巨噬细胞可表达多种激素、生长因子和细胞因子，其中包括：①瘦素，可调节能量消耗和食欲；②白细胞介素-6（IL-6），在代谢综合征中发挥作用；③数种参与糖和脂肪代谢、补体级联和血纤蛋白溶解系统的调节因子。

瘦素是 ob 基因的蛋白产物，仅由脂肪细胞合成，作用于下丘脑，可增加能量消耗和降低食欲[21]，此通路的存在已经在大鼠体内证实。在人类中，禁食会降低血清瘦素水平，并增加食欲[22]。不幸的是，瘦素水平升高不会带来相反的效果，瘦素对人类也不具有减肥效果。大多数肥胖者血清瘦素水平升高，含量与脂肪组织成正比，因此推测这些人可能是瘦素抵抗人群[23]。瘦素受体分布于许多组织，因此瘦素虽产自脂肪组织，但可在脂肪以外的组织中发挥作用，可促进伤口愈合、增加血管紧张度并抑制骨形成[24]。

细胞因子由脂肪细胞、基质细胞和脂肪组织内的巨噬细胞分泌。IL-6 由脂肪细胞和巨噬细胞合成，人体血液循环中 30% 的 IL-6 来自脂肪组织[25]。与瘦素一样，血清 IL-6 水平与身体脂肪含量高度相关。腹腔内储存的 IL-6 释放进入门脉循环，刺激肝内甘油三酯分泌，这可能与内脏性肥胖的高甘油三酯血症有关[24]。IL-6 还可以刺激肝脏分泌急性期蛋白，增加血小板的数量和活性，增加内皮细胞黏附分子的表达。目前

研究者正在研究 IL-6（很大一部分来自脂肪组织）在代谢综合征及肥胖症患者的心血管疾病风险中的作用。

脂肪细胞也分泌 C3 和降脂蛋白，两者均是补体旁路中的蛋白[26]。纤溶酶原激活物抑制物 1（PAI-1）是血纤蛋白溶解系统的有效抑制剂，可促进血栓形成。胰岛素诱导脂肪细胞表达 PAI-1，肥胖患者的PAI-1 水平升高[27]。

脂肪细胞的线粒体功能障碍可能与肥胖和糖尿病的进展有关，也可能与 HIV 治疗相关的脂肪营养不良有关[28]。

2.6　调节

白色脂肪组织中含有大量激素、细胞因子、儿茶酚胺和脂蛋白的受体。儿茶酚胺通过 α2 受体抑制脂肪水解，该受体在女性臀部脂肪中优势分布，因此，在体重减轻时此处脂肪仍能保留[19]。脂蛋白脂肪酶（LPL）在女性体内的分布也具有部位差异。绝经前妇女臀部的脂肪倾向具有高水平的 LPL，臀部的脂肪细胞较大。这种分布差异在肥胖的男性中不存在，在女性绝经后也会消失[29-30]。这表明，性激素影响脂肪组织的分布和活性。雄激素和雌激素都可调节 ob 基因表达和脂肪组织发育[31-32]。雄激素抑制脂肪生成，而雌激素促进脂肪生成，这些功能可能在脂肪分布的部位性差异、男性和女性肥胖模式的形成中发挥作用。

胰岛素刺激脂肪生成和葡萄糖摄取，并抑制脂肪水解。胰岛素和糖皮质激素刺激体外培养的人脂肪细胞的 DNA 合成，促进前脂肪细胞转化为成熟脂肪细胞。与较瘦者相比，这些效应在肥胖者的脂肪细胞中更强。无论男性还是女性，雌二醇-17β 都能刺激培养的前脂肪细胞分裂。体外实验还发现，孕激素能够刺激前脂肪细胞的分裂并提高 LPL 活性[33]，这种双重作用有利于女性甘油三酯的累积。成纤维细胞生长因子 1 由脂肪起源的微血管内皮细胞分泌，能够刺激前脂肪细胞分化和甘油三酯积聚[34]。

肿瘤坏死因子-α（TNF-α）和 IL-6 的作用相反，两者与瘦素共同作用，与慢性消耗性疾病和癌症中的体重减轻和食欲减退有关[35-36]。TNF-α 在前脂肪细胞中表达，通过 C/EBP-α 阻止其分化成熟[37]，并抑制

LPL，刺激脂肪动员。TNF-α 诱导脂肪组织释放 IL-6 和瘦素，这些细胞因子的作用密切相关。

脂肪细胞除了功能外，其大小和数量也是可调节的。许多研究者将氚标记胸腺嘧啶核苷作为细胞分裂的一个标记物放入大鼠脂肪组织中，以确定具有有丝分裂活性的细胞。正常脂肪组织在组织学检查时无法观察到核分裂象，因此一般认为成熟的脂肪细胞不具有分化能力。在 1 天大和 3 天大的大鼠脂肪中注射氚标记胸腺嘧啶核苷，然后在 5 个月内的不同时间点处死大鼠，结果显示，由于细胞增殖，皮下脂肪中被标记的细胞数量在初期增加，之后放射性浓度下降，这可能是细胞持续分裂产生的稀释效应[38]。然而，该实验不能区分被标记的细胞究竟是脂肪细胞还是基质细胞。一些相似的实验中，将皮下组织分为基质成分和脂肪成分，其中一个实验发现，直到注射氚标记胸腺嘧啶核苷 2～5 天后，脂肪组织内特异的放射浓度仍没有升高[39]。由此认为可能是由不含脂质的细胞或前脂肪细胞合成 DNA，当这些细胞积聚脂质后，脂肪组织中才能检测到标记细胞。

2.7　大体表现

脂肪组织通常呈均一的镉样亮黄色，表面有光泽、油腻感，由纤细的纤维间隔分隔成小叶结构。任何颜色变化均提示存在病理过程：脂肪坏死呈白色至黄白色，脂肪瘤多呈淡黄色，血管脂肪瘤呈淡红色至橙黄色，梭形细胞脂肪瘤呈灰白色至白色条纹，脂肪肉瘤呈黄色到白色结节。

2.8　组织学

显微镜下，成熟的白色脂肪细胞呈球形，直径可达 120μm[40]。细胞质被挤压至周边，HE 染色切片仅见薄薄的一圈细胞膜。网硬蛋白染色和 PAS 染色可显示脂肪细胞的基底膜（图 6.3）。脂肪细胞的大小相当一致，细胞质被单个脂质空泡取代（图 6.4），细胞核呈椭圆形，细小，染色质分布均匀，细胞核的切面可见一个位于核中央的微小透明空泡（图 6.4）。正常皮下脂肪被细薄的胶原蛋白束分隔成模糊的小叶结构（图 6.5）。

2.9　超微结构

前文已讨论了发育中脂肪细胞的超微结构。简而言之，前脂肪细胞的特征是具有丰富内质网和小的球形线粒体的梭形细胞[40]。先是脂质聚集形成小的核周细胞内含物，然后相互融合形成更大的脂滴，线粒体变成丝状，内质网减少。成熟脂肪细胞的细胞核被大的脂滴挤压而变得扁平，紧贴细胞膜，仅有少量薄的环形细胞质围绕。胞饮泡数量不等，在饥饿状态下数量众多。邻近细胞膜处有基底膜沉积。毛细血管紧

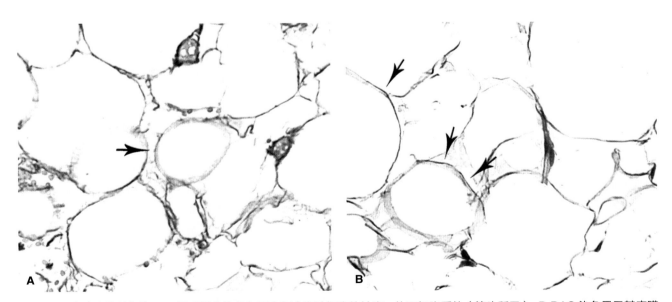

图 6.3　正常成人脂肪细胞。A. 网硬蛋白染色勾画出每个脂肪细胞的轮廓，位于细胞质外（箭头所示）。B.PAS 染色显示基底膜（箭头所示），包绕着固定和包埋后留下的淡染细胞质

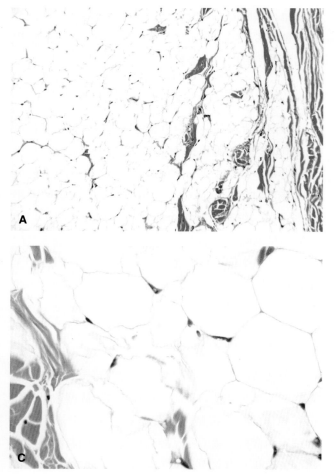

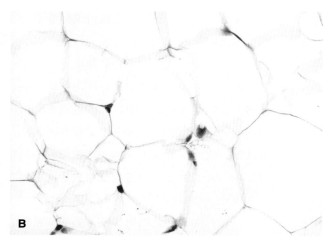

图 6.4　A. 在中倍镜下，皮下脂肪细胞的大小相对均一。B. 在高倍镜下，淡染区为斜切的基底膜和细胞质，多个细胞的交汇处可见毛细血管内皮细胞的细胞核。C. 在理想切片中，由于核薄且常有中央空泡或"Locherne"，脂肪细胞的细胞核着色比其他细胞的细胞核淡。偶见细胞轮廓皱缩，这是固定不佳导致的人为假象

邻脂肪细胞基底膜。尽管细胞间的胶原间隔内可见神经纤维，但很少与白色脂肪细胞相邻。

3　棕色脂肪

3.1　胚胎发育

在动物模型中关于棕色脂肪组织（BAT）发育的研究显示，棕色脂肪细胞的前体细胞是一种紧邻毛细血管网的梭形细胞[41]。前体细胞和血管增殖，形成由结缔组织分隔的小叶结构。脂质在细胞中不断聚集，最初形成单个空泡，后来出现多个脂质空泡。与白色脂肪一样，由于脂肪细胞和血管关系密切，有研究者猜测，脂肪实际上是由内皮细胞发展而来。虽然两者类似的超微结构特点支持该理论，但最近研究认为，这些相似性是由于它们都起源于未分化间充质

细胞。事实上，BAT 发育的超微结构和生化研究显示，与白色脂肪不同，BAT 发育前期具有一些独特的特征，例如较大的线粒体和一种特有的线粒体蛋白。最近的研究表明，棕色脂肪的前体也可直接来自白色脂肪组织和骨骼肌[42]。

胎儿尸体解剖研究已经确定了人胎儿发育中的棕色脂肪小叶中[43]，最大的小叶位于颈后、腋下、髂上和肾周。在颈部和腋下区域的脂肪小叶与该区域的主要血管关系密切，它们沿颈部血管进入颈根部。髂上的棕色脂肪位于腹肌深部和腹膜表面，覆盖前腹壁到膈肌的部位。中等大小的棕色脂肪位于肩胛间斜方肌的侧面和三角肌区域。小的棕色脂肪见于肋间区域。在这项研究中，BAT 的分布没有性别或种族差异。在母体妊娠第 5 个月即可见到棕色脂肪沉积。一生中，棕色脂肪的含量与生长成正比。

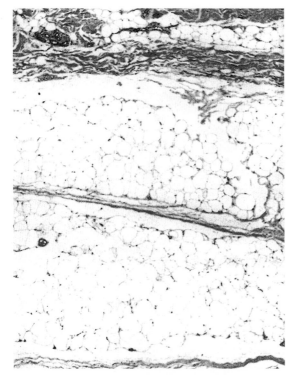

图 6.5 成人皮下脂肪小叶及相关微血管。注意菲薄纤细的纤维组织间隔

3.2 出生后发育

关于人类新生儿期之后棕色脂肪是否存在一直存在争议。Heaton 等人[44]通过尸体解剖研究发现，从出生直到 80 岁，人体内都能观察到棕色脂肪小叶。棕色脂肪在年幼儿童中分布最广，在此后数十年中，大多数部位的棕色脂肪逐渐消失。在 10 岁以前的儿童中，可以在肩胛间区、颈部血管和肌肉周围、纵隔周围和肺门附近观察到棕色脂肪。腹腔内及腹膜后的棕色脂肪沉积可见于肾周、胰腺周围、脾周围、肠系膜、大网膜和前腹壁。Heaton 等人未对四肢采样。虽然在成年后大部分部位的棕色脂肪消失，但仍发现部分棕色脂肪存在于肾脏周围、肾上腺周围、主动脉周围、纵隔内及颈部。与胎儿期一样，棕色脂肪的分布没有性别差异。

3.3 功能

棕色脂肪组织的主要功能是产热。据估计，每克组织的最大需氧量几乎是骨骼肌的 10 倍[45]，即使人类仅含有少量的棕色脂肪，但仍能够使产热提高至少

20%[46]。与产热密切相关的是棕色脂肪的交感神经支配活动和去甲肾上腺素的刺激。去甲肾上腺素的释放导致环腺苷酸的产生和脂解释放游离脂肪酸[47]。它们在线粒体内氧化产生腺苷三磷酸。棕色脂肪细胞的线粒体含有独特的解偶联蛋白，也称为"产热素"，它能够将氧化脂肪酸从腺苷三磷酸生成过程中解离出来[48-49]，由此产生的能量以热能形式散发出来。在小型啮齿动物和冬眠动物中，寒冷刺激激活棕色脂肪以产生热量，导致"非颤抖性产热"，对于防止体温过低很有帮助。新生儿无法通过改变外部环境来维持体温，因此有比成人相对更为活跃的棕色脂肪。此外，棕色脂肪的聚集和激活还可参与体重调节。实验中，过度喂食的大鼠的棕色脂肪活化及代谢率代偿性增加，以减少体重的增加[50]。许多实验小鼠和大鼠的肥胖类型与棕色脂肪调节失常有关，包括 ob/ob 小鼠[51]。相比之下，过度消瘦可能与棕色脂肪对外部因素的过度反应有关，如对交感神经刺激的反应。虽然人类存有棕色脂肪，但是它在成人体重、肥胖和体温调节中的作用仍存争议[52]。尸体解剖发现，营养不良人群中肾上腺周围棕色脂肪量增加，表明对于皮下脂肪减少和营养不良患者而言，可通过非颤抖性产热的代偿性增加来维持体温[53]。

3.4 调节

与白色脂肪不同，棕色脂肪受交感神经支配和调节。神经进入每个棕色脂肪小叶，其分支进入小叶间隔，沿血管走行，终止于脂肪细胞[54]。棕色脂肪细胞有大量 β1 和 β2 肾上腺素受体，调节脂肪分解和产热[47]。虽然也有 α 肾上腺素受体，但可能不直接参与产热。去甲肾上腺素也可增加棕色脂肪细胞的数目并与其特性有关。Mory 等人[55]连续输注去甲肾上腺素发现，慢性交感神经刺激可导致棕色脂肪细胞的细胞质增加、细胞内蛋白含量增高和线粒体密度增加。由于交感神经活动和棕色脂肪活性密切相关，一些研究者采用嗜铬细胞瘤为模型研究人类棕色脂肪的活动。结果在成人嗜铬细胞瘤患者体内发现了功能性棕色脂肪，其生化特征与啮齿动物的棕色脂肪相似，进一步验证了早期尸体解剖研究的结果[56]。

激素也参与棕色脂肪调节，但与交感神经系统相

比，它的作用非常小。甲状腺激素虽然可以调节代谢率，但对饮食诱导性和非颤抖性产热影响较小[47]。胰岛素刺激棕色脂肪摄取葡萄糖；皮质醇和性腺类固醇激素抑制产热，从而促进能量储存。

3.5 组织学

棕色脂肪因其大体特征而得名。将其认为是"胎儿脂肪"是不正确的，因为它存在于整个生命过程中。棕色脂肪组织呈红褐色是因为其含有丰富的血管且细胞内含有大量线粒体。棕色脂肪外观呈腺叶状，这与白色脂肪组织的弥漫性生长方式不同。组织学上，棕色脂肪的小叶由脂肪细胞、毛细血管、神经和结缔组织构成。棕色脂肪有薄的纤维性包膜包裹，包膜内含血管、神经及少量的白色脂肪细胞[57]。棕色脂肪细胞呈多边形，单空泡细胞和多空泡细胞混合存在（图6.6）。值得强调的是，以上两种类型的细胞可同时存在，发育中的白色脂肪也是如此，此现象在早期研究其起源时令人费解。细胞内含有多个空泡是棕色脂肪细胞的特征，细胞质呈颗粒状，内含大量脂质细胞内含物。细胞质的颗粒状外观是由于具有产热所必需的大量线粒体。细胞核呈球形，常位于中央，但可能会有一个大的脂质细胞内含物将其推挤到细胞周边，罕见情况下可紧贴细胞膜（形似白色脂肪细胞）。常见小核仁。组织学上无法区分单空泡棕色脂肪细胞与成熟的印戒细胞型白色脂肪细胞，但两者的超微结构不相同。棕色脂肪细胞平均直径小于白色脂

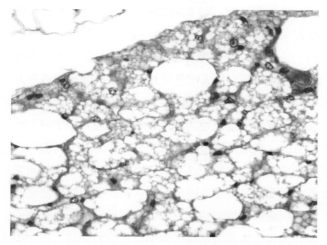

图6.6 正常成年人的棕色脂肪。几乎所有细胞都表现为细胞核居中、细胞质多空泡。极少数细胞（左上所示）为单空泡细胞。可见树枝状的细小毛细血管网

肪细胞，为25~40μm。在冬眠动物中，棕色脂肪细胞的大小具有明显季节性的变化。寒冷和饥饿导致脂质消耗，可引起细胞体积减小和细胞膜皱缩。

棕色脂肪细胞被胶原纤维网包绕，内含大量微小的神经轴突和血管。无髓鞘轴突终止于脂肪细胞，是交感神经的直接调节途径。脂肪细胞之间可见大量毛细血管穿过。据估计，大鼠棕色脂肪的血管密度是白色脂肪的4~6倍[57]。

3.6 米色脂肪

在产生热刺激后，米色脂肪细胞可能出现在与白色脂肪相对应的解剖部位，类似于棕色脂肪，该进程称为白色脂肪的"褐化"。出现在白色脂肪中的第三类脂肪细胞来源于不同于经典棕色脂肪的前体细胞，更接近白色脂肪细胞系，通常称为可诱导的米色脂肪或brite脂肪[58-60]。在减肥过程中，增加棕色脂肪的热能消耗已成为一种新的策略。现在很清楚棕色脂肪细胞与骨骼肌来源于一种共同的前体细胞，该前体细胞表达Myf5-Cre，而所有白色脂肪细胞来源于Myf5阴性前体细胞[60]。更为复杂的是，白色脂肪细胞亚群也可能来自表达Myf5-cre的前体细胞。脂肪细胞谱系的假设模型目前也包含这些米色脂肪细胞[60]。这些米色细胞出现在白色脂肪中，是对寒冷刺激或β肾上腺素激动药的反应，特别是在某些部位，如腹股沟（ingWAT）和腹膜后（rWAT）。这些发现可能会让人们更好地理解肥胖，可能为肥胖提供一种基于生物学路径的治疗方法。

3.7 干细胞

脂肪组织不仅含有成熟细胞，还含有干细胞。这些脂肪源性干细胞在研究中常被用到，已被证明能产生周细胞、软骨细胞、内皮细胞和施万细胞，并被用于缺血肌肉的修复[61-63]。

4 组织化学

4.1 酶组织化学

在发育过程中，脂肪细胞内的酶组织化学性质

与脂肪细胞的分化阶段相关。事实上，在某些系统中，如大鼠，脂肪细胞的酶的分化明显先于细胞形态的分化[64-65]。在将要形成脂肪组织的区域，先出现未分化的形态学表现，无毛细血管床，没有任何酶活性。随后，在含有毛细血管床的区域出现未分化梭形细胞，或称"前脂肪细胞"，这些细胞缺乏脂质或基底膜，但是含大量具有酶活性的物质，由于缺乏酯酶（脂肪酶），因此不具备释放脂肪的能力。在成熟的小叶中，圆形脂肪细胞含有脂质、基底膜和发达的毛细血管床，以及全部酶活性物质，包括 NADH- 四唑还原酶、ADPH- 四唑还原酶和葡糖 -6- 磷酸脱氢酶（G6PDH）。苹果酸脱氢酶（NADP）的活性在脂肪细胞发育的最后阶段才显现出来[64]。Hausman 等人指出，这些酶的分化先于在形态上与脂肪细胞相一致的圆形细胞的分化。

脂肪组织中含有高浓度的 LPL，它参与血清甘油三酯以脂肪酸的形式转运到脂肪细胞的过程。它也存在于其他组织，如骨骼肌[66-67]和心肌[68]，可能位于这些组织的血管内皮细胞。LPL 在脂肪内的浓度与血清胰岛素浓度有直接关系。

4.2　脂质组织化学

脂肪组织中的脂质常用多种染色进行识别，如油红 O 和苏丹Ⅳ[64,69-73]。必须注意，长时间的甲醛固定会使脂质丢失，因此，试验的样本应尽快置于有固定液的冷冻恒温器内。有两种沿用已久的经典脂肪染色方法，其中油红 O 着色更强且操作更快捷，苏丹黑 B 染色会使非脂肪成分（如凝固的蛋白质）非特异性着色。这些脂肪染色方法常规用于检测中性脂肪。硫酸尼罗蓝染色可以区分中性脂肪与脂肪酸、磷脂[74]，中性脂肪为粉红色到红色，脂肪酸和磷脂偏蓝色。也可以使用一些新技术来研究脂肪组织中的脂质成分，如热相偏光显微镜技术[75]。

在白色脂肪组织的正常脂质成分中，99% 为甘油三酯，以中性脂肪形式存在，不足 1% 的脂质成分以磷脂、胆固醇和脂肪酸的形式存在[63]。在分化不完全的脂肪细胞内，如脂肪肉瘤，中性脂肪向磷脂和胆固醇转化[74]。遗憾的是，在日常脂肪病变的检测中，脂肪染色几乎没有用处。染色上看到的小滴可能是非特异性染色，而且其他各种间质病变也可能含有脂质[72]。脂肪染色可用于排除病变中的人为空泡假象，如上皮样平滑肌性病变中的空泡脂肪染色阴性。

4.2.1　非脂肪细胞的细胞内脂质

脂质可沉积于其他多种类型的细胞和非脂肪性肿瘤的细胞中。

4.2.2　脂肪变性

根据 Stedman 医学词典[76]，脂肪变性（steatosis）有 2 个主要含义：肥胖和脂肪变性（如表达心脏脂肪变性时，steatosis cordis=fatty degeneration of heart）。这些术语（以及不同病理文章中所用的术语）并不明确，没有区分细胞内脂质聚集与器官的脂肪细胞浸润。当脂质存储于非脂肪细胞内时，称为"脂质聚集"是准确的，在肝脏则称为"脂肪变性"，在多数病理文献中[77-78]，脂肪变性似乎仅用于肝细胞。然而，细胞质内脂质可见于其他实质器官，如心脏（缺氧状态下的心肌纤维）[77]和肾脏（糖尿病、中毒及脑症合并内脏脂肪变性综合征中的肾小管）[79]。从理论上来说，没有理由不能将这些过程称为心肌或肾小管脂肪变性。无论如何，在细胞内脂质聚集时，称为"脂质聚集"或"脂肪变性"，均比那些不明确的和旧有的名称如肥胖更为可取。器官的脂肪细胞浸润将在后面介绍（见 8.1 脂肪浸润）。

在母体长期肠外营养的情况下，脂质聚集可以发生于胎盘，表现为绒毛膜绒毛的多核细胞和 Hofbauer 细胞中出现泡沫状空泡[80]。

除储存于脂肪细胞外，脂质还以胆固醇和胆固醇酯的形式存在于产生类固醇激素的器官的细胞内，如肾上腺、卵巢和睾丸（及其肿瘤）。此外，还在多种肿瘤中发现其他类型的脂质。在实际工作中，通过脂肪染色（如油红 O）可对某些肿瘤进行鉴别诊断，例如，众所周知肾细胞癌通常含有脂质[81]，大多数病理医师以为其他许多肿瘤不含脂质。然而，早在 40 年前就已经研究清楚[82]脂肪染色在大多数癌症中呈阳性（表 6.1）。因此，用脂肪染色来诊断癌症存在一些问题时，应该谨慎地解释染色结果。此外，肾癌的鉴别诊断包括一些含有糖原的透明细胞病变（如肺良性透明细胞瘤）[83]和一些含有脂质的病变（如骨黄色瘤）[84]，因此，脂肪染色毫无帮助。

表 6.1	
油红 O 染色阳性的癌 [a]	
鳞状细胞癌	卵巢癌
胃癌	乳腺癌
肺癌	前列腺癌
肾细胞癌	甲状腺癌
淋巴瘤、大细胞癌	骨髓瘤

注: [a] 表中所列出的是常见的癌症类型,其中大部分脂肪染色阳性。

引自: Elizalde N, Korman S.Cytochemical studies of glycogen, neutral mucopolysaccharides, and fat in malignant tissues.Cancer 1968; 21: 1061-1068.

5 免疫组织化学

目前,还没有脂肪组织特异性免疫组织化学标志物面市。p422 或 aP2 是一种脂肪细胞脂质结合蛋白,仅表达于脂肪生成后期的前脂肪细胞。初步研究证实,aP2 仅表达于成脂肪细胞和棕色脂肪细胞,可以选择性识别脂肪肉瘤[85],这在今后诊断中可能相当有用。

脂肪细胞及其肿瘤波形蛋白染色阳性。以我们的经验,脂肪来源的肿瘤不表达细胞角蛋白(CK)、结蛋白和 MSA(肌肉特异性肌动蛋白)。Michetti 等人[86] 在 1983 年第一次描述了 S-100 蛋白在脂肪细胞中的免疫反应性,特别是鼠源性抗体。从脂肪细胞中提取的 S-100 蛋白与在大鼠脑组织中发现的相同。电镜下,脂肪细胞的细胞质呈广泛的 S-100 蛋白阳性,但线粒体、脂滴和大部分内质网中并未发现 S-100 蛋白阳性。而 Haimoto 等人[87] 则发现 S-100 蛋白分布于脂肪细胞的细胞膜、微泡膜、多核糖体及一些粗面内质网,但高尔基体不表达。Haimoto 等人[87] 还发现 S-100 抗原的分布会在脂肪细胞的脂解过程中发生变化,认为是 S-100 蛋白分子与游离脂肪酸相互作用的结果,表明这种蛋白可以作为游离脂肪酸的载体蛋白。

S-100 蛋白是一种高度酸性钙结合蛋白质,分子量为 21000,由两条多肽链(α 和 β)构成,所形成的二聚体可能有 3 种形式:S-100a(α,β)、S-100b(β,β)或 S-100ao(α,α)[88]。研究发现,脂肪细胞只含与施万细胞一样的 S-100b(β 型)[88-89]。常规

免疫组织化学检查中,脂肪组织的反应有多种模式(图 6.7),Kahn 等人也观察到了部分呈阴性反应的情况[90]。虽然文献报道脂肪瘤和脂肪肉瘤常表达 S-100 蛋白阳性[91-94],但以我们的经验,并非如此。无论用福尔马林还是 Bouin 溶液固定,很少有脂肪肉瘤表达 S-100 蛋白阳性。

脂肪细胞病变不表达 Syn[95]。

棕色脂肪表达 S-100 蛋白,但也可表达血管内皮标记物 CD31,这在诊断中是一个潜在的陷阱[96]。

5.1 肥胖

人类的肥胖约有 60% 与遗传相关,其中涉及多种遗传和环境因素[97]。前文已简要提及棕色脂肪的作用,新的研究仍然强调其重要性。例如,缺乏棕色脂肪的转基因小鼠照常发生肥胖[98]。有关小鼠肥胖的遗传学研究比人类更为清楚。洛克菲勒大学的 Friedman 博士带领的一个研究团队首先鉴定出小鼠 ob 基因,并发现小鼠 ob 基因的突变与肥胖的发展相关[99]。他们也定位了人类的相应基因(*OB* 基因)[99],该基因位于 7 号染色体[100]。人类 *OB* 基因编码的蛋白与小鼠 ob 蛋白有 84% 的同源性,是一种由脂肪组织分泌的激素,可能参与身体脂肪的调节。如果确定某种形式的肥胖是由于激素的功能缺陷所致,很快就会出现具有完整激素功能的激素替代治疗方法。1995 年,几个研究小组[101-103] 给小鼠注射 ob 蛋白,发现注射 ob 蛋白可使动物体重减轻并维持这

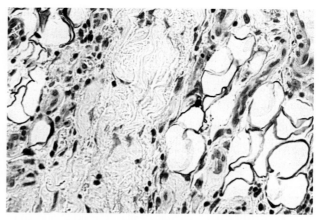

图 6.7 S-100 蛋白免疫组织化学染色。细胞核和脂滴周围的细胞质呈 S-100 蛋白阳性反应。不同病例 S-100 蛋白阳性结果差异非常大,可能是固定差异的结果

一状态，甚至非基因缺陷所致的肥胖（例如摄入脂肪过多所致肥胖），也可被 ob 蛋白纠正，该蛋白目前称为"瘦素"。

近来，这种蛋白的受体已确定，研究显示，这种受体在肥胖动物中无功能[104]。显然，关于肥胖的研究已经取得了重大进展，这项研究成果将会很快用于人类治疗。

6　脂肪细胞病变

6.1　术语

与其他人体组织细胞类型相比，肥大和增生通常不适用于脂肪细胞。这里要强调的是，脂肪细胞肥大（或脂肪细胞体积的增加）是一种公认的现象，例如见于肥胖患者。扩大或肥大的脂肪细胞（大于 120μm）也见于肿瘤（脂肪瘤、脂肪肉瘤），直径是正常细胞的 3～4 倍（例如大于 300μm）。脂肪细胞增生的确存在（或脂肪细胞数目的增加），这与普遍的看法相悖，常见于肥胖患者，也见于器官的脂肪细胞浸润，这是一种部位特异性脂肪细胞增生。成熟的脂肪细胞不能再生，新的脂肪细胞由原位间充质细胞分化形成，后者募集自原始的血管周围细胞。除液化性坏死以外，将其他任何累及脂肪细胞的疾病称为或改称为"变性"都不合适（如前所述）。脂肪细胞萎缩可见于营养不良和长期饥饿或化疗后（见 6.3 萎缩）。本无脂肪的部位出现成熟的脂肪细胞形成的小灶称为脂肪化生，将在后文讨论。由纯脂肪细胞构成的肿瘤，或是混合有脂肪成分的肿瘤，均可能是克隆性病变。

6.2　变性

新生儿硬皮症患儿皮下脂肪的大体和镜下检查均可见异常。由于脂肪坏死、单个脂肪细胞变性伴细胞内针形结晶形成[105]导致脂肪组织的外观呈橡胶样斑块状。这种脂肪结晶为棕色，在偏振光下更清楚，在多达30%的宫内死胎中可见到[105]，是胎儿宫内死亡后脂肪组织常见的一种变性。Neu Laxova 综合征是一种致命性的脂质代谢缺陷疾病，脂肪组织呈猪油样外观。

6.3　萎缩

长期饥饿或营养不良所导致的脂肪小叶萎缩在皮下或网膜最为明显。脂肪细胞体积减小，脂质含量降低，典型者细胞呈圆形或上皮细胞样[106]。在极端的情况下，这些上皮细胞样细胞所构成的小叶在组织学上类似于肿瘤结节（图 6.8）。细胞质多少不等，嗜酸性或颗粒状，可有小的脂质空泡，也可以没有，大小不等，这取决于营养不良的严重程度。一些细胞含多个空泡。细胞之间的区域由均匀的嗜酸性或双染性的黏液样基质构成（图 6.8），虽然饥饿可刺激产生蛋白聚糖，但这些基质更可能是血清渗出物[107]。萎缩过程中，脂褐素沉积到皱缩的细胞内（图 6.8）。虽然萎缩的小叶体积明显变小，并与其他小叶显著分离，但重要的是每个小叶仍保持其整体的椭圆形结构（图 6.8）。在极端恶病质时，仅残留组织痕迹。

在禁食动物的白色脂肪组织中也可以看到类似变化。随着细胞逐渐失去脂质，单脂滴分解成多个空泡，所有脂质最终逐渐消失。这些细胞变成小的卵圆形，有时直径只有 15μm[108]。细胞周围的胶原蛋白明显增多，导致脂肪细胞看起来像是纤维基质内的间充质细胞簇。在恶病质时，脂肪细胞同样表现为体积变小，但数量并无减少[109]。超微结构观察可见多个胞饮泡沿整个细胞膜簇状分布[57]。这些胞饮泡内不含脂质，其意义不明。

化疗引起的骨髓改变称为浆液性萎缩或凝胶状转化[110-111]。大部分脂肪细胞被破坏，残留的脂肪细胞大小不等、散在分布。骨髓内没有脂肪小叶，但间质成分仍由与前述相同的嗜酸性黏液样基质构成，内含血清和蛋白质。也可见散在的脂滴，再生时，可能表现为脂肪肉芽肿。

还没有关于长期饥饿对棕色脂肪影响的形态学描述。维持葡萄糖 - 维生素 B$_1$ 饮食的动物，其棕色脂肪会出现独特的形态学改变[40]。线粒体断裂、增大，线粒体基质内可见不规则的电子致密细胞内含物。线粒体嵴呈条块状分割基质。正常饮食 24 小时后这些细胞恢复正常。在饥饿者白色脂肪的线粒体中没有观察到类似的变化，表明棕色脂肪线粒体活性特别不稳定，对饮食的改变敏感。

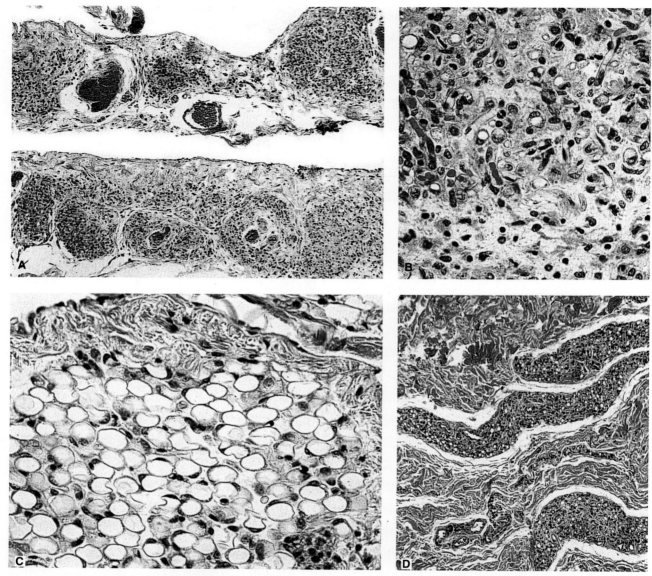

图 6.8　A. 神经性厌食症患者网膜的脂肪细胞极度萎缩，类似于肿瘤种植。B. 高倍镜下，可见萎缩的嗜酸性细胞，偶有空泡和脂褐素。C. 在长期饥饿状态不太严重时，网膜脂肪细胞远小于正常，但仍容易识别，注意色素的存在。D. 继发于癌症的重度恶病质，皮肤脂肪小叶明显退化，仅显示为细长的条纹

6.4　脂肪团

　　"脂肪团"用于描述外部皮肤出现线性凹陷性条纹（床垫现象）或明显凹陷的现象。主要见于大腿和臀部，多见于女性，可分为早期脂肪团和充分发展性脂肪团。前者是由于皮肤—皮下组织交界面底部凹凸不平，纤维组织围绕突出的脂肪乳头，厚薄不均的纤维带垂直分隔皮下脂肪[112]。后者由精细的胶原纤维网络构成，形成原因是脂肪聚集和脂肪含量增加，皮下组织压力升高。这两种形式的脂肪团内均可见含有

散在 CD34+ 的成纤维细胞。与女性不同，男性的大腿和臀部区域的真皮交界面更为光滑[112]。

6.5　缺血

　　文献中很少提及缺血对脂肪细胞的影响。我们已经观察到因动脉粥样硬化而切除的腿部皮下脂肪的变化。增厚的纤维间隔使小叶结构突显，间隔因水肿而增宽，黏液更为丰富，并可见散在炎症细胞（图6.9）。没有观察到真正的坏死。

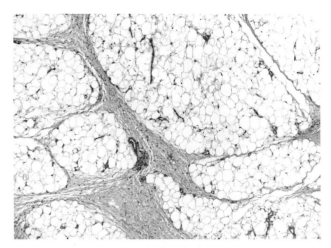

图 6.9　缺血下肢的脂肪小叶更加明显。疏松的结缔组织黏液增多，使小叶间隔增宽，有水肿和轻度炎性浸润

6.6　脂肪化生

作为外科病理医师，我们经常见到心脏瓣膜处发生脂肪化生，常伴有钙化（图 6.10）。文献或教科书对这种现象的描述很少。成熟脂肪组织的出现似乎与钙沉积灶内成骨细胞成骨同时发生。一旦出现脂肪组织，骨髓前体细胞就可能经由循环系统迁移过来，引发造血。脂肪化生不仅存在于心脏瓣膜，也可见于钙化的大血管或其他部位，如骨化过程中的喉软骨。我们甚至可在小的骨化的细支气管内见到脂肪化生。据文献报道，在无脂肪组织和骨的听神经瘤中可出现类似的造血现象[113]。

7　脂肪营养不良

对于"脂肪营养不良"这个词经常会有很多误解，它常被滥用于并不是真正的脂肪营养不良的实体（伴有脂肪组织缺失的遗传性综合征）。例如，脂肪营养不良这一术语曾包括几种不同的疾病，其中一些是感染性疾病（特发性肠道脂肪营养不良或 Whipple病）和其他炎性疾病［肠系膜脂肪营养不良（ML），见 10.4 肠系膜炎］，这些病变是炎性病变，并无脂肪细胞本身的根本性变化。真正的脂肪营养不良是遗传性综合征，伴有脂肪组织的缺失——整个或部分缺失（见后文）。

所谓的"膜性脂肪营养不良"是一种特殊的脂肪

坏死类型，它是一种相对较新的病变实体，特征性表现为异常的脂肪细胞、骨囊肿伴病理性骨折、脑白质营养不良[114-116]。骨髓脂肪显著受累[114]，但皮下脂肪组织也可只有程度较轻的"膜囊性"病变[117]。本病具有诊断意义的表现是单个脂肪细胞的轮廓高度干瘪，呈波浪形，细胞膜透明，细胞嗜酸性，卷曲或呈"蔓藤花纹"样外观。可见多个小囊肿，可能由破裂的脂肪细胞融合而成。在日本和芬兰，本病主要见于青壮年，在美国已发现 5 个病例[116]。其病因和发病机制未知，可能与酶缺陷有关[114]。继发性膜性脂肪营养不良与红斑狼疮和深部硬斑病有关[117]。有趣的是，脂肪营养不良特征性的脂肪细胞膜改变也可见于放疗后的正常脂肪细胞[118]。另一个继发性疾病是HIV 治疗相关性脂肪营养不良[28]。

众所周知，一些脂肪营养不良综合征与遗传相关，可分为不同类型：几种先天性全身性脂肪营养不良（由 *AGPAT*2、*BSCL*2、*CAV*1 和 *PTRF* 基因的隐性突变引起）和几种家族性部分脂肪营养不良（由 *LMNA*、*PPARG*、*PLIN*1 和 *AKT*2 基因的常染色体显性突变或 *CIDEC* 和 *LIPE* 基因隐性突变引起）[119]。

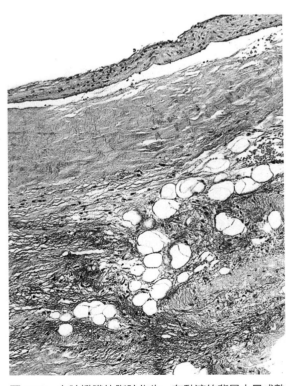

图 6.10　心脏瓣膜的脂肪化生。在黏液的背景中见成熟的脂肪细胞，但伴发钙化或骨化的情况更为常见

8   器官中的脂肪细胞

8.1   脂肪浸润

与脂质聚集或脂肪变性（见 4.2.2 脂肪变性）不同，脂肪浸润是指成熟的脂肪组织出现在通常不含有脂肪的部位。这是一种与脂肪细胞生长有关的疾病或状态，因此，"脂肪浸润"一词并不正确。在某些部位，例如肢体肌群内，脂肪浸润常与受累部位的萎缩有关[120]。脂肪浸润和萎缩或退化之间的这种关联还见于其他器官（胸腺[121]、骨髓[122]和肾[123]），这表明在某种意义上脂肪细胞具有填充由萎缩所造成的组织空白的作用[107]。无论受到何种刺激，脂肪细胞均可能来自邻近血管的多能间充质细胞[107]。这种脂肪与萎缩的关系在甲状旁腺内正好相反，此处的实质细胞与脂肪细胞的关系与前述完全不同，即在整个甲状旁腺增生组织内无脂肪细胞。

非萎缩的器官内也可聚集脂肪细胞（脂肪过多症），典型病例见于心脏和胰腺[77]，这些部位的脂肪过多症无可识别的实质损伤，只是一种偶发的脂肪生成[106]。胰腺脂肪过多病例即使在大体检查几乎看不到整个胰腺的情况下，正常实质的组织学和功能仍得以保存[77,124]。这种类型的胰腺脂肪过多与年龄和肥胖相关，也见于糖尿病患者[124]，胰腺组织可正常[77]或部分萎缩[124]。然而，也可见真性胰腺萎缩伴脂肪增多，这是一种罕见的疾病，称为 Schwachman 综合征[124]（表 6.2）。心脏脂肪浸润多数情况下是一种良性改变，不影响心肌纤维或心脏功能[77]，不过也有极少数例外，严重的脂肪过多可导致心脏破裂[106]。另一个重要的临床病变称为房间隔脂肪瘤样增生[125-126]，所致的房间隔灶性扩大可导致猝死、心律失常或充血性心力衰竭[127-128]。要注意的是，在心内膜活检时偶尔观察到脂肪，并不提示心脏穿孔[129]。

儿童淋巴结内可见孤立的脂肪细胞，成人可发生淋巴结增大伴明显脂肪浸润，尤其是肥胖者[123]。这种"脂肪淋巴结"常见于腹腔和腹膜后，可误诊为脂肪瘤[157]；在淋巴管造影时，可误诊为淋巴瘤、霍奇金淋巴瘤（个人观察），以及淋巴瘤复发[158]。脂

肪瘤或血管平滑肌脂肪瘤偶可发生在肝脏[159]，但不要把这些病变与肝假脂肪瘤相混淆[160]。肝假脂肪瘤经常表现为肝脏表面的凸起，可能是粘连的先前脱落的肠脂垂。在口腔，一定条件下脂肪可成为巨舌的组成部分[161]。

肝脏的贮脂细胞是一种沿肝窦分布的含脂细胞，属正常的组织学变型[162]，这种现象在所谓的"脂沉积症"中可能非常明显[163]，也可能参与所谓"海绵状周皮细胞瘤"这一良性肿瘤的发生[164]。

9   淀粉样变的脂肪活检

利用皮下脂肪活检诊断淀粉样变越来越普遍。使用刚果红染色可在血管周围发现淀粉样物质，偶尔也可见于脂肪细胞间[165-167]。这种检查的灵敏度至少与直肠活组织检查相同[167]，确诊率可高达 84%[166]，也可以结合其他检查以确定淀粉样物质的类型[165]，是一种安全而损伤小的诊断方法[166]。

脂肪组织活检分析可能成为日后评估患者体内有毒化学物质蓄积的重要手段。各种工业和环境的碳氢化合物进入人体后主要储存于脂肪，分析其在皮下脂肪组织的沉积，可揭示其与某些疾病（例如肿瘤）的关系。

10   炎症

10.1   脂肪坏死

组织学上存在 3 种不同类型的脂肪坏死：①继发于外伤的普通型脂肪坏死；②与胰腺炎相关的炎性脂肪坏死；③脂肪梗死。组织学上，普通型脂肪坏死的特点为脂肪组织内可见上皮样组织细胞、泡沫状巨噬细胞和巨细胞，这些细胞往往围绕并分隔单个脂肪细胞（图 6.11），也可见少量淋巴细胞和浆细胞浸润，偶尔可有罕见的晶体形成[168]。脂肪细胞破坏，释放的脂质可融合形成体积超过脂肪细胞平均大小的单个脂滴或形成微小脂滴。范围小的坏死灶可发生轻度纤维化，若病变范围广，可有囊肿形成，最终发生致密纤维化，病变周边甚至可发生钙化。中央液化的囊肿

表 6.2

与脂肪病变相关的综合征

综合征	描述
弥漫性乳腺脂肪坏死	脂肪坏死伴脂肪梗死和脂肪肉芽肿反应，见于乳房大且下垂的患者[106]
急性胰腺炎	皮下组织内播散性灶性脂肪坏死，也可见于胰腺癌[106]
退缩性肠系膜炎	肠系膜的纤维化及退缩，伴肠曲变形，是肠系膜脂膜炎（又称孤立性肠系膜脂肪营养不良）的结果[106,130]
Weber-Christian 病（避免使用）	所谓"非化脓性脂膜炎"，为相关临床综合征的历史性术语，表现为慢性炎症、脂肪坏死、皮下组织散在急性炎症细胞，伴复发病变和发热性疾病；目前已知是由各种独立的疾病引起的，因此应避免使用该术语[131-132]
Beradinelli 脂肪营养不良	是一种复杂疾病的次要表现，包括巨人症、高脂血症、脂性肝硬化、肌肥大和色素沉着过多；家族性疾病[106]
痛性脂肪病	多发性脂肪瘤伴疼痛和压痛[106,133-134]
Fröhlich 综合征	性幼稚症伴肥胖和对称（或不对称）性脂肪瘤（垂体功能低下的一种类型）
Madelung 病	对称性脂肪过多症，与酒精摄入有关[134-136]
Gardner 综合征	家族性肠息肉病，也可出现皮下脂肪瘤[137-138]
多发性内分泌腺瘤病Ⅰ型（MEA-I）	会出现皮下脂肪瘤[139]，有 1 例脂肪肉瘤报道[140]
Schwachman 综合征	胰腺脂肪瘤样萎缩伴明显的脂肪过多症、消化不良、中性粒细胞减少和生长发育迟缓[124]
Trite 综合征	胸腺脂肪瘤、甲状腺脂肪瘤和咽部脂肪瘤的总称[141]
Carney 综合征	肺错构瘤（常含有脂肪）、胃平滑肌肉瘤和副神经节瘤[142-143]
结节性硬化症	肾血管平滑肌脂肪瘤、其他肿瘤和错构瘤，偶尔为弥漫性脂肪瘤病[144]
Beckwith 偏侧肥大	先天性不对称，部分与 Wilms 瘤相关，偶尔为含脂肪组织的良性间叶瘤[145]
家族性多发性脂肪瘤病	多发性皮下脂肪瘤[146]
Bannayan 综合征	常染色体显性遗传性疾病，可出现大头畸形、脂肪瘤、血管瘤和颅内肿瘤[147]
Laurence-Moon-Biedl 综合征	先天性视神经萎缩、多指（趾）畸形、心理缺陷，偶尔出现肾上腺脂肪瘤[148]
腕管综合征	偶尔由腱鞘脂肪瘤引发[149]
Fishman 综合征	颅脑皮肤脂肪过多症[150-151]
Goldenhar 综合征	眼、耳、脊椎发育不良伴中枢神经系统脂肪瘤[152]
Cowden 病	胃肠道息肉病伴口腔皮肤错构瘤；可出现血管脂肪瘤[153]
硬脊膜外脂肪过多症	硬脊膜外腔脂肪浸润[154-155]；偶尔继发于使用激素后[156]
膜性脂肪营养不良	皮下脂肪和骨脂肪异常伴骨囊肿、病理性骨折和脑白质营养不良[114-117]

可发生于臀部，可能继发于注射创伤。在囊壁的下方常可见脂肪细胞坏死的遗留物，提示病变为脂肪坏死所致的终末囊肿。

Poppiti 等人[169]描述的膜性脂肪坏死是一种由脂肪坏死所致的不常见的囊性病变，囊内含假乳头状结构和位于中央的碎屑。脂肪细胞轮廓正常。囊肿的形成与膜性脂肪营养不良类似。膜性脂肪坏死也可继发于放射治疗[118]。

继发于急性胰腺炎的胰腺脂肪坏死具有独特的组织学特征（图 6.12）。胰腺脂肪坏死以中性粒细胞浸润为主，而不是组织细胞，病变内脂肪液化显著[170-171]。在病变中央可见脂肪细胞的梗死样轮廓，脂肪细胞破裂，其内容物被释放到位于中央的嗜酸性或嗜碱性物质内。整个区域以急性炎症细胞浸润为界。这种类型的脂肪坏死被认为是继发于血清中胰脂肪分解酶对敏感区域的作用。

脂肪梗死可见于脂肪瘤和从肠脂垂分离的腹膜组织，组织学表现为脂肪细胞仅残留嗜酸性的细胞轮廓，细胞核消失，不伴有炎症表现。带蒂的脂肪瘤可因扭曲导致的血流障碍而出现梗死。

10.2　钙过敏症

钙过敏症常表现为皮肤和皮下脂肪坏死，特征性血管坏死和钙沉积可支持该诊断[172]。钙过敏症是透析和肾衰竭的一个痛苦且致命的并发症[173]。小血管（包括脂肪中的小动脉）表现为管壁钙化、坏死伴血

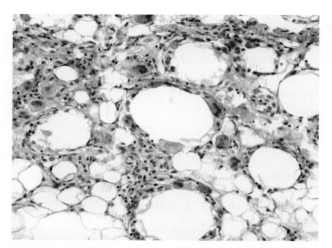

图 6.11　普通型脂肪坏死。多核组织细胞性巨细胞围绕着单个大脂质空泡，脂质空泡由破坏的脂肪细胞融合形成。在图的上方，细胞间隙扩大，其间散在淋巴细胞和单核细胞

栓形成和周围组织坏死。据文献报道，某些病例与原发性甲状旁腺功能亢进症有关[174]。

10.3　脂膜炎

脂膜炎是指皮下脂肪组织的炎症细胞浸润，可由许多疾病或状态引起，读者可以参考各种皮肤病理学教科书以深入了解，这里只介绍相关的几点。Weber-Christian 病，又称复发性结节性非化脓性脂膜炎，早在 20 世纪初就已有描述，并一直存在争议。在 20 世纪六七十年代已经明确，它不是一个独立的临床疾病，其产生有许多不同的原因，包括停用类固醇药、糖尿病、肺结核、胰腺疾病和系统性红斑狼疮等[131]。因此，如今普遍认为 "Weber-Christian 病" 只是对多种疾病的一种临床描述，应该避免使用这一术语[132]。

一般来说，脂膜炎可以分为间隔型脂膜炎和小叶型脂膜炎[132]。炎症细胞浸润的模式非常重要，需要记录有无嗜酸性粒细胞[175]、中性粒细胞和肉芽肿[176]、组织细胞伴淋巴细胞吞噬现象[177]或其他特殊改变[178]。脂膜炎可由自身免疫性疾病引起，如硬皮病[179]和狼疮[180]，这说明病史非常重要。少见原因如 α1-抗胰蛋白酶缺乏[132]，与胰源性脂肪坏死（见 10.1 脂肪坏死）一样，具有特征性组织学变化。停用类固醇药也可能导致脂膜炎的发生[181]。

10.4　肠系膜炎

肠系膜脂肪炎症是一种可识别的临床疾病，最近，将处于活动性炎症期的病变称为肠系膜脂膜炎，而将处于纤维化阶段的病变称为退缩性肠系膜炎[130]。文献中还有其他多种不同的名称，但一般认为它们都代表同一疾病过程和疾病谱系，包括：脂肪硬化性肠系膜炎、硬化性肠系膜炎、肠系膜脂肪营养不良（ML）和Weber-Christian 病（见最近 Kelly 等人的综述[182]）。

肠系膜脂肪炎症表现为由淋巴细胞、浆细胞、泡沫状组织细胞和巨细胞构成的慢性炎症细胞浸润，伴有可见的脂肪坏死、水肿及多少不等的纤维化和钙化。肌成纤维细胞增生直接参与这种自限性疾病的发病过程[182]。肠系膜脂肪炎症常导致肠系膜增厚（1型 ML），也可以表现为肠系膜基底部的单纯性肿胀（2型 ML）或形成多个散在的结节（3型 ML）[183]。其他需要进行鉴别的占位性病变包括炎性假瘤、黄色

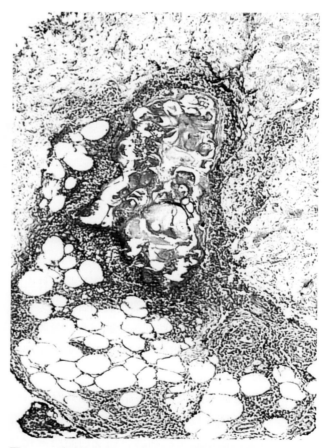

图 6.12　胰腺脂肪坏死。与形态规则的脂肪坏死灶不同，出现大量中性粒细胞伴中央液化。中央液化物可能为嗜酸性或嗜碱性，其中可以见到断裂的细胞膜

肉芽肿病（见后文）和纤维瘤病[58]。患者通常是中年人，以男性为主，临床表现为不明确的腹部不适和体重减轻，半数以上患者出现发热。奇怪的是，将近一半的患者无症状[182]，预后非常好，罕见致死病例。约 2/3 的患者在两年内肿块消退，其中 3/4 的患者疼痛消失[30]。通常使用类固醇治疗这种疾病，但目前还不清楚这是否可以改变该疾病的进程及向纤维化的发展[182]。

腹膜后黄色肉芽肿病可以由肾脏的原发性炎症引起，或者是肠系膜炎累及腹膜后组织。病变内可以看到许多泡沫状组织细胞和淋巴细胞。极少病例与Erdheim-Chester 病有关（伴骨疼痛和骨质硬化的多系统纤维黄色瘤）[184]。

10.5　脂肪肉芽肿

经常可在胃肠道的引流淋巴结（肠系膜、肝门区和腹膜后）、肝、脾和骨髓中见到含有脂滴的上皮样组织细胞小灶性聚集，这完全是偶然现象，并不意味着存在胰腺炎（应该有坏死存在）或其他病理过程。

11　肿瘤及瘤样病变

11.1　棕色脂肪病变

11.1.1　冬眠瘤

冬眠瘤是迄今已知的唯一的棕色脂肪病理病变，由 Gery 命名[185]，虽然冬眠瘤中的许多细胞呈多空泡状，但有一些细胞完全没有空泡，细胞质呈嗜酸性颗粒状，这两种类型细胞的细胞核都位于细胞中央。重要的是与正常棕色脂肪一样，可以见到一些细胞核位于细胞边缘的单空泡细胞，类似白色脂肪细胞[185-186]。冬眠瘤由于富含线粒体和血管而呈红棕色。其超微结构类似于棕色脂肪[187]。事实上，在对比棕色脂肪细胞和白色脂肪细胞的细胞器后，一部分学者认为两者是具有不同的超微结构特点的两种截然不同的组织[185-186]。

许多冬眠瘤发生在正常的棕色脂肪分布区域，如肩胛间区、颈部、纵隔和腋窝[185]；也有发生于腹壁、大腿和腘窝的病例报道[185]，这些部位均无棕色脂

肪[133]。大多数冬眠瘤为中等大小的肿瘤（5 ~ 10cm），也可非常巨大（23cm[188]），切除前往往已存在多年。冬眠瘤常好发于青壮年，平均年龄 26 岁，比普通脂肪瘤患者的发病年龄小很多[185]。有趣的是，激素（包括皮质醇和睾酮）检测发现，这些肿瘤内具有内分泌活性[189]。冬眠瘤不会复发，是否存在恶性冬眠瘤一直存有争议。Enterline 等人[190] 报道了一例具有非典型核分裂象和奇异核的病例，Teplitz 等人[191] 描述了一例具有冬眠瘤超微结构特征的相似病例。最近发现冬眠瘤 CD31 免疫组织化学染色呈阳性[96]。

11.2　白色脂肪病变

11.2.1　非脂肪病变内的脂肪组织

几乎所有的恶性肿瘤都可侵犯并混有成熟的脂肪细胞，有时会与间质增生性病变内混有脂肪细胞的情况相混淆。例如结节性筋膜炎的结节中可能混有单个散在的脂肪细胞，这些脂肪细胞可小于正常，类似于成脂肪细胞[133]。同样，肌内血管瘤、血管瘤、四肢末端淋巴管瘤中可出现非常明显的脂肪成分[133]。卵巢[192]和肺[193-194]良性畸胎瘤偶尔含有成熟的脂肪组织。所谓的食管纤维性息肉也含有脂肪组织[195]。其他可含有脂肪成分的非脂肪性肿瘤包括唾液腺多形性腺瘤[196]和 Toker 等人[197]描述的乳腺良性梭形细胞肿瘤，后者可能是最近描述的混有脂肪组织的肌成纤维细胞瘤[198]。即使是纤维瘤也可混杂较多的脂肪组织（脂肪纤维瘤病）[199]。

子宫内膜[200]或多种上皮性肿瘤（见后文）内也偶可见到脂肪组织，这可能是细胞化生的结果。

11.2.2　异位脂肪组织

在 6.6 脂肪化生及 8.1 脂肪浸润中已经讨论过出现于心脏瓣膜或器官内的异位脂肪。奇怪的是，异位脂肪可能发生在真皮层，形成一个带蒂的结构，称为浅表脂肪瘤样痣，最近命名为带蒂脂肪纤维瘤[201]。

11.2.3　含有脂肪细胞的错构瘤

我们都知道，肺良性"软骨瘤"或"错构瘤"内可能含有脂肪[193]。事实上，这些病变中约 75% 的病变含有脂肪[202]，肺实质内出现这种异源性组织，支持这些病变为良性间叶瘤的诊断[193,202]。当脂肪含量非常高时，考虑脂肪瘤可能[202-203]。

令人惊讶的是，脂肪组织可以出现于其他多种不常见的病变中。多发性先天性间叶性错构瘤（多个部位[204]）中可见脂肪组织与血管、纤维、肌成纤维细胞相混合；婴儿纤维性错构瘤（主要集中在肩部和腋窝区域[205-207]）中，脂肪细胞与未分化梭形细胞和成纤维细胞混合；先天性神经纤维脂肪错构瘤伴有（或不伴有）巨指畸形（手掌、手腕或手指[208-209]）的病例中，有时可见纤维组织和成熟的神经混合；血管平滑肌脂肪瘤由脂肪、平滑肌和血管构成[210-211]。结节性硬化症伴发的错构瘤将在后文中进一步讨论。另一种奇怪的病变是人类尾巴或假尾[212]，由皮肤、脂肪及其他组织构成。

11.2.4 大块局限性淋巴水肿

病态肥胖患者有可能形成大到50cm的巨大皮下肿物，临床上类似于脂肪肉瘤[213-214]。巨大带蒂脂肪组织表现为淋巴管扩张和水肿，因此这种情况称为大块局限性淋巴水肿。粗大的纤维交叉分布于脂肪小叶间，使脂肪外观呈大理石样。大体观察可见，纤维化区域分隔脂肪组织，外观类似硬化性脂肪肉瘤，与后者的区别在于病变表浅，且没有非典型性间质细胞或脂母细胞。在水肿的间隔内可见散在分布的肌成纤维细胞。本病最初报道发生于术后腹部区域，但也可见于大腿、阴囊和腹股沟区，可能与甲状腺功能减退有关[214]。

11.2.5 间叶瘤

脂肪组织几乎是良性间叶瘤的一个固定的组成成分，这个名称已不再使用，现在依据其主要成分来命名。过去，LeBer 和 Stout 提出至少存在两种不同的间质成分，才能诊断为间叶瘤[215]。现在的趋势是将只有两种成分的肿瘤诊断为软骨脂肪瘤、纤维脂肪瘤等[133-134]，这样似乎更为恰当，因为由两种成分构成的肿瘤（多为脂肪瘤），其中的次要成分通常十分局限（这种成分也可出现于脂肪肉瘤中）。具有3种或更多成分的病变被认为是真性间叶瘤。比如，三叉神经鞘瘤是真性间叶瘤[216]，包含软骨、骨、血管瘤、神经鞘瘤和脂肪组织。此外，包含平滑肌、血管瘤样区域、纤维组织和脂肪组织的胸部肿瘤是另一种间叶瘤，据报道与偏侧肥大有关[145]。血管平滑肌脂肪瘤也可以视作间叶瘤，多见于肾，约40%与结节性硬化症有关[211]。这些病变中的脂肪细胞一般均分化成熟，但罕见情况下也可以见到脂母细胞样细胞[133,217]。有血管平滑肌脂肪瘤发生于其他部位的报道，如淋巴结[218]。然而，在一般情况下，应尽量根据主要细胞类型进行分类，避免使用"间叶瘤"这个术语。

11.2.6 脂肪瘤

外科病理工作中，偶尔会遇到需要鉴别脂肪小叶与真性脂肪瘤的情况，因此需要对脂肪瘤进行严格定义。虽然在两本主要的教科书中对脂肪瘤进行了很好的描述[133-134]，但其中对于脂肪瘤的定义太简单，不够具体。我们将脂肪瘤定义为由成熟脂肪组织构成的良性肿瘤，分部部位表浅或位于深部，边界清楚，呈膨胀性生长，常有包膜（但非必需）。这个定义强调其分化完全并具有克隆性（见后文），有助于区分大多数脂肪瘤与正常的脂肪、显著的创伤后皮肤褶皱或脂肪破裂[219]。正如 Allen[134] 所强调的那样，包膜可能相当薄、难以界定。包膜是诊断表浅肿瘤所必须的，但深部脂肪瘤常没有包膜。当皮下脂肪瘤送检为破碎标本时，注意组织碎片边缘是否环绕不同宽度的弧形胶原，这是包膜纤维组织的一种形式。当缺乏明确的包膜或上述的片段时，不能诊断为表浅脂肪瘤。

临床所遇到的脂肪瘤多数位于皮下，一般出现于中年至老年患者，男女发生率相同，无种族差异。大多数肿瘤位于躯干或上肢，当发生在其他部位时，应考虑脂肪瘤亚型（如前臂多为血管脂肪瘤、颈部多为梭形细胞脂肪瘤和多形性脂肪瘤）。脂肪瘤的发生率可能超过其他所有软组织肿瘤的总和[133]。与脂肪瘤相关的表现包括：①肿瘤在最初生长阶段之后几乎保持恒定的大小[133]；②虽然手、足、面部和小腿存有脂肪，但这些部位出现脂肪瘤的情况相对罕见[133]；③组织的冰冻切片很硬，这是诊断依据之一[133]；④营养不良状态下，脂肪瘤体积不变[133-134]；⑤具有明确的但非常低的复发率（1%～4%[133-134]）；⑥病因不明；⑦可能与钾摄入有关[220]；⑧可能与癌症发病率升高相关（46%[221]）。

病理科收到标注为脂肪瘤的皮下病变实际上是其他病变的情况并不少见，这些情况通常更需要注意。

组织学检查，正常脂肪细胞的大小会由于切面

不同而有所变化，但是变化相对较小（80~120μm）
（个人观察）（图 6.4）。在脂肪瘤内，包括非典型脂
肪瘤[222]，细胞大小变化较大，可以见到非常大的细
胞（例如 300μm 以上），从实用的角度来看，中倍镜
下脂肪细胞大小可相差 2~5 倍（图 6.13）。正常脂
肪具有纤维组织形成的网状结构，无论在身体何处，
均可见这些分散的纤维条带或纤维间隔随机分隔脂
组织。身体承重部位（例如手、足和臀部等）的纤维
组织更厚[106]。脂肪瘤中也可见到这种网状的纤维组
织（图 6.14），特别是在瘤周边，常形成小叶结构。
高度血管化通常是与脂肪源性恶性肿瘤相关的一个特
征，但这是指可见毛细血管网，常呈条带状和分支
状。正常脂肪组织也有和脂肪瘤一样丰富的血管，只
是这些毛细血管床更难被观察到而已。特殊技术例如
脂肪瘤 PAS 染色，可以清楚显示这些虽然微小但弥
漫分布的毛细血管，特别是在细胞间连接处，此处的
毛细血管由于挤压而更难识别。脂肪瘤中也可见精细
的网硬蛋白网络，后者参与形成脂肪细胞和毛细血管
的基底膜，网硬蛋白包绕脂肪瘤细胞的模式与包绕正
常脂肪细胞一样（图 6.3）。通常情况下，脂肪瘤细
胞密度低，不在在细胞核的非典型性，若细胞密度升
高，或出现细胞核的非典型性，都要引起注意。有
时细胞密度的升高是由于轻度弥漫性脂肪坏死（图
6.15）。脂肪瘤的超微结构与正常脂肪组织相同[223]。

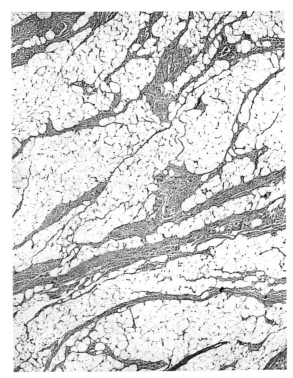

图 6.14　具有明显小叶的脂肪瘤。某些部位如臀部、足和手
　　　　　（本例）的脂肪瘤可见多处厚的纤维分隔；这些区域
　　　　　内的正常脂肪组织有相应增厚的小叶间隔

11.2.7　黏液样变

在某些罕见的脂肪瘤中，成熟的脂肪细胞被数
量不等、稀薄的嗜碱性基质（可能是蛋白聚糖）分
开（图 6.16）。当这种改变非常显著时，可称为黏液
样脂肪瘤或黏液脂肪瘤[133-134]。黏液的出现常使人怀
疑黏液样脂肪肉瘤的可能性，但这些区域仅见广泛散
在分布的形态温和的细胞，而非细胞增多，此外，缺
乏典型恶性肿瘤所具有的脂母细胞和丛状毛细管网。
Enzinger 和 Weiss 发现[133]，极少数细胞含空泡，空
泡内为蓝色的黏液样物质。

11.2.8　肌内脂肪瘤

深部脂肪瘤可以位于肌间或肌内，肌内无包膜的
脂肪瘤更常见。肌内脂肪瘤[224] 又称为“浸润性脂肪
瘤”，常发生在四肢大肌肉（特别是大腿、肩部和上
臂）或椎旁肌肉。对于肢体病变，可能会在患者随意
收缩肌肉时见到不明显的团块。显微镜下脂肪细胞是
典型的成熟细胞，没有核分裂象或非典型细胞核。肌
纤维广泛分散在整个病变中（图 6.17）。任何不寻常
的表现均应怀疑为高分化脂肪肉瘤[225]。肌内脂肪瘤

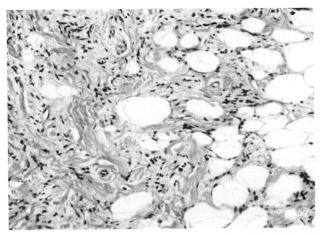

图 6.13　梭形细胞脂肪瘤中脂肪细胞大小的变化。与图 6.4
　　　　　相比，一些脂肪细胞是正常脂肪细胞大小的 3~5
　　　　　倍。虽然所有少见的脂肪瘤类型都存在细胞大小的
　　　　　变化，但梭形细胞数量增加伴胶原带形成是此型脂
　　　　　肪瘤的特征

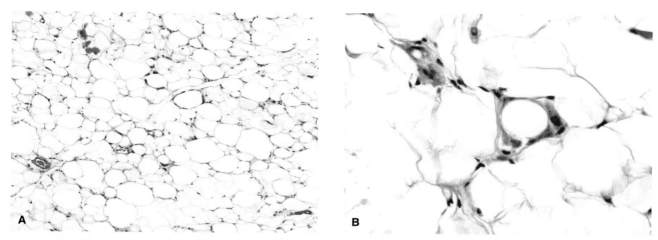

图 6.15 脂肪瘤。A. 一些肿瘤在中倍镜下细胞密度增加，但多数是由于轻度弥漫性脂肪坏死所致。B. 组织细胞引起的脂肪细胞假性扩大，未见其他明显的炎症表现

通常生长超出肌肉筋膜，累及其间的结缔组织，因此，很难将其完全切除，且其复发率高于普通的皮下脂肪瘤，椎旁肌内脂肪瘤更容易复发。

肌内血管脂肪瘤被认为是伴有脂肪数量不等的肌内血管瘤[133]。

树枝状脂肪瘤是一种特殊类型的脂肪瘤，发生在

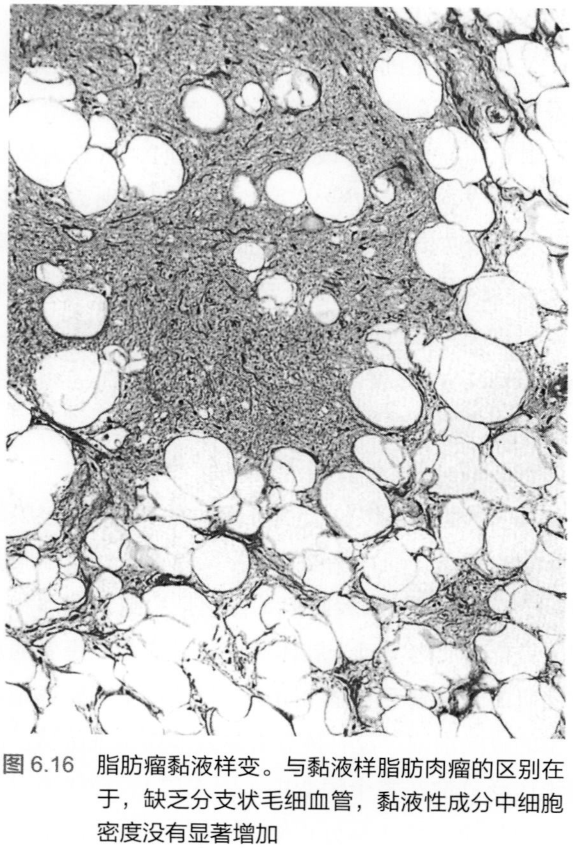

图 6.16 脂肪瘤黏液样变。与黏液样脂肪肉瘤的区别在于，缺乏分支状毛细血管，黏液性成分中细胞密度没有显著增加

关节，大体检查呈特征性的绒毛状外观，患者的典型症状是膝关节非常疼痛[134]。仅在滑膜活检中见到脂肪组织尚不足以确诊本病。

脂肪瘤内的其他成分 除了普通的脂肪瘤，在脂肪组织良性增生中还可见多种类型的外源性成分，包括上皮成分或其他间质成分。

间质成分 外科病理医师都知道，良性软骨化生也许是最常见的与脂肪瘤相关的间质成分（图 6.18）。软骨脂肪瘤几乎可以发生在身体的任何部位，包括乳房[226]和纵隔[227]。虽然这种病变曾称为"良性间叶瘤"，但实际上软骨化生仅形成非常小而孤立的软骨岛，只占瘤体非常小的部分，因此，诊断

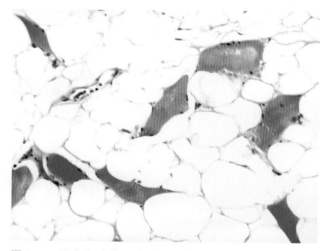

图 6.17 肌内脂肪瘤。此型脂肪瘤常无包膜，表现为浅染的脂肪细胞在深染的骨骼肌纤维间生长（三色染色）

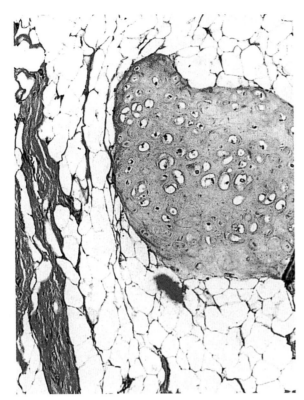

图 6.18　软骨脂肪瘤。可见小的成熟软骨结节，多为局灶性分布，仅见这两种成分时不应诊断为间叶瘤

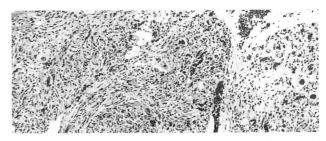

图 6.19　血管脂肪瘤。在这个少见病例中，脂肪细胞罕见（上中部），这使肿瘤类似于深部 Kaposi 样病变。病变的部位、边界、常见微血栓（中央），以及周边部孤岛状的脂肪细胞有助于诊断

为间叶瘤有夸大之嫌（当脂肪肉瘤出现软骨化生时也是如此）。Allen[228] 也认为要避免称之为"间叶瘤"。

脂肪软骨瘤病是最近报道的发生于踝关节区肌腱和滑膜的肿块性病变[229]。罕见情况下，脂肪瘤内可出现良性类骨质（可单独出现或伴有软骨成分）[230]。部分骨脂肪瘤与骨膜相连，可能称为骨膜脂肪瘤[230]。平滑肌病变，尤其是发生于子宫者，可以与脂肪组织共存而形成平滑肌脂肪瘤[231] 和平滑肌脂肪瘤病[232]。小的表浅的皮下脂肪瘤中常可见显著的血管，称为"血管脂肪瘤"[133]。这些病变可能多发，由于常发生微血栓而引起疼痛，合成代谢类固醇作用于其雄激素受体导致其体积增加[141]，当血管瘤样成分含量完全超过脂肪成分时应与 Kaposi 肉瘤相鉴别（图6.19），这种脂肪含量低的亚型被描述为富细胞性血管脂肪瘤[233]，需要找到病变中罕见而散在的成熟脂肪细胞才能明确诊断，这些细胞通常位于病变周边。

一些脂肪瘤中的纤维组织增多，通常部位表浅，称为"纤维脂肪瘤"。然而，脂肪瘤中纤维组织的含量可能与其发生的解剖部位直接相关（图6.14）。位于身体承重部位的脂肪瘤具有更厚的致密纤维组织，如手、足和臀部，大体检查时，这种纤维带使小叶结构更为明显。

上皮成分　在一些浅表脂肪瘤中可含有小汗腺。小汗腺可能见于表皮和胶原的连接处，皮下脂肪和发生于此的脂肪瘤导致腺体移位至脂肪瘤内。在一些部位如手和臀部可观察到这一现象（个人观察）。

脂肪组织可出现于甲状腺腺瘤[234] 和甲状旁腺腺瘤[235] 内（即脂肪腺瘤）。除了脂肪腺瘤，甲状腺的其他病变也可能含有脂肪，包括胶质结节、淋巴细胞性甲状腺炎和乳头状癌[236-237]。另一个少见情况为胸腺脂肪瘤[238]。表 6.2 中列出的少见的 Trite 综合征包括胸腺脂肪瘤、甲状腺脂肪瘤和咽部脂肪瘤[239]。

脂肪瘤中的淋巴细胞　有时，在普通型脂肪瘤内或其外散在的血管周围可以看到密集的淋巴细胞浸润。虽然通常不进行描述，但作者数次观察到这种现象，并对患者进行了调查，没有证据显示他们患有慢性淋巴细胞白血病或自身免疫性疾病。这可能是对增生的一种局部宿主反应。

11.3　脂肪瘤特殊类型

在梭形细胞脂肪瘤[240-242] 和多形性脂肪瘤[243-244]中，低倍镜下脂肪细胞大小不同。梭形细胞脂肪瘤中（图6.13），梭形细胞数量稀少（或丰富），核呈波浪状，类似于神经鞘病变。病变内还可见到致密纤维组织，有时类似于瘢痕疙瘩。在多形性脂肪瘤中可以见到类似的梭形细胞，此外还可见到特征性的花环状的瘤巨细胞（图6.20）。这两种脂肪瘤都有包膜，通常仅特征性地发生在老年男性的头部和颈部，二者可能

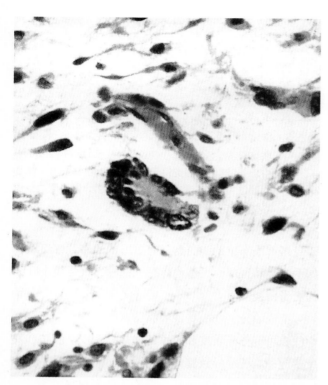

图 6.20　花环状细胞。其特征为细胞核位于细胞周边呈花环状排列，是多形性脂肪瘤的特征性细胞，在一些脂肪肉瘤中也可能见到

具有相关性[245]。有趣的是，梭形细胞脂肪瘤的成纤维细胞样梭形细胞表达雄激素受体[246]。

眶周瘤样脂肪块中也可见与多形性脂肪瘤相似的花环状细胞，这种病变称为"眶脂肪脱垂"或"结膜下眶脂肪脱垂"[247-248]。

软骨样脂肪瘤边界清楚，含有两种成分：成熟的脂肪组织，以及成软骨细胞样或脂母细胞样嗜酸性空

泡细胞构成的条带和巢状结构，后一结构可呈局灶分布或非常显著。还可见透明变性的黏液样基质。肿瘤可表达 S-100 蛋白、波形蛋白（vimentin）和 CD68，也可能表达角蛋白。本病主要发生在女性的浅表软组织、四肢骨骼肌、头部和颈部。虽然其形态表现令人担忧，但肿瘤不会复发或转移[249-250]。

最后一种少见的脂肪瘤是伴有弹性组织的纵隔脂肪瘤，称为弹力纤维脂肪瘤[251]。

11.4　脂母细胞瘤

脂母细胞瘤是一种常见的先天性病变[252-258]，表现为良性孤立性脂肪增生性病变，镜下为由发育过程中的胎儿性白色脂肪组织所构成的小叶状结构。病变部位表浅，近 90% 出现于 3 岁前[133]。有趣的是，随着患者年龄增长，病变趋向成熟。肿瘤可表现为显著的黏液伴有梭形细胞成分，或以脂肪细胞为主，或为两者的混合，所有类型均可见显著的毛细血管床，一般有包膜。若出现成熟脂肪，一般位于小叶中央，小叶有胶原包绕。与之相反，在黏液样脂肪肉瘤中，成熟脂肪细胞常位于小叶的周边[257]。因此，即使脂母细胞瘤出现与黏液样脂肪肉瘤相似的表现，两者之间还是有明显区别：脂母细胞瘤中小叶被胶原围绕的表现非常典型（图 6.21），且两者发生年龄不同。脂母细胞瘤中有极少量的与棕色脂肪或冬眠瘤细胞相似的细胞[256]。如果病变单发，称为"脂母细胞瘤"[253]，而不是"脂母细胞瘤病"[255,258]，后者是 Vellios 等人于 1958 年命名的一种弥漫性病变[252]。

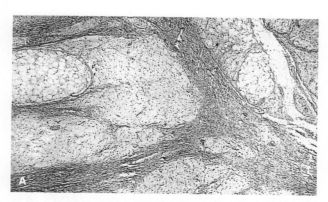
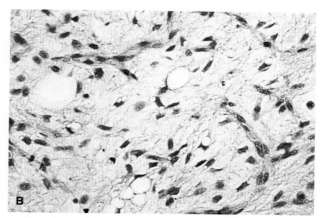

图 6.21　脂母细胞瘤。A. 在低倍镜下，可见明显的小叶状外观，一些小叶中心已经开始分化。B. 在黏液小叶内，可见小的脂母细胞和梭形细胞，后者与发育中脂肪的梭形细胞相似（见图 6.2B）

11.4.1　脂母细胞瘤病

脂母细胞瘤病是指弥漫发生的脂母细胞瘤，不常见。脂母细胞瘤患者中约有 1/3 的患者为弥漫发生，与单发肿瘤形式相比，脂母细胞瘤病通常部位较深、边界不清、浸润肌肉，并具有较高的复发倾向[253]。

12　脂肪瘤的细胞遗传学

脂肪瘤的染色体核型研究[259-266]显示，3 号和 12 号染色体发生非随机性改变，表明脂肪瘤具有克隆性。常见 t（3；12）的平衡易位[261-262]，其断点常位于 q27；q13[253]和 q28；q14[259]。12 号染色体的断点与黏液样脂肪肉瘤的 t（12；16）易位的断点非常接近[261]。这种累及 12 号染色体的平衡易位发生于大约 50% 的脂肪瘤[262]，并可能累及其他染色体，如 21 号和 7 号染色体[262]。另外 1/3 的脂肪瘤可见环状染色体[262]，可能是 3 号染色体重排，由 Heim 等人[263]最先描述，有可能成为脂肪瘤的标记。罕见情况下，6 号染色体也可有异常表现[266]。有趣的是，脂肪瘤亚型可能表现出不同的细胞遗传学变化[264]。

同样，克隆性染色体改变也见于脂母细胞瘤，表现为 8q11-q13 异常[267]。

13　与脂肪病变（包括脂肪瘤病）相关的综合征

脂肪瘤病可能包括 2 种独立的情况：多发性皮下脂肪瘤，以及多器官或某些部位（如骨盆）的脂肪浸润[268-269]。双侧多发性对称性脂肪瘤过多症（MSL）综合征（Madelung 病[135,136,270-272]）曾被认为与长期摄入大量酒精有关[134]，然而，越来越多的证据表明 MSL 与酗酒之间并无关联[154]，患者可能存在线粒体功能障碍[155]、线粒体 DNA 可能存在异常[273]、患者血脂异常[274]、受累细胞可能是被曲解的棕色脂肪细胞，这些都支持 MSL 具有肿瘤性质的结论[275]。

脂肪瘤病可能累及身体某个部位，如面部[276]、椎管硬膜外区域[156,277-279]、肠系膜[280]、纵隔和腹部[281]，纵隔（单发）[282]、大脑[150-151]、肾[283]及皮下组织[284]。相关综合征见表 6.2。

无论是单发性还是多发性脂肪瘤，都可能是各种综合征的一部分（表 6.2），其中一部分属常染色体显性遗传（Gardner 综合征[137-138]、MEA I 型[139-140]、Bannayan 综合征[147]或结节性硬化症[144]）。令病理医师感兴趣的是脂肪瘤样病变也可见于 Cowden 病[153]、Beckwith 偏侧肥大[134]，以及 Carney 综合征患者的肺错构瘤[142,143]。

此外，脂肪组织的病变也可见于其他临床综合征[146,148,150,152,285,286]，详见表 6.2。膜性脂肪营养不良、肠系膜脂肪营养不良在前面已经讨论过。

14　脂肪细胞的鉴别

14.1　成熟脂肪细胞

常规切片中，脂肪细胞表现为透明细胞或白色空洞，因此，具有类似白色空洞表现的其他细胞或疾病可能与之相混淆。有些病变很明显，例如淋巴管造影所显示的淋巴结病中的空泡。像鼻息肉中所见的那样，如果扩张的浅表淋巴管簇状分布，则在中倍镜下类似脂肪细胞。肠壁囊样积气[287]的黏膜下囊性间隙内为气体，间隙由炎症细胞、组织细胞和巨细胞围成，可能是对肠壁破裂的组织反应，有时其组织学表现非常类似于卵巢畸胎瘤所见的囊肿。所谓的假脂肪瘤病是指肠黏膜内无任何细胞被覆的小的含气囊肿，非常类似于脂肪细胞[287]。相似的人为透明空泡发生于皮肤时，称为"皮肤假脂肪瘤病"[288]。发生于胎盘的所谓绒毛水肿是一种使绒毛呈假脂肪瘤样表现的人为假象。维生素 A 中毒时，充满脂质的肝窦贮脂细胞很像小脂肪细胞[289]。

14.2　脂母细胞

乳房植入物破裂后，脂质样硅胶引起的组织反应有时会令人担忧，当其导致内含单个显著空泡的组织细胞片状聚集时，由于这些细胞类似脂母细胞，病变有可能与脂肪肉瘤混淆。

含有空泡的肿瘤可能让病理医师认为该肿瘤是脂肪细胞起源。皮肤或皮下组织转移性印戒细胞癌或印戒细胞性黑色素瘤[290]（图 6.22）有可能出现类似脂母细胞的细胞，且其他有助于鉴别诊断的特征如巢状排列或梭形细胞并不总是出现。最近发现，一些 B 细胞性和 T 细胞性淋巴瘤可出现空泡细胞或印戒细胞[291-295]，可与脂肪肉瘤混淆[295]，这些改变需要纳入皮肤、淋巴结及腹膜后肿瘤的鉴别诊断中。

间叶瘤，如上皮样平滑肌病变和纤维组织细胞瘤（图 6.23）均可出现空泡，前者是由于人为假象，后者是由于蛋白聚糖基质。这两组肿瘤，尤其是胃肠道间质来源的恶性肿瘤（平滑肌肉瘤）和黏液性恶性纤维组织细胞瘤最容易被误诊为脂肪肉瘤。在胃肠道肿瘤中，核周透明空泡伴有上皮细胞样形态，与圆细胞型或富于细胞型黏液样脂肪肉瘤非常相似。在不同类型黏液性纤维组织细胞瘤中，粗略观察时，空泡细胞类似于脂母细胞，但仔细观察可发现细胞质内有细腻的嗜碱性物质，表明瘤细胞有产生基质的功能（图 6.23）。罕见的副节瘤可出现空泡化，也会引起混淆[296-297]。其他最易与脂肪细胞相混淆的是内皮细胞起源的病变，因为在这些病变中经常出现很大的真性空泡，这种细胞可见于组织细胞样血管瘤[298]、其他上皮样血管瘤[299-300]、梭形细胞血管内皮瘤（图 6.24）[301]、上皮样血管内皮瘤[302]和一些低分化血管肉瘤（图 6.25）。与多数大的脂母细胞不同，内皮瘤的细胞中有大空泡有中央分隔。脊索瘤，尤其是发生于骶骨的脊索瘤，由于显著的细胞空泡化，可能会与脂肪瘤相混淆。良性脊索瘤的细胞中可见无黏蛋白的透明大空泡，这可能被误认为是椎体脂肪组织的特殊改变[303]。

间皮瘤也可以表现出类似脂肪肉瘤样的空泡细胞[304]。

避免将其他类型肿瘤误诊为脂肪源性肿瘤的最好方法是严格参照脂母细胞的定义：细胞偶尔大，但通常小，有单个或多个挤压细胞核的空泡。细胞核具有压痕，可确保空泡位于细胞内/细胞质内，也可排除围绕小血管的内皮细胞核。细胞外空泡是一个很常见的现象，特别是在病变内有黏液样基质的区域，常被

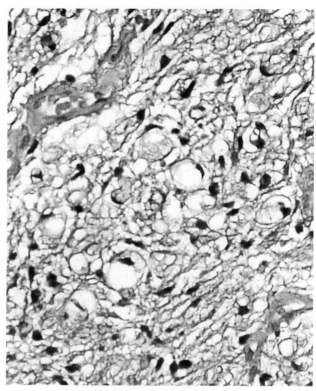

图 6.23 脂母细胞的鉴别。纤维组织细胞瘤中，例如黏液性皮肤纤维肉瘤和黏液性恶性纤维组织细胞瘤，空泡化的细胞可能会与脂母细胞混淆，但后者的空泡由于含有蛋白聚糖基质而呈淡蓝色

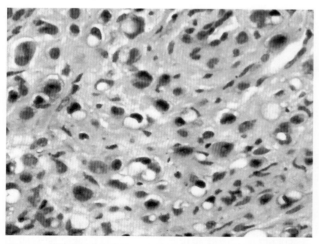

图 6.22 脂肪细胞的鉴别。皮下组织转移性印戒细胞癌或印戒细胞性黑色素瘤（本例）偶尔可能与脂肪肉瘤相似

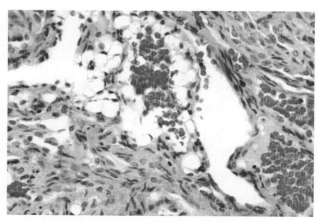

图 6.24 脂肪细胞的鉴别。梭形细胞血管内皮瘤可见大空泡化细胞，但细胞是内皮细胞，常衬覆于血管腔

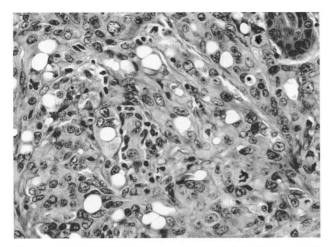

图 6.25 脂肪细胞的鉴别。在一些低分化血管肉瘤中，空泡化的内皮细胞类似于脂肪细胞，应注意部分空泡偶有分隔（中央），这是内皮细胞增殖的典型特征，与脂肪细胞不同

误认为是真正的细胞内空泡，这些空泡位于细胞外，因此细胞核不受影响。

罕见情况下，非脂肪源性恶性肿瘤中可以出现脂肪肉瘤样分化，如髓母细胞瘤[305]、叶状囊肉瘤[306]，甚至间皮瘤[307]。

参考文献

[1] Poissonnet CM, Burdi AR, Bookstein FL. Growth and development of human adipose tissue during early gestation. *Early Hum Dev* 1983;8:1–11.

[2] Poissonnet CM, Burdi AR, Garn JM. The chronology of adipose tissue appearance and distribution in the human fetus. *Early Hum Dev* 1984;10:1–11.

[3] Robinson DS. In: Florkin M, Stotz EH, eds. *Comparative Biochemistry*. Vol. 18. Amsterdam: Elsevier; 1970:51–116.

[4] Hausman GJ, Champion DR, Martin RJ. Search for the adipocyte precursor cell and factors that promote its differentiation. *J Lipid Res* 1980;21:657–670.

[5] Napolitano L. The differentiation of white adipose cells. An electron microscope study. *J Cell Biol* 1963;18:663–679.

[6] Aman P, Ron D, Mandahl N, et al. Rearrangement of the transcription factor gene CHOP in myxoid liposarcomas with t(12;16)(q13;p11). *Genes Chromosomes Cancer* 1992;5: 278–285.

[7] Crozat A, Aman P, Mandahl F, et al. Fusion of CHOP to a novel RNA-binding protein in human myxoid liposarcoma. *Nature* 1993;363:640–644.

[8] Rabitts TH, Forster A, Larson R, et al. Fusion of the dominant negative transcription regulator CHOP with a novel gene FUS by translocation t(12;16) in malignant liposarcoma. *Nature Genet* 1993;4:175–180.

[9] Ladanyi M. The emerging molecular genetics of sarcoma translocations. *Diagn Mol Pathol* 1995;4:162–173.

[10] LeBrun DP, Warnke RA, Cleary ML. Expression of bcl-2 in fetal tissues suggests a role in morphogenesis. *Am J Pathol* 1993;142:743–753.

[11] Martin RJ, Ramsay T, Hausman GJ. Adipocyte development. *Pediatr Ann* 1984;13:448–453.

[12] Poissonnet CM, LaVelle M, Burdi AR. Growth and development of adipose tissue. *J Pediatr* 1988;113(1 Pt 1):1–9.

[13] Hirsch J, Batchelor B. Adipose tissue cellularity in human obesity. *Clin Endocrinol Metab* 1976;5:299–311.

[14] Faust IM. Factors which affect adipocyte formation in the rat. In: Bjorntorp P, Cairella M, Howard AN, eds. *Recent Advances in Obesity Research III. Proceedings of the 3rd International Congress on Obesity*. London: John Libbey; 1981: 52–57.

[15] Bjorntorp P. Adipocyte precursor cells. In: Bjorntorp P, Cairella M, Howard AN, eds. *Recent Advances in Obesity Research III. Proceedings of the 3rd International Congress on Obesity*. London: John Libbey;1981:58–69.

[16] Sjostrom L, William-Olsson T. Prospective studies on adipose tissue development in man. *Int J Obes* 1981;5:597–604.

[17] Nakao N, Nakayama T, Yahata T, et al. Adipose tissue derived mesenchymal stem cells facilitate hematopoiesis in vitro and in vivo. *Am J Pathol* 2010;117:547–554.

[18] Witkowska-Zimny M, Walenko K. Stem cells from adipose tissue. *Cell Mol Biol Lett* 2011;16:236–257.

[19] Kolata G. Why do people get fat? *Science* 1985;227: 1327–1328.

[20] Hirsch J, Fried SK, Edens NK, et al. The fat cell. *Med Clin North Am* 1989;73:83–96.

[21] Cinti S, Frederich RC, Zingaretti C, et al. Immunohistochemical localization of leptin and uncoupling protein in white and brown adipose tissue. *Endocrinology* 1997;138:797–804.

[22] Hukshorn CJ, Saris WH. Leptin and energy expenditure. *Curr Opin Clin Nutr Metab Care* 2004;7:629–633.

[23] Jequier E. Leptin signaling, adiposity, and energy balance. *Ann N Y Acad Sci* 2002;967:379–388.

[24] Fruhbeck G, Gomez-Ambrosi J, Muruzabal FJ, et al. The adipocyte: A model for integration of endocrine and metabolic signaling in energy metabolism regulation. *Am J Physiol Endocrinol Metab* 2001;280:E827–E847.

[25] Wisse BE. The inflammatory syndrome: The role of adipose tissue cytokines in metabolic disorders linked to obesity. *J Am Soc Nephrol* 2004;15:2792–2800.

[26] Choy LN, Rosen BS, Spiegelman BM. Adipsin and an endogenous pathway of complement from adipose cells. *J Biol Chem* 1992;267:12736–12741.

[27] Birgel M, Gottschling-Zeller H, Rohrig K, et al. Role of cytokines in the regulation of plasminogen activator inhibitor-1 expression and secretion in newly differentiated subcutaneous human adipocytes. *Arterioscler Thromb Vasc Biol* 2000; 20:1682–1687.

[28] De Pauw A, Tejerina S, Keijer J, et al. Mitochondrial (dys) function in adipocyte (de)differentiation and systemic metabolic alterations. *Am J Pathol* 2009;175:927–939.

[29] Rebuffe-Scrive M, Enk L, Crona N, et al. Fat cell metabolism in different regions in women. Effect of menstrual cycle, pregnancy, and lactation. *J Clin Invest* 1985;75: 1973–1976.

[30] Fried SK, Kral JB. Sex differences in regional distribution of fat cell size and lipoprotein lipase activity in morbidly obese patients. *Int J Obes* 1987;11:129–140.

[31] Bjorntorp P. The regulation of adipose tissue distribution in humans. *Int J Obes Relat Metab Disord* 1996;20:291–302.

[32] Kopelman PG. Effects of obesity on fat topography: Metabolic and endocrine determinants. In: Kopelman PG, Stock MJ, eds. *Clinical Obesity*. Oxford: Blackwell Science; 1998: 158–175.

[33] Bjorntorp P. Fat cell distribution and metabolism. *Ann NY Acad Sci* 1987;499:66–72.

[34] Hutley L, Shurety W, Newell F, et al. Fibroblast growth factor 1:

A key regulator of human adipogenesis. *Diabetes* 2004;53:3097–3106.

[35] Hube F, Hauner H. The role of TNF-a in human adipose tissue: Prevention of weight gain at the expense of insulin resistance? *Horm Metab Res* 1999;31:626–631.

[36] Strassmann G, Fong M, Kenney JS, et al. Evidence for the involvement of interleukin 6 in experimental cancer cachexia. *J Clin Invest* 1992;89:1681–1684.

[37] Stephens JM, Pekala PH. Transcriptional repression of GLUT4 and C/EBP genes in 3T3-L1 adipocytes by tumor necrosis factor-alpha. *J Biol Chem* 1991;266:21839–21845.

[38] Hellman B, Hellerstrom C. Cell renewal in the white and brown fat of the rat. *Acta Pathol Microbiol Scand* 1961;51: 347–353.

[39] Hollenberg CH, Vost A. Regulation of DNA synthesis in fat cells and stromal elements from rat adipose tissue. *J Clin Invest* 1969;47:2485–2498.

[40] Napolitano L. The fine structure of adipose tissues. In: Reynold AE, Cahill GF, eds. *Handbook of Physiology. Section 5: Adipose Tissue.* Washington, DC: American Physical Society; 1965:109–123.

[41] Nnodim JO. Development of adipose tissue. *Anat Rec* 1987; 219:331–337.

[42] Schulz TJ, Huang TL, Tran TT, et al. Identification of inducible brown adipocyte progenitors residing in skeletal muscle and white fat. *Proc Natl Acad Sci U S A* 2011;108(1): 143–148.

[43] Merklin RJ. Growth and distribution of human fetal brown fat. *Anat Rec* 1974;178:637–646.

[44] Heaton JM. The distribution of brown adipose tissue in the human. *J Anat* 1972;112(Pt 1):35–39.

[45] Girardier L. Brown fat: An energy dissipating tissue. In: Girardier L, Stock MJ, eds. *Mammalian Thermogenesis.* London: Chapman and Hall; 1983:50–98.

[46] Rothwell NJ, Stock MJ. Brown adipose tissue. In: Baker PF, ed. *Recent Advances in Physiology.* Vol. 10. Edinburgh: Churchill Livingstone; 1984:349–384.

[47] Rothwell NJ, Stock MJ. Whither brown fat? *Biosci Rep* 1986;6:3–18.

[48] Bouillaud F, Combes-George M, Ricquier D. Mitochondria of adult human brown adipose tissue contain a 32000-Mr uncoupling protein. *Biosci Rep* 1983;3:775–780.

[49] Cunningham S, Leslie P, Hopwood D, et al. The characterization and energetic potential of brown adipose tissue in man. *Clin Sci (Lond)* 1985;69:343–348.

[50] Rothwell NJ, Stock MJ. A role for brown adipose tissue in diet-induced thermogenesis. *Nature* 1979;281:31–35.

[51] Himms-Hagen J. Brown adipose tissue thermogenesis: Interdisciplinary studies. *FASEB J* 1990;4:2890–2898.

[52] Blaza S. Brown adipose tissue in man: A review. *J R Soc Med* 1983;76:213–216.

[53] Santos GC, Araujo MR, Silveira TC, et al. Accumulation of brown adipose tissue and nutritional status: A prospective study of 366 consecutive autopsies. *Arch Pathol Lab Med* 1992;116:1152–1154.

[54] Cottle WH. The innervation of brown adipose tissue. In: Lindberg O, ed. *Brown Adipose Tissue.* New York: Elsevier; 1970:155–178.

[55] Mory G, Bouillaud F, Combes-George M, et al. Noradrenaline controls the concentration of the uncoupling protein in brown adipose tissue. *FEBS Lett* 1984;166:393–396.

[56] Ricquier D, Nechad M, Mory G. Ultrastructural and biochemical characterization of human brown adipose tissue in pheochromocytoma. *J Clin Endocrinol Metab* 1982;54: 803–807.

[57] Afzelius BA. Brown adipose tissue: Its gross anatomy, histology, and cytology. In: Lindberg O, ed. *Brown Adipose Tissue.* New York: Elsevier; 1970:1–31.

[58] Giralt M, Villarroya F. White, brown, beige/brite: Different adipose cells for different functions? *Endocrinology* 2013;

154(9):2992–3000.

[59] Lee YH, Mottillo EP, Granneman JG. Adipose tissue plasticity from WAT to BAT and in between. *Biochim Biophys Acta* 2014;1842(3):358–369.

[60] Sanchez-Gurmaches J, Guertin DA. Adipocyte lineages: Tracing back the origins of fat. *Biochim Biophys Acta* 2014; 1842(3):340–351.

[61] Zhang JX, Du CY, Guo WM, et al. Adipose tissue-derived pericytes for cartilage tissue engineering. *Curr Stem Cell Res Ther* 2017;12(6):513–521.

[62] Xie S, Lu F, Han J et al. Efficient generation of functional Schwann cells from adipose-derived stem cells in defined conditions. *Cell Cycle* 2017;16(9):841–851.

[63] Almalki SG, Llamas Valle Y, Agrawal DK. MMP-2 and MMP-14 silencing inhibits VEGFR2 cleavage and induces the differentiation of porcine adipose-derived mesenchymal stem cells to endothelial cells. *Stem Cells Transl Med* 2017; 6(5):1385–1398.

[64] Pearse AG. *Histochemistry: Theoretical and Applied.* Vol 2. 3rd ed. Baltimore, MD: Williams & Wilkins; 1972.

[65] Hausman GJ. Anatomical and enzyme histochemical differentiation of adipose tissue. *Int J Obes* 1985;9(Suppl 1):1–6.

[66] Lithell J, Boberg J, Hellsing K, et al. Lipoprotein-lipase activity in human skeletal muscle and adipose tissue in the fasting and the fed states. *Atherosclerosis* 1978;30:89–94.

[67] Lithell H, Hellsing K, Lundqvist G, et al. Lipoprotein-lipase activity of human skeletal-muscle and adipose tissue after intensive physical exercise. *Acta Physiol Scand* 1979;105: 312–315.

[68] Fielding CJ, Havel RJ. Lipoprotein lipase. *Arch Pathol Lab Med* 1977;101:225–229.

[69] Zugibe FT. *Diagnostic Histochemistry.* St. Louis, MO: CV Mosby; 1970.

[70] Sheehan DC, Hrapchak BB. *Theory and Practice of Histotechnology.* St. Louis, MO: CV Mosby; 1973.

[71] Filipe MI, Lake BD, eds. *Histochemistry in Pathology.* Edinburgh: Churchill Livingstone; 1983.

[72] Spicer SS, ed. *Histochemistry in Pathologic Diagnosis.* New York: Marcel Dekker; 1987.

[73] Hausman GJ. Techniques for studying adipocytes. *Stain Technol* 1981;56:149–154.

[74] Popper H, Knipping G. A histochemical and biochemical study of a liposarcoma with several aspects on the development of fat synthesis. *Pathol Res Pract* 1981;171:373–380.

[75] Waugh DA, Small DM. Methods in laboratory investigation: Identification and detection of in situ cellular and regional differences of lipid composition and class in lipid-rich tissue using hot stage polarizing light microscopy. *Lab Invest* 1984; 51:702–714.

[76] Stedman TL. *Stedman's Medical Dictionary.* 21st ed. Baltimore, MD: Williams & Wilkins; 1966.

[77] Robbins SL, Cotran RS, Kumar V. *The Pathologic Basis of Disease.* 3rd ed. Philadelphia, PA: WB Saunders; 1984.

[78] Rubin E, Farber JL, eds. *Pathology.* Philadelphia, PA: Lippincott; 1988.

[79] Heptinstall RH. *Pathology of the Kidney.* 2nd ed. Boston, MA: Little, Brown & Co; 1974.

[80] Jasnosz KM, Pickeral JJ, Graner S. Fat deposits in the placenta following maternal total parenteral nutrition with intravenous lipid emulsion. *Arch Pathol Lab Med* 1995;119:555–557.

[81] Bennington JL. Proceedings: Cancer of the kidney: Etiology, epidemiology, and pathology. *Cancer* 1973;32:1017–1029.

[82] Elizalde N, Korman S. Cytochemical studies of glycogen, neutral mucopolysaccharides and fat in malignant tissues. *Cancer* 1968;21:1061–1068.

[83] Andrion A, Mazzucco G, Gugliotta P, et al. Benign clear cell (sugar) tumor of the lung: A light microscopic, histochemical,

and ultrastructural study with a review of the literature. *Cancer* 1985;56:2657–2663.

[84] Bertoni F, Unni KK, McLeod RA, et al. Xanthoma of bone. *Am J Clin Pathol* 1988;90:377–384.

[85] Bennett JH, Shousha S, Puddle B, et al. Immunohistochemical identification of tumours of adipocytic differentiation using an antibody to aP2 protein. *J Clin Pathol* 1995;48: 950–954.

[86] Michetti F, Dell'Anna E, Tiberio G, et al. Immunochemical and immunocytochemical study of S-100 protein in rat adipocytes. *Brain Res* 1983;262:352–356.

[87] Haimoto H, Kato K, Suzuki F, et al. The ultrastructural changes of S-100 protein localization during lipolysis in adipocytes. An immunoelectron-microscopic study. *Am J Pathol* 1985;121:185–191.

[88] Takahashi K, Isobe T, Ohtsuki Y, et al. Immunochemical study of the distribution of alpha and beta subunits of S-100 protein in human neoplasms and normal tissues. *Virchows Arch Cell Pathol* 1984;45:385–396.

[89] Nakazato Y, Ishida Y, Takahashi K, et al. Immunohistochemical distribution of S-100 protein and glial fibrillary acidic protein in normal and neoplastic salivary glands. *Virchows Arch A Pathol Anat Histopathol* 1985;405:299–310.

[90] Kahn HJ, Marks A, Thom H, et al. Role of antibody to S100 protein in diagnostic pathology. *Am J Clin Pathol* 1983;79: 341–347.

[91] Nakajima T, Watanabe S, Sato Y, et al. An immunoperoxidase study of S-100 protein distribution in normal and neoplastic tissues. *Am J Surg Pathol* 1982;6:715–727.

[92] Cocchia D, Lauriola L, Stolfi V, et al. S-100 antigen labels neoplastic cells in liposarcoma and cartilaginous tumours. *Virchows Arch A Pathol Anat Histopathol* 1983;402: 139–145.

[93] Weiss SW, Langloss JM, Enzinger FM. Value of S-100 protein in the diagnosis of soft tissue tumors with particular reference to benign and malignant Schwann cell tumors. *Lab Invest* 1983;49:299–308.

[94] Hashimoto H, Daimaru Y, Enjoji M. S-100 protein distribution in liposarcoma. An immunoperoxidase study with special reference to the distinction of liposarcoma from myxoid malignant fibrous histiocytoma. *Virchows Arch A Pathol Anat Histopathol* 1984;405:1–10.

[95] Haimoto H, Takahashi Y, Koshikawa T, et al. Immunohistochemical localization of gamma-enolase in normal human tissues other than nervous and neuroendocrine tissues. *Lab Invest* 1985;52:257–263.

[96] Rosso R, Lucioni M. Normal and neoplastic cells of brown adipose tissue express the adhesion molecule CD31. *Arch Pathol Lab Med* 2006;130:480–482.

[97] Stunkard AJ, Wadden TA, eds. *Obesity: Theory and Therapy*. 2nd ed. New York: Raven Press; 1993.

[98] Lowell BB, Susulic VS, Hamann A, et al. Development of obesity in transgenic mice after genetic ablation of brown adipose tissue. *Nature* 1993;366:740–742.

[99] Zhang Y, Proenca R, Maffei M, et al. Positional cloning of the mouse obese gene and its human homologue. *Nature* 1994;372:425–432.

[100] Green ED, Maffei M, Braden VV, et al. The human obese (OB) gene: RNA expression pattern and mapping on the physical, cytogenetic, and genetic maps of chromosome 7. *Genome Res* 1995;5:5–12.

[101] Pelleymounter MA, Cullen MJ, Baker MB, et al. Effects of the obese gene product on body weight regulation in ob/ob mice. *Science* 1995;269:540–543.

[102] Halaas JL, Gajiwala KS, Maffei M, et al. Weight-reducing effects of the plasma protein encoded by the obese gene. *Science* 1995;269:543–546.

[103] Campfield LA, Smith FJ, Guisez Y, et al. Recombinant mouse OB protein: Evidence for a peripheral signal linking adiposity and central neural networks. *Science* 1995;269: 546–549.

[104] Chua SC Jr, Chung WK, Wu-Peng XS, et al. Phenotypes of mouse diabetes and rat fatty due to mutations in the OB (leptin) receptor. *Science* 1996;271:994–996.

[105] Raife T, Landas SK. Intracellular crystalline material in visceral adipose tissue: A common autopsy finding [abstract]. *Am J Clin Pathol* 1990;94:511.

[106] Tedeschi CG. Pathologic anatomy of adipose tissue. In: Renold AE, Cahill GF, eds. *Handbook of Physiology. Section 5: Adipose Tissue*. Baltimore, MD: Waverly Press; 1965.

[107] Manthorpe R, Helin G, Kofod B, et al. Effect of glucocorticoid on connective tissue of aorta and skin in rabbits. Biochemical studies on collagen, glycosaminoglycans, DNA and RNA. *Acta Endocrinol (Copenh)* 1974;77:310–324.

[108] Napolitano LM. Observations on the fine structure of adipose cells. *Ann NY Acad Sci* 1965;131:34–42.

[109] Dahlman I, Mejhert N, Linder K, et al. Adipose tissue pathways involved in weight loss of cancer cachexia. *Br J Cancer* 2010;102:1541–1548.

[110] Seaman JP, Kjeldsberg CR, Linker A. Gelatinous transformation of the bone marrow. *Hum Pathol* 1978;9:685–692.

[111] Wittels B. Bone marrow biopsy changes following chemotherapy for acute leukemia. *Am J Surg Pathol* 1980;4:135–142.

[112] Pierard GE, Nizet JL, Pierard-Franchimont C. Cellulite: From standing fat herniation to hypodermal stretch marks. *Am J Dermatopath* 2000;22:34–37.

[113] Gruskin P, Canberry JN. Pathology of acoustic neuromas. In: House WF, Leutje CM, eds. *Acoustic Tumors*. Baltimore, MD: University Park Press; 1979:85–148.

[114] Wood C. Membranous lipodystrophy of bone. *Arch Pathol Lab Med* 1978;102:22–27.

[115] Bird TD, Koerker RM, Leaird BJ, et al. Lipomembranous polycystic osteodysplasia (brain, bone and fat disease): A genetic cause of presenile dementia. *Neurology* 1983;33: 81–86.

[116] Kitajima I, Suganuma T, Murata F, et al. Ultrastructural demonstration of Maclura pomifera agglutinin binding sites in the membranocystic lesions of membranous lipodystrophy (Nasu–Hakola disease). *Virchows Arch A Pathol Anat Histopathol* 1988;413:475–483.

[117] Chun SI, Chung KY. Membranous lipodystrophy: Secondary type. *J Am Acad Dermatol* 1994;31:601–605.

[118] Coyne JD, Parkinson D, Baildam AD. Membranous fat necrosis of the breast. *Histopathology* 1996;28:61–64.

[119] Lightbourne M, Brown RJ. Genetics of Lipodystrophy. *Endocrinol Metab Clin N Am* 2017;46:539–554.

[120] Adams RD. *Diseases of Muscle: A Study in Pathology*. 3rd ed. New York: Harper & Row; 1975.

[121] Rosai J, Levine GD. Tumors of the thymus. In: Firminger HI, ed. *Atlas of Tumor Pathology, 2nd Series, Fascicle 13*. Washington, DC: Armed Forces Institute of Pathology; 1976.

[122] Rywlin AM. *Histopathology of the Bone Marrow*. Boston, MA: Little, Brown & Co; 1976:19.

[123] Ackerman LV, Rosai J. *Surgical Pathology*. 5th ed. St Louis, MO: CV Mosby; 1974:649.

[124] Seifert G. Lipomatous atrophy and other forms. In: Kloppel G, Heitz PU, eds. *Pancreatic Pathology*. New York: Churchill Livingstone; 1984.

[125] Heggtveit HA, Fenoglio JJ, McAllister HA. Lipomatous hypertrophy of the interatrial septum: An assessment of 41 cases. *Lab Invest* 1976;34:318.

[126] O'Connor S, Recavarren R, Nichols LC, et al. Lipomatous hypertrophy of interatrial septum: An overview. *Arch Pathol Lab*

Med 2006;130:397–399.

[127] McAllister HA, Fenoglio JJ. *Tumors of the Cardiovascular System*. Washington, DC: Armed Forces Institute of Pathology; 1978:44–46.

[128] Rokey R, Mulvagh SL, Cheirif J, et al. Lipomatous encasement and compression of the heart: Antemortem diagnosis by cardiac nuclear magnetic resonance imaging and catheterization. *Am Heart J* 1989;117:952–953.

[129] Waller BF, ed. *Pathology of the Heart and Great Vessels*. New York: Churchill Livingstone; 1988.

[130] Sleisenger MH, Fordtran JS, eds. *Gastrointestinal Disease: Pathophysiology, Diagnosis, Management*. 3rd ed. Philadelphia, PA: WB Saunders; 1983.

[131] Macdonald A, Feiwel M. A review of the concept of Weber–Christian panniculitis with a report of five cases. *Br J Dermatol* 1968;80:355–361.

[132] Sweatt HL, Hardman WJ, Solomon AR. Non-neoplastic diseases of the skin. In: Mills SE, ed. *Sternberg's Diagnostic Surgical Pathology*. 4th ed. New York: Lippincott Williams Wilkins; 2004:40–43.

[133] Enzinger FM, Weiss SW. *Soft Tissue Tumors*. 2nd ed. St. Louis, MO: CV Mosby; 1988.

[134] Allen P. *Tumors and Proliferations of Adipose Tissue*. New York: Masson; 1981.

[135] Shugar MA, Gavron JP. Benign symmetrical lipomatosis (Madelung's disease). *Otolaryngol Head Neck Surg* 1985;93: 109–112.

[136] Keller SM, Waxman JS, Kim US. Benign symmetrical lipomatosis. *South Med J* 1986;79:1428–1429.

[137] Scully RE, Galdabini JJ, McNeely BU. Case records of the Massachusetts General Hospital. Weekly clinicopathological exercise. Case 53–1976 (Gardner's syndrome). *N Engl J Med* 1976;295:1526–1532.

[138] Scully RE, Galdabini JJ, McNeely BU. Case records of the Massachusetts General Hospital. Weekly clinicopathological exercises. Case 47–1978 (Gardner's syndrome). *N Engl J Med* 1978;299:1237–1244.

[139] Snyder N III, Scurry MT, Diess WP. Five families with multiple endocrine adenomatosis. *Ann Intern Med* 1972;76: 53–58.

[140] Johnson GJ, Summerskill WH, Anderson VE, et al. Clinical and genetic investigation of a large kindred with multiple endocrine adenomatosis. *N Engl J Med* 1967;277: 1379–1385.

[141] Syed S, Brooks D, Haupt HM, et al. Anabolic steroids causing growth of benign tumors: Androgen receptor in angiolipomas. *J Am Acad Dermatol* 2007;57:899–900.

[142] Carney JA. The triad of gastric epithelioid leiomyosarcoma, functioning extra-adrenal paraganglioma, and pulmonary chondroma. *Cancer* 1979;43:374–382.

[143] Carney JA. The triad of gastric epithelioid leiomyosarcoma, pulmonary chondroma, and functioning extra-adrenal paraganglioma: A five-year review. *Medicine (Baltimore)* 1983;62:159–169.

[144] Klein JA, Barr RJ. Diffuse lipomatosis and tuberous sclerosis. *Arch Dermatol* 1986;122:1298–1302.

[145] Majeski JA, Paxton ES, Wirman JA, et al. A thoracic benign mesenchymoma in association with hemihypertrophy. *Am J Clin Pathol* 1981;76:827–832.

[146] Humphrey AA, Kinsley PC. Familial multiple lipomas: Report of a family. *Arch Derm Syph* 1938;37:30–34.

[147] Higginbottom MC, Schultz P. The Bannayan syndrome: An autosomal dominant disorder consisting of macrocephaly, lipomas, hemangiomas, and a risk for intracranial tumors. *Pediatrics* 1982;69:632–634.

[148] Oochi N, Rikitake O, Maeda T, et al. [A case of Laurence-Moon-Biedl syndrome associated with bilateral adrenal lipomas and renal abnormalities]. *Nihon Naika Gakkai Zasshi* 1984;73:89–93.

[149] Kremchek TE, Kremchek EJ. Carpal tunnel syndrome caused by flexor tendon sheath lipoma. *Orthop Rev* 1988;17:1083–1085.

[150] Al-Mefty O, Fox JL, Sakati N, et al. The multiple manifestations of the encephalocraniocutaneous lipomatosis syndrome. *Childs Nerv Syst* 1987;3:132–134.

[151] Brumback RA, Leech RW. Fishman's syndrome (encephalocraniocutaneous lipomatosis): A field defect of ectomesoderm. *J Child Neurol* 1987;2:168–169.

[152] Aleksic S, Budzilovich G, Greco MA, et al. Intracranial lipomas, hydrocephalus and other CNS anomalies in oculoauriculovertebral dysplasia (Goldenhar–Gorlin syndrome). *Childs Brain* 1984;11:285–297.

[153] Weinstock JV, Kawanishi H. Gastrointestinal polyposis with orocutaneous hamartomas (Cowden's disease). *Gastroenterology* 1978;74(5 Pt 1):890–895.

[154] Boozan JA, Maves MD, Schuller DE. Surgical management of massive benign symmetric lipomatosis. *Laryngoscope* 1992;102:94–99.

[155] Berkovic SF, Andermann F, Shoubridge EA, et al. Mitochondrial dysfunction in multiple symmetrical lipomatosis. *Ann Neurol* 1991;29:566–569.

[156] Kaplan JG, Barasch E, Hirschfeld A, et al. Spinal epidural lipomatosis: A serious complication of iatrogenic Cushing's syndrome. *Neurology* 1989;39:1031–1034.

[157] Symmers WSC. The lymphoreticular system. In: Symmers WSC, ed. *Systemic Pathology*. Vol 2. Edinburgh: Churchill Livingstone; 1978:647–651.

[158] Smith T. Fatty replacement of lymph nodes mimicking lymphoma relapse. *Cancer* 1986;58:2686–2688.

[159] Takayasu K, Shima Y, Muramatsu Y, et al. Imaging characteristics of large lipoma and angiomyolipoma of the liver. Case reports. *Cancer* 1987;59:916–921.

[160] Pounder DJ. Hepatic pseudolipoma. *Pathology* 1983;15:83–84.

[161] Shafer WG, Hine MK, Levy BM. *Development Disturbances of Oral and Paraoral Structures. A Textbook of Oral Pathology*. 4th ed. Philadelphia, PA: WB Saunders; 1983:24–25.

[162] Ramadori G. The stellate cell (Ito-cell, fat-storing cell, lipocyte, perisinusoidal cell) of the liver. New insights into pathophysiology of an intriguing cell. *Virchows Arch B Cell Pathol Incl Mol Pathol* 1991;61:147–158.

[163] Cha I, Bass N, Ferrell LD. Lipopeliosis: An immunohistochemical and clinicopathologic study of five cases. *Am J Surg Pathol* 1994;18:789–795.

[164] Stroebel P, Mayer F, Zerban H, et al. Spongiotic pericytoma: A benign neoplasm deriving from the perisinusoidal (Ito) cells in rat liver. *Am J Pathol* 1995;146:903–913.

[165] Orfila C, Giraud P, Modesto A, et al. Abdominal fat tissue aspirate in human amyloidosis: Light, electron, and immunofluorescence microscopic studies. *Hum Pathol* 1986;17: 366–369.

[166] Duston MA, Skinner M, Shirahama T, et al. Diagnosis of amyloidosis by abdominal fat aspiration: Analysis of four years' experience. *Am J Med* 1987;82:412–414.

[167] Gertz MA, Li CY, Shirahama T, et al. Utility of subcutaneous fat aspiration for the diagnosis of systemic amyloidosis (immunoglobulin light chain). *Arch Intern Med* 1988;48:929–933.

[168] Keen CE, Buk SJ, Brady K, et al. Fat necrosis presenting as obscure abdominal mass: Birefringent saponified fatty acid crystalloids as a clue to diagnosis. *J Clin Pathol* 1994;47: 1028–1031.

[169] Poppiti RJ Jr, Margulies M, Cabello B, et al. Membranous fat necrosis. *Am J Surg Pathol* 1986;10:62–69.

[170] Bennett RG, Petrozzi JW. Nodular subcutaneous fat necrosis: A manifestation of silent pancreatitis. *Arch Dermatol* 1975;111:896–898.

[171] Hughes PS, Apisarnthanarax P, Mullins F. Subcutaneous fat necrosis associated with pancreatic disease. *Arch Dermatol* 1975;111:506–510.

[172] Fischer AH, Morris DJ. Pathogenesis of calciphylaxis: Study of three cases and literature review. *Hum Pathol* 1995;26: 1055–1064.

[173] Wilmer WA, Magro CM. Calciphylaxis: Emerging concepts in prevention, diagnosis, and treatment. *Semin Dial* 2002; 15:172–186.

[174] Mirza I, Chaubay D, Gunderia H, et al. An unusual presentation of calciphylaxis due to primary hyperparathyroidism. *Arch Pathol Lab Med* 2001;125:1351–1353.

[175] Winkelmann RK, Frigas E. Eosinophilic panniculitis: A clinicopathologic study. *J Cutan Pathol* 1986;13:1–12.

[176] Blaustein A, Moreno A, Noguera J, et al. Septal granulomatous panniculitis in Sweet's syndrome: Report of two cases. *Arch Dermatol* 1985;121:785–788.

[177] Suster S, Cartagena N, Cabello-Inchausti B, et al. Histiocytic lymphophagocytic panniculitis: An unusual extranodal presentation of sinus histiocytosis with massive lymphadenopathy (Rosai–Dorfman disease). *Arch Dermatol* 1988;124: 1246–1249.

[178] Alegre VA, Winkelmann RK, Aliaga A. Lipomembranous changes in chronic panniculitis. *J Am Acad Dermatol* 1988; 19(1 Pt 1):39–46.

[179] Vincent F, Prokopetz R, Miller RA. Plasma cell panniculitis: A unique clinical and pathologic presentation of linear scleroderma. *J Am Acad Dermatol* 1989;21(2 Pt 2):357–360.

[180] Izumi AK, Takiguchi P. Lupus erythematosus panniculitis. *Arch Dermatol* 1983;119:61–64.

[181] Silverman RA, Newman AJ, LeVine MJ, et al. Poststeroid panniculitis: A case report. *Pediatr Dermatol* 1988;5:92–93.

[182] Kelly JK, Hwang WS. Idiopathic retractile (sclerosing) mesenteritis and its differential diagnosis. *Am J Surg Pathol* 1989;13:513–521.

[183] Scully RE, Galdabini JJ, McNeely BU. Lipodystrophy of mesentery (Case 30–1976). *N Engl J Med* 1976;295: 214–218.

[184] Eble JN, Rosenberg AE, Young RH. Retroperitoneal xanthogranulomatosis in a patient with Erdheim–Chester disease. *Am J Surg Pathol* 1994;18:843–848.

[185] Seemayer TA, Knaack J, Wang NS, et al. On the ultrastructure of hibernoma. *Cancer* 1975;36:1785–1793.

[186] Dardick I. Hibernoma: A possible model of brown fat histogenesis. *Hum Pathol* 1978;9:321–329.

[187] Gaffney EF, Hargreaves HK, Semple E, et al. Hibernoma: Distinctive light and electron microscopic features and relationship to brown adipose tissue. *Hum Pathol* 1983;14: 677–687.

[188] Rigor VU, Goldstone SE, Jones J, et al. Hibernoma. A case report and discussion of a rare tumor. *Cancer* 1986;57: 2207–2211.

[189] Allegra SR, Gmuer C, O'Leary GP Jr. Endocrine activity in a large hibernoma. *Hum Pathol* 1983;14:1044–1052.

[190] Enterline HT, Lowry LD, Richman AV. Does malignant hibernoma exist? *Am J Surg Pathol* 1979;3:265–271.

[191] Teplitz C, Farrugia R, Glicksman AS. Malignant hibernoma does exist. *Lab Invest* 1980;42:58–59.

[192] Talerman A. Germ cell tumors of the ovary. In: Kurman R, ed. *Blaustein's Pathology of the Female Genital Tract*. 3rd ed. New York: Springer-Verlag; 1987:689.

[193] Dail DH. Uncommon tumors. In: Dale DH, Hammar SP, eds. *Pulmonary Pathology*. New York: Springer-Verlag; 1988: 847–972.

[194] Ali MY, Wong PK. Intrapulmonary teratoma. *Thorax* 1964;19: 228–235.

[195] Lee RG. Esophagus. In: Sternberg SS, ed. *Diagnostic Surgical Pathology*. New York: Raven Press; 1989:928.

[196] Haskell HD, Butt KM, Woo SB. Pleomorphic adenoma with extensive lipometaplasia: Report of three cases. *Am J Surg Pathol* 2005;29:1389–1393.

[197] Toker C, Tang CK, Whitely JF, et al. Benign spindle cell breast tumor. *Cancer* 1981;48:1615–1622.

[198] Wargotz ES, Weiss SW, Norris HJ. Myofibroblastoma of the breast: Sixteen cases of a distinctive benign mesenchymal tumor. *Am J Surg Pathol* 1987;11:493–502.

[199] Fetsch JF, Miettinen M, Laskin WB, et al. A clinicopathologic study of 45 pediatric soft tissue tumors with an admixture of adipose tissue and fibroblastic elements, and a proposal for classification as lipofibromatosis. *Am J Surg Pathol* 2000;24:1491–1500.

[200] Nogales FF, Pavcovich M, Medina MT, et al. Fatty change in the endometrium. *Histopathology* 1992;20:362–363.

[201] Nogita T, Wong TY, Hidano A, et al. Pedunculated lipofibroma: A clinicopathologic study of thirty-two cases supporting a simplified nomenclature. *J Am Acad Dermatol* 1994; 31(2 Pt 1):235–240.

[202] Tomashefski JF Jr. Benign endobronchial mesenchymal tumors: Their relationship to parenchymal pulmonary hamartomas. *Am J Surg Pathol* 1982;6:531–540.

[203] Palvio D, Egeblad K, Paulsen SM. Atypical lipomatous hamartoma of the lung. *Virchows Arch A Pathol Anat Histopathol* 1985;405:253–261.

[204] Benjamin SP, Mercer RD, Hawk WA. Myofibroblastic contraction in spontaneous regression of multiple congenital mesenchymal hamartomas. *Cancer* 1977;40:2343–2352.

[205] Enzinger FM. Fibrous hamartoma of infancy. *Cancer* 1965; 18:241–248.

[206] Reye RD. A consideration of certain subdermal fibromatous tumours of infancy. *J Pathol Bacteriol* 1956;72:149–154.

[207] Fletcher CD, Powell G, van Noorden S, et al. Fibrous hamartoma of infancy: A histochemical and immunohistochemical study. *Histopathology* 1988;12:65–74.

[208] Silverman TA, Enzinger FM. Fibrolipomatous hamartoma of nerve: A clinocopathologic analysis of 26 cases. *Am J Surg Pathol* 1985;9:7–14.

[209] Aymard B, Bowman-Ferrand F, Vernhes L, et al. Hamartome lipofibromateux des nerfs périphériques. Etude anatomoclinique de 5 cas dont 2 avec étude ultrastructurale. *Ann Pathol* 1987;7:320–324.

[210] Price EB Jr, Mostofi FK. Symptomatic angiomyolipoma of the kidney. *Cancer* 1965;18:761–774.

[211] McCullough DL, Scott R, Seybold HM. Renal angiomyolipoma (hamartoma): Review of the literature and report on 7 cases. *J Urol* 1971;105:32–44.

[212] Dao AH, Netsky NG. Human tails and pseudotails. *Hum Pathol* 1984;15:449–453.

[213] Farshid G, Weiss SW. Massive localized lymphedema in the morbidly obese: A histologically distinct reactive lesion simulating liposarcoma. *Am J Surg Pathol* 1998;22:1277–1283.

[214] Wu D, Gibbs J, Corral D, et al. Massive localized lymphedema: Additional locations and association with hypothyroidism. *Hum Pathol* 2000;31:1162–1168.

[215] LeBer MS, Stout AP. Benign mesenchymomas in children. *Cancer* 1962;15:595–605.

[216] Kasantikul V, Brown WJ, Netsky MG. Mesenchymal differentiation in trigeminal neurilemmoma. *Cancer* 1982;50: 1568–1571.

[217] Rosai J. Case presentation at the European Society of Pathology meeting in Porto, Portugal; September 1989.

[218] Brecher ME, Gill WB, Straus FH. Angiomyolipoma with regional lymph node involvement and long-term follow-up study. *Hum Pathol* 1986;17:962–963.

[219] Meggitt BF, Wilson JN. The battered buttock syndrome–fat fractures. A report on a group of traumatic lipomata. *Br J Surg* 1972;59:165–169.

[220] Wilson JE. Lipomas and potassium intake. *Ann Intern Med* 1989;110:750–751.

[221] Solvonuk PF, Taylor GP, Hancock R, et al. Correlation of morphologic and biochemical observations in human lipomas. *Lab Invest* 1984;51:469–474.

[222] Azumi N, Curtis J, Kempson R, et al. Atypical and malignant neoplasms showing lipomatous differentiation: A study of 111 cases. *Am J Surg Pathol* 1987;11:161–183.

[223] Fu YS, Parker FG, Kaye GI, et al. Ultrastructure of benign and malignant adipose tissue tumors. *Pathol Annu* 1980;15(Pt 1): 67–69.

[224] Kindblom L, Angervall L, Stener B, et al. Intermuscular and intramuscular lipomas and hibernomas. A clinical, roentgenologic, histologic and prognostic study of 46 cases. *Cancer* 1974;33:754–762.

[225] Evans HL, Soule EH, Winkelmann RK. Atypical lipoma, atypical intramuscular lipoma, and well differentiated retroperitoneal liposarcoma: A reappraisal of 30 cases. *Cancer* 1979;43:574–584.

[226] Marsh WL Jr, Lucas JG, Olsen J. Chondrolipoma of the breast. *Arch Pathol Lab Med* 1989;113:369–371.

[227] Lim YC. Mediastinal chondrolipoma. *Am J Surg Pathol* 1980; 4:407–409.

[228] Allen P. Letter to the case. *Pathol Res Pract* 1989;184: 444–445.

[229] Hayden JW, Abellera RM. Tenosynovial lipochondromatosis of the flexor hallucis, common toe flexor, and posterior tibial tendons. *Clin Orthop Relat Res* 1989;245:220–222.

[230] Katzer B. Histopathology of rare chondroosteoblastic metaplasia in benign lipomas. *Pathol Res Pract* 1989;184: 437–445.

[231] Honore LH. Uterine fibrolipoleiomyoma: Report of a case with discussion of histogenesis. *Am J Obstet Gynecol* 1978; 132:635–636.

[232] Brescia RJ, Tazelaar HD, Hobbs J, et al. Intravascular lipoleiomyomatosis: A report of two cases. *Hum Pathol* 1989;20: 252–256.

[233] Hunt SJ, Santa Cruz DJ, Barr RJ. Cellular angiolipoma. *Am J Surg Pathol* 1990;14:75–81.

[234] DeRienzo D, Truong L. Thyroid neoplasms containing mature fat: A report of two cases and review of the literature. *Mod Pathol* 1989;2:506–510.

[235] Perosio P, Brooks JJ, LiVolsi VA. Orbital brown tumor as the initial manifestation of a parathyroid lipoadenoma. *Surg Pathol* 1988;1:77–82.

[236] Gnepp DR, Ogorzalek JM, Heffess CA. Fat-containing lesions of the thyroid gland. *Am J Surg Pathol* 1989;13:605–612.

[237] Bruno J, Ciancia EM, Pingitore R. Thyroid papillary adenocarcinoma; lipomatous-type. *Virchows Arch A Pathol Anat Histopathol* 1989;414:371–373.

[238] Otto HF, Loning T, Lachenmayer L, et al. Thymolipoma in association with myasthenia gravis. *Cancer* 1982;50: 1623–1628.

[239] Trites AE. Thyrolipoma, thymolipoma and pharyngeal lipoma: A syndrome. *Can Med Assoc J* 1966;95:1254–1259.

[240] Enzinger FM, Harvey DA. Spindle cell lipoma. *Cancer* 1975; 36:1852–1859.

[241] Angervall L, Dahl I, Kindblom LG, et al. Spindle cell lipoma. *Acta Pathol Microbiol Scand A* 1976;84:477–487.

[242] Fletcher CD, Martin-Bates E. Spindle cell lipoma: A clinicopathological study with some original observations. *Histopathology* 1987;11:803–817.

[243] Shmookler BM, Enzinger FM. Pleomorphic lipoma: A benign tumor simulating liposarcoma: A clinicopathologic analysis of 48 cases. *Cancer* 1981;47:126–133.

[244] Azzopardi J, Iocco J, Salm R. Pleomorphic lipoma: A tumour simulating liposarcoma. *Histopathology* 1983;7:511–523.

[245] Beham A, Schmid C, Hödl S, et al. Spindle cell and pleomorphic lipoma: An immunohistochemical study and histogenetic analysis. *J Pathol* 1989;158:219–222.

[246] Syed S, Martin AM, Haupt HM, et al. Frequent detection of androgen receptor in spindle cell lipoma: An explanation for this lesion's male predominance? *Arch Path Lab Med* 2008;132:81–83.

[247] Ebrahimi KB, Ren S, Green WR. Floretlike cells in in situ and prolapsed orbital fat. *Ophthalmology* 2007;114:2345–2349.

[248] Schmack I, Patel RM, Folpe AL, et al. Subconjunctival herniated orbital fat: A benign adipocytic lesion that may mimic pleomorphic lipoma and atypical lipomatous tumor. *Am J Surg Pathol* 2007;31:193–198.

[249] Meis JM, Enzinger FM. Chondroid lipoma. A unique tumor simulating liposarcoma and myxoid chondrosarcoma. *Am J Surg Pathol* 1993;17:1103–1112.

[250] Kindblom LG, Meis-Kindblom JM. Chondroid lipoma: An ultrastructural and immunohistochemical analysis with further observations regarding its differentiation. *Hum Pathol* 1995;26:706–715.

[251] De Nictolis M, Goteri G, Campanati G, et al. Elastofibrolipoma of the mediastinum. A previously undescribed benign tumor containing abnormal elastic fibers. *Am J Surg Pathol* 1995;19:364–367.

[252] Vellios F, Baez J, Schumacker HB. Lipoblastomatosis: A tumor of fetal fat different from hibernoma; report of a case, with observations on the embryogenesis of human adipose tissue. *Am J Pathol* 1958;34:1149–1159.

[253] Chung EB, Enzinger FM. Benign lipoblastomatosis: An analysis of 35 cases. *Cancer* 1973;32:482–492.

[254] Bolen JW, Thorning D. Benign lipoblastoma and myxoid liposarcoma: A comparative light- and electron-microscopic study. *Am J Surg Pathol* 1980;4:163–174.

[255] Alba Greco M, Garcia RL, Vuletin JC. Benign lipoblastomatosis: Ultrastructure and histogenesis. *Cancer* 1980;45: 511–515.

[256] Chaudhuri B, Ronan SG, Ghosh L. Benign lipoblastoma: Report of a case. *Cancer* 1980;46:611–614.

[257] Hanada M, Tokuda R, Ohnishi Y, et al. Benign lipoblastoma and liposarcoma in children. *Acta Pathol Jpn* 1986;36: 605–612.

[258] Dudgeon DL, Haller JA Jr. Pediatric lipoblastomatosis: Two unusual cases. *Surgery* 1984;95:371–373.

[259] Turc-Carel C, Dal Cin P, Rao U, et al. Cytogenetic studies of adipose tissue tumors: I. A benign lipoma with reciprocal translocation t(3;12)(q28;q14). *Cancer Genet Cytogenet* 1986;23:283–289.

[260] Heim S, Mandahl N, Kristoffersson U, et al. Reciprocal translocation t(3;12)(q27;q13) in lipoma. *Cancer Genet Cytogenet* 1986;23:301–304.

[261] Sandberg AA, Turc-Carel C. The cytogenetics of solid tumors. Relation to diagnosis, classification and pathology. *Cancer* 1987;59:387–395.

[262] Heim S, Mitelman F. *Cancer Cytogenetics*. New York: Alan R. Liss; 1987:240–241.

[263] Heim S, Mandahl N, Kristoffersson U, et al. Marker ring chromosome—a new cytogenetic abnormality characterizing lipogenic tumors? *Cancer Genet Cytogenet* 1987;24:319–326.

[264] Heim S, Mandahl N, Rydholm A, et al. Different karyotypic features characterize different clinicopathologic subgroups of

benign lipogenic tumors. *Int J Cancer* 1988;42:863–867.

[265] Turc-Carel C, Dal Cin P, Boghosian L, et al. Breakpoints in benign lipoma may be at 12q13 or 12q14. *Cancer Genet Cytogenet* 1988;36:131–135.

[266] Sait SN, Dal Cin P, Sandberg AA, et al. Involvement of 6p in benign lipomas. A new cytogenetic entity? *Cancer Genet Cytogenet* 1989;37:281–283.

[267] Dal Cin P, Sciot R, De Wever I, et al. New discriminative chromosomal marker in adipose tissue tumors. The chromosome 8q11–q13 region in lipoblastoma. *Cancer Genet Cytogenet* 1994;78:232–235.

[268] Bechtold R, Shaff MI. Pelvic lipomatosis with ureteral encasement and recurrent thrombophlebitis. *South Med J* 1983;76:1030–1032.

[269] Henriksson L, Liljeholm H, Lonnerholm T. Pelvic lipomatosis causing constriction of the lower urinary tract and the rectum. Case report. *Scand J Urol Nephrol* 1984;18:249–252.

[270] Cinti S, Enzi G, Cigolini M, et al. Ultrastructural features of cultured mature adipocyte precursors from adipose tissue in multiple symmetric lipomatosis. *Ultrastruct Pathol* 1983;5: 145–152.

[271] Enzi G. Multiple symmetric lipomatosis: an updated clinical report. *Medicine (Baltimore)* 1984;63:56–64.

[272] Pollock M, Nicholson GI, Nukada H, et al. Neuropathy in multiple symmetric lipomatosis. Madelung's disease. *Brain* 1988;111(Pt 5):1157–1171.

[273] Klopstock T, Naumann M, Schalke B, et al. Multiple symmetric lipomatosis: Abnormalities in complex IV and multiple deletions in mitochondrial DNA. *Neurology* 1994;44: 862–866.

[274] Deiana L, Pes GM, Carru C, et al. Extremely high HDL levels in a patient with multiple symmetric lipomatosis. *Clin Chim Acta* 1993;223:143–147.

[275] Zancanaro C, Sbarbati A, Morroni M, et al. Multiple symmetric lipomatosis. Ultrastructural investigation of the tissue and preadipocytes in primary culture. *Lab Invest* 1990;63: 253–258.

[276] DeRosa G, Cozzolino A, Guarino M, et al. Congenital infiltrating lipomatosis of the face: Report of cases and review of the literature. *J Oral Maxillofac Surg* 1987;45:879–883.

[277] Quint DJ, Boulos RS, Sanders WP, et al. Epidural lipomatosis. *Radiology* 1988;169:485–490.

[278] Vazquez L, Ellis A, Saint-Genez D, et al. Epidural lipomatosis after renal transplantation–complete recovery without surgery. *Transplantation* 1988;46:773–774.

[279] Doppman JL. Epidural lipomatosis. *Radiology* 1989;171: 581–582.

[280] Siskind BN, Weiner FR, Frank M, et al. Steroid-induced mesenteric lipomatosis. *Comput Radiol* 1984;8:175–177.

[281] Enzi G, Digito M, Marin R, et al. Mediastino-abdominal lipomatosis: Deep accumulation of fat mimicking a respiratory disease and ascites. Clinical aspects and metabolic studies in vitro. *Q J Med* 1984;53:453–463.

[282] Shukla LW, Katz JA, Wagner ML. Mediastinal lipomatosis: A complication of high dose steroid therapy in children. *Pediatr Radiol* 1988;19:57–58.

[283] Arora PK. Re: Non-operative diagnosis of renal sinus lipomatosis simulating tumour of the renal pelvis [letter]. *Br J Urol* 1989;63:445.

[284] Rubinstein A, Goor Y, Gazit E, et al. Non-symmetric subcutaneous lipomatosis associated with familial combined hyperlipidaemia. *Br J Dermatol* 1989;120:689–694.

[285] Juhlin L, Strand A, Johnsen B. A syndrome with painful lipomas, familial dysarthria, abnormal eye-movements and clumsiness. *Acta Med Scand* 1987;221:215–218.

[286] Temtamy SA, Rogers JG. Macrodactyly, hemihypertrophy, and connective tissue nevi: Report of a new syndrome and review of the literature. *J Pediatr* 1976;89:924–927.

[287] Petras RE. Nonneoplastic intestinal diseases. In: Mills SE, ed. *Sternberg's Diagnostic Surgical Pathology*. 4th ed. New York: Lippincott Wilkins; 2004:1519–1520.

[288] Trotter MJ, Crawford RI. Pseudolipomatosis cutis: Superficial dermal vacuoles resembling fatty infiltration of the skin. *Am J Dermatopathol* 1998:20;443–447.

[289] Russell RM, Boyer JL, Bagheri SA, et al. Hepatic injury from chronic hypervitaminosis a resulting in portal hypertension and ascites. *N Engl J Med* 1974;291:435–440.

[290] Sheibani K, Battifora H. Signet-ring cell melanoma. A rare morphologic variant of malignant melanoma. *Am J Surg Pathol* 1988;12:28–34.

[291] Iossifides I, Mackay B, Butler JJ. Signet-ring cell lymphoma. *Ultrastruct Pathol* 1980;1:511–517.

[292] Hanna W, Kahn HJ, From L. Signet ring lymphoma of the skin: Ultrastructural and immunohistochemical features. *J Am Acad Dermatol* 1986;14(2 Pt 2):344–350.

[293] Cross PA, Eyden BP, Harris M. Signet ring cell lymphoma of T cell type. *J Clin Pathol* 1989;42:239–245.

[294] Uccini S, Pescarmona E, Ruco LP, et al. Immunohistochemical characterization of a B-cell signet ring cell lymphoma. Report of a case. *Pathol Res Pract* 1988;183:497–504.

[295] Mathur DR, Ramdeo IN, Sharma SP, et al. Signet ring cell lymphoma simulating liposarcoma–a case report with brief review of literature. *Indian J Cancer* 1988;25:52–55.

[296] Jacobs DM, Waisman J. Cervical paraganglioma with intranuclear vacuoles in a fine needle aspirate. *Acta Cytol* 1987; 31:29–32.

[297] Spagnolo DV, Paradinas FJ. Laryngeal neuroendocrine tumour with features of a paraganglioma, intracytoplasmic lumina and acinar formation. *Histopathology* 1985;9:117–131.

[298] Rosai J, Gold J, Landy R. The histiocytoid hemangiomas. A unifying concept embracing several previously described entities of skin, soft tissue, large vessels, bone, and heart. *Hum Pathol* 1979;10:707–730.

[299] Barnes L, Koss W, Nieland M. Angiolymphoid hyperplasia with eosinophilia: A disease that may be confused with malignancy. *Head Neck Surg* 1980;2:425–434.

[300] Kung IT, Gibson JB, Bannatyne PM. Kimura's disease: A clinico-pathological study of 21 cases and its distinction from angiolymphoid hyperplasia with eosinophilia. *Pathology* 1984;16:39–44.

[301] Weiss SW, Enzinger FM. Spindle cell hemangioendothelioma. A low-grade angiosarcoma resembling a cavernous hemangioma and Kaposi's sarcoma. *Am J Surg Pathol* 1986; 10:521–530.

[302] Weiss SW, Enzinger FM. Epithelioid hemangioendothelioma: A vascular tumor often mistaken for a carcinoma. *Cancer* 1982; 50:970–981.

[303] Yamaguchi T, Suzuki S, Ishiiwa H, et al. Benign notochordal cell tumors: A comparative histological study of benign notochordal cell tumors, classic chordomas, and notochordal vestiges of fetal intervertebral discs. *Am J Surg Pathol* 2004; 28:756–761.

[304] Shimazaki H, Aida S, Iizuka Y, et al. Vacuolated cell mesothelioma of the pericardium resembling liposarcoma: A case report. *Hum Pathol* 2000;31:767–770.

[305] Chimelli L, Hahn MD, Budka H. Lipomatous differentiation in a medulloblastoma. *Acta Neuropathol (Berl)* 1991;81: 471–473.

[306] Powell CM, Rosen PP. Adipose differentiation in cystosarcoma phyllodes. A study of 14 cases. *Am J Surg Pathol* 1994;18: 720–727.

[307] Krishna J, Haqqani MT. Liposarcomatous differentiation in diffuse pleural mesothelioma. *Thorax* 1993;48:409–410.

第 7 章　骨骼肌

■Hannes Vogel 著　■马晓燕 译　■黄　勇 校

　　人体内的所有骨骼肌作为一个整体，构成人体最大的器官（重量和体积均居首位）。虽然所有的骨骼肌有许多共同的特征，但在 600 多块骨骼肌中，有许多骨骼肌在大小、形状和功能上各不相同，包括吞咽、呼吸、维持体位及眼球运动。这些肌肉不仅在大体解剖上有很大的差别，而且其组织学特征如肌纤维的大小和不同类型肌纤维的构成比例也因部位而异。骨骼肌的镜下所见与疾病相关时，解剖病理学工作者必须对其做出解释，因此熟悉正常骨骼肌组织学是精确评估此类病变的基础。当前把肌肉组织学作为现代病理学的一门学科的这种理念依赖于发育生物学和分子生物学的一些知识。

1　胚胎学

　　胎儿骨骼肌的发育过程由一系列基因、转录因子和小 RNA 共同调控，错综复杂、难以详述，下文仅提及其中几个重要因素的作用。骨骼肌起源于胚胎期体节的中胚层组织。胚胎期第 17 天出现的轴旁中胚层是体节的起源，体节到胚胎期第 30 天形成完全，此时中线脊索旁可见 42～44 对圆形体节。第 4

周末，中胚层体节分化为生皮节和部分生肌节，生肌节发育成为体壁肌肉。体节分化早期形成可识别的节段，Hox 基因的表达是此阶段重要的影响因子之一，该基因属同源盒基因家族，作为一种转录因子参与体节的头尾向分化。

　　生肌节的背侧部分称为脊板，为背部肌肉的起源，而腹侧部分（腹侧段）分化形成体壁侧面和腹部的肌肉，包括肋间肌、腹斜肌和颈部的带状肌。四肢的肌肉来源于侧板中胚层所形成的肢芽，骨、肌腱、韧带和血管也源于侧板中胚层。人类胚胎的肢芽间充质出现于第 4 周左右，对体节诱导敏感。源于体节中胚层的肌肉组织在第 5 周进入肢芽。到第 8 周末，出现可以辨认的肌肉原基。

　　四肢和躯干的肌肉起自体节中胚层，而颈部和头部肌肉源于鳃弓。四肢肌肉组织的分化遵循从头到尾、由近及远的原则。根据所依附的四肢骨骼的不同部位，体节的间充质细胞进一步分化为背侧肌群和腹侧肌群。伸肌、外展肌、旋后肌均起源于背侧，而屈肌、内收肌和旋前肌则起源于腹侧。

　　所谓的生肌调节因子（MRF）是一个独特的转

录因子家族，其功能和活性决定了肌细胞谱系的命运。这些基因在间充质转化为肌肉组织的过程中具有调节作用。MRF 由 4 种肌肉特异性蛋白组成，包括生肌决定因子（MyoD）、生肌因子 5（Myf5）、肌细胞生成蛋白（myogenin）与生肌调节因子 4（MRF4）。通过对增殖的调控、前体细胞不可逆转的周期阻滞，以及随后调节肌节和肌肉特异性基因的活化，促进分化和肌节装配，以上 4 种肌肉特异性蛋白在肌细胞谱系的多个节点上决定骨骼肌的表型。其中一个调节因子是 Pax-3，其在胚胎肌肉中表达最高。Pax-3 受音猬因子（sonic hedgehog）和骨形态发生蛋白 4（BMP4）等调节因子诱导，Pax-3 与其他因子一起激活 MyoD，导致单核成肌细胞的形成。

间充质细胞中进入生肌细胞分化谱系者，其最早的形式是成肌细胞——最幼稚的肌细胞。成肌细胞小而圆，单个核，核仁显著，可见核分裂象，细胞质内不含显微镜下可检测到的微丝，但可见核糖体。成肌细胞的增殖需要 MyoD 和 Myf5 的参与。在后期进化中，*Nog* 基因编码的 noggin 使 BMP4 失活，从而促进肌细胞的分化。Pax-7 激活核因子 1 X（Nfix），它如同开关，打开胎儿基因而关闭胚胎基因 [1]。Nfix 则激活肌细胞生成的启动子基因 *MCK*。B 型肌酸激酶（BCK）在胚胎神经组织中表达水平较高，在横纹肌的形成过程中也有丰富的表达，是骨骼肌发生的早期标志。在肌细胞生成后期，肌细胞生成蛋白的表达受 Myf5 调控。随着成肌细胞的识别和依赖于黏附分子如 M-cadherin 的黏附机制，肌细胞生成蛋白的表达促进肌管的融合，并最终在增加肌肉的质量上发挥重要作用。反过来，MRF4 负责分化成真正的肌纤维。肌肉胚胎学的更多内容在其他书籍中有详述 [2-3]。

成肌细胞大量增殖标志着肌细胞生成进入肌管阶段。它们最初与其他分化的中胚层细胞没有区别，具有识别意义的特征是细胞呈梭形、大量核糖体、高尔基体和特异性细胞骨架蛋白，后者包括慢肌（1 型，Myh7）和胚胎（Myh3）肌球蛋白重链（MyHC）、α 肌动蛋白 [心脏（Actc1）和骨骼（Acta1）]、结蛋白及代谢酶如 β- 烯醇化酶和碳酸酐酶 Ⅲ（CA Ⅲ）。这些细胞迅速增殖，直径为 8 ~ 50μm，横切面可见一个大而居中的核，纵切面核呈链状（图 7.1），细胞

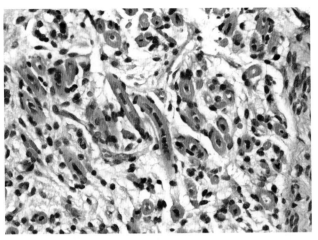

图 7.1　妊娠第 14 周，肌肉发育的肌管阶段。典型的肌管肌细胞核大，位于中央，纵切面显示成行的大量细胞核

质稀少，含有少量的肌原纤维、糖原和核周线粒体，在妊娠第 9 周末已具备融合成称为原始肌管的多核细胞的条件。

细胞融合涉及多种途径，包括识别、迁移、黏附、信号传导、肌动蛋白细胞骨架动力学及细胞膜融合。虽然成肌细胞融合的许多初始步骤与其他类型的融合细胞相似，但参与其中的要素和分子基础尚未完全明确。延时摄影和电镜观察成肌细胞融合为这些研究提供了重要线索。电镜显示黏附之后，细胞膜处于平行位置的细长形成肌细胞彼此对齐或与肌管相互对齐。在发育或肌肉再生过程中，也可见到单膜小泡与融合的肌细胞膜紧密相邻。超微结构观察，成肌细胞通过丝状伪足相互连接，相邻的成肌细胞间存在缝隙连接。融合的成肌细胞纵向排列，这一过程需要纤连蛋白的参与。有趣的是，在体内可观察到肌管的对齐，而在组织培养条件下，缺乏排列整齐的细胞外基质的沉积或其产生的张力，肌管对齐不会发生。在肌细胞生成的这个阶段，包括成肌细胞和肌管在内的成群的原始肌细胞被一个共同的基膜包绕。初级肌管以 4 ~ 12 个细胞为一簇，簇与簇之间的间隙含有成纤维细胞，也可含有成血管细胞。每一个细胞簇中通常有一个较大的初级肌管。

成肌细胞融合前后也有广泛的细胞骨架重组。与成肌细胞不同的是，肌管有多个细胞核，细胞质内可见微丝。肌质周边的微丝最先形成，由 10nm 的成纤维细胞样原纤维组成，这些原纤维在成熟进程中

消失。肌原纤维的基本形态是具有 A 带、I 带和 Z 盘的肌节。免疫组织化学技术也证实肌管内存在结蛋白和波形蛋白。原始肌管经过有丝分裂之后持续不断地融合形成次级肌管。次级肌管更为成熟，直径更大，细胞核增加数百个，肌丝更加明显。次级肌管最初被原始肌细胞簇共有的基膜包绕，后来相互分离形成各自的基膜，细胞开始具有收缩活动。次级肌管最终形成肌纤维。当接近这个发展阶段时，次级肌管停止融合，并在肌细胞表面形成乙酰胆碱受体（acetylcholine receptor，AChR）蛋白。最初，此受体蛋白弥漫分布于肌细胞表面，随后聚集形成所谓的热点，此处将发育形成运动终板。成肌细胞融合不仅发生在发育过程中，而且贯穿整个成年期，因为骨骼肌的生长和再生均需要在肌纤维内积累额外的细胞核。成肌细胞融合的变化也可导致涉及肌肉量丢失的肌肉疾病。

成肌细胞分化的形态学改变包括那些在肌肉正常发育过程中及特定的病理状态下（包括衰老、废用和运动）的程序性过程中发生的变化，即细胞凋亡 [4]。在胚胎发育过程中，肌肉通过凋亡来完成必要的重塑，凋亡可去除"不需要的"细胞或结构，为进一步成熟留出空间，正如特定神经元的重塑过程。最早受累的部分是直径大的初级肌管，凋亡的形态学特征包括畸形核、不规则浓缩的染色质沿核膜分布、细胞骨架收缩、细胞膜空泡化、细胞质细胞器堆积形成凋亡小体，凋亡小体是介于肌细胞生成与凋亡之间的常见形态。在人类胎儿肌肉中，原始肌管和成熟肌管的程序性死亡发生在妊娠第 10～16 周，细胞凋亡的途径与 TRAIL 死亡配体信号通路有关 [5]。TRAIL 与上调的受体 DR5 结合，启动 caspase 8 凋亡途径，同时 caspase 8 抑制剂 FLIP 会减少。第二种途径涉及促凋亡成员 bcl-2 家族所导致的线粒体通透性。这一途径由 caspase 9 介导。Bcl-2/caspase 9 通路也在老年性肌少症中起重要作用，在此过程中肌细胞会丧失。因为肌纤维是多核细胞，与其他类型细胞经历的凋亡过程不尽相同，局限于单个肌细胞核的损伤似乎比整个细胞的死亡更常见。最后，肌肉组织中内源性胱天蛋白酶抑制剂的高度表达似乎对细胞凋亡有较大的抵抗力。

与肌管不同的是，成熟肌纤维的核位于细胞周边，细胞质内微丝排列形成肌节。肌纤维也会发育成由神经支配的肌管系统。不成熟的肌纤维常需多个神经支配位点，但最终只保留其中一个。妊娠 21 周后，肌管的数目持续减少，至出生时，肌管在组织学上已不明显。随着肌管数目的减少，肌纤维出现组织化学上的分化，这个过程从发育的第 5 个月开始。妊娠 15～20 周，肌纤维开始出现原始的棋盘样结构，其内所有的肌管和肌纤维均有高度 ATP 酶和氧化酶活性。妊娠 20 周，大约 10% 的肌纤维直径增大，氧化酶活性增加而 ATP 酶活性减弱，这些肌纤维 HE 染色呈嗜碱性，即所谓的 Wohlfart B 型纤维，为肌肉形成过程中最早检测到的 1 型肌纤维。剩余的 90% 的肌纤维（Wohlfart A 型）为 2 型肌纤维，ATP 酶活性增高。虽然还不能辨认 2A 型和 2B 型肌纤维，但可见少量酸性和碱性 ATP 酶反应均深染的 2C 型肌纤维。这些纤维快肌球蛋白和慢肌球蛋白的免疫组织化学染色均呈阳性。在肌纤维的神经支配下，更为成熟的棋盘样组织化学模式在妊娠 26～30 周基本完全形成。至出生时，肌肉的镶嵌样组织化学模式与成年人的成熟肌组织相似。大约 80% 的纤维可被清楚地识别为 1 型或 2 型肌纤维，其余 20% 为未分化肌纤维，富于氧化酶活性，常规 ATP 酶反应深染。出生时还保留少量 Wohlfart B 型纤维，而 2C 型肌纤维消失。

2 出生后和发育性改变

胎儿期和幼儿期，肌纤维长度持续增加，直至充分发育。骨骼生长的同时，肌纤维也随之延长，这归因于发生于肌节的两个根本性改变。一是原有肌节延长，产生纵行纤维的生长。通过这种机制可使肌纤维延长 25%，这也表明在骨骼快速生长期间，肌节会相对"过度"拉伸。二是通过肌节数量的增加，发生真正意义的纵向生长，这一过程涉及收缩蛋白的合成。新形成的肌节位于肌纤维的末端，常位于肌肉－肌腱连接处。也有证据表明，新形成的肌节不仅位于肌纤维末端，也可位于肌节内。研究表明，从出生至 50 岁，肌纤维的数量是逐渐增加的。对于一些肌肉而言，肌纤维的数量可增加到出生水平的 80%～100%。肌纤维数量增加的机制可能与分化的干细胞群有关，这些干细胞群随后经过融合产生新的成熟肌纤维。

肌纤维在出生后的生长主要表现为肌纤维增粗。一般而言，从出生至成年，肌纤维的直径会增加 5 倍。例如，成年人肌纤维的平均直径为 50 ~ 60μm，而在胎龄 20 周时为 7μm，出生时翻倍至大约 15μm。从出生到成年早期肌纤维达到最大直径期间，肌纤维直径并不是以恒定速率增长。实际上，青春期前肌纤维直径的增长速度相对缓慢，5 岁之前每年增加 2μm，5 ~ 9 岁每年增加 3μm，到 10 岁时，1 型和 2 型肌纤维直径的差异微乎其微，平均直径分别为 38μm 和 42μm。青春期前后，肌纤维生长速度激增，直径达到成年水平。女性 1 型肌纤维通常比 2 型肌纤维粗大，而男性则相反。

出生后，肌肉组织化学结构发生重大改变。婴儿时期，肌纤维在碱性 ATP 酶染色时呈现清晰的棋盘样结构，但用氧化酶染色常不能区分不同类型的肌纤维。幼儿期出现的 1 型、2A 型和 2B 型肌纤维则可以用氧化酶染色来区分。出生时，未分化肌纤维约占总肌纤维的 20%，具有高度氧化酶和 ATP 酶活性，这些肌纤维在生后第 1 年内逐渐分化为 1 型和 2 型肌纤维。出生时 Wohlfart B 型肌纤维约占总肌纤维的 1%，随后分化不明，12 个月以后的儿童活检标本中见不到这种肌纤维。

新生儿肌肉中的结缔组织成分更为明显，尤其是肌束膜成分。刚出生时，肌束膜约占肌肉组织的横断面积的 20% 的区域（图 7.2）。幼儿期，肌束膜和其他结缔组织骤减至横断面积的 5% 以下，部分原因在

于肌纤维的增粗。刚出生时，血管壁（特别是动脉）由于含大量平滑肌成分而显得非常厚。生后第一年内，血管腔直径增大，血管形态与成人相似。非收缩性的支持性结缔组织含有大量胶原和散在的成纤维细胞。出生后的肌肉内可残留灶性造血组织，包括干细胞、成红血细胞和中幼粒细胞，多见于肢体远端肌肉内，出生后 1 月内消失。

3 解剖学

人体有 600 多块随意肌，大部分是成对的，出生时占总体重的 25%，成年时占总体重的 40% ~ 50%。男性肌肉块要比女性更大。人体肌肉大小的差别很大，例如，镫骨肌是人体内最小的肌肉，仅长 2mm，而缝匠肌和其他四肢大肌肉的长度可达 61cm。不同的骨骼肌所含的肌纤维数量不同（如蚓状肌含 1 万条肌纤维，腓肠肌含 100 万条肌纤维）。肌纤维两端与肌腱或肌外膜相连。

因为肌纤维在连接处相互作用，所以它们的排列方向一致。少数骨骼肌与蚓状肌即手足内部的小肌肉相似，肌纤维呈纺锤形排列，两端在肌腱插入处逐渐变细。而我们更熟悉的模式是由肌纤维形成的平行四边形结构，其两端插入由致密胶原构成的扁平肌腱中。平行肌的肌束走向与肌肉长轴平行，如甲状舌骨肌。斜肌肌腱走行于肌肉中或肌肉表面，肌纤维斜插入肌腱。斜肌通常是翼状肌或羽状肌，有些为双翼状，非常像有中轴的羽毛，肌纤维似由中轴处发出的羽支。此型肌肉含有位于中央的肌腱结构，两侧为平行放射状排列的肌纤维（如腓骨长肌）。其他肌肉为简单的单翼状，只有一组平行肌纤维斜接在轴状肌腱上（如趾长伸肌）。复杂翼状肌特指肌群中有多个平行四边形肌肉附着在多个肌腱上。并非所有的肌肉都完全呈平行或者翼状排列，它们可排列成三角形如胸小肌，或者螺旋状如前臂旋后肌。虽然大多数肌肉都附着于活动性的骨性结构上并参与其活动，但有一些随意肌（如喉部和食管肌肉）并不附着在骨上。

血液供应对骨骼肌的正常运行至关重要。占体重 40% 的骨骼肌可能需要 20% 的心输出量来满足基本代谢需求，剧烈运动如跑步、游泳和使用大肌肉群

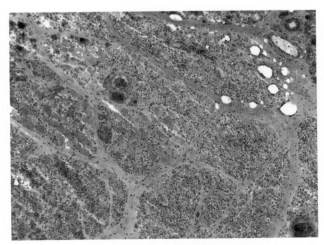

图 7.2 婴儿的肌肉。肌束膜结缔组织的相对增加是正常的（Gomori 三色染色）

时，对血供的需求可能会急剧增加。血液不仅能全面供应氧气和代谢物，还能有效去除代谢产物如乳酸和二氧化碳。肌肉的动脉供给量因人而异。总的来说，血供来自多条而不是单条动脉，这有助于提高肌肉对动脉栓塞或单条动脉疾病所致的缺血的耐受性。骨骼肌的血供分为如下 5 类。

1. 肌肉血供来自单一营养动脉，该动脉在肌肉内部发出纵向分支。腓肠肌的内侧头和外侧头是这种血供系统的代表，动脉栓塞会对其造成较大的损伤。

2. 多条独立的动脉沿长轴进入肌肉，相邻动脉供应区之间形成吻合支。典型代表是比目鱼肌。

3. 肌肉接受单根动脉干供应，动脉从肌腹进入，随后呈放射状发出分支网络，如肱二头肌。

4. 在胫骨前肌等肌肉中，肌肉血供来自一些穿通动脉所形成的吻合弓，这种血供模式被认为是最有效的血管形成模式。

5. 另一种效率稍低的吻合弓方式是由一些穿通动脉形成的直角吻合模式，即所谓的四边形模式，见于拇长伸肌。

动脉干进入肌肉后，立即向肌外膜和肌束膜内分出多条初级肌内动脉分支。初级动脉直径为 80～360μm，再度分支形成大量与肌纤维方向平行的次级小动脉，次级小动脉常与初级肌内动脉相连而形成动脉 – 动脉吻合。次级小动脉的管径为 50～100μm，血管外膜菲薄，由成纤维细胞和胶原组成，平滑肌层比初级小动脉更薄，通常仅由 2～3 层细胞组成，内弹力层显著且连续。次级小动脉的分支形成管径为 15～50μm 终末小动脉。终末小动脉的平滑肌层仅由一层细胞组成，内弹力层不连续，更小的血管则无内弹力层。终末小动脉远端有毛细血管前括约肌，由中膜平滑肌细胞构成，这种毛细血管前括约肌可见于内径小于 15μm 的血管，毛细血管前括约肌的平滑肌细胞与内皮细胞之间可见足样突起。

在其他组织中，肌内小动脉终止于纤细的毛细血管系统。与绝大多数器官相比，静息状态下肌肉中开放的毛细血管数量相对较少，活动状态下则显著增加。不同部位的肌肉以及经过锻炼与未经锻炼的肌肉中的毛细血管密度有显著差异，毛细血管密度研究显示，平均每条肌纤维围绕着 1.7 条毛细血管。毛细血管密度也可用毛细血管数量与肌纤维数量的比值来表示，横切面平均比值为 0.7。

毛细血管密度反映肌肉耗氧量，因此肌肉含 1 型肌纤维多者，其毛细血管数量明显增加，这种现象在人类中不如在其他动物中明显，例如猫，其肌肉主要或完全由同一种类型肌纤维构成。猫的比目鱼肌几乎全部由 1 型肌纤维构成，血管密度可达 1600/mm²，腓肠肌 1 型肌纤维少，血管密度为 600/mm²。骨骼肌内毛细血管虽然常通过短的横向分支彼此相连，但其主要是纵向走行。

超微结构观察，毛细血管由内皮细胞及其外周包绕的基底膜构成，偶尔在基底膜外看见毛细血管周细胞。内皮细胞含有许多胞饮小泡，其连接处无紧密连接，因此示踪剂如辣根过氧化物酶可自由渗透。毛细血管周细胞本质上是平滑肌细胞，含有许多微丝。周细胞由直径非常小的无髓鞘神经纤维支配。基底膜（位于内皮细胞与周细胞之间）厚 20～30nm，老年人的基底膜可有一定程度的增厚和多层。

分布在每块骨骼肌的神经常从肌腹的表面进入肌肉，随之伴行一条或者多条主要的穿通动脉。主神经干内为有髓鞘和无髓鞘轴突。肌肉的神经纤维含有 3 类成分：支配肌纤维的有髓传出运动神经纤维；来自肌梭、高尔基腱器官、环层小体的躯体感觉传入神经纤维；无髓自主传出神经纤维。至少有 50% 的神经纤维行使感觉功能。支配肌纤维的运动神经纤维呈双峰分布。直径大的 α 纤维支配快速运动单位，而 β 纤维则支配慢运动单位和肌梭内的部分梭内神经纤维，其余的梭内神经纤维则由直径非常小的 γ 纤维支配。大的运动神经纤维直径为 10～15μm，相对一致。小的运动神经纤维直径为 2～7μm。

远端运动轴突在靠近肌纤维处转化为终末轴突，是神经肌肉连接或运动终板的近端部分。神经肌肉连接直径 50μm，由突触前部或终末轴突和突触后部组成，突触后部是肌纤维内一个独特区域。突触前部与突触后部被一个特化的细胞间隙即突触间隙分隔，宽 50nm。有髓运动神经纤维终止于突触前区并形成一个无髓轴突，被施万细胞远端突起形成的神经胶质膜包绕。终末轴突和神经胶质膜被覆一层神经内膜，称为 Henle 鞘，后者与肌纤维运动终板区的肌内膜相延续。终末轴突内可见许多直径为 45～50nm 大小的突触小泡，这些小泡在突触前膜的高电子密度区周围最为丰富。冰冻断裂电镜研究发现，在电子致密区可见直径 10nm 的平行双排膜内颗粒，这些颗粒被认为是电压敏感性钙通道，此区称为活性区。

肌纤维突触后区处细胞表面隆起形成 Doyère 小丘或终板。终板内肌质呈颗粒状，常可见簇状肌膜核，核饱满而有小泡。终末轴突在终板内分出多个小分支，称为终端树突，终端树突嵌入肌纤维表面，形成沟或槽。运动终板表面的肌纤维丰富，呈波浪状，形成复杂的连接后皱褶，即体外染色中所见的 Couteaux 神经下器（图 7.3）。皱褶间的间隙代表次级突触间隙，这些间隙使突触前膜表面积增加了将近 10 倍。皱褶处的突触后膜更厚，间隙顶部比底部染色更深。电镜下皱褶顶部的近端神经膜含有不规则分布的密度影，直径为 10～14nm。冰冻断裂电镜显示，在膜的 P 面顶部有成排的颗粒，直径与密度影相当（大约为 10nm）。这些大的膜内颗粒被认为是乙酰胆碱受体，是一个分子量 275kDa 的五聚体糖蛋白。

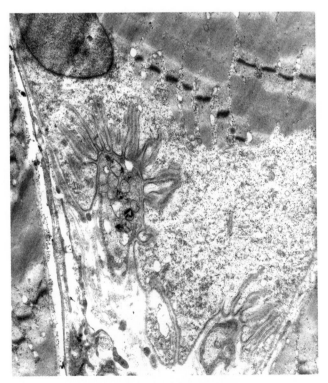

图 7.3 运动终板的电镜照片。超微结构显示，运动终板由一个终末轴突和一个由肌纤维特化区域形成的突触后部组成。肌纤维表面呈波浪状，为连接后皱褶

4 光镜

熟悉骨骼肌的正常结构，有助于病理医师评估肌肉活检标本。有关骨骼肌的光镜、组织化学和电镜特点，文献中有比本节更为全面的论述[6-9]。肌纤维为多核合体样细胞，形似一个狭长的圆柱体。根据肌肉不同，单个肌肉可短至 2mm（如镫骨肌），也可长至数十厘米（如缝匠肌）。成人骨骼肌的平均长度约为 3cm。成人的肌细胞并不是标准的圆形，而是呈多角形，因此横切面呈多边形。核常位于肌膜下，横切面上每个肌细胞可见 4～6 个核，平均 1mm 肌肉有将近 30 个核。常规切片中，肌细胞核扁平而细长，长轴与肌纤维长轴平行。核长 5～12μm，宽 1～3μm，核仁小，多数不可见。走向随机的肌纤维的细胞核可能位于肌纤维内部，但细胞核数目不应超过 3%，若超过 3% 提示肌纤维的更迭增加，这种增加是非特异性的。石蜡包埋 HE 染色的横切面中，肌质淡红而呈条纹状（图 7.4A）。肌肉活检诊断常规进行冰冻切片，常采用 Gomori 三色染色法作为 HE 染色的补充。肌纤维和结缔组织呈绿色，核呈蓝黑色。在大多数情况下，线粒体显示为肌质内微小的红色颗粒，尤其是在 1 型肌纤维中，通常在靠近肌膜下区域的线粒体比在纤维中心的更多（图 7.4B）。明显的线粒体聚集可以在正常肌肉的肌膜下区域看到，虽然这是线粒体增殖的可靠标志，但其临床意义尚不清楚或值得怀疑。骨骼肌的横纹在纵切面中观察最清楚，通过降低显微镜冷凝器孔径来增加折射指数可使其更明显（图 7.5）。在福尔马林固定石蜡包埋组织中不能用 HE 染色检测横纹或在冰冻切片中不能检测到肌小管细节，则肌纤维坏死的可能性增加。在 PAS 和 PTAH 染色或用树脂包埋的标本中，可以清晰地看见交替分布的明带和暗带（图 7.6）。

红肌的线粒体和脂质含量更高、血管密度也更大，它通过有氧呼吸获能，作用是维持身体姿势或持续性的活动。红肌之所以颜色更红，是因为肌球蛋白比白肌多。白肌线粒体含量少，但含有大量糖原，这更有利于白肌进行无氧呼吸和骤然的、间断的收缩。脊椎动物，尤其是鸟类，很容易从肉眼上区分出红

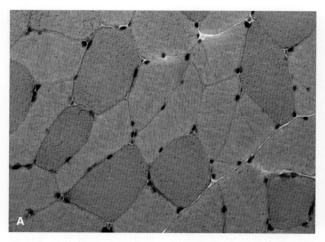
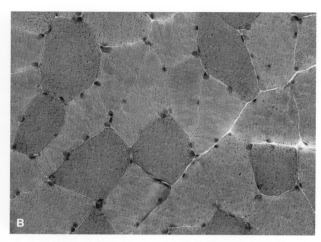

图 7.4 肌肉冰冻切片的横切面。A. 肌质可见纹理，细胞核位于周边（HE 染色）。B.Gomori 三色染色，线粒体显示为红染的颗粒，在肌纤维的肌膜下区域尤为明显

肌（如比目鱼肌）和白肌（如胸肌），因为这类物种的整块肌肉的肌纤维不是红肌纤维就是白肌纤维。相反，人类肌肉含有 2 种类型的肌纤维，呈棋盘样镶嵌排列。1 型和 2 型肌纤维的比例因肌肉的解剖部位和功能不同而异，但是典型肌肉的 2 型肌纤维的含量（60%～65%）约为 1 型肌纤维的 2 倍（35%～40%）。这种状况可被概念化为：平均来讲，肌肉中 1 型肌纤维大约占 1/3 的比例，2 型肌纤维则占多数，2A 和 2B 型肌纤维共占 2/3。

应用组织化学技术可显示活检标本肌纤维的组织

化学特性，即肌纤维类型（表 7.1）。在保存完好的肌肉组织中，高质量的 HE 或三色染色能识别不同类型的肌纤维，1 型肌纤维染色较深，2 型肌纤维染色略淡。尽管如此，应用冰冻切片进行酶组织化学反应来区分不同类型的肌纤维是最佳方法（图 7.4）。

用于检测肌纤维类型的诸多组织化学方法中，最传统的是肌球蛋白 ATP 酶反应法。通过改变反应过程中的 pH，可以产生一系列的染色反应。在标准的或 pH 为 9.4 的碱性 ATP 酶反应中，可以观察到这 2 种类型的肌纤维。2 型肌纤维染色明显更深，而 1 型肌纤维染色浅（图 7.7A）。碱性条件下，看不见染色强度中等的肌纤维。若将孵育液的 pH 调至 4.3 的酸性条件，则出现相反的显色模式，即 1 型肌纤维染色深，2 型肌纤维染色浅，有时将其称为反 ATP 酶反

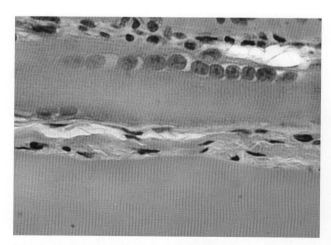

图 7.5 福尔马林固定石蜡包埋肌肉组织，纵切面上显示的横纹很有价值，有助于所有病理医师在不同情况下识别骨骼肌。注意图中嗜碱性的纤维更多，大的泡状核位于肌质内而不是在通常的肌膜下区域，这是肌染色纤维再生的特征，通常与肌肉病变而非神经性病变有关（HE 染色）

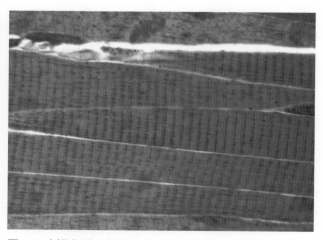

图 7.6 树脂切片。纵切面显示肌节的模式（甲苯胺蓝染色）

表 7.1 肌纤维染色反应		
染色	1 型肌纤维	2 型肌纤维
ATP 酶、pH 9.4	浅	深
NADH-TR	深	浅
PAS/ 磷酸化酶	浅	深
油红 O	深	浅

疫组织化学方法已经建立，是 ATP 酶组织化学方法的附加或替代（图 7.7D），应用肌球蛋白抗体将 2 型肌纤维进一步分为 2A 型和 2B 型是可行的[10]。用于肌纤维分型的免疫组织化学方法亦可用于固定组织，而不像 ATP 酶技术那样要求用冷冻标本。

所有的氧化酶反应，如烟酰胺腺嘌呤二核苷酸四唑还原酶（NADH-TR），染色强度呈双峰模式，颜色较深的纤维含有较多的线粒体，与 1 型肌纤维的特性相对应。氧化酶反应可将 2 型肌纤维进一步分为两类，但是差别不明显，结果也不如 pH4.6 时肌球蛋白 ATP 酶组织化学结果那么可靠。虽然所有的肌纤维都含有糖原及相应的磷酸酶，但 2 型（糖酵解）肌纤维中的含量更多。PAS 染色是一种检测糖原的方法，磷酸化酶的组织化学反应可以作为纤维分型的一种方

应（图 7.7B）。当孵育液为酸性环境即 pH 4.6 时，出现两种 2 型肌纤维：2A 型肌纤维几乎未着色，2B 型肌纤维染色呈中等强度，而 1 型肌纤维染色更深（图 7.7C）。这些染色模式反映了 1 型肌纤维突出的抗疲劳性、2B 型肌纤维较强的易疲劳性，而 2A 型肌纤维抗疲劳性介于二者之间。快肌球蛋白和慢肌球蛋白免

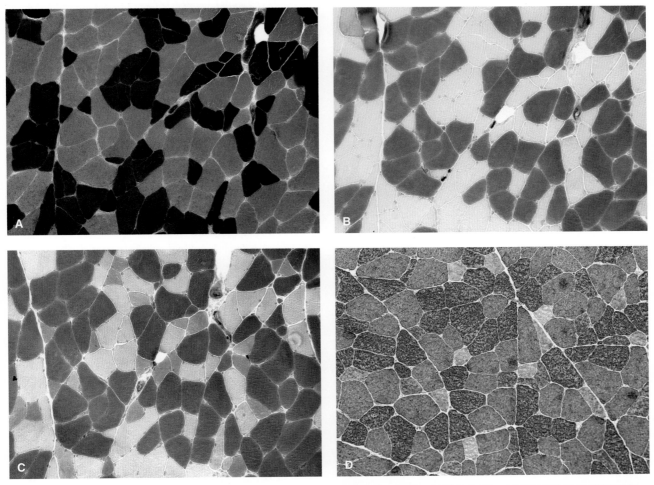

图 7.7　骨骼肌纤维类型的检测。A. pH 9.4 时的肌球蛋白 ATP 酶反应，1 型肌纤维染色浅，2 型肌纤维染色明显更深。B. pH 4.3 时，显色模式相反。C. pH 4.6 时，2A 型肌纤维和 2B 型肌纤维染色截然不同，2B 型肌纤维染色呈中等强度，在这例类固醇肌病中 2B 型肌纤维表现为选择性的萎缩。D. 肌球蛋白抗体免疫组织化学双染也可以使用，表达慢肌球蛋白的 1 型肌纤维为棕色，表达快肌球蛋白的 2A 型肌纤维为红色，2B 型肌纤维淡染

法，虽然它主要用于检测可能的酶缺乏病例（糖原贮积症 V 型、McArdle 病）。事实上，在肌肉的冰冻病理中，几乎所有的染色方法和酶组织化学制片，都可显示 1 型和 2 型肌纤维染色强度的差异，然而用这些技术对纤维分型并不完全可靠。1 型肌纤维含有丰富的中性脂质，可在脂肪染色中显示，如油红 O 染色（图 7.8）。

横纹肌分割成肌束，每个肌束被称为肌束膜的结缔组织鞘包绕。肌鞘内有肌内神经、初级动脉、次级和终末小动脉及静脉穿行。在肌腹的神经支配区，肌内神经束或分支特别丰富（图 7.9）。每个神经分支内有近 10 条有髓神经纤维，每个神经分支周围包绕着薄的神经束膜结缔组织。Gomori 三色染色可能是显示有髓神经纤维最好的方法。在三色染色中，鲜红

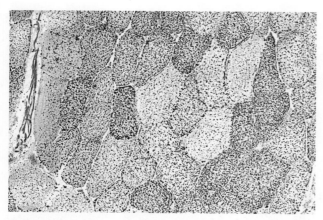

图 7.8　油红 O 染色显示肌纤维内的脂质含量。1 型肌纤维脂质含量较高

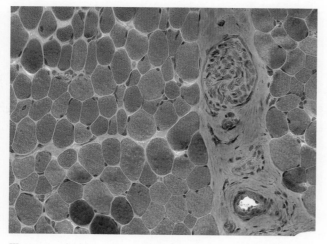

图 7.9　肌内神经。神经分支内含轴突，轴突被红染的髓鞘包绕（Gomori 三色染色）

色的髓鞘包绕不着色的轴突。神经分支水平的切面有时会被误认为是局灶性纤维化或异常的血管结构。此外，肌内神经的检查不应该被认为是诊断周围神经疾病的可靠方法，更合适的方法是通过专门的神经活检来完成。肌束膜是一个保持肌束稳定性的框架，该功能部分得益于其与肌外膜连接。肌外膜像筋膜包绕整块肌肉一样，包绕分隔多个肌束，并与肌腱的致密结缔组织融合。

在每个肌束中，肌束膜都被不明显的肌内膜网所取代。每条肌纤维都部分或完全地被肌内膜包绕。肌内膜是由胶原、弹性纤维和网状纤维组成的间质，对供应肌束的终末前小动脉和毛细血管起支撑作用。肌肉 - 肌腱连接处的细胞膜交错结合，使细胞间连接扩大，其功能在于将张力转换为剪切应力。肌腱连接处富含两种跨膜蛋白，分别为肌营养不良糖蛋白复合体和 α7β1 整合素。有人认为肌营养不良糖蛋白复合体可维持肌膜的完整性，分层蛋白 -2 受体 α7β1 整合素则参与肌腱连接处基底膜的形成。在肌肉与筋膜或肌腱的交界处，肌纤维常发生改变，一般表现为体积变小，位于肌膜内部的细胞核更多。肌纤维附着在肌腱或筋膜上时，肌纤维被致密的胶原小梁分隔开（图 7.10）。细胞核位于肌膜内部是筋膜下肌纤维或近肌腱插入处肌纤维的一个常见特征，伴有肌内膜结缔组织和肌纤维大小的变化。因此，这些区域不应解释为病理改变。肌肉活检应从肌腹处取材，避开肌腱插入处或筋膜下肌纤维。然而，当临床怀疑炎性病变时，在筋膜取样则至关重要。

在肌肉的结缔组织支持框架中发现几个特殊的结构。肌梭最先描述于 19 世纪，曾被视为一种病理性改变。现已知肌梭是一种机械感受器，能感知骨骼肌的长度和张力，控制肌肉总体活动。肌梭可见于几乎所有的肌肉，但更常见于较小的、完成精细协调活动的肌肉，如手部的肌肉。肢体远端肌肉内的肌梭比肢带骨肌肉更为丰富。定量研究发现，每块肌肉中有 70 ~ 100 个肌梭。肌梭常位于肌肉深部，尤其是肌腹处，一般位于含有丰富 1 型肌纤维的部位。顾名思义，肌梭呈梭形，中间膨大，两端尖细，长 3 ~ 4mm，直径 200μm。肌梭外围包绕着一层薄纤维被膜。这个被膜是肌束膜的延伸，也常是肌梭位置所

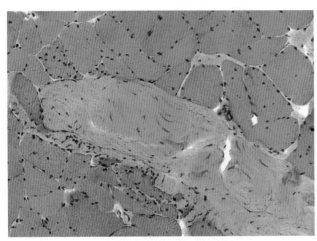

图 7.10　筋膜下肌肉。交界处的肌纤维通常大小不一，内部有细胞核，肌纤维周围包绕的肌内膜结缔组织增加（HE 染色）

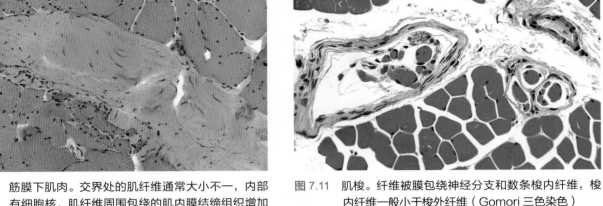

图 7.11　肌梭。纤维被膜包绕神经分支和数条梭内纤维，梭内纤维一般小于梭外纤维（Gomori 三色染色）

在。在某些肌肉如眼部、面部和口腔中，肌梭被膜与肌束膜融合，难以区分。被膜由 10～15 层特化的扁平成纤维细胞平铺构成。这些细胞紧密黏附，仅被非常纤细的胶原纤维分隔。扁平细胞呈上皮细胞样，每个细胞外周都有基底膜。扁平细胞的层数自肌梭中间向两极逐渐减少。

典型的肌梭内有 3～15 条梭内纤维（图 7.11）。总的来说，小肌肉肌梭的梭内纤维比大躯干肌的少。肌梭内可见 2 种明显不同的梭内纤维，直径均小于梭外纤维。大的为核袋纤维，直径大约为 20μm，每个肌梭内有 1～3 条核袋纤维；小的为核链纤维，直径为 10μm 或更细，每个肌梭内有 2～7 根核链纤维。核袋纤维较长，有时可延伸至肌梭两端的被膜外，长 4～8mm，核链纤维较短，长 2～4mm。位于肌梭中部的核袋纤维可见许多细胞核聚集；远离肌梭中部的核袋纤维的细胞核仍位于细胞内部或中央，但数量明显减少。核链纤维的细胞核位于中央，沿核链纤维长轴排成一排。依据组织化学染色特性，核袋纤维可分为 2 种亚型，1 型核袋纤维氧化酶活性高，ATP 酶反应弱；而 2 型核袋纤维氧化酶活性高，ATP 酶反应则为中等。虽然核链纤维氧化酶活性高，但 ATP 酶染色深，多数观点认为它是 2 型肌纤维。

肌梭的神经支配兼有运动神经和感觉神经，比较复杂，此处仅做简单概括。肌梭内的传出纤维源于 β 和 γ 传出轴突的分支。β 轴突似乎主要终止于核袋纤

维，γ 轴突则支配核袋纤维和链纤维。梭内纤维受多重神经支配并不罕见。肌梭内可见 2 种感觉神经，直径大者为肌梭中部发出的 IA 传入纤维，起始处为环状末梢，呈环状或螺旋状附着于核袋纤维和核链纤维；直径小的 II 类传入纤维来自肌梭中部周边，主要与所谓的 Ruffini 花枝状神经末梢相关，其中大部分末梢来自核链纤维。II 类传入纤维的花枝状神经末梢形成分支网络，在肌梭的极区与中部之间将梭内纤维包绕。

高尔基腱器是一个封闭的感觉神经末梢，位于肌肉与肌腱或筋膜的交界处，结构上的定位使其便于感受肌张力的变化，对肌肉的强烈收缩具有抑制作用。高尔基腱器为梭形结构，长约 1.5mm，直径 120μm，由一束或多束附着于肌腱或筋膜的胶原纤维束组成，被多层膜包绕（图 7.12）。每个高尔基腱器都与 20～30 条肌纤维相连。高尔基腱器由直径为 7～15μm 的有髓鞘的 IB 传入轴突支配，传入神经呈树枝状分支并围绕着每束胶原纤维束。

环层小体广泛分布于人体的皮下组织，虽然有时也位于肌肉筋膜面和邻近肌腱或筋膜交界处，但肌肉内少见。环层小体是一个中心呈杆状的神经末梢，受 1 类或 2 类传入轴突支配。位于中心的神经末梢被由多层向心性细胞构成的膜围绕（图 7.13）。这些细胞细长，被基膜围绕，并被纤细的胶原纤维分隔。环层小体是感觉器官，对震动敏感。

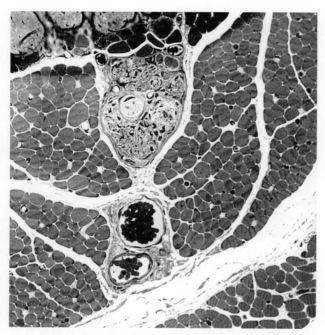

图 7.12　高尔基腱器。胶原纤维束周围有数个神经束围绕（树脂切片，甲苯胺蓝染色）

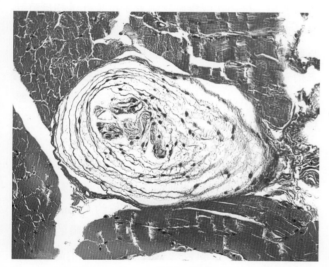

图 7.13　环层小体。位于中心的神经末梢被由多层向心性细胞构成的膜围绕（HE 染色）

5　超微结构

通常采用纵切面来研究骨骼肌的超微结构，因为与横切面相比，纵切面更容易观察到肌肉规则的条纹结构。肌纤维的肌质被分成多个平行的亚单位，即肌原纤维。肌原纤维是一个微小、圆柱状的收缩结

构，直径大约 1μm。肌原纤维由多个完全相同的肌节构成，无论肌肉处于收缩状态还是放松状态，构成肌原纤维的肌节长度一致，并与周围的肌原纤维对齐。肌纤维精细结构的独特周期性，归功于严格控制的收缩系统的功能。每个肌节内的矩形、带状结构由肌丝排列而成（图 7.14）。Z 盘位于肌节的两侧边缘，为高电子密度的棒状结构，与肌原纤维的方向垂直。两个连续 Z 盘之间的距离为肌节的长度，平均为 2.5 ~ 3.0μm。肌节中电子亮度最高的区域为 I 带，深染的 Z 盘将其从中间一分为二，I 带与 Z 盘形成鲜明对比。肌节的中央是电子密度中等的 A 带，I 带比 A 带要短。每个肌节都由大量平行的肌丝构成，在电镜下分为两型，粗肌丝直径为 15nm，主要由肌球蛋白构成，细肌丝直径为 8nm，主要由肌动蛋白构成。细肌丝附着在 Z 盘上，并穿过 I 带，I 带仅含细肌丝。粗细肌丝在 A 带内交替分布。反过来，粗肌丝仅可见于肌节的 A 带并决定其长度。

肌质内细胞器大多分布在肌膜的核周围和肌原纤维之间。线粒体的形态和大小不尽一致，尽管绝大多数线粒体在横切面上呈椭圆形或卵圆形，但这种横切面却掩饰了其细长或管状的形态。Z 盘附近线粒体的长轴与肌原纤维平行，最容易识别。线粒体和脂质空泡均在氧化型肌原纤维中更为明显。线粒体通常不比肌节长，其增大的确切意义并无特异性，不应等同于真正的线粒体疾病。最近使用高分辨率、三维扫描电子显微镜的研究表明，肌细胞的线粒体之间具有连

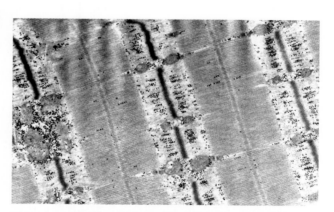

图 7.14　超微结构，图中显示收缩装置纵切面上的数条肌原纤维。每条肌原纤维均由包含 A 带、I 带和 Z 带的肌节构成

接，将复合体 IV/COX- 活性肌膜下血管旁线粒体和复合物 V/ATP 合成酶 – 富于肌内线粒体连接成网。

糖原由直径为 15～30nm 的颗粒构成，糖酵解型肌纤维中含有大量糖原，尤其是在肌节的 I 带，但在 EM 水平不能以此作为肌原纤维分型的依据。肌原纤维间的糖原在新生骨骼肌中更为丰富，在成熟骨骼肌中通常相对稀少。糖原含量因饮食而异，也取决于骨骼肌所维持的运动量。肌质网（SR）和横小管（T 小管）共同构成肌管系统，通常在 2 型肌纤维中更为丰富，在兴奋 – 收缩偶联过程中发挥作用。SR 类似于其他类型细胞的内质网，是一个精细的管状系统，向各个方向发出分支，并包绕肌原纤维，不与细胞外间隙相通。与 SR 不同，T 小管为细胞膜发出的内褶，沿肌纤维长轴规则分布，在 A 带和 I 带连接处最为明显。T 小管主要呈横向分布，包绕肌原纤维。肌管系统分支相互连接，在 A-I 带连接处形成三联体，此处的 SR 发出成对的终池，位于中央 T 小管的两侧；SR 剖面呈中空样的膜性结构，而 T 小管的电子密度更高。

在正常的肌纤维中，细胞核（肌核）通常出现在肌膜下面，但偶尔可见于肌膜内部。卫星细胞是一群独立的成肌性干细胞，在肌肉生长过程中尤其是肥大时作为新增细胞核的来源。肌细胞损伤后，卫星细胞具有合成新生肌肉的能力。肌肉横切面中，10% 的肌核来自卫星细胞。老化过程中，卫星细胞的数量减少，因此老年人的肌核中，仅有 2%～3% 为卫星细胞。卫星细胞为小的单核梭形细胞，位于邻近肌纤维的基底膜下，光镜下难以与肌纤维细胞核区分开，但因其 NCAM 免疫组织化学染色呈阳性而易于识别。卫星细胞并非随机性地沿肌纤维长轴分布，大多聚集在特定部位，如神经肌肉连接的终板处和肌梭的两端。其细胞核的超微结构与上述的肌纤维的核有一些不同。卫星细胞位于肌纤维外膜下面，由自身的质膜和 50nm 或更小的细长间隙与肌纤维分隔。卫星细胞的细胞核更细长，核周染色质致密，无核仁。卫星细胞核在细胞质内呈不对称分布，细胞质内仅含少量微丝，且无肌节形成。肌质内亦含有自由核糖体、微管和中心体，后者可能与纤毛有关。卫星细胞膜与肌纤维相对的部位可见大量胞饮小泡。

6　特殊技术

与人体其他组织相比，用于研究骨骼肌的特殊技术也许更多，部分原因在于人体肌肉活检标本常以新鲜未固定和专门针对特殊检查的方式来采集。除了侧重于常规进行组织化学染色以鉴别肌纤维类型的方法外，还开发出了基于肌肉代谢方面的许多其他组织化学方法。在这些组织化学技术中，有识别参与糖代谢和糖酵解的各种酶的方法，常见例子如磷酸化酶和磷酸果糖激酶组织化学染色。一些组织化学方法可用于研究线粒体的功能。细胞色素氧化酶（COX）缺乏性纤维是线粒体功能障碍的可靠指标，并随着年龄增长而增加。检测 COX 缺失纤维最可靠的方法是联合应用 COX 和琥珀酸脱氢酶（SDH）组织化学法，正常肌纤维显示双重染色，而 COX 缺乏性纤维显示不同深度的蓝色（图 7.15）。COX 缺失纤维在一系列疾病中都会增加，而不仅仅是原发性线粒体肌病，在一些炎性肌病中也会增加，如包涵体肌炎和皮肌炎。在确定可能具有病理意义的 COX 缺乏性纤维的数量时，以下量化指标可以考虑在所列年龄的正常范围内：100 倍放大显微镜下，0.3（30～39 岁）、0.8（40～49 岁）、2.0（50～59 岁）、2.5（60～69 岁）、4.2（70～79 岁）和 6.5（80～89 岁）。在这个基础上，

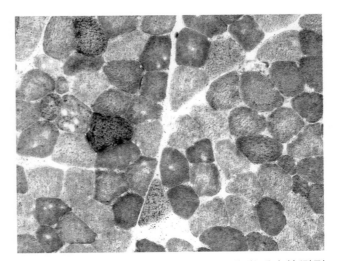

图 7.15　高度敏感的 COX 和 SDH 组织化学反应检测到 COX 缺失纤维。反应在同一切片上同时进行，没有 COX 活性的肌纤维缺乏褐色染色，而会被标记 SDH 活性的蓝色优先染色

如果怀疑原发性线粒体肌病，则应采用冰冻肌肉标本检测呼吸链复合物酶活性，或分析线粒体及与线粒体功能相关的肌核 DNA，以明确是否存在病理性突变或缺失。

其他酶组织化学技术适用于某些特定肌病或神经源性疾病的诊断。NADH-TR 染色通过对肌管系统的染色显示肌纤维的细胞结构，因此很适合揭示一系列异常情况，例如神经肌肉移植内的靶纤维，中央核或多核细胞相关疾病，以及各种非特异性的形态改变，代表性的如虫蛀状、分叶状、小梁状纤维（图7.16）。非特异性酯酶染色对鉴定去神经化的纤维高度敏感，表现为过暗、成角和萎缩。神经肌肉连接通常用酯酶组织化学来识别，可显示影响神经肌肉结构的疾病如重症肌无力的细微变化，但是在诊断上则常用血清学和药理学方法。同时由于炎症细胞的胞质内

含有酯酶成分，该方法还能突出显示炎症浸润灶内的炎症细胞。碱性磷酸酶反应可鉴定肌内毛细血管和再生纤维，酸性磷酸酶反应则针对溶酶体活性增强的纤维，它在酸性麦芽酶缺乏症或 2 型糖原贮积病诊断中的应用就是一个经典的例子，在肌束膜结缔组织中的酸性磷酸酶反应被提倡作为一种识别伴有肌束膜病变的免疫性肌病（IMPP）的手段。最后，在人类疾病的检查中，肌肉组织的酶组织化学分析可以通过生化分析来补充，特别是在没有组织化学技术的情况下。

免疫组织化学是一个不可或缺的病理学技术，适用于肌肉研究。如前所述，免疫组织化学可作为传统肌球蛋白 ATP 酶抑制剂的辅助或替代品，用于肌纤维类型分析或替代 ATP 酶技术用于鉴别纤维分化类型不清的病例。处于再生过程中的肌纤维可通过免疫组织化学方法来识别，再生纤维含有胎儿肌球蛋白，

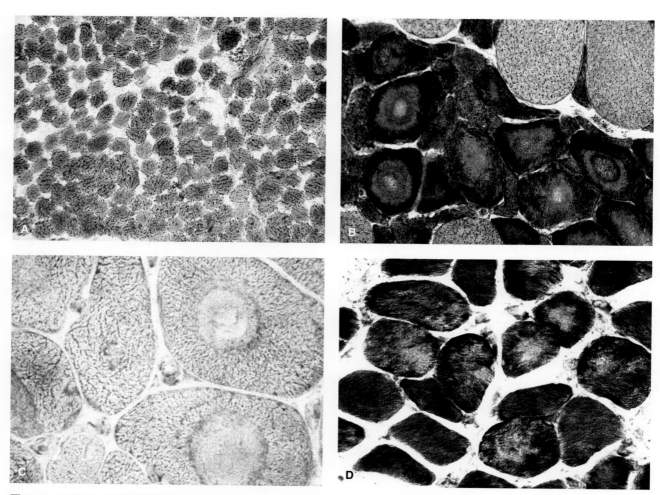

图 7.16　NADH-TR 酶组织化学反应。A. 新生的肌肉。在氧化酶反应中，纤维分型不明显。B. 靶纤维，内部无染区，周围有一圈酶活性增加的区域。C. 中央轴空肌病。D. 虫蛀状纤维在肌病和神经性疾病这两种情况下都是非特异性的

并且强表达波形蛋白和结蛋白。去神经的纤维可显示巢蛋白（nestin）免疫反应阳性。

在营养不良性肌病中，致病蛋白的可视化或其丢失已成为肌肉病理学的主流工具。使用针对肌营养不良蛋白 C 端区、N 端区和棒状区的抗体，可以诊断约 30% 的 Duchenne 营养不良和 Becker 营养不良，而血源性 DNA 没有诊断价值。一些先天性肌营养不良和肢带型肌营养不良通常也能通过免疫组织化学来诊断，显示相关蛋白的部分或全部丢失（图 7.17）（表 7.2）。

常规标本中不能充分研究肌肉的神经支配，包括肌内神经分支和运动终板。神经末梢和终板的解剖位置因所选择的肌肉不同而各异，可能仅局限于横贯肌肉的狭窄条带上，或者广泛分布于整块肌肉中。一些研究者喜欢选取较短的肌肉活检，以最大限度地找到肌内神经。这也是常选择外肋间肌的原因。许多四肢肌肉受单一带状的终末运动神经支配，也就是所谓

的运动点，运动点可通过电刺激来识别。局麻后切开皮肤，在切取组织之前用一个金属电极以极弱的电流来刺激肌肉，可以看到其中一束肌纤维收缩而不是整块肌肉收缩，这束肌纤维就是神经末梢所处的位置。只要通过电流确定了神经支配区域，就可以进行活检了。之后即可通过各种技术来评估肌肉的不同神经支配区。

用亚甲蓝在活体内染色可以显示肌内的神经末梢和终板。这种方法要求在活检前将亚甲蓝溶液注入肌肉，令人讨厌的并发症是许多患者在注射染料时会遭受肌肉疼痛。为了使肌肉的神经末梢不褪色，活检标本必须氧化处理 1 小时，这种方法显然非常复杂，因此不被大部分实验室所采用。银染如 Bodian 染色也可用于显示肌内神经末梢，此方法更为简单但略显粗陋。终板的接头后部分可以通过免疫组织化学方法来测定乙酰胆碱酯酶活性，但是反应产物不局限于接头后膜，因此，这是研究终板的一个相对粗糙的方法。

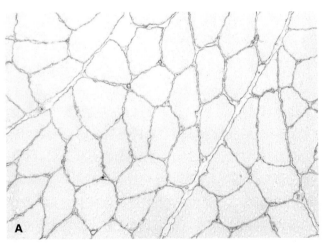

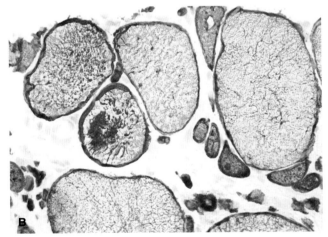

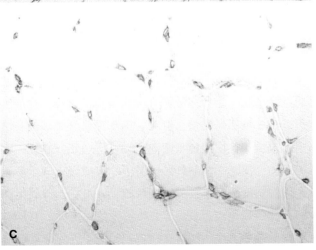

图 7.17　肌营养不良相关蛋白的免疫组织化学模式。A. 肌膜区域通常应用免疫染色标记肌萎缩蛋白（dystrophin）、肌聚糖（sarcoglycans）、dysferlin、α-肌营养不良蛋白聚糖（α-dystroglycan）、分层蛋白 α2（laminin α2）等。B. 肌纤维肌病，结蛋白或相关蛋白 myotilin α、B-crystallin 在细胞异常积聚。C. 正常肌纤维免疫染色 emerin 核阳性，在 Emery-Dreifuss 肌营养不良中该蛋白缺失

表 7.2

用于骨骼肌疾病免疫组织化学诊断的蛋白

蛋白	肌肉疾病
α- 辅肌动蛋白（α-Actinin）、肌动蛋白（actin）、原肌球蛋白（tropomyosin）	杆状体肌病
α- 肌营养不良蛋白聚糖（α-Dystroglycan）	先天性肌 - 眼 - 脑肌营养不良
陷窝蛋白（caveolin）	LGMD 1C；高 CK 血症；波纹肌病
结蛋白（Desmin）、肌节蛋白（myotilin）、α-actin、α B - 晶体蛋白（α B -crystallin）	肌原纤维酸性角蛋白结蛋白肌病
LGMD 2B 相关蛋白（Dysferlin）	LGMD 2B
抗肌萎缩蛋白（Dystrophin）、肌营养相关蛋白（utrophin）	进行性假肥大型和贝克肌营养不良 一些内化的肌营养不良，如肌原纤维肌病
Emeri	Emery-Dreifuss 肌营养不良
MHC-1、攻膜复合物 C5b-9（MAC）	炎性肌病
分层蛋白（Merosin）	先天性肌营养不良
肌聚糖（sarcoglycans）	LGMD 2C-2F
SMI-31、TDP-43、LC3、α B -crystallin	包涵体肌炎

LGMD：肢带型肌营养不良

研究终板更为精确的方法是应用 α- 环蛇毒素和冰冻断裂电子显微技术。α- 环蛇毒素是眼镜蛇毒液的衍生物，能与乙酰胆碱受体特异性结合。利用 α- 环蛇毒素免疫过氧化物酶技术可以直接显示运动终板接头后区域的超微结构，结合冰冻断裂电子显微技术，可以对突触前膜的活化区和突触后膜的乙酰胆碱受体区（AChR）进行更为详尽的研究。在一些罕见的神经肌肉连接异常疾病的诊断中，冰冻断裂显微技术不失为一个有用的辅助诊断工具。

最后，肌肉组织形态学分析表明，所观察到的正常或异常变化，如肌纤维直径的改变等都是微乎其微的。过去，形态学测量是通过手工操作。最近，利用计算机辅助成像分析进行形态学测量分析已成为可能[11]。

7　性别、训练和衰老

Brooke 等人最早研究了男性和女性肌纤维大小和成分的一些差异[12]。在一项针对 6 名患者肱二头肌的重大研究中，他们建立了一些关于骨骼肌性别差异的一些原理，这些原理至今仍然普遍适用。男性单条肌纤维平均粗于女性，雄激素也被认为在男性肌纤维的大小中起作用，因为众所周知，睾酮补充剂会导致肌纤维肥大。在男性中，2 型肌纤维的直径通常比 1 型肌纤维大，而女性的 1 型肌纤维的直径往往与 2 型肌纤维相等或比其更大。部分性别之间的差异是由于肌肉样本所致，例如，对肱二头肌的研究基本证实了 Brooke 的发现，然而，对股外肌的研究表明男性的 1 型和 2 型肌纤维的直径没有显著差异。另一个有趣的研究结论是关于不同性别的优势肌纤维问题，就肱二头肌而言，男性 2 型肌纤维所占比例更高，女性两种类型的肌纤维所占比例基本相同；相反，男女性股外侧肌的 1 型和 2 型肌纤维所占比例相似。

运动和训练对骨骼肌的影响已经被研究多年。尽管很多研究结果相互冲突，但一些普遍原则已经出现。有一点可以明确，任何形式的运动和训练均可使肌纤维增粗。绝大多数研究者认为，举重等力量训练可造成 2 型肌纤维显著肥大，而 1 型肌纤维即使有增粗也很微弱。据报道，短跑运动员体内研究发现，无氧运动会促进 2 型肌纤维的肥大，可减缓正常年龄相关性的 2 型肌纤维萎缩。在长跑运动员中，有氧运动和抗疲劳代谢更重要，1 型肌纤维往往更大，并伴有更大的毛细血管密度。优秀的长跑运动员可有更多的 1 型肌纤维，也就是说他们的肌纤维类型构成是与生俱来的，训练过程中肌纤维类型的转换几乎不会发生。此外，通过训练改善肌肉功能可能更多地反映了新陈代谢的变化，包括线粒体功能的改变，而这并不表现在纤维的大小和不同类型的分布上。动物研究对这些问题的解释很少，部分原因在于动物肌肉对运动和训练的反应与人类肌肉有所不同。事实上，动物实验不但没有解决运动与肌纤维类型之间的关系问题，反而使之更加复杂。

在衰老的过程中，骨骼肌功能和结构的退化从60 岁开始，70 岁后加速。75 岁左右，肌肉力量下降了 30%~50%，其原因错综复杂。部分原因是肌纤维直径的缩减，1 型肌纤维的直径在 30~50 岁年龄组大约为 65μm，到 81~89 岁年龄组大约为 43μm，2 型肌纤维在相应年龄组分别为 70μm 和 40μm。肌纤维直径的减小可能部分是由于生长因子的改变，包括肌生成抑制蛋白，也称为生长分化因子 8（GDF8），是转化生长因子家族的一员。肌生成抑制蛋白是肌肉的负调节因子，负责肌肉细胞分解代谢途径的调节。

由于结缔组织成分的改变，肌肉的弹性和柔韧性都下降，并且由于许多老年患者患有不同程度的关节疾病，使年老者活动少，从而导致肌肉体积和收缩力相应下降。有学者认为这是废用状态。他们的结论得到了这样一个事实的支持，即年老者同不使用肌肉的年轻患者（如由于石膏固定）一样，其肌肉都会出现2 型肌纤维的选择性萎缩。老年人营养不良可能是肌肉萎缩的一个原因，如同我们知道的恶病质常伴有 2型肌纤维萎缩。

老年人的第二个问题是运动单元的潜在退化，特别是脊髓前角细胞。由于脊柱退行性病变，神经根也受到损伤，并伴有神经根疾病。肌纤维的完整性与其神经支配密切相关。任何来自运动神经元或神经的营养影响的持续性中断，都会导致去神经肌纤维的萎缩。在急性去神经的肌肉中可见随机分布的小型肌纤维，2 型肌纤维易受累。横切面中，萎缩的肌纤维呈特征性的角状或剑形，肌纤维扁平，两端变细，可能排列在一起。2 型肌纤维选择性萎缩通常是急性去神经肌纤维唯一的病理改变，因此，正确诊断去神经需要确切的临床信息，以排除 2 型肌纤维选择性萎缩的

其他原因，如废用、高龄女性、风湿性多肌痛等。随着去神经的进展，萎缩的 1 型和 2 型肌纤维比例趋向平衡。

酯酶组织化学染色在这种情况下非常有用，因为去神经肌纤维的酯酶染色非常深，而其他原因所致的肌纤维萎缩则无此表现（图 7.18A）。萎缩的肌纤维在氧化酶染色中着色也非常深，但是任何原因导致的肌纤维萎缩的结果均是这样。小而深染的肌纤维可能是由于肌萎缩过程中，线粒体相对过剩甚至增殖，从而占据了肌质相对更多的空间。

晚期去神经性肌萎缩的初步证据是随机性肌纤维萎缩向群集性肌纤维萎缩的进展，活检标本中可见多灶小而呈角状或剑形的肌纤维（图 7.18B）。慢性去神经性肌萎缩和神经移植者，组织化学染色中肌肉的正常棋盘样结构不复存在。为重建去神经肌肉的神经供养，完整的肌内神经开始侧向生芽，与萎缩的肌纤维形成新的突触。随着运动单元的增大，重建神经支配的肌纤维占据了更多的空间，转换成同一种组织化学类型。群集分布现象（图 7.18C）的本质是：单个运动单位支配的所有肌纤维类型相同，要么是 1 型肌纤维，要么是 2 型肌纤维，此外，运动神经元通过营养其所属的轴突和分支，控制所属肌纤维的组织化学性质。当神经支配是通过另一种类型的神经元来完成时，肌纤维的可塑性使得其组化性质可由一种类型转化为另一种类型。

靶纤维与同类纤维聚集一样，是神经支配重建的特征性改变。尽管这是它们独有的特性，但遗憾的是真正的靶纤维在神经萎缩性肌病中不足 25%。虽然靶纤维与肌中央轴空病在形态学上非常相似，但可以从 3 个方面加以鉴别。虽然两者均发生在单根肌纤维内，但靶纤维直径更大；靶纤维仅穿过数个肌节，而轴空病累及整条肌纤维；最重要的是靶纤维呈三角带结构（图 7.16B）。中央区肌质严重崩解，在超微结构下与无结构的轴空病难以区别；第三区是肌纤维的正常部分；中间区是中央区和第三区之间的移行区，多数染色都很难识别。在氧化酶反应中，中间区显示强阳性，被其包绕的就是中央区。从定义来看，轴空病的肌纤维没有中间区。靶纤维也缺乏高氧化酶活性的中间区，形态学上与轴空病的纤维相同。所谓轴

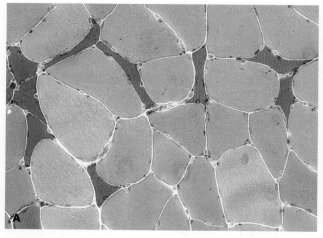

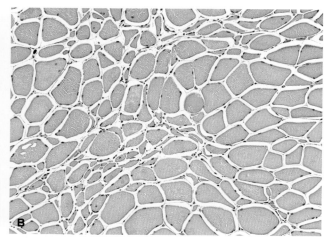

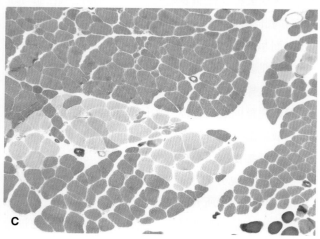

图 7.18　神经性异常。A. 神经性萎缩。角状萎缩纤维，在酯酶组织化学染色中显色过深。B. 一例确诊的肌萎缩性脊髓侧索硬化症肌营养不良肌纤维成群萎缩，注意用福尔马林固定后（HE 染色、福尔马林固定、石蜡包埋）可观察到一些纤维的代偿性肥大及肌纤维收缩程度显著。C. 慢性去神经支配伴神经再支配，产生同一类型纤维成组现象，正常剖面的棋盘状染色改变，取而代之的是完全被其同型纤维包绕的、各自群集的两种类型肌纤维（ATP 酶，pH 9.4）

空，常指先天性肌中央轴空病（图 7.16C），靶样纤维则是指除此以外其他的轴空性疾病。靶样纤维多见于神经性萎缩，并且出现的频率高于靶纤维。

8　人为假象

　　最常见的人为假象与以下因素有关：取样前期肌肉组织在体内受到非预期的或无意间的损伤；样本收集和处理不当，如移除时不够小心；组织干预、冷冻和切片不当。肌电图（EMG）检测形成的线形针道比较容易辨认。更常见的情况是针道被横切，针道横切面的组织学表现会使病理医师误认为是肌病的某些表现，例如肌纤维坏死、再生、炎症和间质纤维化（图 7.19A）。通常造成这种人为假象的原因是开医嘱的内科医师与操作者之间缺乏沟通，取样的医师没有意识到取样部位之前有过肌内注射。由于常规的免疫接种

通常在婴儿的大腿进行，这个年龄组肌肉活检取到含有以前注射部位的组织并不罕见。在这种情况下，显微镜下可观察到含有佐剂的巨噬细胞聚集（图 7.19B）。

　　有时在肌肉的血管内可见大量的中性粒细胞，这种标本采集上的失误很少见但非常容易造成误导。这些中性粒细胞可在血管壁边缘聚集并穿透血管壁进入肌束膜或肌内膜，与急性血管炎相似。肌肉活检标本在没有其他病理变化的情况下，出现中性粒细胞是不正常的，通常意味着操作者是缺乏经验的新手，肌肉在活检过程中受到了挤压、挫伤而受损。

　　标本冰冻不当可产生空泡假象，恰当的方法可以最大限度地减少空泡，如快速冷冻和合理储存标本以防止融冰。微小的空泡是被容许的，但破坏肌质的大空泡会干扰诊断（图 7.20A）。大空泡的出现可能扭曲标本的病理改变，或形似一些空泡性肌病，如糖原贮积症或脂沉积症，从而对精确的诊断造成干扰。通

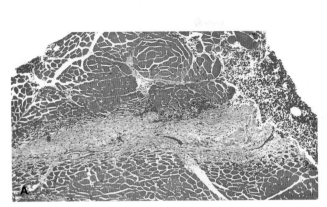
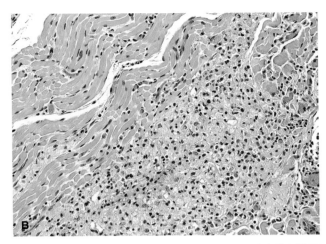

图 7.19 A. 针道。损伤区域包括坏死的肌纤维和小灶性淋巴细胞性炎症（HE 染色）。B. 大腿免疫注射部位，显示含有佐剂的巨噬细胞聚集

过解冻和适当的快速冻结标本，人为假象造成的空泡可以显著减少（图 7.20B）。此外，在标本处理过程中使用滑石粉手套，光学显微镜下可看到微小的颗粒，偏振光下观察剖面可确定是滑石粉。

所谓的透明纤维在收缩假象破坏的标本中很明显，这些纤维的直径异常增大，形状呈圆形。收缩假象在纵切面显示最明显，显著深染的过度收缩区被肌纤维损伤所致的苍白鬼影样区分隔（图 7.21A）。石蜡切片和冰冻切片的肌质都有污渍或呈玻璃状，染色比正常纤维要深许多。在需要进行免疫组织化学或电镜研究时收缩假象尤其令人头疼，即便这种假象很细微并且难以在光学显微镜下观察到。超微结构异常的检测依赖于肌纤维和肌丝的正常排列，但由于肌节结

构的变形而受到影响。这种变形纤维的数量过多可见于婴儿，由于肌肉活检标本切口相应较小，可导致过度的机械挫伤和收缩假象。取材小心的肌肉活检内见到透明纤维为真正的过度收缩，是 Duchenne 肌营养不良或任何肌膜完整性消失状态的常见特征（图 7.21B）。除了上述的医源性效应外，透明纤维的形成也可视为肌纤维在体内坏死的先兆。

电灼本是一种止血手段，却因产生收缩假象而臭名昭著，在活检标本完全提取之前应严格避免。一些研究者提倡在采集过程中对标本等距夹取以避免收缩假象，然而许多外科医师对此并不熟悉，因此可能制造更多人为假象。

肌质网内的酶降解系统可导致组织化学染色非常

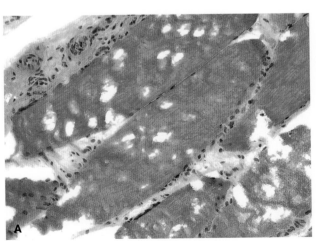
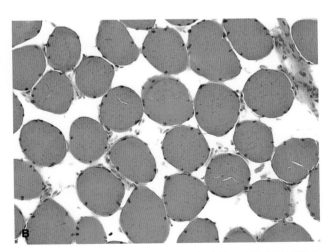

图 7.20 A. 空泡假象。不恰当的冰冻会导致在肌纤维内形成许多透明的孔洞（HE 染色）。B. 解冻和重新冻结不当的标本可能会减少冰冻假象，但肌纤维呈圆形，肌纤维之间被空腔围绕，这种裂隙样的空隙代表塌陷的空泡

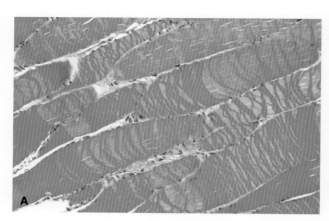

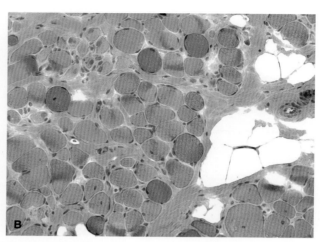

图 7.21　A. 收缩假象。肌纤维纵切面可见深染的收缩带和肌纤维崩解形成的透明带（HE 染色）。B. 透明的收缩纤维。一些纤维大而圆，肌质深染，见于 Duchenne 肌营养不良（HE 染色）

淡，但如果所有组织化学染色均着色浅，则应视为人为假象而非合理范围内的异常着色。接受其他机构送检的会诊标本的实验室应指导送检机构，将标本置于密封容器内保持阴凉，垫以微潮的纱布或不粘垫，尽快送检。如果标本无意中接触到融冰或过多盐水，过量的液体渗入肌内膜和肌束膜，形似水肿，会促进冰晶假象形成。此外，低渗液体的浸泡使部分纤维呈现鼠噬状，表现为肌纤维周围出现不规则的缺损，就像肌质被咬掉一样。

其他假象是由于切片和染色错误造成的。核空泡化似乎更易见于冰冻切片而不是石蜡切片，原因不明（图 7.22）。表现为散在的核染色质边集，HE 染色核中央透亮或呈淡粉色，这种假象的色泽和大小及

高频出现有别于大部分病理性核内包涵体。Gomori 三色染色冰冻切片会产生人为假象，正常绿染的组织内出现不规则的红染区域，这种假象对原有组织像造成破坏且令人迷惑，从而干扰对活检标本的判读（图 7.23）。这种假象更常见于装在冰块中的标本，当冰块融化时新鲜组织就漂浮在其中。切片厚薄不均会造成随机分布的肌纤维肌质深染，邻近肌束膜结缔组织的肌纤维尤其易受这种假象的影响。切片厚度不一时，肌纤维内可见线性的、条带状的深染区。另一个切片所致的人为假象与肌纤维折叠或皱褶有关，在 ATP 酶反应中尤为明显（图 7.24）。这种人为假象有时被称为"馅饼皮假象"，其确切原因尚不清楚，但可能与揭取盖玻片或冰冻恒温器转换不当有关。

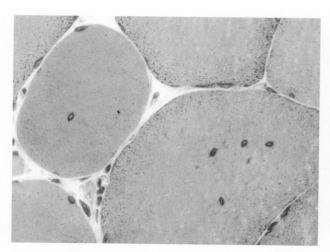

图 7.22　冰冻切片的核空泡化。空泡小而圆，被一圈厚的染色质包绕，与真正的核内包涵体截然不同（HE 染色）

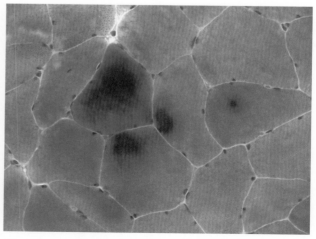

图 7.23　Gomori 三色染色冰冻切片所产生的原因不明的异常假象。正常绿染的肌纤维肌质内出现不规则的红染区域

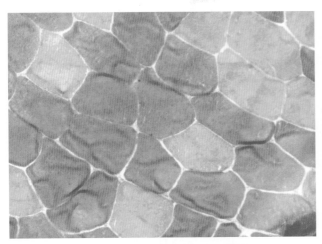

图 7.24　馅饼皮假象。由于肌质皱褶或折叠而出现的线性深染皱褶（ATP 酶，pH 9.4）

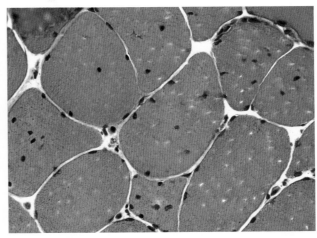

图 7.25　核内移。部分肌纤维见内移的固缩核，若在不超过 3% 的肌纤维中可见核内移，则这种现象不具有特异性，在多种神经性疾病和肌病中可以看到更多的核内移（HE 染色）

9　鉴别诊断

在骨骼肌活检标本中，一些正常范围内的微小变化或完全非特异性的改变，可能被误认为是病理改变，包括内部细胞核、环形纤维（ringbinden）、肌内膜结缔组织增多、炎症、肌纤维直径的变化、脂褐素、胞质体、管聚体和破碎红纤维。

骨骼肌活检中最常见的病理学异常之一是核内移（图 7.25）。定量分析显示 97%～99% 正常肌纤维的核位于细胞周边，这意味着将近 3% 的正常肌纤维可见核内移。在许多不同状况下，特别是在轻度萎缩的纤维中，核内移比例通常增加至 5%～10%。核内移没有特殊的诊断意义，几乎任何损伤都会出现这种反应，甚至可能出现在神经性病变中。如果绝大多数肌纤维出现核内移，应首先考虑强直性肌营养不良的诊断。

对于环形纤维意义的解释必须谨慎。这个环是由外围呈环状方向的肌原纤维束构成的，它们包绕着肌质的内侧部分，而内侧部分的结构和方向都是正常的（图 7.26）。肌肉横切面 HE 染色可以很好地显示出这个环，在内侧的肌质内容物的对比之下可以见到横向排列的外周肌原纤维的条纹。PTAH 染色、树脂切片或相差显微镜，均可清楚地显示环形纤维。电镜观察，除肌节过度收缩外，病理性环形纤维的结构大致正常。在处理得当、未发生收缩的活检标本中出现环

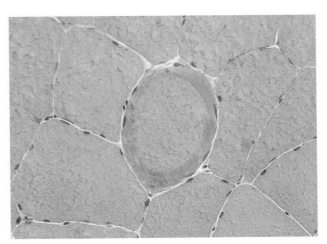

图 7.26　环形纤维。肌原纤维束环状走行，形成包绕肌纤维横切面的环形结构（HE 染色）

形纤维，可能是所有类型的肌营养不良的病理诊断标准，特别是肌强直性疾病，但也可能意味着肌肉正在经历肌纤维的再生，以对未能正确排列的肌纤维结构进行重组。

过量的肌内膜结缔组织通常表现为伴发于神经肌肉疾病的反应性纤维化。然而，如前所述，在肌肉与肌腱或筋膜之间的交界处，通常存在大量结缔组织，不应视为反应性纤维化。在婴儿的活检标本中，肌内膜结缔组织并不明显，但肌束膜结缔组织的量却远远超过年龄较大的儿童和成人，这在前文提到过。

间质内和血管周炎症细胞浸润几乎总是反映了临床疾病，最常见的是免疫介导性肌病，如多发性

肌炎或皮肌炎。此外还有一些营养不良性肌病，表现为明显的炎症细胞浸润，如面肩肱型肌营养不良（FSHD）、分层蛋白缺乏和肢带型肌营养不良（LGMD 2B）。然而，在婴儿活检标本中，应谨记存在小灶性造血细胞是罕见的，不是真正的病理性炎症。遭受外伤如肌电图穿刺的肌肉在数月内可见局灶性炎症，但无临床意义。

病理医师面临的最大的挑战之一是肌肉活检，其特征是肌纤维直径多变或出现肌纤维萎缩或肥大。当计划进行脊柱手术或胃造口手术时，为了将患者的切口部位单独保留出来，非常规的肌肉活检如椎旁肌或腹壁肌可能是个可取的选择。然而，这些肌肉可能会显示出肌纤维直径的明显变化，这种特征出现在常规的四肢近端肌肉活检中则是不正常的。较小的肌肉，尤其是那些参与精细协调活动的肌肉，其纤维直径要小于大块肌肉。在评估肌纤维大小时，很有必要测量肌纤维的直径。当肌纤维直径改变微小时，必须对活检肌肉进行形态学测定分析。在 1 型和 2 型肌纤维之间，平均肌纤维直径变化不应超过 12%。肌纤维直径是由多个因素决定的，需要注意的是，与冰冻切片相比，福尔马林固定、石蜡包埋组织的肌纤维的直径减少了 30%。

为了获得有统计学意义的形态学数据，每条小直径的肌纤维都应测量，每个标本至少要测量 200 条肌纤维。萎缩或肥大的发生可以是选择性的，但仅其中一种纤维受累时，可以是非选择性的。真性的 1 型肌纤维选择性萎缩最常见于肌强直性营养不良；但显著的 1 型肌纤维肥大伴 2 型肌纤维肥大是先天性纤维类型不均衡的定义性特征。2 型肌纤维萎缩常见于急性去神经性萎缩、废用性萎缩、上运动神经元缺失、蛋白质营养不良、慢性高剂量皮质类固醇用药、库欣病、重症肌无力、原发性甲状旁腺功能亢进症、一些风湿病、衰老的女性和副肿瘤综合征（图 7.27）。1 型肌纤维极度肥大是婴儿型脊髓性肌萎缩的特征性表现。在区分正常和异常改变时，萎缩的类型非常重要。依据前文讨论的其他因素，随机分布的大纤维或小纤维可能是正常的。5 条及以上小而成角的肌纤维聚集在一起形成的肌群萎缩，是慢性神经性疾病的基本诊断特征（图 7.18B）。束周萎缩是皮肌炎和其他

伴有束周病变的免疫性肌病的特征性改变。

脂褐素常见于核旁和肌膜下肌纤维，可能源自细胞内废物的降解。这是一项与年龄有关的非特异性发现，也见于维生素 E 缺乏症和其他多种肌病。胞质体是由中央的核心部分及周围的苍白晕构成的肌质团块，很容易辨认，其在 Gomori 三色染色中观察最好（图 7.28），图中可清晰地显示其与相应的 Z 盘延续，Z 盘呈不同程度的水纹样变。它们可能出现在各种没有关联的疾病中，包括去神经性萎缩、炎性肌病、强直性肌营养不良和其他营养不良、周期性瘫痪、线粒体肌病等。当这种改变在某些肌病占绝对优势时采用"胞质体肌病"这一术语。

破碎红纤维见于衰老过程中。在冰冻切片的 Gomori

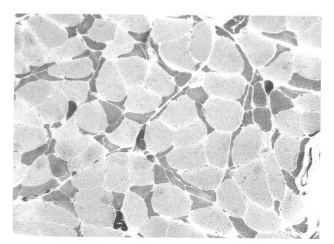

图 7.27　一例风湿性多肌痛患者 2 型纤维极度萎缩（ATP 酶，pH 9.4）

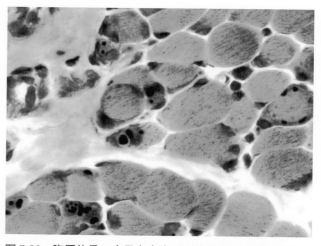

图 7.28　胞质体是一个具有高度识别性但非特异性的表现，在 Gomori 三色染色中呈红色

三色染色中可以看见这种纤维，其表面不规则，肌膜下可见红染物质聚集（图 7.29A）。这些碎红区域代表灶性线粒体数量增多，常为异常线粒体。用 COX-SDH 酶组织化学方法将这些破碎红纤维染色，结果同样显示肌膜下线粒体增多，称为"破碎蓝纤维"（图 7.29B）。破碎的红纤维或蓝纤维在年轻人中通常是线粒体肌病的标志，以线粒体功能障碍为特征，通常是线粒体基因突变所致。众所周知，线粒体损伤发生于老化细胞中，包括老化的骨骼肌在内，部分原因是零星的线粒体 DNA 缺失增加。破碎红纤维被认为是线粒体损坏的表现，可能与晚发性线粒体疾病有关，但通常无关。

10 标本处理

　　肌肉活检应由具备活检经验且对取得完美标本有浓厚兴趣的内科医师完成。该医师直接负责患者，能确保活检标本取自合适的肌肉，可代表疾病的进展。有时病变累及广泛，如许多代谢性疾病，几乎任何肌肉都适合活检。然而，在其他一些疾病，例如症状主要发生于腿部，上臂也有累及，此时若进行三角肌或肱二头肌活检，标本未必能精确地反映病变过程，很可能表现正常或无诊断意义。同样，当存在近端肌无力时，远端肌肉活检可能无法诊断。此外，无论何时，应尽可能在处于活动期而不是静止期的病变部位取材。超声或 MRI 引导在选择活检部位时是有用

的，特别是炎性肌病，病变可能是局灶的；或肌营养不良性疾病，其中涉及的肌肉之间可能有显著差异。病变严重的肌肉，尤其是存在明显肌力减弱或肌肉废用时，该处肌肉活检的病理结果可能为疾病晚期，无法得出病理意义上的结论。受过创伤的肌肉不适合活检，如 EMG 或肌内药物注射所留下的针道。受到不相关疾病影响的肌肉也不宜做活检。

　　肌肉活检的特殊处理至关重要。理想状态下，肌肉活检应在工作日进行，此时技术支持便于即刻进行组织处理。临床上"下班后"递交样本可能是无法避免的。如果怀疑血管炎并考虑快速治疗时，无论何时进行活检，这些样本都可以用福尔马林固定和石蜡包埋做一个紧急的基本处理。

　　理想状态下，可在同一部位取 2 个独立样本。针刺活检这种小标本的基本组织学测定可以由熟练的组织学技术人员来完成，主要缺点是样本大小有限，但是相对于开放性活检来说则具有一定优势，避免了侵入性手术，在某些情况下避免了全麻。当样本量足够大时（大约 30 ~ 50mg），基因检测是可行的，但酶活性检测则需要一定量的肌肉组织（至少 150mg），只有通过开放性活检才能实现。

　　石蜡包埋肌肉活检的主要固定剂是 10% 福尔马林，缓冲液为 pH 7.4 的 0.1M 磷酸盐缓冲液。从标本的边缘切取 1mm 宽的肌肉带，放入磷酸盐缓冲的 2% 戊二醛中进行固定，电镜下进行微观研究。第二块未固定标本大小为 1.0cm × 0.5cm × 0.5cm，用于制

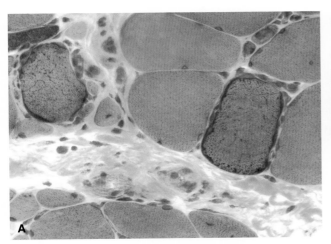
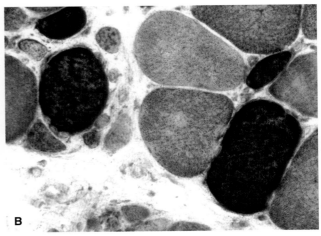

图 7.29　A. 破碎红纤维。Gomori 染色中破碎红纤维表现为肌膜表面不规则，伴有红染物质聚集。B. 破碎红纤维经 COX-SDH 酶组织化学染色显示为破碎蓝纤维

备冰冻切片。拟做冰冻切片的标本应经过仔细评估，以确定横切面的方向。解剖显微镜有时在这方面很有用。快速冰冻的理想方法是将液氮中的异戊烷冷却到 -100℃以下，而肌肉组织浸在其中。许多实验室把肌肉柱置于软木床上的黄蓍胶上。黄蓍胶是一种半固态的物质，冰冻后固化为包埋的基质。无论采用何种方法，冰冻技术的基本要求是以极快的速度在几秒钟内完成。手术室提交绝大多数冰冻标本是将组织冷冻在低温恒温器中，但是因为易于造成冰晶假象，该方法对于肌肉组织的冰冻标本是禁用的。当肌肉活检冻结不佳，并可能显示难以接受的冷冻假象，可以将样品解冻至室温，然后再按上述方法重新冷冻，则能够很好地消除冷冻假象。不可避免的结果是，肌纤维会产生一种不正常的圆形轮廓假象，伴有自然状态下所没有的人工分离裂隙。冰冻标本应该准确定向，这样才能切出肌肉的横切面。组织技术人员获得依次而连续的冷冻切片，就可以通过不同的染色来追踪单个的肌纤维，这是非常可取的。将连续的冰冻切片进行以下染色：HE 染色、Gomori 三色染色、ATP 酶的酶组织化学反应（pH 9.4、4.3 和 4.6）、NADH-TR、非特异性酯酶及 COX-SDH 酶组织化学染色。其他染色如糖原 PAS、肌磷酸酶、碱性和酸性磷酸酶及脂质染色，在注明要求时进行。冷冻组织也可用于生化分析、免疫组织化学制片和免疫荧光显微镜。由于冷冻组织可能用于未来更多的研究，肌肉活检可以密封在塑料胶囊或袋中储存在 -70℃的超低温冷冻室，以防止干燥和冰冻假象。

参考文献

[1] Messina G, Biressi S, Monteverde S, et al. Nfix regulates fetal-specific transcription in developing skeletal muscle. *Cell* 2010;4:554–566.

[2] Gilbert SF, Barresi MJF. *Development Biology*. 11th ed. Sunderland: Sinauer Associates; 2016.

[3] Sadler TW. *Langman's Medical Embryology*. 13th ed. Philadelphia, PA: Lippincott Williams & Wilkins; 2016.

[4] Adhihetty PJ, Hood DA. Mechanisms of apoptosis in skeletal muscle. *Basic Appl Myol* 2003;13:171–179.

[5] O'Flaherty J, Mei Y, Freer M, et al. Signaling through the TRAIL receptor DR5/FADD pathway plays a role in the apoptosis associated with skeletal muscle myoblast differentiation. *Apoptosis* 2006;11:2103–2113.

[6] Heffner RR Jr, Moore SA, Balos LL. Muscle biopsy in neuromuscular diseases. In: Mills SE, ed. *Sternberg's Diagnostic Surgical Pathology*. Vol. 1. 6th ed. Philadelphia, PA: Lippincott Williams & Wilkins; 2015:113–147.

[7] Dubowitz V, Sewry CA, Oldfors A. *Muscle Biopsy. A Practical Approach*. Philadelphia, PA: Saunders Elsevier; 2013.

[8] Banker BQ, Engel AG. Basic reactions of muscle. In: Engel AG, Franzini-Armstrong C, eds. *Myology: Basic and Clinical*. 3rd ed. New York: McGraw-Hill; 2004:691–747.

[9] Curtis E, Sewry C. Electron microscopy in skeletal muscle pathology. In: Stirling JW, Curry A, Eyden B, eds. *Diagnostic Electron Microscopy: A Practical Guide to Interpretation and Technique*. 1st ed. UK: John Wiley & Sons, Ltd; 2013.

[10] Raheem O, Huovinen S, Suominen T, et al. Novel myosin heavy chain immunohistochemical double staining developed for the routine diagnostic separation of I, IIA and IIX fibers. *Acta Neuropathol* 2010;119:495–500.

[11] Pertl C, Eblenkamp M, Pertl A, et al. A new web-based method for automated analysis of muscle histology. *BMC Musculoskelet Disord* 2013;14:26.

[12] Brooke MH, Kaiser KK. Muscle fiber types: how many and what kind? *Arch Neurol* 1970;23:369–379.

第 8 章　血管

■ Patrick J. Gallagher / Allard C. van der Wal 著　■ 李　旻 译　■ 韩昱晨 校

1　大体及镜下特征

　　血管的正常结构会随着年龄增长而逐渐发生变化，尤其是主动脉、弹性动脉、肌性动脉及大静脉（表 8.1）[1-2]。这种老化性改变造成动脉硬度增加，临床可通过检测脉搏波速变化来证实 [3-4]。现已明确，动脉老化易受常见疾病的影响，如动脉粥样硬化、高血压和糖尿病（表 8.2）。外科病理医师必须充分了解这些变化的实质和程度，以及部位之间的差异。

1.1　主动脉

　　主动脉的长度和宽度随着年龄增长而增长。其变化速度在男性和女性之间，以及每个 10 年间均存在差异，主动脉的这些变化会持续至 70~80 岁。主动脉的这种增长，使其具有伸展性特征，在胸部 X 线片上可以清楚观察到；如果累及主动脉瓣环，会导致

主动脉瓣关闭不全。中老年人的腹主动脉几乎不可避免地发生一定程度的动脉粥样硬化，但与老化性改变无关。

　　所有动脉的主要成分是弹性纤维、胶原纤维、平滑肌和富含糖胺聚糖的基质 [5]。主动脉、颈动脉、无名动脉和近端腋动脉的中膜的主要成分是弹性纤维。该纤维包绕平滑肌细胞、基质和胶原蛋白，一起形成平行的层状单元（图 8.1）。在出生时，层状单元大约有 40 层，成人的层状单元至少有 50 层，每层厚度约为 11μm。胶原纤维与弹性纤维条带相互交织连接，增加了血管壁的韧性，层状排列方式使血管壁所承受的压力均衡，同时缓解了心脏收缩产生的循环压力波 [4]。与血管老化有关的改变包括进行性主动脉壁增厚，这是由于平滑肌和基质的聚集，弹性纤维变薄和破碎及灶性纤维组织（胶原化）和蛋白聚糖沉积所致。这些细胞外基质结构的改变被认为是 SMC 中介导基质金属蛋白酶分泌的基因表达上调的结果 [4,6]。

表8.1	
血管老化性改变举例	
血管	**大体和组织学主要特征**
主动脉	随着年龄增长，血管直径呈线性进行性增粗。内膜弥漫性或偏心性纤维性增厚，弹性膜破碎伴弹性膜间隙增宽，局灶性淀粉样物沉积。血管滋养管管壁增厚
肌性动脉	进行性扩张和扭曲。女性的血管径更细，特别是冠状动脉。内膜纤维化，有时提示内弹性膜层次加倍。内弹性膜局灶碎裂及钙化，中膜纤维化和透明变性增加。无粥样瘤节段，无明显炎症
微动脉	内膜增厚，弹性纤维组织层常呈向心性排列。中膜透明变性
毛细血管	基底膜增厚。从青春期到老年，其厚度大约增加两倍
微静脉和静脉	关于小静脉的详细研究很少。大静脉显示内膜纤维化，纵行及环形平滑肌束肥大

表8.2	
动脉和微动脉的组织学改变	
状态	**主要组织学特征**
正常成人	内膜轻微增厚，呈偏心性或弥漫性。内弹性膜完整，偶见小灶性崩解。无明显炎症
动脉粥样硬化	内膜偏心性纤维性增厚，内膜和中膜见泡沫细胞和脂质沉积。新生血管存在内膜及中膜出血。存在营养不良性钙化。外膜浆细胞、淋巴细胞和组织细胞聚集。内膜和中膜T淋巴细胞聚集，尤其是在病变的肩部。最重要的并发症是纤维帽的破裂或侵蚀伴血栓形成
系统性高血压	内膜向心性纤维性增厚，中膜肥厚，微动脉尤其明显。加速期或恶性期变化更加显著，并伴纤维素样坏死。大脑内微动脉和毛细血管呈动脉瘤样扩张。动脉粥样硬化程度增加
糖尿病	微动脉透明变性，毛细血管微动脉瘤伴基底膜增厚，周细胞缺失；视网膜新生血管形成，动脉粥样硬化程度增加
活动性动脉炎	外膜和中膜出现急性或慢性炎症细胞浸润。血管壁水肿，内膜反应性增厚，伴内皮坏死。管壁纤维素样坏死，偶尔发生动脉瘤样扩张
静止性动脉炎	内膜纤维性增厚，层次紊乱。中膜瘢痕形成伴慢性炎症细胞斑片状聚集。中等血管明显异常

凋亡可见于动脉粥样硬化斑块内的多种细胞[7]，但其在动脉壁老化过程中可能不是关键因素[8]。实验证明，血管平滑肌细胞的慢性凋亡加速了动脉粥样硬化进程，并促进钙化和中膜退变[9]。老化是数十年"磨损和撕扯"的结果，长期可造成主动脉壁薄弱，导致管腔扩张，特别是系统性高血压患者。从该方面来讲，高血压对动脉壁的作用可加速血管老化。血管钙化是常见的并发症，最常见于动脉粥样硬化的节段，但也可以见于动脉内膜完全没有斑块的区域[10]。主动脉及冠状动脉钙化最易发生于慢性肾病患者，部分可能与高磷血症有关[11]。最常见的形式为钙化层替代了动脉的大部分中膜，称为"Monckeberg硬化症"（图8.2）。在中老年人主动脉动脉粥样硬化病变中，可检测到少量淀粉样物，可能来自血浆淀粉样物质A或其他载脂蛋白[12-13]。

中膜囊性退变（cystic medial degeneration，CMD）是一个难以理解的概念，最初被Erdheim命名为主动脉中层坏死（medionecrosis aortae），很多病理医师不清楚该术语的确切含义。组织学上，该病变以中膜弹性层的退变、破碎和黏液池形成为特征。整个主动脉中，升主动脉活检标本退变的程度有很大的差异，认识到这一点对外科病理医师而言非常重要（图8.1），所以需要多取材检查。部分区域可见很少的着色细胞核，这是平滑肌细胞死亡后的残留核。近来又发现了平滑肌细胞凋亡、无序增殖、纤维化和血管生成现象，表明CMD是退变损伤和修复的过程[9]。1977年，Schlatmann和Becker[14]发现CMD的组织学改变与年龄密切相关，这可能是弹性动脉正常的老化过程。高血压患者伴有血流动力学改变，也可出现相同的血管改变。这些特征还可见于遗传性结缔组织病，如马方综合征或部分埃勒斯－当洛综合征。据文献报道，CMD还可见于有可卡因滥用史的患者[15]。在结缔组织疾病中，CMD更显著，早期即可发生诸如壁内血肿或主动脉夹层等并发症。

造成CMD的确切原因未知，可能在于心脏收缩时作用于主动脉壁的机械压力与主动脉壁抵抗这些压力的能力失衡，所产生的切应力可能会引起平滑肌细胞凋亡或分泌模式的改变。已证实中膜囊性坏死区内存在p53积聚、*bax*上调及血管平滑肌细胞凋亡和再生[16]。在马方综合征中，组织学改变提示血管过度老化，但缺乏做出特异性诊断的特征（图8.3）。累及糖蛋白和原纤维蛋白的潜在性遗传异常与弹性纤

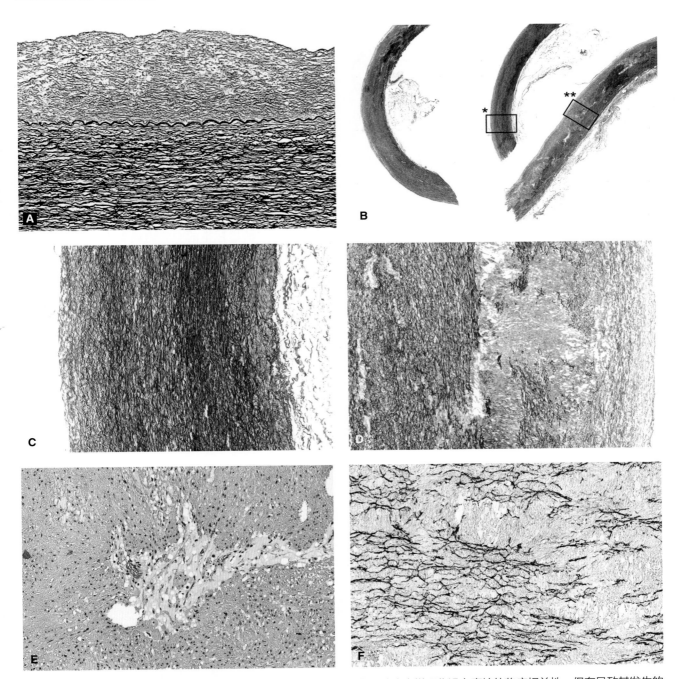

图 8.1　A. 62 岁男性的主动脉壁内侧。内膜中度纤维性增厚，该现象与动脉粥样硬化没有直接的临床相关性，但有导致其发生的倾向。弹性纤维层仅有轻微碎裂，整体表现在该年龄的正常范围内（弹性纤维 van Gieson 染色）。B. 74 岁男性的扩张性胸主动脉，3 个横断面的全层图。中膜退行性变的程度明显不同。中央切面的框内区域基本正常（C 图为高倍放大）。相反，右侧切面的框内区域有明显的弹性组织退变（D 图为高倍放大）。E. 中膜囊性退变的典型 HE 染色形态。注意明显的黏液池。F.E 图对应组织的弹性纤维染色，正常的弹性纤维网广泛缺失

维密切相关。原纤维蛋白和其他相关糖蛋白的确切功能尚未确定，但它们可充当弹性纤维附着的"支架"。在马方综合征和其他遗传性主动脉病中，有越来越多的证据显示存在 TGF-β 信号异常[17-18]。马方综合征的临床表现非常多样，其中部分临床特

征，如蜘蛛样指（趾）或主动脉夹层，具有家族遗传性[19]。

在升主动脉瘤和胸主动脉瘤中，弹性纤维碎片和中膜坏死是最常见的组织学表现。至少有 17 种主要的家族遗传性疾病与年轻的动脉瘤患者有

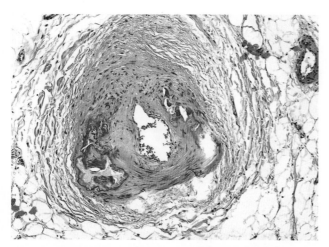

图 8.2   动脉钙化。糖尿病患者下肢截肢标本的肌性动脉，注意中膜明显的壳状钙化，此现象称为"Monckeberg 硬化症"（HE 染色）

关 [20]。传统观点认为，异常的主动脉瘤起源于动脉粥样硬化，但该说法过于简单化。遗传学研究所提供的强有力的证据表明，主动脉瘤的发生具有遗传学基础，虽然已经确定其易感基因，但致病的基因突变尚未明晰 [21]。主动脉瘤通常为常染色体显性遗传，但

约 25% 的病例为隐性遗传，男女均可受累 [22]。无论原发性还是继发性动脉粥样硬化，除最早期阶段外，粥样硬化斑块均伴发炎症和中膜瘢痕化，使原已因老化或主动脉壁基质的特异性遗传学改变而变得薄弱的管壁受到进一步损伤。在主动脉和冠状动脉发生动脉粥样硬化节段的外膜，常可见由淋巴细胞和浆细胞构成的斑片状慢性炎症病灶（图 8.4）。在升主动脉夹层动脉瘤修补术或主动脉根部扩张重建术的活检标本中，不要将外膜的慢性炎症误认为是主动脉炎的证据。在这些活检标本的中膜内偶见少量淋巴细胞、巨噬细胞和巨细胞聚集，现称为孤立性特发性主动脉炎，已有主动脉夹层标本中出现类似表现的报道 [23-24]。因此，我们一直建议临床上对于这些患者应排除巨细胞性主动脉炎。在一些腹部动脉瘤中，炎症细胞浸润特别致密，很难进行外科修复。越来越多的证据证明，主动脉炎、主动脉周围炎和腹膜后纤维化可能是 IgG4 相关性系统性疾病的一部分，至少某些病例是如此 [25-26]。

心脏外科医师会采用多种技术来修复主动脉缩

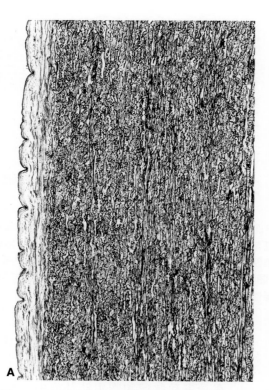

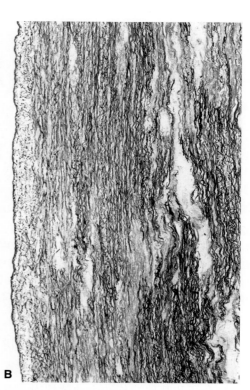

图 8.3   A. 48 岁男性主动脉中膜的正常表现。有许多平行排列的弹性组织，没有明显的内膜增厚。
B. 31 岁男性马方综合征患者的主动脉壁。中膜弹性组织广泛破碎，可见纤维化和疏松的富含糖胺聚糖的区域。如此广泛的改变即使在老年人中也不常见（弹性纤维 van Gieson 染色）

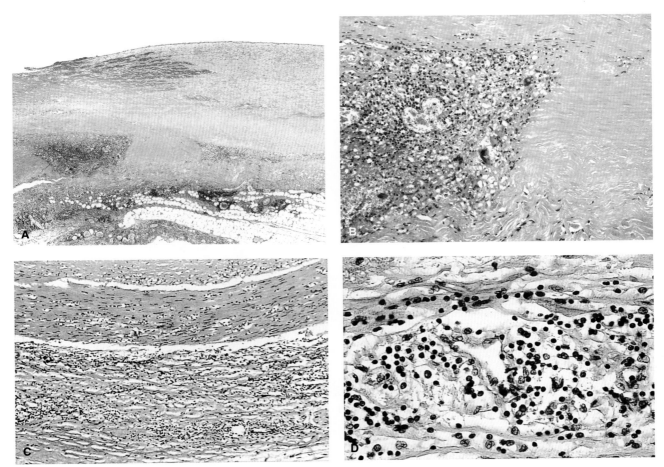

图 8.4　A. 慢性主动脉炎和主动脉周围炎，58 岁女性患者的升主动脉。升主动脉壁明显增厚，中膜多灶性炎症细胞浸润。注意外膜周围组织中也有结节状淋巴细胞浸润，但这并不是慢性主动脉炎独有的表现，也可见于重度动脉粥样硬化的动脉。B. 炎性浸润灶内可见多个巨细胞（巨细胞性主动脉炎）。C，D. 动脉粥样硬化的冠状动脉的管壁外膜有慢性炎症细胞浸润。少量炎症细胞已经浸润到中膜。D 图为高倍放大，显示大部分炎症细胞为淋巴细胞或浆细胞（HE 染色）

窄，可能会送检主动脉、主动脉狭窄段、锁骨下动脉或动脉导管的样本进行组织学检查。缩窄段周围的主动脉可能表现为反应性内膜增厚，即使在新生儿中也是如此，但其下的弹性结构常保存完好。缩窄段本身表现各异，患病多年的患者可能会表现为内膜和中膜致密纤维化，新生儿的内膜可表现为明显的弹性纤维组织不规则增厚，类似于某种形式的动脉发育不良（图 8.5）。宫内发育期和出生后阶段，动脉导管结构逐渐变化 [27]，这一过程可受前列腺素治疗的影响。主动脉和锁骨下动脉近端为弹性动脉，动脉导管与之不同，表现为存在肌性中膜及明确的内弹性膜。从妊娠第 35 周开始，内弹性膜逐渐破碎。出生时，具有关闭动脉导管功能的小的内膜垫形成。在所谓的出生后永久性动脉导管中，内弹性膜得以保留 [28]。

1.2　动脉

只有儿童和年轻成人的肌性动脉符合教科书中的经典描述。动脉内膜是指从内皮至中膜腔侧缘的区域，包括内皮 [29]。出生时，内膜是一个虚拟的间隙，内皮紧贴内弹性层。该层随着年龄增长缓慢增厚，表现为：①在分支处偏心性增厚；②弥漫性增厚。两种类型均更常发生在血流改变或承受机械压力的部位，提示为适应性改变（对损伤的反应）。增厚的内膜中有源自中膜的血管平滑肌细胞和细胞外基质蛋白聚集，可作为动脉粥样硬化斑块形成的"土壤"。例如，在主动脉和冠状动脉中，那些早期弥漫性或偏心性增厚的区域是所谓的易发生动脉粥样硬化的区域。

进行性内膜纤维化几乎可影响所有动脉（图

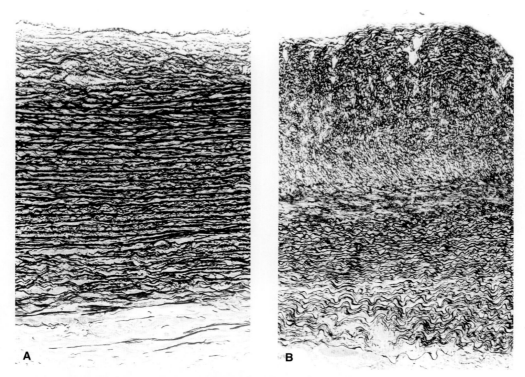

图 8.5　主动脉缩窄。A.3 个月婴儿的主动脉壁缩窄部分远端，仅表现为轻度内膜水肿。B. 缩窄部分，注意内膜弹性纤维组织的不规则排列（弹性纤维 van Gieson 染色）

8.6），但在外科病理标本中，以脾、子宫肌层和甲状腺中的动脉最为明显（图 8.7）。与主动脉一样，弹性组织破碎常发生于内弹性层，很常见，不具有特殊意义（图 8.7）。在一些老化的动脉内，内弹性层可反复增生，导致内膜向心性增厚（图 8.6）。基本正常的血管内可出现小的钙化灶，常常正好位于内弹性层的中膜面，这种老年性改变常被宽泛地诊断为动脉硬化。其中对冠状动脉的研究最为广泛，女性冠状动脉弹性组织碎片和内膜纤维化显著少于同龄男性。约 75% 的中膜组织由平滑肌细胞构成，细胞以螺旋状或环形围绕血管壁分布[5]。与内膜一样，在整个生命过程中，中膜所含的少量胶原和弹性组织逐渐增加。随着年龄增长，动脉不断扩张并逐渐扭曲，从而形成一种意外的抗闭塞作用。中老年女性冠状动脉的口径

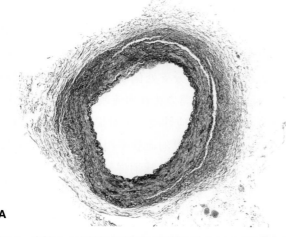

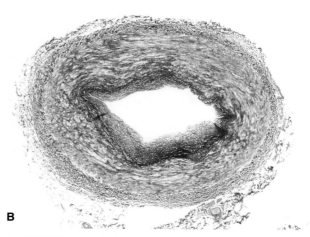

图 8.6　中等大小动脉的横切面，乳腺动脉（A）和桡动脉（B）。不同部位动脉的结构明显不同。2 条动脉均取自同一位 58 岁男性。2 条动脉都用于冠状动脉旁路移植术，这些是移植物剩余部分的切面（弹性纤维 van Gieson 染色）

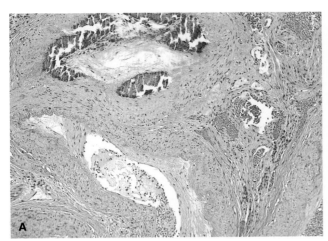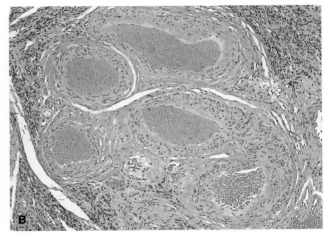

图 8.7　动脉老化性改变。厚壁血管取自 52 岁女性的子宫肌层近浆膜处。注意 A 图中明显的钙化和 B 图中动脉明显扭曲。这些改变不重要，也可见于其他部位，特别是甲状腺切除标本

小于同龄男性，这可能是女性冠状动脉手术和干预效果更差的原因[30]。如果动脉扩张显著且不规则，像所谓的冠状动脉扩张中所见的那样，可导致自发性血栓形成[31]。

营养物质到达弹性动脉或肌性动脉中膜的方式有两种：一是通过内膜直接弥散；二是通过小的营养血管分支，营养物质从外膜重新进入中膜。在升主动脉根部修补术标本中最容易见到营养血管，有时其肌壁显著增厚（图 8.8）。动脉粥样硬化的动脉中常有明显的新生血管增生，这些血管的出血会导致病灶增大和脂质增加[32]。

美国心脏协会动脉粥样病变分类修订版现已广泛用于冠状动脉和颈动脉的研究（表 8.3）[33]，更多集

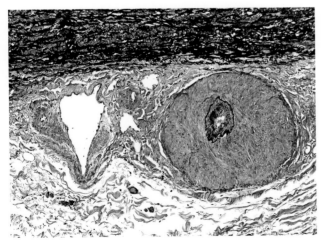

图 8.8　主动脉外膜。厚壁血管是营养血管。薄壁血管（左侧）是小静脉

中于所谓的易损斑块概念，易损斑块是指具有发生继发性血栓或斑块出血高度危险性的动脉粥样硬化斑块。几组心肌梗死或心源性猝死患者冠状动脉尸体解剖研究显示，易损斑块具有一些特征性改变，例如斑块组织内脂质核心大、纤维帽薄和显著的炎症浸润[34]。在冠状动脉血管造影术中，血管内射频超声可以识别和测量许多结构特征。对将近 700 例患者的前瞻性研究显示，导致继发性冠状动脉病变的粥样斑块的纤维帽一般很薄[35]。新近出现的有症状的颈动脉斑块的病理学表现与冠状动脉斑块相似，巨噬细胞不稳定性与斑块不稳定性之间具有很强的相关性[36]。

慢性炎性组织及肿瘤内的动脉常出现显著的内膜纤维性增厚，有时被称作闭塞性动脉内膜炎（表 8.2）。病变早期纤维组织稀疏，基质呈嗜碱性。虽然炎症细胞或肿瘤细胞常紧紧围绕外膜，但不常侵入肌壁。这些变化必须与系统性血管炎相鉴别。一般来讲，血管炎倾向于累及特定大小的血管，引起血管壁坏死（图 8.9）伴出血，并导致组织梗死。血管炎愈合后，常有肌壁不规则纤维化（图 8.10）。

1.3　微动脉

没有特异性组织学特征可用来精确区分小动脉和较大的微动脉（前微动脉）。在冠状动脉循环中，小动脉直径大于 500μm，前微动脉直径为 100 ~ 500μm，真正的微动脉直径小于 100μm。前微动脉主要负责冠状动脉血流的自我调节，而微动脉受循环

表 8.3	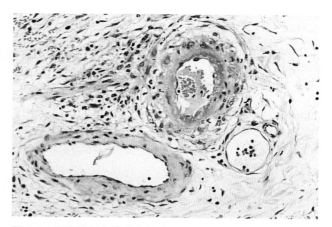
美国心脏协会粥样病变分类修订版	
病变	**组织学特征**
病理性 内膜增厚	平滑肌细胞增生，内膜纤维化，出现细胞外脂质，但无脂质核心或坏死
粥瘤纤维帽	有充分形成的脂质核心伴厚纤维帽，无炎症细胞（冠状动脉直径大于 80μm 和颈动脉直径大于 200μm）
粥瘤薄 纤维帽	炎性纤维组织帽，其下有脂质核心
破裂斑块	腔内血栓通过破裂的纤维帽与脂质核心相连
侵蚀斑块	腔内血栓伴内皮溃疡；脂质核心可以很小或无，不与腔内相通
钙化性 病变	重度钙化性斑块，伴或不伴血栓或脂质核心

注：分类简化版，引自：Virmani R, Kolodgie FD, Burke AP, et al. Lessons from sudden cardiac eath: a comprehensive morphological classification for atherosclerotic lesions. Arterioscler Thromb Vasc Biol 2000; 20: 1262-1275.

图 8.9　系统性红斑狼疮女性患者的小肠血管，发生了纤维素样坏死。纤维素样坏死不是正常老化或者无并发症性高血压的特征，应该视为病理性变化。本例受累的血管可能是微动脉。注意小静脉（左下部所示）和毛细血管（右下部所示）

中代谢性改变的影响[37]。二者具有重要的生理性差异，但在活检样本中，这些小血管的外形多样，常难以准确区分，可能也没有必要区分。较大的微动脉有明显的中膜和结缔组织外膜。可能无法观察到最小的微动脉的内弹性膜。平滑肌细胞呈环状排列，每个细胞环绕管壁数周，这是毛细血管前括约肌的结构基

础。较小的微动脉有一层非常薄的外膜，并有丰富的交感神经纤维支配[5]。

透明变性是微动脉和小动脉常见的病变，随着年龄增长而增多，常见于高血压和糖尿病患者。这种玻璃样均质性外观是由多种血浆蛋白和少量脂质聚集所致。与动脉一样，弹性组织层次增多和内膜纤维化也是老年人微动脉的常见改变。长期重度良性高血压和恶性高血压与正常范围内的老化性改变不同，其微动脉因纤维组织和平滑肌细胞呈向心性增厚而导致管腔

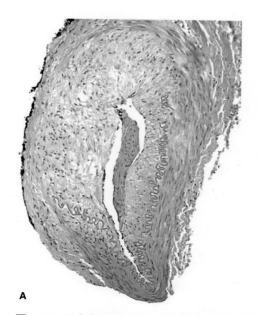

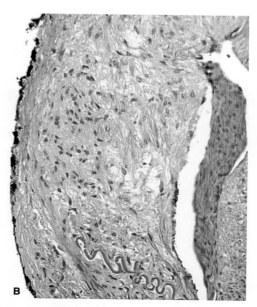

图 8.10　已愈合的颞动脉炎。活检时，患者已经接受了两周的类固醇治疗。A. 低倍镜显示脉管壁不规则增厚，内弹性膜缺失约 50%。B. 高倍镜显示中膜新形成的纤维性瘢痕。这些改变不见于正常老化过程

重度狭窄（表 8.1）。微动脉中膜纤维素样坏死是恶性高血压和某些急性血管炎的病理学特征（图 8.9）。该病变通常被视为病理性改变。在糖尿病微血管病变的早期，于肾和外周神经活检标本中很容易观察到微动脉和毛细血管基底膜明显增厚[38]。虽然在心脏和外周血管也有小血管疾病的生理学证据，但这些部位很少表现出糖尿病微血管病特征性的组织学改变[39]。糖尿病时，Ⅳ型胶原和层粘连蛋白的数量增多，但基底膜的蛋白聚糖成分减少。异常的基底膜中有白蛋白和免疫球蛋白聚集，并与糖基化蛋白残基结合，形成整体的嗜酸性外观。

1.4　毛细血管、血窦、微静脉和淋巴管

毛细血管、血窦和毛细血管后微静脉统称为交换血管，与微动脉共同形成微血管床，后者是微循环的结构基础。与微动脉不同，毛细血管既无肌性中膜也无弹性膜。单层完整的内皮细胞覆盖于基底膜上，基底膜的厚度因所在部位而异，随年龄增长而增厚，从 10 岁到 70 岁，肌肉毛细血管基底膜的厚度几乎翻倍。毛细血管外周没有外膜纤维组织支持，但基底膜内和周围可见周细胞。在常规切片中很难识别周细胞，但电镜下很容易识别，也可行肌动蛋白标记，特别是 α_1 亚型（血管平滑肌肌动蛋白）。周细胞提供了结构支撑，其细胞内含数种形式的肌球蛋白，因此还可以调节血流。周细胞可能参与血管基底膜的合成，并具有吞噬功能。通常认为糖尿病患者毛细血管的周细胞更新加速，这可能导致小血管疾病的发生。周细胞还可能参与外周胰岛素活性的控制[40]。

毛细血管内皮细胞可能有圆形开窗，表现为贯穿整个内皮细胞厚度的孔道，窗孔结构在肾小球内皮细胞最为明显，其他部位还包括肠黏膜、皮肤和内分泌腺等。相反，内皮细胞窗孔结构在脑、肌肉、肺和结缔组织中发育差或没有[5]。

在某些部位，如肝、脾、垂体、肾上腺和骨髓，连接微动脉和微静脉的血管是血窦而不是毛细血管，直径可达 30～40μm，管腔扩张一般比毛细血管更为明显，窗孔结构丰富，但内皮细胞之间也有明显间隙。肝的血窦无明显基底膜。

从静脉性毛细血管转变到肌性微静脉和小集合静脉，其肌性中膜是逐渐出现的。这一特征使淋巴结副皮质区的高内皮微静脉在 T 淋巴细胞再循环中得以发挥重要作用[41]。毛细血管后微静脉的内皮细胞呈明显的立方状或柱状，核一般呈卵圆形，可见单个中位核仁。这些细胞特异性表达 HECA452 抗体（见后文）。

光镜下，小淋巴管和毛细血管很相似。一般认为，淋巴管直径稍大，横切面更不规整[5]。淋巴管起始部为膨大的盲端，彼此自由吻合。小淋巴管的基底膜不完整，缺乏周细胞和紧密连接。大分子蛋白质、细胞碎片和微生物等均可渗透到淋巴管内。淋巴管有大量的瓣膜，于瓣膜所在处，管腔常轻度扩张，使淋巴管外观略呈串珠状。大淋巴管如胸导管，有一层薄的肌性中膜，但没有明确分为环形或纵行走向，有纤维性外膜。右淋巴管和胸导管有纵行肌层。虽然在大部分组织中可见淋巴管，但在表皮、甲、角膜、关节软骨、中枢神经系统或骨髓中罕见淋巴管。淋巴管特异性抗体包括 D2-40、LYVE-1 和 VEGFR-3（详见后文）。

1.5　静脉

静脉的主要功能是通过腔静脉将血液回流到心脏，也可作为血管系统的血液储备库，特别是内脏血管系统的静脉。与同等直径的动脉相比，静脉的管壁更薄，有一层环形平滑肌。隐静脉、髂静脉、头臂静脉、门静脉、肾静脉和腔静脉也有纵行的平滑肌层，但在组织学切片上很难识别（图 8.11）。胎盘静脉、硬脑膜静脉、视网膜静脉和勃起组织的静脉仅有少量平滑肌。一般来说，下肢静脉的管壁比上肢和腹部静脉的更厚。大部分静脉都有瓣膜，以阻止血液反流（图 8.11）。较大静脉有发育良好的纤维性外膜，一些静脉附着于周围的结缔组织筋膜。

随着隐静脉作为动脉导管使用的增多，人们对大静脉正常结构及静脉老化改变的了解也越来越多[42]。隐静脉的结缔组织外膜常发育良好。中老年患者的隐静脉出现内膜纤维化、环形及纵行肌层肥大、中膜结缔组织显著增多（图 8.11）[43]，这些改变必须与发生于静脉旁路移植物的动脉粥样硬化相区分。

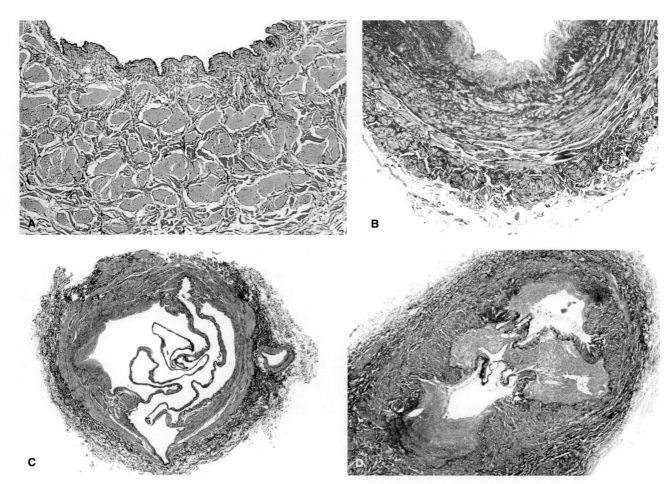

图 8.11　A.58 岁女性的肾静脉，靠近下腔静脉的汇入点。无明显的内膜增厚，可见一薄层内弹性膜。注意内皮下薄层胶原蛋白。
　　　　 血管壁的肌束粗大，排列杂乱，无明显环形或纵向排列。B. 隐静脉近端的血管壁结构。与肾静脉相反，中膜由明显的
　　　　 环形及纵行平滑肌组成。C. 正常隐静脉的横切面。该静脉常用于心血管外科动脉旁路移植手术，具有规整、交替分布
　　　　 的肌层，可见一些纤维组织及稀少的弹性纤维。注意静脉腔内的瓣膜结构。D. 被静脉硬化累及的静脉。显示内膜增
　　　　 厚、中膜纤维化及瓣膜明显纤维化增厚（弹性纤维 van Gieson 染色）

1.6　肺动脉和肺静脉

　　肺血管的基本组织结构与体循环血管大致相似，但由于肺循环压力更低，二者结构略有差异。肺动脉的管腔广泛扩张，内膜很难辨别。成人肺动脉中膜仅由 10～15 层平行的弹性膜组成，然而，即使是幼儿的主动脉，其弹性膜也有 40 层。成人肺动脉干的管壁厚度仅是主动脉厚度的 40%～80%（图 8.12）。

　　体循环中，从弹性动脉到肌性动脉的转变非常突然，常出现在大动脉口。相反，即使是直径小至 1mm 的肺动脉也可以是弹性血管。更小的肺动脉和微动脉有一薄层平滑肌，其内外两侧均包绕一层弹性组织[44]。

　　微动脉形成一个丰富的肺泡毛细血管网。周细胞不易识别，内皮和肺泡上皮似乎共用一层基底膜。肺静脉壁结构比体循环静脉简单。中膜由排列不规则但大致呈环形的结缔组织和平滑肌组成，无明显连续的弹性膜，无瓣膜（图 8.13）。肺的小动脉和小静脉很难被区分，只有当观察到血管明确接入大的动脉或静脉时才能确定该血管是动脉还是静脉[44]（图 8.13A）。

　　肺动脉高压的早期血管改变与正常的年龄相关性改变很难区分（表 8.4）。二者初期的改变均包括内膜纤维化和中膜平滑肌肥大，这些特征主要见于肌性动脉和较大的微动脉[45]。较大的动脉缺乏明显改变很可能造成误诊。长期肺动脉高压患者的肌性动脉可出现复杂的改变，包括内膜旺炽性增厚、中膜明显肥

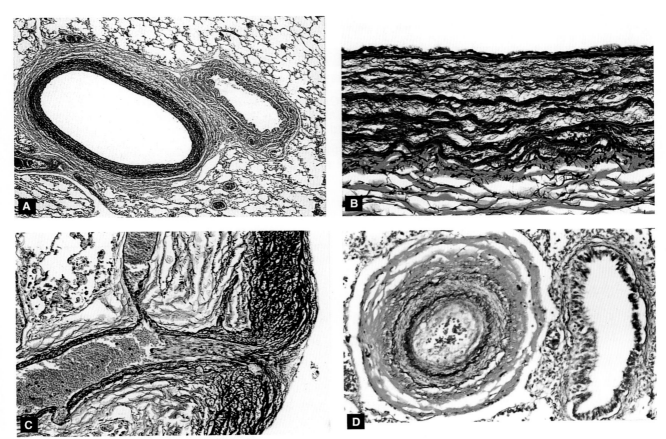

图 8.12 A. 1 岁儿童的弹性肺动脉。肺的膨胀由肺动脉干完成，所以其管径看起来比伴行的支气管更大。B. 弹性壁的高倍放大
（Gomori 三色染色）。C. 73 岁男性的动脉，从弹性肺动脉到肌性肺动脉的过渡。注意弹性膜层次更多，仅有轻度的纤
维性内膜增厚（弹性纤维 van Gieson 染色）。D. 长期肺动脉高压和慢性气道阻塞性疾病患者的肺小动脉。肌壁肥厚，
内膜纤维性增厚明显（Gomori 三色染色）

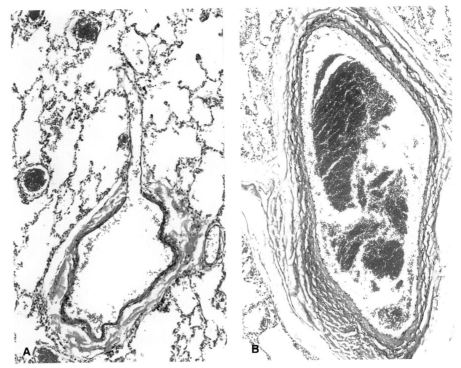

图 8.13 正常肺静脉。A. 肺微静脉
血回流至肺静脉，管壁肌层
非常少。B. 近肺门的大静
脉（Gomori 三色染色）

表 8.4			
肺血管的组织学特征			
血管	正常	年龄相关性改变	肺动脉高压
弹性动脉 （直径大于 500μm）	管腔广泛开放，中膜有 10～15 层平行排列的弹性组织	内膜轻度纤维化；中膜因偶发的动脉粥样硬化斑块而厚度增加	肺动脉干动脉粥样硬化并扩张；中膜因混合平滑肌肥大而增厚
肌性动脉和微动脉	肌壁薄，常见清楚的内、外弹性膜	肌性中膜增厚，内膜偏心性纤维化，特别是直径小于 300μm 的血管	复合性改变，包括内膜旺炽性纤维性增厚、中膜肥厚、小分支扩张、血管瘤样（丛状）病变和纤维素样坏死
静脉	薄层中膜由不规则排列的纤维组织和平滑肌组成，无明显的弹性膜，无瓣膜	详细研究很少。中膜可能表现为透明变性	内膜纤维化，中膜肌性肥大，偶尔类似动脉外观

大和主干血管的小分支明显扩张（图 8.14）。更有甚者，可形成血管瘤样畸形，血管壁偶尔可见纤维素样坏死。Mooi 和 Grünberg 已经总结并充分阐明了当前的肺动脉高压疾病 WHO 分类[44]。肺活检不再用来评估儿童先天性心脏疾病患者的肺动脉高压或成人原发性肺动脉高压，但是，外科病理医师必须对肺活检标本中的肺动脉和肺静脉仔细评估，并能对其变化进行准确描述和分级[45]。

对肺血管老化性改变的详细描述很少[46]。在长期重度心力衰竭患者中，存在显著的肺静脉异常，包括内膜纤维化、中膜肥厚和管壁透明变性。中膜明显肥厚可能使得肺静脉看起来像动脉，而且它们可能有内、外层弹性膜。应多层面取材，并行弹性纤维染色和三色染色。这些异常静脉的弹性膜通常不完整，与相应的肺动脉相比，中膜纤维化更明显。即使如此，

仍很难准确区分异常的肺动脉和肺静脉。心房肌外延（心肌袖）常见于肺静脉与心脏的连接处和上、下腔静脉与心脏的连接处附近（图 8.15），这些心肌袖相关性异常电活动，特别是当心肌袖发生纤维化，或老年人发生淀粉样物沉积时，可引起异位心律和房性心律失常[47]。

1.7　血管吻合、血管发育不良和血管畸形

在许多动静脉之间均可能存在血管吻合，吻合区直径为 200～800μm。在一些部位，如甲床，血管吻合的结构非常复杂。偶尔在切除标本中可见到小的动静脉吻合。肛管处的动静脉吻合形成所谓的"肛门肾小球"结构。肛管内的子宫和膀胱静脉丛可由大量静脉团状簇集而成。可能很难区分这一高度血管化的区域是血管发育不良，还是错构瘤性血管病变（畸

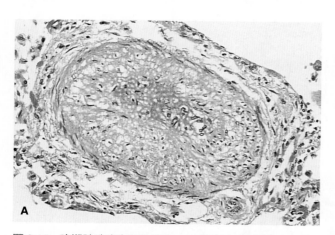
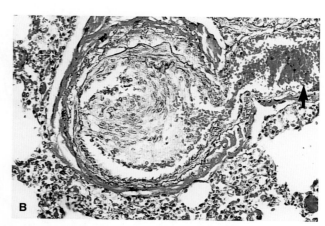

图 8.14　晚期肺动脉高压的改变。A. 肺小动脉中膜平滑肌显著肥大。B. 管腔出现早期丛状改变，附近见扩张的薄壁血管分支（箭头所示）（Gomori 三色染色）

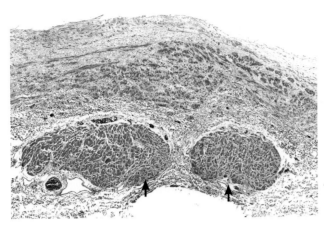

图 8.15　肺静脉的心肌袖。近左心房壁的肺静脉切面。注意心肌组织沿着肺静脉外缘（箭头所示）延伸。这些心肌袖（尤其是在老年人的心肌袖发生纤维化或淀粉样物沉积时）是产生房性心律失常的重要部位

形）。此类情况在因缺血或出血而切除的肠标本中常常遇到，特别是在血管显著充血时（见后文）更难鉴别。鼻黏膜、阴蒂、阴茎龟头深部活检可能包含勃起

血管组织，镜下可见相互交联的血管构成的高度血管化区域和不规则的平滑肌束，特别是在临床信息不充分时（图 8.16），易被误认为血管瘤或血管畸形。肺静脉与支气管静脉之间、门脉循环与体循环之间均存在血管吻合。门脉循环和体循环之间的连接可位于食管黏膜下、直肠黏膜下、脐周或膈肌区，在肝病晚期时可显著扩张。活检很少通过手术进行。正常手指的微动脉和微静脉之间存在复杂的吻合，外周性血管球瘤多起源于围绕这些吻合的支持细胞。血管球细胞不表达内皮标志物，但 SMA 和 vimentin 阳性，表明其可能与血管平滑肌有关 [48]。

外科病理医师必须熟悉脑膜和结肠黏膜下的正常血管结构，才能准确诊断脑动静脉畸形和结肠血管发育不良。这些区域血供丰富，有大量静脉，有时为厚壁静脉，只有在具备异常血管壁的确切证据时才可以诊断血管畸形和发育不良。血管老化和动脉粥样硬化很少累及较小的软脑膜动脉。动脉内膜偏心性纤维性

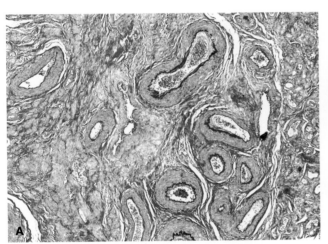

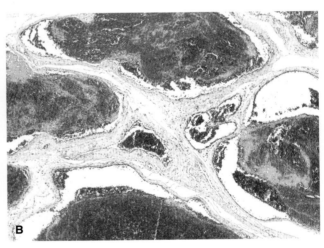

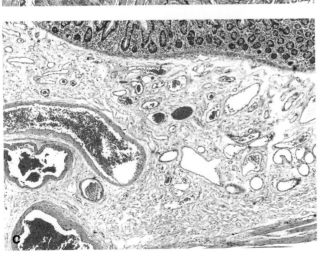

图 8.16　活检组织中的高度血管化区域，可能被误认为是血管瘤或血管畸形。A. 萎缩的卵巢。B. 肛门直肠区的痔组织。C. 缺血性肠病患者结肠切除标本，黏膜下扩张的血管

增厚或弹性膜断裂支持血管畸形的诊断。静脉畸形表现为轮廓不规则，肌壁可出现明显的厚薄不均，管壁可一致性纤维化。

　　结肠血管发育不良是下消化道出血的一个重要原因。病变一般位于盲肠的系膜对侧缘，多邻近回盲瓣[49]。病变没有直接的动静脉吻合，而是与先前正常的毛细血管环和静脉扩张类似（图 8.17），这可能是结肠肌层压力升高，导致回流血管间歇性阻塞的结果。需要进行多处取样，并选取正常结肠的黏膜下组织进行比对。大肠黏膜下动脉可见明显的年龄相关性扭曲，不应视为异常。一部分血管发育不良患者有明确的临床表现或影像学表现，但从组织学上却得不到证实。一些胃肠道大出血源于异常增粗的黏膜下动脉，最常见于胃，也有发生在大肠和小肠的文献报道。胃近端黏膜下动脉可直接来自网膜血管，其口径可比来自黏膜下丛的表浅动脉更宽，即所谓的恒径动脉或 Dieulafoy 病[50]。

　　血管畸形为先天性病变，是发育成熟但常为畸形的（发育不良的）血管，因胚胎早期血管发生的信号通路异常所致[51]，特别是 TGF-β 家族的成员[52]。血管畸形必须与真正的血管瘤和反应性增生相区分。血管畸形可以是孤立性病变，或是畸形综合征的一部分，病变血管持续性缓慢生长，一般与患者的生长速度相当。所谓的 Mulliken 和 Glowacki 分类主要依据病变中主要血管的大小[53-54]，临床上分为低血流和高

血流病变。低血流病变常为静脉性畸形[55]，而高血流病变常为动静脉性畸形，即所谓的动静脉瘘，特征性表现为供血动脉和回流静脉之间存在吻合，没有相互连接的毛细血管床[56]。组织学切片中很少见到动静脉瘘，在这类病变中，扭曲的动脉及部分静脉可见内膜增厚、壁内胶原和弹性纤维沉积。单纯的静脉畸形的血管扩张，管壁厚薄不一，表现出不同程度的退变和纤维化，并发症常有血栓形成伴机化、乳头状内皮增生（Masson 假瘤）和结节性钙化。淋巴管畸形的管腔大小不一，差别显著，肌壁可不完整。与其他血管一样，内皮细胞表达 CD31、CD34 抗体和Ⅷ因子相关抗原。

1.8　血管手术

外科手术和干预之后的血管变化见表 8.5。

1.8.1　动脉内膜切除术

部分闭塞的动脉可通过切除部分粥样硬化的内膜使血管再通。该手术一般用于颈动脉分支处，偶尔也用于髂动脉和股动脉，甚至是冠状动脉。Meta 分析证实，对于动脉粥样硬化管腔狭窄超过 70% 且有

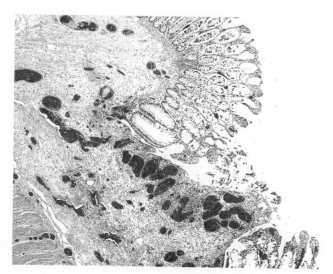

图 8.17　结肠血管发育不良。注意黏膜下许多扩张的薄壁血管。这些血管虽然扩张，但基本结构没有改变

表 8.5	
血管手术后的病理性改变	
手术	**组织学改变**
动脉内膜切除术	急性期：手术切面的内表面血小板和纤维素沉积，偶尔形成闭塞性血栓 慢性期：不同程度的内膜纤维性增殖，偶尔形成再狭窄。假动脉瘤形成
静脉旁路移植术	急性期：血栓形成，吻合部位剥脱 慢性期：血管扩张，内膜纤维性增厚，中膜肌性肥大（和移植前状态相反）。偶见显著的内膜纤维化伴脂质沉积和出血，导致血管闭塞（静脉型动脉粥样硬化）
乳腺内侧动脉和桡动脉移植	急性期：吻合部位血栓形成 慢性期：偶见移植血管纤维化。移植血管动脉粥样硬化少见
血管成形术和放置支架	急性期：急性炎症、剥脱和血栓形成 慢性期：因反应性内膜纤维性增厚而再狭窄，现在由于药物涂层支架的应用而减少
人工血管	急性期：闭塞性血栓形成 慢性期：大量巨噬细胞和巨细胞浸润纤维壁。富含纤维素的假内膜形成，偶尔可进行性发生部分性或完全性闭塞。移植失败和血栓形成

症状的患者而言，颈动脉内膜切除术具有很高的价值[57]。完美的做法是在中膜最内层和内膜之间构建一个平面，并完全清除粥样物质。颈动脉分支处有弹性膜，因此术中需要清除的物质包括弹性组织层、动脉粥样物质碎片和血栓。脑卒中是该手术最严重的急性并发症，常因急性血栓形成或血栓栓塞引起。远期并发症包括复发性血栓形成、动脉瘤样扩张和因内膜纤维性增殖导致的再次狭窄[58]。

1.8.2　旁路移植术

发生在自体隐静脉旁路移植物的临床[42]和病理[59]变化已有详细阐述，这些病理性改变必须与血管的正常老化性改变相鉴别。当受到动脉压力的影响时，许多移植静脉发生扩张，其中大部分会出现一定程度的内膜纤维性增厚和中膜肌性肥厚。随时间延长，许多移植静脉出现显著的内膜纤维性增厚伴区域性脂质沉积、壁内出血和血栓形成，与动脉粥样硬化的病理改变非常相似，是移植失败的一个重要原因。在一项尸检研究中，隐静脉导管全长取样，11%～26% 的受检节段狭窄程度超过 75%[60]。高强度的降脂治疗可降低移植静脉粥样硬化的发生率。有时在移植静脉的外周放置人工合成的鞘，可抑制静脉管壁继续增厚。移植静脉外科切除要仔细，以便使内皮层的损害最小化[61-62]。有时可采用血管成形术对移植血管进行扩张，冠状动脉旁路再移植术是现如今心脏外科的主要工作之一。

心脏外科中，冠状动脉狭窄常规采用左侧或右侧乳腺内侧动脉来进行旁路移植。保留该动脉源自锁骨下动脉的起始部，然后从胸壁剥离血管。动脉周围常有一层袖套状软组织，一些外科医师将此层组织一起剥离，形成所谓的"骨骼肌化"移植物[63]。该移植术长期通畅率优于隐静脉移植。正常乳腺内侧动脉的口径与远端冠状动脉相似，不足 5% 的患者之前患有乳腺内侧动脉闭塞性疾病，移植物偶尔会出现动脉粥样硬化性阻塞。乳腺内侧动脉的近端为弹性动脉，从第 4 肋骨水平开始出现肌性中膜。

也可选取桡动脉节段作为游离移植物，与隐静脉移植一样，近端吻合在主动脉根部，远端与冠状动脉连接。桡动脉是肌性动脉，通常没有明显的粥样硬化（图 8.6）。

1.8.3　血管成形术

现在，经皮冠状动脉腔内成形术（PTCA）并安放支架是许多冠状动脉近端狭窄的治疗方法，此项技术作为主要治疗手段，越来越多地被应用于疏通心肌梗死后栓塞的冠状动脉[64]。在大部分医疗中心，此项治疗的死亡率小于 1%，90% 以上的手术一次性成功。支架的设计及其释放的抗增殖药物经过了不断的发展和改进[65]。

为了扩张血管，必须碎开重度纤维化且局灶钙化的动脉粥样硬化斑块。只有完成上述操作，深部的内膜和其下的中膜才能通过膨胀球囊扩张，并在可扩大金属支架的作用下保持开放状态。在早期，对血管成形术后迅速死亡患者的组织学研究显示，血管内出现一个特征性的放射状撕裂或裂缝，有时可深达中膜。支架可将这些改变的并发症减至最小。患者在支架植入术后一年内血栓形成的发生率约为 1%。药物涂层支架所释放的抗增殖药物可抑制支架处的内皮化[65]。内膜纤维性增殖、血栓形成和血管腔整体缩小均可导致再度狭窄。可通过血管内超声或光协调性体层摄影术提供的血管壁的虚拟组织学影像检测到上述改变[66]。如果手术后患者很快死亡，可从开放的动脉中小心地取出支架，然后按常规处理。支架闭合之后，采用电动钻石锯切割支架，然后包埋在硬塑料内（图 8.18）。溶解金属支架的技术也已经完善[67]。

1.8.4　人工血管

血管外科医师采用多种技术将移植血管与宿主血管进行吻合。

聚酯纤维材质的移植物在大口径血管旁路移植术中的应用非常成功，例如主动脉－髂动脉移植术。膨胀性聚四氟乙烯（ePTFE）适用于膝盖以下的移植，可用于为长期透析患者构建动静脉瘘，但远期通畅率差。目前，人工血管还没有应用于冠状动脉狭窄的旁路治疗。人工血管发生急性血栓性闭塞通常是外科技术有限或血流量低的结果。导致移植物慢性衰竭的因素很多，包括无内皮被覆所致的凝血活性的改变及移植物与固有血管间的顺应性不匹配[68]。随时间的发展，人工血管会有假内膜形成，假内膜由纤维素和被网络其内的白细胞构成，呈胶冻状，假内膜还可被覆不完整的内皮层。人工血管最显著的特征是在移植物

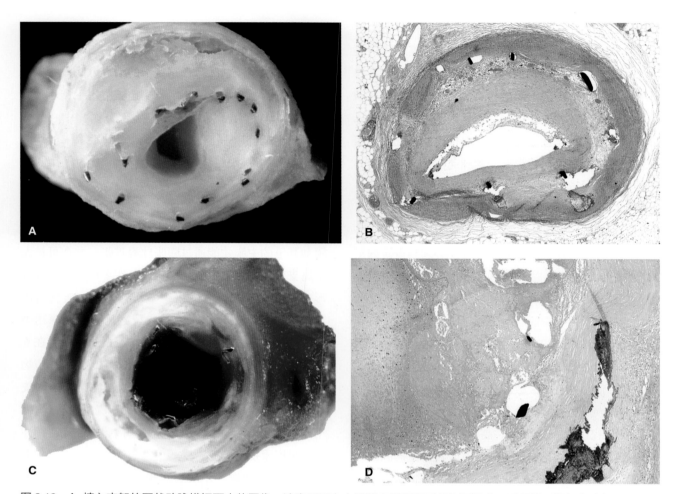

图 8.18　A. 植入支架的冠状动脉横切面大体图像。注意厚层向心性新内膜组织引起的再狭窄。采用钻石锯切断支架，可见或多或少的金属支架残留，有一些变形是无法避免的。B. 同一条动脉塑料包埋（BMA/MMA）后的组织学改变，支架位于纤维细胞性内膜组织与先前钙化性动脉粥样硬化斑块的交界处。C. 支架植入后发生血栓性阻塞的冠状动脉横切面大体图像。D. 塑料包埋后的组织学细节，显示黑色的残留支架和空隙（支架曾存在的位置）毗邻新鲜血栓

的编织状纤维周围有致密的单核细胞和巨细胞反应。外膜通常有中等程度的纤维化，并将人工血管束缚在周围组织上，减少其弹性。远期并发症包括血栓形成（特别是在弯曲处或外科吻合处）、感染和移植物纤维老化。工业方面的改进研究包括在移植物上涂敷抗凝剂，如肝素、血栓调节素或水蛭素，在移植物上种植内皮细胞，以及将一氧化氮（NO）整合到移植物中 [68]。

2　电镜

　　超微结构研究为我们了解血管生物学做出了巨大贡献。然而，即使外科病理医师对血管病理怀有特别的兴趣，他们的电镜经验和技术也十分有限。一些血管最重要的超微结构特征总结于表 8.6 中。

表 8.6
血管组织的超微结构特点
内皮细胞通过紧密连接、黏着连接或缝隙连接而连接
有孔内皮的特征是存在跨内皮细胞通道，如在肝血窦、肾小球和内分泌器官内的内皮
内皮的细胞质包涵体包括溶酶体、质膜小泡和 Weibel-Palade 小体（见图 8.19）
毛细血管内皮被基底膜包绕，基底膜内有周细胞分布。淋巴管周围基底膜很少。周细胞突起与内皮细胞间可通过基底膜内的缝隙直接互通
平滑肌细胞覆盖于基底膜，并通过缝隙（通讯）连接结合。弹性蛋白和胶原纤维紧贴平滑肌细胞表面
小的微动脉、毛细血管或淋巴管没有明显的中膜
外膜由胶原和一些弹性纤维组成。大静脉的外膜结构发育良好，但部分动脉的外膜很薄

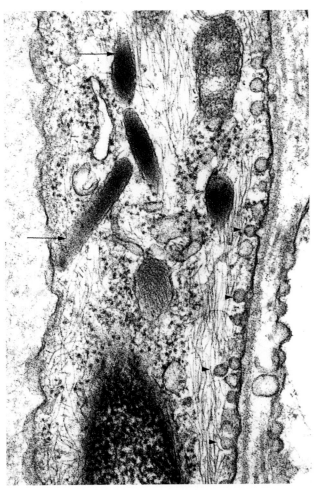

图 8.19　皮下小毛细血管内皮细胞的透射电镜图。质膜小泡（细胞膜微囊，秃箭头所示）位于近腔面。Weibel-Palade 小体明显可见（箭头所示）。仅可见到部分内皮细胞核（底部所示）（×15000）

2.1　内皮细胞

整个血管系统均内衬单层梭形的内皮细胞。内皮细胞表面可见细小指状突起的微绒毛，长 200～400nm。糖萼是由膜结合型蛋白聚糖和糖蛋白构成的一层薄的网状结构，被覆于内皮细胞的腔面。糖萼在不同口径血管的厚度各不相同，在小毛细血管的厚度为 0.5μm，在颈动脉的厚度为 4.5μm。糖萼在血管渗透性、血细胞 - 血管壁相互作用和切应力的感应中具有重要作用。例如，糖萼可与细胞因子和超氧化物歧化酶结合，调节炎性反应；还可与抗凝血酶 Ⅲ、血栓调节素和组织因子抑制物等蛋白结合，影响凝血。糖萼蛋白负责传送切应力信号到特殊的加工过程，如

NO 的生产（机械性传导系统）。越来越多的证据显示，在一些病理状态下，糖萼可减少或缺失，例如动脉粥样硬化、糖尿病、缺血 - 再灌注损伤和吸烟导致的病理状态等[69]。虽然内皮细胞中内质网和游离核糖体数量少，高尔基体也不明显，但内皮细胞所分泌的多种分子对于凝血和调节血管紧张性非常重要。

内皮细胞之间的连接复合体由紧密连接、黏着连接或缝隙连接[70]组成。紧密连接具有屏障功能，并有助于维持细胞极性。各种分子，特别是 claudin 家族成员，可建立屏障并调节细胞之间的电阻[71]。屏障功能的丧失对一些疾病可能很重要，如糖尿病视网膜病[72]和多种皮肤病[73]。黏着连接可调节血管对白细胞和可溶解分子的渗透性，并参与细胞间的接触抑制[74]。缝隙连接由联接蛋白组成，形成毗邻细胞间的通道[75]。联接蛋白的改变已于人心脏疾病中被发现，包括心律失常和心肌病[76]。

2.2　内皮细胞包涵体

溶酶体参与细胞质内异物碎片和代谢物的消化，在大多数内皮细胞中都容易见到。在血管系统的许多区域中，可见到大小为 80～90nm 的质膜小泡（图 8.19），在内皮细胞的近腔面处最明显。起初认为是细胞膜小囊泡，现在称作细胞膜微囊。它们的功能包括隔离和聚集小分子，参与内皮屏障功能、NO 合成调节和胆固醇代谢[77]。Weibel-Palade 小体是一种拉长的分泌细胞器，为内皮细胞所特有（图 8.19）。Von Willebrand 因子储存在 Weibel-Palade 小体中，呈小管状，该因子的释放型为长条状，可募集血小板至内皮损伤部位[78]。

不同器官的毛细血管渗透性差异非常显著。在一些部位，如肾小球、肝血窦、小肠和一些内分泌腺，血液与周围组织之间的物质交换非常迅速。部分渗透性差异与内皮细胞间连接的类型有关，内皮细胞窗孔对这些差异的形成也具有重要作用。内皮细胞窗孔允许血管腔与间质进行快速体液交换，但事实上，这些贯穿内皮细胞的通道并不规则，有时甚至开放不完全[79]。

2.3　中膜

均质平行排列的弹性膜层与平滑肌层和数量不等

的细胞外成分在人类主动脉壁中交替分布。肌性动脉的构成以平滑肌为主。平滑肌的收缩力和骨骼肌一样大，但收缩更显著，并可维持更长的时间。平滑肌细胞结构的维持由中间丝蛋白成分（波形蛋白和结蛋白）完成，收缩力的产生由肌动蛋白和肌球蛋白完成。平滑肌细胞呈纵向平行束状排列，一个细胞的腹部紧邻另一个细胞的尖细端（图 8.20）。每个平滑肌细胞均被覆基板，基板与纤细的胶原蛋白和弹性纤维融合[5]。

平滑肌细胞间常通过缝隙（通讯）连接相连，紧密连接不常见。在微循环及一些较大的动脉和微动脉中，平滑肌细胞及其被覆的内皮细胞之间为缝隙连接[80]。这些肌细胞与内皮细胞的连接在血管腔与中膜的生理性或药理性刺激传递中具有重要作用。

2.4　外膜和支持细胞

外膜层几乎全部由胶原蛋白和弹性纤维组成，其厚度因血管的口径大小而异，外膜可与周围结缔组织相延续。一些中静脉的外膜发育非常好，脑动脉的外膜厚度仅为 80μm。中膜与外膜交界处有一层外弹性膜。人类的外弹性膜不如内弹性膜明显，但许多哺乳动物的外弹性膜很明显。周细胞位于毛细血管和毛细血管后微静脉基底膜内或基底膜间，形态类似于成纤维细胞。细胞质丝的超微结构特征提示周细胞具有收缩能力，从而进一步证实周细胞起源于间充质。

2.5　淋巴管和静脉

即使是最小的淋巴管，其管腔口径也大于毛细血

管。淋巴管的基底膜不连续。多种锚定丝将淋巴管内皮细胞固定在周围胶原组织上，这可能为淋巴管内皮细胞提供类似于毛细血管基底膜和周细胞的支持作用。静脉性毛细血管、微静脉和小静脉的超微结构印证了光镜所见。

3　正常和肿瘤性血管组织的抗原表达

3.1　内皮细胞

内皮细胞衬覆在整个血管树（动脉、静脉、毛细血管）及淋巴管的内表面。研究显示，这些内皮之间存在显著的异质性[79]。动脉和静脉内皮之间的细胞大小、形状、起源和抗原表达均不同。心脏的心外膜动脉、心内膜毛细血管和心肌膜毛细血管的内皮均不同。目前已确定了数个优先表达于动脉内皮或静脉内皮的基因。已有越来越多的单克隆抗体可用于这一异质性研究，其中部分可用于病理诊断。

当前应用最广泛的抗体是Ⅷ因子、CD31 和 CD34（图 8.21）。由于所有类型的内皮细胞都含有与之相应的抗原，因此这些抗体是广谱的内皮标志物。外源性荆豆凝集素 1 与一些含 α-L- 果糖的糖复合物相结合，表达于所有的人体内皮细胞，特别是在不成熟血管内皮中，有时比Ⅷ因子着色更深。然而，所有的内皮标志物与其他细胞成分均有一定程度的交叉反应。例如，在出血区或血栓形成区域，CD31 与血小板、

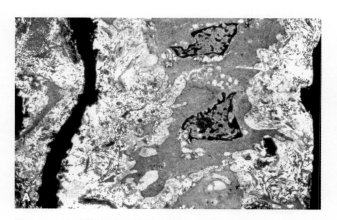
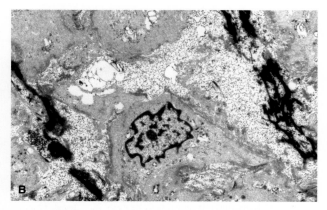

图 8.20　主动脉中膜的透射电镜图。A. 正常的主动脉。肌弹性膜单位内含厚而规则的弹性膜伴大量小突起。弹性膜的层间可见平滑肌。B. 马方综合征。两层弹性膜明显变薄和碎裂。纤维性胶原和黏液在弹性膜的层间基质内的沉积增多

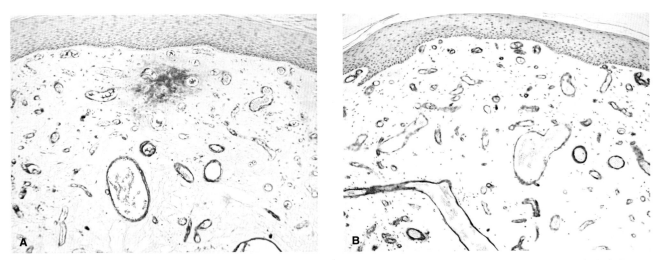

图 8.21　血管瘤中的小血管Ⅷ因子（A）和 CD34（B）的抗体染色。CD34 比Ⅷ因子染色更清晰。Ⅷ因子在染色中常表现一些非特异性血管外着色，但没有意义

巨噬细胞及淋巴细胞反应强烈。在病变组织中，如动脉粥样硬化斑块内或血管炎病变处的薄壁微血管，由于内皮细胞渗漏，Ⅷ因子标记结果表现为明显的细胞外弥漫性着色（图 8.22）。在日常工作中，这些抗体对于识别血管肿瘤是必不可少的（例如血管瘤、血管内皮细胞瘤和血管肉瘤），并有助于确认肿瘤成分位于血管或淋巴管内，而不是位于因人为假象造成的组织空隙内（图 8.23）。

　　可识别参与血管发生早期阶段的蛋白的抗体有抗内皮素（CD105）和抗 -VEGF[81]。其中，CD105 是个有趣的抗原决定簇，它可表达于活化的内皮细胞，特别是处于缺氧状态下的内皮细胞。CD105 在肿瘤如胶质瘤和乳腺癌微血管中的表达增强，也可表达

于非肿瘤血管，如在长期存在的动脉粥样硬化斑块的深部因缺氧而增生的微血管。CD105 在乳腺癌微血管的表达与肿瘤浸润潜能相关，其出现提示预后较差[82]（图 8.24）。在脉管系统的不同部位，内皮存在明显的形态学与基因表达的异质性，相应功能状态也有所不同。一种部位特异性抗体是葡萄糖转运蛋白 -1 抗体（GLUT-1 抗体）只表达于脑毛细血管、胎盘血管和一种特殊类型的血管瘤——幼年性毛细血管瘤（图 8.25）[83]。另一种部位特异性抗体是 HECA452，特异性表达于淋巴组织中的高内皮静脉和慢性炎性组织毛细血管后微静脉的内皮细胞（图 8.26）[84]。在炎性组织和动脉粥样硬化病变中，内皮细胞发生了复杂的功能性改变（内皮活化），这与

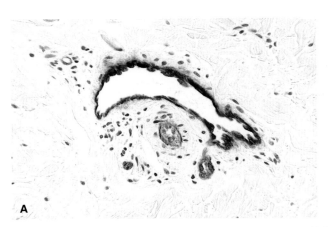

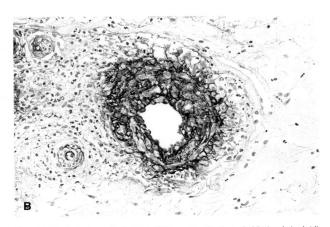

图 8.22　Ⅷ因子的染色模式。A. 正常情况下，真皮浅层血管丛的微血管显示明确的内皮细胞着色。B. 皮肤小血管炎时真皮浅层血管丛的微血管，由于Ⅷ因子从受损的血管中外漏，所以可见明显血管周着色

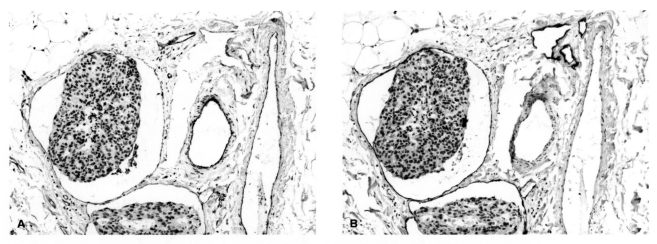

图 8.23　乳腺导管癌伴血管侵犯。CD31 免疫染色（A）明显可见数个空的脉管腔。注意含肿瘤灶的间隙呈 CD31 阳性。淋巴管内皮细胞特异性免疫染色 D2-40（B）证实肿瘤灶位于淋巴管内而不是组织空隙内

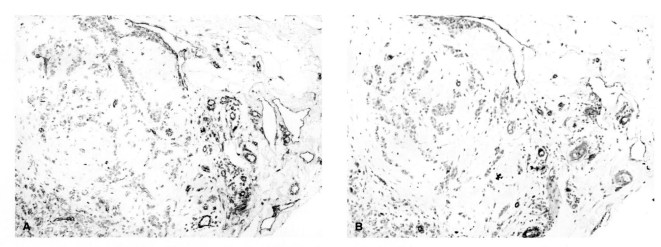

图 8.24　乳腺癌的微血管。CD31 染色（A）证实有很多微血管。内皮素（抗 CD105，B）仅在部分微血管中表达

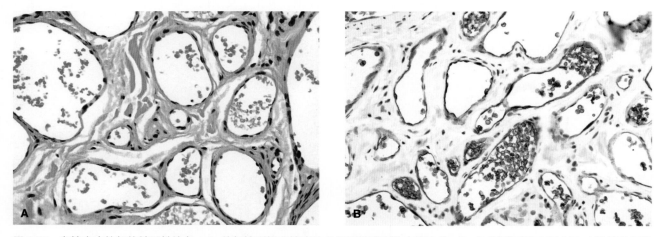

图 8.25　血管内皮的部位特异性染色。A. 幼年性毛细血管瘤的 3 岁男性患者的血管内皮。B. 免疫标记显示 GLUT-1 抗体特异性染色。该抗体也在脑毛细血管和胎盘血管内皮中着色。相反，更常用的内皮抗体，如Ⅷ因子、CD31 和 CD34，在大部分正常及肿瘤性内皮中均可着色

细胞表面黏附分子如 ICAM-1、VCAM-1 和 PECAM（CD31）的上调，或白细胞黏附分子如 E- 选择素的重新表达有关。D2-40、LYVE-1 和 VEGFR3 特异性表达于淋巴管内皮（图 8.26）[72]，Kaposi 肉瘤表达 D2-40，证实其为淋巴管起源[85]（图 8.27）。

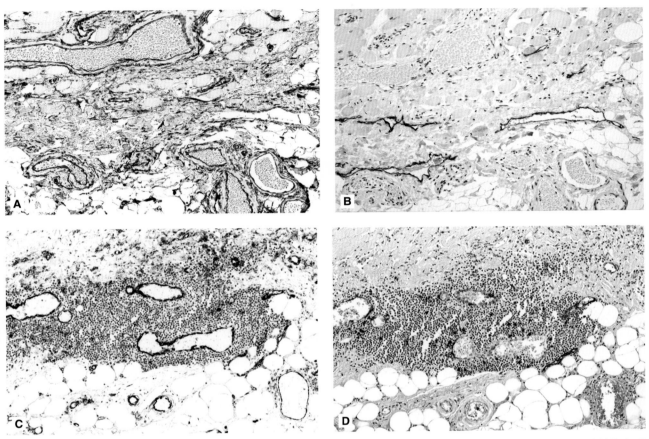

图 8.26　血管的免疫组织化学染色。A 和 B 图显示 68 岁女性患者腿部溃疡附近皮下组织的混合性血管：CD31 抗体染色明确有许多血管性空隙（A），同一切片进行 D2-40 抗体染色，仅仅标记出淋巴管内皮（B）。C 和 D 图来自邻近一个大的动脉粥样硬化斑块的主动脉外膜的结节状炎性浸润灶：C 图为 CD31 染色，大部分血管呈阳性，D 图为 HECA452 染色，标记高内皮微静脉

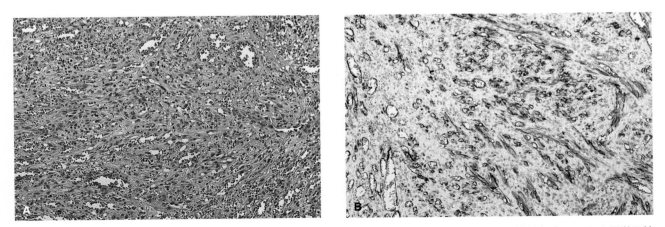

图 8.27　Kaposi 肉瘤。A. HE 染色。B. 淋巴管内皮的特异性标志物 D2-40 抗体免疫染色，呈强阳性着色（LYVE-1 是淋巴管内皮的另一种特异性标志物）

3.2 平滑肌

生物化学和免疫组织化学研究证实，血管平滑肌具有独特的可收缩成分和中间丝蛋白[86]。γ- 平滑肌动蛋白（γ-SMA）和结蛋白是大部分平滑肌的主要成分。相反，在血管组织中有大量的 α-SMA 和波形蛋白，后者比结蛋白多。SMA-1 抗体是很好的中膜平滑肌标记物，能识别所有增殖中的（或合成中的）和成熟的（或可收缩的）平滑肌。由于 SMA-1 可与周细胞反应，因此在反应性微血管增生、化脓性肉芽肿和幼年性血管瘤的增生期时，SMA-1 可清晰地勾勒出毛细血管。对于所有良性的血管增生性改变，包括血管球肿瘤在内，SMA-1 抗体通常呈强阳性着色（图8.28）。相反，在血管肉瘤、血管周细胞瘤或 Kaposi肉瘤中，常为部分性着色，甚至不着色。SMA-1 免疫染色有助于检测血栓栓子的早期机化，特别对于检测栓子形成时间更有帮助，例如突发性（冠状动脉性）心源性猝死、肺栓塞及法医学尸体解剖。

3.3 用于血管病理诊断的其他抗体

动脉粥样硬化病变中炎症细胞浸润的免疫组织化学研究（图 8.29）对于我们了解动脉粥样硬化的发病机制有很大帮助[87]，但在日常外科病理诊断中尚无应用价值。T 淋巴细胞标记物如 CD3 和 CD4，可用于血管炎，特别是仅有轻微炎性活动的颞动脉炎的诊断[88]。在移植物动脉硬化症中，CD8+T 淋巴细胞的比例相当高，这些细胞还表达粒酶 B。除了Ⅷ因子外，纤维蛋白原抗体对于证实血管外渗和组织受损也非常有效[32,89]；CD61 可用于标记微血管中的血小板聚集物，有助于诊断小血管炎[89]、血管脂肪瘤和凝血病（如抗磷脂综合征）。血型糖蛋白 A 是红细胞及其骨髓中前体细胞的特异性标志物，其抗原决定簇在

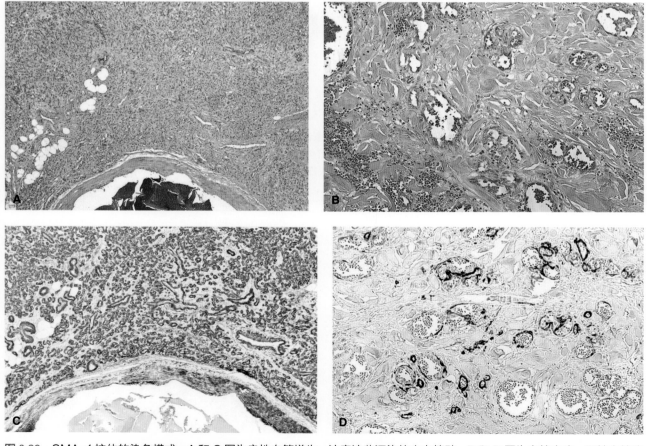

图 8.28　SMA-1 抗体的染色模式。A 和 C 图为良性血管增生，注意这些深染的小血管壁。B 和 D 图为血管肉瘤。恶性血管瘤壁中仅有少量阳性区域（D）

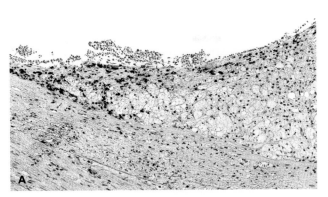
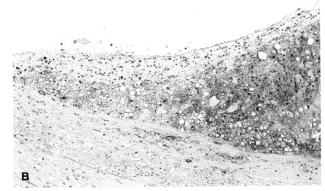

图 8.29 动脉粥样硬化的免疫组织化学染色。A. 病变边缘 CD3 阳性的淋巴细胞。B. 巨噬细胞表达 CD68

组织中长期保存，血型糖蛋白 A 对陈旧性出血的检测很有价值，例如完全机化的肺血栓栓子[90] 和动脉粥样硬化斑块[91] 中的陈旧性出血。

抗淀粉样物抗体（抗淀粉样物质 A，抗免疫球蛋白抗体）可用于鉴别沉积在血管壁中的淀粉样物的性质。脑血管淀粉样物对这些抗体不着色，在病理情况下，如脑淀粉样蛋白血管病或脑血管畸形中偶见的淀粉样物，对抗 β- 淀粉样物抗体呈阳性着色。

参考文献

[1] Ferrari AU, Radaelli A, Centola M. Invited review: Aging and the cardiovascular system. *J Appl Physiol (1985)* 2003;95: 2591–2597.

[2] Plante GE. Impact of aging on the body's vascular system. *Metabolism* 2003;52(10 Suppl 2):31–35.

[3] Lakatta EG, Levy D. Arterial and cardiac aging: Major shareholders in cardiovascular disease enterprises: Part I: Aging arteries: A 'set up' for vascular disease. *Circulation* 2003;107: 139–146.

[4] Laurent S, Boutouyrie P, Lacolley P. Structural and genetic basis of arterial stiffness. *Hypertension* 2005;45: 1050–1055.

[5] Kentish JC. Smooth muscle and the cardiovascular and lymphatic systems. In: Stranding S, ed. *Gray's Anatomy: The Anatomical Basis of Clinical Practice.* 40th ed. Philadelphia, PA: Churchill Livingstone Elsevier; 2008:127–144.

[6] Jacob MP. Extracellular matrix remodeling and matrix metalloproteinases in the vascular wall during aging and in pathological conditions. *Biomed Pharmacother* 2003;57:195–202.

[7] Kavurma MM, Bhindi R, Lowe HC, et al. Vessel wall apoptosis and atherosclerotic plaque instability. *J Thromb Haemostasis* 2005;3:465–472.

[8] Boddaert J, Mallat Z, Fornes P, et al. Age and gender effects on apoptosis in the human coronary arterial wall. *Mech Ageing Dev* 2005;126:678–684.

[9] Clarke MC, Littlewood TD, Figg N, et al. Chronic apoptosis of vascular smooth muscle cells accelerates atherosclerosis and promotes calcification and medial degeneration. *Circ Res* 2008;192:1529–1538.

[10] Roijers RB, Debernardi N, Cleutjens JP, et al. Microcalcifications in early intimal lesions of atherosclerotic human coronary arteries. *Am J Pathol* 2011;178:2879–2887.

[11] Jono S, Shioi A, Ikari Y, et al. Vascular calcification in chronic kidney disease. *J Bone Miner Metab* 2006;24:176–181.

[12] Maier W, Altwegg LA, Corti R, et al. Inflammatory markers at the site of ruptured plaque in acute myocardial infarction: Locally increased interleukin-6 and serum amyloid A but decreased C-reactive protein. *Circulation* 2005;111:1355–1361.

[13] Mucchiano GI, Haggqvist B, Sletten K, et al. Apolipoprotein A-1-derived amyloid in atherosclerotic plaques of the human aorta. *J Pathol* 2001;193:270–275.

[14] Schlatmann TJ, Becker AE. Histologic changes in the normal aging aorta: implications for dissecting aortic aneurysm. *Am J Cardiol* 1977;39:13–20.

[15] Hsue PY, Salinas CL, Bolger AF, et al. Acute aortic dissection related to crack cocaine. *Circulation* 2002;105:1592–1595.

[16] Ihling C, Szombathy T, Nampoothiri K, et al. Cystic medial degeneration of the aorta is associated with p53 accumulation, Bax upregulation, apoptotic cell death, and cell proliferation. *Heart* 1999;82:286–293.

[17] Gelb BD. Marfan's syndrome and related disorders—more tightly connected than we thought. *N Engl J Med* 2006;355: 841–842.

[18] Loeys BL, Schwarze U, Holm T, et al. Aneurysm syndromes caused by mutations in the TGF-β receptor. *N Engl J Med* 2006;355:788–798.

[19] Judge DP, Dietz HC. Marfan's syndrome. *Lancet* 2005;366: 1965–1976.

[20] Jain D, Dietz HC, Oswald GL, et al. Causes and histopathology of ascending aortic disease in children and young adults. *Cardiovasc Pathol* 2011;20:15–25.

[21] Hinterseher I, Tromp G, Kuivaniemi H. Genes and abdominal aortic aneurysm. *Ann Vasc Surg* 2011;25:388–412.

[22] Kuivaniemi H, Shibamura H, Arthur C, et al. Familial aortic aneurysms: collection of 233 multiplex families. *J Vasc Surg* 2003;37:340–345.

[23] Walker M, Gallagher PJ. The surgical pathology of large vessel disease. *Diagn Histopathol* 2010;16:10–16.

[24] Ryder HF, Tafe LJ, Burns CM. Fatal aortic dissection due to fulminant variety of isolated aortitis. *J Clin Rheumatol* 2009; 15:295–299.

[25] Stone JR. Aortitis, periaortitis and retroperitoneal fibrosis, as manifestations of IgG4-related systemic disease. *Curr Opin Rheumatol* 2011;23:88–94.

[26] Nirula A, Glaser SM, Kalled Sl, et al. What is IgG4? A review of the biology of a unique immunoglobulin subtype. *Curr Opin*

Rheumatol 2011;23:119–124.

[27] Szyszka-Mroz J, Wozniak W. A histological study of human ductus arteriosus during the last embryonic week. *Folia Morphol (Warsz)* 2003;62:365–367.

[28] Anderson RH, Becker AE, Robertson WB. The arterial duct. In: Symmers WS, ed. *The Cardiovascular System Part A*. New York: Churchill Livingstone; 1993:1193, 197–202.

[29] Stary HC, Blankenhorn DH, Chandler AB, et al. A definition of the intima of human arteries and of its atherosclerosis-prone regions. A report from the Committee on Vascular Lesions of the Council on Arteriosclerosis, American Heart Association. *Circulation* 1992;85:391–405.

[30] Kim C, Redberg RF, Pavlic T, et al. A systematic review of gender differences in mortality after coronary artery bypass graft surgery and percutaneous interventions. *Clin Cardiol* 2007;30:491–495.

[31] Antoniadis AP, Chatzizisis YS, Giannoglou GD. Pathogenetic mechanisms of coronary ectasia. *Int J Cardiol* 2008;130: 335–343.

[32] Kolodgie FD, Gold HK, Burke AP, et al. Intraplaque hemorrhage and progression of coronary atheroma. *N Engl J Med* 2003;349:2316–2325.

[33] Virmani R, Kolodgie FD, Burke AP, et al. Lessons from sudden coronary death: A comprehensive morphological classification scheme for atherosclerotic lesions. *Arterioscler Thromb Vasc Biol* 2000;20:1262–1275.

[34] van der Wal AC. Coronary artery pathology. *Heart* 2007;93: 1484–1489.

[35] Stone GW, Maehara A, Lansky AJ, et al. A prospective natural history study of coronary atherosclerosis. *N Engl J Med* 2011; 364:226–235.

[36] Redgrave JN, Lovett JK, Gallagher PJ, et al. Histological assessment of 526 symptomatic carotid plaques in relation to the nature and timing of ischemic symptoms: The Oxford plaque study. *Circulation* 2006;113:2320–2328.

[37] Camici PG, Crea F. Coronary microvascular dysfunction. *N Engl J Med* 2007;356:830–840.

[38] Hammes HP. Pericytes and the pathogenesis of diabetic retinopathy. *Horm Metab Res* 2005;37(Suppl 1):39–43.

[39] Ashgar O, Al-Sunni A, Khavandi K, et al. Diabetic cardiomyopathy. *Clin Sci(Lond)* 2009;116:741–760.

[40] Richards OC, Raines SM, Attie AD. The role of blood vessels, endothelial cells and vascular pericytes in insulin secretion and peripheral insulin action. *Endocrine Rev* 2010;31:343–363.

[41] Hayasaka H, Taniguchi K, Fukai S, et al. Neogenesis and development of the high endothelial venules that mediate lymphocyte trafficking. *Cancer Sci* 2010;101:2302–2308.

[42] Owens CD. Adaptive changes in autologous vein grafts for arterial reconstruction: Clinical implications. *J Vasc Surg* 2010; 51:736–746.

[43] Langes K, Hort W. Intimal fibrosis (phlebosclerosis) in the saphenous vein of the lower limb: A quantitative analysis. *Virchows Arch A Pathol Anat Histopathol* 1992;421:127–131.

[44] Mooi WJ, Grünberg K. Histopathology of pulmonary hypertensive diseases. *Curr Diagn Pathol* 2006;12:429–440.

[45] Patchefsky AS. Nonneoplastic pulmonary disease. In: Mills SE, ed. *Sternberg's Diagnostic Surgical Pathology*. 5th ed. Vol 1. Philadelphia, PA: Lippincott Williams & Wilkins; 2009:1035–1039.

[46] Warnock ML, Kunzmann A. Changes with age in muscular pulmonary arteries. *Arch Pathol Lab Med* 1977;101:175–179.

[47] Steiner I, Hajkova P, Kvasnicka J, et al. Myocardial sleeves of pulmonary vein and atrial fibrillation: A postmortem histopathological study on 100 subjects. *Virchows Arch* 2006; 449:88–95.

[48] Gombos Z, Zhang PJ. Glomus tumor. *Arch Pathol Lab Med* 2008;132:1448–1452.

[49] Warkentin TE, Moore JC, Anand SS, et al. Gastrointestinal bleeding, angiodysplasia, cardiovascular disease, and acquired von Willebrand syndrome. *Transfus Med Rev* 2003;17:272–286.

[50] Baxter M, Aly EH. Dieulafoy's lesion: Current trends in diagnosis and management. *Ann R Coll Surg Engl* 2010;92:548–554.

[51] Boon LM, Ballieux F, Vikkula M. Pathogenesis of vascular anomalies. *Clin Plastic Surg* 2011;38:7–19.

[52] Pardali E, Goumans MJ, ten Dijke P. Signaling by members of the TGF-beta family in vascular morphogenesis and disease. *Trends Cell Biol* 2010;20:556–567.

[53] Mulliken JB, Glowacki J. Hemangiomas and vascular malformations in infants and children: A classification based on endothelial characteristics. *Plast Reconstr Surg* 1982;69:412–422.

[54] Cahill AM, Nijs EL. Pediatric vascular malformations: Pathophysiology, diagnosis, and the role of interventional radiology. *Cardiovasc Intervent Radiol* 2011;34:691–704.

[55] Dompmartin A, Vikkula M, Boon LM. Venous malformation: Update on aetiopathogenesis, diagnosis and management. *Phlebology* 2010;25:224–235.

[56] Calonje E. Haemangiomas. In: Fletcher CDM, Unni KK, Mertens F, eds. *World Health Organisation Classification of Tumours: Pathology and Genetics of Tumours of Soft Tissue and Bone*. Lyon, France: IARC Press; 2002:156–158.

[57] Rerkasam K, Rothwell PM. Systematic review of the operative risks of carotid endarterectomy for recently symptomatic stenosis in relation to the timing of surgery. *Stroke* 2009;40: e564–e572.

[58] Riles TS, Rockman CB. Cerebrovascular disease. In: Townsend CM, Beauchamp RD, Evers BM, et al eds. *Sabiston Textbook of Surgery*. 18th ed. Philadelphia, PA: WB Saunders; 2008:1895–1899.

[59] Garratt KN, Edwards WD, Kaufmann UP, et al. Differential histopathology of primary atherosclerotic and restenotic lesions in coronary arteries and saphenous vein bypass grafts: Analysis of tissue obtained from 73 patients by directional atherectomy. *J Am Coll Cardiol* 1991;17:442–448.

[60] Kalan JM, Roberts WC. Morphologic findings in saphenous veins used as coronary arterial bypass conduits for longer than 1 year: Necropsy analysis of 53 patients, 123 saphenous veins, and 1865 five-millimetre segments of veins. *Am Heart J* 1990;119:1164–1184.

[61] Jeremy JY, Gadsdon P, Shukla N, et al. On the biology of saphenous vein grafts fitted with external synthetic sheaths and stents. *Biomaterials* 2007;28:895–908.

[62] Parang P, Arora R. Coronary vein graft disease: Pathogenesis and prevention. *Can J Cardiol* 2009;25:e57–e62.

[63] Ali E, Saso S, Ahmed K, et al. When harvested for coronary artery bypass surgery, does a skeletonised or pedicled radial artery improve conduit patency? *Interact Cardiovasc Thorac Surg* 2010;10:289–292.

[64] D'Souza SP, Mamas MA, Fraser DG, et al. Routine early coronary angioplasty versus ischaemia-guided angioplasty after thrombolysis in acute ST elevation myocardial infarction: A meta analysis. *Eur Heart J* 2011;32:972–982.

[65] Popma JJ, Bhatt DL. Percutaneous coronary and valvular intervention. In: Bonow R, Mann DL, Zipes DP, et al., eds. *Braunwald's Heart Disease*. 9th ed. Philadelphia, PA: Elsevier Saunders; 2011:1270–1300.

[66] Garcia-Garcia HM, Gonzalo N, Regar E, et al. Virtual histology and optical coherence tomography: From research to a broad clinical application. *Heart* 2009;95:1362–1374.

[67] Bradshaw SH, Kennedy L, Dexter DF, et al. A practical method to

rapidly dissolve metallic stents. *Cardiovasc Pathol* 2009;18:127–133.

[68] Kapadia MR, Popowich DA, Kibbe MR. Modified prosthetic vascular conduits. *Circulation* 2008;117:1873–1882.

[69] Reitsma S, Slaaf DW, Vink H, et al. The endothelial glycocalyx: Composition, functions, and visualization. *Pflugers Arch* 2007;454:345–359.

[70] Bazzoni G, Dejana E. Endothelial cell-to-cell junctions: Molecular organization and role in vascular homeostasis. *Physiol Rev* 2004;84:869–901.

[71] Van Itallie CM, Anderson JM. The molecular physiology of tight junction pores. *Physiology (Bethesda)* 2004;19:331–338.

[72] Hsueh WA, Quinones MJ. Role of endothelial dysfunction in insulin resistance. *Am J Cardiol* 2003;92:10J–17J.

[73] Kirschner N, Bohner C, Rachow S, et al. Tight junctions: Is there a role in dermatology. *Arch Dermatol Res* 2010;302:483–493.

[74] Baum B, Georgiou M. Dynamics of adherens junctions in epithelial establishment, maintenance and remodeling. *J Cell Biol* 2011;192:907–917.

[75] Maeda S, Tsukihara T. Structure of the gap junction channel and its implications for its biological functions. *Cell Mol Life Sci* 2011;68:1115–1129.

[76] Hesketh GG, Van Eyk JE, Tomaselli GF. Mechanisms of gap junction traffic in health and disease. *J Cardiovasc Pharm* 2009;54:263–272.

[77] Chidlow JH, Sessa WC. Caveolae, caveolins and cavins: Complex control of cellular signaling and inflammation. *Cardiovasc Res* 2010;86:219–225.

[78] Valentijn KM, Sadler JE, Valentijn JA, et al. Functional architecture of Weibel–Palade bodies. *Blood* 2011;117:5033–5043.

[79] Aird WC. Phenotypic heterogeneity of the endothelium. II. Representative vascular beds. *Circ Res* 2007;100:174–190.

[80] Giepmans BN. Gap junctions and connexin-interacting proteins. *Cardiovasc Res* 2004;62:233–245.

[81] Dales JP, Garcia S, Carpentier S, et al. Prediction of metastasis risk (11 year follow-up) using VEGF-R1, VEGF-R2, Tie-2/Tek and CD105 expression in breast cancer (*n* = 905). *Br J Cancer* 2004;90:1216–1221.

[82] Kumar S, Ghellal A, Li C, et al. Breast carcinoma: Vascular density determined using CD105 antibody correlates with tumor prognosis. *Cancer Res* 1999;59:856–861.

[83] North PE, Waner M, Mizeracki A, et al. GLUT1: A newly discovered immunohistochemical marker for juvenile hemangiomas. *Hum Pathol* 2000;31:11–22.

[84] Jackson DG. Biology of the lymphatic marker LYVE-1 and applications in research into lymphatic trafficking and lymphangiogenesis. *APMIS* 2004;112:526–538.

[85] Kahn HJ, Bailey D, Marks A. Monoclonal antibody D2–40, a new marker of lymphatic endothelium, reacts with Kaposi's sarcoma and a subset of angiosarcomas. *Mod Pathol* 2002;15: 434–440.

[86] Desmouliere A, Chaponnier C, Gabbiani G. Tissue repair, contraction, and the myofibroblast. *Wound Repair Regen* 2005;13:7–12.

[87] Hansson GK. Inflammation, atherosclerosis and coronary artery disease. *N Engl J Med* 2005;352:1685–1695.

[88] Weyand CM, Goronzy JJ. Medium- and large-vessel vasculitis. *N Engl J Med* 2003;349:160–169.

[89] Meijer-Jorna LB, Mekkes JR, van der Wal AC. Platelet involvement in cutaneous small vessel vasculitis. *J Cutan Pathol* 2002;29:176–180.

[90] Arbustini E, Morbini P, D'Armini AM, et al. Plaque composition in plexogenic and thromboembolic pulmonary hypertension: The critical role of thrombotic material in pultaceous core formation. *Heart* 2002;88:177–182.

[91] Virmani R, Kolodgie FD, Burke AP, et al. Atherosclerotic plaque progression and vulnerability to rupture. Angiogenesis as a source of intraplaque hemorrhage. *Arterioscler Thromb Vasc Biol* 2005;25:2054–2061.

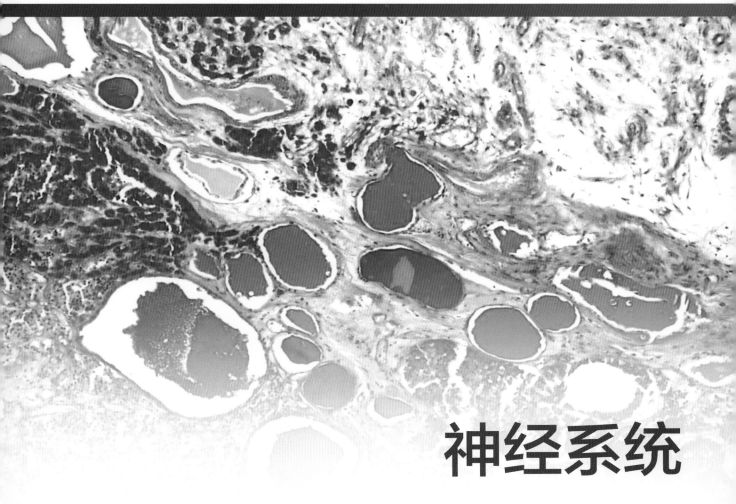

神经系统

第八篇

第 9 章　中枢神经系统

■ Gregory N. Fuller / Peter C. Burger　著　■ 王宽松　译　■ 韩昱晨　校

1　前言

中枢神经系统（central nervous system, CNS）的结构和功能的复杂性是其他系统无法比拟的。由于其复杂的局部结构、多样的细胞成分及大量晦涩难懂的相关专业词汇，神经系统常被许多非神经病理学家视为可怕的禁区。因此，要想具备诊断 CNS 疾病的能力，必须先掌握这个复杂系统的正常形态学知识。为此，本章将首先讲述 CNS 局部解剖学的主要特点，之后介绍其显微解剖学要点，其中将特别关注可能存在的诊断陷阱，包括正常的解剖学变异、老化相关改变、反应性改变及常见的人为假象。虽然组织学是本书重点，但我们依然会介绍大脑的大体图片，以突出表面解剖学和大体解剖学的关键区域，为镜下描述提供背景知识。

2　中枢神经系统局部解剖学

我们对 CNS 局部解剖学的讨论仅限于那些对病理医师具有实用价值的组织结构，重点阐释神经系统胚胎学的基础知识，以便读者更好地理解神经系统的基本结构。关于 CNS 局部解剖学的更多知识可参考本章结尾的推荐阅读。

2.1　脊髓和脑干组织

在胚胎学上，原始 CNS 为一中空管，由外胚层神经板内陷形成。这个原始的圆柱形结构在功能上分为背侧的感觉板（翼板）和腹侧的运动板（基板）。两者由称为"脑室界沟"的一条侧沟分界，传出自主神经系统沿此沟发育（图 9.1）。这种原始组织模式

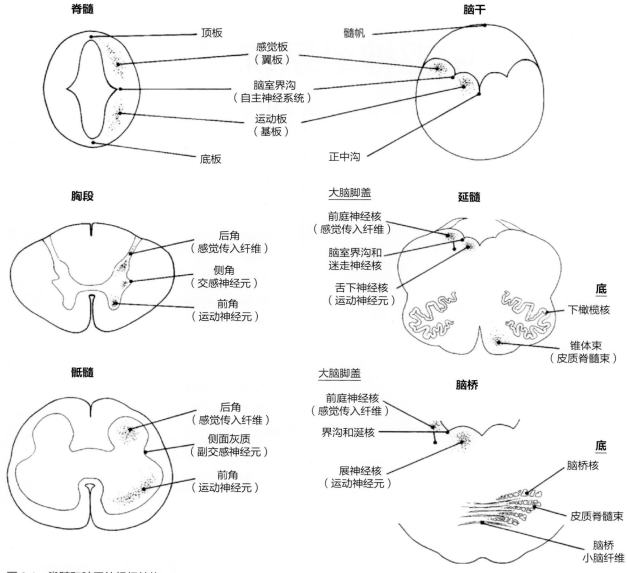

图 9.1　脊髓和脑干的组织结构

在成熟脊髓中被保留下来，基本没有改变。中央灰质包括：①后角，接受背根的感觉传入纤维；②前角，内含运动神经元，其轴突经前根延伸至躯体外周；③侧角，自主神经灰质。脊髓自主神经元局限于胸髓（交感神经）和骶髓（副交感神经），形成中间外侧细胞柱。这些节前神经元的轴突通过脊髓前根穿出脊髓，最终与外周自主神经节的节后神经元形成突触。交感神经中间外侧细胞柱在胸髓形成第三个灰质角，称"侧角"（图 9.1，图 9.2）。副交感神经中间外侧细胞柱在骶髓内位于相似的侧部位置（S2 ~ S4），但不形成明显的角。

2.1.1　脊髓

脊髓的解剖结构随平面不同而变化（图 9.2）。前角有两个膨大，一个在颈部（图 9.2A），一个在腰骶部（图 9.2C），分别负责上肢和下肢的运动神经支配。胸髓前角仅限于支配躯干中轴部肌肉，因而体积较小（图 9.2B）。如前所述，灰质的侧角（交感神经元）是胸髓的独特特征。周围白质纤维束（称为"索"）的厚度同样随着脊髓结构而变化，在颈部最厚，在腰骶部最薄，最大厚度反映了在较低平面进入脊髓的上行纤维束的总量，同样也反映了进入较低平面的下行纤维束的最大量。脊髓的末端为终丝，人类

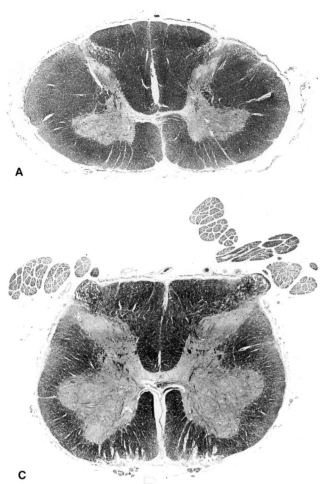

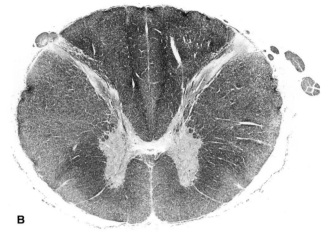

图 9.2　脊髓。横切面显示其形态学的区域性变化，分别为颈膨大（A）、胸髓（B）和腰骶膨大（C）。A. 颈膨大呈卵圆形，白质束大，前角灰质宽而显著，内含支配上肢的运动神经元。B. 胸髓更接近圆形，前角灰质呈小而细长的钉状，侧角仅见于胸髓，内含中间外侧细胞柱，属交感神经系统神经元（图 9.1）。C. 与颈膨大一样，腰骶膨大含有非常大的灰质前角（支配下肢运动），但周围仅有少量白质包围（图 9.1）

的终丝主要由脑膜结缔组织组成，将在本章后面与软脑膜一起单独讨论（图 9.64）。

2.1.2　脑干

脑干（图 9.3）的结构比脊髓复杂，但当把它看作是脊髓的基本结构的略加修改时，其组织结构也很容易理解。脑干也是神经管结构，但其背侧拉伸，侧面外展，这导致原本位于腹侧的胚胎运动板移至中间，而原本位于背侧的感觉板移至侧面（图 9.1）。因此，脑干的脑神经运动核位于中间，感觉核位于侧面，自主神经核位于两者中间。

在横切面上，脑干可以进一步分为顶盖、被盖和基底（图 9.4 ~ 9.6）。顶盖是脑室系统的顶部，例如中脑的上丘和下丘（四叠体）、脑桥和延髓的上髓帆。被盖形成中脑导水管和第四脑室的底部，可分为如前所述的中间运动区域和侧面感觉区域（图 9.1）。基底位于被盖的下方，是脑干最靠腹侧的部位。脑干

主要由所谓的"长束"组成，包括连接上级神经中枢和脊髓的下行运动通路和上行感觉通路。临床检查时可将"长束"的特征和特定脑神经功能障碍相结合，对脑干病变进行准确的解剖定位。

2.1.3　小脑

在胚胎学上，小脑由胚胎期脑干向背侧生长发育而来。成人的小脑通过 3 对小脑脚与脑干相连：小脑上脚（上）、小脑中脚（中）和小脑下脚（下），它们分别与中脑、脑桥和延髓相连。小脑包含 3 个结构和功能部分：皮质、髓质和深部核团（图 9.7）。小脑皮质分为 3 个明确的层次，由表及里分别是少细胞的分子层、单个细胞厚度的浦肯野细胞层（见后文），以及富含细胞的颗粒细胞层（图 9.8）。在 1 岁之前，小脑皮质表面可见由胎儿外颗粒细胞层残余形成的第四层小神经元结构，位于软脑膜下方（图 9.8）。此层内的细胞沿 Bergmann 胶质细胞（贝格曼胶质细胞）的突

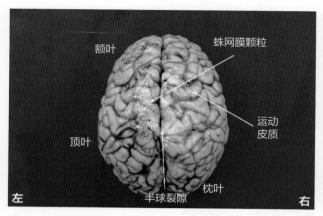
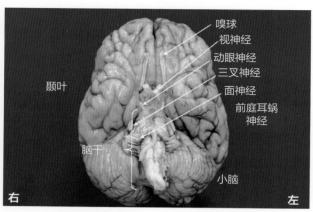

图 9.3　大脑表面解剖学。大脑被脑膜组织所覆盖，包括硬脑膜（图 9.60）、蛛网膜及其颗粒（图 9.61），以及与实质距离最为接近的软脑膜（图 9.61）。半球裂隙将大脑分隔为左右半球。位于中央沟前的是额叶前回，包含运动皮质。初级视皮质（图 9.12）位于枕叶内侧。嗅球和嗅束（图 9.51，图 9.52）在额叶下侧面延续。一些来自左右视神经的纤维（图 9.65）在与富含脂褐素的神经元建立突触连接之前交叉于外侧膝状体核（图 9.10）。小脑由多叶组成（图 9.7），其表面起伏

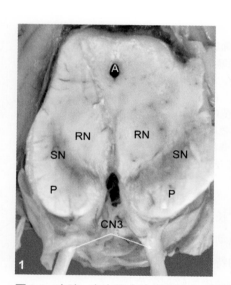
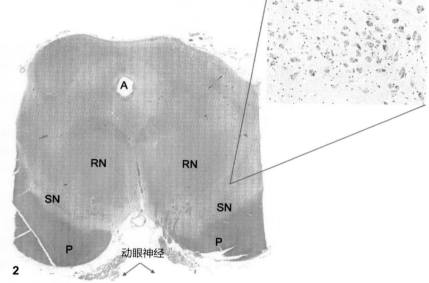

图 9.4　中脑：在中脑（1）横截面上，很容易识别中脑导水管（A）、红核（RN）、黑质（SN）和中脑脚（P）。黑质含有色素儿茶酚胺能神经元（2）（图 9.23）

起下降至内颗粒细胞层内，最终在 1 岁之前消失。白质内的髓质形成 4 对核团，从内向外分别为：顶核、球状核、栓状核、齿状核。齿状核体积最大，通常是常规切片中唯一可以观察到的深部核团（图 9.7）。齿状核与延髓下橄榄核的外形很相似，都呈波浪形（图 9.1），而下橄榄核是小脑传入神经纤维的主要来源。

浦肯野细胞的树突树像张开手指的手一样伸入分子层。宽而扁平的"手掌"和放射状的"手指"垂直于小脑叶片的长轴。因此，常规的小脑叶片横切面显示典型的精细树枝状分支模式，而纵切面上树突树则与之完全不同地"位于边缘"（图 9.8）。这不能被认为是某些疾病中的树突树的病理性"剪枝征"。

2.1.4　间脑

间脑位于脑干（中脑、脑桥和延髓）和大脑之间。间脑分为 4 个主要部分：上丘脑（松果体）、丘脑、底丘脑和下丘脑。有时将丘脑的内、外侧膝状体共同称为后丘脑。丘脑非常重要，在处理和传递大脑皮质与脑干和脊髓之间的信息中起着重要作用。所有的感觉信息（除嗅觉外）均由特定丘脑核处理之后再传导至初级感觉皮层。

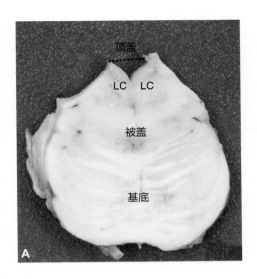

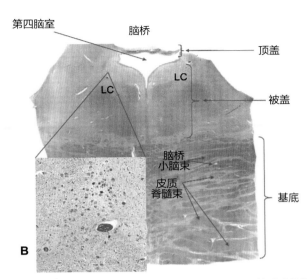

图 9.5　脑桥。A. 在脑桥横截面上，中脑导水管上升至第四脑室顶部和底部。B. 在脑桥横截面上，具有色素儿茶酚胺能的两个核（蓝斑，LC）非常明显（图 9.23）。脑桥底部由脑桥小脑束（P-C）和皮质脊髓束（C-S）构成

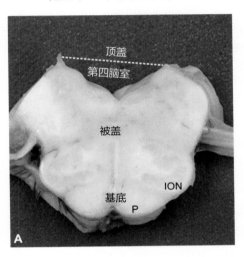

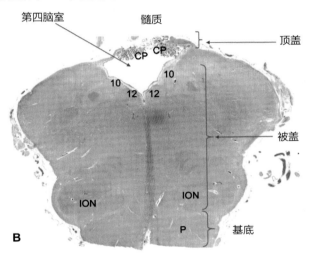

图 9.6　髓质。在髓质横截面上，第四脑室在其顶部（顶盖）和底部（被盖）延续。在这里可以见到脉络丛（图 9.53，图 9.54）。脑室周围区域的两个脑神经核（10，迷走神经；12，舌下神经）可用显微镜鉴别。虽然在大体标本检查时没有色素沉着，但在镜下可以见到迷走神经背核含有色素沉着的神经元。回旋状的下橄榄核（ION）位于小脑脚（P）上方

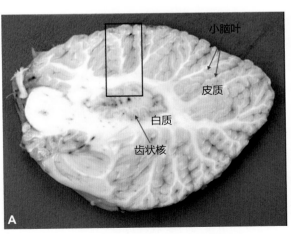

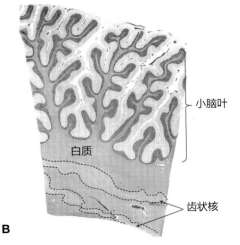

图 9.7　小脑。A. 在小脑的横截面上，很容易用肉眼鉴别齿状核。B. HE 染色玻片低倍放大图。小脑叶的复杂结构非常明显。齿状核神经元细胞体具有模拟下橄榄核（ION）的复杂排列（图 9.6）

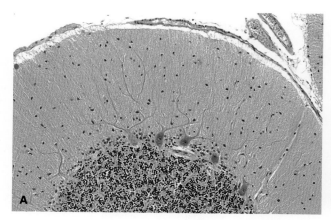

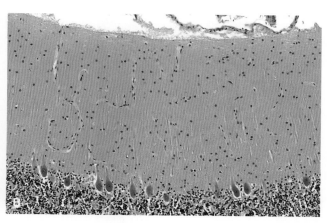

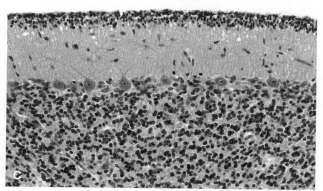

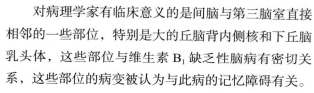

图 9.8 小脑皮质。成人的小脑皮质分为 3 层，由表及里分别是少细胞的分子层、浦肯野细胞层和富含细胞的颗粒细胞层。浦肯野细胞呈典型的神经元形态，依据传统的组织学标准，颗粒细胞层的小细胞几乎不能被视为神经元（图 9.7）。A. 小脑叶片的横切面上，浦肯野细胞显示典型的广泛分支的树突树。B. 与小脑叶片平行的切面上，树突树呈流线型并"位于边缘"，不要误认为病理性"剪枝征"。C. 胎儿小脑还有一层皮质层，即位于皮质表面的小脑外颗粒细胞层。在发育过程中，此层细胞迁移至内颗粒细胞层，在出生后 1 年内逐渐消失

对病理学家有临床意义的是间脑与第三脑室直接相邻的一些部位，特别是大的丘脑背内侧核和下丘脑乳头体，这些部位与维生素 B_1 缺乏性脑病有密切关系，这些部位的病变被认为与此病的记忆障碍有关。

2.1.5 大脑

中枢神经系统如此复杂，以至于很难描述清楚。它仍是中空结构，但是不能再被简单地看成是一个充满褶皱和区域性增生的管。鉴于其复杂性，只讨论那些与特定诊断相关的区域为宜。

2.1.6 基底神经节

基底神经节是指端脑深部的灰质团块，包括尾状核、壳核、苍白球和杏仁核（图 9.9）。在以前，神经节（ganglion）一词与核团（nucleus）一词可互换使用，而对于早期的神经解剖学家来说，神经节细胞的含义与神经元是相同的。除基底神经节之外，目前神经节的定义一般仅限于指 CNS 之外的神经节细胞胞体聚集物，并称为外周神经系统感觉神经节和自主神经节。到目前为止，文献中仍偶可遇到将 CNS 神经元称为神经节细胞的情况，一些肿瘤的命名中也反映出这一历史性问题，例如神经节细胞胶质瘤、神经节瘤和神经节细胞瘤。

杏仁核（原纹状体，图 9.9）位于颞叶正中，紧邻海马的头侧，与边缘系统具有功能上的联系。基底神经节的其他核在调节运动功能上发挥着不可或缺的作用，也可能参与其他更高级的神经系统功能。顾名思义，尾状核有一个长的尖端逐渐变细的尾巴，紧随着弯曲的侧脑室延续下来（图 9.9）。尾状核和壳核在形态学和功能上密切相关，这两个核被共同称为新纹状体或简称纹状体。为了描述方便，壳核和位于内侧的苍白球（旧纹状体）被统称为豆状核。苍白球的外髓板把壳核和苍白球分隔开来，苍白球本身被内髓板分为内侧段和外侧段（图 9.9）。之所以命名为苍白球，是因为在新鲜状态下其外观相对于壳核来说较为苍白。二者颜色上的区别是因为苍白球在组织学上含有致密的有髓纤维网。壳核的有髓轴突聚集成细长的束，向内侧投射至苍白球和黑质（图 9.9C）。豆状核的组织学表现独特，即使只有很少量取自该部位的组织，也能够准确识别。

基底神经节参与许多病理过程，如新生儿核黄疸和成人腔隙性脑梗死。一氧化碳中毒主要引起苍白球

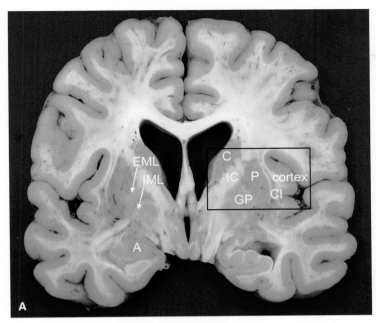
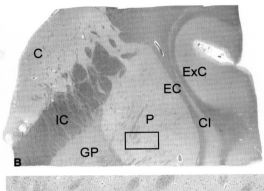
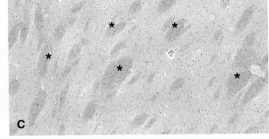

图 9.9　基底神经节。端脑的灰质大致分为 2 个部分：表面的大脑灰质皮层套和深部的灰质团块。后者称为基底神经节，包括尾状核（C）、壳核（P）、苍白球（GP）和杏仁核（A 图所示）。豆状核由两部分组成：位于内侧的有弥漫性髓鞘的苍白球和位于外侧的壳核（B 图所示），壳核的有髓轴突聚集成细长的束，称为 Wilson 铅笔束（C 图所示）。髓内外层（分别为 IML 和 EML）将苍白球分为内侧段和外侧段。内囊（IC）将豆状核与尾状核和丘脑分隔开。壳核外侧有外囊（EC）、隐窝（CI）及极囊（ExC）。灰质桥有时跨过内囊并连接尾状核和壳核，表明这 2 个核之间有着密切的功能联系。豆状核的血供来自数条豆纹动脉，后者是大脑中动脉的直接分支，也是颅内高血压性脑出血和腔隙性脑梗死最常见的部位。穿过壳核的大的豆纹动脉以前称为 Charcot 动脉，或更为形象地称为内出血动脉。豆纹血管周隙常扩张，不要误认为是腔隙性脑梗死

内侧段的选择性坏死。常规切片中，豆状核内偶可见到小血管微结节性钙化，此改变不具有诊断意义，在苍白球内更为明显。海马内也常见类似的微结节性钙化（图 9.10）。

2.1.7　海马结构

海马结构主要由海马下托、Ammon 角（阿蒙角，海马）和齿状回组成（图 9.10）。在颞叶内侧的冠状面上，海马下托形成海马结构的下底，将海马旁回与 Ammon 角连接起来。Ammon 角经常被缩写为 CA，根据细胞结构和突触连接分为 4 个部分：CA1、CA2、CA3 和 CA4（由 Lorente de No 在 1934 年命名）。CA1 向上拱起，与 CA2 一起形成侧脑室下角内侧面。CA2 位于背侧，相对于 CA1 来说，具有更致密的锥体细胞层。CA3 为下行的内侧拱形结构，终止于齿状回的门部。CA4 位于齿状回的门部之内，常被称为终板。CA1 相当于 Sommer 区，对各种损伤非常敏感，如癫痫、缺血和阿尔茨海默病的改变。相邻的 CA2 节段是背侧耐受区，相对于其他三部分而言，CA2 损伤所致的改变较少。海马内侧硬化见于许多因治疗顽固性癫痫而行的颞叶切除的患者中，CA1 表现出对损伤的高度敏感性，而 CA2 受累较轻。在 1880 年 Wilhelm Sommer 对癫痫患者大脑观察发现的基础上，CA 内神经元丢失模式的经典组织学描述形成了。1920 年，E.Brotz 将此区命名为 Sommer 区。

在海马常规切片检查中，有几种仅为偶然发现、但值得注意的特征，可能被误认为是疾病证据。一是无症状性微结节性钙化，类似于苍白球中所见。在海马内，此微结节性钙化最常见于紧邻齿状回顶端的外侧（图 9.11）。二是海马沟残余，它会产生一个稀薄的片状或囊性开裂，可能被误认为是愈合性梗死。此外，在尸检材料中，海马的锥体神经元经常是黑色且萎缩的，必须注意不要将这些变化过度解释为死前缺血的证据（图 9.24）。

2.1.8　大脑皮质

很早以前，神经科学家试图将大脑皮质分为离散的、具有重要功能的单元。他们早期制成的抽象图类

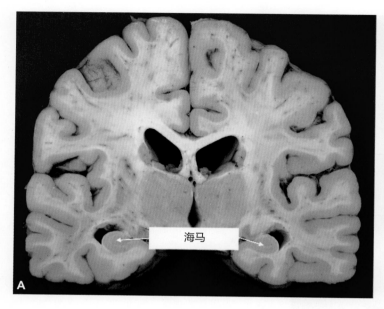

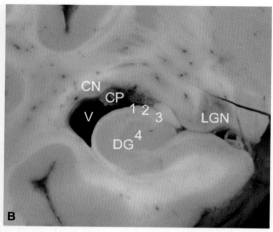

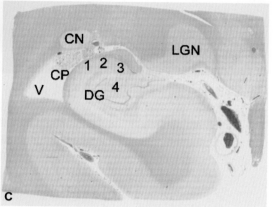

图 9.10 海马结构。海马结构（A）由海马下托、Ammon 角（海马本体，缩写为 CA，分为 CA1～CA4 4 个区域）和齿状回（DG）（B，C）组成。CA1 相当于 Sommer 区，是海马对各种损伤最敏感的区域。相比之下，相邻的 CA2 是背侧耐受区。海马结构额侧面是侧脑室尾（V），脉络丛（CP）常位于此处。CN—尾状核的尾部；LGN—外侧膝状体核（注意拿破仑帽样的轮廓和独特的层状结构）

似于骨相学和面相学图像。最近，应用光学显微镜和针对不同结构的各种特殊染色技术，如针对胞体的 Nissl 染色、针对树突和无髓轴突的高尔基染色、针对有髓轴突的髓鞘染色（如 Weil 染色、Weigert 染色和 Luxol 固蓝染色）等染色技术，使观察方法更为

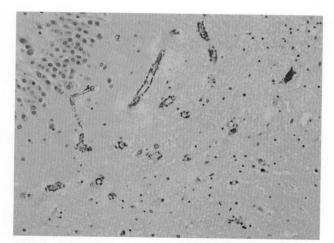

图 9.11 微结节性钙化。微结节性钙化是一种常见的偶然发现，也见于苍白球

科学，但本章节不会涉及这些细节。简单来说，大脑皮质的划分是依据皮质神经元及其突起（细胞结构和髓鞘结构）的相对数量、构成和分布的区域性差异来进行的。许多神经解剖学家基于特定形态标准和精细程度把大脑皮质分为 20～200 个不同的区域。目前，应用最广的大脑皮质定位是 1909 年由 Korbinian Brodmann 提出的布罗德曼皮质区。布罗德曼皮质区和大脑沟、大脑回大体解剖学的经典命名是现在神经系统解剖学和临床文献中最常用的 2 个命名体系。

即使在最简单的大脑皮质定位图上，如果不知道切片的来源，也不可能对该组织学切片进行精确地解剖定位。但有 2 个区域存在显著特征：初级运动皮质和初级视皮质（图 9.12）。初级运动皮质位于额叶的中央前回，具有特征性的巨大锥体细胞（Betz 细胞）。普通锥体细胞从底部到顶部树突发出点之间的胞体长度为 10～50μm，而 Betz 细胞胞体长度可超过 100μm。初级视皮质位于枕叶内侧的距状裂周围，其显著特点是具有一个明显的"巴亚热外带"（被命名为"Gennari

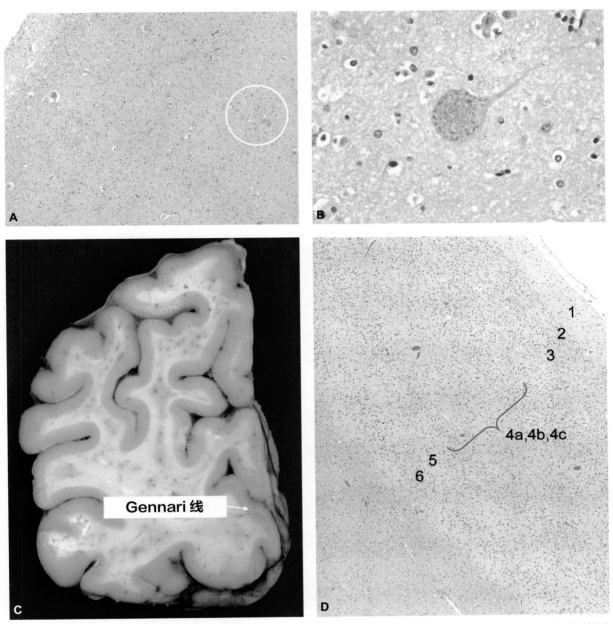

图 9.12 初级运动皮质和初级视皮质。运动皮质具有特征性的 Betz 细胞。初级视皮质具有明显的线——一条穿过枕叶内侧灰质的薄的白色带（C）。显微镜下可分辨出 6 层皮质神经元（D）

线"），为有髓层，位于皮质第Ⅳ层，一般肉眼可见，可据此将初级视皮质（布罗德曼皮质区第 17 区）与毗邻的视觉联合皮质（布罗德曼皮质区第 18 区）区分开。

3 中枢神经系统的细胞成分

3.1 灰质和白质

从体积来看，CNS 大部分由灰质和白质组成（图

9.13）。CNS 特殊的组织类型包括脉络丛、松果体、室周器、漏斗和神经垂体（见后文）。灰质的典型标志是神经元细胞的胞体嵌入有纤细纹理的嗜酸性背景基质中（图 9.13B），该背景基质称为神经毡（图 9.13C、D），是神经元细胞和神经胶质细胞质突起交织而成的网状组织。常规 HE 染色切片中一般难以辨认构成神经毡的单个神经突（图 9.13C），但超微结构下观察可以辨认出（图 9.13D）。白质主要由有髓轴突和支持细胞构成，支持细胞是少突胶质细胞，可

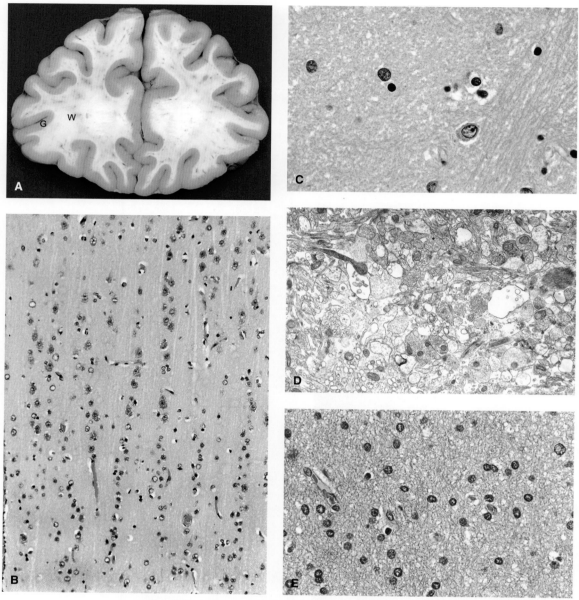

图 9.13   灰质和白质。A. 在脑组织横切面上，可通过肉眼对灰质（G）和白质（W）进行区分。B. 灰质包含大量的神经毡，包绕着大的神经元和小的星形细胞、少突胶质细胞。C. 神经毡是 CNS 中无定形的嗜酸性背景基质，在 HE 染色片上，填充于各种细胞成分胞体之间的间隙。D. 超微结构检查显示，神经毡由神经元细胞和神经胶质细胞的无数细胞质突起密切交织而成。E. 白质主要是由少突胶质细胞及其产生的髓鞘构成，显得更加均匀一致

以产生和营养髓鞘（图 9.13E）。

3.2   神经元

3.2.1   正常显微解剖学

运动皮质的巨大多极 Betz 细胞、脊髓前角的 α 运动神经元和小脑的浦肯野细胞都属于典型的神经元。这些神经元的特点是含有大的核周体（细胞体）、丰富的尼氏体（含粗面内质网）、粗壮的树突状分支、较大的细胞核和突出的单个核仁（图 9.14）。然而，神经元的形态学范围是极其广泛的，这种大的多极形态仅代表一种类型的神经元。α 运动神经元与小颗粒细胞神经元的比较可以说明这一点（图 9.14A、D）。这两种神经元群体代表中枢神经系统神经元的两种经典划分，具有长轴突的、大的、外向的投射神经元（高尔基 I 型神经元）和小的、内向的、具有有限连接的、在特定区域发挥功能的神经

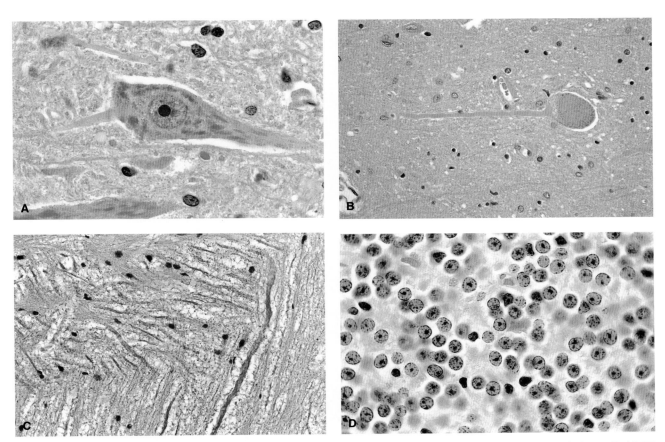

图 9.14　神经元。以脊髓前角运动神经元为例，经典的神经元特征包括一个大的胞体（核周体）、细胞质内丰富的尼氏体（粗面内质网，早期的显微镜工作者称其为"虎斑质"）、细胞质突起和有单个显著核仁的 1 个大的细胞核（A）。胞体向右侧发出的明显的突起为树突，内含尼氏体，在这张偶然得到的切片中，还可见到向左发出的小突起，由于其内无尼氏体，被确认为轴突。轴突不会逐渐变细，这也与树突不同（B），此特点在白质内最容易观察到（C）。通过对比大神经元（A）和小脑皮质的小颗粒细胞神经元（D）可以发现，神经元的大小和外形差异极大，小颗粒细胞神经元的大小与运动神经元的核接近

元（高尔基 II 型神经元）。两者涵盖了神经元的各种大小和形状，神经元的树突状结构同样丰富多样。树突的细节一般仅可通过对神经元突起的特殊染色才能看到。神经元突起分为 2 种：轴突（图 9.14C）和树突（图 9.14A）。每一个神经元只有一个轴突，但通常有多个树突。

　　形态学变异方面，需要提及一种独特的神经元类型。三叉神经的中脑核主要与下颌的本体感觉调节有关，由真正的初级（第一级）感觉神经元构成，其胞体仅发出一个突起（图 9.15A）。颅内仅该核含这种类型的神经元，其他所有的初级感觉神经核周体聚集在 CNS 外的脊神经节和脑神经节中（图 9.15B～D）。

3.2.2　免疫组织化学

　　独特的神经元蛋白被分离和鉴定的速度越来越快，已有许多相应的抗体被研发出来。大多数抗体仅用于科学研究，但是有些抗体也可用于实验室诊断。神经元特异性烯醇化酶（NSE）是最早应用的抗体之一，已经被证实不是神经元分化的可靠标记，在评估 CNS 肿瘤时不推荐使用该抗体。神经微丝蛋白是神经元核周体和细胞质突起的主要骨架成分，针对神经微丝的组成蛋白的抗体已经广泛应用于实验室和临床研究（图 9.16）。有价值并且应用最多的神经元标记之一是突触素（Syn）。Syn 是突触小泡的膜内在蛋白。在正常的神经系统中，抗 Syn 抗体呈弥漫的细颗粒状阳性，遍及灰质神经毡（图 9.17A）。此外，几种大的投射神经元，包括小脑的浦肯野细胞、脊髓的 α 运动神经元、脑干的眼外运动神经元和中央前回的 Betz 细胞（图 9.17B），其胞体和近端树突呈点

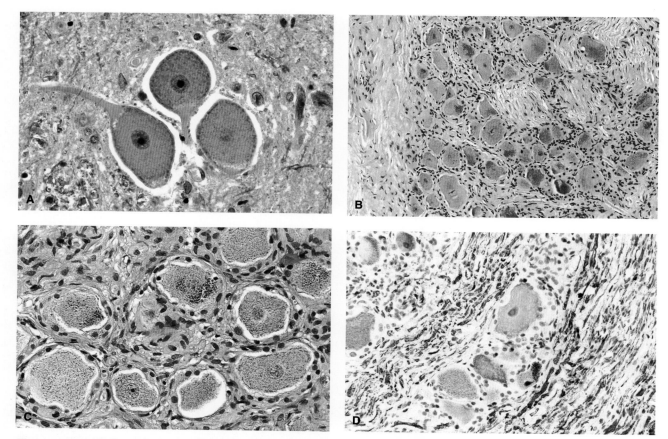

图 9.15　单级神经元。神经元的另一种形态学亚型是单级（假单极）神经元。这种大神经元仅发出一个突起（轴突），没有树突。A. 假单级神经元是初级感觉神经元，CNS 中，这种神经元仅见于三叉神经中脑核，位于脑桥上部，中脑导水管周围灰质侧部。B. 其他的假单级神经元均位于外周神经系统神经节。脊髓的背根神经节就是很好的例子，大的单级神经元被卫星细胞包绕。C. 节神经元含有典型的细胞质色素。D. 其胞体和轴突强阳性表达磷酸化神经微丝蛋白

状颗粒状阳性。另一种用于鉴别大多数神经元的标记物是神经核（NeuN）抗体（图 9.18）。

3.2.3　与老化相关的神经元包涵体

各种包涵体主要出现在细胞质中，其出现的概率随着年龄增长而增加。最常见的是脂褐质（又称脂色素或老年色素），呈黄色至淡棕色，包括 HE 染色在内的绝大多数组织学处理方法不会改变其颜色（图 9.19）。其自发荧光和对于抗酸染色的部分亲和力可

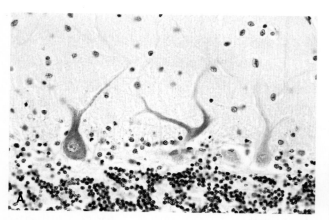
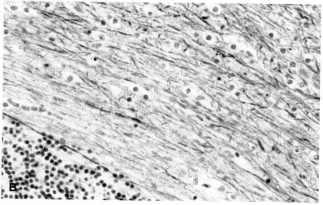

图 9.16　神经微丝蛋白（NFP）：NFP 抗体染色可显示神经元及其突起的细胞骨架。A. 小脑皮质，针对非磷酸化 NFP 的抗体显示胞体和树突。B. 小脑皮质针对磷酸化 NFP 的抗体显示轴突

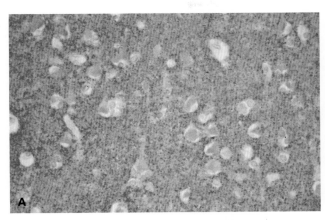
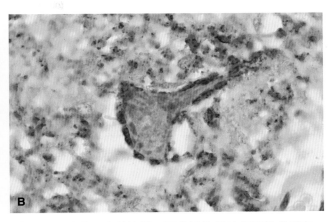

图 9.17　Syn 是最有用、应用最广的神经元分化标记物。A. 灰质的神经毡富于突触连接，因此呈弥漫的细颗粒状着色。B. 几种特殊类型的大的投射神经元表现为胞体和近端树突明显的点状着色，图为延髓舌下神经核内的运动神经元。呈现这种 Syn 着色模式的大神经元还包括小脑的浦肯野细胞、脊髓前角的运动神经元和大脑皮质中央前回的 Betz 细胞

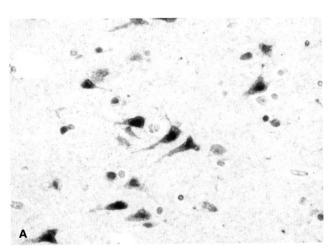
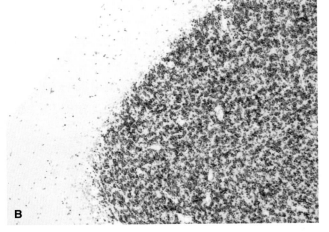

图 9.18　神经核（NeuN）。NeuN 对识别神经元十分有用。A. 这种细胞核呈阳性的蛋白使其易于辨识。B. 虽然小脑的内颗粒细胞层神经元呈强阳性表达，但是核周细胞神经元不表达该标记物

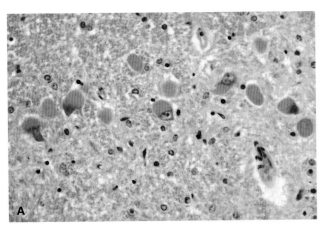
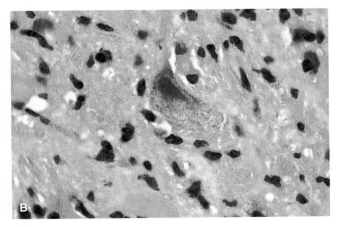

图 9.19　脂褐素。A. 随年龄增长，大神经元内脂褐素积聚增多，可导致细胞核和尼氏体向周边移位，类似于中央性尼氏体溶解，图示为外侧膝状体核。B. 在实际工作中，有时脂褐素的存在可帮助在冰冻切片中识别神经元。含有脂褐素的神经元被肿瘤细胞围绕，支持浸润性胶质瘤的诊断

用于差异化显示该"消耗性"色素。在正常老化过程中，脂褐素积累没有意义。在较大神经元中，脂褐素甚至可积聚到取代细胞器的程度，产生类似中央性尼氏体溶解所致细胞肿胀样的表现（图9.26）。外侧膝状体是由密集核团构成的结构之一，此处的神经元内有大量脂褐素积聚，肉眼观呈红褐色，与邻近皮质差别明显（图9.10B）。有趣的是，影响脂褐素积聚的因素不仅是细胞的体积，因为一些体积较大的神经元没有明显的脂褐素积聚，如小脑浦肯野细胞。

在功能上更具显著意义的神经元包涵体可见于患阿尔茨海默病的无症状个体，包括神经原纤维缠结、神经炎性斑块、颗粒空泡变性和Hirano小体（平野）。这些改变使健康与患病的界限变得模糊，因为它们也可见于临终前无精神障碍的老年个体，虽然较为少见。某些情况下，可在无症状个体的海马下托或Ammon角的某些神经元内见到神经原纤维缠结。银染色对于识别这种结构并定量有很大帮助，若观察者熟悉这一结构的表现，也可通过常规HE染色切片进行识别。在锥体细胞中，神经原纤维缠结表现为一束弱嗜碱性原纤维物质，向外延伸入细胞突起，在顶树突处最为显著，一般在细胞核的某一侧最为明显（火焰状缠结，图9.20A）。神经原纤维缠结的外形一般与胞体一致。例如，蓝斑处的色素性神经元为多极神经元，缺乏锥体神经元所具有的优势性顶树突，偶可见到神经原纤维缠结为球形。

老年斑也是细胞损伤的一种表现，但像轻微的动脉粥样硬化那样，在无症状成年人的大脑中见到老年斑并不意外。在这些个体中，老年斑为早期形式，表现为边界欠清的大致呈圆形的异常嗜银性神经突区域，在HE染色切片中看不到。当斑块成熟后，可以从HE染色切片中见到，特别是中央出现嗜酸性淀粉样物核心时（图9.20B）。嗜酸性淀粉样物在刚果红或PAS染色中更容易被看到。如前所述，神经原纤维缠结和神经炎性斑块在特殊技术如免疫荧光或银染色下更容易被识别和定量（图9.20C）。Tau蛋白和β-淀粉样蛋白的免疫组织化学染色有助于识别缠结和斑块。在淀粉样斑块聚集，出现脑膜和皮质血管壁淀粉样变的患者脑内也会有类似发现。

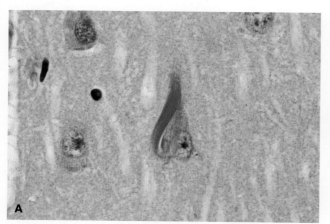

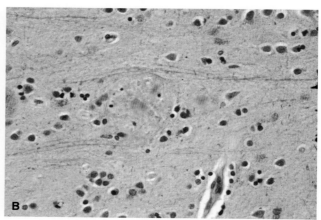

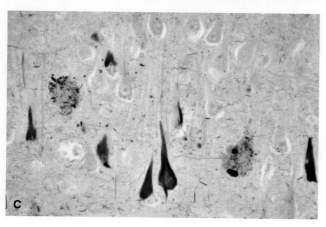

图 9.20　神经原纤维缠结和神经炎性斑块。神经原纤维缠结（A）偶可见于老化大脑的海马结构内，在HE染色切片中呈现原纤维样结构。成熟的老年性（神经炎性）斑块（B）破坏神经毡的平滑结构，在HE染色切片中表现呈一定程度颗粒状的球形病灶，伴有由淀粉样物构成的嗜酸性核心。经过斑块的毗邻有髓轴突被灶性取代。在早期阶段，斑块并不是很明确，在HE染色切片中无法辨认。尽管神经原纤维缠结和大而成熟的神经炎性斑块都能够在HE染色切片中观察到，但特殊技术如银染色（C），对病变的显示和量化有很大帮助

可见于阿尔茨海默病无痴呆症状个体的罕见的神经元包涵体为颗粒空泡变性和 Hirana 小体（图 9.21）。顾名思义，颗粒空泡变性表现为一个小的透明空泡内含有一个深染的嗜碱性颗粒。这些包涵体可在单个神经元中簇集分布（图 9.21A）。在 HE 染色切片中，Hirana 小体为亮嗜酸性折光性包涵物，依据切面不同，可为卵圆形、圆形或长杆状，非常靠近神经元的核周体（图 9.21B）或位于神经毡内。超微结构观察结果支持 Hirana 小体位于神经元胞体及突起内，免疫组织化学研究证实其内含肌动蛋白和肌动蛋白相关蛋白。与神经原纤维缠结和神经炎性斑块不同的是，颗粒空泡变性和 Hirana 小体表现出非常局限的神经解剖学分布，几乎仅限于海马结构内。当发现 2 个以上细胞出现这些改变时，应该考虑阿尔茨海默病的可能，提示需要寻找其他可能存在的伴随的组织学特征。

在延髓舌下神经核（脊髓前角运动神经核较少见）的常规切片中，偶可见到一种特别显著的细胞质包涵体，即玻璃样（胶样）包涵体（图 9.22）。这些包涵体由膨胀的内质网池构成，在生命最初的几十年中很少见，但此后出现的频率越来越高。不熟悉者偶尔会将其误判为病毒包涵体。

神经黑素是合成神经递质的副产物，逐渐聚集于整个脑干的儿茶酚胺能神经元内。这些核团中体积最大且最致密的是中脑黑质（黑色物质），其中含有多巴胺能神经元。脑桥蓝斑（蓝色斑点）肉眼可见，是去甲肾上腺素能神经元的聚合，位于脑桥被盖的头侧。这 2 种神经解剖学部位非常重要，均可见到帕金森病的路易体。在体积更小，分布更为弥散的色素性神经元中，常规组织学检查时最常见到分布于延髓迷走神经背侧运动核附近者。显微镜下，神经黑素为粗糙的暗褐色颗粒（图 9.23A），不应与黑色素细胞的

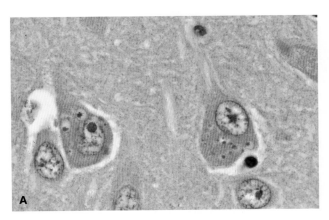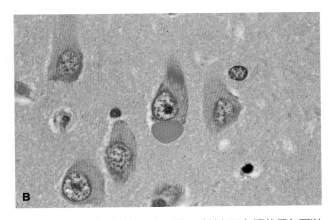

图 9.21 颗粒空泡变性（Simchowitz 变性）（A）和 Hirano 小体（B）。与神经原纤维缠结一样，这两种神经元包涵体偶尔可以在正常老年人的海马结构中看到。尽管这些改变不是痴呆性疾病所特有的病理学表现，但当受累细胞比较多时，提示应对老年性（神经炎性）斑块和神经纤维缠结进行全面检查，以寻找阿尔茨海默病的证据

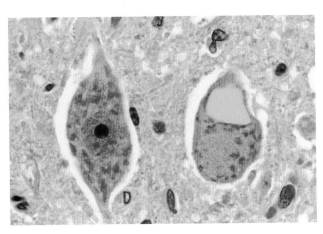

图 9.22 玻璃样（胶样）包涵体。右侧神经元内可见一个明显的玻璃样包涵体，这种包涵体偶可见于神经轴的任何部位，但最常见于延髓舌下神经核的大运动神经元内（如图），脊髓前角运动神经元内出现的频率相对较低。电镜观察，这种包涵体为扩张的内质网池

黑色素混浊。后者也存在于 CNS 中，但仅存在于后文将讨论的软脑膜黑色素细胞中（图 9.64）。

脑干色素性神经元内可见到几种嗜酸性包涵体，其中最引人注目的是常见的 Marinesco 小体（图 9.23B），为亮红色玻璃样结构，位于细胞核内，一般与核仁相邻并与之大小相同（又称"核仁旁小体"）。单个核内可能出现多个 Marinesco 小体，在某些情况下，大量色素性神经元内均可见这些引人注目的包涵体，对这一情况不熟悉的观察者会考虑病毒感染的可能性。这并非病理性改变，只是一种老化相关性改变，与其他任何有意义的病理过程无关。在色素性神经元的细胞质中可能见到 2 种类型的嗜酸性包涵体：偶尔可以看到簇状分布的小的嗜酸性颗粒（图 9.23C），但不具有病理学意义；路易体，与帕金森病相关，体积更大，可引起细胞质中神经黑素明显移位，两者之间有小的透明空晕分隔（图 9.23D）。

3.2.4   神经元自溶和对损伤的基本反应

当在正常状态下进行灌注固定或快速浸渍固定时，神经元通常为圆形，细胞质呈淡嗜酸性，若为大神经元，细胞质内还可见到斑点状分布的嗜碱性尼氏体。周围的神经胶质不明显，透明空泡少见。然而这种完美的固定在人类标本中很少见，几乎所有的尸检和手术标本中均存在或多或少的自溶，难以达到理想状态。神经元出现一定程度的收缩和嗜碱性改变，细胞核也有一定程度的浓缩，同时，围绕神经元和血管的神经胶质因吸收水分而产生透明空泡（图 9.37）。在某些情况下，神经元对损伤的应答反应与这些自溶变化相重叠，导致无法区分尸检标本中的濒死性低血

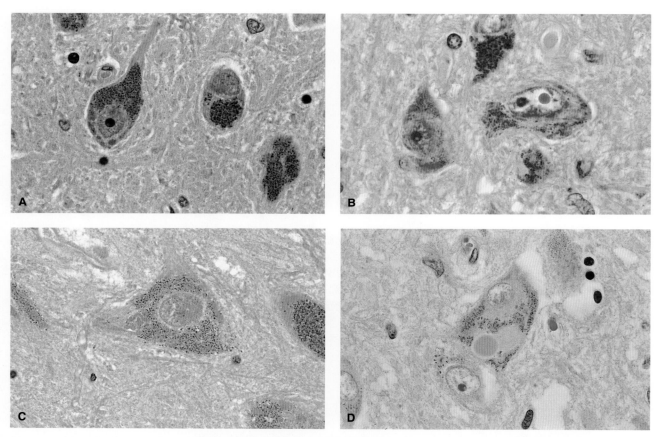

图 9.23   脑干的色素性神经元。A. 神经黑素是一种粗糙的暗褐色细胞质内色素，为儿茶酚胺合成的副产物。显微镜下脑干中儿茶酚胺能神经元广泛分布，其内常可见到神经黑素。CNS 内有 2 个肉眼可见的色素性神经元聚集部位：中脑黑质（黑色物质）和脑桥蓝斑（蓝色斑点）。B. Marinesco 小体是嗜酸性球形核仁旁小体，常见于色素性神经元的核内，尤其是黑质内的神经元。Marinesco 小体的数量随着年龄的增长而增多，在某些个体中可达到相当惊人的水平，不要将其误认为是细胞核内病毒包涵体。C. 核的左侧可见簇状分布的微小细胞质内嗜酸性颗粒，仔细观察才能偶然见到，没有已知的病理学意义，体积也比路易体小得多。D. 路易体是帕金森病特征性的细胞质内包涵体

压损伤和标本自溶。在前者，神经元的收缩更明显，神经元周围和血管周围的间隙格外明显。

然而，有 3 种神经元改变可作为临死前损伤的确切证据。第一种是"红色神经元"，它是诊断神经系统缺血性损伤的必要条件；第二种是中央性尼氏体溶解；第三种是铁质化。红色神经元的特征是胞体皱缩、细胞质致密，呈嗜酸性，嗜碱性尼氏体完全消失（图 9.24），细胞核深染，一般没有明显的核仁，但也可淡染，提示出现早期核溶解。虽然明确的核碎裂少见，但有时细胞核有一定程度的破碎表现，提示可能发生核碎裂。在手术标本中，组织处理假象（挤压假象）也可导致神经元核周体深染和皱缩，但与发生

自溶的尸检标本一样，这些细胞没有缺血所致的特征性细胞质嗜酸性变（图 9.25）。

中央性尼氏体溶解是第二种明确的异常发现，表现为胞体中央的嗜碱性着色区消失，尼氏体边集（图 9.26），可见于许多病理状态（脊髓灰质炎中所见的前角细胞气球样变是一个经典例子）。有很多表现类似的诊断陷阱。例如，一些正常神经核群，如下丘脑的视上核和室旁核，以及胸髓的背核，这些神经元的尼氏体优先分布于胞体外周。其他神经元，如先前讨论的三叉神经中脑核内的神经元（见图 9.15），胞体大且非常圆，类似尼氏体溶解。运动皮质的巨大锥体细胞与周围神经元相比非常大，以至于在低倍镜下会

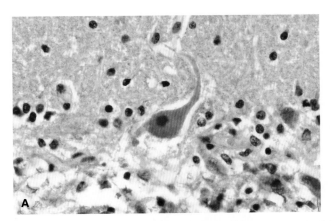

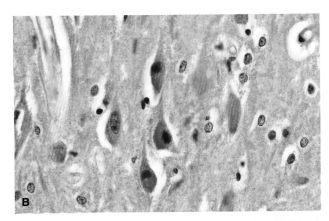

图 9.24　缺血性损伤。红色神经元是诊断神经系统缺血性损伤的必要条件。小脑浦肯野细胞（A）和海马 CA1 区域的锥体细胞（B），表现为胞体皱缩，细胞质呈强嗜酸性，细胞核固缩，没有可识别的核仁。红色神经元与自溶所致神经元收缩的区别主要在于细胞质的改变，前者细胞质呈强嗜酸性，而后者细胞质深染，呈嗜碱性（图 9.25）

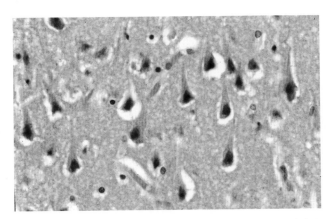

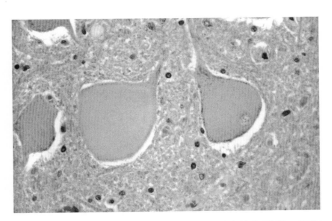

图 9.25　组织处理所致的神经元收缩假象。与缺血性损伤（图 9.24）不同，在挤压假象中，细胞质深染呈嗜碱性，而不是明亮的嗜酸性

图 9.26　中央性尼氏体溶解。细胞质透明变性和肿胀，伴有细胞核和脂褐素向周边移位，可见于神经元本身的疾病（例如脊髓灰质炎或者其他病毒感染），也可能是对近胞体处轴突断裂的反应，称为"轴突反应"

给人尼氏体溶解肿胀的第一印象。最后，正如前面所讨论的，我们必须十分小心，不要错误地把各种取代周围尼氏体的积聚物质（如脂褐素），当作中央尼氏体溶解（图 9.19）。

在陈旧性梗死附近有时会出现令人惊讶的矿化神经元，其核周体和轴突都被蓝染的矿物质包裹（图 9.27）。这个有趣的现象并不局限于陈旧性梗死的邻近组织，尽管这是最常见的部位，但不局限于成年人的神经系统，因为出生前的损伤也可能导致相似的病变。受累轴突束可能被误认成真菌菌丝（图 9.28）。

处于各种病理状态时，轴突对损伤的常见反应是形成局部膨大，称为轴突球或轴突回缩球（图 9.29A）。该结构可以用针对淀粉样前体蛋白（amyloid precursor protein, APP）及泛素的免疫组织化学来显

示。超微结构观察，显著膨大的轴突内充满神经微丝束和细胞器。在小脑的颗粒细胞层可观察到该病变的区域性变异，此处浦肯野细胞轴突的局部膨大称为鱼雷样改变。这些结构可见于许多小脑退行性疾病，也可见于正常老化过程。散在的轴突球通常在老年个体的 CNS 常规检查中被偶然发现，最常见的部位是延髓的薄束头侧（图 9.29B），此处常发生矿化。

3.3 星形细胞

3.3.1 正常显微解剖学

和神经元一样，星形细胞也是多样的。典型的星形细胞可分为纤维型和原浆型。纤维型星形细胞分布于白质，原浆型分布于灰质。此外还有毛细胞型星形细胞，分布于脑室周围区域、小脑和脊髓；以及 Bergmann 型星形细胞，分布于小脑皮质浦肯野细胞胞体间狭窄的薄层内（图 9.30）。灰质内的原浆型星形细胞和小神经元的细胞质均逐渐与周围的神经毡混为一体，难以分辨细胞的类型，这两种细胞的核也难以区分。白质的 HE 染色切片中，纤维型星形细胞与数量更多的少突胶质细胞的区分也很困难。虽然少突胶质细胞的核更小，着色更深，但这两种细胞一般不会形成明确而独立的细胞群。髓鞘染色切片中，正常星形细胞核的周围偶可见到大量的嗜酸性细胞质，这一特征有助于与少突胶质细胞的区分，后者的细胞质除形成髓鞘部分外，在传统光镜下一般并不明显（图 9.38）。作为对 CNS 损伤的反应，星形细胞的细胞质变得越来越明显，最终形成肥胖型星形细胞所具有的大量玻璃样细胞质（图 9.31C）。为了评估星形细胞独特的形态，必须使其发散出的突起着色。这些线样外延所影响的范围比单靠 HE 染色切片观察所确定的范围大许多倍。以前，对散出的突起的染色是通过反复的金属浸渍实现的，现在采用免疫组织化学方法检测胶质纤维酸性蛋白（GFAP）（图 9.31），这样不仅更容易操作，预测性也更好。纤维型星形细胞的突起分支少，而原浆型星形细胞突起较多，分支也更多，后者的 GFAP 着色通常弱于纤维型星形细胞。任何处于静息期的星形细胞的免疫组织化学表达均弱于反应性星形细胞。

星形细胞的极性形式包括毛细胞型和 Bergmann

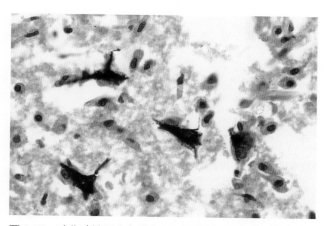

图 9.27 矿化（铁质化）神经元。这些矿化残余类似于树干化石，最常见于陈旧性梗死的边缘

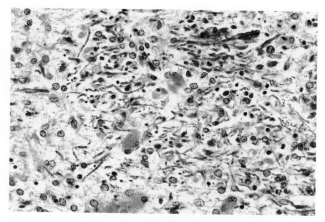

图 9.28 矿化轴突。成簇的矿化轴突类似于真菌菌丝

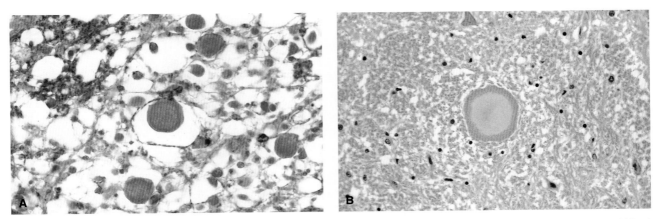

图 9.29 轴突球。A. 轴突的局部膨大称为轴突球，是一种常见的轴突损伤反应，可见于多种病理状态，包括放射损伤和创伤后弥散性轴索损伤。B. 老年个体的延髓背侧（近薄束核的薄束头侧）常发生矿化，此处也偶见轴突球

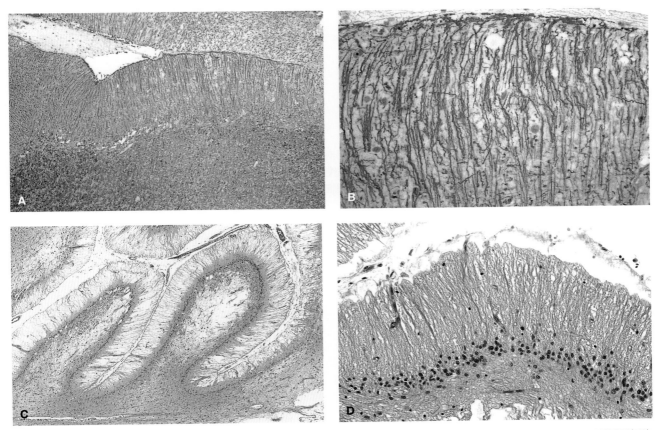

图 9.30 Bergmann 型星形细胞。这种星形细胞的存在说明一个事实：不是只有神经元可以发生特化。Bergmann 型星形细胞胞体位于小脑皮质内一个狭窄的层内，与浦肯野细胞胞体伴随。每个细胞均发出一个细长的突起穿过分子层到软脑膜下表面。常规 HE 染色切片中，健康小脑内的细胞突起一般显示不清（图 9.8），但免疫组织化学标记胶质纤维酸性蛋白可清楚显示（A、B）。在小脑皮质愈合性梗死灶邻近的区域内，缺血的程度足以导致固有神经元坏死，而耐受力更强的 Bergmann 型星形细胞得以存活，因此不需要特殊染色辅助，即可清楚观察到这种精美的结构（C、D）。与其他的 CNS 星形细胞一样，缺血性损伤也可引起 Bergmann 型星形细胞增生，导致胞体所在层增厚，称为"Bergmann 神经胶质增生"（D）

型。自然状态下的毛细胞型星形细胞不明显，但当发生胶质增生和形成 Rosenthal 纤维（罗森塔尔纤维）

时则变得明显。Rosenthal 纤维为玻璃样嗜酸性结构，常呈螺旋形，嵌入毛细胞型星形细胞双极突起中

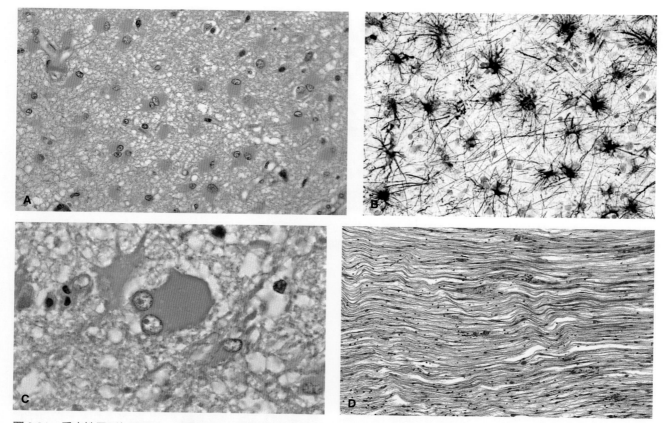

图 9.31 反应性星形细胞增生。星形细胞的细胞质和突起变得清楚可见（A），这是神经系统损伤的证据。在正常情况下，通常只看到裸核。星形细胞因其具有广泛的放射状细胞质突起而得名，对反应性星形细胞进行 GFAP 免疫染色时，这些突起显示最清楚（B）。对反应性星形细胞依据其可见细胞质的量和形态进行描述性分类，可分为肥胖型星形细胞（C）和毛细胞型星形细胞（D）。肥胖型星形细胞是 CNS 损伤典型的急性星形细胞反应，而致密的原纤维性胶质增生一般见于长期病变中，例如愈合性梗死

的一极（图 9.32），偶见于正常大脑的下丘脑或松果体中，但在某些疾病的胶质增生灶内会变得非常明显，例如颅咽管瘤、松果体囊肿、小脑血管母细胞瘤和脊髓的慢性病变。

Bergmann 型星形细胞局限于 1~2 层细胞厚度的薄层中，其极性突起延伸至小脑软脑膜表面，在标准切片中依稀可见。免疫组织化学标记 GFAP 可清楚显示，此外，在小脑陈旧性梗死灶边缘也可见到（图 9.30）。Bergmann 型星形细胞是特化星形细胞的一个绝佳例证，其突起以支架形式出现，提示在胚胎发育过程中，星形细胞与神经元存在相互协同作用。在胚胎发育过程中，外颗粒细胞层的小神经元沿 Bergmann 型星形细胞的突起螺旋下行，到达其位于内颗粒细胞层的最终位置。

3.3.2 星形细胞中的老化相关包涵体：淀粉样小体

淀粉样小体无处不在，也是常规切片中最容易见到的星形细胞包涵体。淀粉样小体为弱嗜碱性葡聚糖体，呈模糊的板层状，随年龄增长而积聚增多，星形细胞足突越丰富的部位其数量越多，特别是血管周围和软脑膜下（图 9.33）。成人嗅束通常也富含淀粉样小体（图 9.52）。淀粉样小体和真菌酵母相 [1]（如隐球菌）的相似性是一个潜在的诊断陷阱，因为两者都对六胺银染色、AB 染色和 PAS 染色呈强阳性（图 9.33）。在一些个体中，淀粉样小体数量多得惊人，但目前还没有发现其具有任何病理学意义。

---

[1] 译者注：一种真菌的存在形式。有一类特殊的致病真菌，在不同的温度条件下可产生不同的形态学特征，如在人体内部寄生或在 37℃ 条件下为酵母相，而在室温条件下则为菌丝相，这类菌称为双相真菌。

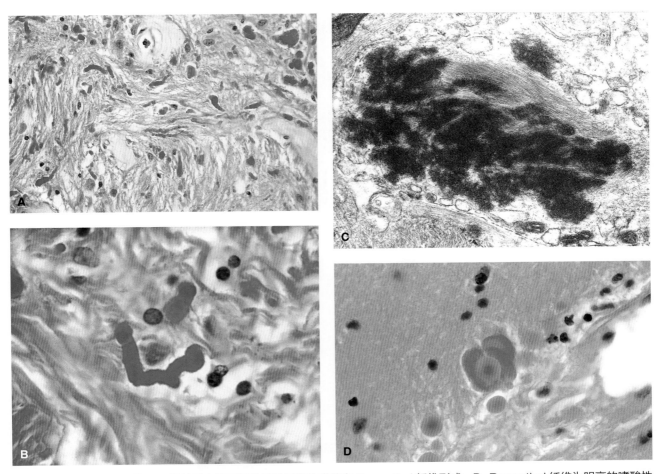

图 9.32　Rosenthal 纤维。A. 慢性反应性原纤维性胶质增生常伴有 Rosenthal 纤维形成。B. Rosenthal 纤维为明亮的嗜酸性波浪状的细长结构。C. 超微结构观察，表现为电子致密的无定形物质，被致密的束状胶质丝包绕并与之融合。D. 偶可在同一星形细胞突起内同时见到 2 种常见的细胞质包涵体，即淀粉样小体和 Rosenthal 纤维

3.3.3　星形细胞对损伤的反应

正常情况下，星形细胞属于神经系统中形态学表现最为稳定的部分之一（常规 HE 染色切片中仅见裸核），但其对 CNS 损伤的反应迅速而强烈。典型的星形细胞反应包括 2 种：肥大和增生。反应的第一步是肥大，表现为细胞体积增大和细胞质明显，在 CNS 损伤后迅速发生。星形细胞的细胞质明显，一般意味着发生了反应性胶质增生，是 CNS 损伤的初步证据。反应性星形细胞的细胞质变化很大，从隐约可见到极其丰富（图 9.31），后者又称为肥胖型星形细胞（字面理解为"塞满的细胞"）。胶质增生也可表现为核的数量和密度增加，而不伴有明显的细胞质，这种胶质增生称为慢性胶质增生，其改变一般很细微，常需要特殊染色来确认和定量。

急性反应性星形细胞增生的最终结果，如脑梗死

的伴发改变，往往表现为致密的原纤维性胶质增生（图 9.31）。星形细胞是一种在 CNS 内广泛分布的具有分裂能力的细胞，可对各种有害刺激产生反应，因此又被恰当地比作"CNS 的成纤维细胞"。在原纤维性胶质增生灶内可见到一种独特的细胞质包涵体，即 Rosenthal 纤维（图 9.32），表现为醒目的嗜酸性细长的波浪状结构，可见于多种具有共同慢性疾病特征的反应状态。Rosenthal 纤维也是一些特殊疾病实体的特征，包括 Alexander 病和最广为人知的青少年毛细胞型星形细胞瘤。需要强调的是，在许多非肿瘤状态（如脊髓空洞症）和缓慢增大的非胶质性肿瘤（如颅咽管瘤）周围长期被挤压的胶质性间质内也可见大量 Rosenthal 纤维。

有几种反应性星形细胞增生的特殊形式值得简要描述。"Creutzfeldt 星形细胞"是指具有多个小核

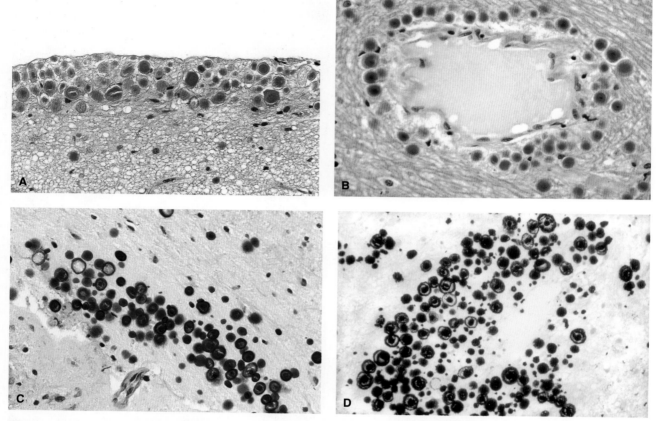

图 9.33 淀粉样小体。为嗜碱性层状葡聚糖体，随年龄增长而在星形细胞内聚集增多，在软脑膜下（A）和血管周围（B）最为明显。与真菌酵母相一样，淀粉样小体对真菌染色呈强阳性着色，如 PAS- 真菌染色（C）和六胺银染色（D）

（"微核"）的反应性星形细胞，可见于许多反应状态，在脱髓鞘病变中尤为典型（图 9.34）。在伴发高氨血症的多种肝病所导致的 CNS 损伤中，可见到一种特殊类型的反应性星形细胞，其反应性改变仅发生于细胞核，表现为核肿胀伴核膜扭曲、染色质透明，可见 1~2 个显著的核仁（图 9.35），这种细胞被称为阿尔茨海默型星形细胞 II 型，没有明显（或甚至只有微量）的细胞质，在常规 HE 染色切片中与其他类型的反应性星形细胞形成鲜明对比。阿尔茨海默型星形细胞 II 型可出现于整个神经轴，但在某些部位，特别是苍白球处最为明显。阿尔茨海默型星形细胞 I 型与 II 型的差别在于：I 型有丰富的嗜酸性细胞质（图 9.35），仅见于部分 Wilson 病（肝豆状核变性）患者。这 2 种类型的反应性星形细胞是以 Alois Alzheimer 的名字来命名的，与同样以之命名的阿尔茨海默病没有关系。

进行性多灶性白质脑病（PML）中所见到的反

应性星形细胞是最惊人的类型，表现为标本中出现令人担忧的散在的核深染和多形性星形细胞，这种情况并不罕见，即使是经验最丰富的观察者也会因此而感

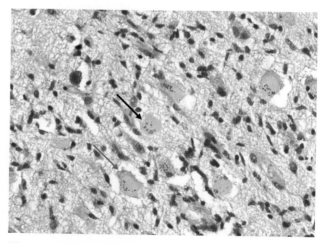

图 9.34 脱髓鞘病变中的颗粒状有丝分裂（红色箭头所示）和 Creutzfeldt 星形细胞（黑色箭头所示）。这些形态独特的反应性星形细胞虽然可见于多种病理状态（如本图所示），但对于脱髓鞘病变最具特征性

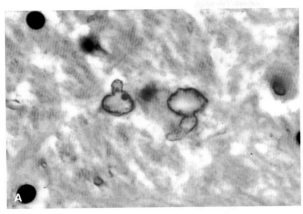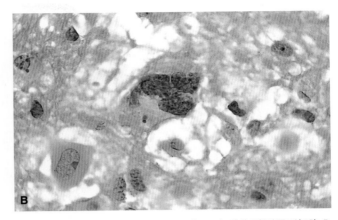

图 9.35　高氨血症中的阿尔茨海默型星形细胞：与高氨血症相关的反应性星形细胞有 2 种类型，分别是阿尔茨海默型星形细胞Ⅰ型和Ⅱ型，由 Alois Alzheimer 描述，并以其名字命名，但与阿尔茨海默病没有任何关系。阿尔茨海默型星形细胞Ⅱ型最常见（ A ），典型特征包括细胞核膨大、苍白、核形不规则、有 1 个或多个小核仁，无可见细胞质，这与其他类型的反应性星形细胞形成鲜明对比。阿尔茨海默型星形细胞Ⅱ型常见于各种导致血氨升高的疾病。相比之下，阿尔茨海默型星形细胞Ⅰ型（ B ）较大，有不规则分叶状核或多个核，有清晰可见的嗜酸性细胞质，除 Wilson 病（肝豆状核变性）外，不会在大多数导致血氨升高的疾病中被观察到

到紧张（图 9.36 ）。血管周围的透明空隙是一种自溶所致的人为假象（图 9.37 ）。超微结构观察，这些透明空隙是血管周围星形细胞显著肿胀的足突。星形胶质细胞的这种吸水现象可作为一种自溶性改变而见于绝大多数尸检标本中，因此，当此改变极其显著时，它就成为临死前缺氧或缺血性损伤的标志。

3.4　少突胶质细胞

少突（少分支的）胶质细胞体积小，参与髓鞘的

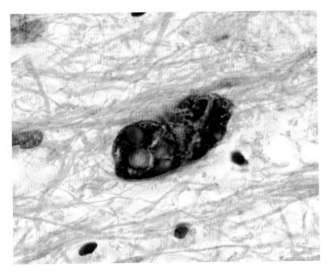

图 9.36　进行性多灶性白质脑病中的反应性星形细胞。反应性星形细胞的非典型形态有时会成为进行性多灶性白质脑病活检中最惊人的发现，有时会被经验不足的观察者误认为肿瘤

形成和维持，还具有保护神经元胞体的功能（卫星现象），目前对后一功能的了解还很少。在白质内，少突胶质细胞必然定向至纤维通路，偶尔在一个巧合的切面上显现，此时可见这些细胞呈束状分布（图 9.38 ）。灰质内的少突胶质细胞表现为紧贴大神经元细胞膜的 2 ~ 3 个小而深染的核（图 9.39 ）。在浸润性胶质瘤标本中，这些正常少突胶质细胞的卫星现象必须与浸润性肿瘤细胞相鉴别，后者也可分布于紧邻神经元的区域。星形细胞瘤和少突胶质细胞瘤都会出现这样的卫星现象，但后者更突出。一般来说，与正常皮质内的少突胶质细胞相比，出现卫星现象的肿瘤细胞的细胞核更大、多形性更明显、更粗糙。

由于细胞质肿胀和空泡化，灰质和白质内的正常少突胶质细胞可见核周空晕（所谓的"煎蛋现象"），因而易于识别（图 9.40A ）。这类似于血管周星形细胞的足突肿胀和空泡化。在少突胶质细胞肿瘤（如少突胶质细胞瘤）中，核周空晕是众所周知的具有诊断价值的特征（图 9.40B ）。少突胶质细胞及其肿瘤性细胞均强阳性表达 S-100 蛋白（图 9.32C ）和 Olig2 转录因子。

3.5　室管膜

室管膜为立方至柱状上皮，衬覆于 CNS 脑室系统（图 9.41 ），覆盖脉络膜的部分发生局部特化（图 9.53 ）。室管膜的纤毛特性在儿童中容易观察到，但

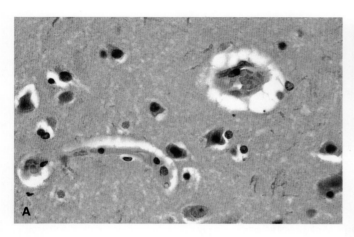

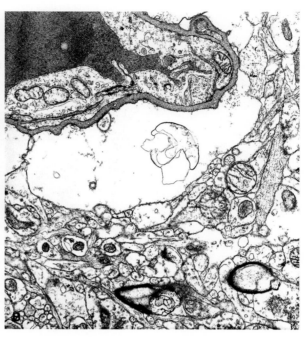

图 9.37　自溶导致的血管周围星形细胞足突肿胀。这是一种常见的常规组织处理所导致的假象，光镜下表现为血管周围的神经毡出现透明空隙（A），超微结构观察，证实为星形细胞足突肿胀（B）

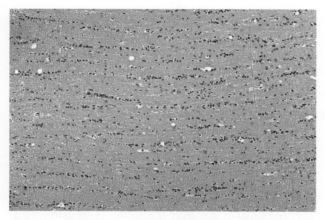

图 9.38　少突胶质细胞：白质束（胼胝体）的纵切面。少突胶质细胞在有髓轴突束间成排分布，即使在低倍镜下观察，也容易看到

在之后逐渐变得不明显。脑室膜细胞（tanycyte，即伸长细胞）为特化的室管膜细胞，其近腔侧突起拉长，到达室管膜下血管系统。因此，这些细胞为 CNS 的脑室、血管和脑实质之间提供了物理连接。在构成许多室周器的覆盖部分的室管膜中，脑室膜细胞数量最多（见后文）。高尔基染色对这些细胞显示最清。

　　在发育过程中，侧脑室角顶部的室管膜面常融合，形成索状分布的室管膜细胞巢和室管膜菊形团。这在枕叶后角的远端部分尤其典型（图 9.42）。这些区域的白质看起来苍白，与缺血性损伤引起的稀疏区相似。在整个神经轴任何部位的脑室内衬上皮下方，均可以看见与上皮不相连的室管膜菊形团。

　　内衬于室管膜的脊髓中央管在儿童时期是开放的（图 9.43），一般在青春期左右关闭，除非发生梗阻性脑积水。在这种情况下，中央管可保持开放，甚至扩张（脊髓积水）。正常成人脊髓内的室管膜细胞已完成其作为增殖上皮的作用，仅以散在的细胞簇和菊形团形式存在（图 9.43B）。在成人的脊髓切片中，偶可见到局部开放的中央管。

　　室管膜主要的损伤反应是缺失，由此造成的局部室管膜剥脱常伴有局部室管膜下胶质细胞的增生。这种非特异性反应称为颗粒性室管膜炎（图 9.41C、D），可由多种多样的病因引起，包括病毒感染和脑积水。尸检标本中经常见到非常局限的颗粒性室管膜炎，这样的改变不具有诊断意义。在脑室系统的许多部位，正常室管膜常形成的褶皱，称为皱襞（图 9.41B），不要将其与颗粒性室管膜炎相混淆。

3.6　小胶质细胞和单核 - 巨噬细胞系统

3.6.1　正常显微解剖学

小胶质细胞广泛分布于正常脑组织中，核小而狭长，深染。在 HE 染色切片中，小胶质细胞小而不明显，以致很少被注意到（图 9.44A）。小胶质细胞必须与内皮细胞的切向切面或正切面相鉴别，虽然后者要相对大而饱满，但也呈相似的狭长外观。一些特殊

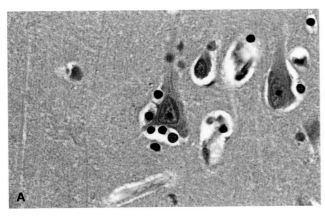

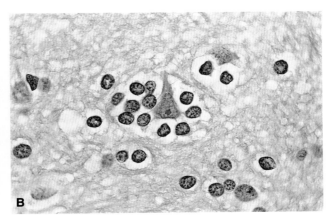

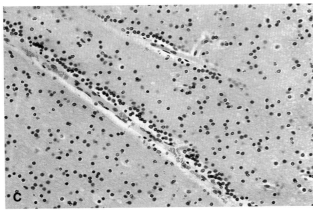

图 9.39　神经元周围的卫星现象。A. 正常的神经元周围胶质细
胞主要是少突胶质细胞，偶可见星形细胞和小胶质细
胞。B. 这种正常少突胶质细胞的亲神经元核周现象，
在少突胶质细胞瘤中也可见到，形成"肿瘤性卫星现
象"。C. 非肿瘤性少突胶质细胞增生可见于一些长期
癫痫患者

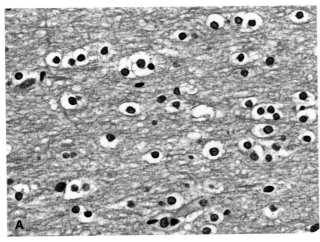

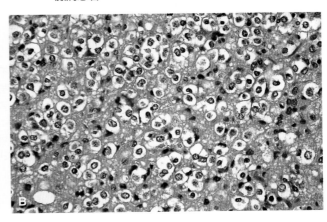

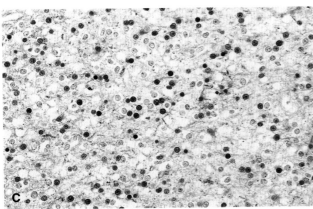

图 9.40　少突胶质细胞。在许多标本中，少突胶质细胞显示特
征性的核周空晕（A）。这种"煎蛋现象"是缺氧、
缺血或延迟固定的结果，此现象也见于少突胶质细胞
瘤，是一个有效的诊断特征（B）。正常和肿瘤性少突
胶质细胞均强阳性表达 S-100 蛋白（C）

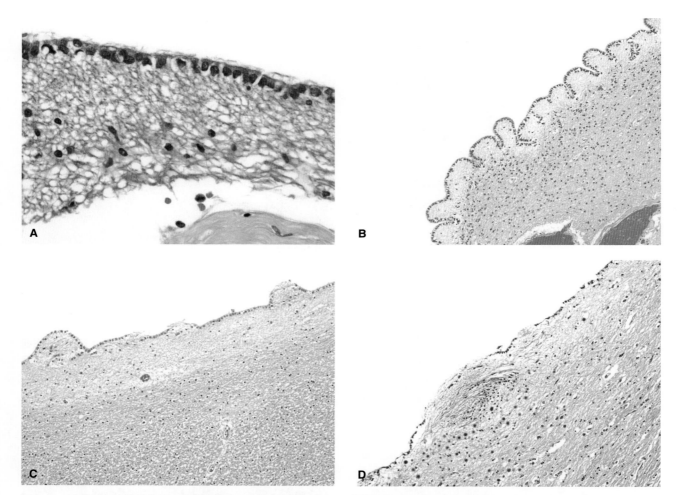

图 9.41 室管膜和室管膜下板。室管膜是脑室系统的内衬上皮，不同区域之间表现不同，从粗壮的纤毛柱状上皮（A）至近似鳞样的扁平立方上皮。依据解剖部位的不同，纤毛的相对丰富程度和室管膜的高度也不同，且均随年龄增长而降低。室管膜下板是紧邻室管膜下方的少细胞性原纤维带，其内的胶质细胞单个散在或小簇状分布，室管膜损伤后，这些细胞发生增生反应，称为颗粒性室管膜炎（C，D）。颗粒性室管膜炎表现为局灶性室管膜剥脱，室管膜下胶质细胞变为梭形，并形成外生性增生物（C，D）。尽管名字中暗含炎性病因，但这种常见改变可由不同疾病引起，从脑积水到病毒感染均可引起这种改变。正常的室管膜褶皱（B），称为皱襞，不应与颗粒性室管膜炎相混淆。室管膜下瘤起源于室管膜和室管膜下板的胶质细胞

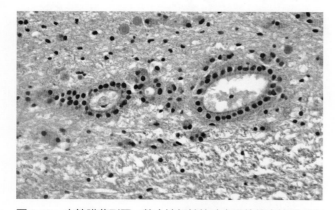

图 9.42 室管膜菊形团。整个神经轴的脑室系统的室管膜下方均可见到成簇的室管膜菊形团。最常见于在发育过程中相对脑室表面发生融合的区域，例如侧脑室角顶端，尤其是枕叶后角（本图），以及第四脑室的外侧角。偶见于手术标本中，不要误认为是疾病的证据

的染色技术有助于显示和观察小胶质细胞的树枝状突起，如经典的碳酸银法、预测性更好的外源性凝集素组织化学法（图 9.44B），免疫组织化学标记物可采用如 HAM-56，CD68 等。通过这些技术，可以发现小胶质细胞弥漫分布于整个 CNS 脑实质内。

3.6.2 损伤反应

健康的神经组织中，小胶质细胞相对不活跃，也不显著，但发生脑实质损伤后，其活性增强。脑实质损伤时小胶质细胞的反应有两种形式：小胶质结节和弥漫性小胶质细胞增生。小胶质结节又称小胶质瘢痕，公认由星形细胞和小胶质细胞构成，常见于病毒或立克次体感染（图 9.45A）。其内的小胶质细胞有

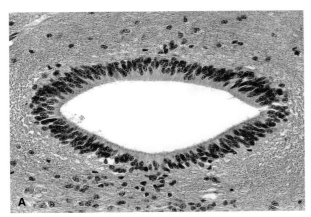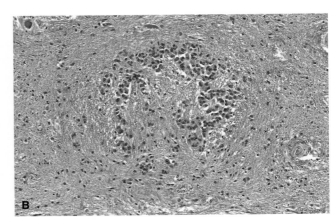

图 9.43　脊髓中央管。A. 儿童的中央管开放，内衬纤毛柱状室管膜上皮，在年轻个体中也可能见到。B. 成人的中央管几乎均闭塞，仅残留小的室管膜细胞巢，偶可见菊形团结构

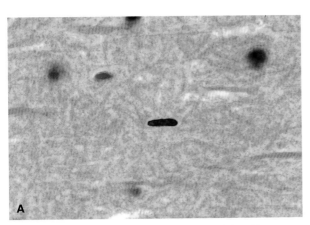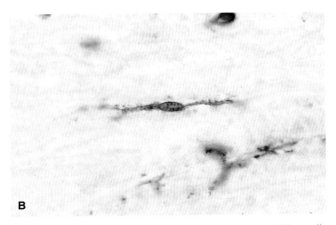

图 9.44　小胶质细胞。A. 小胶质细胞为 CNS 脑实质内的正常固有细胞，不明显，常规 HE 染色时的特征性表现为杆状核，可作为识别依据。B. 小胶质细胞的树突常为双极，凝集素染色有助于显示

着细长的外形，称为杆细胞。肌萎缩侧索硬化中退变的神经元周围也可见到这种形式的胶质结节。弥漫性小胶质细胞增生也同样具有特征性，其内的小胶质细胞的杆状核非常多，以致非常容易被识别（图 9.45B）。对于整个小胶质细胞增生灶的识别，最好的方法是免疫组织化学检测 CD68、CD163 或 HAM-56 等标记物（图 9.45C）。

　　无论何种机制引起的神经组织破坏，通常都会引起巨噬细胞应答以清除坏死碎片（图 9.46A）。这些"清道夫"细胞的来源包括局部组织中活化的小胶质细胞，以及血中渗出的单核细胞。有证据表明，募集而来的单核细胞在梗死等重大损伤中发挥重要作用，但对于较小的损伤而言，局部的小胶质细胞足以满足清除需要。

　　巨噬细胞是一种增殖细胞（图 9.46A、B），因此，在一些诱发巨噬细胞应答的疾病中，例如梗死和脱髓鞘病变，有可能出现核分裂象，不应误判为肿瘤性病变。这些标本中的细胞成分很多是巨噬细胞，由于标本的保存和固定状态不同，有时可能不容易识别。例如，一些标本中巨噬细胞的细胞质透明，类似于少突胶质细胞，同时细胞量丰富，因此会被疑为浸润性胶质瘤。在这种情况下，可使用一些抗体来识别巨噬细胞成分，如 KP-1、CD163 和 HAM-56 等（图 9.46C、D）。

4　中枢神经系统的特化器官

4.1　松果体

在 CNS 中，松果体的组织学形态独特，呈显著

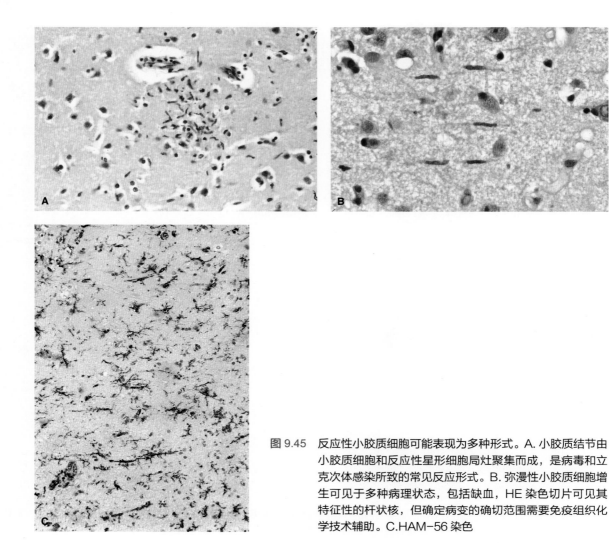

图 9.45 反应性小胶质细胞可能表现为多种形式。A. 小胶质结节由小胶质细胞和反应性星形细胞局灶聚集而成，是病毒和立克次体感染所致的常见反应形式。B. 弥漫性小胶质细胞增生可见于多种病理状态，包括缺血，HE 染色切片可见其特征性的杆状核，但确定病变的确切范围需要免疫组织化学技术辅助。C.HAM-56 染色

的分叶状结构（图 9.47，图 9.48）。其腺性表现有可能被粗心的医师误诊为癌，此外，在小的手术标本中很难区分正常的松果体和高分化的松果体细胞瘤。

青春期后松果体中一般会出现脑沙（大脑沙或"松果体石"），这是一种矿化结石，在 CT 和 MRI 时代之前，脑沙的影像学表现为高密度影，这使正常的松果体中线部分成为有用的影像学标志（图 9.47）。脑沙随着年龄增长而增多，伴有逐渐发生的胶质增生和囊性变，在人生的前几十年里，松果体丰富的腺样表现逐渐消失。松果体囊肿偶见，可发生于松果体的任意部位，囊壁为致密的胶质瘢痕，其间散在分布Rosenthal 纤维（图 9.48C）。包绕松果体的软脑膜内含有蛛网膜细胞巢，偶尔会发生松果体区脑膜瘤（图9.47）。松果体细胞强阳性表达 Syn（图 9.49A）。大

多数松果体实质肿瘤仍然保留此免疫表型。除了松果体细胞，松果体的固有细胞还包括星形细胞，其分布可通过 GFAP 免疫染色显示（图 9.49B）。

4.2　正中隆起和漏斗

正中隆起、漏斗和神经垂体的星座样形态学特征十分独特，这反映出它们特化的神经内分泌功能。其周围有丰富的梭形细胞的间质（图 9.50A）、称为垂体门脉前毛细血管网的结节状毛细血管缠结（图9.50B）、称作赫林体的球形颗粒小体（催产素和升压素的储存部位）（图 9.50C，表 9.1）和含有脂褐素样棕色色素的散在细胞（图 9.50D）。这种组合结构非常类似于毛细胞型星形细胞瘤。另一偶然发现，尤其是在漏斗部，存在小簇状颗粒细胞，称为颗粒细胞

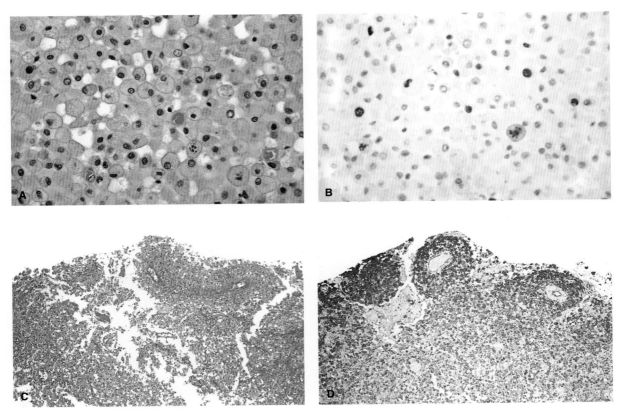

图 9.46　巨噬细胞。与神经系统其他细胞的鉴别点在于，巨噬细胞边界清楚，细胞质空泡状（A）。这种细胞以前有很多名称，包括格子细胞（Gitter 细胞）和混合性颗粒小体。巨噬细胞是有丝分裂活跃的细胞，作为对 CNS 损伤应答而出现的巨噬细胞群容易对增殖标记着色，例如 MIB-1 单克隆抗体（B）。因此，在可诱发巨噬细胞应答的各种非肿瘤性疾病（包括梗死和脱髓鞘病）标本中，可以见到核分裂象。在富含细胞的活检样本（C）中，可通过一系列抗体，如 HAM-56、CD68、CD163 等，鉴别巨噬细胞与其他细胞成分（D）

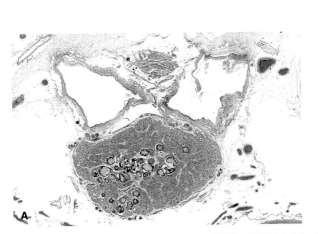

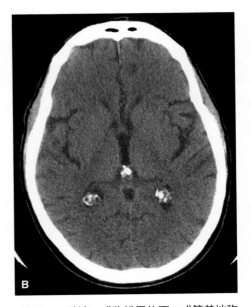

图 9.47　松果体。松果体及其周围组织的横断全切片（A），可见典型的矿化结石，即脑沙，或称松果体石，或简单地称为大脑沙。松果体的上方是成对的大脑内静脉，两者之间是第三脑室的松果体上隐窝，内衬室管膜，且通常含有一簇脉络丛。容纳上述结构的疏松结缔组织（冗余的软脑膜）称为中间帆。松果体的钙化随着年龄增长而增加，因此，在当代高分辨率的神经影像学检查出现之前，被作为有用的影像学中线标志（B）。在这个正常成人大脑的 X 线片中，双侧侧脑室前房内还可见到明显的脉络丛钙化（脉络膜球；图 9.53）

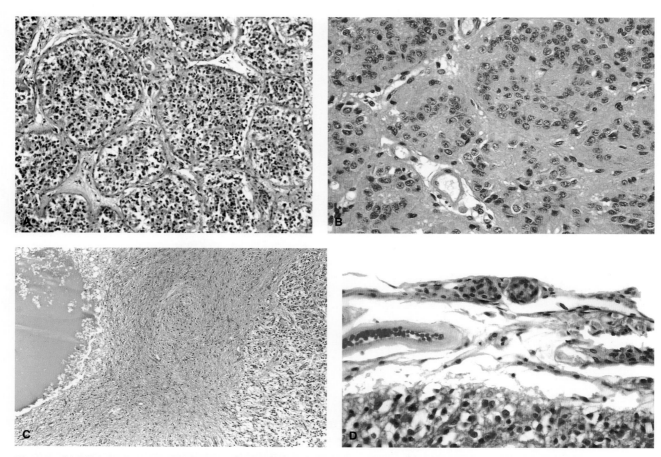

图 9.48 松果体组织学。松果体含有丰富的腺体结构，完全不同于 CNS 的其他区域。其显著特征包括有结缔组织间隔的明显的小叶结构（A）和松果体细胞菊形团（B）。后者提示松果体有明显的神经分泌特征。另两种值得注意的组织学特征为：松果体囊肿，偶见，可发生于松果体的任何部位，其囊壁（C）常存在星形细胞增生和散在分布的 Rosenthal 纤维；中间帆内陷部分的蛛网膜细胞巢（D），此区偶见的脑膜瘤即起源于此

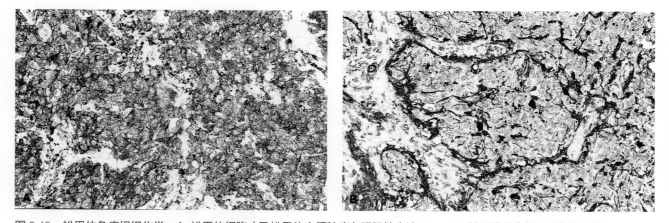

图 9.49 松果体免疫组织化学。A. 松果体细胞（及松果体实质肿瘤）强阳性表达 Syn。B. 松果体固有的星形细胞表达 GFAP

微小瘤（图 9.50E）。来自神经垂体的细胞表达甲状腺转录因子 1（TTF-1）。该蛋白在腺垂体细胞中不表达，因此是一个用于鉴别源自神经垂体的肿瘤的指标，如垂体瘤、梭形细胞嗜酸细胞瘤和颗粒细胞瘤。

4.3 嗅球和嗅束

嗅器的颅内部分（嗅球和嗅束）有着非常独特的组织学表现。熟悉这些结构不仅对神经病理学家有帮助，由于这些部位也可作为鼻和副鼻窦部区域性浸润

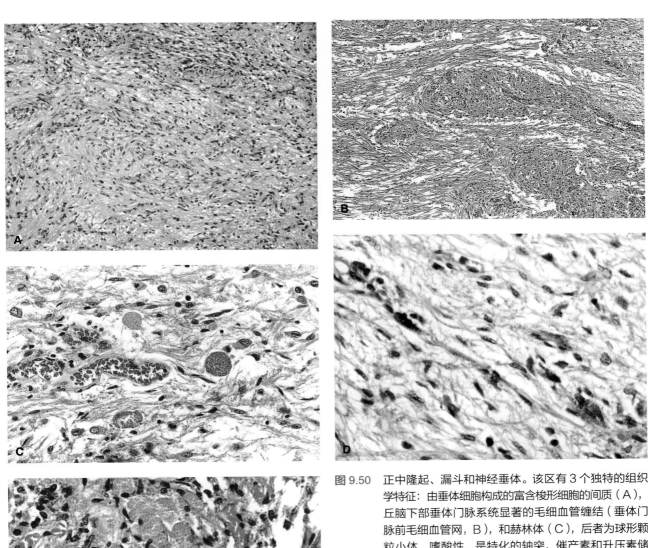

图 9.50　正中隆起、漏斗和神经垂体。该区有 3 个独特的组织学特征：由垂体细胞构成的富含梭形细胞的间质（A），丘脑下部垂体门脉系统显著的毛细血管缠结（垂体门脉前毛细血管网，B），和赫林体（C），后者为球形颗粒小体，嗜酸性，是特化的轴突，催产素和升压素储存于此。这种由富含梭形细胞的间质、血管缠结和颗粒小体构成的组合结构，非常类似于毛细胞型星形细胞瘤。脂褐素样色素的存在同样具有特征性（D）。偶可见到小簇状分布的颗粒细胞（颗粒细胞微小瘤），尤其是在漏斗部位（E）。有时颗粒细胞足够多而压迫漏斗部，临床表现为血清催乳素水平轻微升高（垂体柄效应）。来自神经垂体的细胞表达甲状腺转录因子 1（TTF-1），这是一种用于鉴定源自该部位肿瘤的有用标记物。相反，来自腺垂体的细胞不表达 TTF-1

性病变外科治疗的一部分，一些普通外科病理学家可能遇到，因而对他们也有帮助，在后一情况下，可能需要外科病理学家对筛板以上切除的标本进行术中冰冻切片评估。因此，具备识别正常嗅球组织学的能力十分重要。嗅球为层状结构（图 9.51）。其外层由传入嗅神经束与独特的球状无核区（即神经纤维球）混合构成，后者是嗅神经网络与嗅球固有神经元树突间突触连接的特化区域。僧帽细胞是一种大的神经元，之所以如此命名是因为其核周体形状形似僧帽，其胞体深达神经纤维球所在层（图 9.51）。最深层为厚的颗粒细胞神经元层，其胞体大小与小脑和海马齿状回中的神经元相当。嗅束（有时被误称为嗅神经）从嗅球向后延伸，横切面为三角形。成人的嗅束内含丰富的淀粉样小体（图 9.52）。

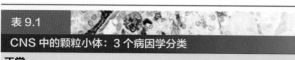

表 9.1		
CNS 中的颗粒小体: 3 个病因学分类		
正常 神经垂体的赫林体		
反应性 与血管畸形相邻的颗粒小体, 与铁沉积相关的状态		
肿瘤性 纤维性星形细胞瘤 多形性黄色星形细胞瘤 神经节神经胶质瘤		

4.4　脉络丛

　　脉络丛是 CNS 的一个特化器官, 负责产生脑脊液。脉络丛分布于侧脑室的体部、前房和下角, Monro 室间孔, 第三脑室顶, 以及第四脑室顶和侧隐窝。侧脑室的前叶和后角及 Sylvius 导水管 (中脑导水管) 没有脉络丛。脉络丛在侧脑室的前房处最明显 (图 9.53), 在此形成显著的双侧丛状结构 (脉络球)。在这些葡萄状结构中, 常偶然发现囊性黄色瘤样病变。脉络丛也属于小脑脑桥角 (CPA) 池的蛛网膜下腔的正常结构, 它从第四脑室的侧隐窝发出, 穿过 Luschka 孔到此 (图 9.53)。Luschka 孔成对, 侧向开口进入位于腹侧基底部的小脑脑桥角池, 这可与单一的 Magendie 孔 (正中) 相鉴别, 后者从背侧中线处开口进入小脑延髓池。

　　显微镜下, 脉络丛为内陷的叶片状结构, 由富含血管的软脑膜及其被覆的室管膜构成, 后者特化为高分泌性上皮 (图 9.54)。与相邻的室管膜细胞相比, 这些细胞更大, 更接近卵圆形 (图 9.41)。脉络

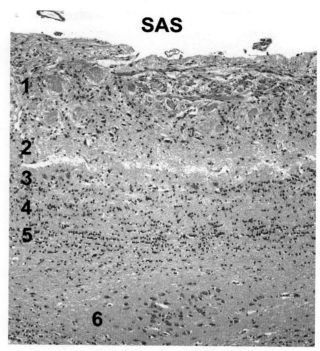

图 9.51　嗅球。嗅球表现为非常独特的层状结构。最浅层称为小球层 (1), 被软脑膜和蛛网膜下腔 (SAS) 覆盖。小球层结构独特, 由梭形的嗅神经束与球形少细胞的突触区混合构成, 后者称为神经纤维球。更深层包括外丛状层 (2)、僧帽细胞层 (3)、内丛状层 (4) 和颗粒细胞层 (5), 再深一层是嗅前核 (6)。外科病理学家熟悉嗅球的组织学是必要的, 因为在对可能侵袭筛板和上覆嗅球的上鼻腔肿瘤行切除手术时, 其结构在冰冻切片中很常见

丛内除胶原和血管外, 还常见小巢状脑膜上皮 (蛛网膜) 细胞, 这些细胞的旋涡状结构常形成砂粒体 (图 9.54C)。随年龄增长, 脉络丛的整个结缔组织内常出现非特异性矿物盐沉积, 此即脉络丛放射密度的主要因素。另外一个没有特定病理学意义的老化相关变化

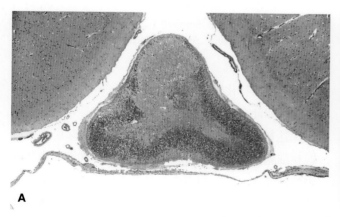

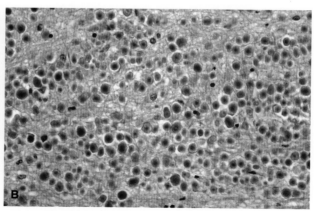

图 9.52　嗅束。嗅束含有髓神经纤维束, 横切面大致呈三角形 (A)。成人嗅束的一个常见而显著的特征是含有大量淀粉样小体 (B)

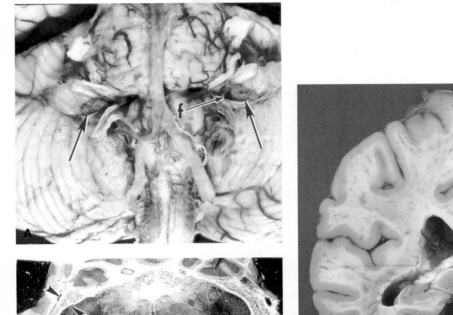

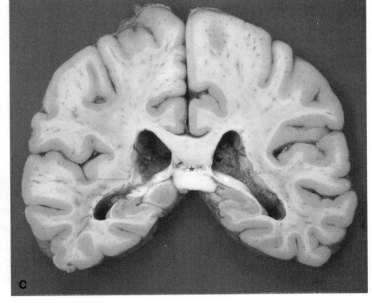

图 9.53　脉络丛。脉络丛产生脑脊液，分布于侧脑室、Monro 室间孔、第三脑室顶及第四脑室顶。A. 在小脑脑桥角的脑干底侧面，正常情况下可见到小丛脉络丛（箭头所示），从 Luschka 侧孔（f）突出，可据此定位。下方延髓的尘样变色区与软脑膜黑色素细胞有关（图 9.64）。B. 第四脑室侧隐窝所衬覆的袖套状室管膜，与突出的脉络丛一起，在旧的文献中称为 "Bochdalek 花篮" 或 "cornucopia（哺乳宙斯神之羊的角）"，在尸检的脑干切片中，常见部分室管膜套附在延髓外侧，应该被视为正常现象。C. 最大的一丛称为脉络球，位于侧脑室前房

是脉络丛上皮细胞的细胞质空泡化。

4.5　室周器

　　室周器包括一组不同的 CNS 特化中心，它们共有如下 2 种形态学特征：位于脑室周围，其血管结构缺乏脑和脊髓其余部分所特有的血 – 脑屏障。室周器共有 6 种，它们分别是：松果体、穹隆下器、器官血管终板、后膜区、连合下器、正中隆起 – 漏斗 – 神经垂体（图 9.55，图 9.56）。除连合下器以外，其余室周器在成年时都已完全发育成熟（图 9.56）。连合下器位于后连合的腹侧面，紧邻松果体的尾侧，大多数脊椎动物有非常明显的连合下器（图 9.56B），人类的连合下器尽管在出生前已逐渐退化，但可能存在退化残余（图 9.56C）。

5　外周神经系统的硬脑膜内部分

　　外周神经系统的主要硬脑膜内部分是脑神经和脊神经，以及血管外膜内小的自主神经纤维。除第Ⅷ对脑神经外，其余脑神经从 CNS 向外周神经系统的转换均发生于软脑膜表面 2mm 以内的区域。第Ⅷ对脑神经的 CNS 部分沿神经伸出 1cm 或到达内耳道附近，在此，位于内侧的 CNS 段转换为由听觉感受器和平衡感受器发出的位于外侧的外周神经段（图 9.57）。CNS 的髓鞘由少突胶质细胞形成，而外周神经系统的髓鞘则由施万细胞形成。外周神经含有间质胶原和施万细胞狭长的核，因而可以识别。硬脑膜内还偶可见到另外两种令人感兴趣的外周神经系统成分。第一种就是所谓的微神经瘤，通常出现在脊髓

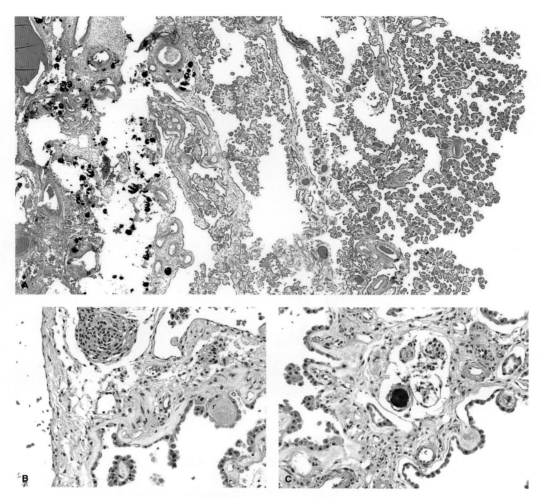

图 9.54 脉络丛的组织学。脉络丛被覆单层立方上皮（特化的室管膜）（A），成人的脉络丛上皮细胞均可见单个显著的上皮细胞质空泡化。正常脉络丛的另一个老化相关性改变是钙化，有 2 种表现形式：胶原性间质内的非特异性钙盐沉积（A，左侧）和砂粒体（C）。后者起源于脑膜上皮细胞巢（B），通常存在于脉络丛，这是由于其胚胎学起源为软脑膜

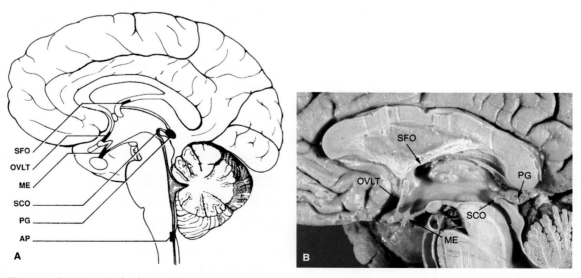

图 9.55 室周器示意（A）和尸检大脑的正中矢状切片（B）。室周器位于中线或中线旁，靠近脑室系统，无血 - 脑屏障。连合下器见于发育中的胎儿，在成人中退化。SFO—穹隆下器；OVLT—器官血管终板；ME—正中隆起和漏斗；SCO—连合下器；PG—松果体；AP—最后区

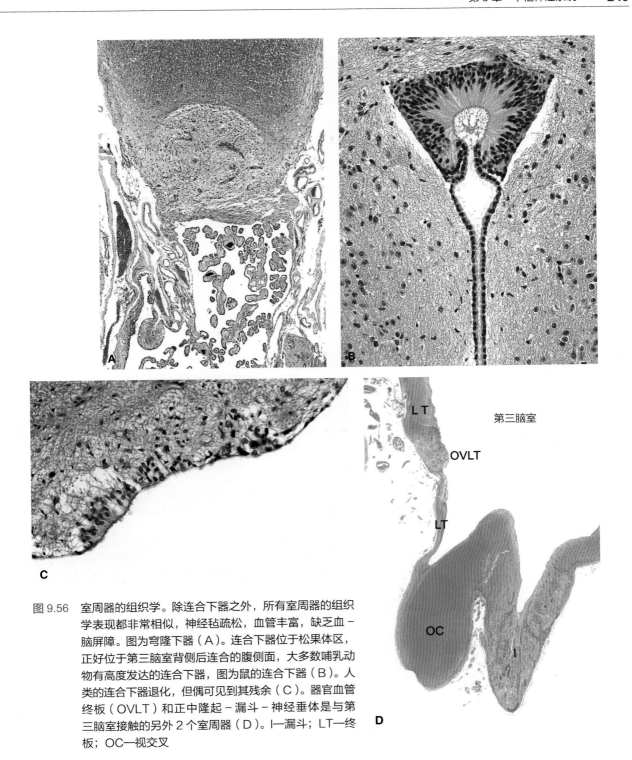

图 9.56 室周器的组织学。除连合下器之外，所有室周器的组织学表现都非常相似，神经毡疏松，血管丰富，缺乏血 - 脑屏障。图为穹隆下器（A）。连合下器位于松果体区，正好位于第三脑室背侧后连合的腹侧面，大多数哺乳动物有高度发达的连合下器，图为鼠的连合下器（B）。人类的连合下器退化，但偶可见到其残余（C）。器官血管终板（OVLT）和正中隆起 - 漏斗 - 神经垂体是与第三脑室接触的另外 2 个室周器（D）。I—漏斗；LT—终板；OC—视交叉

实质，偶可见于延髓（图 9.58）。微神经瘤由缠结的无髓轴突构成，推测其可能是外周神经根损伤的继发性改变，再生的轴突随穿通性脊髓动脉或延髓动脉进入沿 Virchow-Robin 间隙脑血管周围间隙分布的 CNS 实质内，逐渐变得狭窄的血管周围间隙最终阻碍了再生轴突的继续前进，从而形成了所观察到的微神经瘤。第二种是无髓鞘的神经末梢［亦称终神经、脑神经 0（CNO）和脑神经 T］，走行于额叶眶面直回所被覆的蛛网膜下腔内（图 9.59）。一般由多个小的吻合束构成，但一些标本中表现为非常明显的单个神经干。罕见情况下，这些神经束内还可见到节细胞。

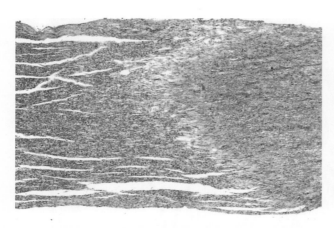

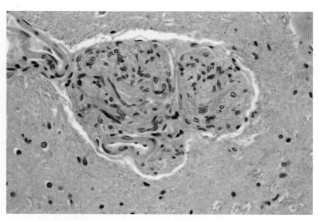

图 9.57 髓鞘从中枢到外周神经系统的过渡区。第Ⅷ对脑神经（前庭蜗神经）的这种转变发生在内耳道附近。这种转变区域也称为 "Obersteiner-Redlich 区（ORZ）"

图 9.58 微神经瘤。为由无髓轴突缠结而成的球状结构，最常见于脊髓实质，其次为延髓，常于无特殊改变的标本中偶然发现

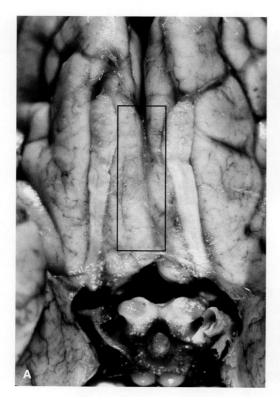

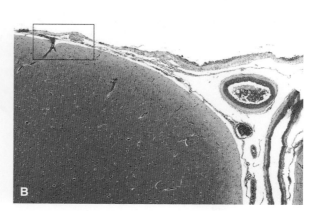

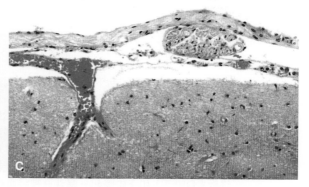

图 9.59 无髓鞘的神经末梢。又称终神经、脑神经 0（CN0），在人类中表现为丛状小的外周神经束，见于被覆直回的蛛网膜下腔内，直回位于嗅球和嗅束之间（A）。在取自直回且包含被覆软膜的组织学切片中（B），常可见终神经的横断面（C）。脑神经 0 的小外周神经束是额叶下神经鞘瘤的可能来源

6 脑膜

6.1 硬脑膜

硬脑膜由 2 层牢固而质韧的纤维结缔组织层构成

（图 9.60）。外层发挥颅骨骨膜的功能，内层通过弱的细胞间连接与蛛网膜相连，局部形成 4 个划分颅腔的硬脑膜重复：大脑镰、小脑镰、小脑幕和鞍膈。硬脑膜静脉窦位于两层硬脑膜之间（图 9.60B）。内层硬脑膜有回流静脉和蛛网膜绒毛穿过。脑脊液通过蛛网

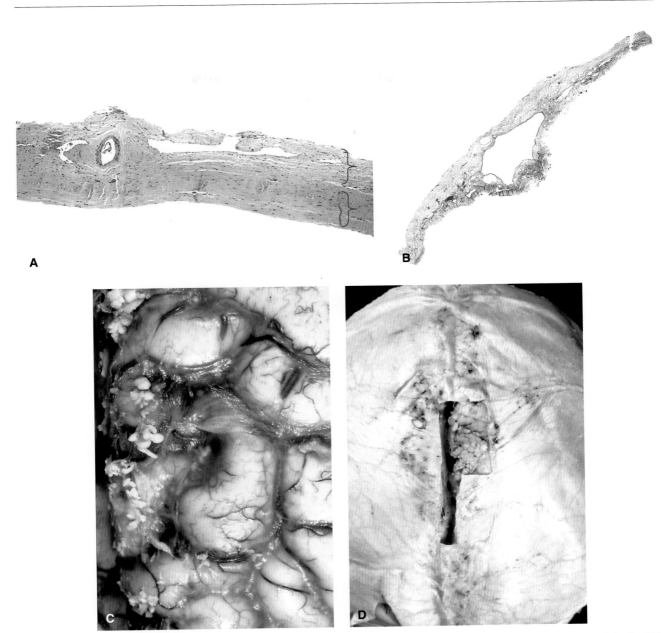

图 9.60 硬脑膜由 2 层退变的纤维结缔组织层（A）形成。两层分离以容纳硬脑膜静脉窦（B）。蛛网膜绒毛（颗粒）（C）是蛛网膜囊的特化结构，它可将脑脊液运至蛛网膜下腔静脉，因此其主要分布在硬脑膜静脉窦附近。这些绒毛在上矢状窦（D）和横窦中最显著。如图所示，随着年龄增长，它们会发生胶原性肥大，此时称为蛛网膜颗粒。这些膨大的绒毛会挤压颅骨内板，形成小的凹陷，称为蛛网膜颗粒小凹或颗粒小凹。蛛网膜的任何部位均可见到脑膜上皮细胞巢，但在蛛网膜颗粒的顶端区域（在此处改称蛛网膜帽细胞；E），以及覆盖眶额皮质的蛛网膜处最为明显。正常的脑膜细胞天生倾向于形成旋涡和砂粒体，其所发生的肿瘤（脑膜瘤）也通常保留这 2 个特征。蛛网膜的脑膜细胞，包括帽细胞，都发挥上皮细胞的功能，因此均有细长交织的细胞突起（F），这些突起由大量桥粒（G）紧密连接在一起，这些细胞强阳性表达 EMA（H）。就像形成旋涡和砂粒体的趋势一样，这些上皮细胞表型特征被瘤变的脑膜细胞保留下来，并作为绝大多数脑膜瘤的有用诊断特征，另外，脑膜瘤还表现出非常广泛的光镜形态学特征

膜绒毛回流入静脉循环。蛛网膜绒毛在大脑半球的上旁矢状突的上方非常明显，并由此伸入上矢状窦（图 9.60）。蛛网膜绒毛也出现于其他所有的主要静脉窦内。常见沿小脑半球后缘分布的蛛网膜绒毛，与窦汇和横静脉窦相关。脊柱内也可见到小的蛛网膜绒毛。

超微结构观察，蛛网膜颗粒有细长交错的细胞突起，彼此间通过桥粒连接，免疫组织化学方法证实其强阳性表达 EMA（图 9.60），这些均表明蛛网膜颗粒具有上皮性质。脑膜瘤同样具有这些特征。随着年龄的增长，胶原沉积使蛛网膜绒毛膨大，此时称为蛛

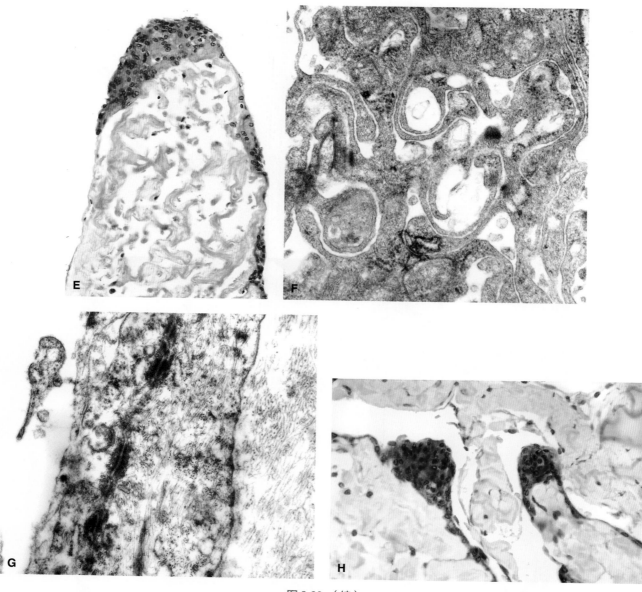

图 9.60 （续）

网膜颗粒（图 9.60）。这些大颗粒通过对上矢状窦的顶部及其外侧隐窝的挤压，在颅骨内板上形成小的凹陷，这些凹陷称为颗粒小凹或蛛网膜颗粒小凹。硬脑膜常常随着年龄增长而发生非特异性钙化，特别是与上矢状窦相关的大脑镰和矢状窦硬脑膜。慢性肾衰竭时也可能发现钙化。有时会意外发现局灶性骨化。

6.2　软脑膜（软膜－蛛网膜）

蛛网膜为紧邻硬脑膜下连续的薄层组织。现已公认，在描述性和实验性超微结构观察的基础上，人体内的硬脑膜和蛛网膜是物理上相互延续的组织，稀疏

但明确的细胞间连接将这 2 种在发育过程中相互分离的组织连接在一起。因此，硬脑膜下腔与脑淋巴管、神经网络的合胞体假说均在神经肌肉学中占据应有地位。已有人提出将硬脑膜下腔从解剖学名词的标准命名中删除。毫无争议的是，硬脑膜和蛛网膜之间的界面构成一个薄弱连接或通路，此处对于有破坏脑膜倾向的病变的抵抗力最低。那些沿用已久的术语如硬脑膜下血肿被很快摒弃的可能性似乎不大。

软脑脊膜和蛛网膜通常被看作是被覆脑和脊髓的单层纤细结构（软蛛网膜或软脑膜）。蛛网膜通过称为蛛网膜小梁的纤细丝状结构与软脑脊膜相连（图

9.61A）。年轻人的蛛网膜呈透明晶体状，随年龄增长而逐渐增厚，这种改变的程度差异很大。一些个体的蛛网膜增厚非常明显，以致使人怀疑其是否为病理性改变，脑膜炎和脑膜癌病是 2 个常规要考虑的疾病。正常的年龄相关性蛛网膜增厚通常在背侧矢状旁的大脑凸面附近最为明显。显微镜下，这是致密胶原束沉积的结果（图 9.61B），类似于蛛网膜绒毛的胶原性肥大，后者在同一区域也最为明显。局灶性蛛网膜细胞巢（也称脑膜上皮细胞巢）可见于整个蛛网膜，但在蛛网膜绒毛上方最丰富（蛛网膜帽细胞）（图 9.62），并随年龄增长而变为更明显的簇状，在成人中，往往形成以砂粒体为中心的旋涡状结构，从这一点来看，这些细胞巢与脑膜瘤具有相似性。如前所述，蛛网膜细胞小巢同样见于脑室内脉络丛的血管结缔组织轴心（图 9.54）。正常和肿瘤性脑膜上皮细胞均表达 EMA，因为脑膜上皮具有桥粒这一上皮表型（图 9.60）。

胸髓和腰骶段脊髓的背侧软脊膜偶可见白色格子饼样的斑块（图 9.62），这种现象通常称为骨化性蛛网膜炎。实际上，在绝大多数（但非全部）病例中，这些易碎的病变在影像学和组织学上均不含骨或无机盐，它们通常由层状透明变性的纤维组织构成。真正的骨化性蛛网膜炎一般继发于先前有症状的软脑膜炎症或外伤。相比之下，透明斑块总是在尸检时意外发现，没有任何相关的临床病史。

与硬脑膜一样，软脑膜在传统上也分为 2 层：软脑膜上层，覆盖于 CNS 实质表面并围绕血管系统；软脑膜内层，延伸进入 CNS 实质，成为脊髓的后正中隔和中间隔。软脑膜上层存在 3 种特化结构：脊髓两侧的齿状韧带、毗邻脊髓前动脉的延髓线和终丝。3 种结构都主要由致密的胶原纤维束组成。

终丝为脊髓的末端，在此简要描述。如前所述，它主要由软脊膜胶原纤维组成，含有小血管，偶尔还有小的神经束，少数正常个体还可能见到灶性脂肪聚集。终丝是中央管的室管膜残余（图 9.63），认识到这一点最为重要，黏液乳头状室管膜瘤起源于此，此瘤是发生于脊髓圆锥和终丝的独特肿瘤。

6.3　软脑膜黑色素细胞

与出现在皮肤上的黑色素细胞一样，真正的黑色素细胞是脑膜正常的构成细胞之一。它们通常聚集在上颈部脊髓和延髓腹侧面的软脑膜上（图 9.64）。在含有丰富黑色素细胞的个体中，其分布区域通过脑桥池和中脑脚间窝向上延伸，侧向至小脑半球下方和颞叶正中，前侧可远至眶额叶皮层的直回。大穿通动脉周围的脑血管周围间隙有软脑膜包绕，黑色素细胞随之进入 CNS 实质的现象并不罕见。

软脑膜固有的黑色素细胞可发生一系列增生性病变，从良性的黑色素细胞瘤到原发性 CNS 黑色素瘤，所有这些肿瘤都非常罕见。当检查这些已知含有黑色素细胞的 CNS 部位标本时，必须牢记软脑膜黑色素细胞的特点，不要将其当作黑色素细胞肿瘤的证

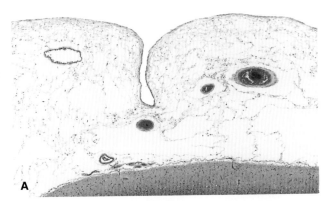
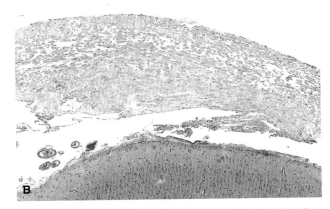

图 9.61　蛛网膜下腔。蛛网膜下腔（A）外侧为蛛网膜，内侧为软脑膜，两层膜之间有纤细的蛛网膜小梁穿行。成人的蛛网膜下腔内逐渐发生胶原沉积（B），导致软脑膜表现为肉眼可见的"云斑状"。这种老化相关性纤维化的大体表现为弥漫性浑浊，伴灶性斑块和小的点状结节，在背侧矢状旁的大脑凸面附近最为明显

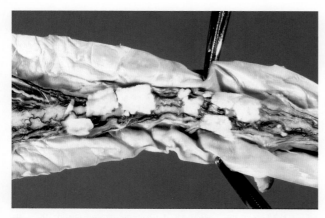

图 9.62　软脊膜的透明斑块。这些斑块常在尸检中偶然发现，多发生于脊髓背侧蛛网膜，偶尔也会在大脑软脑膜中看到

据，或误认为是吞噬了含铁血黄素的巨噬细胞（表 9.2）。后者与正常黑色素细胞的区别在于正常黑色素细胞一般具有特征性的细长树枝状突起（图 9.64D）。

6.4　视神经

视神经（以及视束和视交叉）是 CNS 的直接延伸部分，而不是外周神经，原因在于其髓鞘为中枢型，由少突胶质细胞产生，而非施万细胞。因此，视神经易受 CNS 白质病变的影响，例如多发性硬化。作为 CNS 的外延部分，视神经被 3 层脑膜结构所包绕，分别为软脑膜、蛛网膜和硬脑膜。蛛网膜下腔也延续到视神经周围（图 9.65）。视神经周围存在蛛网膜层，这是视神经鞘内脑膜瘤的发生来源。

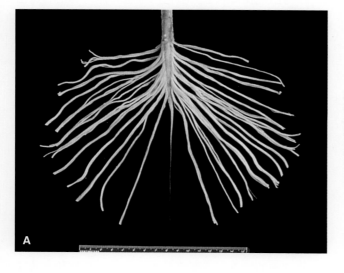

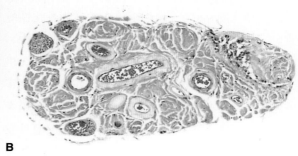

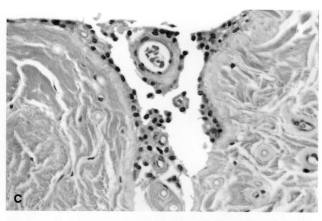

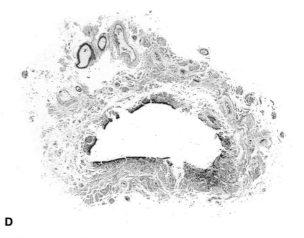

图 9.63　终丝。终丝是脊髓的末端，为被马尾神经根包围的脊髓圆锥向下的延伸部分（A）。横切面显示（B），终丝主要由致密胶原组织构成，含有血管、小的外周神经束和小的常为偏心性分布的中央管室管膜残余（右上方），这种残余具有重要的临床意义，图 C 为其高倍镜表现，它是黏液乳头状室管膜瘤的起源。Krause 胚胎性脑室终端残余（终室）位于脊髓圆锥和终丝连接区域，表现为中央管的局部扩张，可在此部位附近的切片中观察到（D）

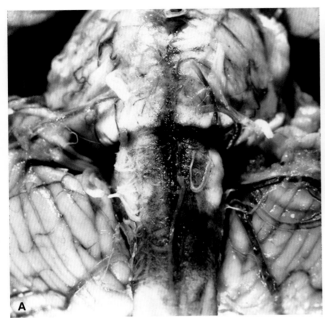

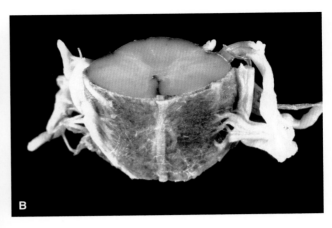

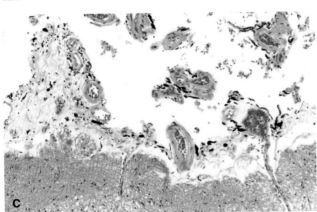

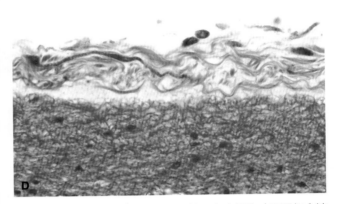

图 9.64 软脑膜黑色素细胞。真正的黑色素细胞（不要与含神经黑素的儿茶酚胺能神经元相混淆）是软脑膜的正常组成部分，在覆盖在脑干（A）和颈部脊髓（B）腹侧的软脑膜处常可见到，表现为大体可见的暗褐色变色区。横切面中，其圆形轮廓有可能与吞噬了含铁血黄素的巨噬细胞混淆，但纵切面可见黑色素细胞细长的树枝状突起（C，D）

表 9.2
CNS 中的"褐色色素"
正常
大神经元中的脂褐素
漏斗和神经垂体中的脂褐素样色素
神经黑素（儿茶酚胺能神经元）
黑色素细胞的黑色素（软脑膜黑色素细胞）
胎儿松果体中的黑色素
异常
出血导致的含铁血黄素
转移性黑色素瘤的黑色素
原发性中枢神经系统色素性肿瘤的黑色素
多种中枢神经系统色素性肿瘤的脂褐素样色素
着色真菌
疟色素
假象
"福尔马林色素"

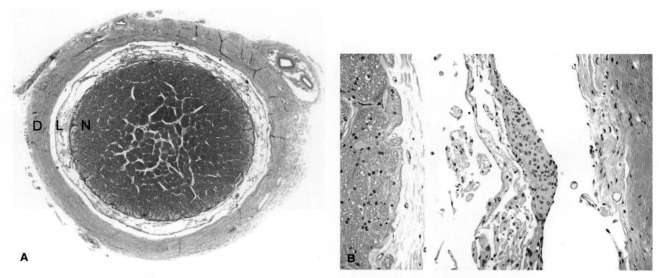

图 9.65   视神经。A. 全标本包埋横切面，视神经（N）被软脑膜（L）包绕，后者包括软脑膜和蛛网膜，以及相应的含有脑脊液的蛛网膜下腔。软脑膜和蛛网膜下腔之外为致密的纤维性硬脑膜（D），这种结构在此处通常被称作视神经鞘。B. 高倍镜下，成簇的蛛网膜细胞清晰可见。在检查此神经解剖结构周围的术中冰冻组织时，必须牢记蛛网膜细胞巢可出现于视神经周围

7   胎儿脑

胎儿脑与成人脑的 2 个主要的组织学区别在于：神经发生活跃和髓鞘缺乏。前者表现为室周区和软脑膜下区显著而致密的神经母细胞和幼稚神经元聚集。已经讨论过胎儿和婴儿相似的小脑暂时性神经元迁徙层（外颗粒层）。在母体妊娠后期这些生成层开始退化，在 1 岁之前可见其残余（图 9.3C）。

8   人为假象

各种大体和肉眼可见的假象可能使 CNS 的诊断复杂化，其中许多假象可在外科神经病理工作中遇到，但有几种假象主要见于神经病理学尸检中（表9.3）。这些假象可大致分为两类：妨碍诊断的假象和类似组织病理学改变的假象。前一假象包括挤压 -烧灼 - 冰冻 - 吸取 - 浸泡假象（图 9.66）。成洞超声手术吸引（cavitational ultrasonic surgical aspirator, CUSA）被神经外科医师广泛用于安全地去除 CNS病变组织，特别是质软的肿瘤，标本收集完成后，置于盐水溶液中送组织学评估。病理学家从使用 CUSA

所取的标本评估中可获得大量信息，但要注意其常伴随的人为假象，包括扭曲和涂抹假象，以及污染的异物（骨粉和止血试剂）。CUSA 假象是导致 CNS 组织标本假性坏死的一个原因（表 9.4）。在类似组织学病理学的假象中，最常见的是核周空晕假象、塌陷的软脑膜血管，以及骨粉（图 9.67）。

检查 CNS 标本的病理学家还常常会遇到医源性异物，在此简单介绍（表 9.5，图 9.68）。外源性试剂有很多种，一些是介入放射科医生用于术前血管病变栓塞，一些是外科医生在术中使用以控制术中和术后出血。上述所有类型的试剂均可能在组织学切片中见到。由于这些试剂具有可吸收性，因此可以留在体内，其形态学表现依据初次放置时间与第二次手术（例如，切除复发瘤）的间隔而有所不同。可吸收的止血试剂能够诱发不同程度的慢性炎症反应，偶尔十分严重，形成肿块并出现临床症状（纺织物瘤、纱布瘤）。

CNS 尸检标本中，有几种需要病理学家熟悉的假象（图 9.69）。常见的包括小脑颗粒细胞层自溶（小脑胶固）、摘除过程中钳压造成的脊髓机械性疝出（"牙膏假象"）及死后产气菌增殖造成的脑内不同大小的囊腔（"瑞士奶酪样脑"）。

表 9.3
人为假象
邮递服务假象
挤压（玻璃片）
石蜡痘（在炎热天气下的运输途中，蜡块融化成气泡膜外观）
烧灼假象
组织
血管
冰冻假象
挤压假象
嵌入海绵
手术或组织钳
成洞超声手术吸引假象（CUSA 假象，Cavitron 假象）
假性坏死
掺入的外源性成分
颅骨碎片（骨粉）
止血试剂
假矿化
骨粉
层状假矿化
延迟固定假象
核周空晕——少突神经胶质细胞（有用的）
核周空晕——神经元（类似于少突神经胶质瘤）
抹片上的伪细胞增殖（不均一的厚度像神经胶质瘤）
压片 / 抹片 / 拖片的干片假象
塌陷的软脑膜血管（像血管畸形）
福尔马林色素
外源性污染物
医源性异物
组织碎片（"漂浮物"）
切片机水浴槽中的真菌霉菌
空气播散的植物花粉孢子
尸检假象
小脑胶固
脊髓的机械性疝出（"牙膏假象"）
肉眼可见的产气性细菌空泡（"瑞士奶酪样脑"）

表 9.4
假性坏死的病因
假象
CUSA/ 生理盐水假象
苏木精缺乏假象
正常局部组织学
小脑皮质的涂片（少细胞的嗜酸性分子层，酷似坏死）
医源性
退化的微原纤维胶原（阿维烯）纱布瘤

表 9.5
医源性异物
术前栓塞材料
明胶海绵（吸收性明胶海绵）
聚乙烯醇颗粒
丙烯酸树脂微球
术中止血试剂
可吸收止血试剂
明胶海绵（吸收性明胶海绵）
氧化纤维素
微纤丝牛骨胶原（阿维烯）
非可吸收止血试剂
"保留的"棉球 / 纱布
手术放置的治疗材料
格立得（化疗）
细布（棉）织物（动脉瘤包裹物）

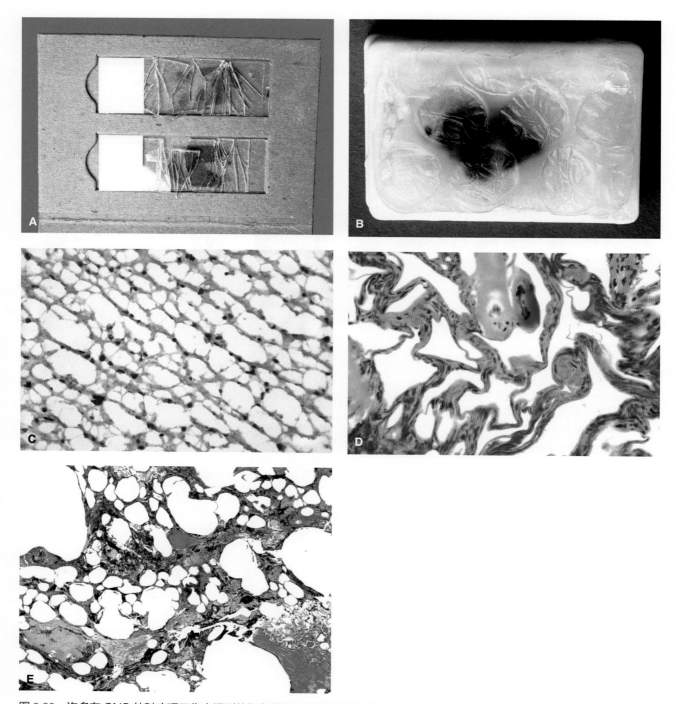

图 9.66　许多在 CNS 外科病理工作中遇到的假象都影响或严重阻碍对标本的正确认识。其中一些是会诊工作中所特有的，比如运输途中压碎玻片（A）和炎热天气导致封蜡上产生的气泡样"石蜡痘"（B）。其他的假象出现于手术和实验室组织损伤，比如严重的冰冻假象（C）、烧灼假象（D）和脑组织 CUSA 假象（E）

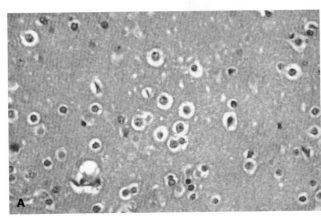
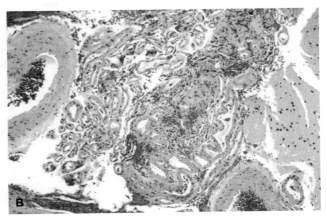
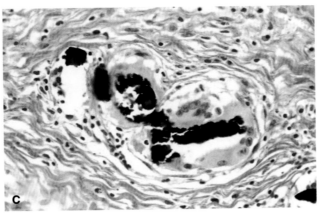

图 9.67　有几种类型的假象的本质可能难以被缺乏相关知识的人识别，因此特别容易误诊。例如，正常少突胶质细胞及其发生的少突胶质细胞瘤，在福尔马林固定石蜡包埋切片组织中，最突出的形态特征是核周空晕的存在。然而，由于固定条件和其他因素的影响，核周空晕可能会在其他类型的细胞周围出现，包括神经元（A），需要加强这方面的识别以避免误诊。另一个迷惑性的假象是因软脑膜血管塌陷所导致的正常血管缠结（B），可类似于血管畸形。在这种情况下，提出血管畸形的诊断之前，应该检查邻近的脑或脊髓以寻找相关的证据，比如神经胶质增生，含铁血黄素沉积和颗粒小体的存在。最后，同样可引起误诊的是骨粉假象，外科颅骨钻孔时产生的细小骨碎片与组织标本混合在一起，可能类似于钙化或骨化。二次手术时，前次手术部位留下的骨粉可伴有异物性巨细胞反应（C）

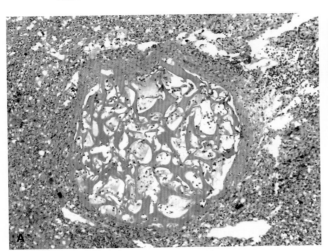
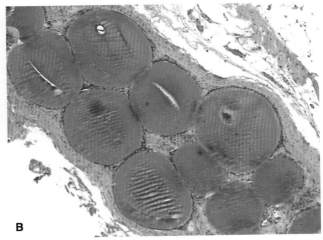

图 9.68　在外科神经病理学中可见的另一种类型的假象是医源性材料，它们由介入放射科医师或神经外科医师放置，随后被病理医师在组织学切片中看到。最常见的例子是栓塞材料和止血试剂。栓塞材料是在进行富于血管的病变的手术之前，通过导管放置以减少术中出血，最常见的是明胶海绵（A）、丙烯酸树脂微球（B）和聚乙烯醇颗粒（C）。止血剂在手术过程中被放置在手术位点以阻止术中出血，并常被放置于适当位置以防止术后出血，最常用的是明胶海绵（D）、氧化纤维素（E）和微纤丝牛骨胶原（F）

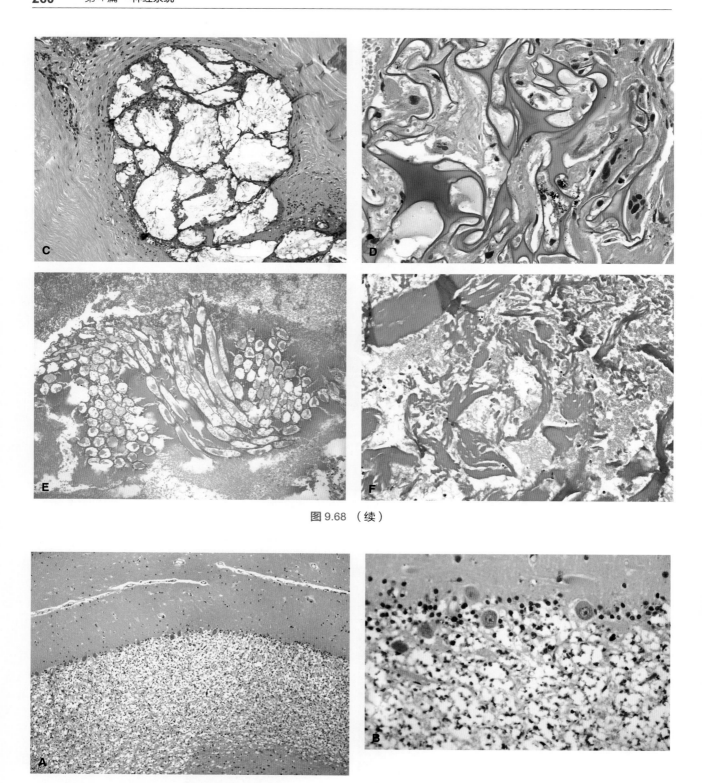

图 9.68 （续）

图 9.69   有许多仅见于 CNS 尸检标本的肉眼和组织学假象。最常见的是小脑胶固（A，B），也称为"etat glace"，表现为小脑颗粒细胞层自溶；脊髓"牙膏假象"或"挤压假象"，由尸检摘除过程中手术钳对脊髓的局部压迫造成（C），导致中央灰质内疝，类似于畸形或异位；"瑞士奶酪样脑"（D），由死后产气菌增殖引起，表现为明显的肉眼可见的空泡化大脑

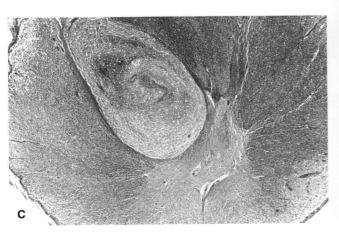

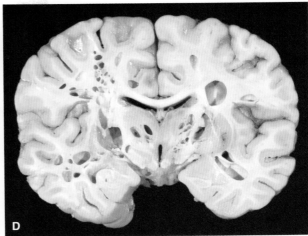

图 9.69 （续）

推荐阅读

Neuropathology Textbooks

Burger PC. *Smears and Frozen Sections in Surgical Neuropathology*. Baltimore, MD: PB Medical Publishing; 2009.

Burger PC, Scheithauer BW. *Tumors of the Central Nervous System. AFIP Atlas of Tumor Pathology*. Washington, DC: American Registry of Pathology; 2007.

Burger PC, Scheithauer BW, Vogel FS. *Surgical Pathology of the Nervous System and its Coverings*. 4th ed. New York: Churchill Livingstone; 2002.

Ironside JW, Moss TH, Louis DN, et al. *Diagnostic Pathology of Nervous System Tumours*. New York: Churchill Livingstone; 2002.

Love S, Budka H, Ironside JW, et al. *Greenfield's Neuropathology*. 9th ed. Boca Raton, FL: Taylor and Francis Group; 2015.

McLendon RE, Bigner DD, Rosenblum M, et al. *Russell & ubinstein's Pathology of Tumors of the Nervous System*. 7th ed. London: Arnold; 2006.

Perry A, Brat DB, eds. *Practical Surgical Neuropathology: A Diagnostic Approach*. 2nd ed. Philadelphia, PA: Elsevier; 2018.

Prayson RA. *Neuropathology*. Philadelphia, PA: Elsevier; 2005.

Neuropathology Review Books

Citow JS, Wollmann RL, MacDonald RL. *Neuropathology and Neuroradiology: A Review*. New York: Thieme; 2001.

Fuller GN, Goodman JC. *Practical Review of Neuropathology*. Philadelphia, PA: Lippincott Williams & Wilkins; 2001.

Gray F, De Girolami U, Poirer J. *Escourolle and Poirer's Manual of Basic Neuropathology*. 4th ed. Boston, MA: Butterwoth-Heinemann; 2004.

Nelson JS, Mena H, Parisi JE, et al. *Principles and Practice of Neuropathology*. 2nd ed. New York: Oxford; 2003.

Prayson RA. *Neuropathology Review*. Totowa, NJ: Humana Press; 2001.

Neuropathology Atlases

Ellison D, Love S, Chimelli L, et al. *Neuropathology*. 3rd ed. London: Mosby; 2013.

Hirano A. *Color Atlas of Pathology of the Nervous System*. 2nd ed. New York: Igaku-Shoin; 1988.

Okazaki H, Scheithauer BW. *Atlas of Neuropathology*. New York: Gower Medical; 1988.

Schochet SS, Nelson J. *Atlas of Clinical Neuropathology*. East Norwalk, CT: Appleton & Lange; 1989.

Weller RO. *Color Atlas of Neuropathology*. London: Oxford University Press; 1984.

Veterinary Neuropathology

Summers BA, Cummings JF, de Lahunta A, eds. *Veterinary Neuropathology*. St. Louis, MO: Mosby; 1995.

10

第 10 章　垂体与鞍区

■ M. Beatriz S. Lopes / Peter J. Pernicone / Bernd W. Scheithaue / Eva Horvath / Kalman Kovacs　著
■ 尹香利　译　■ 韩昱晨　校

1　胚胎学

　　了解垂体的胚胎发育过程对于全面理解垂体（或称脑下垂体）的解剖学至关重要。垂体由前叶（腺垂体）、后叶（神经垂体）及中叶组成（图 10.1），三部分的发育截然不同。

　　垂体前叶源于口腔外胚层的增厚[1-2]。在母体妊娠第 3 周，增厚的口腔外胚层向头侧内陷，形成 Rathke 囊（拉特克囊），保留一条狭窄的柄与原始口腔相连。在母体妊娠第 6 周，狭窄的柄变得更加纤细，Rathke 囊与原始口腔分离，进而与漏斗部相连。Rathke 囊前壁的细胞增生，形成垂体前叶的主要部分和最大部分，即远侧部。结节部为远侧部的"舌状"延伸，部分包绕漏斗部的前表面。人类的 Rathke 囊后部形成垂体的细段即垂体中叶或称垂体中间部，在这一区域内常见内含胶样物质的 Rathke 囊的微小囊性残迹（图 10.1）。这些残迹常形成肉眼可见的囊性扩张，但中叶囊肿或称颅颊裂囊肿很少出现明显的临床症状。

　　胎儿咽垂体含有咽垂体柄残迹，偶可见于成人[3]。

　　咽垂体位于中线部鼻咽黏膜-骨膜的下方，从犁骨的后缘开始，沿蝶骨生长。研究证实咽垂体含有所有垂体前叶所具有的产激素细胞，但很少引发内、外科疾病[3]。

　　神经垂体源自神经外胚层芽，最早见于母体妊娠第 4 周时的间脑底部[4]。第 6 周后，向腹侧生长，与 Rathke 囊的后部连接。神经系统这一特化区域由前庭神经外侧核、正中隆起、漏斗柄内的轴突和垂体后叶（神经垂体）内的神经末梢组成。母体妊娠第 19 周时，胎儿视上核与室旁核中可检测到催产素、升压素（又称抗利尿激素）及其载体蛋白，即后叶激素运载蛋白，母体妊娠第 23 周时，胎儿的垂体后叶内也可检测到上述物质[5]。

　　早在母体妊娠第 7~8 周，胎儿的垂体门脉系统就开始发育。虽然在母体妊娠第 12 周，胎儿的正中隆起和垂体前叶已发生血管化，但下丘脑-垂体门脉系统的循环直到第 18~20 周才发育完善[5]。

　　下丘脑由间脑隆起部发育而来。与视上垂体束一样，在母体妊娠第 8 周，已可见到下丘脑核群，但直到母体妊娠第 6 个月时，从前庭神经外侧核（视上核与室旁核）向腹侧生长的无髓轴突才到达垂体后叶。

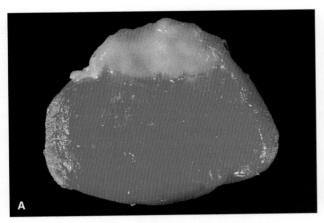
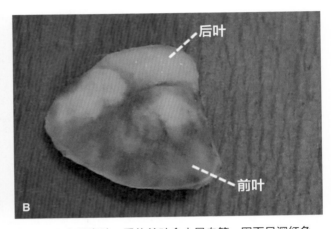

图 10.1　A. 未固定的正常成人垂体的水平切面。垂体后叶位于顶部，可见少量囊腔。垂体前叶含大量血管，因而呈深红色。
　　　　　B. 福尔马林固定的正常成人垂体，突出部分为垂体后叶与前叶

母体妊娠第 12 周，一些软骨板已融合形成软骨性颅骨 [1]。蝶骨体和蝶鞍由位于发育中的垂体两侧的垂体软骨板融合形成。母体妊娠第 7 周，蝶鞍发育完善，并通过软骨骨化而发育成熟。

垂体发育异常的情况罕见，有文献报道的包括蝶鞍上区的垂体异位和垂体错位 [6-7]。

细胞定向和分化的分子机制，使我们能够更深入地理解垂体的发育过程。哺乳动物垂体发育的研究新进展显示，垂体的器官发生受一系列内源性和外源性信号共同调控 [8-11]。这些信号以空间和时间模式诱导相互作用的转录因子表达。各种垂体细胞似乎均起源于共同的多能干细胞，在谱系特异性转录因子和局部产生的对细胞定向和分化起决定作用的生长因子的共同作用下，形成最终的细胞类型。总之，在垂体器官形成早期，需要 3 种功能性定向转录因子：Rathke 囊同源框（*Rpx*）蛋白 PAX-6、垂体同源框因子 1（*Ptx1*）及结构相关性垂体同源框因子 2（*Ptx2*）[11]。*Pit-1* 是一种转录因子，能够调节促生长激素细胞、催乳激素细胞及促甲状腺激素细胞的功能性分化。*PROP-1*（Prophet of Pit-1）是另一种垂体分化早期的决定子，是 *Pit-1* 发挥正常功能所必需的。在含有 *Pit-1* 的细胞中，雌激素受体水平高者倾向于表达催乳素（PRL），甲状腺胚胎因子（TEF）诱导促甲状腺激素（TSH）表达。家族性和散发性 *PROP-1* 基因突变均可导致生长激素（GH）、PRL、TSH 和促性腺激素的缺乏 [12]。碱性螺旋转录因子家族成员 *neuroD1/b2* 和 T 盒家族成员 TBX19、*Tpit* 似乎在垂体阿黑皮素原

（POMC）细胞系和促肾上腺皮质激素细胞的功能分化中发挥了协同作用。转录因子 *Prop-1* 诱导 *Pit-1* 特异性细胞谱系和促性腺激素细胞的发育。核受体类固醇生成因子 -1（SF-1）、与 *GATA-2* 是促性腺激素细胞进一步分化的关键因子 [13]。这些转录因子仅存在于人类胚胎和成人的垂体，因此，可作为垂体腺瘤的特异性诊断标记用于外科病理诊断（表 10.1）。

人类垂体不同的激素产生细胞可借助免疫组织化学技术在胚胎发育的不同时期得以识别。在人类胎儿垂体中，促肾上腺皮质激素细胞是最早分化的细胞（大约在母体妊娠第 5 周）。促生长激素细胞大约出现在第 8~9 周，促甲状腺激素细胞和促性腺激素细胞大约在第 12~15 周出现。尽管早在母体妊娠第 12 周即可见到少量催乳激素细胞，但直到妊娠第 23 周方可完全辨认 [5,14-15]。

表 10.1		
腺垂体细胞谱系转录因子		
谱系	**主要转录因子和其他辅助因子**	**垂体细胞**
嗜酸性细胞系	Pit-1	促生长激素细胞
	Pit-1, ERα	催乳激素细胞
	Pit-1, GATA-2	促甲状腺激素细胞
促肾上腺皮质激素细胞系	T-Pit	促肾上腺皮质激素细胞
促性腺激素细胞系	SF-1, ERα, GATA-1	促性腺激素细胞

注：Pit-1—垂体特异性 POU 类同源结构域转录因子 1；
ERα—雌激素受体 α；GATA-2—GATA 家族锌指转录调节蛋白；
T-Pit—T 盒家族成员 TBX19；SF-1—类固醇合成因子 1。

2　大体解剖学

2.1　骨鞍

垂体位于大脑底部中央,安全地处于蝶鞍的包围中。蝶鞍是蝶骨内的鞍形凹陷(图 10.2 ~ 10.4)。垂体借助垂体柄和纤细的血管网与下丘脑相连(图 10.5 ~ 10.7)。垂体因其位置特殊,具有很多重要的解剖学关系。蝶骨在蝶鞍前方形成中线斜坡、鞍突和一个横向压迹,后者即交叉沟,因其上被覆视交叉而得名(图 10.3,图 10.4)。视神经管是视神经走行的管道,位于视交叉沟前外侧部,视束位于视交叉沟后外侧部。由于垂体与视交叉相毗邻,向上发展的垂体病变可导致明显的视野缺损(图 10.2,图 10.5 ~ 10.11)。具体来讲,交叉沟处视交叉纤维被压迫可产生双颞侧偏盲,而视神经束被压迫则导致同侧偏盲。病变向鞍上区进一步扩展则引起下丘脑功能障碍和脑积水。

蝶鞍底部构成蝶窦顶部的一部分,这种结构关系为外科手术开辟了极好的入路[16](图 10.4,图 10.6 ~ 10.12)。事实上,最初的经蝶窦入路垂体手术需要切除部分筛骨板,这会影响到鼻中隔软骨的运

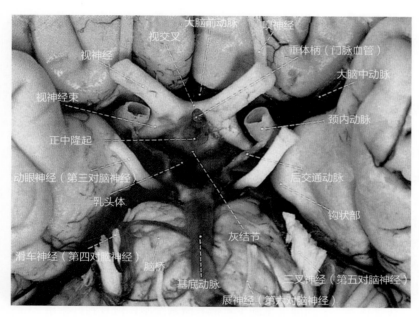

图 10.2　正常脑的腹侧观,显示垂体柄及其周围结构。垂体已被切除。视交叉距离垂体非常近,因此垂体腺瘤向鞍上区扩展可导致视野缺损。垂体柄后侧分布有门脉系统分支

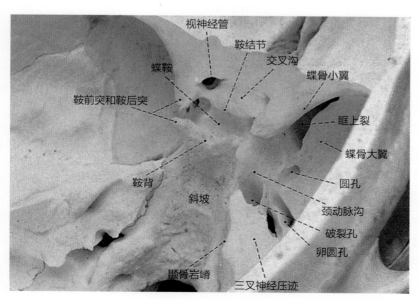

图 10.3　正常颅底的斜位图。颅骨的不同部分分别用不同的颜色进行区别。蝶鞍位于中央,附近有数个孔,此图中看不到棘孔。黄色—蝶骨;粉色—枕骨;淡蓝色—颞骨;绿色—顶骨;白色—额骨

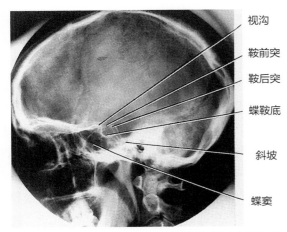

图 10.4　正常颅骨侧位 X 线片，显示蝶鞍的正中位置及其周围骨性结构解剖

图中标注（自上而下）：视沟、鞍前突、鞍后突、蝶鞍底、斜坡、蝶窦

动。之后，外科医师尝试从唇下部切开，将蝶骨窥镜放在中隔间隙，这样能够直视蝶窦前壁。向上断开蝶窦前壁，可看到突入蝶窦顶部的蝶鞍。然而，具有隔膜的蝶窦可能会影响手术时外科医师的定位（图 10.8，图 10.9）。穿过骨性蝶鞍底部，切除垂体周围覆盖的硬脑膜后，可暴露垂体。

蝶鞍前壁倾斜且终止于后外侧的突起，称为鞍前突（图 10.3，图 10.4）。在蝶鞍的后方，蝶骨延续为鞍背，鞍背的前外侧部分形成鞍后突（图 10.3，图10.4）。鞍背后方是向下倾斜的斜坡，是脊索瘤的好

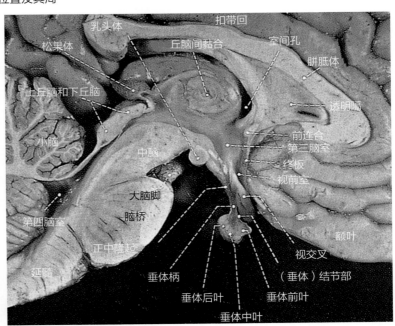

图 10.5　经垂体柄及垂体水平中线的矢状切面观。垂体及其周围结构包括：下丘脑、第三脑室、视交叉和蝶窦

图中标注：乳头体、松果体、扣带回、丘脑间黏合、室间孔、胼胝体、上丘脑和下丘脑、透明隔、小脑、前连合、第三脑室、中脑、终板、视前室、大脑脚、脑桥、额叶、第四脑室、正中隆起、视交叉、延髓、（垂体）结节部、垂体柄、垂体后叶、垂体前叶、垂体中叶

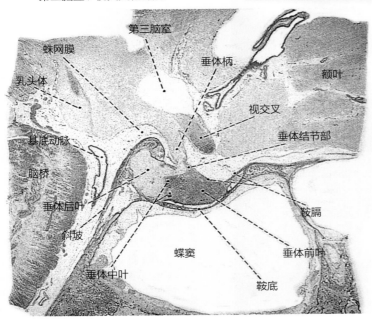

图中标注：第三脑室、蛛网膜、垂体柄、额叶、乳头体、视交叉、垂体结节部、基底动脉、脑桥、垂体后叶、斜坡、鞍膈、蝶窦、垂体前叶、垂体中叶、鞍底

图 10.6　正常垂体及其周围结构的矢状位全标本包埋切片图。前叶（右侧）与后叶（左侧）非常清楚。垂体结节部为前叶薄的舌形部分，朝垂体柄上方延伸一小段距离。图中可见视交叉与垂体相毗邻。垂体肿瘤向上延伸可压迫视交叉，进而引起视野缺损，而向下扩展可能填满蝶窦（Luxol 固蓝 PAS 染色）

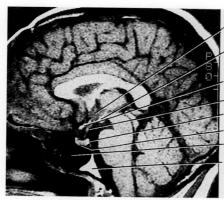

图 10.7 垂体柄及垂体水平的大脑矢状位磁共振（MRI）图像。垂体、垂体柄、下丘脑及视交叉非常清晰，因此磁共振是评估垂体病变的一种极好的成像技术。磁共振由于没有骨性假象，因此优于计算机断层扫描（CT）

发部位（图 10.3，图 10.4，图 10.6，图 10.7）。鞍区有很多神经血管孔，从前至后，它们的名称及内容物依次如下：圆孔（上颌神经）、卵圆孔（下颌神经）、破裂孔（颈内动脉）（图 10.3）。

2.2 脑膜

脑膜与垂体及蝶鞍的解剖关系异乎寻常，因为

垂体表面无软脑膜被覆。形成骨膜的硬脑膜覆盖蝶鞍，而固有硬脑膜覆盖的海绵窦侧面形成鞍膈。一般情况下，鞍膈中央薄、周边厚，中央有一大小不定的孔，垂体柄从中穿过[15]。垂体柄有软脑膜包绕，但在鞍膈以下无软脑膜包绕，软脑膜在此形成一个环形通道，即膈下垂体池。这种解剖结构解释了为何蝶鞍上部鞍膈表面脑膜瘤的发生率显著高于鞍区内。

部分个体的软脑膜具有非常重要的解剖学变异，其表现为蛛网膜通过非常大的膈孔外延或疝出。鞍膈缺陷被认为是空蝶鞍形成的先决条件。有研究发现，20% 以上蝶鞍内有蛛网膜下腔形成[17]，这样的病例行经蝶骨手术时，可因术中不慎破坏蛛网膜下腔，而导致持久性脑脊液鼻漏。在基本正常的脑脊液压力的长期作用下，这些蛛网膜下腔的扩大可导致蝶鞍增大和垂体受压，久而久之，垂体缩小变薄，在后鞍底部呈新月形（图 10.13）。所谓的空蝶鞍在尸检中的检出率高达 5.5%[18-19]，好发于肥胖和多产女性（图 10.14）。垂体受压和垂体柄牵拉变形可能分别引起轻至中度的垂体功能减退和高催乳素血症。

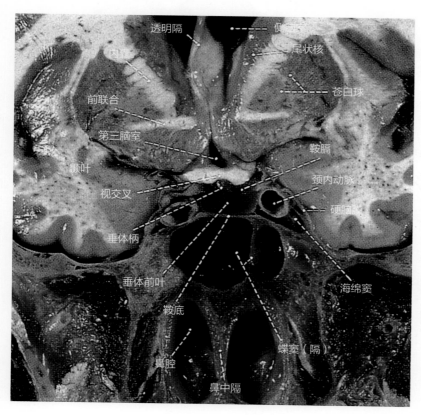

图 10.8 垂体头部在垂体柄及垂体腺水平位的冠状切面。该图像清晰显示了海绵窦、蝶窦（隔）与垂体之间的密切关系。侵袭性腺瘤横向侵犯一侧或两侧的海绵窦或向下累及蝶窦。垂体邻近视交叉

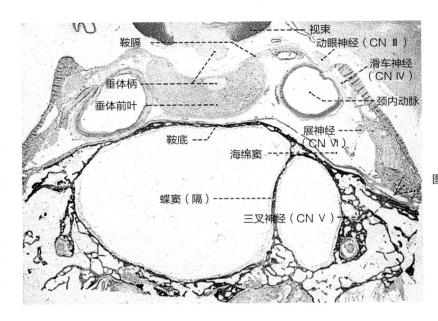

图 10.9　正常垂体及周围结构的冠状位全组织包埋切片。注意第 Ⅲ、Ⅳ、Ⅵ 对脑神经与海绵窦内第 Ⅴ 对脑神经分支的位置，这种解剖学关系可以解释侵袭性垂体腺瘤为何可导致脑神经麻痹。该切片也显示了颈内动脉与垂体的毗邻关系（Luxol 固蓝 PAS 染色）

2.3　脉管系统

鞍区内的血管结构对于外科手术具有重要意义。

2.3.1　海绵窦

成对的海绵窦分别位于鞍区两侧，部分位于蝶窦侧面及上方（图 10.8 ~ 10.11）。每个海绵窦部分被中小窝的硬脑膜包绕，部分被蝶窦的薄骨壁包围。海绵窦接受来自眼部（眼上静脉）、脑（大脑下静脉和大脑中静脉）和蝶顶窦等多条静脉的回流。左右海绵窦之间的沟通是通过蝶鞍前部和后部的海绵间窦进行的[15]，上述复合体构成了蝶鞍及鞍内器官周围的静脉环。此外，还有部分海绵间窦沿垂体的腹侧面分布。海绵窦内除含有静脉窦外，还有许多极为重要的神经血管结构[15]，包括颈内动脉海绵窦段和脑神经 Ⅲ（动眼神经）、Ⅳ（滑车神经）、Ⅴ（三叉神经）、Ⅵ（展神经）（图 10.8，图 10.9）。静脉、动脉和神经之间的间隙由纤细的疏松结缔组织填充。海绵窦内，颈内动脉水平部的位置不仅存在个体差异，甚至同一个体的左右两侧也不相同。颈内动脉可能直接与蝶鞍毗邻，这导致了一定的外科手术风险（图 10.8，图 10.9）。颈内动脉在海绵窦内发出数条分支，包括脑膜垂体干（海绵窦内最大的分支）、下海绵窦动脉和 McConnell 囊动脉[15]。

基于上述解剖位置，垂体肿瘤可直接累及海绵

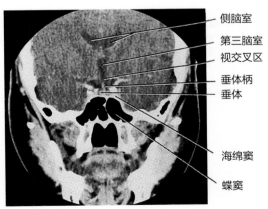

图 10.10　垂体柄及垂体水平，正常颅骨和脑的计算机断层扫描（CT）冠状位。CT 是评估垂体的一种很好的成像方式，但放射科医师经常遇到一些颅骨成像造成的假影问题。因此，选用 MRI 效果更佳

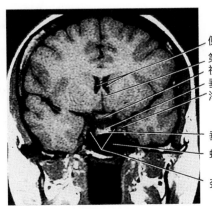

图 10.11　垂体柄及垂体水平，颅骨及大脑冠状位 MRI

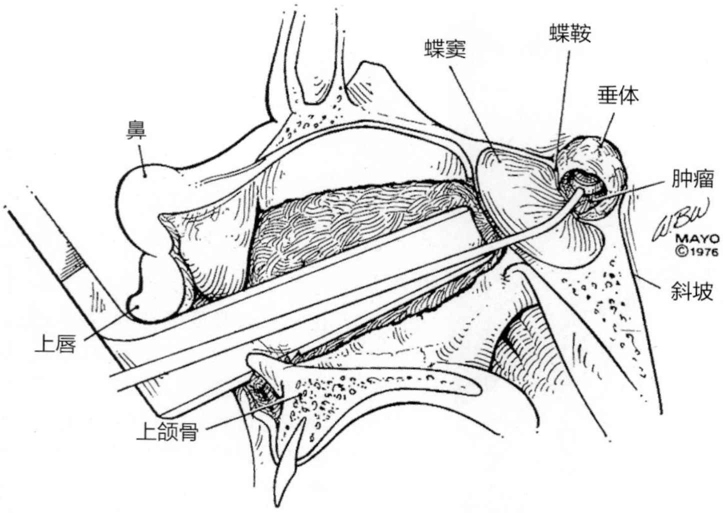

鼻　蝶窦　蝶鞍　垂体

肿瘤

上唇

斜坡

上颌骨

图10.12　经蝶窦入路垂体切除手术。在移去鼻中隔软骨和切除部分筛板后，就可进行唇内切开并放置蝶骨窥镜。接着需要穿过蝶窦和蝶鞍底部。最后，在切除表面覆盖的硬脑膜后，垂体暴露。图中显示为行垂体腺瘤切除术时进行刮除的位置

窦。例如，侵袭性垂体腺瘤向海绵窦的蔓延可能通过第Ⅵ对脑神经（图10.9）而引起第Ⅲ对脑神经的病变，如眼睑下垂、面部疼痛或复视。

2.3.2　动脉血供

垂体的主要动脉血供源于颈内动脉的2个分支：垂体上、下动脉[20-21]（图10.15）。颈内动脉进入颅腔内并走行非常短的距离后，发出一条垂体上动脉，迅速分为后支和前支，各自与对侧的对应分支吻合，从而形成位于垂体柄上部周围的动脉环。前支发出小梁动脉，或称眼端动脉，从垂体前叶上方表面下行，走向垂体柄，终止于沿结节部走行的长柄动脉。小梁动脉沿垂体前叶走行[20]。垂体上动脉的前后分支还发出短垂体柄动脉，从垂体柄上方穿入，并在其内向上或向后走行。

与垂体上动脉相反，垂体下动脉起源于海绵窦内的脑膜垂体干。脑膜垂体干发出数条分支，其中包括垂体下动脉。这些动脉分支与垂体下部相连，分叉形成垂体中间支和后部分支，继而与对侧的相应属支吻

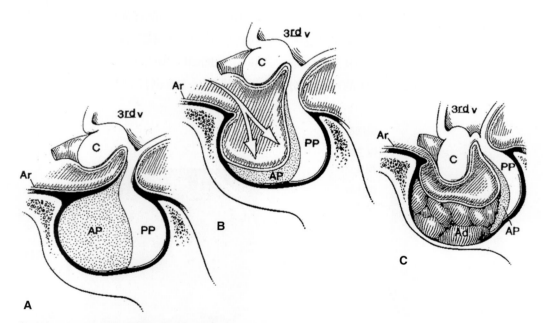

图10.13　正常垂体及空蝶鞍变异图解。A. 正常垂体与蝶鞍的解剖关系。软脑膜覆盖垂体柄和鞍膈，但未延伸进入蝶鞍。B. 在原发性空蝶鞍综合征患者中，鞍膈孔过度扩大，导致软脑膜疝入蝶鞍。长期持续的脑脊液压力使垂体受到挤压。C. 继发性空蝶鞍综合征的可能原因包括垂体腺瘤梗死、垂体梗死、垂体手术或放射消融术。Ar—蛛网膜；AP—垂体前叶；PP—垂体后叶；C—视交叉；3rd v—第三脑室

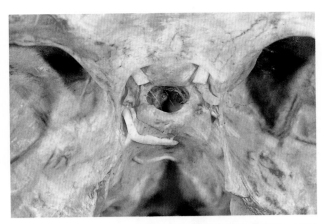

图 10.14 颅底俯瞰图，显示偶然发现的原发性空蝶鞍。正常情况下，在这个视野下透过鞍膈孔可观察到垂体的上表面，但该图中蝶鞍中是空缺的。原发性空蝶鞍综合征中，仅极少数患者出现临床症状。此标本取自一位 57 岁肥胖的糖尿病女性患者

图 10.15 垂体的脉管系统。垂体血供主要来自垂体上动脉、垂体下动脉及颈内动脉的分支。垂体上、下动脉小的终末分支形成杂乱的毛细血管襻，即下丘脑漏斗部毛细血管网，后者汇入门静脉。门静脉经过垂体柄全长，终止于垂体前叶的毛细血管床。因此，垂体前叶的血供主要来自门脉系统，而非动脉。门脉系统是连接下丘脑和垂体的主要枢纽

合，构成垂体后叶动脉环。因此，垂体下动脉的分支主要为垂体后叶和垂体柄下部提供血供，仅发出一些小的被囊分支营养前叶的周边部分[22]。垂体柄和漏斗部的许多动脉分支均形成小动脉和毛细血管，但仅其中一部分可形成独特的血管复合体，即下丘脑漏斗部毛细血管网（图 10.15，图 10.16）。这些"线球样"结构由中央的 1 条动脉及其周围呈肾小球样缠绕的毛细血管构成。中央的动脉与毛细血管间通过特化的小动脉相连，后者形成厚的平滑肌性括约肌，负责调节血流量。动脉周围毛细血管的血液进入垂体柄周围广泛的蔓状血管网，即垂体柄门脉系统（图 10.2，图 10.15）。

2.3.3 垂体门脉系统

垂体门脉系统是连接下丘脑和垂体的重要桥梁，该系统起源于垂体正中隆起部和垂体柄的毛细血管

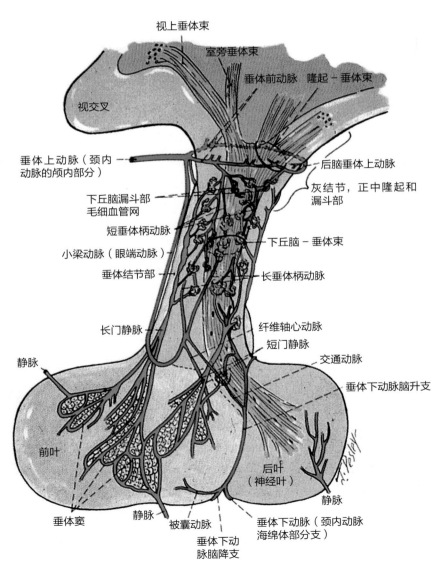

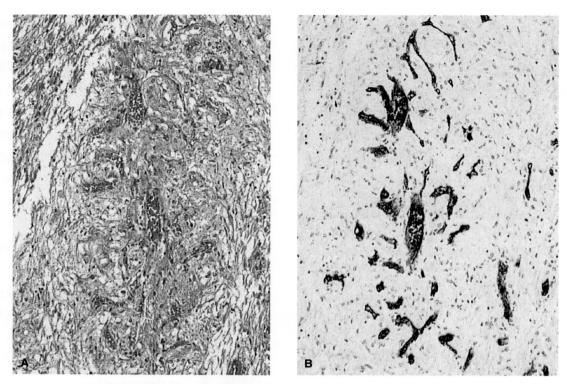

图 10.16 下丘脑漏斗部毛细血管网。A. 表现为垂体柄上部中央小动脉周围杂乱扭曲的毛细血管袢（HE 染色，×100）。B. 木犀凝集素染色显示更为清楚（免疫染色，×100）

网，后者是垂体上动脉和下动脉的终末分支[15]。垂体正中隆起和垂体柄上部的毛细血管网是摄取垂体营养因子（下丘脑因子）的部位，毛细血管网汇入长门脉血管，后者沿垂体柄表面走行，营养垂体前叶的绝大部分（90%），垂体柄下部较小的毛细血管网形成短门脉血管，这些血管向下走行并进入垂体柄的中央部分，包括与后叶的交界处[22]。门脉系统的远端与前叶内纤细的毛细血管网连接，后者将垂体营养因子传递至垂体，并将垂体前叶激素输送至全身循环（图10.17）。因此，垂体前叶的血供主要来自门脉系统的静脉血，仅有非常少的部分来自垂体下动脉被囊分支的动脉血[20-22]。与垂体前叶相反，垂体后叶的血供直

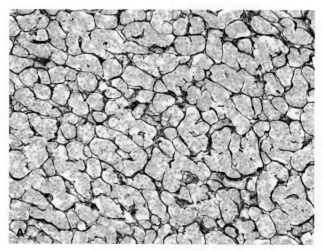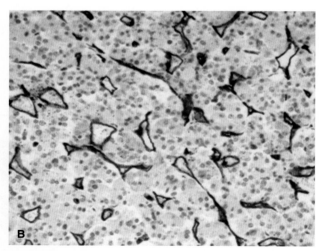

图 10.17 腺垂体。A. 网状纤维染色勾勒出错综复杂的毛细血管网及结缔组织网。网状纤维染色对于评价垂体腺瘤非常重要，垂体腺瘤大部分缺乏网状纤维，相反，周围的正常垂体腺则保留了该结构（Wilder 网状纤维染色，×40）。B. 垂体前叶毛细血管网血管内皮细胞 CD31 染色强阳性（免疫染色，×100）

接由动脉供应，这种特征可以解释为何转移癌好发生于垂体后叶（神经垂体）。

垂体的静脉输出通过收集静脉而汇入垂体下窦、海绵窦及上环状窦[21]。

3　生理学与组织学

3.1　下丘脑

众所周知，垂体主要受下丘脑调控。事实上，垂体和下丘脑构成复杂的神经激素循环，该循环对维持正常的内分泌状态至关重要。下丘脑位于垂体上方，与垂体柄相连，重约 5g，构成第三脑室的下壁和底（图 10.5 ~ 10.7，图 10.18，图 10.19）。顾名思义，下丘脑位于丘脑下部。虽然看似界限模糊，但是下丘脑的前界为前联合、视交叉和终板，后界和上界为中脑和乳头体，背侧界为下丘脑沟，侧面为丘脑底核[23-24]。此区由数个尚不明确但功能相关的神经元核构成（图 10.18 ~ 10.21）。传入和传出连接将这些神经核与附近和远隔部位的中枢神经系统（包括其他间脑结构、大脑、脑干和脊髓）联系起来。目前发现有两种重要而特殊的下丘脑垂体内分泌系统，第一种系统由视上核、室旁核及其向神经垂体发出的投射支（视上垂体束和室旁垂体束）组成，另一种系统由结节区的神经核、第三脑室漏斗形的底部及两者在垂体正中隆起处的终末分支（视上垂体束）构成（图 10.18）。

视上核位于视束上方，而楔形的室旁核位于穹隆腹内侧，与第三脑室壁相邻（图 10.19）。由于这些神经核团主要由直径达到 25μm 的大神经元构成，因此称为大细胞核群（图 10.20）。这些核群内含有产生升压素和催产素的神经元，每个神经元仅能分泌一种激素。核群内的长神经元形成视上垂体束和室旁垂体束，将升压素和催产素（即所谓的垂体后叶激素）及其运载蛋白（后叶激素运载蛋白）运送至垂体后叶。

催产素和升压素均为九肽，主要在视上核和室旁核中的大神经元的核周体内合成，室旁核内的小神经元也能合成升压素。两种激素仅有 2 个氨基酸不同。两者均以 20kDa 肽前体形式合成，之后迅速被剪切

为具有活性的激素和后叶激素运载蛋白（后叶激素运载蛋白 Ⅰ 和 Ⅱ），在高尔基体内被包装成激素 - 垂体后叶激素运载蛋白复合体分泌颗粒，然后从终止于神经垂体的神经末梢分泌出去[25]。赫林体是这些激素在轴突内形成的较大聚集物，光镜下为圆形颗粒状结构，HE 染色呈嗜酸性着色（图 10.22）。在从下丘脑至垂体后叶的运输途中，激素原经过加工和剪切，最后形成的终产物即升压素和催产素。尽管这两种激素仅有 2 个氨基酸的不同，但催产素完全没有升压作用，升压素也几乎没有催产作用。催产素通过刺激终末乳腺小叶周围肌上皮细胞的收缩而介导泌乳反射。此外，催产素在分娩最后阶段的分娩、接合和促进子宫收缩方面具有一定作用。升压素又称抗利尿激素（ADH），其主要生理功能是形成高渗尿。经环腺苷酸作用，升压素增加肾集合管的水通透性，使管内的低张液体与肾髓质间质内的高张液体保持平衡，其结果使得尿液浓缩并维持体内水分。信号肽或 VP- 垂体后叶激素运载蛋白的基因突变都可引起中枢性尿崩症。同样，脑外伤、外科手术、炎症反应或肿瘤引起的神经垂体损伤均可破坏升压素神经元，进而导致尿崩症。

下丘脑垂体系统的第二个系统是结节漏斗束。其纤维起源于多个下丘脑核团，这些核团位于丘脑下部第三脑室壁和结节区[23]（图 10.18，图 10.19，图 10.21）。这些作用于垂体前叶的神经核团产生的激素包括释放激素和抑制激素。与视上核和室旁核的大神经元不同，这些神经核团为小神经元，被称为小细胞神经元（图 10.21），可投射至正中隆起，此处富含血管，位于垂体柄近端后部。在正中隆起处，下丘脑激素首先释放入门脉系统的第一部分，进而被运送至垂体前叶。超微结构下，正中隆起由紧密排列、含有膜被性神经内分泌颗粒的神经末梢构成。这些神经末梢与形成门脉系统起点的有孔毛细血管靠得非常近，整个解剖结构有利于下丘脑释放激素和抑制激素进入血液，可能还有其他的一些调节因子也从此进入门脉系统，最终到达垂体前叶。

下丘脑激素包括 5 种肽类激素：促肾上腺皮质激素释放激素（CRH）、生长激素释放激素（GHRH）、促性腺激素释放激素（GnRH 或 LHRH）、促甲状腺

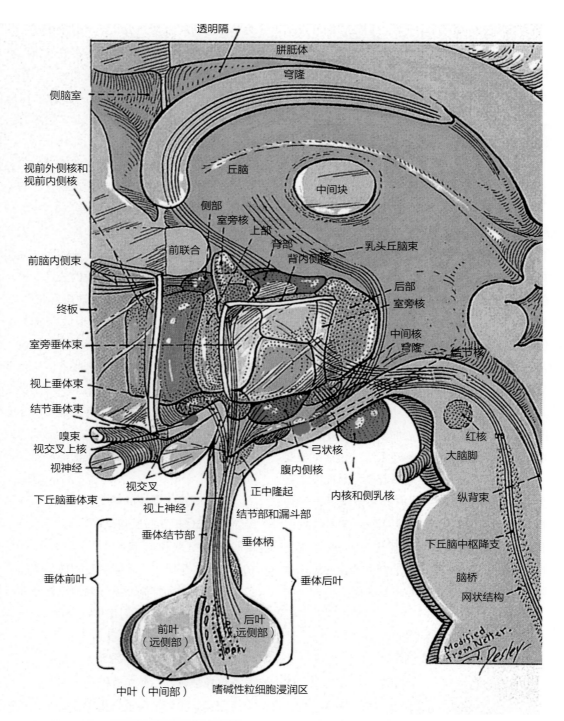

透明隔

胼胝体

穹隆

侧脑室

丘脑

中间块

视前外侧核和
视前内侧核

侧部
室旁核

上部

背部
背内侧核

乳头丘脑束

前脑内侧束

前联合

终板

室旁垂体束

后部
室旁核

中间核
穹隆
结节核

视上垂体束

结节垂体束

嗅束
视交叉上核

视神经

弓状核

腹内侧核

红核

大脑脚

视交叉

内核和侧乳核

纵背束

下丘脑垂体束

视上神经

正中隆起

结节部和漏斗部

下丘脑中枢降支

垂体结节部

垂体柄

脑桥
网状结构

垂体前叶

垂体后叶

前叶
（远侧部）

后叶
（远侧部）

中叶（中间部）

嗜碱性粒细胞浸润区

图 10.18　下丘脑核群示意图。显示视上垂体束、室旁垂体束，还包括结节垂体束。前两者沿轴突将升压素和催产素运送至垂体后叶，后者将下丘脑释放激素和抑制激素运送至正中隆起，上述激素在此进入垂体门脉系统，进而被运送到垂体前叶

素释放激素（TRH）、生长抑素（SST）[如生长激素释放抑制激素（SRIF）]。表 10.2 和表 10.3 总结了上述下丘脑激素的合成部位、特点及靶细胞。除这些激素外，下丘脑还产生多种生物活性物质参与调节垂体前叶激素的分泌。其中最重要的是多巴胺，可以抑制

催乳激素细胞分泌 PRL[25]。

3.2　腺垂体

垂体呈棕褐色至棕色，豆形，重量不等，500 ～ 700mg（图 10.1）。600mg 的垂体平均大小约为 13mm ×

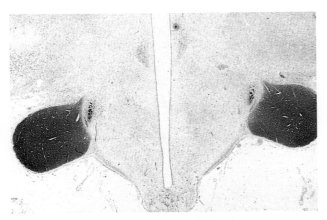

图 10.19　经下丘脑和第三脑室冠状位全组织包埋切片。第三脑室（视野上部）室管膜下方的深色部分为室旁核，视上核位于髓鞘很厚的视束上方。弓状核位于第三脑室底部下方（甲酚紫染色）

10mm×6mm。通常情况下，女性垂体重量大于男性[26]。女性人群中，未生育者垂体小于经产妇。妊娠期，垂体显著增大（高达 30%），主要为催乳激素细胞增生所致[26]。垂体前叶包括远侧部、中间部和结节部，占整个垂体的 80%。垂体体部和垂体柄被脑膜来源的纤细被囊包绕[15]。特殊染色显示，垂体远侧部可大

致分为中间的黏液样楔形区和两侧翼区，这些区域在冠状位和水平位切面观察最为清楚。

　　光镜下，垂体前叶细胞外观各异，不仅细胞大小和形态不同，其组织化学染色特征也不一致（图 10.23，图 10.24）。这些细胞排列成巢状、条索状、小腺泡状，周围有相互交错的毛细血管网，后者网状纤维染色显示得最为清楚（图 10.17）。上述排列方式在垂体增生时发生改变，在患垂体腺瘤时缺乏，因此具有重要的诊断意义（图 10.51）。

　　人的垂体中叶发育差，大部分由被覆上皮细胞的囊腔构成，内含 PAS 染色阳性的胶样物。被覆细胞包括纤毛细胞、杯状细胞和少数神经内分泌细胞，后者对促肾上腺皮质激素（ACTH）、黄体生成素（LH）、卵泡刺激素（FSH）等垂体激素呈不同程度的免疫反应[27]（图 10.25）。尸检研究显示，大约在 25% 的垂体中可见颅颊裂残迹，大多数非常小，仅在显微镜下方可观察到[28]。颅颊裂囊肿大多在尸检时偶然发现，有临床症状者非常少见，仅占外科切除鞍区病变的 5%～9%[29]。

　　在 HE 染色切片中，正常垂体前叶内已被证实

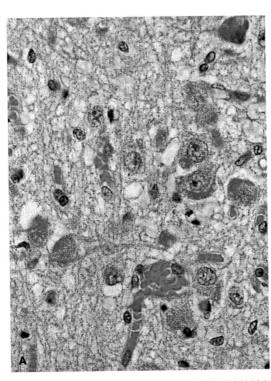

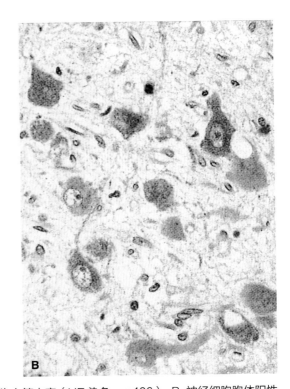

图 10.20　下丘脑室旁核。A. 前庭神经外侧核的特征为血管丰富（HE 染色，×100）。B. 神经细胞胞体阳性表达升压素（免疫染色，×100）

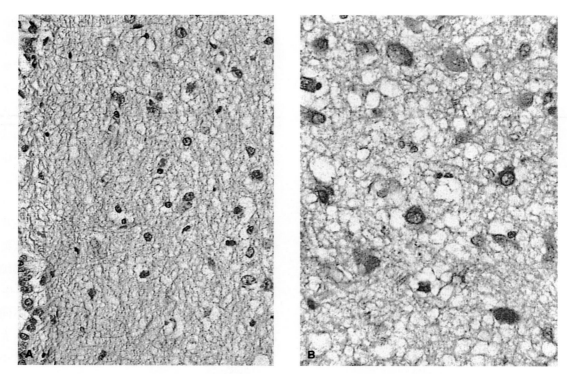

图 10.21 室旁核。A. 位于第三脑室室管膜下方（左下方所示），意义不明，其内神经细胞胞体小（HE 染色，×63）。B. 室旁核内的神经元表达 CRH，这是一种促激素，作用于垂体前叶的 ACTH 细胞（免疫染色，×100）

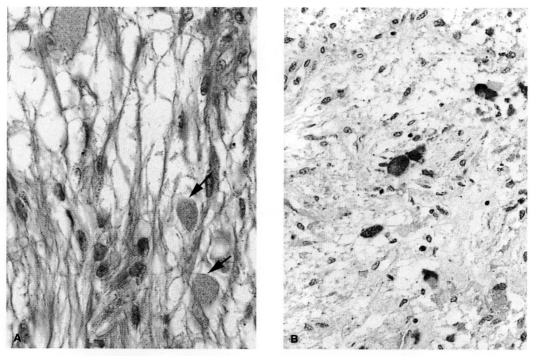

图 10.22 垂体柄。赫林体为轴突的局限性膨大，是此处轴突的特征。A.HE 染色切片中，赫林体表现为卵圆形、颗粒状结构（左上和右下部所示）。赫林体是轴突内聚集的含有催产素和升压素的颗粒，这些颗粒将被运送至垂体后叶（HE 染色，×100）。B. 赫林体呈升压素阳性着色（免疫染色，×100）

表 10.2		
垂体激素与下丘脑刺激和抑制激素		
垂体激素	下丘脑激素	
	刺激	抑制
GH	GHRH	生长抑素
PRL	TRH VIP	多巴胺
ACTH	CRH AVP	?
FSH LH	GnRH	?
TSH	TRH	生长抑素

注：GH—生长激素；GHRH—生长激素释放激素；PRL—催乳素；TRH—促甲状腺素释放激素；VIP—血管活性肠肽；ACTH—促肾上腺皮质激素；CRH—促肾上腺皮质激素释放激素；AVP—精氨酸血管升压素；FSH—卵泡刺激素；GnRH—促性腺激素释放激素；LH—黄体生成素；TSH—促甲状腺激素。

有 3 种主要细胞：嗜酸性细胞（40%）、嗜碱性细胞（10%）和嫌色细胞（50%）（图 10.23，图 10.24）。上述命名反映了这些细胞对酸性或碱性染料的亲和力，嫌色细胞对 2 种染料均缺乏亲和力。已经过时的垂体腺瘤的分类正是基于这些特点，此分类不能反映腺瘤的激素成分或内分泌功能。免疫组织化学染色使我们可以将腺瘤的形态学表现与功能联系在一起（图 10.26）。垂体中叶或黏液样楔形区的很多细胞都是嗜碱性细胞，PAS 染色呈强阳性。这些细胞分泌 ACTH 和 TSH。两侧翼部的细胞大多数为嗜酸性细胞，主要分泌 GH，少数分泌 PRL。垂体前叶的 5 种主要细胞

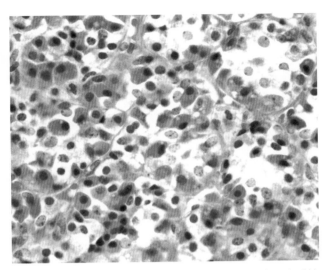

图 10.23　垂体前叶。HE 染色切片显示嗜酸性细胞、嗜碱性细胞和嫌色细胞。垂体侧翼中嗜酸性细胞数量最多，垂体中叶和黏液样楔形区嗜碱性细胞数目最多。不同类型细胞排列成腺泡状，在网状纤维染色中最为明显（图 10.17）（×200）

的基本形态学特点及 6 种激素的生化特点见表 10.4，超微结构特点见表 10.5。

3.2.1　促生长激素细胞

促生长激素细胞或 GH 细胞在垂体侧翼分布密度最高，大约占所有腺垂体细胞的 50%。少数 GH 细胞散在分布于垂体中叶。这些细胞中等大小，卵圆形，细胞核圆形，居中，核仁相对明显，细胞质丰富，嗜酸性，颗粒状（图 10.27）。免疫组织化学检测 GH，显示细胞质弥漫强阳性，与超微结构水平显

表 10.3				
主要的下丘脑－垂体轴激素				
激素	下丘脑内位置		垂体激素	靶向激素
GHRH	弓状核		GH	IFG-1
TRH	广泛分布于中枢神经系统内，以腹内侧核、背侧核与室旁核为主，尤其是左侧		TSH	T4，T3
GnRH	分布广泛，主要在弓状核、腹内侧核、背侧核与室旁核		FSH 黄体生成素（LH）	雌激素 孕激素/雌激素（女性） 睾酮（男性）
CRH	室旁核，室旁内侧核，与精氨酸血管升压素的定位相同		ACTH	皮质醇 DHEA
生长抑素	室旁核，室旁核（小细胞神经元），弓状核		GH	N/A
DA	弓状核		PRL	N/A

注：GHRH—生长激素释放激素；GH—生长激素；IFG-1—胰岛素样生长因子-1；TRH—促甲状腺素释放激素；TSH—促甲状腺激素；T4—甲状腺素；T3—三碘甲状腺原氨酸；GnRH—促性腺激素释放激素；FSH—卵泡刺激素；CRH—促肾上腺皮质激素释放激素；ACTH—促肾上腺皮质激素；DHEA—脱氢表雄酮；DA—多巴胺；PRL—催乳素。

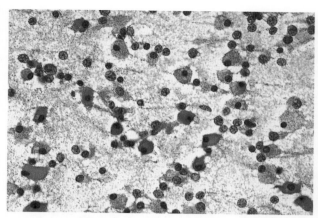

图 10.24 正常垂体前叶细胞涂片 HE 染色，显示嗜酸性细胞、嗜碱性细胞和嫌色细胞。正常垂体细胞的特点为细胞核细腻，核仁不明显，细胞质染色不一，可与垂体腺瘤相鉴别（×100）

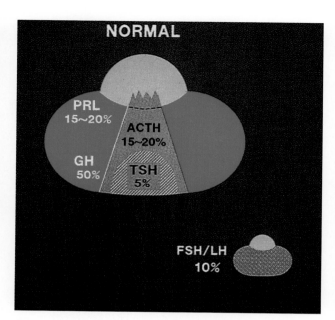

图 10.26 正常垂体前叶功能细胞类型的优势定位及其所占的相对比例。促性腺激素细胞（FSH/LH 细胞）用小腺样结构表示（右下所示），呈弥漫分布，无优势部位

示的大量分泌性颗粒相一致（图 10.27，图 10.28）。GH 细胞是相对稳定的细胞，其数量、形态学和免疫反应性不因年龄而改变。

促生长激素细胞的发育和 GH 转录取决于核转录因子 Pit-1 的表达（见前文）。编码 GH 及其相关蛋白的 5 种不同基因均位于 17q22。垂体 GH 基因（hGH-N）产生 2 种选择性剪切肽，一种肽分子量为 22kDa（191 氨基酸），另一种肽分子量不足 20kDa，两者具有相似的生物学活性[30]。妊娠期，胎盘合体滋养叶细胞表达一种 GH 变异基因（hGH-V），此基因在人类胚胎生长和发育过程中起着重要作用[31]。

GH 细胞的产物作用广泛，包括 GH 的直接作用和通过称为胰岛素样生长因子 -1（IGF-1）的肝源性调节子而发挥的作用[30]。GH 是促进生长的主要因子，在其他一些代谢途径包括葡萄糖、胰岛素和脂肪酸代谢中也具有重要作用。生长激素由垂体前叶脉冲式分泌，这种分泌受 2 种下丘脑调节激素调控：生长激素释放激素（GHRH）和生长抑素。GHRH 通过控制细胞内环腺苷酸通路来调节 GH mRNA 转录，进

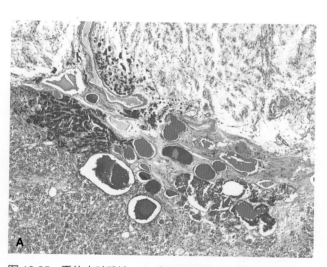
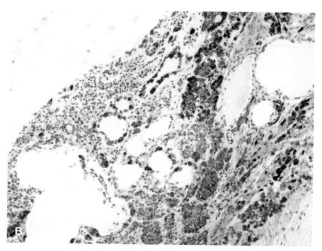

图 10.25 垂体中叶残迹。A. 囊腔被覆单层上皮细胞至柱状上皮细胞，上皮细胞可以是有纤毛或无纤毛细胞、产生黏液的细胞或神经内分泌细胞。囊内含有嗜酸性胶质（PAS 染色，×40）。B. 囊腔被覆很多神经内分泌细胞，对垂体激素反应不同，尤其是促肾上腺皮质激素（ACTH 染色，×100）

表 10.4

正常垂体前叶分泌细胞的形态学及功能特点

细胞类型	产物	定位	所占比例（%）	组织化学染色 [a]	免疫过氧化物酶染色
促生长激素细胞 [b]	GH；21000Da 的多肽	垂体侧翼	50	嗜酸性；PAS（−）	GH
催乳激素细胞 [b]	PRL；23500Da 的多肽	静止细胞：分布广泛；分泌细胞：后外侧翼	15～20	嗜酸性；PAS（−）	PRL
促肾上腺皮质激素细胞	ACTH；4507Da 的多肽	黏液样楔形区	15～20	嗜碱性；PAS 与铅苏木素（+）	ATCH、β-LpH、MSH、内啡肽、脑啡肽
促性腺激素细胞	FSH&LH；35100Da 和 28260Da 的糖蛋白	分布广泛	10	嗜碱性；PAS、铅苏木素、醛品红和醛硫堇（+）	β-FSH、β-LH[c]、α-亚单位
促甲状腺激素细胞	TSH；28000Da 的糖蛋白	垂体前叶黏液样楔形区	<5	同促性腺激素细胞	TSH、α-亚单位

注 [a]：正常垂体细胞的着色特征取决于细胞质内颗粒的储存量是否足够。如果细胞质内储存颗粒稀少，表明细胞处于功能期，可无反应或呈"嫌色性"。

[b]：正常垂体内有极少量的嗜酸性干细胞（推测为能产生 GH 和 PRL 的 GH 细胞和 PRL 细胞前体细胞）。

[c]：尽管免疫组织化学和超微结构显示，一些促性腺激素细胞仅能产生一种激素，但许多促性腺激素细胞可分泌 FSH 和 LH。

GH—生长激素；PRL—催乳素；ACTH—促肾上腺皮质激素；FSH 与 LH—卵泡刺激素与黄体生成素；TSH—促甲状腺激素。

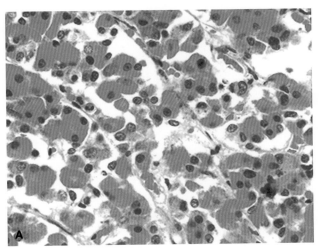
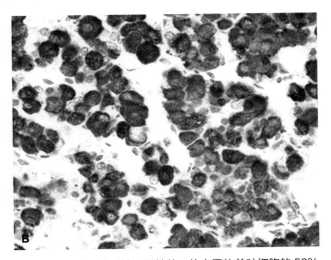

图 10.27　促生长激素细胞。A. HE 染色，促生长激素细胞中等大小，细胞质丰富，嗜酸性，颗粒状。约占垂体前叶细胞的 50%（×200）。B. GH 染色强阳性表达，超微结构水平表现为存在很多的分泌颗粒（图 10.28）（GH 免疫染色，×200）

而控制生长激素的合成。生长抑素似乎决定 GH 脉冲式分泌的周期和幅度，但对生长激素的合成无影响。IGF-1 作用于下丘脑和垂体，通过负反馈效应抑制生长激素释放。

儿童 GH 分泌过多可引起巨人症，成人则会导致肢端肥大症。

3.2.2　催乳激素细胞

催乳激素细胞或称 PRL 细胞，大约占垂体前叶细胞的 20%，主要聚集于垂体侧翼的后部。组织学上，这些细胞为嗜酸性（细胞质内颗粒致密）或嫌色性（细胞质内颗粒稀少）。嫌色细胞数量更多，有长的

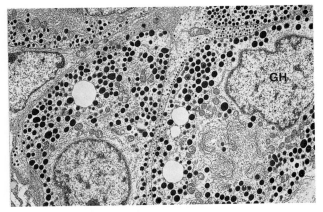

图 10.28　促生长激素细胞含致密颗粒，超微结构为明显的高尔基体和大量直径为 200～500nm 的分泌颗粒（×11700）

表 10.5

正常垂体的超微结构特点

细胞类型	颗粒度	细胞大小和形态	细胞核	细胞质	高尔基体	粗面内质网	颗粒
促生长激素细胞，颗粒密集（静止期）	+++，++++	中等大小，球形、卵圆形	球形，中位核，核仁显著	透明	+	+	丰富；致密，球形；紧邻基底膜；无胞外分泌；350~600nm（范围在250~600nm）
促生长激素细胞，颗粒稀少（分泌期）	+，++	中等大小，球形、卵圆形	不规则	透亮	+++	+++，分布于周围	稀少；密集，球形；紧邻基底膜；无胞外分泌；350~600nm（范围在250~600nm）
催乳素细胞，颗粒密集（静止期）	+++，++++	大，多角形-拉长	卵圆形-拉长	透明	+	++	丰富；致密，球形-卵圆形，不规则；偶尔有胞外分泌；500~800nm
催乳激素细胞，颗粒稀少（分泌期）	+，++	中等大小，多角形-拉长	卵圆形	透明	+++，++++，近核区	++++，"团核"形成	稀少；致密，不规则；频繁进行正常和位错异位胞外分泌；200~350nm
促肾上腺皮质激素细胞	++，+++	中等大小，卵圆形-多角形	球形，偏位	高电子密度，细胞质内细胞角蛋白丝（I型）；有大溶酶体	++	++，+++，分散，稍膨大	不同密度，球形-不规则形；无胞外分泌；常位于周边，300~350nm（范围在250~700nm，罕见情况下达1000nm）
促性腺激素细胞	++	中等大小，卵圆形	球形，偏位	透明	++，+++，明显，球形	++，+++，堆叠或分散，稍膨大	致密；球形；无胞外分泌；250~400nm
促甲状腺激素细胞	+，++	中等大小，多角形	球形，偏位	透明，有散在溶酶体	++，+++，球形，有很多囊泡	+++，短距离内散在分布	致密，球形；常位于周边，无胞外分泌；150nm

细胞质突起，尽管有丰富的内质网和发育良好的高尔基体，但细胞质内的颗粒相对较少（图 10.29，图 10.30；表 10.5）。富含颗粒的催乳激素细胞被认为是储备期的细胞，而颗粒稀少的催乳激素细胞则处于活动分泌期。催乳激素细胞的 PRL 免疫组织化学染色呈现特征性表达模式，即所谓的"高尔基区模式"，呈核周着色，与 PRL 分布于高尔基体的超微结构相对应（图 10.29）。

除妊娠期和哺乳期之外，男性和女性的 PRL 细胞数量无显著差异。在妊娠期，嫌色性催乳激素细胞增生、肥大导致垂体的体积成倍增大，因此，这些嫌色性催乳激素细胞称为妊娠细胞。这些细胞的增生、肥大一直持续到分娩后或哺乳终止时[26]。使用雌激素和甲状腺功能减退可伴发 PRL 细胞增生[30]。垂体内的催乳素生长激素细胞，参与 PRL 和 GH 的分泌，并且具有独特的超微结构，其存在印证了 PRL 细胞和 GH 细胞的组织发生关系[32]。

在垂体前叶激素中，PRL 的分泌非常独特，因为它的分泌受下丘脑多巴胺（下丘脑 PRL 抑制因子）的强烈抑制，而多巴胺由垂体结节漏斗部多巴胺神经元产生。催乳激素细胞膜上的 2 型多巴胺（D2）受体可介导 PRL 分泌抑制。多个 PRL 释放因子参与 PRL 的分泌，包括 TRH 和血管活性肠肽（VIP）。糖

皮质激素、甲状腺激素和 GnRH 的一些片段对 PRL 的分泌具有较弱的抑制作用。雌激素也可通过影响 PRL 基因表达来调节 PRL 的合成。

下丘脑或下丘脑 – 垂体柄的破坏可能会阻碍多巴胺运送至垂体前叶，从而引起高催乳素血症，这种现象称为"垂体柄效应"。此调节通路异常可导致自发性 PRL 过多，多继发于鞍内或鞍旁占位性病变（例如，巨大垂体腺瘤、颅颊裂囊肿、颅咽管瘤或神经胶质瘤）对垂体柄的挤压。

PRL 通过多种组织中的特异性 PRL 受体发挥作用，包括乳腺、肝脏、卵巢、睾丸和前列腺。乳腺是 PRL 主要的作用部位，PRL 诱导和维持泌乳，刺激酪蛋白、乳清蛋白、脂类和碳水化合物的产生，这些都是乳汁的主要成分。妊娠期，高水平的雌激素、孕激素、人胎盘催乳素和 PRL 可诱导乳腺腺泡的发育，促使乳汁形成。如前所述，乳汁分泌受催产素调控，后者可有效刺激乳腺内的肌上皮细胞收缩。PRL 还可通过抵抗下丘脑 GnRH 和垂体促性腺激素的分泌，削弱性腺类固醇激素的合成，从而降低生殖能力并抑制性欲[30]。

高催乳素血症患者除了溢乳外，常见的临床症状还包括性欲下降和生育能力降低。

3.2.3　促肾上腺皮质激素细胞

促肾上腺皮质激素细胞或 ACTH 细胞，占腺垂体细胞的 15%~20%，大多数细胞位于黏液样楔形区

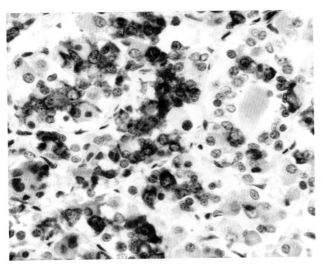

图 10.29　PRL 细胞。催乳激素细胞占垂体前叶细胞的 15%~20%。多数表现为颗粒稀少的多角细胞，并有细胞质突起围绕邻近细胞。图中许多催乳激素细胞显示核旁着色，原因在于 PRL 位于高尔基体（PRL 免疫染色，×100）

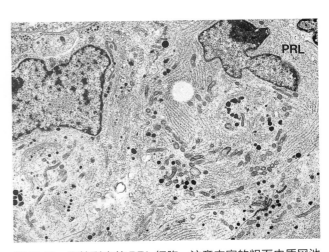

图 10.30　颗粒稀少的 PRL 细胞。注意丰富的粗面内质网池和突出的高尔基体，高尔基体内有发育中的多晶体颗粒。成熟的 PRL 颗粒大小为 200~350nm（×8700）

域的中间和后侧部分（图 10.26）。组织学上，ACTH
细胞呈多角形，胞体中等大小或较大，细胞质嗜碱
性（图 10.31）。细胞质内可见典型的核周空泡，这种
空泡与超微结构水平的一个或几个溶酶体结构相对应
（图 10.32）[27,33]。阿黑皮素（POMC）是 ACTH 的前
体分子，含有一个碳水化合物，因此 ACTH 细胞 PAS
染色强阳性。免疫组织化学标记 ACTH 细胞，细胞质
呈 ACTH 弥漫强阳性（图 10.31），超微结构显示含有
大量分泌颗粒。ACTH 细胞也可能含有其他 POMC 衍
生物，包括 β- 促脂解素（β-LpH）、促黑素（MSH）、
内啡肽和脑啡肽（见后文），这些衍生物对外科病理
日常工作毫无意义。细胞角蛋白丝核周束也是 ACTH
细胞的一个特征（表 10.5）。无论是外源性还是内源
性糖皮质激素过剩，ACTH 细胞内均出现细胞角蛋白
集聚，称为 Crooke 玻璃样变性（图 10.33，图 10.34）。

　　ACTH 是 ACTH 细胞的主要产物，是大的前体分
子 POMC 的一部分，后者在垂体前叶中酶解为 β-LpH
和 ACTH。在垂体中叶，ACTH 裂解成 MSH 和垂体
中间部促肾上腺皮质激素样肽（CLIP）[30]。ACTH 刺
激肾上腺皮质分泌糖皮质激素、盐皮质激素和雄激
素，并在氨基酸转运和葡萄糖进入肌肉的过程中发挥
重要作用，还可刺激胰腺释放胰岛素。垂体中 ACTH
的分泌受下丘脑 CRH、精氨酸血管升压素（AVP）、
促炎性细胞因子（IL-6）及白血病抑制因子的调节。

　　ACTH 分泌过多，如库欣综合征，可导致刻板异

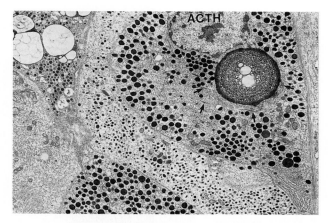

图 10.32　促肾上腺皮质激素细胞（ACTH 细胞）。细胞内
含有典型的巨大溶酶体和不同电子密度的分泌颗
粒，这种颗粒呈球形或略呈多晶体形，大小为
150～450nm。成束的中间丝（箭头所示）是 ACTH
细胞的一个常见特征。毗邻的细胞内有小颗粒，可能
是 TSH 细胞（×8250）

常，特定部位发生异常改变，如向心性肥胖、高血
压、糖尿病、闭经、多毛症、肌肉萎缩、皮纹、伤口
愈合不良和精神状态改变，也可因 MSH 的作用而导
致色素沉着过多。

3.2.4　促甲状腺激素细胞

　　促甲状腺激素细胞或 TSH 细胞，主要位于黏液
样楔形区的前部，仅占腺垂体细胞的 5%[34]。细胞
中等大小，呈多角形或较长的形状（图 10.35，图
10.36）。像 ACTH 细胞一样，正常的 TSH 细胞嗜碱
性，PAS 染色阳性（表 10.5）。

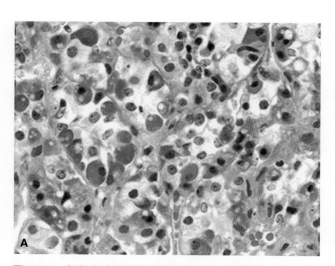

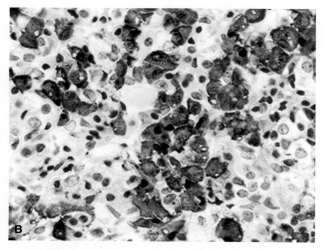

图 10.31　促肾上腺皮质激素细胞（ACTH 细胞）。A. ACTH 细胞约占垂体前叶细胞的 15%～20%，主要位于黏液样楔形区。
HE 染色，ACTH 细胞嗜碱性，细胞呈卵圆形或多边形，核居中。许多细胞有核周小空泡，为巨大溶酶体（×200）。
B. 细胞成簇分布，这是 ACTH 细胞的一个特征（ACTH 免疫染色，×200）

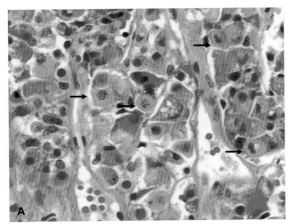

图 10.33　Crooke 玻璃样变性。A. 可见由细胞角蛋白构成的明显的嗜酸性核周环，这是 Crooke 细胞（箭头所示）的特征性表现（HE 染色，×100）。B. ACTH 染色显示，由于中间丝聚集，细胞核和细胞器向中间移位（ACTH 免疫染色，×100）。C. Crooke 细胞强阳性表达细胞角蛋白（CC 免疫染色，×100）

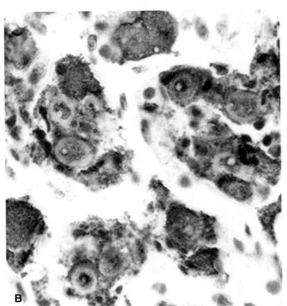

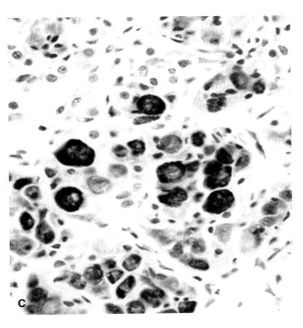

像垂体的其他两种糖蛋白激素（LH 和 FSH）一样，TSH 也由 2 个非共价结合亚单位 α 和 β 构成；α 亚单位为上述 3 种糖蛋白激素所共有，每种激素的 β 亚单位各具特异性，使不同的激素具有不同的生物学特性。TSH 与甲状腺细胞相结合，诱导 RNA 和蛋白质的合成，从而促进甲状腺球蛋白和甲状腺激素的产生。TSH 的分泌受下丘脑激素和循环中甲状腺激素的双重调节。TRH 刺激 TSH 释放，而甲状腺激素、多巴胺、生长抑素和糖皮质激素则抑制 TSH 的分泌。

当发生原发性甲状腺功能减退症时，促甲状腺激素细胞肥大增生。而其过度肥大增生时，可引起垂体过度肥大而形似垂体腺瘤。产生 TSH 的垂体腺瘤罕见，多数发生于甲状腺功能减退者，仅少数垂体腺瘤可导致甲状腺功能亢进[27,30]。

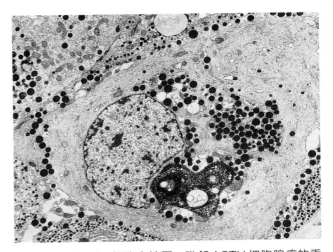

图 10.34　Crooke 细胞电镜图。毗邻 ACTH 细胞腺瘤的垂体细胞内有大量细胞角蛋白丝聚集。分泌颗粒移位至核周区或细胞质边缘。视野下部可见巨大溶酶体（×6720）

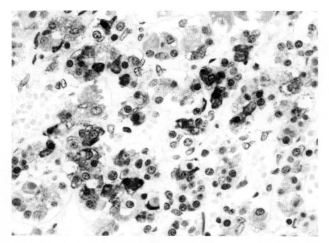

图 10.35 促甲状腺激素细胞（TSH 细胞）。促甲状腺激素细胞中等大小，多角形，部分细胞有拉长的细胞突起，约占垂体前叶细胞的 5%，呈 TSH 强阳性表达（TSH 免疫染色，×100）

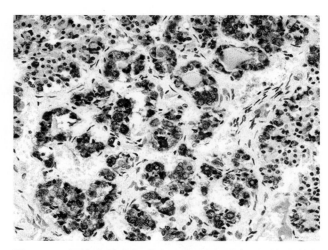

图 10.37 促性腺激素细胞（FSH/LH 细胞）。促性腺激素细胞可分泌 LH 和 FSH。促性腺激素细胞仅占垂体前叶细胞的 10%，图中仅少数细胞强阳性表达 FSH（FSH 免疫染色，×100）

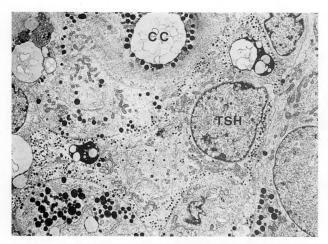

图 10.36 正常垂体前叶图。TSH 细胞的特点为细胞拉长、细胞内可见大溶酶体和分布于边缘的小分泌颗粒（150nm）。图中还可见 Crooke 细胞（CC）的一部分（×5300）

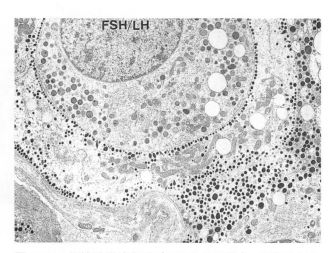

图 10.38 促性腺激素细胞（FSH/LH 细胞）。典型的促性腺激素细胞圆钝，对比度低，其特征是含球形和略不规则的分泌颗粒，电子密度不均，大小为 250～400nm。促性腺激素细胞周围的细胞突起可能属于 TSH 细胞（×8250）

3.2.5 促性腺激素细胞

促性腺激素细胞，或 FSH/LH 细胞，占垂体前叶细胞的 10%，对碱性染料和 PAS 染色都呈现很强的亲和力，一般均匀地分布于整个垂体前叶。免疫组织化学及超微结构研究表明，FSH 和 LH 可能由不同或相同的细胞产生[35]（图 10.37，图 10.38；表 10.5）。与 TSH 一样，LH 和 FSH 也属于糖蛋白激素，由 α 和 β 亚单位组成。抗 LH 和 FSH 特异性 β 亚单位的单克隆抗体已在日常外科病理工作中广泛使用。此

外，抗 α 亚单位的抗体有助于检查异常产物和（或）α 亚单位激素的分泌。

在男性和女性的生殖生理学中，LH 和 FSH 各自发挥不同的重要作用。LH 为女性排卵和卵泡黄素化所必须，也可刺激男性睾丸间质细胞产生睾酮。FSH 促使女性卵泡发育，而在男性，则诱导睾丸 sertoli 细胞（睾丸支持细胞）分泌雄激素结合蛋白。

GnRH 信号、性腺类固醇、肽抑制素、卵泡抑素和激活素的反馈效应均参与调节促性腺激素细胞

分泌[30]。下丘脑 GnRH 与相应的膜受体相互作用，调节 LH 和 FSH 的合成和释放，这是促性腺激素细胞发挥功能所必需的。FSH 的合成也受性腺肽抑制素和激活素的独立调控，两者属于转化生长因子 -β（TGF-β）家族成员。抑制素可选择性抑制 FSH，而激活素则刺激 FSH 合成。此外，雌激素可作用于下丘脑和垂体以控制促性腺激素的分泌。

3.2.6　垂体结节部

垂体结节部为垂体前叶沿垂体柄向上的延伸部，垂体细胞排列成腺泡结构，散在分布于表面门脉血管间。这些细胞主要由促性腺激素细胞构成，其间混杂着少许 ACTH 细胞和 TSH 细胞，组织学上类似垂体远侧部（垂体前叶）[36]。这些细胞呈 ACTH、FSH、LH 和 α 亚单位免疫反应阳性。尽管结节部的细胞在功能上与远侧部（垂体前叶）类似，细胞相同或不同，但前者具有明显的鳞状化生趋势（见后文）（图 10.39）。

正常垂体前叶出现滤泡结构的情况并不罕见，其功能性组成细胞称为滤泡细胞，似乎大部分源自各种分泌细胞（图 10.40）。超微结构上，滤泡细胞内颗粒常较为稀少或缺乏，细胞间通过顶部的连接复合体相连。滤泡腔内常可见细胞碎片（图 10.41）。滤泡形成的原因可能是垂体前叶细胞的损伤或破裂[37]。

3.2.7　滤泡星形细胞

滤泡星形细胞是腺垂体的第 6 种细胞，是一种特殊的支持细胞样细胞，似乎具有多种功能，如吞噬作用、分泌生长因子和细胞间通讯功能[38-39]。滤泡星形细胞占垂体前叶细胞的 5% 以下，散在分布于垂体前叶，参与垂体前叶滤泡和垂体中叶囊肿的形成[39]。这种细胞表达 S-100 蛋白（图 10.42）、GFAP 和波形蛋白。滤泡星形细胞参与调节垂体前叶的多种活动，包括吞噬退化细胞的清除活性，以及通过产生细胞因子（如 IL-6 和白血病抑制因子）和多种生长因子（包括碱性成纤维细胞生长因子和血管内皮生长因子），以旁分泌方式调节内分泌细胞活性[39]。此外，通过对人类垂体腺瘤性和非肿瘤性滤泡星形细胞的超微结构和免疫组织化学研究，发现这些细胞可能是成人器官特异性干细胞[39-40]。

3.3　腺垂体正常形态学变异

腺垂体的一些正常组织学变异可模拟临床表现明显的病变。例如，结节部的鳞状细胞巢、垂体后叶嗜碱性细胞浸润、垂体柄和神经垂体的颗粒细胞聚集和微小瘤、涎腺残迹。

鳞状细胞巢明显好发于结节部（图 10.39），在尸检中的发现率高达 24%，常见于老年患者，无性别差异[36,41]。鳞状细胞巢源于腺垂体细胞的鳞状化生，已有证据显示鳞状细胞巢同时表达细胞角蛋白和垂体激素，最常见的激素为 FSH、LH 或 ACTH[36]。由于鳞状化生也可伴有垂体前叶灶性缺血性梗死，因此，这似乎是垂体分泌细胞的固有特性。

嗜碱性细胞浸润是嗜碱性 ACTH 细胞从垂体中叶扩展到神经垂体形成的（图 10.43，图 10.44），多发生于老年男性，乍看起来类似于垂体腺瘤。与普通的 ACTH 细胞相似，这些嗜碱性细胞对 ACTH 和其他的 POMC 衍生物呈阳性反应，但含细胞角蛋白丝少，在皮质醇增多症时不容易发生 Crooke 玻璃样变性[27]。

涎腺残迹表现为管状腺体，位于神经垂体表面或实质内，一般紧邻垂体中叶后方（图 10.45）。这些腺体由单层立方到柱状上皮构成，细胞核位于基底部，细胞质细颗粒状，PAS 染色强阳性。涎腺残迹的细胞常呈嗜酸性颗粒状，其超微结构特征包括发育良好的粗面内质网、分泌性微滴、微绒毛和桥粒，以上这些特征均支持它们为涎腺[42]。

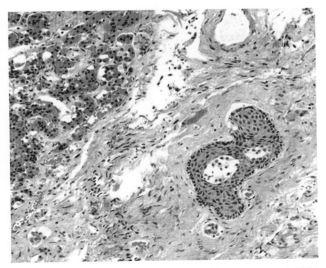

图 10.39　垂体前叶，结节部。分泌细胞鳞状化生是此部位的常见特点

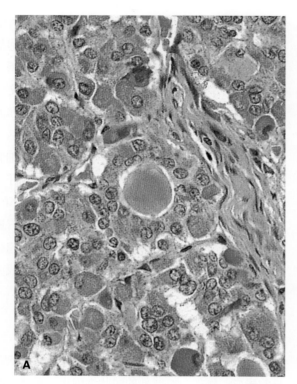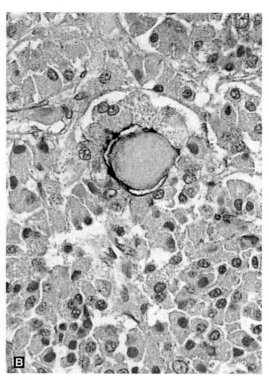

图 10.40   垂体前叶，滤泡结构。A. 垂体前叶常见滤泡结构，部分滤泡内含少量胶样物质（HE 染色，×100）。B. 滤泡顶部 EMA 强阳性（EMA 免疫染色，×100）

3.4   腺垂体年龄相关性改变

垂体前叶的细胞学随年龄而发生改变。例如，作为对母体高雌素水平的反应，妊娠晚期或妊娠终末胎儿的垂体表现为 PRL 细胞增生，同样，与成人垂体相比，青春期前的垂体促性腺激素细胞发育不良。

垂体的重量在成人的一生中保持稳定，仅在老年时因为间质和血管周纤维化而稍微有所减轻（见后文）[43-44]。妊娠期腺垂体变化很大，主要表现为大嫌色性 PRL 细胞（"妊娠细胞"）逐渐增多，致使垂体

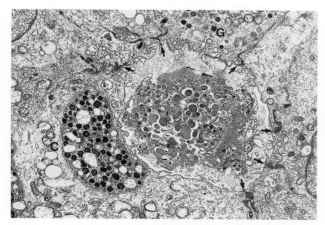

图 10.41   垂体滤泡的电子显微图像。新形成的滤泡腔内含细胞碎片。促性腺激素细胞（G）属于滤泡的一部分，ACTH 细胞（C）不属于此滤泡。颗粒性腺垂体细胞通过连接复合体（箭头所示）连接，围绕受损的腺垂体细胞，从而形成滤泡（×12600）

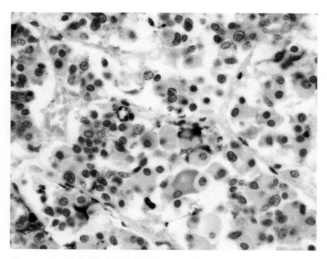

图 10.42   垂体前叶滤泡星形细胞。滤泡星形细胞占垂体前叶细胞的 5% 以下，散在分布于包括垂体中叶在内的整个垂体。滤泡星形细胞表达 S-100 蛋白、GFAP 和波形蛋白（S-100 免疫染色，×100）

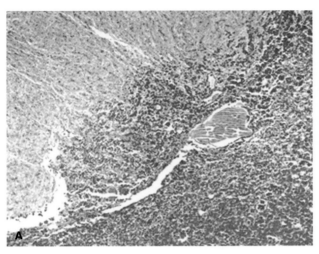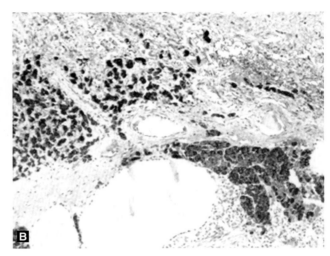

图 10.43　嗜碱性细胞浸润。A. ACTH 细胞亚群侵及垂体后叶（HE 染色，×4）。B. 浸润细胞强阳性表达 ACTH 和其他的 POMC 衍生激素（ACTH 免疫染色，×40）

重量成倍增加[26,45]（图 10.46）。妊娠期间 PRL 细胞的增多有 2 个原因，一是 PRL 细胞增生，一是募集促催乳素生长激素细胞以增强 PRL 的分泌[46]。在分娩或流产后数月内，催乳激素细胞增生现象逐渐消失，但这一复旧过程一般不完全，因此，经产妇的垂体大于未孕妇女。妊娠还导致垂体促性腺激素的免疫反应性显著下降，原因在于此时促性腺激素主要由胎盘产生。

关于衰老对细胞中几种垂体激素含量的影响已有相关研究。研究显示，随着年龄增长，GH 细胞和 PRL 细胞的数量、颗粒度、分布和免疫反应性未见显著减少或降低[47-48]。ACTH 细胞和 TSH 细胞似乎不受年龄影响，但尚无关于衰老对 FSH 和 LH 细胞影响的数据。

纤维化是垂体最常见的年龄相关性改变[43-44]。这种纤维化一般分布于血管周围（图 10.47），但偶尔呈斑片状分布，提示为陈旧性微梗死灶。研究证实，

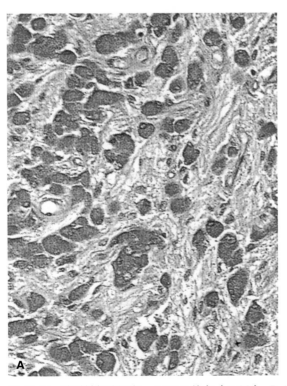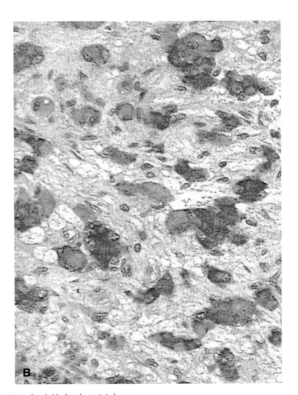

图 10.44　嗜碱性细胞浸润。A.PAS 染色（×63）。B.ACTH 免疫染色（×63）

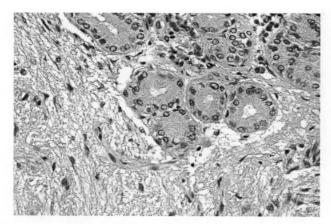

图 10.45　垂体后叶涎腺残迹。腺体由单层立方到柱状上皮构成，细胞核位于基底部，细胞质颗粒状，PAS 染色强阳性。涎腺残迹可同时位于垂体后叶表面或内部，紧邻垂体中叶（HE 染色，×63）

在大多数尸检的垂体前叶中，间质和细胞内有淀粉样物质沉积[49]。免疫组织化学染色显示，这些淀粉样物质呈淀粉 λ 轻链和淀粉样 P 物质阳性反应。垂体前叶沉积的淀粉样物质的平均体积百分比大约为 0.5%。淀粉样物质的出现及其沉积程度不但与患者的年龄有关，还与慢性阻塞性肺疾病及非胰岛素依赖性糖尿病的患病率相关。

3.5　神经垂体

作为一个功能单位，神经垂体由漏斗部、垂体柄和垂体后叶组成。垂体后叶是中枢神经系统向腹侧的延伸，该部位释放来自下丘脑的激素：催产素和升压素。该部位的构成细胞包括：①起自视上核和室旁核的无髓轴突和少数源于下丘脑的胆碱能神经元；②广泛的血管网；③垂体细胞，这是一种特化的胶质细胞

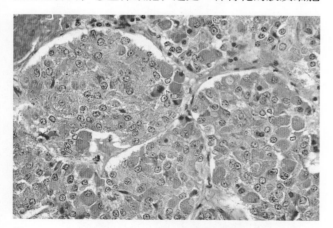

图 10.46　妊娠期垂体特征。可见大量淡染的嫌色性 PRL 细胞（妊娠细胞）（HE 染色，×100）

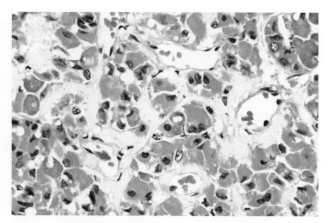

图 10.47　血管周纤维化是垂体老化的一个常见特征（HE 染色，×100）

（图 10.48）。

垂体细胞是神经垂体内数量最多的细胞，细胞长梭形，单极或多极，细胞质伸出一个或多个突起。垂体细胞有 5 种主要类型：体积大、色深、室管膜样、嗜酸性和颗粒状[50]。这些形态学差异可能与其生理学作用有关，但目前仍未被完全认识[50]。垂体细胞阳性表达 GFAP（图 10.48）、S-100 蛋白和波形蛋白。与中枢神经系统其他区域的神经胶质细胞相似，垂体细胞的细胞质突起向相邻的结缔组织或血管壁延伸。在胚胎学上，垂体细胞起源于间脑底部，此区在正常发育过程中受甲状腺特异性增强子结合蛋白（T/EBP），即 NKX2-1 或 TTF-1，表达的影响[51]。最近研究发现，正常胎儿和成人的垂体细胞，以及肿瘤性垂体细胞，均表达 TTF-1[52]。

垂体后叶的轴突可通过银染或免疫标记来进行识别。赫林体是轴突的局限性膨大，为垂体后叶激素在轴突内聚集之处（图 10.22）。无髓轴突电镜下为纤细的纤维，直径 0.05 ~ 1.0μm，内含纵行的微管和神经微丝。依据所含神经内分泌颗粒的形态学特征，将神经内分泌轴突分为 A、B 两型。A 型纤维数量远远多于 B 型，内含 100 ~ 300nm 的催产素和升压素颗粒，而 B 型纤维在本质上可能具有胺活性，内含 50 ~ 100nm 的颗粒[53]。神经内分泌纤维与垂体细胞关系密切，其轴突常有垂体细胞包裹（图 10.49）。

神经垂体最重要的功能是将激素从神经内分泌颗粒转运至血管。神经元、血管及血管周隙复杂的解剖

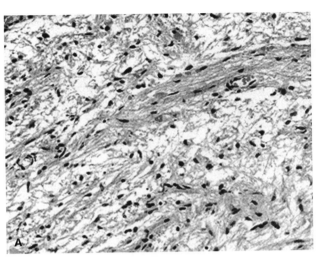
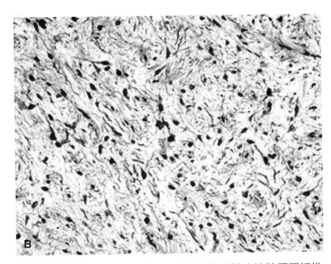

图 10.48 垂体后叶。A. 垂体细胞核拉长,分散在神经垂体的神经纤维内(HE 染色,×100)。B. 垂体细胞阳性表达胶质原纤维酸性蛋白(GFAP)(GFAP 免疫染色,×100)

结构是这种精细过程的基础。从神经元开始,神经激素因子被释放入微小通道,这些通道穿过血管的最外侧或近腔侧基底膜,并与血管周隙相通。然后,神经激素因子穿过内层或腔层基底膜和血管内皮,到达血管腔内[54](图 10.49)。

3.6 神经垂体的正常形态学变异

颗粒细胞巢或颗粒细胞微小瘤最常发生在垂体柄或垂体后叶,其尸检检出率为 6%,通常发生于老年人[55]。细胞可散在分布或聚集成瘤样结节,胞体圆

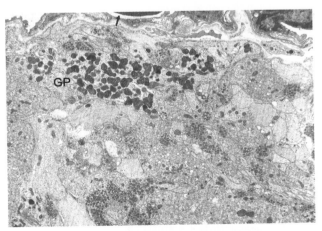

图 10.49 垂体后叶电镜图。轴突内含不同电子密度的神经内分泌颗粒。颗粒性垂体细胞(GP)含大量明显溶酶体,与血管内腔紧密相邻(箭头所示)。图中的血管内腔被覆有孔内皮细胞。内皮之外为血管周隙,可见多种类型细胞(图中未显示),包括血管周细胞、组织细胞、成纤维细胞和肥大细胞(×6200)

胖,细胞质呈嗜酸性颗粒状,PAS 染色强阳性,细胞核相对较小(图 10.50)。罕见情况下,颗粒细胞可形成具有临床意义的肿瘤[56]。颗粒细胞微小瘤和神经垂体肿瘤的起源尚不完全明确,但肿瘤偶尔阳性表达 GFAP,新近的研究发现,对 TTF-1 也存在阳性表达,从而为这些颗粒细胞巢和肿瘤起源于垂体细胞的假设提供了一定证据[57]。

4 鉴别诊断

垂体病变的鉴别诊断主要是区分正常垂体组织和腺瘤。腺垂体最显著的结构特征是细胞排列呈腺泡样,根据切面不同,腺泡可呈圆形、椭圆形或稍长的椭圆形。腺泡被纤细的、呈网染或 PAS 染色阳性的毛细血管网包绕(图 10.17)。相反,垂体腺瘤缺乏一致的腺泡结构,仅见很少的网状纤维,且局限于散在分布的血管(图 10.51)。大部分正常垂体腺泡在细胞构成上具有异质性,因此,仅通过 HE 染色切片就能区分正常组织和腺瘤,但垂体组织中的部分腺泡也可主要由单一细胞类型构成,从而表现出细胞学的单一性。例如,在垂体侧翼可见大量嗜酸性 GH 细胞。另一方面,腺瘤偶可由混合性细胞群构成(常与肢端肥大症有关),与正常腺垂体相似。因此,借助网状纤维染色比单纯采用免疫组织化学染色更容易区分正常组织与垂体腺瘤。

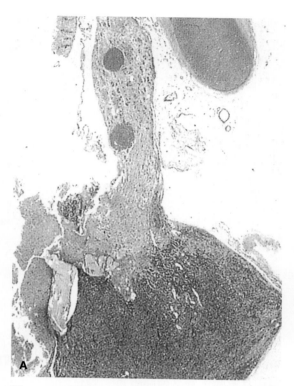

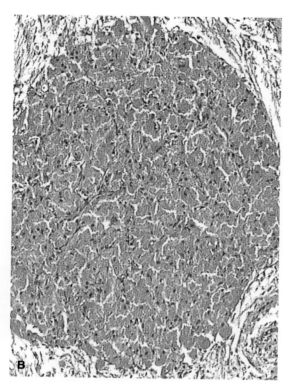

图 10.50 垂体柄，颗粒细胞微小瘤。A. 低倍镜下见垂体柄的 2 个微小瘤。视交叉位于图上方，垂体前叶位于图下方（HE 染色，×20）。B. 颗粒细胞微小瘤的高倍镜下观。这些结节由垂体细胞构成，这是一种特化的胶质细胞，细胞质丰富，嗜酸性，富于溶酶体。微小瘤和单个的颗粒细胞均无临床意义（HE 染色，×100）

垂体中叶的小的活检标本中可能含有正常垂体后叶常见的所谓的嗜碱性浸润（图 10.43，图 10.44）。由于嗜碱性细胞弥漫或簇状排列，缺乏垂体前叶常见的典型腺泡结构，因此可被误诊为 ACTH 微腺瘤。

垂体活检标本取样局限时偶可见垂体中叶囊肿，

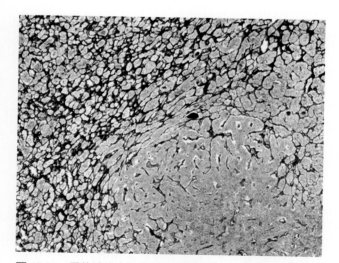

图 10.51 垂体腺瘤中网状纤维网被破坏。正常腺垂体的腺泡模式（左上方所示）与腺瘤比较（右下方所示）（Wilder 网状纤维染色，×100）

正常情况下这种囊肿为颅颊裂的衍生物。结合放射学及手术资料，可与颅颊裂囊肿区分。具有临床症状的囊肿在神经影像学检查时常很明显，表现为相当大的囊肿，有经验的外科医生可轻易识别。

如前所述，腺垂体细胞，尤其是位于结节部者，可以发生鳞状化生。手术标本中偶尔能见到该部位的样本。细胞散在分布、与腺垂体细胞关系密切、细胞学呈良性表现，借助这些特点，一般不会误诊为囊肿（表皮样囊肿或皮样囊肿）或肿瘤（颅咽管瘤）。

尸解研究发现，10% 的正常垂体中叶可见数量非常少的、细胞学呈良性表现的淋巴细胞[58]。这些淋巴细胞与内分泌疾病无关，容易与分布更为广泛、浸润更为密集的淋巴细胞性垂体炎或脓肿相鉴别。

神经垂体取样局限时易被误诊为胶质瘤，原因在于大多数神经垂体中的有核细胞是特化的星形细胞（垂体细胞）。垂体细胞瘤很像神经垂体组织，与此不同，神经垂体内含大量终止于血管的轴突。这些轴突中，部分可见 PAS 染色阳性膨大（赫林体）。

参考文献

[1] Moore KL. *The Developing Human: Clinically Oriented Embryology.* Philadelphia, PA: WB Saunders; 1988:170–205.

[2] Falin LI. The development of human hypophysis and differentiation of cells of its anterior lobe during embryonic life. *Acta Anat (Basel)* 1961;44:188–205.

[3] Hori A, Schmidt D, Rickels E. Pharyngeal pituitary: Development, malformation, and tumorigenesis. *Acta Neuropathol* 1999;98(3):262–272.

[4] Solov'ev GS, Bogdanov AV, Panteleev SM, et al. Embryonic morphogenesis of the human pituitary. *Neurosci Behav Physiol* 2008;38(8):829–833.

[5] Asa SL, Kovacs K. Functional morphology of the human fetal pituitary. *Pathol Annu* 1984;19 (Pt 1):275–315.

[6] Hori A. Suprasellar peri-infundibular ectopic adenohypophysis in fetal and adult brains. *J Neurosurg* 1985;63(1):113–115.

[7] Lennox B, Russell DS. Dystopia of the neurohypophysis: Two cases. *J Pathol Bacteriol* 1951;63(3):485–490.

[8] Scully KM, Rosenfeld MG. Pituitary development: Regulatory codes in mammalian organogenesis. *Science* 2002;295(5563):2231–2235.

[9] Zhu X, Rosenfeld MG. Transcriptional control of precursor proliferation in the early phases of pituitary development. *Curr Opin Genet Dev* 2004;14(5):567–574.

[10] Asa SL, Ezzat S. Molecular determinants of pituitary cytodifferentiation. *Pituitary* 1999;1(3–4):159–168.

[11] Lamolet B, Pulichino AM, Lamonerie T, et al. A pituitary cellrestricted T box factor, Tpit, activates POMC transcription in cooperation with Pitx homeoproteins. *Cell* 2001;104(6): 849–859.

[12] Mody S, Brown MR, Parks JS. The spectrum of hypopituitarism caused by PROP1 mutations. *Best Pract Res Clin Endocrinol Metab* 2002;16(3):421–431.

[13] Dasen JS, O'Connell SM, Flynn SE, et al. Reciprocal interactions of Pit1 and GATA2 mediate signaling gradient-induced determination of pituitary cell types. *Cell* 1999;97(5):587–598.

[14] Dubois PM, Begeot M, Dubois MP, et al. Immunocytological localization of LH, FSH, TSH and their subunits in the pituitary of normal and anencephalic human fetuses. *Cell Tissue Res* 1978;191(2):249–265.

[15] Begeot M, Dubois MP, Dubois PM. Growth hormone and ACTH in the pituitary of normal and anencephalic human fetuses: Immunocytochemical evidence for hypothalamic influences during development. *Neuroendocrinology* 1977; 24(3–4):208–220.

[16] Dunn IF, Laws ER. Microsurgical approaches for transsphenoidal surgery. In: Laws ER, Lanzino G, eds. *Transsphenoidal Surgery.* 1st ed. Philadelphia, PA: Elsevier; 2010: 120–127.

[17] Bergland RM, Ray BS, Torack RM. Anatomical variations in the pituitary gland and adjacent structures in 225 human autopsy cases. *J Neurosurg* 1968;28(2):93–99.

[18] Berke JP, Buxton LF, Kokmen E. The 'empty' sella. *Neurology* 1975;25(12):1137–1143.

[19] Kaufman B, Chamberlin WB Jr. The ubiquitous "empty" sella turcica. *Acta Radiol Diagn (Stockh)* 1972;13(1):413–425.

[20] Stanfield JP. The blood supply of the human pituitary gland. *J Anat* 1960;94:257–273.

[21] Xuereb GP, Prichard MM, Daniel PM. The arterial supply and venous drainage of the human hypophysis cerebri. *Q J Exp Physiol Cogn Med Sci* 1954;39(3):199–217.

[22] Gorczyca W, Hardy J. Arterial supply of the human anterior pituitary gland. *Neurosurgery* 1987;20(3):369–378.

[23] Scheithauer BW. The hypothalamus and neurohypophysis. In: Kovacs K, Asa SL, eds. *Functional Endocrine Pathology.* Boston, MA: Blackwell; 1991:170–224.

[24] Waxman SG. Diencephalon. In: Waxman SG, ed. *Clinical Neuroanatomy.* 28th ed. New York: McGraw-Hill; 2017. Available from http://accessmedicine.mhmedical.com.proxy01.its.virginia.edu/content.aspx?bookid=1969&sectionid=147036773. Accessed March 25, 2018.

[25] Molitch ME, Schimmer BP. Introduction to endocrinology: The hypothalamic-pituitary axis. In: Brunton LL, Hilal-Dandan R, Knollmann BC, eds. *Goodman & Gilman's: The Pharmacological Basis of Therapeutics.* 13th ed. New York: McGraw-Hill; 2017. Available from http://accessmedicine.mhmedical.com. proxy01. its.virginia.edu/content.aspx?bookid = 2189&sectionid = 172481654. Accessed March 25, 2018.

[26] Scheithauer BW, Sano T, Kovacs KT, et al. The pituitary gland in pregnancy: A clinicopathologic and immunohistochemical study of 69 cases. *Mayo Clin Proc* 1990;65(4): 461–474.

[27] Kovacs K, Horvath E. *Tumors of the Pituitary Gland.* Washington, DC: Armed Forces Institute of Pathology; 1986.

[28] Teramoto A, Hirakawa K, Sanno N, et al. Incidental pituitary lesions in 1,000 unselected autopsy specimens. *Radiology* 1994;193(1):161–164.

[29] Zada G, Lin N, Ojerholm E, et al. Craniopharyngioma and other cystic epithelial lesions of the sellar region: A review of clinical, imaging, and histopathological relationships. *Neurosurg Focus* 2010;28(4):E4.

[30] Melmed S, Jameson LJ. Anterior pituitary: Physiology of pituitary hormones. In: Kasper D, Fauci A, Hauser S, et al. eds. *Harrison's Principles of Internal Medicine.* 19th ed. New York: McGraw-Hill; 2014. Available from http://accessmedicine. mhmedical.com.proxy01.its.virginia.edu/content.aspx?bookid =1130&sectionid=79751425. Accessed March 25, 2018.

[31] Handwerger S, Freemark M. The roles of placental growth hormone and placental lactogen in the regulation of human fetal growth and development. *J Pediatr Endocrinol Metab* 2000;13(4):343–356.

[32] Mulchahey JJ, Jaffe RB. Detection of a potential progenitor cell in the human fetal pituitary that secretes both growth hormone and prolactin. *J Clin Endocrinol Metab* 1988;66(1): 24–32.

[33] Horvath E, Ilse G, Kovacs K. Enigmatic bodies in human corticotroph cells. *Acta Anat (Basel)* 1977;98(4):427–433.

[34] Phifer RF, Spicer SS. Immunohistochemical and histologic demonstration of thyrotropic cells of the human adenohypophysis. *J Clin Endocrinol Metab* 1973;36(6):1210–1221.

[35] Phifer RF, Midgley AR, Spicer SS. Immunohistologic and histologic evidence that follicle-stimulating hormone and luteinizing hormone are present in the same cell type in the human pars distalis. *J Clin Endocrinol Metab* 1973;36(1): 125–141.

[36] Asa SL, Kovacs K, Bilbao JM. The pars tuberalis of the human pituitary. A histologic, immunohistochemical, ultrastructural and immunoelectron microscopic analysis. *Virchows Arch A Pathol Anat Histopathol* 1983;399(1):49–59.

[37] Horvath E, Kovacs K, Penz G, et al. Origin, possible function and fate of "follicular cells" in the anterior lobe of the human pituitary. *Am J Pathol* 1974;77(2):199–212.

[38] Marin F, Stefaneanu L, Kovacs K. Folliculo-stellate cells of the pituitary. *Endocr Pathol* 1991;2(4):180–192.

[39] Devnath S, Inoue K. An insight to pituitary folliculo-stellate cells. *J Neuroendocrinol* 2008;20(6):687–691.

[40] Horvath E, Kovacs K. Folliculo-stellate cells of the human pituitary: A type of adult stem cell? *Ultrastruct Pathol* 2002;

26(4):219–228.

[41] Luse SA, Kernohan JW. Squamous-cell nests of the pituitary gland. *Cancer* 1955;8(3):623–628.

[42] Schochet SS Jr, McCormick WF, Halmi NS. Salivary gland rests in the human pituitary. Light and electron microscopical study. *Arch Pathol* 1974;98(3):193–200.

[43] Shanklin WM. Age changes in the histology of the human pituitary. *Acta Anat (Basel)* 1953;19(3):290–304.

[44] Sano T, Kovacs KT, Scheithauer BW, et al. Aging and the human pituitary gland. *Mayo Clin Proc* 1993;68(10):971–977.

[45] Stefaneanu L, Kovacs K, Lloyd RV, et al. Pituitary lactotrophs and somatotrophs in pregnancy: A correlative in situ hybridization and immunocytochemical study. *Virchows Arch B Cell Pathol Incl Mol Pathol* 1992;62(5):291–296.

[46] Frawley LS, Boockfor FR. Mammosomatotropes: Presence and functions in normal and neoplastic pituitary tissue. *Endocr Rev* 1991;12(4):337–355.

[47] Calderon L, Ryan N, Kovacs K. Human pituitary growth hormone cells in old age. *Gerontology* 1978;24(6):441–447.

[48] Kovacs K, Ryan N, Horvath E, et al. Prolactin cells of the human pituitary gland in old age. *J Gerontol* 1977;32(5):534–540.

[49] Röcken C, Saeger W, Fleege JC, et al. Interstitial amyloid deposits in the pituitary gland. Morphometry, immunohistology, and correlation to diseases. *Arch Pathol Lab Med* 1995; 119(11):1055–1060.

[50] Takei Y, Seyama S, Pearl GS, et al. Ultrastructural study of the human neurohypophysis. II. Cellular elements of neural parenchyma, the pituicytes. *Cell Tissue Res* 1980;205(2):273–287.

[51] Kimura S, Hara Y, Pineau T, et al. The T/ebp null mouse: Thyroid-specific enhancer-binding protein is essential for the organogenesis of the thyroid, lung, ventral forebrain, and pituitary. *Genes Dev* 1996;10(1):60–69.

[52] Lee EB, Tihan T, Scheithauer BW, et al. Thyroid transcription factor 1 expression in sellar tumors: A histogenetic marker? *J Neuropathol Exp Neurol* 2009;68(5):482–488.

[53] Seyama S, Pearl GS, Takei Y. Ultrastructural study of the human neurohypophysis. I. Neurosecretory axons and their dilatations in the pars nervosa. *Cell Tissue Res* 1980;205(2): 253–271.

[54] Seyama S, Pearl GS, Takei Y. Ultrastructural study of the human neurohypophysis. III. Vascular and perivascular structures. *Cell Tissue Res* 1980;206(2):291–302.

[55] Luse SA, Kernohan JW. Granular-cell tumors of the stalk and posterior lobe of the pituitary gland. *Cancer* 1955;8(3): 616–622.

[56] Lopes MBS, Scheithauer BW, Saeger W. Granular cell tumour. In: DeLellis RA, Lloyd RV, Heitz PU, et al., eds. *World Health Organization Classification of Tumours, Pathology and Genetics of Tumours of Endocrine Organs*. Lyon: IARC Press; 2004: 44–45.

[57] Mete O, Lopes MB, Asa SL. Spindle cell oncocytomas and granular cell tumors of the pituitary are variants of pituicytoma. *Am J Surg Pathol* 2013;37(11):1694–1699.

[58] Shanklin WM. Lymphocytes and lymphoid tissue in the human pituitary. *Anat Rec* 1951;111(2):177–191.

第 11 章　外周神经系统

■ Garlos Ortiz–Hidalgo / Roy O. Weller 著　■ 李国霞 译　■ 韩昱晨 校

1　前言

从实用角度出发，将外周神经病理分为两大类：①外周神经病变，由内科医师选择性进行神经或肌肉活检，目的在于诊断而非治疗；②肿瘤和创伤性病变，主要以手术作为治疗手段，来缓解症状。

诊断外周神经病变，需要详细了解掌握外周神经系统的结构、免疫组织化学、超微结构及其临床病理联系。诊断肿瘤和创伤性病变，则更多依赖于识别病变内的细胞成分及其相互关系。

因此，本章首先着重介绍如何识别正常外周神经不同的细胞成分；其次，介绍如何运用正常外周神经系统的结构知识来发现和评估病理性改变。

2　外周神经系统发育

神经系统分化的第一个解剖学证据就是神经板，它出现于胚胎发育的原肠胚后期，表现为外胚层背侧正中形成增厚的特化区。之后，此区沿轴中线凹陷形成神经沟，神经沟内折形成神经管[1]。在融合完成前，细胞群从神经板的侧褶处分离，形成神经嵴。神经嵴的前端位于假定的间脑水平，并向后延伸分布于整个神经管[2]。

外周神经系统中，自主神经节和感觉神经节内的神经元、卫星细胞及施万细胞均来自神经嵴，外胚层基板也可形成颅区的神经节细胞[1]。多潜能神经嵴细胞的定向迁移和随后的逐渐分化，可能受神经调节蛋白及其 erbB 受体酪氨酸激酶诱导的影响，受环境因素和与其他类型细胞关系的影响[1,3-4]。转录因子 Oct-6、Krox20 和 Sox10 最初表达于最早迁移的神经嵴细胞，它们似乎密切参与了神经嵴中施万细胞的发育[3-5]。有趣的是，成黑色素细胞也表达 Sox10，已有人提出黑色素细胞可能起源于与神经末梢有关的施万细胞前体细胞[6]。该观点一方面能解释 I 型神经纤维瘤病（NF1）中观察到的皮肤色素沉着变化与神经病变之间的联系，另一方面也能解释部分神经鞘瘤中存在黑色素的现象（见后文）[6]。

出生后神经损伤的再生过程重现了外周神经发育后期的许多事件。背根神经节（后感觉根神经节）发育中的神经母细胞分别向中央神经管和外周发出神经突。神经管前外侧区发育中的运动神经元发出神经突向外周走行。施万细胞开始与发育中的外周神经相交联，最终形成包绕许多轴突的髓鞘[3,7]。神经管内的前角细胞轴突近端和感觉神经节细胞的中央轴突，由少突胶质细胞形成的髓鞘包绕（图 11.1）。

3 轴突生长

关于轴突生长，主要问题之一是：神经元突起是如何长距离生长并到达特定的终末区域的？遗传因素、生长因子和细胞外基质可能在引导神经元突起生长中发挥重要作用[3,7]。1909 年，Ramón y Cajal 提出了神经营养物质的概念，来解释神经系统发育中轴突生长的定向性和特异性。直到 20 世纪 60 年代，Levi-Montalcini、Cohen 和 Hamurger 发现了神经生长因子（NGF），它是一种靶向驱动性神经营养因子，为外周神经系统的感觉神经节和自主神经节的存活和分化提供营养支持作用[8]。NGF 是一种由 α、β、γ 3 个亚单位组成的复合蛋白，其中的 γ 亚单位，作为一种丝氨酸蛋白酶发挥酶活性，断裂 β 亚单位 N 端，从而激活蛋白，使 β 亚单位发挥生物活性[8-9]。其他参与轴突生长的物质包括 NGF 家族成员 [如脑源性神经营养因子（BDNF）]、神经营养因子 3（NT-3）、神经营养因子 4/5（NT-4/5）、神经营养因子 6（NT-6）、脑信号蛋白 3A（semaphoring-3A）、神经纤毛蛋白 –1（neuropilin-1）和肝配蛋白（ephrin）[8-10]。生长中的轴突末梢有多种表面受体，可与可溶性和结合性分子结合，为轴突生长提供信息[4,10]。NGF 与轴突表面的 NGF 受体相互作用，通过与细胞骨架的相互作用，促进轴突生长末梢的运动[10-11]。线粒体、神经微管、神经微丝、肌动蛋白丝和滑面内质网的部分囊池通过轴浆流进入轴突生长锥。NGF 除了具有促进生长的作用，还能促进神经递质的早期合成并刺激髓鞘形成[8-9]。

神经处于发育过程时，其施万细胞能分泌 NGF，细胞膜表面有 NGF 受体，当外周神经成熟时，这些 NGF 受体的表达明显减弱。NGF 与施万细胞上的受体结合并聚集于原始施万细胞表面，为轴

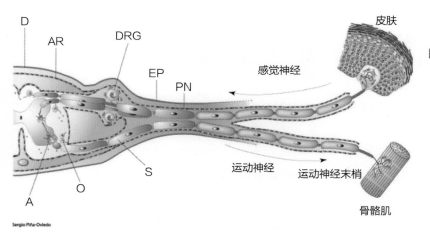

图 11.1 脊神经根的解剖学。源自前角细胞（A）的运动轴突最初由少突胶质细胞（O）包绕形成髓鞘，然后进入前根，由施万细胞（S）包绕形成髓鞘。感觉神经轴突进入背根神经节（DRG），感觉神经元的中央区延伸，经由背根进入脊髓。蛛网膜（AR）与外周神经（PN）的神经束膜连续。硬脊膜（D）从脊髓延伸，覆盖椎间孔内的神经根，与神经外膜（EP）相延续

突生长提供了趋化刺激[7,10]。靶器官和神经支配之间的相互营养作用缺陷可导致神经功能障碍[11]。事实上，人类神经系统疾病已被归因为神经营养因子的缺乏，一些重要研究数据为临床采用神经营养药物治疗外周神经病提供了合理依据[9,11]。

细胞外基质在轴突生长和导向方面也发挥重要作用。处于生长过程的轴突末梢上有受体（如胶原、纤维连接蛋白、层粘连蛋白及巢蛋白）可黏附细胞外物质，细胞外成分与这些受体的结合，可促进轴突延伸，刺激细胞骨架蛋白合成，从而促进细胞运动及轴突生长[11-12]。这些细胞外成分有的位于施万细胞周围的基底膜或邻近基底膜[12]。

4　施万细胞及髓鞘形成

施万细胞在发育中的外周神经轴突间及其周围自由移动，形成围绕神经突的原始神经鞘，并与神经突平行生长。施万细胞在体外可通过与轴突的接触刺激自身分裂[13]。在正常成年动物体内，施万细胞实际上已经停止增殖，但是外周神经损伤可诱导施万细胞的分裂活性。一般认为，失髓鞘（脱髓鞘）后轴突与施万细胞接触，或轴突变性（沃勒变性）后轴突再生，均可促进施万细胞分裂，而正常神经中施万细胞与轴突的关系可诱导施万细胞产生某种接触抑制[13]。如果轴突损伤后不发生轴突再生，施万细胞的数量会逐渐减少，这提示施万细胞的生长与存活依赖于与轴突的接触[7,13]。实验结果也发现持续的轴突再生依赖于施万细胞的存在[7,14]。

到妊娠第 9 周，在人类胚胎中可识别出腓肠神经束，内含大轴突束，由施万细胞突起围绕[15,6]。在母体妊娠第 10 ~ 15 周，施万细胞伸出几个长而扁平的突起，包绕大的纤细轴突簇。在此阶段，一个基底膜内可见 2 ~ 4 个施万细胞，形成施万簇[16]。

人类外周神经的髓鞘于妊娠第 12 ~ 18 周开始形成[16-17]。髓鞘开始形成取决于轴突的直径及轴突与施万细胞的关系。由轴突根据细胞膜上Ⅲ型神经调节蛋白Ⅰ的数量，提呈轴突信号给施万细胞，决定是否形成髓鞘[17]。

当轴突直径为 1.0 ~ 3.2μm 时，轴突与施万细胞的比例达到 1 : 1，形成轴突系膜，或形成具有 3 ~ 15 层致密髓鞘的膜性螺旋结构[3,16-17]。有些神经形成髓鞘而有些没有，其原因尚不清楚。包绕有髓纤维和无髓纤维的施万细胞都能产生髓磷脂，但决定是否形成髓鞘的因素至今不明。已知某些转录因子参与髓鞘形成，如 SOX10、Krox-20 和 Oct-6/Scip[3-4,7]。例如，髓鞘的形成在 Oct-6 缺失鼠中严重滞后，而 Krox-20 缺失鼠则完全无髓鞘形成[3]。在处于发育和再生过程的外周神经中施万细胞也高水平表达神经营养因子受体 p75NTR[18]。神经营养因子是一个蛋白质家族，在外周神经系统发育和维护方面发挥多种功能[9,187]。一些糖蛋白，如髓鞘相关糖蛋白（MAG），在外周神经发育过程中参与建立特定的施万细胞 - 轴突相互作用[19]。实验研究发现，如果将无髓交感神经链嫁接到有髓神经上（如隐神经），轴突可以诱导髓鞘形成。没有形成髓鞘的施万细胞如果接触已形成髓鞘的大的再生轴突，会形成髓鞘[3,16]。在一些遗传性脱髓鞘神经病中，施万细胞和髓鞘形成有遗传缺陷，其轴突的直径显著减小，这表明施万细胞可以影响轴突直径[13-14,17]。现已证实，形成髓鞘的施万细胞可控制轴突内神经微丝的数量和磷酸化状态，使轴突增粗。相反，缺乏髓鞘则引起神经微丝减少，磷酸化水平降低，使轴突直径减小[16]。MAG 作为一种髓鞘信号，可调整有髓轴突的直径[20]。因此，轴突的维持不仅受神经元细胞的影响，也取决于轴突与其伴随的施万细胞之间的相互作用[13,20,113]。

诸如腓肠神经等混合性感觉神经的 70% 的轴突都非常小，分为 8 ~ 15 个轴突群，位于 1 个施万细胞形成的纵沟内，最终形成外周神经中的无髓纤维。因此，外周神经系统所有轴突都内陷于施万细胞表面，只在大轴突周围形成髓鞘，而有髓鞘包裹的纤维只占外周神经纤维的一小部分[16]。

5　外周神经解剖学

了解外周神经解剖学对于阐释临床体征和症状，以及制订尸检计划以研究外周神经病变都非常重要[16,21]。

主要神经如坐骨神经和正中神经，均包含运动、感觉和自主神经纤维，因此，它们是混合性神经干。苏格兰内科医生 Sir Charles Bell 最先发现脊髓前根的运动功能，法国生理学家 François Magendie 发现了脊髓后根的感觉功能，二者即 Bell-Magendie 定律（贝－马定律）（前根－运动，后根－感觉）[16,21]。运动神经源自脊髓前角细胞或脑干特定的神经核。轴突的起始部分位于中枢神经系统内，被少突胶质细胞形成的髓鞘包裹（图 11.1）。当轴突离开脑干或脊髓，则由施万细胞形成的髓鞘包裹。脊髓前根与后根在穿过椎间孔时汇合，形成外周神经干。脑神经通过多个不同的孔离开颅腔。脑神经少突胶质细胞鞘和施万髓鞘的连接点称做 Obersteiner-Redlich 带（Obersteiner-Redlich zone, O-Rz）或胶质 / 施万连接，具有临床意义[22]。例如，在一些脑神经孔处，血管的搏动压迫 O-Rz，可导致三叉神经痛、舌咽神经痛、偏侧面肌痉挛、痉挛性斜颈等临床症状；当左侧迷走神经受到血管交叉压迫时，甚至可引起原发性高血压症状[22]。

外周运动神经终止于肌肉运动终板，许多感觉神经与外周感觉神经末梢相关联。感觉神经元的胞体位于中枢神经系统以外的背根神经节或脑神经节内[16]。每个神经节含大量类球形神经元（神经节细胞），周围围绕卫星细胞。这些卫星细胞来自神经嵴，起源与施万细胞相同[26]。卫星细胞曾有很多名称，如节膜细胞、被囊细胞、体壁胶质细胞和神经元周卫星施万细胞[16,23]。

1844 年，瑞士解剖学家 von Kolliker 首次描述了背根神经节细胞，它们是假单极神经元，核周质发出单个高度卷曲的轴突或茎突，但郎飞结处总有 T 型或 Y 型分支，在距离神经元胞体不远处，分为 2 支，一支为中枢突，一支为周围突。因此，虽然其轴突的起始部分貌似单极神经元，但背根神经节实际上有 2 个轴突（图 11.1）。中枢突进入脊髓，或与灰质的感觉后脚神经元形成突触，或直接进入背柱。周围突进入外周神经[16,21]。

自主神经可以是副交感神经，也可以是交感神经。颅部副交感神经的节前纤维走行于第 Ⅲ、Ⅶ、Ⅸ、Ⅹ 对脑神经内，骶部副交感神经的节前纤维走行于骶髓发出的第 2～3 骶神经内。节后神经元位于所支配的结构内或其附近。交感神经节前纤维源自胸髓灰质中间外侧细胞柱内的神经元，在胸髓前根处离开[16]。这些节前神经纤维有髓鞘，经由相应的脊髓前根到达交感神经干，与脊椎旁或椎骨前的交感神经节细胞形成突触。自主神经系统的神经支配内脏、血管，以及眼和皮肤的平滑肌[16,21]。

6　外周神经的组织学、免疫组织化学和超微结构

6.1　神经鞘的组成成分

肉眼观察，正常外周神经由结缔组织包绕，呈亮白色束状。神经内神经束的排列方式变化多样，每条神经的不同节段均有所不同。受损的外周神经通常呈灰白色，缺乏髓鞘的神经会发生挛缩。镜下外周神经横切面结构图（图 11.2）显示神经内膜包绕轴突和施万细胞，其外被神经束膜包绕，埋于神经外膜纤维组织中，形成单个神经束[16,21]。

6.2　神经外膜

神经外膜由中等密度的结缔组织组成，与神经束相连。神经外膜与外周神经周围的脂肪组织相融合（图 11.2A），在皮下组织尤其明显。神经外膜的细胞成分除成纤维细胞外，还包括肥大细胞。纤维成分主要由胶原构成，也含有部分弹性纤维，弹性纤维由 elaunin 纤维和耐酸纤维（oxytalan fiber）组成，可导致未固定的离体神经中的神经外膜发生一定程度的弹性回缩[21,24]。神经外膜组织多少不等，在关节附近的神经中神经外膜组织更丰富。当神经分支变细到只含 1 束神经时，神经外膜消失。在含有几个神经束的神经中，神经外膜内含 1 条或多条与神经束平行纵向走行的动脉、静脉及淋巴管（神经滋养管）[16,21,25]。在血管炎性疾病中，这些滋养动脉发生炎症和闭塞是神经损伤的重要原因[25]。神经外膜的脂肪组织过度生长，可形成所谓的脂肪纤维瘤样错构瘤，主要累及手，表现为受累手指增粗[26]。部分神经，如坐骨神经，最外侧的结缔组织层称为副神经成分。这层结缔组织包绕肌肉，避免肌肉与其他肌肉及骨产生摩擦，有利于运动时神经滑动[27]。

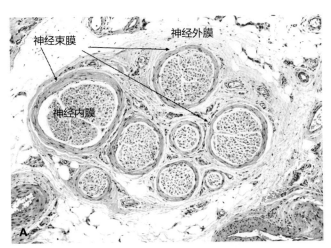
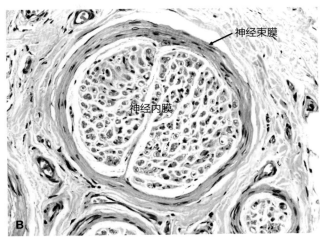

图 11.2 外周神经鞘和间隔。A. 正常腓肠神经横切面的低倍图。神经束大致呈圆形，被神经束膜包绕，并埋入神经外膜结缔组织中。横切面内可见神经外膜血管，还可见附着的脂肪组织（1μm 厚切片 HE 染色，×16）。B. 神经内膜间隔含有髓、无髓神经纤维及被神经束膜包绕的施万细胞（石蜡切片 HE 染色，×45）

6.3 神经束膜

神经束膜最早由 Henle 在 19 世纪描述。神经束膜既往有各种不同名称，如 Ranvier 板层鞘、间皮、周膜、神经上皮、神经周围上皮及神经束膜上皮 [21,28]。

1995 年诺贝尔奖获得者 C. Nüsslein-Volhard 和 Wieschaus 的早期研究发现，施万细胞可分泌一种称为沙漠刺猬因子（Desert Hedgehog，Dhh）的细胞间信号分子，这种分子对神经束膜的形成发挥重要作用 [29]。很明显，Dhh 是施万细胞中 SOX10 的直接靶点，影响周围结缔组织细胞以形成神经束膜 [29]。

神经束膜由扁平细胞层和胶原层呈同心圆性、相间排列构成（图 11.2 ~ 11.4）。其中，细胞层数依不同的神经而异，取决于神经束的大小。例如，腓肠神经有 8 ~ 12 层神经束膜细胞，但随神经逐渐变细，细胞层数逐渐减少，纤细的终末神经分支仅有单层束膜细胞 [21,28]。神经束膜细胞最终融合形成环层小体和肌梭内终末感觉神经末梢的外柱 [21,30]。运动神经的末梢终止于运动终板，此处的神经束膜细胞形成一个开放的漏斗形结构。迷走神经的副神经节可位于神经束膜下 [28,31]。

电镜观察，神经束膜细胞的薄片状细胞质内含少量内质网、明显的波形蛋白丝及许多开口于细胞内外侧面的胞饮小泡。细胞膜旁是肌动蛋白束的纤维斑片，提示神经束膜具有收缩性 [21]。在每个神经束膜板两侧常见基底膜 [27-28]。相邻的神经束膜细胞间可见大量包括发育良好的紧密连接（zonulae occludentes）

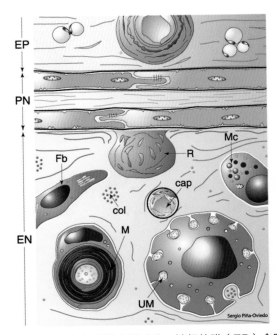

图 11.3 外周神经间隔的主要成分。神经外膜（EP）含胶原纤维、血管和附着的一些脂肪组织。神经束膜（PN）的扁平细胞通过紧密连接相连，形成由胶原纤维分隔的扁平细胞层。Renaut 小体（R）突向神经内膜（EN）。施万细胞形成的板层状髓鞘（M）（本图中画得不密实）围绕稍粗的轴突。多个无髓轴突（UM）陷入施万细胞表面。其他成分包括成纤维细胞（Fb）、肥大细胞（Mc）、毛细血管（cap）和胶原纤维（col）

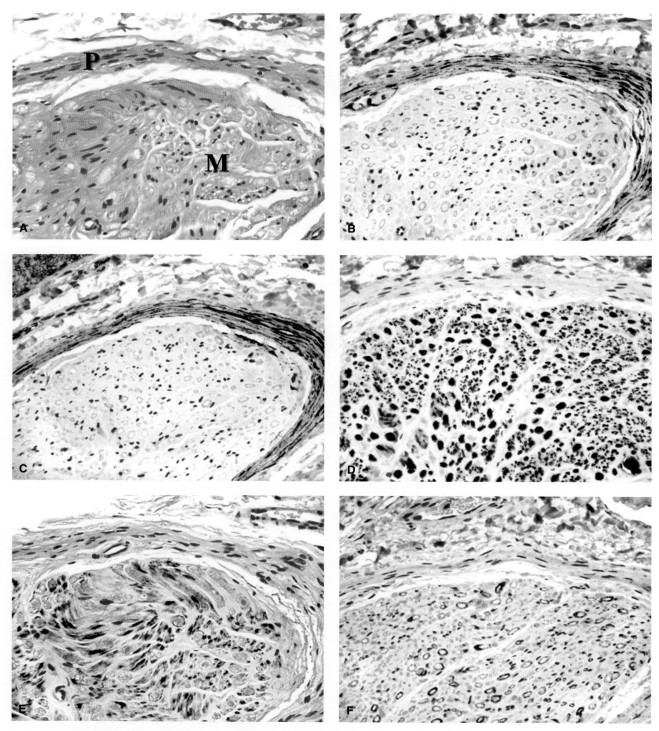

图 11.4　正常外周神经的免疫细胞化学。A. 单根神经束的部分横切面。神经束膜（P）围绕有髓神经纤维（M）的神经内膜。细胞核主要来自施万细胞（石蜡切片 HE 染色，×160）。B 和 C. 在图 A 同一区域，分别标记 EMA 和 GLUT-1。神经束膜着色深（免疫过氧化物酶法，抗 EMA 抗体和抗 GLUT-1 抗体，×160）。D. 部分神经束神经微丝蛋白染色。粗的有髓轴突着色良好，无髓轴突更小，也更难检测到（免疫过氧化物酶法，抗 80kDa 神经微丝蛋白抗体，×160）。E. 部分神经束 S-100 蛋白染色，施万细胞着色深（免疫过氧化物酶法，抗 S-100 蛋白抗体，×160）。F 和 G. 部分神经束 E-cadherin 和 CD57（Leu7）染色，施万细胞着色（免疫过氧化物酶法，抗 E-cadherin 和抗 CD57 抗体，×160）。H. 神经的一部分，CD34 阳性细胞在神经外膜分布多，神经内膜少。这些细胞明显不同于神经中占大多数的施万细胞 [免疫过氧化物酶法，抗 CD34（QBend10）抗体，×160]。I. 部分神经，显示胶原Ⅳ表达于神经束膜细胞的基底膜（免疫过氧化物酶法，抗胶原Ⅳ抗体，×160）

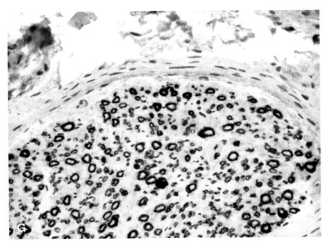

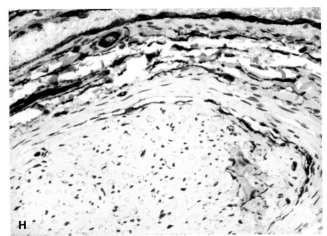

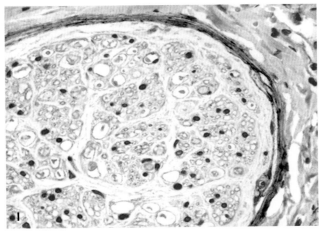

图 11.4 （续）

在内的细胞连接，这些连接对于血管－神经屏障的形成至关重要 [27-28]。claudin 是膜结合蛋白，在紧密连接中起主要作用，分布于正常及肿瘤性神经束膜。外周神经中，claudin-1 的表达主要局限于神经束膜细胞，在结旁区域以及沿结间段分布的轴突系膜外侧也有表达 [28,32]。向血液中注射示踪剂（如铁蛋白和辣根过氧化物酶），它们不会进入外周神经，而是被神经内膜毛细血管的紧密连接和神经束膜内层的紧密连接所阻隔，表明神经有类似于血－脑屏障的血－神经屏障。出生后不久即可出现血－神经屏障，它可阻止对神经传导有干扰或阻碍作用的药物及其他物质进入神经 [27-28]。背根神经节或自主神经节没有类似的血－神经屏障，因此，外周神经系统的这些部位易受某些毒性物质例如水银的损害 [33]。

　　神经束膜受损后，血－神经屏障随之破坏，神经束膜细胞迁移到围绕小神经纤维束的神经内膜 [34]，这种现象典型地见于创伤性神经瘤（又称截断性神经

瘤），在局灶神经压迫性病变中也可见到 [35]。压迫性病变中，神经肿胀，神经束膜细胞呈同心圆排列，称为"局限性肥大性神经病"，但它与肥大性神经病完全不同 [35]，肥大性神经病表现为施万细胞呈旋涡状围绕单个轴突，是对复发性节段性脱髓鞘的反应（见后文）。

　　在脊神经与脊神经根（图 11.1）汇合处，神经外膜鞘与硬脊膜相延续，神经束膜融入软脊膜 [28]。尽管蛛网膜细胞通常不被覆基底膜，但神经束膜细胞与蛛网膜细胞的形态学有相似之处。免疫细胞化学显示，神经束膜细胞和软脊膜细胞表达上皮膜抗原（EMA）（图 11.4B）和波形蛋白，不表达 S-100 蛋白、SOX10 和 CD57 [28,36]。神经束膜细胞还表达胰岛素依赖性葡萄糖转运蛋白 I（GLUT-1）（图 11.4C）和 claudin-1 [28,32,37]。免疫组织化学已经证实，在某些情况下可出现神经束膜细胞增生，如创伤性神经瘤、Morton 神经瘤（莫顿神经瘤）、神经纤维瘤、栅栏状

包裹性神经瘤（又称孤立性局限性神经瘤）、环层小体神经瘤及伴多发性内分泌肿瘤的黏膜神经瘤（见后文）[28,38]。

　　一些肿瘤细胞可破坏神经束膜鞘，并沿神经束膜间隙生长，一些癌症的神经束膜浸润与生存期减短相关[39]。对于组织病理学家来说，有时候不能明确判定 HE 染色切片上的神经束膜浸润。采用免疫细胞化学检测 GLUT-1、EMA 和 claudin-1，可快速而准确地评估神经束膜的浸润[28,40]。不过，在检查结节性输精管炎的病例时必须小心，这种病例可在神经束膜和神经内膜内看见良性增生性小管[41]。也有文献报道在纤维囊性乳腺病、正常及增生的前列腺和正常胰腺中可见神经浸润[41]。

6.4　神经内膜

　　神经内膜内含轴突、环绕轴突的施万细胞、胶原纤维、成纤维细胞、毛细血管和少量肥大细胞（图 11.3 ~ 11.5）。

　　外周神经的横切面中约有 90% 的细胞核是施万细胞，5% 是成纤维细胞，5% 是其他细胞（如肥大细胞和毛细血管内皮细胞）。神经内膜有 CD34 阳性双极细胞（神经内膜成纤维细胞样细胞）分布，这些细胞具有纤细的树枝状突起，与施万细胞明显不同（图 11.4H）[42]。外周神经鞘膜肿瘤中也有不同比例的类似细胞存在[43]。这些神经内膜成纤维细胞样

细胞通常位于血管附近和神经束膜下，常与神经束膜细胞平行排列，某些情况下可以充当吞噬细胞发挥吞噬功能[42-43]。关于这一点，有研究描述，人的神经内膜含有一种具有免疫活性和潜在吞噬能力的固有细胞群（神经内膜巨噬细胞），可表达几种巨噬细胞谱系相关性和功能性标记物，可能是外周神经中与中枢神经系统 del Rio-Hortega 细胞（小胶质细胞）相对应的细胞[44]。

　　神经纤维可以有髓或无髓，但不是所有的神经都有相同的神经纤维成分。人的外周神经活检大多数取自踝部的腓肠神经，对其成分的研究最为详细[45]。成纤维细胞的超微结构与人体其他部位的相同。肥大细胞是神经内膜正常组成成分之一，也可见于感觉神经节和外周神经的神经外膜鞘。在某些病理状态如轴突变性（沃勒变性）和一些肿瘤如神经纤维瘤病时，肥大细胞数量增加[46]。神经纤维瘤的特征之一是有许多肥大细胞，但是在神经鞘瘤中，只有 Antoni B 区可见肥大细胞[47]。肥大细胞分泌的部分介质可发挥生长因子的作用，因此可影响神经纤维瘤的生长。很明显，肥大细胞迁移到神经鞘瘤内的诱导因素是 NF$^{-/-}$ 施万细胞群过分泌的 Kit 配体[47]。研究显示，肥大细胞稳定剂能降低神经纤维瘤的增殖和减轻瘙痒症状[47]。神经损伤后，血-神经屏障破坏，液体和蛋白可渗透神经内膜血管，渗透性的升高可能与神经内膜内的肥大细胞释放生物胺有关。肥大细胞释放的

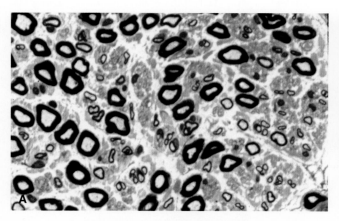

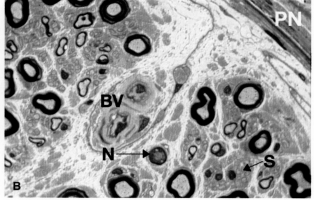

图 11.5　人类腓肠神经横切面的高倍镜组织结构图。A. 可见直径不一的有髓纤维。正常神经的有髓纤维彼此分开，但图中神经内可见少量再生的神经束（图 11.12B）（1μm 厚树脂切片，甲苯胺蓝染色，×160）。B. 部分腓肠神经束的横切面。神经束膜（PN）位于右上方。横切面可见粗细不等的有髓纤维。髓鞘内的裂隙是施-兰切迹（Schmidt-Lanterman 切迹）。无髓轴突表现为施万细胞（S）内不着色的环状结构（1μm 厚树脂切片，×310）。BV—神经内膜血管；N—神经纤维靠近郎飞结的切面

蛋白酶具有高度髓鞘溶解活性，可能参与某些脱髓鞘疾病的髓鞘破坏过程[47-48]。

　　神经内膜的胶原分布高度结构化，形成两个独立的鞘，分别围绕有髓和无髓神经纤维，以及相应的施万细胞（图 11.8，图 11.10）。神经内膜鞘的外层（Key 和 Retzius 神经内膜鞘）由纵行粗大胶原纤维构成，神经内膜鞘的内层（Plenk 和 Laidlaw 神经内膜鞘）由呈斜向或环状围绕神经纤维的纤细胶原纤维构成。所谓的神经鞘是指由施万细胞的基底膜和邻近的神经内膜鞘内层共同形成的联合鞘[16,21]，因此，神经鞘膜瘤这一术语并不适合用于描述施万细胞起源的肿瘤（神经鞘瘤）。神经内膜鞘外层纵行的胶原纤维和施万细胞基底膜管在外周神经损伤后引导轴突再生方面共同起着重要作用[49]。

　　Renaut 小体（图 11.3，图 11.6）由法国内科医生 J. L. Renaut 于 19 世纪描述，在人的外周神经内膜中并不少见。Renaut 小体为圆柱形（横切面呈圆形），透明状，附于神经束膜内侧[28,50]，由随机分布的胶原纤维、蜘蛛状成纤维细胞及神经束膜细胞组成。Renaut 小体含酸性糖胺聚糖，AB 染色阳性。神经内膜的其他部分也含有 AB 阳性的黏蛋白[28]。Renaut 小体分泌富

含弹性纤维的细胞外基质，表达波形蛋白、胶原Ⅳ、EMA、GLUT-1 和 claudin-1；有趣的是，邻近的神经束膜具有相同的免疫表型[51]。纵切面上，Renaut 小体沿神经延伸一定距离后突然终止[51]。马和驴的 Renaut 小体比人类更为明显[16,21]。Renaut 小体的确切功能尚不清楚，但是 Renaut 本人认为其在神经内的作用是充当保护垫。在压迫性神经病和包括甲状腺功能减退性神经病的其他许多神经病中，Renaut 小体数量增加，可能是对创伤的一种反应[50]。

6.5　外周神经的血液供应

　　供应外周神经的神经滋养管起自相应区域动脉的一系列分支。动脉分支进入神经外膜（图 11.2，图 11.3），形成相互交通或相互吻合的血管丛。血管丛发出毛细血管，斜行穿过神经束膜，进入神经内膜，这些毛细血管常有周细胞围绕（图 11.5）。神经内膜毛细血管内皮细胞间的紧密连接构成血 – 神经屏障[21,34]。

　　外周神经的完全性梗死很不常见，这可能是由于神经外膜动脉存在丰富的吻合连接。然而，血管炎时可发生神经外膜动脉炎症和血栓性闭塞[52]，动脉粥

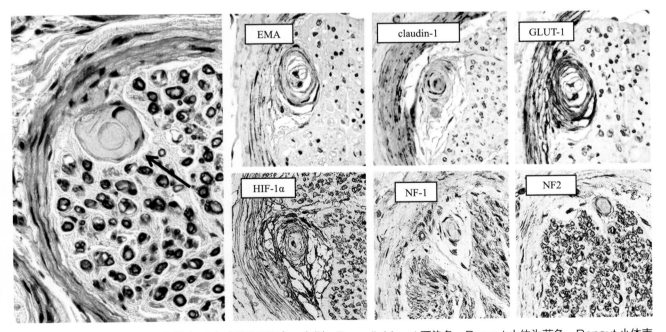

图 11.6　神经束内见 Renaut 小体（RB）（箭头所示）。左侧：Russell-Movat 五染色，Renaut 小体为蓝色。Renaut 小体表达经典的神经束膜标记物，如 EMA、claudin-1 和 GLUT-1。除了 HIF-1α，调节 Glut-1 的转录因子在 Renaut 小体和神经束膜中也可表达。Renaut 小体和散在的神经束膜细胞还可表达 NF-2，而 NF-1 在 Renaut 小体中阴性表达[51]

样硬化性外周血管疾病患者的神经外膜动脉可发生栓塞，这些病变导致外周神经缺血性损害伴轴突变性，随后发生外周神经病变[45]。

6.6　神经纤维

大多数外周神经同时含有髓和无髓神经纤维。由于轴突沿神经纵向走行，因此，必须在精准的横切面上才能对神经内纤维的数量和直径进行充分评估。表 11.1 总结了用于识别神经纤维和其他外周神经成分的染色技术。外周神经纵切面的研究价值不如横切面，但是对分离的单神经纤维（图 11.15D），要检测节段性脱髓鞘和髓鞘再生、评估轴突变性和再生，纵切面非常有用[45]。

人的腓肠神经横切面有髓神经纤维的分布密度大约为 8000 条 / 平方毫米，而无髓轴突为 30000 条 / 平方毫米[16,53]。外周神经纤维依据大小、功能和传递神经冲动的速度，可分为 A、B、C3 种类型。A 型纤维有髓鞘，又分为 6 群，包含 3 组直径不同的纤维：最粗的是直径 10 ~ 20μm 的有髓神经纤维，传导冲动的速度为 50 ~ 100m/s；直径 5 ~ 15μm 的有髓神经纤维，传导速度为 20 ~ 90m/s；直径 1 ~ 7μm 的有髓神经纤维，传导速度为 12 ~ 30m/s。B 型神经纤维是节前有髓自主神经纤维，直径约 3μm，传递速度为 3 ~ 15m/s。无髓神经纤维很细（直径 0.2 ~ 1.5μm），传递速度为 0.3 ~ 1.6m/s，包括节后自主神经纤维和含痛觉纤维在内的传入感觉神经纤维[16,21]。

6.7　有髓轴突

6.7.1　超微结构

虽然有髓神经纤维可以在石蜡切片上显示（图 11.4），但用光镜观察甲苯胺蓝染色的 0.5 ~ 1.0μm 厚树脂切片效果最佳（图 11.5）。正常神经纤维直径呈双峰分布，直径范围为 2 ~ 20μm，2 个峰值分别为 5μm 和 13μm[16]。直径在 3μm 以上的轴突大部分是有髓的。尽管有髓神经纤维的横切面多数为圆形，但正常神经内有髓纤维的形状，尤其是在核周区和郎飞结周围（结旁区），差异很大（图 11.7）。

轴突由光滑的细胞膜（轴膜）包裹，与其外包绕的施万细胞间有一个 10 ~ 20nm 宽的间隙（Klebs 轴周

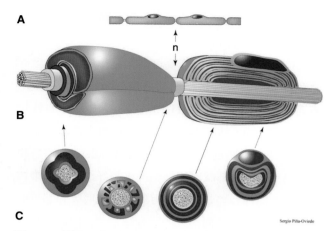

图 11.7　单根纤维纵切面（A）、神经纤维纵切面（B）与神经纤维横切面（C）之间的关系。A. 单根纤维中的郎飞结（n）被施万细胞和髓鞘的结间段分隔。施万细胞的核大致位于结间段中央。B. 郎飞结的纵切面显示髓鞘末端的环状结构。穿过郎飞结时，轴突变窄。C. 电镜图和 1μm 厚树脂切片的外周神经横切面，分别为结间段和郎飞结等不同部分。从左到右，显示稍粗的纤维中结旁区轴突和髓鞘呈圆锯齿状。郎飞结处的轴突小，被放射状排列的施万细胞突起和髓鞘末端环覆盖。大部分有髓纤维的结间段为圆形。核区的轴突和髓鞘为卵圆形而非圆形

间隙）（图 11.8）。轴突细胞质（轴浆）包含线粒体、滑面内质网池，偶见核糖体、糖原颗粒、过氧化物酶和含神经递质的小囊泡。轴浆最突出的成分是细丝状及管状结构。微丝直径 5 ~ 7μm，由肌动蛋白链构成，约占整个轴突蛋白的 10%。实际上，微丝仅局限在轴膜下轴浆的皮质区[16]。

神经微丝（nturofilament，NF）（图 11.4C，图 11.8）是直径 8 ~ 10μm、长度不定的中间丝，是较大轴突主要的细丝状结构[54]，最初由 Ramón y Cajal 和 Bielschowsky 描述为嗜银神经原纤维。在神经元的核周体中，神经微丝主要呈多个旋涡状束状结构，相对神经元胞体的其他成分而言，排列无明确定向；而轴突内的神经微丝纵向平行分布[54]。电镜下可见臂状小细丝从神经微丝的表面伸出，形成不规则多边形网格。神经微丝由 3 种蛋白组成，其化学及免疫化学特性各不相同[54]，分子量分别为 68000Da（NF-L）、150000Da（NF-M）和 200000Da（NF-H），可据此对其进行识别和分类。位于轴突内磷酸化的神经微丝，在免疫细胞化学上有别于神经元胞体内的非磷酸化的

表 11.1

外周神经的组织学技术

技术	应用
A. 常规染色	
1. HE 染色	检测炎症、髓鞘和轴突（图 11.2B，图 11.4A）
2. VG 染色	胶原红色，髓鞘黑色
3. 网状纤维染色	正常（例如，gordon-Sweet）神经及神经鞘瘤中每个施万细胞有基底膜围绕
4. Masson 三色染色	脉管炎中纤维素样坏死
5. AB 染色	糖胺聚糖蓝色
6. 甲苯胺蓝染色	①石蜡切片中的肥大细胞；②1μm 厚的树脂切片常规染色；③硫苷脂异染性着色
B. 髓鞘染色	
1. 固蓝染色	髓鞘蓝色，可与银染结合以显示轴突
2. Loyez 染色	髓鞘黑色
3. 锇染色	髓鞘黑色
4. PAS 染色	髓鞘亮粉色（有助于检测肌肉活检中的少量神经纤维）
5. 偏振光（冰冻切片）	正常髓鞘呈双折射性，变性髓鞘呈均质性（非双折射）
6. Marchi 法染色	变性髓鞘黑色（由于胆固醇酯的存在），正常髓鞘不着色
7. 油红 O 染色	变性髓鞘亮红色，正常髓鞘粉红色
C. 轴突染色	
Palmgren 法（银染）染色	轴突黑色
D. 0.5~1.0μm 厚的切片	
1. 甲苯胺蓝染色	髓鞘黑色，轴突不着色，施万细胞及其他细胞蓝色，胶原蓝色（图 11.5，图 11.12 和图 11.14A、B）
2. 甲苯胺蓝和石炭酸品红染色	髓鞘黑色，轴突不着色，细胞及胶原粉红 / 蓝色（图 11.14C）
3. 切片的免疫组织化学检测	
E. 电镜	（图 11.8，图 11.10 和图 11.16）
F. 单纤维	
1. 四氧化锇染色	髓鞘、郎飞结、脱髓鞘及髓鞘再生（图 11.14D）
2. 酶组织化学	
（1）线粒体酶	施万细胞的细胞质、轴浆
（2）酸性磷酸酶	变性髓鞘溶酶体活性
（3）偏振光	髓鞘
3. 脂质组织化学	
（1）苏丹黑 B	髓鞘
（2）油红 O	正常及变性髓鞘
4. 免疫组织化学	
（1）S-100 蛋白	施万细胞（图 11.4E）、神经鞘瘤、神经纤维瘤
（2）CD57	施万细胞（图 11.4G）、神经鞘瘤、神经纤维瘤
（3）CD56	神经元、轴突、施万细胞、神经鞘瘤
（4）calretinin	施万细胞、部分神经鞘瘤
（5）CD146（Mel-CAM）	施万细胞、部分神经鞘瘤
（6）SOX10	施万细胞、黑色素细胞、神经鞘瘤、神经纤维瘤和黑色素瘤
（7）GFAP	部分神经鞘瘤细胞，可能无髓鞘
（8）PGP 9.5	神经元、轴突、施万细胞、部分神经鞘瘤
（9）髓磷脂碱性蛋白	髓鞘
（10）神经微丝	轴突（图 11.4C）
（11）EMA/Glut-1/claudin-1	神经束膜（图 11.4B、C）、神经束膜瘤
（12）CD34	CD34 阳性的神经内膜成纤维细胞（图 11.4H）
（13）CD68/CD163	神经内膜巨噬细胞
（14）GAP 43	再生的轴突

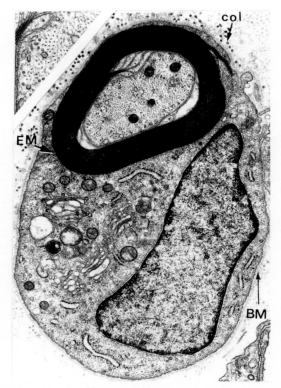

图 11.8　核周区有髓神经纤维的横切面。横切面上轴突内含线粒体、小囊泡、许多神经微丝和神经微管（左上部插图所示）。明显的轴周间隙将轴突和包绕轴突的施万细胞分隔。髓鞘致密，但轴突系膜外侧（EM）和近轴突的系膜内侧周围区域除外。髓鞘内侧可见部分施－兰切迹（Schmidt-Lanterman 切迹）。施万细胞的核周细胞质内可见大量粗面和滑面内质网。横切面可见围绕施万细胞细胞膜的基底膜（BM）和神经内膜胶原纤维（col）（电镜图，×18400；插图，×40000）

纤维丝。神经微丝的免疫细胞化学检查（图 11.4D）常常很有价值，可检测正常神经、创伤性病变和累及周围神经的肿瘤中的粗或中等粗轴突，偶尔还可用于检测神经元肿瘤中的轴突突起[35,54]。轴浆中第三种丝状的结构是微管（神经微管）[55]。神经微管为圆柱形的中空小管（图 11.8），无分支，纵向排列，直径24nm，由直径 4～5nm 的微管蛋白球状亚单位组成。神经微管表面发出由高分子量蛋白构成的周期性放射状突起，后者是微管相关蛋白（MAP）的一部分。这些臂状的突起连接神经微丝和肌动蛋白丝，共同形成神经微管－神经微丝－肌动蛋白丝网络。此三维网络在轴浆中形成一个有序的结构，在轴突运输中发挥重要作用，并直接决定轴突的形状[55]。神经微管还参与

引导胞体与轴突间小囊泡的运输，因此在一定程度上可决定轴突的组成成分[55]。

6.8　轴浆流

1906 年，Scott 提出神经元胞体分泌"生长物质"以维持轴突的功能，该生长物质可沿轴浆传递至轴突末端。这一观点得到 Ramón y Cajal 证实，他发现只要轴突胞体保持其连续性，受损轴突的近侧残端即可再生[16,56]，后来放射自显影技术及其他实验方法研究发现了轴突运输更为确切的证据。研究者不仅通过放射自显影技术追踪到氚标记的亮氨酸从胞体沿轴突运输的过程，还通过暗视野显微镜或 Nomarsky 光学显微镜直接观察细胞器的轴突运输。Weiss 创造了"轴浆流"一词用以描述不同物质沿轴浆的运动。轴浆流和运输有两种方向，即离开胞体（顺向运输）和进入胞体（逆向运输）[56]。

顺向轴浆运输速度有快慢之分。轴突内大多数的细胞器和大分子量物质通过快速轴浆运输，速度高达400mm/d。如果结扎神经，受顺向和逆向运输的影响，轴浆中的物质会在靠近和远离结扎处以相同的速度和相同的机制积聚。神经微管、神经微丝及肌动蛋白丝形成的细丝状网络参与快速轴浆流，这 3 种成分可能像铁轨一样，轴浆流内各种细胞器及物质沿着此网络移动。快速轴浆运输依赖于氧化能量机制和三磷酸腺苷（ATP），还取决于钙和镁离子，可被钙通道阻滞剂阻断。一些钙调蛋白（钙活化蛋白）阻滞剂如三氟吡啦嗪，也可阻断轴浆流。神经微管作为轴浆运输机制中必不可少的部分，可由于寒冷和秋水仙碱解聚；已知长春新碱和长春碱能结合微管蛋白，并阻止神经微管的正常组装。上述这些物质均可阻滞快速轴浆流[55-56]。

逆向轴浆流可将信息和细胞器传递回胞体。在未成熟的神经中，神经末梢摄取 NGF，并将其逆向运输至胞体，NGF 可能在胞体内参与了神经元的成熟过程[56]。有观点认为，这些生长因子的运输可能影响成熟神经元的代谢，当轴突被离断后，由此导致的远离信号中断可继发尼氏体溶解[56]。逆向运输还是某些毒素（破伤风神经毒素）和金属（铅、镉及汞）绕过血－脑屏障聚集于神经元的途径[57]。嗜神经病

毒如疱疹病毒、狂犬病毒、脊髓灰质炎病毒等可通过逆向运输到达中枢神经系统[57]。除中毒性神经疾病之外，糖尿病、腓肌萎缩及肌萎缩侧索硬化患者的轴突运输是有缺陷的。轴浆运输随年龄增长而减弱[58]。

慢速轴浆运输的运输速度为 1 ~ 3mm/d，为细胞骨架成分向远端移动的方式，神经微丝、神经微管和肌动蛋白等均以此种方式移动。这是一个单向过程，轴突末端的神经微丝被钙激活蛋白酶分解，远端的神经微管也被解聚[59]。各种毒素如己碳及其衍生物可干扰慢速轴浆运输，导致轴突内神经微丝积累，在轴突内形成大的隆起[33,60]。有观点认为，轴突内神经微丝的功能主要是维持大轴突的大小和形状，小轴突内的神经微丝数目较少。

6.9 轴周间隙

当施万细胞包绕轴突时，在施万细胞膜与轴膜之间留下一个 20nm 宽的间隙（图 11.8），即 Klebs 轴周间隙[3,61]。Klebs 轴周间隙与郎飞结处的细胞外隙通过狭窄的螺旋状通道相延续，此处施万细胞的末端细胞质突起邻近轴膜（图 11.7）[16]。Klebs 轴周间隙由施万细胞轴旁周膜固有的 MAG 维持，MAG 分子量为 100kDa[20,61-62]，该蛋白有一个重糖基化结构域，细胞质膜外表面有唾液酸残基和硫酸残基伸入轴周间隙内，实际上，MAG 肽约有一半位于轴周间隙内[20]。不表达 MAG 的突变小鼠不形成轴周间隙，施万细胞膜与轴膜融合。巨型乌贼轴突和哺乳动物神经轴突的实验研究显示神经冲动反复传导时，轴周间隙的钾浓度升高。轴周间隙的全部意义尚不明了。

6.10 施万细胞

在 1839 年柏林出版的关于动植物显微结构专著中，Theodore Schwann 描述了神经纤维内有一模糊的细胞鞘，这些细胞后来被命名为施万细胞（外周神经胶质细胞）。施万细胞来源于神经嵴，随轴突生长迁移到发育中的外周神经[3,63]，在发育和再生过程中都可分泌 NGF。神经生长过程中，施万细胞将轴突成群分隔，与粗神经纤维形成 1 : 1 的关系，最终形成髓鞘[16,63]。与成熟的施万细胞相比，增生的不成熟施

万细胞的细胞质相对多，富于线粒体、多聚核糖体、高尔基体及粗面内质网（图 11.8）。细胞内的细胞骨架包括波形蛋白中间丝，在发育和再生的活跃增生期和迁移期中尤为明显[64]。

正常成人外周有髓和无髓（Remak）神经纤维中均有施万细胞。突触周区也有施万细胞，而所谓的被囊细胞是背根神经节和自主神经节内包绕神经元胞体的卫星细胞[63]。有髓神经纤维中施万细胞的细胞质分为两部分：①围绕核周和位于髓鞘外侧；②位于髓鞘内侧薄的细胞质边缘和围绕在轴突系膜内侧（图 11.8）。电子显微镜下，可通过施万细胞与有髓或无髓神经纤维的关系识别神经内的施万细胞，但在受损的外周神经中，根据其所包绕的基底膜更容易识别施万细胞（图 11.8）。神经内膜的其他细胞（如成纤维细胞）没有基底膜；尽管巨噬细胞可分布于基底膜管，但有别于施万细胞，它有清晰的皱褶状边缘。神经内膜间隔可见神经束膜细胞，尤其是受损的神经，它们也有基底膜，但存在紧密连接，这是施万细胞所不具有的特征[3,63]。随着年龄增长，正常施万细胞在核旁细胞质处可见脂褐素和板层状结构积聚，形成 π 颗粒（Reich Pi），这些颗粒由宽间隔的板层状结构及无定形嗜铌性物质构成，富含酸性磷酸酶，其冰冻切片甲苯胺蓝染色呈异染性着色[65]。施万细胞的细胞质内还可见到其他包涵体，如 Elzholz 小体（有髓神经纤维变性小体），呈球形，直径 0.5 ~ 2.0μm，用 Marchi 法染色显示深染。神经损伤后，施万细胞大量分裂和增生，细胞内残留的 π 颗粒很少[65]。

施万细胞包绕基底膜，后者由层粘连蛋白（1、8、10）、纤维连接蛋白和巢蛋白构成。施万细胞还合成和分泌硫酸类肝素、N- 黏结蛋白聚糖（N-sydecan）、磷脂酰肌醇蛋白聚糖、串珠蛋白聚糖（perlecan）、胶原（I、III、IV、V 型）、β-1 和 β-4 整合蛋白及 BM-40 蛋白[3,16,63]。在石蜡切片中，可通过免疫细胞化学技术，或通过网状纤维染色显示紧密包绕的基底膜来识别施万细胞。每个施万细胞均由丰富的网状纤维包绕，此现象不仅见于正常外周神经，也见于施万细胞肿瘤。免疫细胞化学检测显示，S-100 蛋白表达于施万细胞的细胞质及细胞核（图 11.4E）。S-100 蛋白是一种酸性蛋白，100% 溶于中性硫酸铵，是一种钙结

合 EF-hand 类型分子，功能未知，在施万细胞中表达，在成纤维细胞、神经束膜细胞中不表达[66]。施万细胞还阳性表达 SOX10、E-cadherin（图 11.4F）、CD56 和 CD57（图 11.4G），但神经束膜细胞均不表达这些免疫标记。Calretinin 是一种 29kd 的钙结合蛋白，也属于 EF-hand 蛋白家族，在施万细胞和 94% 的神经鞘瘤中表达[67]。正常和部分肿瘤性施万细胞还可表达波形蛋白、PGP 9.5 和 CD271（低亲和性神经生长因子受体或 p75 神经营养素受体）[68]。

施万细胞偶尔还可表达 GFAP 抗体[36]。外周神经系统中 GFAP 的免疫反应性已经在肠神经节、嗅觉神经细胞，以及坐骨神经、脾神经和迷走神经的施万细胞中得以证实[36,69]。施万细胞还参与神经肌肉接头（neuromuscular junction，NMJ）和触觉小体的形成、功能发挥及维护[3,30,63]。这些"末端施万细胞"可通过表达 Herp- 蛋白来识别，非末端有髓鞘的施万细胞不表达 Herp- 蛋白[70]。嗅鞘细胞（olfactory ensheathing cell，OEC）是一种有趣且特殊的中间型胶质细胞，与嗅球的神经元突起有关，OEC 兼有星形细胞和施万细胞的表型，可促进轴突再生，对于异种器官移植可能有用[71]。

6.11 髓鞘

神经横切面 HE 染色的石蜡切片中，髓鞘呈环状，微嗜碱性（图 11.4）。髓鞘在 Luxol 固蓝染色或苏木素染色如 Loyez 染色中显示更明显（表 11.1）。冰冻切片中，苏丹黑染色可很好地显示髓鞘，在偏振光下未染色的冰冻切片中髓鞘呈双折射性，以此来识别髓鞘，偏振光技术特别适合于识别酶组织化学制备的髓鞘。髓鞘由施万细胞膜融合而成，电镜下为 12 ~ 18nm 厚的周期性规则重复的板层状结构[72-73]。在髓鞘的内外侧，能从细胞表面看到轴突系膜的内外侧面（图 11.8）。髓鞘膜分为结构上和生物化学性质上各不相同的 2 个区域：致密髓鞘和非致密髓鞘，均有各自独特的蛋白构成。例如，致密髓鞘含 Po、PMP22、P2 蛋白和 MBP，而非致密髓鞘含 MAG、Cx32、α6β4 整合蛋白和 E-cadherin[3,17]。施万细胞膜的外侧两层蛋白质层融合产生致密髓鞘，形成髓鞘中断断续续的周期内线；细胞膜的内侧细胞质面融合，

形成着色深的周期线（主致密线）。周期内线间隔中狭窄的裂隙可溶解。形成髓鞘的施万细胞中，非致密髓鞘见于结旁环、施 - 兰切迹（Schmidt-Lanterman 切迹）、结节微绒毛和髓鞘的内外侧缘[3,17]。这些区域的非致密髓鞘内，将施万细胞核周体与远处的髓鞘结间体连接起来的细胞质被保留[3]。髓鞘板层结构之间可见几种类型的细胞连接，包括紧密连接、缝隙连接和黏着连接，被称为自身连接或反身连接，即小细胞细胞膜之间的复合体[3,17,74]。

生物化学分析，髓鞘含 75% 的脂质和 25% 的蛋白。脂质主要是胆固醇、神经鞘磷脂和半乳糖脂，髓鞘中所含脂质成分的比例远远高于其他类型的细胞膜。正常髓鞘呈液体般透亮、非均质性，在偏振光下呈双折射性，脂质的排列方式可解释这些特点。退变的髓鞘中，胆固醇的酯化作用产生等向性、非双折射的脂滴，可用苏丹染料、油红 O、Marchi 染色法检测（表 11.1）。由于髓鞘退变和胆固醇酯化，髓鞘板层状的超微结构消失，电镜下代之以无定形嗜铌小球。髓鞘中半数以上的蛋白是 28k ~ 30kDa 的跨膜糖蛋白 P0[72-75]，其他蛋白为 P1 和 P2。P0 调节施万细胞膜之间的相互同嗜性黏附作用，它是致密髓鞘中主致密线和周期内线的关键性结构成分，参与髓鞘压缩[72,75]。在多种脱髓鞘疾病中发现有大量的 P0 突变（见后文）[75]。

尽管外周神经系统中髓鞘的脂质成分与中枢神经系统非常相似，但两者的蛋白成分却显著不同[76]。中枢神经系统髓鞘无 P0 蛋白，但含有一种可溶于有机溶剂的蛋白脂质，还含有一种分子量为 18kDa 的碱性蛋白，后者可能与外周神经系统髓鞘的 P1 蛋白同源。这些生化差别可解释外周神经系统髓鞘和中枢神经系统髓鞘的结构差异，例如中枢神经系统髓鞘致密线的间隙更小[76-77]。蛋白的生化差异导致外周神经系统和中枢神经系统髓鞘抗原性不同。因此，对实验动物中枢神经系统的髓鞘注射弗氏佐剂，会发生自身免疫性脑脊髓炎，脑和脊髓的髓鞘破坏；而对外周神经系统的髓鞘注射弗氏佐剂，会引起自身免疫性神经炎，外周神经系统脱髓鞘。

髓鞘对于外周神经系统的正常功能而言必不可少，在那些有髓鞘发育缺陷的遗传性神经病变中，

可出现严重残疾和发育迟缓[78-79]。作为一种生物学上的电绝缘体，髓鞘允许不连续（跳跃性）、非常快速的延神经纤维传导去极波。髓鞘形成似乎是进化的适应性改变，只增加了传导速度，但不过多增加轴突直径[17,80]。

在中枢神经系统发育完成之前，人的外周神经系统髓鞘即发育完成。尽管在出生时，人类大脑半球少有髓鞘，但此时外周神经系统髓鞘已经开始形成。施万细胞与将要形成髓鞘的轴突接触，启动髓鞘形成[3,16,19]。施万细胞环绕轴突，形成 50 个或更多的螺旋，最终形成髓鞘。

施万细胞在分化并产生基底膜的过程中，通过细胞内的细胞骨架与一些基底膜成分（主要是层粘连蛋白和纤维连接蛋白）相互作用获得极性[3,21]。随后，施万细胞开始伸出细胞突起围绕单个轴突。施万细胞的边缘一旦开始包裹轴突，就产生强大的牵引力将整个细胞拉成圆形，一个多层螺旋状结构就此形成[21]。基底膜是髓鞘形成的先决条件，若基底膜缺陷，则髓鞘不能形成[81]。MAG 在髓鞘形成中也起着重要作用[75,82]，它分布于有髓神经纤维周围的施万细胞膜，无髓神经纤维的施万细胞无 MAG。MAG 可能通过与施万细胞的细胞骨架相互作用而发挥作用，有助于髓鞘形成过程中施万细胞的拉长和旋转[82]。轴周蛋白是一种 47kDa 的蛋白，由肌营养不良聚糖 – 肌营养不良蛋白相关蛋白 2 复合物构成，连接施万细胞骨架和细胞外基质；它位于施万细胞膜的轴周区，在髓鞘形成中可能与 MAG 相互作用[83]。Charcot-Marie-Tooth 病（进行性神经性腓骨肌萎缩症）（CMT4F）和 Déjérine-Sottas 病（代 – 索二氏综合征）均为常染色体隐性遗传性脱髓鞘性疾病，由轴周蛋白基因突变所致[79,84]（见后文）。随着髓鞘形成，施万细胞突起螺旋部分的细胞质被挤出，细胞膜压缩，形成厚度为 12 ~ 18nm 的髓鞘板层结构。

胚胎期施万细胞长 30 ~ 60μm，神经发育期其长度与轴突的长度有关。正如神经随身体和四肢的生长而延伸变长一样，施万细胞也是如此。有髓神经纤维中施万细胞的长度或结间距（图 11.7）在母体妊娠 18 周时为 190μm 左右，到出生时达 475μm。成人神经中正常施万细胞可沿有髓神经纤维伸长达

1mm。成人腓肠神经中无髓神经纤维的施万细胞长度约为 250μm。外周神经损伤后，施万细胞的长度恢复到胚胎时的长度，因此再生的神经纤维和髓鞘再次形成的神经纤维，其结间距变短（图 11.12，图 11.14）[16]

6.12　施 – 兰切迹

H.D. Schmidt 和 A.J. Lanterman 描述的裂或切迹（图 11.9）曾被视为人为假象，目前被认为是髓鞘的固有结构[16,21]。每个施 – 兰切迹（Schmidt-Lanterman incisure，S-LI）均由一个连续的施万细胞的细胞质螺旋构成，此螺旋从施万细胞的外侧（核）到内侧（轴旁），斜行走向，与髓鞘长轴成 9° 夹角。此切迹在主致密线处形成一条裂隙样通道，外层细胞质内的物质可经此通道穿过髓鞘进入内侧细胞质。切迹的

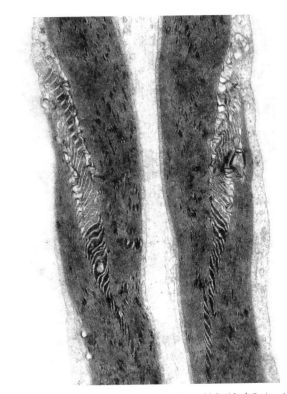

图 11.9　外周神经的纵切面：1 个施 – 兰切迹（Schmidt-Lanterman 切迹）。细胞质小泡正通过髓鞘。细胞质密度（左上所示）提示在切迹的螺旋转折间存在某种形式的连接。轴突为横切（电镜图，×30000）（经允许引自：Weller RO, Cervos Navarro J. Pathology of peripheral nerves: A practical Approach. London: Butterworths; 1977）

外表面附近有时可见成堆的桥粒样结构和富于连接蛋白 32 的缝隙连接，两者可能有助于维持螺旋结构的完整性[16]。已检测到 S-LI 处有细胞连接蛋白的分布，它们是 claudin-5、MUPP1、E-cadherin 和神经束蛋白 155kDa 异构体[16,21]。切迹中的细胞质含有膜结合致密体、溶酶体，偶尔见线粒体和单一微管（图 11.9），后者环绕神经纤维，可能与运输功能和细胞质螺旋结构的稳定性有关[16]。S-LI 的数量与轴突直径有关，纤维越粗，施万细胞形成的切迹数量越多。这种切迹贯穿整个髓鞘形成过程，提示是髓鞘的重要功能部分。很明显，这些切迹是施万细胞的细胞质内外层的通讯路径，但其全部意义仍有待阐明。

Ramón y Cajal 描述的纵行细胞质通道（Cajal 纵带）与 S-LI 相似，此通道位于施万细胞的细胞膜下方，彼此间由轴周蛋白 -DRP2- 肌营养不良聚糖复合物形成的并列结构分隔[17,85]。在这些通道中的微管运输使施万细胞随轴突生长而延长。有趣的是，无 Cajal 纵带的施万细胞不能与轴突保持同步生长，提示该纵带可调节施万细胞的伸长[17,85]。

6.13 郎飞结

采用四氧化锇染色技术，能将单个分离的有髓神经纤维染成黑色，是一种观察神经的新方法。1876 年，法国组织学教授 L.A. Ranvier 图解说明了一种缩窄现象（"étranglements annulaires" 现象），现称为郎飞结[21,86]。当时还不知道郎飞结的功能，但 Ranvier 认为这种缩窄可防止半液态的髓鞘沿神经纤维移位或流动。他还提出位于郎飞结处的髓鞘间隙可允许营养物质扩散进入轴突[16]。

对单根神经纤维行四氧化锇染色或在偏振光下观察，很容易看到结间隙，为郎飞结两侧纤维的球形膨胀（图 11.15）。有髓神经纤维的结间距（图 11.7）与髓鞘厚度成一定比例。正常成年哺乳动物神经中郎飞结的结间段长度为 200~1500μm，施万细胞的细胞核通常位于结间段中央附近。

神经纤维 1μm 厚树脂切片横切面的组织学和电镜观察，可见郎飞结和结旁区的复杂结构。当轴突靠近郎飞结时，横切面上可变成十字形，这在粗神经纤维更明显（图 11.7）。周围髓鞘形成深沟，这些沟

内充满富于线粒体的细胞质。当轴突穿过郎飞结时，轴突直径缩小至结间段直径的 1/3 或 1/6，但在结的中央可轻微膨胀。富于锚蛋白 G、神经元相关的细胞黏附分子（NCAM）、神经束蛋白和 β Ⅳ - 血影蛋白的无定形嗜饿性物质沉积在轴膜下[86-87]。锚蛋白结合蛋白还分布于轴突起始段、电压依赖性钠离子通道、钠钾 ATP 酶和钠钙交换器中[88]。轴突膜的这些特化区域可能是神经冲动传导过程中高离子流密度的位点。轴膜的郎飞结区存在许多离子通道，这些通道可改变神经冲动传导过程中的离子环境[87]。郎飞结处的施万细胞和髓鞘发生明显的特化性改变。髓鞘最终形成扩张的环状结构（结旁环），紧贴在轴突表面（图 11.7）。偶尔在施万细胞终末环之间有桥粒样结构形成。紧密连接蛋白 claudin-2 和 ERZ（Ezrin、radizin、moesin）蛋白呈环状围绕郎飞结处的 Na+ 通道，可能参与结间区相邻 2 个施万细胞外层间连接的形成[89-90]。结旁细胞质有大量的线粒体，提示郎飞结有高能量需求。在结的中央，髓鞘终末环被施万细胞的多个指状施万细胞突起（结绒毛）取代，突起含直径 70~100nm 的 F-actin。绒毛从施万细胞伸入结间隙，与相邻细胞的细胞突起互相交叉[87]。郎飞结处轴突周围细胞突起的这种交错模式在较粗的神经纤维中更为明显和复杂。

2 个相邻施万细胞的基底膜跨越结间隙并相延续。施万细胞绒毛状的细胞突起周围有富于多聚阴离子的高电子密度物质，后者构成郎飞结的细胞外基质，后者形成的环状结构（Nemiloff 环）是郎飞结功能所必需的离子池。现已证实结间隙含有糖胺聚糖和阳离子结合物质[16,85]。

髓鞘是轴突结间段的生物绝缘体[91]。冲动沿着有髓纤维在结与结之间以间断方式（快速神经传导）传导。郎飞结的轴膜上有许多钠离子通道，密度约为 100000/μm²，而在结间段轴突膜中的钠离子通道电子密度很低（小于 25/μm²），结间段轴突膜对刺激无反应[16,87]。钾离子通道与钠离子通道呈互补分布，在郎飞结轴膜中更常见，但可存在于结旁和结间段轴突膜。钾离子通道通过阻止对单一刺激的反复触发反应而保持轴突的稳定性，还能维持有髓纤维的静息电位[87,91]。

在脱髓鞘疾病中，髓鞘从轴突剥离，受累纤维的神经传导严重放缓或停止。由于结间轴突膜中缺乏足够密度的钠离子通道，去极化连续波沿轴突膜的传播被阻止。此外，结间轴突细胞膜的暴露，以及丰富的钾离子通道也会干扰冲动的传导 [16,87]。

6.14 无髓轴突

外周神经甲苯胺蓝染色的 0.5μm 树脂横切面光镜下见无髓神经纤维为不着色的结构（图 11.5）[16,21,63]，而直径 1~3μm 的无髓纤维，几乎达分辨极限，高质量的切片才能识别出。这种纤维可以用银染如 Palmgren 法或 Bodian 法显示着色，但用抗神经微丝抗体免疫细胞化学方法很难显示（图 11.4D），这或许是由于无髓纤维中的神经微管比例高，而神经微丝非常少的原因。

通过透射电镜检查，无髓纤维的结构及数量已得到充分研究（图 11.10）。在混合性外周神经中，无髓纤维数量比有髓纤维更多，二者之比达 3∶1 或 4∶1 [25,92]。无髓纤维由波兰内科医生 Robert Remak 于 1838 年首次发现，称为 "fibriae organicae"，伴随无髓轴突的施万细胞有时又称为 Remak 细胞 [7]。施万细胞具有分化为有髓鞘或无髓鞘细胞的潜能，这取决于施万细胞接触轴突收到的信号，但是部分轴突有髓鞘而其他轴突无髓鞘的原因至今尚不清楚 [7,17]。有髓鞘的轴突的直径最小为 1μm [17]。已知某些分子如 L1、神经细胞黏附分子（NCAM）、整合蛋白和神经束蛋白等在无髓轴突中表达，但在轴突髓鞘生成过程中表达减少 [7]。因此，有髓和无髓轴突周围的施万细胞是源于相同的细胞类型，但两者的形态学、生物化学和生理学均有差别。由无髓施万细胞（Remak 细胞）包绕的轴突主要是小痛觉轴突（C 型轴突）、节后交感神经轴突、部分节前交感神经纤维和副交感神经纤维 [3]。部分轴突没有髓鞘形成，特别是在近神经肌肉接头区域、感觉及自主神经元最远端、特化的环层小体和触觉小体感觉末梢 [3]。

不形成髓鞘的施万细胞（Remak 细胞）的细胞质含高尔基体、粗面内质网、线粒体、微管和微丝，在核附近可以见到中心粒。尽管细胞质中有含酸性磷酸酶的溶酶体，却没有 π（Pi）颗粒。细胞核椭圆

形，有一个或多个明显核仁。基底膜连续，环绕每个细胞 [3]。无髓纤维中施万细胞免疫表型不同于有髓轴突周围的施万细胞。虽然这两种施万细胞都含有免疫细胞化学能检测到的 vimentin、NF、S-100 蛋白，以及几乎相同的基底膜成分，但无髓轴突的施万细胞更常表达 GFAP [93]。这种细胞还缺乏髓鞘相关性糖蛋白（MAG），后者明显是轴突分隔和髓鞘形成所必需的。麻风分枝杆菌通过附着于层粘连蛋白 -2 和它的受体 α- 肌营养不良蛋白聚糖，在不形成髓鞘的施万细胞中聚居并大量生长。形成髓鞘的施万细胞似乎可相对免受麻风分枝杆菌感染。麻风病常发生强烈的细胞免疫反应，伴有广泛炎症和外周神经损伤，引起瘫痪和感觉丧失，常导致手足意外伤残 [94]。不形成髓鞘的施万细胞（Remak 细胞），其主要功能是担当细胞分裂的储备库 [3]。成熟神经中这些细胞仍保留细胞分裂功能，局部髓鞘损伤刺激细胞分裂。因此，Remak 细胞是神经修复过程中新生细胞的来源 [3]。神经肌肉接头处神经末端不形成髓鞘的施万细胞积极调节突

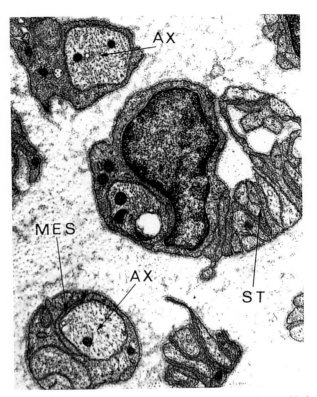

图 11.10　无髓轴突（直径 1.3μm）横切面电镜图。轴突（AX）被施万细胞包绕。轴突系膜（Mes）。成人神经中常见成堆的施万细胞突起（ST）（×13000）

触形成，对神经传导和神经递质信号做出反应，并在神经肌肉接头的修复中发挥作用[63]。

正常外周神经横切面电镜检查可显示大量直径为 0.2 ~ 3.5μm 的无髓轴突与周围单个施万细胞的关系。短的轴突系膜从细胞表面伸出（图 11.10），施万细胞与轴突膜之间有 10 ~ 15nm 的间隙分隔，类似于有髓纤维周围见到的 Klebs 轴周间隙。尽管许多轴突在施万细胞远离核区的核周区近胞体处聚集，但单个轴突间间距显得更宽并绕以薄的施万细胞的细胞突起[92]（图 11.3，图 11.10）。腓肠神经中，每个与无髓轴突相连的施万细胞长度为 200 ~ 500μm。当轴突经过施万细胞时，被施万细胞扁平而不规则的指状突起包绕，这些突起交错连锁，伸入相邻的施万细胞。因此，轴突表面总是与施万细胞相接触。在儿童中，每个远离核区的轴突只有一薄层的施万细胞胞质围绕，但在成人神经中，结构较复杂，每个无髓轴突周围有几个施万细胞的突起聚集围绕[16]。

胶原纤维袋常陷入无髓纤维的施万细胞表面（图 11.3），尤其是在神经老化和无髓纤维缺失时更常发生。胶原纤维袋与施万细胞表面被一层基底膜分隔，此现象的意义尚不清楚。

在阑尾黏膜固有层与无髓神经紧密相连的神经束膜内，发现有内分泌细胞分布[95]。由 Masson 于 1924 年最早证实，随后 Auböck 称之为"内分泌细胞 – 无髓纤维复合体"，强调了内分泌细胞与无髓纤维之间的联系[95-96]。这些复合体被同一连续的基底膜与间质结缔组织分开，便于细胞之间紧密接触。有人认为这些内分泌细胞参与了所谓的阑尾神经瘤和类癌的发生[97]。尚不清楚它们除了存在于阑尾壁中，是否还存在于其他部位的神经中，但是有文献报道在胃、小肠和支气管的上皮以外部位发现类癌，提示这些部位可能存在与神经相关的内分泌细胞[96]。

对施万细胞的免疫学特性有大量研究，施万细胞表现出一系列的特性，范围广泛，从参与抗原呈递到分泌致炎因子、抗炎因子、趋化因子和神经营养因子[98-99]。施万细胞的细胞膜表达Ⅰa 决定簇，能呈递外来抗原给特异性协同 T 细胞[99]。当施万细胞暴露于炎症细胞因子时，它们能够诱导对 T 细胞选择性的损伤，具有调节外周神经系统免疫反应的

潜能[99]。有人认为施万细胞参与了重症肌无力的发病[100]。

施万细胞还表达补体受体 CR1（CR35）和 CD59，后者是一种 19kDa ~ 25kDa 的糖蛋白，能与补体蛋白 C8 和 C9 结合，组装溶解细胞的膜攻击复合物[101]。这表明这些蛋白的补体活化调节功能在神经宿主防御机制中非常重要，可能参与炎性脱髓鞘病如吉兰 – 巴雷综合征（Guillian-Barré syndrome）中的补体介导性损伤[102]。

有趣的是，骨髓内包绕交感神经纤维、不形成髓鞘的施万细胞（Remak 细胞），对调节造血干细胞（hemopoietic stem cell，HSC）发挥重要作用。研究已显示，施万细胞表达骨髓生态位因子基因和 TGF–β 活化分子，后者能把干细胞中的 TGF–β 从非活化形式转化为活化形式。这反过来会引起脂质筏聚集下调，后者对于造血干细胞的活化必不可少[63]。

7　外周神经正常组织学与病理学的联系

7.1　外周神经活检和尸检标本的处理和制备

腓肠神经是外周神经疾病研究中最常被活检的神经[45,103]。它是感觉神经，所以在一些运动神经病变中它可以完全正常，此时，检查肌肉活检标本中小的运动神经分支可能更有用[45,103]。尸检时，可能会根据临床表现对运动神经和感觉神经进行广泛取样。无论活检还是尸检，外周神经都很容易受损。髓鞘是半液态的，未得到谨慎处理便会被压碎（图 11.11）。应只夹住标本的一端，小心地游离标本，然后在干燥纸片上轻柔地展开，放入固定液中固定，或放入液氮中速冻。新鲜、冷冻的神经可用于酶和脂质组织化学的研究，而福尔马林固定的神经可包埋于石蜡中进行常规染色和免疫细胞化学检测（表 11.1）。尽管福尔马林固定的标本能制备成 0.5 ~ 1μm 厚的树脂包埋切片，也可用于电镜检查，但理想情况是组织固定于戊二醛，再用锇酸行双重固定，以进行超微结构研究。戊二醛或福尔马林固定的组织能制备成单纤维[45,103]。

切片的制备根据检查目的采取相应的方法。检测

脂质异常需要在冰冻切片上进行，如异染性脑白质营养不良中的硫苷脂、变性髓鞘中的胆固醇酯滴，可通过苏丹红或油红 O 染色进行检测。Krabbe 脑白质营养不良症或人类及实验动物神经病变中，疑有轴突变性或节段性脱髓鞘时，可用冰冻切片进行酸性磷酸酶组织化学染色，检测增强的溶酶体酶活性[103]。部分病例经过福尔马林或戊二醛短暂固定，即可进行电镜酶组织化学检测。副蛋白血症患者因免疫球蛋白结合于髓鞘，可采用冰冻切片进行免疫荧光检测。尽管横切面切片常比纵切面切片更难制备，但对于上述检测而言，最为理想的还是选用神经横切面冰冻切片。

固定的外周神经标本，其制备和检查方法有多种，每种方法可呈现不同的信息[45,103]。检测外周神经最理想的是横切面，在采用免疫细胞化学检测再生的轴突时，纵切面偶尔也非常有用（图 11.4F）。石蜡包埋切片能进行多种组织学和免疫细胞化学染色以显示神经成分（表 11.1）。石蜡切片最适合研究血管和炎性渗出物，但用 0.5 ~ 1.0μm 甲苯胺蓝染色树脂切片或电镜检查神经纤维的定量、轴突变性和再生的检测、节段性脱髓鞘和髓鞘再生的评估，效果更佳。石蜡包埋切片和树脂包埋切片都能检测神经内膜中淀粉样物或一些遗传性神经病变和毒性神经病变中巨轴突的存在。单纤维标本最适用于检测节段性脱髓鞘和髓鞘再生，以及通过检查短的结间体来评估神经内既往是否发生过轴突变性和再生。

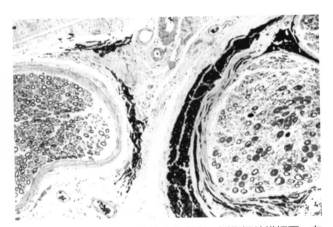

图 11.11 外周神经组织学的人为假象。树脂切片横切面，左侧的神经束保存完好，然而活检过程中发生广泛新出血灶（中央区），神经束中有髓轴突受到挤压而扭曲（右侧）（1μm 厚甲苯胺蓝染色树脂切片，×40）

7.2 周围神经病变

病理学诊断周围神经病变通常需要与临床病理密切联系，并熟悉电生理学数据如神经传导速度和肌电图[84,104]。神经传导速度中度缓慢，提示有较粗有髓纤维损伤，而传导速度过度缓慢则提示有节段性脱髓鞘发生。尽管许多特异性组织病理特征［例如，淀粉样物、麻风杆菌的存在、神经内异常脂质（如硫苷脂）、巨轴突和血管炎］有助于周围神经病变的诊断[16,52]，但在大多数情况下，周围神经病理学的评估依赖于常规病理特征的检测和定量，以及良好的临床病理联系[45,84,103]。

7.3 周围神经病理学总论

从最实用的角度出发，周围神经的病理反应一般局限于以下 2 种情况：①轴突变性和再生；②节段性脱髓鞘和髓鞘再生。复发性节段性脱髓鞘最常见的病理改变是洋葱球样肥大，也是遗传性神经病变最常见的改变。

7.4 轴突变性和再生

如果脊髓灰质前脚或背根神经节中的神经元死亡，其轴突即发生变性且不会再生[105]。这样的神经元破坏，见于脊髓灰质炎、运动神经元病（肌萎缩侧索硬化）、脊髓性肌肉萎缩和脊髓梗死。水痘等病毒感染或各种遗传性感觉神经病变时可出现背根神经节细胞缺失。如果外周神经的轴突因外伤、挤压或缺血而受损，轴突末端会发生变性，随后受损轴突近侧残端发生再生（图 11.12）。是否能够成功再生取决于受损部位与神经终末器官（运动终板或感觉神经末梢）的距离和瘢痕形成的数量，或轴突再生途径中的其他障碍。

1850 年，伦敦的 A. V. Waller 描述了轴突变性，以他的名字命名的"沃勒变性"现在仍在使用。然而，关于神经变性和再生的大量基础工作是由 Ramón y Cajal 在 20 世纪早期完成的[106]。大多数的有髓及无髓轴突在损伤第 24 小时开始出现退行性改变。髓鞘从郎飞结收缩，近侧及远侧残端的 S-LI 扩张。髓鞘和轴突损伤第 48 小时的变化更为明显，发生轴

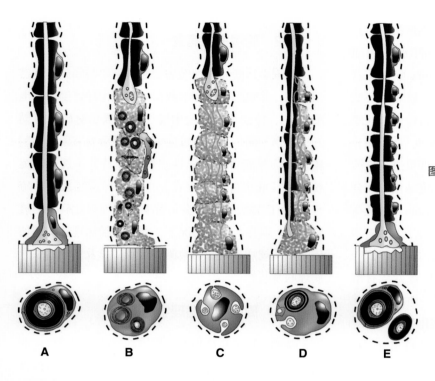

图 11.12　轴突变性和再生。A. 正常神经。B. 轴突损伤第 7 天，含轴突和髓鞘碎片的施万细胞分裂增生形成 Büngner 带。C. 轴突芽从轴突近端肿胀的末端球部长出。D. 轴突芽变成有髓轴突。E. 重建与终末器官的连接，再生的结间段变短（经允许引自：Weller RO, Cervos Navarro J. Pathology of peripheral nerves: A practical Approach. London: Butterworths; 1977）

突崩解、髓鞘破坏，形成内含轴突碎片的小球（图 11.13）。髓鞘在损伤第 1 天或第 2 天开始崩解，并伴有 S-LI 扩张[107]。髓鞘碎片最初表现类似于正常髓鞘，具有双折射性，超微结构呈板层状，但随着髓鞘周围蛋白的分解和溶酶体酶的活化，髓鞘内的胆固醇发生酯化，形成胆固醇酯，脂质碎片失去偏振光下的双折射性，其板层状超微结构消失，变为无定形球状脂质，此时对苏丹染料或油红 O 染色呈强着色[107-108]。Marchi 法染色也能区分正常髓鞘（不着色）和变性髓鞘（染成黑色）。

神经损伤第 2 周，神经远端的许多髓鞘碎片被清除，再生更明显。轴突片段和髓鞘碎片被施万细胞和巨噬细胞分解[108-109]。施万细胞通过分泌不同的蛋白直接吸引巨噬细胞，此过程可能受包括 IL-6 和白血病抑制因子在内的自分泌的调节[109-110]。除吞噬功能外，巨噬细胞可通过修饰施万细胞有丝分裂原来促进神经修复，还可通过释放神经营养因子来直接影响神经元和轴突的生长[109,111]。

虽然施万细胞的细胞核分裂见于神经损伤第 24 小时，但其增殖的高峰是在神经损伤第 3～15 天[112]。施万细胞增殖形成细胞柱（Büngner 带），周围环绕基底膜（图 11.12），与 Büngner 带相连的常常是陈旧、多余的施万细胞基底膜。再生的轴突沿着 Büngner 带生长，如果再生失败，则 Büngner 带萎缩，施万细胞可能消失，代之以纤维组织[113]。

研究认为多种信号分子发生了移位，从突触移动到细胞核内，这些信号分子称为损伤信号，通过与神经微管相关的蛋白质复合体转入细胞核内，随后在细胞核发生基因转录[114]。

轴突再生过程中，有几个容易观察到的组织学改变。在轴突损伤的前 3 周内，脊髓前角或背根神经节中的神经元胞体表现为染色质溶解。神经细胞核周体膨大 20% 左右，细胞核及核仁偏位。尼氏体（粗面内质网和多聚核糖体的混合物）分解，因此 HE 染色或尼氏染色时细胞质淡染。染色质溶解阶段，RNA 显著增多，伴再生相关基因表达上调，包括编码生长相关蛋白 -43（GAP 43）、细胞骨架蛋白 -23 和 β- 微管蛋白基因，肽类物质如甘丙肽和血管活性肠肽（VIP）也增多，这些改变反映了参与轴突再生的代谢活动[114-115]。神经损伤后几个小时内即可见轴突的再生改变，但在损伤第 5～20 天时表现最明显。损伤第 4～21 天，用免疫细胞化学方法可识别再生轴突中的 GAP 43[84]。轴突残端近侧膨胀形成气球样结构，直径常达 50μm，长 100μm。气球样结构内充满了细胞器和原纤维，在电镜下可见，免疫细胞化学方法在光镜下也可检测神经微丝蛋白、GAP 43，或采用 Ramón y Cajal 首次描述时用的银染法也能观察到上述结构。围绕着肿胀轴突气球样结构的髓鞘开始伸展 [109,111]。

神经损伤使施万细胞（或不形成髓鞘的 Remak 细胞）变成一种特化的促进修复的细胞。转变为修复模式的施万细胞，参与去分化和改编程序，包括下调髓鞘基因、上调营养因子和增加多种细胞因子，细胞因子属先天免疫反应的一部分。施万细胞联合巨噬细胞以清除髓鞘碎片，形成再生的细胞柱（Büngner 带），引导轴突到达靶器官。这一修复程序由转录因子 c-jun 参与的机制所控制，其损伤会导致修复细胞功能障碍、神经元死亡和功能恢复失败 [116]。

损伤第 4 天左右，多个神经芽或神经突从轴突气球样结构处（生长锥）伸出，以每天 1.0 ~ 2.5mm 的速度向远端生长。当神经突进入 Büngner 带后，它们开始陷入施万细胞表面，如果继续生长，则变成有髓纤维。无髓（Remak）神经纤维以相似的方式再生，但纤维更细，且没有髓鞘围绕。通过经典的银染法可显示再生的神经突，但外周神经的横切面最好在 0.5 ~ 1.0μm 厚的树脂切片上或电镜下观察。再生的轴突特征为由单层基底膜包绕的簇状结构。光镜下这些簇状结构为神经内紧密排列的细小有髓轴突（图 11.13），而正常神经内的有髓神经纤维被神经内膜胶原完全分隔（图 11.5）。

NGF 由施万细胞、成纤维细胞和巨噬细胞合成，通过逆向轴浆运输沿轴突运回，刺激神经细胞的

蛋白合成，从而促进轴突的生长和再生 [3,8-9,55]。除生长因子以外，轴突再生与某些生长路径之间具有区域亲和性。例如，胫骨神经轴突的再生是向胫骨神经的远端生长而不是向腓骨神经的远端生长。结缔组织成分在引导轴突再生方面可能也发挥一定作用 [117]。细胞表面（细胞黏附分子）或细胞外基质内的神经突过生长促进因子，通过提供适当的基质内"黏附性"，促进轴突的延伸 [3,117]。

NGF、脑源性神经生长因子（BDGF）、胶质细胞源性神经营养因子（GDNF）、神经营养素 3（NT-3）和施万细胞释放的神经突过生长促进因子，对于损伤后轴突生长都是必不可少的 [3,115,118]。

轴突是否能完全再生并到达终末效应器官，可能受几个因素的影响。假如损伤非常接近终末器官，少量轴突再生很难建立有效再连接 [116]，但外周神经系统的短距离再生可能非常奏效。再生可因瘢痕组织的存在或解剖路径的中断受抑，移植技术的应用可克服这些问题。如果向神经远侧残端的再生被瘢痕阻断，轴突可向神经原有途径之外的区域生长，甚至可沿近侧残端折回（Perroncito 末端）[35,119]。再生的神经突形成小束状结构，周围常有神经束膜细胞围绕，形成截断性神经瘤，光镜下表现为有髓鞘包绕的轴突呈束状交错分布，这些束状结构外被覆纤细的神经束膜。免疫细胞化学检测神经微丝蛋白（轴突）、EMA、GLUT-1、claudin-1（神经束膜细胞）、S-100 蛋白和 SOX10（施万细胞），非常有助于辨别这些结构及识

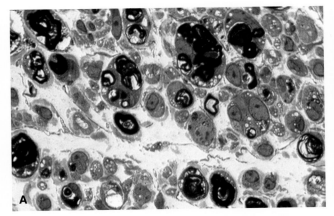
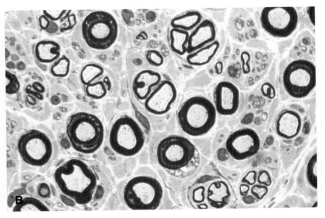

图 11.13　外周神经横切面，显示轴突变性和再生。A. 神经切断第 4 天轴突变性，数量减少，施万细胞和巨噬细胞中形成髓鞘小球（1μm 厚甲苯胺蓝染色切片，×310）。B. 人的神经活检示轴突变性，正常有髓神经纤维中散在再生的有髓神经纤维，后者纤细、成簇且紧密排列（顶部及右底部）(1μm 厚甲苯胺蓝染色切片，×310）

别截断性神经瘤内的神经束[35,119]。免疫组织化学和放射免疫测定的数据显示，在受损轴突的顶端有局灶性钠离子通道聚集，这种现象可能在一定程度上与异位性轴突应激性有关，可导致异常感觉现象（疼痛和感觉异常），这常使外周神经损伤复杂化[119]。损伤后两周内，巨噬细胞迁移至神经瘤内，后期巨噬细胞内可见许多大的细胞质空泡，其内充满髓鞘碎片。表明巨噬细胞可能与神经瘤的慢性疼痛有关，相关机制包括：①形成易受外部刺激的轴突脱髓鞘区；②释放影响轴突再生的物质；③直接作用于重建过程中裸露的细胞膜[35,119]。

许多外周神经病变常以轴突变性并伴轴突再生为特征，与外周神经病伴随的病变包括：糖尿病、淀粉样变性、感染（如麻风病）、结节病、副肿瘤综合征、血管疾病和代谢性疾病[103,118,138]。大多数毒性神经病变[33,120]导致感觉和运动神经终末端发生慢性轴突变性（远端轴突病），常累及脊髓长束（脊柱后索和皮质脊髓束）末端和外周神经。及时清除毒素可使轴突有效再生，但只发生在外周神经，脊髓段轴突不能有效再生。上述列举了许多疾病能诱导外周神经病变，这些外周神经病变进展缓慢，所以，相应疾病的神经活检通常不能显示早期的轴突变性和再生。组织

学检查，多数情况下特征性表现为粗的有髓轴突缺失，伴有小范围内细的有髓和无髓轴突缺失。神经根或外周神经压迫及外周神经干的损伤可导致轴突变性。在外周神经的横切面切片上，可通过前述的簇状结构来辨认轴突再生（图11.13）。单纤维切片中，神经远端的结间段变短，提示过去曾发生轴突变性和再生[16,113]。

7.5　节段性脱髓鞘和髓鞘再生

当外周神经发生脱髓鞘时，脱髓鞘呈节段性分布，一个节段代表一个施万细胞包绕轴突形成髓鞘的结间部分（图11.7，图11.14）。这些节段可以是连续的，因此脱髓鞘的发生可贯穿神经全长，或仅为短的散发节段[16]。轴突一般保持完整，除非是严重的脱髓鞘疾病继发了髓鞘变性。髓鞘再生常迅速而有效，使神经功能得以恢复。脱髓鞘可能是由于施万细胞代谢直接受到影响所致，如白喉，施万细胞的溶酶体作用导致髓鞘崩解，虽然巨噬细胞后来也参与了髓鞘碎片的破坏[109,112]。吉兰 – 巴雷综合征是最常见的急性脱髓鞘神经病变，以另一种机制脱髓鞘，表现为淋巴细胞和巨噬细胞对外周神经鞘发动免疫攻击，导致节段性脱髓鞘，随后出现髓鞘再生[102]（图11.14，图

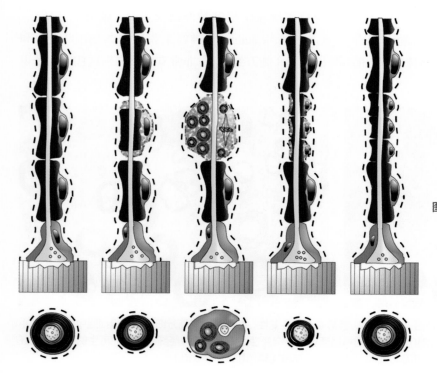

图11.14　原发性节段性脱髓鞘和髓鞘再生。A.正常神经。B.早期节段性脱髓鞘，结旁髓鞘收缩，结间隙增宽。C.髓鞘破坏和施万细胞有丝分裂。D和E.髓鞘再生，短节段插入（经允许引自：Weller RO, Cervos Navarro J. Pathology of peripheral nerves: A practical Approach. London: Butterworths; 1977）

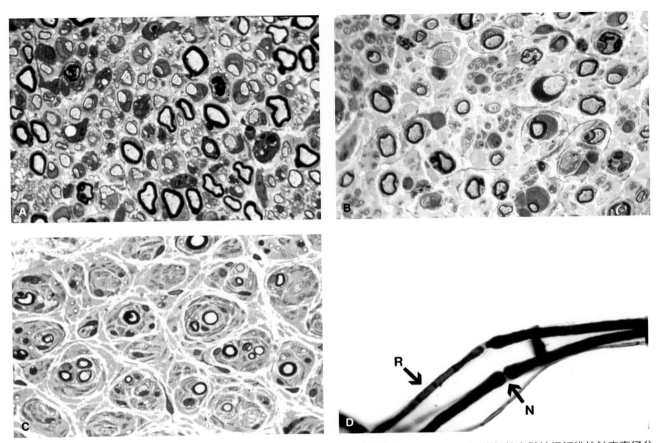

图 11.15　节段性脱髓鞘和髓鞘再生。A. 外周神经横切面，显示实验动物的早期髓鞘再生，正常粗的有髓神经纤维的轴突直径分别为 8~10μm 和 3~5μm，髓鞘薄，正在进行髓鞘再生。施万细胞和巨噬细胞内见髓鞘碎片（1μm 厚甲苯胺蓝染色树脂切片，×310）。B. 异染性脑白质营养不良（硫脂沉积症）儿童的神经活检，见粗的轴突可有薄的髓鞘（髓鞘再生）或完全无髓鞘（脱髓鞘）（中右侧），无髓神经纤维（中央）未受累（1μm 厚甲苯胺蓝染色树脂切片，×310）。C. 肥大性神经病（Charcot-Marie-Tooth 病—I 型 HSMN），在施万细胞突起形成的洋葱球样旋涡结构中央可见轴突脱髓鞘和髓鞘再生，有丰富的神经内膜胶原（粉色）（1μm 厚甲苯胺蓝和石炭酸品红染色树脂切片，×240）。D. 单纤维，有正常郎飞结（N）的正常纤维（图下方所示）。上方的纤维在郎飞结的一侧可见薄的髓鞘再生节段（R），而另一侧为正常节段（单纤维锇染色，×200）（经允许引自: Weller RO. Colour atlas of Neuropathology. Oxford: Oxford University Press and Harvey Miller; 1984）

11.15）。除最严重的病例外，这两种类型的脱髓鞘其功能都会恢复。

节段性脱髓鞘最初见于郎飞结，表现为结间隙开始变宽，随后整个髓鞘结间段分解[84]，从而导致经过脱髓鞘节段的神经冲动传导严重减缓，患者开始出现症状。当髓鞘分解时，保存完好的轴突仍在施万细胞包绕中（图 11.15，图 11.16）。施万细胞增生，数天内，脱髓鞘的轴突开始髓鞘再生，其机制类似于胎儿期的髓鞘形成。脱髓鞘第 2 周左右，髓鞘即可再生完成，表现为髓鞘厚度增加，传导速度恢复正常。

单根神经纤维中检测到很典型的节段性脱髓鞘，

首先表现为郎飞结间隙增宽，然后出现无髓鞘的轴突。出现沿轴突分布相互交错薄的髓鞘，被视为髓鞘再生（图 11.15）。电镜或光镜观察树脂包埋切片，在横切面上能识别裸露的轴突，而髓鞘再生纤维表现为薄的与之不匹配的髓鞘（图 11.12~11.14）。节段性脱髓鞘是许多外周神经病的特征之一，特别是外周神经轻微血管损害，如风湿性关节炎[84,121]、糖尿病、吉兰-巴雷综合征，以及偶尔的毒性神经病和代谢性神经病，如异染性脑白质营养不良[16,84,120]（图11.15）。然而，从整体来看，神经病中节段性脱髓鞘不如轴突变性常见。

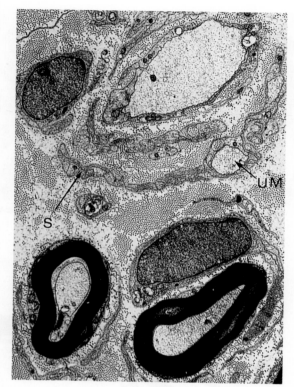

图 11.16　脱髓鞘。有一个粗轴突（顶部）脱髓鞘，髓鞘损伤，该轴突周围已形成由施万细胞突起（S）包绕的小洋葱球旋涡结构，其中一个含无髓神经纤维（UM），图下方可见粗的有髓神经纤维（电镜图，×6600）

7.6　肥大性神经病

复发性节段性脱髓鞘是许多慢性遗传性神经病的一个特征，特别是 Charcot-Marie-Tooth 病、Déjérine-Sottas 病（Ⅰ型和Ⅱ型遗传性运动和感觉神经病）和 Refsum 病（雷夫叙姆病）[79]。在这些疾病中，反复的节段性脱髓鞘可能是施万细胞旺炽性增生和洋葱球旋涡结构形成的原因[78]（图 11.14，图 11.15），使这些外周神经病，即肥大性神经病，呈现独特的组织学改变。到目前为止，已确定至少 30 种原发性遗传性脱髓鞘神经病（heritable demyelinating neuropathy，HDN）的致病基因，虽然组织病理学检查仍是诊断 HDN 的重要手段，但正逐渐被分子诊断所替代[78-79]。

7.7　外周神经创伤性病变

了解外周神经的正常结构及其染色反应是研究复杂性神经创伤性病变的基础。学会识别和辨认创伤性病变的细胞类型及组织结构，并分析其正常成分，才能够准确描述及明确诊断。

截断性神经瘤可表现为截肢后肢体远侧末端或未离断的神经损伤处疼痛性肿胀[35,119]，镜下表现为由施万细胞包绕的轴突呈束状无序排列，这些轴突束被神经束膜细胞分隔。石蜡切片经 HE 染色可显示神经束膜间隔的管状结构。免疫细胞化学检测显示轴突阳性表达神经微丝蛋白和 GAP 43 抗体，施万细胞阳性表达 S-100 蛋白和 SOX10，神经束膜细胞阳性表达 EMA、GLUT-1 和 claudin-1，但不表达 S-100 蛋白或 SOX10[119]。也可采用银染来识别扭曲、错乱无序的轴突。这些组织学形态反映了正常外周神经的再生过程，但在截断性神经瘤中，沿神经远端相当一段距离的轴突增生因神经瘤而阻断。

1835 年来自比萨的 F Givinini 和 1876 年来自宾夕法尼亚州的 T. G. Morton 都描述了一种神经瘤，累及足底趾间神经，几乎总是位于第三和第四趾间（莫顿综合征），在神经上形成小的疼痛性肿胀包块[35,122]。组织学表现为神经内膜和神经束膜纤维化、水肿和类似于神经内膜糖胺聚糖类的黏液物质聚集。免疫组织化学检测轴突和施万细胞常是诊断此病一种有效的辅助手段[35,119]。

外周神经可发生假性囊肿或神经鞘囊肿，一般位于反复损伤的部位，内含 AB 染色阳性的黏液物质。病变主要由纤维性囊壁及其内的黏液成分构成，但囊肿附近常可见受损的神经成分[119]。

外周神经压迫性病变的起源尚存在一些争议。由于这些病变内的旋涡结构与肥大性神经病的改变相似，因此被称作"局限性肥大性神经病"[35]。这种病变常发生在腓骨神经或骨间后神经受压部位，但有些病变并无明显的神经压迫。显著的洋葱球结构不仅可由施万细胞形成（如肥大性神经病），也可由神经束膜细胞形成[28,38]，因此不要与神经束膜瘤混淆，后者的免疫细胞化学已证实其细胞旋涡由神经束膜细胞形成，可阳性表达 EMA、GLUT-1 和 claudin-1，并存在 22 号染色体异常[28,38]。

T.W. Beer 于 2009 年描述了一系列皮肤再切除标本，真皮内含有密集增生的神经束膜细胞，围绕神经呈同心圆状排列，与纤维化和（或）慢性炎症密切相关，这种现象见于某些纤维化相关性疾病或一些创伤性病变，因此他提出了修复性神经束膜增生这一术语[123]。

栅栏状包裹性神经瘤（Palisaded encapsulated neuroma，PEN），又称为"孤立性局限性神经瘤"，由 Reed 于 1972 年描述，有其独特的临床特征。典型病例表现为面部小而孤立的结节（1 ~ 15mm），且临床上没有神经纤维瘤病或多发性内分泌肿瘤 II 型[124]。该病变目前被认为是一种真性神经瘤。PEN 组织学呈真皮内一个或多个边界清楚的结节，有时被一层纤细致密、EMA 阳性的神经束膜部分包裹，有时呈丛状或多结节状结构[124]。病变由施万细胞紧密交错呈束状实性增生而成，有时束间有狭窄的间隙分隔，从而形成本病低倍镜下特征性的表现。施万细胞常呈栅栏状排列，整个病变内可见许多轴突散在，后者可通过 Bodian 银染色法或免疫组织化学法检测神经微丝蛋白而显示出来。

7.8 外周神经系统肿瘤

外周神经系统肿瘤中可见多种细胞及结构，包括神经束膜细胞、施万细胞、轴突和神经元[125-127]。诊断常常依赖于肿瘤的组织学检查，以识别构成肿瘤的细胞成分及其与正常神经结构的关系[128-129]。

神经束膜瘤是一种罕见的真性神经束膜肿瘤[28,38]，可发生于身体不同部位，位于神经内和神经外的神经束膜瘤呈现不同组织学形态[28]。组织学上，神经内神经束膜瘤累及单个神经束，神经内膜中增生的梭形细胞呈同心圆状围绕在神经纤维周围；神经外（软组织）神经束膜瘤增生的梭形细胞非常细长，类似于正常神经束膜细胞，瘤组织细胞可稀少或丰富（有些病例可见致密胶原形成，如硬化型神经束膜瘤）[129-131]。神经束膜瘤细胞可显示颗粒细胞变[132]。罕见的恶性神经束膜瘤已有文献报道[133]，关键的诊断特点是瘤细胞阳性表达 EMA、GLUT-1 和 claudin-1，但对 S-100 蛋白、SOX10、神经微丝蛋白和 CD34 呈阴性表达[28,48,128-129]。神经束膜瘤与皮肤脑膜瘤有相似的组织学特征，且均阳性表达 vimentin 和 EMA，提示这两种病变非常相似[28]。

神经鞘瘤是一种外周神经肿瘤，几乎完全由施万细胞构成[128-129]。但有趣的是，瘤组织内可以发现轴突局灶分布，对神经鞘瘤内不含轴突这一定论提出了挑战[134]。肿瘤性施万细胞可分泌营养因子，并对其产生应答，特别是称为神经调节蛋白的生长因子样多肽，以自分泌和（或）旁分泌的方式促进增殖。事实上，免疫组织化学方法已证实某些神经鞘瘤中存在神经调节蛋白[135]。

组织学上，神经鞘瘤有 2 种基本的细胞排列方式：①致密区，由细长细胞构成；②疏松区，细胞相对稀疏，排列松散，常有空泡形成，偶尔见脂质形成。这 2 种区域由瑞典神经病学家 N. R. E Antoni 于 1920 年描述，分别称为 Antoni A 区和 Antoni B 区[136]。

肿瘤性施万细胞可呈不同形态学表现（图 11.17）[128-129]。施万细胞偶可呈上皮样形态（上皮样神经鞘瘤）[137]、被丰富黏液样间质围绕（神经鞘黏液瘤）[138]、核质比高（富含细胞性神经鞘瘤）、呈丛状生长（丛状神经鞘瘤）、含丰富的黑色素（黑色素性神经鞘瘤）或因含许多泡沫细胞而呈黄瘤样改变，细胞质内含油红 O 染色阳性的中性脂质[128-129]。微囊型和神经母细胞瘤样亚型也已有描述[139]。神经鞘瘤通常生长在神经的侧面，不浸润神经束[128-129]，因此，神经鞘瘤纤维性包膜内可见到正常神经，常出现在神经鞘瘤周围。组织学上，肿瘤细胞的细胞核拉长，胞体细长，呈嗜酸性，肿瘤细胞常呈栅栏状排列，此结构由乌拉圭出生的病理学家 José Verocay 首次描述，现在称为 Verocay 小体[140]（图 11.17A）。栅栏状结构由平行排列的肿瘤细胞核构成，并被嗜酸性、PAS 染色阳性的施万细胞突起分隔。瘤内的每个施万细胞均有基底膜围绕，此结构在电镜检查时很明显，也可通过网状纤维染色在光镜下显示[128-129]。神经鞘瘤内的胶原束可表现为独特的长间距（Luse 小体）[141]。免疫细胞化学显示瘤细胞 S-100 蛋白、CD271（低亲和性神经生长因子受体或 p75 神经营养素受体）、CD57、CD56、calretinin 和 SOX10 阳性表达，但对 EMA 阴性表达[37,68,128]。神经鞘瘤还可表达调节正常施万细胞发育的转录因子如 FoxD3 和 SOX9[125]。一些靠近脊髓、身体深部或邻近大关节的神经

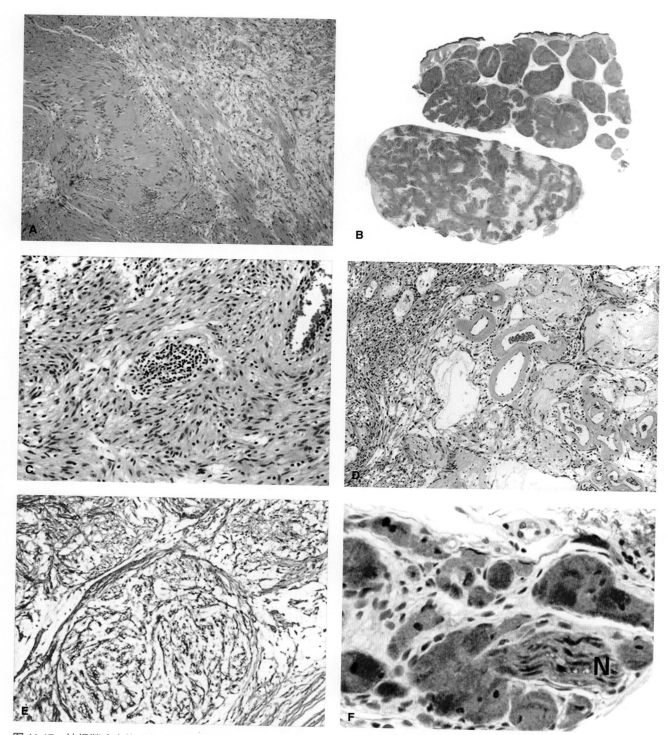

图 11.17 神经鞘瘤中施万细胞的不同形态学。A. 良性神经鞘瘤呈典型的双相性，伴 Verocay 小体形成。B. 丛状神经鞘瘤。C. 富含细胞性神经鞘瘤，呈一致束状排列。D. 陈旧性神经鞘瘤。E. 黏液性神经鞘瘤（神经鞘黏液瘤）。F. 颗粒细胞神经鞘瘤，注意颗粒细胞源自神经束（N）（抗 S-100 蛋白染色）。G. 黑色素性神经鞘瘤。H. 上皮样神经鞘瘤。I. 伴横纹肌母细胞分化的恶性外周神经鞘膜瘤（恶性蝾螈瘤）。横纹肌母细胞（箭头所示）

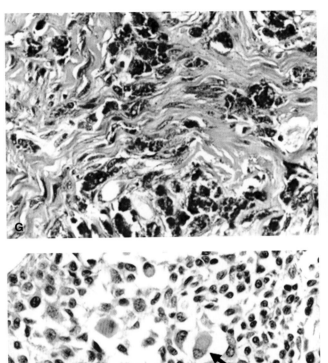

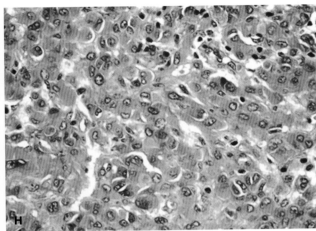

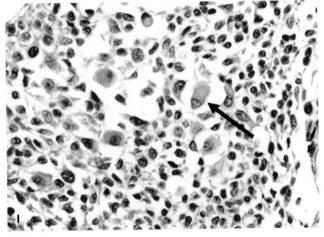

图 11.17 （续）

鞘瘤表达 GFAP，而表浅的、皮下神经鞘瘤不表达 GFAP[142]。伴随无髓纤维的施万细胞更易表达 GFAP，因此有人认为 GFAP 阳性的神经鞘瘤可能源自无髓神经[3,142]。

神经鞘瘤中可见黑色素，电镜检查可发现前黑色素小体和黑色素小体[128,143]。这样的结构强调施万细胞和黑色素细胞共同起源于神经嵴[6]。黑色素性神经鞘瘤有两种类型：普通型和砂粒体型。普通型由胖梭形细胞和上皮样细胞组成，排列呈旋涡状、流水样束状，含黑色素。砂粒体型黑色素性神经鞘瘤主要位于自主神经 / 内脏神经，细胞排列与黑色素性神经鞘瘤相同，但另具以下特征：PAS 染色阳性、Von kossa 染色阳性，并可见矿化板层状钙化球[129,144]。大约 50% 的砂粒体型黑色素性神经鞘瘤患者有 Carney 综合征（卡尼综合征），此综合征包括：原发色素结节性肾上腺疾病、非垂体依赖性肾上腺原发皮质醇增多症、皮肤和黏膜的雀斑和蓝痣，以及多种非内分泌性

和内分泌性肿瘤［如黏液瘤、垂体腺瘤、睾丸支持细胞肿瘤和其他良恶性肿瘤（包括甲状腺肿瘤和乳腺导管腺瘤）］[126]。

颗粒细胞瘤（granular cell tumor，GCT）（Abrikosoff 瘤）是一种组织起源存有争议的良性肿瘤。最广为接受的观点是施万细胞起源[127]。细胞质颗粒状改变是细胞代谢改变的表现，虽然常见于施万细胞，但这一表现并非施万细胞所特有[127-128]。肿瘤细胞核小而偏位，细胞质丰富颗粒状，病变浸润皮肤的小神经分支。免疫细胞化学研究发现，肿瘤细胞表达 S-100 蛋白、SOX10、巢蛋白、CD56、CD57、CD68、actin-HHF35、NSE、PGP9.5、α-inhibin、骨桥蛋白和 TFE3，偶尔表达髓磷脂（PO、P2）和髓鞘相关蛋白[145-146]。GCT 还表达 calretinin，由于这种钙结合蛋白典型表达于神经元、节细胞及施万细胞，因此，GCT 表达 calretinin 进一步支持肿瘤的神经元起源或分化[147]。有趣的是，部分 GCT 病例中，肿瘤表面假上皮瘤样

增生的鳞状上皮 calretinin 阳性表达增强，可能提示 calretinin 参与了 GCT 肿瘤细胞与增生性上皮之间的相互作用[147]。

神经纤维瘤是复杂的良性病变，常与神经纤维瘤病相关[128-129]。与神经鞘瘤不同的是，神经纤维瘤表现为皮肤或外周神经周围的弥漫性病变，浸润外周神经的神经内膜，使神经分支增粗[128-129]。它们还弥漫浸润周围组织，可引起骨破坏。组织学上，神经纤维瘤通常无包膜，内含多种与外周神经相关的细胞。与神经鞘瘤不同，神经纤维瘤并不是主要由施万细胞组成。其间质中常见肥大细胞，并可通过甲苯胺蓝或吉姆萨染色，或免疫组织化学方法标记抗胰蛋白酶、CD117 和 calretinin 加以识别[128]。神经纤维瘤中，肥大细胞诱导 FⅧa 因子阳性的成纤维细胞样细胞合成大量细胞外基质，是一种参与肿瘤诱发的炎症细胞[148-149]。有人假设，当肥大细胞缺失时，正如恶性外周神经鞘膜瘤（malignant peripheral never sheath tumor，MPNST）病例中所见，肥大细胞在维持部分良性增生时的抗癌作用可能降低[148]。免疫细胞化学检测显示神经纤维瘤中施万细胞阳性表达 S-100 蛋白、SOX10、PGP9.5 和 CD57，神经束膜细胞阳性表达 EMA、GLUT-1 和 claudin-1，神经内膜成纤维细胞阳性表达 CD34[36]。在神经微丝蛋白、PGP9.5 染色的免疫细胞化学切片中或银染色切片中，可见贯穿神经纤维瘤的内陷轴突。所有的这些细胞成分均位于不同程度的纤维黏液性间质中，部分病例黏液间质可能很明显（黏液区），可能会被误认为黏液瘤或黏液样脂肪肉瘤。有时可见类似 Wagner-Meissner 小体或环层小体的扭曲结构（环层小体神经纤维瘤）和黑色素（黑色素性神经纤维瘤）[128-129]。

神经纤维瘤病是一种常染色体显性遗传性疾病，属于神经皮肤综合征的一部分，后者统称为斑痣性错构瘤病[149-150]。它表现为 2 种主要病变：外周型（Ⅰ型神经纤维瘤病 NF1）和中枢型（Ⅱ型神经纤维瘤病，NF2）[149-150]。Ⅰ型和Ⅱ型神经纤维瘤病都是常染色体显性遗传，但是许多病例出现了新的突变。超过 90% 的神经纤维瘤病属于Ⅰ型，位于 17 号染色体长臂（17q11.2）基因（NF1 基因）缺陷，该位点编码神经生长因子[149]。患者血清中 NGF 升高[149-150]。

NF1 抑制基因染色体 DNA 全长 350kb，含 60 个外显子，编码一种普遍存在的蛋白，称为"神经纤维瘤蛋白"（神经纤维瘤病相关蛋白 NF1）。这种蛋白由 2818 个氨基酸构成，与细胞质微管有关，其功能是作为一种 GTP 酶，激活 Ras 蛋白[149-150]。

NF1 患者可发生多种病变，包括神经瘤性象皮病，该病可见丛状神经纤维瘤引起的皮肤多余皱褶形成[149,151]；更为常见的是多发性皮肤神经纤维瘤。患者还可出现其他肿瘤，如胶质瘤、类癌、嗜铬细胞瘤、神经母细胞瘤、胃肠道间质瘤、Wilms 瘤和虹膜色素性错构瘤（Lisch 结节）[149,152]。

NF2 比 NF1 更为少见，其特征为双侧前庭神经鞘瘤，皮肤病变不常见[152]。NF2 中大约有 40% 的前庭神经鞘瘤倾向于呈分叶状"葡萄样"模式生长，这种排列方式在散发性神经鞘瘤中极其少见[149,153]。一部分患者有多发性肿瘤，包括脑膜瘤、脊髓室管膜瘤、大脑皮层的神经胶质微小错构瘤[152]。1993 年在该病患者中发现了染色体 22q12 基因（NF2 基因）的缺失，此基因与神经胶质生长因子和 NGF 活性的异常有关[149,153]。NF2 基因全长 110kb，编码细胞膜骨架连接蛋白，是蛋白 4.1 家族成员之一，称为 merlin 蛋白（膜突蛋白 - 埃兹蛋白 - 根蛋白样蛋白，moesin-ezrin-radixin-lik protein）。Merlin 蛋白又称施万膜蛋白（schwannomin）或神经纤维蛋白 2，免疫组织化学方法检测发现，其可表达于包括施万细胞在内的许多细胞的细胞质。Merlin 蛋白是一种肿瘤抑制物，通过抑制质膜中有丝分裂受体发挥功能。该基因功能的丧失是神经鞘瘤发生的基础[154-155]。正常施万细胞表达 merlin 蛋白，后者在与细胞骨架相关事件中起着决定性的作用。有人提出 NF2 基因突变可能通过破坏细胞形状、细胞基质、细胞与细胞间的连接功能或信号功能而导致肿瘤形成，是肌动蛋白细胞骨架 - 细胞膜之间的相互作用的结果[155-156]。尽管已发现 NF2 中 merlin 蛋白有多个突变，其分子机制尚不清楚。研究已显示 merlin 蛋白可与 LRP6 相互作用，并抑制 LRP6 磷酸化，而 LRP6 磷酸化是启动 Wnt 信号通路的一个关键步骤[155]。非 NF2 个体中散发性神经鞘瘤也有 NF2 基因突变[128-129]。

已有人报道了有趣的神经鞘膜肿瘤（混杂性外

周神经鞘膜肿瘤），或兼具神经鞘瘤和神经纤维瘤特征，或兼具神经鞘瘤和神经束膜瘤特征，或兼具神经纤维瘤和神经束膜瘤特征[157-158]。

外周神经系统发生的神经元肿瘤，例如节细胞瘤，与自主神经节有关[159]。组织学上能识别肿瘤内的神经元，轴突和施万细胞可以通过免疫细胞化学检测显示。电镜检查可见 100nm 致密核心囊泡，类似于神经元中的儿茶酚胺颗粒。除了分化良好的节细胞神经瘤，腹部及胸腔还可发生原始神经外胚层肿瘤，如神经母细胞瘤和节细胞性神经母细胞瘤[159]。更为原始的肿瘤细胞类型很难通过免疫细胞化学方法辨识，但电镜检查通常能观察到肿瘤细胞质内 100nm 的致密核心儿茶酚胺囊泡[159]。

新近认识到神经鞘瘤病（有时称为Ⅲ型神经纤维瘤病）不同于神经纤维瘤，它是以多发性（常伴疼痛）非前庭神经鞘瘤为特征，没有 NF2 基因突变。一些研究报道，家族性和散发性神经鞘瘤病存在 SAMRCB1 基因突变，该基因调控细胞周期、细胞生长和分化[149,160]。

恶性外周神经鞘膜瘤[128,161]（恶性神经鞘瘤）来源于神经内膜和神经束膜的特化细胞，组织学表现变化很大，与其他软组织肿瘤有许多相似之处[162]。MPNST 包括以前的诊断术语如神经纤维肉瘤和恶性神经鞘瘤。NF1 肿瘤抑制基因突变是 MPNST 进展中最重要的分子遗传学事件[163-164]。良性神经鞘瘤发生恶性转化极其罕见，然而，神经纤维瘤的 2 种生长模式（丛状神经纤维瘤和神经内局限性神经纤维瘤）是 MPNST 重要的前驱病变[161,163]。免疫细胞化学方法已证实 MPNST 的肿瘤细胞阳性表达 S-100 蛋白、SOX10、EMA、GLUT-1、PGP9.5 和 CD56，偶尔对 EMA/Glut-1 阳性表达，S-100 蛋白阴性表达见于伴神经束膜细胞分化的 MPNST[161]。这提示 MPNST 细胞可产生具有神经束膜细胞特征的蛋白或兼具神经束膜细胞和施万细胞特征的蛋白。MPNST 常具异质性，因此应广泛组织学取材[161]。偶尔可见不寻常的成分如软骨、骨、鳞状细胞成分和骨骼肌。MPNST 中可见恶性腺体（腺样恶性神经鞘瘤）或横纹肌肉瘤，免疫细胞化学分别检测角蛋白和 desmin，可显示这些结构特征。为解释恶性神经鞘瘤中的恶性骨骼肌分化（横纹肌肉瘤），Pierre Masson 提出，神经内膜细胞在神经细胞诱导影响下可分化为骨骼肌细胞，这一现象见于蝾螈的肢体再生中，因此称其为"恶性蝾螈瘤"（伴横纹肌母细胞分化的恶性神经鞘瘤）[161-162]。

参考文献

[1] Dupin E, Le Douarin NM. The neural crest, a multifaceted structure of the vertebrates. *Birth Defects Res C Embryo Today* 2014;102(3):187–209.

[2] Petersen J, Adameyko I. Nerve-associated neural crest: Peripheral glial cells generate multiple fates in the body. *Curr Opin Genet Dev* 2017;45:10–14.

[3] Kidd GJ, Ohno N, Trapp BD. Biology of Schwann cells. *Handb Clin Neurol* 2013;115:55–79.

[4] Castelnovo LF, Bonalume V, Melfi S, et al. Schwann cell development, maturation and regeneration: A focus on classic and emerging intracellular signaling pathways. *Neural Regen Res* 2017;12(7):1013–1023.

[5] Karamchandani JR, Nielsen TO, van de Rijn M, et al. Sox10 and S100 in the diagnosis of soft-tissue neoplasms. *Appl Immunohistochem Mol Morphol* 2012;20(5):445–450.

[6] Graham A. Melanocyte production: Dark side of the Schwann cell. *Curr Biol* 2009;19(24):R116–R117.

[7] Monk KR, Feltri ML, Taveggia C. New insights on Schwann cell development. *Glia* 2015;63(8):1376–1393.

[8] Skaper SD. Nerve growth factor: A neuroimmune crosstalk mediator for all seasons. *Immunology* 2017;151(1):1–15.

[9] Önger ME, Delibas B, Türkmen AP, et al. The role of growth factors in nerve regeneration. *Drug Discov Ther* 2017;10(6): 285–291.

[10] Giger RJ, Hollis ER 2nd, Tuszynski MH. Guidance molecules in axon regeneration. *Cold Spring Harb Perspect Biol* 2010; 2(7):a001867.

[11] Madduri S, Gander B. Schwann cell delivery of neurotrophic factors for peripheral nerve regeneration. *J Peripher Nerv Syst* 2010;15(2):93–103.

[12] Masu M. Proteoglycans and axon guidance: A new relationship between old partners. *J Neurochem* 2016;139(Suppl 2): 58–75.

[13] Taveggia C. Schwann cells-axon interaction in myelination. *Curr Opin Neurobiol* 2016;39:24–29.

[14] Quintes S, Goebbels S, Saher G, et al. Neuron-glia signaling and the protection of axon function by Schwann cells. *J Peripher Nerv Syst* 2010;15(1):10–16.

[15] Eid EM, Hegazy AM. Anatomical variations of the human sural nerve and its role in clinical and surgical procedures. *Clin Anat* 2011;24(2):237–245.

[16] Thomas PK, Ochoa J. Microscopic anatomy of peripheral nerve fibers. In: Dyck PJ, Thomas PK, Lambert EH, et al, eds. *Peripheral Neuropathy. Vol I.* 2nd ed. Philadelphia, PA: Saunders; 1984:34–96.

[17] Herbert AL, Monk KR. Advances in myelinating glial cell development. *Curr Opin Neurobiol* 2017;42:53–60.

[18] Xiao J, Kilpatrick TJ, Murray SS. The role of neurotrophins in the regulation of myelin development. *Neurosignals* 2009; 17(4):265–276.

[19] Nave KA. Myelination and the trophic support of long axons. *Nat*

Rev Neurosci 2010;11(4):275–283.

[20] Han H, Myllykoski M, Ruskamo S, et al. Myelin-specific proteins: A structurally diverse group of membrane-interacting molecules. *Biofactors* 2013;39(3):233–241.

[21] King R. Microscopic anatomy: Normal structure. *Handb Clin Neurol* 2013;115:7–27.

[22] Alfieri A, Fleischhammer J, Strauss C, et al. The central myelin-peripheral myelin transitional zone of the nervus intermedius and its implications for microsurgery in the cerebellopontine angle. *Clin Anat* 2012;25(7):882–888.

[23] Streit A. *The Cranial Sensory Nervous System: Specification of Sensory Progenitors and Placodes. In: Stem Book [Internet].* Cambridge, MA:Harvard Stem Cell Institute; 2008:1–20.

[24] Tassler PL, Dellon AL, Canoun C. Identification of elastic fibers in the peripheral nerve. *J Hand Surg Br* 1994;19(1): 48–54.

[25] Cavanagh JG. Pathology of peripheral nerve diseases. In: Weller RO, ed. *Systemic Pathology: Nervous System Muscle and Eyes. Vol 4.* 3rd ed. Edinburgh:Churchill Livingstone; 1990:544–578.

[26] Shekhani HN, Hanna T, Johnson JO. Lipofibromatous hamartoma of the median nerve: A case report. *J Radiol Case Rep* 2016;10(11):1–7.

[27] Estebe JP, Atchabahian A. The nerve: A fragile balance between physiology and pathophysiology. *Eur J Anaesthesiol* 2017;34(3):118–126.

[28] Piña-Oviedo S, Ortiz-Hidalgo C. The normal and neoplastic perineurium: A review. *Adv Anat Pathol* 2008;15(3):147–164.

[29] Küspert M, Weider M, Müller J, et al. Desert hedgehog links transcription factor Sox10 to perineurial development. *J Neurosci* 2012;32(16):5472–5480.

[30] Zimmerman A, Bail L, Ginty DD. The gentle touch receptors of mammalian skin. *Science* 2014;346(6212):950–954.

[31] Goehler LE, Relton JK, Dripps D, et al. Vagal paraganglia bind biotinylated interleukin-1 receptor antagonist: A possible mechanism for immune-to-brain communication. *Brain Res Bull* 1997;43(3):357–364.

[32] Folpe AL, Billings SD, McKenney JK, et al. Expression of claudin-1, a recently described tight junction-associated protein, distinguishes soft tissue perineurioma from potential mimics. *Am J Surg Pathol* 2002;26(12):1620–1626.

[33] Katona I, Weis J. Diseases of the peripheral nerves. *Handb Clin Neurol* 2017;145:453–474.

[34] Ahmed AM, Weller RO. The blood–nerve barrier and reconstitution of the perineurium following nerve grafting. *Neuropathol Appl Neurobiol* 1979;5(6):469–483.

[35] Ortiz Hidalgo C, Weller RO. Traumatic and compressive lesions of peripheral nerves. In: Vallat J-M, Weis J, eds. *Peripheral Nerve Disorders. Pathology and Genetics.* UK: ISNP Wiley Blackwell; 2014:244–308.

[36] MacKeever PE. Immunohistochemistry of the nervous system. In: Dabbs DJ, ed. *Diagnostic Immunohistochemistry.* 4th ed. Elsevier; 2014:762–828.

[37] Piña AR, Martínez MM, de Almeida OP. Glut-1, best immunohistochemical marker for perineurial cells. *Head Neck Pathol* 2015;9(1):104–106.

[38] Macarenco RS, Ellinger F, Oliveira AM. Perineurioma: A distinctive and under recognized peripheral nerve sheath neoplasm. *Arch Pathol Lab Med* 2007;131(4):625–636.

[39] Tsai CY, Yeh CJ, Chao YK, et al. Perineural invasion through the sheath in posttherapy esophagectomy specimens predicts poor survival in patients with esophageal squamous cell carcinoma. *Eur J Surg Oncol* 2017;43(10):1970–1976.

[40] Fogt F, Capodieci P, Loda M. Assessment of perineural invasion by Glut-1 immunohistochemistry. *Appl Immunohistochem* 1995;3:194–197.

[41] Ronaghy A, Yaar R, Goldberg LJ, et al. Perineurial involvement: What does it mean? *Am J Dermatopathol* 2010;32(5): 469–476.

[42] Richard L, Topilko P, Magy L, et al. Endoneurial fibroblastlike cells. *J Neuropathol Exp Neurol* 2012;71(11):938–947.

[43] Hirose T, Tani T, Shimada T, et al. Immunohistochemical demonstration of EMA/Glut1-positive perineurial cells and CD34-positive fibroblastic cells in peripheral nerve sheath tumors. *Mod Pathol* 2003;16(4):293–298.

[44] Müller M, Leonhard C, Krauthausen M, et al. On the longevity of resident endoneurial macrophages in the peripheral nervous system: A study of physiological macrophage turnover in bone marrow chimeric mice. *J Peripher Nerv Syst* 2010; 15(4):357–365.

[45] King R, Ginsberg L. The nerve biopsy: Indications, technical aspects, and contribution. *Handb Clin Neurol* 2013;115: 155–170.

[46] Chen S, Burgin S, McDaniel A, et al. Nf1-/- Schwann cellconditioned medium modulates mast cell degranulation by c-Kit-mediated hyperactivation of phosphatidylinositol 3-kinase. *Am J Pathol* 2010;177(6):3125–3132.

[47] Staser K, Yang FC, Clapp DW. Mast cells and the neurofibroma microenvironment. *Blood* 2010;116(2):157–164.

[48] Esposito B, De Santis A, Monteforte R, et al. Mast cells in Wallerian degeneration: Morphologic and ultrastructural changes. *J Comp Neurol* 2002;445(3):199–210.

[49] Harris GM, Madigan NN, Lancaster KZ, et al. Nerve guidance by a decellularized fibroblast extracellular matrix. *Matrix Biol* 2017;60-61:176–189.

[50] Kazamel M, Boes CJ. Renaut corpuscles or peripheral nerve infarcts? A historical overview. *Can J Neurol Sci.* 2017;44(2): 184–189.

[51] Piña-Oviedo S, Del Valle L, Baquera-Heredia J, et al. Imunohistochemical characterization of Renaut bodies in superficial digital nerves: Further evidence supporting their perineurial cell origin. *J Peripher Nerv Syst* 2009;14(1):22–26.

[52] Collins MP, Dyck JB. Vasculitides. In: Vallat J-M, Weis J, eds. *Peripheral Nerve Disorders. Pathology and Genetics.* UK: ISNP Wiley Blackwell; 2014:175–209.

[53] Lindemuth R, Ernzerhof C, Schimrigk K. Comparative morphometry of myelinated nerve fibers in the normal and pathologically altered human sural and tibial nerve. *Clin Neuropathol* 2002;21(1):29–34.

[54] Yuan A, Rao MV, Veeranna et al. Neurofilaments and neurofilament proteins in health and disease. *Cold Spring Harb Perspect Biol* 2017;9(4). pii:a018309.

[55] Fainikar A, Bass PW. Critical roles for microtubules in axonal development and disease. *Results Probl Cell Differ* 2009;48: 47–64.

[56] Tasdemir-Yilmaz OE, Segal RA. There and back again: Coordinated transcription, translation and transport in axonal survival and regeneration. *Curr Opin Neurobiol.* 2016;39: 62–68.

[57] Salinas S, Schlavo G, Kremer EJ. A hitchhiker's guide to the nervous system: The complex journey of viruses and toxins. *Nat Rev Microbiol* 2010;8(9):645–655.

[58] Peters A. The effects of normal aging on myelin and nerve fibers: A review. *J Neurocytol* 2002;31(8–9):581–593.

[59] Terada S. Where does slow axonal transport go? *Neurosci Res* 2003;47(4):367–372.

[60] Cavanagh JB. Toxic and deficiency disorders. In Weller RO Ed. *Systemic Pathology: Nervous System, Muscle and Eye. Vol. 3* 3rd ed. Edinburgh:Churchill Livingstone; 1990: 244–308.

[61] Katalymov LL, Glukhova NV. Some characteristics of periaxonal space in myelinated nerve fibers. *Dokl Biol Sci* 2003; 388:9–11.

[62] Nave KA, Trapp BD. Axon-glial signaling and the glial support of

axon function. *Annu Rev Neurosci* 2008;31:535–561.

[63] Armati PJ, Mathey EK. An update on Schwann cell biology—immunomodulation, neural regulation and other surprises. *J Neurol Sci* 2013;333(1–2):68–72.

[64] Woodhoo A, Sommers L. Development of the Schwann cell lineage: From the neural crest to the myelinated nerve. *Glia* 2008;56(14):1481–1490.

[65] Weller RO, Herzog I. Schwann cell lysosomes in hypertrophic neuropathy and in normal human nerves. *Brain* 1970; 93(2):347–356.

[66] González-Martínez T, Pérez-Piñera P, Díaz-Esnal B, et al. S-100 proteins in the human peripheral nervous system. *Microsc Res Tech* 2003;60(6):633–638.

[67] Fine SW, McCline SA, Li M. Immunohistochemical staining for calretinin is useful for differentiating schwannomas from neurofibromas. *Am J Clin Pathol* 2004;122(4):552–559.

[68] Schwannomas. Avaialable from https://app.immunoquery. com/view/panel/dx?dxgroups=770&sensitivity=1&minrefs=gt1&paneltype=comprehensive. Accessed December 2017.

[69] Koirala S, Reddy LV, Ko CP. Roles of glia cell in the formation, function and maintenance of the neuromuscular junction. *J Neurocytol* 2002;32(5–8):987–1002.

[70] Oda R, Yaoi T, Okajima S, et al. A novel marker for terminal Schwann cells, homocysteine-responsive ER-resident protein, as isolated by a single cell PCR-differential display. *Biochem Biophys Res Commun* 2003;308(4):872–877.

[71] Wewetzer K, Verdú E, Agelov DN, et al. Olfactory ensheathing glia and Schwann cells: Two of a kind? *Cell Tissue Res* 2002; 309(3):337–345.

[72] Snaidero N, Simons M. Myelination at a glance. *J Cell Sci* 2014;127(Pt 14):2999–3004.

[73] Salzer JL. Schwann cell myelination. *Cold Spring Harb Perspect Biol* 2015;7(8):a020529.

[74] Pereira JA, Lebrun-Julien F, Suter U. Molecular mechanisms regulating myelination in the peripheral nervous system. *Trends Neurosci* 2012;35(2):123–134.

[75] Nave KA, Werner HB. Myelination of the nervous system: Mechanisms and functions. *Annu Rev Cell Dev Biol* 2014;30: 503–533.

[76] Garbay B, Heape AM, Sargueil F, et al. Myelin synthesis in the peripheral nervous system. *Prog Neurobiol* 2000;61(3): 267–304.

[77] Simons M, Trotter J. Wrapping it up: The cell biology of myelination. *Curr Opin Neurobiol* 2007;17(5):533–540.

[78] Stojkovic T. Hereditary neuropathies: An update. *Rev Neurol (Paris)* 2016;172(12):775–778.

[79] Weis J, Senderek J. Introduction to the hereditary neuropathies. In: Vallat J-M, Weis J, eds. *Peripheral Nerve Disorders. Pathology and Genetics*. UK: ISNP Wiley Blackwell; 2014:59–61.

[80] Werner HB. On the evolution of myelin. *Brain Res* 2016; 1641(Pt A):1–3.

[81] Podratz JL, Rodriguez E, Windebank AJ. Role of the extracellular matrix in myelination of peripheral nerve. *Glia* 2001; 35(1):35–40.

[82] Quarles RH. Myelin-associated glycoprotein (MAG): Past, present and beyond. *J Neurochem* 2007;100(6):1431–1448.

[83] Yang Y, Shi Y. L-periaxin interacts with S-periaxin through its PDZ domain. *Neurosci Lett* 2015;609:23–29.

[84] Schroeder JM, Weis J. Basic pathology of the peripheral nervous system. In: Vallat J-M, Weis J, eds. *Peripheral Nerve Disorders. Pathology and Genetics*. ISNP Wiley Blackwell; 2014:38–58.

[85] Sherman DL, Wu LM, Grove M, et al. Drp2 and periaxin form Cajal bands with dystroglycan but have distinct roles in Schwann cell growth. *J Neurosci* 2012;32(27):9419–9428.

[86] Rasband MN, Peles E. The nodes of Ranvier: Molecular assembly and maintenance. *Cold Spring Harb Perspect Biol* 2015;8(3):a020495.

[87] Carroll SL. The molecular and morphologic structures that make saltatory conduction possible in peripheral nerve. *J Neuropathol Exp Neurol* 2017;76(4):255–257.

[88] Thaxton C, Bhat M. Myelination and regional domain differentiation of the axon. *Results Probl Cell Differ* 2009;48: 1–28.

[89] Alanne MH, Pummi K, Heape AM, et al. Tight junction proteins in human Schwann cell autotypic junctions. *J Histochem Cytochem* 2009;57(6):523–529.

[90] Nelson AD, Jenkins PM. Axonal membranes and their domains: Assembly and function of the axon initial segment and node of Ranvier. *Front Cell Neurosci* 2017;11:136.

[91] Friede RL. The significance of internode length for saltatory conduction: Looking back at the age of 90. *J Neuropathol Exp Neurol* 2017;76(4):258–259.

[92] Weller RO, Cervos Navarro J. *Pathology of Peripheral Nerves: A Practical Approach*. London:Butterworth; 1977.

[93] Yang Z, Wang KK. Glial fibrillary acidic protein: From intermediate filament assembly and gliosis to neurobiomarker. *Trends Neurosci* 2015;38(6):364–374.

[94] Scollard DM, Truman RW, Ebenezer GJ. Mechanisms of nerve injury in leprosy. *Clin Dermatol* 2015;33(1):46–54.

[95] Auböck L, Ratzenhofer M. "Extraepithelial enterochromaffin cell–nerve-fibre complexes" in the normal human appendix, and in neurogenic appendicopathy. *J Pathol* 1982;136(3): 217–226.

[96] Schmidt HG, Schmid A, Domschke W. Nerve-neuroendocrine complexes in stomach mucosa in Zollinger–Ellison syndrome. *Pathologe* 1995;16(6):404–407.

[97] Ruiz J, Ríos A, Oviedo MI, et al. Neurogenic appendicopathy. A report of 8 cases. *Rev Esp Enferm Dig* 2017;109(3):180–184.

[98] Kieseier BC, Hu W, Hurtung H-P. Schwann cells as immunomodulatory cells. In: Armati PK, ed. *The Biololgy of Schwan cells: Development, Differentiation and Immunomodulation*. New York: Cambridge University Press; 2007:118–125.

[99] Bonetti B, Valdo P, Ossi G, et al. T-cell cytotoxicity of human Schwann cells: TNFalpha promotes fasL-mediated apoptosis and IFN gamma perforin-mediated lysis. *Glia* 2003;43(2): 141–418.

[100] Petrov KA, Girard E, Nikitashina AD, et al. Schwann cells sense and control acetylcholine spillover at the neuromuscular junction by α7 nicotinic receptors and butyrylcholinesterase. *J Neurosci* 2014;34(36):11870–11183.

[101] Vedeler C, Ulvestad E, Borge L, et al. Expression of CD-59 in normal human nervous tissue. *Immunology* 1994;82(4): 542–547.

[102] Wijdicks EF, Klein CJ. Guillain–Barré Syndrome. *Mayo Clin Proc* 2017;92(3):467–479.

[103] Brandner S. The pathological diagnosis of nerve biopsies. A practical approach. *Diagn Histopathol* 2016;22(9):333–344.

[104] Bouche P. Clinical assessment and classification of peripheral nerve diseases. In: Vallat J-M, Weis J, eds. *Peripheral Nerve Disorders. Pathology and Genetics*. UK: ISNP Wiley Blackwell; 2014:1–11.

[105] Geuna S, Raimondo S, Ronchi G, et al. Chapter 3: Histology of the peripheral nerve and changes occurring during nerve regeneration. *Int Rev Neurobiol* 2009;87:27–46.

[106] García Segura LM. Ramón y Cajal y la neurociencia del siglo XXI. *Jano Extra* 2005;1:16–22.

[107] Conforti L, Gilley J, Coleman MP. Wallerian degeneration: An emerging axon death pathway linking injury and disease. *Nat Rev Neurosci* 2014;15(6):394–409.

[108] Gámez-Sánchez JA, Carty L, Iruarrizaga-Lejarreta M, et

al. Schwann cell autophagy, myelinophagy, initiates myelin clearance from injured nerves. *J Cell Biol* 2015;210(1):153–168.

[109] Thumm M, Simons M. Myelinophagy: Schwann cells dine in. *J Cell Biol* 2015;210(1):9–10.

[110] Burnett MG, Zager EL. Pathophysiology of peripheral nerve injury: A brief review. *Neurosurg Focus* 2004;16(5):E1.

[111] Carr MJ, Johnston AP. Schwann cells as drivers of tissue repair and regeneration. *Curr Opin Neurobiol* 2017;47:52–57.

[112] Blesch A, Tuszynski MH. Nucleus hears axon's pain. *Nat Med* 2004;10(3):236–237.

[113] Wong KM, Babetto E, Beirowski B. Axon degeneration: Make the Schwann cell great again. *Neural Regen Res* 2017; 12(4):518–524.

[114] Panayotis N, Karpova A, Kreutz MR, et al. Macromolecular transport in synapse to nucleus communication. *Trends Neurosci* 2015;38(2):108–116.

[115] Holahan MR. A shift from a pivotal to supporting role for the growth-associated protein (GAP-43) in the coordination of axonal structural and functional plasticity. *Front Cell Neurosci*. 2017;11:266.

[116] Jessen KR, Mirsky R. The repair Schwann cell and its function in regenerating nerves. *J Physiol* 2016;594(13):3521–3531.

[117] Chernousov MA, Yu WM, Chen ZL, et al. Regulation of Schwann cell function by the extracellular matrix. *Glia* 2008; 56(14):1498–1507.

[118] Dyck PJ, Dyck PJB, Giannini C, et al. Peripheral nerves. In: Graham DI, Lantos PL, eds. *Greenfield's Neuropathology*. London: Arnold; 2002:551–675.

[119] Antonescu CR, Scheithauer BW, Woodruff JM. Reactive lesions. Atlas of Tumor Pathology Series 4. In: *Tumors of Peripheral Nervous System*. American Registry of Pathology (AFIP); 2013:53–57.

[120] Brandner S. Toxic Neuropathies. In: Vallat J-M, Weis J, eds. *Peripheral Nerve Disorders. Pathology and Genetics*. UK: ISNP Wiley Blackwell; 2014:238–246.

[121] Weller RO, Bruckner FE, Chamberlain MA. Rheumatoid neuropathy: A histological and electrophysiological study. *J Neurol Neurosurg Psychiatry* 1970;33(5):592–604.

[122] Stecco C, Fantoni I, Macchi V, et al. The role of fasciae in Civinini–Morton's syndrome. *J Anat* 2015;227(5):654–664.

[123] Beer TW. Reparative perineurial hyperplasia: A series of 10 cases. *Am J Dermatopathol* 2009;31(1):50–52.

[124] Jokinen CH, Ragsadele BD, Argenyi ZB. Expanding the clinicopathologic spectrum of palisaded encapsulated neuroma. *J Cutan Pathol* 2010;37(1):43–48.

[125] Pytel P, Karrison T, Gong C, et al. Neoplasms with Schwannian differentiation express transcriptional factors known to regulate normal Schwann cell development. *Int J Surg Pathol* 2010;18(6):449–457.

[126] Stratakis CA. Carney complex: A familial lentiginosis predisposing to a variety of tumors. *Rev Endocr Metab Disord* 2016;17(3):367–371.

[127] Rekhi B, Jambhekar NA. Morphologic spectrum, immunohistochemical analysis, and clinical features of a series of granular cell tumors of soft tissues: A study from a tertiary referral cancer center. *Ann Diagn Pathol* 2010;14(3):162–167.

[128] De Luca-Johnson J. Peripheral nerve sheath tumors: An update and review of diagnostic challenges. *Diagn Histopathol* 2016;22(11):447–457.

[129] Rodriguez FJ, Folpe AL, Giannini C, et al. Pathology of peripheral nerve sheath tumors: Diagnostic overview and update on selected diagnostic problems. *Acta Neuropathol* 2012;123(3):295–319.

[130] Canales-Ibarra C, Magariños G, Olsoff-Pagovich P, et al. Cutaneous sclerosing perineurioma of the digits: An uncommon soft tissue neoplasm. Report of a case with immunohistochemical analysis. *J Cutan Pathol* 2003;30(9):577–581.

[131] Toussaint-Caire S, Aguilar-Donis A, Torres-Guerrero E, et al. Sclerosing acral skin perineurioma: Clinicopathologic study of ten cases (eight classical and two with xanthomatous changes). *Gac Med Mex* 2015;151(3):299–305.

[132] Al-Daraji WI. Granular perineurioma: The first report of a rare distinct subtype of perineurioma. *Am J Dermatopathol* 2008;30(2):163–168.

[133] Mitchell A, Scheithauer BW, Doyon J, et al. Malignant perineurioma (malignant peripheral nerve sheath tumor with perineural differentiation). *Clin Neuropathol* 2012;31(6): 424–429.

[134] Nascimento AF, Fletcher CD. The controversial nosology of benign nerve sheath tumors: Neurofilament protein staining demonstrates intratumoral axons in many sporadic schwannomas. *Am J Surg Pathol* 2007;31(9):1363–1370.

[135] Thaxton C, Lopera J, Bott M, et al. Neuregulin and laminin stimulate phosphorylation of the NF2 tumor suppressor in Schwann cells by distinct protein kinase A and p21-activated kinase-dependent pathways. *Oncogene* 2008;27(19):2705–2715.

[136] Wippold FJ 2nd, Lubner M, Perrin RJ, et al. Neuropathology for the neuroradiologist: Antoni A and Antoni B tissue patterns. *AJNR Am J Neuroradiol* 2007;28(9):1633–1638.

[137] Laskin WB, Fetsch JF, Lasota J, et al. Benign epithelioid peripheral nerve sheath tumors of the soft tissues. Clinicopathologic spectrum of 33 cases. *Am J Surg Pathol* 2005; 29(1):39–51.

[138] Fetsch JF, Laskin WB, Hallman JR, et al. Neurothekeoma: An analysis of 178 tumors with detailed immunohistochemical data and long-term patient follow-up information. *Am J Surg Pathol* 2007;31(7):1103–1114.

[139] Kaur K, Kakkar A, Binyaram, et al. Neuroblastoma-like schwannoma of the skull base: An enigmatic peripheral nerve sheath tumor variant. *Neuropathology* 2016;36(6):573–578.

[140] Ortiz-Hidalgo C. José Verocay. Verocay neurinomas and bodies and other contributions to medicine. *Rev Neurol* 2004; 39(5):487–491.

[141] Dingemans KP, Teeling P. Long-spacing collagen and proteoglycans in pathologic tissue. *Ultrastruct Pathol* 1994;18(6): 539–547.

[142] Yen SH, Fields KL. A protein related to glial filaments in Schwann cells. *Ann N Y Acad Sci* 1985;455:538–551.

[143] Mahmood UB, Khan FW, Fatima B, et al. Primary melanotic schwannoma with typical histology. *J Coll Physicians Surg Pak* 2016;26(8):707–709.

[144] Merat R, Szalay-Quinodoz I, Laffitte E, et al. Psammomatous melanotic schwannoma: A challenging histological diagnosis. *Dermatopathology (Basel)* 2015;2(3):67–70.

[145] Hoshi N, Sugino T, Suzuki T. Regular expression of osteopontin in granular cell tumor; distinct feature among Schwannian cell tumors. *Pathol Int* 2005;55(8):484–490.

[146] Schoolmeester JK, Lastra RR. Granular cell tumors overexpress TFE3 without corollary gene rearrangement. *Hum Pathol* 2015;46(8):1242–1243.

[147] Fine SW, Li M. Expression of calretinin and the alphasubunit of inhibin in granular cell tumors. *Am J Clin Pathol* 2003;119(2):259–264.

[148] Friedrich RE, Naber U, Glatzel M, et al. Vessel and mast cell densities in sporadic and syndrome-associated peripheral nerve sheath tumors. *Anticancer Res* 2015;35(9):4713–4722.

[149] Kresak JL, Walsh M. Neurofibromatosis: A Review of NF1, NF2,

and Schwannomatosis. *J Pediatr Genet* 2016;5(2): 98–104.

[150] Gutmann DH, Ferner RE, Listernick RH, et al. Neurofibromatosis type 1. *Nat Rev Dis Primers* 2017;3:17004.

[151] Ruggieri M, Praticò AD, Serra A, et al. Childhood neurofibromatosis type 2 (NF2) and related disorders: From bench to bedside and biologically targeted therapies. *Acta Otorhinolaryngol Ital* 2016;36(5):345–367.

[152] Karajannis MA, Ferner RE. Neurofibromatosis-related tumors: Emerging biology and therapies. *Curr Opin Pediatr* 2015;27(1):26–33.

[153] Neff B, Welling DB, Akhmametyeva E. The molecular biology of vestibular Schwannomas: Dissecting the pathogenic process at molecular level. *Otol Neurotol* 2006;27(2):197–208.

[154] Hilton DA, Hanemann CO. Schwannomas and their pathogenesis. *Brain Pathol* 2014;24(3):205–220.

[155] Kim S, Jho EH.Merlin, a regulator of Hippo signaling, regulates Wnt/β-catenin signaling. *BMB Rep* 2016;49(7): 357–358.

[156] Ahmad Z, Brown CM, Patel AK, et al. Merlin knockdown in human Schwann cells: Clues to vestibular Schwannoma tumorigenesis. *Otol Neurotol* 2010;31(3):460–466.

[157] Michal M, Kazakov DV, Michal M. Hybrid peripheral nerve sheath tumors: A review. *Cesk Patol* 2017;53(2):81–88.

[158] Ud Din N, Ahmad Z, Abdul-Ghafar J, et al. Hybrid peripheral nerve sheath tumors: Report of five cases and detailed review of literature. *BMC Cancer* 2017;17(1):349.

[159] Antonescu CR, Scheithauer BW, Woodruff JM. Ganglioneuroma. Atlas of Tumor Pathology Series 4. In: *Tumors of Peripheral Nervous System*. American Registry of Pathology (AFIP); 2013:319–340.

[160] Kehrer-Sawatzki H, Farschtschi S, Mautner VF, et al. The molecular pathogenesis of schwannomatosis, a paradigm for the co-involvement of multiple tumour suppressor genes in tumorigenesis. *Hum Genet* 2017;136(2):129–148.

[161] Le Guellec S, Decouvelaere AV, Filleron T, et al. Malignant peripheral nerve sheath tumor is a challenging diagnosis: A systematic pathology review, immunohistochemistry, and molecular analysis in 160 patients from the French sarcoma group database. *Am J Surg Pathol* 2016;40(7):896–908.

[162] Thway K, Hamarneh W, Miah AB, et al. Malignant peripheral nerve sheath tumor with rhabdomyosarcomatous and glandular elements: Rare epithelial differentiation in a triton tumor. *Int J Surg Pathol* 2015;23(5):377–383.

[163] Kerezoudis P, Bydon M, Spinner RJ. Peripheral nerve sheath tumors: The "Orphan Disease" of national databases. *World Neurosurg* 2017;103:948–949.

[164] Katz D, Lazar A, Lev D. Malignant peripheral nerve sheath tumor (MPNST): The clinical implications of cellular signaling pathways. *Expert Rev Mol Med* 2009;11:e30.

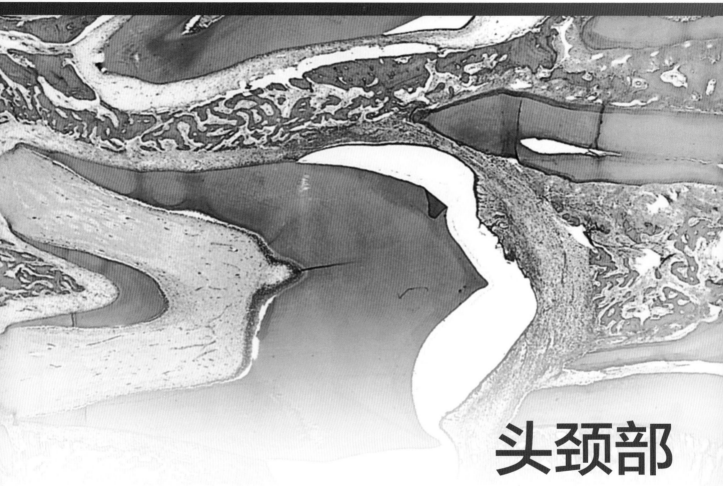

头颈部

第 12 章 　　眼及其附属器

■ Alan D. Proia / Thomas J.Cummings 著　■ 付　勇 译　■ 陈　健 校

眼及其周围组织的原发性和系统性疾病种类繁多。掌握眼的解剖结构可使普通外科病理医师能够识别其形态学异常，对许多疾病的诊断也很有帮助。同外科病理医师接收的其他标本一样，一些病例需要与送检眼科医师沟通，这对组织的恰当处理、取样、制片等过程非常重要。组织处理必须恰当，以避免出现掩盖诊断性组织学特征的人为假象，例如常见的年龄相关性老年环。

本章概括介绍眼及其附属器的正常组织学。关于眼解剖学、发育及年龄相关性改变的更详尽介绍可参阅其他优秀的书籍[1-8]。

眼大致呈球形，外径大小一般用三维数据来表示。胎儿 15 周时眼前后径（中轴）约为 7mm，20 周时约为 10mm，30 周时约为 15mm[9-10]。胎儿出生时眼前后径为 17~18mm[11]，3 岁时约为 22mm[9]。成人眼前后径约为 24mm，上下径和左右径均为 23~23.5mm，男性眼球比女性稍大[1]。眼球的赤道线位于眼球前极

和后极的正中。

有几个外部标志有助于病理学家对眼球进行定向，并确定是左侧眼球还是右侧眼球（图 12.1）。通过确定眼球的鼻侧（内侧）、颞侧（外侧）和眼的上表面，可确定左右侧眼球。6 块眼外肌（4 块直肌和 2 块斜肌）起自后眼眶，前行并止于巩膜，这一点也是重要的解剖标志。直肌起自眼眶顶部的纤维环（Zinn 环），筋膜包绕直肌，形成一个位于眼球后的圆锥形结构。上睑提肌同样起自眼眶顶部，向前延伸到眼睑。眼外肌中，只有下斜肌在巩膜上有肌性插入，其余肌肉通过肌腱与巩膜相连。切（摘）除眼球时，通常会去除眼外肌的插入部分，但常可见到一小部分下斜肌。尸检获得的眼球标本常可见到眼外肌。上斜肌和下斜肌对眼球定位的作用最大。上斜肌肌腱的插入点位于上直肌插入点的后方，提示该处为眼球的顶部。下斜肌从眼球水平面颞侧插入巩膜，其肌纤维从下面延伸到眼眶的背部。因为视神经位于眼后极

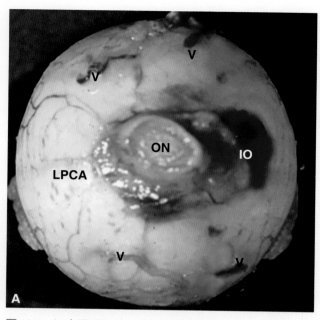

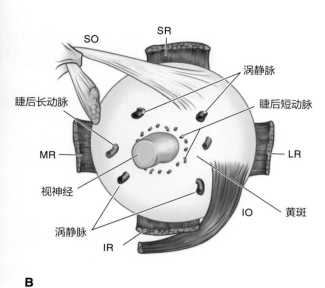

图 12.1 A. 右眼后面观，图中显示衬覆硬脑膜的视神经（ON）横切面、睫状长后动脉（LPCA）、4 条涡静脉（V）及下斜肌的插入（IO）。B. 右眼后面观示意，几个外部标志有助于对眼球定向。以眼后极为中心点，视神经位于偏下 1mm、偏鼻侧 3mm 的位置；睫后长动脉位于水平面上，4 条涡静脉的出口位于巩膜的后方；上斜肌（SO）于眼球顶部插入，而下斜肌（IO）从颞侧插入，其纤维向后沿鼻侧走行。直肌从中部（MR）、侧方（LR）、下方（IR）、上方（SR）插入。睫后短动脉环绕视神经（经允许引自：Freddo TF，Chaum E.Anatomy of the Eye and Orbit. The Clinical Essentials. Philadelphia, PA: Wolters Kluwer; 2018.）

稍靠近鼻侧的位置，所以其也可用于眼球定向。睫后长动脉与视神经毗邻，在水平面上沿与视神经相反的方向走行于巩膜表面。有时测量角膜也可辅助眼球定向。成人角膜常呈椭圆形，水平径略大于上下径，但年幼儿童水平径与上下径的差别不明显。

传统上将眼球描述为分别围绕玻璃体、晶状体和前后房的 3 层结构（图 12.2）。眼最外层由透明的角膜和不透明的巩膜组成；中间层称为"色素膜"或"葡萄膜"，由虹膜、睫状体和脉络膜组成；最内层为视网膜，直接与玻璃体接触。

1 角膜

角膜透明，占眼球前表面积的 1/6，折射进入眼球的光线。尽管存在个体差异，但角膜水平径约为 11.7mm，上下径约为 10.6mm[1]。角膜中央厚度约为 0.5mm，周边厚度约为 0.67mm[1]。角膜有 6 层不同的组织学结构：①上皮；②上皮基底膜；③ Bowman（鲍曼）层；④间质；⑤后弹力膜（Descemet 膜）；

⑥内皮（图 12.3）。

角膜上皮由 5 ~ 7 层非角化复层鳞状细胞构成。基底层细胞呈多角形，在向表面分化过程中，细胞形态变得更扁平。正常角膜上皮均含细胞核，包括最表层细胞（图 12.4）。核分裂象在上皮细胞中少见，但偶见于基底细胞。角膜上皮层内可见一些朗格汉斯细胞，周边区域更多见[12-13]，其在常规染色切片上不明显，需要通过特殊的组织化学或免疫组织化学方法来识别。正常角膜上皮层内凋亡现象少见，但在大疱性角膜病变中可能明显（角膜水肿）。

角膜上皮层位于基底膜上，后者在 HE 染色切片上难以识别。PAS 染色可清晰显示（图 12.4）。在一些病理情况下，基底膜看起来像位于上皮内。

Bowman 层是紧邻基底膜下方的一层无细胞带（图 12.4），厚度为 8 ~ 14μm。透射电镜显示，Bowman 层由无序排列的纤细胶原纤维构成，不是真正的基底膜。

Bowman 层前方与和它直接相连的上皮基底膜有截然分界，在后面逐渐融入其下的角膜间质。无髓

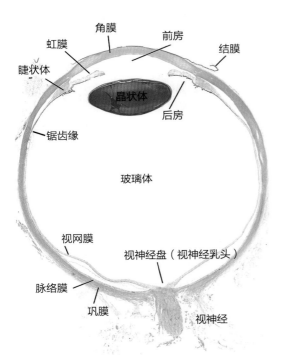

图 12.2　人眼组织学。眼的主要组织层次，包括晶状体、玻璃体、前房和后房。福尔马林固定产生视网膜后部脱落的人为假象

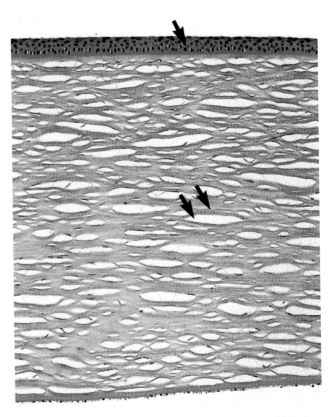

图 12.3　角膜的复层鳞状上皮（单箭头所示）位于基底膜和 Bowman 层上。间质胶原纤维层的裂隙（双箭头所示）为组织处理时产生的人为假象。正常角膜内无血管或淋巴管。后弹力膜和角膜内皮细胞位于角膜间质后方（HE 染色）

感觉神经纤维从间质穿过 Bowman 层到达上皮层，但在常规组织学切片上很难观察到神经的走行，即使采用特殊的组织学技术也是如此。

间质约占角膜厚度的 90%，由大量胶原纤维层组成，细胞外基质富含蛋白多糖。间质含有硫酸角质素蛋白多糖（光蛋白聚糖、keratocan、mimecan）和富含半乳糖胺聚糖的蛋白聚糖（核心蛋白聚糖）。透射电镜显示，构成角膜的胶原纤维排列规则，粗细均匀，这种排列方式有助于形成透明的角膜。角膜成纤维细胞（角膜细胞）位于间质胶原纤维层间。间质胶原纤维层表面 1/3 不如其下 2/3 排列规则，且有时角膜后部间质较前部间质嗜酸性强[6]。在正常角膜间质的组织切片中很少见到其他类型的细胞，但罕见情况下可偶有单核白细胞或粒细胞。正常角膜缺乏血管，其营养来源于角膜和巩膜交界处的动脉丛，以及直接接触的前房水。在常规福尔马林固定的角膜组织切片上，间质胶原纤维层间总是出现一些裂隙，早期的组织学家认为这些裂隙是淋巴管，但实际上是组织处理过程中的人为假象。正常角膜内无淋巴管。

后弹力膜是真正的基底膜，由位于其下方的角膜内皮细胞产生，胎儿期即开始形成，出生时厚度为 3 ~ 4μm（图 12.5）。基底膜物质在后弹力膜后部持续性累积，此过程贯穿生命的始终，因此成人后弹力膜的厚度为 10 ~ 12μm。后弹力膜胎儿区和生后区的超微结构有所不同，胎儿区又称为"生前条带层"，生后区又称为"生后非条带层"。偶尔在光镜下可观察到这种差异，表现为后弹力膜胎儿区的嗜碱性稍强于生后区。

据推测，间质层与后弹力膜的接合部对新型角膜移植术的开展具有重要意义，手术选择从后弹力膜剥离受者角膜，之后可选择用供者的角膜间质后部 + 后弹力膜 / 角膜内皮层替代（角膜后弹力层剥除自动板层刀角膜内皮移植术[14]），或仅用后弹力膜 / 角膜内皮层而不包括角膜间质层（角膜后弹力层剥除内皮移植术[15]），或后弹力膜 + 后弹力膜前层（角膜后弹力层前内皮移植术[16]）。间质层与后弹力膜接合部不含角膜细胞，缺乏光镜可见的其他特征；透射电镜观

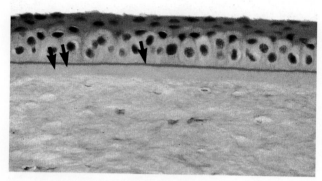

图 12.4 角膜上皮位于薄层基底膜（单箭头所示）之上，在 PAS 染色切片上可清晰显示。紧靠基底膜下方的无细胞带为 Bowman 层（双箭头所示）（PAS 染色）

察，在间质胶原纤维层与后弹力膜胎儿区之间存在一个界面基质区，此区含同质性无结构物和不规则排列的胶原纤维[17-18]。这种界面基质在剥离的后弹力膜中表现为裂隙带[18]。Dua 等人发现，裂隙最常见于后排间质角膜细胞与 Dua 层（由 5~8 层纵向、横向和斜向胶原束构成的无细胞层）之间[19]。

角膜内皮（图 12.5）直接暴露在前房水中。尽管这类细胞并不衬覆于血管或淋巴管，但在文献中却坚持使用"内皮"这一术语。这些细胞相当于一个渗透泵，使间质处于必要的脱水状态，以保证角膜的透明度。内皮细胞代偿不全可导致角膜水肿，透明度下降。角膜内皮细胞表达 S-100 蛋白，这一发现支持其神经嵴起源的观点[20]。角膜内皮细胞表达 2B4.14.1 单克隆抗体，后者可识别肾脏的 Tamm-Horsfall 糖蛋

白（THGP）抗原，因此角膜可能表达一种与 THGP 具有相似自稳特性的分子[21]。人类眼球正常角膜内皮细胞为单层扁平上皮，不会通过有丝分裂再生。随着年龄的增长，角膜内皮细胞逐渐减少[22]，因此在判断角膜内皮细胞数量是否正常时，要参考患者的年龄。在病理条件下（上皮向内生长和多形性角膜后层营养不良），含角蛋白的鳞状细胞取代内皮细胞，并形成超过一个细胞厚度的细胞层。

20 岁以后，后弹力膜周边常形成与年龄相关的局灶性赘生物（Hassall-Henle 疣）（图 12.6）。真正的病理性增厚见于后弹力膜的中央（角膜滴），在 Fuchs 角膜（内皮）营养不良患者中最明显。穿透性角膜移植（全层角膜移植）术摘除的钮扣状角膜组织学切片中，出现后弹力膜赘生物为异常表现。Hassall-Henle 疣位于非常靠近周边的位置，因此在外科切除的钮扣状角膜标本中看不到。

在组织解剖过程中，角膜上皮和内皮细胞容易人为"脱落"，区分人为假象与真正的角膜内皮和上皮脱落非常重要。

2 巩膜

巩膜约占眼球表面积的 5/6，始于角膜边缘，向后延伸至视神经。巩膜非常硬，可保护眼球免受外伤，并维持眼内压力。前方透明的结膜下可以看到巩膜。正常成人的巩膜为白色，厚薄不均，在靠近角膜连接处厚度约为 0.8mm，在 4 块直肌的插入点（距角

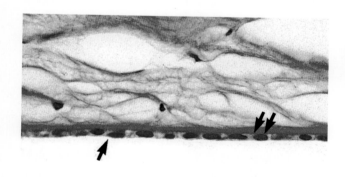

图 12.5 薄的单层角膜内皮细胞（单箭头所示）衬覆后弹力膜（双箭头所示）的后表面。这些细胞与前房水直接接触（HE 染色）

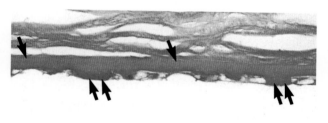

图 12.6 后弹力膜（单箭头所示）紧邻角膜间质的后方。后弹力膜周边部的赘生物（Hassall-Henle 疣，双箭头所示）为年龄相关性改变。后弹力膜也随年龄的增长而增厚（HE 染色）

膜巩膜连接点后方 5~8mm 处）最薄，约为 0.3mm。从这一点往后，巩膜逐渐变厚，与视神经连接处最厚，约为 1.0mm。

巩膜分为 3 层：巩膜外层、间质层和棕黑层。巩膜外层为最表浅部分，位于包绕眼球的纤维结构（特农囊）与其下方的巩膜间质之间，并与后者融合。Tenon 囊（眼球筋膜）的解剖学定义非常明确[23-24]，但由于其非常薄，且前方与结膜结缔组织融合，后方与眼眶纤维脂肪组织融合，因此在组织学切片中难以识别[25]。巩膜外层由疏松排列的胶原纤维和位于细胞外基质内的成纤维细胞组成，偶见黑色素细胞和单核白细胞。巩膜外层的前部富含血管。

间质是巩膜的主要成分，主要含胶原纤维束，弹性纤维少见，成纤维细胞散在分布（图 12.7）。角膜和巩膜间质的光镜表现相似，但透射电镜特征不同，角膜间质的胶原纤维大小一致、排列有序，而巩膜间质的胶原纤维粗细不均且排列杂乱，这是导致巩膜不透明的主要原因。

巩膜间质相对缺乏血管，但穿通性导水管可见血管，以及与之伴随的神经和散在黑色素细胞（图 12.8）。睫前动脉在直肌插入点附近穿过巩膜。引流虹膜、睫状体和脉络膜的静脉（涡静脉）从眼赤道后数毫米处穿过巩膜。睫后动脉从近视神经处穿过巩膜。一些个体在位于角膜巩膜连接处附近的导水管内有一明显增粗的神经，直径可达 1~2mm，这种结节样表

现称为 "Axenfeld 神经回路"（nerve loop of Axenfeld），在临床上可类似肿瘤或结膜囊肿[26]。假如病理医师不够细心，这个完全正常的神经束可被误诊为神经纤维瘤[27]。

巩膜最内层为棕黑层，由疏松胶原纤维、成纤维细胞和散在黑色素细胞组成，是巩膜和脉络膜之间的过渡区。巩膜与脉络膜之间由薄层胶原纤维构成薄弱的连接。

巩膜也存在一些年龄相关性改变。整个巩膜间质内的胶原纤维间可有弥漫性钙盐沉积。老年性巩膜斑是一种局限性异常，可见于水平直肌插入点的正前方，病变特征为间质细胞减少，胶原异常，后期出现钙化[28]。

3　角巩膜缘

角巩膜缘又称角膜巩膜连接，并不是一个明确的解剖学部位，而是一个重要的临床标志。眼球前部的大部分外科操作都通过角巩膜缘切口完成。为方便介绍，小梁网和施莱姆管（巩膜静脉窦）也被视作角巩膜缘的一部分。

角巩膜缘宽 1.5~2.0mm，是角膜和与之连接的巩膜或结膜之间的分隔区域（图 12.9）。角膜鳞状上皮离心性延伸并覆盖角巩膜缘，直至与球结膜上皮相接。在角巩膜缘处，角膜的 Bowman 层混入结膜的

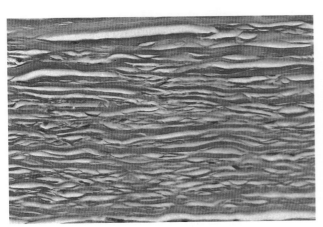

图 12.7　巩膜间质主要由排列无序、粗细不一的胶原纤维组成。成纤维细胞散在于胶原束之间（HE 染色）

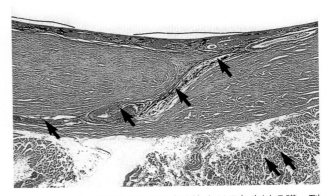

图 12.8　一条血管通过导水管（单箭头所示）穿过巩膜，到达显著血管化的脉络膜。导水管内还可见含黑色素的黑色素细胞。巩膜外层插入点处可见下斜肌肌纤维（双箭头所示）（HE 染色）

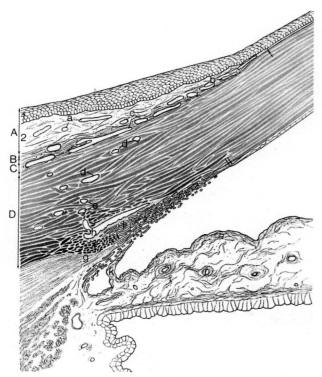

图 12.9　角巩膜缘为角膜周边与巩膜前部连接处，并不是一个确切的解剖学部位，而是一个重要的临床标志。角巩膜缘处的结膜（A）由上皮（1）和间质（2）组成。特农囊（B）的薄层结缔组织覆盖于巩膜外层（C）。在标记为"D"的区域，角膜和巩膜的间质逐渐融合。示意图中还包括结膜间质内的血管（a，b）、巩膜外层（c）和角巩膜缘血管丛（d，e）。突起的胶原纤维为巩膜距（f）与睫状体（g）的平滑肌融合。施莱姆管（h）和小梁网（i，j）负责引流眼内的房水，偶尔可从虹膜（k）引流进入小梁网。Bowman 层（单箭头所示）和后弹力膜（双箭头所示）均终止于角膜巩膜缘（经允许引自：Hogan MJ, Alvarado JA, Weddell JE. Histology of the Human Eye. Philadelphia, PA: WB Saunders; 1971.）

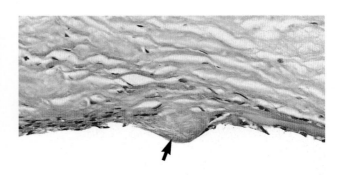

图 12.10　Schwalbe 环是角巩膜缘区重要的临床标志，代表后弹力膜的周界。组织学检查，约 15% 的眼球可发现明显的 Schwalbe 环（箭头所示）（HE 染色）

施莱姆管位于小梁网稍靠前上方，为一衬覆内皮的静脉性管道，完整环绕角巩膜缘。施莱姆管有时会发出一些小的分支，因此在前房角的组织学切片上偶尔可见到 2 个腔。尽管小梁网和施莱姆管在组织学切片上紧密接触，但彼此之间有薄层结缔组织分隔，两者内皮也不相连接。房水在到达施莱姆管之前穿流于纤细的小梁网内。超微结构观察，毗邻小梁网的施莱姆管内皮含巨大细胞质空泡，一些人认为这些空泡的内容物是从小梁网转运至施莱姆管的液体[29]。当进入施莱姆管后，房水通过大量小的集合管道引流入巩膜浅层静脉丛。房水引流受阻可导致眼压增高和青光眼。

4　结膜、肉阜和半月襞

结膜是一层薄而连续的黏膜组织，衬于眼睑内表面和眼球前部表面的大部分。除了保护功能外，结膜有助于眼睑在眼球表面平滑移动。结膜上皮由 2～5 层细胞构成，其下为基底膜。睑结膜上皮为复层柱状上皮，球结膜上皮为立方上皮。杯状细胞散在分布于结膜上皮内，所分泌的黏液性物质参与形成泪膜（图 12.12）。上皮基底层含黑色素细胞，与皮肤的黑色素细胞一样，将黑色素转运至邻近上皮细胞内。深色皮肤人群的这种色素性上皮细胞丰富（图 12.13）。位于上皮下的结膜间质为疏松的纤维血管性结缔组织，内含神经细胞、黑色素细胞和副泪腺。结膜内可见具

上皮下层，角膜和巩膜的间质层相互延续。后弹力膜突然终止于角巩膜缘区域，形成具有重要临床意义的 Schwalbe 环，组织学检查，约 15% 的眼球在此部位可发现一个显著增厚的区域（图 12.10）[6]。小梁网的最前缘紧靠 Schwalbe 环。小梁网和施莱姆管均为房水引流结构（图 12.11）。虹膜表面的前方和巩膜之间的三角区域是房水引流处。组织学观察，小梁网由分支精细、色素稀少的结缔组织带构成。小梁网衬覆细胞与角膜内皮相延续。小梁网向后延伸至巩膜距（大致呈三角形的巩膜结缔组织突起）。

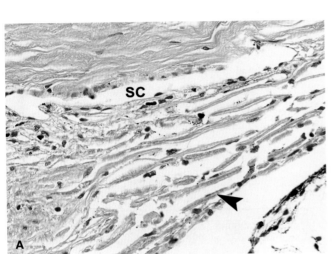

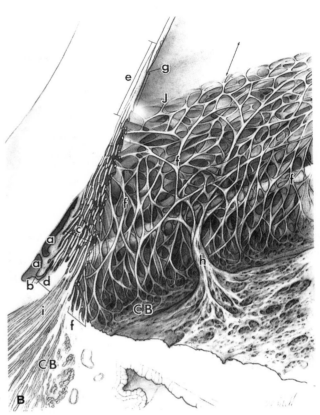

图 12.11　A. 小梁网（箭头所示）和施莱姆管（SC）位于前房角。施莱姆管是一个衬覆内皮的管状结构，能够引流房水。房水渗透穿过小梁网结缔组织带后进入施莱姆管（HE 染色）。B. 前房角内及其附近结构示意图。图中施莱姆管（a）有 2 个管腔，其中一个与小集合管（b）相连，集合管起始部与小梁网（c）的角巩膜缘部分相连。巩膜距（d）与小梁网紧密相连。后弹力膜终止于标记为"e"和"g"区域的周边。部分小梁网（f）起自睫状体（CB）。小梁网的孤立条带与虹膜前表面的突起（h）融合。睫状体的肌肉（i）伸达小梁网，如箭头所示。角膜内皮与小梁网内皮融合（j）（经允许引自：Hogan MJ, Alvarado JA, Weddell JE. Histology of the Human Eye. Philadelphia, PA: WB Saunders; 1971. ）

有生发中心的淋巴滤泡（图 12.14），特别是睑结膜与球结膜交界区域（上穹隆和下穹隆处），结膜内见到散在淋巴细胞的情况并不罕见，但并不代表慢性结膜炎，除非同时出现浆细胞和明显增多的淋巴细胞。结膜可分为 3 个不同的区域：睑结膜、球结膜和结膜的穹隆部（图 12.15）。

　　不同区域结膜的形态学特点有所不同。所有结膜上皮内均可见杯状细胞，但不同部位杯状细胞的数量差异极大，需要结合部位来判断杯状细胞数量是否异常。下眼睑内的杯状细胞最多，角巩膜缘最少[30]。结膜间质在穹隆区和球结膜处最厚，在睑结膜和角巩膜缘处最薄，此处可见小的结膜乳头（Vogt 栅栏）。睑结膜牢固地附着于眼睑内表面，球结膜通过薄层结缔组织带与巩膜疏松连接。

　　睑结膜衬覆于眼睑的后表面，从穹隆延伸至眼睑

边缘的黏膜皮肤交界处，此处睑结膜上皮突然与眼睑前部的表皮汇合。睑结膜有数个上皮皱褶（Henle 隐窝）。睑结膜内分布有副泪腺岛，其形态学表现与眼眶主要的泪腺相同。上穹隆结膜下组织可能含有 40

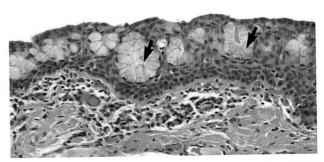

图 12.12　结膜上皮含丰富的杯状细胞（箭头所示）。正常结膜间质内常可见散在分布的单核细胞（HE 染色）

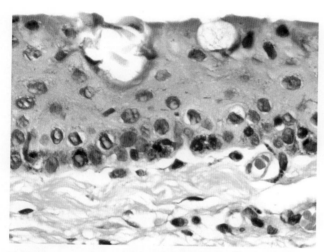

图 12.13 深色人种，结膜上皮基底层细胞含大量黑色素颗粒（HE 染色）

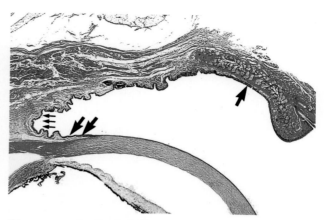

图 12.15 结膜分为 3 个部分。睑结膜（单箭头所示）衬于眼睑后表面。球结膜（双箭头所示）从角巩膜缘开始，覆盖于巩膜前部表面。球结膜和睑结膜汇聚处为上、下穹隆结膜（三箭头所示）（HE 染色）

个以上这样的腺体，而下穹隆所含的副泪腺（克劳泽腺）不足 10 个。上睑有 2 ~ 5 个副泪腺（Wolfring 腺），位于睑板上方。球结膜始于角巩膜缘，角膜上皮在此处逐渐被结膜上皮取代，结膜上皮衬覆于巩膜上并延伸至上、下穹隆。结膜穹隆部在形成睑结膜之前，先形成一些小的皱褶。

肉阜和半月襞（半月形皱褶）是结膜的特化部分（图 12.16）。肉阜是位于眼内侧睑间角（内眦）的结节状肉质组织，表面被覆复层非角化鳞状上皮，其下间质内有毛囊、平滑肌、皮脂腺和脂肪结缔组织，偶见副泪腺和汗腺。半月襞为弧形的结膜皱褶，位于紧邻肉阜的外侧，被认为是低等动物的瞬膜残余。半月襞的组织学特征与结膜的其他部位相似，但上皮内杯

状细胞丰富，间质内偶可见软骨。

5 葡萄膜

葡萄膜位于（外侧的）巩膜和（内侧的）视网膜之间，由前至后依次为虹膜、睫状体和脉络膜。术语"uvea"来源于拉丁语"uva"（葡萄），因为当巩膜和角膜从眼球剥离后，眼球的这部分看上去有点像深色的葡萄。

5.1 虹膜

虹膜是一个膜片状结构，中央开口即瞳孔，其功能在于调节到达视网膜光线的量（图 12.17）。虹膜内的肌肉受交感神经或副交感神经支配，通过舒张或收缩调节瞳孔的大小。虹膜的直径约为 21mm，瞳孔的直径为 1 ~ 8mm。虹膜根部最薄，附着于睫状体边缘。正常情况下虹膜贴附于晶状体之上，因此稍向前凸起。依据结构和发育特征将虹膜分为 2 个主要部分：虹膜间质和位于其后方的上皮层。

组织学观察，位于前方的虹膜间质可见大量嵴状突起和凹陷，此即临床检查所见的收缩襞和沟。虹膜前表面无细胞衬覆，间质为含黑色素细胞、神经细胞、血管和平滑肌的疏松结缔组织，其颜色取决于所含黑色素细胞的多少。浅肤色且虹膜为蓝色的个体所含间质黑色素细胞相对较少；深肤色且虹膜为棕色的

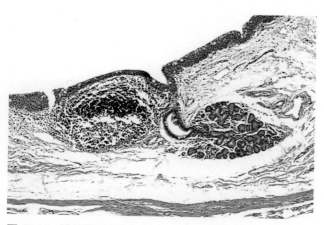

图 12.14 睑结膜间质内可见 1 个小的淋巴滤泡和 1 个副泪腺岛（HE 染色）

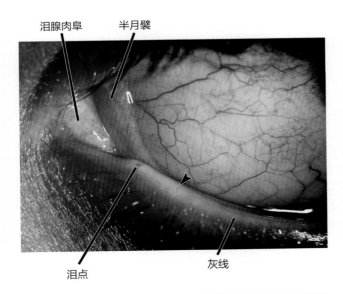

泪腺肉阜　　半月襞

泪点　　灰线

图 12.16　肉阜和半月襞（半月形皱褶）是特化的结膜组织，位于内眦。眼泪从泪点进入泪道之前，先在内眦（泪湖）积聚。结膜与眼睑皮肤部分之间的界限在临床上称为"灰线"。睑板腺的分泌物从眼睑表面的小孔排出，三角箭头标记显示其中的 1 个（Paola Torres 博士惠赠图片）

个体含大量间质黑色素细胞（图 12.18）。除黑色素细胞外，虹膜间质内（特别是虹膜根部）还散在分布吞噬黑色素小体的巨噬细胞。正常情况下，虹膜间质血管周围有环状胶原纤维围绕，在成人中表现更为显著。缺乏经验的观察者有可能将这些正常血管误认为小动脉硬化。在虹膜病理性新血管生成的过程中，缺乏此环状胶原层的薄壁血管覆盖于虹膜前表面。

（瞳孔）括约肌是一束环形排列的平滑肌，受副

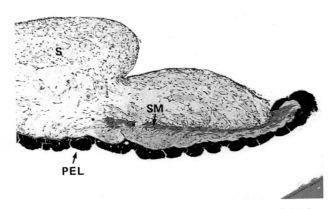

图 12.17　虹膜由间质（S）和后方的上皮层（PEL）组成。间质内明显可见虹膜括约肌（SM）。后方的色素上皮通常延伸至超过瞳孔唇一小段距离（HE 染色）

交感神经纤维支配，具有收缩瞳孔的作用。括约肌宽约 1mm，位于瞳孔区后方的间质内。瞳孔开大肌也位于虹膜间质内，为放射状排列的平滑肌纤维，细胞质内散在分布黑色素小体，此肌受交感神经支配，可使瞳孔扩大。

在虹膜的后方衬覆 2 层互相独立又彼此紧密排列的上皮，均来源于神经外胚层。位于前方的上皮细胞直接与虹膜间质相连，并与瞳孔开大肌的肌纤维相延续，瞳孔括约肌也起源于神经外胚层。位于后方的色素上皮层直接与后房水接触，2 层上皮细胞的细胞质内均含大量黑色素小体（直径约为 1μm），比虹膜间质内的黑色素小体大（直径约为 0.5μm）。虹膜上皮中黑色素小体的数量在浅肤色和深肤色人种中差异不大。眼白化病和眼皮肤白化病患者的色素上皮细胞及间质黑色素细胞所含黑色素颗粒的数量较正常人少。正常情况下，虹膜的色素上皮通常延伸至超过瞳孔唇一小段距离。在一些病理情况下，虹膜前表面的纤维血管组织使瞳孔缘外翻，将色素上皮推向虹膜的前表面，当这种色素上皮移位在临床上表现明显时，称为葡萄膜外翻。

5.2　睫状体

睫状体是葡萄膜的中间部分，位于虹膜和脉络膜之间。睫状体位于前部巩膜的内侧，由 2 种环形结构组成：睫状冠和睫状环（图 12.19）。睫状冠位于睫状体的最前部，起始于巩膜距，约含 70 个弧形皱襞（长约 2mm，高约 0.8mm），这些皱襞与平坦的睫状环相延续，睫状环宽约 4mm，与位于后方的视网膜锯齿状前缘（锯齿缘）融合。睫状冠和睫状环均由上皮、间质和平滑肌组成。

睫状体有 2 个独立的上皮层，均起自神经外胚层（图 12.20），内层上皮不含色素，与后房水直接接触，此层在锯齿缘处与视网膜感觉层汇聚，并向前延伸，直至形成虹膜后方的上皮层。外层睫状上皮层含有色素，在锯齿缘处与视网膜色素层融合。睫状体的色素上皮下有一层 PAS 染色阳性基底膜，与邻近间质黏附紧密。糖尿病患者的此层基底膜可显著增厚。睫状冠无色素纤毛上皮层顶面与晶状体囊间通过无细胞纤维带（小带）连接（图 12.20）。

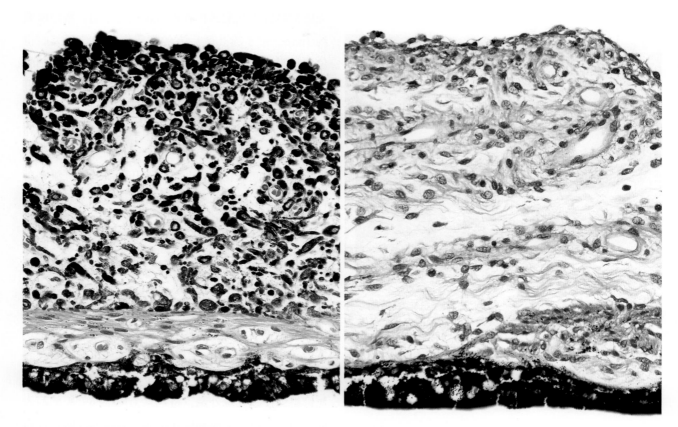

图 12.18　虹膜的颜色因间质中黑色素细胞的数量而异，棕色虹膜个体的间质中所含黑色素细胞（左图所示）比蓝色虹膜者多（右图所示）。不同肤色人种的虹膜色素上皮所含色素相近。与虹膜后表面相比，前表面无上皮细胞层（HE 染色）

睫状体间质由成纤维细胞、血管、神经细胞和黑色素细胞构成，在睫状冠的睫状突处间质最为丰富，在睫状突之间的凹陷及睫状环处间质最少。婴

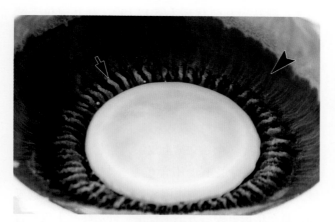

图 12.19　晶状体和睫状体后面观。睫状体由两部分构成：睫状冠和睫状环。睫状冠含有约 70 个弧形皱褶，或称睫状突（三角箭头所示）。睫状冠逐渐融入平坦的睫状环（箭头所示）（经允许引自：Klintworth GK, Landers MB Ⅲ. The Eye: Structure and Function. Baltimore, MD: Williams & Wilkins; 1976.）

儿期的睫状体间质非常少（图 12.21 左图），之后逐渐增多直至成年期。老年人的睫状体间质出现玻璃样变，并常伴有钙化（图 12.21 右图）。

睫状体平滑肌由 3 种排列方向不同的肌束构成（图 12.22）。最外层平滑肌呈纵行或者子午线方向排列，中层为放射状排列，最内层环形排列。采用常规方法处理的眼球难以从组织学水平区分这 3 层肌肉。睫状体肌纤维大部分附着于巩膜距。睫状肌有助于眼球的调节，收缩时睫状体向前延伸，减少对晶状体悬韧带的压力，使晶状体变凸，从而增加其折射能力。

5.3　脉络膜

富含血管的脉络膜（图 12.23）从睫状体延伸至视神经，其内表面与视网膜色素上皮层紧密黏附，其外表面与所衬覆的巩膜黏附疏松。布鲁赫膜位于脉络膜与视网膜色素上皮层之间，厚 2～4μm。在组织学切片中，Bruch 膜（布鲁赫膜）表现为薄层嗜酸性组织，其超微结构可分为 5 层：视网膜色素上皮的基底

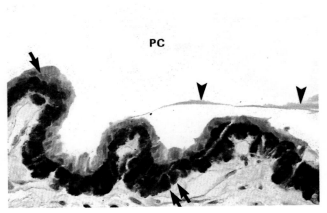
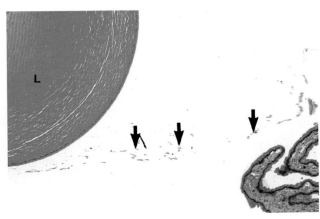

图 12.20　左图，睫状体上皮分为 2 层。内层（三角箭头所示）不含色素，直接与后房水（PC）接触。外层为色素层（双箭头所示），紧邻其下方的间质。无细胞的嗜酸性纤维带（小带）黏附于睫状冠无色素上皮的顶部（箭头所示）。小带并非起源于睫状突之间的凹陷处（HE 染色）。右图，小带的纤维（箭头所示）位于睫状体的睫状冠（右侧）和晶状体（左侧）之间，其作用在于保持晶状体的位置（HE 染色）

膜、胶原层、富含弹力纤维层、另一个胶原层，以及毛细血管网络（脉络膜毛细血管）内皮细胞的基底膜。脉络膜毛细血管位于脉络膜间质最内层，紧邻 Bruch 膜，与位于脉络膜间质外层的动脉和静脉相通，其功能在于营养视网膜外层结构。随着年龄的增长，Bruch 膜增厚，并常形成局灶性赘生物（玻璃疣，图 12.24 左图）。玻璃疣和 Bruch 膜均可发生钙化。另一个常见（即使不是总是出现）的老化相关性

改变表现为，Bruch 膜和视网膜色素上皮层之间出现新生血管层，位于锯齿缘后方的脉络膜周边区域（图 12.24 右图）[31-32]，在眼球水平切片上，颞侧的这种改变常较鼻侧更明显[33]。

脉络膜前部间质最薄，靠近睫状体处厚约 0.1mm，后方视神经处增厚至约 0.22mm。组织学切片上，脉络膜间质与巩膜常常分离，可为病理性表现，也可能为人为假象，原因在于两者间的连接非

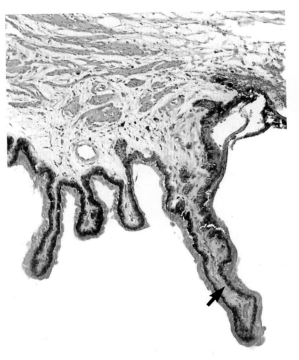
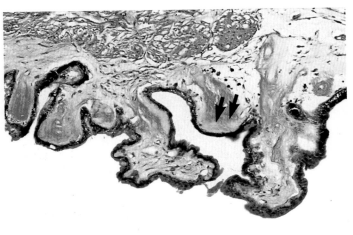

图 12.21　睫状体的睫状冠随年龄而变化。婴儿期（左图）睫状突的间质非常少（箭头所示）。间质持续增多直到成年（右图）。老年人睫状体开始发生玻璃样变性（双箭头所示）（HE 染色）

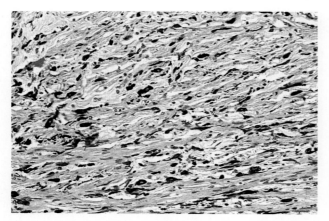

图 12.22 睫状体大部分由平滑肌组成，平滑肌束间常可见含黑色素的黑色素细胞（HE 染色）

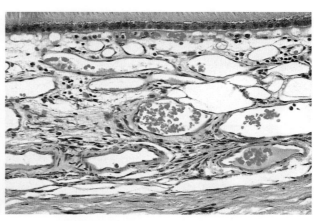

图 12.23 显微图片显示血管丰富的脉络膜。图片底部显示脉络膜邻接巩膜，单层视网膜色素上皮位于图片的顶部（HE 染色）

常薄弱。脉络膜间质内有大量含黑色素的黑色素细胞（图 12.25），深肤色人种的含量多于浅肤色人种。间质内还可见到胶原纤维、一些平滑肌、自主神经系统的神经元、肥大细胞[34]、淋巴细胞和单核细胞 / 巨噬细胞[35-36]、抗原提呈细胞[37] 及显著的血管成分。大、中动脉（睫后动脉分支）和静脉（涡静脉）分布于脉络膜的最外层。

6 视网膜

视网膜的细胞成分包括感光细胞（视杆细胞和视锥细胞）、各种不同的神经元（神经节细胞、双极细胞、水平细胞和无长突细胞）和神经胶质细胞（Müller 细胞和星形细胞），其中许多类型的细胞仅能通过特

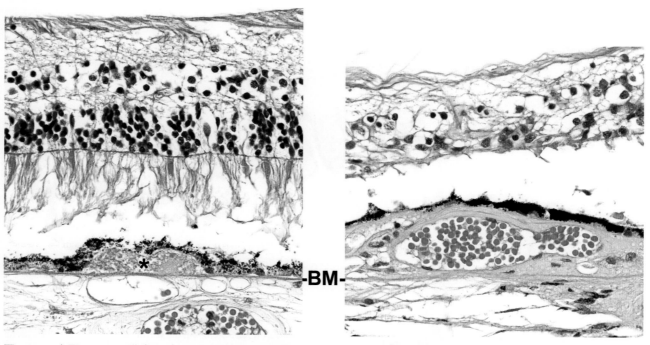

图 12.24 左图，Bruch 膜（BM）的一个赘生物（星号所示）凸入下方的视网膜。玻璃疣是常见的老化性改变，偶可钙化（HE 染色）。右图，另一个常见的年龄相关性改变表现为，Bruch 膜和视网膜色素上皮层之间出现新生血管层（"脉络膜新生血管化"），位于锯齿缘后方的脉络膜周边区域（HE 染色）

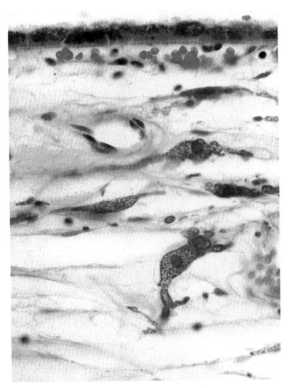

图 12.25　脉络膜间质内可见大量含黑色素的黑色素细胞（HE 染色）

殊染色技术来观察。视网膜分为 7 层（图 12.26）。视杆细胞和视锥细胞构成视网膜感觉层的最外层部分，紧邻视网膜色素上皮层。视网膜前界呈锯齿状（锯齿缘），厚约 0.1mm。20 岁以后，视网膜周边会有囊肿形成（周边囊样变性）（图 12.27，图 12.28）[38]。锯齿缘处视网膜变为单层无色素上皮，后者向前延伸并与睫状体的无色素上皮融合（图 12.28）。视网膜向后延伸至视神经，此处厚 0.5 ~ 0.6mm。视网膜感觉层直接与玻璃体接触，并衬覆于视网膜色素上皮层内侧，色素上皮层为视网膜最外层的界限。

视网膜的色素上皮由单层细胞构成，细胞含有大量细胞质内黑色素小体，扫描电镜可见这些细胞的突起覆盖于视锥细胞和视杆细胞之上。视网膜色素上皮细胞的吞噬功能有助于感光细胞的更新。随着时间的推移，未被消化的吞噬溶酶体成分积累，导致色素上皮内的脂褐素颗粒逐渐增多。

一些光感受细胞呈圆柱状（视杆细胞），而另一些为圆锥状、稍长、稍肥胖（视锥细胞）。感光细胞层的内侧为视网膜外网状层，由水平细胞和双极细胞的细胞突起，以及视杆细胞和视锥细胞的轴突延伸部

分构成。内核层由几种细胞的核组成（双极细胞、Müller 细胞、水平细胞和无长突细胞）。内网状层含双极细胞和无长突细胞的轴突，以及神经节细胞的树突。视网膜靠近玻璃体的一面是节细胞层，主要由节细胞的胞体组成。这些大神经元的轴突构成神经纤维层，其突起通常无髓鞘，但当发育异常时，一些神经纤维束偶可有髓鞘。在老年人中，嗜碱性 PAS 染色阳性胞内圆形小体（淀粉样小体）与大脑中的相似结构难以区分，通常聚集在靠近视盘的视网膜神经纤维层内。视网膜有 2 个光镜可见的无细胞区：内界膜和外界膜。所谓的 "外界膜" 位于感光细胞层与外核层之间，将 Müller 细胞与邻近光感受细胞牢固地连接在一起（黏着小带）。内界膜是 Müller 细胞的基底膜，光镜下表现为一层透明结构。视网膜神经元与脑的神经胶质具有相似的免疫表型，强表达 Syn（图 12.29）和 Neu N（图 12.30）[39]，Syn 着色强度受所用抗体和染色方法的影响很大，与内、外网状层相比，神经节细胞着色强度要弱许多。神经微丝蛋白标记可清楚显示神经纤维层的轴突，后者向后走行进入视神经。神经胶质细胞及其突起表达 GFAP（图 12.31）。

光线穿过整个视网膜感觉层，然后被光感受细胞转化为电脉冲信号，再通过一系列复杂的细胞间连接最终传递到大脑枕叶的视皮质。

视网膜结构因部位而异（图 12.32）。黄斑位于眼球后极视盘稍偏颞侧，是视网膜的一个黄色特化的部位，此处的双极细胞和神经节细胞都含有叶黄素。视网膜黄斑区有数层节细胞。黄斑中央有一个直径约为 1.5mm 的轻微凹陷区（中心凹），主要负责提供视力。中央凹的壁称为斜坡，凹陷区的中心为小凹，不含血管，直径约为 0.4mm。小凹处无视网膜内层结构，仅有光感受器层、外核层和外网状层。小凹处仅有视锥细胞，而无视杆细胞。

正常视网膜的微血管系统由视网膜中央动、静脉的分支构成，包含小动脉、小静脉及其之间的毛细血管（图 12.33）。正常个体毛细血管的内皮细胞和周细胞比例约为 1：1。视网膜微血管受高血压、糖尿病等疾病的影响。糖尿病视网膜病的特征为毛细血管微动脉瘤和毛细血管周细胞丢失，胰蛋白酶消化视网膜细胞后的视网膜铺片中最容易观察这些特征。

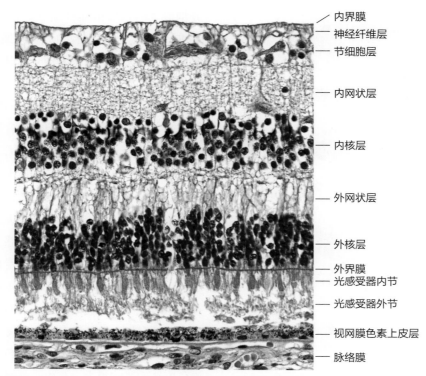

内界膜
神经纤维层
节细胞层

内网状层

内核层

外网状层

外核层

外界膜
光感受器内节
光感受器外节

视网膜色素上皮层

脉络膜

图 12.26 视网膜的细胞分布层次分明。图中脉络膜位于视网膜下方。感光细胞的特化延伸称为外节和内节，紧邻视网膜色素上皮；本例为尸检眼球，可见许多外节和内节分离的人为假象。感光细胞的胞体位于外核层；双极细胞、水平细胞与感光细胞的突触连接位于外网状层；无长突细胞、双极细胞、水平细胞和 Müller 细胞的核构成内核层；内网状层含无长突细胞、双极细胞和神经节细胞的轴突和树突；神经节细胞的胞体位于神经节细胞层；神经纤维层含神经节细胞轴突；内界膜分隔视网膜感觉层与玻璃体

6.1 视网膜人为假象

区分视网膜感觉层从色素上皮层剥离是病理表现还是人为假象非常重要。真性视网膜剥脱的特点是在视网膜这两层结构之间的间隙内出现血性液体或嗜酸性蛋白液（图 12.34），（如果切片中可见）视网膜此区

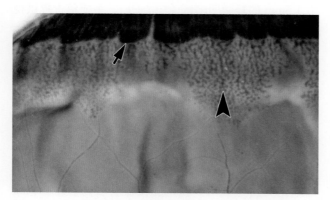

图 12.27 视网膜的前界为锯齿缘。20 岁后，人眼视网膜外周几乎都会发生周围囊样变性。肉眼检查，紧邻锯齿缘（三角箭头所示）后方的视网膜周边处有一个空泡结构（箭头所示）

的破裂处边缘呈圆形，视网膜皱褶处的感光层紧邻另一处皱褶的内界膜（Zimmerman 现象），感光层外侧结构缺失（非常急剧的视网膜剥脱除外），剥脱的视网膜内出现囊样区域。相比之下，人为视网膜剥脱的特点是无视网膜下积液（富含嗜酸性蛋白的液体或血），剥脱处边缘呈方形且感光细胞层外侧结构完整，剥脱处可见色素层上皮碎片与感光层外节黏附（图 12.35）[40]。

另一种人为假象见于锯齿缘，发生于新生儿和儿童，表现为视网膜感觉层向内上折叠（Lange 皱褶），这是一种固定假象，例如福尔马林固定（图 12.36），这种假象从未在活体或未经固定的摘除眼中观察到。据推测，固定剂使玻璃体底部和后方的睫状小带缩短，牵拉周边视网膜，从而形成 Lange 皱褶。在 20 岁以后的个体中观察不到 Lange 皱褶，这可能是由于此时周边视网膜与下方的色素上皮层已牢固地黏附在一起。这种因固定所致的突起，在新生儿眼球指向前轴方向，在大一些的婴儿和儿童，突起的位置离锯齿缘有一定距离，这显然是由于随着年龄的增

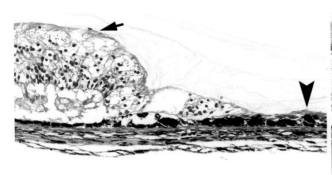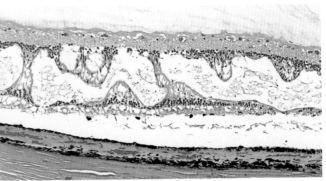

图 12.28　左图，在锯齿缘处，多层的视网膜（三角箭头所示）与单层睫状体无色素上皮（箭头所示）汇聚。视网膜出现缺血性萎缩，这是视网膜外周区常见的年龄相关性改变（HE 染色，×50）。右图，周围囊样变性的特征是在视网膜内出现大量囊样腔隙

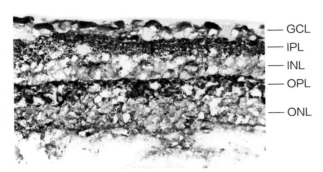

—— GCL
—— IPL
—— INL
—— OPL
—— ONL

图 12.29　免疫组织化学染色 Syn 阳性见于节细胞层（GCL）、内核层（INL）、外核层（ONL）、内网状层（IPL）、外网状层（OPL）

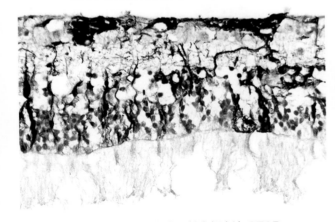

图 12.31　视网膜神经胶质细胞及其突起表达 GFAP

长，周边视网膜与色素上皮层的黏附更加牢固。与真正的视网膜剥脱相比，在 Lange 皱褶处，视网膜感觉层之间无积液[41]。

7　视神经

超过 100 万个轴突从视神经纤维层汇入视神经头

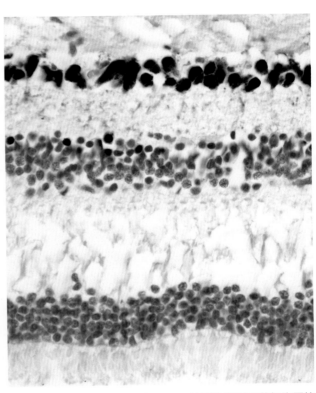

图 12.30　免疫组织化学染色，Neu N 阳性局限于节细胞层的神经元和内核层的少数细胞

部，此处是正常视野的生理性盲点，为视神经的起始部。视神经的起始处有一个小的凹陷，视网膜中央动、静脉由此穿过，并被周围的神经胶质组织包绕（图 12.37）。从视神经头部开始，轴突延伸约 1mm后到达巩膜结缔组织形成的筛状结构（筛板），神经纤维穿过筛板进入脑部。视神经属于中枢神经系统，在视神经的横切面上有上千条神经纤维束，束间被星形细胞、少突胶质细胞和胶原隔围绕（图 12.38）。与大脑一样，视神经周围围绕着硬脑膜、蛛网膜和软

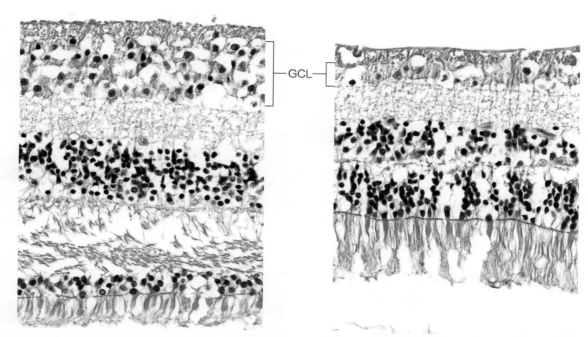

图 12.32 视网膜区域性组织学变化。黄斑区（左图所示）的视网膜神经感觉层较厚，节细胞（GCL）为多层。黄斑区外（右图所示）的视网膜神经感觉层较薄，节细胞（GCL）为单层，在锯齿缘变得散在分布（HE 染色）

脑膜。软脑膜内偶可见小灶性脑膜上皮增生，一些眼眶脑膜瘤可能起源于此。脑膜上皮细胞的层状产物（砂粒体）有时可见于蛛网膜（图 12.39）。软脑膜和视神经头部有时可见含色素的黑色素细胞。

离开眼球后，每根视神经继续向后方走行，穿过眼眶到达各自的视神经孔，然后再到视交叉，终止于外侧膝状体。

在筛板水平，视神经内的轴突获得由少突胶质细胞的细胞膜同心性围绕所形成的髓鞘，从而成为有髓神经纤维。有髓神经纤维和无髓神经纤维之间发生突

然转换，用 Luxol 固蓝或其他与髓磷脂有亲和力的染料染色可以很好地显示（图 12.40）。轴突获得髓鞘后，视神经的直径增大一倍，接近 3mm。视网膜中

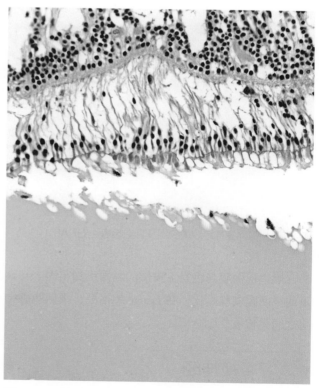

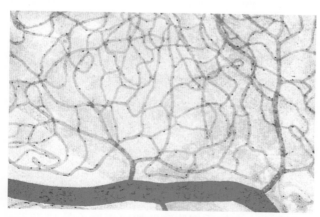

图 12.33 正常视网膜经胰蛋白酶消化后的铺片，图中显示视网膜毛细血管与小动脉的毗邻关系（HE 染色）

图 12.34 真正的视网膜剥脱。视网膜下间隙内出现嗜酸性蛋白液（HE 染色，×20）

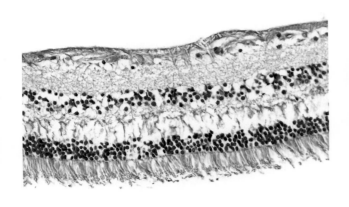

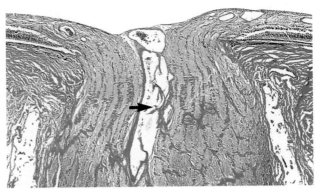

图 12.37　视神经从眼球后极附近的巩膜穿出。图中可见位于视神经中央处的视网膜中央动脉（箭头所示）。视网膜中央动、静脉在视神经内穿行，并在眼球后方 8 ～ 15 mm 处离开视神经（Masson 染色）

经受挤压，一些神经纤维可能被挤出并进入眼内，可挤入视盘附近的血管腔内，或挤至视网膜感觉层与色素上皮层之间，甚至被挤至玻璃体内。视神经内的神经组织可发生移位，类似于脊髓外伤时所产生的人为假象，即挫伤的白质像被挤出的牙膏一样进入灰质，不要把这种人为假象误诊为眼内的异位神经组织、肿瘤、巨大玻璃疣、玻璃体蠕虫感染或视网膜下渗出[42]。与视网膜和大脑一样，随着年龄的增长，视神经内可出现淀粉样小体。

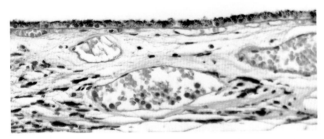

图 12.35　人为视网膜剥脱的特点是感光细胞层顶部可见视网膜色素上皮细胞颗粒，且视网膜下间隙内无嗜酸性液体（HE 染色）

央动、静脉位于视神经中心，与眼球紧邻，且均在筛板后 8 ～ 15mm 处离开视神经，因此在紧邻脑组织的视神经切片上见不到。从筛板到眶顶部视神经孔的部分为视神经眶部，长约 25mm。若眼球剜除术中视神

8　晶状体

　　晶状体形如双凸透镜（图 12.41），位于与之紧邻的瞳孔的后方、玻璃体的前方。成人晶状体直径约为

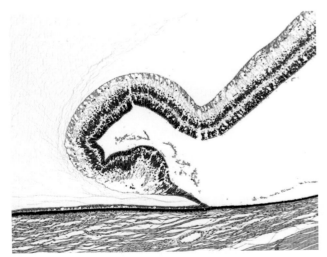

图 12.36　Lange 皱褶是一种死后人为假象，一般见于婴儿。锯齿缘处的周边视网膜呈向前的弓形或凹陷表现。与真正的视网膜剥脱的区别在于无视网膜下积液（HE 染色）

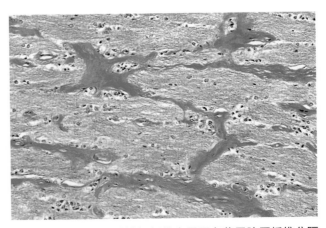

图 12.38　视神经内的神经纤维束周围有薄层胶原纤维分隔（Masson 染色）

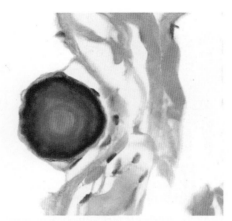

图 12.39　砂粒体常与视神经周围的脑膜细胞关系密切（HE 染色）

10mm，宽 4~5mm。晶状体通过睫状小带与睫状体的睫状冠连接。晶状体囊包绕晶状体，富含胶原和糖类，睫状小带附着于此。覆盖晶状体前表面的囊（晶状体前囊）随年龄增长而增厚，2~5 岁时，晶状体前囊厚 8~15μm，约 35 岁时达最大厚度，为 14~21μm（图 12.42）。2~5 岁时，晶状体后囊厚 2~18μm，约 35 岁时达最大厚度，为 4~23μm，之后逐渐变薄，71 岁时为 2~9μm（图 12.43）[3,6]。晶状体前囊内侧有

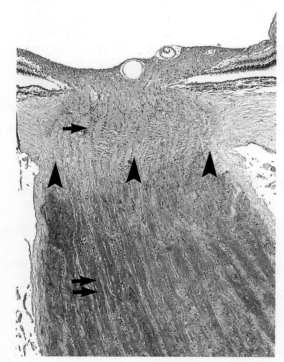

图 12.40　在筛板（箭头所示）水平，视神经突然从无髓神经纤维（三角箭头所示）转换为有髓神经纤维（双箭头所示）（Luxol 固蓝染色）

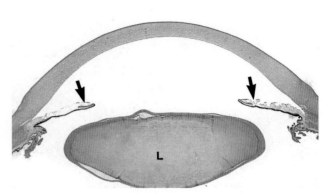

图 12.41　晶状体（L）位于瞳孔和虹膜（箭头所示）后方（HE 染色）

单层立方上皮，延伸至晶状体赤道水平，之后的囊壁无上皮存在。赤道处上皮增生并拉长，在进入晶状体中心的过程中逐渐由晶状体核所代替，并终生保留。此过程贯穿终生，这些长而纤细的细胞被称为晶状体纤维。位于近赤道处晶状体的周边部分的纤维仍保留细胞核，纤维进入晶状体中心的过程中，细胞核崩解，因此晶状体中心无细胞核存在。一些白内障患者（例如风疹性白内障），晶状体中心的纤维仍保留有细胞核。

晶状体透明度通常随着年龄的增长而逐渐降低。退化的晶状体纤维可形成不连续的小球，并常伴有上皮细胞延伸至赤道水平之后。晶状体纤维密度高，因此难以获得无人为假象的组织学切片。

婴儿眼睛固定后可在晶状体后表面产生脐样、酒窝样或深凹形的人为假象（图 12.44）[43-44]。

9　眼内间隔

眼球有 2 个主要容纳液体的腔室，一个充满房水（眼房），另一个充满玻璃液（玻璃体）。眼房分为前房和后房（图 12.45）。前房前界为角膜，外周边界为眼的引流角，后界为瞳孔和虹膜。后房小，由虹膜色素上皮、睫状体、玻璃体前表面和晶状体围成。房水是一种水样液体，常规组织学技术染色不着色，由睫状体产生，经由瞳孔流至前房，再经小梁网和施莱姆管离开眼球。前房约含有 0.25ml 房水，后房只含约 0.06ml。正常人类房水密度略高于水，类似浆

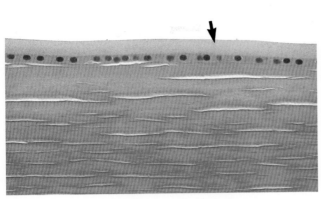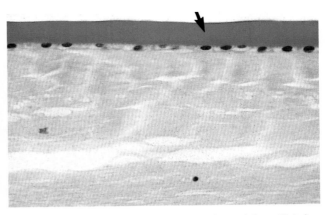

图 12.42　晶状体前囊（箭头所示）在 HE 染色切片上表现为覆盖于单层上皮之上的一条嗜酸性无细胞带（左图）（HE 染色）。晶状体前囊富含糖类，PAS 染色强阳性（箭头所示）（右图）（PAS 染色）

液，其中含有蛋白质、维生素 C、电解质和葡萄糖。相比浆液而言，房水的蛋白质的含量相对低而维生素 C 的含量高。

玻璃体位于视网膜感觉层到晶状体之间，呈凝胶状，含有水、蛋白质、透明质酸和少量细胞，后者称为玻璃体细胞，在常规组织学切片中很少见到，属于组织型巨噬细胞，可合成胶原和透明质酸。玻璃体之所以呈凝胶状，是由于其内胶原纤维随机排列形成网络。玻璃体中葡萄糖和维生素 C 的含量较房水低很多，而可溶性蛋白的含量与房水相似[45-46]。玻璃体牢固附着于锯齿缘及视神经盘附近的视网膜上。HE 染色切片上，玻璃体有时表现为无定形物质（图 12.46）。

10　眼睑

眼睑（图 12.47）可分为皮肤部分和结膜部分。皮肤部分由上至下依次为复层鳞状上皮、疏松的真皮层和肌肉组织。眼睑含多种皮肤附属器。皮脂腺分泌物与细胞崩解物一起通过导管排出，导管可开口于睫毛毛囊（Zeis 腺），或开口于睑缘导管（睑板腺，或称迈博姆腺）（图 12.48）。Moll 腺是一种大汗腺，也开口于睫毛毛囊（图 12.49）。此外，眼睑真皮还含有小汗腺，其分泌物经卷曲导管释放到皮肤表面。上睑和下睑的皮下部分有向心性排列的骨骼肌纤维（眼轮匝肌），脂肪结缔组织非常少。上睑提肌眼睑部分的

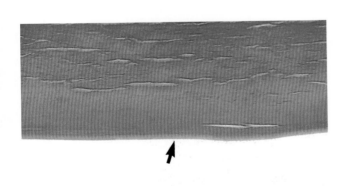

图 12.43　晶状体后囊较前囊薄，且无上皮细胞（HE 染色）

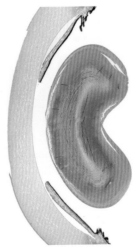

图 12.44　婴儿眼睛经固定产生的人为假象，晶状体后表面呈脐样或凹陷样外观。图片还显示角膜大部分上皮细胞缺失的人为假象，在尸检眼中很常见（HE 染色）

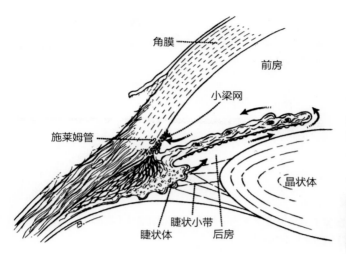

图 12.45 前房以角膜、虹膜前表面和瞳孔为界，后房很小，以虹膜的后表面、睫状体和玻璃体的前表面为界。房水由睫状体产生，从后房通过瞳孔流至前房。房水的引流途径为小梁网和施莱姆管（经允许引自：Klintworth GK，Landers MB III. The Eye. Structure and Function.Baltimore，MD：Williams & Wilkins；1976.）

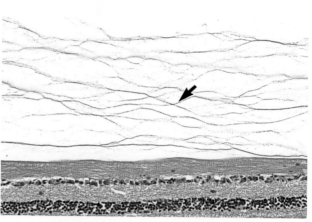

图 12.46 玻璃体（箭头所示）在组织学切片上表现为条带状无定形物质（HE 染色）

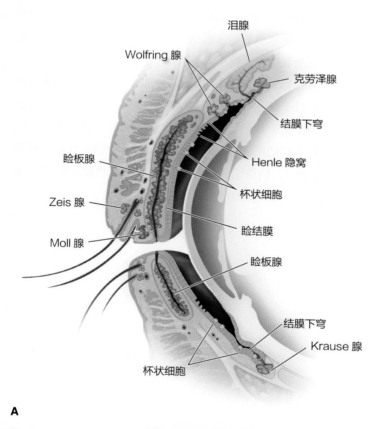

A

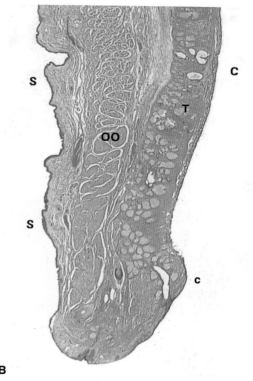

B

图 12.47 A. 眼睑构成示意图，包括皮肤及其附属器（Zeis 腺和 Moll 腺）、肌肉、结缔组织、睑板腺、结膜和副泪腺（Krause 腺 和 Wolfring 腺）（经 允 许 引 自：Freddo TF，Chaum E. Anatomy of the Eye and Orbit. The Clinical Essentials. Philadelphia，PA：Wolters Kluwer；2018.）。B. 眼睑组织学切片，包括皮肤表面（S）、眼轮匝肌（OO）、睑板（T）和结膜（C）（HE 染色）

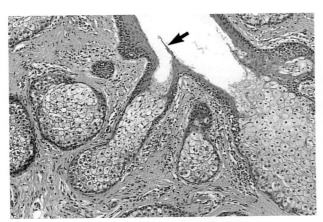

图 12.48 睑板腺属于皮脂腺,分泌物通过导管排出到眼睑表面。睑板腺导管的开口处有一瓣膜(箭头所示)(HE 染色)

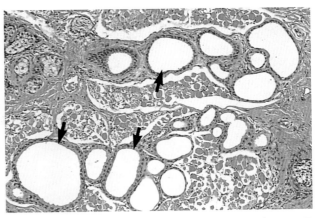

图 12.49 眼睑分布有大汗腺(Moll 腺)(箭头所示),开口于睫毛毛囊(HE 染色)

横纹肌也存于上睑,终止于致密的胶原纤维腱膜。上睑和下睑均分布有小的平滑肌纤维束(Müller 肌),协助提升上睑,打开下睑,从而维持眼睑开放。

眼睑皮肤部分与结膜部分的接合部形成一个临床可见的裂沟(灰线),位于睑板腺开口与睫毛之间。眼睑的结膜部分由含有睑板腺的致密结缔组织(睑板软骨)和睑结膜组成(图 12.50)。睑板软骨紧靠眼睑肌肉后方,是维持眼睑硬度的主要结构,其后方为结膜上皮和薄层上皮下间质。如前所述,睑结膜内有副泪腺。

与高加索人相比,亚洲人上睑的皮下、眶下,以及睑板前(睑板前脂肪垫)的脂肪组织更明显[47]。

11 眼眶

眼眶后方和周围以颅骨、面骨和鼻骨为界。在眼眶的前缘,由眶骨骨膜形成致密的结缔组织板(眶隔),向前方延伸并插入眼睑(图 12.47)。眶隔后方的组织归入眼眶范围。成人眼眶呈锥形,容积约为 25cm³,其中眼球的容积为 7.2~8.2cm³[4]。眼眶的三维大小极不恒定,眼眶前部开口平均高 3.5cm,宽 4.0cm[3]。眼眶深度 4.1~5.7cm,平均约为 4.9cm[48]。眼眶后部有数个血管和神经进出的骨性通道。眼眶各个组成部分排列成复杂的三维立体结构(图 12.51)。除了眼球之外,眼眶的主要成分还包括视神经及其衬覆脑膜组织、特农囊、眼外肌、泪腺、血管及纤细的

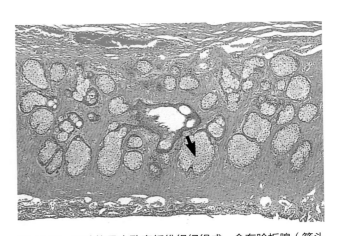

图 12.50 眼睑软骨由致密纤维组织组成,含有睑板腺(箭头所示)。睑结膜(底部)位于眼睑软骨下方(HE 染色)

纤维脂肪结缔组织网。

正常情况下,泪腺是眼眶内唯一的上皮性结构(图 12.52)。泪腺位于眼眶的上外侧,紧靠眼球,传统上分为两部分:大的眼眶叶和小的眼睑叶。大约十余条泪腺导管开口于结膜上穹,释放泪液形成泪膜。泪腺没有包膜,由薄层纤维结缔组织分隔形成小叶,小叶内腺泡被覆柱状上皮。球后区域偶见泪腺小叶。大部分泪腺细胞为浆液性细胞,细胞质含少量脂滴和许多 PAS 染色阳性的分泌颗粒。肌上皮细胞围绕腺泡和闰管,在常规 HE 染色切片中不易识别[49]。腺泡内一般见不到与唾液腺类似的黏液性细胞,但其可见于导管内。腺泡间常见少量淋巴细胞和浆细胞。随着年龄的增长,女性泪腺眼眶叶出现越来越明显的弥漫性纤维化、弥漫性萎缩及导管周围纤维化,而男性表

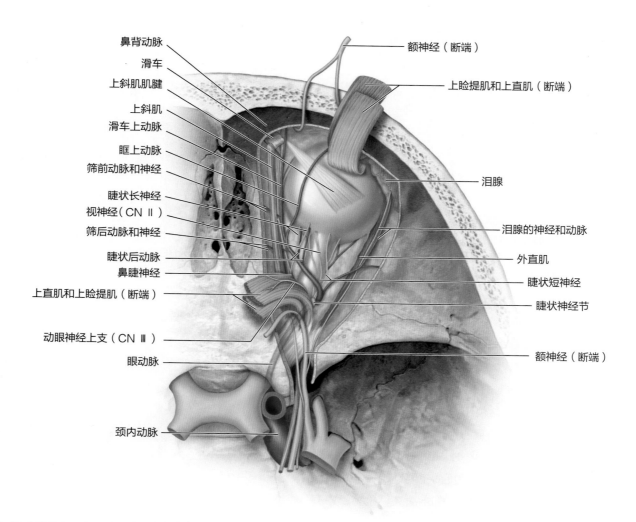

鼻背动脉
滑车
上斜肌肌腱
上斜肌
滑车上动脉
眶上动脉
筛前动脉和神经
睫状长神经
视神经（CN Ⅱ）
筛后动脉和神经
睫状后动脉
鼻睫神经
上直肌和上睑提肌（断端）
动眼神经上支（CN Ⅲ）
眼动脉
颈内动脉

额神经（断端）
上睑提肌和上直肌（断端）
泪腺
泪腺的神经和动脉
外直肌
睫状短神经
睫状神经节
额神经（断端）

图 12.51 眼眶骨性腔隙中含有的眼球及其所衬覆的纤维膜（特农囊）、软骨性滑车、泪腺、眼外肌、血管、神经和纤维血管结缔组织。滑车和泪腺分别位于眼眶的鼻上部和颞上部。后眼眶处有一环状纤维组织（Zinn 环），一些眼外肌由此发出（经允许引自：Freddo TF，Chaum E. Anatomy of the Eye and Orbit. The Clinical Essentials. Philadelphia, PA: Wolters Kluwer；2018.）

现为眼睑叶内出现越来越明显的导管周围纤维化[49]。

进入眼眶的脑神经（动眼神经、滑车神经、外展神经）支配眼外肌，三叉神经的眼支、交感神经及副交感神经支配角膜、结膜，以及虹膜和睫状体的肌肉。睫状神经节的神经元位于视神经附近靠近眶尖处，直径约为 2mm，接收来自副交感神经和交感神经的神经纤维。

眼眶的其他组成部分包括平滑肌（图 12.53）[4,50]和一种弓形结构（滑车），上斜肌的肌腱在插入眼球上部之前从滑车穿过（图 12.54）。滑车是正常眼眶内唯一的软骨结构，起自额骨鼻侧的上部。眼眶的Müller 肌由平滑肌纤维束组成，走行于部分纤维间隔

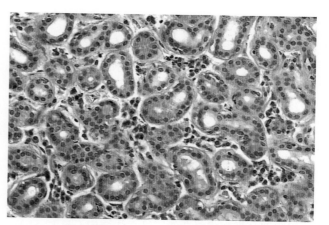

图 12.52 泪腺腺泡衬覆柱状上皮细胞。正常情况下腺体内可见散在淋巴细胞及浆细胞。图中央的一个腺泡周围可见扁平肌上皮细胞围绕（HE 染色）

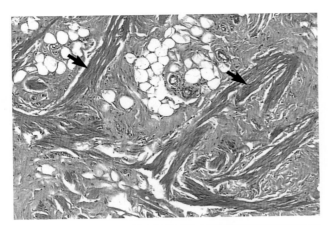

图 12.53 眼眶纤维间隔对维持眼球正常结构及运动起到关键作用，其内可见平滑肌束（箭头所示）（HE 染色）

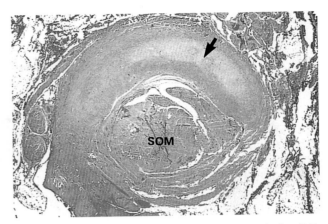

图 12.54 滑车呈弓形（箭头所示），是正常眼眶内唯一的软骨性结构，包绕上斜肌（SOM）的肌纤维（HE 染色）

中，纤维间隔对维持眼球正常结构及运动起到关键作用[4,50]。特农囊前部弹力纤维及纤维血管组织中含有平滑肌，后部则没有[25]。

以前认为眼眶内不含淋巴管，但目前应用免疫组织化学染色已证实眼外肌肉组织、泪腺及视神经鞘中存在淋巴管[51-52]，炎症状态下，眼眶脂肪组织内可形成新的淋巴管[51]。正常眼眶缺乏淋巴组织，但可有

散在淋巴细胞。据推测这些细胞是眼眶内常见的单克隆和多克隆性淋巴组织增生性疾病的起源，这给病理医师带来诊断和预后判断方面的困难[53-54]。

12 泪道

泪道（图 12.55）包括泪点、泪小管、泪囊和鼻泪

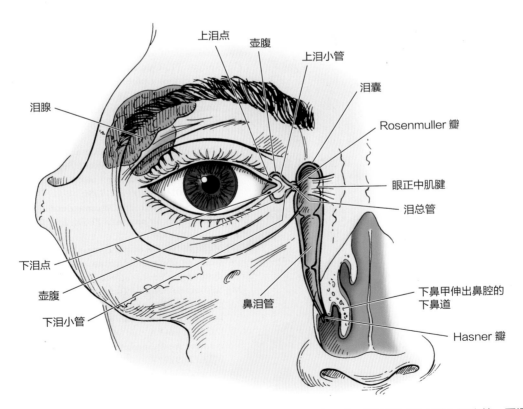

图 12.55 泪腺及泪道示意图。泪腺位于眼眶的颞上部，分泌物形成泪膜。泪液通过泪点进入泪小管，再通过泪囊和鼻泪管，最终排出到鼻腔的下鼻道（经允许引自：Freddo TF, Chaum E. Anatomy of the Eye and Orbit. The Clinical Essentials. Philadelphia, PA: Wolters Kluwer; 2018.）

管，负责收集泪液并将其排入鼻腔。泪液先流至内眦，然后由开口于眼睑近中间处的泪点引流。泪点的泪液排入泪小管。泪小管的直径约为 0.5mm，起始部垂直走行约 2mm，然后直角变向，在眼睑内近乎水平走行。泪小管远端离开上下睑，融合形成泪囊。泪囊位于眼眶中下壁的骨组织内。鼻泪管长约 1cm，将泪囊中的泪液引流至下鼻道。泪道不同部位的衬覆上皮有所不同[55]，泪小管处为非角化复层鳞状上皮（图 12.56），泪囊和鼻泪管处则为复层柱状上皮，其间分布有分泌黏液的杯状细胞，周围有结缔组织围绕（图 12.57）。

13 致谢

感 谢 Gordon K.Klintworth 和 Mark W. Scroggs Mark 在前一版中对本章的贡献。感谢 Mr.Steven Conlon 为本章图片绘制提供的巨大帮助。

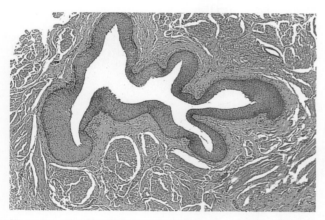

图 12.56　泪小管衬覆非角化复层鳞状上皮，周围为纤维组织（HE 染色）

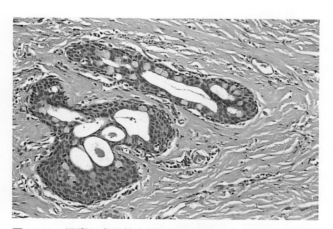

图 12.57　泪囊和鼻泪管内衬覆复层柱状上皮，其内含有杯状细胞（HE 染色）

参考文献

[1] Bron AJ, Tripathi RC, Tripathi BJ. *Wolff 's Anatomy of the Eye and Orbit*. 8th ed. London: Chapman & Hall Medical; 1997.

[2] Cavallotti CAP, Cerulli L, eds. *Age-Related Changes in the Human Eye*. Totowa, NJ: Humana Press; 2008.

[3] Duke-Elder S, Wybar KC. *The Anatomy of the Visual System, Volume II, System of Ophthalmology*. St. Louis, MO: The C.V. Mosby Company; 1961.

[4] Dutton JJ. *Atlas of Clinical and Surgical Orbital Anatomy*. 2nd ed. Philadelphia, PA: Elsevier Saunders; 2011.

[5] Freddo TF, Chaum E. *Anatomy of the Eye and Orbit. The Clinical Essentials*. Philadelphia, PA: Wolters Kluwer; 2018.

[6] Hogan MJ, Alvarado JA, Weddell JE. *Histology of the Human Eye. An Atlas and Textbook*. Philadelphia, PA: W.B. Saunders; 1971.

[7] Jakobiec FA, ed. *Ocular Anatomy, Embryology, and Teratology*. Philadelphia, PA: Harper & Row Publishers; 1982.

[8] Fine BS, Yanoff M. *Ocular Histology. A Text and Atlas*. 2nd ed. Hagerstown, MD: Harper & Row Publishers; 1979.

[9] Fledelius HC, Christensen AC. Reappraisal of the human ocular growth curve in fetal life, infancy, and early childhood. *Br J Ophthalmol* 1996;80(10):918–921.

[10] Harayama K, Amemiya T, Nishimura H. Development of the eyeball during fetal life. *J Pediatr Ophthalmol and Strabismus* 1981;18(4):37–40.

[11] Sorsby A, Sheridan M. The eye at birth: Measurement of the principal diameters in forty-eight cadavers. *J Anat* 1960;94(Pt 2): 192–197.

[12] Zhivov A, Stave J, Vollmar B, et al. In vivo confocal microscopic evaluation of Langerhans cell density and distribution in the normal human corneal epithelium. *Graefes Arch Clin Exp Ophthalmol* 2005;243(10):1056–1061.

[13] Gillette TE, Chandler JW, Greiner JV. Langerhans cells of the ocular surface. *Ophthalmology* 1982;89(6):700–711.

[14] Price MO, Gorovoy M, Price FW Jr, et al. Descemet's stripping automated endothelial keratoplasty: Three-year graft and endothelial cell survival compared with penetrating keratoplasty. *Ophthalmology* 2013;120(2):246–251.

[15] Guerra FP, Anshu A, Price MO, et al. Endothelial keratoplasty: Fellow eyes comparison of Descemet stripping automated endothelial keratoplasty and Descemet membrane endothelial keratoplasty. *Cornea* 2011;30(12):1382–1386.

[16] Dua HS, Said DG. Pre-Descemets endothelial keratoplasty: The PDEK clamp for successful PDEK. *Eye (Lond)* 2017;31(7): 1106–1110.

[17] McTigue JW. The human cornea: A light and electron microscopic study of the normal cornea and its alterations in various dystrophies. *Trans Am Ophthalmol Soc* 1967;65:591–660.

[18] Schlötzer-Schrehardt U, Bachmann BO, Laaser K, et al. Characterization of the cleavage plane in Descemet's membrane endothelial keratoplasty. *Ophthalmology* 2011;118(10):1950–1957.

[19] Dua HS, Faraj LA, Said DG, et al. Human corneal anatomy redefined: A novel pre-Descemet's layer (Dua's layer). *Ophthalmology* 2013;120(9):1778–1785.

[20] Shamsuddin AK, Nirankari VS, Purnell DM, et al. Is the corneal posterior cell layer truly endothelial? *Ophthalmology* 1986;93(10):1298–1303.

[21] Howell DN, Burchette JL Jr, Paolini JF, et al. Characterization of a novel human corneal endothelial antigen. *Invest Ophthalmol Vis Sci* 1991;32(9):2473–2482.

[22] Abib FC, Barreto Junior J. Behavior of corneal endothelial density

over a lifetime. *J Cataract Refract Surg* 2001;27(10): 1574–1578.

[23] Scobee RG. The fascia of the orbit: Its anatomy and clinical significance. *Am J Ophthalmol* 1948;31(12):1539–1553.

[24] Whitnall E. *The Anatomy of the Human Orbit and Accessory Organs of Vision.* London: Henry Frowde and Hodder & Stoughton; 1921.

[25] Kakizaki H, Takahashi Y, Nakano T, et al. Anatomy of Tenons capsule. *Clin Exp Ophthalmol* 2012;40(6):611–616.

[26] Reese AB. Intrascleral nerve loops. *Trans Am Ophthalmol Soc* 1931;29:148–153.

[27] Spencer WH. Sclera. In: Spencer WH, ed. *Ophthalmic Pathology: An Atlas and Textbook.* 4th ed. Philadelphia, PA: W.B. Saunders Company; 1996:334–371.

[28] Scroggs MW, Klintworth GK. Senile scleral plaques: A histopathologic study using energy-dispersive x-ray microanalysis. *Hum Pathol* 1991;22(6):557–562.

[29] Tripathi RC. Aqueous outflow pathway in normal and glaucomatous eyes. *Br J Ophthalmol* 1972;56(3):157–174.

[30] Kessing SV. Mucus gland system of the conjunctiva. A quantitative normal anatomical study. *Acta Ophthalmol (Copenh)* 1968;Suppl 95:1–133.

[31] Ring HG, Fujino T. Observations on the anatomy and pathology of the choroidal vasculature. *Arch Ophthalmol* 1967;78(4): 431–444.

[32] Friedman E, Smith TR, Kuwabara T. Senile choroidal vascular patterns and drusen. *Arch Ophthalmol* 1963;69(2): 220–230.

[33] Sarks SH. New vessel formation beneath the retinal pigment epithelium in senile eyes. *Br J Ophthalmol* 1973;57(12): 951–965.

[34] May CA. Mast cell heterogeneity in the human uvea. *Histochem Cell Biol* 1999;112(5):381–386.

[35] Ezzat M, Hann C, Vuk-Pavlovic S, et al. Immune cells in the human choroid. *Br J Ophthalmol* 2008;92(7):976–980.

[36] Chinnery HR, McMenamin PG, Dando SJ. Macrophage physiology in the eye. *Pflugers Arch* 2017;469(3–4): 501–515.

[37] Chang JH, McCluskey P, Wakefield D. Expression of tolllike receptor 4 and its associated lipopolysaccharide receptor complex by resident antigen-presenting cells in the human uvea. *Invest Ophthalmol Vis Sci* 2004;45(6):1871–1878.

[38] Straatsma BR, Foss RY. Typical and reticular degenerative retinoschisis. *Am J Ophthalmol* 1973;75(4):551–575.

[39] Mullen RJ, Buck CR, Smith AM. NeuN, a neuronal specific nuclear protein in vertebrates. *Development* 1992;116(1): 201–211.

[40] Folberg R. The eye. In: Spencer WH, ed. *Ophthalmic Pathology: An Atlas and Textbook.* 4th ed. Philadelphia, PA: W.B. Saunders Company; 1996:1–37.

[41] Gartner S, Henkind P. Lange's folds: A meaningful ocular artifact. *Ophthalmology* 1981;88(12):1307–1310.

[42] Zimmerman LE, Fine BS. Myelin artifacts in the optic disc and retina. *Arch Ophthalmol* 1965;74:394–398.

[43] Eagle RCJ. *Eye Pathology: An Atlas and Text.* 3rd ed. Philadelphia, PA: Wolters Kluwer Health/Lippincott Williams & Wilkins; 2017.

[44] Herwig MC, Müller AM, Klarmann-Schulz U, et al. Lens artifacts in human fetal eyes—the challenge of interpreting the histomorphology of human fetal lenses. *Graefes Arch Clin Exp Ophthalmol* 2014;252(1):155–162.

[45] Bito LZ. The physiology and pathophysiology of intraocular fluids. *Exp Eye Res* 1977;25:273–289.

[46] Reddy DV, Kinsey VE. Composition of the vitreous humor in relation to that of plasma and aqueous humors. *Arch Ophthalmol* 1960;63(4):715–720.

[47] Jeong S, Lemke BN, Dortzbach RK, et al. The Asian upper eyelid: An anatomical study with comparison to the Caucasian eyelid. *Arch Ophthalmol* 1999;117(7):907–912.

[48] Nitek S, Wysocki J, Reymond J, et al. Correlations between selected parameters of the human skull and orbit. *Med Sci Monit* 2009;15(12):BR370–BR377.

[49] Obata H. Anatomy and histopathology of the human lacrimal gland. *Cornea* 2006;25(10 Suppl 1):S82–S89.

[50] Koornneef L. New insights in the human orbital connective tissue. Result of a new anatomical approach. *Arch Ophthalmol* 1977;95(7):1269–1273.

[51] Dickinson AJ, Gausas RE. Orbital lymphatics: do they exist? *Eye (Lond)* 2006;20(10):1145–1148.

[52] Nakao S, Hafezi-Moghadam A, Ishibashi T. Lymphatics and lymphangiogenesis in the eye. *J Ophthalmol* 2012;2012: 783163.

[53] Andrew NH, Coupland SE, Pirbhai A, et al. Lymphoid hyperplasia of the orbit and ocular adnexa: A clinical pathologic review. *Surv Ophthalmol* 2016;61(6):778–790.

[54] Mulay K, Honavar SG. An update on ocular adnexal lymphoma. *Semin Diagn Pathol* 2016;33(3):164–172.

[55] Paulsen F. *The Human Nasolacrimal Ducts.* Berlin: Springer-Verlag; 2003.

13

第 13 章　耳和颞骨

■ Bruce M. Wenig 著　■郭晓红 译　■陈　健 校

耳由外耳、中耳和颞骨、内耳 3 个不同的部分组成（图 13.1）。

外耳由耳郭、外耳道及位于外耳道内侧的鼓膜构成。

中耳腔包括听小骨、连接中耳腔与鼻咽部的咽鼓管（Eustachian 管）和颞骨内以气房形式存在的中耳腔膨大部。

内耳位于颞骨岩部，由膜迷路（内耳迷路）和骨迷路（耳周迷路）构成，骨迷路为由颞骨岩部密质骨所形成的不规则腔隙，又称耳囊，膜迷路套于骨迷路内[1]。

内耳是听觉和平衡觉的感觉器官。外耳和中耳是内耳听觉部分的声波传导装置。

1　外耳

1.1　胚胎学

外耳由第一鳃沟演变形成。耳丘（或耳结节）由第一和第二鳃弓间充质增生形成，位于第一鳃沟外侧部分周围，耳丘融合形成耳郭[2]。一般认为，外耳道为第一鳃沟的正常残余。第一、第二鳃囊和第一鳃沟演变形成鼓膜[2]。第一鳃沟的外胚层生成鼓膜外侧上皮，第一鳃囊的内胚层生成鼓膜内侧上皮，第一、第二鳃囊的中胚层生成内、外侧上皮之间的结缔组织（图 13.2）[2]。

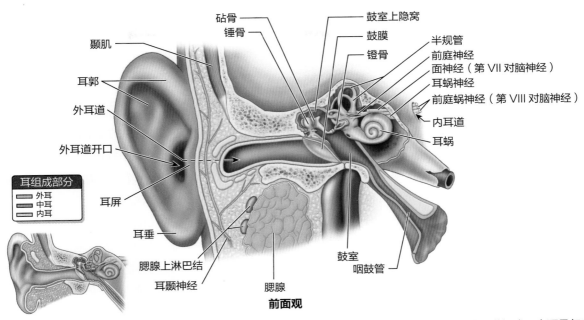

图 13.1 耳组成部分。耳冠状切面示意图，图中显示外耳、中耳和内耳 3 个组成部分。外耳由耳郭和外耳道组成。中耳是气房，内含听小骨。内耳包括膜迷路，其主要分为耳蜗迷路和前庭迷路（经允许引自：Moore KL，Dalley AF，Agur AMR. Clinically Oriented Anatomy. Philadelphia，PA: Wolters Kluwer Heath；2017）

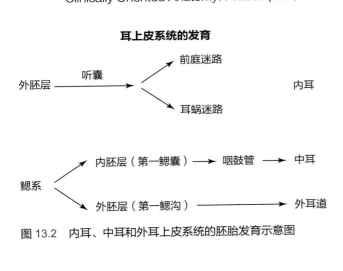

图 13.2 内耳、中耳和外耳上皮系统的胚胎发育示意图

中耳腔由原咽的第一鳃囊（咽鼓管）内陷形成。第一鳃囊内胚层演变形成咽鼓管和鼓室；第一鳃弓中胚层（Meckel 软骨）发育形成锤骨和砧骨；第二鳃弓中胚层（Reichert 软骨）演变形成镫骨（图 13.2）[2]。

耳首先发育的部分是内耳，其发生始于妊娠近第一个月末 [2,3]。膜迷路，包括椭圆囊、球囊、膜半规管和耳蜗管，由听泡（听囊）演变而来。神经板两侧的表面外胚层向间质内内陷，形成听泡（图 13.2）。内陷组织最终与表面外胚层分离。骨迷路，包括前庭、半规管和耳蜗，由听泡周围的间充质演变形成 [2-4]。

1.2 解剖学

外耳解剖学详见图 13.3。外耳的外侧部分由耳郭构成，向内通向外耳道。耳郭骨架由单个弹性软骨板构成，其形状与耳的外形一致。耳垂是耳郭中唯一一个没有骨骼支撑的部分。耳郭软骨与外耳道软骨相延续。耳郭借助于 3 根韧带（前韧带、上韧带和后韧带）附着于颅骨 [1]。耳轮和耳屏借助前韧带附着于颧突；耳轮棘借助上韧带附着于骨性外耳道上缘；耳甲内侧面（隆突）借助后韧带附着于乳突。耳郭通过其与耳道软骨的延续性、皮肤及外附肌而固定。耳的外附肌包括耳前肌、耳上肌和耳后肌。这些肌肉通常无功能，但可出现如同耳"摆动"的自主调控。与外耳软骨相连的还有一些小的内在肌，但无明显意义。耳的外附肌和内在肌受面神经支配。

外耳道从耳甲延伸至其内侧边界，即鼓膜外侧。外耳道壁外侧部分由软骨和结缔组织构成 [1]，内侧部分由骨构成。软骨部的长度接近于外耳道总长度的一半，可出现不恒定的裂缝，称为 Santorini 裂缝，这些裂缝可成为感染性疾病在外耳道与腮腺和乳突浅表区之间互相播散的途径。外耳道骨部由颞骨鼓部和岩部构成。骨部的前壁、下壁和后下壁由颞骨的 C 形

部组成，该部分由胎儿鼓环发育形成。后上壁的鼓环不完整，成人的该部分由颞骨鳞部和岩部构成。成人的外耳道软骨部的前壁和下壁与腮腺紧密相邻。外耳道骨部前壁与下颌骨髁突紧密相邻，后壁与乳突气房紧密相邻，上壁的内侧部分与鼓室上隐窝紧密相邻。

鼓膜（耳膜）位于外耳道的末端，自上而下、自后向前倾斜。鼓膜是外耳道与中耳腔之间的一个纤维板层结构（图13.4）。鼓膜内的结缔组织由附着于锤骨柄的放射状纤维构成，并由外周的环状纤维强化，鼓膜边缘的环形纤维增厚形成纤维软骨环（鼓膜纤维软骨环），鼓膜借此附着于颞骨鼓沟。在鼓膜上部，有一小部分区域缺乏结缔组织纤维，称为鼓膜松弛部或 Shrapnell 膜。在鼓膜松弛部，颞骨鼓部缺如，该间隙称为鼓切迹或 Rivinus 切迹，鼓膜直接附着于颞骨。鼓膜的其余部分含有连续的结缔组织纤维，称为鼓膜紧张部。

鼓膜外侧面呈凹形。凹陷的中央称为鼓膜脐，是锤骨柄附着于鼓膜的支撑点。锤骨外侧突附着于鼓膜的前上部；锤骨前襞和后襞自该附着点延伸至软骨

环，将鼓膜松弛部和鼓膜紧张部隔开。耳镜检查鼓膜时，在脐部前下方有一反光的亮区，称为"光锥"。

1.3　组织学

组织学上，耳郭本质上是一种皮肤结构，由角化的复层鳞状上皮及其相关的皮肤附属器结构组成，后者包括毛囊、皮脂腺及小汗腺等（图13.5）。值得注意的是，外耳道外 1/3 除了含有毛囊和皮脂腺之外，还有一种变异型大汗腺，称为耵聍腺，其取代了耳郭真皮内的外分泌腺（图13.6）。耵聍腺可产生耵聍，腺体呈簇状排列，由立方状细胞组成，细胞质嗜酸性，常常含有金黄色颗粒状色素。细胞的腔缘可见分泌小泡。分泌细胞周围是扁平的肌上皮细胞。耵聍腺导管开口于毛囊或皮肤，缺乏顶浆分泌细胞或肌上皮细胞。在外耳道的内侧部分，没有耵聍腺及其他皮肤附属器结构。

耳郭的皮下组织由纤维结缔组织、脂肪和构成耳郭支架的弹性纤维软骨组成（图13.7）。耳垂缺乏软骨，由脂肪垫取代。软骨膜由疏松的血管结缔组织构成。

与耳郭相似，整个外耳道也被覆角化鳞状上皮，并覆盖鼓膜的外侧面。鼓膜中部有一双层区域，由胶原纤维构成，外侧呈放射状排列，内侧呈环状排列（图13.8）。外耳道内 2/3 由骨而非软骨构成，由于附属器结构缺失，上皮与其下方的骨紧密相连。

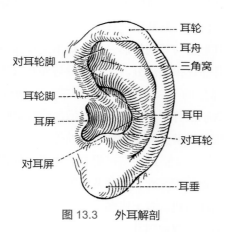

图 13.3　外耳解剖

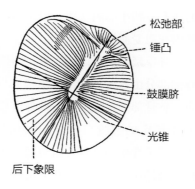

图 13.4　鼓膜外侧观

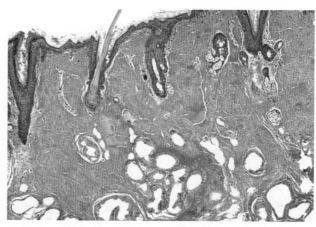

图 13.5　组织学上，耳郭属于一种皮肤结构，由角化的复层鳞状上皮及皮肤附属器（包括毛囊、皮脂腺及小汗腺等组成）

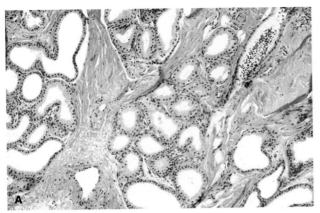
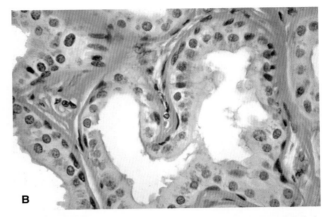

图 13.6　值得注意的是，外耳道外 1/3 除了含有毛囊和皮脂腺之外，还有一种变异型大汗腺，称为耵聍腺，取代了在耳郭真皮内可见的外分泌腺。A. 耵聍腺位于黏膜下层，呈簇状或小叶状排列。B. 耵聍腺由两层细胞组成，包括内层细胞或分泌细胞（细胞质内含耵聍，表现为金黄色颗粒状色素）和位于分泌细胞外周的扁平肌上皮细胞。此处分泌细胞呈顶浆分泌（断头分泌）

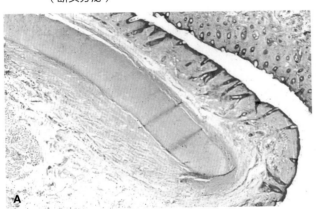
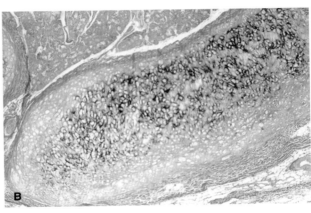

图 13.7　A. 外耳的软骨是弹性软骨。B. 弹性纤维染色显示，耳郭软骨内大量的弹性纤维（黑色）

1.4　听觉上皮迁移

　　听觉上皮迁移是从鼓膜清除角蛋白的一种机制。如果没有这样的自净过程，正常情况下鼓膜的复层鳞状上皮产生的鳞状角化物将不断积累，从而干扰鼓膜的声音传导功能。整个上皮包括角蛋白，均从鼓膜迁移至外耳道深部。上皮自外耳道深部向外侧迁移至外耳道深部（骨部）与软骨部的交界处，并在此处开始脱屑[5-7]。听觉上皮迁移有两种各不相同且独立的途径（图 13.9）[8]。一种途径为向上迁移，上皮越过锤骨柄，向后上方横越鼓膜松弛部，最后再向外侧迁移至外耳道深部（图 13.10）。另一途径是上皮从锤骨柄和鼓膜松弛部呈放射状离心式迁移至鼓膜边缘，然后到达外耳道深部（图 13.11）。Michaels 和 Soucek 对听觉上皮迁移过程的研究较多[5-7]，并将其与胚胎鼓膜和外耳道深部上皮的发育相关联[8]。听觉上皮的

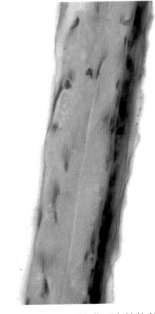

图 13.8　鼓膜紧张部切面。鼓膜层次结构从右至左可明显区分：复层鳞状上皮、固有层、放射状排列的胶原纤维、环状排列的胶原纤维（即走行方向垂直于前一层）、固有层和中耳上皮层

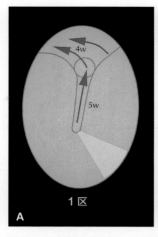
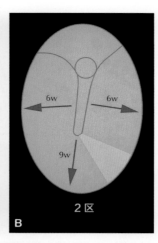

图 13.9 通过染料标记连续摄像概述鼓膜上皮迁移途径。鼓膜和邻近的外耳道深部上皮的正面观。表现为两种不同的途径：A. 沿锤骨柄上的上皮舌向上迁移，与松弛部区域向后上方移动的上皮连接（1 区）。B. 放射状途径，上皮从鼓膜松弛部和锤骨柄区呈离心式迁移至鼓膜边缘（2 区）。每个区域所示的时间为该区域染料完全清除所需的周数

迁移被视为胆脂瘤发生的一个可能机制（见后文），但尚无明确的证据。

2 中耳

2.1 胚胎学

中耳腔由原咽部的第一鳃囊（咽鼓管）内陷形

成。第一鳃囊内胚层演变形成咽鼓管和鼓室；第一鳃弓中胚层（麦克尔软骨）发育形成锤骨和砧骨；第二鳃弓中胚层（赖歇特软骨）演变形成镫骨（图 13.2）[2]。

2.2 解剖学

中耳或鼓室居于颞骨内，位于鼓膜、颞骨鳞部的外侧和颞骨岩部围绕内耳内侧的部分之间。鼓室的解剖学范围界限包括：①外侧壁，由鼓膜和颞骨鳞部构成；②上壁（盖壁），由鼓室盖构成，为一薄层骨板，将中耳腔与颅腔分隔；③下壁（底壁），以一薄层骨板为界，将鼓室与颈内静脉上球分隔；④后壁，以颞骨岩部为界，内含乳突窦和乳突气房 [1,9-10]；⑤前壁，以一薄层骨板为界，将鼓室与颈动脉管分隔，颈动脉管内容纳颈内动脉；⑥内侧壁，以颞骨岩部为界。鼓室前方经咽鼓管（耳咽管）与鼻咽相通，后方经鼓室窦入口和乳突窦与乳突气房相通。

鼓室内容物包括听小骨（锤骨、砧骨和镫骨）、听骨韧带、听骨肌腱、咽鼓管、固有鼓室、鼓室上隐窝、乳突腔及面神经（第Ⅶ对脑神经）的鼓索支。同外耳一样，中耳是为内耳听觉提供声波传导的通道。

外侧壁 延伸至鼓膜以上的鼓室部分为鼓室上隐窝。锤骨头和砧骨短脚体部均位于该区域。鼓室上隐窝外侧面突出到外耳道上方，该处鼓室将部分颞骨鳞

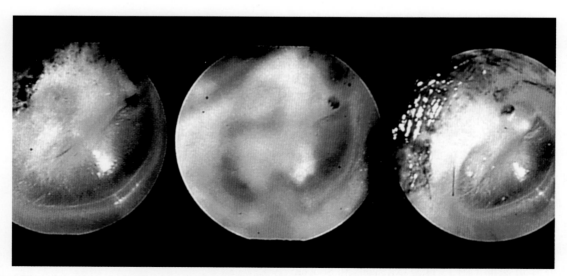

图 13.10 听觉上皮迁移路径，通过涂染在鼓膜上的蓝色染料的移动来显示。第 1 张照片中所见的是涂染当天的染料，仅位于锤骨柄外侧突的前下方。第 2 张照片为 9 天后拍摄，染料已经向后上方移动，并覆盖该区域。第 3 张照片为 13 天后拍摄，染料已经横越鼓膜松弛部，沿同一方向向外耳道移行

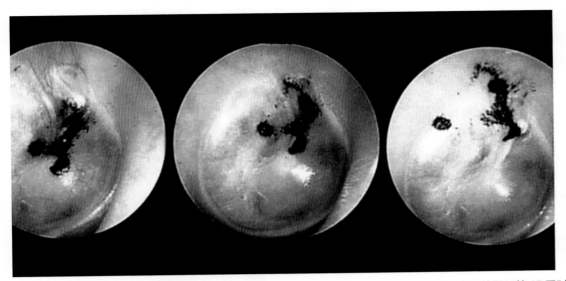

图 13.11 第 1 张照片显示在染料涂抹后第 6 天的鼓膜,锤骨柄区域可见排列不规则的染料。第 2 张照片显示第 15 天时,位于锤骨柄正后方的一个圆点已经分散,并开始向后方移动;染料的主要部分沿着锤骨柄向上呈离散式移动。第 3 张照片显示第 27 天时该过程还在进行,后方的染料已经到达鼓膜的后缘,正以一定角度横越鼓膜松弛部的大块染料,已经变成后上方的一块

部作为其外侧壁。

上壁(盖壁) 鼓室上壁即鼓室盖,为一薄层骨板,将中耳腔与颅腔分隔。在儿童中,鼓室盖的岩鳞裂尚未骨化闭合,中耳感染可直接扩散到颅中窝脑膜[1]。在成人,尤其是长期慢性化脓性中耳炎患者,原本就是一薄层骨板的鼓室盖假如受损,可导致获得性脑膨出,中耳腔内可出现胶质组织。此外,在成人中,起自中耳的静脉穿过岩鳞裂而终止于岩鳞窦和岩上窦,可将感染直接播散到颅内静脉窦[1]。

下壁(底壁) 鼓室下壁通常为一薄层骨板,将鼓室与颈内静脉分隔。颈内静脉上球较大时,可膨出到中耳内,并可能导致骨板裂开[11]。

后壁 鼓室后壁经狭窄的乳突窦入口与宽阔的乳突窦(鼓窦)相通。入口下方有一相对较薄的骨板,将鼓室与乳突窦分隔,锥隆起位于后壁,其尖端有一小孔,镫骨肌腱由此小孔穿过。在锥隆起后上方,面神经向下弯曲,其走行从水平段变为垂直段。面神经的分支鼓索神经由后壁鼓索小管进入鼓室。

前壁 前壁下部为岩尖的一部分。该区由一薄层骨板构成,可不完整或含有气房,将鼓室与颈动脉管分隔,颈动脉管内有颈内动脉。前壁上部不完整,鼓膜张肌的小管开口于此,其正下方为咽鼓管鼓室口。

内侧壁 鼓室内侧壁为环绕内耳的颞骨岩部,分隔中耳腔和内耳腔。

内侧壁表面可见几个重要的标志,包括由外半规管前端形成的宽隆起,由走行于内耳和中耳之间的面神经水平段形成的面神经管(Fallopian 管)凸。鼓膜张肌肌腱绕过匙突。内侧壁顶部是面神经在前外侧与后方水平走行部分之间转换的标志部位(膝部或外膝)。面神经管正下方为前庭窗小窝,也称为镫骨龛,其内含有卵圆窗,由镫骨底封闭。卵圆窗下方为岬,由耳蜗底折叠而成。鼓室神经丛位于岬部。在岬的后下方,耳蜗小窝或圆窗龛通向圆窗或蜗窗。岬的后方为一凹陷,称为鼓室窦,该部位可有隐匿感染,如果发生深部感染,可将感染播散至后半规管的壶腹端和外半规管的后端[1]。

2.3 中耳听小骨和肌肉

中耳骨(或听小骨)包括锤骨、砧骨和镫骨(图 13.12)。锤骨包括锤骨头、上柄、下柄、外侧突和前突等部分。锤骨借助锤骨柄及外侧突紧贴于鼓膜上,而锤头突出到鼓室上隐窝的上方,与砧骨体形成锤砧关节。锤骨前突(长突)自锤骨颈下倾,向鼓鳞裂方向延伸。婴儿的锤骨前突可抵达鼓鳞裂;成人的锤骨前突远端转化为结缔组织,形成锤骨前韧带[1]。锤骨

也可借助锤骨上韧带和锤骨外侧韧带附着于鼓室壁。锤骨颈借助锤骨外侧韧带附着于鼓切迹边缘。

砧骨包括砧骨体、长脚和短脚等部分。砧骨体与锤骨头对接形成锤砧关节，位于鼓室上隐窝。砧骨短脚居于一个凹陷内，称为砧骨窝，后者位于鼓室后壁鼓窦入口的底部。砧骨长脚下降与锤骨柄平行，并略位于锤骨柄后方的内侧，下端转向内侧与镫骨接合形成砧镫关节[1]。砧骨后侧韧带附着于砧骨短脚，砧骨上韧带附着于砧骨体，从而将砧骨固定于其相应位置。砧骨长脚末端呈球形膨大（位于锤砧关节处），称为豆状突。

镫骨由镫骨头、底和两个镫骨脚构成（图13.13）。镫骨头位于两脚接合处，镫骨底位于卵圆窗，镫骨头与砧骨连接形成砧镫关节。从砧镫关节处起，镫骨几乎呈水平走行至卵圆窗（前庭窗）。镫骨底借助环韧带附着于卵圆窗。环韧带为一环形弹性纤维，可牵动镫骨运动，从而将镫骨底与卵圆窗边缘之间的潜在腔隙封闭。

砧锤关节和砧镫关节为滑膜关节（可动关节）（见后文）。除了韧带，镫骨和锤骨柄还有肌肉附着。镫骨肌通过反射性收缩可减少镫骨底部的偏移。镫骨肌的重要功能是保护内耳免受过高声音的刺激并提高内耳对高频率语音的识别。镫骨肌受面神经分支支配。

鼓膜张肌向内侧牵拉锤骨柄，从而增加鼓膜张力。鼓膜张肌的主要作用不仅是防止过度噪音，它还可与腭帆张肌联合作用，以感应吞咽和来自舌的电刺激。这两块肌肉的作用是将鼓室的空气泵入到咽鼓管内，迫使空气进入鼻咽部并协助峡部打开[12]。鼓膜张肌受下颌神经分支支配。

2.4　咽鼓管（耳咽管）

咽鼓管从鼓室前壁的鼓室口延伸至下鼻甲后方的鼻咽口[1]。咽鼓管略呈S形。成人的鼓室口高

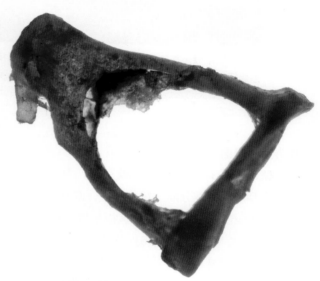

图 13.13　完整切除的镫骨标本，从左到右依次为镫骨头、两个镫骨脚和镫骨底

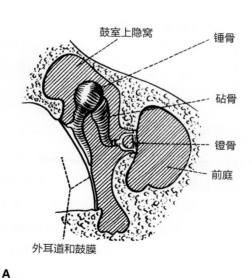

A

图 13.12　中耳听小骨解剖学图解：A. 前面观（大约旋转 90°）；B. 内面观

B

于鼻咽末端 2～2.5cm；咽鼓管从鼓室口向下、向内、向前走行，到达鼻咽部。成人咽鼓管的长度为 31～38mm[13]。小儿咽鼓管较短且宽，其走行更接近水平，因此鼻咽部感染更易于经此管上行侵入鼓室。

咽鼓管分为骨部和软骨部两部分。骨部或骨性管道含有骨壁，为咽鼓管外 1/3 或鼓室部。前内侧的 2/3 为软骨性和结缔组织性管壁，称为咽鼓管软骨部。软骨部与骨部相接处呈钝角。

2.5　组织学

2.5.1　固有鼓室

组织学上，鼓室内衬单层扁平至立方状的呼吸性上皮（图 13.14）。正常情况下，中耳内无腺体成分，如出现腺体成分则为异常现象（见后文精选的异常情况和病理学改变）。此外，正常情况下，鼓室内不存在复层鳞状上皮，中耳内也不出现鳞状上皮化生[7]。在扁平或立方状上皮中，有可能见到局灶性斑片状分布的假复层纤毛柱状上皮。

2.5.2　咽鼓管

咽鼓管（耳咽管）内衬上皮大部分为低纤毛上皮，在靠近鼻咽端时，上皮逐渐变为含有杯状细胞的假复层纤毛柱状上皮。咽鼓管软骨部还含有浆黏液性腺体（图 13.15）。以儿童为例，咽鼓管内含有淋巴成分，称为 Gerlach 咽鼓管扁桃体（图 13.16）。淋巴成分反应性增生，尤其是在儿童中，可封闭咽鼓管，为中耳炎的发生提供适宜环境。厚约 1mm 的一薄层骨板将咽鼓管骨部黏膜与颈动脉分隔[7]。颈动脉管裂隙相当常见[14]。中耳或咽鼓管鳞状细胞癌非常罕见，但其易穿透该区域而侵入颈动脉，具有广泛播散的潜能[15]。咽鼓管鼻咽部的软骨为透明形软骨。

2.5.3　乳突气房

乳突气房是从鼓室发出的相互交通的网状腔隙[7]。每个气房内衬扁平至立方状上皮，上皮位于一薄层板层骨表面的骨膜上（图 13.17）。

2.5.4　颞骨气腔形成

新生儿的颞骨乳突部尚未完全发育，含有一个单气腔，即乳突窦，周围绕以含造血组织的板障骨[16]。随着乳突的发育，骨髓腔逐渐镂空。占据该腔隙的间充质逐渐被吸收，形成发育中的含气小房，并逐渐由

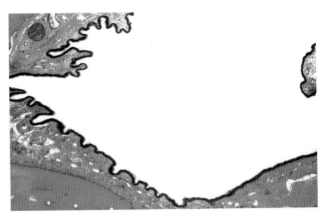

图 13.14　鼓室内衬单层上皮（扁平至立方状的呼吸性上皮）。正常情况下，鼓室内无腺体

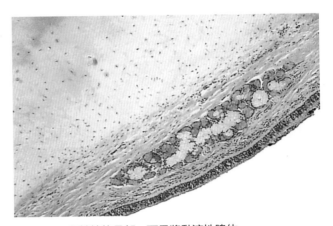

图 13.15　咽鼓管软骨部，可见浆黏液性腺体

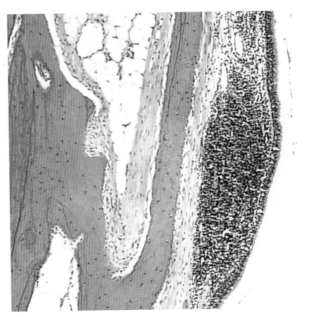

图 13.16　咽鼓管黏膜，内衬纤毛柱状上皮，下方的固有层内可见许多淋巴细胞，可能是炎性反应的结果

内胚层上皮衬覆。婴儿乳突内不含气腔，而成人乳突内却持续形成气腔。含气小房从乳突窦出发，或从小房本身出发，彼此互相连通，形成复杂的薄壁腔室，因此，乳突窦始终含有气房；乳突有气腔型（含有气房）、板障型（含有骨髓）、混合型（含有气房和骨髓）或硬化型等几种类型，通常以其中一种类型为主。3 岁或 4 岁时，大约 80% 的乳突气腔发育良好，但大约 20% 人群无正常的气腔形成[1,17]。

2.5.5 中耳听小骨

中耳听小骨由单个骨化中心的软骨发育成骨，无骨骺骨化。每个听小骨的软骨残留（图 13.18），以及镫骨分叉形成两个脚，脚之间形成闭孔，这些特征可将听小骨与其他长骨区分开[7]。

砧镫关节处的软骨帽通过软骨内成骨形成镫骨头。镫骨脚仅由膜内成骨形成。镫骨底的组织学结构从中耳侧至前庭侧依次为：鼓室的扁平至立方状上皮、一薄层骨、软骨，以及一单层扁平（外淋巴）上皮细胞层（图 13.19）。

锤骨和砧骨与长骨相似，含有膜内成骨的外层和一个软骨内成骨的内核，有发育良好的哈弗斯系统。锤骨柄主要由残留的软骨而非骨膜化骨覆盖。锤骨柄的整个内核以及锤骨的其余部分均由软骨化骨构成。早在胎儿时期，锤骨前突在膜内形成，之后与锤骨融合[7]。在其上方，被覆中耳上皮的韧带将锤骨柄与鼓膜分隔。砧骨短脚是一个未骨化的软骨尖端。

2.5.6 中耳关节

砧锤关节、砧镫关节均为可动关节。关节囊外表

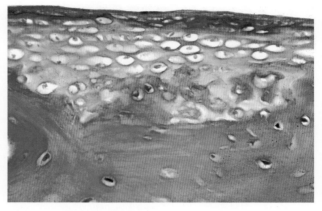

图 13.18 镫骨底，图中显示软骨残留

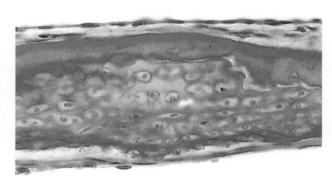

图 13.19 镫骨底。在中耳立方状上皮（顶部）的下方，有一薄层骨质层，在骨质层的下方，为镫骨底的软骨部分，底部为一扁平细胞层构成的前庭侧的衬覆上皮

面衬覆中耳上皮，内表面衬覆滑膜。关节囊由含有高弹性纤维成分的纤维组织构成[7]。关节盘占据关节末端之间的腔隙，主要由纤维软骨构成（图 13.20）。锤骨和砧骨的关节突均由软骨覆盖。

环韧带将镫骨底的软骨性边缘与前庭窗的软骨性

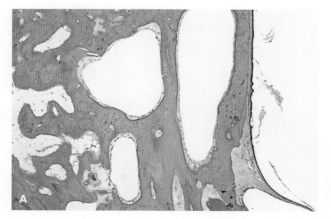

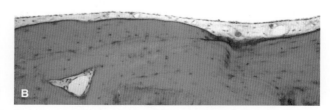

图 13.17 A. 乳突气房（中央）、鼓膜（右下方）、外耳道骨部的鳞状上皮（右侧），注意外耳道及其邻近的骨表面覆盖的薄层皮肤。B. 高倍镜显示乳突气房的上皮层非常薄，位于板层骨表面的骨膜上

边缘连接起来，形成镫骨前庭关节（图 13.21）；环韧带由纤维组织组成，韧带近表面的弹性纤维较显著[18]。镫骨前庭关节的关节面也有软骨覆盖。

　　窗前小裂是中耳和前庭之间的管道连接，位于镫骨前庭关节正前方的骨内，表现为一狭长裂隙，其内充满纤维组织，并常常伴有软骨（图 13.22）。

2.5.7　中耳肌肉

　　中耳肌肉包括鼓膜张肌和镫骨肌，由中心肌腱（由弹性纤维构成）及其周围的肌纤维（呈放射状排列）组成（图 13.23），呈羽毛状。鼓膜张肌含有明显的成熟脂肪组织成分（图 13.24），通常认为其功能是耳蜗对鼓膜张肌收缩所产生电效应的绝缘体[7]。

3　内耳

3.1　胚胎学

　　耳首先发育的部分是内耳，耳的发育始于母体妊娠近第一个月末[2-3]。起初外胚层基板增厚，继而变成闭合的听泡（听囊），最后演变成膜迷路，包括椭圆囊、球囊、3 个半规管、耳蜗管和内淋巴囊。神经板两侧的表面外胚层向间充质内陷，形成听泡（图 13.2）。内陷组织最终与表面外胚层分离。膜迷路依

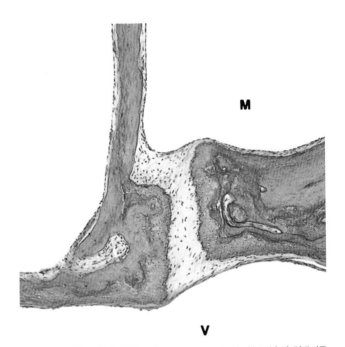

图 13.21　镫骨前庭关节，镫骨底部分，毗邻的骨迷路壁和镫骨脚。镫骨底的前庭面为一薄层软骨，与镫骨前庭关节的软骨相连续。M—中耳腔；V—前庭腔

次呈管状和囊状，其内充满液体，即内淋巴或内淋巴液。膜迷路早期发育发生于间充质，随后是软骨组织，后者最终形成颞骨岩部[1]。膜迷路位于间充质或软骨组织凹陷形成的腔隙内。骨性壁内表面和膜迷路

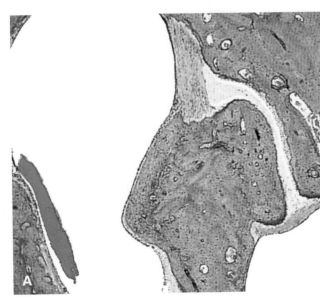

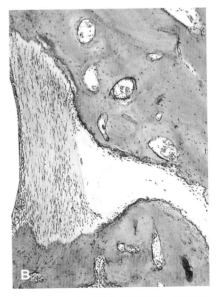

图 13.20　A. 砧锤关节，注意每个关节末端的关节囊，关节腔由关节盘的纤维软骨占据。B. 高倍镜观察，注意关节囊的一端和关节盘

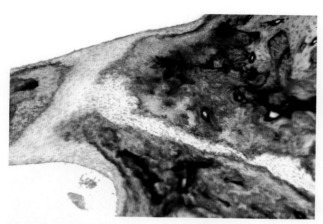

图 13.22　窗前小裂是中耳和前庭之间的管道连接，位于骨内，表现为一狭长裂隙，其内充满纤维组织

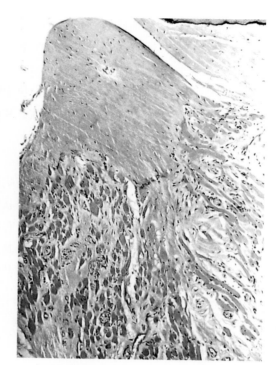

图 13.23　镫骨肌及肌腱。两者之间的骨骼肌纤维和纤维束呈放射状排列于肌腱周围

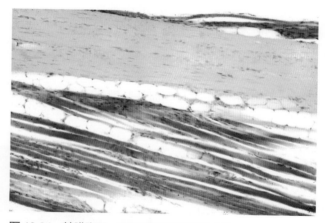

图 13.24　鼓膜张肌，可见成熟脂肪组织成分

外表面之间的腔隙称为外淋巴间隙。间充质间隙融合形成更大的间隙，后者演化形成包绕膜迷路的外淋巴间隙。骨迷路包括前庭、半规管和耳蜗，由听泡周围的间充质演变形成[2-4]。

3.2　解剖学

内耳（或迷路）嵌在颞骨岩部内，由邻近颅腔的颞骨内侧部分构成。内耳包括膜迷路和骨迷路，后者是包绕膜迷路的一层骨组织或骨壳（图 13.25）。膜迷路包括耳蜗（听觉器官）和前庭系统（平衡系统）。

3.2.1　骨迷路（耳囊）

骨迷路包括前庭囊和耳蜗囊。前庭是骨迷路腔的中间部分，为一大的卵圆形外淋巴间隙，直径约为 4mm，内含膜迷路的球囊和椭圆囊。在骨性前庭的底部，可见到容纳椭圆囊前端的椭圆囊隐窝，在椭圆囊隐窝的前外侧可见到容纳球囊的球囊隐窝。前庭外侧壁有卵圆窗，此处为镫骨底所在的位置。声波到达鼓室腔，引发鼓膜和听骨链震动，并经镫骨传递到前庭的外淋巴。沿着前庭内侧壁和底部，紧贴内耳道的外侧端，有小的开口，此开口为耳前庭部神经分支的入口[1]。

骨耳蜗为耳囊的一部分，是一个约 2.75 周的空心螺旋，其从相对宽阔的蜗底至尖锐的蜗顶逐渐变小，因其形状与蜗牛壳相似而得名。蜗底位于前庭的前内侧面，与内耳道外侧端（盲端）的前面毗邻。耳蜗的中央骨质被称为蜗轴，从耳蜗前行，但未到达蜗顶。耳蜗螺旋管（外淋巴管和内淋巴管）围绕蜗轴排列。骨螺旋板将蜗轴与骨耳蜗的外壁连接起来，使连续的螺旋腔彼此分隔[1]。蜗轴呈空心状，容纳蜗神经。蜗轴基底部位于内耳道的外侧端，蜗神经行经此处。

前庭水管从前庭经听囊延伸至颅后窝，输送内淋巴液至内淋巴管。前庭水管的末端膨大即内淋巴囊，其呈盲端终止于硬脊膜外[1]。蜗管一端开口于鼓阶的下端，另一端开口于蛛网膜下腔[1]。关于蜗管是否为蛛网膜下腔与鼓阶下端的外淋巴间隙之间的一个开放

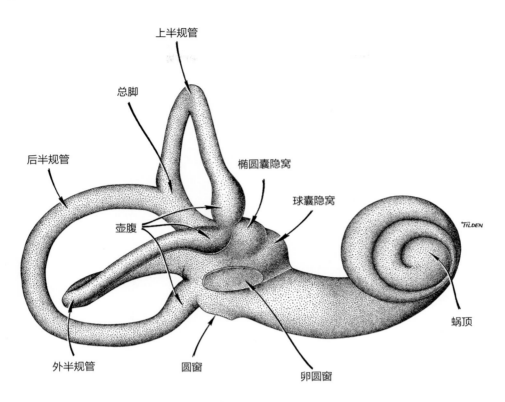

上半规管

总脚

后半规管

椭圆囊隐窝

球囊隐窝

壶腹

TILDEN

蜗顶

外半规管

圆窗

卵圆窗

图 13.25 骨迷路示意图

通路尚存争议[1]。蜗管的可能作用之一是与圆窗联合起来，作为外淋巴压力机械调整装置的一部分[19-21]。

3.2.2 膜迷路

膜迷路（耳迷路）是一种螺旋状结构，形似蜗牛壳。膜迷路的基本结构包括蜗管、椭圆囊、球囊、连合管、含有壶腹的半规管、内淋巴管以及内淋巴囊。

3.2.3 蜗管

蜗管（或膜耳蜗）是一个呈锥状螺旋定向的膜性管，位于骨螺旋板和耳蜗外侧骨壁之间，并附着于耳蜗外侧骨壁[9]。蜗管也称中阶，位于前庭阶和鼓阶之间（图 13.26）。这 3 个隔室内充满液体。蜗管和整个膜迷路内含有内淋巴。前庭阶和鼓阶内含有外淋巴。脑脊液经蜗水管（外淋巴管）直接与外淋巴间隙相连通（图 13.27）。蜗管含有听觉的感觉终末器官，称为 Corti 器。Corti 器位于基底膜上，基底膜将蜗管与鼓阶分隔（图 13.26）。Corti 器和基底膜共同构成螺旋膜，即蜗管鼓壁或下壁。螺旋韧带是骨耳蜗骨膜的增厚部分，构成蜗管弯曲的外侧壁和阶的邻近部分。鼓阶位于基底膜下方；前庭阶位于蜗管上方；Reissner 膜（前庭膜）将前庭阶与蜗管分隔。Reissner 膜构成蜗管的上壁。鼓阶和前庭阶仅在被称为蜗孔的蜗顶处相连通。前庭阶迂曲走向，在此处变

为鼓阶，反过来，鼓阶也螺旋向后走向圆窗处（图 13.28）。前庭阶和鼓阶分别通过卵圆窗和圆窗与中耳相连通。鼓阶的盲端终止于圆窗膜，但前庭阶在此水平处开口于前庭的外淋巴间隙。蜗管通过球囊处的连合管与前庭系统相连。因此，包括前庭系统的 3 条半规管都充满内淋巴。

3.2.4 椭圆囊

椭圆囊是膜迷路呈狭长至卵圆形的部分（图 13.29），人类的椭圆囊位于前庭内侧壁、球囊的上方。椭圆囊的直径较半规管大，连通各个半规管的末端（共 5 个，因为前、后半规管共用一个开口）。椭圆囊斑位于椭圆囊的下面（椭圆囊隐窝），是一种感觉终末器官。椭圆球囊管通常起自椭圆囊，连接椭圆囊和球囊，并与内淋巴管相通。如前所述，上半规管和后半规管的非膨大端或非壶腹端合并形成的开口，称为总脚，3 个半规管经此开口与椭圆囊相连通。

3.2.5 球囊

球囊位于椭圆囊上（前）端的前内侧（图 13.29），往往较椭圆囊更圆。球囊和椭圆囊借助椭圆球囊管相连通，经连合管（也称 Hensen 连合管）与蜗管相连通[1]。球囊斑为内耳外侧壁上的卵圆形增厚部分，含有该部分内耳的感觉神经末梢。

3.2.6　半规管

半规管包括前或上半规管、后半规管和外半规管。每个膜半规管的一侧末端膨大形成壶腹。前半规管朝向前外侧，后半规管朝向后外侧，外半规管朝向后外侧，彼此之间分别形成大约 90° 的角。骨半规管

循沿相似的方向。上半规管和后半规管的非膨大端或非壶腹端合并形成的开口，称为总脚，3 个半规管经此开口与椭圆囊相连通。从总脚起，前半规管向上方弯曲，后半规管向后下方弯曲。膜半规管的另一端或（膜）壶腹端含有感觉神经末梢。前、后半规管的壶

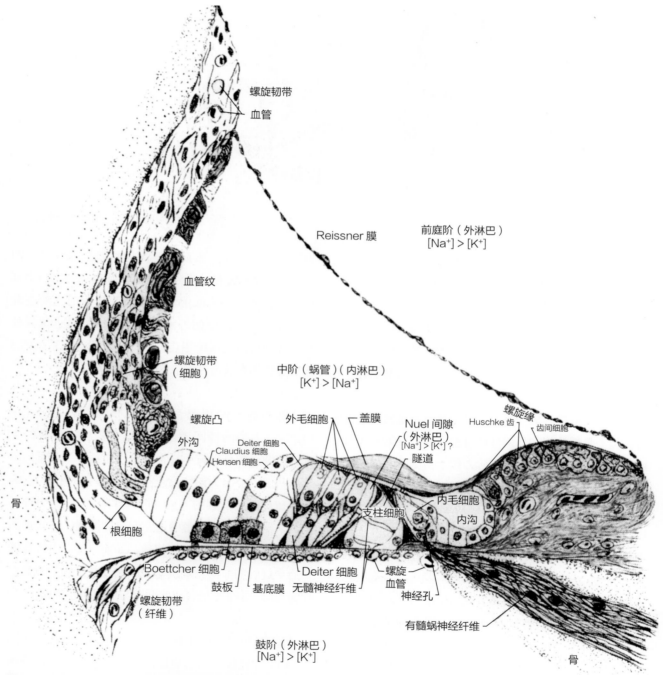

图 13.26　膜迷路示意图，膜迷路包括耳蜗（听觉器官）和前庭系统（平衡），图中显示了含有内淋巴的中阶（蜗管）与含有外淋巴的前庭阶和鼓阶之间的关系（经允许引自：Nager GT. Anatomy of the membranous cochlea and vestibular labyrinth. In: Nager GT，ed. Pathology of the Earand Temporal Bone. Baltimore，MD: Williams and Wilkins；1993: 3-48）

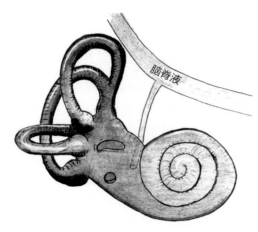

外淋巴

图 13.27　外淋巴间隙与脑脊液之间经蜗水管（外淋巴管）直接相交通的示意图

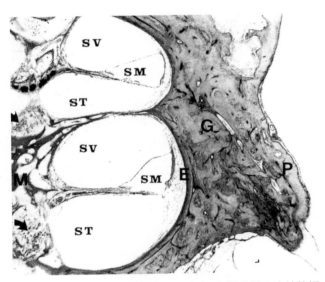

图 13.28　耳蜗、骨耳蜗及蜗轴。箭头—蜗轴底转和中转的螺旋神经节细胞；E—骨内膜层；G—软骨内层，含有骨间球；P—骨膜层；SM—中阶；ST—鼓阶；SV—前庭阶

腹端注入椭圆囊。外半规管的两端也与椭圆囊相连，前端形成壶腹。当头前倾 30° 角时，外半规管呈水平位。

3.2.7　内淋巴管和内淋巴囊

内淋巴管横穿颞骨岩部的中间部分，位于其自身的骨性管道内，即前庭水管[9]。内淋巴管可分为数段。第一段是膨大的部分，称为窦部，为椭圆囊管和球囊管开口的共同通道。第二段内淋巴管较狭窄，称为峡部。峡部之后的内淋巴管管腔又变宽，成为内淋巴

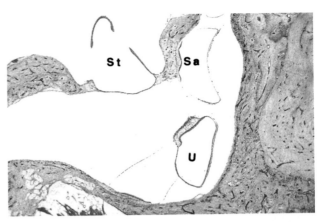

图 13.29　猫的鼓室，示椭圆囊（U）和球囊（Sa）。St—镫骨

囊。大部分内淋巴囊位于蜗管漏斗状的颅孔内后颅窝硬脑膜反折处，其内侧局部被覆一薄层骨壳，称为鳃盖骨。内淋巴囊以末端膨大或凹陷而终止。内淋巴囊分为两部分：近端部分，多皱褶，管腔因衬覆上皮有很多皱襞而不规则；远端部分，衬覆上皮光滑平整。内淋巴囊和内淋巴管均有不规则的细乳头从上皮基底部突向管腔内，有时可在患者放射学成像检查时发现。

膜前庭系统含有运动觉和位置觉感受器。内耳的神经包括第Ⅷ对脑神经（前庭蜗神经）和第Ⅶ对脑神经（面神经），经内耳道进入内耳。

3.2.8　内耳神经支配

支配内耳的神经是第Ⅷ对脑神经，又称为前庭蜗神经或听神经。该神经在功能上由前庭神经及蜗神经两部分组成。在内耳道，这两部分紧密伴行，但在内耳道的外侧端，神经干分成 3 支，包括 2 条前庭神经支和 1 条蜗神经支。

前庭神经起自内耳道外侧端的（传入）前庭或 Scarpa 神经节上部和下部的双极神经元细胞。在外周，前庭神经分为 2 个主要分支，即前庭上神经和前庭下神经。神经节上部向外膜半规管壶腹部、前（上）膜半规管壶腹部、球囊斑和椭圆斑发出神经分支。神经节下部发出后壶腹神经分支和支配球囊的神经分支，此外还向耳蜗部发出神经分支。

蜗神经起源的神经元形成螺旋神经节，为听觉终末器官和听觉皮质之间四级神经元中的第一级。螺旋神经节位于骨螺旋板附件底部的蜗轴螺旋内（图 13.28）。骨螺旋板是一层薄的骨小梁，称为神经孔，包绕自 Corti 器向前庭蜗神经走行的传入神经纤维以

及自 Rasmussen 橄榄耳蜗束向外毛细胞走行的传出神经纤维。传出神经纤维自脑部的出口处与前庭神经支合并，经前庭蜗神经交通支并入第Ⅷ对脑神经的蜗支，或经蜗轴并入 Oort 神经[1]。在到达蜗轴之前，神经纤维没有髓鞘，但在即将到达耳蜗蜗轴时获得髓鞘。这些双极神经元的轴突或中央纤维聚合形成神经束，从耳蜗蜗轴经骨螺旋孔裂的神经通道，进入内耳道，在此形成蜗神经。

在内耳道内，前庭蜗神经通常与面神经相连。这3支神经一同进入颅后窝，横穿小脑脑桥角，在脑桥的后下外侧进入脑干。中枢听传导通路包括另外三级神经元，与神经核形成大量的连接，遍布于中枢神经系统，作为听觉反射系统的一部分，投射到上颞叶前横回的听觉皮质区[9-10]。

面神经穿过位于颞骨岩部内的内耳道进入颞骨，与第Ⅷ对脑神经和迷路动脉（内听动脉）相伴行并位于两者上方。然后，面神经经过 Bill 棒（一个尖锐的骨性突起），分隔面神经与前庭神经上支。在内耳道的外侧端，面神经穿过蛛网膜和硬脑膜进入其自身的骨性通道，即面神经管（Fallopius 管）。在面神经管内走行一小段距离后，面神经至耳蜗正上方，该处含有膝状神经节。岩大神经自膝状神经节分出，经其前内侧进入颅中窝。面神经出膝状神经节后立即向（膝状神经节外侧）后外侧转行。当向后在前庭外侧壁（即鼓室内侧壁）的骨质内走行时，面神经向外下方斜行，其周围的骨质形成一个膨大或隆起，称为面神经管凸，该膨大或隆起属于正常现象，可以很大，足以覆盖卵圆窗和镫骨底。然后，面神经弯曲向下走行，几乎垂直穿过乳突到达茎乳孔，该处为面神经管的终端，面神经由此出颅。在即将离开茎乳孔之前，面神经发出鼓索支，该神经支由感觉神经纤维和节前运动纤维组成。在茎乳孔稍上方，鼓索支离开面神经干，在鼓索小管（鼓索小管后部）内迂回向前上方走行，经后壁进入鼓室。在鼓室内，鼓索支从锤骨与砧骨之间穿过，经岩鼓裂（鼓索小管前部）内的管道，离开鼓膜，在此处并入舌神经，并随舌神经分布于舌前 2/3 的味蕾和下颌下神经节，在该神经节换元后，节后纤维分布于下颌下腺和舌下腺。

3.3 组织学

3.3.1 骨迷路

骨迷路（耳囊）包绕其内部的膜迷路，并与膜迷路的形状相同。骨迷路非常致密，由 3 层结构构成：外骨膜层；内层，紧邻膜迷路，衬覆一薄层内骨膜（也称为骨内膜）；中间层，其内存留大量钙化的软骨基质，称为骨间球或骨小体[7]（图 13.30）。骨迷路的致密性对于骨迷路内液体精细振动的绝缘和保护是必不可少的，对于维持听觉和平衡觉完整性及功能也是不可或缺的[7]。正如 Michaels 所述，成人骨迷路的骨既不是板层骨也不是编织骨，而是处于两者之间的一种类型；与其他成人骨不同的是，骨迷路缺乏钙化的软骨基质及去除和替换原始骨的正常发育过程[7]。

3.3.2 膜迷路

膜迷路由内衬上皮细胞的管道构成，其周围有结缔组织包绕。膜迷路有 3 种基本结构，包括半规管、椭圆囊和球囊以及蜗管，这 3 部分结构相似，由 1 层增厚的特化上皮及其周围附着的 1 层纤维胶质膜构成。特化上皮由支持细胞和神经上皮细胞或毛细胞构成。神经上皮含有突起（"毛发"），凸出于细胞的游离缘。

3.3.3 耳蜗

Corti 器由传递神经递质的毛细胞构成，毛细胞位于基底膜上，与蜗管自身一样呈螺旋状排列（图 13.31）。Corti 器由支持细胞和毛细胞组成。支持细胞（或柱细胞）有几种不同类型，其中较为重要的是指细胞，排列成 2 组：内指细胞单行排列；外指细胞

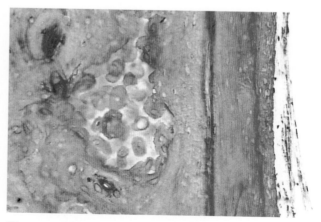

图 13.30　耳蜗骨小体（左）和骨内膜（右）

（Deiters 细胞）呈 3~5 行排列，因所在耳蜗水平位置的不同而异，越近蜗顶细胞行数越多，越近蜗底细胞行数越少。内指细胞伴有单层毛细胞；外指细胞与成排的毛细胞相间分布。指细胞因其细胞表面发出坚硬指状突起的外形而得名，这些突起构成网状膜而覆盖于螺旋器的游离面[1]。毛细胞有许多"毛状"突起（40~100 根 / 细胞）突出于网状（表）面。外毛细胞较敏感，呈短楔形，分布于指细胞顶端之间，以便接近基底膜，一般认为其与耳蜗微音电位有关[1]。内毛细胞较长，不如外毛细胞易受损伤，一般认为其对声波的敏感性较差。

　　Corti 器细胞之间的细胞间隙似乎充满了细胞间质。这些间隙大多贯穿于 Corti 器的全长，位于内、外指细胞与毛细胞之间，称为 Corti 隧道或 Corti 管（图 13.32）。Corti 隧道以特化的支持细胞即内柱细胞和外柱细胞（Corti 柱）为界（图 13.32）。Corti 隧道和 Corti 柱共同构成 Corti 弓。

　　基底膜为一层纤维组织，支撑 Corti 器。基底膜处有盖膜附着。基底膜的纤维从骨螺旋板走行至螺旋韧带的螺旋嵴。基底膜从蜗底至蜗顶逐渐增宽，对从其下端至蜗孔传播的声波引起的膜变形具有共振作用。盖膜是由大量细小纤维组织构成的一种凝胶状结构。同基底膜一样，盖膜从蜗底至蜗顶逐渐增宽，对毛细胞有振动效应。

　　Corti 器和基底膜共同构成螺旋膜，即蜗管鼓壁或下壁。螺旋韧带是骨耳蜗骨膜的增厚部分，构成蜗管弯曲的外侧壁以及阶的邻近部分。前庭膜或 Reissner 膜较薄，由 2 层细胞构成：内细胞层由上皮样细胞簇组成，起源于外胚层；外细胞层由较大的、扁平状、细长的细胞组成，起源于中胚层[7]。该膜构成蜗管的上壁。在梅尼埃病（见后文）中，前庭膜向前庭阶膨出。蜗管外侧（垂直）壁为血管纹，由起自前庭阶蜗轴区域的 30~35 条小动脉供养，向外侧走行至骨迷路外侧壁（图 13.31）[22]。一般认为这是内淋巴的来源[23]。螺旋韧带的组织间隙是一个吸收的场所[24]。血管纹在耳毒性的情况下会发生改变，可继发于服用顺铂、利尿剂和其他药物（见后文的老年性耳聋及其他耳聋性病变）[7]。

3.3.4　膜半规管、椭圆囊和球囊

　　每个膜半规管的一侧末端膨大形成壶腹。半规管壶腹部的感觉神经末梢构成壶腹嵴。每个壶腹嵴含有增厚的上皮；每个壶腹脊上方有凝胶状结构，由黏稠

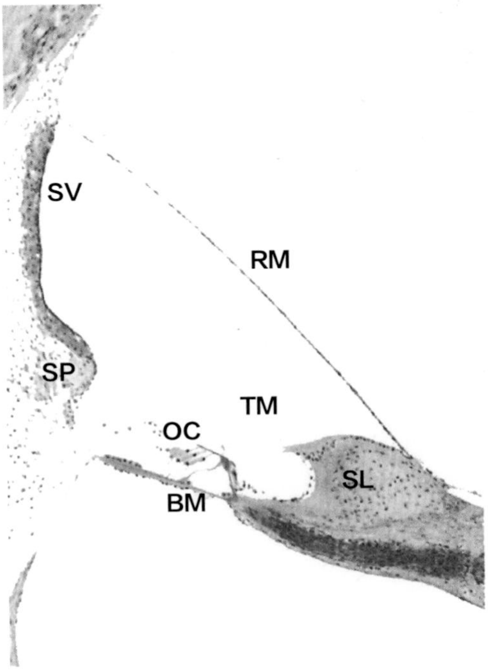

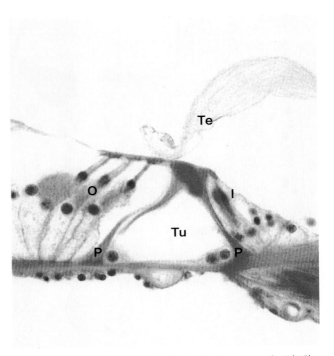

图 13.31　猫的中阶。BM—基底膜；OC—Corti 器；RM—Reissner 膜；SL—螺旋缘；SP—螺旋隆凸；SV—血管纹；TM—盖膜

图 13.32　图 13.31 中 Corti 器的高倍镜照片。I—内毛细胞；O—外毛细胞；P—柱细胞（隧道壁）；Te—盖膜；Tu—Corti 隧道

的蛋白多糖构成，称为壶腹帽。神经上皮毛细胞的毛插入到壶腹帽基部。因为壶腹帽具有凝胶状性质，所以其可在内淋巴的压力作用下发生弯曲，很显然，这可刺激毛细胞以及壶腹崤的神经末梢。

椭圆囊和球囊是前庭的两个主要膜性结构，其内衬感觉上皮的部分称为斑（图13.33）。椭圆囊斑和球囊斑结构相同，并与膜半规管壶腹崤的结构相似。透射电镜显示，这些感觉细胞有两种类型：Ⅰ型细胞呈烧瓶状，基底部膨大；Ⅱ型细胞呈圆柱状。Ⅰ型细胞借助于其宽阔的杯状末端附着于感觉神经纤维；Ⅱ型细胞的末端借助于神经的钮扣样装置与之相连接（图13.34）[7]。感觉上皮由毛细胞组成，毛细胞的坚硬、不能游动的突起嵌入到凝胶状的位砂膜内。在位砂膜内嵌入的还有晶体，称为位砂，含有碳酸钙和悬浮于胶冻样多糖内的蛋白。斑与耳部其他感觉区的差异仅仅是其有位砂的存在。

3.3.5 神经和副神经节

大多数脑神经和脊神经都含有神经胶质，这些胶

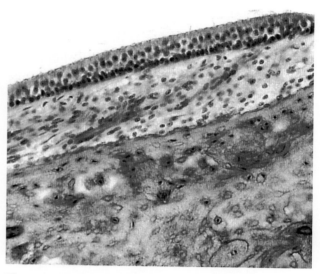

图13.33 图13.29 的高倍镜照片，图中显示球囊斑

质仅仅延伸至其外侧端之外不足1mm处[25-26]。视神经全长均含有神经胶质，因此实际上其是脑束而不是真正的神经。第Ⅷ对脑神经（前庭蜗神经）与其他脑神经不同，神经胶质通常沿其走行延伸6~8mm（图

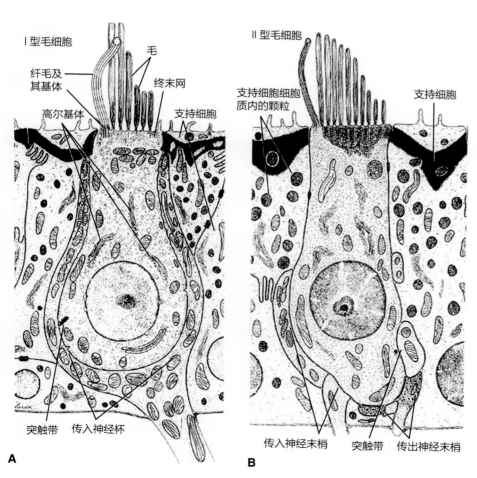

图13.34 前庭部毛细胞的超微结构图，图中显示Ⅰ型（A）和Ⅱ型（B）毛细胞及其支持细胞的主要特征（经允许引自：Nager GT. Anatomy of the membranous cochlea and vestibular labyrinth. In: Nager GT, ed. Pathology of the Ear and Temporal Bone. Baltimore, MD: Williams and Wilkins; 1993: 3-48）

13.35）。神经胶质沿第Ⅷ对脑神经的这种分布，有助于解释神经胶质肿瘤在该神经的发生率高于其他脑神经[25]。前庭神经和蜗神经在近内耳道入口处融合，此处神经的外观由近端的淡色变为远端的深色。外观的这种改变是由于神经纤维表面的覆盖物从淡色的少突神经胶质细胞突然转变为深色的施万细胞（图13.36）。第Ⅷ对脑神经的神经胶质 – 施万鞘结合部称为 Obersteiner-Redlich 线。听神经瘤（也称前庭神经瘤）在该结合部与内耳道底部的筛状区之间的任何地方均可发生[27]。

在耳部可见到副神经节，副神经节的结构与颈动脉体相似，可发生颈鼓室副神经节瘤。大部分副神经节与颈静脉球有关，小部分位于中耳岬内侧黏膜下（图 13.37）。

3.3.6　内淋巴囊和内淋巴管

内淋巴管内衬矮立方上皮（图13.38），内淋巴囊内衬高柱状上皮，并呈乳头状外观（图13.39）。内淋巴囊乳头状瘤是一种侵袭性肿瘤，据推测其起源于内淋巴囊上皮[28]。该肿瘤最初被认为是低度恶性肿瘤（即腺癌），具有潜在局部破坏性而不发生转移，以形态不定的上皮为特征，包括无特征的矮立方状至乳头状和腺样结构的新生物[28-29]。免疫组织化学染色显示，内淋巴囊乳头状瘤的肿瘤细胞对广谱CK、

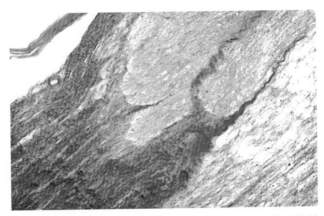

图 13.36　前庭蜗神经的前庭支和蜗支在近内耳道口处融合。此处为神经胶质 – 施万鞘结合部，也称为Obersteiner-Redlich 线，由于神经纤维表面的覆盖物从淡染的少突神经胶质细胞突然转变为深染的施万细胞，从而导致神经的外观从近端的淡色变为远端的深色

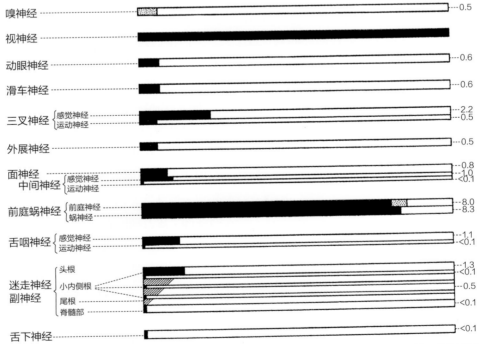

图 13.35　脑神经和脊神经示意图，大多数神经都含有胶质，仅仅延伸至其外侧端之外不足 1mm 处，例外的是视神经和第Ⅷ对脑神经（前庭蜗神经），考虑到视神经全长均有胶质存在，因此视其为真正的脑束。第Ⅷ对脑神经的神经胶质通常沿其走行延伸 6～8mm（经允许引自：Hollinshead WH. The cranium. In: Hollinshead WH, ed. Anatomy for Surgeons. 3rd ed. Philadelphia, PA: Harper and Row; 1982:26-27）

CK7、EMA、碳酸酐酶 IX［CAIX，细胞质和（或）细胞膜着色］、PAX8（细胞核着色）和 vimentin 呈阳性表达，但对肾细胞癌标志物（RCC）、CD10、甲状腺球蛋白和甲状腺转录因子 1（TTF1）呈阴性表达[30]。该肿瘤患者的常见症状与梅尼埃病相似，包括眩晕和房屋旋转感。已发现该肿瘤与 von Hippel-Lindau 病（脑视网膜血管瘤病，VHL 病）相关，确定含有 VHL 基因[31-33]，但偶可见散发病例，而与 VHL 病或其他遗传性疾病均无关[34-35]。

3.4 外淋巴和内淋巴的组成及循环

外淋巴部分为脑脊液的滤过液，部分为耳部血管的滤过液，化学成分与脑脊液相似，类似于细胞外液，呈低钾和高钠状态。外淋巴与脑脊液的相似性支持外淋巴来自脑脊液的观点。该观点的解剖学基础是基于蜗水管（外淋巴管）开口于蛛网膜下腔和外淋巴间隙[1]，脑脊液压力一旦增加将导致脑脊液流入迷路内。

每个骨半规管两端的外淋巴间隙都与前庭外淋巴间隙相通，该间隙与前庭阶也相通，而前庭阶与鼓室阶在蜗孔处相通。所有的外淋巴间隙都彼此相通。由于颞骨岩部骨密质内部分区域不连续或缺如，外淋巴交通中心可能位于外淋巴间隙和其他腔隙之间。这些潜在的交通区域包括中耳和内耳，可经圆窗和卵圆窗相通。此外，前庭水管和蜗水管，以及内耳神经和血管出入孔可作为内耳和颅腔之间潜在的通道。

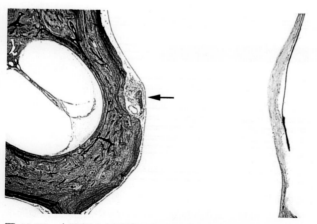

图 13.37 中耳岬内侧黏膜下的正常鼓室副神经节。鼓膜位于右侧（Gomori 网状纤维染色）

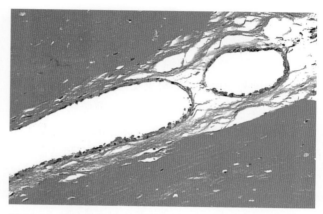

图 13.38 前庭水管内的内淋巴管。内淋巴管内衬矮立方状上皮

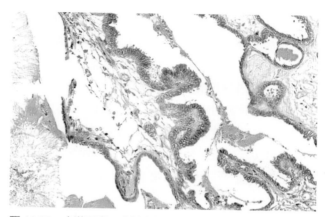

图 13.39 内淋巴囊，内衬高柱状上皮，呈乳头状

内淋巴是一种细胞内液样液体，呈高钾、低钠状态。内淋巴所含钾的浓度超过外淋巴或脑脊液的 30 倍，但其所含钠的浓度约为外淋巴或脑脊液的 1/10[36]。内淋巴的蛋白质含量较低，全部为球蛋白，而不是球蛋白与白蛋白的混合物[1]。由于糖胺聚糖类成分含量高，内淋巴的黏滞度与眼球的玻璃体相似。内淋巴的电解质浓度对感觉器官的正常功能至关重要。一般认为，内淋巴主要来源于血管纹、膜半规管壶腹部上皮及椭圆囊斑和球囊斑上皮。最近有证据[37]表明，人类内淋巴囊具有内分泌或旁分泌功能，其可表达强利尿活性肽，包括尿钠肽和脑钠肽，以及调节血管张力的肽类，如肾上腺髓质肽 –2。此外，内淋巴囊也可显著表达垂体后叶激素运载蛋白和催产素（OXT）[36]。内淋巴囊可能影响下丘脑 – 垂体 – 肾上腺轴，通过表达催产素来调控内耳的血管升压素受体和水通道蛋白 –2。除了对内耳内淋巴动态平衡的调节作用之外，内淋巴囊还可分泌几种肽，通过对血管

系统和肾脏的直接和间接作用而影响全身和（或）颅内血压[37]。

内淋巴循环通过蜗管（中阶）向下到达蜗底，然后经连合管进入球囊，接着进入内淋巴囊和内淋巴管进行重吸收。蜗管通过两个通路与前庭内淋巴包括内淋巴囊进行交通，因此内淋巴系统同外淋巴系统一样，是一个连续的系统。

4　声音传导

声音通过空气和骨进行传导。耳郭和外耳道将空气中的声波传导至鼓膜。与骨传导相比，空气传导声波的效率较差。听骨链包括锤骨、砧骨和镫骨，通过传播从鼓膜至镫骨底的振动而增强声能传播，镫骨底位于前庭卵圆窗，与外淋巴相联系。声波振动从前庭外淋巴直接传播至耳蜗外淋巴间隙，首先通过前庭阶（上腔）从卵圆窗上行，然后到达鼓阶（下腔）下行至圆窗。内淋巴壁包括中阶或蜗管，位于前庭阶和鼓阶外淋巴之间，可接收来自外淋巴的振动波。振动波通过内淋巴刺激 Corti 器的感觉细胞，接收声音的感觉器官位于中阶或蜗管，从这里传送至蜗神经，经中枢途径传送至大脑皮质。

5　部分异常情况及病理学改变

5.1　外耳

外耳的异常情况包括第一、二鳃弓综合征相关的病变。第一、二鳃弓综合征包括耳部和非耳部病变。耳部病变表现包括外耳畸形或缺失、外耳道闭锁及听力受损。非耳部病变包括面部不对称、颞下颌关节畸形、神经肌肉异常及心血管、肾和中枢神经系统相关的异常。戈尔登哈尔综合征（Goldenhar 综合征），又称眼 – 耳 – 椎骨畸形综合征是以副耳、耳前凹和裂隙、表皮样囊肿、脂质皮样囊肿以及脊柱异常为特征的第一、二鳃弓综合征[38]。耳部异常也可伴随其他疾病包括唐氏综合征的出现（图 13.40）。隐耳是一种罕见的畸形，表现为耳郭上部被埋入头皮内（图 13.41）。小耳畸形表现为耳郭严重发育不全，伴

有外耳道闭锁或缺如。小耳畸形通常是双侧性的，但两侧发育不全的程度可有所不同。副耳，又称附耳、付耳、耳赘或多耳畸形，出生时即出现，可单发或多发、单侧或双侧，无蒂或有蒂，柔软或含有软骨，或者为表面被覆皮肤的结节或突起。副耳通常位于耳屏前方皮肤表面，临床上可被误诊为乳头状瘤。组织学上，副耳含有正常的外耳结构，包括皮肤、皮肤附属器以及软骨内核。一般认为，副耳与第二鳃弓发育异常有关。副耳可单独发生而无其他先天性异常，但也可伴有唇裂或腭裂、下颌骨发育不全或其他发育异常，如 Goldenhar 综合征（眼、耳、脊椎发育不良）[38]。

在成人中，耳垂斜形皱褶（diagonal earlobe crease，DELC）与冠状动脉疾病相关，称为 Frank 标志[39]。皱褶从外耳道口向后下斜行，横过耳垂外侧面（图 13.42）。根据皱褶的范围和深度，耳垂皱褶可分为 3 级：1 级，是最不明显的皱褶表现；2 级，包括横过整个耳垂的浅表皱褶或横过 50% 耳垂的深

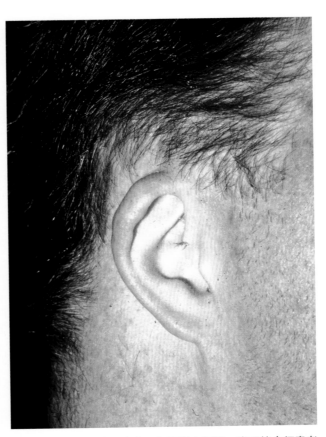

图 13.40　唐氏综合征患者。与正常人相比，唐氏综合征患者的外耳较小，位置低，上部耳轮发育不全

图 13.41 隐耳患者，一种罕
见的畸形，表现为
耳郭上部被埋入头
皮内

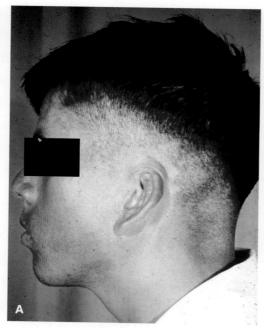
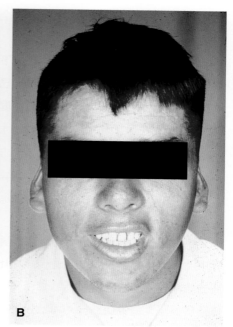

皱褶；3 级，为横过整个耳垂的深皱褶。双侧 2 级和 3 级皱褶均与由动脉粥样硬化和心肌梗死所致的高死亡风险显著相关[40]。

5.2 中耳

5.2.1 中耳炎

中耳炎是中耳腔的急性或慢性感染性疾病。中耳炎主要发生于儿童，其他年龄段的人群也有发生。中耳疾病最常见的病原微生物是肺炎链球菌和流感嗜血杆菌[41]。耳镜检查显示鼓膜充血、不透明、膨出、活动受限；也可出现化脓性耳漏。双侧受累的情况并不少见。中耳感染是由于咽炎（细菌性或病毒性）时或之后经咽鼓管播散感染引起的。

一般情况下，中耳炎采用药物治疗。有时也会切取组织进行组织病理学检查。中耳炎的病理改变通常较明确，但也可出现一些继发性改变，如慢性感染引起的表面上皮腺性化生，这可能会与真正的腺性肿瘤相混淆。

慢性中耳炎的组织学改变表现为由淋巴细胞、组织细胞、浆细胞以及嗜酸性粒细胞等构成的不同程度慢性炎性细胞浸润。也可见多核巨细胞和泡沫状组织细胞。中耳可见矮立方状上皮，也可没有，也可见到腺性化生，这是中耳上皮对感染过程的一种反应性改

变（图 13.43）。与化脓性中耳炎相比，非化脓性中耳炎中往往更常见到这些腺体。化生性腺体在组织标本中分布不均匀，形态多样，被大量间质组织分隔。这些腺体内衬柱状至立方状上皮，有（或没有）纤毛

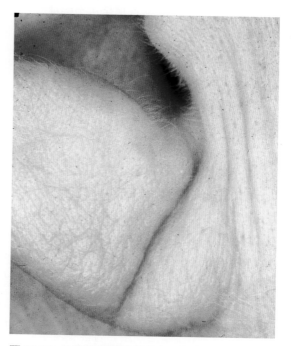

图 13.42 3 级耳垂皱褶的患者，图中显示贯穿整个耳垂的深皱褶。该患者对侧耳也有相似的耳垂皱褶。双侧 2 级和 3 级皱褶均与由动脉粥样硬化和心肌梗死所致的高死亡风险显著相关

化生和杯状细胞化生,有(或没有)腺体分泌物,因此腺腔可以是空的或含有不同的分泌物,包括稀薄(浆液性)或黏稠(黏液性)的液体成分。见到纤毛可证实为中耳腺性化生,中耳腺瘤无此特征[41]。此外,慢性中耳炎的改变中出现腺体杂乱无章排列时,应将化生性腺体与肿瘤性腺体区分开来。慢性中耳炎也可出现急性炎症细胞。

除了炎症细胞浸润和腺性化生之外,慢性中耳炎(或慢性中耳炎后遗症)时还可见到其他组织病理学表现,包括纤维化、肉芽组织、鼓室硬化、胆固醇性肉芽肿以及反应性骨形成。由于瘢痕组织的存在,中耳听小骨可受到破坏(部分性或完全性)或变成固定状态。鳞状上皮向内生长可引起鼓膜紧张部穿孔,这可能会导致胆脂瘤(见后文)的发生。

鼓室硬化表现为鼓膜或中耳的营养不良性矿化(钙化或骨化),与中耳炎反复发作有关[42]。鼓室硬化在中耳炎中的发生率为3%~33%[42]。鼓膜鼓室硬化可见于鼓膜切开术和置管术后的儿童。在这种情况下,鼓室硬化灶并不总是永久存在的。中耳鼓室硬化通常好发于老年患者,为不可逆的无机盐累积,与传导性耳聋有关[43-44]。

肉眼检查时,鼓室硬化灶可呈局灶性或弥漫性,表现为白色结节或斑块(图13.44)。组织学上,在间质内或鼓膜中层(结缔组织)可见到矿化、钙化或骨化物质的致密团块或碎屑(图13.45)。鼓室硬化可导致瘢痕形成和听小骨链固定。

胆固醇性肉芽肿是一种组织学定义,用来描述红细胞膜脂质层障碍导致红细胞破裂而产生胆固醇结晶引起的异物肉芽肿性反应。在出血合并中耳腔通透和引流障碍时的任何情况下,中耳和乳突都可发生胆固醇性肉芽肿[45]。中耳胆固醇性肉芽肿可表现为特发性鼓室积血,患者也可主诉为耳聋及耳鸣。大多数中耳和颞骨部胆固醇性肉芽肿呈惰性生物学行为,可引起无明显意义的骨吸收[45]。

与中耳和颞骨部胆固醇性肉芽肿不同的是,岩尖胆固醇性肉芽肿呈侵袭性,形成瘤样肿块并伴有囊性扩张及邻近结构的侵蚀破坏,临床上形似于肿瘤(例如颈鼓室副神经节瘤、内淋巴囊乳头状瘤)[46]。根据病变扩展的方向不同,岩尖胆固醇性肉芽肿可侵入耳蜗、小脑脑桥角、颈静脉孔、第Ⅴ~Ⅺ对脑神经、脑干和小脑,产生危及生命的症状[47]。岩尖受累时更易伴有感觉神经性听觉丧失,其他症状和体征包括头痛、脑神经受损,颅后窝或颅中窝受累引起的骨质侵蚀也已有报道[7,46,48]。轴向计算机断层扫描(CT)检查显示,岩尖胆固醇性肉芽肿表现为圆形、卵圆形至形状不规则的囊,边缘光滑和出现骨重建的迹象。

胆固醇性肉芽肿无论发生在什么部位,其组织病理学表现都是一致的,包括形状不规则的透明空隙,围以组织细胞和(或)多核巨细胞(异物性肉芽肿)(图13.46)。胆固醇性肉芽肿与胆脂瘤没有因果关系,可单独发生或与胆脂瘤伴发。

5.2.2 胆脂瘤(角质瘤)

胆脂瘤是中耳的一种假瘤样病变,特征为复层鳞状上皮在中耳腔内形成囊样的角蛋白蓄积(类似于表

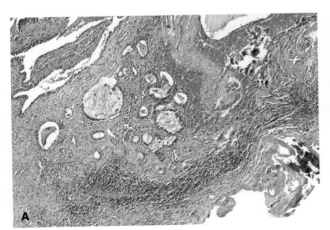
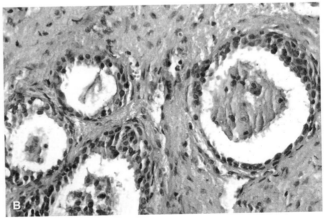

图 13.43　正常情况下中耳腔内见不到腺体,但中耳炎时可见到腺性化生。A.中耳炎,图中显示慢性炎症、纤维化、腺性化生以及钙化灶(图右下所示);在左上部可见到残留的中耳正常立方状上皮;B.高倍镜显示慢性中耳炎时的腺性化生

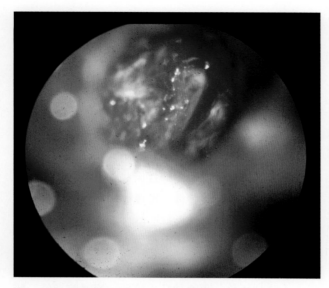

图 13.44 鼓膜鼓室硬化，图中显示鼓膜上的钙化斑

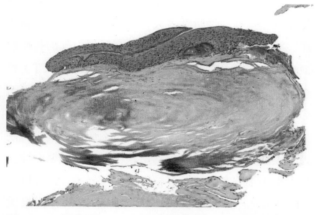

图 13.45 鼓膜硬化症。鼓膜增厚和钙化，其外侧（外耳道）面被覆角化的鳞状上皮（图上方所示），内侧（鼓室）面被覆立方状上皮（图右下方所示）

皮包涵囊肿）。尽管胆脂瘤呈侵袭性生长，但并不认为它是真正的肿瘤。胆脂瘤是一种误称，因其既不是肿瘤也不含有胆固醇，也许角质瘤的名称会更为确切，但长久以来一直在文献中使用的都是胆脂瘤这个术语。中耳和内耳的胆脂瘤分为 3 种类型：获得性胆脂瘤、先天性胆脂瘤和岩尖胆脂瘤。根据在鼓膜发生位置的不同，每种胆脂瘤又可细分为松弛部（Shrapnell 膜）胆脂瘤和紧张部胆脂瘤。

5.2.2.1 获得性胆脂瘤

获得性胆脂瘤是最常见的胆脂瘤类型，多见于男性，好发于大龄儿童和青壮年。获得性胆脂瘤是由于外耳道表皮进入中耳所致，可能通过几种方式发生：

鼓膜穿孔，随后局部鼓膜回缩，并伴有上皮内陷或一束复层鳞状上皮向中耳内生长；外科手术和（或）创伤后鳞状上皮内陷；中耳黏膜的鳞状上皮化生[49]。中耳压力下降可导致鼓膜某些区域回缩，包括松弛部、紧张部，或两者均有[49]。回缩囊是胆脂瘤发生的前驱病变（图 13.47）[50-51]。咽鼓管功能障碍可能是引起慢性（复发性）中耳炎的因素之一[49]。胆脂瘤的病因多种多样，包括鼓膜外伤（如穿孔、移位、回缩或内陷）、鼓膜疾病和（或）鼓室腔黏膜病变。研究显示，在炎症情况下细胞迁移被增生所取代，可能是胆脂瘤的诱发因素[52]。病态的黏膜可促进回缩囊和胆脂瘤的发生[53]。

中耳腔后上部是获得性胆脂瘤最常见的部位[49]。最初，胆脂瘤可无明显临床症状，直到中耳腔和乳突广泛受累时才有临床表现。耳聋、恶臭的排出物及疼痛等症状可能与中耳鼓室上隐窝形成息肉或者鼓膜穿孔有关。耳镜检查显示，中耳内可见具有诊断意义的白色碎屑。

5.2.2.2 先天性胆脂瘤

先天性胆脂瘤患者鼓膜完整，可能缺乏导致鼓膜穿孔或鼓膜回缩的慢性中耳炎病史。先天性胆脂瘤见于婴幼儿。母体妊娠第 15 周后，颞骨内中耳的前外侧壁表面可见到小簇状表皮样细胞，称为表皮样结构[53]。在婴儿出生后的第一年内，表皮样细胞簇消失；如果表皮样细胞未消失而继续生长，将形成先天性胆脂瘤。先天性胆脂瘤又称为表皮样囊肿[54]。大多数情况下，先天性胆脂瘤发生在中耳的前上部。在病变早期通常无症状，可通过耳镜检查发现。在病变晚期，其体征和症状与获得性胆脂瘤相同。

通常认为，先天性胆脂瘤的病理生理学改变与获得性胆脂瘤不同，这些患者很少有咽鼓管功能障碍，这可能是本病不影响患者术前听力，手术后无并发症或术后不复发的原因[55]。最重要的是早期发现。手术切除是先天性胆脂瘤主要的治疗手段。

Dornelles 等人[56] 试图量化评估血管生成和基质金属蛋白酶（MMP）作为侵袭性指标在胆脂瘤中的意义。作者比较了 CD31、MMP2 和 MMP9 在小儿和成人患者中的表达情况，发现小儿胆脂瘤患者的炎症程度更高，MMP 因子生成更多，结合上述特点，

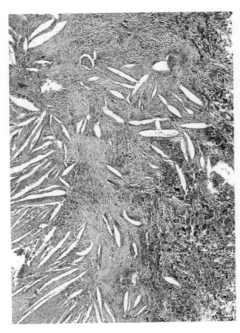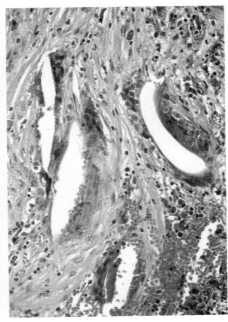

图 13.46　胆固醇性肉芽肿表现为空的、形状不规则的裂隙或腔隙，周围围绕组织细胞和多核巨细胞。易见新鲜出血和含铁血黄素沉积

认为小儿的胆脂瘤较成人更具侵袭性[56]。

5.2.2.3　岩尖胆脂瘤

岩尖胆脂瘤是发生于岩尖的表皮样囊肿，与中耳胆脂瘤无关。可能为先天性起源，但没有发现可解释病变起源的细胞残余。症状通常与小脑脑桥角的第Ⅶ对和第Ⅷ对脑神经受累有关[54]。

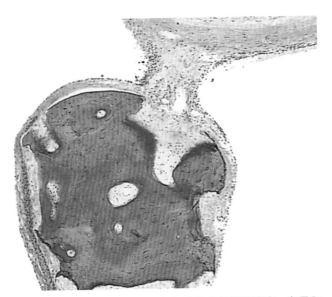

图 13.47　尸检时成人耳的锤骨切片伴有鼓膜回缩囊。在骨和中耳上皮之间可见一薄层复层鳞状上皮。连续切片发现，复层鳞状上皮从被覆于鼓膜回缩囊的外层上皮向内生长

5.2.2.4　病理学改变

不论是先天性或获得性胆脂瘤，都表现为囊性、大小不等的白色珍珠样肿块，内含奶油样或蜡样颗粒状物质。镜下见到复层角化鳞状上皮，上皮下纤维结缔组织或肉芽组织以及角蛋白碎屑等，即可做出胆脂瘤的组织学诊断（图 13.48）。基本的诊断要点是角化的鳞状上皮，仅仅出现角蛋白碎屑不能诊断为胆脂瘤。角化的鳞状上皮细胞较温和，分化成熟，无异型性。虽然胆脂瘤组织学呈良性，但其具有侵袭性和广泛破坏能力。胆脂瘤的破坏特性是一系列相关因素共同作用的结果，包括胆脂瘤对周围结构压力侵蚀的肿块效应、胶原酶（通过对骨质结构重吸收而产生骨质破坏的能力）的生成及骨吸收等。胆脂瘤的鳞状上皮和纤维组织成分均可产生胶原酶。这种局部侵袭性行为是由对周围组织结构逐渐侵蚀的胆脂瘤物质不断蓄积引起的。根据胆脂瘤发生部位和范围的不同，其侵蚀部位包括鼓室上隐窝外侧壁、中耳听小骨、鼓室上隐窝和窦上方的头盖，骨以及乳突骨皮质[49]。少见的侵蚀部位包括横窦和颈静脉球、前庭和耳蜗囊、面神经管、颅中窝和颅后窝的硬脑膜、半规管，以及面神经[49]。侵蚀的后遗症包括半规管瘘、鼓室段面神经暴露或经鼓室盖脑疝形成。镜下见到角化鳞状上皮，即可做出胆脂瘤的组织学诊断。胆固醇性肉芽肿

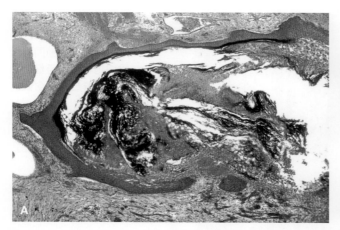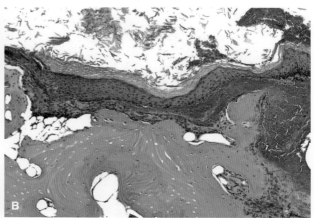

图 13.48　中耳胆脂瘤。A. 胆脂瘤的组织学诊断是基于在中耳腔内见到角化鳞状上皮；B. 骨质受累

不等同于胆脂瘤。这两种病变的病理学本质明显不同，不能相互混淆。

Park 等人 [57] 评估了 p63 和 survivin 在人中耳胆脂瘤上皮中的表达差异。p63 是 p53 的一个同源物，为在角质形成细胞复制中表达的一个标志物；survivin 是一种凋亡蛋白抑制因子，在大多数恶性实体性肿瘤和造血系统肿瘤中大量表达。与对照组相比，p63 蛋白在所有胆脂瘤标本中均呈弥漫性表达，尤其是在获得性胆脂瘤标本中。p63 在先天性胆脂瘤基底细胞中的阳性表达程度不一。p63 在原发性和复发性胆脂瘤中的表达无显著性差异。40 例胆脂瘤标本中，31 例可检测到 survivin 的表达。survivin 在获得性胆脂瘤中的表达较在先天性胆脂瘤中明显增加。这些结果表明 p63 和 survivin 在获得性胆脂瘤的进展中具有重要作用。胆脂瘤的遗传学改变包括 EGFR、TGF-α 和金属蛋白酶表达上调，抑癌基因表达下调和原癌基因表达改变，以上均已有报道 [58-59]，但胆脂瘤发生发展的机制仍不清楚 [60]。

与胆脂瘤不同的是，鳞状细胞癌表现出异型性或明显的恶性细胞学特征，并伴有因浸润性生长而形成的显著的促结缔组织增生反应，胆脂瘤并不会转化为鳞状细胞癌。为了确定胆脂瘤是否为低级别的鳞状细胞癌，Desloge 等 [61] 对人胆脂瘤标本进行了 DNA 分析，以确定是否存在倍体异常。在 10 例具有可分析数据的病例中，9 例为整倍体，1 例为非整倍体，因此，作者认为胆脂瘤缺乏明显的遗传不稳定性，不应视为恶性肿瘤。

5.2.3　耳硬化症

耳硬化症是一种特发于人类骨迷路和镫骨底的疾病。耳硬化症（otosclerosis）是骨迷路和镫骨底发生的疾病，只发生于人类。otosclerosis 的意思是耳朵变硬，来源于希腊语（"ous" 指耳，"skleros" 指硬，"osis" 指病态）；骨性强直（希腊语为 ankoulon，指变硬）；慢性化生性骨炎；耳进行性海绵状硬化。耳硬化症主要引起传导性耳聋，通常出现于 10 ~ 30 岁，进展缓慢。耳聋的程度与镫骨底的固定程度直接相关。耳硬化症患者也常伴有前庭功能障碍 [62-63]。耳硬化症通常累及双耳，但高达 15% 的病例可单侧发病 [64]。镫骨底固定引起的传导性耳聋的外科治疗（镫骨底切除术）是一种选择假体来替代固定镫骨的治疗手段。切除的骨可包括含镫骨底在内的整个镫骨，或者仅仅含有镫骨头和镫骨脚而不含镫骨底的镫骨上部。

尽管文献中有许多关于耳硬化症的病因学理论，但其病因尚不清楚。耳硬化症的病因中常常援引遗传因素，因为约有半数病例的家庭中有至少 1 名成员受累。Schrauwen 等人 [65] 采用全基因组分析来确定耳硬化症涉及的遗传因素。他们识别到两个高度相关的单核苷酸多态性位点（SNP），并在另外两个独立的群体（比利时 – 荷兰人和法国人）中得到验证。然后他们对 79 个 SNP 进行基因分型，以精细定位相关 SNP 界定的两个基因区域。相关信号最强的区域位于染色体 7q22.1，跨越络丝蛋白基因（RELN）的第 1 ~ 4 内含子，已知该基因在神经细胞迁移中起一定作用。

已证实 *RELN* 可表达于内耳和镫骨底。Schrauwen 等人也提供了 *RELN* 在耳硬化症中致病机制的证据。随后，他们又在另外 4 个欧洲人群（共 1141 个样本）中重复了该研究[66]。该区域的几个 SNP 分别在这些人群中得以重复。虽然在每一个人群中检测的显著相关性的效力都很小，但当将 4 个人群结合起来，可见 7 个 SNP 中有 6 个重复，与前期的检测结果具有一致性。Schrauwen 等人还证实在该区域存在等位基因异质性。这些数据进一步提示 *RELN* 参与了耳硬化症的发病机制。

环境因素可能与耳硬化症的进展相关。环境因素包括氟化物和病毒因素，尤其是麻疹病毒。有力证据表明，麻疹病毒可能在部分病例中起一定作用，因为在这些病例的镫骨底标本中检测到麻疹病毒 RNA[67]，有文献报道在耳硬化症组织原代培养细胞中发现麻疹病毒的分子学标记[68]。

Michaels 和 Soucek[69] 研究了耳硬化症的起源和发展。他们发现耳硬化症的主要斑块与耳囊外层具有相同的组织学表现，似乎是起源于类似骨膜的细胞，沿着界定的浸润路径进入镫骨底、耳蜗底螺旋以及球囊的踏板。病变通常从邻近的颞骨（前壁至卵圆窗）开始，最终穿过纤维环或镫骨前庭关节而累及镫骨底（图 13.49）。镫骨受累导致镫骨固定，失去传导声波的能力而引起传导性耳聋。在镫骨底切除标本中可见到耳硬化症的改变。虽然在切除的镫骨底中可能看到耳硬化的改变，但有时即使完整地移除了镫骨底，也未能在其中发现耳硬化的改变，这种情形是因为相邻颞骨的耳硬化病变导致肿胀，对未耳硬化性病变的镫骨底施加压力而导致固定[7]。耳硬化症可浸润性生长累及并取代先前正常的结构，包括耳蜗和前庭的耳囊，据此，Michaels 和 Soucek[70] 提出了耳硬化是一种侵袭性（低级别）骨肿瘤的概念。

5.3　内耳

5.3.1　老年性耳聋及其他耳聋性病变

耳聋包括传导性耳聋和感觉神经性耳聋。传导性耳聋和感觉神经性耳聋有很多病因，分别见于图 13.50 和图 13.51。随着年龄增加而发生的听力丧失称为老年性耳聋。目前，关于老年性耳聋进展相关的电

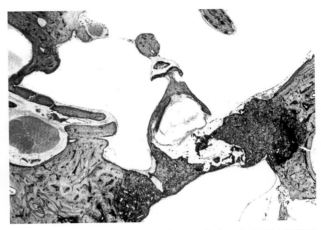

图 13.49　颞骨（前壁至卵圆窗）耳硬化症，病变穿过纤维环或镫骨前庭关节而累及镫骨底。镫骨受累导致镫骨固定，失去传导声波的能力而引起传导性耳聋

生理学基础和组织病理学改变仍存有争议。耳蜗的各种微观解剖学结构，包括毛细胞、螺旋神经节细胞、血管纹，以及基底膜等发生的退行性改变，都被认为是老年性耳聋的病因[71]。另外，外毛细胞损伤也已确认为老年性耳聋的独立病因[72-73]。Soucek 等[72-73] 人关于老年人耳的研究结果显示，其组织病理学改变包括耳蜗底部螺旋最下端所有的内毛细胞和外毛细胞全部丧失，第三层外毛细胞稀少甚至缺失（图 13.52）。与上述部位不同的是，Soucek 等人发现内毛细胞丧失的数量最少，第一排外毛细胞丧失的数量较多，第二排外毛细胞丧失量更多，但尚未达到第三排外毛细胞或耳蜗底部螺旋处细胞丧失的程度[72-73]。此外，Soucek 等人还发现静纤毛显著变长、增厚，以及巨大静纤毛的存在，他们认为这可促进老年性耳聋的发生发展。膜迷路各种微观解剖学结构发生的退行性改变可导致感觉神经性耳聋，这些改变可能继发于感染性疾病（图 13.53）、代谢异常（图 13.54）、创伤（图 13.55）、感音性老年性耳聋（图 13.56），以及服用某些药物，包括顺铂、利尿剂及其他药物（图 13.57，图 13.58）。

5.3.2　梅尼埃病

梅尼埃病是一种特发性内耳疾病，伴有特发性综合征症状、间歇性眩晕、感觉神经性耳聋、耳鸣以及耳胀满感。梅尼埃病包括波动性感觉神经性耳聋、发作性眩晕、耳鸣以及耳内压迫感等一组症状。眩晕通

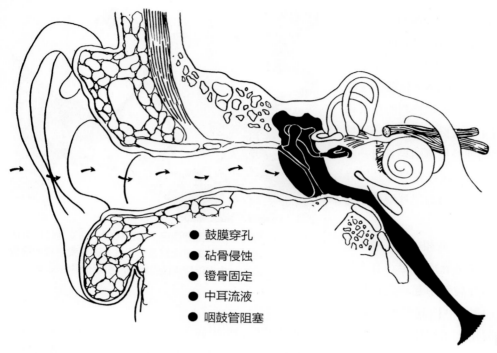

- 鼓膜穿孔
- 砧骨侵蚀
- 镫骨固定
- 中耳流液
- 咽鼓管阻塞

图 13.50　传导性耳聋的病因

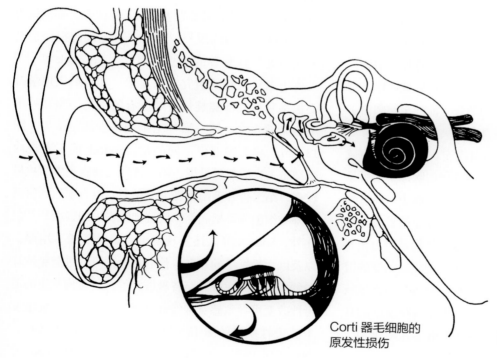

Corti 器毛细胞的
原发性损伤

图 13.51　感觉神经性耳聋的
病因

常突然发作，在几分钟内达到最大强度，持续 1 小时或更长时间，然后或者完全消退，或者以一种不稳定的感觉持续数小时至数天。

遗传学研究有助于理解前庭功能障碍的遗传基础。最近，外显子组测序在 PRKCB、DPT 和 SEMA3D 中发现了 3 个与家族性梅尼埃病相关的单核苷酸变异

型，这进一步支持了包括梅尼埃病在内的大多数间歇性或进行性前庭相关综合征的遗传背景 [74]。随着对前庭综合征发病机制认识的不断进展，医学治疗手段也会得到改善。梅尼埃病的发病机制是膜迷路变形，为由内淋巴过度蓄积（内淋巴积液）并占用外淋巴间隙而引起的膜迷路微观解剖学结构改变的结

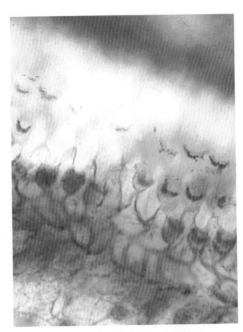

图 13.52　老年男性耳蜗底部螺旋的外毛细胞铺片。前两行毛细胞之间有许多缝隙 [锇酸、AB 染色和荧光桃红伊红染色（油浸法）]

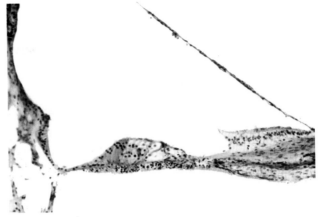

图 13.55　创伤后耳聋，伴有 Corti 器的局灶性撕脱

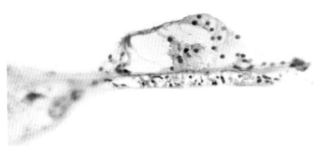

图 13.56　感音性老年性耳聋，其特征为 Corti 器的毛细胞丧失

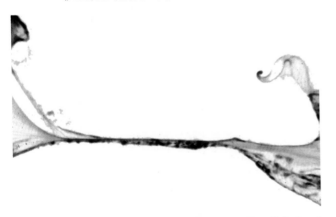

图 13.53　病毒性迷路炎（终末期）相关性耳聋，伴有 Corti 器完全变性

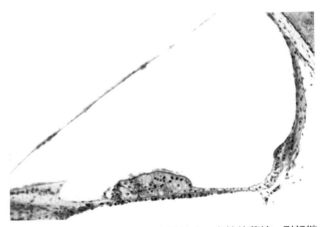

图 13.57　顺铂治疗引起的耳毒性效应，血管纹萎缩，引起继发性血管纹性老年性耳聋

果 [75-76]。内淋巴由耳蜗部的血管纹和前庭迷路的细胞产生，沿径向和纵向进行循环。通常认为梅尼埃病患者存在内淋巴囊对内淋巴的吸收不足 [76]。

病变早期，内淋巴积液主要累及蜗管和球囊，但在病变后期，整个内淋巴系统受累。膜迷路改变包括扩张、外凸、破裂以及塌陷（图 13.59），也可出现迷路瘘管（破裂未愈）。耳蜗神经元丧失的感觉器官

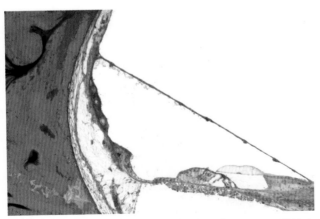

图 13.54　糖尿病患者的代谢相关性耳聋，其特征为血管纹内出现玻璃样变的血管结构

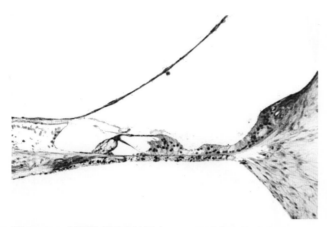

图 13.58 卡那霉素耳毒性效应，Corti 器的毛细胞丧失

可发生严重的细胞结构改变和萎缩性改变。

据 Michaels 和 Soucek[65] 描述，在大多数前庭内淋巴管周围有一层很薄的骨血管层（前庭弓）。正常耳中，骨血管层内含有成骨细胞，其中部分细胞凋亡，这可能有助于调控内淋巴的钾含量。Michaels 和 Soucek 发现梅尼埃病患者前庭弓的血管及其他结构可出现广泛死亡，这可能由细胞凋亡所致[77-79]。这些改变可导致附近的内淋巴高钾，并引起积液和梅尼埃病的症状。

6 颞骨解剖

尸体解剖或完整摘除颞骨标本的取样、标本处理和镜下观察的详细资料，读者可以参考其他教材[7,80]。

参考文献

[1] Hollinshead WH. The ear. In: Hollinshead WH, ed. *Anatomy for Surgeons*. 3rd ed. Philadelphia, PA: Harper and Row; 1982:159–221.

[2] Moore KL, ed. The ear. In: *The Developing Human: Clinically Oriented Embryology*. 4th ed. Philadelphia, PA: W.B. Saunders; 1988:412–420.

[3] Dayal VS, Farkashidy J, Kokshanian A. Embryology of the ear. *Can J Otolaryngol* 1973;2:136–142.

[4] Lysakowski A, McCrea RA, Tomlinson RD. Anatomy of vestibular end organs and neural pathways. In: Cummings CW, Frederickson JM, Harker LA, et al., eds. *Otolaryngology: Head Neck Surgery*. 3rd ed. St. Louis, MO: Mosby; 1998:2561–2583.

[5] Michaels L, Soucek S. Development of the stratified squamous epithelium of the tympanic membrane and external canal: The origin of auditory epithelial migration. *Am J Anat* 1989;184(4):334–344.

[6] Michaels L, Soucek S. Stratified squamous epithelium in relation to the tympanic membrane: Its development and kinetics. *Int J Pediatr Otorhinolaryngol* 1991;22(2):135–149.

[7] Michaels L. The ear. In: Sternberg SS, ed. *Histology for Pathologists*. 2nd ed. Philadelphia, PA: Lippincott-Raven; 1997:337–366.

[8] Michaels L, Soucek S. Auditory epithelial migration on the human tympanic membrane: II. The existence of two discrete migratory pathways and their embryologic correlates. *Am J Anat* 1990;189:189–200.

[9] Nager GT. Anatomy of the membranous cochlea and vestibular labyrinth. In: Nager GT, ed. *Pathology of the Ear and Temporal Bone*. Baltimore, MD: Williams and Wilkins; 1993:3–48.

[10] Schuknecht HF, ed. Anatomy. In: *Pathology of the Ear*. 2nd ed. Philadelphia, PA: Lea & Febiger; 1993:31–74.

[11] Maybaum JL, Goldman JL. Primary jugular bulb thrombosis. A study of twenty cases. *Arch Otolaryngol* 1933;17(1):70–84.

[12] Kamerer DB. Electromyographic correlation of tensor tympani and tensor veli palatini muscles in man. *Laryngoscope* 1978;88(4):651–662.

[13] Graves GO, Edwards LF. The eustachian tube: A review of its descriptive, microscopic, topographic and clinical anatomy. *Arch*

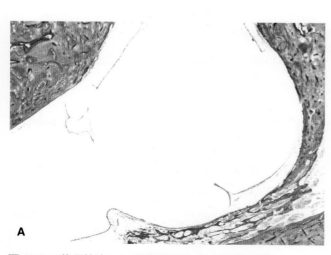
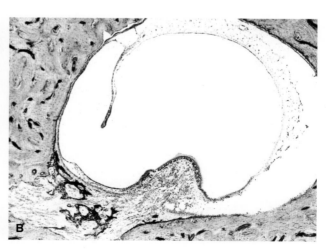

图 13.59 梅尼埃病。A. 膜迷路扩张。B. 膜迷路破裂

Otolaryngol 1944;39(5):359–397.

[14] Moreano EH, Paparella MM, Zelterman D, et al. Prevalence of carotid canal dehiscence in the human middle ear: A report of 1000 temporal bones. *Laryngoscope* 1994;104(5 Pt 1):612–618.

[15] Michaels L, Wells M. Squamous cell carcinoma of the middle ear. *Clin Otolaryngol Allied Sci* 1980;5(4):235–248.

[16] Nager GT. Pneumatization of the temporal bone. In: Nager GT, ed. *Pathology of the Ear and Temporal Bone*. Baltimore, MD: Williams and Wilkins; 1993:53–62.

[17] Tremble GE. Pneumatization of the temporal bone. *Arch Otolaryngol* 1934;19(2):172–182.

[18] Davies DV. A note on the articulations of the auditory ossicles and related structures. *J Laryngol Otol* 1948;62(8):533–536.

[19] Kobrak H. Influence of the middle ear on labyrinthine pressure. *Arch Otolaryngol* 1935;21(5):547–560.

[20] Lindsey JR, Schuknecht HF, Neff WD, et al. Obliteration of the endolymphatic sac and the cochlear aqueduct. *Ann Otol Rhinol Laryngol* 1952;61(3):697–716, discussion, 738.

[21] Tonndorf J, Tabor JR. Closure of the cochlear windows: Its effect upon air- and bone-conduction. *Ann Otol Rhinol Laryngol* 1962;71:5–29.

[22] Belemer JJ. The vessels of the stria vascularis: With special reference to their functions. *Arch Otolaryngol* 1936;23(1): 93–97.

[23] Guild SR. The circulation of the endolymph. *Am J Anat* 1927; 39:57.

[24] Altmann F, Waltner JG. New investigations on the physiology of the labyrinthine fluids. *Laryngoscope* 1950;60(8):727–739.

[25] Tarlov IM. Structure of the nerve root. II. Differentiation of sensory from motor roots; observations on identification of function in roots of mixed cranial nerves. *Arch Neur Psych* 1937;37(6):1338–1355.

[26] Hollinshead WH. The cranium. In: Hollinshead WH, ed. *Anatomy for Surgeons*. 3rd ed. Philadelphia, PA: Harper and Row; 1982:26–27.

[27] Hyams VJ, Batsakis JG, Michaels L. Acoustic neuroma. In: Hartmann WH, Sobin LH, eds. *Tumors of the Upper Respiratory Tract and Ear. Atlas of Tumor Pathology, Fascicle 25, Second Series*. Washington, DC: Armed Forces Institute of Pathology; 1988;323–326.

[28] Heffner DK. Low-grade adenocarcinoma of probable endolymphatic sac origin. A clinicopathologic study of 20 cases. *Cancer* 1989;64(11):2292–2302.

[29] Wenig BM, Heffner DK. Endolymphatic sac tumors: Fact or fiction? *Adv Anat Pathol* 1996;3:378–387.

[30] Thompson LDR, Magliocca K, Stelow E, et al. CAIX and PAX8 are commonly immunoreactive in endolymphatic sac tumors: Differential with renal cell carcinoma in von-Hippel-Lindau patients. *Modern Pathol* 2018;98(Suppl):487–488.

[31] Megerian CA, McKenna MJ, Nuss RC, et al. Endolymphatic sac tumors: Histopathologic confirmation, clinical characterization, and implication in von Hippel–Lindau disease. *Laryngoscope* 1995;105(8 Pt 1):801–808.

[32] Sgambati MT, Stolle C, Choyke PL, et al. Mosaicism in von Hippel–Lindau disease: Lessons from kindreds with germline mutations identified in offspring with mosaic parents. *Am J Hum Genet* 2000;66(1):84–91.

[33] Findeis-Hosey JJ, McMahon KQ, Findeis SK. Von Hippel-Lindau disease. *J Pediatr Genet* 2016;5(2):116–123.

[34] Schnack DT, Kiss K, Hansen S, et al. Sporadic endolymphatic sac tumor-a very rare cause of hearing loss, tinnitus, and dizziness. *J Int Adv Otol* 2017;13(2):289–291.

[35] Jegannathan D, Kathirvelu G, Mahalingam A. Three sporadic cases of endolymphatic sac tumor. *Neurol India* 2016;64(6): 1336–1339.

[36] Smith CA, Lowry OH, Wu ML. The electrolytes of the labyrinthine fluids. *Laryngoscope* 1954;64(3):141–153.

[37] Møller MN, Kirkeby S, Vikeså J, et al. The human endolymphatic sac expresses natriuretic peptides. *Laryngoscope* 2017; 127(6):E201–E208.

[38] Schuknecht HF, ed. Developmental defects. In: *Pathology of the Ear*. 2nd ed. Philadelphia, PA: Lea & Febiger; 1993: 115–189.

[39] Frank ST. Aural sign of coronary heart disease. *N Engl J Med* 1973;289(6):327–328.

[40] Patel V, Champ C, Andrews PS, et al. Diagonal earlobe creases and atheromatous disease: a postmortem study. *J R Coll Physicians Lond* 1992;26(3):274–277.

[41] Wenig BM. Otitis media. In: Wenig BM, ed. *Atlas of Head and Neck Pathology*. 3rd ed. Philadelphia, PA: Saunders Elsevier; 2016:1108–1113.

[42] Bhaya MH, Scachern PA, Morizono T, et al. Pathogenesis of tympanosclerosis. *Otolaryngol Head Neck Surg* 1993;109(3 Pt 1): 413–420.

[43] Gibb AG, Pang YT. Current considerations in the etiology and diagnosis of tympanosclerosis. *Eur Arch Otorhinolaryngol* 1994;251(8):439–451.

[44] Nager GT, Vanderveen TS. Cholesterol granuloma involving the temporal bone. *Ann Otol Rhinol Laryngol* 1976;85(2 Pt 1): 204–209.

[45] Nager GT. Cholesterol granulomas. In: Nager GT, ed. *Pathology of the Ear and Temporal Bone*. Baltimore, MD: Williams & Wilkins; 1994:914–939.

[46] Olcott C, Strasnick B. A blue middle ear mass: Cholesterol granuloma mimicking a glomus tumor and endolymphatic sac tumor. *Am J Otolaryngol* 2017;38(1):100–102.

[47] Thedinger BA, Nadol JB Jr, Montgomery WW, et al. Radiographic diagnosis, surgical treatment, and long-term follow-up of cholesterol granulomas of the petrous apex. *Laryngoscope* 1989;99(9):896–907.

[48] Nager GT. Cholesteatomas of the middle ear. In: Nager GT, ed. *Pathology of the Ear and Temporal Bone*. Baltimore, MD: Williams & Wilkins; 1994:298–350.

[49] Michaels L. The biology of cholesteatoma. *Otolaryngol Clin North Am* 1989;22(5):869–881.

[50] Wells M, Michaels L. Role of retraction pockets in cholesteatoma formation. *Clin Otolaryngol Allied Sci* 1983;8(1): 39–45.

[51] Schuknecht HF. Cholesteatoma. In: *Pathology of the Ear*. 2nd ed. Philadelphia, PA: Lea & Febiger; 1993:204–206.

[52] Louw L. Acquired cholesteatoma pathogenesis: Stepwise explanations. *J Laryngol Otol* 2010;124(6):587–593.

[53] Michaels L. Origin of congenital cholesteatoma from a normally occurring epidermoid rest in the developing middle ear. *Int J Pediatr Otorhinolaryngol* 1988;15(1):51–65.

[54] de Souza CD, Sperling NM, da Costa SS, et al. Congenital cholesteatomas of the cerebellopontine angle. *Am J Otol* 1989; 10(5):358–363.

[55] Bennett M, Warren F, Jackson GC, et al. Congenital cholesteatoma: Theories, facts and 53 patients. *Otolaryngol Clin North Am* 2006;39(6):1081–1094.

[56] Dornelles Cde C, da Costa SS, Neurer L, et al. Comparison of acquired cholesteatoma between pediatric and adult patients. *Eur Arch Otorhinolaryngol* 2009;266(10):1553–1561.

[57] Park HR, Min SK, Min K, et al. Increased expression of p63 and surviving in cholesteatomas. *Acta Otolaryngol* 2009; 129(3):268–272.

[58] Kuo CL, Shiao AS, Yung M, et al. Updates and knowledge gaps in cholesteatoma research. *Biomed Res Int* 2015; 2015:854024.

[59] Kuo CL. Etiopathogenesis of acquired cholesteatoma: prominent theories and recent advances in biomolecular research. *Laryngoscope* 2015;125(1):234–240.

[60] Sanderson A. Cholesteatoma. In: El-Naggar AK, Chan JKC, Grandis JR, Takata T, Slootweg PJ, eds. *WHO Classification of Head and Neck Tumours.* 4th ed. Lyon, France: IARC; 2017: 269–270.

[61] Desloge RB, Carew JF, Finstad CL, et al. DNA analysis of human cholesteatomas. *Am J Otol* 1997;18(2):155–159.

[62] Cody DT, Baker HL Jr. Otosclerosis: Vestibular symptoms and sensorineural hearing loss. *Ann Otol Rhinol Laryngol* 1978; 87(6 Pt 1):778–796.

[63] Morales-Garcia C. Cochleo-vestibular involvement in otosclerosis. *Acta Otolaryngol* 1972;73(6):484–492.

[64] Schuknecht HF, ed. Otosclerosis. In: *Pathology of the Ear.* 2nd ed. Philadelphia, PA: Lea & Febiger; 1993:365–379.

[65] Schrauwen I, Ealy M, Huentelman MJ, et al. A genome-wide analysis identified variants in the RELN gene associated with otosclerosis. *Am J Hum Genet* 2009;84(3):328–338.

[66] Schrauwen I, Ealy M, Fransen E, et al. Genetic variants in RELN gene are associated with otosclerosis in multiple European populations. *Hum Genet* 2010;127(2):155–162.

[67] Karosi T, Kónya J, Szabó LZ, et al. Measles virus prevalence in otosclerotic stapes footplate samples. *Otol Neurotol* 2004; 25(4):451–456.

[68] Gantumur T, Niedermeyer HP, Neubert WJ, et al. Molecular detection of measles virus in primary cell cultures of otosclerotic tissue. *Acta Otolaryngol* 2006;126(8):811–816.

[69] Michaels L, Soucek S. Origin and growth of otosclerosis. *Acta Otolaryngol* 2011;131(5):460–468.

[70] Michaels L, Soucek S. Atypical mature bone in the otosclerotic otic capsule as the differentiated zone of an invasive osseous neoplasm. *Acta Otolaryngol* 2014;134(2):118–123.

[71] Schuknecht HF, ed. Disorders of growth, metabolism, and aging. In: *Pathology of the Ear.* 2nd ed. Philadelphia, PA: Lea & Febiger; 1993.

[72] Soucek S, Michaels L, Frohlich A. Pathological changes in the organ of Corti in presbycusis as revealed in microslicing and staining. *Acta Otolaryngol Suppl* 1987;436:93–102.

[73] Soucek S, Michaels L, Frohlich A. Evidence of hair cell degeneration as the primary lesion in hearing loss of the elderly. *J Otolaryngol* 1986;15(3):175–183.

[74] Roman-Naranjo P, Gallego-Martinez A, Lopez Escamez JA. Genetics of vestibular syndromes. *Curr Opin Neurol* 2018; 31(1):105–110.

[75] Paparella MM. The cause (multifactorial inheritance) and pathogenesis (endolymphatic malabsorption) of Ménière's disease and its symptoms (mechanical and chemical). *Acta Otolaryngol* 1985;99(3–4):445–451.

[76] Klis SFL, Buijs J, Smoorenburg GF. Quantification of the relationship between electrophysiologic and morphologic changes in experimental endolymphatic hydrops. *Ann Otol Rhinol Laryngol* 1990;99(7 Pt 1):566–570.

[77] Michaels L, Soucek S, Linthicum F. The intravestibular source of the vestibular aqueduct: Is structure and pathology in Ménière's disease. *Acta Otolaryngol* 2009;129(6):592–601.

[78] Michaels L, Soucek S. The intravestibular source of the vestibular aqueduct: III. Osseous pathology of Ménière's disease, clarified by a developmental study of the intraskeletal channels of the otic capsule. *Acta Otolaryngol* 2010;130(7):793–798.

[79] Michaels L, Soucek S, Linthicum F. The intravestibular source of the vestibular aqueduct. II: Its structure and function clarified by a developmental study of the intraskeletal channels of the otic capsule. *Acta Otolaryngol* 2010;130(4):420–428.

[80] Schuknecht HF, ed. Histological method. In: *Pathology of the Ear.* 2nd ed. Philadelphia, PA: Lea & Febiger; 1993.

第14章 口腔、鼻和鼻旁窦

■Liron Pantanowitz / Karoly Balogh 著　■张　宏译　■陈　健校

1　胚胎学和出生前改变

口腔、鼻和鼻旁窦发育过程的专业性很强，对外科病理学家而言，重要的是了解其结构发育过程。读者若需要了解更为详细的相关知识可以参阅其他书籍[1-2]。

口腔由口凹发育而来，后者是一个外胚层凹陷。口腔深部由口凹边缘周围结构向前生长而成，颌面浅部和口腔壁也由此形成。口凹突（隆起）两侧由上颌突和下颌突包绕，上方由不成对的额鼻突包绕。上唇、上颌骨以及鼻均起源于口凹周围结构。口腔尾侧边界由成对下颌突构成，在胚胎发育第2个月内，下颌突于中线处融合而形成下颌。同样，成对的上颌突在中线处相接，挤压鼻隆起，在中线处融合形成上颌及腭。面部轮廓随鼻和颌骨快速生长而改变[2]。额鼻突两侧外胚层内陷入中胚层，形成两个鼻窝，逐渐向中线靠拢，彼此融合后形成鼻。其下间充质发育为骨、软骨以及骨骼肌。

在胎龄第2个月末，骨性结构开始形成，上颌骨是最先钙化的骨之一。同时，鼻窝逐渐加深，向下朝口腔侧延伸。之后，双侧鼻腔外侧壁出现隆起并形成卷曲鼻甲。鼻腔与相邻骨腔室（鼻旁窦）相通。鼻旁窦依据其所在骨命名，包括额窦、上颌窦、蝶窦以及筛窦。可识别的鼻旁窦大约出现在胎龄第4个月时，但其扩张主要在出生后完成，而后需要发育多年才能达到最终大小。鼻腔衬覆黏膜内陷至周围骨质内，并覆盖于膨大的鼻旁窦表面。当腭在口腔顶部成形时，舌也在口腔底部形成。舌后部（界沟后方）由第二、三和四鳃弓的中腹侧区域衍化而来。

扁桃体最初表现为原始口腔被覆上皮形成的内胚层上皮芽，后者长入其下间充质内，形成扁桃体隐窝。隐窝形成可较简单，如舌扁桃体，也可较复杂，如腭扁桃体。大约在隐窝次级出芽时，隐窝周围开始出现有序排列的淋巴组织聚集。该过程与黏液腺发育关系密切，这即是黏液腺与扁桃体解剖学紧邻的原因。

牙发育（牙发生）对了解牙源性肿瘤和囊肿的发病机制相当重要。牙发育是一个高度协调而复杂的过程，此过程依赖于以时空特征性表达的若干基因、生长因子、结构蛋白（例如牙釉蛋白、釉丛蛋白、前期牙本质、牙骨质、釉质素）和细胞外基质分子[3]。牙在上颌和下颌牙龈内发育（图14.1）。在牙发育早

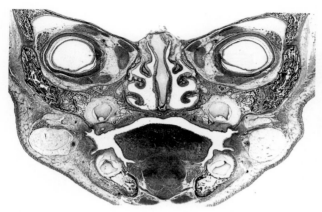

图 14.1　约 30 周龄胎儿（顶臀长 284mm）头部的冠状切面。各象限内均出现钟状成釉器。舌相对较大。在此阶段，鼻旁窦尚不能辨识

期，尤其是牙上皮诱导间充质细胞在上皮芽周围浓集时，产生调节性相互作用。牙发育分为 3 个阶段：生长期、矿化期和萌出期。生长期再进一步细分为蕾状期、帽状期和钟状期。

牙发育初期，口腔上皮明显增厚，并向下长入间充质，后者呈弧形围绕整个上下颌骨。上皮带游离缘产生两个内陷突起。外突起（口腔前庭板）将形成前庭，分隔颊和唇。内侧马蹄形突起（牙板）形成牙

蕾（蕾状期），分布于未来形成牙齿的部位，暂时性乳牙（暂牙）原基形成。不久之后，替换牙（恒牙）原基以同样方式发育。恒牙牙胚位于乳牙舌侧牙槽凹内。牙齿在发育中的成釉器呈杯状，牙板为其主干。随着牙板分裂，成釉器内层被覆细胞（内釉上皮）分化成柱状上皮细胞，称为成釉质细胞，而外层细胞（外釉上皮）变扁平，成为致密细胞层。成釉质细胞和外釉上皮之间为疏松排列的星网状层上皮。在杯状成釉器内部，间充质细胞增生，形成一个致密聚集体，即牙乳头（帽状期）。

牙乳头将形成牙本质、牙骨质和牙髓。牙本质为牙的内层，牙骨质为覆盖牙根的骨组织，牙髓为牙齿内部软组织。外周致密间充质细胞在成釉器周围延伸，形成牙囊。牙囊干细胞已被分离培养，用于牙周组织和骨组织再生工程[4]。牙囊细胞产生牙槽骨和牙周膜的胶原纤维。在牙生长终末期（钟状期），帽上皮形成釉质。在此阶段，外釉上皮和内釉上皮在其顶端相接，增生形成 Hertwig 上皮根鞘（赫特维希上皮根鞘），此鞘诱导牙乳头最外层细胞分化并形成一行单层柱状细胞，即成牙本质细胞（图 14.2，图 14.3）。牙乳

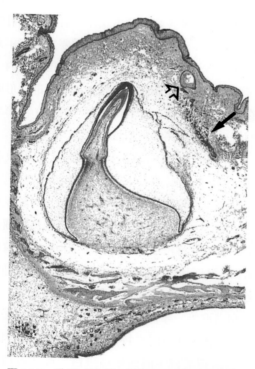

图 14.2　乳牙成釉器。牙冠区开始形成釉质和牙本质 [实心箭头—牙板残余；空心箭头—小的表皮囊肿（Serres 上皮残余）]

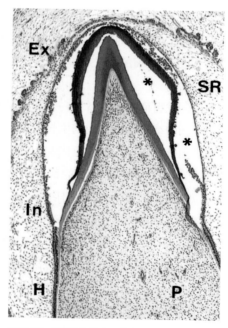

图 14.3　成釉器。釉质发生和牙本质发生均从牙冠向牙根进行。早期釉质和牙本质表现为黑色条带，在牙冠区最宽，向牙根部逐渐变细 [Ex—外釉上皮；In—内釉上皮；SR—星网状层；H—Hertwig 上皮根鞘；P—牙乳头；*—人为（分离）假象]

头内神经和血管开始形成原始牙髓。牙乳头向牙龈处生长，堆积在成釉器之上，成釉器由此与口腔上皮分离。在牙本质发生期间，成釉器内侧面附近的成牙本质细胞产生未矿化的前期牙本质。随着前期牙本质产生，成牙本质细胞胞体逐渐向牙中心缩进，因此，每个成牙本质细胞在其后面留下一细小突起（Tomes 纤维），占据牙本质小管。前期牙本质有机基质最终矿化成为牙本质，呈小管状排列，从牙髓腔向周围走行。同时，成釉质细胞形成釉帽（釉质发生）[5]。牙本质和釉质形成始于牙冠顶端，并向牙根部进行[6]。随着发育牙的牙根长度增加，先前形成的牙冠向牙龈表面移动。即使到牙冠萌出时，牙根仍未发育完全，还会继续生长直到牙冠完全显露[7-8]（图 14.4，图 14.5）。釉质由分化型成釉质细胞产生，成釉质细胞可产生细长釉柱，这些釉柱逐渐钙化，并由薄的有机物包绕。当牙冠矿化并达到其最终大小时，釉质产生完成[9]。在这个时间点上，扁平成釉质细胞和成釉器其余细胞在釉质表面形成角质膜，该膜随后脱落[10]。

牙根获得其充分长度并达到颌骨最终位置后，骨样坚硬物质（牙骨质）在其上沉积（牙骨质发生）。牙骨质由邻近牙根的间充质细胞生成。这些细胞逐渐分化为成牙骨质细胞层，与骨膜的成骨层（形成层）相似[11-12]。牙囊其余部分纤维构成牙周膜，将牙牢固附着于牙槽骨内[13]。

随着颌骨接近成人大小，潜在的恒牙原基遵循与乳牙相同过程开始发育[14]（图 14.6）。当发育中恒牙大小增加时，其对应乳牙的牙根被破骨活动部分重吸

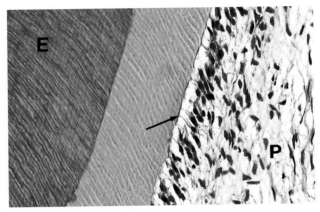

图 14.5　发育牙。具有 Tomes 纤维（箭头所示）的极性成牙本质细胞层延伸至前期牙本质小管内。牙髓（P）的成纤维细胞排列疏松。E—釉基质

收（图 14.7），乳牙的稳固性逐渐变弱并脱落，其下方恒牙萌出。

口腔小涎腺发育遵循上皮-间充质相互作用的模式，即口凹衬覆上皮外胚层芽的向外生长与其下间充质之间的相互作用。这些腺体的增生、分化和形态发生取决于内在因素（细胞特异性基因表达程序模式）和外在因素。外在因素包括细胞-细胞之间、细胞-基质之间，以及生长因子的作用[15]。

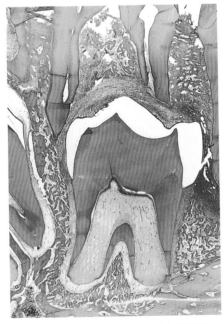

图 14.6　10 岁儿童乳牙和未萌出的恒牙。图为两个乳牙牙根的垂直剖面，其下方为恒磨牙。空白处为釉质脱钙处理而留下的空隙。注意乳牙和恒牙各自与骨组织的关系

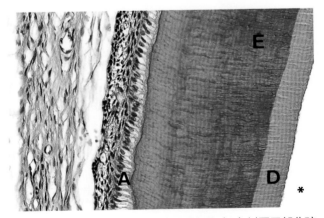

图 14.4　发育牙，矢状切面。成釉质细胞（A）衬覆于部分矿化的釉基质（E）表面。牙本质（D）尚未矿化（前期牙本质），因人为假象（*）而与牙髓（丢失）分隔

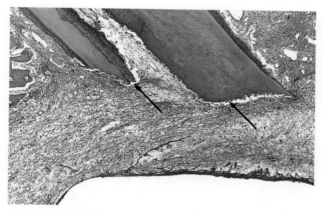

图 14.7 脱落前的乳磨牙牙根。可见许多 Howship 腔隙和破骨细胞（箭头所示），表明发生了牙本质重吸收。薄带（底部）是变薄的内釉上皮，覆盖于下方恒牙牙冠表面，釉质由于脱钙处理而溶解

2 大体解剖

本章只讨论对外科病理医师有用的特征。

2.1 颌骨

下颌骨呈马蹄形，其水平部分构成下颌体，与两侧垂直部分（下颌支）相连续。下颌体骨皮质厚，骨密质内侧有沿下颌骨走行方向排列的松质骨。下颌体上部呈镂空状，形成牙槽，每侧 8 颗牙齿。下颌支接近垂直，为扁平长方形骨板，顶端有两个关节突。后关节突为髁状突，与颞下颌关节关节盘形成关节。前突（冠突）是颞肌嵌入点。

左、右上颌骨共同组成上颌，参与形成 4 个腔的边界：口腔顶部、鼻腔底部及外侧壁、上颌窦底部，以及眼眶底部。上颌骨牙槽突共同形成牙槽弓。

2.2 鼻

外鼻及鼻中隔部分由透明软骨和骨构成。外鼻两个鼻孔由正中垂直软组织（鼻小柱）分隔。鼻小柱后方附于鼻中隔，鼻中隔构成两个大致对称的腔室（左、右鼻腔）的内侧壁。鼻腔从前方鼻孔延伸至后方鼻后孔。鼻孔之后的鼻腔扩大形成前庭。鼻腔外侧壁脊（鼻阈）将鼻前庭与其余鼻腔分隔开。每侧鼻前庭有一个嗅区，位于鼻腔上部。前庭其余部分由呼吸区构成。每侧鼻前庭外侧壁有上、中及下鼻甲。罕见

情况下，鼻甲可呈两叉或三叉状，甚至有可能出现一个异常的副中鼻甲。鼻腔外侧壁最上部有可能出现第 4 个鼻甲。卷曲形鼻甲悬挂于相应的漏斗形鼻道上，鼻旁窦开口于此。鼻甲泡（泡状鼻甲）属于正常解剖学变异，见于 50% 的人群，可伴有鼻偏曲及鼻窦炎。鼻旁窦黏膜经其相应开口与鼻黏膜相连续。鼻甲处黏膜最厚，血管最丰富，鼻中隔黏膜也相对较厚。

2.3 鼻旁窦

鼻旁腔（鼻旁窦）充满空气，位于鼻腔周围骨质内（图 14.8）。上颌窦和额窦开口于中鼻道，蝶窦开口于上鼻甲上方的蝶筛隐窝。许多筛窦构成相互交通的小腔室，也称为筛骨气房（或筛骨迷路）。筛骨气房有薄层骨壁。筛窦根据其所在位置，可分为 3 组：前筛窦和中筛窦，开口于中鼻道；后筛窦，开口于上鼻道。最靠后的蝶筛由匈牙利喉科医生 Adolf Onodi 发现，因此命名为 Onodi 气房，了解此房的重要性在于避免在内镜检查时造成损伤。所有鼻旁窦的大小、形状及位置均有许多变异[16]，其中 1 个或多个鼻旁

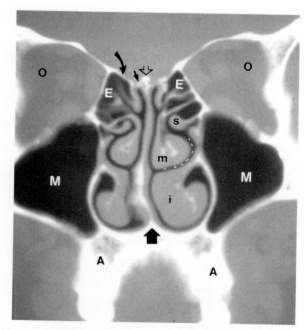

图 14.8 鼻旁窦中部紧邻眼球正后方冠状面，计算机断层扫描（CT）图像。大箭头示鼻中隔底部，空心箭头示鸡冠，小箭头示筛板，曲箭头示筛骨凹（筛窦顶壁）。虚线处为中鼻道（M—上颌窦；A—牙槽嵴；O—眼眶；E—筛窦；i—下鼻甲；m—中鼻甲；s—上鼻甲）

窦可能发育不全或缺如。

2.4　血管

鼻腔血供非常丰富。眼动脉筛骨前支、筛骨后支供应额窦、筛窦以及鼻腔顶部。上颌动脉蝶腭支供应鼻甲、鼻道以及鼻中隔黏膜。上颌窦黏膜由上颌动脉分支供应，蝶窦由咽动脉供应。这些血管分支在黏膜内及黏膜下形成丛状网络。鼻黏膜静脉血管发育良好，尤其是在下鼻甲和鼻前庭后部，形成一个海绵丛。下颌静脉经下中央静脉汇入翼丛。上颌和面部结构血管有两个引流途径：较靠前部的血管汇入面前静脉，较靠后部者汇入翼丛。翼丛引流牙齿、软腭、咽门以及咽部血液。这些解剖关系非常重要，因为面部、口腔、鼻和鼻旁窦的感染和肿瘤，可经 Vesalius 导静脉，或通过眼上静脉或眼下静脉的交通支，到达颅内海绵窦。眼上、下静脉引流面前部结构的血液，如唇、颊、外鼻，以及额窦、筛窦和鼻腔外侧壁上部黏膜。海绵窦也接收来自蝶窦黏膜的静脉血。

2.5　神经

该区域的神经支配丰富且复杂，本章不详细介绍。头部许多神经与上呼吸消化道黏膜及黏膜下层紧邻，因此相应部位的癌容易在早期侵犯神经。

2.6　淋巴结

头颈部淋巴结非常丰富，可分为 10 组：枕淋巴结、乳突淋巴结、腮腺淋巴结、面淋巴结、舌下淋巴结、下颌下淋巴结、颏下淋巴结、咽后淋巴结、颈前淋巴结以及颈外侧淋巴结。在此仅介绍本章节所涉及区域的淋巴结。腮腺淋巴结群主要包括 3 组：浅表（筋膜上或耳前）淋巴结；筋膜下（腮腺外）淋巴结，位于腮腺鞘内；深部的腮腺内淋巴结。腮腺淋巴结引流区包括腮腺、外耳、额颞区面部、眼睑、上唇、鼻根、鼻腔底、软腭以及颊黏膜等，引流至颈深上淋巴结。

面部小的浅表淋巴结群从头侧至尾侧依次为：位于鼻唇沟的眶下（鼻唇）淋巴结、位于颊肌及其筋膜外侧的颊淋巴结，以及位于下颌骨外侧的下颌淋巴结。面部淋巴结引流区包括眼睑、鼻、颊、上唇和下颌淋巴结，引流至上颌下淋巴结。面深淋巴结位于下

颌支深部，靠近上颌动脉。罕见情况下，异位颊淋巴结可位于 Stensen 管开口附近的颊黏膜正下方，临床影像类似肿瘤[17-18]。舌下（或舌）淋巴结沿舌淋巴收集干分布。下颌下（颌下）淋巴结位于容纳颌下腺的间隙内，分布于该腺体筋膜鞘内或其周围，引流区包括颏、唇、颊、鼻（包括前鼻腔）、牙龈、牙齿、口底、硬腭、舌，以及其他邻近淋巴结。颏下淋巴结收集区域与之相似，其输入淋巴管与下颌下淋巴结和颈内淋巴结部分连接。咽后淋巴结位于咽后壁和椎前筋膜之间，可向前突出到软腭上，因此可误认为是腭扁桃体。更靠外侧的咽后淋巴结随年龄增长而萎缩。这些淋巴结的引流区包括鼻腔、腭、中耳、鼻咽部和口咽部，引流至颈内淋巴结链。

2.7　淋巴管

希望详细了解头颈部淋巴引流的读者可参考由 Rouviére 编写、Tobias 翻译为英文的著作[19]。起自上唇的淋巴管止于腮腺、颏下及下颌下淋巴结。起自下唇的中央淋巴管注入颏下淋巴结，而起自更靠外的淋巴管则注入下颌下淋巴结。起自颊黏膜的淋巴管穿过颊肌，最终止于下颌下淋巴结，此途径可能经过颊淋巴结。颊部皮肤淋巴管止于下颌下、颏下和腮腺淋巴结。舌淋巴管网分为浅组和深（肌肉）组，注入舌淋巴结和下颌下淋巴结，之后主要终止于颈深淋巴结。颈总动脉分叉处淋巴结被认为是舌部的主要淋巴结（舌淋巴结）[20]。舌区淋巴管可越过中线到达对侧淋巴结。牙龈含有类似的浅层和深层吻合淋巴管网，注入舌下、颏下、下颌下和颈内淋巴结，偶可注入咽后淋巴结。牙髓淋巴管与起自牙龈的淋巴管直接交通。起自口底的淋巴管与起自舌和牙龈者相连续。起自口底的输入淋巴管注入舌下淋巴结、颏下淋巴结和颈深淋巴结，而起自后外侧区者止于下颌下和颈深淋巴结。腭引流淋巴管与牙龈和腭扁桃体的淋巴管相连续，注入下颌下、咽后和颈深淋巴结。

鼻的皮肤淋巴管止于下颌下淋巴结。起自鼻前庭的淋巴管注入腮腺和下颌下淋巴结。起自前鼻腔的淋巴管注入颏下淋巴结，起自后鼻腔者注入咽后和颈深上淋巴结。起自嗅区的淋巴管与呼吸区不相通[20]。起自嗅区的淋巴管随嗅神经丝一同通过一个小管穿过

筛板孔，到达蛛网膜下腔。下鼻甲下部淋巴管注入颈内淋巴结。下鼻甲上部和中鼻甲的淋巴管一同注入咽后淋巴结和颈内淋巴结。上鼻甲淋巴注入咽后淋巴结和颈深淋巴结。起自额窦及上颌窦的淋巴管与筛窦前侧和内侧组淋巴管一同注入下颌下淋巴结。筛窦后组和蝶窦的淋巴管注入咽后淋巴结。

2.8 扁桃体

正常情况下，口咽部可出现无被膜的淋巴组织，表现为有上皮被覆的淋巴组织聚集，称为扁桃体。触诊时，由于缺乏纤维性被膜或纤维小梁，扁桃体通常比淋巴结软。"扁桃体"这个术语也曾用来描述腭扁桃体。Waldeyer 淋巴环由 19 世纪的解剖学家 Wilhelm von Waldeyer 描述，是指上呼吸消化道入口处的黏膜下环形淋巴组织聚集[21]。Waldeyer 淋巴环包括腭扁桃体、咽扁桃体、咽鼓管扁桃体、舌扁桃体，以及侧咽淋巴带和其间的孤立淋巴滤泡（咽颗粒）[21-22]。咽淋巴带位于口咽部后外侧壁，扁桃弓正后方。腭扁桃体呈卵圆形，位于口咽外侧的三角形扁桃体窝内，其前界为腭舌弓，后界为腭咽弓。扁桃体表面的隐窝通常充满脱落上皮、碎屑和微生物，形成肉眼所见的白色斑点（滤泡）。这些填充物可钙化，所形成的凝结物称为扁桃体结石。腭扁桃体是唯一有部分被膜的扁桃体，被膜由其附着面受压的结缔组织构成，将扁桃体与其下方咽壁肌肉组织分隔开。扁桃体在幼童时期最大，大约 4 岁以后开始逐渐萎缩。青春期后，扁桃体逐渐纤维化。双侧扁桃体肿大可见于肥胖症、阻塞性睡眠呼吸暂停、唐氏综合征，以及累及扁桃体的疾病。单侧扁桃体肿大通常属于病理性改变。咽扁桃体（Luschka 扁桃体，或腺样体）是单个锥形淋巴组织聚集物，位于鼻咽壁中线上方。与其他扁桃体不同，腺样体不具有典型隐窝，而有许多从扁桃体底部向前外侧延伸的表面皱襞。咽扁桃体表面还形成一个正中凹陷，称为咽囊。咽鼓管扁桃体（管扁桃体或 Gerlach 扁桃体）为咽扁桃体的一小部分，位于咽鼓管咽开口的后方。舌扁桃体位于舌背后部，界沟和会厌谷之间。大多数人的舌会厌正中韧带将舌扁桃体分为左右两叶。

在正常人口咽部还可见到其他扁桃体结构，包括

所谓口腔扁桃体，其结构上类似于腭扁桃体[23]。口腔扁桃体主要见于腭、口底以及舌腹侧面，表现为小的（直径为 1~3mm）淋巴组织聚集物，质硬、界清、可活动，表面被覆完整口腔黏膜。口腔扁桃体含单个中央隐窝。一些研究者提出，口腔内淋巴上皮囊肿起源于口腔扁桃体的闭塞隐窝[24-25]。分布于梨状隐窝、腭以及舌外侧面等区域的反应性扁桃体组织也已有文献报道[26-27]。

3 组织学

3.1 口

3.1.1 唇及唇红缘

消化道入口由两片肉襞包绕，即唇。唇的外表面被覆皮肤，含毛发、汗腺、皮脂腺和大量感觉神经；唇的内表皮被覆口腔黏膜，构成口腔壁的一部分。在外侧皮肤和口腔黏膜之间为口轮匝肌、唇血管、神经、脂肪和大量小涎腺，后者易于活检，可用于诊断 Sjögren 综合征。皮肤与口腔黏膜的连接处称为唇红缘，皮肤角化鳞状上皮由此转变为口腔黏膜。唇红缘鳞状上皮较薄，结缔组织乳头高，接近于表面。透过薄的上皮层可看见丰富毛细血管网内的血液，此为唇呈红色的原因。唇红缘属于过渡区，没有毛发。在成人唇红缘、口角或颊黏膜内常可见异位皮脂腺，即 Fordyce 斑（或 Fox-Fordyce 颗粒），其数量随着年龄而增加，老年人的检出率达 70%~80%，因此被视为正常变异（图 14.9）[28-29]。同皮肤一样，唇红缘受物理性和化学性因素影响，因此，唇红缘可发生光化性角化病和日光性弹性组织变性。过渡区鳞状上皮逐渐移行为口腔黏膜的复层鳞状上皮。

3.1.2 口腔黏膜和黏膜下层

口腔黏膜包括上皮层及其下方的结缔组织层，即固有层（图 14.10）。口腔黏膜在结构和细胞角蛋白表达上存在区域性改变，这与其功能需求相一致。口腔黏膜复层鳞状上皮有 3 种功能类型：衬覆黏膜、咀嚼黏膜和特化黏膜[30]。大部分口腔黏膜被覆非角化鳞状上皮，属于衬覆黏膜。腭、牙龈和舌背等暴露于咀嚼力，由咀嚼黏膜型的角化上皮覆盖。腭部黏膜

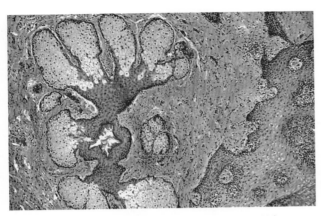

图 14.9　唇红缘的异位皮脂腺（Fox-Fordyce 颗粒）

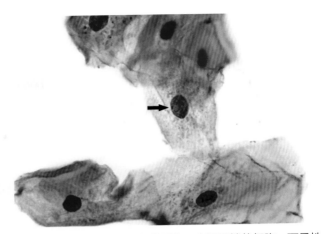

图 14.11　颊黏膜刮片细胞学图像。中间层鳞状细胞，可见性染色质（Barr 小体）（箭头所示），紧靠核膜内侧（巴氏染色）

为正角化，而牙龈上皮往往角化不全。特化黏膜在"3.1.9 舌"部分详细阐述。咀嚼黏膜的上皮脚更长，可能与咀嚼压力有关[31]。整个口腔上皮由于咀嚼和说话而逐渐磨损，因此，脱落上皮细胞是唾液的正常组成部分，经常出现在痰液中，或作为支气管镜检查标本的"污染物"而出现。颊黏膜鳞状上皮细胞已成为性染色体（Barr 小体）检测技术的适宜来源（图14.11）。脱落上皮细胞由基底细胞取代，后者分裂并迁移至表面，最终逐渐损耗。口腔黏膜更新大约需要12 天[32]。大量小涎腺和成对大涎腺分泌黏液，使黏膜上皮保持湿润和光泽，该黏液薄膜覆盖并保护口腔内的结构，包括牙齿（唾液对其有清洗作用）。唾液的功能包括冲洗、提供缓冲剂（例如磷酸盐和碳酸氢盐）以中和牙菌斑中细菌产生的酸、含有抗菌物质、提供牙齿再矿化所需矿物质，因此，口腔干燥症可导

致龋齿发生发展。

　　基底膜（或称基底层）构成上皮与固有层的界面。HE 染色切片有时很难观察到基底膜，但特殊染色（例如网状纤维染色）可很好显示（图 14.12）。基底膜由上皮细胞分泌，具有支持和滤过功能，还有调节上皮细胞分化、迁移和极向分布等功能。基底膜由Ⅳ型胶原和硫酸乙酰肝素，以及两种糖蛋白（层粘连蛋白和巢蛋白）构成，这些糖蛋白与其他细胞外基质成分相互作用。单层基底细胞位于基底膜上。基底细胞不断分裂，新细胞将其上方细胞向表面推进。在此分化过程中，小立方状的基底细胞变为多角形的较大细胞，形成棘细胞层，这些细胞含有丰富的胞质内原纤维（张力丝），后者附着于桥粒上，鳞状上皮细

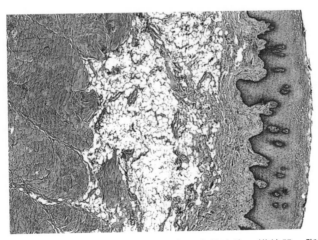

图 14.10　颊内侧面横切面。从左至右依次为：横纹肌、脂肪、固有层、颊黏膜

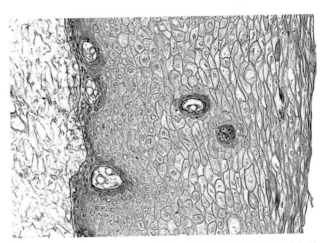

图 14.12　颊黏膜。网状纤维染色勾勒出非角化鳞状上皮细胞的细胞膜和纤细的基底膜。固有层乳头内含有血管

胞通过桥粒彼此连接。向表面移动过程中，细胞逐渐变扁平。非角化鳞状上皮缺乏颗粒层和角质层。表层细胞仍可有细胞核，其细胞质不含角蛋白丝[33]（图14.13）。角化上皮的颗粒层明显，由3~5层细胞构成，该层细胞含许多胞质内颗粒，称为透明角质颗粒，呈苏木精着色。随着角质化进程发展，细胞核和细胞质中的细胞器逐渐碎裂和消失，细胞内充满角蛋白，表层即角质层形成。

所有口腔上皮均表达CK5和CK14，这对角蛋白通常表达于复层上皮的基底细胞。不同部位口腔黏膜的细胞角蛋白合成存在显著差异（表14.1）[34-35]，这些差异通常于胎龄23周时出现，与不同区域上皮形态和功能差异相关[36]。牙龈上皮的细胞角蛋白表达非常复杂，类似于表皮。例如，牙龈上皮细胞表达CK1和CK10（与上皮韧度和硬度有关的角蛋白），还表达CK4和CK13（与上皮柔性和弹性有关的角蛋白）。相比之下，衬覆黏膜表达的角蛋白类型少，与食管复层非角化鳞状上皮相似。细胞恶性转化通常伴有角蛋白表达模式改变。

包括胎儿期在内的正常口腔黏膜上皮细胞表达ABO血型抗原[37]。事实上，口腔黏膜已成为研究细胞糖基化的一个模型。一般来说，上皮细胞表达的血型抗原，与通过常规血清学方法确定的宿主个体表型相一致。这些抗原在恶性细胞中表达缺失可能是有助于口腔原发癌诊断的特征之一。但正常情况下，成釉

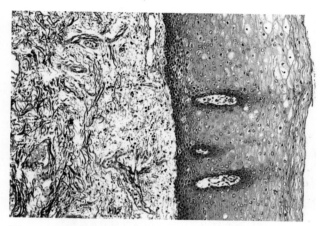

图14.13　颊黏膜的成熟鳞状上皮：一层小的基底细胞，较大的棘层细胞，以及平行排列的表层扁平细胞。无角化现象。固有层含纤细的结缔组织带、血管和少量淋巴细胞（Mallory 三色法）

器所有上皮细胞层均不表达血型抗原。

固有层为纤细的结缔组织层，位于鳞状上皮下方，其内含有少许弹性纤维和胶原纤维，富含血管、淋巴管和属于三叉神经感觉支的神经。固有层内还有散在淋巴细胞，常可见其通过上皮迁移，因此正常唾液（唾液小体）中可见少量淋巴细胞。

黏膜下层为非常疏松的结缔组织，内含较大的血管、淋巴管、神经、脂肪以及许多小涎腺。与固有层淋巴管相比，黏膜下层内淋巴管数量更多、口径更大。从正常组织至癌前病变和肿瘤组织，淋巴管网逐渐增多。紧邻骨组织的黏膜（例如硬腭）没有黏膜下

表 14.1

免疫组织化学及电泳研究方法确定的不同口腔上皮细胞角蛋白表达谱

细胞角蛋白类型	CK1	CK4	CK5	CK6	CK7	CK8	CK10	CK13	CK14	CK16	CK18	CK19
表皮（对照）	++	/	++	+	/	–	++	/	++	+	/	/
口腔衬覆黏膜	/	++	++	+	/	–	–	++	+	–	–	+
口腔牙龈上皮	++	+	++	+	/	/	++	+	++	++	/	+
口腔龈沟上皮	–	++	++	+	/	+	/	++	++	++	+	++
结合上皮	–	–	++	/	/	/	/	/	++	/	/	++
咀嚼黏膜（如硬腭）	++	/	++	+	/	/	/	/	++	++	/	/
成釉器上皮	/	–	++	/	+	+	/	/	/	/	/	++
Malassez 上皮残余	/	–	++	/	/	/	/	/	/	+	/	++

注：+—弱或偶尔表达；++—强表达；-—无表达；/—无数据。

（经允许引自：Mackenzie IC, Rittman G, Gao Z, et al. Patterns of cytokeratin expression in human gingival epithelia. J Periodontal Res 1991; 26: 468-478.）

层，其固有层纤维直接牢固附着于骨表面，这些区域的黏膜、固有层和骨膜结合成一层膜，称为黏膜骨膜。

3.1.3　腭及腭垂

口腔顶部由腭构成，前 2/3 为硬腭，后 1/3 为软腭。腭分隔口腔与鼻腔。硬腭前方和外侧以牙槽弓和牙龈为界，后方与软腭相连续。硬腭被覆咀嚼黏膜，表面有一系列横向分布的脊（腭皱），但不跨过中线，这些脊易见到和触及，并可通过舌感觉到。这些脊的支持性致密结缔组织纤维直接从固有层乳头到达下方骨。在硬腭前外侧区，黏膜下层含有脂肪组织，在其外侧区更靠后的黏膜下层则含有小涎腺（腭腺），为纯黏液腺（图 14.14）。

软腭为可移动部分，没有骨支撑，像窗帘一样悬挂于硬腭后缘，其口腔面由衬覆黏膜覆盖，鼻面与鼻腔底部相连续，大部分由呼吸性纤毛上皮衬覆。软腭含横纹肌纤维、血管和神经（图 14.15）。软腭横纹肌的细胞骨架结构不同于四肢的肌肉，desmin 很少表达或缺失[38]。较大的黏液腺位于软腭口腔上皮下方，而较小的混合性腺体出现于鼻面的呼吸性上皮下方。在软腭后缘中间悬挂着一个小的圆锥状软组织突起，即腭垂，镜下表现类似于软腭（图 14.16），主要含有黏液腺和肌纤维，从近端至远端，肌纤维逐渐

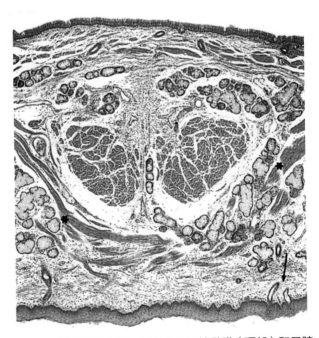

图 14.15　软腭冠状切面。可见鼻呼吸性黏膜（顶部）和口腔鳞状黏膜（底部）。腭咽肌束位于中线的右侧和左侧。腭帆提肌纤维（＊所示）斜行向下。小涎腺导管靠近口腔黏膜（箭头所示）

变得稀疏。腭垂肌插入腭垂的真黏膜内。肥大细胞常见，通常位于血管周围[39]。

3.1.4　口底

口底黏膜较薄，松散地附着于下方结构上。其表

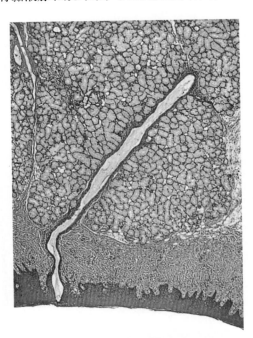

图 14.14　硬腭。含有纯黏液性小涎腺和导管。注意固有层的致密结缔组织（HE 染色）

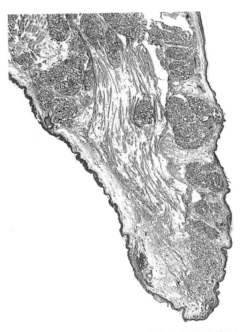

图 14.16　腭垂矢状切面。含有许多黏液腺和横纹肌束，在口面（右）附近腺体更多

皮突较短。黏膜下层内含有一些脂肪组织和许多小涎腺（舌下黏液腺）。该部位可发生舌下囊肿（外渗黏液囊肿），该囊肿发生于小涎腺或导管。舌下囊肿可位于口内（单纯性囊肿），或深入颈部软组织（深部囊肿）。

3.1.5 扁桃体

扁桃体是淋巴组织的有序聚合体，其腔面有黏膜覆盖。淋巴细胞与表面上皮非常接近，这使得外界异物易于向内部直接输送，衬覆上皮的隐窝和皱襞进一步增强了对异物的捕获。扁桃体常缺乏明显的纤维性被膜，而淋巴结有被膜和被膜下窦，抗原经输入淋巴管进入淋巴结。腭扁桃体及舌扁桃体被覆复层鳞状上皮，而咽扁桃体被覆呼吸型假复层纤毛上皮，偶见杯状细胞。隐窝或皱襞衬覆上皮使表面上皮面积扩大。腭扁桃体的一些隐窝偶可能被覆呼吸型上皮。腭扁桃体含 10 ~ 30 个隐窝，延伸至深部近被膜区域。舌扁桃体（图 14.17）和咽扁桃体衬覆上皮仅形成浅皱襞，深约 0.5 ~ 1.0cm。扁桃体隐窝内常见含放线菌以及其他放线菌样口腔菌丛的硫磺颗粒。同淋巴结一样，扁桃体内可有淋巴滤泡，部分伴有活跃的生发中心。表面及隐窝衬覆上皮内常可见上皮内淋巴细胞（图 14.18，图 14.19），此处上皮称为淋巴上皮，此为淋巴细胞正常迁徙途径的表现。淋巴细胞重度浸润时，可能难以识别上皮成分。上皮内淋巴细胞运输主要发生于上皮下淋巴滤泡的上方（图 14.20，图 14.21），类似于小肠黏膜的 Peyer 斑。表面黏膜的上皮内淋巴细胞主要为 T 细胞（CD3$^+$、CD5$^+$、CD7$^+$ 和 CD8$^+$），而隐窝上皮内含 T 细胞和 B 细胞[40]。淋巴上皮的上皮细胞（称为 M 细胞）有许多表面微绒毛和微皱褶。

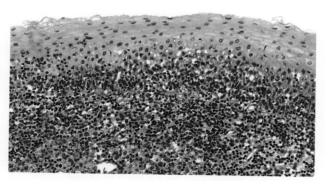

图 14.18　舌扁桃体。许多淋巴细胞浸润黏膜（非角化复层鳞状上皮），基底膜模糊不清

超微结构观察，上皮内淋巴细胞位于胞质内的区室内，这些区室彼此交通，形成上皮内网状通道[41]。

扁桃体通常与小涎腺紧邻（图 14.22），这些腺体的分泌导管常排放到扁桃体隐窝内。据推测，邻近腭扁桃体的小涎腺（Weber 腺）是一个病原菌储藏库，因此在腭扁桃体切除术时应一并切除。在腭扁桃体纤维被膜附近可出现小灶性透明软骨，甚至骨组织，一些研究者认为这是化生或异位[42]，但更可能是来源于第二鳃弓的 Reichert 软骨的胚胎性残余。

3.1.6 小涎腺

许多小涎腺散布于整个口腔、鼻腔和鼻旁窦的黏膜下层，以及腭扁桃体和咽扁桃体的邻近区域。这些腺体无包膜，根据其所在部位命名。小涎腺分为浆液性、黏液性和浆黏液混合性腺体（表 14.2）。这些腺体所产生的分泌物与大涎腺相似，经许多小分泌导管排放到黏膜表面。腺体持续进行分泌活动，并可对局部特殊的化学性或物理性刺激做出反应。

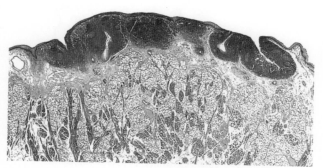

图 14.17　舌扁桃体，低倍镜。淋巴组织及其下方黏液腺，后者表现为骨骼肌束间的淡染区域

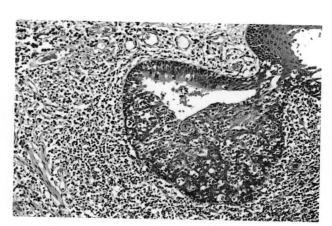

图 14.19　舌扁桃体的隐窝鳞状上皮因淋巴细胞的迁入而显得不完整

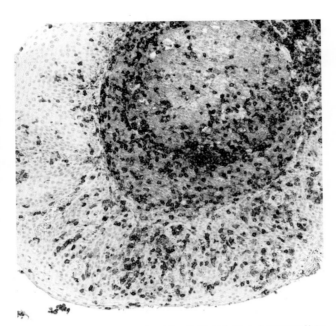

图 14.20 扁桃体淋巴上皮，其下为具有生发中心的次级淋巴滤泡。CD3 免疫染色显示经上皮运输的大量 T 细胞

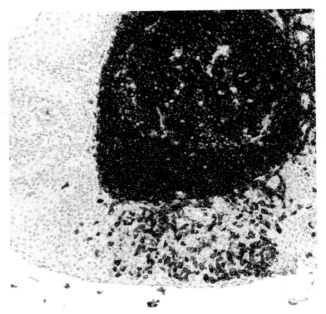

图 14.21 扁桃体，淋巴滤泡和穿过局部上皮的 B 细胞阳性表达 CD20

小涎腺结构上为复管状腺或复管泡状腺，腺泡为其分泌部，并根据分泌物（浆液、黏液或浆黏液混合）进行描述。在混合性腺泡内，黏液性细胞离分泌导管最近，而浆液性细胞位于腺泡盲端，呈新月形，称为 Giannuzzi 新月形腺细胞（图 14.23、图 14.24 和图 14.46）。黏液性腺泡的管状外形较浆液性腺泡更明显，黏液性细胞也更大，细胞核扁平，位于细胞基底部。在 HE 染色切片上，黏液性细胞的细胞质淡染（图 14.14），AB 染色、PAS 染色或黏液卡红蛋白染色阳性[43-44]。浆液性细胞较小，细胞核更圆，位于细胞基底部，胞质嗜碱性，内含酶原颗粒。正常腺泡细胞和导管细胞表达雄激素受体[45]。女性导管上皮表达雌二醇，不表达睾酮和双氢睾酮[46]。小涎腺上皮激素受体表达的性别差异被认为与 Sjögren 综合征相关，该病患者大约 90% 为女性。多形性腺瘤基因1（*PLAG*1）为锌指转录因子，在人类涎腺多形性腺瘤中常发生基因重排和过表达，但正常涎腺组织不表达。正常小涎腺未见明显增生和凋亡，而 Sjögren 综合征患者的涎腺导管上皮细胞和腺泡细胞凋亡均增加[47]。具有收缩性的肌上皮细胞围绕在腺泡周围，通过挤压，协助腺泡细胞分泌物进入分泌导管内[48]。小涎腺肌上皮细胞不同程度表达细胞角蛋白（CK5、CK14 和 CK17）、平滑肌标志物（SMA、h-caldesmon

和 calponin）、p63 蛋白（核阳性），偶表达 S-100 蛋白[49-51]。p63 表达于涎腺形态发生的所有阶段（从最初的上皮芽阶段到终末分支阶段）的肌上皮细胞，calponin 随涎腺成熟的过程而逐渐增加。在涎腺肌上皮细胞内尚未检测到神经外胚层表型（S-100 蛋白、GFAP、NSE）的证据[50-51]。一小部分（2% 以下）小涎腺内可见到黑色素细胞[52]。

需要注意的是，口腔、鼻或鼻旁窦的小涎腺均可发生与大涎腺相同的病变，特别是肿瘤，小涎腺的各种细胞成分均可发生。当小涎腺内出现大量脂肪时，

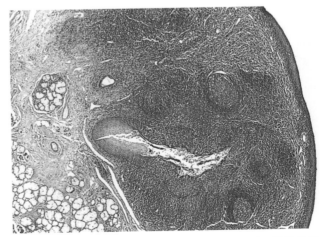

图 14.22 舌扁桃体黏膜下方和隐窝周围可见含淋巴滤泡的淋巴组织聚集，左侧为黏液腺及其导管

表 14.2
口腔、鼻及鼻旁窦的小涎腺

命名	部位	腺泡类型
唇腺（上唇及下唇）	唇	混合性（以黏液性为主）
颊腺	颊	混合性（以黏液性为主）
舌腭腺	前腭弓、舌腭皱襞	纯黏液性
腭腺	硬腭、软腭	纯黏液性（腭垂内为混合性）
	腭垂	混合性（以黏液性为主）
腭扁桃体腺（Weber 腺）	扁桃体被膜下方	纯黏液性
舌下腺	口底	混合性（以黏液性为主）
舌腺（Blandin 腺和 Nuhn 腺）	前舌	混合性（以黏液性为主）
舌腺（Ebner 腺）	轮廓乳头	纯浆液性
舌扁桃体腺	舌底	纯黏液性
鼻腺和鼻旁窦腺	鼻和鼻旁窦	混合性

可能表现为涎腺脂肪瘤[53]。

外科病理医师需要意识到，小涎腺的分泌导管和腺泡可发生鳞状上皮化生。例如，各种类型损伤后上皮再生可发生鳞状上皮化生，类似于鳞状细胞癌。这种现象在坏死性涎腺化生或照射后涎腺中最明显，由于后者还存在鳞状细胞癌复发的可能，使得诊断更加困难。小涎腺内可见到数量不等、分布各异的嗜酸细胞（图 14.25）。许多外分泌腺或内分泌腺中均可见嗜酸细胞（肿胀细胞），表现为大的立方或柱状上皮细胞，细胞质呈细颗粒状、嗜酸性[54]。高达 60% 的细胞质由线粒体占据，检测线粒体的方法包括：长时间（48 小时）的磷钨酸–苏木素染色、组织化学方法检测冰冻切片中的线粒体酶活性、免疫组织化学方法（例如抗线粒体抗体）或电镜技术。嗜酸细胞为良性细胞，随年龄增长而增多。这些细胞由导管和腺泡上皮化生而来。但嗜酸细胞化生的病因及功能意义尚不明确。在小涎腺，嗜酸细胞可表现为结节状或弥漫性嗜酸细胞化生、嗜酸细胞腺瘤[55-56]，甚至嗜酸细胞癌[57]。

3.1.7 颊

颊部外表面为面部皮肤的一部分。内表面被覆鳞状衬覆黏膜，黏膜下层有一些脂肪和许多混合性小涎腺，包埋于疏松结缔组织内。黏膜和黏膜下层借助结缔组织纤维附着于下方颊部肌肉组织上（图 14.13）。

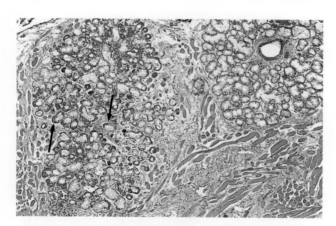

图 14.23 腭垂，横纹肌围绕小涎腺。有明显导管的腺体为纯黏液性。其他腺体为混合性，浆液性细胞构成染色较深的新月形（箭头所示）

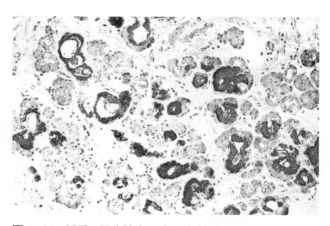

图 14.24 腭垂，混合性小涎腺。黏液性细胞内的酸性糖胺聚糖染成青绿色（AB 染色，pH2.6）

3.1.8　Chievitz 口旁器官

被覆下颌角的颊壁深部有一个解剖学定义明确的小梭形结构，即 Chievitz 口旁器官（JOO），通常位于颊颞间隙内[51-52,58-59]。成人 JOO 长 0.7 ~ 1.7cm，直径 0.1 ~ 0.2cm，终生存在。JOO 呈分叶状，有致密纤维被膜，组织学表现为非角化鳞状细胞样细胞排列成圆形或拉长的上皮细胞巢，周围为有序排列的结缔组织间质，其内富含小神经和感觉感受器，受 2 ~ 4 根颊神经分支支配[60]。结缔组织被膜分为 3 层：内侧薄的内纤维层、中间神经层、外侧的外纤维层。在组织学切片上，这些上皮细胞巢呈簇状，但连续切片显示，其为与上皮团块相连续的小上皮芽和皱褶。因此，从不同横断面观察，JOO 上皮芽的数量和形态变化很大（图 14.26）。在较大的上皮细胞巢中，细胞含 PAS 染色阳性的透明细胞质，核圆形或卵圆形，构成"亮中心"，可见指向上皮细胞巢中心的细胞间桥。较小的上皮细胞巢中，细胞呈螺旋状或同心性排列。有时可见腺样管腔或滤泡，其内充满黏蛋白阴性的胶样物质。JOO 可有黑色素沉着[61]。JOO 中央细胞表达细胞角蛋白，外层基底样形态更明显的细胞一般不表达。上皮细胞巢也表达 vimentin 和 EMA，不表达 S-100 蛋白、GFAP、NSE、Syn 和嗜铬粒蛋白[62-63]。

JOO 神秘而微小，组织学上表现为鳞状上皮细胞巢与许多小神经紧密混杂，易被误认为鳞状细胞癌侵犯周围神经，因此对外科病理医师有重要意义[64]。另一方面，在 1 例伴有磨牙后区淋巴道播散的黏液表皮样癌中，病理医师意识到这一陷阱的存在

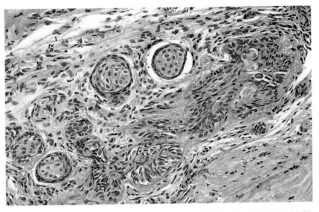

图 14.26　Chievitz 口旁器官，为有基底膜包绕的非角化鳞状上皮细胞巢。上皮细胞巢外侧的细长细胞是成纤维细胞和施万细胞。下方至右侧可见神经

并正确地识别出 JOO 上皮细胞巢[65]。这进一步强调了认识 JOO 的重要性。已有 JOO 增大[66] 和增生的病例的文献报道[67]，但目前为止尚没有原发癌的病例报道。JOO 的功能尚不清楚。1885 年，丹麦解剖学家 Johan Henrik Chievitz 在 1 例 10 周胎龄胎儿中发现了 JOO[68]，现已广泛接受 JOO 是一种发育残迹，代表一个发育不全的涎腺原基。最近提出 JOO 可能具有神经分泌功能和受体功能[69]。JOO 含有环层小体[70]，支持其具有机械感受器功能。读者若希望对文献进行深入细致的了解，可参考 Zenker 的短篇专著[60] 或 Pantanowitz 和 Balogh 的综述[69]。最后，我们想提醒读者的是，在上颌骨[71] 和下颌骨[72] 的外周神经内也可能存在相似的良性上皮细胞巢。

3.1.9　舌

舌位于口底，由横纹肌及其周围包绕的黏膜构成。这些肌肉部分为外附肌（起源于舌外），部分为固有肌（完全位于舌内）。横纹肌束嵌入含有脂肪细胞的结缔组织中，呈三维分布。舌血供非常丰富，形成大量吻合。舌的老化相关改变包括舌静脉曲张、舌炎以及味觉乳头萎缩。舌具有丰富的有髓神经纤维和无髓神经纤维，包括运动神经纤维、感觉神经纤维以及自主神经纤维，部分含有神经节细胞。舌腹侧面（下表面）由光滑的衬覆黏膜覆盖，表皮突短而钝圆（图 14.27）。黏膜下层与其下结缔组织融合，后者与舌腹侧肌束交错分布。

舌背侧面（上表面）由一个 V 形浅沟（界沟）

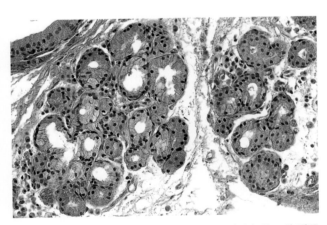

图 14.25　小涎腺，嗜酸细胞表现为立方形肿胀细胞，胞质呈细颗粒状、嗜酸性

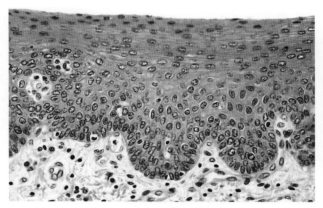

图 14.27　舌腹侧面。黏膜被覆非角化鳞状上皮细胞，与固有层交界面稍呈波浪状。在固有层和上皮内可见到少许散在分布的淋巴细胞

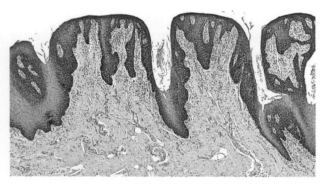

图 14.29　菌状乳头。为略呈圆形的隆起结构，具有较大的结缔组织轴心。较小的结缔组织乳头突出到表面上皮的基底部

分成前、后两部分。舌背前 2/3 衬覆特化黏膜，借助结缔组织纤维附于下方舌肌上。特化黏膜是变异的角化鳞状上皮，表面有肉眼可见的小突起（乳头），病理医师必须了解这些乳头，以免误认为是乳头状上皮增生、乳头状瘤或口腔毛状白斑。根据形状，舌乳头可分为丝状乳头、菌状乳头、叶状乳头和轮廓乳头。丝状乳头占绝大多数，表现为角化上皮形成的圆锥形突起（图 14.28）。菌状乳头散布其间，表现为舌面以上的圆形隆起，表面无角化（图 14.29），由于上皮薄，掩盖不住下方的血管结缔组织，因而临床上表

现为小的红色结节。显微镜下，不应将菌状乳头误认为是义齿导致的纤维增生或小的创伤性纤维瘤。叶状乳头位于舌侧缘后部。轮廓乳头位于舌前 2/3 和舌后 1/3 的交界处，是最大的舌乳头，直径 0.1 ~ 0.2cm，紧邻界沟的前方呈 V 形分布。轮廓乳头有 6 ~ 12 个，每个乳头周围有一小的环形沟，将其与周围圆形栅栏状黏膜隆起（脊）分隔开，后者是轮廓乳头的外界（图 14.30）。有时在舌背面中线部位可见一个圆形或菱形的光滑黏膜区，此区缺乏乳头和味蕾（称为正中菱形舌炎），是一种良性病变，可能起源于胚胎缺陷。

在轮廓乳头侧面分布有大量味蕾，菌状乳头、叶状乳头、舌背面和侧缘上也分布有少量味蕾。味蕾是一种上皮性器官，着色浅于周围上皮。同其他单层上皮一样，味蕾表达低分子量角蛋白，如 CK18 和 CAM5.2（图 14.31）。轮廓乳头下方有许多小浆液腺（Ebner 腺），这些腺体的分泌物通过导管排放到

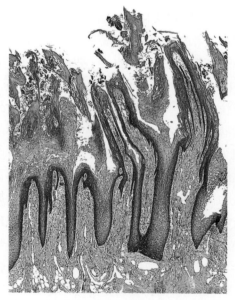

图 14.28　舌背侧面。丝状乳头含有结缔组织轴心，可见末端尖细的次级乳头。表层鳞状上皮细胞角化。注意尖细的表皮突

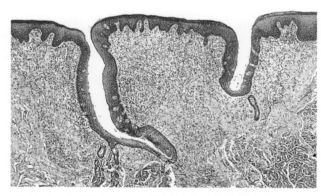

图 14.30　轮廓乳头。许多味蕾位于乳头的外侧壁和环状沟内乳头的对侧上皮内。浆液腺导管开口于轮廓乳头周围的沟内

每个乳头周围的环形沟内，这些浆液性分泌物可清洗小沟，以促进此处味蕾感知新的味觉。味蕾是位于黏膜内的桶形感觉感受器，占据黏膜整个厚度，并通过小的开口（味孔）与表面相通（图 14.32）。味蕾由 3 种类型的细胞构成：①味觉细胞或味细胞；②支持细胞；③基细胞。味觉细胞呈新月形，胞质淡染，有许多纤细微绒毛（味毛）伸出味孔。味细胞基底端与许多精细神经末梢密切联系，这些神经末梢穿过基底膜，并在味蕾之外成为有髓神经纤维。支持细胞也呈新月形，胞体从基底膜延伸至表面，周边支持细胞形成味蕾套，内部支持细胞散在分布于味觉细胞间。支持细胞胞质深染，所含微绒毛也穿过味孔。基细胞小，位于其他细胞基底部之间，可分化形成支持细胞和味觉细胞 [73-74]。

在舌后外侧区可能存在 Chievitz 口旁器官样的双相性神经上皮结构，文献中被描述为 "味蕾下神经丛" 或 "味蕾下神经斑（SNP）" [75-78]。组织学观察，在舌后外侧区的表浅层可见形态温和的鳞状上皮细胞簇和与之紧邻的界清的上皮下神经丛（图 14.33）。有时还伴有含反应性生发中心的淋巴组织 [78]。其中的上皮表达角蛋白和 CAM5.2，神经纤维表达 S-100 蛋白、CD56 和突触素 [77]。这种神经上皮结构的起源和功能，以及与味蕾神经丛的关系，均尚未完全阐明。这些上皮残余与外周神经紧邻，可能类似于神经性病变或鳞状细胞癌侵犯神经，因此是一种潜在的诊断陷阱。

V 形界沟的尖端指向后方，该处有一个标志性小凹，即舌盲孔，是甲状舌管上端的胚胎残余。异位甲状腺可发生于舌根部（舌甲状腺），或甲状舌管向尾

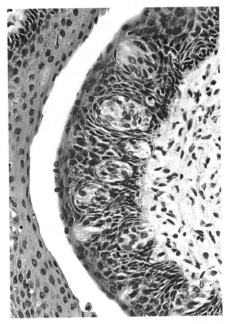

图 14.32　轮廓乳头边缘的味蕾。味蕾细胞呈梭形，与上皮表面成直角排列。细胞核细长，主要位于味蕾的下半部。HE 染色切片上看不到位于感觉（味觉）细胞上的神经纤维末梢

侧走行途中的任何部位（图 14.34）。异位甲状腺的镜下表现类似于正常甲状腺，但由于其位于肌肉组织内，没有经验者可能会怀疑癌。异位甲状腺可发生固有甲状腺所有的生理性和病理性改变。

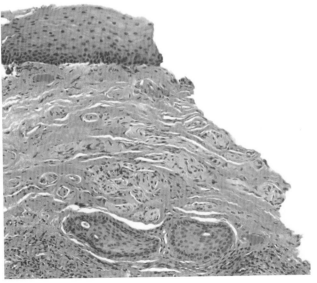

图 14.33　舌甲状腺。甲状腺组织无包膜，位于骨骼肌内，不要误认为是侵袭性生长

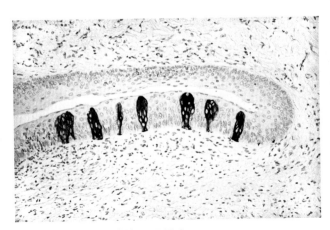

图 14.31　味蕾阳性表达 CAM5.2

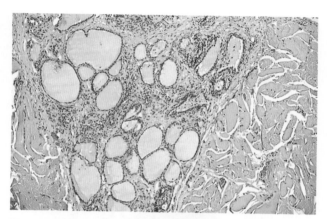

图 14.34   舌甲状腺。腺体实质嵌在骨骼肌中。甲状腺组织未被包绕,应注意避免误认为有侵袭性生长

3.1.10 牙龈

牙龈如衣领一样包绕于牙颈部的口腔黏膜部分。牙龈表面被覆咀嚼黏膜(即角化不全或角化的复层鳞状上皮),此处无黏膜下层,固有层结缔组织中的胶原纤维将上皮牢固附着于下方牙槽骨膜和牙槽骨上。牙龈上皮与下方结缔组织交错分布,形成长而相互连接的表皮突,其间由结缔组织板和乳头分隔(图14.35,图14.36)。依据解剖部位,牙龈上皮分为口腔牙龈上皮、龈沟上皮以及结合上皮。牙龈上皮的细胞角蛋白表达模式与其解剖学分区相一致(表14.1)。牙龈口腔面上皮具有咀嚼黏膜的典型特征,附着于牙

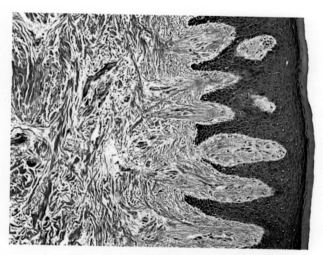

图 14.35   牙龈。咀嚼黏膜表皮突较长。致密胶原纤维网(蓝色所示)将上皮紧紧地固定于下方骨上(未显示);上皮表面的角质层(橙色带所示)使表皮强度进一步增加(Mallory 三色法)

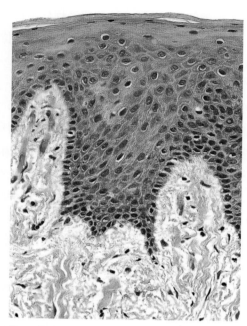

图 14.36   牙龈。位置较高的真皮乳头,致密的固有层,乳头内有血管

齿上的小部分牙龈(龈沟)上皮与其他牙龈上皮不同,较薄,缺乏特征性的表皮突,无角化[79-80]。

牙龈富含血管,这些血管起源于牙周膜,并延伸至固有层内,形成有序排列的毛细血管袢。有时采用牙龈随机活检来辅助系统性疾病的诊断,例如淀粉样变性。

3.1.11 上皮内非上皮性细胞

正常口腔黏膜内可见4种非上皮性细胞:黑色素细胞、梅克尔细胞、朗格汉斯细胞和淋巴细胞。

黑色素细胞主要见于口腔黏膜基底部,深色人种更多见[81-82]。可发生小面积的黑色素沉着,大多数直径小于10mm,最常见于牙龈,但也可见于唇、腭以及颊黏膜,称为黏膜黑变病(黑素斑)[83](图14.37)。基底层黑色素细胞产生的黑色素可迁移到邻近上皮细胞,见于炎性反应后、吸烟者、Peutz-Jeghers综合征和Addison病患者,或继发于药物和人类免疫缺陷病毒(HIV)感染。口腔黏膜可发生黑色素细胞增生(雀斑样痣)和色素痣,而较皮肤少见[84-87]。组织学观察,雀斑样痣表现为基底层黑色素沉着增多,但黑色素细胞数量不增加。黏膜内痣是最常见类型,与皮内痣表现相似。其他类型痣,如复合痣、交界痣、蓝痣以及混合类型痣,可见于唇红缘、

颊黏膜、牙龈、腭以及舌。原发性恶性黑色素瘤可发生于口腔黏膜的任何部位[88]。

口腔上皮基底层也可见梅克尔细胞，单个或簇状分布[89]。梅克尔细胞簇（称为梅克尔细胞复合体）多见于与舌和感觉神经紧密相连的咀嚼黏膜，支持其具有机械感受器功能。下颌舌侧牙龈梅克尔细胞较显著，通常认为其参与舌本体感受性定位。常规 HE 染色切片上，梅克尔细胞胞质着色较周围基底细胞淡。梅克尔细胞为神经内分泌细胞，其形态和功能与位于皮肤者相同，梅克尔细胞表达 S-100 蛋白、嗜铬粒蛋白、Syn、NSE、CK20 和 villin[90]。口腔黏膜中，仅梅克尔细胞和味蕾阳性表达 CK20。梅克尔细胞的超微结构特点是含有许多膜包被的胞质内致密核心颗粒，直径 80～100μm（图 14.38）。口区梅克尔细胞与皮肤梅克尔细胞有两方面差别：口区细胞表达 S-100 蛋白；超微结构水平上含有核小棒。无牙患者的口腔梅克尔细胞更多见，组织损伤也可导致梅克尔细胞数量增多。

朗格汉斯细胞主要位于上基底部，镜下形态与黑色素细胞相似，常规 HE 染色中不易辨认。牙龈朗格汉斯细胞在结构和功能上与皮肤的相似[91-92]，表现为胞质透明，核深染，有小凹痕（"咖啡豆样"），胞体发出树枝状突起，分布于棘层细胞间，S-100 蛋白免疫组织化学染色可清楚显示这些细胞（图 14.39）。朗格汉斯细胞还表达 CD1a、MHC Ⅱ类分子（例如 HLA-DR）和各种黏附分子[93]。电镜下，

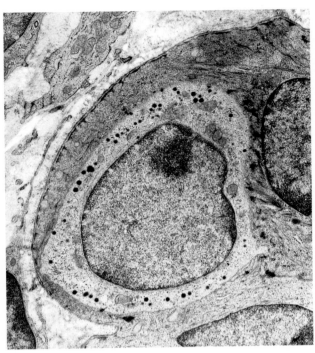

图 14.38　梅克尔细胞位于基底层，由角质形成细胞包绕。透射电镜照片显示，梅克尔细胞胞质淡染，具有特征性的细胞膜下膜被致密核心颗粒。细胞核无纤维层，这与黑色素细胞不同。邻近的真皮内含有成纤维细胞（×11500）

胞质内可见特征性的伯贝克颗粒，缺乏张力丝和桥粒。口腔黏膜朗格汉斯细胞出现率与角化程度成反比，在口底部数量最少，味蕾基底部周围和牙周袋衬覆上皮无朗格汉斯细胞。朗格汉斯细胞数量与头颈部鳞状细胞癌的预后显著相关[94]。

朗格汉斯细胞在免疫反应中具有重要作用，可处理并将抗原呈递给淋巴细胞。在口腔扁平苔癣、龋齿、烟草和酒精刺激相关病变，以及浸润性口腔鳞状细胞癌的黏膜活检标本中，朗格汉斯细胞数量增加。

3.1.12　牙齿及其支持结构

乳牙和恒牙的镜下结构相似。牙位于上、下颌骨牙槽突上的骨性槽内。牙槽内部分称为牙根，一颗牙可有多个牙根，牙根顶端称为牙根尖。牙槽突由牙龈覆盖，牙冠凸出到牙龈之上。牙根由胶原纤维束牢固地固定于牙槽内，这些胶原束称为牙周韧带（牙周膜）[12]。牙周组织包括包被和支持牙齿的组织：牙骨质、牙周膜、牙槽骨以及牙龈（图 14.40，图 14.41）。每颗牙的中心有一个牙髓腔，其内充满

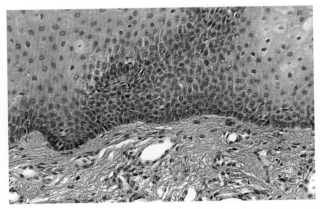

图 14.37　唇黏膜黑变病。基底膜上方有很多黑色素细胞，形成一条棕色带

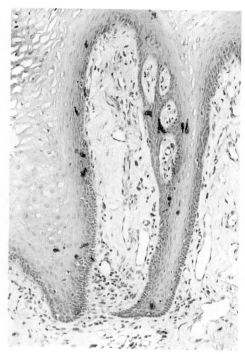

图 14.39 舌黏膜内的 Langerhans 细胞。表皮上基底部的树突状细胞阳性表达 S-100 蛋白

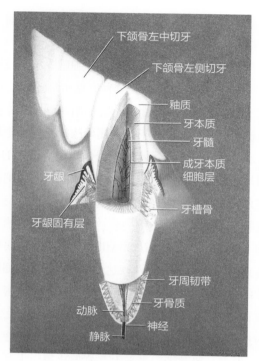

图 14.40 牙周组织示意图。包括牙龈、牙槽骨、牙周膜以及牙骨质

牙髓，牙髓含有稀疏排列的成纤维细胞、神经、血管和淋巴管[95]（图 14.42）。髓腔向牙根部逐渐变窄，

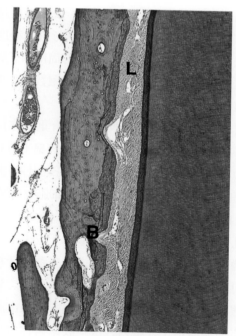

图 14.41 牙根及其支持结构，垂直切面。牙本质表面覆盖薄层牙骨质（蓝色条带所示）。牙周韧带（L）将牙齿固定于牙槽突（B）的骨性牙槽内

最终成为牙根管。血管、节后交感神经纤维和感觉神经纤维通过小的开口（牙根尖孔）进出牙根管。发育牙的牙髓腔衬覆单层连续成牙本质细胞，这些细胞高柱状，核卵圆形，每个成牙本质细胞均发出细长胞质突起（Tomes 纤维）进入自身分泌的细胞外基质内（图 14.5）。成牙本质细胞胞突周围的基质最终矿化，此时 Tomes 纤维位于牙本质小管内[96-97]。除成牙本质细胞突起之外，牙本质小管内还含有长 200μm 的无髓神经纤维，此即牙本质敏感的原因。牙本质呈小

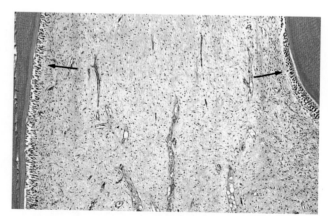

图 14.42 发育牙的牙髓。成牙本质细胞（箭头所示）衬覆于牙本质内侧面。牙髓主要由疏松排列的成纤维细胞组成，其间可见薄壁血管

管状，从髓腔向外周延伸。牙本质小管及其之间的胶原纤维网包埋于羟基磷灰石结晶中。无机钙盐占牙本质重量的80%，有机物占20%。牙本质的硬度超过骨，但不如牙釉质。牙壁的大部分由牙本质构成。成熟牙的许多成牙本质细胞处于静止状态，但有部分细胞终生持续低速产生前期牙本质。在生理性或病理性刺激下，成牙本质细胞可上调其蛋白质合成活性。

随着牙髓老化，成纤维细胞数量减少，胶原纤维数量增多、大小增加。老年人牙髓内常可见髓石。真性髓石表现为牙本质小管位于矿化基质内，髓石周围有成牙本质细胞包绕。假性髓石由呈同心性层状排列的矿化基质构成。大多数髓石无症状。

釉质覆盖于牙冠表面，是人体最坚硬的物质，99.5%由磷灰石结晶构成[98]。成熟釉质由细长釉柱构成，在脱钙过程中溶解，因此在常规切片上看不到。部分牙源性肿瘤（如成釉细胞瘤）表达釉质蛋白，如釉基质、釉质素、基底膜型蛋白多糖等[99]。基底膜聚糖主要分布于成釉器的细胞间隙，以及牙乳头、牙髓和牙囊内。牙本质–釉质连接处位于内釉上皮层和牙间充质之间的前界面。冠部牙本质由釉质覆盖，根部牙本质由牙骨质覆盖。牙颈线是环绕牙齿的轻微凹陷，为牙冠和牙根交界处的标志，牙骨质与釉质在此处接合（釉牙骨质界）。牙骨质的结构和构成与骨相似，其内细胞称为牙骨质细胞，位于陷窝内，数量比骨内的骨细胞少[11-12]。牙骨质由55%的有机物和45%的无机物（主要为钙）构成。牙骨质借助牙周膜附着于周围的骨上（图14.41）。老年人的许多牙骨质细胞死亡，只有表层细胞存活。另一个老化现象是出现牙骨质小体，为牙骨质上、牙骨质内或牙周膜内的小圆形钙化小体，无临床意义。

肿瘤累及牙齿时，多表现为侵犯并破坏牙周膜和牙槽骨，牙根可以保持完整或重吸收，牙髓很少受累。

生牙上皮的构成随时间推移而变化。在牙萌出之前，生牙上皮由外釉上皮、内釉上皮、星网状层、Hertwig上皮根鞘和牙板构成；牙完全形成后，由Malassez上皮残余构成。大多数生牙上皮表达CK5、CK8和CK19[100]。此外，外釉上皮和星网状层还表达CK7、CK13、CK14、CK17和CK18；内釉上皮表达 CK14 和 CK18；牙 板 表 达 CK7、CK13 和 CK14；Malassez 上皮残余表达 CK14 和 CK19。在牙发生过程中，CK14 在成釉细胞中的表达逐渐被 CK19 取代。牙源性囊肿和部分牙源性肿瘤起源于生牙上皮，因此牙源性囊肿中几乎所有上皮细胞均表达 CK19。

3.1.13　Serres 上皮残余和 Malassez 上皮残余的病理学联系

牙板发育残余称为 Serres 上皮残余，通常位于牙龈下方，表现为小的鳞状上皮细胞巢[11,15]（图 14.2，图 14.43），这些上皮细胞巢可增生和囊性变，形成牙龈囊肿。Hertwig 上皮根鞘的上皮残余称为 Malassez 上皮残余，一般出现在牙周膜内，也可见于牙槽嵴的骨内。当龋齿引起牙髓细菌感染和坏死时，感染常向牙根尖孔扩散，可形成根尖周肉芽肿。在炎症刺激下，附近的 Malassez 上皮残余增生并衬覆在根尖肉芽肿内（图 14.43）。也有人认为 Serres 上皮残余和 Malassez 上皮残余是成釉细胞瘤和牙源性囊肿的潜在起源。

3.2　鼻和鼻旁窦

3.2.1　外鼻和鼻前庭

外鼻被覆皮肤组织，其内富含皮脂腺、汗腺以及细小毛发。鼻孔和鼻前庭前方皮肤与外鼻被覆皮肤相连续，同样含有许多毛囊、皮脂腺和汗腺。鼻前庭鳞状上皮与呼吸性黏膜相接，呼吸性黏膜覆盖于鼻腔呼吸部和所有鼻旁窦。

3.2.2　鼻黏膜

在鼻阈水平，鼻腔上皮逐渐由鳞状上皮变为无纤

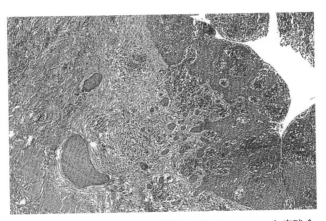

图 14.43　根尖肉芽肿附近牙周组织内的 Malassez 上皮残余

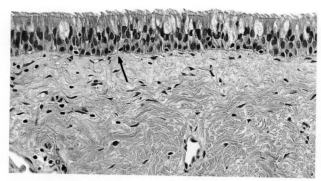

图 14.44 鼻假复层呼吸性上皮，以纤毛细胞为主。杯状细胞胞质透明。基细胞（箭头所示）位于薄层基底膜上

毛的立方或柱状上皮，在鼻腔更深的部位，这些上皮逐渐转化为假复层纤毛柱状上皮（呼吸性上皮）。呼吸部黏膜与鼻旁窦开口及其内黏膜相连续。呼吸性上皮有 3 种主要细胞类型：基细胞（储备细胞）、杯状细胞和纤毛细胞（图 14.44）。基细胞局限于基底膜附近，可分裂产生新的子代细胞，进而分化成黏液细胞或纤毛细胞。有趣的是，不只表面细胞有纤毛，一些基细胞也有[101]。黏液细胞借助一个细长柄附着于基底膜上，其顶部胞质内含有多少不等的黏液，由于这些细胞内充满黏液，其形态类似于一个高脚杯。黏液细胞排出的内容物形成一层黏液毯，覆盖于呼吸性上皮表面。当黏膜受到刺激时（例如变应性鼻炎），杯状细胞数量增加。黏液毯成分的另一来源是固有层内浆黏液腺的分泌物。

正常情况下，呼吸性上皮大部分由纤毛细胞组成，这些细胞含有小的指状细胞突起（纤毛），伸入腔内。每个细胞含 200 个以上的纤毛，长 5～7μm。纤毛干横断面超微结构具有特征性，周边 9 对微管（二联体）环形排列，对称性地分布于两个中心微管周围（图 14.45）。纵切面显示，纤毛干终止于一个基体（毛基体），纤毛由其衍生而来[102]。若怀疑纤毛超微结构异常（如纤毛不动综合征），鼻黏膜是一个易于活检的部位[103-104]。鼻部纤毛细胞的功能是，通过纤毛协调的清除运动，不断将保护性黏液毯向咽部推动。纤毛进行有力的前后挥鞭样摆动，频率为 10～20 个周期/秒。向前较向后摆动阶段更快、更有力[105]。纤毛活动度最佳的状态是在正常鼻腔温度约 30℃ 时。纤毛适应性强，即使在极冷和极热等不利条件下仍保持运动。在充满脓液的鼻腔内，纤毛也可保持正常的有力摆动。当因急性感染而受损伤或破坏时，纤毛可快速再生。纤毛不能耐受过度干燥状态，因此总需要湿润的覆盖层来保持活性和维持存活。覆盖于鼻黏膜和鼻旁窦的黏液毯构成细菌及其他异物的运送装置。鼻黏液纤毛层为该部位对抗细菌入侵的第一道防线。

在上呼吸道正常黏膜中可见黑色素细胞。鼻腔的呼吸性上皮和鼻腺内可见黑色素细胞。鼻中隔与鼻甲固有层内常见黑色素细胞，特别是深肤色成人[106]。鼻及鼻旁窦可原发恶性黑色素瘤[107]。

上皮内淋巴细胞弥漫散布于整个鼻黏膜内，为一致的 $CD8^+T$ 细胞[40]。这些 T 细胞与树突细胞群共存，后者不表达 CD1a。鼻黏膜和上皮下组织内几乎不含 B 细胞。这一现象可以解释为什么大多数鼻腔原发性淋巴瘤均为 $CD8^+T$ 细胞起源。

固有层（或固有膜）位于黏膜之下，内含许多小的黏液腺和浆液腺，其分泌物通过小叶导管排放到表面（图 14.46）。这些腺体位于血管性纤维结缔组

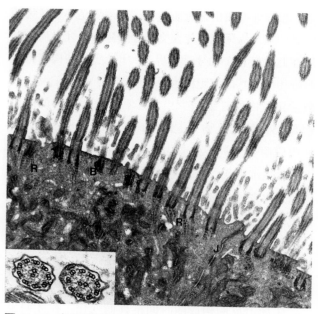

图 14.45 鼻黏膜透射电镜照片。垂直切面显示纤毛上皮细胞延伸至表面。纤细的长纤毛干含有周围和中心微管，表现为暗色的线性结构，从毛基体（基体）（B）处伸出。横带状丝状小根（R）与毛基体相连。注意其连接复合体（J）。插图：两个纤毛干的横断面。注意对称性排列的外周 9 组二联体和中心的 1 对单微管（×25000 倍；插图 ×87500 倍）

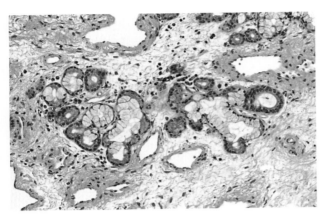

图 14.46 鼻浆黏液腺及其导管。浆液细胞胞质深染，位于管泡状腺周边，形成 Giannuzzi 新月形腺细胞

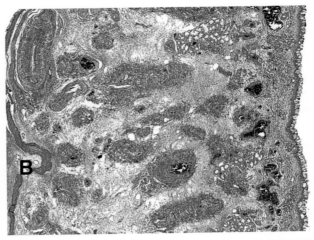

图 14.48 鼻甲，冠状切面。黏膜血管由一厚层结缔组织鞘（蓝色所示）所环绕；注意骨（B）附近的大动脉（Mallory 三色法）

织内，后者富含弹性纤维，牢固地附着于构成鼻腔的软骨和骨的软骨膜和骨膜上[108-110]。鼻腔内可发生罕见的浆黏液腺错构瘤（鼻微腺性腺病）[111]，由杂乱排列的浆液性小管、导管和腺体构成，缺乏肌上皮，可类似于炎性鼻息肉、呼吸性上皮腺瘤样错构瘤（REAH）或低度恶性鼻窦腺癌。

　　鼻甲稍弯曲，以一个骨性轴为支架，其外由相对

较厚的黏膜包被（图 14.1，图 14.47）。鼻甲凸面向鼻腔内突出。黏膜下方为固有层或间质，黏膜附着于其下方结构上。固有层厚度不一，在较易暴露于气流的区域（即鼻中隔上方和下鼻甲、中鼻甲的内侧）最厚。这些区域的上皮含有许多杯状细胞，基底膜显著[112]，此区内还有丰富的血管和簇状分布的混合性浆黏液性腺体（6 ～ 10 个腺体／平方毫米）（图14.48）。这些腺体可为内衬杯状细胞的单直管状腺到管泡状腺。管泡状腺的主导管经微小口开放于黏膜表面。腺体往往位于黏膜与下方骨组织之间。

　　鼻甲和鼻中隔下部富含大小和外形不同的静脉窦，形成一个致密的大静脉网，类似于勃起组织（图 14.49）。

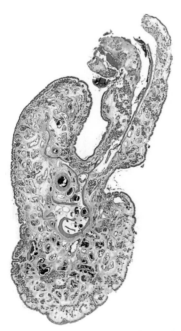

图 14.47 中鼻甲，冠状切面。形成鼻甲轴心的骨组织纤细、卷曲。被覆黏膜和固有层富含血管和黏液性腺体，尤其是在鼻甲的凸面和下缘，这些区域是鼻腔内最易暴露于气流的区域（低倍镜）

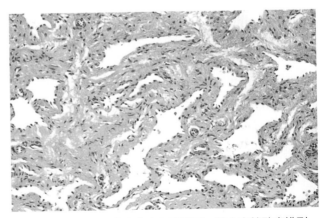

图 14.49 下鼻甲。许多大小和形状不一的大血管致密排列，形成类似于勃起组织的海绵状血管系统。内皮细胞均匀分布。缺乏毛细血管

这些血管形状不规则，具有肌性管壁，可快速扩张和收缩，因此可根据气候变化对黏膜温度和分泌进行快速调节。外科病理医师应了解正常鼻甲有丰富血管，不要误认为是血管瘤、血管纤维瘤或血管平滑肌瘤。鼻黏膜间质内还含有淋巴管、小神经、少量淋巴细胞和浆细胞，但无淋巴组织聚集。正常情况下也可见到少量肥大细胞和嗜酸性粒细胞。

鼻甲的骨性部分由相互交联的薄板层骨板构成，形成一个与骨小梁相连的连续外壳。骨内间隙含有很多大静脉、动脉和一些神经。与黏膜下层静脉不同，横断面显示，骨内静脉管腔大，圆形或卵圆形，管壁薄，与管径相称。鼻甲骨内偶尔可见到脂肪细胞，但无造血性骨髓。在面骨、鼻骨或鼻旁窦骨内出现明显造血组织属于异常现象，可见于重型地中海贫血等疾病。

鼻中隔由1块大的软骨板和4块小的骨板构成，均通过骨缝紧密接合（图14.50）。鼻中隔的黏膜紧附于下方结构上。鼻中隔的骨膜和软骨膜与上方黏膜下层紧密相连，形成一层薄膜，称为黏膜骨膜。Little区（或Kiesselbach区）是鼻出血的常见部位，位于上颌间线上方、软骨性鼻中隔前部[113]，该区黏膜下层富含薄壁扩张血管（图14.51）。外科手术标本中很少见到Little区，不要将其误认为是化脓性肉芽肿，后者在该区较为常见。

3.2.3 Jacobson犁鼻器

Jacobson犁鼻器为成对的胚胎性残余，位于鼻中隔前下部黏膜下方0.2~0.6cm区域内。成人的Jacobson犁鼻器表现为小的管囊状结构，内衬的柱状上皮有微绒毛，没有含纤毛的感觉细胞，也缺乏其他分化良好的嗅觉结构（图14.52），Jacobson犁鼻器周围有许多外分泌腺[114]。在胎龄20周时，Jacobson犁鼻器发育最佳，之后逐渐退化，最终形成残余。人类Jacobson犁鼻器没有明确功能，也没有病理学意义[115]。许多脊椎动物的Jacobson犁鼻器高度发达，尤其是嗅觉敏锐的动物[116-118]。

3.2.4 嗅黏膜

嗅区包括鼻腔顶部，以及鼻中隔与上鼻甲相延续的部分[119]，此区鼻黏膜纤毛柱状上皮被广泛散在分布的嗅觉细胞取代。Hummel和Welge-Lüssen在新版《味觉与嗅觉》（*Taste and Smell*）一书中详细介绍了与嗅觉功能相关的鼻解剖[120]。嗅上皮由3种类型的细胞构成：①嗅神经细胞；②支持细胞；③位于基底膜上的基细胞[121-122]（图14.53）。嗅神经细胞为双极梭形细胞，细胞核圆形，其树突延伸到假复层嗅上皮表面，并发出一簇细的突起，称为嗅毛。嗅毛为气味检测的感受器，长2μm，沿有黏液包被的黏膜表面分布。嗅细胞的深部突起形成轴突，穿过基底膜并与邻近突起合并，成为无髓嗅神经纤维束[122]。这些纤维聚集成有髓神经纤维，然后穿过筛骨筛板，终止于嗅球的僧帽细胞。支持细胞呈高柱状，老年个体的支持细胞含脂褐素，使嗅黏膜呈黄色。支持细胞游离面发出许多细长微绒毛，伸入到黏膜上覆盖的黏液中。

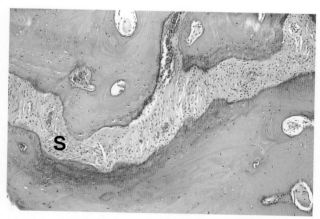

图14.50 鼻中隔骨缝（S）。犁骨（顶部）和上颌骨的平行边缘由致密平行排列的胶原纤维连接，这些胶原纤维固定于骨上

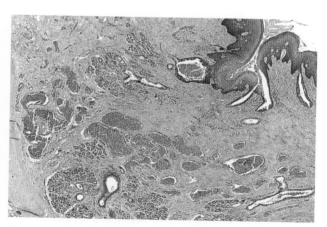

图14.51 Little区。扩张的薄壁血管簇集于鼻中隔前部上皮下。该区域位于黏液腺平面以上

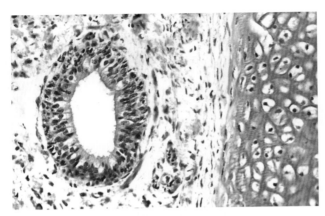

图 14.52　胎龄 22 周（顶臀长 180mm）胚胎的 Jacobson 犁鼻器，表现为邻近犁鼻软骨的一个管状结构横断面。人类的此处柱状上皮有微绒毛，但无感觉上皮

基细胞较小，锥形，底部位于基底膜上。基细胞被认为是干细胞，可以生成新的支持细胞和感觉细胞。固有层位于黏膜下方，由疏松结缔组织构成，其内可见到 Bowman 嗅腺[123]，这些管泡状腺分泌物通过狭窄导管排放到黏膜表面。

3.2.5　鼻旁窦

鼻旁窦衬覆黏膜与鼻黏膜相连续并与之相似，但其上皮（Schneiderian 上皮）和固有层较薄，血管较少。若黏膜受到长期刺激，如慢性变应性鼻窦炎，杯状细胞数量会增加，甚至以杯状细胞为主，或完全取

代纤毛细胞。与鼻黏膜相比，鼻旁窦浆黏液性腺体较稀疏，且主要集中于上颌窦开口处。鼻旁窦产生的黏液通过纤毛运动经鼻旁窦口到达鼻腔内。

参考文献

[1] Moore KL, Persaud TVN. *The Developing Human: Clinically Oriented Embryology.* 5th ed. Philadelphia, PA: WB Saunders; 1993.

[2] Sperber GH. *Craniofacial Embryology.* 4th ed. London: Butterworth-Heinemann; 1989.

[3] Thesleff I, Vaahtokari A, Kettunen P, et al. Epithelial-mesenchymal signaling during tooth development. *Connect Tissue Res* 1995;32:9–15.

[4] Honda MJ, Imaizumi M, Tsuchiya S, et al. Dental follicle stem cells and tissue engineering. *J Oral Sci* 2010;52: 541–552.

[5] Listgarten MA. Phase-contrast and electron microscopic study of the junction between reduced enamel epithelium and enamel in unerupted human teeth. *Arch Oral Biol* 1966;11: 999–1016.

[6] Schour I, Massler M. Studies in tooth development: The growth pattern of human teeth. *J Am Dent Assoc* 1940;27: 1918–1931.

[7] Gorski JP, Marks SC Jr. Current concepts of the biology of tooth eruption. *Crit Rev Oral Biol Med* 1992;3:185–206.

[8] Marks SC Jr, Gorski JP, Cahill DR, et al. Tooth eruption—a synthesis of experimental observations. In: Davidovitch Z, ed. *The Biological Mechanisms of Tooth Eruption and Root Resorption.* Birmingham, AL: EBSCO Media; 1988:161–169.

[9] Orban B, Sicher H, Weinmann JP. Amelogenesis (a critique and a new concept). *J Am Coll Dent* 1943;10:13–22.

[10] Schroeder HE. Development and structure of the tissues of the tooth. In: Schroeder HE. *Oral Structural Biology.* New York: Thieme Medical; 1986:4–184.

[11] Bhaskar SN, Orban BJ, eds. *Orban's Oral Histology and Embryology.* 11th ed. St. Louis, MO: CV Mosby Year Book; 1990.

[12] Held AJ. Cementogenesis and the normal and pathologic structure of cementum. *Oral Surg Oral Med Oral Pathol* 1951;4:53–67.

[13] Smukler H, Dreyer CJ. Principal fibres of the periodontium. *J Periodont Res* 1969;4:19–25.

[14] Logan WHG, Kronfeld R. Development of the human jaws and surrounding structures from birth to the age of fifteen years. *J Am Dent Assoc* 1933;20:379–427.

[15] Schroeder H. *Oral Structure Biology: Embryology, Structure and Function of Normal Hard and Soft Tissues of the Oral Cavity and the Temporomandibular Joints.* New York: Thieme; 1991.

[16] Vaid S, Vaid N. Normal anatomy and anatomic variants of the paranasal sinuses on computed tomography. *Neuroimaging Clin N Am* 2015;25:527–548.

[17] Gorlin RJ. Heterotopic lymphoid tissue: A diagnostic problem. *Oral Surg Oral Med Oral Pathol* 1957;10:87–89.

[18] Sadeghi EM, Ashrafi MH. Heterotopic lymph node of the buccal mucosa simulating a tumor: A clinicopathological appraisal. *ASDC J Dent Child* 1982;49:304–306.

[19] Tobias MJ. *Anatomy of the Human Lymphatic System.* Ann Arbor, MI: Edwards Brothers, Inc.; 1938.

[20] Richtsmeier WJ, Shikhani AH. The physiology and immunology of the pharyngeal lymphoid tissue. *Otolaryngol Clin North Am* 1987;20:219–228.

[21] Goeringer GC, Vidic B. The embryogenesis and anatomy of Waldeyer's ring. *Otolaryngol Clin North Am* 1987;20: 207–217.

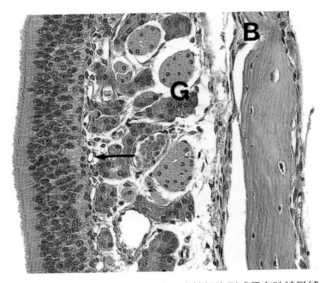

图 14.53　嗅黏膜。嗅神经细胞和支持细胞形成具有独特微绒毛的假复层柱状上皮。基细胞位于基底膜上（箭头所示）。可见有分泌导管的 Bowman 腺体（G）和神经，位于上皮和鼻中隔骨组织（B）之间

[22] Dolen WK, Spofford B, Selner JC. The hidden tonsils of Waldeyer's ring. *Ann Allergy* 1990;65:244–248.

[23] Knapp MJ. Oral tonsils: Location, distribution, and histology. *Oral Surg Oral Med Oral Pathol* 1970;29:155–161.

[24] Knapp MJ. Pathology of oral tonsils. *Oral Surg Oral Med Oral Pathol* 1970;29:295–304.

[25] Buchner A, Hansen LS. Lymphoepithelial cysts of the oral cavity. A clinicopathologic study of thirty-eight cases. *Oral Surg Oral Med Oral Pathol* 1980;50:441–449.

[26] Napier SS, Newlands C. Benign lymphoid hyperplasia of the palate: Report of two cases and immunohistochemical profile. *J Oral Pathol Med* 1990;19:221–225.

[27] Simpson HE. Lymphoid hyperplasia in foliate papillitis. *J Oral Surg Anesth Hosp Dent Serv* 1964;22:209–214.

[28] Miles AEW. Sebaceous glands in the lip and cheek mucosa of man. *Br Dent J* 1958;105:235–248.

[29] Sewerin I. The sebaceous glands in the vermilion border of the lips and in the oral mucosa of man. *Acta Odontol Scand* 1975;33(Suppl 68):13–226.

[30] Meyer J, Squier CA, Gerson SJ, eds. *The Structure and Function of the Oral Mucosa*. New York: Pergamon Press; 1984.

[31] Wu T, Xiong X, Zhang W, et al. Morphogenesis of rete ridges in human oral mucosa: A pioneering morphological and immunohistochemical study. *Cells Tissues Organs* 2013;197: 239–248.

[32] Skougaard MR. Cell renewal, with special reference to the gingival epithelium. *Adv Oral Biol* 1970;4:261–288.

[33] Squier CA, Finkelstein MW. Oral mucosa. In: Ten Cate AR, ed. *Oral Histology, Development, Structure and Function*. St. Louis, MO: CV Mosby; 1989:341–382.

[34] Mackenzie IC, Rittman G, Gao Z, et al. Patterns of cytokeratin expression in human gingival epithelia. *J Periodontal Res* 1991;26:468–478.

[35] Sawaf MH, Ouhayoun JP, Forest N. Cytokeratin profiles in oral epithelial: A review and a new classification. *J Biol Buccale* 1991;19:187–198.

[36] Ouhayoun JP, Gosselin F, Forest N, et al. Cytokeratin patterns of human oral epithelia: Differences in cytokeratin synthesis in gingival epithelium and the adjacent alveolar mucosa. *Differentiation* 1985;30:123–129.

[37] Mandel U. Carbohydrates in oral epithelia and secretions: Variation with cellular differentiation. *APMIS Suppl* 1992;27:119–129.

[38] Shah F, Berggren D, Holmlund T, et al. Unique expression of cytoskeletal proteins in human soft palate muscles. *J Anat* 2016;228:487–494.

[39] Olofsson K, Mattsson C, Hammarstrom ML, et al. Structure of the human uvula. *Acta Otolaryngol* 1999;119:712–717.

[40] Graeme-Cook F, Bhan AK, Harris NL. Immunohistochemical characterization of intraepithelial and subepithelial mononuclear cells of the upper airways. *Am J Pathol* 1993; 143:1416–1422.

[41] Winther B, Innes DJ. The human adenoid. A morphologic study. *Arch Otolaryngol Head Neck Surg* 1994;120:144–149.

[42] Bhargava D, Raman R, Khalfan Al Abri R, et al. Heterotopia of the tonsil. *J Laryngol Otol* 1996;110:611–612.

[43] Eversole LR. The histochemistry of mucosubstances in human minor salivary glands. *Arch Oral Biol* 1972;17: 1225–1239.

[44] Munger BL. Histochemical studies on seromucous- and mucous-secreting cells of human salivary glands. *Am J Anat* 1964;115:411–429.

[45] Laine M, Bläuer M, Ylikomi T, et al. Immunohistochemical demonstration of androgen receptors in human salivary glands. *Arch Oral Biol* 1993;38:299–302.

[46] Kumagami H, Onitsuka T. Estradiol and testosterone in minor salivary glands of Sjögren's syndrome. *Auris Nasus Larynx* 1993;20:137–143.

[47] Herrera-Esparza R, Bollain-y-Goytia J, Ruvalcaba C, et al. Apoptosis and cell proliferation: The paradox of salivary glands in Sjögren's disease. *Acta Reumatol Port* 2008;33: 299–303.

[48] Tandler B, Denning CR, Mandel ID, et al. Ultrastructure of human labial salivary glands. 3. Myoepithelium and ducts. *J Morphol* 1970;130:227–245.

[49] Ogawa Y. Immunocytochemistry of myoepithelial cells in the salivary glands. *Prog Histochem Cytochem* 2003;38: 343–426.

[50] Grandi D, Campanini N, Becchi G, et al. On the myoepithelium of human salivary glands. An immunocytochemical study. *Eur J Morphol* 2000;38:249–255.

[51] Ianez RF, Buim ME, Coutinho-Camillo CM, et al. Human salivary gland morphogenesis: Myoepithelial cell maturation assessed by immunohistochemical markers. *Histopathology* 2010;57:410–417.

[52] Takeda Y. Existence and distribution of melanocytes and HMB-45-positive cells in the human minor salivary glands. *Pathol Int* 2000;50:15–19.

[53] Nonaka CF, Pereira KM, de Andrade Santos PP, et al. Sialolipoma of minor salivary glands. *Ann Diagn Pathol* 2011; 15:6–11.

[54] Hamperl H. Über das Vorkommen von Onkocyten in verschiedenen Organen und ihren Geschwülsten: (Mundspeicheldrüsen, Bauchspeicheldrüse, Epithelkörperchen, Hypophyse, Schilddrüse, Eileiter). *Virchows Arch A* 1936;298:327–375.

[55] Chang A, Harawi SJ. Oncocytes, oncocytosis and oncocytic tumors. *Pathol Annu* 1992;27:263–304.

[56] Balogh K Jr, Roth SI. Histochemical and electron microscopic studies of eosinophilic granular cells (oncocytes) in tumors of the parotid gland. *Lab Invest* 1965;14:310–320.

[57] Goode RK, Corio RL. Oncocytic adenocarcinoma of salivary glands. *Oral Surg Oral Med Oral Pathol* 1988;65:61–66.

[58] Tschen JA, Fechner RE. The juxtaoral organ of Chievitz. *Am J Surg Pathol* 1979;3:147–150.

[59] Pantanowitz L, Tschen JA. Organ of Chievitz. *Ear Nose Throat J* 2004;83:230.

[60] Zenker W. *Juxtaoral Organ (Chievitz' Organ). Morphology and Clinical Aspects*. Baltimore, MD: Urban & Schwarzenberg; 1982.

[61] Ide F, Mishima K, Saito I. Melanin pigmentation in the juxtaoral organ of Chievitz. *Pathol Int* 2003;53:262–263.

[62] Pantanowitz L, Tschen JA, Balogh K. The juxtaoral organ of Chievitz. *Int J Surg Pathol* 2003;11:37.

[63] Pantanowitz L. Immunophenotype of the juxtaoral organ. *Int J Oral Maxillofac Surg* 2004;33:113.

[64] Lutman GB. Epithelial nests in intraoral sensory nerve endings simulating perineural invasion in patients with oral carcinoma. *Am J Clin Pathol* 1974;61:275–284.

[65] Mikó T, Molnár P. The juxtaoral organ—a pitfall for pathologists. *J Pathol* 1981;133:17–23.

[66] Soucy P, Cimone G, Carpenter B. An unusual intraoral mass in a child: The organ of Chievitz. *J Pediatr Surg* 1990;25:1200.

[67] Leibl W, Pflüger H, Kerjaschki D. A case of nodular hyperplasia of the juxtaoral organ in man. *Virchows Arch A Pathol Anat Histol* 1976;371:389–391.

[68] Chievitz JH. Beiträge zur Entwicklungsgeschichte der Speicheldrüsen. *Arch Anat Physiol* 1885;9:401–436.

[69] Pantanowitz L, Balogh K. Significance of the juxtaoral organ (of Chievitz). *Head Neck* 2003;25:400–405.

[70] Ide F, Mishima K, Saito I. Pacinian corpuscle in the juxtaoral organ of Chievitz. *J Oral Pathol Med* 2004;33:443–444.

[71] Eversole LR, Leider AS. Maxillary intraosseous neuroepithelial

structures resembling those seen in the organ of Chievitz. *Oral Surg Oral Med Oral Pathol* 1978;46:555–558.

[72] Jensen JL, Wuerker RB, Correll RW, et al. Epithelial islands associated with mandibular nerves. Report of two cases in the walls of mandibular cysts. *Oral Surg Oral Med Oral Pathol* 1979; 48:226–230.

[73] Kruger L, Mantyh PW. Gustatory and related chemosensory systems. In: Björklund A, Hökfelt T, Swanson LW, eds. *Handbook of Chemical Neuroanatomy. Vol. 7. Integrated Systems of the CNS Part II.* New York: Elsevier; 1989:323–411.

[74] Oakley B. Neuronal–epithelial interactions in mammalian gustatory epithelium. In: Bock GR, ed. *Regeneration of Vertebrate Sensory Receptor Cells.* Chichester: Wiley; 1991:277–287.

[75] McDaniel RK. Subepithelial nerve plexus (with ganglion cells) associated with taste buds. *Oral Surg Oral Med Oral Pathol Oral Radiol Endod* 1999;87:605–609.

[76] Triantafyllou A, Coulter P. Structural organization of subgemmal neurogenous plaques in foliate papillae of tongue. *Hum Pathol* 2004;35:991–999.

[77] Palazzolo MJ, Fowler CB, Magliocca KR, et al. Neuroepithelial structures associated with the subepithelial nerve plexus of taste buds: A fortuitous finding resembling the juxtaoral organ of Chievitz. *Oral Surg Oral Med Oral Pathol Oral Radiol* 2014;117:497–501.

[78] Pellicioli AC, Fonseca FP, Silva RN, et al. Histomorphometric characterization of subgemmal neurogenous plaques. *Oral Surg Oral Med Oral Pathol Oral Radiol* 2017;123:477–481.

[79] Ainamo J, Loe H. Anatomical characteristics of gingiva. A clinical and microscopic study of the free and attached gingiva. *J Periodontol* 1966;37:5–13.

[80] Melcher AH, Bowen WH, eds. *Biology of the Periodontium.* New York: Academic Press; 1969.

[81] Squier CA, Waterhouse JP. The ultrastructure of the melanocyte in human gingival epithelium. *Arch Oral Biol* 1967;12: 119–129.

[82] Schroeder HE. Melanin containing organelles in cells of the human gingiva. *J Periodont Res* 1969;4:1–18.

[83] Kaugars GE, Heise AP, Riley WT, et al. Oral melanotic macules. A review of 353 cases. *Oral Surg Oral Med Oral Pathol* 1993;76:59–61.

[84] Buchner A, Merrell PW, Hansen LS, et al. Melanocytic hyperplasia of the oral mucosa. *Oral Surg Oral Med Oral Pathol* 1991;71:58–62.

[85] Buchner A, Ledier AS, Merrell PW, et al. Melanocytic nevi of oral mucosa: A clinicopathologic study of 130 cases from northern California. *J Oral Pathol Med* 1990;19:197–201.

[86] Buchner A, Hansen LS. Pigmented nevi of the oral mucosa: A clinicopathologic study of 36 new cases and review of 155 cases from the literature. Part I: a clinicopathologic study of 36 new cases. *Oral Surg Oral Med Oral Pathol* 1987;63: 566–572.

[87] Buchner A, Hansen LS. Pigmented nevi of the oral mucosa: A clinicopathologic study of 36 new cases and review of 155 cases from the literature. Part II: analysis of 191 cases. *Oral Surg Oral Med Oral Pathol* 1987;63:676–682.

[88] Trodahl JN, Sprague WG. Benign and malignant melanocytic lesions of the oral mucosa. An analysis of 135 cases. *Cancer* 1970;25:812–823.

[89] Hashimoto K. Fine structure of Merkel cell in human oral mucosa. *J Invest Dermatol* 1972;58:381–387.

[90] Mahomed F. Neuroendocrine cells and associated malignancies of the oral mucosa: A review. *J Oral Pathol Med* 2010;39: 121–127.

[91] Waterhouse JP, Squier CA. The Langerhans cell in human gingival epithelium. *Arch Oral Biol* 1967;12:341–348.

[92] Chou JM, Daniels TE. Langerhans cells expressing HLA-DQ, HLA-DR and T6 antigens in normal oral mucosa and lichen planus. *J Oral Pathol Med* 1989;18:573–576.

[93] Barrett AW, Cruchley AT, Williams DM. Oral mucosal Langerhans' cells. *Crit Rev Oral Biol Med* 1996;7:36–58.

[94] Kindt N, Descamps G, Seminerio I, et al. Langerhans cell number is a strong and independent prognostic factor for head and neck squamous cell carcinomas. *Oral Oncol* 2016;62:1–10.

[95] Baume LJ. The biology of pulp and dentine. A historic terminologic-taxonomic, histologic-biochemical, embryonic and clinical survey. *Monogr Oral Sci* 1980;8:1–220.

[96] Holland GR. The odontoblast process: Form and function. *J Dent Res* 1985;64:499–514.

[97] Thomas HF. The dentin-predentin complex and its permeability: Anatomical review. *J Dent Res* 1985;64:607–612.

[98] Nylen UM, Termine JD. Tooth enamel III. Its development, structure, and composition. *J Dent Res* 1979;58:675–1031.

[99] Ida-Yonemochi H, Ikarashi T, Nagata M, et al. The basement membrane-type heparan sulfate proteoglycan (perlecan) in ameloblastomas: Its intercellular localization in stellate reticulum-like foci and biosynthesis by tumor cells in culture. *Virchows Arch* 2002;441:165–173.

[100] Domingues MG, Jaeger MM, Araujo VC, et al. Expression of cytokeratins in human enamel organ. *Eur J Oral Sci* 2000;108: 43–47.

[101] Joiner AM, Green WW, McIntyre JC, et al. Primary cilia on horizontal basal cells regulate regeneration of the olfactory epithelium. *J Neurosci* 2015;35:13761–13772.

[102] Fawcett DW, Porter KR. A study of the fine structure of ciliated epithelium. *J Morphol* 1954;94:221–281.

[103] Afzelius BA. The immotile-cilia syndrome and other ciliary diseases. *Int Rev Exp Pathol* 1979;19:1–43.

[104] Howell JT, Schochet SS Jr, Goldman AS. Ultrastructural defects of respiratory tract cilia associated with chronic infections. *Arch Pathol Lab Med* 1980;104:52–55.

[105] Sleigh MA, Blake JR, Liron N. The propulsion of mucus by cilia. *Am Rev Respir Dis* 1988;137:726–741.

[106] Zak FG, Lawson W. The presence of melanocytes in the nasal cavity. *Ann Otol Rhinol Laryngol* 1974;83:515–519.

[107] Cove H. Melanosis, melanocytic hyperplasia, and primary malignant melanoma of the nasal cavity. *Cancer* 1979;44:1424–1433.

[108] Rhys-Evans PH. Anatomy of the nose and paranasal sinuses. In: Kerr AG, Groves J, Scott-Brown WG, eds. *Scott-Brown's Otolaryngology.* 5th ed. Vol I. London: Butterworth; 1987: 138–161.

[109] Drake-Lee AB. Physiology of the nose and paranasal sinus. In: Kerr AG, Groves J, Scott-Brown WG, eds. *Scott-Brown's Otolaryngology.* 5th ed. Vol I. London: Butterworth; 1987:162–182.

[110] Ballenger JJ. The clinical anatomy and physiology of the nose and accessory sinuses. In: Ballenger JJ, ed. *Diseases of the Nose, Throat, Ear, Head and Neck.* 14th ed. Malvern, PA: Lea & Febiger; 1991:3–22.

[111] Ambrosini-Spaltro A, Morandi L, Spagnolo DV, et al. Nasal seromucinous hamartoma (microglandular adenosis of the nose): A morphological and molecular study of five cases. *Virchows Arch* 2010;457:727–734.

[112] Trotter CM, Hall GH, Salter DM, et al. Histology of the mucous membrane of the human inferior nasal concha. *Clin Anat* 1990;3:307–316.

[113] MacArthur FJ, McGarry GW. The arterial supply of the nasal cavity. *Eur Arch Otorhinolaryngol* 2017;274:809–815.

[114] Jahnke V, Merker HJ. Electron microscopic and functional aspects of the human vomeronasal organ. *Am J Rhinol* 2000;

14:63–67.

[115] Zuckerkandl E. Das Jacobsonsche organ. *Erg Anat Entwicklungsgesch* 1910;18:801–843.

[116] Pearlman SJ. Jacobson's organ (Organon vomeronasale Jacobsoni): Its anatomy, gross, microscopic and comparative, with some observations as well on its function. *Ann Otol Rhinol Laryngol* 1934;43:739–768.

[117] Negus VE. The organ of Jacobson. *J Anat* 1956;90:515–519.

[118] Seifert K. Licht- und elektronenmikroskopische Untersuchungen am Jacobsonschen Organ (Organon vomeronasale) der Katze. *Arch Klin Exp Ohr Nas Kehlk Heilk* 1971;200: 223–251.

[119] Naessen R. The identification and topographical localization of the olfactory epithelium in man and other mammals. *Acta Otolaryngol* 1970;70:51–57.

[120] Hummel T, Welge-Lüssen A. *Taste and Smell. An update.* Basel, Switzerland: Karger; 2006.

[121] Schneider RA. The sense of smell in man–its physiologic basis. *N Engl J Med* 1967;277:299–303.

[122] Palay SL. The general architecture of sensory neuroepithelia. In: Bock GR, ed. *Regeneration of Vertebrate Sensory Receptor Cells.* Chichester: Wiley; 1991:3–24.

[123] Seifert K. Licht- und elektronenmikroskopische Untersuchungen der Bowman-Drüsen in der Riechschleimhaut makrosmatischer Säuger. *Arch Klin Exp Ohren Nasen Kehlkopfheilkd* 1971;200:252–274.

第 15 章　喉和咽

■Stacey E. Mills 著　■高　珂 译　■陈　健 校

1　喉

1.1　定义和边界

喉是一个由大量结缔组织和多种上皮成分构成的复杂器官。喉的上界为会厌顶部和杓状会厌襞，下界为环状软骨下缘，前界由会厌的舌面、甲状软骨、环状软骨前弓、甲状舌骨膜和弹性圆锥组成，后界为环状软骨和杓间区。梨状隐窝常被误认为是属于喉的一部分，但实际上，该结构为喉咽部的一处凹陷，分别位于喉的两侧，因此梨状隐窝是食物和水的通道，而非气体的通道。

会厌前隙虽然并不是喉的组成部分，但此处是癌组织扩散的重要区域。此区近似三角形，充满脂肪和疏松结缔组织，其后界为会厌，前界为甲状软骨和甲状舌骨膜，上界为舌骨会厌韧带。

1.2　胚胎学

喉的声门上区由第三和第四鳃弓发育而来，因此与口腔和口咽部的发育关系密切。声门和声门下区起

自第六鳃弓，后者还发育形成支气管和肺。Bocca 等人指出，喉实际上由两个不同来源的半喉组成（上半喉和下半喉），分别存在独立的淋巴回流系统[1]。他们同时指出，这种胚胎发育学特征在喉癌的起源和扩散中具有重要意义。癌组织可单独侵犯上半喉或下半喉，并常限于胚胎发育时所形成的边界内[1]。

约在胚胎第 21 天，体长约 3mm 时，呼吸器官开始出现。此时，在邻近前肠上部、第四鳃弓的上方，形成一个外翻或沟，此外翻结构的下部即是肺的原基。会厌是喉发育过程中最先形成的部分，但直到宫内发育第 5 周，会厌的结构才开始变得清晰。

在胚胎发育至 6mm 时可辨认喉的轮廓。此时，前述的呼吸沟开始闭合，闭合过程随着杓状软骨的形成而终止。胚胎发育的第 60~70 天、体长约 30mm 时，可辨认出声带。喉的胚胎发育非常复杂，目前已发现至少 30 种先天发育畸形[2]。

1.3　大体和功能解剖学

喉的组成包括弹性圆锥、软骨、固有肌和外附肌、黏膜下层，以及表面被覆的黏膜层（图 15.1~15.3）。支持真声带所需的结构强度主要来自弹性圆

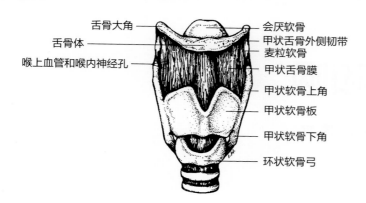

舌骨大角
舌骨体
喉上血管和喉内神经孔

会厌软骨
甲状舌骨外侧韧带
麦粒软骨
甲状舌骨膜
甲状软骨上角
甲状软骨板
甲状软骨下角
环状软骨弓

图 15.1 未打开的喉的前面观，可见甲状软骨板、环状软骨弓和甲状舌骨膜，三者是构成喉前外侧面的主要结构（经允许引自：Mills SE, Fechner RE. Pathology of the larynx. Atlas of Head and Neck Pathology Series. Chicago, IL: American Society of Clinical Pathologists Press; 1985）

锥。真声带游离缘处黏膜下的弹性组织增厚，弹性圆锥的这一部分称为声韧带。声韧带肉眼可见，为黏膜下的白色条带状组织（图 15.3）。声韧带向前插入甲状软骨，向后插入杓状软骨的声带突（图 15.4）。

构成喉的软骨主要包括环状软骨、甲状软骨和成对的杓状软骨（图 15.5）。这些起主要支撑作用的软骨均为透明软骨。会厌软骨属于弹性软骨，含有无数窗孔。男性甲状软骨和环状软骨的钙化始于 10 岁，女性则稍迟。老年人的甲状软骨常出现骨化，其内充满纤维脂肪性和造血性骨髓成分。甲状软骨的骨化是喉癌扩散的基础，只有骨化后，癌组织才能侵犯或转移到甲状软骨。可能由于透明软骨能产生血管生成抑制因子，因此对肿瘤扩散具有明显的抵抗力。

环状软骨和甲状软骨形成相互关节，但其活动受限于数条致密的韧带，这些韧带将软骨固定在一起。杓状软骨与环状软骨形成关节。环甲关节和环杓关节均为动关节，覆以扁平的滑膜细胞。一些常累及大的滑膜间隙的疾病，如痛风和类风湿关节炎等，也易累及这些小关节。

每侧的杓状软骨均有一个突起，称为声带突，声韧带和甲杓肌向后附着于此。杓状软骨的位置决定了声韧带的紧张度。随着声带内收，杓状软骨沿环状软骨平面向内侧移动，并同时发生旋转或摆动（图 15.4）。摆动可使声带突向下和向内侧运动，以完成声带内收。

喉的肌肉可分为两组，外附肌群和固有肌群。外附肌群起于喉外的邻近结构，止于甲状软骨、环状骨或舌软骨。这些肌肉包括肩胛舌骨肌、胸骨舌骨肌、胸骨甲状肌和甲状舌骨肌。这些肌群以整体形式运动，协助喉完成吞咽动作。

喉的主要固有肌群包括环甲肌、环杓后肌、环杓侧肌和甲杓肌。还有一些小条带肌，与甲杓肌相延续，沿途插入声韧带，这些肌肉常称为声带肌，但应记住，它们其实是甲杓肌的一部分，一些学者对这两个名称都认同。

环杓侧肌使声带内收，环杓后肌使声带外展。发声过程中，甲杓肌使甲状软骨出现轻微移动。甲杓肌的收缩程度决定了声带的长度和紧张度。

为讨论喉的黏膜和黏膜下构成，常把喉划分为 3 个区（声门上区、声门区、声门下区）。声门上区指从会厌顶部到真声带间的区域[3]，此区还包括杓状会厌襞、假声带和喉室。杓状会厌襞从会厌底部向后走行，止于杓状软骨区。假声带位于真声带上方，为黏膜的圆形隆起，质软。喉室构成假声带的下界，使之与下方的

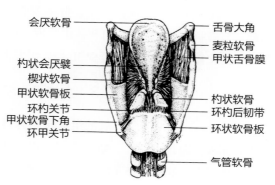

会厌软骨
杓状会厌襞
楔状软骨
甲状软骨板
环杓关节
甲状软骨下角
环甲关节

舌骨大角
麦粒软骨
甲状舌骨膜
杓状软骨
环杓后韧带
环状软骨板
气管软骨

图 15.2 未打开的喉的后面观，重点显示杓状软骨的位置。环状软骨板构成喉的后界，是喉的主要支撑结构

下界与第一气管软骨之间的区域，真声带下界是正常情况下鳞状上皮消失的位置[6]。

1.4　显微解剖学

对新生儿喉的研究显示，最初除真声带外，喉均被覆纤毛柱状上皮[7]（图 15.6，图 15.7）。出生 6 个月左右，假声带开始可见鳞状上皮，但并不一定能完全取代纤毛性呼吸黏膜[8-9]。会厌的舌面或前面恒定被覆复层鳞状上皮。会厌的喉面或后面的上段被覆复层鳞状上皮，下段逐渐过渡为呼吸性上皮[10]。成年非吸烟者中，约半数在声门上区和声门下区可见斑片状鳞状上皮和纤毛上皮混合区，而吸烟者喉部的纤毛性呼吸性上皮常被鳞状上皮完全取代。

喉正常纤毛上皮的最内层由小圆形细胞构成，即基底细胞层或储备细胞层。基底细胞单层排列，其上为一排纤毛柱状细胞，柱状细胞的细胞核处于不同位置，使上皮出现假复层外观。纤毛状细胞层的厚度差异可非常大（图 15.8）。黏液分泌细胞可极为丰富，也可罕见，当黏蛋白合成丰富时，细胞形态类似于杯状，这些细胞可能位于上皮中部或靠近表面（图15.9）。其他的黏液分泌细胞难以辨认，仅表现为一些内含少量模糊可辨空泡的嗜酸性柱状细胞。

喉部鳞状上皮基底层由小细胞构成，细胞质稀少，细胞核卵圆形，垂直于表面排列，正常情况下仅该层可见有丝分裂。基底层可见树枝状黑色素细胞，

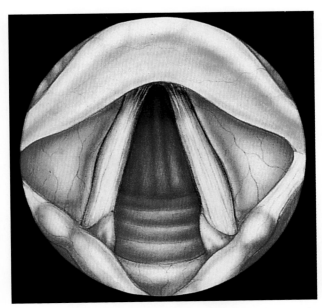

图 15.3　借助内镜从上方观察喉。真声带的黏膜处可见一灰白色区域，即弹性圆锥。假声带为松弛的黏膜皱襞，缺乏可辨别的特征

真声带分离。喉室向假声带的后上方延伸，形成一个椭圆形囊腔。喉室扩张最大的部分稍向前，此处的末端扩张形成一个盲囊，称为喉室小囊。声门癌常向上扩散并侵犯喉室，这样的扩散在临床上难以发现。

声门区由真声带和黏膜窄带构成。后者也称为前连合，其前方与声带相连[4-5]。声门下区是指真声带

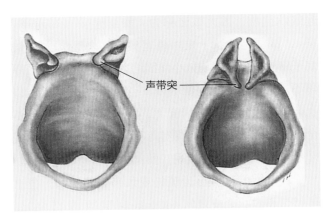

图 15.4　杓状软骨与环状软骨后板形成关节。当杓状软骨外展时，二者大幅度分离并使气道开放（左图所示）。内收时，杓状软骨在关节面上旋转并向中线移动，使声带合拢（右图所示）（经允许引自：Mills SE, Fechner RE. Pathology of the larynx. Atlas of Head and Neck Pathology Series. Chicago, IL: American Society of Clinical Pathologists Press；1985）

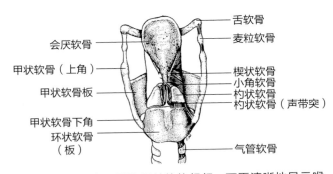

图 15.5　插图中已剔除相关的软组织，可更清晰地显示喉的主要软骨（经允许引自：Mills SE, Fechner RE. Pathology of the larynx. Atlas of Head and Neck Pathology Series. Chicago, IL: American Society of Clinical Pathologists Press；1985）

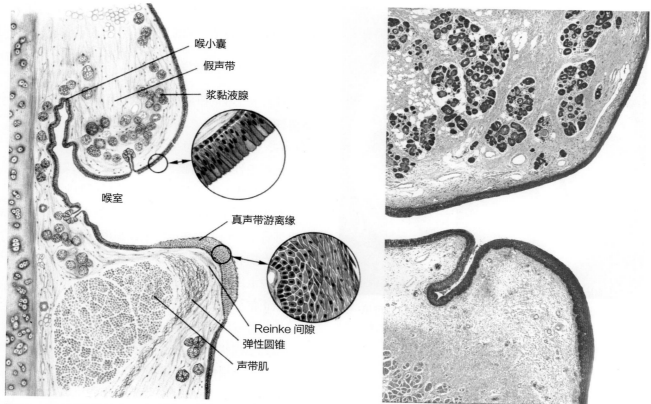

图 15.6 左图为喉部的正常显微解剖学示意图,右图为相应的冠状面切片。假声带内可见大量浆黏液腺,出生时表面被覆纤毛柱状上皮。真声带内可见声带肌、弹性圆锥和 Reinke 间隙(左图所示)(经允许引自: Mills SE, Fechner RE. Pathology of the larynx. Atlas of Head and Neck Pathology Series. Chicago, IL: American Society of Clinical Pathologists Press; 1985)

特别是非裔美国人[11-12]。还不确定这种黑色素细胞出现的频率,也不清楚这是先天性还是获得性改变。罕见的喉恶性黑色素瘤可能来源于这些细胞。

随着喉黏膜鳞状细胞成熟并向腔面迁移,其细胞核增大,接近于球形,内含更多的空泡状染色质。嗜

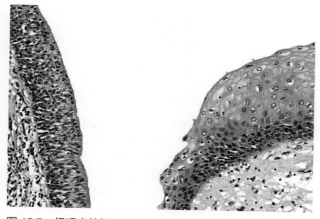

图 15.7 经喉室的切面,真声带(右侧所示)被覆鳞状上皮,假声带(左侧所示)被覆柱状至中间上皮

酸性胞质更加丰富,毗邻细胞间通过桥粒连接,组织固定处理导致细胞稍皱缩,毗邻细胞间形成大量细的丝带状胞质,因此该区称为"棘细胞层"(Malpighi 层),该层是鳞状上皮中最宽的层。表层由 1~3 层扁平细胞构成,细胞核小而固缩。喉部鳞状上皮层厚薄不均,可仅为 5 层细胞厚,也可多达 25 层细胞以上(图 15.10)。正常情况下,喉部缺乏表面角化不全层。持续暴露于香烟烟雾等刺激物中,可能会出现灶性角化不全,甚至出现正角化。

真声带的固有层为疏松或致密结缔组织,位于声韧带和鳞状上皮之间(Reinke 间隙)(图 15.11)。Reinke 间隙内含有少量毛细血管,无淋巴管,仅罕见情况下可见散在的浆黏液腺。由于 Reinke 间隙内的血管非常少,因此发生于真声带的癌倾向于保持局限,放射治疗或手术治疗常可治愈。Reinke 间隙的淋巴引流能力很差,一旦发生水肿性液体的异常积聚,就可能形成声带结节和息肉。同样,声带使用过

图 15.8　喉部的纤毛柱状上皮可能仅有数个细胞厚（左图所示），也可能由多层细胞构成（右图所示）（经允许引自：Mills SE，Fechner RE. Pathology of the larynx. Atlas of Head and Neck Pathology Series. Chicago, IL: American Society of Clinical Pathologists Press; 1985）

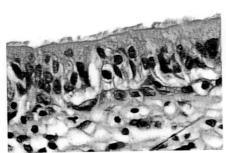
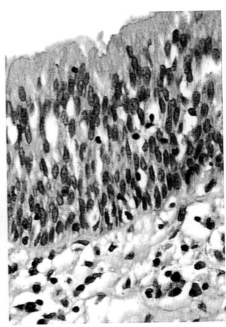

度或上呼吸道感染时，该区域亦可出现水肿，临床表现为声音嘶哑或发音困难。与真声带不同，前连合处有更为丰富的毛细血管、淋巴管和浆黏液腺。

纤毛柱状上皮与真声带鳞状上皮的上界和下界的连接可能非常突然，但一般存在一个移行区，此区宽度从数个细胞到 2mm。移行带由柱状细胞组成，并逐渐被小的基底样或未成熟的鳞状细胞取代（图 15.12）。实际上，该区属于未成熟鳞状上皮化生区，其中的细胞逐渐增大，最终大小与被覆真声带的成熟鳞状上皮相同。

与邻近的鳞状上皮和纤毛上皮相比，移行带内的细胞常排列紊乱（图 15.12）。此外，该区域的上皮可能增厚，主要由基底样细胞组成，这些细胞的细胞核均匀一致，有丝分裂仅限于最底层细胞。这是一种正常表现，但易被误认为是异型增生或原位癌，特别是冰冻切片或切片质量不理想时。只有清楚了解移行带的特点，并留意细胞的细节，才能避免判断错误。

多种人乳头瘤病毒（HPV）亚型被认为与喉的各种鳞状上皮增生性疾病的发病有关。PCR 技术已从 25% 的喉部正常黏膜中发现了一些 HPV 亚型，如 HPV 11[13]，因此，即使在喉癌邻近组织中检出 HPV 亚型，也并不能说明二者具有相关性。直到目前为止，仍未从组织学表现正常的喉黏膜中检出与恶变相关的 HPV 亚型（HPV 16 和 18）[14]。

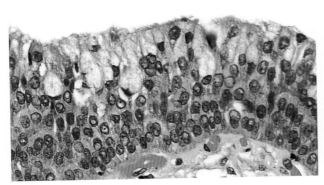

图 15.9　喉部的非鳞状上皮内可见不同数量的杯状细胞和柱状黏液细胞

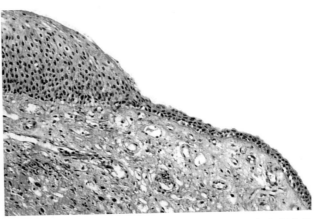

图 15.10　即使是同一个体，喉的鳞状上皮厚度也存在很大差异，从约 5 层细胞厚至超过 25 层细胞的厚度

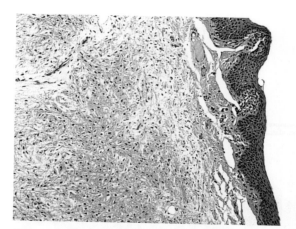

图 15.11 真声带被覆鳞状上皮。鳞状上皮及其下的声韧带之间可见一狭窄且血管稀少的区域（Reinke 间隙）

浆黏液腺几乎分布于整个喉部，并通过导管与表面上皮相连，导管被覆鳞状上皮、柱状上皮（图 15.13，图 15.14），或二者混合[15]。柱状上皮可有或无纤毛。假声带的腺体最为丰富（图 15.15），在前连合之下可见丰富的浆黏液腺团。在前连合上有一缺乏腺体的狭窄带。多数情况下，真声带游离缘的鳞状上皮下方没有腺体。但在真声带鳞状上皮上端和下端的鳞柱交界处可出现腺体。偶尔在真声带间质及其下方的声带肌肉内可有腺体（图 15.16）。会厌的弹性软骨孔道内含有大量浆黏液腺。这些腺体完全穿透软骨，形成声门上喉癌扩散的天然通道。

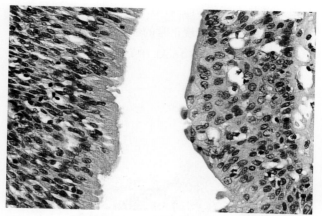

图 15.12 左侧为假声带表面的纤毛柱状上皮。右侧的真声带表面可见移行带。该区域中的未成熟鳞状化生细胞排列紊乱，不要误判为异型增生（经允许引自：Mills SE, Fechner RE. Pathology of the larynx. Atlas of Head and Neck Pathology Series. Chicago, IL: American Society of Clinical Pathologists Press; 1985）

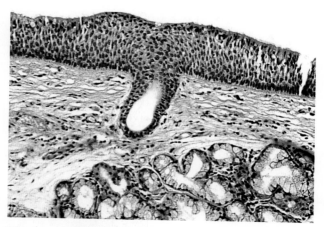

图 15.13 假声带的浆黏液腺汇入导管，后者进入表面的纤毛柱状上皮（经允许引自：Mills SE, Fechner RE. Pathology of the larynx. Atlas of Head and Neck Pathology Series. Chicago, IL: American Society of Clinical Pathologists Press; 1985）

喉活检，特别是取自假声带的活检，经常可见被覆鳞状上皮的浆黏液腺导管，这些导管位于黏膜下深层（图 15.17）。正切面中，这些导管可类似孤立的鳞状细胞巢。在制作优良的切片中，导管与浸润性癌的鉴别并不困难，然而，基底细胞增生或异型增生等均可累及导管，某些切面中，可能仅见孤立的基底细胞样团巢，或完全由异型上皮构成的团巢，此时很容易误诊为浸润癌（图 15.18）。

喉部浆黏液腺导管和腺泡的嗜酸细胞化生是一种常见的年龄相关性改变。18 岁以下个体的浆黏液腺中没有嗜酸细胞，但在 50 岁以上人群中，约 80% 可见嗜酸细胞[16-17]。嗜酸细胞化生一般没有症状，但偶

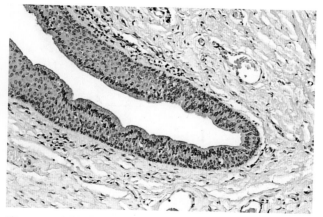

图 15.14 浆黏液腺的导管被覆鳞状上皮、纤毛柱状上皮或二者混合

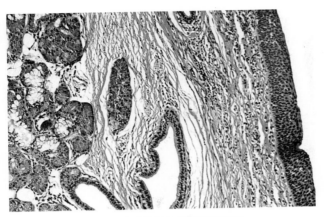

图 15.15　假声带的浆黏液腺及其导管最为明显

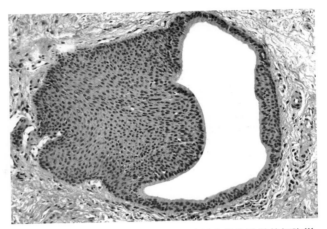

图 15.17　浆黏液腺导管伴有大的化生性非角化性鳞状细胞巢

可形成囊肿（图 15.19），体积过大时可产生症状。

喉部的浆黏液腺可发生梗死，并继发鳞状上皮化生（图 15.20，图 15.21），该过程称为坏死性涎腺化生，更常见于口腔，可能是创伤或自发性缺血的结果[18]。化生细胞团中可见有丝分裂，并具有轻至中度核异型性，常与黏液表皮样癌或鳞状细胞癌混淆，特别是冰冻切片检查时。低倍镜下腺泡结构保留，伴有梗死、炎症和黏液外渗，是坏死性涎腺化生的特征。

对喉外表面仔细取样，在喉和气管的纤维膜中常可见到岛状分布的正常甲状腺组织，位于弹性圆锥的外侧或者嵌入相应的肌肉组织中[19]（图 15.22）。这些甲状腺滤泡较小，外观正常，其内充满胶质。这些组织与甲状腺主体之间并不相连[20]。在喉和气管的软骨内见到灶性甲状腺组织的情况比较少见，通常见于环状软骨和第一气管环的交界处[19,21]。在胚胎发育过程中，这些孤立性甲状腺外甲状腺组织可能与主体

分离[19]。认识此现象并细心观察镜下特征，将有助于避免误诊为浸润性或转移性甲状腺癌。

喉至少包含两对副神经节（图 15.23）。声门上副神经节位于假声带前上方 1/3 处，紧邻甲状软骨边缘和喉上神经内支[22-23]。成对的声门下副神经节的位置变异较大，可位于甲状腺和环状软骨之间，或位于环状软骨之下[22-23]，与喉下神经的关系密切。离位或异位的副神经节可见于喉的各个部位。喉的副神经节属微小的神经内分泌结构（0.1~0.4mm），其生理功能未知。考虑到它们与神经血管束关系密切，因而可能具有化学感受器功能，但未被证实。罕见的喉副神经节瘤可能来源于此。喉部更常发生一种高分化的神经内分泌癌（类癌），与副神经节瘤极为相似，需要进行鉴别。副神经节瘤不表达 CK，细胞巢周围有 S-100 蛋白阳性的支持细胞围绕。

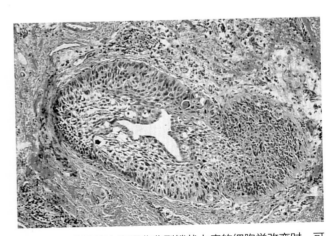

图 15.18　当导管内出现非典型鳞状上皮的细胞学改变时，可类似于表层的异型增生改变，不应误诊为浸润性癌。本例中，导管内侧的柱状细胞仍保留

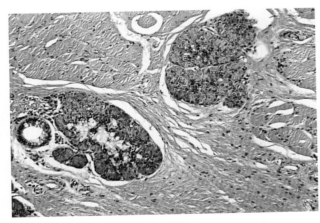

图 15.16　浆黏液腺偶可深达声带肌内

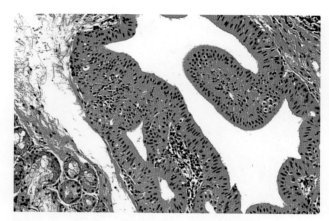

图 15.19   浆黏液上皮的嗜酸细胞化生可形成囊肿

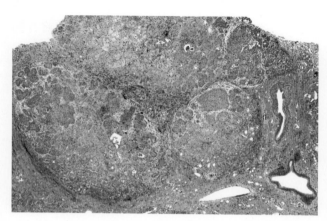

图 15.20   坏死性涎腺化生，低倍放大。浆黏液腺原有的小叶
结构被保留

杓状软骨的声带突属正常结构，偶见于真声带后部活检标本中。该结构为边界清楚的结节，由相同的成熟弹性软骨构成（图 15.24）。适当的弹性染色有助于显示其性质，并可与喉的软骨性肿瘤相鉴别，后者均由透明软骨构成。杓状软骨的声带突边界清楚，

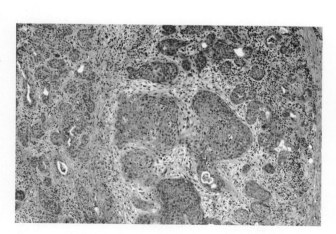

图 15.21   坏死性涎腺化生，高倍放大。浆黏液腺小叶被鳞状
细胞巢取代，伴有炎症

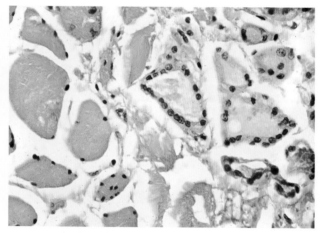

图 15.22   肌肉中的甲状腺。在喉软骨外部的软组织或骨骼肌
中，可见正常甲状腺组织小巢

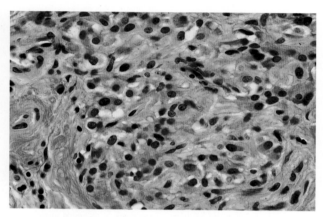

图 15.23   喉副神经节。声门上喉侧面的正常副神经节，不要
误认为是高分化的神经内分泌癌的岛状结构

这与声带的软骨化生不同。声带常见软骨化生，一般没有症状，多发生于声带的中部和后部[24-25]，化生的软骨边界模糊，周边有一层富于酸性糖胺聚糖的结缔

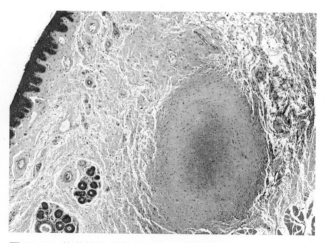

图 15.24   杓状软骨声带突可出现在喉活检标本中，表现为边
缘清楚的弹性软骨结节，不要误诊为软骨性肿瘤

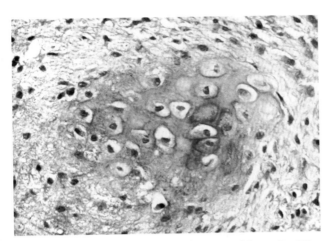

图 15.25　喉软骨化生的边界模糊（经允许引自：Mills SE, Fechner RE. Pathology of the larynx. Atlas of Head and Neck Pathology Series. Chicago, IL: American Society of Clinical Pathologists Press；1985）

组织（图 15.25）[25]。化生结节内遍布致密聚集的弹性纤维，缺乏软骨肿瘤的特征性多小叶结构。喉的其他软组织亦可出现软骨化生，尤其见于假声带。尸检研究显示，1%～2% 的喉标本中发现有灶性软骨化生[24]。

1.5　神经、血管和淋巴组成

喉固有肌受迷走神经分支支配。迷走神经喉上支支配环甲肌，一般认为其余的固有肌群受迷走神经分出的喉返神经支配。喉返神经的终末部分改称"喉下神经"[26]。最近有研究提示，喉上神经和喉返神经的分支形成吻合，多位于杓间肌内，少数见于梨状隐窝。喉上神经的分支亦称"交通神经"，可穿过环甲肌并对声带肌肉起部分支配作用[27-28]。交通神经可能来自第五鳃弓分化的神经[28]。

喉下部的血供来自喉下动脉，这是甲状腺下动脉的小分支，与喉下神经伴行。喉下动脉与较大的喉上动脉存在吻合支，后者来源于甲状腺上动脉。喉部的动脉均与同名静脉伴行。喉上静脉汇入甲状腺上静脉，之后汇入颈内静脉[26]。喉下静脉汇入甲状腺下静脉。左、右喉下静脉在气管前形成众多吻合支，可形成对侧静脉回流[26]。

喉部淋巴管倾向于与血管系统伴行。因此，声门上淋巴管向上引流，声门下淋巴管向下引流[1,26]。如前所述，声门缺乏淋巴管。部分喉淋巴管终止于甲状

舌骨膜、环气管切带或气管表面的细小淋巴结[26]，这些淋巴结均引流至颈深淋巴结[26]。喉部声门上区的淋巴结引流至颈前淋巴结链[29]。声门下淋巴结引流至中线位置的气管前淋巴结，少数可引流至更靠下的颈部淋巴结[29]。

2　咽

2.1　定义和边界

根据功能和结构的不同，咽分为 3 个部分：鼻咽、口咽和喉咽（图 15.26）。鼻咽是咽在软腭以上的部分，由前壁、后壁和侧壁围成。前壁有后鼻孔穿过。后壁呈拱形，包括鼻咽顶部和颅底的后下部。后壁向下延伸，并在软腭的水平投射面与下方的口咽后壁相延续。前壁和后壁通过侧壁相连，其内有中空的咽鼓管。

口咽部位于软腭和会厌上缘之间。根据定义，其上界为软腭的水平投射面，前界为咽门或口腔开口处，以及其下的舌背后侧。应注意的是，尽管舌扁桃体和腭扁桃体均位于口咽部前方，但它们属于口咽部，而非口腔的一部分。口咽前部下缘的标志位为会厌顶水平的梨状隐窝开口，该点的后侧水平投影是口咽后侧下缘的标志，与喉咽相延续。

喉咽是位于会厌顶部以下的咽部，向下延伸至食管起点。喉咽上部较宽，在环状软骨水平面与食管相连处迅速变窄。喉咽部从侧面部分包绕喉，两者间有杓状会厌襞分隔。后者从喉部上后侧缘延伸至会

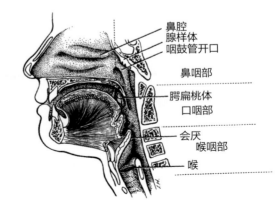

图 15.26　矢状切面，显示鼻咽部、口咽部和喉咽部的边界

厌侧。喉咽的侧面延伸部分称为"梨状隐窝"[26]（图 15.27）。

2.2 胚胎学

咽起源于内胚层，其头端与外胚层起源的口凹直接相连。最近观察发现，咽顶部的发育高度依赖于与之紧密相邻的脊索[30]。口凹和咽被颊咽膜分隔，后者的外表面起源于外胚层，其内起源于内胚层。胚胎发育的第 3 周末，颊咽膜破裂，使口凹与前肠的原咽部相通[30-31]。颊咽膜上方相当于鼻后孔水平。母体妊娠第 5～7 周，原始鼻腔形成和扩张，伴随颊咽膜的形成和随后破裂，鼻腔和咽最终相通[30]。母体妊娠第 8～10 周，继发腭在原发腭后方形成，咽的基本构造完成，但此时的咽所占比例很小。直至母体妊娠第 10 周后，此区显著增生，咽部增大，腭和舌下降[30]。

鼻腔和鼻旁窦的内衬均来源于外胚层，并形成所谓的 Schneider 膜（鼻黏膜）。至少大部分的鼻咽、口咽和喉咽来源于内胚层。内胚层和外胚层在鼻腔水平具有明显分界，此分界具有重要意义。一些肿瘤如血管纤维瘤和淋巴上皮癌，均局限于内胚层源性的鼻咽部内。相反，Schneider 乳头状瘤和肠型腺癌发生在起源于外胚层的鼻腔和鼻旁窦，不发生于鼻咽。

2.3 大体解剖学

由于鼻咽部和口咽部边界的特性，且这两部位无法切除，临床实践中见不到这两个部位的大体标本。鼻咽顶部为蝶骨和枕骨底部被覆的黏膜[26]。鼻咽部侧壁和后壁由咽上缩肌肌群和咽颅底筋膜组成。软腭构成鼻咽前部的底，是鼻咽部唯一能活动的部分[26]。正常情况下，鼻咽和口咽之间的通道是开放的，但软腭可向后上方移动，将两者完全分隔。该运动对于适当的发声很重要，并且可在进食和饮水时避免食物和水进入鼻咽部。

就病理医师而言，鼻咽部最重要的大体特征包括咽扁桃体（图 15.28）、咽隐窝（Rosenmüller 窝）和咽鼓管开口。儿童的咽扁桃体（或腺样体）位于鼻咽顶部，为明显的卷曲样团块，在成年后萎缩。咽隐窝位于鼻咽后外侧部，又称 Rosenmüller 窝，为表面衬有黏膜的凹陷。咽鼓管开口位于此隐窝前方的鼻咽侧壁内。咽鼓管开口上部和后部为被覆黏膜的软骨，称为咽鼓管圆枕，由咽鼓管壁延伸而来[26]。

口咽前部上界为咽门，或口腔与口咽的连接部。咽门的两侧壁为扁桃弓，咽门与扁桃弓之间为位于扁桃体窝内的腭扁桃体。扁桃弓前方为舌腭弓，此结构从软腭到舌向下向前弯曲。扁桃弓的后部又称咽腭弓，从软腭后外侧缘沿咽壁侧向下行，两侧咽腭弓内含同名肌肉[26]。

腭扁桃体常简称为扁桃体，依据淋巴活性状态，其大小变化极为显著。扁桃体表面有许多被覆上皮的小窝，称为扁桃体隐窝，深入其下的淋巴组织中。扁

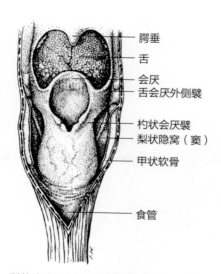

图 15.27 梨状隐窝为口咽部和食管开口之间的通道，围绕喉的侧面

膜垂
舌
会厌
舌会厌外侧襞
杓状会厌襞
梨状隐窝（窦）
甲状软骨
食管

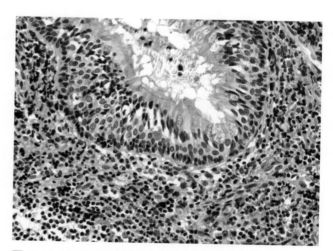

图 15.28 与完全衬覆鳞状上皮的腭扁桃体窝不同，咽扁桃体或"腺样体"的隐窝通常被覆纤毛性呼吸性上皮，至少部分是这样。此外，儿童期后腺样体会出现萎缩，这也不同于腭扁桃体

桃体下方为咽颅底筋膜，发出许多纤维组织分支，部分伸入扁桃体，部分包绕扁桃体，形成所谓的"扁桃体被膜"。此被膜与深层的咽上缩肌之间的疏松结缔组织形成一个裂隙面，由此很容易切除扁桃体[26]。

咽旁间隙或侧咽间隙是一个重要的区域，由疏松结缔组织构成，位于扁桃体深部和咽的侧面（图15.29）。此间隙大致呈锥体状，颅底构成锥体的上底[19,26]，其尖端向下，由附着于舌骨的颈筋膜构成。锥体的中间部分为咽上缩肌，侧面包括翼状层、下颌支内表面和腮腺深叶[19]。咽周间隙内有颈内动脉、颈内静脉、第Ⅸ～Ⅻ对脑神经、颈交感神经链、迷走神经和颈动脉体，以及众多的淋巴结[19]。这些结构所发生的任何肿块性病变均可导致扁桃体和咽侧壁向内侧移位。扁桃体脓肿或其他感染可累及此间隙并迅速扩散。咽旁间隙的后方直接与咽后方的疏松结缔组织相延续，前方则与脊柱的椎前筋膜相延续[26]，该区域称为咽后间隙（图15.29）。

在咽门下方，舌的不可动部分的后侧面构成咽的前界。舌根部含有丰富的黏膜下淋巴组织，并构成舌扁桃体。腭扁桃体、咽扁桃体和舌扁桃体共同形成一个倾斜的淋巴组织环，围绕口咽和鼻咽，称为Waldeyer环。

梨状隐窝是喉咽部最重要的解剖结构（图15.26），为沿喉两侧延伸的拉长的梨形沟，从咽会厌襞向后延伸至食管开口[29]。梨状隐窝的侧面紧邻甲状软骨，内侧与喉室之间由杓状会厌襞发出的薄层肌肉和食管

开口分隔[29]。颈总动脉位于梨状隐窝的侧后方。由于二者联系紧密，喉咽部的肿瘤常继发侵犯喉部，这些肿瘤预后不良，应与喉原发肿瘤相鉴别。

2.4 显微解剖学

成人鼻咽部黏膜表面积可达50cm²。大部分黏膜被覆复层鳞状上皮，约40%为呼吸性柱状上皮[32]。鳞状上皮主要见于前、后鼻咽壁的下部，以及侧壁的前半部分。纤毛状呼吸性上皮主要覆盖后鼻孔（鼻后孔）和后壁顶部。鼻咽部的余下部分，包括后外侧壁和后壁中部1/3处，为交替分布的岛状鳞状上皮和呼吸性上皮。

与前面已经描述的喉类似，咽的鳞状上皮和呼吸上皮可能为骤然相接，也可能存在移行上皮或中间上皮。我们更倾向称其为"中间上皮"而非"移行上皮"，因为这些细胞缺乏类似泌尿道上皮的超微结构特征。中间上皮在鼻咽和口咽交界处形成波浪形的环状结构。典型的中间细胞为立方形或圆形，但也可表现为细胞质稀少的基底样细胞。如前所述，当活检标本包含中间上皮时，不应过度解读为异型增生或原位癌，这种错误在冰冻切片时更容易发生。

除咽扁桃体外，整个鼻咽的黏膜下层均可出现稍不明显的淋巴滤泡聚集（图15.30），这些滤泡在咽鼓管开口边缘最为丰富（Gerlach扁桃体），也可见于鼻咽侧壁和后壁黏膜下，以及软腭的鼻咽面黏膜[29]。因此，鼻咽活检发现黏膜下淋巴滤泡是正常现象，不应过度解读为病理性炎性反应。

整个鼻咽部可见大量黏膜下浆黏液腺，主要分泌

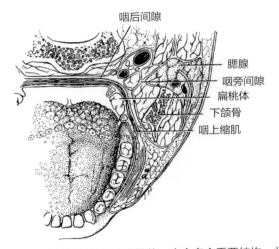

图 15.29　咽外侧间隙深达扁桃体，内含多个重要结构。此间隙与其后方的咽后间隙相连

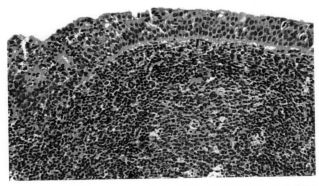

图 15.30　正常情况下，整个鼻咽部可见黏膜下淋巴细胞聚集，不应过度解读为严重的慢性炎症

黏蛋白。这些腺体在咽鼓管开口处最为丰富。与喉浆黏液腺类似，随着年龄增长，腺体和导管上皮发生嗜酸细胞化生逐渐增多[33-34]。

胚胎发育过程中，上皮向颅内内陷并形成Rathke囊，后者发育形成垂体前叶。95%~100%的个体在鼻咽顶部有镜下可见的Rathke囊上皮残迹[35-37]。大多数情况下，这些所谓的咽垂体位于中线部位，梨蝶骨关节处。这些巢最大径0.2~6mm，位于黏膜深部或其下的骨膜内[35]。大部分上皮细胞呈未分化表现，偶可见嗜碱细胞和嗜酸细胞（图15.31）。尽管仍未完全清楚，但目前认为咽垂体可能不具有任何生理功能。大部分累及鼻咽的垂体腺瘤是通过垂体窝浸润而来的。但鼻咽部偶可见明显的异位垂体腺瘤，这些病变可能来源于咽垂体[38-39]。

咽囊是位于Rathke囊后方的正常胚性组织，约3%的正常成人可见咽囊残迹[40-41]。各年龄层的个体均可见咽囊源性囊肿，一般为偶然发现，见于腺样体区[42]。囊肿与腺样体之间被一层纤维膜分隔，常规的腺样体切除标本不会一并切除囊肿（图15.32）[10]。中间的咽隐窝是咽扁桃体所形成的浅凹。与来源于咽囊的囊肿不同，中咽隐窝形成的囊肿位于腺样体内，可被一并切除[10]。

胚胎脊索的颅侧末端与发育中的鼻咽顶部关系密切[43]。尽管在胚胎和胎儿发育期间，大部分的脊索已退化，但脊索残余仍可能存在于鼻咽部黏膜下层和邻近组织中[10,44]。大部分累及鼻咽部的脊索瘤为颅枕部肿瘤向下蔓延所致，但罕见的原发性脊索瘤可能起源于这些残迹[43-44]。

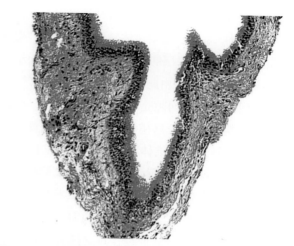

图15.32 鼻咽囊肿的周边为纤维组织，囊肿内衬纤毛柱状上皮

口咽部和喉咽部均内衬连续的复层鳞状上皮，典型者为非角化上皮，在慢性刺激下可继发角化不全或正角化。与鼻咽部类似，口咽部和喉咽部的黏膜下层可有散在的淋巴细胞聚集，也有明显的黏膜下浆黏液腺。

扁桃体表面的复层鳞状上皮可向扁桃体隐窝内延伸相当长的一段距离。当混入其下的淋巴组织后，这些细胞的表现更接近基底样细胞，细胞核呈一致的空泡状。淋巴细胞和鳞状细胞巢的交界常常模糊不清（图15.33）。这些不规则的基底样细胞巢常位于扁桃体深部，泡状核，伴灶性角化（图15.34），不要与癌相混淆。低倍镜下细心观察可发现，这些巢状结构均位于扁桃体隐窝附近，属正常结构。

现已证实扁桃体隐窝的基底细胞样上皮与宫颈的移行区相似，对高危型HPV易感。头颈部HPV相关

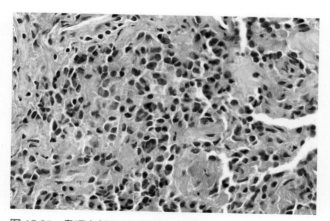

图15.31 鼻咽上部可见异位垂体细胞巢

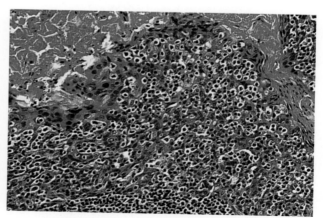

图15.33 扁桃体隐窝所被覆的鳞状细胞与淋巴组织的交界常模糊不清

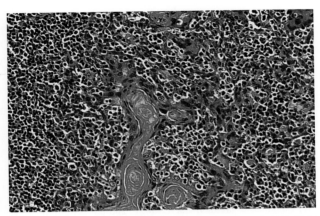

图 15.34 扁桃体深处常见不规则的上皮团巢。这些结构紧邻扁桃体隐窝，属正常结构，不要误诊为癌

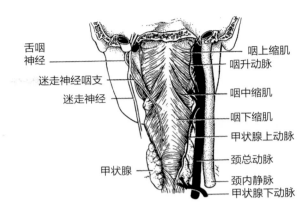

图 15.36 咽部后面观，突出血管和神经组成

性鳞状细胞癌的发生率逐渐升高，现已认识到，这些肿瘤几乎均起源于口咽部舌扁桃体和腭扁桃体的隐窝上皮。与宫颈不同的是，p16 免疫组织化学染色不能用作该区域内 HPV 相关性异型增生的标记物，因为正常的隐窝上皮常表现为 p16 强阳性[45]（图 15.35）。

扁桃体及其紧邻区域内偶见化生性软骨岛和骨岛[19,46]，推测可能是继发于炎症的反应性改变。据 Eggston 和 Wolff 报道，这种改变约见于 1/5 的扁桃体切除标本中[46]。他们指出，出现这种变化的患者平均年龄为 24 岁，高于大部分行扁桃体切除术个体的年龄[46]。

2.5 神经、血管和淋巴组织

支配咽部缩肌、茎突咽肌和软腭肌群的神经几乎均来自咽丛。咽丛由舌咽神经和迷走神经的咽支构成。喉外神经的一部分支配咽下缩肌，此神经是主要支配喉的迷走神经的一条独立分支[26]。

咽上部的血供来自于沿咽部后外侧壁向上行走的咽升动脉[26]（图 15.36）。咽下部的血供来自甲状腺上、下动脉。咽部静脉在咽后方汇合形成咽静脉丛，然后汇入翼丛和甲状腺上、下静脉[26]。

鼻咽顶部和后壁的淋巴管在中线汇合并穿过咽筋膜，之后引流入右侧或左侧咽后淋巴结。部分鼻咽淋巴管终止于颈内链和脊柱链的最上淋巴结[29]。自软腭发出的大部分淋巴管汇聚于二腹肌前腹下的淋巴群，此群紧邻颈淋巴结链的前方[29]。扁桃体的淋巴管穿过咽外侧壁，并终止于颈淋巴结链前方的二腹肌下淋巴结[29]。喉咽部富含淋巴管，这些淋巴管在甲状舌骨膜孔处汇合，喉上动脉也由此穿过，离开甲状舌骨膜后，这些淋巴管分出数条终止于颈内淋巴结链的淋巴干[29]。

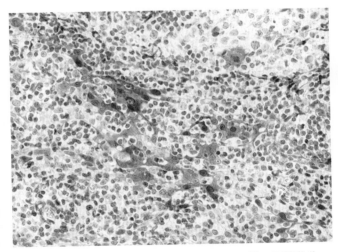

图 15.35 正常的腭扁桃体隐窝上皮 p16 强阳性，不能作为 HPV 相关性异型增生或肿瘤的证据

参考文献

[1] Bocca E, Pignataro O, Mosciaro O. Supraglottic surgery of the larynx. *Ann Otol Rhinol Laryngol* 1968;77:1005–1026.

[2] Cotton A, Reilly JS. Congenital malformations of the larynx. In: Bluestone CD, Stool SE, eds. *Pediatric Otolaryngology*. Philadelphia, PA: WB Saunders; 1983:1215–1224.

[3] Stell PM, Gudrun R, Watt J. Morphology of the human larynx. III. The supraglottis. *Clin Otolaryngol Allied Sci* 1981; 6:389–393.

[4] Stell PM, Gregory I, Watt J. Morphometry of the epithelial lining of the human larynx. I. The glottis. *Clin Otolaryngol Allied Sci* 1978;3:13–20.

[5] Andrea M, Guerrier Y. The anterior commissure of the larynx. *Clin*

Otolaryngol Allied Sci 1981;6:259–264.

[6] Stell PM, Gregory I, Watt J. Morphology of the human larynx. II. The subglottis. *Clin Otolaryngol Allied Sci* 1980;5:389–395.

[7] Hopp ES. The development of the epithelium of the larynx. *Laryngoscope* 1955;65:475–499.

[8] Tucker J, Vidic B, Tucker GF Jr, et al. Survey of the development of laryngeal epithelium. *Ann Otol Rhinol Laryngol* 1976;85(Suppl 30):1–16.

[9] Scott GB. A quantitative study of microscopical changes in the epithelium and subepithelial tissue of the laryngeal folds, sinus, and saccule. *Clin Otolaryngol Allied Sci* 1976;1: 257–264.

[10] Hyams VJ, Batsakis JG, Michaels L. *Tumors of the Upper Respiratory Tract and Ear. Atlas of Tumor Pathology, 2nd Ser, Fasc 25.* Washington, DC: Armed Forces Institute of Pathology; 1988.

[11] Busuttil A. Dendritic pigmented cells within human laryngeal mucosa. *Arch Otolaryngol* 1976;102:43–44.

[12] Goldman JL, Lawson W, Zak FG, et al. The presence of melanocytes in the human larynx. *Laryngoscope* 1972;82:824–835.

[13] Nunez DA, Astley SM, Lewis FA, et al. Human papilloma viruses: A study of their prevalence in the normal larynx. *J Laryngol Otol* 1994;108:319–320.

[14] Morshed K, Polz-Dacewicz M, Szymanski M, et al. Short-fragment PCR assay for highly sensitive broad-spectrum detection of human papillomaviruses in laryngeal squamous cell carcinoma and normal mucosa: Clinicopathologic evaluation. *Eur Arch Otorhinolaryngol* 2008;265(Suppl 1):S89–S96.

[15] Nassar VH, Bridger GP. Topography of the laryngeal mucous glands. *Arch Otolaryngol* 1971;94:490–498.

[16] Lundgren J, Olofsson J, Hellquist H. Oncocytic lesions of the larynx. *Acta Otolaryngol* 1982;94:335–344.

[17] Gallagher JC, Puzon BQ. Oncocytic lesions of the larynx. *Ann Otol Rhinol Laryngol* 1969;78:307–318.

[18] Wenig BM. Necrotizing sialometaplasia of the larynx. A report of two cases and a review of the literature. *Am J Clin Pathol* 1995;103:609–613.

[19] Michaels L. *Ear, Nose, and Throat Histopathology.* New York: Springer-Verlag; 1987.

[20] Richardson GM, Assor D. Thyroid tissue within the larynx. Case report. *Laryngoscope* 1971;81:120–125.

[21] Bone RC, Biller HF, Irwin TM. Intralaryngotracheal thyroid. *Ann Otol Rhinol Laryngol* 1972;81:424–428.

[22] Lawson W, Zak FG. The glomus bodies (paraganglia) of the human larynx. *Laryngoscope* 1974;84:98–111.

[23] Kleinsasser O. The inferior laryngeal glomus. A nonchromaffin paraganglion, unknown so far, of the structure of the so-called carotid gland in human larynx. *Arch Ohr Nas Kehlkopfheilk* 1964;184:214–224.

[24] Hill MJ, Taylor CL, Scott GBD. Chondromatous metaplasia in the human larynx. *Histopathology* 1980;4:205–214.

[25] Iyer PV, Rajagopalan PV. Cartilaginous metaplasia of the soft tissues of the larynx. Case report and literature review. *Arch Otolaryngol* 1981;107:573–575.

[26] Hollinshead WH. *Textbook of Anatomy.* 2nd ed. New York: Harper & Row; 1984.

[27] Sanders I, Wu BL, Mu L, et al. The innervation of the human larynx. *Arch Otolaryngol Head Neck Surg* 1993;119: 934–939.

[28] Wu BL, Sanders I, Mu L, et al. The human communicating nerve. An extension of the external superior laryngeal nerve that innervates the vocal cord. *Arch Otolaryngol Head Neck Surg* 1994;120:1321–1328.

[29] del Regato JA, Spjut HJ, Cox JD. *Ackerman and del Regato's Cancer: Diagnosis, Treatment, and Prognosis.* 6th ed. St. Louis, MO: Mosby; 1985.

[30] Sumida S, Masuda Y, Watanabe S, et al. Development of the pharynx in normal and malformed fetuses. *Acta Otolaryngol Suppl* 1994;517:21–26.

[31] Langman J. *Medical Embryology.* 2nd ed. Baltimore, MD: Williams & Wilkins; 1969.

[32] Ali MY. Histology of the human nasopharyngeal mucosa. *J Anat* 1965;99:657–672.

[33] Morin GV, Shank EC, Burgess LP, et al. Oncocytic metaplasia of the pharynx. *Otolaryngol Head Neck Surg* 1991; 105:86–91.

[34] Benke TT, Zitsch RP 3rd, Nashelsky MB. Bilateral oncocytic cysts of the nasopharynx. *Otolaryngol Head Neck Surg* 1995; 112:321–324.

[35] Melchionna RH, Moore RA. The pharyngeal pituitary gland. *Am J Pathol* 1938;14:763–772.

[36] Boyd JD. Observations on the human pharyngeal hypophysis. *J Endocrinol* 1956;14:66–77.

[37] McGrath P. Extrasellar adenohypophyseal tissue in the female. *Australas Radiol* 1970;14:241–247.

[38] Langford L, Batsakis JG. Pituitary gland involvement of the sinonasal tract. *Ann Otol Rhinol Laryngol* 1995;104: 167–169.

[39] Kikuchi K, Kowada M, Sasaki J, et al. Large pituitary adenoma of the sphenoid sinus and nasopharynx: Report of a case with ultrastructural evaluations. *Surg Neurol* 1994;42:330–334.

[40] Hollender AR. The nasopharynx. A study of 140 autopsy specimens. *Laryngoscope* 1946;56:282–304.

[41] Toomey JM. Cysts and tumors of the pharynx. In: Paparella MM, Shumrick DA, eds. *Otolaryngology.* Philadelphia, PA: WB Saunders; 1980.

[42] Nicolai P, Luzzago F, Maroldi R, et al. Nasopharyngeal cysts. Report of seven cases with review of the literature. *Arch Otolaryngol Head Neck Surg* 1989;115:860–864.

[43] Binkhorst CD, Schierbeek P, Petten GJ. Neoplasms of the notochord. Report of a case of basilar chordoma with nasal and bilateral orbital involvement. *Acta Otolaryngol* 1957;47: 10–20.

[44] Batsakis JG. *Tumors of the Head and Neck: Clinical and Pathological Considerations.* 2nd ed. Baltimore, MD: Williams & Wilkins; 1979.

[45] Begum S, Cao D, Gillison M, et al. Tissue distribution of human papillomavirus 16 DNA integration in patients with tonsillar carcinoma. *Clin Cancer Res* 2005;11:5694–5699.

[46] Eggston AE, Wolff D. *Histopathology of the Ear, Nose, and Throat.* Baltimore, MD: Williams & Wilkins; 1947.

第 16 章　大涎腺

■ Fernando Martínez-Madrigal 著　■ 车拴龙 译　■ 郭晓红 校

涎腺最主要的功能是保持上呼吸消化道黏膜湿润。在人类，大量小涎腺通过持续外分泌来完成这一功能，这些腺体位于整个口腔、咽和上呼吸道的黏膜下层。在高等物种中，大部分唾液由 3 对大涎腺分泌，根据涎腺所在部位分别命名为：腮腺、颌下腺和舌下腺，对称分布于口腔两侧，只有在特定的刺激下才排出分泌物。这些腺体分泌的唾液（750～1000ml/24h）在食物前期消化以及口腔细菌菌群调控方面起着重要作用。近年来，唾液中的内分泌成分引起了内分泌学家的注意，这些分泌物包括雄激素、表皮生长因子、转化生长因子 α、褪黑激素、细胞因子以及其他具有免疫调节和抗炎作用的肽 [1-2]。大涎腺产生唾液的质量变化较大，取决于所接受的刺激和主要参与的腺体。这些刺激可能来自激素或交感神经和副交感神经。

1 胚胎学和出生后发育变化

1.1 腮腺

在胚胎期，腮腺是三大涎腺中最早出现的，第 6 周时即可见到。腮腺起源于外胚层，为原始口腔上皮形成的上皮芽，位于上颌突和下颌弓之间的夹角处 [3]。最初，腮腺是由干细胞和祖细胞相互作用形成。随着原基的生长，上皮芽分支形成灌木丛状结构，周围由间充质组织包绕。间充质，尤其是基底膜，在腺体小叶结构形成过程中起重要作用。外异蛋白 cectodysplasin 在分支形态发生中具有关键作用。

该蛋白质突变导致 X- 连锁少汗性外胚层发育不良，可伴有牙齿、毛发以及包括涎腺在内的一些外分泌腺发育不良[4]。在原始腺体中，成纤维细胞生长因子 / 受体信号通路的参与也是必不可少的。在已经删除了这些基因拷贝的转基因小鼠中，胚胎涎腺不发育。在人类中，这些基因突变可导致罕见的综合征，如泪腺和涎腺发育不全和泪 - 耳 - 牙 - 指综合征[5]。一些研究表明，发育中的导管表达纤连蛋白、层粘连蛋白、γ2 蛋白和 TIMP-3，这些蛋白参与上皮分支的形态学发生，还可能参与血管、神经的发育[6-10]。细胞凋亡似乎在管腔形成中发挥重要作用，在形态发生的中期，在发育中的涎腺导管形成管腔的部位可以检测到凋亡细胞[11]。在第 14.5 天，经 CK7 免疫标记可显示导管腔[12-13]。第 7 周时，原始腺体向背侧和外侧方向移动，到达耳前区。在大约第 10 周时，面神经发育，并将腺体分为深叶和浅叶。

第 3 个月时，腮腺的总体特征发育完成。上皮结构排列成小叶状，包埋于疏松结缔组织囊内（图 16.1A）。随后间充质内大量淋巴细胞定植，之后发育成腺内或腺外的淋巴结。第 6 个月时，上皮条索内出现导管化，并被覆双层纤毛细胞。细胞分化始于排泄管，纤毛细胞逐渐转化为柱状细胞、鳞状细胞和杯状细胞（图 16.1B）[14]。小叶内导管和腺泡的分化，包括肌上皮细胞的形成，大约在第 8 个月开始，肌上皮细胞分化发生于第 19～24 周，这些细胞排列在腺泡和闰管的基底部，电镜下表现为透亮细胞。第 25～32 周，肌上皮细胞变为扁平状，细胞质延长，在发育最早期即可通过免疫组织化学方法检测出肌上皮标记的表达，这些标记物包括：SMA、Calponin、S-100 蛋白和 p63 蛋白[15-16]。此时产生的唾液为黏液性液体，但是对啮齿类动物的一些研究发现，完全成熟的唾液仅在出生后才能出现[17-21]。

腮腺的最终位置位于面神经上颌支的后下方，外耳道的前下方，由薄层纤维脂肪被膜包裹，前界

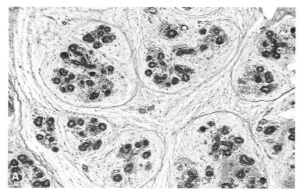

图 16.1 涎腺上皮成分的组织发生和发育。A. 第 4 个月胎儿腮腺，可见小叶结构。B. 涎腺示意图，图中显示排泄管和分化的细胞系。1—排泄管；2—小叶内导管；3—腺泡

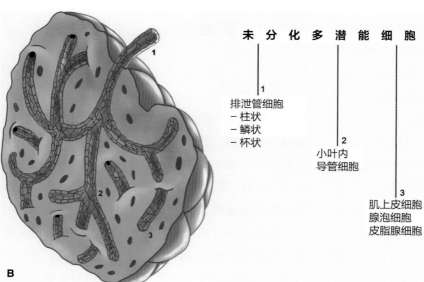

未 分 化 多 潜 能 细 胞

1
排泄管细胞
－柱状
－鳞状
－杯状

2
小叶内
导管细胞

3
肌上皮细胞
腺泡细胞
皮脂腺细胞

为咬肌，上界为颧弓，后界为耳屏，下界为胸锁乳突肌前缘。成人腮腺在 3 组大涎腺中体积最大，重 14～28g。腮腺由菲薄且形成不佳的被膜围绕，面神经将其分成两部分，浅叶为主要部分，呈扁平的四边形，大多数腮腺肿瘤发生于此，这一发现使许多腮腺肿瘤的保守性外科治疗得以发展；其余部分称为深叶，呈不规则的楔形，在解剖学上与咽旁间隙相毗邻。腮腺所在的外科解剖区域称为腮腺区，需牢记这一区域内面神经、腮腺、皮下组织层之间的解剖关系。面神经分为 4 个部分，分别称为腮腺后支、中支、内支及前支。腮腺表面被覆肌腱膜和皮肤[22-23]。曾经认为大约 20% 的病例中可见副腮腺组织，然而，最近的一项研究发现其发生率为 56%，无性别差异，左、右两侧也无明显差异[24]。副腮腺可见于腮腺前表面，也可沿腮腺导管分布[25]。

腮腺由大量复管泡状腺单位组成，其通过排泄管与位于腮腺前部的主导管（Stensen 管）相连。腮腺导管迂曲走行，穿过咬肌、颊部脂体及颊肌，最终开口于口腔前庭，全长约 7cm。副腮腺的分泌物通过独立的导管排泄到位于咬肌部分的腮腺导管。

腮腺血液供应来自颈外动脉分支，静脉回流注入颈外静脉的分支，淋巴管引流至颈浅部和深部淋巴结，神经支配来自交感神经和耳颞神经。

1.2　颌下腺

颌下腺原基出现于第 6 周末，与腮腺不同，其可能起源于内胚层[26]。但最近的一项研究表明，颌下腺的舌下突起起源于颌下腺原基的外侧外胚层上皮芽。上皮芽出现于下腭和舌之间的凹槽内，位于中平面的一侧。间充质内腺体组织延伸至下颌的后下方。腺体后续的成熟和细胞分化都类似于腮腺，但是淋巴组织不如腮腺明显，腺体内无淋巴结形成。颌下腺被膜菲薄，位于颌下三角的骨纤维腔内，因此外形呈三角棱柱状。颌下腺重 7～8g，和其他大涎腺一样，颌下腺呈小叶状排列，并与主排泄管相连，主排泄管又称颌下腺管（Wharton 管），长约 5cm，直径 2～3mm，其从近表面处发出，走行于下颌舌骨肌、舌骨舌肌和颏舌肌之间，最终开口于舌系带两侧小乳头内的狭窄小孔，这两个小乳头称为"舌下阜"。也有文献报道表明，颌下腺有 3 个导管分别开口于口腔[27]。血液供应来自面动脉和舌下动脉分支。分泌运动神经来自面神经的颅副交感支；血管运动神经来自颈上神经节。淋巴结位于下颌骨和颌下腺之间的间隙内，呈排分布，分为前、中、后 3 组。

1.3　舌下腺

舌下腺在三大涎腺中出现最晚。较大的舌下腺原基紧邻颌下腺的外侧，较小的舌下腺原基位于舌龈沟。上皮芽沿下颌骨和舌之间的凹槽向下方生长。舌下腺实质的组织结构与分化类似于颌下腺，可能也起源于内胚层。

舌下腺主体重 3g，位于下颌骨的舌下窝，由疏松结缔组织包绕，其分泌物引流至主导管（Bartholin 管），该导管开口于颌下腺管，许多小导管（Rivinus 管）则分别开口于口腔的舌下襞或汇入颌下腺管[28]。

舌下腺的血液供应来自舌下动脉和颏下动脉，静脉回流至颈外静脉的分支。舌下腺的神经支配与下颌下腺的相似。

2　光镜检查

涎腺是复管泡状外分泌腺，由大量分泌单位聚集而成，后者由腺泡和导管系统构成，腺泡是产生分泌物的场所，导管系统将分泌物排入口腔并调节水和电解质浓度。涎腺分泌单位有 3 种类型：含淀粉酶的浆液性腺泡、分泌唾黏蛋白的黏液性腺泡、由黏液细胞及浆液细胞组成的混合性腺泡。根据这些分泌单位所占的比例不同，涎腺分为浆液腺、黏液腺和混合腺 3 种类型。

腮腺为浆液腺，罕见情况下也可见到黏液性分泌单位。颌下腺和舌下腺为混合腺，前者以浆液性分泌单位为主，后者以黏液性分泌单位为主。副腮腺中，可以见到混合性分泌单位[29]。

吻合的结缔组织小梁将颌下腺分割成轮廓分明的小叶结构，其内含有血管、神经分支以及排泄管。

3 分泌单位

3.1 腺泡

浆液性腺泡为由成群上皮细胞组成的梨形结构，周围有基底膜包绕。上皮细胞的细胞核位于基底部，细胞质致密，充满嗜碱性的酶原颗粒（PAS 染色阳性），其数量与分泌周期有关（图 16.2）[30]。酶原颗粒中最主要的酶为淀粉酶或唾液淀粉酶，能将淀粉分解成小的可溶性碳水化合物。这些颗粒中还含有其他一些蛋白质，包括凝集素、富含脯氨酸蛋白、富组蛋白[31]。腺泡细胞的细胞质内还可检测到其他酶类，如非特异性抗菌溶菌酶、乳铁蛋白、胰蛋白酶和糜蛋白酶样蛋白酶、赖氨酰肽链内切酶和组氨酸肽酶[32-35]。腺泡中央的腺泡腔在光镜下几乎看不到，分泌物经过腺泡腔排入闰管。超微结构显示，腺泡细胞含有大量内质网、高尔基囊泡、线粒体和分泌颗粒。在细胞顶部，分泌细胞通过黏合带连接，基底侧则通过桥粒连接，连接点之间的空隙形成分泌小管，并延伸至腺泡腔。大量的微绒毛伸入分泌小管腔内[30]。

肌上皮细胞位于腺泡细胞外侧与基底膜之间，其收缩可促进分泌过程（鉴于肌上皮细胞在涎腺病理中的重要性，因此将用单独一段对其详细描述）。

黏液性腺泡形态不规则，体积较浆液性腺泡大（图 16.3，图 16.4）。分泌细胞的胞质丰富，内含大量透亮的黏液样物质，包括不同浓度的酸性唾液黏蛋白（AB 染色和黏液卡红染色阳性）和中性唾液黏蛋白（PAS 染色阳性）[36]。颌下腺和舌下腺中唾液黏蛋白的特性也不相同[37]。

颌下腺通常为混合性腺泡（图 16.3），其结构特征为黏液细胞聚集分布于闰管附近，周围为浆液细胞，呈新月形排列。混合性腺泡中，依据黏液细胞内分泌物积聚量的不同，浆液细胞可明显或不明显。

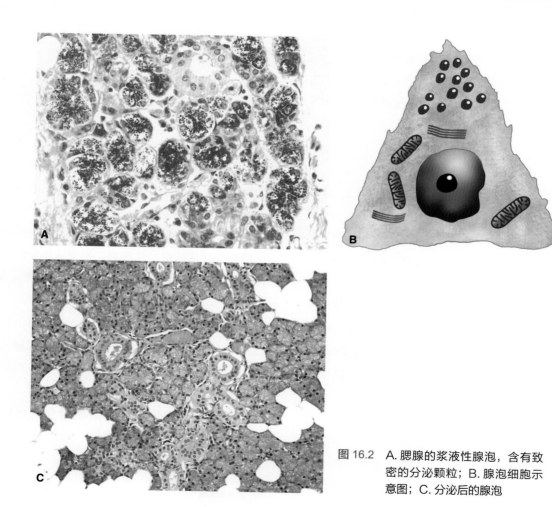

图 16.2 A. 腮腺的浆液性腺泡，含有致密的分泌颗粒；B. 腺泡细胞示意图；C. 分泌后的腺泡

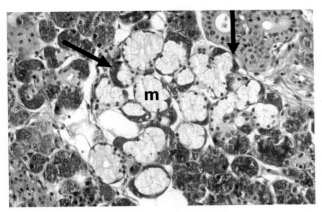

图 16.3　颌下腺组织学切片。混合性分泌单位（箭头所示）中，浆液细胞在腺泡周边排列成新月形结构，黏液细胞（m）与导管系统直接相连

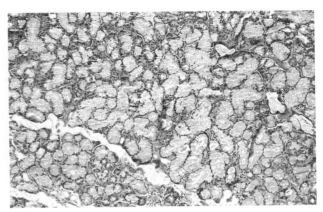

图 16.4　舌下腺的黏液性腺泡，与浆液性和混合性腺泡相比，其体积较大，形状较不规则。注意，其导管系统不明显

3.2　导管

　　功能复杂的导管系统将唾液从涎腺转运至口腔，还可调节唾液的水和电解质浓度。前两个节段位于小叶内，分别是闰管和纹状管（图 16.5，图 16.6），因其具有代谢活性，也称为分泌管。在啮齿类动物的涎腺中，闰管和纹状管之间还存在颗粒曲管[38]。其他节段位于小叶间，称为排泄管[39]。

　　闰管直接与腺泡相连，内衬单层立方上皮和一层不规则的肌上皮细胞（图 16.5）。上皮细胞逐渐从分泌细胞过渡为导管细胞，细胞质内含丰富的乳铁蛋白和溶菌酶[40]。闰管在三大涎腺中的长度因腺体不同而异（图 16.7），腮腺中闰管相对较长，因此在组织学切片中易于识别（图 16.5A），颌下腺中闰管较短，而舌下腺中几乎很难看到闰管（图 16.4）。未分化细胞

存在于闰管和纹状管的基底侧[41]，免疫组织化学染色显示，这些细胞表达 CK5/6、CK13、CK16 和 p63（图 16.8）[42-43]。

　　纹状管在常规切片中通常较明显，尤其是颌下腺，其纹状管相对较长（图 16.3，图 16.7）。纹状管衬覆单层柱状上皮，由于细胞膜内褶和线粒体的存在，在细胞基底面形成特征性平行排列的条纹（图 16.6B），这是一种位于上皮表面的特化结构，参与水和电解质的运输。大量的线粒体和导管的强嗜酸性有密切关系。纹状管细胞的细胞质内含有许多种酶，如腺苷三磷酸酶（ATP 酶）、琥珀酸脱氢酶、碳酸酐酶[44]，可为浓缩唾液中某些成分的代谢活动提供能量。

　　纹状管与结缔组织间隔中的小叶间导管相连。小叶间导管内衬假复层柱状上皮，并可见散在分布的杯状细胞（图 16.9）。在其汇入主导管之前，管腔逐渐

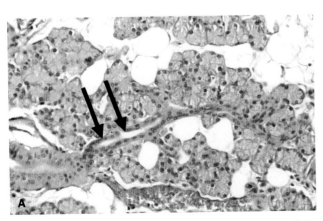

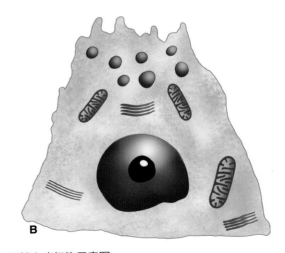

图 16.5　腮腺小叶内导管。A. 闰管（箭头所示）（纵切面）与腺泡相连；B. 闰管上皮细胞示意图

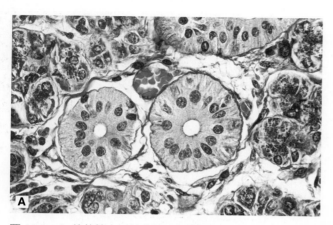

图 16.6　A. 纹状管内衬基底部呈条纹状的柱状上皮；B. 纹状管柱状细胞示意图

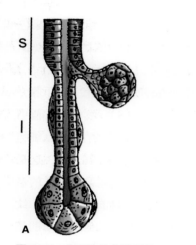
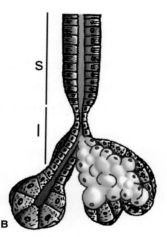
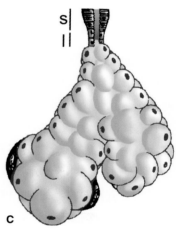

图 16.7　大涎腺的分泌单位具有 3 种形态学类型。腮腺（A）的闰管（I）比颌下腺（B）和舌下腺（C）的长。相反，颌下腺中纹状管（S）相对较长。皮脂腺更常见于腮腺。舌下腺的小叶内导管不明显

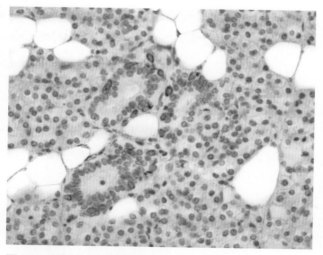

图 16.8　基底细胞表达 CK5/6

增大。小叶间导管的主要功能是输送唾液，但有假说认为其内还存在未分化多能细胞，因此还在再生过程中发挥重要作用。从理论上讲，这些细胞可能与胚胎发育过程中的细胞系相同，并可能与涎腺的化生性和肿瘤性改变有关[44]，这些改变在小叶间导管更为常见。这些细胞是否能作为多能细胞仍有待讨论。

主导管周围由一层厚厚的胶原纤维套（类似于真皮胶原）和弹性纤维束组成，内衬复层柱状细胞，在邻近黏膜开口处逐渐变为复层鳞状上皮（图 16.10）。

4　皮脂腺

1931 年，Hamperl[45] 描述了涎腺内存在皮脂腺，

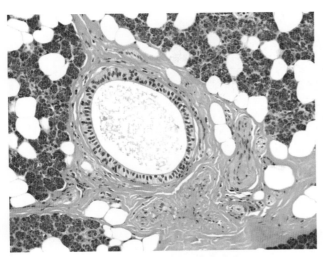

图 16.9　结缔组织间隔中的小叶间导管及其毗邻血管

其组织学类似皮肤附属器中的皮脂腺。其他一些学者也在闰管或纹状管中观察到这种结构，表现为管壁内散在分布的皮脂腺细胞（图 16.11A）[46-49]。大片皮脂腺细胞聚集，形成有明确基底膜包绕的皮脂腺（图 16.11B），其大小不一，呈憩室样表现，且仍与小叶间导管相连。皮脂腺的外周细胞扁平，细胞核圆形或卵圆形，中央细胞具有大量空泡状细胞质，富含脂质，冰冻切片脂肪染色（苏丹Ⅲ、Ⅳ、油红、锇酸）阳性。随着发育成熟，细胞核逐渐变得不规则或固缩，最终消失。当腺体达到一定大小时，以全浆分泌的方式将分泌物排入导管系统，并与唾液混合（图16.11D）。

大涎腺所含皮脂腺数量不同，其在腮腺中比较常见，颌下腺中罕见，舌下腺中很可能不存在。皮脂腺

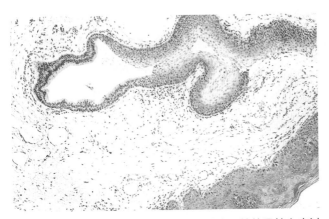

图 16.10　舌下阜中的主排泄管。近口腔表面处的导管上皮衬覆复层鳞状上皮

在涎腺实质中弥漫散在分布，数量相差悬殊，其在不同小叶中的存在与否与年龄和性别无关[49]。

我们随机选取 100 例腮腺进行研究观察，结果发现，42% 的病例可见皮脂腺，在 100 例颌下腺标本中 5% 的病例可见皮脂腺，这一发现与其他作者的研究结果一致。因此，我们认为腮腺中出现皮脂腺的概率比想象中要高。检查的切片数越多，发现的皮脂腺数量越多，因此仅仅是如何寻找的问题。如果仔细检查整个腮腺，不难发现皮脂腺[49]。

涎腺组织中出现皮脂腺的原因仍未得到满意的解释。类似于口腔黏膜的皮脂腺（Fordyce 病）异位机制[48-49]似乎不大可能发生。口腔的皮脂腺可能是沿胎儿闭锁线异常出芽所致[50-52]，但在腮腺和颌下腺中，没有闭锁线。起源于导管化生的假说[49-50]并不能解释为何皮脂腺经常出现在腮腺的实质区。皮脂腺目前被认为是一种正常全浆分泌分化的形式，腮腺出现这种情况似乎和某种未知的特殊功能有关。在口腔黏膜，已经发现与涎腺中皮脂腺相似的结构。口腔黏膜皮脂腺的组织发生有雄激素受体的参与[53-54]，类似的机制也可能存在于涎腺中皮脂腺的组织发生。

有观点认为涎腺实质细胞具有皮脂腺分化潜能，而一些罕见的涎腺肿瘤或瘤样病变可伴有部分性或完全性皮脂腺分化，包括皮脂腺瘤、皮脂淋巴腺瘤、皮脂腺癌和腮腺囊肿等，此外，多形性腺瘤、Warthin瘤（沃辛瘤）、黏液表皮样癌、上皮 - 肌上皮癌、基底细胞腺瘤及基底细胞腺癌中也可见到皮脂腺成分[55-61]，这些现象进一步支持上述观点。

5　肌上皮细胞

肌上皮细胞（篮状细胞）是母体妊娠第 10 周时由原始多潜能涎腺导管细胞的早期变体分化衍生而来，也有观点认为肌上皮细胞的前体是位于终末导管及纹状管的透明细胞。在再生过程中，这些细胞从腺泡周围迁移到导管腺泡区域。

肌上皮细胞位于腺泡和闰管的上皮细胞与基底膜之间，纹状管也可能有肌上皮。肌上皮细胞扁平，有很长的细胞质突起，延伸到腺上皮细胞的表面（图16.12A）并形成网状结构，使得其在常规组织学切片

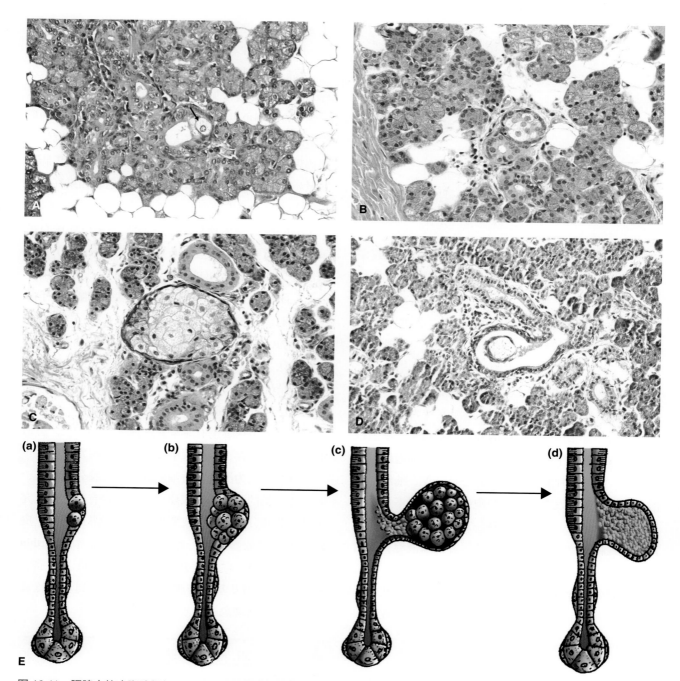

图 16.11　腮腺中的皮脂腺组织。A. 孤立的皮脂腺细胞位于管壁内（箭头所示）。B 和 C. 皮脂腺细胞增生形成界限清楚的腺体。D. 导管腔内可见分泌物。E. 上述特征的示意图

中不易被辨认，肌上皮细胞可在导管腺泡结构的不同解剖位置发生形态学改变。采用电镜检查和免疫组织化学方法，已经对这些细胞进行了充分的研究（图 16.12B）[62-65]。

肌上皮细胞最显著的特征是在基底侧有胞质丝，主要构成成分为肌动蛋白、原肌球蛋白和肌球蛋白[66-67]，排列模式类似于平滑肌。中间丝的张力

原纤维束附着于细胞连接处，尤其是具有角蛋白纤维丝的桥粒处。在某些形态的肌上皮细胞中，这些纤维丝散在分布于细胞质内，而不是位于基底侧，这可能反映出这些肌上皮细胞具有不同的结构和功能[68]。正常肌上皮细胞并不总表达波形蛋白（vimentin），且不含结蛋白纤维丝[69]。细胞质内富含 ATP 酶和碱性磷酸酶[70]。

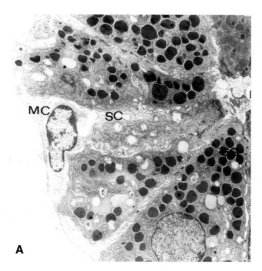
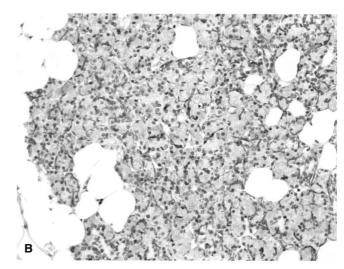

图 16.12　A. 超微结构显示，肌上皮细胞位于分泌细胞和分泌小管（SC）之间（×6000）。B. 肌上皮细胞表达肌动蛋白

　　肌上皮细胞具有收缩功能，通过收缩可增加排泄单位的压力，从而加速唾液的流出。大鼠的乳腺组织内肌上皮细胞较常见，已对其进行了广泛研究。催产素诱导肌上皮细胞所产生的收缩与真正的肌肉收缩相似[70]。肌上皮细胞的收缩功能与细胞质内的肌丝密切相关。此外，肌上皮细胞对实质细胞具有支撑作用，并且参与基底膜的形成，后者对一些增生性和肿瘤性改变非常重要，在这些病变中，肌上皮细胞产生纤维连接蛋白、层粘连蛋白和Ⅲ型胶原蛋白[71-78]，这些蛋白均是基底膜的组成部分。此外，肌上皮细胞还参与产生腱糖蛋白，这是一种细胞外基质糖蛋白[79]。

　　肌上皮细胞兼有上皮细胞和间充质细胞的结构和功能，变异的肌上皮细胞（肿瘤性增生）可能表现为上皮细胞和（或）间充质细胞的特征。目前认为，肌上皮细胞是许多涎腺肿瘤形态发生及一些肿瘤出现形态学变异的关键因素[80]。

6　涎腺肿瘤中肌上皮细胞的作用

　　对于存在肌上皮细胞的不同组织学类型的涎腺肿瘤以及这些细胞在生物学行为中的作用已进行了详尽的研究（表 16.1）。

　　肌上皮细胞在多形性腺瘤组织学发生过程中的作用已有广泛研究。多形性腺瘤是大涎腺最常见的肿瘤，由上皮性和间充质性成分混合构成，因此又称

为"混合瘤"[81-82]。目前认为，在大多数多形性腺瘤的上皮性和间充质性结构形成过程中，肌上皮细胞起着决定性作用[83-90]。上皮-肌上皮癌是一种恶性肿瘤，形态学类似正常闰管结构，肌上皮细胞也参与构成其收缩成分[91-96]。肌上皮瘤和恶性肌上皮瘤中，肌上皮细胞是唯一的肿瘤成分，并可表现为不同的细胞形态[97-103]。多形性低度恶性腺癌（PLGA）[104-105]、基底细胞腺瘤[106-110]、腺样囊性癌[111-112]和基底细胞腺癌[113]中都有肌上皮细胞的存在。涎腺起源的先天性肿瘤中也可存在肌上皮细胞成分，如成涎细胞瘤（sialoblastoma）[114]和涎腺原基瘤[115]。黏液表皮样癌中存在肌上皮细胞的文献报道较罕见[116]，但大多数研究均未发现肌上皮细胞的存在。

　　目前认识到的肌上皮细胞变异体的形态学类型有

表 16.1	
含有肌上皮细胞成分的涎腺肿瘤	
良性肿瘤	肌上皮瘤
	多形性腺瘤
	基底细胞腺瘤
恶性肿瘤	上皮-肌上皮癌
	腺样囊性癌
	多形性低度恶性腺癌
	基底细胞腺癌
先天性肿瘤	成涎细胞瘤
	涎腺原基瘤

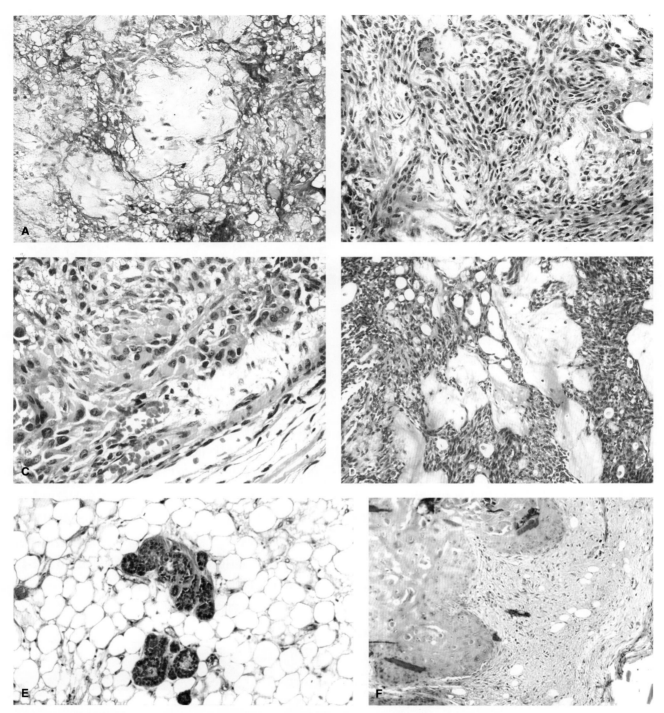

图 16.13 多形性腺瘤中肌上皮细胞的形态变化。A. 软骨黏液样细胞。B. 梭形细胞。C. 玻璃样或浆细胞样细胞。D. 成骨细胞样细胞。E. 脂肪细胞样细胞。F. 鳞状细胞样细胞

如下几种（图 16.13）。

（1）星状或黏液样细胞，通常见于多形性腺瘤的软骨黏液样区域。

（2）梭形或肌样细胞，见于多形性腺瘤和一些类型的肌上皮瘤。

（3）玻璃样或浆细胞样细胞[117]，可见于多形性腺瘤，肌上皮瘤（又称浆细胞样肌上皮瘤）。这些细胞含有丰富的胞质细丝，因此呈嗜酸性玻璃样外观。

（4）透明细胞，见于许多涎腺肿瘤的导管或导管样结构的外面，也是上皮 - 肌上皮癌的特征。

（5）脂肪细胞样细胞，见于伴有广泛脂肪化生的多形性腺瘤[118]。

（6）嗜酸细胞，见于上皮 – 肌上皮癌的嗜酸细胞型、某些多形性腺瘤和嗜酸细胞性肌上皮瘤 [119-120]。

（7）成骨细胞样肌上皮细胞，参与多形性腺瘤中骨的形成 [121]。

（8）鳞状细胞样细胞，见于多形性腺瘤 [122]。

详尽的文献资料显示，肌上皮细胞可双向分化。肌上皮细胞具有间充质细胞特性，可分泌间充质黏蛋白如酸性糖胺聚糖（透明质酸、硫酸肝素、硫酸软骨素 -4、硫酸软骨素 -6）[123-124]、基底膜成分、弹性蛋白 [85-86] 和腱糖蛋白 [79]。除收缩性细丝（肌动蛋白和肌球蛋白）和相关蛋白如 calponin 外，肌上皮细胞还强阳性表达 vimentin，尤其是梭形细胞型肌上皮细胞 [125-126]。S-100 蛋白是一种常用的肌上皮细胞标记物，软骨样、黏液样和星状肌上皮细胞阳性强度更高，尤其在黏液性基质背景中 [127-128]。浆细胞样肌上皮细胞可不表达肌源性标记 [129]。在不同涎腺肿瘤的组织形成及构造过程中，肌上皮细胞的作用处于中心地位。细胞形态特征和胞外产物的差异导致这些病变出现形态学上的异质性。病变中肌上皮细胞的数量差异非常大，肌上皮细胞在基底细胞腺瘤中很少，而在肌上皮瘤中则非常显著。越来越多的证据表明，肌上皮细胞在恶性肿瘤中对组织具有保护作用。蛋白酶抑制剂如乳腺丝氨酸蛋白酶抑制物（maspin）、α1- 抗胰蛋白酶、TIMP-1 和连接蛋白 II（nexin II）都是肌上皮细胞产生的抗侵袭因子 [130-131]。肌上皮成分明显的恶性肿瘤通常侵袭性较弱。肌上皮癌倾向于形成小叶状结构而非浸润性生长，预后较好。此外，一些证据

显示肌上皮细胞还可抑制血管生成 [132-133]。

7 淋巴组织

涎腺的免疫系统包含黏膜相关免疫系统的两种成分：一种是分泌成分，二聚体 IgA 和五聚体 IgM 的糖蛋白受体，由腺泡、闰管和纹状管的上皮细胞产生 [134-135]；另一种是淋巴组织，弥散分布或形成淋巴结。孤立的淋巴细胞通常出现在腺泡和导管附近的结缔组织内。不同的涎腺内淋巴细胞的数量不尽相同，主要产生 IgA（几乎占唾液中免疫球蛋白的 80%），还产生少量的 IgG 和 IgM [136]。小的淋巴结通常出现在靠近腮腺表面的部位，其他涎腺则没有，但在胎儿颌下腺和舌下腺可见淋巴细胞聚集 [136]。淋巴结髓质内通常含有涎腺导管和腺泡（图 16.14A），这一现象可能是由于胚胎时期发育中的腮腺与淋巴组织之间的密切关系导致的。

通常认为淋巴结参与了 Warthin 瘤的组织发生。尽管已经认定 Warthin 瘤特征性的淋巴组织起源于淋巴结，但是这一理论仍存争议。虽然已经提出了不同的发生机制，但最被广泛接受的理论是，该病变起源于腮腺附近或其内部的淋巴结内导管 [137-139]。依照这一理论，肿瘤中的上皮成分对应淋巴结内发生变化的导管，而淋巴成分事实上就是淋巴结组织。支持这一理论的论点如下：腮腺内或其周围的淋巴结内常常出现涎腺组织（图 16.14A）；除少数病例外，肿瘤基本上仅发生在腮腺区；腮腺区淋巴结内常可见到嗜酸性

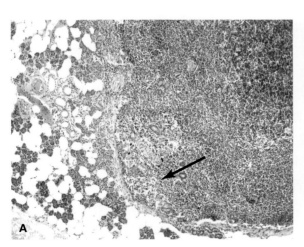
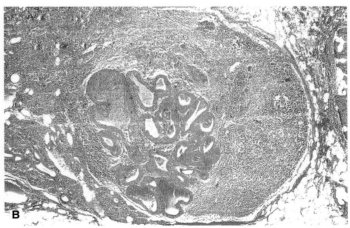

图 16.14　腮腺淋巴结。A. 淋巴结髓质区可见腺体导管（箭头所示）。B. 同一患者另一个淋巴结出现导管扩张和嗜酸性改变

和乳头状转化的早期改变（图 16.14B）；发生于淋巴结外的具有与 Warthin 瘤上皮性成分相似的肿瘤组织中，没有淋巴成分[140-141]。

慢性涎腺炎时，淋巴组织可以弥漫性增生，尤其是免疫反应性疾病，如 Sjögren 综合征和 IgG4 相关性疾病中的良性淋巴上皮性病变。在这些情况下，淋巴样组织呈结节状或弥漫性分布，可能掩盖腺体实质成分，并可形成上皮 – 肌上皮岛[142-143]。淋巴细胞的多克隆性特征是与恶性淋巴结进行鉴别的重要标准，而在先前存在的良性淋巴上皮病变中可发生恶性淋巴瘤。

8 异位涎腺及其意义

在大涎腺、口腔、咽和上呼吸道之外的部位出现涎腺组织，称为异位涎腺。依据在头颈部及其他部位中的不同位置，异位涎腺分为结内型和结外型。

异位常见于腮腺附近的淋巴结内，而颌下腺区域及其他上颈部淋巴结内则罕见[144-145]。腺体成分正常或萎缩，主要由导管组成，但也可见腺泡。异位成分位于淋巴结髓质区，由不同比例的淋巴和涎腺组织构成。尽管各种分泌单位均可见到，但以浆液性分泌单位为主，其组织结构与正常腺体相似。淋巴结结构正常或有不同程度的淋巴网状内皮细胞增生。

关于淋巴结内异位涎腺组织的发生率已有详尽的记载[146]，通常见于不同发育阶段胎儿的腮腺区的多个淋巴结内。在成人中，其发生率尽管不恒定，但也很常见[147]。大多数的文献报道认为其组织发生机制与胚胎发育有关，从这个角度来看，异位是胚胎发育期间涎腺组织内陷所致。从胚胎发育第 2 个月开始，腮腺和淋巴组织密切相关。此外，Bairati[147] 发现，至少在出生后最初几年，这些淋巴组织依然与腮腺相连。有人提出，淋巴管播散是导致淋巴结异位涎腺的一种发生机制，尤其是在下颈部位，但这一理论仅仅是一种推测而已[148]。

淋巴结外的异位通常罕见且隐蔽，但可能出现症状。已报道有异位涎腺组织的部位包括头颈部、胸腔和腹部等（表 16.2）。在头颈部，异位涎腺局限于下颌骨、耳、腭扁桃体、下颌舌骨肌、垂体和小脑

表 16.2
涎腺异位
泪腺
垂体
外耳道
中耳
小脑脑桥角
上颈部
甲状舌管
甲状腺
甲状旁腺
纵隔
胃
直肠
前列腺

脑桥角[149-151]，除小脑脑桥角外，其他部位的异位涎腺都可能与涎腺的胚胎性迁徙有关。罕见的异位涎腺可见于颈底部（特别是胸锁关节周围）、甲状腺和甲状旁腺、支气管肺门淋巴结、前胸壁和直肠（图 16.15）[152-157]。

大多数异位涎腺都与腮腺和颌下腺的迁移路径有关。下颌骨异位涎腺最早由 Stafne[158] 于 1942 年报道，位于骨腔内，通常含颌下腺组织，多见于下颌后部近下颌角处，也可见于下颌前部。最近的一项研究显示，0.3% 的颌面部骨髓样本中可见异位涎腺组织，其起源具有争议，最被认可的假说是来源于牙源性上皮化生[159]。下颈部异位涎腺常伴有囊肿和窦腔形成，这种情况，连同其局部表现，均与鳃器有关[160]，尤其是与颈前 His 窦闭合缺陷有关。颈前 His 窦闭合缺陷可导致从耳部至锁骨间的整个颈部解剖学区域出现不同的发育异常，这种分布与胚胎学性发育相一致，伴有此缺陷的异位涎腺是异常组织分化（发育异常）的结果。Willis[159] 认为这是异位涎腺的发生机制，或许可以解释残余 Rathke 囊肿[150] 和甲状舌管中的异位涎腺。

颈部淋巴结异位涎腺组织的肿瘤性转化需要与转移瘤相鉴别[144]。除 Warthin 瘤外，多形性腺瘤、黏液表皮样癌和腺样囊性癌是异位涎腺组织最常发生

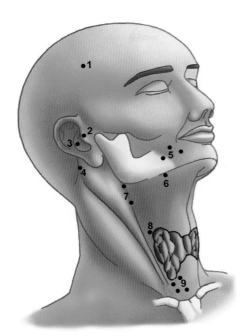

图 16.15　淋巴结外的涎腺异位。腺垂体（1）、中耳（2）、外耳道（3）、小脑脑桥角（4）、下颌骨（5）、口咽（6）、上颈部（7）、甲状腺被膜（8）和颈前外下（9）

的肿瘤。事实上，异位可以解释许多异常的涎腺肿瘤[148,160-161]和一些被视为来源不明的颈部淋巴结转移瘤[162]。下颌骨原发性涎腺肿瘤可能起源于异位涎腺组织[162]。

9　老化改变

9.1　嗜酸细胞

嗜酸细胞是肿胀改变的细胞，细胞质丰富，因富含线粒体和酶而呈嗜酸性颗粒状（图 16.16A）[163]。这种细胞常见于小叶间导管，而腺泡细胞中少见。腮腺中常见嗜酸细胞。50 岁之前嗜酸细胞罕见，其数量随着年龄的增长而增加，70 岁之后数量趋于恒定[164]。嗜酸细胞的检测方法包括采用酸性磷钨苏木素染色的组织化学法和采用人类线粒体抗体的免疫组织化学法，后者更具特异性，但这些方法很少有必要使用[165]。

在具有内分泌功能或内分泌依赖性的器官中，嗜酸细胞增生是一种常见表现[166]。啮齿类动物涎腺的小叶内导管可产生多种具有内分泌功能的肽，现在很多研究者对此非常感兴趣[167-170]。其他许多研究者正

在研究神经内分泌肽的存在，如 P 物质、β- 内啡肽和降钙素相关肽。此外，颈交感神经对免疫神经内分泌通信有调控作用，这可以解释为何颌下腺对炎症有神经内分泌调节作用[171-173]。

弥漫性嗜酸细胞增生称为嗜酸细胞增生症或嗜酸细胞化生，通常没有病理学意义。当增生形成结节时，称为结节状增生或弥漫性嗜酸细胞增生症[174-176]，组织学上表现为涎腺实质中易于识别的小的嗜酸细胞巢，一个或多个，边界清楚，但无包膜，细胞排列成实性条索状或导管样结构，罕见情况下，这种病灶可取代正常实质的大部分（图 16.16B、C）。在各种涎腺肿瘤中，大约 10% 的病例可见嗜酸细胞成分[176]，最常见的是 Warthin 瘤，也可见于基底细胞腺瘤、多形性腺瘤、肌上皮瘤、多形性低度恶性腺癌、黏液表皮样癌、腺泡细胞癌以及上皮 – 肌上皮癌[177-179]。涎腺偶尔可发生完全由嗜酸细胞构成的嗜酸细胞瘤和嗜酸细胞癌[180-181]，也可发生罕见的嗜酸细胞性脂肪腺瘤和嗜酸细胞性囊腺瘤[141,182-183]。一项有趣的观察报告显示，出现嗜酸细胞分化的上皮 – 肌上皮癌患者的年龄较该肿瘤患者的平均年龄大 10 岁，犹如肿瘤也可出现老化现象一样[184]。

9.2　脂肪浸润

正常情况下，在涎腺的结缔组织内可见一些脂肪细胞。成人脂肪组织不断增加，老年时，脂肪组织成为涎腺组织的重要组成部分。脂肪浸润可占据涎腺组织的极大部分，特别是酗酒者和营养失调患者[185]。

10　反应性改变

10.1　化生

慢性炎症时，尤其是伴有结石时，较大的涎腺导管可出现鳞状上皮化生（图 16.17A）[186]（注意：开口于口腔处的大涎腺导管部分也可衬覆复层鳞状上皮）。在缺血及放射性损伤的情况下，小叶内导管和腺泡也可出现鳞状上皮化生。光镜和电镜研究显示，涎腺组织中发生鳞状上皮化生的主要部分为腺泡 – 闰管复合体[187]。

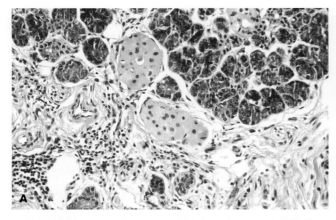

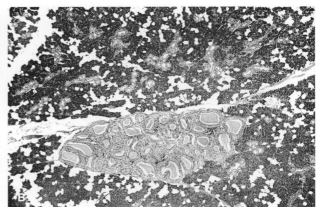

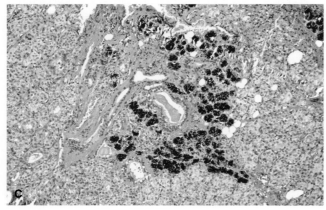

图 16.16 A. 正常颌下腺小叶内导管中的嗜酸细胞。注意其细胞质丰富、颗粒状。B. 结节性嗜酸细胞增生。C. 弥漫性嗜酸细胞增生

阻塞性涎腺炎和放射治疗后的涎腺炎组织中，小叶间导管可出现黏液化生，但在小叶内导管罕见[188]。黏液性杯状细胞增生并伴有显著的纤毛细胞成分时，可类似于呼吸性上皮（图 16.17B）。坏死性涎腺化生是涎腺组织特有的一种化生类型，但不发生于大涎腺（图 16.18）[189]，其组织学表现包括缺血性小叶梗死或一些腺泡的坏死，伴有涎腺导管和腺泡的广泛性鳞状上皮化生，出现严重的炎性反应并形成肉芽组织。黏液性腺泡坏死表现为小的黏液池，伴有鳞状成分时，易误诊为黏液表皮样癌或浸润性鳞状细胞癌[190-191]，小叶结构保存，以及显著的肉芽组织，是诊断良性的标准。也有亚急性坏死性涎腺炎的文献报道[192]。

10.2 增生

黏液性腺泡增生仅发生于小涎腺。而浆液性腺泡增生多发生在腮腺，罕见于颌下腺和舌下腺，称为

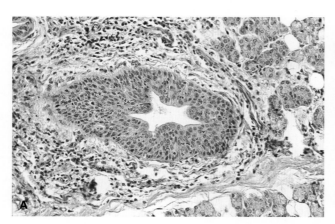

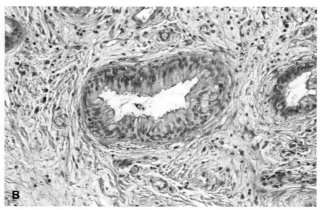

图 16.17 排泄管化生。A. 鳞状上皮化生。B. 黏液化生伴纤毛细胞，类似于呼吸性上皮

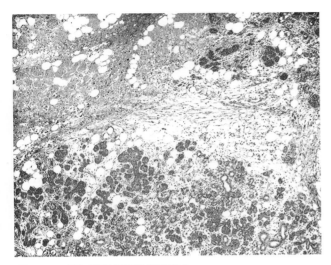

图 16.18　颌下腺的坏死性涎腺化生

涎腺病[193]。腺泡增生与许多代谢性、营养性和内分泌性疾病有关，或发生在服用化学药品或长期饮酒后[194-196]。大多数病例表现为双侧腺体肿胀，这是由于腺泡变大和细胞质中分泌颗粒聚集所致。在其他一些病例中，细胞质内颗粒消失，呈空泡状。肌上皮细胞可出现核固缩和细胞质空泡化。有研究证实，肌上皮细胞中肌丝减少和变细，可导致腺泡失去机械支撑，细胞质内颗粒聚集，从而导致腺泡细胞增大[197]。涎腺腺瘤样增生应与真性肿瘤相鉴别[198-199]，其可被误诊为真性腺瘤。腺瘤样增生表现为成簇或小叶状黏液性或浆液性腺体增生，腺体外观正常或增大。腺瘤样导管增生表现为显著的导管增生伴一些小的腺泡细胞增生，小叶结构保存。这些病变由上皮和肌上皮细胞构成，结构与闰管类似，可视为基底细胞

腺瘤或上皮 - 肌上皮癌的前驱病变[200]。

10.3　萎缩

涎腺肿瘤手术标本的涎腺组织中经常可见到一个或多个小叶结构萎缩，这是由于排泄管部分或全部阻塞导致，因此，阻塞导管远端的分泌单位扩张，可出现明显的腺泡腔。分泌细胞颗粒消失，外观与闰管细胞相似。萎缩的小叶中可见炎性改变，实质细胞逐渐消失，并由脂肪组织和胶原纤维取代（图 16.19A）。萎缩的范围取决于受累导管的大小，一般来说，结石病导致的萎缩范围较大。慢性涎腺炎终末期，萎缩呈弥漫性改变，伴有显著的导管周围硬化以及密集的炎症细胞浸润（图 16.19B）。在颌下腺，弥漫性萎缩常见于放射治疗后，腺体质硬，临床可误诊为颌下腺肿瘤[188]。放射治疗后萎缩性改变中常可见到非典型细胞，扩张导管的细胞极性消失，细胞核深染，肌上皮细胞明显，此外，小叶间导管失去连续性，间质被大量浆细胞浸润。在实验模型中，结扎主导管后涎腺可发生萎缩，导管细胞仍存在，但大多数腺泡细胞因发生凋亡而消失[201]。

10.4　再生

涎腺实质具有再生能力，尤其在涎腺部分切除数周后表现最为明显。一般而言，再生过程遵循胚胎发育模式，未分化细胞形成实性芽和分支的柱状结构，最终形成分泌单位[202]（图 16.20A）。再生可见到导管样结构，但这些结构常见于萎缩性腺体和老年患

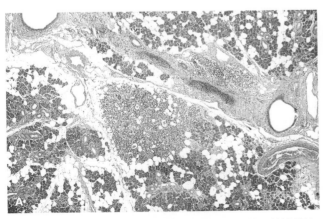
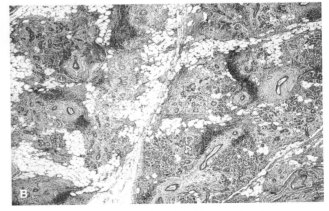

图 16.19　涎腺实质萎缩。A. 腮腺肿瘤周边实质的局灶性萎缩，注意扩张的导管。B. 慢性涎腺炎时的广泛性萎缩，可见显著的导管周围硬化

者。这种表现属于萎缩还是再生，甚至是一种化生，目前仍有争议[203]。最近的研究表明，导管样结构不存在再生活性[204]。这些结构确实在老年患者中更为常见，但并不是老化所特有的现象。在一些病例，再生组织，甚至导管样结构中可见非典型性表现。由未分化细胞增生构成的实性芽状结构可类似于基底细胞腺瘤或其他基底细胞肿瘤（图 16.20B）[205]，然而与肿瘤不同的是，再生组织保留了正常涎腺组织的小叶结构特征（图 16.20B）。导管阻塞所导致的萎缩后再生完全由残留的腮腺导管完成，后者分化形成腺泡细胞[206]，这可能是由导管内存在的干细胞分化形成，这种再生模式的高增殖活性类似于正常胚胎发育期中大鼠颌下腺的终末导管、原腺泡和腺泡细胞[207]。口腔干燥症治疗时，涎腺组织的再生来自于骨髓源性细胞[208]。

10.5 人为假象

涎腺手术标本中可见由于电灼及细针穿刺造成的人为假象改变。嗜酸细胞样人为假象是一种有趣的改变，可见于电刀切除的腮腺手术标本。腺泡细胞体积增大，胞质内可见粗大的嗜酸性颗粒，细胞边界清楚，细胞核位于基底部。这些变化有时可误诊为嗜酸细胞瘤[209]。既往行细针穿刺诊断为良性肿瘤（如多形性腺瘤）的患者也见到血管内植入性肿瘤细胞，这种现象不应误诊为淋巴管转移的恶性肿瘤[210]。

11 正常组织与肿瘤的组织学关系

涎腺最重要的特点是能够发生多种不同组织学类型的肿瘤[204]。有关这些肿瘤的组织学发生起源是个有趣的话题，虽然已经提出了大量发生机制，但都仍然只是假说。最具吸引力的假说试图将这一现象与胚胎发育联系起来，尤其是导管储备细胞的存在[211-215]，研究者推测这些储备细胞是涎腺实质再生和反应性疾病中组织化生的来源。Batsakis 等人提出了两种干细胞性祖细胞理论，这两种细胞分布于导管系统近端和远端区域，分别可发生类似终末导管腺泡

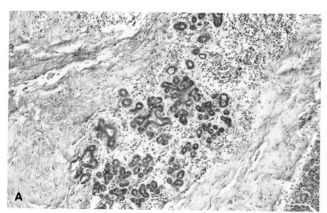

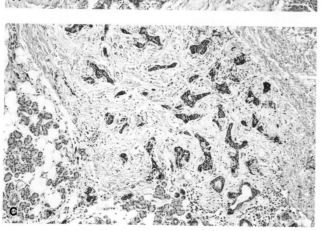

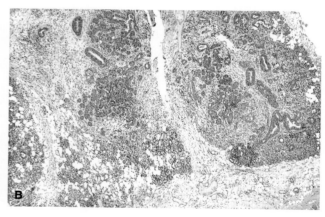

图 16.20 腮腺再生的涎腺组织。A. 分泌单位形成，类似胚胎发育模式。B. 非典型再生组织，小叶结构保存。C. 腮腺内残留的腺样囊性癌浸润，未分化细胞呈实性芽状排列，无小叶结构

复合体和排泄管系统的肿瘤[213]。涎腺导管中存在具有未分化特征的基底细胞，但这并不能证明其为储备细胞，相反，实验证据显示分化的腺泡细胞和肌上皮细胞具有增殖能力[216-218]。

涎腺正常结构与肿瘤组织学表现之间存在相关性，这有助于我们对涎腺肿瘤形态学分类的理解，但是我们必须明白，组织学上的相似性并不意味着一种特定的肿瘤一定是起源于与之相似的结构[214]。

闰管是最重要的涎腺肿瘤发生部位，许多肿瘤与之相关，包括多形性腺瘤、腺样囊性癌、基底细胞腺瘤、上皮-肌上皮癌、多形性低度恶性腺癌、基底细胞癌和胚胎性肿瘤（图 16.21），与正常闰管一样，这些肿瘤显示出上皮和肌上皮分化[219]。依据 Batsakis[213] 的观点，这些肿瘤来源于"闰管储备细胞"，分化方向与胚胎终末导管细胞相同。据统计显示，大约 80% 的涎腺肿瘤发生在腮腺，该部位闰管相对较长（图 16.7），与之相反，不到 1% 的涎腺肿瘤发生于舌下腺，而其闰管几乎看不到。

正常结构与肿瘤的组织学表现具有相似性的情况还包括：作为涎腺最高分化终末结构的腺泡与腺泡细胞瘤（一种高分化肿瘤）（图 16.22A～C）[220]；富于线粒体的纹状管与 Warthin 瘤和嗜酸细胞瘤[163-164]；皮脂腺与皮脂腺肿瘤[48]；大的排泄管与黏液表皮样癌、涎腺导管腺癌、表皮癌、腺鳞癌以及乳头状肿瘤等（图 16.21）[221-229]。

12 免疫组织化学

正常涎腺和肿瘤组织中细胞分化的重要特征是表达不同的中间丝、酶、免疫因子及其他蛋白，这些蛋白可通过免疫组织化学方法进行标记。

正常涎腺组织的免疫组织化学特征总结见表 16.3：分泌单位内不同类型的细胞表达不同的细胞角蛋白。腺泡细胞表达几种类型低分子量细胞角蛋白，如 CK7、CK8、CK19，此外还表达通常存在于正常腺泡内的酶类，如淀粉酶和溶菌酶。CK6、CK12 在腺泡细胞中呈弱阳性表达，而在导管细胞中呈强阳性表达，尤其排泄管（图 16.23）。基底细胞表达 CK19、CK18、CK17、CK14 和 p63 标记[230-231]。肌上皮细胞可表达 CK14、CK17、CK19 和 vimentin[42,131-133]，较特异的肌上皮细胞标记物为 α-SMA、Calponin、Caldesmon 和肌球蛋白重链[134,231]。此外，正常的肌上皮细胞有时呈胶质纤维酸性蛋白（GFAP）阳性[232]。分泌成分存在于腺泡细胞、闰管和纹状管细胞，但黏液单位内没有[233]。腺泡和闰管细胞可表达癌胚抗原（CEA），其在炎性腺体中呈强阳性表达[234]。闰管、纹状管和小叶间导管的上皮细胞强阳性表达上皮膜抗原（EMA）[235]。最近有报道称，发现颌下腺中存在 α-甲胎蛋白[236]。当作为功能性标记物时，可对以下酶进行染色：浆液性腺泡细胞中的淀粉酶和乳铁蛋白[237]，闰管中的溶菌酶[31-32]，

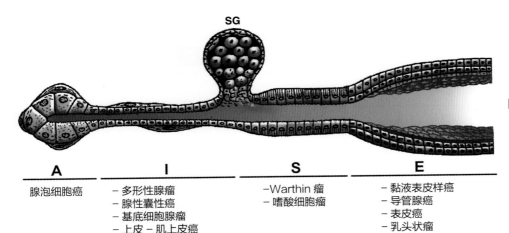

图 16.21 部分肿瘤与涎腺正常上皮结构［腺泡（A）、闰管（I）、纹状管（S）、皮脂腺（SG）和排泄管（E）］具有形态学相似性，但肿瘤形态学表现与组织发生无必然联系

SG

A	I	S	E
腺泡细胞癌	－多形性腺瘤 －腺性囊性癌 －基底细胞腺瘤 －上皮-肌上皮癌 －多形性低度恶性腺癌	－Warthin 瘤 －嗜酸细胞瘤	－黏液表皮样癌 －导管腺癌 －表皮癌 －乳头状瘤

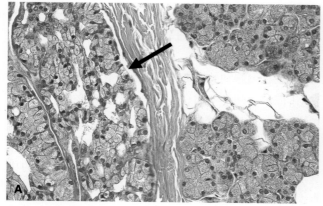

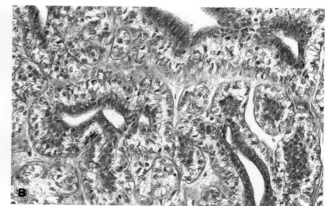

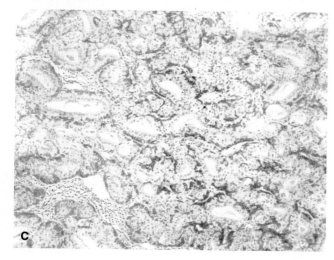

图 16.22 A. 腮腺腺泡细胞癌（箭头所示），类似于正常腺体。B. 腮腺上皮 - 肌上皮癌，可见类似于闰管的上皮细胞和肌上皮细胞。C. 上皮 - 肌上皮癌（肌动蛋白免疫组织化学染色）

肌上皮细胞中的碱性磷酸酶和 ATP 酶[68]。当作为组织学标记物使用时，这些蛋白在外科病理学中极为有用。

13 标本处理

腮腺是大涎腺肿瘤最常见的发生部位。由于大多数肿瘤为良性且位于浅叶，部分腮腺浅叶切除术（外

表 16.3
涎腺免疫组织化学标记物

结构	LMK	HMK	VIM	A-M	CALP	EMA	S-100	AFP	CEA
腺泡	++	+	−	−	−	−	−	−	+
小叶间导管	−	++	−	−	−	++	++	++	+
纹状管	−	++	−	−	−	−	−	++	−
排泄管	−	++	−	−	−	++	−	−	−
肌上皮细胞	+	−	+/−	++	++	−	++	−	−
基底细胞	++	−	−	−	−	−	−	−	−

注：LMK—低分子量细胞角蛋白；HMK—高分子量细胞角蛋白；VIM—vimentin；A-M—actin, myosin；CALP—calponin；EMA—上皮膜抗原；S-100—S-100 蛋白；AFP—α - 甲胎蛋白；CEA—癌胚抗原。

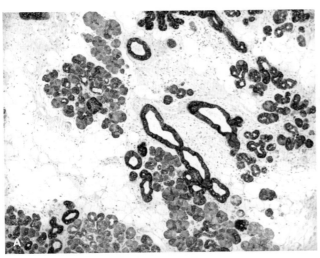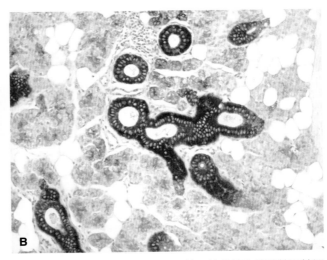

图 16.23　A. 腺泡和导管细胞表达 CK7。B. 腮腺中细胞角蛋白 AE1/AE3 染色。腺泡不着色，但闰管、纹状管和排泄管阳性逐渐增强（过氧化物酶 – 抗过氧化物酶技术）

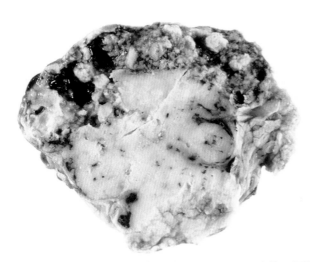

图 16.24　腮腺多形性腺瘤组织学切片。肿瘤边界清楚，但肿瘤芽可能与肿瘤主体分离

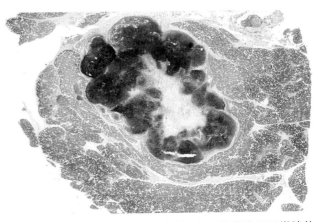

图 16.25　多形性腺瘤浅叶切除术标本。肿瘤位于正常腺体内，边界清楚

侧叶切除术）是最常用的治疗方法。腮腺浅叶切除同样适用于未侵犯面神经的小的、高分化、低级别恶性肿瘤[238]。标本应水平切开，并说明肿瘤与腺体的关系（图 16.24）。即使是良性肿瘤，也应描述手术范围（图 16.25）。保留面神经的腮腺全切术通常适用于复发性或多发性良性肿瘤，以及峡部和深叶较大的良性肿瘤。

　　包括面神经切除的腮腺全切术（腮腺根治术）适用于侵袭性恶性肿瘤、深叶的恶性肿瘤或累及面神经的肿瘤。所有这些标本均应沿最大径切开，以评估腮腺周围组织的浸润情况（图 16.26）。必须寻找腮腺内及其周围的淋巴结，当腮腺根治术包括颈部淋巴结清扫时，应依据不同的解剖区域对淋巴结进行分组。

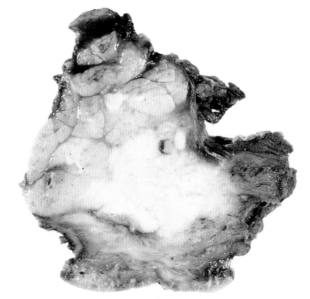

图 16.26　高级别黏液表皮样癌的腮腺根治术标本。注意癌组织向腮腺周围组织浸润性生长

发生于颌下腺的良、恶性肿瘤均罕见。良性肿瘤仅需单纯腺体切除，恶性肿瘤需要切除整块腺体以及相关的肌肉、神经及黏膜组织。

舌下腺肿瘤罕见，大部分（约80%）为恶性，需要行局部整块腺体切除治疗，包括舌下区域及其周围组织[239]。

参考文献

[1] Gröschl M. The physiological role of hormones in saliva. *Bioessays* 2009;31:843–852.

[2] Mathison RD, Davison JS, Befus AD, et al. Salivary gland derived peptides as a new class of anti-inflammatory agents: Review of preclinical pharmacology of C-terminal peptides of SMR1 protein. *J Inflamm (Lond)* 2010;7:49.

[3] Arey LB. *Developmental Anatomy*. Philadelphia, PA: WB Saunders; 1974.

[4] Melnick M, Phair RD, Lipidot SA, et al. Salivary gland branching morphogenesis: A quantitative systems analysis of the Eda/Edar/NFkappaB paradigm. *BMC Dev Biol* 2009;9:32.

[5] Lombaert IM, Knox SM, Hoffman MP. Salivary gland progenitor cell biology provides a rationale for therapeutic salivary gland regeneration. *Oral Dis* 2011;17:445–449.

[6] Miletich I. Introduction to salivary glands: Structure, function and embryonic development. *Front Oral Biol* 2010;14:1–20.

[7] Sequeira SJ, Larsen M, DeVine T. Extracellular matrix and growth factors in salivary gland development. *Front Oral Biol* 2010;14:48–77.

[8] Sakai T. Epithelial branching morphogenesis of salivary gland: exploration of new functional regulators. *J Med Invest* 2009;56(Suppl):234–238.

[9] Cohn RH, Banerjee SD, Bernfield MR. Basal lamina of embryonic salivary epithelia. Nature of glycosaminoglycan and organization of extracellular materials. *J Cell Biol* 1977;73: 464–478.

[10] Grobstein C. Epithelio-mesenchymal specificity in the morphogenesis of mouse submandibular rudiments in vitro. *J Exp Zool* 1953;124:383–413.

[11] Grobstein C. Mechanisms of organogenetic tissue interaction. Second decennial review conference on cell tissue and organ culture. The Tissue Culture Association. *Natl Cancer Inst Monogr* 1967;26:279–299.

[12] Teshima TH, Wells KL, Lourenco SV, et al. Apoptosis in early salivary gland duct morphogenesis and lumen formation. *J Dent Res* 2016;95:277–283.

[13] Lawson KA. The role of mesenchyme in the morphogenesis and functional differentiation of rat salivary epithelium. *J Embryol Exp Morphol* 1972;27:497–513.

[14] Wells KL, Patel N. Lumen formation in salivary gland development. *Front Oral Biol* 2010;14:78–89.

[15] Azuma M, Sato M. Morphogenesis of normal human salivary gland cells in vitro. *Histol Histopathol* 1994;9:781–790.

[16] Ianez RF, Buim ME, Coutinho-Camillo CM, et al. Human salivary gland morphogenesis: Myoepithelial cell maturation assessed by immunohistochemical markers. *Histopathology* 2010;57:410–417.

[17] Lee SK, Hwang Jo, Chi JG, et al. Prenatal development of myoepithelial cell of human submandibular gland observed by immunohistochemistry of smooth muscle actin and rhodamine-phalloidin fluorescence. *Pathol Res Pract* 1993; 189:332–341.

[18] Adi MM, Chisholm DM, Waterhouse JP. Stereological and immunohistochemical study of development of human fetal labial salivary glands and their S-100 protein reactivity. *J Oral Pathol Med* 1994;23:36–40.

[19] Lee SK, Kim EC, Chi JG, et al. Immunohistochemical detection of S-100, S-100 alpha, S-100 beta proteins, glial fibrillary acidic protein, and neuron specific enolase in the prenatal and adult human salivary glands. *Pathol Res Pract* 1993;189: 1036–1043.

[20] Line SE, Archer FL. The postnatal development of myoepithelial cell in the rat submandibular gland. An immunohistochemical study. *Virchows Arch B Cell Pathol* 1972;10: 253–262.

[21] Gresik EW. Postnatal developmental changes in submandibular glands of rat and mice. *J Histochem Cytochem* 1980;28: 860–870.

[22] Gasser RF. The early development of the parotid gland around the facial nerve and its branches in man. *Anat Rec* 1970;167:63–78.

[23] Mayo GCh. *Gray's Anatomy*. Philadelphia, PA: Lea & Febiger; 1973.

[24] Toh H, Kodama J, Fukuda J, et al. Incidence and histology of human accessory parotid glands. *Anat Rec* 1993;236: 586–590.

[25] Frommer J. The human accessory parotid gland: its incidence, nature, and significance. *Oral Surg Oral Med Oral Pathol* 1977;43:671–676.

[26] Hamilton WJ, Boyd DJ, Mossman HW. *Human Embryology, Prenatal Development of Form and Function*. London: Williams & Wilkins; 1972.

[27] Bloom W, Fawcett DW. *A Textbook of Histology*. 10th ed. Philadelphia, PA: WB Saunders; 1986.

[28] Testut L. *Traité d'Anatomie Humaine*: Paris: Octave Doin; 1901.

[29] Donath K. *Sialadenose der Parotis. Ultrastruktirelle, Klinische und Experimentelle Befunde zur Sekretiospathologie*. Stuttgart: Fischer; 1976.

[30] Takano K, Malamud D, Bennick A, et al. Localization of salivary proteins in granules of human parotid and submandibular acinar cells. *Crit Rev Oral Biol Med* 1993;4:399–405.

[31] Caselitz J, Jaup T, Seifert G. Lactoferrin and lysozyme in carcinomas of the parotid gland. A comparative immunocytochemical study with the occurrence in normal and inflamed tissue. *Virchows Arch A Pathol Anat Histol* 1981; 394:61–73.

[32] Reitamo S, Kontinnen YT, Sgerber-Kontinnen M. Distribution of lactoferrin in human salivary glands. *Histochemistry* 1980; 66:285–291.

[33] Xu L, Lal K, Santarpia RP, et al. Salivary proteolysis of histidine-rich polypeptides and antifungal activity of peptide degradation products. *Arch Oral Biol* 1993;38:277–283.

[34] Tandler B. Ultrastructure of the human submaxillary gland. I. Architecture and histological relationship of the secretory cells. *Am J Anat* 1962;111:287–307.

[35] Quinatrelli G. Histochemical identification of salivary mucins. *Ann NY Acad Sci* 1963;106:339–363.

[36] Reddy MS, Bobek LA, Haraszthy GG, et al. Structural features of the low-molecular-mass human salivary mucin. *Biochem J* 1992;287:639–643.

[37] Greep RO, Weiss L. *Histology*. New York: McGraw-Hill; 1973.

[38] Amano O, Mizobe K, Bando Y, et al. Anatomy and histology of rodent and human major salivary glands: Overview of the Japan salivary gland society-sponsored workshop. *Acta Histochem Cytochem* 2012;45:241–250.

[39] Korsrud FR, Brandtzaeg P. Characterization of epithelial elements in human major salivary glands by functional markers: Localization of amylase, lactoferrin, lysozyme, secretory component, and secretory immunoglobulins by

paired immunofluorescence staining. *J Histochem Cytochem* 1982;30:657–666.

[40] Riva A, Serra GP, Proto E, et al. The myoepithelial and basal cells of ducts of human major salivary glands: a SEM study. *Arch Histol Cytol* 1992;55(Suppl):115–124.

[41] Born A, Schwechheimer K, Maier H, et al. Cytokeratin expression in normal salivary glands and in cystadenolymphomas demonstrated by monoclonal antibodies against selective cytokeratin polypeptides. *Virchows Arch A Pathol Anat Histopathol* 1987;411:583–589.

[42] Burns BF, Dardick I, Parks WR. Intermediate filament expression in normal salivary glands and in pleomorphic adenomas. *Virchows Arch A Pathol Anat Histopathol* 1988;413:103–112.

[43] Seifert GA, Miehlke A, Hanubrich J, et al. *Diseases of the Salivary Glands: Pathology, Diagnosis, Treatment, Facial Nerve Surgery.* Stuttgart: Georg Thiem,1986.

[44] Regezi JA, Batsakis JG. Histogenesis of salivary gland neoplasms. *Otolaryngol Clin North Am* 1977;10:297–307.

[45] Hamperl H. Beitraäge zur normalen und pathologischen histologic menschlicher speicheldrüsen. *Z Mikrosk Anat Forsch* 1931;27:1–55.

[46] Hartz PH. Development of sebaceous glands from intralobular ducts of the parotid gland. *Arch Pathol (Chic)* 1946;41: 651–654.

[47] Lee CM. Intraparotid sebaceous glands. *Ann Surg* 1949;129: 152–155.

[48] Meza-Chavez L. Sebaceous glands in normal and neoplastic parotid glands: Possible significance of sebaceous glands in respect to the origin of tumors of the salivary glands. *Am J Pathol* 1949;25:627–645.

[49] Micheau C. Les glandes dites sébacées de la parotide et de la sousmaxillaire. *Ann Anat Pathol* 1969;14:119–126.

[50] Patey D, Thackray AC. The treatment of parotid tumors in the light of a pathological study of parotidectomy material. *Br J Surg* 1958;45:477–487.

[51] Margolies A, Weidman F. Statistical and histologic studies of Fordyce's disease. *Arch Dermatol Syphilol* 1921;3:723–742.

[52] Whitaker SB, Vigneswaran N, Singh BB. Androgen receptor status of the oral sebaceous glands. *Am J Dermatopathol* 1997;19:415–418.

[53] Laine M, Blauer M, Ylikomi T, et al. Immunohistochemical demonstration of androgen receptors in human salivary glands. *Arch Oral Biol* 1993;38:299–302.

[54] de VicenteRodríguez JC V, FresnoForcelledo MF F, González-García M, et al. Sebaceous adenoma of the parotid gland. *Med Oral Pathol Oral Cir Bucal* 2006;1:E446–E448.

[55] Ahn SH, Park SY. Sebaceous lymphadenocarcinoma of parotid gland. *Eur Arch Otorhinolaryngol* 2006;263:940–942.

[56] Assor D. Sebaceous lymphadenoma of the parotid gland: a case report. *Am J Clin Pathol* 1970;53:100–103.

[57] Seifert G, Bull HG, Donath K. Histologic subclassification of the cystadenolymphoma of the parotid gland. Analysis of 275 cases. *Virchows Arch A Pathol Anat Histol* 1980;388:13–38.

[58] Martínez-Madrigal F, Casiraghi O, Khattech A, et al. Hypopharyngeal sebaceous carcinoma: A case report. *Hum Pathol* 1991;22:929–931.

[59] Gnepp DR, Sporck FT. Benign lymphoepithelial parotid cyst with sebaceous differentiation—cystic sebaceous lymphadenoma. *Am J Clin Pathol* 1980;74:683–687.

[60] Gnepp DR. My journey into the world of salivary gland sebaceous neoplasms. *Head Neck Pathol* 2012;6:101–110.

[61] Stalhammer G, Elmberger G. Sebaseous epithelial-myoepithelial carcinoma of the parotid gland: A case report of a new histologic variant. *Ann Diagn Pathol* 2014;18:248–252.

[62] Chaudry AP, Cutler LS, Yamane GM, et al. Ultrastructure of normal human parotid gland with special emphasis on myoepithelial distribution. *J Anat* 1987;152:1–11.

[63] Cutler LS, Chaudhry A, Innes DJ. Ultrastructure of the parotid duct. Cytochemical studies of the striated duct and papillary cystadenoma lymphomatosum of the human parotid gland. *Arch Pathol Lab Med* 1977;101:420–424.

[64] Drenckhan DU, Gröschel-Stewart U, Unsicker K. Immunofluorescence-microscopic demonstration of myosin and actin in salivary glands and exocrine pancreas of the rat. *Cell Tissue Res* 1977;183:273–279.

[65] Tandler B. Ultrastructure of the human submaxillary gland. III. Myoepithelium. *Z Zell Forsch Mikrosk Anat* 1965;68: 852–863.

[66] Franke WW, Schmid E, Freudenstein C, et al. Intermediatesized filaments of the prekeratin type in myoepithelial cells. *J Cell Biol* 1980;84:633–654.

[67] Norberg L. Dardick I, Leung R, et al. Immunogold localization of actin and cytokeratin filaments in myoepithelium of human parotid salivary gland. *Ultrastruct Pathol* 1992;16: 555–568.

[68] Hamperl H. The myoepithelia (myoepithelial cells). Normal state; regressive changes; hyperplasia; tumors. *Curr Top Pathol* 1970;53:161–220.

[69] Shear M. The structure and function of myoepithelial cells in salivary glands. *Arch Oral Biol* 1966;11:769–780.

[70] Garrett JR, Emmelin N. Activities of salivary myoepithelial cells: A review. *Med Biol* 1979;57:1–28.

[71] D'Ardenne AJ, Kirkpatrick P, Wells CA, et al. Laminin and fibronectin in adenoid cystic carcinoma. *J Clin Pathol* 1986;39: 138–144.

[72] Donath K, Seifert G. Ultrastrucktur and Pathogenese der myoepithelialen Sialadenitis. Über das Vorkommen von Myoepithelzellen bei der benignen lymphoepithelialen Läsion. *Virchows Arch A Pathol Anat Histopathol* 1972;356: 315–329.

[73] Kallioinen M. Immunoelectron microscope demonstration of the basement membrane components laminin and type IV collagen in the dermal cylindroma. *J Pathol* 1985;147:97–102.

[74] Orenstein JM, Dardick I, van Nostrand AW. Ultrastructural similarities of adenoid cystic carcinoma and pleomorphic adenoma. *Histopathology* 1985;9:623–638.

[75] Seifert G, Donath K. Classification of the pathology of diseases of the salivary glands. Review of 2,600 cases in the salivary gland register. *Beitr Pathol* 1976;159:1–32.

[76] Skalova A, Leivo I. Extracellular collagenous spherules in salivary gland tumors. Immunohistochemical analysis of laminin and various types of collagen. *Arch Pathol Lab Med* 1992;116: 649–653.

[77] Skalova A. Leivo I. Basement membrane proteins in salivary gland tumors. Distribution of type IV collagen and laminin. *Virchows Arch A Pathol Anat Histopathol* 1992;420: 425–431.

[78] Laurie GW, Leblond CP, Martin GR. Localization of type IV collagen, laminin, heparan sulfate proteoglycan and fibronectin to the basal lamina of basement membranes. *J Cell Biol* 1982;95:340–344.

[79] Sunardhi-Widyaputra S, Van Damme B. Immunohistochemical expression of tenascin in normal human salivary glands and in pleomorphic adenomas. *Pathol Res Pract* 1993; 189:138–143.

[80] Savera AT, Zarbo RJ. Defining the role of myoepithelium in salivary gland neoplasia. *Ad Anat Pathol* 2004;11:69–85.

[81] Eneroth CM. Salivary gland tumors in the parotid gland, submandibular gland and the palate region. *Cancer* 1971;27: 1415–1418.

[82] Thackray AC, Sabin LH. *Histological Typing of Salivary Gland Tumors. In: International Histological Classification of Tumors, No. 7.* Geneva: World Health Organization; 1972.

[83] Dardick I, van Nostrand AW, Jeans MT, et al. Pleomorphic adenoma. I. Ultrastructural organization of "epithelial" regions. *Hum Pathol* 1983;14:780–797.

[84] Dardick I, Van Nostrand AW, Phillips MJ. Histogenesis of salivary gland pleomorphic adenoma (mixed tumor) with an evaluation of the role of the myoepithelial cell. *Hum Pathol* 1982;13:62–75.

[85] David R, Buchner A. Elastosis in benign and malignant salivary gland tumors. A histochemical and ultrastructural study. *Cancer* 1980;45:2301–2310.

[86] Erlandson RA, Cardon-Cardo C, Higgins PJ. Histogenesis of benign pleomorphic adenoma (mixed tumor) of the major salivary glands. An ultrastructural and immunohistochemical study. *Am J Surg Pathol* 1984;8:803–820.

[87] Hubner G, Klein HJ, Kleinsasser O, et al. Role of myoepithelial cells in the development of salivary gland tumors. *Cancer* 1971;27:1255–1261.

[88] Seifert G, Langrock I, Donath K. Pathomorphologische Subklassifikation der pleomorphen Speicheldrüsenadenome. Analyse von 310 pleomorphen Parotisadenomen. *HNO* 1976; 24:415–426.

[89] Shirasuna K, Sato M, Miyazaki T. A myoepithelial cell line established from a human pleomorphic adenoma arising in a minor salivary gland. *Cancer* 1980;45:297–305.

[90] Gallo O, Bani D, Toccafondi G, et al. Characterization of a novel cell line from pleomorphic adenoma of the parotid gland with myoepithelial phenotype and producing interlenkin-6 as an autocrine growth factor. *Cancer* 1992; 70:559–568.

[91] Corio RL, Sciubba JJ, Brannon RB, et al. Epithelial-myoepithelial carcinoma of intercalated duct origin. A clinicopathological and ultrastructural assessment of sixteen cases. *Oral Surg Oral Med Oral Pathol* 1982;53:280–287.

[92] Angiero F, Sozzi D, Seramondi R, et al. Epithelial-myoepithelial carcinoma of the minor salivary glands: Immunohistochemical and morphological features. *Anticancer Res* 2009;29(11): 4703–4709.

[93] Luna MA, Ordonez NG, Mackay B, et al. Salivary epithelialmyoepithelial carcinomas of intercalated ducts: a clinical, electron microscopic and immunocytochemical study. *Oral Surg Oral Med Oral Pathol* 1985;59:482–490.

[94] Batsakis JG, el-Naggar AK, Luna MA. Epithelial-myoepithelial carcinoma of salivary glands. *Ann Otol Rhinol Laryngol* 1992; 101:540–542.

[95] Seethala RR, Barnes EL, Hunt JL. Epithelial-myoepithelial carcinoma: a review of the clinicopathologic spectrum and immunophenotypic characteristics in 61 tumors of the salivary glands and upper aerodigestive tract. *Am J Surg Pathol* 2007;31:44–57.

[96] Palmer RM. Epithelial-myoepithelial carcinoma: an immunocytochemical study. *Oral Surg Oral Med Oral Pathol* 1985; 59:511–515.

[97] Crissman JD, Wirman JA, Harris A. Malignant myoepithelioma of the parotid gland. *Cancer* 1977;40:3042–3049.

[98] Leifer C, Miller AS, Putong PB, et al. Myoepithelioma of the parotid gland. *Arch Pathol* 1974;98:312–319.

[99] Luna MA, Mackay B, Gamez-Araujo J. Myoepithelioma of the palate. Report of a case with histochemical and electron microscopic observations. *Cancer* 1973;32:1429–1435.

[100] Sciubba JJ, Brannon RB. Myoepithelioma of the salivary glands: report of 23 cases. *Cancer* 1982;49:562–572.

[101] Dardick I, Cavell S, Boivin M, et al. Salivary gland myoepithelioma variants. Histological, ultrastructural, and immunocytological features. *Virchows Arch A Pathol Anat Histolpathol* 1989;416:25–42.

[102] Martínez-Madrigal F, Santiago Payan H, Meneses A, et al. Plasmacytoid myoepithelioma of the laryngeal region: a case report. *Hum Pathol* 1995;26:802–804.

[103] Nagao T, Sugano I, Ishida Y, et al. Salivary gland malignant myoepithelioma: A clinicopathologic and immunohistochemical study of ten cases. *Cancer* 1998;83:1292–1299.

[104] Frierson HR, Mills SE, Garland TA. Terminal duct carcinoma of minor salivary glands. A nonpapillary subtype of polymorphous low-grade adenocarcinoma. *Am J Clin Pathol* 1985;84:8–14.

[105] Gnepp D, Chen CH, Warren C. Polymorphous low-grade adenocarcinoma of minor salivary gland. An immunohistochemical and clinicopathologic study. *Am J Surg Pathol* 1984; 8:367–374.

[106] Dardick I, Kahn HJ, Van Nostrand AW, et al. Salivary gland monomorphic adenoma. Ultrastructural, immunoperoxidase and histogenetic aspects. *Am J Pathol* 1984;115:334–348.

[107] Dardick I, van Nostrand AW. Myoepithelial cells in salivary gland tumors—revisited. *Head Neck Surg* 1985;7:395–408.

[108] Hoa W, Kech PC, Swerdlow MA. Ultrastructure of the basal cell adenoma of parotid gland. *Cancer* 1976;37:1322–1333.

[109] Kahn HJ, Baumal R, Marks A, et al. Myoepithelial cells in salivary gland tumors: An immunohistochemical study. *Arch Pathol Lab Med* 1985;109:190–195.

[110] Batsakis JG, Luna MA, el-Naggar AK. Basaloid monomorphic adenomas. *Ann Otol Rhinol Laryngol* 1991;100: 687–690.

[111] Chaudhry AP, Leifer C, Cutle LS, et al. Histogenesis of adenoid cystic carcinoma of the salivary glands. Light and electron microscopic study. *Cancer* 1986;58:72–82.

[112] Chen JC, Gnepp DR, Bedrossian CW. Adenoid cystic carcinoma of the salivary glands: An immunohistochemical analysis. *Oral Surg Oral Med Oral Pathol* 1988;65:316–326.

[113] Williams SB, Ellis GL, Auclair PL. Immunohistochemical analysis of basal cell adenocarcinoma. *Oral Surg Oral Med Oral Pathol* 1993;75:64–69.

[114] Hsueh C, Gonzalez-Crussi F. Sialoblastoma: a case report and review of the literature on congenital tumors of salivary glands origin. *Pediatr Pathol* 1992;12:205–214.

[115] Dehner LP, Valbuena L, Perez-Atayde A, et al. Salivary gland anlage tumor ("congenital pleomorphic adenoma"). A clinicopathologic, immunohistochemical and structural study of nine cases. *Am J Surg Pathol* 1994;18:25–36.

[116] Dardick I, Daya D, Hardie J, et al. Mucoepidermoid carcinoma: Ultrastructural and histogenetic aspects. *J Oral Pathol* 1984;13:342–358.

[117] Lomax-Smith JD, Azzopardi JG. The hyaline cell: a distinctive feature of "mixed" salivary tumors. *Histopathology* 1978;2: 77–92.

[118] Haskell HD, Butt KM, Woo SB. Pleomorphic adenoma with extensive lipometaplasia: Report of three cases. *Am J Surg Pathol* 2005;29:1389–1393.

[119] Seethala RR, Richmond JA, Hoschar AP, et al. New variants of epithelial-myoepithelial carcinoma: Oncocytic-sebaceous and apocrine. *Arch Pathol Lab Med* 2009;133:950–959.

[120] Skálova A, Michal M, Ryska A, et al. Oncocytic myoepithelioma and pleomorphic adenoma of the salivary glands. *Virchows Arch* 1999;434:537–546.

[121] Nakano K, Watanabe T, Shimizu T, et al. Immunohistochemical characteristics of bone forming cells in pleomorphic adenoma. *Int J Med Sci* 2007;4:264–266.

[122] Dardick I, Jeans MT, Sinnott NM, et al. Salivary gland components involved in the formation of squamous metaplasia. *Am J Pathol* 1985;119:33–43.

[123] Quintarelli G, Robinson L. The glycosaminoglycans of salivary

gland tumors: A histochemical characterization and a critical evaluation. *Am J Pathol* 1967;51:19–37.

[124] Takeuchi J, Sobue M, Yoshida M, et al. Pleomorphic adenoma of the salivary gland. With special reference to histochemical and electron microscopic studies and biochemical analysis of glycosaminoglycans in vivo and in vitro. *Cancer* 1975;36:1771–1789.

[125] Caselitz J, Osborn M, Seifert G, et al. Intermediate-sized filament proteins (prekeratin, vimentin, desmin), in the normal parotid gland and parotid gland tumors: immunofluorescence study. *Virchows Arch A Pathol Anat Histopathol* 1981;393:273–286.

[126] Savera AT, Gown AM, Zarbo RJ. Immunolocalization of three novel smooth muscle-specific proteins in salivary gland pleomorphic adenoma: assessment of the morphogenetic role of myoepithelium. *Mod Pathol* 1997;10:1093–1100.

[127] Caselitz J, Osborn M, Wustrow J, et al. The expression of different intermediate-sized filaments in human salivary gland and their tumors. *Pathol Res Pract* 1982;175:266–278.

[128] Morinaga S, Nakajima T, Shimosato Y. Normal and neoplastic myoepithelial cells in salivary glands. An immunohistochemical study. *Hum Pathol* 1987;18:1218–1226.

[129] Hara K, Ito M, Takeuchi J, et al. Distribution of S-100b protein in normal salivary glands and salivary gland tumors. *Virchows Arch A Pathol Anat Histopathol* 1983;401:237–249.

[130] Franquemont DW, Mills SE. Plasmacytoid monomorphic adenoma of salivary glands. Absence of myogenous differentiation and comparison to spindle cell myoepithelioma. *Am J Surg Pathol* 1993;17:146–153.

[131] Sternlicht MD, Safarians S, Rivera SP, et al. Characterizations of the extracellular matrix and proteinase inhibitor content of human myoepithelial tumors. *Lab Invest* 1996;74:781–796.

[132] Sternlicht MD, Barsky SH. The myoepithelial defense: a host defense against cancer. *Med Hypotheses* 1997;48:37–46.

[133] Savera AT, Sloman A, Huvos AG, et al. Myoepithelial carcinoma of the salivary glands: A clinicopathologic study of 25 patients. *Am J Surg Pathol* 2000;24:761–774.

[134] Brandtzaeg P. Mucosal and glandular distribution of immunoglobulin components. Immunohistochemistry with a cold ethanol-fixation technique. *Immunology* 1974;26:1101–1114.

[135] Brandtzaeg P. Mucosal and glandular distribution of immunoglobulin components: differential localization of free and bound SC in secretory epithelial cells. *J Immunol* 1974;112:1553–1559.

[136] Korsrud FR, Brandtzaeg P. Quantitative immunohistochemistry of immunoglobulin and J-chain-producing cells in human parotid and submandibular salivary glands. *Immunology* 1980; 39:129–140.

[137] Lee SK, Lim CY, Chi JG, et al. Immunohistochemical study of lymphoid tissue in human fetal salivary gland. *J Oral Pathol Med* 1993;22:23–29.

[138] Bernier JL. Bhaskar SN. Lymphoepithelial lesions of salivary glands; histogenesis and classification based on 186 cases. *Cancer* 1958;11:1156–1179.

[139] Hsu SM, Hsu PL, Nayak RN. Warthin's tumor: an immunohistochemical study of its lymphoid stroma. *Hum Pathol* 1981;12:251–257.

[140] Thompson AS, Bryant HC. Histogenesis of papillary cystadenoma lymphomatosum (Warthin's tumor) of the parotid gland. *Am J Pathol* 1950;26:807–829.

[141] Chin S, Kyung K, Kwak JJ. Oncocytic papillary cystadenoma of the major salivary glands: Three rare cases with diverse cytologic features. *J Cytol* 2014;31:221–223.

[142] Azzopardi JG, Evans DJ. Malignant lymphoma of parotid associated with Mikulicz disease (benign lymphoepithelial lesion). *J Clin Pathol* 1971;24:744–752.

[143] Yamada K, Yamamoto M, Saeki T, et al. New clues to the nature of immunoglobulin G4-related disease: A retrospective Japanese multicenter study of baseline clinical features of 334 cases. *Arthritis Res Ther* 2017;19:262.

[144] Brown RB, Gaillard RA, Turner JA. The significance of aberrant or heterotopic parotid gland tissue in lymph nodes. *Ann Surg* 1953;138:850–856.

[145] Micheau C. Les ectopies salivaires. *Arch Anat Cytol Pathol (Paris)* 1969;17:179–186.

[146] Neisse R. Über den Einschluss von Parotisläppen in Lymphknoten. *Anat Hefte. (Wisbaden)* 1898;10(1):289–306.

[147] Bairati A. Constate concrescenza fra noduli linfatici ed adenomeri delle ghiandole salivari nel'úomo durante lo sviluppo e nell'adulto. *Arch Biol. (Paris)* 1932;43:415–450.

[148] Youngs LA, Scofield HH. Heterotopic salivary gland tissue in the lower neck. *Arch Pathol* 1967;83:550–556.

[149] Curry B, Taylor CW, Fisher AW. Salivary gland heterotopia. A unique cerebellopontine angle tumor. *Arch Pathol Lab Med* 1982;106:35–38.

[150] Schochet JR, McCormick WF, Halmi NS. Salivary gland rests in the human pituitary: light and electron microscopical study. *Arch Pathol* 1974;98:193–200.

[151] Jernstrom P, Prietto C. Accessory parotid gland tissue at base of neck. *Arch Pathol* 1962;73:473–480.

[152] Bouquot JE, Gnnepp DR, Dardick I, et al. Intraosseous salivary tissue: Jawbone examples of choristomas, hamartomas, embryonic rests and inflammatory entrapment. Another histogenetic source for intraosseous adenocarcinoma. *Oral Surg Oral Med Oral Pathol Radiol Endod* 2000;90:205–217.

[153] de Courten A, Küffer R, Samson J, et al. Anterior lingual mandibular salivary gland defect (Stafne defect) presenting as a residual cyst. *Oral Surg Oral Med Oral Pathol Oral Radiol and Endod* 2002;94:460–464.

[154] Carney JA. Salivary heterotopia, cysts, and the parathyroid gland: branchial pouch derivates and remnants. *Am J Surg Pathol* 2000;24:837–845

[155. Lewis AL, Truong LD, Cagle P, et al. Benign salivary gland tissue inclusion in a pulmonary hiliar lymph node from a patient with invasive well-differentiated adenocarcinoma of the lung: a potential misinterpretation for the staging of carcinoma. *In J Surg Pathol* 2011;19:382–385.

[156] Aby JL, Patel M, Sundram U, et al. Salivary gland choristoma (heterotopic salivary gland tissue) on the anterior chest wall of a newborn. *Pediatr Dermatol* 2014;31:e36–e37.

[157] Downs-Kelly E, Hoschar AP, Prayson RA. Salivary gland heterotopia in the rectum. *Ann Diag Pathol* 2003;7:124–126.

[158] Willis RA. *The Borderline of Embryology and Pathology*. London: Butterworth; 1962.

[159] Willis RA. Some unusual developmental heterotopias. *Br Med J* 1968;3:267–272.

[160] Dhawan IK, Bhargava S, Nayak NC, et al. Central salivary gland tumors of jaws. *Cancer* 1970;26:211–217.

[161] Singer MI, Appelbaum EL, Loy KD. Heterotopic salivary tissue in the neck. *Laryngoscope* 1979;89:1772–1778.

[162] Martínez-Madrigal F, Pineda-Daboin K, Casiraghi O, et al. Salivary gland tumors of the mandible. *Ann Diagn Pathol* 2000;347–353.

[163] Micheau C, Riou G. Oncocytes et oncocytomes. Histoenzymologie, ultrastructure et description de l' ADN mitochondrial. *Arch Anat Pathol (Paris)* 1975;23:123–132.

[164] Meza-Chavez L. Oxyphilic granular cell adenoma of the parotid

gland (oncocytoma). Report of five cases and study of oxyphilic granular cells (oncocytes) in normal parotid gland. *Am J Pathol* 1949;25:523–547.

[165] Shintaku M, Honda T. Identification of oncocyte lesions of salivary glands by anti-mitochondrial immunohistochemistry. *Histopathology* 1997;31:408–411.

[166] Schramm U, Dahm HH. The ultrastructure of epithelial and myoepithelial oncocytes in human parotid gland. *Eur J Cell Biol* 1979;19:227–230.

[167] Barka T. Biologically active polypeptides in submandibular glands. *J Histochem Cytochem* 1980;28:836–859.

[168] Bing J, Poulsen K, Hackenthal E, et al. Renin in the submaxillary gland: A review. *J Histochem Cytochem* 1980;28: 874–880.

[169] Murphy RA, Watson AY, Metz J, et al. The mouse submandibular gland: an exocrine organ for growth factors. *J Histochem Cytochem* 1980;28:890–902.

[170] Whitley BD, Ferguson JW, Harris AJ, et al. Immunohistochemical localization of substance P in human parotid gland. *Int J Oral Maxillofac Surg* 1992;21:54–58.

[171] Pikula DL, Harris EF, Desiderio DM, et al. Methionine enkephalin-like, substance P-like, and beta-endorphin-like immunoreactivity in human parotid saliva. *Arch Oral Biol* 1992;37:705–709.

[172] Salo A, Ylikoski J, Uusitalo H. Distribution of calcitonin generelated peptide immunoreactive nerve fibers in the human submandibular gland. *Neurosci Lett* 1993;19:137–140.

[173] Mathison R, Davison JS, Befus AD. Neuroendocrine regulation of inflammation and tissue repair by submandibular gland factors. *Immunol Today* 1994;15:527–532.

[174] Blanck C, Eneroth CM, Jakobsson PA. Oncocytoma of the parotid gland: neoplasm or nodular hyperplasia. *Cancer* 1970; 25:919–925.

[175] Rooper LM, Onenerk M, Siddiqui MT, et al. Nodular oncocytic hyperplasia: Can cytomorphology alow for the preoperative diagnosis of a nonneoplastic salivary disease?. *Cancer Cytopathol* 2017;125:627–634.

[176] Kontaxis A, Zanarotti U, Kainz J, et al. Diffuse hyperplastic oncocytosis of the parotid gland. *Laryngorhinootologie* 2004; 83:185–188.

[177] Dardick I, Bireck C, Lingen M. Differentiation and the cytomorphology of salivary gland tumors with specific reference to oncocytic metaplasia. *Oral Surg Oral Med Oral Pathol Oral Radiol Endod* 1999;88:691–701.

[178] Ferreiro JA, Stylopoulos N. Oncocytic differentiation in salivary gland tumors. *J Laryngol Otol* 1995;109:569–571.

[179] Chang A, Harawi SJ. Oncocytes, oncocytosis, and oncocytic tumors. *Pathol Annu* 1992;27:263–304.

[180] Palmer TJ, Gleeson MJ, Eveson JW, et al. Oncocytic adenomas and oncocytic hyperplasia of salivary glands: A clinicopathologic study of 26 cases. *Histopathology* 1990;16: 487–493.

[181] Gray SR, Cornog JL, Seo IS. Oncocytic neoplasms of salivary glands. A report of fifteen cases including two malignant oncocytomas. *Cancer* 1976;38:1306–1317.

[182] Xiao H, Wen T, Liu X. Submandibular oncocytic carcinoma. A case report and literature review. *Medicine (Baltimore)* 2016; 95:e4897.

[183] Lau SK, Thomson LD. Oncocytic lipoadenoma of the salivary gland: A clinicopathologic analysis of 7 cases and review of the literature. *Head Neck Pathol* 2015;9:39–46.

[184] Seethala RR. Oncocytic and apocrine epithelial myoepithelial carcinoma: Novel variants of a challenging tumor. *Head Neck Pathol* 2013;7:S77–S84.

[185] Hemenway WG, Allen GW. Chronic enlargement of the

parotid gland. Hypertrophy and fatty infiltration. *Laryngoscope* 1959;69:1508–1523.

[186] Isacsson G, Lundquist PG. Salivary calculi as an aetiological factor in chronic sialadenitis of the submandibular gland. *Clin Otolaryngol Allied Sci* 1982;7:231–236.

[187] Dardick I, Jeans MT, Sinnott NM, et al. Salivary gland components involved in the formation of squamous metaplasia. *Am J Pathol* 1985;119:33–43.

[188] Fajardo LF, Berthrong M. Radiation injury in surgical pathology. Part III. Salivary glands, pancreas and skin. *Am J Surg Pathol* 1981;5:279–296.

[189] Beer GM, Neuwirth A. Nekrotisierende Sialometaplasie (Speicheldrüseninfarkt) der Glandula submandibularis. *Laryngol Rhinol Otol. (Stuttg)* 1983;62:468–470.

[190] Abrams AM, Melrose RT, Howell FV. Necrotizing sialometaplasia. A disease simulating malignancy. *Cancer* 1973;32: 130–135.

[191] Carlson DL. Necrotizing sialometaplasia: a practical approach to diagnosis. *Arch Pathol Lab Med* 2009;133: 692–698.

[192] Fowler B, Brannon RB. Subacute necrotizing sialadenitis: report of 7 cases and review of the literature. *Oral Surg Oral Med Oral Patholo Oral Radiol Endod* 2000;89: 600–609.

[193] Seifert G, Donath K. Die Sialadenose der Parotis. *Dtsch Med Wochenschr* 1975;100:1545–1548.

[194] Mandel L, Baurmash H. Parotid enlargment due to alcoholism. *J Am Dent Assoc* 1971;82:369–373.

[195] Campos LA. Hyperplasia of the sublingual glands in adult patients. *Oral Surg Oral Med Oral Pathol Oral Radiol Endod* 1996;81:584–585.

[196] Yu YH, Park YS, Kim SH, et al. Sialadenosis in a patient with alcoholic fatty liver developing after heavy alcohol drinking. *Korean J Gastroenterol* 2009;54:50–54.

[197] Ihrler S, Rath C, Zengel P, et al. Pathogenesis of sialadenosis: possible role of functionally deficient myoepithelial cells. *Oral Surg Oral Med Oral Pathol Oral Radiol Endod* 2010;110:218–223.

[198] Yu GY, Donath K. Adenomatous ductal proliferation of the salivary gland. *Oral Surg Oral Med Oral Pathol Oral Radiol Endod* 2001;91:215–221.

[199] Luna MA. Salivary gland hyperplasia. *Adv Anat Pathol* 2002; 9:251–255.

[200] Weinreb I, Seethala RR, Hunt JL, et al. Intercalated duct lesions of the salivary gland. A morphologic spectrum from hyperplasia to adenoma. *Am J Surg Pathol* 2009;33: 1322–1329.

[201] Walker NI, Gobé GC. Cell death and cell proliferation during atrophy of the rat parotid gland induced by duct obstruction. *J Pathol* 1987;153:333–344.

[202] Carpenter GH, Cotroneo E. Salivary gland regeneration. *Front Oral Biol* 2010;14:107–128.

[203] Ihrler S, Zietz C, Sendelhofert A, et al. A morphogenetic concept of salivary duct regeneration and metaplasia. *Virchows Arch* 2002;440:519–526.

[204] Tolentino Ede S, Teixeira CS, Azevedo-Alanis LR, et al. Phenotype and cell proliferation activity of duct-like structures in human sublingual glands: a histological and immunohistochemical study. *J Appl Oral Sci* 2015;23:255–264.

[205] Daley TD, Dardick I. An unusual parotid tumor with histogenetic implications for salivary gland neoplasms. *Oral Surg Oral Med Oral Pathol* 1983;55:374–381.

[206] Takahashi S, Schoch E, Walker N. Origin of acinar cell regeneration after atrophy of the rat parotid induced by duct obstruction. *Int J Exp Pathol* 1998;79:293–301.

[207] Alvares EP, Sesso A. Cell proliferation, differentiation and

transformation in the rat submandibular gland during early postnatal growth. A quantitative and morphological study. *Arch Histol Jpn* 1975;38:177–208.

[208] Tran SD, Sumita Y, Khalili S. Bone marrow-derived cells: a potential approach for the treatment of xerostomia. *Int J Biochem Cell Biol* 2011;43:5–9.

[209] Shick PC, Brannon RB. Oncocytoid artifact of the parotid gland: a newly reported artifact. *Oral Surg Oral Med Oral Pathol Oral Radiol Endod* 1998;86:720–722.

[210] Li S, Baloch ZW, Tomaszewski JE, et al. Worrisome histologic alterations following fine-needle aspiration of benign parotid lesiones. *Arch Pathol Lab Med* 2000;124:87–91.

[211] Ellis GL, Auclair PL. *Tumors of the Salivary Glands in: Atlas of Tumors, Ser 4, Fasc 9*. Washington, DC: Armed Forces Institute of Pathology; 2008.

[212] Eversole LR. Histogenic classification of salivary tumors. *Arch Pathol Lab Med* 1971;92:433–443.

[213] Batsakis JG. Salivary gland neoplasia: an outcome of modified morphogenesis and cytodifferentiation. *Oral Surg Oral Med Oral Pathol* 1980;49:229–232.

[214] Dardick I, van Nostrand AW. Morphogenesis of salivary gland tumors. A prerequisite to improving classification. *Pathol Annu* 1987;22:1–53.

[215] Dardick I, Dardick AM, Aackay AJ, et al. Pathobiology of salivary glands. IV. Histogenetic concepts and cycling cells in human parotid and submandibular glands cultured in floating collagen gels. *Oral Surg Oral Med Oral Pathol* 1993;76: 307–318.

[216] Burgess KL, Dardick I, Cummins MM, et al. Myoepithelial cells actively proliferate during atrophy of the rat parotid gland. *Oral Surg Oral Med Oral Pathol Oral Radiol Endod* 1996;82:674–680.

[217] Zarbo R. Salivary gland neoplasia: A review for the practicing pathologist. *Mod Pathol* 2002;15:298–323.

[218] Dardick I, Burford-Mason AP. Current status of the histogenetic and morphogenetic concepts of salivary gland tumorigenesis. *Crit Rev Oral Biol Med* 1993;4:639–677.

[219] Dardick I, Van Nostrand AW, Jeans MT, et al. Pleomorphic adenoma. II. Ultrastructural organization of "stromal" regions. *Hum Pathol* 1983;14:798–809.

[220] Micheau C, Lacour J. Epithelioma acineux de la parotide. *Ann Anat Pathol* 1971;16:173–188.

[221] Mills SE, Garland TA, Allen MS Jr. Low-grade papillary adenocarcinoma of palatal salivary gland origin. *Am J Surg Pathol* 1984;8:367–374.

[222] Garland TA, Innes DJ, Fechner RE. Salivary duct carcinoma: an analysis of four cases with review of the literature. *Am J Clin Pathol* 1984;81:436–441.

[223] Chen KTK, Hafez GR. Infiltrating salivary duct carcinoma. A clinicopathologic study of five cases. *Arch Otolaryngol* 1981;107:37–39.

[224] Allen MS Jr, Fitz-Hugh GS, Marsh WL Jr. Low-grade papillary adenocarcinoma of the palate. *Cancer* 1974;33: 153–158.

[225] Batsakis JG, McClatchey KD, Johns M, et al. Primary squamous cell carcinoma of the parotid gland. *Arch Otolaryngol* 1976;102:355–357.

[226] Martínez-Madrigal F, Baden E, Casiraghi O, et al. Oral and pharyngeal adenosquamous carcinoma. A report of four cases with immunohistochemical studies. *Eur Arch Otorhinolaryngol* 1991;248:255–258.

[227] Luna MA, Batsakis JG, Ordonez NG, et al. Salivary gland adenocarcinomas: A clinicopathologic analysis of three distinctive types. *Semin Diagn Pathol* 1987;4:117–135.

[228] Micheau C, Lacour J, Genin J, et al. Tumeurs mucoépidermoïdes de la parotide et de la cavité buccale. *Ann Anat Pathol (Paris)* 1972;17:59–71.

[229] White DK, Miller AS, McDaniel RK, et al. Inverted ductal papilloma: a distinctive lesion of minor salivary gland. *Cancer* 1982;49:519–524.

[230] Foshini MP, Eusebi V. Value of immunohistochemistry in the diagnosis of salivary gland tumors. *Pathol Case Rev* 2004;9:270–275.

[231] Foschini MP, Scarpellini F, Gown AM, et al. Differential expression of myoepithelial markers in salivary, sweat and mammary glands. *Int J Surg Pathol* 2000;8:29–37.

[232] Zarbo RJ, Haffield JS, Trojanowski JQ, et al. Immunoreactive glial fibrillary acidic protein in normal and neoplastic salivary glands: a combined immunohistochemical and immunoblot study. *Surg Pathol* 1988;I:55–63.

[233] Fantasia JE, Lally ET. Localization of free secretory component in pleomorphic adenomas of minor salivary gland origin. *Cancer* 1984;53:1786–1789.

[234] Caselitz J, Jaup T, Seifert G. Immunohistochemical detection of carcinoembryonic antigen (CEA) in parotid gland carcinomas. Analysis of 52 cases. *Virchows Arch A Pathol Anat Histopathol* 1981;394:49–60.

[235] Gusterson BA, Lucas RB, Ormerod MG. Distribution of epithelial membrane antigen in benign and malignant lesions of the salivary glands. *Virchows Arch A Pathol Anat Histol* 1982;397:227–233.

[236] Tsuji. T, Nagai N. Production of alpha-fetoprotein by human submandibular gland. *Int J Dev Biol* 1993;37:497–498.

[237] Caselitz J, Seifert G, Grenner G, et al. Amylase as an additional marker of salivary gland neoplasms. An immunoperoxidase study. *Pathol Res Pract* 1983;176:276–283.

[238] Conley J, Baker DC. *Cancer of the Salivary Glands in Cancer of the Head and Neck*. New York: Churchill Livingstone; 1981.

[239] Rankow RM, Mignogna F. Cancer of the sublingual salivary gland. *Am J Surg* 1969;118:790–795.

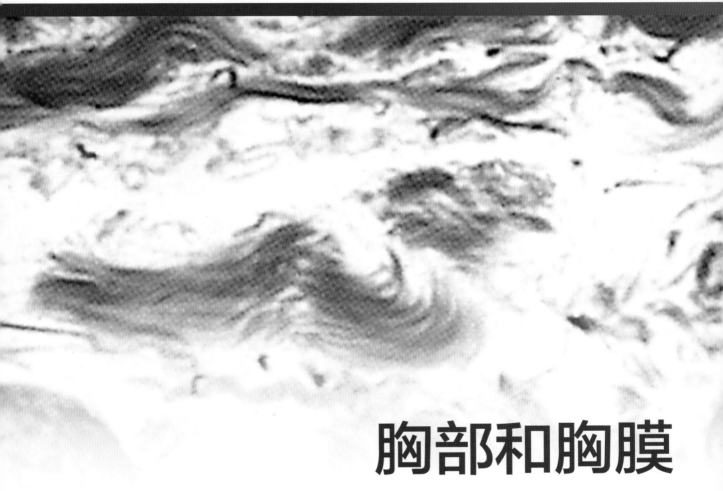

胸部和胸膜

阅读和图案

第 17 章　肺

■ Humberto E. Trejo Bittar / Samuel A. Yousem 著　■ 岳君秋 译　■ 车拴龙 校

1　正常结构和组织学

以下内容以多篇权威性参考文献为基础[1-16]。

1.1　概述

  肺为成对的胸腔内器官，分为多个肺叶（右肺 3 叶，右肺上叶、右肺中叶和右肺下叶；左肺 2 叶，左肺上叶和左肺下叶）。左肺小舌是一个未发育的附属叶，起源于左肺上叶，与右肺中叶类似。肺叶进一步划分为支气管肺段（表 17.1）。

  对于放射科医师、支气管镜医师和病理学家而言，肺段解剖在确定病变位置时非常重要。肺叶被叶间裂分隔，每个肺叶分别被覆胸膜，叶间裂偶有不完整或发育不良的情况。肺段无叶间裂分隔，也没有胸膜分隔，但可通过相应的支气管（肺段支气管）进行识别。

表 17.1

支气管肺段 [a]

右肺上叶	左肺上叶
1. 尖段	1、2. 尖后段
2. 后段	3. 前段
3. 前段	**左肺小舌**
右肺中叶	4. 上段
4. 外侧段	5. 下段
5. 内侧段	**左肺下叶**
右肺下叶	6. 上段
6. 上段	7. 前 – 内侧基底段
7. 内侧基底段	8. 外侧基底段
8. 前基底段	9. 后基底段
9. 外侧基底段	
10. 后基底段	

注：[a] 摘自 Kuhn C III.Ultrastructure and cellular function in the distal lung.In：Thurlbeck WM, Abell MR, eds.The Lung. Baltimore, MD: Williams & Wilkins; 1978.

前肠腹侧出芽并向尾侧延伸，进入原始胸腔间充质，形成原肺。肺芽伸长并分叉形成左、右主支气管。支气管软骨、平滑肌和其他结缔组织均来自于周围间充质。左、右主支气管芽继续伸长进入各自的胸腔，反复分支直到支气管树完全形成。气道和肺实质发育各阶段的总结见表 17.2。

肺发育是一个连续的过程，包括一系列复杂的上皮-间充质反应。这些反应过程受生理性机械力和体液因子的调节，并由主导基因（例如同源盒基因）、核转录因子、激素和其他可溶性介质如生长因子、趋化因子和细胞因子所调控[17-18]。其中部分介质及其与肺发育的关系见表 17.3。

1.2 气道

气道是空气进出肺泡的管道，借助黏液纤毛自动排出被吸入的异物，并在免疫监视、空气的湿润和加热中起重要作用。

支气管芽的不对称二叉分支形成气管。从气管到呼吸性细支气管，正常个体有将近 20 级气道分支（10～30 级分支）。在正常肺的组织学切片中，气管的直径与其伴随动脉大致相近（反之亦然）[19]，若两者直径出现大小差异（无论是气道或动脉），则提

表 17.2		
气道和肺实质发育的各个阶段		
阶段	**妊娠** （大约孕周）	**主要事件**
胚芽期	3.5～6	主要气道的发育
假腺期	6～16	气道至细支气管的发育，以及部分远端肺实质，包括腺泡开始发育
小管期	16～28	支气管形态发生完成，肺泡的进一步发育及其血管化，最早的气—血屏障形成，表面活性物质开始形成
囊泡期	28～36	次级间隔分割囊泡
肺泡期	36 周至足月 （持续发育直至 21 岁）	肺泡形成

注：摘自 Schitny JC. Development of the lung. Cell Tissue Res 2017；367:427-444.

示为病理状态。从放射学和临床角度来看，气道分为"大"和"小"类型。小气道是指内径小于 2mm[20] 的气道。从组织学角度来看，气道的定义如下。

- 支气管为软骨性气道，通常直径超过 2mm（图 17.1）。支气管是传导型气道，管壁内的软骨板有助于防止支气管在收缩和呼气时彻底坍塌，黏膜下腺体是支气管的特征性标

表 17.3		
肺的发育及调节因子 [a]		
肺发育阶段	**事件**	**主要调节因子**
胚芽期	气管，左、右主支气管和主要气道形成	HNF-3β、TTF-1、RA、RAR、Shh、Ptch、Gli2、Gli3、FGF-8、FGF-10、NHF-4、N-cadherin、activin-β-r、IIa、lefty-1/2、nodal、Pitx-2
假腺期	支气管树形成，直至肺泡形成前	GATA-6、Nkx2.1、Foxa1/2、N-myc、PDGF、PDGF-R、EGF、EGF-R、FGF、TGF-β、Shh、Ptch、VEGF、BMP-4、RA、RAR、Sox2、Sox9
小管期	肺泡和气-血屏障形成；毛细血管床增加；上皮分化；首次出现肺泡表面活性物质	GATA-6、TTF-1、HNF-3β、Wnt/β-catenin、Mash-1、VEGF
囊泡期	暂时的气腔形成	HNF-3β、TTF-1、NF1、VEGF、VEGF-R
肺泡期	形成次级间隔而肺泡化	PDGF、PDGF-R、FGF、FGF-R、VEGF、VEGF-R、angiopoietins、ephrins、RA、RAR
微血管成熟期（0～3 岁）	肺泡壁变薄；双层毛细血管融合成单层毛细血管网	VEGF、VEGF-R、PDGF、PDGF-R、angiopoietins、ephrins

注：[a]摘自 Roth-Kleiner M，Post M. Genetic control of lung development. Biol Neonate 2003；84:83-88；Schitny JC. Development of the lung. Cell Tissue Res 2017；367:427-444.

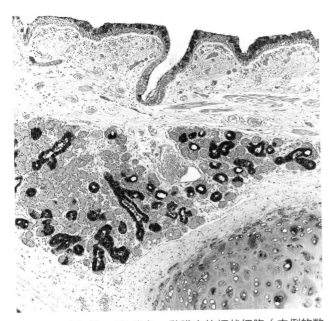

图 17.1　支气管。AB 染色，黏膜内的杯状细胞（本例的数量稍微增多）和黏膜下腺体明显可见。上皮基底膜下为富于血管的结缔组织，平滑肌束位于黏膜下腺体的上方

志。外壁还含有一层环形的平滑肌，软骨板可随着衰老形成钙化和骨化。

- 细支气管为膜性气道，通常直径小于 1mm，缺乏软骨（图 17.2）。
- 非呼吸性细支气管是指邻近呼吸性细支气管的所有细支气管。
- 终末细支气管是紧邻呼吸性细支气管的非呼吸性细支气管。
- 呼吸性细支气管是管壁出芽形成肺泡的部分。

在大支气管中，表面上皮位于基底膜上，其下为富含弹性蛋白的结缔组织层，这些成分共同构成支气管黏膜，其下为黏膜下层，内可见黏膜下腺体、软骨、神经、神经节和支气管动脉的分支。黏膜层和黏膜下层并没有明确的组织学分界，基底膜可以被视为任意分界线。黏膜下层之外是支气管周围鞘，由疏松结缔组织构成，与伴行的肺动脉鞘相延续。支气管上皮是假复层柱状上皮，以柱状纤毛细胞为主，其间散

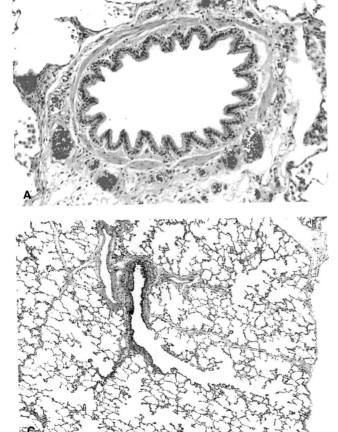

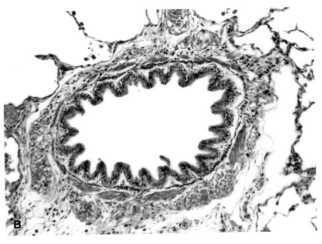

图 17.2　正常的细支气管。HE 染色（A）和弹性组织染色（B），上皮之下与弹性纤维层（B）之上有一薄层结缔组织，可见平滑肌组织。黏膜低柱状，无增厚的上皮下区。平滑肌环形排列，被外膜层包绕。终末细支气管与呼吸性细支气管相延续，后者伸入肺泡管，末端为肺泡（C）

在分布黏液（杯状）细胞。通常还存在少数神经内分泌细胞、基底细胞、刷细胞和迁徙的炎症细胞（见后文）。气道内假复层柱状上皮的高度随着分支的增加而逐渐降低。

细支气管壁通常比支气管壁更薄。表面上皮有基底膜，其下为一层薄而疏松富含弹性蛋白的结缔组织，其外有肌层包绕，肌层外覆盖结缔组织鞘。后者与毗邻动脉的结缔组织鞘相延续。细支气管的黏膜和黏膜下层是人为划分的，有时基底膜以下的组织称为黏膜下组织或膜下结缔组织。

气道基底膜含有 3 层结构：透明板、致密板和网状层。透明板和致密板被视为真正的基底膜（基底层），由Ⅳ型胶原蛋白、层粘连蛋白和其他纤维蛋白组成。基底层很薄（0.1μm 厚），在光学显微镜下无法被观察到。基底层以下是网状层，由非常细的纤维胶原（一般为Ⅰ型和Ⅲ型胶原蛋白）组成，仅见于成人，并不是基底膜的一部分。在哮喘和其他炎性气道病变时，网状层增厚。采用消化的过碘酸-希夫（PAS）染色，以及使用抗Ⅳ型胶原蛋白和层粘连蛋白抗体的免疫组织化学染色可以更好地识别基底膜。

非呼吸性细支气管和肺泡之间的直接通道称为 Lambert 管 [21]，被认为参与周围肺组织的侧支通气。在组织学切片上很少见到 Lambert 管 [21]，但在瘢痕性气道中，Lambert 管被化生性呼吸道支气管上皮围绕，变得非常明显，这种现象称为 "Lambert 病"、细支气管化（bronchiolarization）和细支气管周围化生（图 17.3）。细支气管周围上皮化生相对少见，偶见于各种弥漫性肺病，但有时也可能是外科活检标本中主要的病理学表现。在这种情况下，可能是弥漫性肺病的主要表现，最近的一些研究描述了这一现象（如细支气管中心性间质性肺炎）[22-24]。

气道上皮细胞包括基底细胞、神经内分泌细胞、纤毛细胞、杆状小胶质细胞、杯状细胞、中间细胞和刷细胞。现已知，呼吸道纤毛细胞的超微结构异常与病理状况（如原发性纤毛运动障碍）有关。靠近终末细支气管处的杯状细胞和纤毛细胞的数量减少，而

棒状细胞数量相应增加，黏膜的柱状表现变得不明显，更接近立方形。棒状细胞（以前称为 "Clara 细胞"）[25] 具有分泌功能（如表面活性物质，一种被认为有助于稳定表面活性剂的蛋白质），并在细支气管损伤后，发挥类似祖细胞的功能，重建上皮。肺肿瘤中棒状细胞分化表现为出现耐淀粉酶 PAS 染色阳性的颗粒，并在超微结构中可见细胞质顶端致密颗粒。神经内分泌细胞（以前称为 "嗜银" 细胞）含有致密核心颗粒，是弥散性神经内分泌系统的一部分。神经上皮细胞聚集多见于气道分叉处，称为 "神经上皮小体"。细支气管内出现杯状细胞（杯状细胞化生）通常是慢性气道损伤的表现，在支气管扩张患者、哮喘患者和吸烟者中可以观察到。气道和肺实质内的细胞类型总结见表 17.4 和图 17.4 ~ 17.6。

气道平滑肌在肺部气流的调节中起着重要作用。平滑肌围绕气道排列，呈复杂的螺旋状，在传导性气道内由近及远逐渐变得不明显。平滑肌的血供来自支气管动脉。在肺泡管水平，可以看到因肺泡开口而不连续成束的气道平滑肌，与增加的弹性纤维层相关。在横切面上表现为孤立的圆形或椭圆形的平滑肌团巢。

在较大的支气管中可见黏膜下唾液腺型腺体，含有浆液细胞和黏液细胞。在年长个体中，这些腺体可以出现嗜酸细胞化生（图 17.7）。在大气道壁内可见神经节、神经和支气管动脉。

1.3　小叶和腺泡

大体上，肺分为肺叶、肺段和肺小叶。肉眼可见，肺小叶最小，由肺腺泡聚集而成，周围有结缔组织（小叶间隔）包绕（图 17.8）。肉眼观察，小叶直径 1 ~ 2cm，从肺的胸膜面和肺实质切面上均可通过小叶间隔来识别肺小叶。纤维化疾病时，由于胶原增多和（或）细胞浸润（如蜂窝肺、传染性肺炎恢复期和慢性胸膜炎症），导致间隔增厚，使得小叶更加明显。高分辨率的计算机断层扫描（HRCT）可以识别肺小叶。这里的小叶（lobule）曾作为 Miller 次级小叶的代名词来使用 [12]，但我们不主张使用次级小叶

---

① 译者注：Lambert 管是一些细支气管及其毗邻肺泡的附属通道，最大直径可达 200μm。
　　Miller, J.E. Cotes, D.J. Chinn, M.R.（2006）. Lung function : theory and measurement in health and disease（6th ed. ed.）. Malden, Mass.: Blackwell Pub. p. 27.

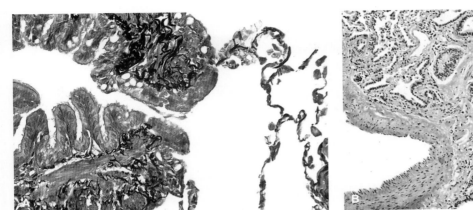
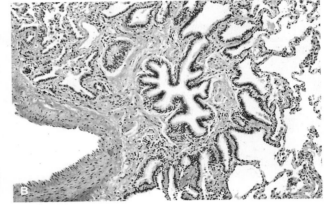

图 17.3　Lambert 管。A. Lambert 管连接了非呼吸性细支气管和毗邻的肺泡，在组织学切片中罕见。B. Lambert 管被认为源于细支气管周围化生，细支气管损伤后，在其周围的肺泡可观察到该修复性表现

这一名词，因为它意味着存在一个明确的初级小叶。初级小叶在显微镜下不一定可见。

腺泡是肺的功能单位，是进行气体交换的场所（图 17.9）。腺泡的精确定义有很多种。有人把它定义为由单个终末细支气管供应的肺组织[12,15]。根据这个定义，每个肺小叶包括 3～10 个腺泡。腺泡也被定义为由呼吸性细支气管及其供应的肺泡管和肺泡囊所构成的结构[10,13]。根据这个定义，每个小叶包括20～30 个腺泡，腺泡的直径为 1～2mm。

肺泡衬覆鳞状（Ⅰ型肺泡细胞）和立方上皮细胞（Ⅱ型或颗粒状肺泡细胞）（表 17.4）。气体交换通过Ⅰ型肺泡细胞的细胞质完成。Ⅱ型肺泡细胞数量很少，可分泌表面活性物质，是Ⅰ型肺泡细胞的前体细胞，在损伤后可增殖，以恢复肺泡上皮的完整性。Ⅱ型肺泡细胞增生是肺泡损伤和修复的非特异性标志（图 17.10）。增生的肺上皮细胞可能看起来非常活跃或呈非典型，容易与肿瘤细胞相混淆。增生的肺上皮细胞一个关键特征是核质比正常，尽管细胞核表现为核仁突出、核增大。正常肺组织中可见巨噬细胞，散在分布于肺泡表面，并渗入间质。根据解剖定位和在宿主防御和黏液清除功能中的作用，可以确定一些肺巨噬细胞亚群[26]。吸烟者中，肺巨噬细胞数量显著增加，细支气管上皮中也会出现朗格汉斯细胞，但需要特殊染色才能进行准确识别（如 S-100 蛋白、CD1a、langerin）。

肺泡间隔的上皮基底膜和毛细血管基底膜不规则融合。气体交换通过肺泡 - 毛细血管膜来完成，包括Ⅰ型肺泡细胞稀薄的细胞质、血管内皮细胞的细胞质和它们融合的基底膜。Kohn 孔[①]（肺泡间孔）是肺泡壁上的一个"孔"，相邻肺泡经此直接交通，被认为参与了侧支通气。光镜下很难见到 Kohn 孔。

肺有丰富的结缔组织支架，穿插分布于间质中。支气管血管鞘和分隔小叶的肺间隔处的结缔组织支架发育良好，易于观察。此支架由肺门部分延伸至胸膜，包绕肺间质直到肺泡壁和血管周围区域。超微结构观察，肺泡壁内可见胶原蛋白、弹性纤维、间充质细胞和炎症细胞。光镜下，成人的肺泡间隙通常不明显，而对于儿童（4 岁以下），间质出现一定程度增宽和细胞量稍增加均属于正常现象。

肺泡壁内含多种有核细胞，因此可能难以鉴别细胞类型且难以确定何种程度的细胞数量增多属于病理性改变。有人尝试对单个肺泡壁进行细胞核计数，但相比之下，评估小静脉周围的炎症细胞浸润，并比较活检标本中的不同区域的方法更实用，因为间质炎症细胞中间质浸润很少是完全均匀分布的。

1.4　血管

肺有两套独立的血管系统：支气管（体循环）动

---

① 译者注：Kohn 孔也称为肺泡间交通，是毗邻的肺泡壁上不连续的小孔。立方形Ⅱ型肺泡细胞常构成小孔的一部分。德国内科医师 Hans Kohn（1866—1935 年）于 1893 年第一次发现该气孔，Kohn 孔因而得名。

表17.4

下呼吸道的主要细胞类型[a]

细胞类型	特征	功能	位置	组织化学和（或）免疫组织化学染色
纤毛细胞	支气管被覆的纤毛细胞，呈柱状、立方状；每个细胞表面约有250根纤毛，每根纤毛长约6μm	向近端运输黏液（黏液纤毛运输系统）	支气管和细支气管	上皮标记物[b]、tubulin
杯状细胞	分泌黏液的细胞，呈柱状；含有黏液糖蛋白，从顶部排出	影响气道黏液和黏蛋白含量	支气管近端数量多；细支气管内少	黏液染色、上皮标记物[b]、MUC5AC
基底细胞	细胞短小，细胞质相对较少；沿基底膜分布；不会到达上皮的腔面	纤毛细胞和杯状细胞的前体细胞	支气管；细支气管极少	上皮标记物[b]
神经内分泌细胞（Kulchitsky细胞或K细胞）	位于基底部，含有大量神经内分泌颗粒；单个或成群（神经上皮小体）分布，后者靠近气道分叉处	功能不明；可能是弥散性神经内分泌系统的一部分，参与氧气感应、平滑肌紧张和免疫反应	支气管；细支气管极少	CgA、Syn、CD56、NCAM
刷细胞	各级气道均少见，又称Ⅲ型肺泡上皮细胞；具有微绒毛构成的刷状缘，微绒毛长约2μm	可能参与液体吸收，或具有化学感受器功能	所有气道	电镜下确认
浆液细胞	与小涎腺组织中的浆液细胞一样	分泌物的黏稠度低于黏液细胞	主要位于细支气管	溶菌酶
神经内分泌小体	毗邻上皮下基底膜的神经内分泌细胞簇，由4~10个细胞构成	未知；假说包括化学感受器、触觉感受器、血管收缩功能	支气管、细支气管和肺泡	CgA、Syn、CD56、calcitonin
嗜酸细胞	黏膜下腺体导管的嗜酸细胞，富含线粒体	离子分泌功能	黏膜下腺体	上皮标记物[b]
鳞状细胞	正常的假复层呼吸道上皮被异常的化生性复层鳞状上皮替代	保护、修复	支气管、细支气管，偶见于肺泡	上皮标记物[b]、desmoglein-3
棒状细胞	立方形、无纤毛、非黏液性细支气管细胞；突出的细胞质顶端突起，内含大的椭圆形电子致密颗粒；包括大多数无纤毛的远端细支气管细胞	分泌并形成黏液池，被覆于细胞外，并调节黏液含量；其他细支气管上皮细胞的前体细胞；保护表面活性物质；代谢有毒物质；调节肺部免疫系统	主要位于细支气管	CC10、CC16、耐淀粉酶消化PAS染色阳性的顶部颗粒
Ⅰ型肺泡细胞	肺泡内衬的大而扁平的鳞状细胞；覆盖93%的肺泡表面；无分裂能力	为气体交换提供1层薄的气-血界面	肺泡	上皮标记物[b]、小窝蛋白、水通道蛋白
Ⅱ型肺泡细胞	肺泡内衬的柱状细胞；表面有微绒毛；合成和分泌表面活性物质；有分裂能力	维持肺泡稳定性；Ⅰ型肺泡细胞的前体细胞	肺泡	上皮标记物[b]、表面活性蛋白C、TTF-1、Napsin-A
小涎腺组织：浆液细胞、黏液细胞和导管细胞	与其他部位相同的黏膜下小涎腺，有浆液性和黏液性腺泡细胞，分泌液体至导管，从黏膜表面排出	分泌和形成气道的黏液	支气管黏膜下	上皮标记物[b]、组织化学黏液染色、AB/PAS
平滑肌	成束平滑肌围绕传导性气道，直至肺泡管水平	收缩气道	气道周围，支气管软骨外	肌特异性肌动蛋白、SMA、结蛋白、波形蛋白
其他细胞[c]				

注：[a] 表格摘自 Castranova V, Rabovsky J, Tucker JH, et al. The alveolar type II epithelial cell: a multifunctional pneumocyte. Toxicol Appl Pharmacol 1988; 93:472-483; Colby TV, Koss MN, Travis WD. Tumors of the lower respiratory tract. In: Rosai J, ed. Atlas of Tumor Pathology.3rd series，Fascicle 13. Washington, DC: Armed Forces Institute of Pathology; 1995:465-471; Corrin B. Pathology of the Lungs. London: Churchill Livingstone; 2000.; Kasper M, Reimann T, Hempel U, et al. Loss of caveolin expression in type I pneumocyte as an indicator of subcellular alterations during lung fibrogenesis. Histochem Cell Biol 1998; 109:41-48; Kreda SM, Gynn MC, Fenstermacher DA, et al. Expression and localization of epithelial aquaporins in the adult human lung. Am J Respir Cell Mol Biol 2001; 24:224-234; Lou YP, Takeyama K, Grattan KM, et al. Platelet-activating factor induces goblet cell hyperplasia and mucin gene expression in airways. Am J Respir Crit Care Med 1998; 157 (pt 1):1927-1934; Rogers AV, Dewar A, Corrin B, et al. Identification of serous-like cells in the surface epithelium of human bronchioles. Eur Respir J 1995; 6:498-504; Ryerse JS, Hoffmann JW, Mahmoud S, et al. Immunolocalization of CC10 in Clara cells in mouse and human lung. Histochem Cell Biol 2001; 115:325-332; Branchfield K, Nantie L, Verheyden JM, et al. Pulmonary neuroendocrine cells function as airway sensors to control lung immune response. Science 2016; 351 (6274):707-710; Rokicki W, Rokicki M, Wojtacha J, et al. The role and importance of club cells (Clara cells) in the pathogenesis of some respiratory diseases. Kardiochir Torakochirurgia Pol 2016; 13 (1):26-30.

[b] 例如，广谱细胞角蛋白（AE1/AE3、OSCAR）、CAM5.2、上皮膜抗原、CK5/6 等。

[c] 内皮细胞和周细胞；间质纤维细胞、成纤维细胞和肌成纤维细胞、巨噬细胞；淋巴样细胞，包括朗格汉斯细胞；肥大细胞；胸膜衬覆的间皮细胞；软骨和骨细胞；平滑肌细胞；周围神经和肌上皮细胞。

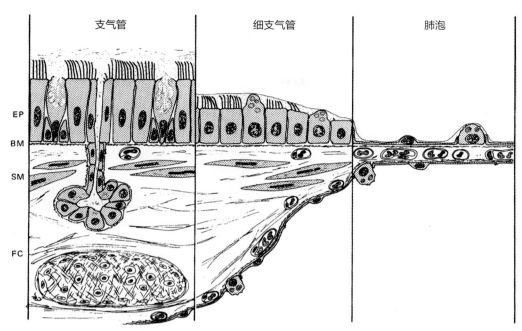

图 17.4　呼吸道上皮。大气道内衬的假复层柱状上皮逐渐过渡为小气道内衬的立方上皮，肺泡内衬鳞状上皮细胞（Ⅰ型肺泡上皮细胞）。大气道上皮细胞的功能为维持和运输黏液，而鳞状肺泡细胞的功能是促进气体交换（经允许引自：Weibel ER，Taylor CR. Functional design of the human lung for gas exchange. In：Fishman AP，ed. Pulmonary Diseases and Disorders. Vol. 1. 3rd ed. New York：McGraw-Hill；1988：21-61. ）

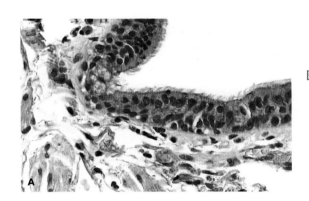

图 17.5　支气管上皮。A. 正常支气管被覆假复层上皮，呈柱状，内含大量纤毛细胞和散在的细胞质呈嗜碱性絮状表现的杯状细胞。B. 支气管上皮中各种细胞类型的超微结构示意图。（经允许引自：Sorokin SP. The respiratory system. In：Weiss L，ed. Cell and Tissue Biology: A Textbook of Histology. 6th ed. Baltimore，MD：Williams & Wilkins；1988：769. ）

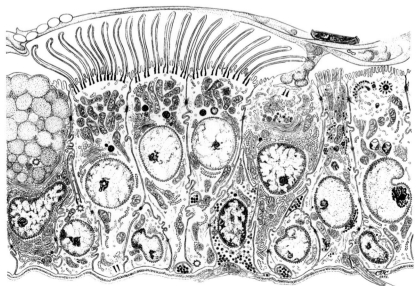

B 黏液细胞　　纤毛细胞　矮细胞　　　小颗粒细胞　　　刷细胞　不成熟细胞

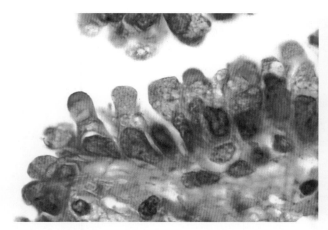

图 17.6 棒状细胞。虽然棒状细胞有时可见于细支气管，但在肿瘤中更容易分辨，本例为沿肺泡播散的腺癌，有明显的顶部细胞质突起，细胞质更致密

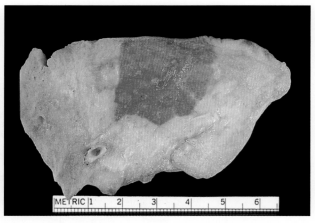

图 17.8 肺小叶。本例正常肺组织的切面见局灶性出血，勾勒出肺小叶轮廓。在小叶间隔处出血突然中止，中央可见一个支气管血管束。小叶的直径约为 2cm

静脉和肺动静脉。肺泡微血管的作用是氧合来自肺动脉的静脉血液。婴儿的大（弹性）肺动脉与主动脉的结构相似，成年后弹性纤维层变得更加不规则、破碎，且致密程度降低。在肺动脉树到达支气管分支成为细支气管处之前，弹性组织仍然比较丰富。在此交界点，肺动脉转为肌性动脉。肌性肺动脉和小动脉含有内膜和外弹性膜（图 17.11A）。肺静脉只有一层（外）弹性膜（图 17.11B）。小的肺泡内静脉在小叶间隔内汇合成较大的静脉。支气管壁内的支气管动脉是体循环的一部分，其压力近似于体循环的动脉压力。肺循环是一个低压系统，正常的平均压力约为10mmHg（在高海拔地区，其压力会稍微增高）。

肺小动脉和小静脉可能很难区分，尤其在动脉口径变小，只剩下一层弹性膜时。在病理状态下，静脉可以出现肌性肥大和管壁增厚（动脉化），使得动脉和静脉的区分更加困难。静脉的位置在区分动静脉时有帮助，尤其是位于肺泡间隔内或者与气道伴行时，有时这是区分肺静脉和肺小动脉的唯一方法。在轻度肺动脉高压时，肺动脉的组织学表现可能正常。一般情况下，在确定压力升高和肺动脉高压程度时，心导管术进行压力测量比组织学的细微改变（如肌内膜增厚）更可靠。只有丛状和扩张性病变意味着明确的肺动脉高压。相反，一定程度的弥漫性间质纤维化或局灶性肺瘢痕通常与肺血管壁增厚有关，不应被视为肺

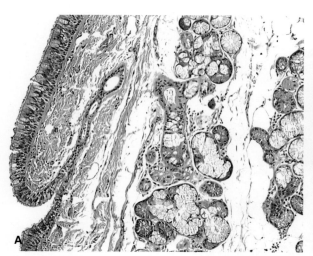

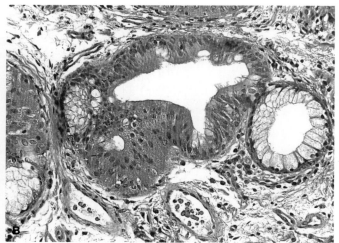

图 17.7 支气管黏膜下腺。A. 支气管黏膜下腺通常位于黏膜下，支气管软骨的上方，含有混合性浆液-黏液腺，可见1个导管开口于支气管黏膜（也见于图 17.1）。B. 累及支气管黏膜下腺的嗜酸细胞化生比较常见

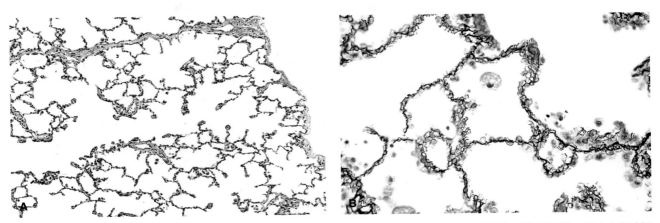

图 17.9 末梢肺实质。腺泡是肺的功能单位，气体在此进行交换。A. 肺泡管从左向右延伸，直接与肺泡腔连通；见 1 个小叶间隔（顶部所示）和胸膜（右侧所示）（来自图 17.2C 所示病例）；B. 网纤蛋白染色显示出肺泡隔内的脉管系统，肺毛细血管缠绕于肺泡壁开口处，使气体交换的表面积最大化。图中有一个泡沫状巨噬细胞（上中所示），在肺实质中正常可见

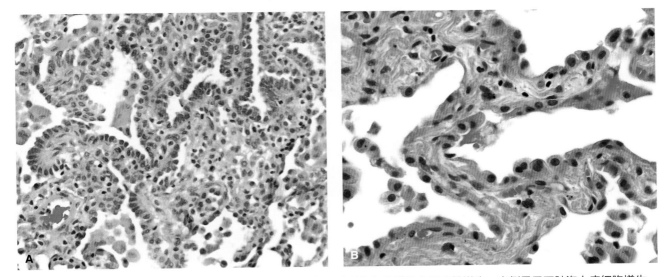

图 17.10 反应性肺泡细胞增生。A. 损伤后，常见 II 型肺泡细胞（肺泡细胞增生）反应性增生。本例显示了肺泡上皮细胞增生，单排细胞由肺泡表面突起。B. 缺乏明显的细胞学非典型性。该病变中的间质可出现水肿、炎症细胞浸润和一些纤维素渗出物，符合近期发生肺损伤的表现

动脉高压的证据。

1.5 淋巴管和淋巴组织

　　肺有丰富的淋巴管和淋巴组织。淋巴引流朝向肺门。下叶淋巴引流到气管下淋巴结，其余部分淋巴引流到气管支气管淋巴结。左肺的淋巴引流入胸导管，右肺的淋巴引流入右支气管纵隔干。最终分别引流至左、右锁骨下静脉。淋巴管通道沿着支气管血管结构、小叶间隔和胸膜内分布，而肺静脉见于肺泡间隔、小叶间隔和胸膜。在一些切片中，淋巴管内可见瓣膜。淋巴管不会延伸到肺泡壁，间质内的水分由小叶中心或周边的淋巴管"泵"出。淋巴管只有在病理

状态下才变得明显，如肺水肿或淋巴管癌（lymphangitic carcinoma）。淋巴网状细胞浸润和一些尘肺病倾向于沿淋巴回流路径分布，但淋巴管本身可能并不明显（影像学上将这种浸润称为淋巴管周 / 淋巴管浸润）。

　　淋巴组织可以看作是沿淋巴回流路径的淋巴细胞小集合，在支气管血管束的分叉处最为丰富。正常肺中，淋巴组织一般不存在或不明显。沿气道分布的淋巴组织属于弥漫性黏膜相关淋巴组织（MALT）的一部分，在肺内称为支气管相关淋巴组织（BALT）。中、小气道内的黏膜下淋巴组织与被覆黏膜变平和变薄有关，后者表达 HLA II 类抗原增加。在这些部位常见 B 淋巴细胞伸入运动，这被认为是 BALT 抗原

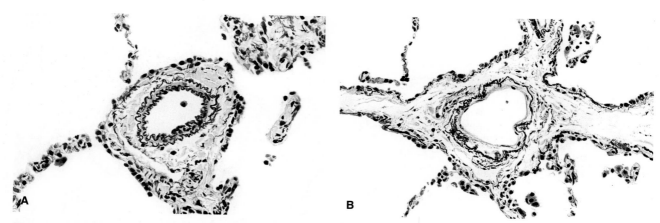

图 17.11   肺血管系统（弹性组织染色）。正常肺动脉有 2 层弹性膜（A），而静脉仅有一层弹性膜（B）。静脉位于间隔内（B），
          此定位也有助于确定这是静脉

呈递功能活跃的表现。BALT 可发生与其他部位淋巴组织相同的反应，例如反应性增生和免疫母细胞增殖，可与淋巴系统恶性肿瘤相混淆。

免疫表型分析，BALT 淋巴组织可见 4 种成分，包括富含 B 细胞的滤泡、B 细胞滤泡套区、B 细胞滤泡边缘区，以及富含 T 细胞的滤泡间区。可见滤泡树突细胞网。滤泡周围组织内可见多克隆性浆细胞。这些细胞的免疫结构和免疫表型细节特征超出了本篇述及内容。滤泡极化为暗区和明区，明区朝向上皮表面。BALT 与其他部位 MALT 的特征相同。在正常成人肺组织中很少看见 BALT，其存在与某种慢性抗原刺激有关[27-29]。根据 Tschernig 等人报道[29]，出生时，肺内没有 BALT，其随着年龄增长而出现，这可能是暴露于环境抗原的结果，称为诱导型 BALT。当个体暴露于大多数常见抗原后，诱导型 BALT 消退，气道内的树突状细胞发挥摄取和呈递抗原的功能。成人受到慢性抗原刺激后，如慢性感染、过敏原、肿瘤反应或自身免疫时，BALT 可再现[30]。

如当前的定义，BALT 仅指沿气道分布的淋巴组织[31]，而不是指出现于胸膜和隔膜内的淋巴组织，后者属于肺弥漫性淋巴系统的一部分。淋巴组织通常存在于肺的淋巴管分叉处，这种聚集体通常由小圆形淋巴细胞，朗格汉斯细胞和细胞质内含有炭末沉着的色素性巨噬细胞组成。这些聚集体与 BALT 不同，BALT 增生常伴有其他部位的淋巴样增生。正常情况下，肺内支气管周围可见淋巴结，但周边实质内淋巴结少见。在吸烟者和其他暴露于高浓度粉尘的人群

中，病理医师通过现有的影像学技术（和活检）发现了越来越多的周边肺实质淋巴结[32]。肺内淋巴结常位于于肺间隔或胸膜下（见后文）。这些淋巴结中常见炭末、少量二氧化硅和硅酸盐，都是非特异性的。

1.6   胸膜

脏层胸膜由结缔组织、弹性组织和外层间皮层组成（图 17.12）。可以看到 2 层弹性纤维层，但分界不清。疾病状态下，尤其是胸膜纤维化和粘连时，脏层胸膜可表现为多层，弹性组织层增加可非常明显。弹性纤维染色有助于判断某些病理进程（例如癌）是否侵犯脏层胸膜[33]。当发生胸膜纤维化，弹性纤维增加时，判读会变得困难。已经证实胸膜受累是非小细胞肺癌分期的重要参数。根据大小划分为 T1 期的小肿瘤（小于 3cm），若侵犯内层弹性纤维，则上升为 T2 期。如果肿瘤侵犯壁层胸膜（如胸壁），则而不论肿瘤的大小，分期最低为 T3 期[33-34]。胸膜内也可见与小叶间隔淋巴管相连续的淋巴管。胸膜纤维化时，出现胸膜粘连的部位，淋巴管可增厚和硬化，甚至呈假血管瘤样表现。胸膜和胸膜下的瘢痕灶内常见脂肪化生。脏层胸膜具有独立血供，因此在肺梗死时仍保留活性。在胸膜炎性疾病时，间皮下成纤维细胞可出现间皮化生（细胞角蛋白阳性）。

2   特殊染色和肺组织学评估

大部分肺组织病理学诊断工作可以通过常规 HE 染

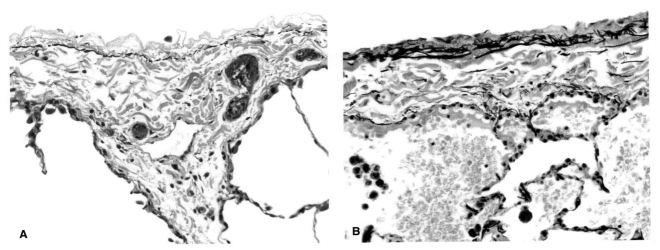

图 17.12　胸膜弹性组织（弹性组织染色）。胸膜有 1 层弹性组织膜，可为 1 层薄薄的弹性组织（A）或更为丰富的网状，并偶见弹性纤维分布于脏层胸膜全层（B）。A 图中在小叶间隔和脏层胸膜的连接处还可见 1 个正常的淋巴管

色完成，许多特殊染色技术有助于发现病变和辅助诊断。弹性组织染色有助于评估肺血管、气道和胸膜。通过弹性组织染色往往可以区分较小的动脉和静脉。弹性组织染色可以突出显示受损的脉管内膜和中层，而这些在 HE 染色中可能并不明显。弹性组织染色还有助于显示细支气管异常，在小气道完全闭塞性病例中，还可以明确源自细支气管或肺泡管的小瘢痕。弹性组织染色有助于显示胸膜弹性组织及其与肿瘤的关系。最后，弹性组织染色可以帮助评估血管侵犯。

三色染色（或显示结缔组织的其他染色方法）也可帮助区分正常组织和病理性肺疾病组织，但是无法提供和弹性组织染色同样多的信息。三色染色有助于评估纤维化疾病中纤维化的分布和范围。检测Ⅳ型胶原的网状纤维染色和免疫组织染色可用于显示肺组织的网状纤维网，在研究中可能有用，是提示浸润的有价值指标，可用于显示正常的组织学形态，但在肺的外科病理学诊断中不是特别有用。

当 HE 染色评估肺不张或肺纤维化有困难时，上皮标记物的免疫染色（如 EMA 和细胞角蛋白染色）可能有帮助。比较这些上皮细胞标志物与内皮细胞标志物（如 CD31 或 CD34）的染色结果，可能对评估肺结构具有额外的帮助。由于肺泡巨噬细胞常常对 CD31 明显着色，在评估肺泡巨噬细胞丰富的病例时，CD31 的染色结果可能会使人困惑。评估肺内淋巴组织所采用的淋巴细胞标记物与评估其他部位时相同。CD3 和 CD20 常用于检测 T 细胞和 B 细胞的比例和分布。一般而言，大多数炎症时 T 细胞的比例占优势，呈弥漫分布，B 细胞滤泡散在分布。在肺实质中出现致密而弥漫分布的 CD20 阳性 B 细胞时，除非可证明是其他疾病，应该考虑为淋巴瘤。另外，这可能提示需补充其他免疫组织化学和分子学检查（例如，B 细胞或 T 细胞受体 PCR 重排）。在淋巴组织增生性疾病中，细胞角蛋白染色有助于显示淋巴上皮病变。S-100 蛋白和 CD1a 用于识别朗格汉斯细胞，后者更具特异性。

胸膜衬覆的正常间皮细胞表达钙结合蛋白（细胞核和细胞质）、CK5/6、D2-40 和 WT-1（核阳性），特别是在间皮发生反应性改变或增生时。在某些情况下，间皮细胞增生与间皮瘤的鉴别可能非常具有挑战性。在反应性改变时，间皮细胞呈现肌成纤维细胞表型，可表达平滑肌肌动蛋白、结蛋白和其他肌原性蛋白。使用 FISH 检测 *CDKN2A*（p16 蛋白）基因缺失，以及使用免疫组织化学染色检测 BAP1 核表达缺失可能有所帮助 [35]。

3　基于正常解剖标志的形态识别

确定肺内病变与正常解剖标志的关系非常重要（图 17.13），可用于弥漫性疾病和局限性病变的诊

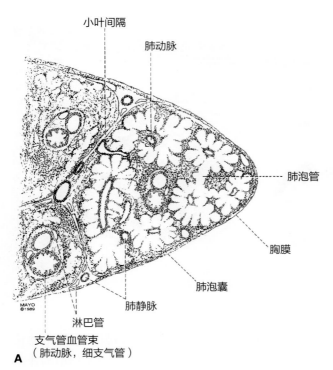

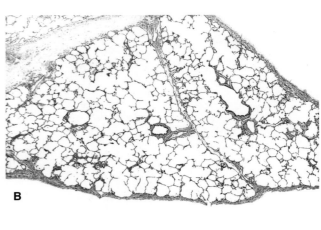

图 17.13　肺的楔形活检。本模拟图（A）用于描绘解剖标志，所绘结构可见于真实的楔形活检标本中（B）

断。对于弥漫性肺疾病而言，这种关系非常有用，尤其是结合大体所见和 HRCT[36]。可以识别的组织学形态和它们相应的 HRCT 模式见表 17.5。某些肺部疾病与特定表现有关。例如，结节病通常表现为沿淋巴管分布，而慢性过敏性肺炎通常以细支气管为中心。特发性普通间质性肺炎表现为经典的胸膜下和肺间隔分布，或多或少地累及小叶中心。

　　显然组织学和 HRCT 之间关系密切（但不是 1∶1 的关系）。病理学家和放射科医师之间进行交流，可对异常表现达成很好的共识。病理学家可能受益于 HRCT 发现，后者可提示病变的分布情况，而这些信息可能因标本的大小（如支气管活检）或采样问题（不具有代表性的活检标本）而未能在活检标本中体现出来。自 2002 年以来，基于多学科讨论，而不仅仅是组织学分析，可以更好地对疑难性肺间质性疾病进行分类，已得到广泛证明 [37]。

4　外科病理标本中常见的部位相关性变化

　　外科标本中的主要病变或偶然发现的部位特异性改变见表 17.6。

表 17.5

组织学形态和对应的放射学模式 [a]

组织学	放射学（HRCT）
支气管 / 支气管中心性	小叶中心性 支气管血管性 结节性
血管中心性	支气管血管（动脉） 小叶间隔（静脉）
胸膜 / 胸膜下	胸膜 / 胸膜下
淋巴管	支气管血管性 小叶间隔性 胸膜性
周围肺泡	胸膜下外周性分布（间隔周围）
间隔	间隔
随机结节状	随机结节状
肺实变	实变，毛玻璃样
弥漫间质性	弥漫间质性，毛玻璃样
混合性及未分类	混合性 / 未分类

注： [a] 摘自 Colby TV, Swensen SJ. Anatomic distribution and histopathologic pattern in diffuse lung disease: Correlation with HRCT. J Thorac Imaging 1996; 11: 1–26.

　　叶尖部的活检组织，特别是左肺小舌或右肺中叶标本，可偶见炎症和纤维化改变 [38]，包括间质纤维化、上皮化生，甚至局灶性蜂窝状改变，这些表现不

表 17.6
肺组织的部位特异性改变
• 叶尖的炎性改变，尤其在左肺小舌和右肺中叶
• 肺尖帽：尖段、上叶和下叶上段出现的胸膜和胸膜下纤维化
• 上叶的腺泡中心性肺气肿
• 脏层胸膜 / 胸膜下纤维化（"胸膜下大疱"）

代表为弥漫性病变。在这些活检标本中，动脉和静脉常见肌内膜增生。肺泡中可能出现巨噬细胞和中性粒细胞聚集。在开胸肺活检的年代，由于取样便利，往往对这些部位进行活检。标本中常意外发现上述改变，但更靠近端的肺组织不受累或受累不明显。因此，在评估肺尖部楔形活检标本时，最有意义的发现位于标本最近端处。对于小的肺尖部楔形活检标本，特别是最大径不超过 2cm 的标本，非特异性炎性改变的存在会带来诊断问题。肺尖部活检相对容易，因此很难劝阻外科医师。如果可能，所取标本应该深入到肺实质至少 3.0cm，通常对应于活检组织的最大径 5cm。如果这些部位出现持续性炎症细胞浸润时，应该考虑可能是肺中叶综合征[①]（该综合征可累及左肺小舌、右肺中叶，或者两者均受累）[39-40]。如今，大多数外科医师利用胸腔镜进行肺活检。视频辅助胸腔镜（VATS）活检技术需要先行人工气胸，以创造可操作空间，几乎可以取得所有部位的组织。

肺尖帽[②]（图 17.14）一度被认为是非活动性肺结核的结果，但常见于从未患过肺结核的患者，现在被认为是与其顶端位置的内在生理性灌注不足的缺血性改变相关[41-43]。肺尖帽最常发生在上叶尖部，但也可发生在下叶的上部[44]。肺尖帽是位于胸膜和胸膜下肺实质的纤维化区，富含增厚的弹性纤维，病变内可见塌陷的肺泡壁和穿插分布的嗜酸性胶原，弹性纤维染色可突出显示这些特征。可见骨化和化生性肺细胞巢。这些变化非常独特，即使不知道起源部位，也

可以凭借组织学表现考虑为肺尖帽。一些陈旧的肺瘢痕灶有时可表现为类似的弹性组织改变。肺尖帽与新描述的实体——胸膜间质成纤维细胞瘤（PPFE）具有一些组织学相似性。与 PPFE 相反，肺尖帽通常无症状且局限化。有时会对年长患者大的肺尖帽进行活检或者切除，以排除癌或脏层胸膜肿瘤[44]。在 HRCT 扫描和对吸烟者进行成像监测的时代，更常对较小的肺尖帽进行活检。此外，它们可能是继发于感染的 PET-Avid，可显示肺细胞的显著细胞异型性，不应与侵袭性癌混淆。

腺泡中心性（小叶中心性）肺气肿是一种病理性改变，上叶更为常见且更严重[45]，主要见于吸烟者，患者切除的肺叶中常见支气管来源的癌（bronchogenic carcinoma）。肺气肿改变常伴有一定程度的纤维化，尤其是出现大疱性改变时。纤维化倾向于表现为致密而细胞稀少的弱嗜酸性胶原间隔，穿插分布于气肿区域。在吸烟者和城镇居民中也常见炭末沉积。局灶性胸膜和胸膜下纤维化（图 17.15）很常见，尤其是在对吸烟者切除的肺叶进行镜下观察时，常可偶然发现[46]。不规则的纤维分隔形成异常气腔，伴有平滑肌增生、黏液化生和细支气管化生。

胸膜下大疱性改变（图 17.16）可以是复发性气胸患者和非弥漫性肺疾病患者唯一的病理学改变[47]。上叶的病变通常很典型。按照惯例，小疱的定义是直径小于 1cm，其中间部分由空气进入脏层胸膜而形成；肺大疱是直径 1.0cm 或更大的肺气肿导致的明显分界的含气空间，内衬 TTF1 阳性的肺上皮细胞[48-49]。肺大疱破裂后使空气进入胸膜腔，刺激间皮增殖伴大量巨噬细胞、巨细胞和嗜酸性粒细胞浸润（称为嗜酸细胞性胸膜炎），该反应伴发于气胸相关的任何情况[50]。可同时出现肺间质组织内的空气聚集，伴或不伴有巨细胞和（或）嗜酸性粒细胞反应。局灶性胸膜下瘢痕局限于胸膜下区，缺乏活跃的成纤维细胞增生，病变与正常肺泡壁的过渡相对突然，可与慢性纤维化性间

[①] 译者注：肺中叶综合征（middle lobe syndrome）又称 Brock 综合征或 Graham-Burford-Mayer 综合征，是指由于支气管外肿大的淋巴结压迫阻塞，引起右肺中叶（或左肺小舌）肺不张、肺体缩小或并发炎性实变。单纯性炎症等引起的肺中叶收缩性不张不属此综合征。

[②] 译者注：肺尖帽是影像学名词，在 X 线胸片上常呈密度均匀的软组织影，覆盖于肺尖上面，下缘锐利或不规则，厚度不一。病理组织学上表现为肺尖部的帽状改变，常由肺或胸膜纤维化向下牵拉胸膜外脂肪所致，也可能是慢性缺血导致的脏层胸膜透明斑形成的结果。其发生率随年龄增长而升高。也曾见于主动脉破裂所致血肿或其他位于壁层胸膜外或胸膜腔内的并发感染性或肿瘤性积液。

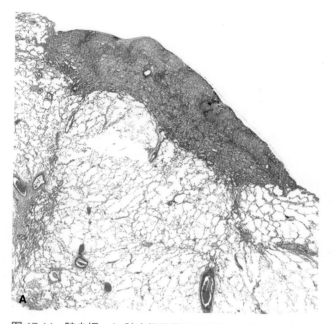

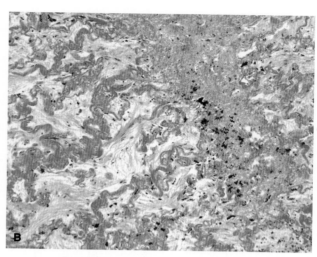

图 17.14   肺尖帽。A. 肺尖帽最常出现于肺尖，以及上叶和下叶顶部。位于胸膜和胸膜下增厚的弹性纤维组织区，外观可呈淡灰色或嗜酸性。B. 有时高倍镜可以见丰富的弹性组织网，为原有的肺泡壁结构，还可见一些炭末色素

质性肺炎鉴别。临床病史和影像学检查也可提供支持。当间质性肺疾病如肺朗格汉斯细胞组织细胞增生症（嗜酸性肉芽肿）或淋巴管肌瘤病（LAM）导致气胸时，可同时见到原发性和继发性嗜酸细胞性胸膜炎。

胸膜和胸壁之间的粘连由纤维血管组织组成，伴有温和间皮细胞形成的裂隙，形态学表现与腹膜粘连相似。在手术及尸检标本中发现的粘连往往没有明确的病因，为偶然性发现。致密、透明变性的纤维化胸膜（脏层或壁层）斑块是各种前期炎症的结局，双

侧分布，多为偶然发现 [51-53]。如果没有明显的炎症诱因，则有可能是曾接触石棉所致 [54]。

5   肺活检和切除组织中的人为假象

与肺活检或预处理相关的人为假象见表 17.7。

病理学家需要了解患者肺活检前的临床病史，这样可以避免因前期检查所造成的组织学改变而导致的

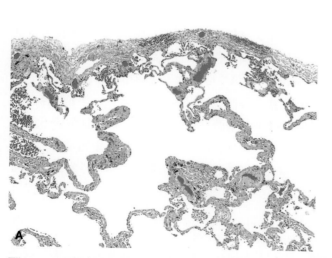

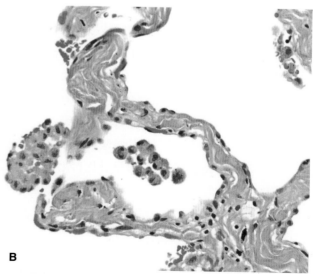

图 17.15   吸烟者的胸膜下肺气肿。A. 气腔结构简化。B. 部分肺泡壁轻度纤维化，出现玻璃样变胶原纤维。偶尔有成簇的色素性肺泡巨噬细胞（也称为吸烟者的巨噬细胞）

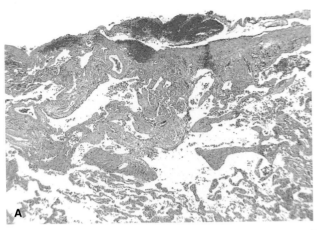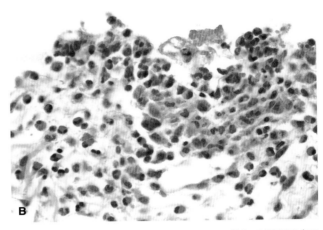

图 17.16　气胸。A. 所谓的"胸膜下肺大疱"可诱发气胸。这些胸膜和胸膜下的瘢痕区中可有异常气腔，提示可能与吸烟相关（图 17.15 所示）。B. 气胸常伴胸膜反应（顶部所示），由于伴有胸膜表面的嗜酸性粒细胞浸润，以及间皮细胞和巨噬细胞反应，这种胸膜反应称为嗜酸细胞性胸膜炎

误诊。前期支气管活检可导致出血、气道炎症、溃疡、肉芽组织反应和纤维性瘢痕。机械性损伤可导致上皮移位，被浓缩的黏液包裹，残留的基底细胞可能是唯一黏附在基底膜上的成分。支气管肺泡灌洗可导致肺泡细胞和巨噬细胞产生空泡。前期穿刺活检可导致肺实质坏死和出血，随后出现机化和反应性上皮不典型增生（图 17.17）。接受正压通气的患者（图 17.18）可能出现不相称的细支气管和肺泡管扩张，特别是对成人呼吸窘迫综合征（ARDS）患者使用高吸气压力时。腔内常出现一些相应的急性炎性渗出物，气道壁或肺泡周围往往缺乏相应的炎症。偶尔，当患者接受支气管动脉栓塞治疗持续性咯血时，可在支气管动脉中发现外源性血栓异物。

　　肺组织的挤压，特别是在经支气管活检时，可能

表 17.7
肺活检和切除标本中的人为假象
• 与前期检测（包括支气管镜检、支气管肺泡灌洗、针吸组织检查和辅助通气）相关的改变
• 压缩／肺不张；假脂质改变（"空泡假象"）
• 血管和气道的嵌入
• 出血／炎性改变
• 间隔水肿；淋巴管扩张
• 外科手套上的物质（如滑石粉和淀粉）
• 膨胀固定引起的肺泡扩张（类似肺气肿）和在未膨胀区域内的片状肺不张
• 海绵假象

会产生肺泡腔内类似脂肪空泡的圆形空腔，这很容易被误诊为外源性类脂性肺炎（图 17.19A、B）。这种人工改变常称为"空泡假象"，可通过缺乏相关含小的（或大的）扩张的细胞质内脂质空泡的巨噬细胞或巨细胞进行识别（所有的空泡都位于细胞外），纤维化通常不明显，而纤维化是慢性外源性类脂性肺炎的常见特征 [55-56]。

　　气道压缩使上皮细胞皱缩和套叠，与子宫内膜活检所见相似。有时整条黏膜移位进入细支气管或肺泡腔中。可在小血管中看到内皮的套叠，类似内膜增厚或组织（或再通）血栓（图 17.20）。

　　挤压所造成的核涂抹样假象可见于任何细胞性肿瘤中，甚至可见于支气管黏膜内的反应性淋巴组织，或肺门、纵隔的淋巴结活检标本中，由此产生的变化可能提示为小细胞癌。出现这种情况时，反应性淋巴滤泡、淋巴瘤和类癌可能很难与小细胞癌鉴别。若要识别这些诊断陷阱，需要进行多切面的检查（尤其在组织周边区域）；借助相应的细胞学标本和免疫组织化学，可以对大多数的病例做出诊断。在极少数情况下，可能需要重复活检。

　　肺组织柔软、容易被压缩，因此所有类型的肺活检标本均可能有手术性肺不张表现 [55-56]。这在 VATS 楔形活检标本中最为常见，原因在于此项技术需要先行人工气胸使肺塌陷，通过胸壁上的小孔取出的过程也会使样本进一步受到挤压 [57]。在小的活组织检查中，外科医师或病理医师使用镊子可使肺实质受

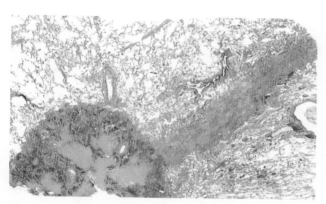

图 17.17   小的外周性腺癌的针道。该病例 1 周前进行过活检，针道表现为出血、坏死、机化和上皮再生

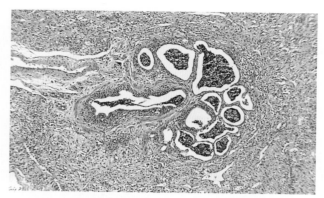

图 17.18   呼吸机相关性损伤。正压通气治疗导致的常见的改变包括细支气管扩张、上皮扁平、腔内急性炎性渗出物和周围肺泡壁轻微变化

挤压。肺不张有可能被误判为间质性肺炎或间质纤维化，原因在于肺泡壁紧贴在一起，类似于瘢痕和细胞增多（图 17.21）。有经验的病理医师可在常规 HE 染色切片中识别这一变化，结缔组织染色显示病灶内无瘢痕形成，沿血管分布的和间隔内的支持性纤维组织为正常表现。肺不张的血管和间隔可能含有异常增多的胶原，并且由于收缩和变短而显得更厚。仔细评估肺不张组织内的细胞核，可发现多数是内皮细胞或上皮细胞，而不是炎症细胞，白细胞共同抗原（CD45）和其他淋巴标记物的免疫组织化学染色可用于鉴别。在外科活检（和较大的）标本中，极少见到整个标本一致性地出现肺不张改变。因此，使用低倍镜对病变的分布模式进行观察，可发现肺不张病灶融入近乎正常的肺组织中。当存在显著纤维化时（通常伴有局灶性蜂窝状改变），肺不张的诊断较为容易。因为更坚实的纤维化肺组织倾向于保留其膨胀性的外观。如果总是存在肺不张的问题，用福尔马林注射肺组织可以预防。此外，将活检组织切成薄片后，在福尔马林容器中搅拌组织薄片可以显著扩张肺组织。

活检标本中常可见由于手术损伤导致的肺泡内新鲜出血和纤维蛋白沉积，不要过度解读为病理性变化（图 17.22）。事实上，手术创伤相关性出血是肺泡内出现新鲜血液最常见的原因。从 3 个方面可以解决这个问题：统计学、组织学和临床表现。据统计，绝大多数情况下新鲜的肺泡出血是创伤性的，而病理性肺泡出血比较少见。因此，急性出血几乎没有什么意义。当出现病理性出血时，常（但并不总是）伴有纤维素渗出物、透明膜、微灶性机化性肺炎、明显膨胀

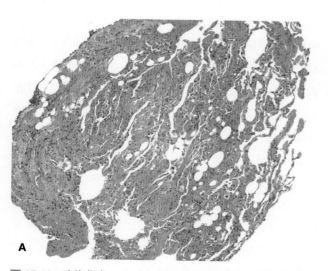

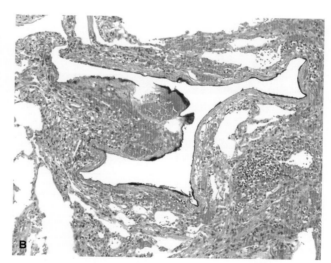

图 17.19   空泡假象。A. 支气管活检样本片段，表现为组织压缩和肺不张（左侧所示），一些肺泡壁尚可识别（右侧所示）。圆形腔隙为空泡假象，常见于类似受挤压的标本中。B. 海绵假象。显著不规则的腔隙与包埋盒中海绵的不规则表面相对应

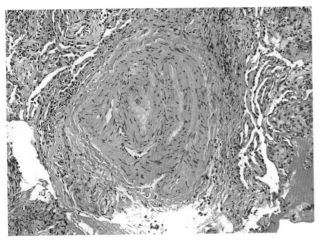

图 17.20　血管的嵌入。该血管显示内膜增厚或血栓形成的人为假象。这种常见的假象继发于血管壁套叠进入血管腔

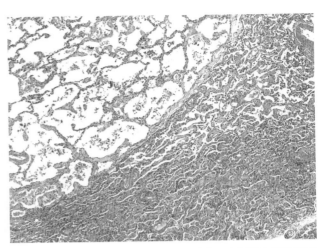

图 17.21　肺不张。仔细观察，可识别肺不张区域内的肺泡壁（右下所示）。小叶间隔呈对角线走行（左下至右上所示），肺不张改变在此突然终止

的含血肺泡，以及陈旧性出血的证据（表现为间质或肺泡中可见吞噬含铁血黄素的巨噬细胞）。对于吸烟者、静脉阻塞或慢性淤血患者而言，陈旧性出血并不是一个可靠的组织学标准。最后，肺泡内出血与临床病史密切相关。临床诊断疑似咯血、肺泡出血或血管炎时，应详细解释肺泡内出血的形态学发现。临床医师通常可确认是否由于其他原因（例如，心脏）导致肺泡出血综合征或肺泡出血的可能性。

巨噬细胞铁染色阳性的最常见原因是吸烟者呼吸

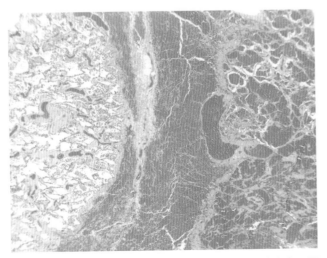

图 17.22　创伤性出血。图中右侧见肺泡腔的广泛性出血，而左侧组织完全没有出血，小叶间隔内可见红细胞渗入（中央所示）。在弥漫性肺泡出血综合征中，罕见边界如此清楚的出血和红细胞渗入结缔组织。这是典型的创伤性或检查所致的出血表现

性细支气管炎（图 17.23）。普鲁士蓝染色为常用的铁染色方法，吸烟者的巨噬细胞中含铁血黄素呈细颗粒状，而慢性出血患者的含铁血黄素为粗的深蓝色颗粒。在吸烟者的肺中可以看到如此多的普鲁士蓝染色深染的巨噬细胞，这的确令人惊讶。

对肺进行长时间的手术操作、多次支气管活检，均可导致毛细血管（特别是胸膜毛细血管）内中性粒细胞边集，类似毛细血管炎[57]。毛细血管炎常伴有一些肺泡出血综合征的表现，或血管炎综合征的其他临床或组织学特征（如血管坏死、核碎裂和纤维蛋白血栓）。取样前的钳夹操作可导致淋巴管阻塞、扩张和肺间隔水肿。

肺病理学家对于活检标本是否需要膨胀固定存在分歧。注射器结合精细的计量注射针，可以轻松地完成标本的福尔马林膨胀固定工作。小心细致地膨胀固定有助于诊断，切片中的肺结构也更容易观察（特别适合拍摄），镜下形态更佳[58]。操作时用力过猛可导致肺泡过度膨胀，呈肺气肿样表现。如果发生这种情况，可能需要与临床医师联系，以确认临床是否考虑为肺气肿。膨胀不均的标本常可见斑片状未张开（未膨胀）的肺组织。在膨胀固定活检组织中可能遇到的问题是细胞和液体可能被"洗出"肺泡腔，尤其是在吸烟者的（呼吸性）细支气管炎的膨胀标本中，可导致病变非常不明显。有时病理技术人员会在包埋盒内放置塑料海绵，以确保小样品在处理过程中不会丢失。在组

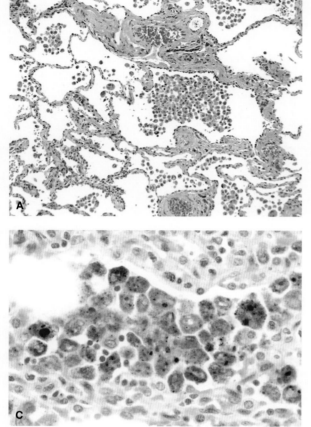

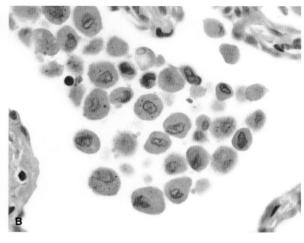

图 17.23　呼吸性细支气管炎。呼吸性细支气管（A）中见肺内色素性巨噬细胞聚集，间质稍增宽。巨噬细胞呈轻微的棕褐色，内含深色物质（B），普鲁士蓝染色呈细颗粒状着色（C）

织中出现三角"洞"的海绵假象可见于任何以这种方式处理的组织中，是一个常见的假象，特别是在福尔马林固定之前将组织放置在海绵上的情况中[56]。

　　如前所述，诊断性的 VATS 肺活检（胸腔镜活检）已在很大程度上取代了传统的开放式肺活检，以获得楔形活检组织进行肺组织病理评估。虽然前者相比传统开胸肺活检而言，存在一些小缺点，但其诊断的准确率并没有受到影响[57,59-61]。胸腔镜活检时无法进行双手触诊，活检组织通过胸壁的一个小洞被用力拉出，所造成的取样误差和标本人为假象只是小问题。标本尺寸接近于传统开胸肺活检的大小，轻微程度的出血、肺不张（或过度膨胀）和中性粒细胞边集是人为假象，并不影响诊断的准确性[57,59-61]。此外，VATS 肺活检提供了外周（或远端）肺组织的良好标本，这通常无法通过经支气管活检方法取样。对于诊断常见的间质性肺炎及某些类型的哮喘等非常重要[62]。

　　最近，使用冷冻探针进行支气管活检（称为冷冻活检）作为镊子和开胸肺活检的替代方案，用于外周

型的肺实质区活检。通过支气管镜方法插入柔性冷冻探针迅速冻结周围肺实质区域，然后将其冷冻进行组织活检。此方法获得的标本比使用镊子获得的标本更大，所造成的挤压和压缩伪影更少，可得到具有更好的组织学和形态学特征的切片。据文献报道，冷冻活检可用于诊断弥漫性实质性肺病，诊断率为 70% ~ 80%[63]。遗憾的是，截至目前，关于该方法的文献十分有限，缺乏标准化的技术、完善的病理学判读指南及安全性研究。此外，冷冻活检在间质性肺病中的诊断价值仍未明确。有关该内容的全面评论请参考资料[64]。

6　肺活检和切除组织中的偶然发现

　　肺组织中存在许多与活检或切除目的无关的偶然发现（表 17.8）。有时，这些偶然发现具有临床和病理意义，有时没有意义。确定这些表现与临床和影像学表现之间是否存有关联有助于明确它们的意义。

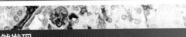

表 17.8

肺组织中的偶然发现

吸烟的影响：肺气肿、慢性淋巴细胞性支气管炎、呼吸性（吸烟者）毛细支气管炎伴（或不伴）纤维化和灰尘斑

哮喘改变

支气管软骨的骨化和骨髓形成，支气管黏膜下脂肪浸润、弹性组织改变。

肺实质结节
　类癌微小瘤，DIPNECH（见正文）
　微小（肺化学感受器瘤）脑膜上皮样结节
　AAH
　静止性肉芽肿病、梗死等
　错构瘤
　局灶瘢痕
　偶有（煤）矽结节（无尘肺病的临床或放射学表现）
　化生性骨
　肺内淋巴结
　微小癌（和其他肿瘤）
　MMPH

细胞内 / 肺泡内 / 间质结构
　巨噬细胞
　淀粉样小体
　蓝色小体
　Schaumann 小体
　星形小体
　草酸钙结晶
　Ⅱ型肺泡细胞内的 Mallory 透明样物质
　含铁小体
　炭末色素或双折光物质（包括二氧化硅和硅酸盐）
　化生性骨

上皮样和（或）胆固醇性肉芽肿、巨细胞和脂肪肉芽肿

血管内 / 血管
　巨核细胞
　血栓（类似栓子）
　骨髓栓子
　弹性组织的钙化和铁包裹
　老年人的淀粉蛋白
　异物

肺实质中的间质气体

肺门或支气管周淋巴结
　窦内和副皮质区组织细胞（可类似肉芽肿）
　偶见硅肺或煤硅肺结节
　煤肺病 / 双折光物质
　Hamazaki-Wesenberg 小体

胸膜粘连、胸膜透明斑

注：AAH—不典型腺瘤样增生；MMPH—多灶性小结节性肺泡上皮增生。

与吸烟和肺气肿相关的表现很常见，尤其见于非小细胞癌的肺切除的标本中[46]。可分为 3 大类：大

气道改变、小气道病变和肺泡实质的异常。在大气道中，可看到杯状细胞增生、鳞状上皮化生（伴或不伴异型增生）、基底膜增厚、支气管腺体肥大与增生伴导管扩张和浆液腺黏液化，经常出现黏膜下层的轻度慢性炎症浸润[45,48]。小气道的变化可非常明显，与间质性肺疾病相似[46,65-66]。吸烟引起呼吸性细支气管炎（图 17.23）的变化包括杯状细胞化生、气道壁轻度炎症浸润、呼吸性细支气管周围的Ⅱ型肺泡细胞化生、轻度细支气管周纤维化、邻近肺泡腔和细支气管腔内的色素性巨噬细胞显著聚集。色素性巨噬细胞（吸烟者的巨噬细胞）含有吸入的烟雾碎片，其细胞质中含有很多次级溶酶体，使得细胞质呈污秽的颗粒状褐色或棕色外观，细胞含有 PAS 染色阳性物质（溶酶体）、普鲁士蓝染色阳性的细颗粒状物质（含铁血黄素），以及小而不规则的棕黑色微粒。

最末梢肺实质所发生的吸烟相关性改变常表现为腺泡中心性肺气肿、肺泡腔增大和肺泡壁缺失[45,48]。虽然可以确定肺气肿的存在并进行主观量化，但对活检标本进行组织学定量却很困难。大疱性肺气肿（直径大于 1cm 的异常气腔）多见于肺上叶，常伴有一定程度的大疱间隔和邻近肺泡壁的纤维化。纤维化表现为相对无细胞、无炎症、嗜酸性、血管稀少。在大疱中可见上皮化生或溃疡，以及含气间质，可出现特征性的巨细胞反应，类似于持续性间质性肺气肿中所见。伴有纤维化的呼吸性细支气管炎[67]，也称为吸烟相关的间质纤维化（SRIF）[68]，是吸烟者中观察到的一种独特类型的间质纤维化性肺病，其特征在于嗜酸性玻璃样胶原纤维化使弥漫性或斑片状的薄层炎性肺泡间隔增宽，通常与肺气肿和呼吸性细支气管炎密切相关，可能与平滑肌增生有关。

哮喘易引发许多肺部疾病，哮喘的变化未必是主要病变，但可能需要进行肺活检。气道的改变包括气道上皮杯状细胞增生或化生，基底膜和基底膜下区增厚、平滑肌肥大和增生，淋巴组织增生，不同程度的嗜酸性粒细胞、肥大细胞、淋巴细胞和一些中性粒细胞的浸润，以及支气管壁的纤维组织改变[45,48,69]。可伴发黏液化（包括 Curschmann 螺旋体①），但是当黏

---

① 译者注：Curschmann 螺旋体是因痰中黏液丝扭转，肺内二氧化碳张力增加而凝固形成，常见于支气管哮喘等疾病。

液化范围广泛，并出现上皮碎片脱落到气管（Creola 小体）（译者注：Creola 小体由脱落的气道上皮细胞形成）时，应该怀疑哮喘本身是主要病变，这是哮喘持续状态的典型表现。在某些末梢肺不张病例中还可以看到少许肺泡巨噬细胞和嗜酸性粒细胞。严重哮喘患者有临床相关性哮喘性肉芽肿病时，组织标本可见罕见的形成不良的非坏死性肉芽肿[70-71]。在哮喘静止期或有哮喘既往史的患者中，呼吸道可能完全正常，或仅仅出现轻微的炎症或纤维化改变。

骨化生是偶见于支气管软骨的老化性改变，可形成骨髓和钙化[72]。可以在瘢痕区域见到化生性骨（营养不良性骨化），特别是在肺尖帽。另可见一些不伴有明显相关病理改变的骨结节。部分老年慢性支气管炎患者的支气管黏膜下层可见灰色的弹性组织，特别是在支气管活检时，代表黏膜下层和基底层中弹性纤维的钙化。

类癌微小瘤[73-76]（现在简称微小瘤），与微小肺脑膜上皮样结节[76-78]都是非常常见的结节性增生。它们可能会互相混淆，或被误诊为其他病变，甚至是转移性病变。微小瘤（图 17.24）是边界清楚的神经内分泌细胞增生，常发生于小气道周围或壁内，尤其是在瘢痕性或支气管扩张性气道。少数患者有原因不明的气流阻塞。微小瘤缺乏核分裂象和坏死，虽然看似小细胞癌，实际上更类似于梭形细胞类癌。在冰冻切片中，微小瘤可能会被误认为其他病变，特别是转移性病变。有时微小瘤的周边可见成簇细胞分布于间质收缩形成的裂隙内，此时更容易混淆。

微小瘤往往多发，有时聚集足够大而被影像学检查发现（尤其是发生在支气管扩张部位时），并因此切除以排除癌。虽然将直径大于或等于 0.5cm 确定为类癌分界点被认为是合理的[40,76]，但类癌微小瘤，特别是多灶性微小瘤，与类癌的区分界限不清。需要注意的是，这种测量临界值并不适用于沿气道长轴分布 5mm 以上、宽度或厚度 5mm 以下的微小瘤。

弥漫性特发性肺内神经内分泌细胞增生（DIPNECH）与微小瘤密切相关，两者常同时存在[76]。世界卫生组织（WHO）将 DIPNECH 定义为肺神经内分泌细胞（PNC）的广泛增殖，其可能局限于气道黏膜（有或没有管腔突出），可能局部浸润形成微小瘤，或可发展为类癌[76]。当这种增生灶扩大并侵犯细支气管黏膜下层时，称为微小瘤。多数微小瘤为单发结节，偶可为多发结节。DIPNECH 常累及多个气道，患者表现为典型的气流阻塞[76]。出现多个微小瘤（和多个类癌）时提示应寻找 DIPNECH 的证据，并考虑有无气流阻塞的临床证据（例如，咳嗽和喘息）[79]。

微小肺脑膜上皮样结节（以前称为微小肺化学感受器瘤）（图 17.25）最初被认为是肺内小静脉周化学感受器细胞增生[76-78]，但越来越多证据表明，其细胞成分与脑膜上皮细胞关系更密切[76-78]。Ionesu 等人[80]通过免疫组织化学研究发现，脑膜上皮样结节几乎一致地表达 vimentin，约 1/3 表达 EMA 阳性，而 CK 和 Syn 阴性。在一项基因型研究中，还检测出一些杂合性缺失，与孤立性病变相比，多发性脑膜上皮样结节更常发生杂合性缺失，且受累位点更多[80]。笔者认为，孤立的脑膜上皮样结节可能是反

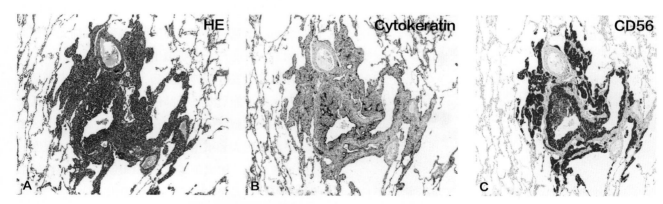

图 17.24　微小瘤。A. 典型的微小瘤表现为以细支气管为中心的散在结节。细支气管因被瘤细胞增生所掩盖而不能识别，但毗邻的肺动脉仍可见。B. 细胞学上，微小瘤具有神经内分泌的外观，细胞成巢、染色质颗粒状、缺乏坏死和明显的核分裂象。细胞巢通常陷入纤维间质中，部分细胞巢看似漂浮在肺泡腔或类似淋巴管的腔隙内。C. 神经内分泌标记如嗜铬粒蛋白呈强阳性着色

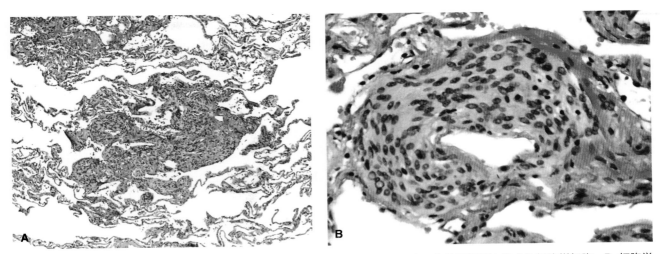

图 17.25 微小肺脑膜上皮样结节。这些小的肺实质结节有时与肺静脉有关。A. 表现为胶原间质内的合体细胞样细胞。B. 细胞学上，与脑膜上皮细胞极为相似

应性改变，而多发性脑膜上皮样结节可能是从反应性到肿瘤性增殖的转化。脑膜上皮样结节与脑膜瘤相比，在主要的分子事件、形成和进展等方面均不同[80]。微小肺脑膜上皮样结节由间质梭形细胞簇组成，细胞质淡染嗜酸性，在蜂窝状肺组织内形成小的星状结节（偶尔大体可见）。与脑膜瘤细胞一样，脑膜上皮样结节也表达 PR，不表达血管、黑色素瘤和肌肉标志物；对神经内分泌标志物突触素和嗜铬粒蛋白的表达基本上是阴性的，但可以部分阳性表达 CD56。在某些情况下，对脑膜上皮样结节和肿瘤的鉴别可能是一种挑战。与微小瘤以气道为中心的分布相反，肺泡间隔内的非常特征性的位置，支持脑膜

上皮样结节的诊断。脑膜上皮样结节是一种偶然的发现，基本上没有症状。据文献报道，在 4.9% 的尸检中和高达 9.5% 因癌症切除组织中可见脑膜上皮样结节。在广泛取样的切除术中，在高达 47% 的病例中可看到脑膜上皮样结节。近年来，由于使用 HRCT 扫描，这些病变引起临床关注并可被切除。在极少数情况下，可以表现为多个双侧微小结节，这种现象称为弥漫性肺部脑膜瘤病。

非典型腺瘤样增生（AAH）是一种上皮细胞增殖过程，表现为肺实质中的小结节性病变（图 17.26）。最初发现于肺癌切除标本中，并被命名为细支气管肺泡细胞腺瘤[81]。Miller 对 247 例肺癌标

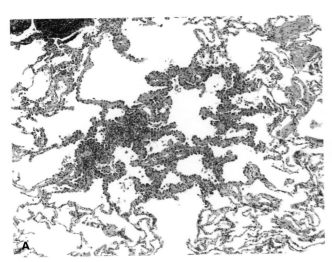
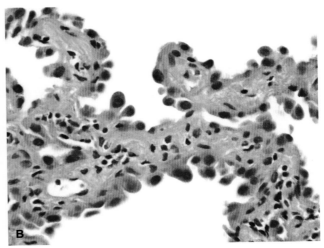

图 17.26 非典型腺瘤样增生（AAH）。A. 此标本膨胀良好，病变直径 2~3mm，肺泡间隔轻微增厚，门把手样的细胞增生并沿肺泡壁分布。B. 肺泡内衬的细胞轻至中度非典型性，缺乏与原位腺癌相关的细胞拥挤和显著异型性。部分细胞可见 II 型肺泡细胞所特有的核内包涵体（左下所示）

本进行连续切片，其中 23 例（10.74%）出现这种病变[81]。使用 Bouin 膨胀固定的标本易于从大体上识别 AAH。WHO 将 AAH 定义为：局部增生的轻 – 中度非典型 II 型肺泡细胞和（或）棒状细胞呈小范围局限性增生（通常小于或等于 0.5cm），被覆于肺泡壁有时还累及呼吸性细支气管[76]。病变被认为是一种非黏液性腺癌的癌前病变（生长缓慢的肿瘤，无血管淋巴管浸润或远处转移）。流行病学、形态学、形态测量学、细胞荧光测量学和遗传学的证据支持这一观点。AAH 通常是一个偶然的组织学发现（极少数可被影像学检查发现），见于 2%～4% 的非癌症患者的常规尸检，和高达 35% 的肺腺癌患者肺叶切除标本。AAH 发生在呼吸性细支气管附近，缺乏明显炎症或纤维化的区域，癌细胞最多呈现为中度异型性。出现胞质突起提示棒状细胞起源。可以观察到不明显的假乳头，不要与浸润性癌混淆。一般而言，我们主张对这些病变采取保守的诊断，因为：①导致 II 型肺泡细胞增殖的原因很多，其中许多是反应性的；②虽然一些研究支持 AAH 是肺腺癌的癌前病变这一观点（主要是基于在 AAH 中出现与腺癌中类似的 KRAS 和 EGFR 驱动突变），但并没有明确的组织学或病理学研究证实 AAH 会进展为腺癌。此外，没有研究表明有多少比例的 AAH 病变可能发展为腺癌。AAH 不应与原位腺癌相混淆，原位腺癌通常病灶较大，具有更单一的增殖细胞群和更明显的细胞异型性。

肺内还可偶见其他一些结节性病变，包括局灶性瘢痕（见后文）、静止性肉芽肿病和机化的梗死灶。早期的梗死灶呈楔形，表现为出血性坏死，所被覆的胸膜表现为纤维素性胸膜炎，病灶周边常可见肉芽组织形成。陈旧性梗死常为圆形，周边为纤维组织，甚至可被误认为是静止性肉芽肿。坏死的肿瘤结节有时很像梗死。机化的梗死灶附近的肺泡内及支气管周围常可见鳞状上皮化生，当病变非常明显时可被误诊为肿瘤。若没有肺尘埃沉着病的临床或影像学证据，偶见单发的煤硅结节（anthracosilicotic nodule）可视为没有意义。出现多个硅结节时，应注意职业史和肺尘埃沉着病的可能性。

虽然广泛的肺实质瘢痕通常是一个病理过程，但在活检标本中常偶然发现直径数毫米的局灶性瘢痕。经常看到一种明显的瘢痕（CT 检查发现的 2～3mm 小叶中心性结节），表现为在肺外周以肺泡管为中心的瘢痕，尤其常见于（既往）吸烟者（图 17.27）。瘢痕为圆形或一定程度的星芒状，含有大量平滑肌束，因而有时会与原发性肌性增生混淆，如 LAM。无论何种病因所致，肺瘢痕的组织学变化多样，包括血管内膜和中膜增厚［有时甚至导致管腔闭塞（闭塞性动脉内膜炎）］、间质内平滑肌和肌成纤维细胞增生、II 型肺泡细胞或细支气管型上皮细胞化生和增生（细支气管周围上皮化生）、肺泡巨噬细胞聚集和黏液化、类癌微小瘤（特别是沿着瘢痕性小气道）、营养不良性钙化或骨化、显微性瘢痕周肺气肿，以及胸膜内和支气管周围的脂肪组织化生。与瘢痕相关的 II

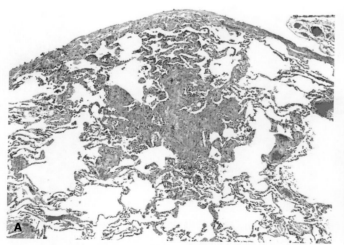
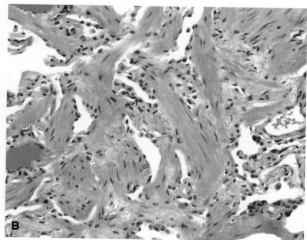

图 17.27　偶然发现的肺实质瘢痕。典型病变位于胸膜下，以肺泡管为中心（A），常可见正常表现的平滑肌束（B）

型肺泡细胞的增生可能与腺癌相混淆，后者表现为均匀致密的细胞增多和细胞拥挤，与正常的肺泡壁之间突然过渡，有显著的细胞学异型性，缺乏纤毛细胞。虽然 AAH 的间质增宽和纤维化的程度相对较轻，但在这种情况下，要考虑与 AAH 的鉴别。值得注意的是，腺癌和 AAH 的增殖均为 TTF-1 和 Napsin-A 阳性。

在极少数情况下，正常肺泡中可看到成熟骨，后者为肺泡腔内渗出物机化后的残留物，这些渗出物可能来自二尖瓣狭窄所致的慢性淤血或陈旧性机化性肺炎[82]。广泛的营养不良性骨化（罕见情况下可钙化）偶尔伴有弥漫性肺纤维化（图 17.28）[83]。无论何种原因，局灶性肺瘢痕中常见局灶性营养不良性骨化。

楔形活检标本中见到肺内淋巴结的情况并不罕见（图 17.29）。淋巴结的形态变化很大，从镜下松散的淋巴组织聚集灶，到大体或影像学可见的完全形成的淋巴结。

小结节性肺细胞增生（MNPH）是指 II 型肺泡细胞多灶性小结节性增殖，伴间质轻度增厚（图 17.30）[84]。这种情况很少见，一般因其他病变（鉴于 MNPH 与结节性硬化症的相关性，通常是 LAM）活检时偶然发现。罕见情况下，MNPH 是唯一的病变，病变可足够大，表现为 CT 检查可见的多发性小结节。典型病变直径大于 5mm。本病与 AAH 及其他原因导致的肺泡细胞增生的区别在于：显微镜扫视显示为清楚的圆形结节，大而肥胖的嗜酸性 II 型肺泡细胞缺乏显著的非典型性，病灶间质内有轻微的胶原沉

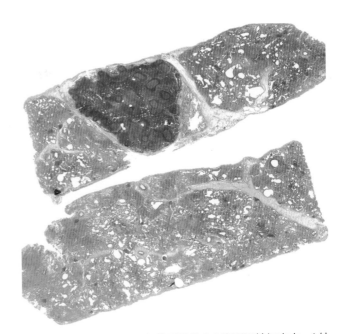

图 17.29　肺内淋巴结。在外周肺的 1 个楔形活检标本中，1 处小叶间隔内或邻近处有 1 个比较大的淋巴结，即使是在显微镜下扫视时，也能看到明显的反应性滤泡

积，以及结节中的肺泡腔内可见组织细胞。

在肺组织中可以见到许多肺泡内和细胞内结构。正常肺泡内可见少量巨噬细胞，其数量增加不具有特征性，常见于吸烟者[42]。局灶脱屑性间质性肺炎样反应可见于许多病理状态，尤其是吸烟者和伴有纤维化和结构破坏的疾病[46,85]。当出现含铁血黄素时，则需要排除导致肺泡出血的原因（包括原发性和继发性）。

淀粉样小体是一种嗜酸性、圆形、略呈板层状的蛋白质小体（图 17.31），PAS 染色阳性，刚果红染色弱阳性，多见于年长者的肺部[86-87]。有时中央区域出现蓝灰色、钙化或可极化的结晶小体，周围有巨噬细胞或巨细胞反应。淀粉样小体没有临床意义，其本质和形成原因尚不清楚，不应与吸入的外源性物质或食物颗粒混淆。

蓝色小体（图 17.32）是肺泡内的板层状嗜碱性钙化结构，与肺泡巨噬细胞和巨细胞相伴出现[87]。这是一种非特异性结构，见于许多与巨噬细胞聚集有关的弥漫性肺疾病，没有诊断意义，通常认为其与巨噬细胞的分解代谢有关。蓝色小体主要由碳酸钙构成。

Schaumann 小体（图 17.33）为相似的板层状钙化小体，见于巨细胞内，与肉芽肿有关[87-89]。Schaumann 小体没有诊断意义，可见于各种原因导致

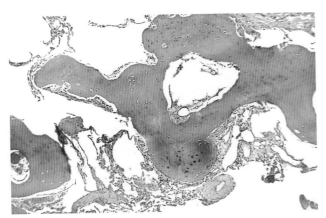

图 17.28　骨化。取自 1 位普通型间质性肺炎患者的肺组织内偶见的 1 处肺骨化灶

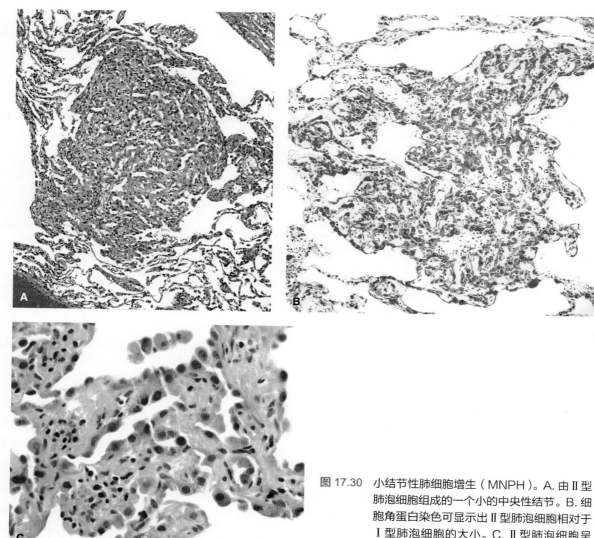

图 17.30   小结节性肺细胞增生（MNPH）。A. 由Ⅱ型肺泡细胞组成的一个小的中央性结节。B. 细胞角蛋白染色可显示出Ⅱ型肺泡细胞相对于Ⅰ型肺泡细胞的大小。C. Ⅱ型肺泡细胞呈现明显的良性表现

的肉芽肿。Schaumann 小体是内源性衍生物，由于含有草酸盐结晶，可具有部分双折光性，因此可被误认为是外源性物质（见后文）。

星状小体（图 17.34）是细胞内星状排列的蛋白质结晶，见于多种肉芽肿内的巨细胞，外观很漂亮，但无特异性。

草酸钙结晶为半透明双折光性板状晶体，常见于巨核细胞中，易被误认为是外源物质（图 17.35）[87-88]。在侵袭性曲霉病患者中，曲霉周围常见聚集的草酸钙结晶。

类似 Mallory 透明小体的结构可见于许多间质性疾病的反应性Ⅱ型肺泡细胞内（图 17.36），表现独特，但无特异性，可表达角蛋白和泛素[90]。

含铁小体中有许多是石棉小体。含铁小体的出现表明患者暴露于大量吸入性含铁物质，但并不一定与患者肺部疾病的临床表现相符。最近使用电子探针分析发现，许多物质有铁包被，而石棉样纤维仅是其中的一小部分[91]。

事实上，我们可以在所有的城市成年人的肺中发现与炭末沉着有关的短的针状双折光性物质（通常是二氧化硅或硅酸盐）（图 17.37），沿着肺的淋巴引流途径分布或位于区域淋巴结内。硅酸盐比二氧化硅的双折光性更强。即便在没有明显职业暴露史的人（特别是吸烟者）中，双折光物质的数量也可高得惊人。该物质需要与福尔马林色素和外科手套的滑石粉或淀粉相区分，后两者仅限于肺的抓持面，常有极性，表

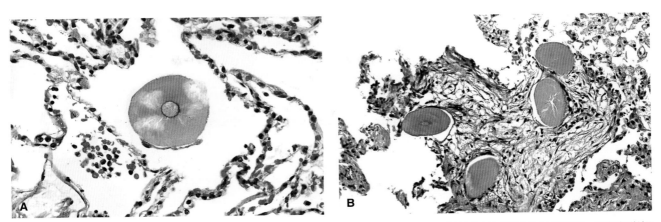

图 17.31　肺淀粉样小体。A. 图示中央的蓝色小体及其周围的巨细胞或巨噬细胞反应。其他小体可能呈放射状排列，在组织学切片中出现裂缝。通常刚果红染色阳性。B. 机化性肺炎偶见多个淀粉样小体

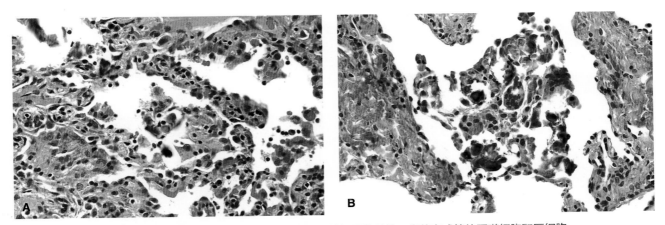

图 17.32　蓝色小体。蓝色小体位于肺泡内，为灰色或蓝色钙化的板层状结构，常伴有成簇的巨噬细胞和巨细胞

现为 Maltese 十字结构 [①]。硅肺（和硅酸盐沉积病）的诊断不能仅依靠出现双折光性物质，还需要与临床病理相结合：适当的影像学结果、肺实质的硅肺结节或沿淋巴引流途径分布的大量组织细胞（在其中可以看到早期纤维化结节形成）。明确任何物质特征需要通过特殊技术，如电子探针分析。

在没有肉芽肿病证据患者的肺中，可能偶尔会发现非坏死性上皮样肉芽肿，与身体其他部位偶尔发现的肉芽肿相似。Hung 等人 [92] 评估了 347 例肺部切除肿块的病灶，发现仅有 7.8% 的病例在远离病灶处出现肉芽肿性炎症。偶尔发现胆固醇性肉芽肿或含有胆固醇结晶裂隙的单个巨细胞（图 17.38）。胆固醇性肉芽肿的出现与之前的肺泡出血、黏液变或肺动脉高压有关，但肉芽肿本身无意义 [93]。脂肪肉芽肿是一

个少见的非特异性表现，多见于糖尿病患者 [94]。

一个有趣的发现是肺泡壁出现散在的巨核细胞（图 17.39），主要位于肺泡毛细血管内。数量可以很多，特别是在败血症时。此发现没有诊断意义，不要过度解释为恶性细胞或病毒感染细胞。与骨髓和脾脏一样，肺是巨核细胞的一个主要储存部位 [95]。

骨髓栓子常见于尸检标本中，也可见于活检标本（图 17.40）。骨髓栓子很少与任何临床重要病程相关，它们可能是骨创伤、肋骨切除或猛烈的 CPR 的继发性结果。在某些情况下，如胸腔镜活检，骨髓栓子的出现与骨创伤无关，为不明原因的偶然发现。

新形成的血管内血栓（可能是原位形成）是任何严重的急性炎性肺疾病中一种比较常见的伴随表现（图 17.41），在没有明确的临床信息时，不应被视为

① 译者注：马耳他十字（Maltese Cross）是医院骑士团以及马耳他骑士团所使用的符号，形状由 4 个 "V" 字组成，设计基于第一次十字军东征时所使用的十字。

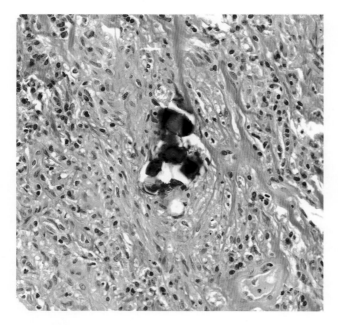

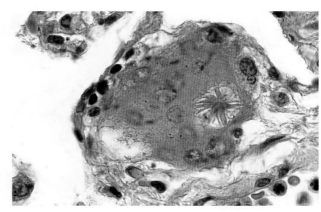

↑ 图 17.34　星状小体。1 例结节病中巨细胞内的星状小体

← 图 17.33　Schaumann 小体。在肉芽肿性炎症背景中可见一个蓝染的钙化结构，类似于砂粒体样的局灶性板层状外观。本例的淡染区为疏松的草酸盐结晶，呈双折光性（图 17.35）

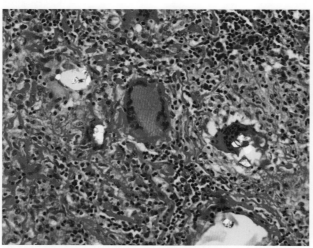

图 17.35　草酸钙结晶。草酸钙晶体常伴有 Schaumann 小体和肉芽肿性炎症，呈明亮的双折光性，如本例偏振光显微图所示。草酸钙结晶与巨细胞共存为其特征

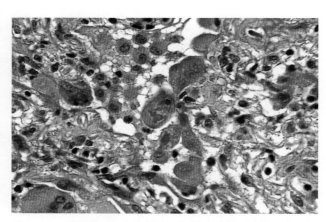

图 17.36　透明物质。在多种急、慢性疾病的反应性 Ⅱ 型肺泡细胞中可见到类似 Mallory 小体的透明物质

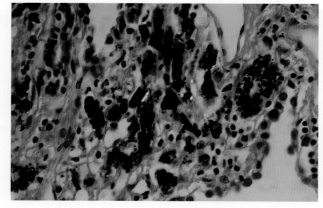

图 17.37　正常肺内的二氧化硅和硅酸盐。炭末色素内及其周围常见双折光性二氧化硅和硅酸盐颗粒，这是非特异性表现，常见于城市成年人和吸烟者中

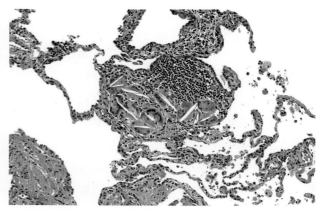

图 17.38　胆固醇性肉芽肿。间质性肺病中，常可见非特异性的肉芽肿和成簇的含胆固醇结晶裂隙的巨细胞

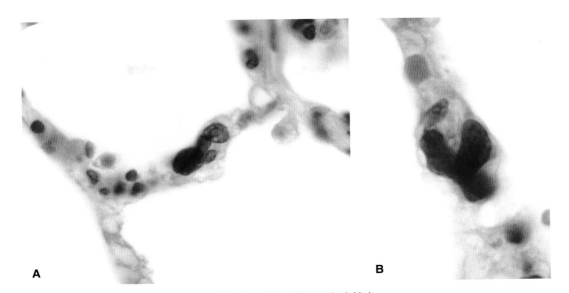

图 17.39　巨核细胞。正常肺中常见巨核细胞，常位于肺泡毛细血管内

肺栓塞的证据。

在慢性出血、慢性肺淤血（如充血性心力衰竭）或代谢异常的患者中，可发生肺弹性组织的钙化和铁包裹，甚至引起巨细胞反应（图 17.42）。这种现象曾被不恰当地解释为内源性尘肺[96]。

血管内异物常呈双折光性，并可出现巨细胞反应。通常发生于静脉毒品注射（血管内滑石肉芽肿）者，偶尔在无药物滥用史的患者中也可见到异物碎片，可能与住院或手术期间的静脉注射有关。

无论是局限性肺间质内气体，还是弥漫性肺间质内气体，儿科肺病理学家都常观察到，偶见于使用呼吸机的成人中。间质内气体可作为在胸膜下纤维化区域内的偶然

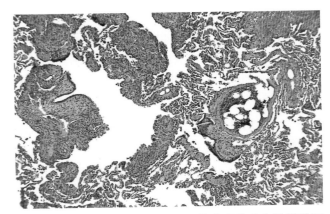

图 17.40　骨髓栓子。肺动脉内偶然发现的 1 个骨髓栓子（右中所示），来自淋巴管平滑肌瘤病（左侧所示）患者的活检组织

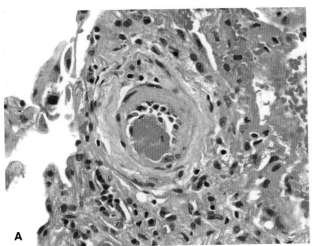

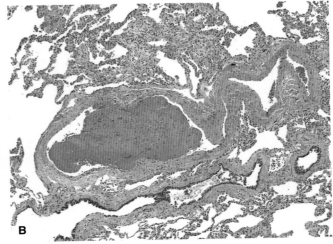

图 17.41　急性肺损伤的血栓栓子。广泛的急性肺损伤病例活检中经常见到小（A）或有点大（B）的纤维蛋白血栓。A. 动脉旁有透明膜。B. 顶部（肺组织）可见有机化

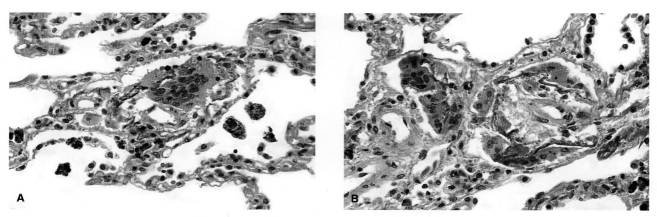

图 17.42　弹性组织中的铁沉积。在本例中，严重的慢性淤血引起的慢性出血导致含铁血黄素沉积于间质和血管弹性纤维中。巨细胞反应是一种常见的伴随表现

发现，但其本身也可作为疾病的主要表现（图 17.43）[97]。异常的充气间隙类似于蜂窝状表现，但缺乏预期的细支气管内衬的化生上皮。仔细检查可以发现，这些间隙或者完全没有内衬细胞，或者为沿间隙分布的反应性组织细胞和巨细胞。间质内气体可见于间质性肺疾病患者、气胸既往史患者，以及肺大疱和小疱内及其周围。与使用机械通气的患儿一样，使用辅助通气的成人中也可见间质内气体，有时会因忽略而被误诊为组织撕裂。

除非是评估转移性癌，否则很少会对肺门及支气管旁淋巴结进行仔细检查，然而其经常表现出一些特征性改变。淋巴窦里和副皮质区成簇的内含粉尘的巨噬细胞可能类似于小肉芽肿（图 17.44）。硅肺或煤硅肺结节、陈旧性或静止性感染性肉芽肿和窦组织细胞增生症也很常见。当考虑结节病时，可能难以区分肺门淋巴结的正常组织细胞增生和结节病的肉芽肿。要解决这个问题就要确保对肉芽肿的严格定义：具有形成完好的圆形肉芽肿病灶（特别是肉芽肿内纤维素样或透明变性物质的聚集）和巨细胞。应详细了解二者临床病理的相关性。

虽然肺内出现多个硅酸盐结节应该怀疑尘肺的可能，但在非尘肺病患者的肺门和肺实质淋巴结内也常

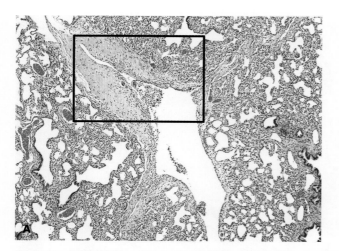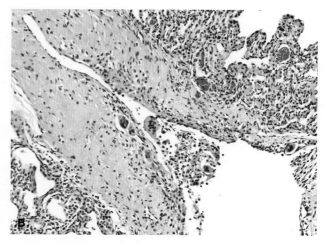

图 17.43　间质内气体。当空气进入肺间质，并持续存在（通常在呼气末正压通气时）形成独有的空腔（A），见于周围肺的小叶间隔内。这些人为腔隙是间质内空气，空腔内衬巨细胞（B 图为取自 A 图框内的区域）。在依赖呼吸机支持的儿童中，这个过程称为持续性间质性肺气肿（PIPE）。本例为 1 个患有 PIPE 的儿童病例

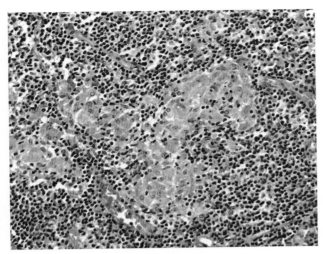

图 17.44　肺门淋巴结内成簇的组织细胞。正常肺门和纵隔淋巴结通常含有成簇的组织细胞，内有数量不等的尘粒或灰末沉着。有时表现类似于肉芽肿，可能很难与真正的肉芽肿反应相区分

可见到煤硅肺结节。结节由同心圆旋涡状的层状透明变性胶原组成，周围是不呈栅栏状排列的充满粉尘的巨噬细胞，偏振光检查发现后者内含有双折光性物质；可见明显的中央退行性变。硅结节应该与陈旧性或静止性肉芽肿病相鉴别。值得注意的是，硅结节可以被二次感染，特别是对于分枝杆菌微生物（硅结核）。在硅结节中如存在任何坏死性肉芽肿性炎症，提示需要进行组织化学染色以识别是否存在微生物。

Hamazaki-Wesenberg 小体很小（平均长度 5μm），是棕黄色的细胞内或细胞外结构，与淋巴结有关，尤其是肺门淋巴结内的窦组织细胞（图 17.45）[98]。这些小体的形成原因不明，但类似脂褐素。乌洛托品银和 PAS 染色为阳性，因此可能与真菌相混淆，但其 HE 染色特征、无相关的坏死或炎症、Fontana-Masson 染色阳性，有助于与真菌相区别，尤其是组织胞浆菌病。

楔形活检标本中的胸膜的变化是偶然的，或是病理过程的一部分，其意义需要根据个体情况进行评估。

7　经支气管镜活检的偶然发现

经支气管镜活检中出现的主要人为假象或偶然发现可能会造成误诊，包括肺不张（误诊为间质性肺炎）、空泡假象（误诊为脂质性或吸入性肺炎）和部分胸膜组织（完全忽略、误诊为肿瘤或可疑肿瘤）[55-56]。这些胸膜组织甚至可能包括部分胸膜脂肪，特别常见于纤维化的间质性肺炎中。支气管活检组织中看见胸膜组织（图 17.46）的情况并不少见，但大多数病理学家对此认识不足。此类标本中的反应性间皮细胞条索可能会与癌相混淆，在这些病例中，使用 calretinin 和（或）WT-1 染色可有助于正确鉴定间皮细胞来源。

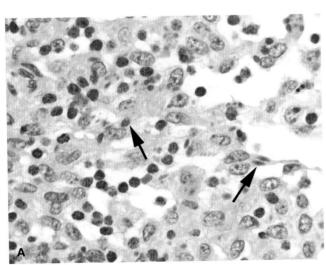

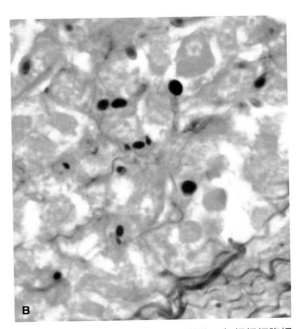

图 17.45　Hamazaki-Wesenberg 小体。A.Hamazaki-Wesenberg 小体（箭头所示）为棕黄色卵圆形结构，与组织细胞相关，偶见于肺门及纵隔淋巴结（箭头所示）。B. 银染阳性，有时会与真菌混淆

与楔形活检组织一样，经支气管镜活检标本里出现肺泡腔内红细胞和纤维蛋白沉积的最常见原因是与操作有关的创伤，而不是肺泡出血综合征。

8 衰老影响

表 17.9 显示了衰老对肺的一些影响。大气管软骨可出现钙化和骨化。肺动脉和静脉内膜增厚是年龄相关性改变（图 17.47），肺尖部动脉最常受累[2]。静脉内膜增厚和动脉粥样硬化常表现为透明变性和硬化，需要与肺静脉闭塞性疾病和慢性淤血所见富于细胞的内膜和肌层增生鉴别。小动脉壁透明变性也是衰老改变（同样常见于肺气肿），不应与肺泡间隔的淀粉样变性相混淆，淀粉样变性缺乏胶原沉积的纤维性本质，刚果红染色也可能对鉴别有所帮助。通常在血管周围偶然发现真正的老年性淀粉样蛋白（称为野生型淀粉样甲状腺转运蛋白更为合适），并且随着年龄的增长而增加[99-100]。任何淀粉样蛋白的病例都应该提示临床排除系统性淋巴组织增生性疾病的可能。与其他类型的淀粉样变性，尤其是 AL 淀粉样变性（以前称为原发性淀粉样变性）相比，老年性淀粉样变性具有更好的预后。随着年龄增长，肺泡出现一定程度的扩大，称为老年性肺气肿[101]。在紧邻大呼吸道表面上皮的下方，正常可见纵行弹性纤维组织，在老年个体中呈弹性组织变性样表现。

9 初看为正常的活检标本

当怀疑为弥漫性肺疾病的肺活检标本看起来正常时，可能存在多种情况（表 17.10），尤其是怀疑肺水肿的标本（图 17.48）。

虽然有人认为，那些程度非常轻，以致被忽略的间质浸润可能没有临床意义，但对此的识别是很有必要的。这样的标本有可能是取自间质性肺炎患者受累较轻的部位、接受类固醇或免疫抑制治疗的患者的炎性浸润被抑制时、以斑片状炎症为特征的病变实体等。静脉周围和肺泡壁出现炎症细胞伴反应性 II 型肺泡细胞，通常提示间质性肺炎。

10 免疫组织化学

免疫组织化学经常用于肺原发性和转移性肿瘤的研究。了解正常肺和胸膜的免疫组织化学特性对于肿瘤诊断非常有帮助。疾病过程可导致肺组织结构不清，此时，这些知识也可用于这些非肿瘤性疾病的研究。正常肺细胞的免疫组织化学染色模式总结在表

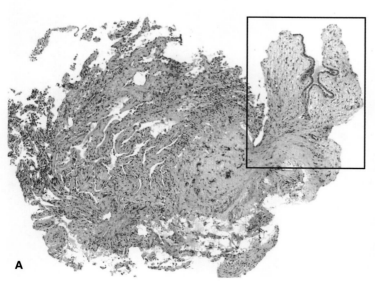
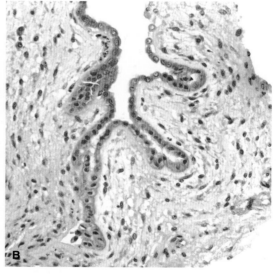

图 17.46 经支气管活检标本内的脏层胸膜。针对外周肺的支气管活检可能会取到部分脏层胸膜（A 图方框区，以及 B 图）。这可能会导致误诊，尤其是伴有反应性胸膜炎时

表 17.9
肺活检组织所见的老化表现
• 气管支气管软骨的骨化、黏膜下脂肪化生、支气管腺体嗜酸细胞化生和（或）增生，以及黏膜下弹性外观
• 肺动脉、静脉内膜增厚，小动脉透明变性
• 肺泡扩张（活检标本中难以见到）
• 支气管动脉中层钙化，野生型甲状腺转运蛋白（TTR）淀粉样变性病（以前称为老年性淀粉样变性病）
• 炭末沉着（城镇居民）

表 17.10
肺活检可能表现为正常的情况
• 取样误差
• 肺血管疾病
• 小气道（细支气管）疾病
• 肺水肿和弥漫性肺泡损伤早期
• 栓子，包括脂肪栓子
• 非常轻微的间质炎症细胞浸润
• 心脏病继发的肺异常

表 17.11		
肺原发性肿瘤常用的免疫染色		
腺癌	鳞状细胞癌	神经内分泌肿瘤
TTF-1	p40（特异性最高）	Syn
Napsin-A	p63	CgA
表面蛋白 C（很少使用）	CK5/6（特异性最低）	CD56

17.4 中。

几种肺组织常用的抗体染色实例列举于图 17.49 ~ 图 17.51 中 [102-107]。表 17.11 总结了用于肺病理学的最常见的免疫染色。用免疫染色来诊断肺部恶性肿瘤时，重要的是识别未受累的良性肺部结构的染色模式。应注意在实体瘤中包陷的肺细胞表达 TTF-1/Napsin-A。同样，沿肺泡扩散的肿瘤显示其内良性的肺泡组织实质呈 TTF-1/Napsin-A 阳性。这种阳性结果不应被误诊为腺癌。此外，肺含有大量的肺泡巨噬细胞，这些巨噬细胞常显示非特异性染色，尤其对于 Napsin-A 抗体。值得注意的是，p63 不是鳞状细胞癌的特异性标志物。世界卫生组织建议使用 p40 作为鳞状细胞分化的最具特异性的标志物 [76]。肺是常见的癌转移部位。必须认识到某些免疫染色除了其相对特异的起源器官表达之外，也可以在原发性肺恶性

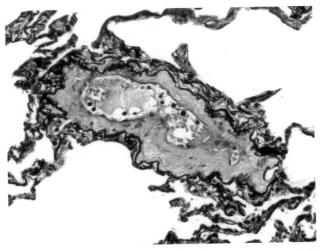

图 17.47　脉管的衰老改变。在老年人中，偶可见脉管内膜的增厚及透明变性。此时需要结合临床来判断，因为该特征在肺动脉高压中也可以见到

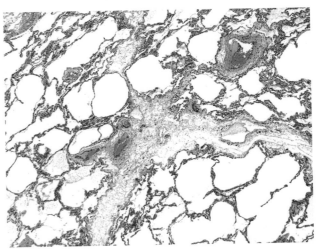

图 17.48　肺水肿。活检标本中的肺水肿可能看上去正常。注意如文中所述的间隔增宽，肺泡腔内见淡染的絮状物质可能是一个诊断线索

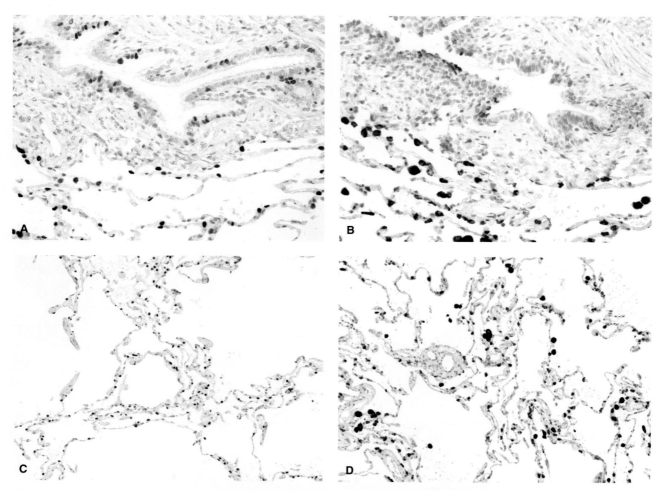

图 17.49　由于抗体针对的细胞角蛋白肽的分子量不同，正常外周肺的广谱细胞角蛋白（CAM5.2）的免疫反应性略有不同[1-2]。细胞角蛋白的广谱抗体可以标记所有的肺上皮细胞和胸膜间皮细胞，类似上皮细胞膜抗原（EMA）。A. 细支气管上皮和肺泡衬覆细胞呈 Cam5.2 强阳性。B. 与更特异性的细胞角蛋白多肽（如 CK5/6）的鸡尾酒法用于标记间皮瘤相比，使用广谱抗体可以更好地、一致性地显示正常的间皮细胞[102-103]

图 17.50　TTF-1 和 Napsin-A 染色。在研究肺癌的原发性或转移性的来源时，这两种抗体对于缩小考虑范围很有用[3-4]。两者在肺上皮细胞均表达，TTF-1 为核着色，天冬氨酸蛋白酶 Napsin-A 为细胞质着色。在正常成人肺中，TTF-1 只表达于气道和肺泡的肺上皮细胞，而 Napsin-A 还表达于肺巨噬细胞，因此在外周肺的着色更强（A 和 C. TTF-1 染色；B 和 D. Napsin-A 染色）[104-105]

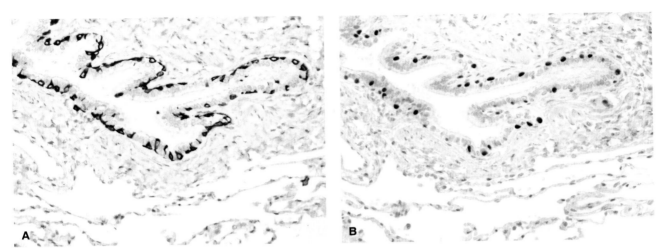

图 17.51　CK 5/6 和 p63 染色。两者是多种器官的基底型上皮细胞和肌上皮细胞的有效标记物[5]。在肺组织中，两者在外周气道上皮均有表达，但不表达于肺泡上皮细胞[106]（A. CK 5/6 染色；B. p63 染色）

肿瘤中表达。例如，GCDFP15、雌激素和孕激素受体以及 GATA3 免疫染色可以表达于一定比例的肺非小细胞癌[108-111]。CDX2 通常表达于原发性产生黏蛋白的肺腺癌[112]。除肺原发性肿瘤之外，TTF-1 也表达于其他恶性肿瘤中，最常见于几乎所有甲状腺肿瘤（除了甲状腺未分化癌），在卵巢浆液性癌、子宫内膜癌和子宫颈腺癌以及结肠腺癌中也有少量表达。Napsin-A 可以表达于大部分乳头状肾细胞癌和妇科的一些透明细胞癌中[107]。最后，TTF-1 和 Napsin-A 的阴性结果不能排除肺腺癌。在这些病例中，病理学家仍然依赖于使用组织化学染色黏蛋白（例如，黏蛋白、PASD）来证实腺体分化。

在个性化医疗时代，肺病理学中的免疫组织化学染色还包括用于预后目的的某些染色，这些染色包括 ALK 和 PD-L1 免疫染色。对这些染色的详细介绍超出了本章的范围，关于这些染色在肺癌预后中应用的最新综述可见参考文献[113]。

参考文献

[1] Nagaishi C. *Functional Anatomy and Histology of the Lung.* Baltimore, MD: University Park Press; 1972.

[2] Wagenvoort CA, Wagenvoort N. *Pathology of Pulmonary Hypertension.* New York: John Wiley; 1977.

[3] Kuhn C 3rd. Ultrastructure and cellular function in the distal lung. In: Thurlbeck WM, Abell MR, eds. *The Lung.* Baltimore, MD: Williams & Wilkins; 1978.

[4] Scadding JG, Cumming G, eds. *Scientific Foundations of Respiratory Medicine.* Philadelphia, PA: WB Saunders; 1981.

[5] Gail DB, Lenfant CJ. Cells of the lung: Biology and clinical implications. *Am Rev Respir Dis* 1983;127:366–387.

[6] Bienenstock J, Befus AD. Gut-and-bronchus-associated lymphoid tissue. *Am J Anat* 1984;170:437–445.

[7] Langston C, Kida K, Reed M, et al. Human lung growth in late gestation and in the neonate. *Am Rev Respir Dis* 1984; 129:607–613.

[8] Murray JF. *The Normal Lung.* 2nd ed. Philadelphia, PA: WB Saunders; 1986.

[9] Fawcett DW, Bloom W, Raviola E. *A Textbook of Histology.* 12th ed. New York: Chapman and Hall; 1994.

[10] Coalson JJ. The adult lung: Structure and function. In: Saldana MJ, ed. *Pathology of Pulmonary Disease.* Philadelphia, PA: JB Lippincott: 1994:3–14.

[11] Wang NS. *Anatomy.* In: Dail DH, Hammar SP, eds. *Pulmonary Pathology.* 2nd ed. New York: Springer-Verlag; 1994:21–44.

[12] Kuhn C III. Normal anatomy and histology. In: Thurlbeck WM, Churg AM, eds. *Pathology of the Lung.* 2nd ed. New York: Thieme Medical Publishers; 1995:1–36.

[13] Weibel ER, Taylor CR. Functional design of the human lung for gas exchange. In: Fishman AP, ed. *Pulmonary Diseases and Disorders.* Vol 1. 3rd ed. New York: McGraw-Hill; 1998:21–61.

[14] Albertine KH, Williams MC, Hyde DM. Anatomy of the lungs. In: Murray JF, Nadel JA, eds. *Textbook of Respiratory Medicine.* 3rd ed. Philadelphia, PA: WB Saunders; 2000:3–33.

[15] Corrin B. *Pathology of the Lungs.* London: Churchill Livingstone; 2000.

[16] Leslie KO, Wick MR. Lung anatomy. In: Leslie KO, Wick MR, eds. *Practical Pulmonary Pathology.* Philadelphia, PA: Churchill Livingstone; 2005:1–18.

[17] Chinoy MR. Lung growth and development frontiers. *Bioscience* 2003;8:392–415.

[18] Roth-Kleiner M, Post M. Genetic control of lung development. *Biol Neonate* 2003;84:83–88.

[19] Yaegashi H, Takahashi T. The airway dimension in ordinary human lung. A standardized morphometry of lung sections. *Arch Pathol Lab Med* 1994;118:969–974.

[20] Hansell DM. Small airways diseases: Detection and insights with computed tomography. *Eur Respir J* 2001;17(6): 1294–1313.

[21] Lambert MW. Accessory bronchiolealveolar communications. *J Pathol Bacteriol* 1955;70:311–314.

[22] Yousem SA, Dacic S. Idiopathic bronchiolocentric interstitial pneumonia. *Mod Pathol* 2002;15:1148–1153.

[23] Churg A, Meyers J, Suarez T, et al. Airway-centered interstitial fibrosis: A distinct form of aggressive diffuse lung disease. *Am J Surg Pathol* 2004;28:62–68.

[24] Fukuoka J, Franks TJ, Colby TV, et al. Peribronchiolar metaplasia: A common histologic lesion in diffuse lung disease and a rare cause of interstitial lung disease; clinicopathologic features of 15 cases. *Am J Surg Pathol.* 2005;29(7):948–954.

[25] Winkelmann A, Noack T. The Clara cell: A "Third Reich eponym." *Eur Respir J* 2010;36(4):722–727.

[26] Lehnert BE. Pulmonary and thoracic macrophage subpopulations and clearance of particles from the lung. *Environ Health Perspect* 1992;97:17–46.

[27] Gould SJ, Isaacson PG. Bronchus-associated lymphoid tissue (BALT) in human fetal and infant lung. *J Pathol* 1993;169: 229–234.

[28] Richmond J, Pritchard GE, Ashcroft T, et al. Bronchus associated lymphoid tissue (BALT) in human lung: Its distribution in smokers and non-smokers. *Thorax* 1993;48:1130–1134.

[29] Tschernig T, Kleemann WJ, Pabst R. Bronchus-associated lymphoid tissue (BALT) in the lungs of children who had died from sudden infant death syndrome and other causes. *Thorax* 1995;50:658–660.

[30] Randall TD. Bronchus-associated lymphoid tissue (BALT) structure and function. *Adv Immunol* 2010;107:187–241.

[31] Bienenstock J. Bronchus-associated lymphoid tissue. *Int Arch Allergy Appl Immunol* 1985;76(suppl 1):62–69.

[32] Kradin RL, Spirn PW, Mark EJ. Intrapulmonary lymph nodes. Clinical, radiologic, and pathologic features. *Chest* 1985;87: 662–667.

[33] Gallagher B, Urbanski SJ. The significance of pleural elastica invasion by lung carcinomas. *Hum Pathol* 1990;21:512–517.

[34] Amin MB, Edge SB, Greene FL, et al., eds. *AJCC Cancer Staging Manual.* 8th ed. New York: Springer, 2017.

[35] Sheffield BS, Hwang HC, Lee AF, et al. BAP1 immunohistochemistry and p16 FISH to separate benign from malignant mesothelial proliferations. *Am J Surg Pathol* 2015;39(7): 977–982.

[36] Colby TV, Swensen SJ. Anatomic distribution and histopathologic pattern in diffuse lung disease: Correlation with HRCT. *J Thorac Imaging* 1996;11:1–26.

[37] Travis WD, Cotabel U, Hansell DM, et al. An official American Thoracic Society/European Respiratory Society statement: Update of the International Multidisciplinary Classification of the Idiopathic Interstitial Pneumonias. *Am J Respir Crit Care Med* 2013;188(6):733–748.

[38] Newman SL, Michael RP, Wang NS. Lingular lung biopsy: is it representative? *Am Rev Respir Dis* 1985;132:1084–1086.

[39] Albo RJ, Grimes OF. The middle lobe syndrome: A clinical study. *Dis Chest* 1966;50:509–518.

[40] Kwon KY, Myers JL, Swensen SJ, et al. Middle lobe syndrome: A clinicopathological study of 21 patients. *Hum Pathol* 1995;26:302–307.

[41] Renner RR, Markarian B, Pernice NJ, et al. The apical cap. *Radiology* 1974;110:569–573.

[42] McCloud TC, Isler RJ, Novelline RA, et al. The apical cap. *AJR* 1981;137:299–306.

[43] Lagstein A. Pulmonary apical cap-what's old is new again. *Arch Pathol Lab Med* 2015;139(10):1258–1262.

[44] Yousem SA. Pulmonary apical cap: A distinctive but poorly recognized lesion in pulmonary surgical pathology. *Am J Surg Pathol* 2001;25:679–683.

[45] Thurlbeck WM, Wright JL. *Thurlbeck's Chronic Airflow Obstruction.* 2nd ed. Hamilton, ON: BC Decker; 1999.

[46] Fraig M, Shreesa U, Savici D, et al. Respiratory bronchiolitis: A clinicopathologic study in current smokers, ex-smokers and never-smokers. *Am J Surg Pathol* 2002;26:647–653.

[47] Lichter I, Gwynne JF. Spontaneous pneumothorax in young subjects: A clinical and pathological study. *Thorax* 1971;26: 409–417.

[48] Thurlbeck WM. *Chronic Airflow Obstruction in Lung Disease.* Philadelphia, PA: WB Saunders; 1976.

[49] Ryu JH, Swensen SJ. Cystic and cavitary lung diseases: Focal and diffuse. *Mayo Clin Proc* 2003;78(6):744–752.

[50] Askin FB, McCann BG, Kuhn C. Reactive eosinophilic pleuritis: A lesion to be distinguished from pulmonary eosinophilic granuloma. *Arch Pathol Lab Med* 1977;101:187–191.

[51] Churg A. Asbestos fibers and pleural plaques in a general autopsy population. *Am J Pathol* 1982;109:88–96.

[52] Meurman L. Asbestos bodies and pleural plaques in a Finnish series of autopsy cases. *Acta Pathol Microbiol Immunol Scand* 1966;181:1–107.

[53] Roberts GH. The pathology of parietal pleural plaques. *J Clin Pathol* 1971;24:348–353.

[54] Hillerdal G. Pleural plaques and risk for bronchial carcinoma and mesothelioma. A prospective study. *Chest* 1994;105: 144–150.

[55] Katzenstein ALA. *Katzenstein and Askin's Surgical Pathology of Non-neoplastic Lung Disease.* 3rd ed. Philadelphia, PA: WB Saunders; 1997.

[56] Kendall DM, Gal AA. Interpretation of tissue artifacts in transbronchial lung biopsy specimens. *Ann Diagn Pathol* 2003;7: 20–24.

[57] Kadokura M, Colby TV, Myers JL, et al. Pathologic comparison of video-assisted thoracic surgical lung biopsy with traditional open lung biopsy. *J Thorac Cardiovasc Surg* 1995; 109:494–498.

[58] Churg A. An inflation procedure for open lung biopsies. *Am J Surg Pathol* 1983;7:69–71.

[59] Bensard DD, McIntyre RC Jr, Waring BJ, et al. Comparison of video thoracoscopic lung biopsy to open lung biopsy in the diagnosis of interstitial lung disease. *Chest* 1993;103: 765–770.

[60] Ferson PF, Landreneau RJ, Dowling RD, et al. Comparison of open versus thoracoscopic lung biopsy for diffuse infiltrative pulmonary disease. *J Thorac Cardiovasc Surg* 1993;106: 194–199.

[61] Carnochan FM, Walker WS, Cameron EW. Efficacy of video-assisted thoracoscopic lung biopsy: An historical comparison with open lung biopsy. *Thorax* 1994;49:361–363.

[62] Doberer D, Trejo Bittar HE, Wenzel SE. Should lung biopsies be performed in patients with severe asthma? *Eur Respir Rev* 2015;24(137):525–539.

[63] Ravaglia C, Bonifazi M, Wells AU, et al. Safety and diagnostic yield of transbronchial lung cryobiopsy in diffuse parenchymal lung diseases: A comparative study versus video-assisted thoracoscopic lung biopsy and a systematic review of the literature. *Respiration* 2016;91:215–227.

[64] Lentz RJ, Argento AC, Colby TV, et al. Transbronchial cryobiopsy for diffuse parenchymal lung disease: A state-ofthe-art review of procedural techniques, current evidence, and future challenges. *J Thorac Dis* 2017;9(7):2186–2203.

[65] Niewoehner DE, Kleinerman J, Rice DB. Pathologic changes in the peripheral airways of young cigarette smokers. *N Engl J Med* 1974;291:755–758.

[66] Myers JL, Veal CF Jr, Shin MS, et al. Respiratory bronchiolitis causing interstitial lung disease. A clinicopathologic study of six cases. *Am Rev Respir Dis* 1987;135:880–884.

[67] Yousem SA. Respiratory bronchiolitis-associated interstitial lung disease with fibrosis is a lesion distinct from fibrotic nonspecific interstitial pneumonia: A proposal. *Mod Pathol* 2006;19(11):1474–1479.

[68] Katzenstein AL, Mukhopadhyay S, Zanardi C, et al. Clinically occult interstitial fibrosis in smokers: Classification and

significance of a surprisingly common finding in lobectomy specimens. *Hum Pathol* 2010;41(3):316–325.

[69] Trejo Bittar HE, Yousem SA, Wenzel SE. Pathobiology of severe asthma. *Annu Rev Pathol* 2015;10:511–545.

[70] Wenzel SE, Vitari CA, Shende M, et al. Asthmatic granulomatosis: A novel disease with asthmatic and granulomatous features. *Am J Respir Crit Care Med* 2012;186(6):501–507.

[71] Trejo Bittar HE, Doberer D, Mehrad M, et al. Histologic findings of severe/therapy-resistant asthma from video-assisted thoracoscopic surgery biopsies. *Am J Surg Pathol* 2017;41(2): 182–188.

[72] Ashley DJ. Bony metaplasia in trachea and bronchi. *J Pathol* 1970;102:186–188.

[73] Churg A, Warnock ML. Pulmonary tumorlet. A form of peripheral carcinoid. *Cancer* 1976;37:1469–1477.

[74] Gould VE, Linnoila RI, Memoli VA, et al. Neuroendocrine components of the bronchopulmonary tract: Hyperplasias, dysplasias, and neoplasms. *Lab Invest* 1983;49:519–537.

[75] Ranchod M. The histogenesis and development of pulmonary tumorlets. *Cancer* 1977;39:1135–1145.

[76] Travis W, Brambilla E, Burke AP, et al., eds. *World Health Organization Classification of Tumours of the Lung, Pleura, Thymus and Heart*. 4th ed. Lyon, France: IARC Press, 2015.

[77] Kuhn C 3rd, Askin FB. The fine structure of so-called minute pulmonary chemodectomas. *Hum Pathol* 1975;6:681–691.

[78] Gaffey MJ, Mills SE, Askin FB. Minute pulmonary meningothelial-like nodules. A clinicopathologic study of so-called minute pulmonary chemodectoma. *Am J Surg Pathol* 1988;12: 167–175.

[79] Miller RR, Muller NL. Neuroendocrine cell hyperplasia and obliterative bronchiolitis in patients with peripheral carcinoid tumors. *Am J Surg Pathol* 1995;19:653–658.

[80] Ionescu DN, Sasatomi E, Aldeeb D, et al. Pulmonary meningothelial-like nodules: A genotypic comparison with meningiomas. *Am J Surg Pathol* 2004;28:207–214.

[81] Miller RR. Bronchioloalveolar cell adenomas. *Am J Surg Pathol* 1990;14:904–912.

[82] Elkeles A, Glynn LE. Disseminated parenchymatous ossification in the lungs in association with mitral stenosis. *J Pathol Bacteriol* 1946;58:517–522.

[83] Green JD, Harle TS, Greenberg SD, et al. Disseminated pulmonary ossification. A case report with demonstration of electron-microscopic features. *Am Rev Respir Dis* 1970;101: 293–298.

[84] Muir TE, Leslie KO, Popper H, et al. Micronodular pneumocyte hyperplasia. *Am J Surg Pathol* 1998;22:465–472.

[85] Bedrossian CW, Kuhn C 3rd, Luna MA, et al. Desquamative interstitial pneumonia-like reaction accompanying pulmonary lesions. *Chest* 1977;72:166–169.

[86] Hollander DH, Hutchins GM. Central spherules in pulmonary corpora amylacea. *Arch Pathol Lab Med* 1978;102: 629–630.

[87] Koss MN, Johnson FB, Hochholzer L. Pulmonary blue bodies. *Hum Pathol* 1981;12:258–266.

[88] Visscher D, Churg A, Katzenstein AL. Significance of crystalline inclusions in lung granulomas. *Mod Pathol* 1988;1: 415–419.

[89] Schaumann J. On the nature of certain peculiar corpuscles present in the tissue of lymphogranulomatosis benigna. *Acta Med Scand* 1941;106:239–253.

[90] Warnock ML, Press M, Churg A. Further observations on cytoplasmic hyaline in the lung. *Hum Pathol* 1980;11:59–65.

[91] Churg A, Warnock ML. Asbestos and other ferruginous bodies: their formation and clinical significance. *Am J Pathol* 1981;102:447–456.

[92] Hung Y, Hunninghake G, Putman RK, et al. Non-neoplastic pulmonary parenchymal findings in patients undergoing lung

[93] Glancy DL, Frazier PD, Roberts WC. Pulmonary parenchymal cholesterol-ester granulomas in patients with pulmonary hypertension. *Am J Med* 1968;45:198–210.

[94] Reinila A. Perivascular xanthogranulomatosis in the lungs of diabetic patients. *Arch Pathol Lab Med* 1976;100:542–543.

[95] Borges I, Sena I, Azevedo P. Lung as a niche for hematopoietic progenitors. *Stem Cell Rev* 2017;13(5):567–574.

[96] Walford RL, Kaplan L. Pulmonary fibrosis and giant-cell reaction with altered elastic tissue: Endogenous pneumoconiosis. *AMA Arch Pathol* 1957;63:75–90.

[97] Unger JM, England DM, Bogust GA. Interstitial emphysema in adults: Recognition and prognostic implications. *J Thorac Imaging* 1989;4:86–94.

[98] Ro JY, Luna MA, Mackay B, et al. Yellow-brown (Hamazaki-Wesenberg) bodies mimicking fungal yeasts. *Arch Pathol Lab Med* 1987;111:555–559.

[99] Kunze WP. Senile pulmonary amyloidosis. *Pathol Res Pract* 1979;164:413–422.

[100] Khoor A, Colby TV. Amyloidosis of the lung. *Arch Pathol Lab Med* 2017;141(2):247–254.

[101] Gillooly M, Lamb D. Airspace size in lungs of lifelong nonsmokers: Effect of age and sex. *Thorax* 1993;48:39–43.

[102] Blobel GA, Moll R, Franke WW, et al. Cytokeratins in normal lung and lung carcinomas. I. Adenocarcinomas, squamous cell carcinomas and cultured cell lines. *Virchows Arch B Cell Pathol Incl Mol Pathol* 1984;45(4):407–429.

[103] Moll R, Divo M, Langbein L. The human keratins: biology and pathology. *Histochem Cell Biol* 2008;129(6):705–733.

[104] Chuman Y, Bergman A, Ueno T, et al. Napsin A, a member of the aspartic protease family, is abundantly expressed in normal lung and kidney tissue and is expressed in lung adenocarcinomas. *FEBS Lett* 1999;462(1-2):129–134.

[105] Nakamura N, Miyagi E, Murata S, et al. Expression of thyroid transcription factor-1 in normal and neoplastic lung tissues. *Mod Pathol* 2002;15(10):1058–1067.

[106] Saad RS, Liu YL, Silverman JF. Distribution of basal/myoepithelial markers in benign and malignant bronchioloalveolar proliferations of the lung. *Appl Immunohistochem Mol Morphol* 2010;18(3):219–225.

[107] Woo JS, Reddy OL, Koo M, et al. Application of immunohistochemistry in the diagnosis of pulmonary and pleural neoplasms. *Arch Pathol Lab Med* 2017;141(9):1195–1213.

[108] Wang LJ, Greaves WO, Sabo E. GCDFP-15 positive and TTF-1 negative primary lung neoplasms: A tissue microarray study of 381 primary lung tumors. *Appl Immunohistochem Mol Morphol* 2009;17(6):505–511.

[109] Striebel JM, Dacic S, Yousem SA. Gross cystic disease fluid protein-(GCDFP-15): Expression in primary lung adenocarcinoma. *Am J Surg Pathol* 2008;32(3):426–432.

[110] Su JM, Hsu HK, Chang H, et al. Expression of estrogen and progesterone receptors in non-small-cell lung cancer: Immunohistochemical study. *Anticancer Res* 1996;16(6B):3803–3806.

[111] Berg KB, Churg A. GATA3 Immunohistochemistry for distinguishing sarcomatoid and desmoplastic mesothelioma from sarcomatoid carcinoma of the lung. *Am J Surg Pathol* 2017; 41(9):1221–1225.

[112] Cowan ML, Li QK, Illei PB. CDX-2 expression in primary lung adenocarcinoma. *Appl Immunohistochem Mol Morphol* 2016;24(1):16–19.

[113] Mino-Kenudson M. Immunohistochemistry for predictive biomarkers in non-small cell lung cancer. *Transl Lung Cancer Res* 2017;6(5):570–587.

resection for mass lesions. *Mod Pathol* 2016;29:472A.

第18章 胸腺

■David Suster / Saul Suster 著 ■蔡 颖 译 ■陈 健 校

胸腺是典型的淋巴上皮器官，由上皮成分和淋巴成分紧密混合构成，二者相互协同发挥正常功能。胸腺内还有其他细胞成分，如各种间质衍生成分、散在的神经内分泌细胞，推测可能还存在生殖细胞，这些细胞均可能参与胸腺的肿瘤性和非肿瘤性疾病进程。胸腺内各种细胞成分的免疫表型研究已取得很大进展，但胸腺病变的诊断在很大程度上仍依赖于组织学诊断。

1 胚胎学

胸腺起源于第三咽囊，少部分源自第四咽囊，咽囊内含来自所有胚层的成分。母体妊娠第6周，第三咽囊腹翼的内胚层衬里形成一个明显的小囊，此囊随后从咽壁分离，发育形成胸腺原基[1-2]。据推测，大致在同一时间，颈窦（第二、三、四鳃裂融合形成的外胚层结构）附着于胸腺原基，并将其包埋入一层外胚层细胞内[1,3]。随发育进行，胸腺原基随下部的甲状旁腺向尾侧和内侧迁移。第8周，这些原基向其下末端膨大，形成2团上皮带，沿中线融合，最终定位于前上纵隔。在这个下降过程中，胸腺尾部变薄、拉长，断裂成小的碎片，这些碎片通常会消失，但也可能持续存在于颈部软组织中，常与下部的甲状旁腺关系密切，有时可陷入甲状腺内（见"2 发育异常"）[1,4]。

迁移完成后，胸腺内胚层来源的上皮细胞发育形成细胞网络。周围的间充质成分形成围绕胸腺的被膜。被膜向内生长形成小梁，将胸腺分隔成许多小叶。第10周，来自胎儿肝脏和骨髓的小淋巴细胞迁入胸腺，胸腺分化形成皮质和髓质[5]。由上皮细胞（有时称为髓质导管上皮）构成的小管状结构也于此期出现，之后形成胸腺小体[6]。胸腺逐步增大直到青春期，然后开始退化，老年人的胸腺以萎缩状态持续存在。

2　发育异常

若胸腺胚胎发育受到干扰，可导致一系列先天异常。最常见的异常是胸腺内出现甲状旁腺组织[7]（图18.1），常见于胸腺被膜内或其附近区域[8]。如前所述，这两个器官在发育过程中关系密切，因此很容易解释这种异常。胸腺本身也会发生异位，这通常是由于在胚胎发育过程中，胸腺未迁移到其最终目的地所致。没有下降的胸腺最常位于侧颈部，与甲状旁腺或甲状腺关系密切，甚至陷入其内[9]。异位胸腺常可囊性变[9]，也可发生胸腺瘤，异位胸腺瘤的发生部位包括：下颌下[10]、气管旁[11-12]、气管内[13]和甲状腺内[14-15]。下颈部的异位胸腺可同时具有肿瘤和错构瘤的特征[16]。异位胸腺结节还可见于其他部位，包括颅底部[17]和支气管根处的肺门部[18]。胸腺瘤可发生于肺实质、胸膜等远离纵隔的部位，因而有理由推测：这些部位可能存在胸腺残余。但在胚胎发育过程中，肺与胸膜的发生远早于胸腺，因此这些部位的胸腺瘤不太可能起源于胸腺迁移过程中的错位胸腺组织。一些作者推测这些肿瘤起源于未定向的多能干细胞[19]。发生于中纵隔和后纵隔的异位胸腺瘤比较罕见，这些肿瘤可能与胸腺或其周围的脂肪组织有直接联系[20]。

关于胸腺中的异位皮脂腺已有文献报道[21]，可能与外胚层来源的颈窦对发育中胸腺的影响有关。胸腺中也可有成熟的唾液腺组织（图18.2），可成为胸内囊肿的组成部分，该囊肿的壁内含有正常胸腺和甲状旁腺组织[22]。据推测，在胚胎发育过程中，唾液腺原基混入第三咽囊最上部，可能是胸腺内出现异位唾液腺的机制。

胸腺形态学异常的特征是呈胚胎性外观，以小梭形上皮细胞为主，排列成小叶结构，缺乏小淋巴细胞和胸腺小体，已发现这与联合免疫缺陷综合征和T细胞缺陷有关[23]。这种形态改变称为胸腺发育不全（thymic dysplasia），是正常发育过程受到干扰的表现。在网状组织发育不全、瑞士型低丙种球蛋白血症、胸腺淋巴组织发育不全和共济失调毛细血管扩张症等情况下，免疫缺陷还伴有胸腺不发育或发育不全[24-26]。DiGeorge综合征被认为是第三鳃弓（还可能包括第四腮弓）发育停滞的结果，患者的胸腺发生退化，但仍处于正常范围，伴有甲状旁腺的缺失或发育不全[27]。Nezelof综合征中[28]的胸腺异常与DiGeorge综合征类似，但甲状旁腺是正常的。因此认为，发育障碍只限于即将分化为胸腺上皮细胞的鳃内胚层部分。婴儿输血后移植物抗宿主病所致的胸腺组织学改变，可类似原发性免疫缺陷病患者的胸腺发育不全[29]。已有1例新生儿先天性甲状旁腺和胸腺发育不全的文献报道[30]。目前，"胸腺发育不全"被视为一种肿瘤前病变，为避免误解，在免疫缺陷疾病患者的诊断中不应使用该名词，因为这种状态下的胸腺改变与肿瘤不相关。

3　凋亡

凋亡是指生理性（程序性）细胞死亡。大多数胸

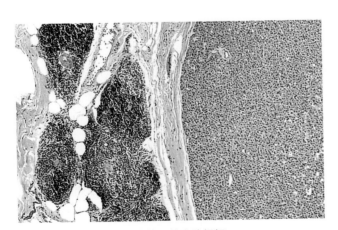

图 18.1　正常胸腺旁的异位甲状旁腺组织

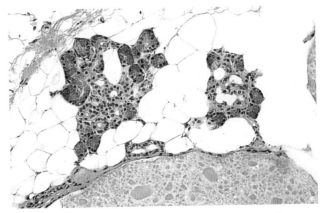

图 18.2　胸腺小体囊性扩张，与成熟的唾液腺腺泡相邻

腺淋巴细胞通过此过程发生原位死亡。在胸腺 T 细胞的个体发育中，T 细胞（T 淋巴细胞）会经历阳性或阴性选择过程。越来越多的证据表明，凋亡在 T 细胞的阴性选择过程中发挥主要作用，绝大多数皮质胸腺细胞通过这种机制而凋亡。在胸腺内，发生 DNA 损伤或代谢改变的自身反应性胸腺细胞或有害细胞，可在细胞分化的特定阶段通过凋亡途径而被清除[31-32]。因此，目前认为，胸腺内细胞凋亡过程被干扰，可导致循环中出现自身反应性细胞，从而引发自身免疫性疾病。此外，凋亡失败也可能参与了癌变进程。另一方面，若胸腺内大量细胞凋亡，可导致淋巴细胞数量减少，从而导致免疫缺陷。因此，胸腺细胞凋亡在免疫系统的病理生理过程中是必不可少的。

胸腺细胞凋亡的确切生化机制尚未完全阐明，但已知有多种复杂的生理和非生理性机制参与其中[33]。许多研究者试图寻找凋亡所必需的基因及其产物。一些研究组发现，在接受糖皮质激素或放射治疗（已知这 2 种方式可导致皮质胸腺细胞大量凋亡）后，胸腺细胞内多种蛋白质的 mRNA 水平很快升高[34-35]。已发现数个在细胞凋亡过程中表达增加的基因，其中包括在哺乳动物细胞凋亡过程中具有重要调节作用的 3 个原癌基因产物：c-myc、bcl-2 和 p53。存活的成熟髓质胸腺细胞和大多数不成熟（CD4+/CD8+）胸腺细胞内均可检测到 bcl-2 mRNA，但绝大多数皮质胸腺细胞（其中多数凋亡）不表达 bcl-2 蛋白，表明该原癌基因可能参与了 T 细胞的存活[36]。已证实 p53 基因改变参与了胸腺细胞的凋亡过程。p53 功能障碍的致癌机制是允许突变细胞在被修复前进行 DNA 复制。小鼠的 p53 缺陷胸腺细胞对辐射诱导的凋亡具有很强的抵抗力[37]，已知完整的 p53 基因产物可阻止细胞增殖，因此该项研究提示，p53 基因的完整性是胸腺细胞正常凋亡过程所必需的。

T 细胞受体（TCR）/CD3 复合物是胸腺细胞凋亡的另一途径。在胸腺细胞发育过程中，TCR 基因重排导致独特的克隆性 TCR 表达。携带自身高亲和力 TCR 的潜在自身反应性胸腺细胞发生 TCR 介导的活化诱导凋亡（阴性选择），而携带低亲和力 TCR 的胸腺细胞存活（阳性选择）[38-39]。最近的实验已经证明，TCR/CD3 复合物的活化可导致不成熟（CD4+/

CD8+）胸腺细胞被选择性清除[40]。虽然确切的原位凋亡机制尚未阐明，但这些研究表明，TCR 介导的信号参与细胞凋亡，并与阴性选择机制密切相关[41-42]。

4　解剖学

完全成熟的人类胸腺位于中线部位，被膜完整，主要位于前上纵隔，分为左、右两叶，中线处的疏松结缔组织和胸腺实质将两叶连接在一起。胸腺的底部位于心包和大血管之上。两叶的上极延伸到下颈部，与气管关系密切。下叶向下延伸并覆盖部分心包，一般可达第 4 肋软骨。胸腺的前缘由颈筋膜、颈部带状肌、胸骨、肋软骨和肋间肌构成，外侧缘被壁层胸膜反折覆盖。

胸腺在不同年龄组的大小和重量差异很大，即使在同一年龄组内也存在很大的差异[43]。出生时胸腺的平均重量约 20g，随后胸腺持续增大直至青春期，此时其平均重量为 35～50g；之后胸腺开始萎缩，表现为重量和体积的减小，胸腺实质逐渐被脂肪替代。

胸腺的血液供应来自于内乳动脉和甲状腺上、下动脉，小部分来自心包膈动脉。动脉分支沿纤维性分隔到达皮髓质交界处附近区域，然后再分支进入皮质和髓质。毛细血管由外层皮质向髓质下降，形成毛细血管后微静脉，然后汇聚成小叶间静脉从纤维间隔离开胸腺。静脉系统流入左头臂静脉、胸内静脉和甲状腺下静脉。胸腺实质内没有真正的输入淋巴管。淋巴管起自小叶间隔的间质，汇合形成大的淋巴管，与纤维间隔内的小动脉伴行。胸腺的神经支配来自迷走神经和颈交感神经的分支。

5　组织学

小叶是胸腺的基本结构单元。每一小叶由皮质区和髓质区构成，两者形态不同，但均由不同比例的上皮细胞和胸腺淋巴细胞（胸腺细胞）组成（图 18.3）。皮质内的上皮细胞稀疏，被大量致密排列的小淋巴细胞覆盖。与此相反，髓质内含大量上皮细胞，而淋巴细胞较少。皮质和髓质共同构成胸腺上皮区室

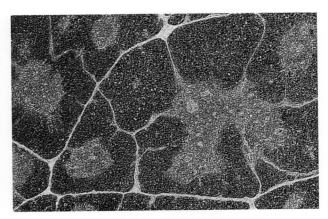

图 18.3　正常胸腺小叶结构，皮质和髓质分界清楚

（thymic epithelial compartment），是胸腺内 T 细胞成熟的部位。血管周间隙是另一个重要的解剖结构。在成熟的婴儿胸腺内，血管周间隙是含有胸腺血管的真性间隙，属于胸腺被膜的一部分，位于胸腺上皮网之外 [44]。随着年龄增长，血管周间隙变得更加明显，在一些病理过程中也会有此表现，如胸腺瘤。在成人萎缩的胸腺内，血管周间隙被脂肪和淋巴细胞取代 [45]。除了上皮区室和血管周间隙，胸腺内还存在间质区域，内含多种其他类型细胞。胸腺有薄而完整的纤维性被膜。胸腺内各种细胞间以及不同区室间的相互作用，形成了正常胸腺形态多样的器官特征。

定义"正常"胸腺遇到的一个问题是，该器官的组织学表现会随时间的推移而不断变化，这取决于其所处的成熟或退化阶段。因此，成人的"正常"胸腺与儿童或青少年的"正常"胸腺差异很大。Hale[45] 研究发现，在整个正常退化过程中，胸腺实际上并不会发生体积变小或形状改变。从成年到老年，虽然胸腺的大小和外形总体上保持不变，但随功能性退化的发展，胸腺的各种细胞成分被替换。成人和老年人胸腺中，正常胸腺成分（上皮区室）逐渐减少和消失，被成熟脂肪取代。残存的上皮成分持续存在，并逐渐萎缩，从有泡状细胞核和丰富细胞质的大圆形细胞变成核深染、细胞质稀少的小卵圆形至梭形细胞 [46]。镜下可见残存的小灶性胸腺上皮区室，其结构和外观与儿童的正常成熟皮质相同。其他退化性改变包括：形成囊性结构（一般由残余的胸腺小体囊性扩张形成），以及在淋巴细胞生成岛内形成的小的流产型腺样结构或上皮性菊形团样结构。

在儿童和青少年的成熟胸腺中，最独特的器官特征性结构包括纤维性被膜、皮髓质分界清楚的小叶结构、由大而圆的胸腺上皮细胞和幼稚 T 细胞混合构成的双相细胞群，以及血管周间隙。另一方面，成年人"正常"退化胸腺的器官特征包括出现小的梭形胸腺上皮细胞、大量囊性结构、上皮性菊形团样结构，以及幼稚 T 细胞数量较少。这些特征性表现构成一个连续的谱系，依据不同的年龄、器官功能状态、各种生理性条件和影响胸腺的疾病状态，以不同的比例出现。

5.1　上皮细胞

依据惯例，将胸腺上皮细胞分为皮质上皮细胞和髓质上皮细胞，部分髓质上皮细胞排列成圆形角化结构，即胸腺小体。在功能活跃的婴儿胸腺中，大多数上皮细胞圆胖，核圆形或卵圆形，其细胞质（特别是皮质上皮细胞）发出大量突起，与相邻细胞的突起相连，形成一个真正意义上的网状结构，此特征（而不是与网状纤维的关系或假定的胚胎起源）导致以前将其称为网状上皮细胞。胸腺上皮细胞通过其分泌物的作用，或通过与胸腺细胞直接接触，从而促进胸腺内 T 细胞成熟 [47]。

抚育细胞（nurse cell）是胸腺上皮细胞的另一种亚群，主要位于皮质内。其特征是胞质丰富，其内吞入许多成熟 T 细胞。对人胸腺切片行上皮抗体免疫染色，抚育细胞呈环状着色 [48]。据推测，抚育细胞可为 T 细胞在胸腺内的成熟、分化和选择提供一个特化的微环境 [48-49]。

5.2　胸腺小体

光镜下，胸腺小体是最容易识别的胸腺特征。胸腺小体位于髓质内，表现为特征性的向心性角化结构，角化物为高分子量（表皮型）角蛋白（图 18.4）。胸腺小体的形态学表现变化很大，主要是由于继发于炎症的反应性改变，包括囊性退变伴细胞碎屑聚集、营养不良性钙化，以及淋巴细胞、泡沫状巨噬细胞和嗜酸性粒细胞浸润（图 18.5）。胸腺 Dubois 微脓肿被认为与先天性梅毒相关 [50]，是感染所致的胸腺小体囊性变的夸张表现。我们认为所谓的多房性胸腺囊肿不

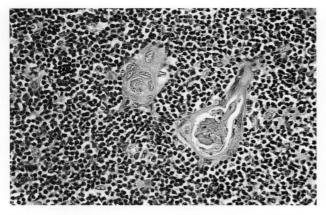

图 18.4 正常胸腺小体，角化上皮呈特征性的向心性排列

是一种先天性异常，而是继发于获得性炎性病变的胸腺小体囊性扩张[51]。另一种与囊性胸腺小体有关的改变是出现腺样成分，内衬柱状上皮细胞（有时为纤毛细胞或杯状细胞），腺腔内含酸性硫酸糖胺聚糖[52]。这些腺样改变可能与胸腺小体的胚胎起源有关[6]。

5.3 胸腺淋巴细胞（胸腺细胞）

胸腺皮质内的主要细胞成分是大、中或小淋巴细

胞。大淋巴细胞为分裂活跃的淋巴母细胞，约占淋巴细胞的 15%，主要位于外层皮质的被膜下区[53]，细胞核圆形或卵圆形（偶尔卷曲），有 1 个或 2 个明显的核仁，细胞质相对丰富，强嗜碱性。正常胸腺内，从外层皮质到皮髓质交界，淋巴细胞体积逐渐变小，有丝分裂活性逐渐降低，髓质内的这些变化不如皮质明显（图 18.6）。在被膜区和深层皮质区，大多数胸腺淋巴细胞生存期短，发生原位凋亡[54]，导致淋巴溶解和吞噬作用活跃，这些区域出现显著的特征性"星空现象"，此现象在意外性（应激性）胸腺退化时尤其显著，也可见于胸腺瘤和淋巴母细胞性淋巴瘤等肿瘤性病变（见"10.1 胸腺退化"）（图 18.7）。

5.4 其他类型细胞

除了上皮细胞和 T 淋巴细胞，胸腺还含有一些其他类型细胞。第一种类型是 B 细胞（B 淋巴细胞），可以单个散在分布或聚集形成淋巴滤泡。在正常的胸腺内可以见到具有活跃生发中心的淋巴滤泡，特别是儿童和青少年（图 18.8）[54-55]。胸腺是一个以

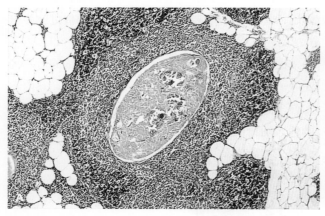

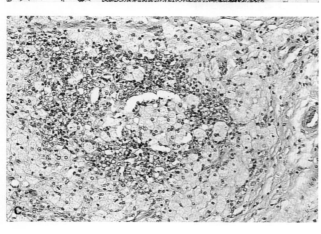

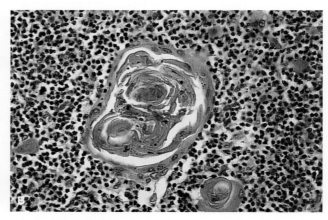

图 18.5 胸腺小体。A. 囊性退变伴细胞碎屑聚集。B. 营养不良性钙化。C. 泡沫状巨噬细胞浸润

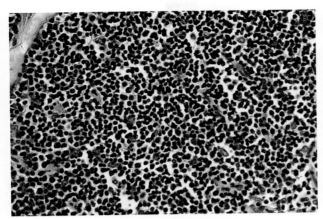

图 18.6　正常胸腺皮质。皮质胸腺细胞丰富，多数细胞核小，染色质致密

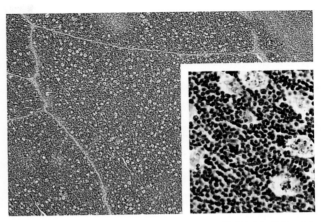

图 18.7　意外性胸腺退化，深层皮质见显著的星空现象。注意有丰富的着色小体的巨噬细胞（插图所示）

T 细胞为主的器官，出现这样的 B 细胞结构似乎难以理解，但超微结构研究发现，这些生发中心位于血管周间隙内，而此结构与胸腺实质间有基底膜完全分隔[56]。基于此项研究成果，有人提出将胸腺分为 2 个主要的功能区室：①皮质和髓质（构成真正的胸腺实质）；②由血管周间隙构成的实质外部分[57]。胸腺内的生发中心可以理解为来自实质外已经存在的血管周 B 细胞。众所周知，重症肌无力和其他免疫介导性疾病患者的胸腺内会出现明显的生发中心（见"10.2 胸腺增生"）[9]，但如果生发中心出现在基本正常的胸腺内，并不一定意味着有潜在的免疫系统疾病。据已发表的研究，在没有败血症或假定的自体免疫疾病的正常人胸腺中，生发中心的发现率为 2.1%[55] ~ 40%[56]。差异如此之大，可能与样本因素或患者年龄有关，因为生发中心较少出现于老年人群的胸腺。应激反应也是造成生发中心数量减少的一个因素[58]。关于正常人胸腺内生发中心的发生率和数量的决定因素仍然是一个悬而未决的问题。

胎儿和正常成人胸腺中，孤立的 B 细胞沿纤维间隔分布，还可见于皮髓质交界处的小血管附近和髓质内[59]。重症肌无力患者胸腺内 B 细胞显著增加，一些研究者认为，对于重症肌无力而言，这种现象比生发中心的存在更具特异性[59-60]。最近对胎儿、新生儿、儿童和成人胸腺的研究发现，髓质内 B 细胞的一个亚群倾向于簇集分布于胸腺小体周围，这些淋巴细胞存在活化证据，免疫表型独特[61]。与生发中心和套区的 B 细胞不同，髓质 B 细胞不表达 CD21，

也不表达表面或细胞质免疫球蛋白。这些细胞具有滤泡旁边缘区 B 细胞的免疫表型特征，因此被认为是黏膜相关淋巴组织（MALT）的一部分。有人认为，很多发生于前纵隔的非霍奇金 B 细胞淋巴瘤源自胸腺内的这群 B 细胞。此外，新近描述的由单核细胞样 B 细胞构成的一类 MALT 淋巴瘤已经确定起源于胸腺[62]，这一发现提出了一种可能性，即结外滤泡旁 B 细胞可能是正常胸腺内一种尚未确定的细胞成分[63]。

胸腺内还有其他类型的淋巴造血细胞，虽然数量较少，但恒定出现[64-66]。巨噬细胞主要分布在皮质内，具有吞噬活性，其标志是表达 α- 醋酸萘酯酶和酸性磷酸酶，不表达 HLA-DR，其抗原性与其他器官的巨噬细胞没有区别[47,66]。指状突树突状细胞主要分布在髓质，其标志是表达 HLA-DR，溶酶体酶活性低，表达 S-100 蛋白[67]。这两种细胞都参与淋巴细胞和上皮细胞的相互作用。

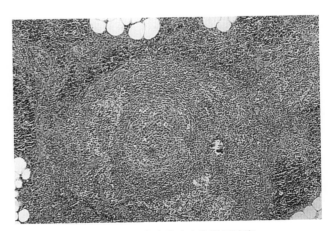

图 18.8　正常胸腺内可见有生发中心的淋巴滤泡

胸腺髓质里也发现有朗格汉斯细胞。据报道，重症肌无力患者的胸腺中，指状突树突状细胞和朗格汉斯细胞数量增加[68]。朗格汉斯细胞的存在是胸腺发生朗格汉斯细胞组织细胞增生症的组织学基础[69]。儿童胸腺中常可见嗜酸性粒细胞，有时数量很多[70]，嗜酸性粒细胞出现于胎儿期，一直持续到青春期，之后在胸腺内少见。嗜酸性粒细胞主要见于结缔组织间隔或髓质内，偶见于胸腺小体内。

人类正常胸腺中可见肥大细胞，通常散在分布于结缔组织间隔内并与之平行排列，一般分布在血管周围。肥大细胞可与许多抗体反应，因此在胸腺病变免疫组织化学检测时，肥大细胞的存在可能给结果判读带来困难；使用异染性染剂可较容易地识别肥大细胞。重症联合免疫缺陷和胸腺淋巴组织发育不全患者的胸腺内肥大细胞数量增加[71]，但其意义还不清楚。正常胸腺中罕见浆细胞，一般位于结缔组织间隔内，更为罕见的情况下也可见于髓质内[72]。在退化胸腺中可能出现大量浆细胞，重症肌无力患者胸腺中浆细胞数量也可增加[73]。

正常胸腺内的神经内分泌细胞数量较少，但恒定出现[74]。在爬行动物和鸟类的胸腺内已经发现分泌多肽和胺的神经内分泌细胞[75-77]，哺乳动物（包括人类）的胸腺中也存在这样的细胞，但数量较少。据推测，其中一些细胞可能在胚胎发育和功能上类似于甲状腺的 C 细胞[78]。胸腺中各种神经内分泌细胞的生理作用尚不清楚，但它们的存在可能是胸腺类癌和其他神经内分泌肿瘤发生的基础，包括降钙素阳性的髓样癌[79-80]。

肌样细胞位于胸腺髓质，常见于爬行动物和鸟类胸腺，也可以（尽管难以发现）见于人类胸腺，特别是婴儿胸腺。肌样细胞具有横纹肌细胞的组织学、免疫组织化学和超微结构特征[81-82]，其组织发生仍有争议，一些研究认为肌样细胞起源于神经嵴[83]，而其他研究则显示肌样细胞与胸腺上皮细胞有相同的表位[84]。据文献报道，在重症肌无力[59,85]和真性胸腺增生[86]患者中，肌样细胞数量增加，表明这些细胞可能参与了免疫调节机制。关于肌样细胞相对应的胸腺肿瘤已有描述[87]。

生殖细胞是另一种被认为正常存在于胸腺内的细胞。有人提出，在个体发育过程中，少量生殖细胞可进入胸腺，其中部分细胞可持续存在至成年期。然而到目前为止，仍未发现这些细胞存在的直接证据，唯一的间接依据是，几乎所有的纵隔生殖细胞肿瘤都发生于胸腺[9]。Rosai 等人[88]最近提出，胸腺中的生殖细胞有可能发育成体细胞，因而难以用常规方法检测和识别。他们进一步假设胸腺肌样细胞可能起源于生殖细胞，该假设为胸腺内生殖细胞的存在提供了间接证据[88]。

胸腺的结缔组织成分包括血管、纤维组织、神经和脂肪。胸腺的脉管系统来自从被膜经纤维间隔进入实质的动脉。不同于其他大多数淋巴器官，胸腺缺乏门部。胸腺血管被一层胸腺上皮包被。胸腺血管的这种解剖结构，以及胸腺不产生针对循环抗原的抗体，引出了血–胸腺屏障这一概念[89]。Raviola 和 Karnovsky[90]通过使用不同分子大小的不透明电子示踪剂进行详细研究，得出一个令人信服的结论：虽然一些血源性大分子可以穿入胸腺，但它们的分布仅限于髓质，因此可以确定，胸腺皮质内确实存在血–胸腺屏障。然而，最近的研究发现，血管外间隙的免疫球蛋白分子可穿透胸腺皮质[91]，这对血–胸腺屏障的概念提出了挑战。

有人推测，胸腺内存在一个由血管壁和上皮细胞鞘构成的独特的解剖结构。在此基础上，有人提出，一旦 T 细胞成熟，即可通过这些血管周间隙离开胸腺，储存于外周淋巴器官。正常胸腺中的这些间隙并不显眼，在萎缩和退化的胸腺中可能会出现扩张，在某些胸腺瘤中很明显[9]。

6　超微结构

电镜观察，胸腺皮质上皮细胞具有非常细长的细胞质突起，这些突起也有基底膜物质覆盖[92-94]。髓质上皮细胞排列更密集，细胞质突起圆钝。髓质上皮细胞间的桥粒更为常见，并有致密的张力丝，后者常插入桥粒，这个特征在胸腺小体中特别明显。皮质上皮细胞根据其细胞质的电子密度而呈现一系列超微特征，包括低电子密度细胞质的苍白细胞、具有不同电子密度细胞质的中间细胞和高电子密度细胞质的暗细胞。可观察到髓质上皮细胞有类似的细胞变化；此外，髓质还有细胞质稀少的未分化上皮细胞[95]。

胸腺肌样细胞具有骨骼肌细胞的超微结构特征，包括具有致密斑的肌丝（图 18.9）。一些研究者还在电镜下发现同时具有张力丝和肌丝的细胞，有时还观察到肌样细胞与上皮细胞间有桥粒连接[73]。

7 免疫组织化学

7.1 胸腺上皮细胞

免疫组织化学研究发现，胸腺上皮细胞可表达多种独特的分化抗原。目前在正常胸腺中至少识别出了 4 种抗原性独特的上皮细胞：被膜下皮质上皮细胞、内层皮质上皮细胞、髓质上皮细胞和胸腺小体上皮细胞（表 18.1）[96-99]。内层皮质上皮细胞除了表达角蛋白外，还强阳性表达 TE-3，这是一种识别人类胸腺间质的鼠单克隆抗体[100]。被膜下皮质上皮细胞和髓质上皮细胞强阳性表达 TE-4，还表达 A2B5，后者是一种直接识别复杂的神经节苷脂（位于神经元和神经内分泌细胞表面）的单克隆抗体[101]。

正常胸腺被膜下皮质上皮细胞和髓质上皮细胞的另一个标记物是 p19，该抗体识别人类 T 细胞淋巴瘤病毒的结构核心蛋白，后者是在正常胸腺发育过程期间获得的。人类正常胸腺中，p19 阳性的上皮细胞也表达 A2B5[102]。有趣的是，最近关于胸腺瘤的研究表明，在恶性转化过程中，肿瘤细胞的 p19 抗原表达丢失[103]。

被膜下皮质上皮细胞、内层皮质上皮细胞和髓质上皮细胞表达 MHC Ⅰ 类和 Ⅱ 类抗原[98,104]。但最近的免疫组织化学双标研究显示，髓质上皮细胞不表达 HLA-DR，以前研究中报告的阳性结果可能是由于周围指状突树突状细胞的弥散着色而形成的假阳性[68]。最近一项研究表明，正常胸腺和胸腺瘤内的上皮细胞也表达凝集素结合的上皮相关糖蛋白 H（组织血型 O 抗原）、花生凝集素受体抗原（PNA-r）和槐凝集素受体抗原（SJA-r）[105]。最近的研究还发现，被膜下上皮细胞、皮质上皮细胞和髓质上皮细胞还表达 EGFR 和 TGF-α，表明这些因子在细胞的生长和分化中起作用[106]。衬覆于胸腺实质与其周围纤维组织交界处的皮质下上皮细胞还表达 Leu-7，这是一种在人类 NK 细胞和神经内分泌细胞中发现的分化抗原[107]。胸腺小体上皮细胞是所有胸腺上皮细胞中角蛋白表达最强的，尤其是强表达高分子量角蛋白 AE2（一种终末成熟上皮的标记物）[108]，但不表达上述的其他标记物。

在诊断中，并没有可靠或明确的标记来区分胸腺上皮细胞与其他类型上皮细胞。胸腺上皮肿瘤包括一组肿瘤，均常表达广谱细胞角蛋白和多种特异性细胞角蛋白。胸腺瘤最常表达的角蛋白亚型分别是 CK8/CK18、CAM5.2、CK19 和 CK5/6[109]。广谱细胞角蛋白和角蛋白复合抗体（如 AE1/AE3）也有助于标识这些肿瘤中的上皮细胞。最近发现胸腺上皮细胞的细胞核强阳性表达 p63[110]，所有类型胸腺瘤中的胸腺上皮细胞均 100% 强阳性表达 p63。某些情况下，p63 阳性可以支持胸腺瘤的诊断；但 p63 并不特异，还可表达于鳞状细胞癌、尿路上皮肿瘤、肌上皮肿瘤和其他一些肿瘤。最近研究发现，正常胸腺、胸腺瘤和胸腺癌还可表达更为特异的鳞状分化标记物，例如 p40 和 desmoglein-3[111]，这些标记物在诊断中的作用很有限。EMA、MUC1、bcl-2 和 CD57 也可表达于胸腺瘤中的上皮细胞，但更少使用。

7.2 胸腺淋巴细胞

胸腺的正常淋巴细胞群具有显著的免疫表型异质性，这与其功能状态有关。胸腺细胞这个术语，最初是指所有胸腺淋巴细胞，但现在具有更为特定的免疫学含义，仅限于 T 细胞谱系的幼稚胸腺淋巴细

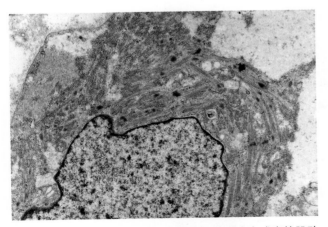

图 18.9　胸腺肌样细胞的超微结构。细胞质内有成束的肌动蛋白和肌球蛋白肌丝，Z 线清晰可见

表 18.1								
正常胸腺上皮细胞的主要表位汇总								
细胞	角蛋白	TE-3	TE-4	A2B5	抗 p19	抗胸腺肽 α1	抗胸腺素	HLA/Ia
内层皮质上皮细胞	+	+	-	-	-	-	-	+
被膜下皮质上皮细胞	+	-	+	+	+	+	+	+
髓质上皮细胞	+	-	+	+	+	+	-	+
胸腺小体上皮细胞	++	-	-	-	-	-	-	-

胞（除了前 T 淋巴细胞）。根据在胸腺内成熟的不同阶段，胸腺细胞可分为 3 种类型 [21,112-114]。被膜下胸腺细胞处于分化的最早期阶段，其表型特征为 Leu-1+（T1）、Leu-2a+（T8）、Leu-3a+（T4）、Leu-4+（T3）、Leu-5+（T11）、Leu-6+（T6）、Leu-9+（T2），TdT+、T200+（图 18.10A）。成熟过程中的下一个阶段是皮质胸腺细胞，构成胸腺淋巴细胞的主体（60%~70%），其表型特征为 Leu-1+（T1）、Leu-2a+（T8）、Leu-3a+（T4）、Leu-4+（T3）、Leu-5+（T1-1）、Leu-6+（T6）、Leu-9+（T2）、Leu-M3+、OKT-10+（T10）、TdT+ 和 T200+。胸腺内成熟的最后一个阶段是髓质胸腺细胞，表型特征为 Leu-1+（T1）、Leu-4+（T3）、Leu-5+（T11）、Leu-9+（T2）和 T200+（图 18.10B）。

这些细胞中，仅 1/3 有 Leu-2a 抗原，2/3 有 Leu-3a 抗原 [59,112]。上述标记物中，可特异性区分皮质和髓质胸腺细胞的标记物是 CD1、CD14、CD38 和 TdT。近年的胸腺瘤研究试图分析肿瘤的形态学与 T 细胞成熟度的关系 [107,115-117]。现已明确，胸腺瘤中的淋巴细胞群是幼稚 T 细胞 [116,118-119]。在富含淋巴细胞的胸腺瘤中，淋巴细胞具有皮质胸腺细胞表型，因此有学者认为这些肿瘤试图重现正常胸腺皮质的结构和功能 [60,117,120]。分化较好的肿瘤与正常胸腺类似之处在于出现灶性髓质分化。这些发现支持最初提出的理论：在肿瘤性胸腺上皮细胞的诱导下，胸腺瘤内来自干细胞的前胸腺细胞经历一系列成熟事件，类似于正常胸腺内的成熟过程，因此，胸腺瘤内的淋巴细胞属于环境成分而非肿瘤成分 [9]。此观点最初建立在对胸腺瘤光镜观察的基础之上，最近的 *TCR*

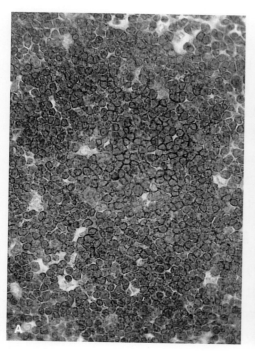
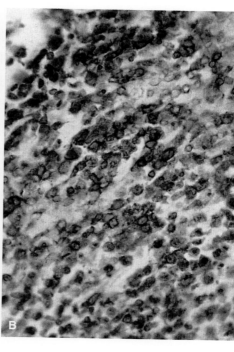

图 18.10　A. 皮质胸腺细胞表达 CD5（新鲜冰冻组织，免疫过氧化物酶染色）。B. 髓质胸腺细胞局灶表达 CD4（新鲜冰冻组织）

基因 DNA 杂交研究成果也支持此观点，该研究发现，胸腺瘤中的淋巴成分缺乏提示 T 细胞克隆性增生的基因重排[121]。正如先前指出的，肿瘤性上皮细胞产生的胸腺激素介导了其与环境性淋巴成分的相互作用。

在胸腺上皮性肿瘤的组织学诊断或分类中，淋巴细胞标记物的使用价值很有限。但在某些情况下，识别这些与肿瘤上皮细胞相混合的幼稚 T 淋巴细胞，有助于支持胸腺瘤的诊断。这种情况下，最好的标记物是 CD1a、CD3 和 TdT（细胞核阳性），胸腺瘤内幼稚的 T 淋巴母细胞还强阳性表达 CD99[122]。

8　分子生物学

分子研究已经证实，胸腺淋巴细胞存在 TCR 基因重排和表达。TCR 表达是胸腺内 T 细胞发育的一个关键步骤[123-124]。TCR 分子是与免疫球蛋白分子结构类似的异二聚体蛋白。TCR 重排和表达是 T 细胞识别自身 MHC 相关性抗原所需要的。TCR 有 2 种主要类型：一种含有 α 和 β 多肽链，另一种含有 γ 和 δ 多肽链。几乎所有 T 细胞均表达 TCR αβ，而仅约 2% 的 T 细胞表达 TCRγ δ。幼稚胸腺淋巴细胞（CD4⁻/CD8⁻）只含有 β 链 mRNA，而成熟胸腺淋巴细胞（CD4/CD8⁺）同时含有 β 和 α 链 mRNA[125]。

当幼稚胸腺细胞开始经历 *TCR* 基因重排时，首先在细胞质表达 CD3、CD4、CD8，然后在细胞表面表达。CD4⁺/CD8⁺（即"双阳性"）淋巴细胞位于胸腺皮质，也表达表面标志物 CD1a，细胞核增殖抗原 Ki-67 呈强阳性表达[45]。当双阳性胸腺细胞完成 *TCR* 基因重排，并进行阳性和阴性选择后，CD1a 和 Ki-67 表达逐渐丢失，然后丢失 CD4 或 CD8 表达。由此产生的"单阳性"胸腺细胞（CD4⁺/CD8⁻ 或 CD4⁻/CD8⁺）迁移到胸腺髓质，完成成熟过程后释放入循环。

促进胸腺淋巴细胞谱系定型的遗传机制尚不清楚。最近的研究表明，至少有 25 个基因参与不同 T 细胞谱系的分离。控制 CD4 谱系定型的因素包括上调表达促进存活的基因，然后表达调节核小体重塑和 TCR 信号的基因。影响 CD8 谱系定型的因素包括调节淋巴细胞归巢的基因表达上调，以及抑制凋亡的基因表达受抑[126]。

9　功能

胸腺在细胞免疫中起着核心作用。在胚胎发育早期，前胸腺细胞从骨髓进入胸腺，迁移入外层皮质，然后经历成熟过程。成熟的胸腺细胞从外层皮质迁移到髓质，然后进入外周循环，执行成熟 T 细胞的功能。在胸腺内停留阶段，T 细胞学会区分自我和非我抗原，并能识别与 MHC 编码的细胞表面分子结合的抗原。胸腺来源的循环内辅助（CD4⁺）和抑制（CD8⁺）T 细胞在细胞免疫中发挥多种功能，包括诱导细胞毒性、迟发型过敏反应和移植排斥反应。

胸腺激素被认为参与了胸腺内早期 T 前体细胞的分化诱导，但仍有争议。现已确定 4 种不同类型的胸腺激素：胸腺生成素、胸腺素、胸腺肽（曾称胸腺血清因子）和胸腺体液因子[125,127-128]。胸腺生成素和胸腺肽仅由胸腺上皮细胞分泌，而胸腺素是一个肽家族，许多器官均可合成。胸腺上皮细胞的胸腺激素产物曾是研究焦点之一，争议也非常大。采用单克隆和多克隆抗体的免疫组织化学研究发现，在小鼠和人胸腺上皮细胞的细胞质中存在胸腺肽、胸腺素 α1 和胸腺生成素[128-131]。一些研究发现，胸腺激素仅见于 A2B5 阳性细胞，也就是被膜下皮质上皮细胞和髓质上皮细胞[132]，此项结果提示，这 2 种细胞为胸腺的（分泌或内分泌）功能部分，而胸腺内层皮质区上皮和胸腺小体上皮为非分泌性上皮。小鼠胸腺中，髓质上皮细胞的一个亚群也含有胸腺激素，其超微结构特征是细胞质内有大量含无定形物质的质膜空泡[133]。Hirokawa 等人[134]选取 45 例人类胸腺瘤和正常新生儿胸腺组织，采用针对胸腺素 α1 和牛胸腺素 β3 的兔抗血清进行研究，发现 80% 的肿瘤细胞和 89% 的正常胸腺上皮细胞与这些抗体产生反应。含有胸腺素的细胞主要定位于髓质和被膜下皮质，在富于淋巴细胞的胸腺瘤中反应最强。胸腺素 α1 和胸腺素 β3 的特异性高，在胃癌、肺癌和肝癌等其他上皮性恶性肿瘤中检测不到。但到目前为止，尚无可靠的特异性抗体可用于常规病理诊断。胸腺激素的主要作用是原位诱导 T 细胞分化，包括受体介导的细胞间的直接相互作用，和胸腺微环境内的原位旁分泌作用。最近，胸腺激素已被作为免疫刺激剂，用于提高癌症患者的体液免疫反应能力。胸腺素组分 5、胸腺体液因子 γ2、胸腺素 α1 和胸腺五肽也被列入数个临床免疫治疗方案，用于多种恶性肿瘤的辅助治疗[135]。

除胸腺激素之外，胸腺上皮细胞还可能含有各种神经肽，例如催产素、抗利尿激素、β-内啡肽、生长抑素和其他垂体前叶激素[136-138]，还可分泌多种细胞因子和生长因子，包括白细胞介素（IL）-1、IL-6 和粒细胞 – 单核细胞集落刺激因子[139-140]。

胸腺中细胞因子的生物学效应谱取决于胸腺细胞表面细胞因子受体的表达。胸腺细胞因子通过自分泌或旁分泌机制发挥作用。IL-7 属于旁分泌性胸腺细胞因子，可诱导胸腺细胞的生长和分化，（胸腺细胞分泌的）干扰素（INF）-γ 可诱导胸腺上皮细胞的活化。IL-2 为自分泌因子，由胸腺细胞分泌，并靶向作用于胸腺细胞。从前体细胞向皮质胸腺细胞分化成熟的过程中，胸腺细胞分泌细胞因子和表达细胞因子受体的能力逐渐减弱。当 T 细胞成熟的选择过程完成后，胸腺细胞分泌细胞因子和对其产生反应的能力得以恢复[141]。胸腺内细胞因子的作用和功能不同于外周免疫系统的细胞因子：胸腺内的细胞因子参与胸腺细胞的迁徙和发育，以及胸腺细胞数量的自我调节，而在外周系统，它们主要参与诱导过程的调节，如炎症和免疫反应等。

10　年龄相关性改变和其他营养相关性改变

10.1　胸腺退化

随年龄增长，胸腺历经一个缓慢的生理性退化过程。这个过程开始于青春期，此期的胸腺达到其最大绝对重量，之后逐渐发生进行性萎缩性改变[142-144]。这一老化过程也称为生理性退化，伴有胸腺细胞群的逐渐变化，皮质和髓质上皮也以相对不同的速度退化。在退化的早期阶段，主要表现为皮质胸腺细胞数量减少，上皮成分相对稀少[145]。在较晚期阶段，胸腺实质恢复到更原始的形态，淋巴细胞耗尽，上皮细

胞呈岛状分布，部分区域囊性变，胸腺小体紧密聚集，出现丰富的脂肪组织[146]。应该认识到，虽然胸腺可以退化到大体检查无法识别的程度，但镜下可能始终存在胸腺残余。找到残余胸腺组织的最佳方式是对心外膜前方的脂肪进行连续切片，并在显微镜下寻找。最近的研究表明，胸腺退化过程可能是量的改变而非质的变化。已经证实，在成人衰老的过程中，胸腺内持续存在胸腺生成作用，胸腺的活性和功能直到老年仍维持得很好，这可能是不同免疫状态下 T 细胞重组所必须的[147-149]。

意外或应激性退化与衰老无关，必须与正常的生理性退化区分开。肾上腺皮质突然释放皮质类固醇，可使胸腺发生严重的应激反应，导致胸腺皮质淋巴细胞快速耗竭[150]。组织学观察，可见大量细胞核碎裂的淋巴细胞，巨噬细胞吞噬活跃，所构成的星空现象显著，并局限于皮质，具有特征性。如果刺激持续存在，可导致皮髓质差异消失，上皮成分更加突出，胸腺小体囊性扩张，并出现拉长的上皮性囊腔，类似于胸腺小体形成的早期阶段。随胸腺细胞进一步丢失，出现小叶结构塌陷和纤维化，胸腺由大量脂肪组织占据，仅见散在分布的胸腺实质岛，内含少量淋巴细胞。

发生于婴儿和儿童的急性胸腺退化与急性疾病的持续时间显著相关。一些形态学参数可能有助于估计患者死亡前急性疾病的持续时间，例如皮质内含丰富的巨噬细胞、小叶间纤维组织增加，以及皮质淋巴细胞耗竭等[151]。早熟型胸腺退化表现为胸腺上皮损伤，见于获得性免疫缺陷综合征（AIDS）儿童和成人患者[152-153]。有人认为，发生这些改变的原因在于胸腺可能是 HIV（人类免疫缺陷病毒）感染的主要靶器官之一[154]，而另一些学者认为是应激性退化的表现[153,155]。

10.2　胸腺增生

真性胸腺增生是指胸腺增大（重量或体积）超过特定年龄组的正常上限[156]。过去一直质疑是否存在真性胸腺增生，很大程度是因为胸腺淋巴体质（status thymicolymphaticus）这个概念的滥用。胸腺淋巴体质这一概念可能是虚构的，但现已接受真性胸腺增生

是一种独特的病变实体[157-159]。

要确立真性胸腺增生的诊断，必须建立正常胸腺标准重量图表以进行比对。Hammar[160] 于 1906 年率先对新鲜尸检标本的胸腺正常重量进行了广泛研究。最近，一些工作小组更新了这些研究，其中最全面的是 Steinman 的研究[144]，共包括 136 例健康个体胸腺的重量和体积（表 18.2）。Steinman 提出，通过生理盐水溶液排水量来测定胸腺体积比称量腺体重量更可靠，并以此构建了这一评估体系的最佳参数。在实践中，通过外科病理实验室标准化的标本处理流程来测量胸腺体积不太容易，因此，若临床影像学检查提示有纵隔"肿块"，或胸腺明显增大，而组织学检查为正常胸腺表现，宜诊断为"符合胸腺增生"。

儿童霍奇金淋巴瘤[161-162] 和成人生殖细胞肿瘤[163-164] 化学药物治疗（简称化疗）可并发胸腺增生，曾被解读为一种免疫反弹现象的表现。在儿童热灼伤恢复期[165] 和婴儿停用糖皮质激素后[166] 也已观察到类似的胸腺增大。在化疗后[167] 胸腺重建或 HIV 感染患者经抗逆转录病毒疗法后[168] 也观察到明显的胸腺增大。

真性胸腺增生必须与淋巴组织增生鉴别。淋巴组织增生是指在胸腺髓质区的淋巴滤泡数量增加，这是成熟 T 细胞和 B 细胞向血管周间隙迁移增加的结果，淋巴滤泡与胸腺上皮网相邻但位于其外。已经讨论了淋巴组织增生与正常胸腺中淋巴滤泡的关系问题。胸腺淋巴组织增生最常与重症肌无力有关，但也可见于其他一些免疫介导性疾病，包括系统性红斑狼疮、类风湿关节炎、硬皮病、过敏性血管炎和甲状腺功能亢进。

11　人为假象和其他鉴别诊断中的潜在陷阱

在解读胸腺活检标本时，与退化相关的镜下改变可能造成混淆。退化相关的改变主要与上皮细胞的分布、排列结构和细胞学表现有关（图 18.11）。其中一些细胞可能呈梭形的萎缩性表现，而另一些细胞可排列成没有中央管腔的菊形团样结构（图 18.12），这两种表现均可见于一部分胸腺发育不良和胸腺瘤患者（但不可见于婴儿的正常活跃胸腺中），提示它们的上皮细胞退化并在功能上处于不活化状态[9]。退化胸腺上皮细胞的另一个独特表现是，纵隔脂肪内见贯穿分布的细长条带状结构，有时呈波浪形，条带由卵圆形或梭形胸腺上皮细胞排列而成，混有少量淋巴细胞（图 18.13A）。p63 免疫染色可很好地标记这些上皮细胞（图 18.13B）。上皮条带有时与实性岛状分布的退化胸腺残余相连。镜下还可见由卵圆形至梭形上皮细胞构成的细胞簇，染色质致密，细胞质稀少、嗜酸性，混有少量小淋巴细胞，可能导致误诊为转移性恶性肿瘤（图 18.13C、D）。类似的细胞簇也可伴有囊性或腺样结构（图 18.14A、B）。一些囊性腔隙附近可见类似淋巴结的致密淋巴组织聚集；p63 免疫染色可标记这些结构中散在的胸腺上皮细胞，提示这是退化的胸腺成分（图 18.14C、D）。甲状腺癌手术后送检的中央区淋巴结区组织中，常可在脂肪内见到上述特征结构。

表 18.2			
人类正常胸腺的重量和体积			
N	年龄（岁）	重量（g）[a]	体积（cm³）[a]
6	0~1	27.3±16.4	26.8±16.1
4	1~4	28.0±19.3	27.9±10.4
7	5~9	22.1±9.2	21.5±8.8
5	10~14	21.5±6.1	21.1±6.4
9	15~19	20.2±10.3	19.3±10.1
18	20~24	21.6±9.5	23.0±10.6
9	25~29	23.1±11.8	23.7±11.9
5	30~34	25.5±9.9	27.6±11.2
17	35~44	21.9±9.2	22.2±10.5
14	45~54	24.8±12.8	26.5±12.4
15	55~64	21.3±9.5	23.5±10.4
17	65~84	23.8±16.1	25.6±17.0
5	85~90	18.2±5.4	20.4±6.8
5	91~107	12.4±6.9	13.4±7.2
136	总计	22.8±12.5	23.4±11.9

注：[a] 均数 ± 标准差。

摘自 Le PT, Lazorick S, Whichard LP, et al.Human thymic epithelial cells produce IL-6, granulocyte-monocyte-CSF, and leukemia inhibitory factor.J Immunol 1990; 145:3310-3315.

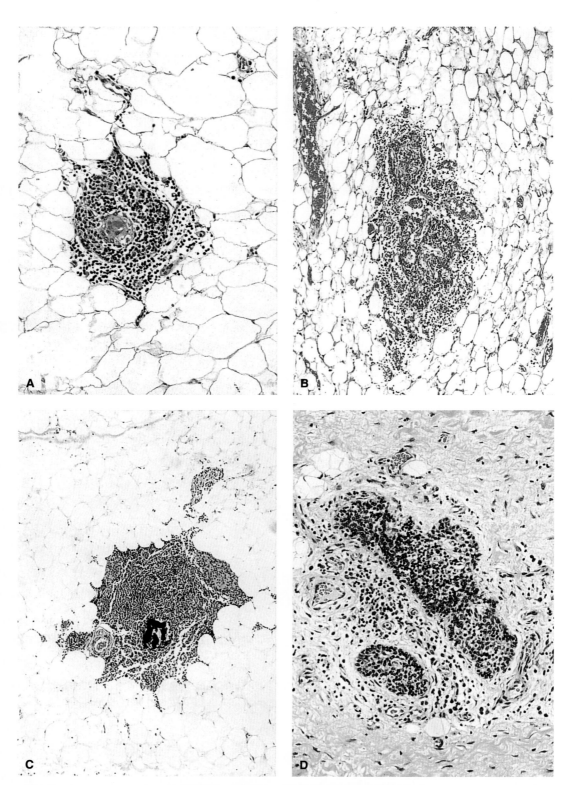

图 18.11 退化胸腺内的上皮残余。A. 流产型胸腺小体周围有小淋巴细胞和散在上皮细胞包绕。B. 心外膜前方的脂肪组织内，上皮细胞排列成相互吻合的条带状，周围有小淋巴细胞围绕。C. 残余的胸腺岛以淋巴细胞为主，小的实性上皮细胞簇位于周边，胸腺小体钙化。D. 胶原性间质内可见上皮细胞吻合条带，混有小淋巴细胞

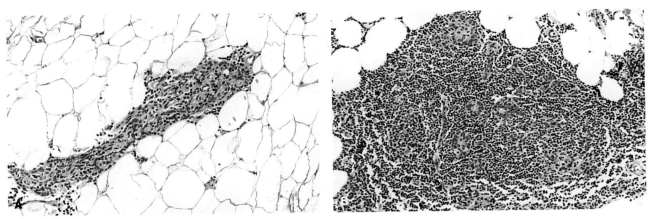

图 18.12　A. 胸腺残余呈拉长的带状外观，梭形细胞明显。B. 退化胸腺，上皮细胞排列成菊形团样

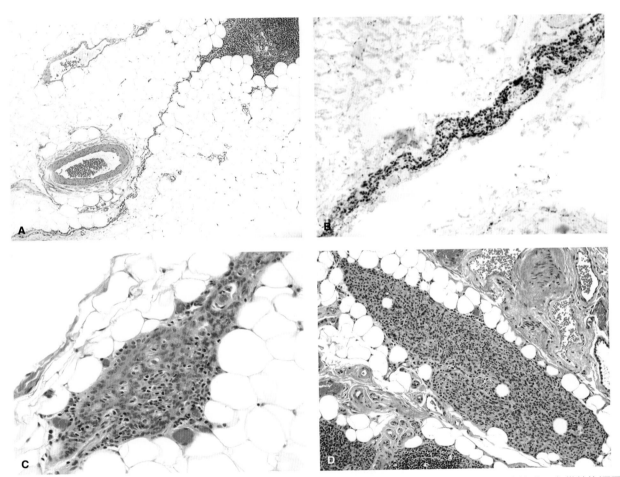

图 18.13　A. 贯穿脂肪分布的条带状结构，条带细长，呈波浪形，由萎缩的胸腺上皮细胞和少量淋巴细胞构成，条带结构源于退化的胸腺小岛（右上所示）。B. 高倍镜，p63 免疫染色，胸腺上皮细胞的细胞核强阳性。C. 脂肪内见退化的胸腺上皮岛，上皮细胞呈卵圆形至梭形，细胞质呈嗜酸性，有散在分布的小淋巴细胞。D. 另一个退化胸腺上皮岛，上皮细胞萎缩，呈梭形，排列紧密，有散在分布的小淋巴细胞

胸腺残余有时可表现为仅由上皮成分构成的圆形细胞巢，类似神经内分泌瘤的生长方式（图 18.15）[169]。还有一个颇为特别的形态，单层或双层胸腺上皮排列成细而长的条索，条带四周是致密结缔组织，似纤维上皮瘤样结构。这些细长的上皮条索两侧可见小淋巴细胞，偶可呈鹿角样分支结构（图

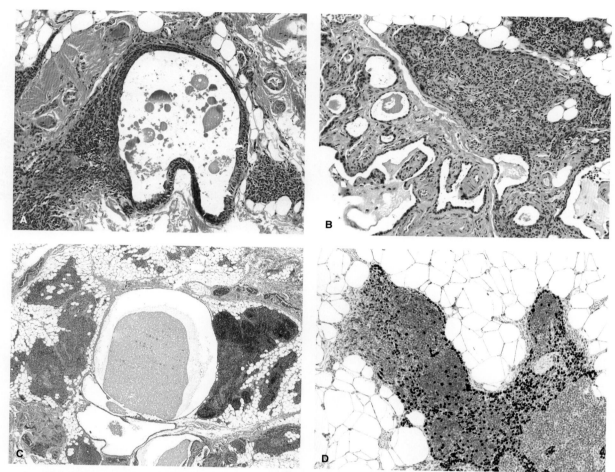

图 18.14　A. 囊性扩张的胸腺上皮退化灶。囊壁内衬扁平、立方至柱状纤毛上皮。B. 囊性扩张的胸腺上皮退化灶，形似腺样结构，内衬单层立方上皮。C. 大的囊状扩张腔隙两侧可见退化的胸腺上皮岛，左侧上皮岛为成人退化腺的典型表现，右侧上皮岛形似淋巴结。D. 实性结节类似淋巴结，结节内有大量散在分布的退化胸腺上皮细胞，细胞核强阳性表达 p63

18.16A）。上述特征可单独存在，也可见于胸腺囊肿、胸腺瘤、胸腺淋巴瘤和其他胸腺肿瘤的周围。在胸腺淋巴瘤和精原细胞瘤中，这些条索不仅可位于肿瘤周围，也可见于肿瘤内，肿瘤成分可围绕和浸润这些条索。无论是在 HE 染色切片还是在免疫组织化学染色时，一旦发现这样的细胞条索，都有可能将肿瘤误诊为上皮性病变（图 18.16B）。这些结构是造成胸腺大细胞淋巴瘤误诊最重要的单一因素。另一方面，一些（也许是大多数）胸腺残余几乎完全由淋巴细胞组成，因此类似淋巴结，有助于正确诊断的线索是：病变最边缘处有时可见环绕分布的上皮细胞，可能是正常胸腺被膜下皮质细胞的残余（图 18.17）。

在解读胸腺活检组织时，胸腺损伤的某些组织反应模式也可能是造成混淆的一个主要原因[170]。胸腺上皮囊性退变是一种常见的损伤反应，特别是炎性病

例，此时的囊性退变为获得性改变，进一步发展可形成多房性胸腺囊肿[51]。此类囊肿的主要组织学特征包括形成大囊腔，内衬鳞样、柱状或立方上皮，内

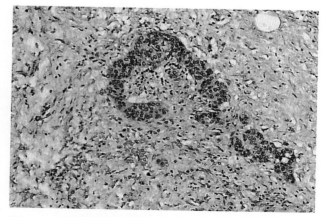

图 18.15　条带状残存胸腺上皮排成小巢团，类似神经内分泌肿瘤的生长模式

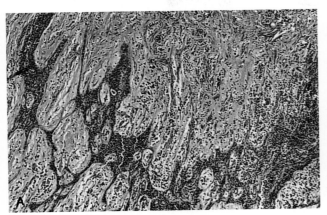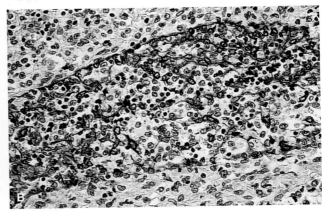

图 18.16 A. 胸腺囊肿壁：胸腺上皮排列成带状，有分支，周围有纤维间质围绕。B. 前纵隔恶性淋巴瘤内可见内陷的胸腺上皮成分。这些细胞强阳性表达角蛋白，可能误诊为胸腺癌

衬上皮常与囊壁内残余的正常胸腺上皮相连续；存在严重的急性和慢性炎症，伴纤维血管增生、坏死、出血和胆固醇肉芽肿；存在反应性淋巴组织增生伴有明显的生发中心。一些病例的内衬上皮呈假上皮瘤样增生，细胞中度非典型性，易误诊为恶性肿瘤[171]。大多数情况下，这些囊性结构与胸腺小体密切相关，许多胸腺小体显著扩张，并可能与囊腔的内衬细胞相连续（图 18.18）。我们认为，这种反应类型是胸腺髓质导管上皮源性结构对炎性病程的一种过度反应[51]。需要着重指出的是，在未被霍奇金淋巴瘤、纵隔精原细胞瘤和胸腺瘤（不常见）累及的胸腺实质内，也可以出现相似的变化，肿瘤成分甚至可能会被囊性或炎性病变所掩盖[172-173]。其他原发性胸腺肿瘤也可能伴有显著的囊性改变，但程度较轻，包括基底细胞癌和黏液表皮样癌[174-175]。因此，必须对纵隔囊性病变仔细检查和广泛取材，以准确识别具有

诊断意义的肿瘤区域。

间质纤维化是胸腺组织损伤反应的另一种形式，可能会造成诊断困难。间质纤维过度增生可见于多种非肿瘤性病变，其机制也各不相同，包括电离辐射或真菌感染等特殊刺激[176-177]，或特发性硬化性纵隔炎等原因不明的疾病[178-179]。此外，各种胸腺恶性肿瘤也可能伴有显著间质纤维化，包括纵隔原发性弥漫性大细胞淋巴瘤、霍奇金淋巴瘤和胸腺精原细胞瘤[170]。恶性肿瘤累及的胸腺组织可有广泛纤维化，具有诊断意义的异型细胞数量少，散在灶性分布。纵隔镜活检标本较小，不适用于此类病例的诊断，必须对肿物进行广泛取材，才可能发现具有诊断意义的区域。若在术中冰冻切片检查时遇到这样的病例，必须告知手术医师这一情况，并建议送检更多的组织。

正常胸腺皮质细胞丰富、幼稚、有丝分裂活跃，这会造成另一个潜在的诊断陷阱。若纵隔镜活检取到

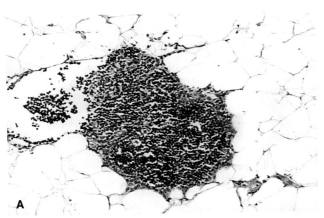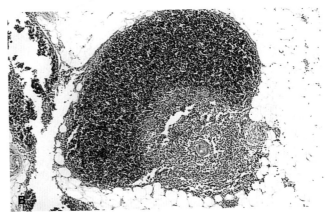

图 18.17 A. 胸腺残余主要由小淋巴细胞组成，类似淋巴结。注意外周有单排扁平上皮细胞。B. 胸腺残余由皮质和髓质部分构成，髓质内有 1 个小的胸腺小体（下半部所示）

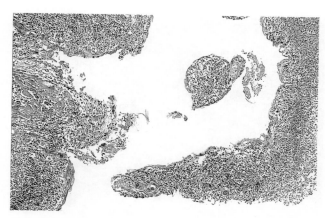

图 18.18 获得性多房性胸腺囊肿，可见胸腺小体囊性扩张。囊壁内衬上皮与胸腺小体相延续，囊壁内炎性浸润明显

这些正常胸腺组织，易误诊为恶性淋巴瘤，特别是淋巴母细胞性恶性淋巴瘤。卷曲核细胞少或无，上皮细胞散在而有规律地分布于整个淋巴细胞背景中（形态学或免疫组织化学染色），这些特征有助于做出正确的诊断。另一个导致诊断困难的原因是活检造成的人为假象，其中最常见的是组织挤压，导致细胞核显著拉长，类似小细胞癌中所见（图 18.19）。

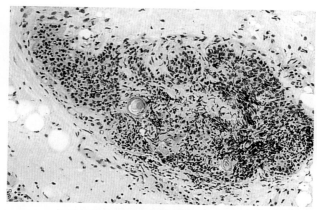

图 18.19 纵隔镜活检标本中的胸腺残余，显示广泛的挤压假象

参考文献

[1] Norris EH. The morphogenesis and histogenesis of the thymus gland in man: In which the origin of the Hassall's corpuscles of the human thymus is discovered. *Contrib Embryol Carnegie Inst* 1938;27:193–207.

[2] Weller GL Jr. Development of the thyroid, parathyroid and thymus glands in man. *Contrib Embryol Carnegie Inst* 1933;24:93–139.

[3] Cordier AC, Haumont SM. Development of thymus, parathyroids and ultimo-branchial bodies in NMRI and nude mice. *Am J Anat* 1980;157:227–263.

[4] Gilmour JR. The embryology of parathyroid glands: the thymus and certain associated rudiments. *J Pathol Bacteriol* 1937;45:507–522.

[5] Jotereau FV, Houssaint E, Le Douarin NM. Lymphoid stem cell homing to the early thymic primordium of the avian embryo. *Eur J Immunol* 1980;10:620–627.

[6] Shier KJ. The thymus according to Schambacher: Medullary ducts and reticular epithelium of the thymus and thymomas. *Cancer* 1981;48:1183–1199.

[7] Gilmour JR. Some developmental abnormalities of the thymus and parathyroids. *J Pathol Bacteriol* 1941;52:213–218.

[8] Nathaniels EK, Nathaniels AM, Wang CA. Mediastinal parathyroid tumors: A clinical and pathological study of 84 cases. *Ann Surg* 1970;171:165–170.

[9] Rosai J, Levine GD. Tumors of the thymus. In: *Atlas of Tumor Pathology. 2nd series, fascicle 13.* Washington, DC: Armed Forces Institute of Pathology; 1976.

[10] Domaniewski J, Ukleja Z, Rejmanowski T. Problemy immunologiczne i kliniczne w grasiczakach ektopicznych. *Otolaryngol Pol* 1975;29:579–585.

[11] Martin JM, Rundhawa G, Temple WJ. Cervical thymoma. *Arch Pathol Lab Med* 1986;110:345–357.

[12] Yamashita H, Murakami N, Noguchi S, et al. Cervical thymoma and incidence of cervical thymus. *Acta Pathol Jpn* 1983;33: 189–194.

[13] Wadon A. Thymoma intratracheale. *Zentralbl Allg Pathol Anat* 1934;60:308–312.

[14] Harach HR, Saravia Day E, Fransilla KO. Thyroid spindlecell tumor with mucous cysts. An intrathyroid thymoma? *Am J Surg Pathol* 1985;9:525–530.

[15] Miyauchi A, Kuma K, Matsuzuka F, et al. Intrathyroidal epithelial thymoma: An entity distinct from squamous cell carcinoma of the thyroid. *World J Surg* 1985;9:128–135.

[16] Rosai J, Limas C, Husband EM. Ectopic hamartomatous thymoma: A distinctive benign lesion of the lower neck. *Am J Surg Pathol* 1984;8:501–513.

[17] Gagens EW. Malformation of the auditory apparatus in the newborn associated with ectopic thymus. *Arch Otolaryngol* 1932;15:671–680.

[18] Castleman B. Tumors of the thymus gland. In: *Atlas of Tumor Pathology. 1st series, fascicle 19.* Washington, DC: Armed Forces Institute of Pathology; 1955.

[19] Marchevski AM. Lung tumors derived from ectopic tissues. *Semin Diagn Pathol* 1995;12:172–184.

[20] Weissferdt A, Moran CA. The spectrum of ectopic thymomas. *Virchows Archiv* 2016;469:245–254.

[21] Wolff M, Rosai J, Wright DH. Sebaceous glands within the thymus: Report of three cases. *Hum Pathol* 1984;15:341–343.

[22] Breckler IA, Johnston DG. Choristoma of the thymus. *AMA J Dis Child* 1956;92:175–178.

[23] Landing B, Yutuc I, Swanson V. Clinicopathologic correlation in immunologic deficiency diseases of children, with emphasis on thymic histologic patterns. In: *Proceedings of the International Symposium on Immunodeficiency.* Tokyo: Tokyo University Press; 1976:3–33.

[24] Blackburn WR, Gordon DS. The thymic remnant in thymic alymphoplasia. Light and electron microscopic studies. *Arch Pathol* 1967;84:363–375.

[25] Hoyer JR, Cooper MD, Gabrielsen AE, et al. Lymphopenic forms of congenital immunologic deficiency diseases. *Medicine (Baltimore)* 1968;47:201–226.

[26] Peterson RD, Kelly WD, Good RA. Ataxia-telangiectasia. Its association with a defective thymus, immunological-deficiency

disease, and malignancy. *Lancet* 1964;1:1189–1193.

[27] Cooper MD, Petersen RD, Good RA. A new concept of the cellular basis of immunity. *J Pediatr* 1965;67:907–908.

[28] Nezelof C, Jammet ML, Lortholary P, et al. L'hypoplasie hereditaire du thymus: Sa place et sa responsabilite dans une observation d'aplasie lymphocytaire, normoplasmocytaire et normoglobulinemique du nourrisson. *Arch Fr Pediatr* 1964;21:897–920.

[29] Seemayer TA, Bolande RP. Thymus involution mimicking thymic dysplasia: A consequence of transfusion-induced graft versus host disease in a premature infant. *Arch Pathol Lab Med* 1980;104:141–144.

[30] Huber J, Cholnoky P, Zoethout HE. Congenital aplasia of parathyroid glands and thymus. *Arch Dis Child* 1967;42: 190–192.

[31] Fowlkes BJ, Pardoll DM. Molecular and cellular events of T cell development. *Adv Immunol* 1989;44:207–264.

[32] MacDonald HR, Lees RK. Programmed death of autoreactive thymocytes. *Nature* 1990;343:642–644.

[33] Kizaki H, Tadakuma T. Thymocyte apoptosis. *Microbiol Immunol* 1993;37:917–925.

[34] Colbert RA, Young DA. Glucocorticoid-induced messenger ribonucleic acids in rat thymic lymphocytes: Rapid primary effects specific for glucocorticoids. *Endocrinology (Baltimore)* 1986;119:2598–2605.

[35] Domashenko AD, Nazarova LF, Umansky SR. Comparison of the spectra of proteins synthesized in mouse thymocytes after irradiation or hydrocortisone treatment. *Int J Radiat Biol* 1990;57:315–329.

[36] Korsmeyer SJ. Bcl-2: A repressor of lymphocyte death. *Immunol Today* 1992;13:285–288.

[37] Lowe SW, Schmitt EM, Smith SW, et al. p53 is required for radiation-induced apoptosis in mouse thymocytes. *Nature* 1993;362:847–849.

[38] Smith CA, Williams GT, Kinsgton R, et al. Antibodies to CD3/ T-cell receptor complex induce death by apoptosis in immature T cells in thymic cultures. *Nature* 1989;337: 181–184.

[39] von Boehmer H. Positive selection of lymphocytes. *Cell* 1994;76:219–227.

[40] Shi YF, Bissonnette RP, Parfrey N, et al. In vivo administration of monoclonal antibodies to the CD3 T cell receptor complex induces cell death (apoptosis) in immature thymocytes. *J Immunol* 1991;146:3340–3346.

[41] Blackman M, Kappler J, Marrack P. The role of the T cell receptor in positive and negative selection of developing T cells. *Science* 1990;248:1335–1341.

[42] Mountz JD, Zhou T, Wu J, et al. Regulation of apoptosis in immune cells. *J Clin Immunol* 1995;15:1–16.

[43] Hammar JA. Die Menschen thymus in Gesundheit und krankheit. *Z Mikrosk Anat Forsch* 1926;6(suppl):107–208.

[44] Flores KG, Li J, Sempowski GD, et al. Analysis of the human thymic perivascular space during aging. *J Clin Invest* 1999;104:1031–1039.

[45] Hale LP. Histologic and molecular assessment of human thymus. *Ann Diagn Pathol* 2004;8:50–60.

[46] Suster S, Moran CA. Thymoma, atypical thymoma, and thymic carcinoma. A novel conceptual approach to the classification of thymic epithelial neoplasms. *Am J Clin Pathol* 1999; 111:826–833.

[47] Lobach DF, Haynes BF. Ontogeny of the human thymus during fetal development. *J Clin Immunol* 1987;7:81–97.

[48] Dipasquale B, Tridente G. Immunohistochemical characterization of nurse cells in normal human thymus. *Histochemistry* 1991;96:499–503.

[49] von Gaudecker B. Functional histology of the human thymus. *Anat Embryol (Berl)* 1991;183:1–15.

[50] Rippert H. Die Entwicklungsstörung der Thymusdrüse bei kongenitaler Lues. *Frankfurt Z Pathol* 1912;11:209–218.

[51] Suster S, Rosai J. Multilocular thymic cyst: An acquired reactive process. Study of 18 cases. *Am J Surg Pathol* 1991; 15:388–398.

[52] Henry K. Mucin secretion and striated muscle in the human thymus. *Lancet* 1966;1:183–185.

[53] Cantor H, Weissman I. Development and function of subpopulations of thymocytes and T lymphocytes. *Prog Allergy* 1976;20:1–64.

[54] Everett NB, Tyler RW. Lymphopoiesis in the thymus and other tissues: Functional implications. *Int Rev Cytol* 1967; 22:205–237.

[55] Middleton G. The incidence of follicular structures in the human thymus at autopsy. *Aust J Exp Biol Med Sci* 1967;45: 189–199.

[56] Vetters JM, Barclay RS. The incidence of germinal centres in thymus glands of patients with congenital heart disease. *J Clin Pathol* 1973;26:583–591.

[57] Levine GD, Rosai J. Light and electron microscopy of the human fetal thymus. In: Johannessen JV, ed. *Electron Microscopy in Human Medicine. Vol. 5.* New York: McGraw-Hill; 1980.

[58] Goldstein G, Mackay IR. The thymus in systemic lupus erythematosus: A quantitative histopathological analysis and comparison with stress involution. *Br Med J* 1967;2:475–478.

[59] Palestro G, Tridente G, Botto Micca F, et al. Immunohistochemical and enzyme histochemical contributions to the problem concerning the role of the thymus in the pathogenesis of myasthenia gravis. *Virchows Arch B Cell Pathol Incl Mol Pathol* 1983;44:173–186.

[60] Shirai T, Miyata M, Nakase A, et al. Lymphocyte subpopulation in neoplastic and non-neoplastic thymus and in blood of patients with myasthenia gravis. *Clin Exp Immunol* 1976;26: 118–123.

[61] Isaacson PG, Norton AJ, Addis BJ. The human thymus contains a novel population of B lymphocytes. *Lancet* 1987;2: 1488–1491.

[62] Isaacson PG, Chan JK, Tang C, et al. Low-grade B-cell lymphoma of mucosa-associated lymphoid tissue arising in the thymus. A thymic lymphoma mimicking myoepithelial sialadenitis. *Am J Surg Pathol* 1990;14:342–351.

[63] Cardoso De Almeida P, Harris NH, Bhan AK. Characterization of immature sinus histiocytes (monocytoid cells) in reactive lymph nodes by use of monoclonal antibodies. *Hum Pathol* 1984;15:330–335.

[64] Duijvestijn AM, Schutte R, Köhler YG, et al. Characterization of the population of phagocytic cells in thymic cell suspensions. A morphological and cytochemical study. *Cell Tissue Res* 1983;231:313–323.

[65] Kaiserling E, Stein H, Muller-Hermelink HK. Interdigitating reticulum cells in the human thymus. *Cell Tissue Res* 1974; 155:47–55.

[66] Ruco LP, Rosati S, Monardo F, et al. Macrophages and interdigitating reticulum cells in normal thymus and in thymoma: An immunohistochemical study. *Histopathology* 1989;14:37–45.

[67] Lauriola L, Michetti F, Stolfi VM, et al. Detection by S-100 immunolabelling of interdigitating reticulum cells in human thymomas. *Virchows Arch B Cell Pathol Incl Mol Pathol* 1984;45:187–195.

[68] Bofill M, Janossy G, Willcox N, et al. Microenvironments in the normal thymus and the thymus in myasthenia gravis. *Am J Pathol* 1985;119:462–473.

[69] Siegal GP, Dehner LP, Rosai J. Histiocytosis X (Langerhans' cell granulomatosis) of the thymus. A clinicopathologic study of four childhood cases. *Am J Surg Pathol* 1985;9:117–124.

[70] Bhathal PS, Campbell PE. Eosinophil leucocytes in the child's thymus. *Australas Ann Med* 1965;14:210–213.

[71] Wise WS, Still WJ, Joshi VV. Severe combined immunodeficiency with thymic mast cell hyperplasia. *Arch Pathol Lab Med* 1976;100:283–286.

[72] Goldstein G. Plasma cells in the human thymus. *Aust J Exp Biol Med Sci* 1966;44:695–699.

[73] Henry K. The human thymus in disease with particular emphasis on thymitis and thymoma. In: Kendall MD, ed. *The Thymus Gland*. London: Academic Press; 1981:85–111.

[74] Moll UM, Lane BL, Robert F, et al. The neuroendocrine thymus. Abundant occurrence of oxytocin-, vasopressin-, and neurophysin-like peptides in epithelial cells. *Histochemistry* 1988;89:385–390.

[75] Ciaccio C. Contributo all'istochimica delle cellule cromaffini. II. Cellule cromaffini del timo di gallum domesticus. *Bull Soc Ital Biol Sper* 1942;17:619–620.

[76] Håkanson R, Larsson LI, Sundler F. Peptide and amine producing endocrine-like cells in the chicken thymus. A chemical, histochemical and electron microscopic study. *Histochemistry* 1974;39:25–34.

[77] Vialli M, Casati C. Sulla presenza di cellule enterocromaffini nel timo dei rettili. *Riv Istochim Norm Patol* 1958;4:343.

[78] Vialli M. Elementi del sistema delle cellule enterocromaffinie cellule C nel timo. *Ann Histochem* 1973;18:3–7.

[79] Rosai J, Higa E. Mediastinal endocrine neoplasm, of probable thymic origin, related to carcinoid tumor: Clinicopathologic study of 8 cases. *Cancer* 1972;29:1061–1074.

[80] Wick MR, Rosai J. Neuroendocrine neoplasms of the thymus. *Pathol Res Pract* 1988;183:188–199.

[81] Drenckhahn D, von Gaudecker B, Muller-Hermelink HK, et al. Myosin and actin containing cells in the human postnatal thymus: Ultrastructural and immunohistochemical findings in normal thymus and in myasthenia gravis. *Virchows Arch B Cell Pathol Incl Mol Pathol* 1979;32:33–45.

[82] Hayward AR. Myoid cells in the human fetal thymus. *J Pathol* 1972;106:45–48.

[83] Nakamura H, Ayer-Le Lièvre C. Neural crest and thymic myoid cells. *Curr Top Dev Biol* 1986;20:111–115.

[84] Dardenne M, Savino W, Bach JF. Thymomatous epithelial cells and skeletal muscle share a common epitope defined by a monoclonal antibody. *Am J Pathol* 1987;126: 194–198.

[85] Van de Velde RL, Friedman NB. Thymic myoid cells and myasthenia gravis. *Am J Pathol* 1970;59:347–368.

[86] Judd RL, Welch SL. Myoid cell differentiation in true thymic hyperplasia and lymphoid hyperplasia. *Arch Pathol Lab Med* 1988;112:1140–1144.

[87] Murakami S, Shamoto M, Miura K, et al. A thymic tumor with massive proliferation of myoid cells. *Acta Pathol Jpn* 1984;34:1375–1383.

[88] Rosai J, Parkash V, Reuter VE. On the origin of mediastinal germ cell tumors in men. *Int J Surg Pathol* 1995;2:73–78.

[89] Marshall AH, White RG. The immunological reactivity of the thymus. *Br J Exp Pathol* 1961;42:379–385.

[90] Raviola E, Karnovsky MJ. Evidence for a blood–thymus barrier using electron-opaque tracers. *J Exp Med* 1972;136:466–498.

[91] Stet RJ, Wagenaar-Hilbers JP, Nieuwenhuis P. Thymus localization of monoclonal antibodies circumventing the blood-thymus barrier. *Scand J Immunol* 1987;25:441–446.

[92] Bearman RM, Levine GD, Bensch KG. The ultrastructure of the normal human thymus. A study of 36 cases. *Anat Rec* 1978;190:755–781.

[93] Hirokawa K. Electron microscopic observation of the human thymus of the fetus and the newborn. *Acta Pathol Jpn* 1969; 19:1–13.

[94] Pinkel D. Ultrastructure of the human fetal thymus. *Am J Dis Child* 1968;115:222–238.

[95] van de Wijngaert FP, Kendall MD, Schuurman HJ, et al. Heterogeneity of epithelial cells in human thymus. An ultrastructural study. *Cell Tissue Res* 1984;237:227–237.

[96] de Maagd RA, MacKenzie WA, Schuurman HJ, et al. The human thymus microenvironment: Heterogeneity detected by monoclonal anti-epithelial cell antibodies. *Immunology* 1985;54:745–754.

[97] Haynes BF. The human thymic microenvironment. *Adv Immunol* 1984;36:87–142.

[98] Janossy G, Thomas JA, Bollum FJ, et al. The human thymic microenvironment. An immunohistologic study. *J Immunol* 1980;125:202–212.

[99] Van Ewijk W. Immunohistology of lymphoid and non-lymphoid cells in the thymus in relation to T lymphocyte differentiation. *Am J Anat* 1984;170:330–331.

[100] McFarland EJ, Scearce RM, Haynes BF. The human thymic microenvironment: cortical thymic epithelium is an antigenically distinct region of the thymic microenvironment. *J Immunol* 1984;133:1241–1249.

[101] Eisenbarth GS, Shimizu K, Bowring MA, et al. Expression of receptors for tetanus toxin and monoclonal antibody A2B5 by pancreatic islet cells. *Proc Natl Acad Sci USA* 1982;79: 5066–5070.

[102] Haynes BF, Robert-Guroff M, Metzgar RS, et al. Monoclonal antibodies against human T cell leukemia virus p19 defines a human thymic epithelial antigen acquired during ontogeny. *J Exp Med* 1983;157:907–920.

[103] Savino W, Berrih S, Dardenne M. Thymic epithelial antigen, acquired during ontogeny and defined by the anti-p19 monoclonal antibody, is lost in thymomas. *Lab Invest* 1984;51: 292–296.

[104] Bhan AK, Reinherz EL, Poppema S, et al. Location of T cell and major histocompatibility complex antigens in the human thymus. *J Exp Med* 1980;152:771–782.

[105] Wiley EL, Nosal JM, Freeman RG. Immunohistochemical demonstration of H antigen, peanut agglutinin receptor, and Sophora japonica receptor expression in infant thymuses and thymic neoplasias. *Am J Clin Pathol* 1990;93:44–48.

[106] Le PT, Lazorick S, Whichard LP, et al. Regulation of cytokine production in the human thymus: Epidermal growth factor and transforming growth factor alpha regulate mRNA levels of interleukin 1 alpha (IL-1 alpha), IL-1 beta, and IL-6 in human thymic epithelial cells at a post-transcriptional level. *J Exp Med* 1991;174:1147–1157.

[107] Chan WC, Zaatari GS, Tabei S, et al. Thymoma: An immunohistochemical study. *Am J Clin Pathol* 1984;82: 160–166.

[108] Lobach DF, Scearce RM, Haynes BF. The human thymic microenvironment. Phenotypic characterization of Hassall's bodies with the use of monoclonal antibodies. *J Immunol* 1985;134:250–257.

[109] Chu PG, Weiss LM. Expression of cytokeratin 5/6 in epithelial neoplasms: An immunohistochemical study of 509 cases. *Mod Pathol* 2002;15:6–10.

[110] Dotto J, Pelosi G, Rosai J. Expression of p63 in thymomas and normal thymus. *Am J Clin Pathol* 2007;127:415–420.

[111] Walts AE, Hiroshima K, Marchevski AM. Desmoglein 3 and p40 immunoreactivity in neoplastic and nonneoplastic thymus: A potential adjunct to help resolve selected diagnostic and staging problems. *Ann Diagn Pathol* 2015;19: 216–220.

[112] Hsu SM, Jaffe ES. Phenotypic expression of T lymphocytes in thymus and peripheral lymphoid tissues. *Am J Pathol* 1985;121:69–78.

[113] Janossy G, Bofill M, Trejdosiewicz LK, et al. Cellular differentiation

of lymphoid subpopulations and their microenvironments in the human thymus. In: Muller-Hermelink HK, ed. *The Human Thymus: Histophysiology and Pathology*. Berlin: Springer-Verlag; 1986:89–125.

[114] Tidman N, Janossy C, Bodger M, et al. Delineation of human thymocyte differentiation pathways utilizing double-staining techniques with monoclonal antibodies. *Clin Exp Immunol* 1981;45:457–467.

[115] Chilosi M, Iannucci AM, Pizzolo G, et al. Immunohistochemical analysis of thymoma. Evidence of medullary origin of epithelial cells. *Am J Surg Pathol* 1984;8:309–318.

[116] Mokhtar N, Hsu SM, Lad RP, et al. Thymoma: Lymphoid and epithelial components mirror the phenotype of normal thymus. *Hum Pathol* 1984;15:378–384.

[117] Sato Y, Watanabe S, Mukai K, et al. An immunohistochemical study of thymic epithelial tumors. II. Lymphoid component. *Am J Surg Pathol* 1986;10:862–870.

[118] Lauriola L, Maggiano N, Marino M, et al. Human thymoma: Immunologic characteristics of the lymphocytic component. *Cancer* 1981;48:1992–1995.

[119] van der Kwast TH, van Vliet E, Cristen E, et al. An immunohistologic study of the epithelial and lymphoid components of six thymomas. *Hum Pathol* 1985;16:1001–1008.

[120] Eimoto T, Teshima K, Shirakusa T, et al. Heterogeneity of epithelial cells and reactive components in thymomas: An ultrastructural and immunohistochemical study. *Ultrastruct Pathol* 1986;10:157–173.

[121] Katzin WE, Fishleder AJ, Linden MD, et al. Immunoglobulin and T-cell receptor genes in thymomas: Genotypic evidence supporting the nonneoplastic nature of the lymphocytic component. *Hum Pathol* 1988;19:323–328.

[122] Robertson PB, Neiman RS, Worapongoaiboon S, et al. 013 (CD99) positivity in hematologic proliferations correlated with TdT positivity. *Hum Pathol* 1997;10:277–282.

[123] Swerdlow SH, Angermeier PA, Hartman AL. Intrathymic ontogeny of the T cell receptor associated CD3 (T3) antigen. *Lab Invest* 1988;58:421–427.

[124] Nikolic-Zugic J. Phenotypic and functional stages in the intrathymic development of alpha beta T cells. *Immunol Today* 1991; 12:65–70.

[125] Bach JF, Dardenne M, Pleau JM, et al. Biochemical characteristics of a serum thymic factor. *Nature* 1976;266:55–56.

[126] McCarty N, Shinohara ML, Lu L, et al. Detailed analysis of gene expression during development of T cell lineages in the thymus. *Proc Natl Acad Sci USA* 2004;101:9339–9344.

[127] Goldstein AL, Low TLK, McAdoo M, et al. Thymosin alpha 1. Isolation and sequential analysis of an immunologically active thymic polypeptide. *Proc Natl Acad Sci USA* 1977;74: 725–729.

[128] Goldstein G. The isolation of thymopoietin (thymin). *Ann NY Acad Sci* 1975;249:177–185.

[129] Fabien N, Auger C, Monier JC. Immunolocalization of thymosin alpha 1, thymopoietin and thymulin in mouse thymic epithelial cells at different stages of culture: A light and electron microscopic study. *Immunology* 1988;63:721–727.

[130] Jambon B, Montague P, Bene MC, et al. Immunohistologic localization of "facteur thymique serique" (FTS) in human thymic epithelium. *J Immunol* 1981;127:2055–2059.

[131] Savino W, Dardenne M. Thymic hormone-containing cells. VI. Immunohistologic evidence for the simultaneous presence of thymulin, thymopoietin and thymosin alpha 1 in normal and pathological human thymuses. *Eur J Immunol* 1984;14: 987–991.

[132] Haynes BF, Warren RW, Buckley RH, et al. Demonstration of abnormalities in expression of thymic epithelial surface antigens in severe cellular immunodeficiency diseases. *J Immunol* 1983;130:1182–1188.

[133] Clark SL Jr. The thymus in mice of strain 129/J, studied with the electron microscope. *Am J Anat* 1963;112:1–33.

[134] Hirokawa K, Utsuyama M, Moriizumi E, et al. Immunohistochemical studies in human thymomas. Localization of thymosin and various cell markers. *Virchows Arch B Cell Pathol Incl Mol Pathol* 1988;55:371–380.

[135] Bodey B, Bodey B Jr, Siegel SE, et al. Review of thymic hormones in cancer diagnosis and treatment. *Int J Immunopharmacol* 2000;22:261–273.

[136] Geenen V, Robert F, Defresne MP, et al. Neuroendocrinology of the thymus. *Horm Res* 1989;31:81–84.

[137] Jevremovic M, Terzic M, Kartaljevic G, et al. The determination of immunoreactive beta-endorphin concentration in the human fetal and neonatal thymus. *Horm Metab Res* 1991;23: 623–624.

[138] Batanero E, de Leeuw FE, Jansen GH, et al. The neural and neuroendocrine components of the human thymus. II. Hormone immunoreactivity. *Brain Behav Immun* 1992;6: 249–264.

[139] Le PT, Lazorick S, Whichard LP, et al. Human thymic epithelial cells produce IL-6, granulocyte-monocyte-CSF, and leukemia inhibitory factor. *J Immunol* 1990;145:3310–3315.

[140] Wainberg MA, Numazaki K, Destephano L, et al. Infection of human thymic epithelial cells by human cytomegalovirus and other viruses: Effect on secretion of interleukin 1–like activity. *Clin Exp Immunol* 1988;72:415–421.

[141] Yarilin AA, Belyakov IM. Cytokines in the thymus: Production and biological effects. *Curr Med Chem* 2004;11:447–464.

[142] Hirokawa K. Age-related changes of thymus. Morphological and functional aspects. *Acta Pathol Jpn* 1978;28:843–857.

[143] Simpson JG, Gray ES, Beck JS. Age involution in the normal adult thymus. *Clin Exp Immunol* 1975;19:261–265.

[144] Steinman GG. Changes in the human thymus during aging. In: Muller-Hermelink HK, ed. *The Human Thymus. Histophysiology and Pathology*. Berlin: Springer-Verlag; 1986:43–88.

[145] Steinmann GG, Klaus B, Muller-Hermelink HK. The involution of the aging human thymic epithelium is independent of puberty. A morphometric study. *Scand J Immunol* 1985;22:563–575.

[146] Smith SM, Ossa-Gomez LJ. A quantitative histologic comparison of the thymus in 100 healthy and diseased adults. *Am J Clin Pathol* 1981;76:657–665.

[147] Jamieson BD, Douek DC, Killian S, et al. Generation of functional thymocytes in the human adult. *Immunity* 1999;10:569–575.

[148] Bertho JM, Demarquay C, Moulian N, et al. Phenotypic and immunohistological analyses of the human adult thymus: Evidence for an active thymus during adult life. *Cell Immunol* 1997;179:30–40.

[149] Shanker A. Is thymus redundant after adulthood? *Immunol Lett* 2004;15:79–86.

[150] Selye H. Thymus and adrenals in the response of the organism to injuries and intoxications. *Br J Exp Pathol* 1936;17: 234–248.

[151] van Baarlen J, Schuurman HJ, Huber J. Acute thymus involution in infancy and childhood: A reliable marker for duration of acute illness. *Hum Pathol* 1988;19:1155–1160.

[152] Joshi VV, Oleske JM, Saad S, et al. Thymus biopsy in children with acquired immunodeficiency syndrome. *Arch Pathol Lab Med* 1986;110:837–842.

[153] Seemayer TA, Laroche AC, Russo P, et al. Precocious thymic involution manifest by epithelial injury in the acquired immune deficiency syndrome. *Hum Pathol* 1984;15:469–474.

[154] Grody WW, Fligiel S, Naeim F. Thymus involution in the acquired immunodeficiency syndrome. *Am J Clin Pathol* 1985;

84:85–95.

[155] Schuurman HJ, Krone WJ, Broekhuizen R, et al. The thymus in acquired immune deficiency syndrome. Comparison with other types of immunodeficiency diseases, and presence of components of human immunodeficiency virus type 1. *Am J Pathol* 1989;134:1329–1338.

[156] Kendall MD, Johnson HR, Singh J. The weight of the human thymus gland at necropsy. *J Anat* 1980;131(pt 3):485–497.

[157] Lack EE. Thymic hyperplasia with massive enlargement: Report of two cases with review of diagnostic criteria. *J Thorac Cardiovasc Surg* 1981;81:741–746.

[158] Katz SM, Chatten J, Bishop HC, et al. Massive thymic enlargement. Report of a case of gross thymic hyperplasia in a child. *Am J Clin Pathol* 1977;68:786–790.

[159] Judd RL. Massive thymic hyperplasia with myoid cell differentiation. *Hum Pathol* 1987;18:1180–1183.

[160] Hammar JA. Uber Gewicht, Involution und Persistenz der Thymus im Postfotalleben der Menschen. *Arch Anat Physiol Anat Abt* 1906;(suppl):91–182.

[161] Durkin W, Durant J. Benign mass lesions after therapy for Hodgkin's disease. *Arch Intern Med* 1979;139:333–336.

[162] Shin M, Ho K. Diffuse thymic hyperplasia following chemotherapy for nodular sclerosing Hodgkin's disease. An immunologic rebound phenomenon? *Cancer* 1983;51:30–33.

[163] Carmosino L, DiBenedetto A, Feffer S. Thymic hyperplasia following successful chemotherapy. A report of two cases and review of the literature. *Cancer* 1985;56:1526–1528.

[164] Due W, Dieckmann KP, Stein H. Thymic hyperplasia following chemotherapy of a testicular germ cell tumor. Immunohistological evidence for a simple rebound phenomenon. *Cancer* 1989;63:446–449.

[165] Gelfand DW, Goldman AS, Law AJ. Thymic hyperplasia in children recovering from thermal burns. *J Trauma* 1972;12:813–817.

[166] Caffey J, Silbey R. Regrowth and overgrowth of the thymus after atrophy induced by the oral administration of adrenocorticosteroids to human infants. *Pediatrics* 1960;26:762–

770.

[167] Mackall CL, Fleisher TA, Brown MR, et al. Age, thymopoiesis, and CD4+ T-lymphocyte regeneration after intensive chemotherapy. *N Engl J Med* 1995;332:143–149.

[168] Markert ML, Alvarez-McLeod AP, Sempowski GD, et al. Thymopoiesis in HIV-infected adults after highly active antiretroviral therapy. *AIDS Res Hum Retroviruses* 2001;17:1635–1643.

[169] Croxatto OC. Cordones epiteliales con aspecto endocrino observado en restos timicos del adulto. *Medicina (B Aires)* 1972;32:203–208.

[170] Suster S, Moran CA. Malignant thymic neoplasms that may mimic benign conditions. *Semin Diagn Pathol* 1995;12:98–104.

[171] Suster S, Barbuto D, Carlson G, et al. Multilocular thymic cysts with pseudoepitheliomatous hyperplasia. *Hum Pathol* 1991;22:455–460.

[172] Suster S, Rosai J. Cystic thymomas. A clinicopathologic study of ten cases. *Cancer* 1992;69:92–97.

[173] Moran CA, Suster S. Mediastinal seminomas with prominent cystic changes. A clinicopathologic study of 10 cases. *Am J Surg Pathol* 1995;19:1047–1053.

[174] Suster S, Rosai J. Thymic carcinoma. A clinicopathologic study of 60 cases. *Cancer* 1991;67:1025–1032.

[175] Moran CA, Suster S. Mucoepidermoid carcinomas of the thymus. A clinicopathologic study of six cases. *Am J Surg Pathol* 1995;19:826–834.

[176] Penn CR, Hope-Stone HF. The role of radiotherapy in the management of malignant thymoma. *Br J Surg* 1972;59: 533–539.

[177] Goodwin RA, Nickell JA, Des Prez RM. Mediastinal fibrosis complicating healed primary histoplasmosis and tuberculosis. *Medicine (Baltimore)* 1972;51:227–246.

[178] Light AM. Idiopathic fibrosis of the mediastinum: A discussion of three cases and review of the literature. *J Clin Pathol* 1978;31:78–88.

[179] Sobrinho-Simoes MA, Vaz Saleiro JV, Wagenvoort CA. Mediastinal and hilar fibrosis. *Histopathology* 1981;5:53–60.

第 19 章　心脏

■ Gerald J. Berry 著　■ 韩昱晨 译　■ 陈　健 校

1　前言

　　随着 60 年前心肺转流术（cardiopulmonary bypass）被引入到临床实践中，病理医师开始在外科病理实验室检查心脏标本，包括瓣膜切除标本、心包标本、室壁瘤切除术标本和室间隔切除标本。心脏移植术开展于 20 世纪 60 年代后期，此时，外科病理医师才开始处理完整的心脏标本。目前，国际心肺移植协会已登记了超过 14 万例成人心脏和心肺联合移植手术 [1-2]。儿科年龄组（从新生儿到青少年）的胸内器官移植现已很常见，已完成接近 1.5 万例心脏及心肺联合移植 [3-4]。婴幼儿和儿童常因复杂的先天性心脏病变而接受心脏移植，且移植前常已接受过一次或多次矫正手术治疗。外科病理医师需要具有丰富的经验，以对所有类型的终末期心脏疾病进行形态学评估。

从 20 世纪 70 年代初开始，心内膜心肌活检被用于评估移植排斥反应、浸润性病变和炎性疾病。现在许多机构拥有心室辅助装置（VAD）和全人工心脏，可常规收集心室尖部标本，与其他活检标本一样，这些标本交由外科病理医师检查。此外，复杂的电生理映射技术和显像模式，如经食管三维超声心动图、血管内超声、多排计算机断层扫描（MDCT）成像、冠脉 CT 血管造影（CTTA）和磁共振成像技术的引入，重新引起了研究者对心脏结构–功能联系的兴趣[5-6]。病理医师在这些技术的临床评估和应用中起着关键的作用。

本章的目的是探讨正常心脏的解剖学和组织学。大血管的组织学请参见本书的相应章节。本章主要描述成人心脏的组织学特征，当不同发育阶段存在显著差异时，也会介绍婴儿和儿童心脏的组织学特征。本书并不想成为百科全书，而是注重于帮助病理医师区分正常心脏与细微的心脏病理改变。在对心脏各个主要解剖结构进行描述的同时，还将介绍老化改变、性别差异和（或）应用解剖。本章还将涉及心内膜心肌活检标本的处理和常见的人为假象。

2 心脏重量

心脏一般在 20 岁时达到正常成人心脏的重量。婴幼儿和儿童的心脏重量与年龄和身材有关，相关的研究数据已经发表[7-8]。在临床实践中，可使用多种方法来估计成人的心脏重量，这些方法在复杂程度和精确度上均有差异。例如，1965 年 Hudson 发表的实践指南中，成年男性的心脏重量为体重的 0.45%（325g ± 75g，平均 300g），成年女性的心脏重量为体重的 0.40%（275g ± 75g，平均 250g）[9]。心脏重量随年龄、性别、身高和体重而变化。使用这种测量方法，年轻运动员的心脏重量可能接近或超过正常值上限的 25%，而老年人可能接近或略低于正常值的下限。

Mayo 诊所的 Kitzman 等[10]提出了一个更全面的方法，可以根据体重或身高，预测福尔马林固定后正常心脏的重量。在他们的研究中，身高对心脏重量的预测准确度低于体重。福尔马林固定对心脏重量影响的相关研究结果还不一致。一项研究发现，心

脏固定后的重量变化存在显著的个体差异（部分减轻，部分增加），但总体而言，固定后心脏重量增加了 5%[11]。在教科书和尸检手册中可以查到正常的心室壁厚度、心腔大小和瓣膜口径的计量表[8,12-14]。

3 产前胎儿循环

心脏胚胎学不属于本章讨论的范围。发育分子生物学为心脏发生和先天性心脏缺陷的发育遗传学提供了许多新的见解，其中一些已经从根本上改变了以前的观点[15-21]。目前认为在妊娠第 2 周后，人类胚胎的心脏就开始自主跳动，在妊娠第 8~9 周时，心脏完全形成。氧合充分的血液从胎盘经脐静脉进入胎儿体内，其中一部分流经肝窦，其余部分经静脉导管绕过肝脏进入下腔静脉（IVC）。下腔静脉血与来自下半身的混合性缺氧血液一起进入右心房。进入右心房内的血中，约有 1/3 通过房间隔（第二房间孔）进入左心房，再与少量从肺部回流的缺氧血液混合，然后血液进入左心室，离开左心室后进入升主动脉，供应冠状动脉、脑和上肢。约 50% 的血液通过脐动脉返回胎盘进行再氧合。其余血液供应下半身。上半身的血液通过上腔静脉（SVC）回流到右心房，与来自 IVC 的剩下的 2/3 血液混合，进入右心室，一小部分血液分布到肺，但大部分血液通过动脉导管进入降主动脉。最后，血液返回到胎盘，只有少量到达胎儿的下半身。

4 产后循环

出生时，随着婴儿的第一次呼吸，会发生一系列解剖和生理变化。通过胎盘进行的胎儿血液循环停止，婴儿的肺扩张。由于肺泡充气，肺血管床扩张导致肺血流量增加，肺血管阻力突然下降。此外，肺血管系统开始了活跃的重塑过程，并持续数周，此过程主要表现为小动脉的肌性中层减少。通过肺静脉回流到左心房的血液增多，导致左心房的压力略高于右心房，其结果是卵圆孔封闭，留下的凹迹称为卵圆窝。在出生后的第一个月末，心室血流负荷的显著差异导致左心室壁增厚，右心室壁变薄。动脉导管位于左肺动脉和主动脉弓之间，在出生后 15 小时内发生功能

性关闭，脐静脉也开始收缩。

5　心包

心包包绕心脏，由纤维性心包和浆膜性心包构成。纤维性心包，或称壁层心包，包围心脏，在升主动脉、肺动脉干、SVC 末端 2～4cm、IVC 远端和肺静脉处反折。心包构成心脏与肺和纵隔之间的物理屏障，对心脏具有保护作用，此外还具有免疫学功能，以及基本的机械力学功能[22-23]。正常状态下，除了反折处，纤维性心包与浆膜性（脏层）心包不接触。壁层心包主要由胶原纤维组织（纤维层）组成，混有散在的弹性纤维、淋巴管和其他小血管（图 19.1）。壁层心包没有弹性，因此当心包内急性充液超过 250ml 时，会出现心包填塞症状。壁层心包可含有多少不等的脂肪组织，特别是朝向心尖的部位。壁层心包内表面被覆薄层间皮细胞。虽然在心脏和大血管的不同区域，壁层心包的厚度会有一些变化，但通常不足 1mm。CT 和 MRI 可增强壁层心包的分辨率，常规用于评估发育、创伤、炎症和肿瘤病变[24-25]。壁层心包内的异位组织包括甲状腺（包括右心室流出道的心腔内甲状腺）和胸腺，可发生肿瘤性和增生性病变[26]。

浆液性或脏层心包也被称为心外膜，是包绕心脏的单层间皮，在大血管的心包反折处与纤维性心包相延续（图 19.2）。心外膜的间皮下有一层纤维结缔组织和多少不等的脂肪组织，内有冠状动脉、冠状静脉、淋巴管、神经、成纤维细胞和巨噬细胞（图

19.3）。正常的心外膜往往从出生时就有小的淋巴细胞聚集灶。

在壁层心包和脏层心包的两层间皮细胞层之间有一个潜在的腔隙，可含有多达 50ml 的淡黄色液体，在正常情况下，这种淡黄色液体使两层心包的表面可相互滑动。两层心包的组织学成分不会随着年龄改变，婴儿和儿童的表现与成人相似。

5.1　应用解剖

对心脏外科医师和放射科医师而言，了解正常心包及其解剖变异是非常重要的。在邻近大血管和心房的壁层心包和脏层心包反折点处有两个窦（横窦和斜窦）和多个壁凹，可通过横窦到达左心房和二尖瓣[27]。在发生缩窄性心包炎、复发性心包积液或心包填塞时，外科病理医师可能会收到心包切除术标本。在缩窄性心包炎中可观察到非特异性纤维化和慢性炎症，但应该排除肉芽肿性感染和肿瘤性沉积。心脏移植受者常因以前的疾病或外科手术而发生心包表面增厚和心外膜与壁层心包融合。心外膜的结节性脂肪聚集偶在大体检查时被误认为肿瘤转移。先天性心包囊肿罕见。异位甲状腺和胸腺组织应与肿瘤直接侵犯或转移至心脏相鉴别。由于肥胖患者的心外膜可出现大量脂肪沉积，因此在测量心室厚度时必须非常细心。恶病质患者的心外膜脂肪可发生浆液性萎缩，形成小的黏液样组织块[14]。最近的一些研究表明，心外膜脂肪沉积与房颤、代谢综合征和冠状动脉疾病的严重程度之间存在相关性[28-29]。

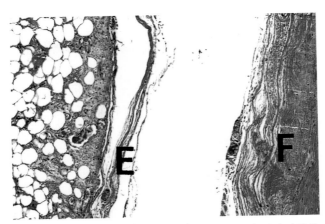

图 19.1　心外膜（E）更薄，与纤维性心包（F）分离（弹性纤维 van Gieson 染色）

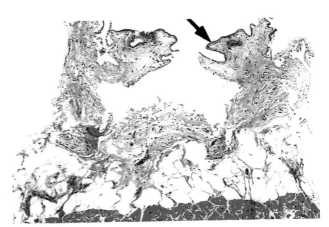

图 19.2　心外膜被覆间皮细胞（箭头），其下为心外膜下脂肪组织和心肌膜（HE 染色）

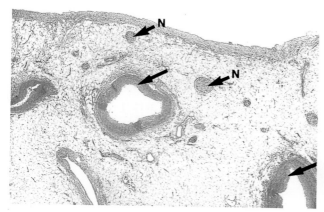

图 19.3 心外膜，显示冠状血管（长箭头）和神经（N）与心外膜的关系（HE 染色）

6 心骨骼

心骨骼是心脏的结构基础，是心脏主要的支撑结构，大多数的心肌纤维均附着于此，房室瓣和主动脉瓣也附着于此。肺动脉瓣瓣环借助圆锥韧带（又称漏斗腱）与主动脉瓣瓣环相连。漏斗腱还分隔心房和心室。漏斗腱由左、右纤维三角区、室间隔的膜部和房室孔的纤维环组成[30]。纤维骨骼由多层致密胶原性结缔组织构成，其间混有少量弹力纤维，偶可见小灶性脂肪组织。二尖瓣瓣环和主动脉瓣瓣环的纤维组织比右侧的瓣膜更坚实，二尖瓣瓣环–主动脉瓣瓣环通过左、右三角区直接相连[31]。右三角和膜状隔膜形成中心纤维体，内含房室束。正常人类心脏的纤维骨骼中没有骨或软骨，但在某些动物中可以见到。

6.1 应用解剖

在瓣膜移植物中可以看到一部分心骨骼。纤维骨骼极为靠近传导系统和瓣叶，这是外科手术时需要仔细考虑的。胚胎学变异和手术的改变对心脏各部分的功能影响显著。

7 心壁的内部结构

所有心壁均含 3 层主要结构：①心内膜；②中间的或中央的肌性部分，或称心肌膜；③外侧部分，或称心外膜。大多数研究者认为，心内膜与血管内膜同源，心肌膜与平滑肌中膜同源，心外膜与动脉外膜同源。心内膜由单层内皮细胞（图 19.4，图 19.5）及内皮下层构成，后者含有疏松的弹力纤维网和胶原纤维束，以及心脏神经和纤细的血管（图 19.6）。心房的内皮下层下方还有一层显著的弹力纤维层。有一篇文献更为详细地讨论了心脏的肌性结构，及其与相应支撑性纤维性基质的关系，还介绍了与心肌细胞构型相关的争议[32]。在心室扩张时，正常呈螺旋形排列的心肌纤维会发生定向改变，这对于收缩性心力衰竭期间的心室重构具有重要意义。例如，斜向纤维转变为横向时，心室射血分数减少[33]。

虽然心壁由这三层结构组成，但其中一层或多层的厚度可以发生变化。在心房和心室的心内膜内，常可见平滑肌束（图 19.7）。心房的心内膜厚度大于心室。常可见小的平滑肌束，但其功能意义不明。心肌

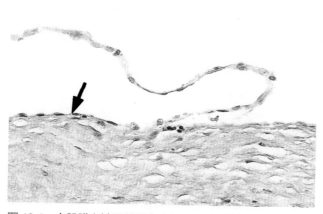

图 19.4 心肌膜上被覆单层内皮细胞（箭头）（HE 染色）

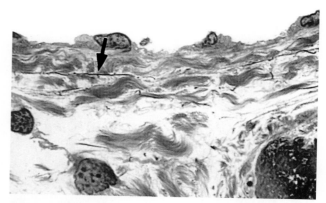

图 19.5 塑料包埋，1μm 厚切片，心内膜被覆内皮细胞，心内膜下层含有疏松的弹力纤维网（箭头）和胶原纤维束（甲苯胺蓝染色）

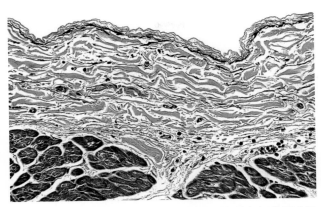

图 19.6　心内膜切片，显示心内膜下层的弹力纤维网（黑色）、胶原纤维束（红色）、血管和神经的分布

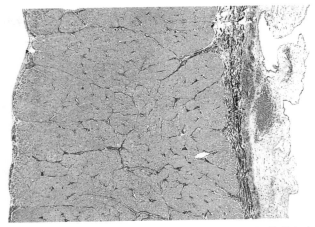

图 19.8　右心室壁切片。在正常的心脏中，胶原纤维从心内膜（左）通过心肌膜到达心外膜（右）（Masson 染色）

膜由心肌细胞束构成，束间有纤维带或纤维血管结构分隔（图 19.8）。单个心肌细胞间通过端 – 端连接（闰盘）形成合胞体样外观，有时为侧 – 侧连接。单个心肌细胞含有一个居中的卵圆形核，两极有一个透明区（图 19.9）。正常心肌细胞含有少量脂褐素颗粒（溶酶体），并随着年龄增长而增加，多种获得性心肌疾病中可见大量脂褐素颗粒。心肌细胞充满具有收缩性的肌原纤维（肌动蛋白和肌球蛋白）。低倍镜评估细胞量时，儿童和成人的心肌膜活检标本有显著差异，婴儿和儿童心肌细胞的肌浆含量更少，显得心肌细胞更"丰富"（图 19.10）。电镜观察，心房肌细胞含有致密核心小体（图 19.11）。心外膜部分见前文。

8　房间隔

　　房间隔分隔左、右心房。在正常状态下，这种分隔是完整的，但当卵圆孔的底部或上缘未融合时，可能会保留一个小的通道（卵圆孔未闭），多达 1/3

的成年人有这种情况，一般没有临床并发症[34-35]。卵圆孔由隔膜封闭，形成硬币大小的圆形的卵圆窝。这是真正的房间隔，而房间隔的其余部分由腔静脉或肺静脉内折和房室区域的心肌膜和心内膜构成[31]。在生命早期，覆盖卵圆窝的膜为形如薄纸的半透明层，随着年龄增长逐渐纤维化、不透明、增厚，最终厚度可达 2mm。组织学检查中，隔膜含有多少不等的心房肌、纤维组织及成熟脂肪组织，偶可见棕色脂肪（图 19.12）。房间隔厚度的差异非常大。

8.1　应用解剖

　　房间隔脂肪瘤样肥大的特征是卵圆窝 U 形唇部（或边缘）内出现脂肪组织堆积，可形成房间隔隆起。一些患者的卵圆孔未闭可导致房间分流和反常栓塞。

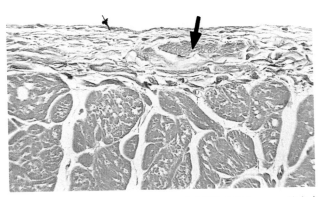

图 19.7　心内膜切片，可见平滑肌束（箭头）（Masson 染色）

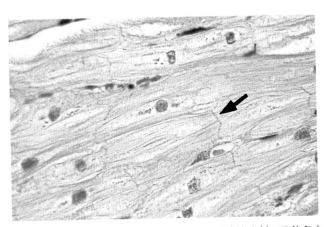

图 19.9　心肌膜切片，显示卵圆形核和闰盘（箭头）（HE 染色）

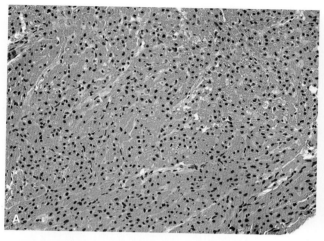
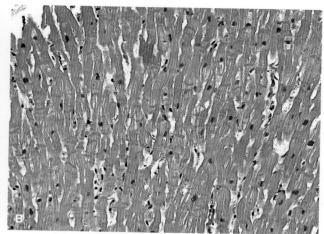
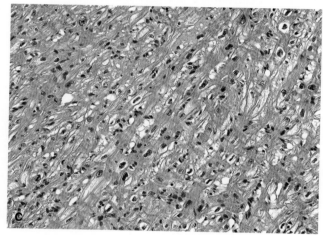

图 19.10 儿童和成人的心肌膜。A. 正常儿童心肌膜。B. 正常成人心肌膜。C. 患有特发性扩张型心肌病（IDCM）的婴儿右心室活检与患有 IDCM 的成人右心室活检比较。注：所有图片的放大倍数相同

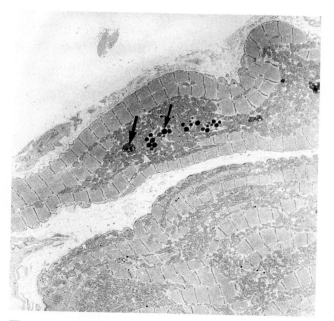

图 19.11 电镜图片。显示心房的致密核心小体（小箭头），可以与脂褐素颗粒区别（大箭头）

9 右心房

　　静脉通过 IVC 和 SVC 回流入右心房。右心房构成心脏的右边界，位于左心房的右前方。右心耳从右心房内侧突出，与主动脉根部重叠[31]。右心房分为 3 个部分：①右心耳，为平滑肌围绕的静脉窦，含有腔静脉窦和冠状窦开口；②隔部；③三尖瓣开口处附近区域[36-37]。上、下腔静脉开口的右侧之间延伸出一个显著的肌性嵴，称为界嵴，位于界沟之下。三角形心耳即是形态学上定义的右心房。右心耳的内表面可见肌带（梳状肌）形成的小梁。界嵴外侧的右心房部分是平滑肌壁，其胚胎学起源于静脉窦（图 19.12）。右心房壁厚度为 2mm。

　　SVC 的开口没有瓣膜。IVC 的开口有一个不恒定的退化瓣膜，称为下腔静脉瓣（Eustachio 瓣），是位于 IVC 口前缘的一个新月形皱褶，其作用是在胎

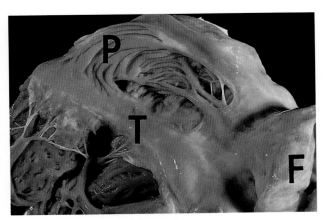

图 19.12 右心房。显示梳状肌（P），界嵴（T）和房间隔脂肪（F）

儿期引导血液通过卵圆孔进入左心房。冠状窦开口有一个退化的新月形瓣，称为冠状窦瓣，其大小变化很大，可有孔或没有孔。Chiari 网（希阿里网①）常表现为一个花边形的网状组织，是右静脉窦瓣的残余，偶可见于正常心脏内（图 19.13）。心脏解剖中有许多以人名来命名的结构，最近有一篇关于这些名词非常优秀的综述 [38]。右心房被覆心内膜，在心内膜下，弹性纤维形成一个典型的有孔弹力膜，后者内含血管、神经和传导系统的分支。心房肌束之间的壁非常薄，导致心内膜的结缔组织与心外膜相融合。心房的心外膜面有丰富的神经和神经节（图 19.14）。

10 左心房

与右心房一样，左心房也由 3 个部分构成：①左心耳，为一个静脉性结构，内含 4 条肺静脉的开口；②隔部；③二尖瓣开口处附近区域。左心房壁的平均厚度为 3mm。房间隔表面光滑。4 个肺静脉开口于左心房后壁。左心耳狭窄成角，外观类似于曲棍球棒（尽管外观上可能有些变化），内可见梳状肌。梳状肌与心房静脉部分相接触的区域缺乏界嵴。与右心房的心内膜层相比，左心房的心内膜层更厚，更不透明，部分原因是由于注入左心房的肺静脉压力更高。有时在二尖瓣上方的后壁处可见到增厚粗糙的内膜斑

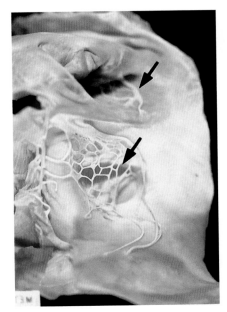

图 19.13 Chiari 网（箭头），为花边形的冠状窦瓣残余，位于下腔静脉开口入右心房处

块（Mac Callum 斑），这是二尖瓣反流所致，正常心脏内一般见不到。左侧房间隔平滑，但中央有一个对应于卵圆窝的浅凹。由于胶原层增厚，左心房的心内膜层更厚，特别是肺静脉开口附近。两条左肺静脉均开口于后外侧，右侧肺静脉开口于后内侧，在静脉–心房连接处，没有真正的瓣膜。在该连接处的肺静脉壁中可以发现小灶性心房肌，可能发挥生理性瓣膜的作用。

总的来说，左心房的构成与右心房类似。Anderson

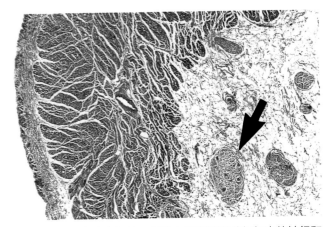

图 19.14 经右心房切片，显示心外膜下脂肪组织中的神经和神经节细胞（箭头）（弹性纤维 van Gieson 染色）

---

① 译者注：希阿里网（Chiari network，CN）是胚胎发育中下腔静脉和冠状窦吸收不完全而残存于右心房内的条索状组织或呈网状的残留组织结构，常无明显临床症状，临床医师偶因发现心脏不明原因的收缩期杂音，对患者进行心脏超声检查时而发现。

和 Cook 强调了两个差别[39]。首先，左心房心肌细胞的排列比右心房更不规则；其次，左心房顶部与肺静脉远端的心肌袖在两者交界处是相延续的。这些肺静脉心肌袖是许多患者房颤的发生部位，也是消融治疗的靶点。通常利用 MRI 评估左心房和肺静脉的形态，以及评估消融后狭窄[40]。

11　右心室

最近，健康和病理状态的右心室已成为重点研究对象[41-43]，包括形态和功能评估技术，以及针对性的治疗干预。形态学上，右心室位于其他心腔前方。右心室分为流入部（窦）、尖部肉柱成分和流出部（漏斗圆锥）[44]。肌性拱形结构（室上嵴）构成流入部与流出部之间的解剖学分隔。心内膜表面呈粗糙小梁状，特别是在尖部区域。

切面观察，小梁形成室壁的内 2/3。室间隔表面呈深的小梁状结构，可见粗糙的肉柱和 1 个厚的肌柱（隔缘肉柱）（图 19.15）。隔缘肉柱见于大多数心脏，连接室间隔远端和游离壁，终止于前乳头肌区域[45]。心肌细胞排列紊乱现象在肉柱肌内相当常见，不应与肥厚型心肌病混淆。（房室束的）右束支穿过肌性室间隔下行，终止于隔缘肌（moderator muscle）。右心室的乳头肌相对恒定，前乳头肌位于心室前壁（前壁与室间隔的连接处附近），后乳头肌小，起自室上嵴之下、右室流出道的下缘。此外，还有一组并非恒定出现的后乳头肌，起自右心室的肺壁。

组织学观察，右心室的心内膜层较薄。正常成

人右心室心肌壁的厚度约是左心室的 1/3，不超过 5mm。右心室心内膜与其他心腔类似，但在不同区域间有更大差异性，隔膜区最厚。心内膜下间隙内含有孔弹力膜，有时可见平滑肌束，特别是在室间隔处（图 19.8）。室间隔还包含血管、神经和传导系统的右束支。心室游离壁含有大量小梁间血管，引流至心肌窦状隙和心最小静脉。肉柱内也可有心肌窦状隙。小动脉心腔小管是冠脉循环与毛细血管床之间的直接连接，排入心肌窦状隙。心肌膜由大量小血管供血，后者形成壁内循环[46]。心肌纤维间有广泛的毛细血管网，其内血液来自冠状动脉分支，部分血液经冠状静脉排出，也可直接进入心肌内的血窦，并由此进入心腔。在心肌深处，除了毛细血管床之外，还可见由不规则通道构成的丰富的吻合网络，此即心肌窦状隙。这些血窦接受来自冠状动脉和毛细血管的血液，并与冠状静脉相通。冠状动脉和心腔之间的连接称为小动脉心腔小管（图 19.16）。心肌膜内可有多少不等的脂肪组织，特别是在游离壁的外半部。当脂肪组织分布广泛时，称为右心室脂肪浸润，这是一种化生性改变，不要与致心律失常性右心室发育不良 / 心肌病（ARVD/CMP）混淆。

11.1　应用解剖

在正常成人右心室的肌肉小梁内，可出现心肌细胞排列紊乱和脂肪组织，认识到这一点的重要性在前文中已经讨论过。ARVD/CMP 与"生理性脂肪组织"的鉴别还存在问题，已制订了相应的临床、分子和形态学鉴别标准[47-49]。目前正在评估 CT 和 MRI 对于两者鉴别的价值[50]。心尖小梁区也是起搏器导线置入的地方和心内膜心肌活检的取样部位。

12　左心室

心室舒张期内，左心室接收左心房的血液，心室收缩期内，通过主动脉瓣将血液射入全身的动脉循环。左心室有点像子弹形或三角形，心尖钝圆，指向前下方并旋向左侧[51]。与右心室一样，左心室由流入道、隔部（或心尖），以及流出道构成。缺乏右心室的隔缘肉柱和隔缘小梁[36]。左心室的肌壁较厚，

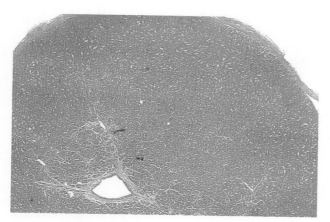

图 19.15　正常右心室的肉柱切片

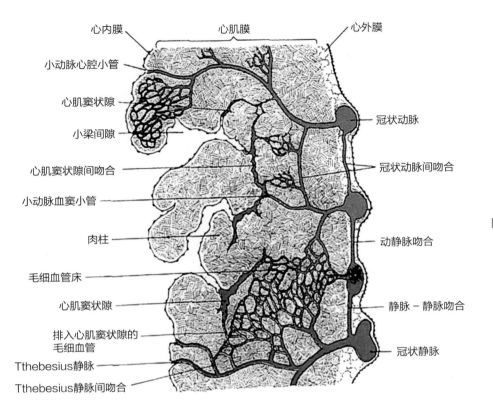

图 19.16 心壁内各种血管的示意图（经允许引自：BarryA, Patten B. The structure of the adult heart. In: Gould SE, ed. Pathology of the Heart and Blood Vessels. Springfield, IL: Charles C Thomas; 1968: 104-105.）

图中标注（自上而下，左侧）：
心内膜　心肌膜　心外膜
小动脉心腔小管
心肌窦状隙
小梁间隙
心肌窦状隙间吻合
小动脉血窦小管
肉柱
毛细血管床
心肌窦状隙
排入心肌窦状隙的毛细血管
Tthebesius静脉
Tthebesius静脉间吻合

图中标注（右侧）：
冠状动脉
冠状动脉间吻合
动静脉吻合
静脉 - 静脉吻合
冠状静脉

可达 15mm（注：在测量中不包括乳头肌）。左心室的内侧壁为室间隔，与右心室共有。室间隔大致呈三角形，三角形的底部位于主动脉瓣前尖水平。除右冠状动脉和后尖的正下方有小的膜性间隔外，室间隔的其余部分完全由肌肉构成。室间隔的上 1/3（或流出道）内衬光滑的心内膜。室间隔的下 2/3 和其余心室壁由纵横交错的肉柱组成，与右心室肉柱相比，这些肉柱更细，也没那么突出。左心室游离壁不属于室间隔的部分。

左心室的组织学与右心室类似，但由于较高的血流动力学压力，导致心内膜稍厚一些。心内膜下的小动脉壁比右心室稍微厚点，很可能是由于左心室的压力更高。左心室的心肌从表层向内呈螺旋状排列。表层与较深层心肌成直角走行。这些层致密交错，以防止剥离形成板层状结构。肌层附着在心脏基底部的纤维骨骼上。室间隔的深肌层由起自房室环隔部的位于室间隔中央的深部球旋肌（deep bulbospiral muscle）构成。深部球旋肌束与窦旋肌束在肌性室间隔内交错分布。在心脏收缩时，螺旋肌将心室的底部拉向最高点。左心室血供与右心室类似。在切片中，左心室的心肌膜表现为 3 个层面，但这仅是心肌的定向不同造成的，并不是真正的心肌分层[52]。

12.1　应用解剖

不对称型肥厚性心肌病患者可在左心室主动脉下流出道处行心肌活检。在动脉瘤切除术或 VAD 植入术时，部分左室游离壁也可能会被切除。在特发性肥厚性主动脉下狭窄（IHSS）患者中，病变主要累及室间隔中间的球旋肌。由于球旋肌位于室间隔深部，因此，在表浅的心肌活检中并不总是能看到与 IHSS 有关的紊乱排列。目前正在研究的方向包括正常心脏内心肌细胞的更新机制（衰老和凋亡），以及心脏干细胞的作用[53]。

13　心脏瓣膜

13.1　半月瓣

半月瓣包括肺动脉瓣和主动脉瓣。正常的主动脉瓣周长女性为 5.7 ~ 7.9cm，男性为 6.0 ~ 8.5cm。正常的肺动脉瓣周长女性为 5.7 ~ 7.4cm，男性为 9.2 ~ 9.9cm[54]。有趣的是，当根据体表面积调整后，女性的半月瓣略大于男性[10]。每个半月瓣由 3 个半圆形的尖构成[55]，其半圆形的边缘（或环）附着于主动脉环或肺动脉环上。相邻瓣尖的 3 个侧面附着点称为连合（图 19.17）。瓣尖附着线（白线）并不位于游离缘，而是从连合附着点下方到游离缘中点正下方的成角的线。在主动脉瓣上可以看到这些白线和中央的半月瓣小结（又称 Arantii 小结）[55]。而在肺动脉瓣，由于右侧压力较低，这些标志性结构都不太明显。弧缘是白线与游离缘之间薄而纤细的瓣尖区域。

主动脉瓣和肺动脉瓣是相似的半月形结构，但主动脉瓣尖稍厚，并包含冠状动脉口。半月瓣均位于相应心室流出道的顶点，正常心脏内，肺动脉瓣位于主动脉瓣前上方略靠左侧的位置。瓣尖的宽度稍有不同，环绕分布于各自血管根之内（例如，肺动脉主干或主动脉根部）。在每个瓣尖后方，血管壁向外膨胀，形成一个袋状扩张，称为 Valsalva 窦。在正常情况下，瓣尖毗邻瓣环的部分很薄，可能含有小孔。Arantii 小结位于中部，对瓣叶有支撑作用。主动脉瓣的平面是倾斜的，右后侧低于左前侧，因此，左冠状动脉的起点略高于右冠状动脉。冠状动脉的开口位于同名窦的上 1/3，直径 3 ~ 4mm（左侧开口略宽于右侧开口）。右冠状动脉通过前方到达左侧。有一些心脏上，右冠状动脉窦内有一个单独的动脉圆锥支开口，有时称为第三冠状动脉[51]。

最近的研究进一步明确了在胚胎发育过程中瓣膜发育的分子机制[56]。半月瓣的组织学是一个明确的多层结构，包括 3 层：纤维层、海绵层和心室层。纤维层为致密的胶原层，为瓣尖的主要结构，延伸至游离缘[52]。在连合处，纤维层的胶原与瓣环的胶原融合。纤维层内可见一些成纤维细胞和非常纤细的弹力纤维。海绵层紧邻纤维层之下，处于瓣尖全层厚度的中心位置（图 19.18），瓣尖根部 1/3 的海绵层发育最好。游离缘处仅由纤维层和心室层构成，无海绵层。海绵层含有大量蛋白聚糖和葡糖氨基聚糖、排列疏松的胶原纤维、散在分布的成纤维细胞和间质细胞，是瓣膜的"缓冲器"[57]。心室层紧邻海绵层之下，与瓣尖流入道表面（即最靠近心室表面）的内皮细胞层直接接触，内含大量弹性纤维，这与纤维层不同，此特征有助于离体主动脉瓣尖各层的定向和识别。瓣尖的表面由单层内皮细胞层衬覆。在尖端底部的表浅部分可见弹性纤维堆积，称为心房层（atrialis layer），一些作者认为这是半月瓣膜的第四层。主动脉瓣尖的表面形态根据其应力状态而有所不同。流入道呈波浪形，其表面在受力状态下更平滑，而在松弛状态下更加凹凸不平[57]。

13.2 房室瓣

房室瓣包括二尖瓣和三尖瓣。三尖瓣的正常周径女性为 10 ~ 11.1cm，男性为 11.2 ~ 11.8cm。二尖瓣的正常周径女性为 8.2 ~ 9.1cm，男性为 9.2 ~ 9.9cm[54]。瓣膜由瓣环、连合、瓣叶、腱索和乳头肌组成。瓣环

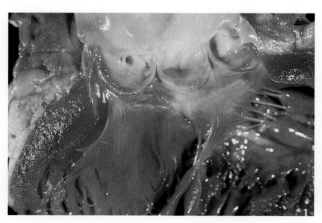

图 19.17   正常心脏的主动脉瓣，显示瓣尖和冠状动脉口

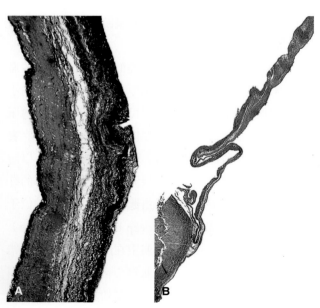

图 19.18   主动脉瓣尖的高倍镜（A）和低倍镜（B），显示文中所述的明确的 3 层结构

由一圈环形走向的胶原和弹性纤维构成，延伸进入心室和心房。目前在临床实践中用于区分二尖瓣两叶的描述有很多[58]。更小但更宽的叶被描述为前叶或主动脉瓣叶，构成瓣膜周径的 1/3，并被主观地分成 3 段（A1，A2，A3）。后叶或壁侧瓣叶同样被分为 3 段，始于紧邻前外侧连合（P1），终止于后中连合附近（P3）。中间段（P2）的大小变化相当大[59]。

房室瓣的组织学分为 4 层（心房层、海绵层、纤维膜层和心室层）（图 19.19），与半月瓣一样，每层都含有瓣膜间质细胞，这些细胞在细胞外基质重建和维持结构完整性中起着至关重要的作用[60]。房室瓣内含有丰富的胶原纤维，包括 I 型（74%）、III 型（24%）和 V 型（2%）[54]。瓣环的胶原纤维束向下延伸入大部分二尖瓣尖（除了瓣叶的游离缘），称为纤维膜。胶原纤维继续伸入腱索，最终展开呈网状，被覆在乳头肌的顶部（图 20.20）。在瓣膜心室侧，毗邻纤维膜层的是心室层。心室层含有很多弹性纤维和胶原纤维，有内皮被覆，一些弹性纤维延伸入腱索，但一般而言，该层是不完整的，不会延伸至瓣叶的游离缘。海绵层位于纤维膜的心房侧，与半月瓣一样，含有丰富的蛋白聚糖和葡糖氨基聚糖、少量弹性纤维、胶原纤维和结缔组织细胞（如间质成纤维细胞）[57,59]，该层与纤维膜层伴行，贯穿瓣叶的全长。二尖瓣前叶和后叶的海绵层可含有心肌细胞，由左房心肌膜直接延伸而来，但两者并不相连（图 19.19）。二尖瓣前叶的海绵层延伸至中 1/3，但后叶的海绵层仅延伸至近端 1/3。瓣叶中可见神经和淋巴管。海绵层的心房面（即最接近心房的层）为心房层（或心耳层），后者有连续的内皮细胞被覆。心房层含有胶原纤维、弹性纤维和平滑肌细胞。心房层在近瓣环处明显，在瓣叶的远端 1/3 变薄，而瓣叶的最远端仅由海绵层和纤维膜构成。房室瓣心房面的内皮细胞圆胖，与心室面更为扁平的内皮细胞相比，核型不规则。

三尖瓣的结构和瓣叶的各层排列类似于二尖瓣，但三尖瓣的各个层更薄。心肌插入到三尖瓣叶的底部，但不会伸入到瓣叶内。在后叶和隔叶中，心房面较厚，含有更多平滑肌细胞。

13.3　腱索

在正常状态下，腱索是薄的纤维索，以扇形方式从房室瓣宽大的瓣叶处发出并插入乳头肌（图 19.20）。腱索的核心是纵向排列的胶原纤维，周围是排列疏松的胶原纤维和弹性纤维，基质内富于蛋白多糖[57,59]（图 19.21）。有些腱索含有一个小的肌性核心，称为腱索肌（图 19.22），而其他腱索含有不同数量的血管和胶原纤维，呈肉质颜色（图 19.23）。腱索被覆的内皮细胞类似于瓣叶心室面的扁平的内皮细胞，核卵圆形。

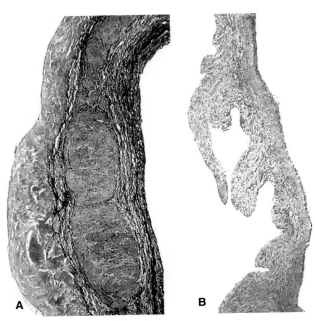

图 19.19　二尖瓣瓣叶的高倍镜（A）和低倍镜（B），显示明确的 4 层结构，在近瓣膜基底部的中央区域有肌组织

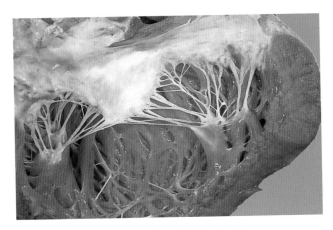

图 19.20　一个正常的二尖瓣，腱索插入乳头肌

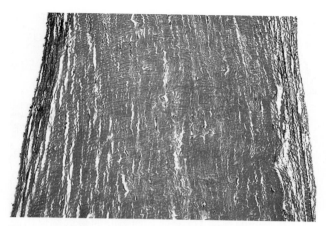

图 19.21   腱索的纵切面。显示表面的弹性纤维和中央的胶原纤维之间的关系（弹性纤维 van Giesen 染色）

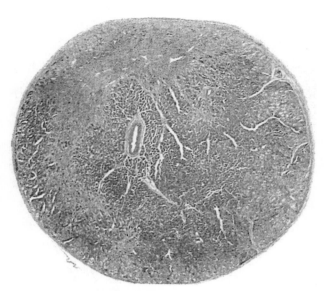

图 19.23   肌性腱索的横切面，显示腱索内的纤维组织、肌肉和小血管（Masson 染色）

13.4　心内瓣膜的应用解剖

因各种先天性、感染、炎症、退行性和副肿瘤状态而行瓣膜置换术或修补术时，外科病理实验室经常遇到半月瓣和房室瓣标本。在许多情况下，可能附有腱索和部分乳头肌。在心肌梗死、感染或瓣膜脱垂时，可能会送检破裂的乳头肌。Lambl 赘生物和纤维性结节分别是沿瓣膜闭合缘和游离缘线状排列的乳头状突起。

13.5　心内瓣膜的老化变化

随着年龄增长，所有的心脏瓣膜变得更厚、更不透明、柔韧性降低，尤其是左侧瓣膜。胶原含量增加

可能是柔韧性降低的原因，钙化或脂质积聚可能是目前所谓的主动脉瓣硬化的原因。在闭合线上可见小的闭合不全，但不影响瓣膜功能。二尖瓣前叶常因脂质沉积而出现黄色粥样硬化改变或粥样硬化病，而后叶可能变得更加不透明。轻度黏液变性也常见于年长者的二尖瓣叶。随着年龄增长，二尖瓣瓣环可出现钙化（二尖瓣瓣环钙化）。肺动脉瓣的改变包括瓣叶不透明、沿瓣尖边缘分布的中央结节增厚（Morgagni 结节）、Lambl 赘生物和关闭不全。黏液变性可发生于三尖瓣。与起搏器导线接触的瓣叶可增厚并呈结节状。所有瓣膜的周径均随着年龄增加而增加[10]。

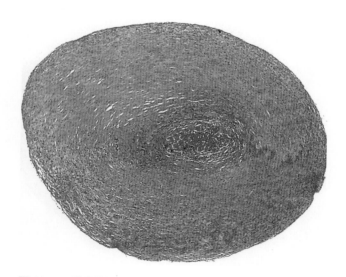

图 19.22   腱索的横切面，显示肌性核心（HE 染色）

14　乳头肌

右心室的两个乳头肌（前乳头肌和圆锥状乳头肌）相对恒定，在下壁处还有一组不恒定的后乳头肌。左心室有两个恒定的乳头肌：前外侧乳头肌和后内侧乳头肌。乳头肌接收腱索。乳头肌的形状和宽度可变，有时可能有多个头（图 19.20）。

纤维帽是乳头肌的正常组织成分，不要误解为异常纤维化，腱索插入纤维帽中（图 19.24）。乳头肌小动脉的特别之处在于，与其他心内的小血管相比，其血管壁很厚且不规则（图 19.25）。此处的心肌膜和心内膜与心脏其他部位相似。在心室明显扩张时，

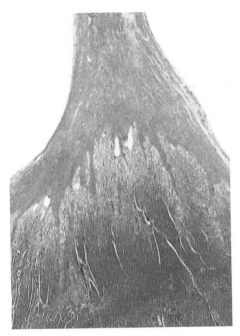

图 19.24　乳头肌纵切面，显示纤维帽，腱索插入其中（Masson 染色）

乳头肌可能变得薄而扁平。

15　传导系统

依据功能，人类心肌纤维可分为两组：①收缩性纤维；②特化为激发和传导收缩冲动的心肌纤维。传导系统被认为是肌源性起源，神经只是起着辅助的控制功能。

对大多数病理医师而言，检查传导系统往往被视为一项艰巨的工作。很大一部分原因在于，实际工作中需要详尽形态学分析的病例并不多，一般仅限于满足临床医师的特殊要求。在下文中，除了对窦房结（SA）和房室结（AV）的微观特征进行详细描述之外，我们还将介绍有关这些结构的实践经验。我们建议仔细关注关键的解剖标志，以确保成功地再现这些结构。

15.1　窦房结

窦房结具有最高的固有节率，是心脏的主要起搏器。窦房结位于 SVC 与右心房外侧缘交界处的终沟内（图 19.26），其位置恒定不变，以右心耳嵴的顶部为解剖标志。在大多数心脏中，窦房结为卵圆

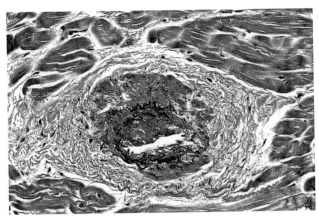

图 19.25　乳头肌中异常增厚的小动脉（弹性纤维 van Gieson 染色）

形或雪茄形，也有报道可表现为延伸至房间沟的马蹄形。推荐切除矩形组织块送检，并保证终沟的两侧均包括有 SVC 和心房组织。建议平行于终沟，以 2mm 为间隔，做纵切面的连续切片，所有组织块可放入两个组织盒中。肉眼寻找窦房结动脉也有助于取样（图 19.26），此动脉是右冠状动脉的一个分支，见于略超过半数的人群。显微镜观察，窦房结围绕毗邻心外膜脂肪组织的一条中央动脉排列。窦房结由致密结缔组织及其内的小的心肌纤维构成，后者的肌原纤维稀疏，横纹不明显，整体呈现假合胞体样外观。可采用结缔组织染色方法来显示窦房结内丰富的胶原纤维（如 Masson 染色）和弹性纤维（如弹性 van Gieson 染色）（图 19.26）。窦房结内有丰富的神经纤维进入。从窦房结到房室结确切的电脉冲传导途径仍存在争议。一些研究者认为，数种特化的传导系统细胞束（如前、中、后结间束）围绕心房传导冲动。其他人则认为，心房和房间隔中的心肌纤维的排列负责传导冲动[16]。

15.2　房室结

根据我们的经验，沿着血液流向剖开心脏，能够最好地显示房室结。从右侧入路时，要求室间隔的顶点指向下方。重要的标志包括卵圆窝、冠状窦口、三尖瓣瓣环和瓣叶。房室结位于室间隔右侧的心内膜下组织内，冠状窦口的正前方，膜性室间隔（Todaro 腱①）的后方，Koch 三角②内三尖瓣瓣环的上方[61]

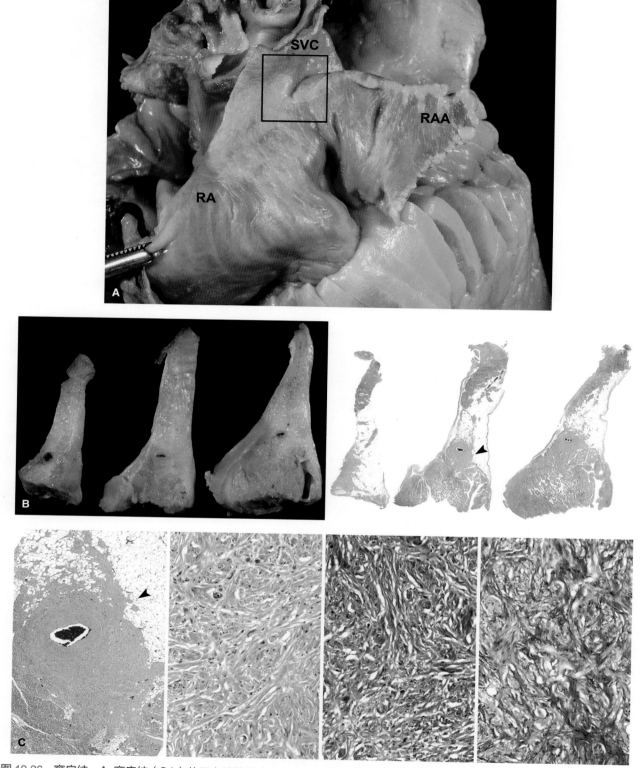

图 19.26　窦房结。A. 窦房结（SA）位于上腔静脉（SVC）与右心房外侧缘交界处的终沟内（方框）。RA—右心房；RAA—右
　　　心耳。B. 窦房结连续切片的大体和低倍镜照片。注意与窦房结毗邻的窦房结动脉。C. 窦房结的高倍镜，显示包埋在胶
　　　原和弹性组织中的特化纤维（HE 染色、Masson 染色及弹性纤维 van Gieson 染色）

（图 19.27）。在靠近冠状窦口处做纵行切口，并延伸到瓣环下 1~2cm，取一个矩形组织块。在仔细修剪瓣膜结构后，组织块将包含三尖瓣（隔叶）、二尖瓣和主动脉瓣组织（图 19.27）。以 2~3mm 的间隔行连续切片，按顺序放置在组织盒内，总数为 8~10 盒。

组织学检查，房室结是位于中心纤维体之上的扁平结构，由心肌纤维构成，浅层区域的心肌纤维平行排列。这些特化的纤维保留了心肌的闰盘和横纹结构，但胞质淡染和嗜酸性为其特征（图 19.27）。房室结旁常可见一条小的房室结动脉。在房室结的前末端，肌纤维平行排列，形成房室束或房室穿透束。到达心室后，房室束穿过中央纤维体，沿着肌性室间隔上缘走行。主束的穿透部分周围有致密结缔组织包绕，解剖学上与主动脉瓣和二尖瓣瓣环关系密切（图 19.27）。结缔组织染色可以帮助定位房室结。主束的纤维平行排列。房室穿透束终止于左、右束支。左束支向下经室间隔的心内膜表面，进入前乳头肌的基底部，右束支终止于右心室的隔缘肉柱。在哺乳动物心脏内，可见两束支直接连接，形成一个内膜下传导纤

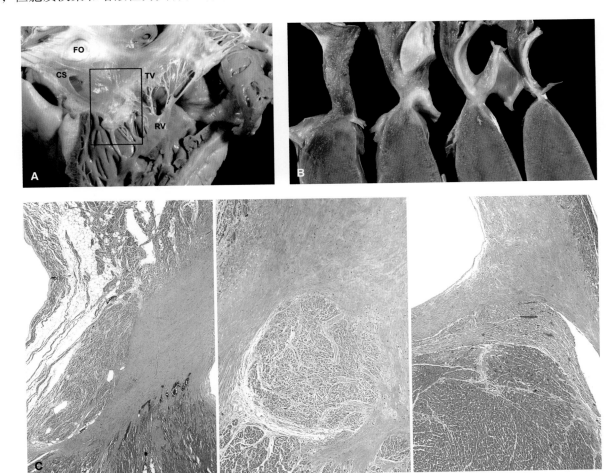

图 19.27　房室结。A. 从右心室观察房室结的定位（方框）。重要的标志包括冠状窦（CS）、三尖瓣瓣环和瓣叶（TV）、卵圆窝（FO）。B. 矩形组织块连续切片，显示房室结与三尖瓣、二尖瓣、房室瓣和心脏纤维骨骼的关系。C. 显示房室结（左）、房室穿透束（中）和房室束（右）

---

① 译者注：Todaro 腱是前端附着于中心纤维体，后端在冠状窦嵴处连于下腔静脉瓣的腱性组织。Todaro 腱后部有少数分为两股，一股延伸入下腔静脉瓣，另一股延伸入冠状窦瓣。Todaro 腱的作用除了支持和牵拉下腔静脉瓣与冠状窦瓣，以防止血液倒流或引导血流方向外，对房间隔下部的心肌也有一定支持和固定作用，使此区心肌收缩时，尽量减少对房室结的牵拉影响。
② 译者注：Koch 三角是在右心房的冠状窦口前内缘、三尖瓣隔侧尖附着缘和 Todaro 腱之间的三角区。Koch 三角的前部心内膜深面为房室结，其尖对着膜性室间隔的房室部。此三角为心内直视手术中的重要标志，用以指示房室结的位置所在，以防术中损伤。此外，在行心导管检查时，在此三角区过分刺激，可引起心律失常。

维的复杂分支系统。光镜下检查，房室束和传导束的纤维很小，仅含少量肌原纤维（图19.28）。

15.3 人类传导系统的老化改变

随着年龄增长，窦房结中的纤维组织和脂肪组织逐渐增多，特化的心肌细胞逐渐减少，而房室结除了脂肪组织和弹性纤维组织小幅度增加外，其他相对保持不变。室间隔上部的纤维组织也增加。这些变化与左束支区域的传导纤维丢失有关。60岁以上人群可能会丧失高达50%的左束支源性纤维[62]。

16 心脏神经支配

心脏内的神经为自主神经，包括交感神经和副交感神经的传出和传入纤维。组织学上，在心外膜和毗邻冠脉血管处可以见到大神经。心肌膜内的小神经很难识别，除非使用特殊染色。使用电镜可以很好地观察心肌神经，此方法可以区分自主神经。在心房表面和房室沟中可以找到心脏神经节（副交感神经节）（图19.14）。

16.1 自主神经

轴突膨体沿自主神经呈间隔不等的不规则分布，其形态表现有助于区分肾上腺素能和胆碱能神经[57]。胆碱能神经的膨体含有成堆的无颗粒小泡和少量线粒体。肾上腺素能神经的膨体所含囊泡富于电子致密核心，每个核心与囊泡界膜间有一个电子透明

区分隔（图19.29）。假定的感觉神经末梢直径大，含有大量线粒体，这些神经分布在血管周围区域，有施万细胞包绕。某些施万细胞可将肾上腺素能神经轴突、胆碱能神经轴突与感觉神经轴突包绕在一起[57]。心脏的自主神经节见于心房和心耳的心外膜下、大血管根部、房间隔的房间沟和房室沟内，以及窦房结和房室结附近。邻近心外膜冠状动脉的心外膜下层可以看到大神经。

17 淋巴管

心脏有两套淋巴管网：心内膜淋巴管网和心外膜淋巴管网。心内膜的淋巴管通过心肌膜淋巴管接入心外膜的淋巴管。心外膜的淋巴管含有很多瓣膜，通过数条纵行淋巴管向房室沟引流，这些纵行淋巴管大部分与冠状静脉平行，后者位于心室前、后纵沟内[57]。淋巴管离开心包腔，引流入肺门淋巴结中的一个，然后汇入纵隔的淋巴引流系统，或进入胸导管。心瓣膜和冠脉血管沟中也有淋巴管。

心肌间质内的毛细淋巴管和较大的淋巴管与血管伴行。心肌膜淋巴管的管壁由极薄的内皮细胞组成，细胞核突入管腔（图19.30）。与毛细血管的内皮细胞相比，毛细淋巴管的内皮细胞没有明确的外层基底

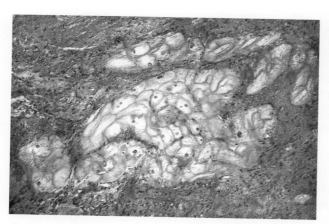

图19.28 哺乳动物心脏传导系统的淡染细胞。这些细胞含有糖原和稀疏的肌原纤维（Masson染色）

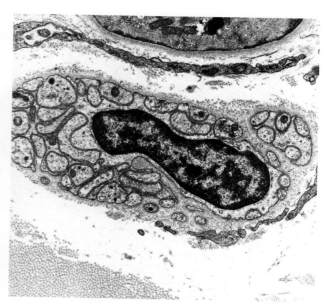

图19.29 交感神经电镜照片。显示心肌中的致密核心颗粒（×22500）

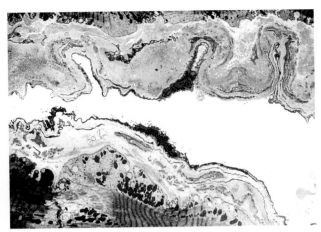

图 19.30　电镜照片。显示心肌膜内的淋巴管壁薄，无基底膜（×20000）

膜。较大的淋巴管局限于心肌膜的外 1/3，偶尔含有瓣膜。这些瓣状结构含有一个包埋于微纤维中的胶原核心，表面被覆有内皮细胞。

18　壁内冠状动脉

壁内冠状动脉的结构与较大的冠状动脉类似，包括内皮细胞（内膜）、螺旋状平滑肌（中膜）和外膜（图 19.31）。值得注意的是，肌性动脉有一层较厚的胶原蛋白外膜和一些弹性纤维。外膜的厚度通常与内层相似，不要误认为血管周围纤维化。最小的肌性动脉有 3~4 层平滑肌，而较大的动脉则有多达 40 层平滑肌。小动脉（直径小于 100μm）的内皮细胞呈拉长的扁平形，不突入管腔，内弹性膜不连续。

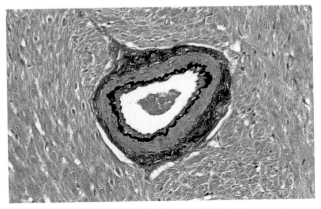

图 19.31　心肌膜内小动脉的横切片（弹性纤维 van Gieson 染色）

后微动脉亦称为毛细血管前括约肌，其内皮细胞有大量凸入管腔的表面突起[57]，中层为不连续的单层平滑肌，此层在与毛细血管连接处逐渐消失。毛细血管的特征是管壁仅由单层内皮细胞构成，没有平滑肌细胞，但可有关系密切的周细胞[57]。毛细血管内皮细胞可有微绒毛和细胞质突起（伪足）。心肌膜内有丰富的毛细血管网。这些分支吻合，最终成为薄壁静脉，直径达 100μm。

19　静脉和小静脉

静脉的内皮细胞薄而扁平，静脉的外表面有大量结缔组织，小静脉含有胶原纤维，这些胶原纤维靠近内皮层，并锚定在小静脉的外表面[57]。小静脉逐渐增大成为静脉。与相应的动脉相比，静脉管腔更大，但管壁更薄。

静脉分为 3 层：内膜、中膜和外膜。内膜薄，缺乏平滑肌细胞，含有界限不清的内弹性膜。中膜也很薄，含有少量平滑肌细胞和弹性纤维。外膜厚，含有丰富的胶原和弹性纤维。心脏静脉将血液排入冠状窦或直接排入心房（心最小静脉）。

20　心内膜心肌活检

目前，经静脉心内膜心肌活检被用于诊断移植排斥反应和多种影响心脏的炎症、代谢性和肿瘤性疾病。此方法最早于 20 世纪 60 年代初引入，由于活检钳和操作技术都得到了改进，现在已可在安全的门诊条件下进行心脏取样[63]。右颈内静脉和股静脉是常用的入路。并发症少见，包括局部并发症（如血肿和神经损伤）和心脏并发症（如心律失常、三尖瓣组织损坏和心室穿孔）。

20.1　组织处理

恰当的组织取样和处理是最佳诊断评估的关键[64]。应使用针尖将活检标本轻轻地从活检钳上取出，以减少挤压造成的人为假象。活检的临床指征在很大程度上决定了组织的处理方法。例如，需要行标准光镜检查的标本，应立即放入标准固定液中固定，如 10%

中性缓冲福尔马林。若标本需要用免疫荧光检查来确定心脏淀粉样变性病中淀粉样蛋白的类型（如 AL、AA 或甲状腺素运载蛋白），则需要将 1~2 片组织放入生理盐水或 Zeus 液中，然后在含包埋剂的 Beem 包埋管内速冻。诊断慢性蒽环类药物的心脏毒性时，需要将所有活检组织（最少为 3~5 枚）固定于透射电镜专用固定液中（例如，含 2.5% 戊二醛和 2% 多聚甲醛的 0.1M 二甲胂酸钠缓冲液，pH7.2）。

隔夜处理和石蜡包埋可以满足常规诊断的需要。急诊病例也可进行 60~90 分钟的快速处理，3~4 小时内即可完成制片过程。所有的活检组织应包埋在同一个蜡块中。我们建议最少从石蜡块的不同深度制备 3 张切片，每张切片厚度 4~5μm。每张切片上可以放置多个片段或"长条"状组织。

我们常规使用 HE 染色，并使用 Masson 染色等方法来确定心肌细胞损伤或纤维化，刚果红染色显示淀粉样纤维，普鲁士蓝染色显示铁沉积。有特殊需要时还可使用免疫组织化学、免疫荧光和分子学研究方法。石蜡切片的免疫组织化学检查被用于评估感染性心肌炎（例如，巨细胞病毒或弓形体心肌炎）、移植后淋巴组织增生性疾病（PTLD）（B 细胞克隆性、EB 病毒潜伏膜蛋白、B 细胞和 T 细胞抗原异常共表达），或抗体介导的急性排斥反应（血管内 CD68+ 组织细胞聚集和微血管中 C4d 沉积）。原位杂交技术有助于证实是否存在 EB 病毒或其他病毒基因组或 PTLD 中的轻链限制。

20.2　活检的局限性和组织的人为假象

诊断排斥反应、心肌炎和感染时的采样误差，仍是在患者的临床处置和评估新的非侵袭性诊断方法时需要主要考虑的因素。一般情况下，假阴性率很低，特别是取得 4 块或更多的组织时。有许多关于心肌膜内淋巴细胞数量正常范围的研究。在一项心内膜心肌活检研究中，平均淋巴细胞数量少于 5.0 个 / HPF[65]。Tazelaar 和 Billingham 报告，在移植前供者心脏的活检样本中，9.3% 发现有局灶性单核炎症细胞，每个炎症细胞灶中的细胞数量为 6~50 个以上[66]。一项年轻男子因外伤而急性死亡的尸检研究发现，5% 发现由至少 100 个单核细胞构成的聚集灶，这项研究

早于 Dallas 标准，并使用了"灶性心肌炎"这一术语[67]。上述研究支持这个概念，即心肌内出现包括淋巴细胞和巨噬细胞在内的小灶单核细胞是正常的，不应武断地诊断为心肌炎。

心内膜心肌活检标本中可出现多种类似病理改变的人为假象，外科病理医师必须意识到这些假象，以避免因误诊而导致不必要的治疗。最近的出版物中已详细描述了这些问题，我们只选定其中一部分进行简要回顾[68]。活检最常见的人为假象是心肌细胞内出现收缩带（图 19.32A），类似于在急性缺血性坏死和儿茶酚胺（"加压"）效应中观察到的线性条带。活检本身可引起这些变化，室温下保存的固定剂可消除这一假象。在缺血性损伤时，周围的心肌细胞常出现核固缩（图 19.32B），而在人为假象导致的收缩带中，细胞核在外观上是正常的。

另一个常见的人为假象是小动脉的套叠或"嵌入"，可能与因血栓或移植相关性动脉硬化所导致的管腔闭塞相混淆。结缔组织染色（如 Masson 染色和弹性纤维 van Gieson 染色）可显示两个血管段的内弹力膜（图 19.32C）。心肌膜内出现脂肪聚集时，可类似于心外膜，特别是还伴有相对大口径的血管时（图 19.32D）。脂肪聚集和大口径血管均可见于右心室心尖区，女性和老年患者心肌标本中出现脂肪组织的情况并不少见，不要与致心律失常性右心室心肌病相混淆，为明确诊断，临床病理联系必不可少。

当心肌标本中出现间皮细胞时，可确诊为心室穿孔（图 19.32E）。在活检组织的心内膜表面，可见到富含血小板和纤维素的新鲜血栓聚集（图 19.32F），这是活检钳对心内膜面反复损伤的结果，并不代表有慢性附壁血栓形成。在活检样本中，可以见到活检钳引起的多种组织变形或挤压人为假象。活检钳导致组织向心性压缩时，可出现"沙漏"或"维多利亚腰带（Victorian waistband）"效应（图 19.32G）。细胞质和细胞核的涂抹假象表现为形成嗜碱性物质条带，此假象更难识别（图 19.32H）。在这种情况下，可能无法分辨细胞的具体类型（淋巴细胞、内皮细胞、组织细胞、心肌细胞），因此，我们在评估移植排斥反应或心肌炎时，会忽略这种表现。在某些病例中，对活检样本进一步深切，再进行 HE 染色，可得到变形

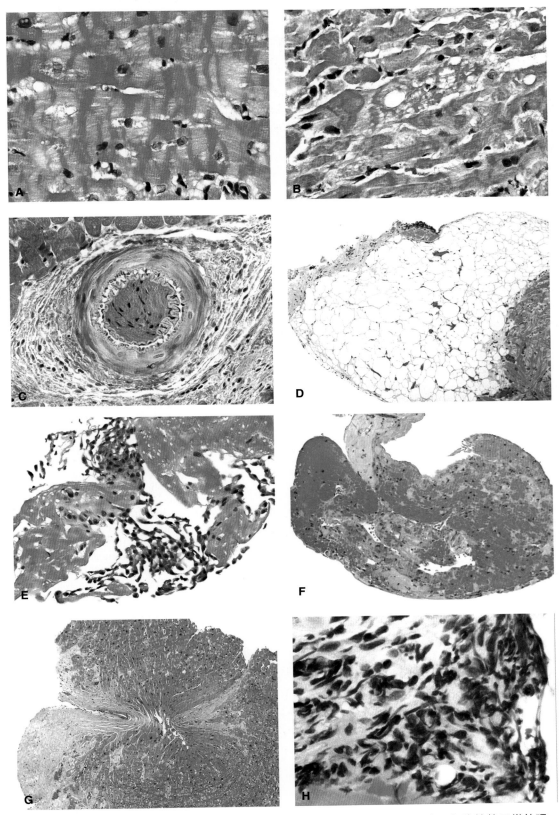

图 19.32　心内膜心肌活检标本的人为假象。A. 收缩带假象（HE 染色），注意心肌细胞核的正常外观。
B. 收缩带坏死，深染固缩的细胞核，细胞质嗜酸性。与图 A 中常见的收缩带人为假象形成对比。
C. Masson 染色显示心肌膜内的血管"嵌入"假象。D. 心肌膜内的脂肪组织。脂肪的存在并不代
表取到心外膜或发生心脏穿孔。E. 间皮细胞混有纤维素，提示心室穿孔。F. 血栓上没有附着的心
肌组织。G. 活检钳引起的"维多利亚腰带"假象。H. 挤压假象导致细胞失真

假象较少的组织。根据我们的经验，免疫组织化学染色结果并不一致，也没有什么帮助。

21 总结

由于心脏疾病的结构 – 功能本质，外科病理医师应该同时具备解剖学、组织学和生理学操作经验。此外，还需要熟悉心内膜心肌活检所造成的各种组织假象。只有具备上述知识后，才能从心内膜心肌活检样本和移植心脏样本的评估中，为临床医师和患者提供更有价值的诊断信息。

参考文献

[1] Lund LH, Khush KK, Cherikh WS, et al. The Registry of the International Society for Heart and Lung Transplantation: Thirty-Fourth Adult Heart Transplantation Report-2017; Focus Theme: Allograft ischemic time. *J Heart Lung Transplant* 2017;36:1037–1046.

[2] Chambers DC, Yusen RD, Cherikh WS, et al. The Registry of the International Society for Heart and Lung Transplantation: Thirty-Fourth Adult Lung and Heart-Lung Transplantation Report-2017; Focus Theme: Allograft ischemic time. *J Heart Lung Transplant* 2017;36:1047–1059.

[3] Rossano JW, Cherikh WS, Chambers DC, et al. The Registry of the International Society for Heart and Lung Transplantation: Twentieth Pediatric Heart Transplantation Report-2017; Focus Theme: Allograft ischemic time. *J Heart Lung Transplant* 2017;36:1060–1069.

[4] Goldfarb SB, Levvey BJ, Cherikh WS, et al. The Registry of the International Society for Heart and Lung Transplantation: Twentieth Pediatric Lung and Heart-Lung Transplantation Report-2017; Focus Theme: Allograft ischemic time. *J Heart Lung Transplant* 2017;36:1070–1079.

[5] Jacobs JE. Computed tomographic evaluation of the normal cardiac anatomy. *Radiol Clin North Am* 2010;48:701–710.

[6] Surkova E, Muraru D, Aruta P, et al. Current clinical applications of three-dimensional echocardiography: When the technique makes the difference. *Curr Cardiol Rep* 2016;18: 109.

[7] Scholz DG, Kitzman DW, Hagen PT, et al. Age-related changes in normal human hearts during the first 10 decades of life. Part I (growth): A quantitative anatomic study of 200 specimens from subjects from birth to 19 years old. *Mayo Clin Proc* 1988;63:126–136.

[8] Ludwig J, ed. *Handbook of Autopsy Practice.* 3rd ed. Totowa, NJ: Humana Press; 2002.

[9] Hudson R. Structure and function of the heart. In: Hudson R, ed. *Cardiovascular Pathology.* Vol. 1. London: Edward Arnold; 1965:12–23.

[10] Kitzman DW, Scholz DG, Hagen PT, et al. Age-related changes in normal human hearts during the first 10 decades of life. Part II (maturity): A quantitative anatomic study of 765 specimens from subjects 20 to 99 years old. *Mayo Clin Proc* 1988;63:137–146.

[11] Hutchins GM, Anaya OA. Measurements of cardiac size, chamber volumes and valve orifices at autopsy. *Johns Hopkins Med J* 1973;133:96–106.

[12] Sheaff MT, Hopster DJ. Organ dissection—cardiovascular system. In: Sheaff MT, Hopster DJ, eds. *Post Mortem Technique Handbook.* London: Springer; 2001.

[13] Maleszewski JJ, Lai CK, Veinot JP. Anatomic considerations and examination of cardiovascular specimens (excluding devices). In: Buja LM, Butany J, eds. *Cardiovascular Pathology.* 4th ed. New York: Elsevier; 2016:1–56.

[14] Edwards WD. Applied anatomy of the heart. In: Brandenberg RO, Fuster V, Guiliani ER, McGoon ER, eds. *Cardiology: Fundamentals and Practice.* Chicago, IL: Year Book Medical; 1987:47–112.

[15] Cook AC, Yates RW, Anderson RH. Normal and abnormal fetal cardiac anatomy. *Prenat Diagn* 2004;24:1032–1048.

[16] Bruneau BG. The developmental genetics of congenital heart disease. *Nature* 2008;451:943–948.

[17] Bajolle F, Zaffran S, Bonnet D. Genetics and embryological mechanisms of congenital heart diseases. *Arch Cardiovasc Dis* 2009;102:59–63.

[18] Huang JB, Liu YL, Sun PW, et al. Molecular mechanisms of congenital heart disease. *Cardiovasc Pathol* 2010;19: e183–e193.

[19] Gittenberger-de Groot AC, Bartelings MM, Poelmann RE, et al. Embryology of the heart and its impact on understanding fetal and neonatal heart disease. *Semin Fetal Neonatal Med* 2013;18:237–244.

[20] Schleich JM, Abdulla T, Summers R, et al. An overview of cardiac morphogenesis. *Arch Cardiovasc Dis* 2013;106:612–623.

[21] Andres-Delgado L, Mercader N. Interplay between cardiac function and heart development. *Biochim Biophys Acta* 2016;1863:1707–1716.

[22] Klein AL, Abbara S, Agler DA, et al. American Society of Echocardiography clinical recommendations for multimodality cardiovascular imaging of patients with pericardial disease: Endorsed by the Society for Cardiovascular Magnetic Resonance and Society for Cardiovascular Computed Tomography. *J Am Soc Echocardiogr* 2013;26:965–1012.

[23] Rodriguez ER, Tan CD. Structure and Anatomy of the human pericardium. *Prog Cardiovasc Dis* 2017;59:327–340.

[24] Cummings KW, Green D, Johnson WR, et al. Imaging of pericardial diseases. *Semin Ultrasound CT MR* 2016;37: 238–254.

[25] O'Leary SM, Williams PL, Edwards MP, et al. Imaging the pericardium: Appearances on ECG-gated 64-detector row cardiac computed tomography. *Br J Radiol* 2010;83: 194–205.

[26] Burke A, Virmani R. Tumors of the heart and great vessels. In: *Atlas of Tumor Pathology.* 3rd series, fascicle 16. Washington, DC: Armed Forces Institute of Pathology; 1996:127–170.

[27] Wilcox BR, Cook AC, Anderson RH. *Surgical Anatomy of the Heart.* Cambridge: Cambridge University Press; 2004.

[28] Wong CX, Abed HS, Molaee P, et al. Pericardial fat is associated with atrial fibrillation severity and ablation outcome. *J Am Coll Cardiol* 2011;57:1745–1751.

[29] Bertaso AG, Bertol D, Duncan BB, et al. Epicardial fat: definition, measurements and systematic review of main outcomes. *Arq Bras Cardiol* 2013;101:e18–e28.

[30] Anderson RH, Becker AE. *The Heart: Structure in Health and Disease.* London: Gower Medical Publishing; 1992.

[31] Malouf JF, Edwards WD, Tajik AJ, et al. Functional anatomy of the heart. In: Fuster V, Alexander RW, O'Rouke RA, eds. *Hurst's the Heart.* 11th ed. New York: McGraw-Hill; 2004:45–86.

[32] Anderson RH, Smerup M, Sanchez-Quintana D, et al.

Threedimensional arrangement of the myocytes in the ventricular walls. *Clin Anat* 2009;22:64–76.

[33] Buckberg G, Hoffman JI, Mahajan A, et al. Cardiac mechanics revisited: the relationship of cardiac architecture to ventricular function. *Circulation* 2008;118:2571–2587.

[34] Sweeney LJ, Rosenquist GC. The normal anatomy of the atrial septum in the human heart. *Am Heart J* 1979;98:194–199.

[35] Calvert PA, Rana BS, Kydd AC, et al. Patent foramen ovale: anatomy, outcomes, and closure. *Nat Rev Cardiol* 2011;8: 148–160.

[36] Sheppard M, Davies MJ. *Practical Cardiovascular Pathology*. London: Arnold Publishers; 1998.

[37] Corradi D, Maestri R, Macchi E, et al. The atria: From morphology to function. *J Cardiovasc Electrophysiol* 2011;22: 223–235.

[38] Conti AA. Calling the heart by name: Distinguished eponyms in the history of cardiac anatomy. *Heart Surg Forum* 2011;14: e183–e187.

[39] Anderson RH, Cook AC. The structure and components of the atrial chambers. *Europace* 2007;9:vi3–vi9.

[40] Hauser TH, Peters DC, Wylie JV, et al. Evaluating the left atrium by magnetic resonance imaging. *Europace* 2008;10: iii22–iii27.

[41] Giusca S, Jurcut R, Ginghina C, et al. The right ventricle: Anatomy, physiology and functional assessment. *Acta Cardiol* 2010;65:67–77.

[42] Banerjee D, Haddad F, Zamanian RT, et al. Right ventricular failure: A novel era of targeted therapy. *Curr Heart Fail Rep* 2010;7:202–211.

[43] Walker LA, Buttrick PM. The right ventricle: biologic insights and response to disease: Updated. *Curr Cardiol Rev* 2013;9:73–81.

[44] Davies MJ. Introduction to normal cardiac anatomy. In: Davies MJ, Mann JM, eds. *The Cardiovascular System. Part B: Acquired Diseases of the Heart*. New York: Churchill Livingstone; 1995: 1–6.

[45] Ho SY, Nihoyannopoulos P. Anatomy, echocardiography, and normal right ventricular dimensions. *Heart* 2006;92(Suppl 1): i2–i13.

[46] Barry A, Patten B. The structure of the adult heart. In: Gould SE, ed. *Pathology of the Heart and Blood Vessels*. Springfield, IL: Charles C Thomas; 1968:104–105.

[47] Marcus FI, McKenna WJ, Sherrill D, et al. Diagnosis of arrhythmogenic right ventricular cardiomyopathy/dysplasia. *Eur Heart J* 2010;31:806–814.

[48] Corrado D, Link MS, Calkins H. Arrhythmogenic right ventricular cardiomyopathy. *N Engl J Med* 2017;376:61–72.

[49] Saffitz JE. Molecular mechanisms in the pathogenesis of arrhythmogenic cardiomyopathy. *Cardiovasc Pathol* 2017;28: 51–58.

[50] Kimura F, Matsuo Y, Nakajima T, et al. Myocardial fat at cardiac imaging: How can we differentiate pathologic from physiologic fatty infiltration. *Radiographics* 2010;30:1587–1602.

[51] James TN, Sherf L, Schlant RC, et al. Anatomy of the heart. In: Hurst JW, Logue RB, Rackley CE, et al., eds. *The Heart*. 5th ed. New York: McGraw-Hill; 1982:22–74.

[52] Ho SY. Anatomy and myoarchitecture of the left ventricular wall in normal and in disease. *Eur J Echocardiogr* 2009;10: iii3–iii7.

[53] Kajstura J, Gurusamy N, Ogórek B, et al. Myocyte turnover in the aging human heart. *Circ Res* 2010;107:1374–1386.

[54] Silver MM, Freedom RM. Gross examination and structure of the heart. In: Silver MD, ed. *Cardiovascular Pathology*. Vol. 1. 2nd ed. New York: Churchill Livingstone; 1991:1–42.

[55] Davies MJ, Pomerance A, Lamb D. Techniques in examination and anatomy of the heart. In: Pomerance A, Davies MJ, eds. *Pathology of the Heart*. Oxford: Blackwell Scientific; 1975:1–48.

[56] Combs MD, Yutzey KE. Heart valve development: regulatory networks in development and disease. *Circ Res* 2009;105: 408–421.

[57] Ferrans VJ, Rodríguez ER. Ultrastructure of the normal heart. In: Silver MD, ed. *Cardiovascular Pathology*. 2nd ed. New York: Churchill Livingstone; 1991:43–101.

[58] Carpentier A, Brancgini B, Cour JC, et al. Congenital malformations of the mitral valve. Pathology and surgical treatment. *J Thorac Cardiovasc Surg* 1976;72:854–866.

[59] McCarthy KP, Ring L, Rana BS. Anatomy of the mitral valve: understanding the mitral valve complex in mitral regurgitation. *Eur J Echocardiogr* 2010;11:i3–i9.

[60] Liu AC, Joag VR, Gotlieb AI. The emerging role of valve interstitial cell phenotypes in regulating heart valve pathobiology. *Am J Pathol* 2007;171:1407–1418.

[61] Edwards WD. Cardiovascular system. In: Ludwig J, ed. *Handbook of Autopsy Practice*. 3rd ed. Totowa, NJ: Humana Press; 2002:21–44.

[62] Davies MJ, Anderson RH. The pathology of the conduction system. In: Pomerance A, Davies MJ, eds. *The Pathology of the Heart*. Oxford: Blackwell Scientific; 1975:367–412.

[63] Baughman KL. History and current techniques of endomyocardial biopsy. In: Baumgartner WA, Reitz B, Kasper E, Theodore J, eds. *Heart and Lung Transplantation*. 2nd ed. Philadelphia, PA: WB Saunders; 2002:267–281.

[64] Berry GJ, Billingham ME. The pathology of human cardiac transplantation. In: Baumgartner WA, Reitz B, Kasper E, Theodore J, eds. *Heart and Lung Transplantation*. Philadelphia, PA: WB Saunders; 2002:286–306.

[65] Edwards WD, Holmes DR Jr, Reeder GS. Diagnosis of active lymphocytic myocarditis by endomyocardial biopsy: Quantitative criteria for light microscopy. *Mayo Clin Proc* 1982;57:419–425.

[66] Tazelaar HD, Billingham ME. Myocardial lymphocytes: Fact, fancy or myocarditis? *Am J Cardiovasc Pathol* 1986;1:47–50.

[67] Stevens PJ, Ground KEU. Occurrence and significance of myocarditis in trauma. *Aerosp Med* 1970;41:776–780.

[68] Hauck AJ, Edwards WD. Histopathologic examination of tissues obtained by endomyocardial biopsy. In: Fowles RE, ed. *Cardiac Biopsy*. Mount Kisco, NY: Futura Publishing; 1992: 95–153.

20

第 20 章　浆膜

■Darryl Carter / Lawrence True / Christopher N. Otis 著　■韩昱晨 译　■陈　健 校

1　解剖学

浆膜起源于中胚层，正常状态下，间皮细胞为单层立方上皮，衬覆于胸腔、心包腔和腹腔表面。壁层和脏层间皮细胞间有少量液体分隔，间皮下的纤维层分别与所包绕的脏器外层和胸／腹壁相延续。浆膜根据其所在的部位显示不同的功能分化，并能发生多种反应性改变，这些改变可能掩盖或类似肿瘤。

胸膜是连续的浆膜，覆盖胸壁和肺。脏层胸膜覆盖整个肺表面，包括将肺划分成肺叶的大裂和小裂，壁层胸膜覆盖肋骨、胸骨和其他支撑结构，并在左、右纵隔处反折。在后纵隔处，左、右两侧的壁层胸膜间由薄层纤维血管性结缔组织分隔。上方的胸膜顶反折入锁骨后区域，覆盖肺尖部，此处的壁层胸膜外接厚层纤维组织和骨骼肌；下方的膈胸膜为壁层胸膜的尾侧部分。前方的壁层胸膜反折并覆盖部分心包。后方的脏层胸膜在肺韧带处与膈胸膜相连续。心脏及大

血管位于心包内，心包有连续的间皮层衬覆。脏层心包（心外膜）与心肌膜相连，壁层心包外接一层致密纤维组织，后者含内乳血管和肌膈血管分支、降主动脉，以及迷走神经、膈神经和交感神经的分支。心包的胸腔面被覆壁层胸膜。

腹膜近乎完整的衬覆腹内脏器与腹壁之间的潜在间隙。女性腹膜在输卵管处中断（腹腔经输卵管腔与外界相通）。从解剖学角度来看，腹膜较胸膜或心包更复杂。壁层腹膜覆盖腹壁、膈肌和腹膜后脏器的前表面及骨盆。脏层腹膜包绕肠和其他腹腔内脏器。壁层腹膜和脏层腹膜汇合后形成拉长的肠系膜，内含血管、淋巴管、淋巴结和神经。

大网膜是由 4 层间皮构成的双叶状结构，其间含有大量血管和脂肪组织，但淋巴管和淋巴结不如肠系膜丰富。腹腔可分为如下几个部分：大网膜囊（包绕肠道）；胃后的小网膜囊；左、右结直肠后间隙；盆腔。腹膜外翻（疝）有多种表现形式。腹股沟疝是壁层腹膜经腹部肌肉而被推入腹股沟管所形成的小囊，

常伴有纤维组织，偶可见骨骼肌。脐疝（或腹疝）也是腹膜外翻形成的，但病理医师收到的修补术后标本中，常仅可见到壁层腹膜前方的腹膜外纤维脂肪组织，而见不到疝囊。

妊娠第 7 个月，壁层腹膜随睾丸下降到阴囊内，形成鞘状突。鞘膜表面有间皮被覆。鞘膜内的间皮囊扩张，其内的液体与腹腔相交通，这与获得性睾丸鞘膜积液不同，后者与腹腔不相通。腹股沟疝的疝囊与腹腔交通，但与阴囊内的间皮囊不相通。疝囊和鞘膜积液囊均可发生多种反应性改变。

2 功能解剖

Sahn[1] 和 Pistolesi[2] 等已经描述了胸膜的功能解剖。胸膜为连续性浆膜，围绕形成胸膜腔，正常情况下含约 10ml 无色透明液体。胸膜表面被覆单层间皮细胞，附着于基底膜上，其下为胶原和弹性纤维组织，内含血管和淋巴管。间皮细胞直径为 16 ~ 40μm，核圆形，常可见单个核仁，细胞质相对丰富。虽然壁层胸膜和脏层胸膜为同一连续浆膜的相对部分，但两者的主要功能存在差异。

实验研究表明，人类的脏层胸膜与马、牛、羊和猪的类似[3]。脏层胸膜的血供来自支气管动脉，静脉回流首先进入肺静脉，然后进入左心房，但肺门区的部分脏层胸膜静脉通过支气管静脉回流至右心房。脏层胸膜淋巴管汇入肺的浅层淋巴管，后者呈节段性分布，特别是肺下叶[4]。支气管周、血管周和小叶间的淋巴间隙和淋巴组织形成广泛连接[5]。血管和淋巴管有两层胶原和弹性纤维组织包绕，外弹性膜支撑间皮细胞，内弹性膜包绕血管，并与肺间质相延续（图20.1，图 20.2）。

组织学观察脏层胸膜的弹力层是否完整对判断原发性肺癌的胸膜浸润很重要，这有助于临床分期[6]。需要注意的是，肺的非肿瘤性疾病累及胸膜时，也可导致脏层胸膜的弹力层断裂。羊（可能还包括人）的脏层胸膜外层可出现头尾向和腹背向增厚，这可能与体位有关[7]。脏层胸膜由迷走神经和交感神经干的分支支配。

壁层胸膜的解剖学、组织学和功能均不同于脏层

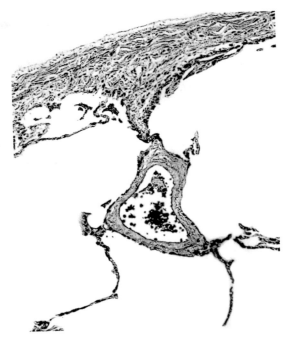

图 20.1 脏层胸膜。表面的间皮细胞扁平，从侧面观察时非常薄，几乎看不到。在左下叶的后表面，致密的间皮下层由胶原蛋白和弹性蛋白构成，并延伸到相邻的肺间质内和肺血管周围

胸膜。壁层胸膜和脏层胸膜被覆相似的单层间皮细胞，但壁层胸膜表面有直径 2 ~ 12μm 的浆膜孔。Li[8] 观察发现，人类膈胸膜的浆膜孔向深部穿过结缔组

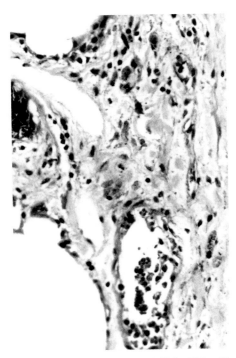

图 20.2 脏层胸膜。毛细血管很明显，淋巴管位于间皮下层，管腔扩张

织，构成胸膜腔与其下淋巴间隙的连接通道。在某些区域，周围的间皮细胞发出粗的微绒毛覆盖浆膜孔，这些微绒毛更长，微丝网络更致密。下方的淋巴管直接引流至肋间淋巴管，然后进入纵隔，心后表面的淋巴管尤为致密[9-16]。

从肺渗出的液体和颗粒物被收集到这些淋巴管中，然后进入纵隔。有间皮覆盖的巨噬细胞聚集灶被称为Kampmeier灶[17]。Boutin等[18]发现，这些区域还可有石棉样纤维聚集，当吸入的煤尘在此处聚集时，也可称为"黑斑"。Miserocchi等[19]认为"黑斑"内石棉样纤维的聚集部位对应于浆膜孔。

壁层胸膜的血液循环由肋间血管完成。包绕壁层胸膜淋巴管的纤维弹性层的厚度相对恒定，远远薄于大部分脏层胸膜的此层结构，这提示液体可通过此层弥散。壁层胸膜由肋间神经分支支配，这是胸膜炎会导致疼痛的原因。

Wassilev等[20]描述了腹壁、大网膜、肠系膜、卵巢和骨盆及横膈下方腹膜的浆膜孔。他们发现，浆膜孔的结构随部位而变化。壁层腹膜的浆膜孔簇集分布，呈卵圆形，孔周为扁平间皮细胞；肝区的浆膜孔较深，孔周为立方形间皮细胞，后者发出的微绒毛覆盖或关闭浆膜孔。Li和Yu[21]发现，膈腹膜的浆膜孔面积约$10\mu m^2$，位于立方形（而非扁平形）间皮细胞之间，开口入富含淋巴管丛的间皮下结缔组织内，这表明腹腔液体和颗粒物可通过浆膜孔被移除。

腹膜（特别是网膜）上的肾小球样毛细血管网被描述为乳色斑（milky spot），是腹腔、血液与周围网膜组织液体交换的场所。乳色斑位于浆膜孔正下方，伴有巨噬细胞、T淋巴细胞、B淋巴细胞和浆细胞。乳色斑可能是癌细胞腹膜种植最易累及的区域[22]。

浆膜是液体和细胞的选择性屏障。在肺和胸壁扩张和收缩时，促进脏层胸膜和壁层胸膜黏附的毛细作用需要有少量液体存在。浆膜可调节液体交换，以保持液体含量处于最低水平，从而防止肺容量减低。液体可通过脏层间皮细胞自由弥散，并由壁层胸膜的浆膜孔收集进入壁层淋巴管，因此，对液体交换的调控可能是发生于毛细血管。间皮细胞具有诊断意义的形态特征是表面具有拉长的丛状微绒毛，覆盖浆膜孔的微绒毛增粗。胸腔液体所含蛋白水平相对较

低（1.0～1.5g/dl），这对液体交换也具有调控作用。蛋白水平的调控位点尚未确定，有人推测是发生于间皮的微绒毛[21]。胸腔内液体的流动方向可能是从脏层胸膜和壁层胸膜的毛细血管内弥漫进入胸膜腔，然后主要由壁层胸膜内的毛细血管重吸收。液体更新的速度估计为0.7ml/hr（图20.3）[21]。小分子（直径<4nm）通过间皮细胞间的细胞外隙和细胞间连接弥散。体液交换失控会导致浆液性渗出，如同在充血性心力衰竭中所见。

大分子物质（直径<50nm）通过间皮层的过程由胞饮摄取和跨细胞运输来完成。更大的物质（如血性渗出物中的细胞）通过浆膜孔和"裂隙"运输。液体交换机制失调会导致渗出性胸腔积液积聚。间皮细胞表达分泌性IgA，但仅限于与环境直接接触的细胞表面[23]。胸膜腔液体富含糖蛋白，具有润滑作用，可最大限度地减少脏层胸膜和壁层胸膜之间的摩擦。胸腔积液中富含碳水化合物成分的合成部位和调节机制均尚不清楚。间皮下结缔组织将来自胸膜的机械力均匀地分配于整个肺，但腹膜并不具有重新分配压力的功能。间皮细胞和成纤维细胞均可合成胶原。

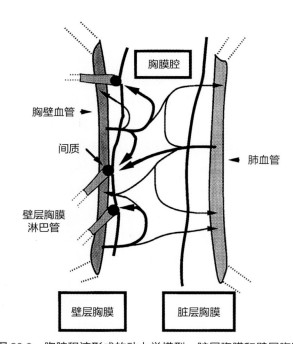

图20.3 胸腔积液形成的动力学模型。脏层胸膜和壁层胸膜毛细血管的漏出液部分由这些毛细血管再吸收，其余弥散到胸膜腔内，通过浆膜孔被吸收入壁层胸膜淋巴管

3　间皮细胞

3.1　形态学

组织学切片中，正常间皮细胞的横切面薄而不明显，但在剖腹手术的腹腔冲洗液细胞学制片中，可见到脱落的成片正常间皮细胞（图 20.4）。在细胞学制片中，间皮细胞表现为胞质丰富透明，边界清楚，核小居中，染色质均匀，通常没有核仁（图 20.5）。

在各种反应性过程中，间皮细胞发生显著的增生性改变。细胞质仍然相对丰富，但细胞边界不太清晰。细胞核较大，染色质更加深染，经常出现明显的核仁（图 20.6 ~ 20.9）。

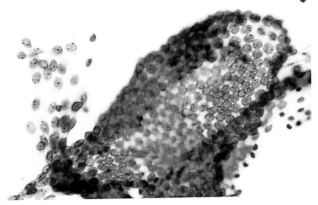

图 20.6　脱落的反应性间皮细胞。间皮层完整，可见处于反应过程中两个不同阶段的细胞（详见图 20.7，图 20.8）

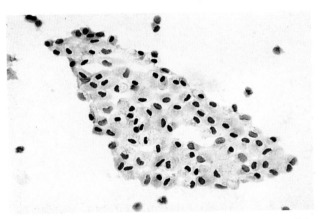

图 20.4　腹膜冲洗液细胞学制片中，可见一片脱落的正常间皮细胞

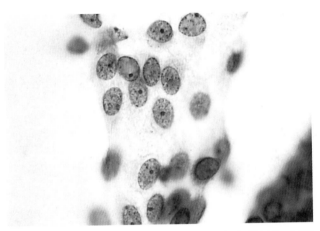

图 20.7　图 20.6 左侧的反应性间皮细胞，细胞质丰富，细胞核较大，染色质空泡状。可见核仁，但并不突出

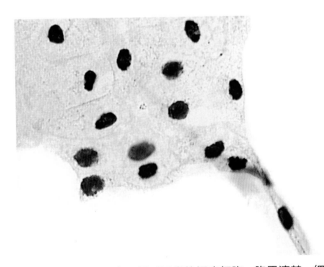

图 20.5　高倍镜观察，相对正常的间皮细胞。胞界清楚，细胞质丰富透明，核小居中，染色质均匀

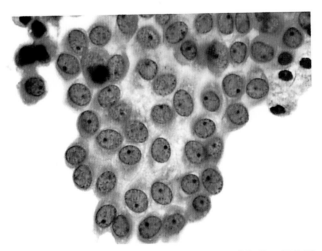

图 20.8　图 20.6 右侧反应性改变更明显的间皮细胞，细胞质少，核较大，染色质空泡状改变更明显，核仁更突出

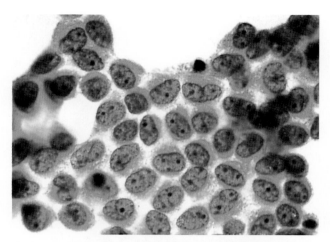

图 20.9　反应性间皮细胞。细胞质较少，细胞核相对较大，染色质分布更不规则

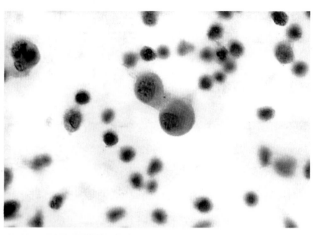

图 20.11　间皮细胞反应常伴有炎症细胞。这些反应性间皮细胞成对出现，胞体大小是中性粒细胞或淋巴细胞的数倍

在反应性间皮细胞的增生性改变中，细胞群变小，以单个散在为主。反应性间皮细胞簇的边界不规则。细胞核，尤其是核仁，可显著增大，但细胞核的大小、形状和染色模式相似。可见正常核分裂象。当细胞退变伴有液体吸入时，细胞质可呈多空泡状（图20.10 ~ 20.18 ）。

3.2　组织化学

采用检测负性基团的组织化学方法染色，如带正电荷的阿辛蓝，间皮细胞阳性，这表明其含有酸性黏蛋白。对组织学切片进行透明质酸酶预处理后，酸性

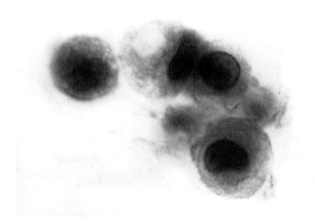

图 20.12　反应性间皮细胞松散地聚集在一起。最上方细胞可见细胞质内空泡，后者可能是囊泡或细胞质内腔

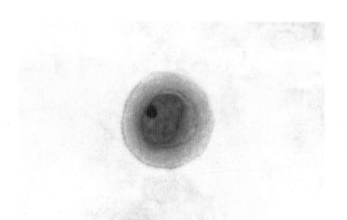

图 20.10　单个反应性间皮细胞。细胞质较少，核相对较大，可见核仁。细胞边界非常不规则、模糊，这是由于表面有大量拉长的微绒毛，可通过电镜观察到（图20.24 ）。细胞质外层密度低，内层密度高，与之相对应的超微结构是出现具有角蛋白特征的中间丝（图20.25 ）

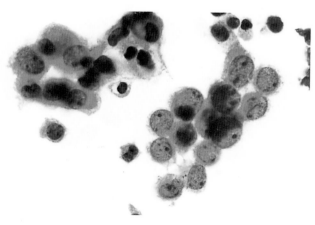

图 20.13　反应性间皮细胞簇的边界不规则或呈"疣状突起"，而腺泡的外边界光滑。注意间皮细胞的边界"模糊"

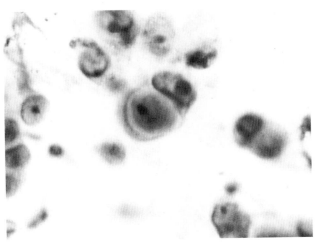

图 20.14 高反应性间皮细胞偶可出现类似角化珠样的结构

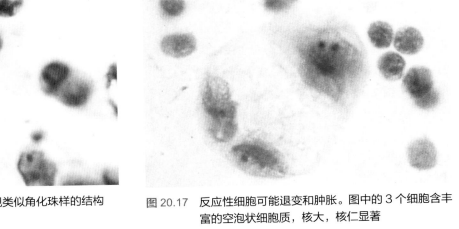

图 20.17 反应性细胞可能退变和肿胀。图中的 3 个细胞含丰富的空泡状细胞质，核大，核仁显著

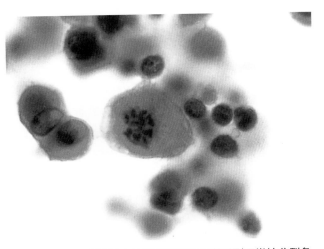

图 20.15 在反应性间皮的增殖细胞中可以看到正常核分裂象

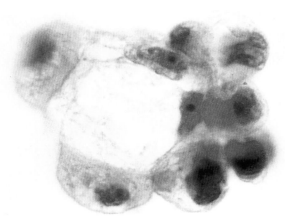

图 20.18 当高度反应的间皮细胞形成不规则的簇，并伴有退变时，可能会类似于产黏液的腺癌

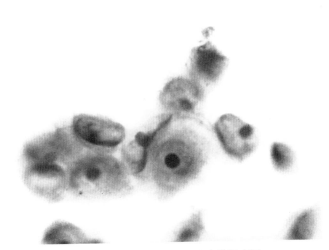

图 20.16 反应性间皮细胞的核仁可能会比较明显

黏蛋白染色反应的强度减弱，这表明间皮细胞所含黏液性物质的末端己糖中，至少其中一部分是透明质酸或硫酸软骨素。此外，经神经氨酸酶预处理的切片中，黏液相关的反应减少，但并不完全消失，这表明一些末端碳水化合物是唾液酸盐[24]。MacDougall 等[25] 已经证实，肿瘤性间皮细胞可能对黏蛋白卡红着色。在唾液酸盐消化后 PAS 染色阴性，表明间皮细胞不含有大量中性黏蛋白。

外源性凝集素可用于区分膜蛋白和脂类的末端碳水化合物类型，它对糖类的亲和力范围特异而独特。间皮细胞对 Concanavalin A 有反应，表明其末端基团含甘露糖或葡萄糖。

3.3 免疫组织化学

　　浆膜的免疫组织化学研究表明，间皮细胞的免疫表型复杂多变，与其他正常组织和许多恶性肿瘤有重叠。绝大多数良性增生性间皮均表达多种角蛋白，特别是 AE1/AE3、CK8/18（CAM5.2）、CK5/6、CK19 和 CK7（图 20.19）[26]。间皮细胞不表达 CK20[27]。卵巢上皮性肿瘤的角蛋白表达谱与间皮类似[28]。

　　良性和恶性间皮细胞常表达钙视网膜蛋白、肾小球足突细胞膜黏蛋白（podoplanin）、WT-1、HBME-1 和血栓调节素。反应性间皮细胞还表达波形蛋白和结蛋白，尤其是梭形细胞型。

　　钙视网膜蛋白是一种分子量为 29kDa 的钙结合蛋白，类似于 S-100 蛋白，表达于反应性和恶性间皮细胞的细胞核和细胞质，对证实间皮分化极为有用。但钙视网膜蛋白也表达于一些腺癌（图 20.20）[29-32]。CK5/6 表达于大多数间皮细胞和鳞状细胞癌的细胞质，但在腺癌中少有表达[33]。WT-1 是肾母细胞瘤基因的产物，定位于细胞核，阳性表达见于反应性和肿瘤性间皮细胞、卵巢表面上皮细胞及其衍生肿瘤（图 20.21）[34]。D2-40 是淋巴管内皮细胞的特异性抗原，表达于间皮细胞，且敏感性高（图 20.22），也表达于卵巢浆液性癌[35]。

　　其他一些抗原在间皮中的阳性率较低，特异性也较差，例如血栓调节蛋白，这是一种跨膜糖蛋白，定位于细胞膜，约半数间皮瘤阳性，一些腺癌也可表达。间皮细胞也表达间皮素、N- 钙黏蛋白、E- 钙黏

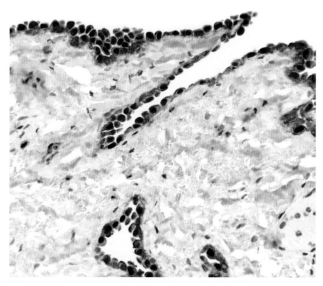

图 20.20　良性间皮细胞的细胞核和细胞质阳性表达钙视网膜蛋白

蛋白、EMA、HER2/neu 蛋白和 EGFR[36]。

　　只有在同一标本，或随后的标本中存在浸润性间皮瘤的证据，才能确定原位间皮瘤的诊断。

　　异常情况下，间皮细胞的免疫表型可出现变化。反应性间皮细胞可以表达肌细胞的细胞骨架蛋白（结蛋白和 SMA）[37]。有实验证据表明，间皮细胞的中间丝表达模式取决于细胞的形状和细胞间相互作用。诱导间皮细胞变为梭形细胞，可抑制角蛋白的合成，而诱导上皮样细胞形态的药物（如维 A 酸）可刺激角蛋白合成，同时抑制波形蛋白合成，细胞的这种应答能力也取决于细胞间相互作用的存在（图 20.23 ~ 20.26）[38]。

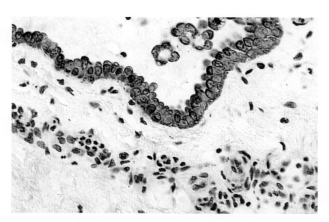

图 20.19　间皮和脱落的间皮细胞表达角蛋白 AE1/AE3

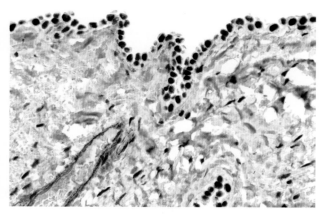

图 20.21　良性间皮细胞的核阳性表达 WT-1（×40）

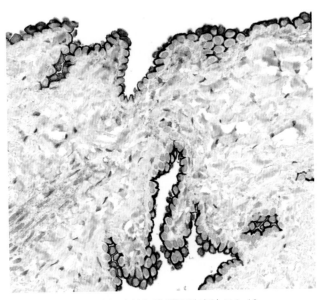

图 20.22　良性间皮细胞的细胞膜阳性表达 D2-40

3.4　超微结构

间皮细胞最显著的形态学特征是具有大量细长的微绒毛（图 20.27，图 20.28），可长达 3μm，直径 0.1μm。壁层胸膜尾侧部分和脏层胸膜的微绒毛更多。除此之外的细胞器均非间皮细胞所特有。间皮细胞存在多种类型的细胞间连接，包括：紧密连接，对某些分子起屏障作用；缝隙连接，参与细胞间运输；桥

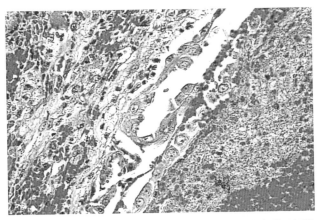

图 20.24　严重的风湿性关节炎患者。胸腔积液伴胸膜旺炽性反应性间皮增生，与肿瘤性增生的鉴别可能很困难。增生的间皮细胞可陷入机化的纤维组织内，产生浸润假象

粒，负责细胞间黏附。间皮细胞常有显著的中间丝，在核周环状分布，但不聚集成束（图 20.29，图 20.30）。

4　间皮下层

间皮下层大部分由胶原、弹性蛋白和其他细胞外蛋白组成，正常情况下细胞成分少，大多数为成纤维细胞，但在反应性过程中，间皮下层可因肌成纤维细胞增生、炎症细胞增多和毛细血管增生而变得非常明

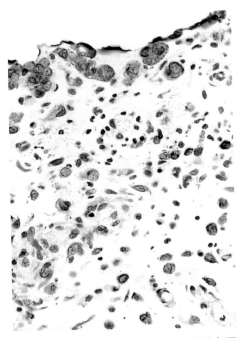

图 20.23　间皮下层增殖的梭形细胞表达角蛋白（AE1/AE3）

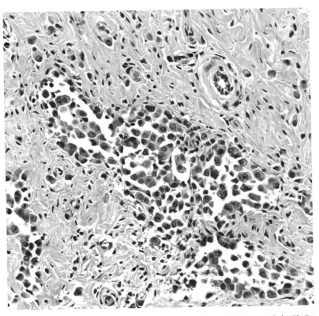

图 20.25　疝囊，来自 18 个月大的男孩。表面的间皮细胞和其下的梭形细胞均有增生，后者类似于增生的成纤维细胞

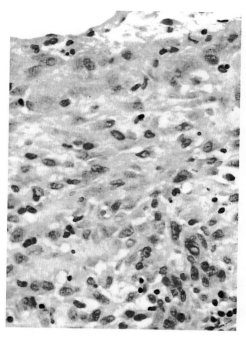
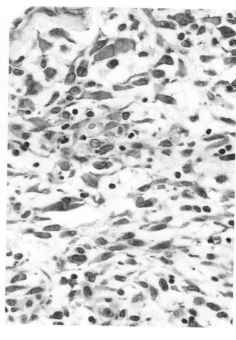

图 20.26 反应性腹膜，与图 20.25 为同一病例。左图为 HE 染色的高倍放大。右图为角蛋白（AE1/AE3）免疫组织化学染色，上皮样细胞和梭形细胞均阳性，提示两者均向间皮分化

显。腹膜间皮层蜕膜反应极为类似浸润性肿瘤（图 20.30）。"内脏筋膜"是指位于间皮层下方并包绕内脏的筋膜，厚度不等，肺筋膜约 134μm，心脏筋膜约 792μm，腹部脏器筋膜约 987μm。胸膜和腹膜有发育良好的弹性层，其下可见胶原纤维平行束状排列，束间由富含弹性纤维的疏松结缔组织分隔 [39]。

4.1 组织化学

间皮下层的主要成分为弹性纤维（Verhoeff van Gieson 染色阳性）、胶原蛋白（Masson 染色阳性）

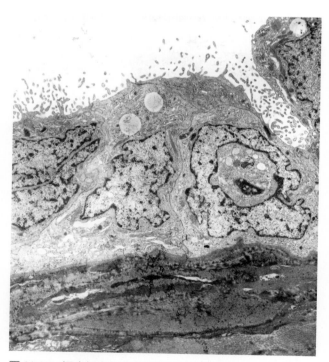

图 20.27 间皮细胞的浆膜面有细长的微绒毛。下方间质由胶原和成纤维细胞组成

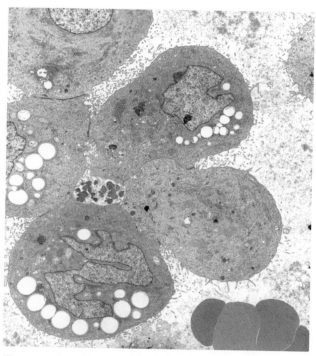

图 20.28 胸腔积液中，一簇脱落的间皮细胞的电镜照片。一些细胞含有空泡状脂滴。细胞表面可见大量微绒毛，后者使细胞的边界在光镜水平变得模糊

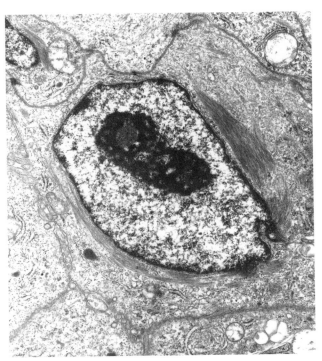

图 20.29　间皮细胞的超微结构。中间丝围绕核周排列

和糖基化蛋白，包括葡糖氨基聚糖（AB 染色阳性）。由于大多数碳水化合物基团带负电荷（因含有丰富的透明质酸和其他酸性基团），此处细胞外基质的染色结果具有酸性黏蛋白特征。在组织化学染色前用透明质酸酶预处理，染色强度会减弱，表明染色强度主要取决于透明质酸基团。

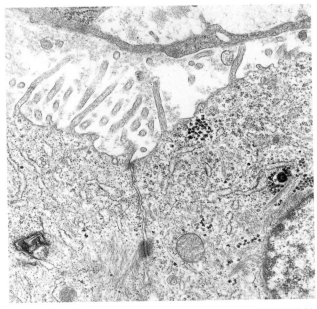

图 20.30　两个间皮细胞腔面的高倍放大。注意小的紧密连接和其下的桥粒，以及微绒毛内的细胞骨架

4.2　免疫组织化学

间皮下层的抗原分别来自基质和间质细胞。细胞外基质成分与大多数结缔组织一样，含有丰富的 I 型胶原、III 型胶原和纤连蛋白。间皮下层有丰富的弹性纤维，在间皮细胞 – 间质的交界面处还含有基底膜蛋白，包括IV 型胶原和层粘连蛋白。蛋白多糖很丰富。间皮下层间质细胞的中间丝表达依据其所处状态而不同：静止期细胞只表达波形蛋白，但损伤或炎症区域的间质细胞还表达角蛋白（I 型角蛋白）[38]。

4.3　间皮细胞与间皮下层细胞的相互作用

间皮下层细胞构成间皮的锚定层。间皮细胞和间皮下层细胞均可合成基质内的细胞外蛋白。间皮细胞所合成的蛋白中，胶原和层粘连蛋白所占比例高达 3%。

在间皮细胞正常发育或者快速更新的状态下，间皮下层细胞是否是间皮细胞更新的一种来源，是一个有争议的话题。在掺入胸苷后进行超微结构和动力学研究发现，间质细胞有助于脱落间皮的再生[40-41]。与此发现一致的是，当间皮下层细胞受到刺激后增殖时，可合成角蛋白，并获得更接近上皮细胞样的形态。但后来的研究发现，浆膜创伤的愈合一般是由创口边缘的表面间皮细胞增殖和迁移来完成的[42]。

5　反应性间皮

间皮和间皮下细胞成分反应性增生所产生的组织形态可类似肿瘤，常需要与恶性肿瘤鉴别。反应性增生可为局限或弥漫性改变。疝囊或鞘膜积液中的间皮增生已有清楚描述[43]，病变可呈结节状，可伴有核非典型性和核分裂象增多，还可伴有梭形细胞成分。Amin[44] 回顾了睾丸旁间皮增生、腺瘤样瘤和其他组织学类似病变的鉴别诊断。Bolen、Hammar 和 McNutt[45] 发现，正常的表面间皮细胞表达高、低分子量 CK，散在的间皮下层细胞表达波形蛋白，而不表达 CK，但反应性的非肿瘤性间皮下层细胞同时表达低分子量 CK 和波形蛋白。

Brook[46]、Parkash[47]、Argani 和 Rosai[48] 报道了位于纵隔淋巴结内的反应性间皮细胞（图 20.31，

图 20.32），但其进入淋巴管并在淋巴窦内存活的机制尚不清楚。此现象非常罕见，鉴别诊断可能很困难。这些细胞具有明确的间皮表型，可排除转移癌，但不能除外间皮瘤。Sussman 和 Rosia[49] 发现，间皮瘤可能会出现淋巴结转移。因此，对于这种"错位"的反应性间皮细胞与间皮瘤的鉴别诊断，结合患者的临床表现和密切随访可能是唯一的方法。

间皮增生的一种罕见表现是砂砾体（图 20.33），这是一种层状钙化结构，最可能是细胞死亡后发生同心圆状钙化而形成的。砂砾体本身不具有特异性，可见于伴有间皮增生的炎症、恶性间皮肿瘤或上皮性肿瘤。

5.1 纤维性胸膜炎

纤维性胸膜炎是一种良性反应性病变，通常与胸腔积液的机化过程有关。纤维性胸膜炎与促结缔组织增生性间皮瘤的鉴别诊断可能非常困难，两者均可能出现如下特征：显著的纤维性背景中出现细胞丰富区，其内的梭形细胞表达 CK。纤维性胸膜炎中，紧邻胸膜表面纤维素性渗出物之下的区域细胞更丰富，此区可见分层结构，梭形细胞与纤维化方向平行，纤维素性渗出物插入其间，这种组织结构多见于反应性过程，其出现支持纤维性胸膜炎的诊断（图 20.39）。促结缔组织增生性间皮瘤的特征是梭形细胞浸润正常结构，在胸膜表现为浸润脂肪。浸润可能轻微，常需要 CK 免疫染色来辅助识别。支持促结缔组织增生性间皮瘤的特征还包括无菌性坏死、模糊的席

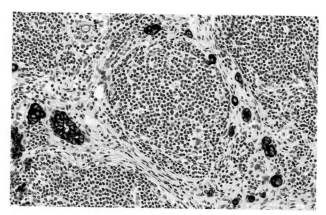

图 20.32　角蛋白（AE1/AE3）免疫组织化学染色，显示单个和成群的上皮样细胞。这些细胞不表达 CEA、Leu-M1、BER-EP4 和 B72.3，因此被视为反应性间皮细胞

纹状结构、小而明确的肉瘤样区域，这些特征不见于纤维性胸膜炎[50]。

5.2 反应性间皮增生与间皮瘤

大多数间皮瘤分化极好，核级低，因此，反应性间皮增生可类似间皮瘤，反之亦然。Husain 等 [51] 最近总结了最有助于反应性间皮增生与间皮瘤鉴别诊断的特征。反应性间皮增生存在分带现象，细胞最丰富的非典型性最明显的增生区邻近表面，增生的毛细血管垂直于表面，呈"日照"样分布模式；间皮瘤更常见间质结节状生长、肿瘤性坏死、肉瘤样区域和（最具诊断意义的）间质浸润（见表 20.1）。作者认为，诊断间皮瘤最可靠的证据是浸润正常结构，其中，浸润胸壁脂肪最为常见。

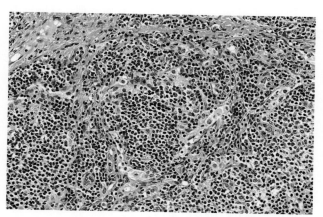

图 20.31　一位 61 岁的男性患者行冠状动脉旁路移植手术时，在乳内淋巴结的淋巴窦内发现大的上皮样细胞。无胸膜病变

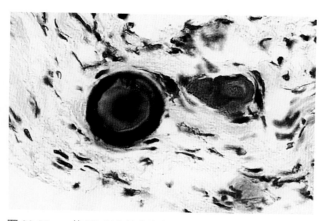

图 20.33　一位 58 岁女性患者左侧盆腔腹膜内的砂砾体

表 20.1

反应性间皮细胞与间皮瘤

	反应性间皮细胞	间皮瘤
增生	分带现象	弥漫性
毛细血管	"日照"样分布	随机分布
间质扩张	扁平	结节状
坏死	无	常有
扩散	局限于胸膜	侵犯正常间质

病理医师有时需要通过细胞学制片或小活检标本来区分反应性改变与间皮瘤，但这样的标本难以确定有无浸润。为解决这一难题，已进行了许多免疫组织化学研究，包括单一抗体和联合检测多个抗体。Wu 等[52]研究发现，X-连锁凋亡抑制蛋白（XIAP）不表达于正常间皮，但表达于 8% 的反应性间皮和 80% 的间皮瘤，其他恶性肿瘤也可表达 XIAP，尤其是卵巢癌，阳性率达 100%。CD146 是一种细胞黏附分子，Sato 等[53]检测了 2 种 CD146 抗体在渗出物中的表达情况，发现所检测的 23 例间皮瘤均阳性表达其中一种抗体，而反应性间皮均不表达。Hasteh等[54]的研究显示，间皮瘤的表型特征为 EMA、p53、GLUT-1 阳性且结蛋白阴性，而反应性间皮的表型正好相反。GLUT-1 是葡萄糖转运载体家族成员，Kato 等[55]研究发现，40 例间皮瘤表达 GLUT-1，出现细胞膜线性着色，而反应性间皮细胞均不表达。Kuperman[56]等发现 GLUT-1 和 EMA 可用于区分渗出液中的反应性和肿瘤性间皮细胞。但需要注意的是，反应性与肿瘤性间皮细胞的免疫表型存在重叠，在缺乏浸润证据的情况下，需要使用一组抗体才有可能完成鉴别诊断。

最近还有两个关于反应性与肿瘤性间皮鉴别的试验研究。

Monaco 等[57]采用 FISH 检测间皮瘤中的 p16 缺失，发现 p16 缺失对间皮瘤的敏感性和特异性均高于 GLUT-1 免疫染色。p16 基因编码的 CDKN2A 是 CDK4 抑制剂。大多数间皮瘤均存在 p16 基因缺失，而正常、良性和（或）反应性间皮不发生 p16 缺失，因此可对胸腔积液和福尔马林固定、石蜡包埋组织进行 FISH 检测，通过确定有无 p16 缺失来完成鉴别诊断。Illei 等[58]检测的 13 例间皮瘤性胸腔积液中，12 例存在 p16 缺失，而良性胸腔积液未检测到 p16 缺失。Chiosea 等[59]检测石蜡包埋组织发现，p16 缺失见于 67% 的胸膜间皮瘤（但腹膜间皮瘤的发生率仅为 25%），但不见于反应性间皮，同时进行的 p16 免疫组织化学检测结果显示，p16 缺失与表达之间不具有相关性。Takeda 等[60]报道，40 例间皮瘤中，35 例存在 p16 缺失，但不见于腺瘤样瘤、良性囊性间皮瘤或反应性间皮。Chung 等[61]在 60% 的恶性胸膜间皮瘤中检测到 p16 基因缺失，同样不见于反应性间皮。应该指出的是，p16 基因缺失也可见于其他类型恶性肿瘤，并非间皮瘤所特有。

BAP-1 是 BRCA-1 相关蛋白，是一种参与细胞周期调控、DNA 损伤修复和信号传导的抑癌基因。BAP-1 种系缺失与间皮瘤、黑色素瘤及肾细胞癌等恶性肿瘤的发生有关。Cignognetti 等[63]通过免疫组织化学检测发现，BAP-1 在所有良性和反应性间皮增生中均表达（图 20.34A），上皮样型和双相型间皮瘤的阳性率为 34%，但肉瘤样型和促结缔组织增生型的阳性率高达 85%。

BAP-1 免疫组织化学阴性，FISH 检测存在 p16 缺失，两者联合应用，对间皮瘤诊断的特异性较高（图 20.34B），但敏感性不高，阴性结果无法排除间皮瘤[64]。Hwang 等[65]发现，两者联合应用对胸腔积液和上皮样型间皮瘤的诊断有帮助，但 p16 缺失对肉瘤样型间皮瘤的鉴别诊断没有意义（表 20.2）[66]。

表 20.2

免疫组织化学和 FISH 检测在反应性间皮与间皮瘤鉴别中的应用

项目	反应性间皮	间皮瘤
BAP-1（免疫组织化学）	阳性	阴性
p16（FISH 检测）	不缺失	缺失
结蛋白（免疫组织化学）	阳性	阴性
GLUT-1（免疫组织化学）	阴性	阳性
IMP3（免疫组织化学）	阴性	阳性
XIAP（免疫组织化学）	阴性	阳性
CD146（免疫组织化学）	阴性	阳性
EMA（免疫组织化学）	阴性	阳性
p53（免疫组织化学）	阴性	阳性

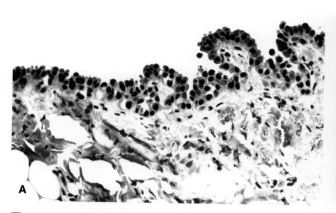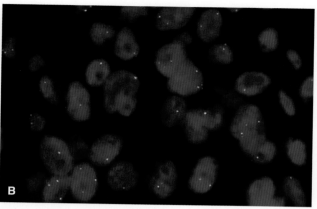

图 20.34　A. 免疫过氧化物酶染色，BAP-1 表达于正常人胸膜间皮细胞核。BAP-1 突变的间皮瘤免疫染色阴性。B. 荧光原位杂交（FISH）、CDKN2A（红色信号）和 CEN-9（绿色信号）双色探针检测，发现 *CDKN2A* 基因纯合性缺失（0 个红信号，1~2 个绿色信号）。编码 p16 蛋白的 *CDKN2A* 基因缺失有助于鉴别恶性间皮瘤和反应性间皮

5.3　反应性间皮与癌

　　间皮和上皮细胞的免疫表型有根本性区别，因此免疫组织化学染色对转移癌与反应性间皮的鉴别非常有帮助。间皮细胞通常不表达 CEA、MOC-31、BER-EP4 和 Leu-M1（CD15）[67-70]。Latza 等[71] 和 Sheibani 等[72] 报道，BER-EP4 可用于区分恶性上皮性肿瘤（腺癌）和恶性间皮瘤。但 Gaffey 等[73] 和 Otis[74] 的研究发现，良、恶性间皮瘤与腺癌一样，BER-EP4 的阳性率均很高。

　　抗体的选择取决于需要鉴别的转移性恶性肿瘤。需要与肺腺癌鉴别时，选择一些肺腺癌表达而反应性间皮不表达的标记物，如 TTF-1、CEA、Napsin-A、MOC-31、BER-EP4 或 B72.3[51]。claudin 4 是一种紧密连接蛋白，表达于大多数上皮细胞，但在间皮细胞中不表达[75]。组织特异性核转录蛋白 TTF-1 在甲状腺和肺的胚胎发生中起重要作用，表达于肺泡细胞和许多肺腺癌的细胞核，间皮细胞不表达[76]。这些抗体的敏感性和特异性各不相同，因此推荐同时分别使用两个或两个以上的间皮和上皮标记[77]。PAX-8 有助于区分卵巢病变和间皮病变[78]（表 20.3）。

5.4　输卵管内膜异位症和子宫内膜异位症

　　腺样排列的上皮成分可见于腹膜、网膜和淋巴结内。早在 20 世纪初就发现了这种腺样结构，有人将其误诊为转移癌，直至现在，仍时有误诊。Sampson[79-81] 最早描述了子宫内膜异位症和输卵管内膜异位症，但其发病机制仍有争议。

　　输卵管内膜异位症是指腺性腔隙的内衬上皮类似输卵管上皮，包括 3 种细胞类型（纤毛细胞、分泌细胞和暗细胞）（图 20.35）[82]。偶见砂砾体。腺上皮下有 PAS 染色阳性的基底膜，腺体周围间质可见慢性炎症细胞浸润。输卵管内膜异位症与子宫内膜异位症的区别在于缺乏子宫内膜间质，或者没有与子宫内膜异位症相关的间质出血证据[83-85]。输卵管内膜异位症仅发生于女性，见于 12.5% 的女性网膜切除标本，这些女性中，很大一部分同时患有输卵管良性疾病。包涵性腺体的起源尚有争议，最有可能的起源有 2 种，一是副中肾管发育对腹膜间皮（体腔上皮）的影响，二是输卵管疾病的后遗症，脱落的输卵管上皮在输卵管以外的部位生长。目前尚无输卵管内膜异位症发生肿瘤的确切证据，当卵巢上皮性肿瘤患者的输卵管内膜异位症伴有细胞学非典型性时，与肿瘤卵巢外种植的鉴别非常困难。在这种情况下，评估上皮异型性程度、有丝分裂活性、纤毛细胞的存在与否，以

表 20.3	
鉴别间皮和腺癌的免疫标记物	
间皮	**腺癌**
钙视网膜蛋白	CEA
CK5/6	MOC-31
WT-1	B72.3
D2-40	claudin 4

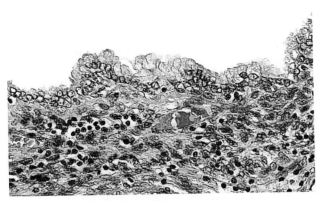

图 20.35 网膜的输卵管内膜异位症。囊性腺体内衬黏液上皮，核位于基底部，细胞质位于上部。腺体旁的间质含单核炎症细胞

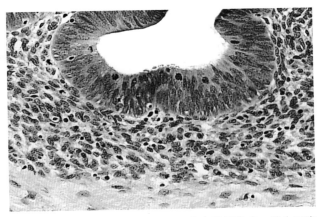

图 20.37 一位 23 岁女性患者的子宫内膜异位症，发生于腹膜，并延伸至前腹壁的软组织，子宫内膜腺体和间质都存在

及是否存在浸润特征，有助于恶性肿瘤的诊断。输卵管内膜异位灶的化生也可能导致诊断困难，尤其是黏液化生，可能误诊为转移性黏液腺癌（图 20.36，图 20.37）。

子宫内膜异位症的定义是指，在子宫内膜层和肌层之外出现内衬子宫内膜型上皮的腺体，且腺体周围可见子宫内膜间质[86]。本病最常发生于育龄女性，可见于身体的多个部位，从盆腔腹膜到远隔器官，如肺、肾和皮肤，但最常见于覆盖盆腔器官的腹膜（图 20.38）。子宫内膜异位症的组织发生仍不清楚，目前存在 2 种推论：一是移位的子宫内膜组织通过局部途径（例如通过输卵管进入盆腔）或通过血管途径到达远隔器官[81-82]；二是沿副中肾管分化途径分布的盆腔腹膜发生化生性改变[87-88]。这两种机制均可能参与了子宫内膜异位症的组织发生。正常情况下间皮细胞缺乏性激素受体，但与子宫内膜异位症相邻的反应性间皮局灶性表达 ER 和 PR[89]。

子宫内膜异位症可表现为腹膜表面的褐色至暗红色病灶，并可伴有纤维化或粘连。镜下可见内膜间质

围绕内膜上皮。常可见对激素影响的反应，并可能与宫腔内膜的反应同步。上皮和间质成分均可出现类似宫腔内膜所见的化生。一些子宫内膜异位症病灶仅可见吞噬含铁血黄素的巨噬细胞和纤维化。只有在子宫内膜腺体和间质同时出现的情况下，才能明确诊断为子宫内膜异位症。

蜕膜改变是另一种常见的化生类型，更常见于妊娠女性。多见于盆腔腹膜的间皮下层，也可见于远隔部位，包括肝、脾和膈肌的浆膜表面，以及淋巴结内。在这些部位，蜕膜改变可能被误诊为转移癌或恶性间皮瘤（图 20.38）[90]。

5.5 多房性腹膜包涵囊肿

多房性腹膜包涵囊肿（MPIC）是一种内衬间皮细胞的多房性病变，几乎只发生于女性。病变常累

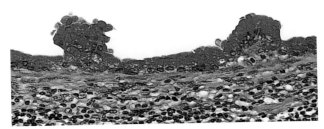

图 20.36 输卵管内膜异位症中的黏液变区域，黏液卡红染色证实顶部细胞质内含有黏液

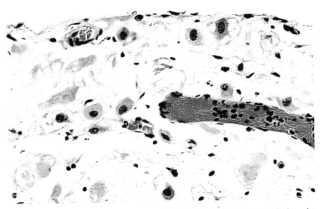

图 20.38 妊娠期间，盆腔腹膜的浆膜下层出现蜕膜改变。细胞排列疏松，细胞质丰富、嗜酸性

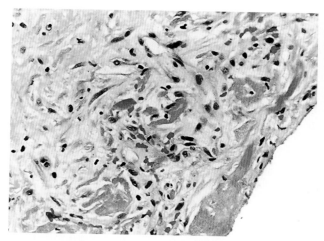

图 20.39 纤维性胸膜炎的组织学表现反映了其炎症本质，包括肉芽组织和纤维素，以及从活动性炎症到静止性致密纤维化的带状分布

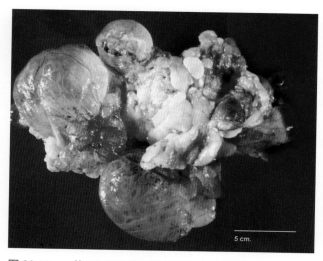

图 20.40 一位 73 岁的患者进行泌尿生殖道修复术时，偶然发现位于网膜上的 MPIC。囊腔大小不一，一些半透明，另一些发生纤维化，尤其是朝向肿块中央区域的囊腔

及盆腔，但也可见于腹部的其他部位，包括网膜和肠系膜。MPIC 常形成肿块，直径可达 20cm。肉眼观察，MPIC 由多个囊腔构成，其中部分囊壁薄，半透明（图 20.40）。组织学观察，囊壁可薄而纤细，也可增厚并有炎症表现，内衬间皮细胞可为单层扁平细胞或鞋钉样细胞，可伴有鳞状化生。一些区域可类似

于细胞型腺瘤样瘤（图 20.41，图 20.42）[91]。

MPIC 的本质仍然有些争议，有人认为是肿瘤性病变，有人认为是损伤（甚至子宫内膜异位症）所致的反应性改变。最初将其视为肿瘤，因此曾被命名为多囊性间皮瘤。虽然 MPIC 不会致死，但复发率高。

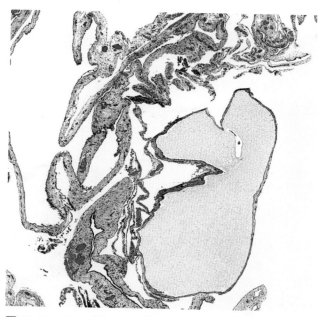

图 20.41 MPIC 的组织学表现与大体特征相对应，间隔厚薄不一，囊腔大小不等

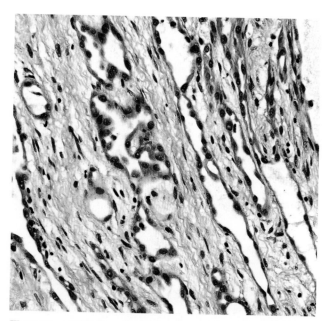

图 20.42 MPIC 的一些区域可能含有增殖性间皮，很像腺瘤样瘤

参考文献

[1] Sahn SA. State of the art. The pleura. *Am Rev Respir Dis* 1988;138:184–234.

[2] Pistolesi M, Miniati M, Giuntini C. Pleural liquid and solute exchanges. *Am Rev Respir Dis* 1989;140:825–847.

[3] Albertine KH, Wiener-Kronish JP, Roos PJ, et al. Structure, blood supply, and lymphatic vessels of the sheep's visceral pleura. *Am J Anat* 1982;165:227–294.

[4] Fourdrain A, Lafitte S, Iquille J, et al. Lymphatic drainage of lung segments in the visceral pleura: a cadaveric study. *Surg Radiol Anat* 2017;10:276–317.

[5] Grant T, Levin B. Lymphangiographic visualization of pleural and pulmonary lymphatics in a patient without a chylothorax. *Radiology* 1974;113:49–50.

[6] Gallagher B, Urbanski SJ. The significance of pleural elastica invasion by lung carcinomas. *Hum Pathol* 1990;21: 512–517.

[7] Mariassy AT, Wheeldon EB. The pleura: a combined light microscopic, scanning, and transmission electron microscopic study in the sheep. I. Normal pleura. *Exp Lung Res* 1983;4: 293–314.

[8] Li J. Ultrastructural study of the pleural stomata in human. *Funct Dev Morphol* 1993;3:277–280.

[9] Leak LV. Gross and ultrastructural morphologic features of the diaphragm. *Am Rev Respir Dis* 1979;119(2 Pt 2): 3–21.

[10] Wang NS. The preformed stomas connecting the pleural cavity and the lymphatics in the parietal pleura. *Am Rev Respir Dis* 1975;111:12–20.

[11] Wang NS. Morphological data of pleura. Normal conditions. In: Chretien J, Hirsch A, eds. *Diseases of the Pleura*. New York: Masson; 1983:10–24.

[12] Wang NS. Anatomy and physiology of the pleural space. *Clin Chest Med* 1985;6:3–16.

[13] Bernaudin JF, Fleury J. Anatomy of the blood and lymphatic circulation of the pleural serosa. In: Chretien J, Bignon J, Hirsch A, eds. *The Pleura in Health and Disease*. Vol. 30. New York: Marcel Dekker; 1985:101–124.

[14] Li J, Zhao Z, Zhao J, et al. A study of the three dimensional organization of the human diaphragmatic lymphatic lacunae and lymphatic drainage units. *Ann Anat* 1996;178:537–544.

[15] Lee KF, Olak J. Anatomy and physiology of the pleural space. *Chest Surg Clin N Am* 1994;4:391–403.

[16] Staub NC, Wiener-Kronish JP, Albertine KH. Transport through the pleura. Physiology of normal liquid and solute exchange in the pleural space. In: Chretien J, Bignon J, Hirsch A, eds. *The Pleura in Health and Disease*. New York: Marcel Dekker; 1985:169–193.

[17] Kampmeier OF. Concerning certain mesothelial thickenings and vascular plexuses of the mediastinal pleura associated with histiocyte and fat-cell production, in the human newborn. *Anat Rec* 1928;39:201–208.

[18] Boutin C, Dumortier P, Rey F, et al. Black spots concentrate oncogenic asbestos fibers in the parietal pleura. Thoracoscopic and mineralogic study. *Am J Respir Crit Care Med* 1996;153: 444–449.

[19] Miserocchi G, Sancini G, Mantegazza F, et al. Translocation pathways for inhaled asbestos fibers. *Environ Health* 2008;7:4.

[20] Wassilev W, Wedel T, Michailova K, et al. A scanning electron microscopy study of peritoneal stomata in different peritoneal regions. *Ann Anat* 1998;180:137–143.

[21] Li JC, Yu SM. Study of the ultrastructure of the peritoneal stomata in humans. *Acta Anat* 1991;141:28–30.

[22] Liu J, Geng X, Li Y. Milky spots: omental functional units and hotbeds for peritoneal cancer metastases. *Tumour Biol* 2016;37:5715–5726.

[23] Ernst CS, Brooks JJ. Immunoperoxidase localization of secretory component in reactive mesothelium and mesotheliomas. *J Histochem Cytochem* 1981;29:1102–1104.

[24] Roth J. Ultrahistochemical demonstration of saccharide components of complex carbohydrates at the alveolar cell surface and at the mesothelial cell surface of the pleura visceralis of mice by means of concanavalin A. *Exp Pathol (Jena)* 1973;8:157–167.

[25] MacDougall DB, Wang SE, Zidar BL. Mucin-positive epithelial mesothelioma. *Arch Pathol Lab Med* 1992;116: 874–880.

[26] Wu YJ, Parker LM, Binder NE, et al. The mesothelial keratins: a new family of cytoskeletal proteins identified in cultured mesothelial cells and nonkeratinizing epithelia. *Cell* 1982;31(3 Pt 2):693–703.

[27] Moll R, Lowe A, Laufer J, et al. Cytokeratin 20 in human carcinomas. A new histodiagnostic marker detected by monoclonal antibodies. *Am J Pathol* 1992;140:427–447.

[28] Moll R, Franke WW, Schiller DL, et al. The catalog of human cytokeratins: patterns of expression in normal epithelia, tumors, and cultured cells. *Cell* 1982;31:11–24.

[29] Doglioni C, Tos AP, Laurino L, et al. Calretinin: a novel immunocytochemical marker for mesothelioma. *Am J Surg Pathol* 1996;20:1037–1046.

[30] Nagel H, Hemmerlein B, Ruschenburg I, et al. The value of anti-calretinin antibody in the differential diagnosis of normal and reactive mesothelia versus metastatic tumors in effusion cytology. *Pathol Res Pract* 1998;194:759–764.

[31] Oates J, Edwards C. HBME-1, MOC-31, WT1 and calretinin: an assessment of recently described markers for mesothelioma and adenocarcinoma. *Histopathology* 2000;36: 341–347.

[32] Ordonez NG. Value of calretinin immunostaining in diagnostic pathology: a review and update. *Appl Immunohistochem Mol Morphol* 2014;22:401–415.

[33] Chu PG, Weiss LM. Expression of cytokeratin 5/6 in epithelial neoplasms: an immunohistochemical study of 509 cases. *Mod Pathol* 2002;15:6–10.

[34] Hecht JL, Lee BH, Pinkus JL, et al. The value of Wilms tumor susceptibility gene 1 in cytologic preparations as a marker for malignant mesothelioma. *Cancer* 2002;96: 105–109.

[35] Chu AY, Litzky LA, Pasha TL, et al. Utility of D2-40, a novel mesothelial marker, in the diagnosis of malignant mesothelioma. *Mod Pathol* 2005;18:105–110.

[36] Ordonez NG. The immunohistochemical diagnosis of mesothelioma: a comparative study of epithelioid mesothelioma and lung adenocarcinoma. *Am J Surg Pathol* 2003;27: 1031–1051.

[37] Pitt MA, Haboubi NY. Serosal reaction in chronic gastric ulcers: an immunohistochemical and ultrastructural study. *J Clin Pathol* 1995;48:226–228.

[38] Bolen JW, Hammer SP, McNutt MA. Reactive and neoplastic serosal tissue. A light-microscopic, ultrastructural, and immunocytochemical study. *Am J Surg Pathol* 1986;10: 34–47.

[39] Stecco C, Sfriso MM, Porzionato A, et al. Microscopic anatomy of the visceral fasciae. *J Anat* 2017;231:121–128.

[40] Raftery AT. Regeneration of parietal and visceral peritoneum in the immature animal: a light and electron microscopical study. *Br J Surg* 1973;60:969–975.

[41] Raftery AT. Regeneration of parietal and visceral peritoneum: an electron microscopical study. *J Anat* 1984;115(Pt 3): 375–392.

[42] Whitaker D, Papadimitriou JM. Mesothelial healing: morphological and kinetic investigations. *J Pathol* 1985;145: 159–175.

[43] Rosai J, Dehner LP. Nodular mesothelial hyperplasia in hernia sacs: a benign reactive condition simulating a neoplastic process.

Cancer 1975;35:165–175.

[44] Amin MB. Selected other problematic testicular and paratesticular lesions: rete testis neoplasms and pseudotumors, mesothelial lesions and secondary tumors. *Mod Pathol* 2005; 18(Suppl 2):S131–S145.

[45] Bolen JW, Hammar SP, McNutt MA. Serosal tissue: reactive tissue as a model for understanding mesotheliomas. *Ultrastruct Pathol* 1987;11:251–262.

[46] Brooks JS, LiVolsi VA, Pietra GG. Mesothelial cell inclusions in mediastinal lymph nodes mimicking metastatic carcinoma. *Am J Clin Pathol* 1990;93:741–748.

[47] Parkash V, Vidwans M, Carter D. Benign mesothelial cells in mediastinal lymph nodes. *Am J Surg Pathol* 1999;23: 1264–1269.

[48] Argani P, Rosai J. Hyperplastic mesothelial cells in lymph nodes: report of six cases of a benign process that can simulate metastatic involvement by mesothelioma or carcinoma. *Hum Pathol* 1998;29:339–346.

[49] Sussman J, Rosai J. Lymph node metastasis as the initial manifestation of malignant mesothelioma: report of six cases. *Am J Surg Pathol* 1990;14:819–828.

[50] Husain AN, Colby T, Ordonez N, et al. Guidelines for the pathologic diagnosis of malignant mesothelioma: 2012 update of the consensus statement from the International Mesothelioma Interest Group. *Arch Pathol Lab Med* 2013;137: 647–667.

[51] Husain AN, Colby T, Ordonez N. Guidelines for the pathologic diagnosis of malignant mesothelioma: 2017 update of the consensus statement from the International Mesothelioma Interest Group. *Arch Pathol Lab Med* 2018;142: 89–108.

[52] Wu M, Sun Y, Li G, et al. Immunohistochemical detection of XIAP in mesothelioma and mesothelial lesions. *Am J Clin Pathol* 2007;128:783–787.

[53] Sato A, Torii I, Okamura Y, et al. Immunohistochemistry of CD146 is useful to discriminate between malignant pleural mesothelioma and reactive mesothelium. *Mod Pathol* 2010;23:1458–1466.

[54] Hasteh F, Lin GY, Weidner N, et al. The use of immunohistochemistry to distinguish reactive mesothelial cells from malignant mesothelioma in cytologic effusions. *Cancer Cytopathol* 2010;118:90–96.

[55] Kato Y, Tsuta K, Seki K, et al. Immunohistochemical detection of GLUT-1 can discriminate between reactive mesothelium and malignant mesothelioma. *Mod Pathol* 2007;20:215–220.

[56] Kuperman M, Florence RR, Pantanowitz L, et al. Distinguishing benign from malignant mesothelial cells by Glut-1, EMA and Desmin expression: an evidence- based approach. *Diagn Cytopathol* 2013;41:131–140.

[57] Monaco SE, Shuai Y, Bansal M, et al. The diagnostic utility of p16 FISH and GLUT-1 immunohistochemical analysis in mesothelial proliferations. *Am J Clin Pathol* 2011;135: 619–627.

[58] Illei PB, Ladanyi M, Rusch VW, et al. The use of CDKN2A deletion as a diagnostic marker for malignant mesothelioma in body cavity fluids. *Cancer* 2003;99:51–56.

[59] Chiosea S, Krasinskas A, Cagle PT, et al. Diagnostic importance of 9p21 homozygous deletion in malignant mesothelioma. *Mod Pathol* 2008;21:742–747.

[60] Takeda M, Kasai T, Enomoto Y, et al. 9p21 deletion in the diagnosis of malignant mesothelioma, using fluorescent in situ hybridization analysis. *Pathol Int* 2010;60:395–399.

[61] Chung CT, Santos GC, Hwang DM, et al. FISH assay development for the detection of p16/CDKN2A deletion in malignant mesotheliomas. *J Clin Pathol* 2010;63:630–634.

[62] Testa JR, Cheung M, Pei J, et al. Germline BAP-1 mutations predispose to malignant mesothelioma. *Nat Genet* 2011;43:1022–1025.

[63] Cignognetti M, Lonardi S, Fisogni S, et al. BAP-1 (BRCA1-associated protein 1) is a highly specific marker for differentiating mesothelioma from reactive mesothelial proliferations. *Mod Pathol* 2015;28:1043–1057.

[64] Sheffield BS, Hwang HC, Lee AF, et al. BAP-1 immunohistochemistry and p16 FISH to separate benign from malignant mesothelial proliferations. *Am J Surg Pathol* 2016;39: 977–982.

[65] Hwang HC, Sheffield BS, Rodriguez S, et al. Utility of BAP-1 immunohistochemistry and p16(CDKN2A) FISH in the diagnosis of malignant mesothelioma in effusion cytology specimens. *Am J Surg Pathol* 2016;40:120–126.

[66] Hwang HC, Pyott S, Rodriguez S, et al. BAP-1 immunohistochemistry and p16 FISH in the diagnosis of sarcomatous and desmoplastic mesothelioma. *Am J Surg Pathol* 2016;40: 714–718.

[67] Otis CN, Carter D, Cole S, et al. Immunohistochemical evaluation of pleural mesothelioma and pulmonary adenocarcinoma. A bi-institutional study of 47 cases. *Am J Surg Pathol* 1987;11:445–456.

[68] Sheibani K, Battifora H, Burke JS, et al. Leu-M1 antigen in human neoplasms: an immunohistologic study of 400 cases. *Am J Surg Pathol* 1986;10:227–236.

[69] Sheibani K, Esteban JM, Bailey A, et al. Immunopathologic and molecular studies as an aid to the diagnosis of malignant mesothelioma. *Hum Pathol* 1992;23:107–116.

[70] Sheibani K. Immunopathology of malignant mesothelioma. *Hum Pathol* 1994;25:219–220.

[71] Latza U, Niedobitek G, Schwarting R, et al. Ber-EP4: new monoclonal antibody which distinguishes epithelia from mesothelia. *J Clin Pathol* 1990;43:213–219.

[72] Sheibani K, Shin SS, Kezirian J, et al. Ber-EP4 antibody as a discriminant in the differential diagnosis of malignant mesothelioma versus adenocarcinoma. *Am J Surg Pathol* 1991;15: 779–784.

[73] Gaffey MJ, Mills SE, Swanson PE, et al. Immunoreactivity for Ber-EP4 in adenocarcinomas, adenomatoid tumors, and malignant mesotheliomas. *Am J Surg Pathol* 1992;16:593–599.

[74] Otis CN. Uterine adenomatoid tumors: immunohistochemical characteristics with emphasis on Ber-EP4 immunoreactivity and distinction from adenocarcinoma. *Int J Gynecol Pathol* 1996;15:146–151.

[75] Ordonez NG. Value of claudin-4 immunostaining in the diagnosis of mesothelioma. *Am J Clin Pathol* 2013;139: 611–619.

[76] Ordonez NG. Value of thyroid transcription factor-1, E-cadherin, BG8, WT1 and CD44S immunostaining in distinguishing epithelial pleural mesothelioma from pulmonary and nonpulmonary adenocarcinoma. *Am J Surg Pathol* 2000;24: 598–606.

[77] Yaziji H, Battifora H, Barry TS, et al. Evaluation of 12 antibodies for distinguishing epithelioid mesothelioma from adenocarcinoma: Identification of a three antibody immunohistochemical panel with maximal sensitivity and specificity. *Mod Pathol* 2006;19:514–523.

[78] Laury AR, Hornick JL, Perets R, et al. PAX8 reliably distinguishes ovarian serous tumors from malignant mesothelioma. *Am J Surg Pathol* 2010;34:627–635.

[79] Sampson JA. Heterotopic or misplaced endometrial tissue. *Am J Obstet Gynecol* 1925;10:649–664.

[80] Sampson JA. Postsalpingectomy endometriosis (endosalpingiosis). *Am J Obstet Gynecol* 1930;20:443–480.

[81] Sampson JA. The pathogenesis of postsalpingectomy endometriosis in laparotomy scars. *Am J Obstet Gynecol* 1946;50: 597–620.

[82] Zinsser KR, Wheeler JE. Endosalpingiosis in the omentum: a study of autopsy and surgical material. *Am J Surg Pathol* 1982;6:109–117.

[83] Hsu YK, Parmley TH, Rosenshein NB, et al. Neoplastic and non-neoplastic mesothelial proliferations in pelvic lymph nodes. *Obstet Gynecol* 1980;55:83–88.

[84] Horn LC, Bilek K. Frequency and histogenesis of pelvic retroperitoneal lymph node inclusions of the female genital tract. An immunohistochemical study of 34 cases. *Pathol Res Pract* 1995;191:991–996.

[85] Schnurr RC, Delgado G, Chun B. Benign glandular inclusions in para-aortic lymph nodes in women undergoing lymphadenectomies. *Am J Obstet Gynecol* 1978;130: 813–816.

[86] Clement PB. Endometriosis, lesions of the secondary müllerian system, and pelvic mesothelial proliferations. In: Kurman RJ, ed. *Blaustein's Pathology of the Female Genital Tract*. 3rd ed. New York: Springer-Verlag; 1987:517–559.

[87] Ferguson BR, Bennington JL, Haber SL. Histochemistry of mucosubstances and histology of mixed müllerian pelvic lymph node glandular inclusions: evidence for histogenesis by müllerian metaplasia on coelomic epithelium. *Obstet Gynecol* 1969;33:617–625.

[88] Lauchlan SC. The secondary müllerian system. *Obstet Gynecol Surv* 1972;27:133–146.

[89] Nakayama K, Masuzawa H, Li S, et al. Immunohistochemical analysis of the peritoneum adjacent to endometriotic lesions using antibodies for Ber-EP4 antigen, estrogen receptors, and progesterone receptors: implication of peritoneal metaplasia in the pathogenesis of endometriosis. *Int J Gynecol Pathol* 1994;13:348–358.

[90] Clement PB. Reactive tumor-like lesions of the peritoneum. *Am J Clin Pathol* 1995;103:673–676.

[91] Weiss SW, Tavassoli FA. Multicystic mesothelioma. An analysis of pathologic findings and biologic behavior in 37 cases. *Am J Surg Pathol* 1988;12:737–746.

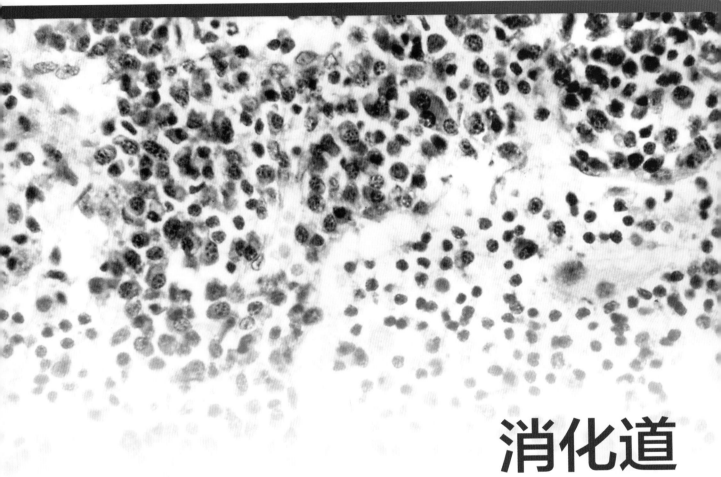

消化道

第21章　食管

■ James R.Conner / Hala El-Zimaity / Robert H.Riddell 著　■ 郭晓红 译　■ 黄文斌 校

1　胚胎学

在胚胎发育的早期阶段，脊索诱导内胚层形成前肠[1]。大约在母体妊娠第21天，前肠的两侧壁出现气管食管隔，融合后将前肠分为食管和气管。这一过程起始于隆突并向头侧端延伸，在母体妊娠第5~6周完成（图21.1）。

食管最初衬覆薄的复层柱状上皮，上皮增生，几乎堵塞管腔[2]。之后，前肠的腔细胞内出现新的空泡，相互融合形成单一的食管管腔，表层为纤毛上皮细胞[2]（图21.2）。早在母体妊娠第8周，胚胎的中1/3段食管开始出现纤毛细胞，并向头侧端和尾侧端延伸，几乎覆盖整个复层柱状上皮[2-4]。大约在母体妊娠第10周，单层柱状细胞占据食管的近端和远端[2]。大约在母体妊娠第4个月，这些柱状细胞向下生长进入固有层，随后进行增殖和分化，从而形成食管贲门型腺体[3,5]。这些腺体向远端延伸到泌酸黏膜，因此，在贲门区也可见到类似的腺体。一些学者据此认为贲门实际上属于食管的一部分[6]，这一点很容易解释，因为贲门型腺体只存在于所有靠近泌酸黏膜的黏膜中。

大约在母体妊娠第5个月，中1/3段食管开始出现复层鳞状上皮，并向头侧端和尾侧端延伸，取代了纤毛上皮[3-4]（图21.3）。上段食管是最后由鳞状上皮取代纤毛上皮的区域，如果鳞状上皮的取代过程在

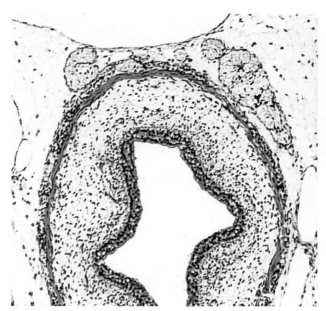

图21.1 胚胎食管（妊娠早期末）。食管横切面示内侧的黏膜层、中间的黏膜下层及外侧的薄肌层，迷走神经位于食管上方

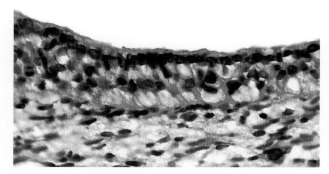

图21.2 胚胎食管（妊娠早期末）。上皮层由复层柱状上皮组成，且缺少黏膜肌层

经丛密切相关[9]。到母体妊娠第14周，胎儿肠道已具有成熟的外观[9]。

这些形态发生顺序的错误可导致食管发育缺陷，例如食管闭锁伴或不伴气管食管瘘、先天性食管狭窄、先天性食管重复畸形和食管囊肿、先天性食管环和食管蹼。

1.1 食管闭锁和先天性食管狭窄

食管闭锁伴或不伴气管食管瘘是最常见和最明显的食管畸形，在活产婴儿的发生率约为1/3500。这是由于在母体妊娠第8周时原肠再通失败所致[10]。同样，先天性食管狭窄是由于在人胚胎发育过程的第8周时食管再通不完全所致[10]。先天性食管狭窄可发生于食管的任何部位，但最常见于食管远端1/3处，表现为食管蹼（膜性横膈膜）或呈线样内腔的长段食管（纤维肌性狭窄）。由于在狭窄区域的食管壁内常有软骨和呼吸道腺体，部分病例的这种异常可能也代表着呼吸芽的不完全分离[10]。食管狭窄的发病率较低，在活产婴儿中约为1/25000[11]。

1.2 食管重复畸形

脊索可诱导神经管、胃肠道及其他器官系统的形成。实验显示，脊索裂可导致胃肠道任何部位发生重复畸形[1]，其中，食管重复畸形包括从较常见的食管囊肿到不同长度的重复食管段[1,12-13]。由于脊索具有诱导多个器官系统发育的能力，任何一个出现重复畸形的患者，无论表现为节段重复还是囊肿，都必须进行影像学评估，以寻找中轴骨缺陷的证据。前肠的气管食管隔在形成期间发生异常，可能

出生时还没有完成，则上段食管的纤毛细胞可持续存在[2,4]，还可分化为胃上皮，从而形成"食管入口斑"（见后文）。有趣的是，胎儿上段食管黏膜缺少黏膜肌层（图21.3）。

这些残余的纤毛细胞通常短暂存在，在出生后2~3天就被鳞状上皮所取代[4,7]。然而，有些患者的残余纤毛细胞可持续到成年期，或反向化生为纤毛细胞[8]。虽然有些细胞可能在出生时持续存在，并通常见于食管贲门腺体上方，但一些单层的柱状细胞也可被鳞状上皮所取代。鳞状上皮出现后，黏膜下层的腺体开始发育，这些腺体可能由取代后的鳞状上皮衍生而来[4,7]。

母体妊娠第4周，神经嵴细胞进入前肠并从头侧向尾侧迁移，胚胎的胃肠神经肌肉系统开始发育。首先发育的是肌间神经丛（又称奥尔巴克神经丛），2~3周后，黏膜下神经丛（又称迈斯纳神经丛）形成。大约在母体妊娠第6周，环行肌层开始发育，随后在大约母体妊娠第9周，纵行肌层发育。最初，固有肌层完全由平滑肌组成，随后在食管上段横纹肌逐渐发育，到母体妊娠第5个月时，两种肌纤维类型的正常比例和排列确立[4]。在母体妊娠第9周，间质卡哈尔细胞（interstitial cells of cajal, ICC）出现，且与肌间神

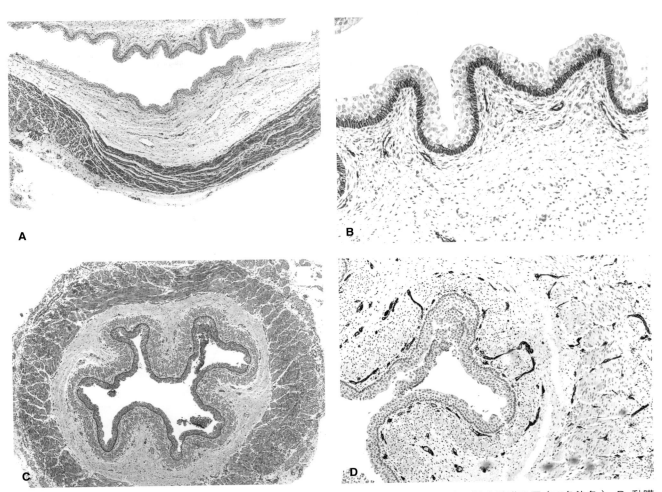

图 21.3　胎儿食管（妊娠第 33 周）。A. 食管上段，该时期的上皮层由复层鳞状上皮构成，缺少黏膜肌层（三色染色）。B. 黏膜为成熟的非角化鳞状上皮黏膜，图中 D2-40 免疫染色勾勒出基底细胞层及上皮下相对稀疏的淋巴管。上皮下轻度密集的间质细胞显示了将要形成黏膜肌层的位置。C. 食管中段横切面（与 A 为同一标本），显示黏膜肌层的形态发育良好。要注意发育中的黏膜肌层中的单个平滑肌细胞（三色染色）。D. 食管中段黏膜肌层，显示黏膜肌层两侧毛细血管吻合丛（CD31 免疫染色）

是气管食管瘘（有或无闭锁）或支气管 / 食管源性纵隔囊肿形成的机制之一 [14-15]。已有研究表明，食管重复畸形也可能是空泡化阶段形成的空泡融合片段持续存在并向食管结构分化的结果 [1]。

1.3　下段食管环和食管蹼

先天性食管环和食管蹼是由胚胎早期食管柱状细胞不完全空泡化所致。先天性食管环由正常食管组织呈向心性延伸构成，一般包括不同的解剖层次，如黏膜层、黏膜下层或肌层。食管环的发生部位不确定，但多见于食管远端 [16]。

食管环是由胚胎早期食管柱状细胞不完全空泡化

所致。此外，食管环也可能与炎性疾病如硬皮病 [17] 和胃食管反流 [18] 有关。下黏膜环（Schatzki 环）是最常见的食管环，见于 6% ～ 14% 行上消化道检查的患者。下黏膜环是一种黏膜环，位于食管鳞柱交界处。由于很难对食管鳞柱交界和食管下括约肌进行准确定位，因此下黏膜环与鳞状交界之间的精确解剖关系仍存有争议。典型的下黏膜环位于食管裂孔疝近端。下黏膜环分为两层：黏膜层和黏膜下层。下黏膜环的上表面为鳞状上皮，下表面为柱状上皮 [19]，环的轴心由结缔组织和黏膜肌层的纤维构成，不含固有肌层组织。

下端肌环位于最上方，比下黏膜环更靠近食管上端一些，一般两环相距 1 ~ 2cm。一些学者认为下端肌环等同于食管下括约肌 [20-21]。镜下，下端肌环由增厚的环行平滑肌构成，表面被覆鳞状上皮。先天性食管蹼为一层薄的、偏心性的横膜，表面被覆正常鳞状上皮 [16]。存在上述环的患者通常无症状，但可出现间断性吞咽困难，有时病情会逐渐发展，或突然发生吞咽困难 [22]。

2 局部解剖及毗邻关系

成人食管分为颈部、胸部和腹部，起始于颈部的环状软骨，从后纵隔穿过胸腔，延伸至膈下数厘米到达胃食管连接部。食管总长度随躯干长度变化，成年人食管的平均长度为 23 ~ 25cm。在实际工作中，内镜检查所视食管长度从门齿开始算起，男性食管从门齿到胃食管连接部的长度平均约为 40cm，这个长度可有变化，大致范围为 38 ~ 43cm。这种测量方法虽然方便且经常在实践中应用，但是使用这个距离定位胃食管连接处是粗略和不可靠的。人们已经发现儿童的食管长度与身高相关 [23]。

国际疾病分类将食管横向分为 3 个解剖部分：食管颈部、胸部和腹部（表 21.1）；并主观地将食管分为对应 3 段：上段、中段和下段。这即是UICC/AJCC（国际抗癌联盟 / 美国癌症联合委员会）和 CAP（美国病理学家学会）方案的基础 [24]（图21.4）。使用解剖学边界分段比传统的食管分段法更符合逻辑，后者取决于食管长度，而食管长度很大程度上取决于患者的身高。我们与 Danny DeVito（喜剧演员，身高 152cm）和 Shaquille O'Neil（NBA 篮球运动员，身高 216cm）的食管在 35cm 处可能有很

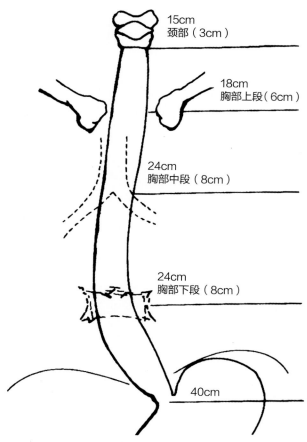

图 21.4 食管分段，各段大致长度及其与门齿的距离

大不同。

正常的食管有几处生理性狭窄（图 21.5）。这些狭窄位于食管的环状软骨起始部、主动脉弓处的食管左侧、左主支气管与左心房的交叉处及食管穿过膈肌处。这些狭窄具有重要的临床意义，如果食物或药片嵌顿在管腔狭窄部位，则可能导致黏膜接触性损伤。最常见的异物嵌顿部位是在主动脉弓与左心房的交叉处，尤其是左心房扩大的患者，左心房对食管的压迫

表 21.1

食管的分段，各段的解剖学边界及距门齿的距离

分段		解剖学边界	距门齿的距离（传统的食管分段法，变异 ++）
颈部	上段	下咽部至胸骨上切迹	15 ~ 20cm
胸部	上段	胸骨上切迹至奇静脉	20 ~ 25cm
	中段	奇静脉下缘至下肺静脉	25 ~ 30cm
	下段	下肺静脉下缘至胃食管连接部	30 ~ 40cm
腹部	下段	胃食管连接部至胃食管连接部下 5cm	40 ~ 45cm
	胃食管连接部 / 贲门	胃食管连接部至胃食管连接部下 5cm	40 ~ 45cm

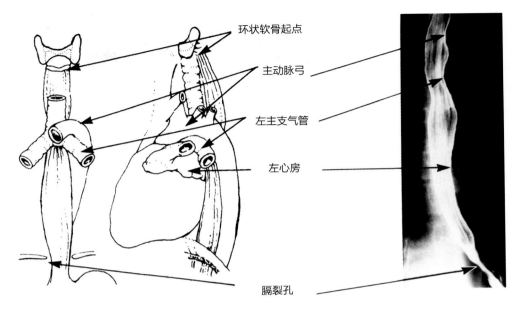

图 21.5　食管与其生理性狭窄。正常食管的钡餐检查显示生理性狭窄（右图所示）

可变得非常明显[25-27]。

　　了解食管与其毗邻解剖结构的关系非常重要，因为这些毗邻关系可能直接受到食管疾病的影响，如食管癌或者食管憩室。邻近组织器官发生的疾病可对食管造成局部压迫，导致吞咽困难或食物、药片的嵌顿。

　　食管颈部毗邻的结构包括：前方的气管；颈总动脉（特别是左侧，因其偏向左侧）；部分甲状腺叶；在食管和气管之间上行的喉反神经；左侧的胸导管。

　　食管胸部沿着气管的后面走行直到气管分叉处，这里是形成罕见的食管中段憩室的部位，多继发于炎性纵隔淋巴结对食管的牵拉[28]。食管经过左心房的后方。奇静脉分别沿食管胸部的两侧上行。最初，左、右迷走神经沿食管侧面走行，在食管前、后表面发出分支并形成神经丛。在食管胸部下段的不同位置，左、右迷走神经分别沿食管前表面和后表面走行，发出分支形成前神经丛和后神经丛，然后又汇合成迷走神经前、后干，下行至胃。了解这种结构的走行对外科医师进行迷走神经切断术很重要。

　　食管腹部位于肝脏左叶后表面形成的食管压迹内。腹部很短，长度约为 1.25cm，仅在前面和左侧被覆腹膜。食管穿过食管裂孔进入腹腔，食管裂孔由膈肌的肌束构成，并包含膈食管韧带。在大多数情况下，包绕在食管周围的肌束完全来自右侧膈脚[20,22]，但是该结构也存在变异。膈食管韧带起自腹横筋膜，并分为上、下两叶。上叶通过食管裂孔向上延伸至裂孔上 2~3cm 处，而下叶的位置变化很大，连接至胃食管连接部或其下方，甚至进入胃底[29]。肝脏在食管前面形成压迹。在胃食管连接部的右侧较光滑，而左侧则形成一个称为 His 切迹或 His 角的锐角。

　　膈食管韧带可能的功能包括：①协助维持胸腔和腹腔之间的压力差；②在腹内压增加时，起到固定作用，使胃食管连接部在腹腔内；③加强食管下括约肌的功能，这可能是部分食管裂孔疝患者不发生反流的机制[29-31]。

3　肉眼／内镜检查特征

　　在排空状态下，食管的黏膜及黏膜下层外凸形成纵向皱襞，导致食管轮廓不规则。内镜检查时，注入气体可使食管膨胀，令这些皱襞变得不明显，黏膜看起来呈均匀一致的粉白色。

3.1　糖原棘皮症

　　使用内镜和钡餐联合检查发现，糖原棘皮症可见于高达 25% 的人群[32-34]。糖原棘皮症通常表现为在一致的黏膜皱襞背景中出现白色的结节或小斑块，主要发生于食管远端 1/3 段。这些病变的大小不等，直径可达 1cm，如果结节或小斑块的数量较多，可融合成更大的斑块。光镜下，糖原棘皮症表现为富含糖原的棘细胞层增生。糖原棘皮症的大体表现可与黏膜白斑病或念珠菌斑块类似，因此容易混淆。糖原棘皮症应被视为一种正常的变异，与感染或恶性肿瘤无明确关系，但与多发性错构瘤综合征（又称考登综合征）相关。

3.2 异位

异位是指正常组织出现在不该出现的部位。在文献资料中，关于什么样的结构可被视为食管异位，仍没有一致的定义。食管的贲门型腺体和纤毛上皮被部分研究者视为异位组织[7-8,35-36]或胚胎性残余[4]。黑色素细胞、Merkel细胞和内分泌细胞的归类也存在相似的问题，因为这些细胞在食管常规切片中不会被观察到[37-38]。食管处的黑变病也有相关报道[39-41]。

食管入口斑是指胃型黏膜出现于食管上1/3段，食管上括约肌之下3cm以内的部位[4,7,35]（图21.6）。肉眼观察，病变位于食管上括约肌下方，呈深粉红色，天鹅绒样[35]，可为单一的斑片，或更为少见的多块斑片。显微镜下，斑片被覆贲门型腺体或胃泌酸黏膜。幽门螺杆菌伴不同程度慢性炎症细胞浸润在感染的患者中很常见，胃食管反流可促进这些致病菌的定植[42]（图21.7）。食管入口斑的发生率为2%~4%（有些数据甚至更高），可发生于任何年龄[43-44]。由于病变非常小，且不是内镜检查的主要检查目标，因此常会漏诊。大多数患者没有相应的临床表现，但斑片可能会非常大，如果出现壁细

胞，则可发生消化性糜烂、溃疡、狭窄、瘘、肠化生（intestinal metaplasia，IM）[45]、高级别异型增生[46-47]和腺癌[48-49]。

讨论这些异位组织起源的学说包括：先前存在的贲门型腺体的化生性改变；原本应该成为胃体黏膜的细胞停留在食管中，没有下行到胃中相应的部位；胚胎发育过程中的柱状黏膜发生胃型分化并持续存在，类似于食管远端所发生的改变；其他无法解释的异位组织[4,35]。

食管中偶可见到皮脂腺组织（图21.8），被公认为异位组织[50-51]。食管内的甲状腺组织也被描述为异位组织[52]。胰腺化生可能是贲门最常见的上皮化生形式，通常位于Z线附近，但也可见于Barrett食管及食管入口斑中[53-55]（图21.9），虽然这种化生常无已知的临床意义，但如果其分泌具有活性的胰液，则很可能促使Barrett食管的发生，因为胰液是十二指肠液的一种正常组成成分，而十二指肠液反流进入食管是Barrett食管的发病机制之一。在胰腺化生组织内还可见到内分泌成分（个人观察），但相当罕见。

3.3 食管肌肉系统

食管肌层由外层的纵行肌层和内层的环行肌层组成。食管的上口以环咽肌和咽下缩肌为上界，两者的肌纤维延续至食管，参与形成食管的肌肉系统[30-31]。来自这些肌束的横纤维形成食管上括约肌，食管上括约肌形成一个局部压力升高区，长2~4.5cm[20,22,56]。这些肌群协同作用，调控吞咽活动。

纵行肌层由起自环状软骨的两束肌纤维构成。这些肌纤维在背侧不完全相互交错，形成一个暴露其下环行肌的V型裸露区（Laimer区），该区是一个潜在薄弱区，可形成后天性内压性憩室（咽下部憩室）。咽下部憩室的相关研究集中于环咽肌结构或生理异常[57]。食管的环行肌层较纵行肌层略薄，这一结构模式与胃肠道其他部位的相反[30-31]。在食管上1/3段，纵行肌层由横纹肌构成，HE染色和（或）其他各种组织化学或免疫组织化学染色易识别，但在食管上、中1/3交界处附近，横纹肌数量减少，最终消失[31]。

在胃食管连接部，食管的纵行肌层与胃的纵行肌层相延续。食管的环行肌层延伸至胃，在贲门区分别

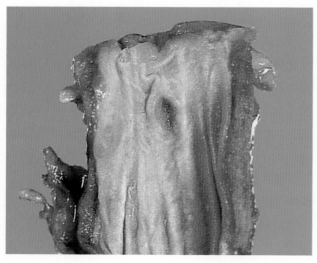

图21.6 食管近端。食管入口斑位于距食管起始部稍远端

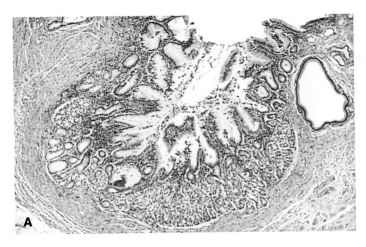

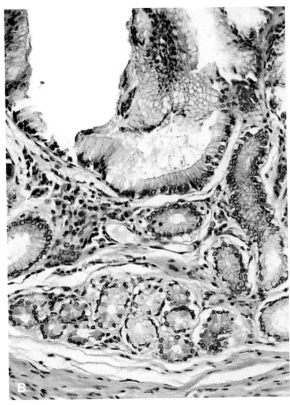

图 21.7　食管上端。A. 食管入口斑由贲门型黏膜构成，其中散在分布主细胞并伴有轻度的慢性炎症细胞浸润。B.A 图的高倍图

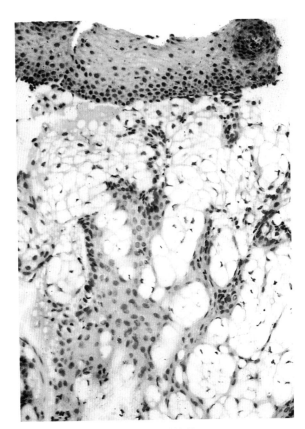

图 21.8　活检发现皮脂腺组织形成的结节

形成胃的斜行肌层和环行肌层。胃的斜行肌层的纤维穿过 His 切迹，与接近水平走行的环行肌层肌纤维垂直交叉，形成一个肌性环，此环可能具有括约肌功能[30-31]。

3.4　食管下括约肌

食管下括约肌是通过压力测量定义的，指的是压力高于胃内压或食管内压的长 2~4cm 的区域。食管下括约肌的下端为胃食管连接部的肌肉成分[56]。静息时，食管下括约肌平均压力为 2.7kPa（1.3~3.5kPa）[22]。食管下括约肌在静息状态下保持食管管腔关闭，防止反流并在吞咽时松弛，使食物通过。这是一种生理性的括约肌，文献中被描述为此括约肌功能的食管下端肌肉改变有很多种[20,58-60]。

3.5　胃食管连接部

胃食管连接部可被从生理学、解剖学、组织学以及内镜表现等方面来定义（取决于各自的出发点），其本质上可被认为是肌性结构或黏膜结构。测压研

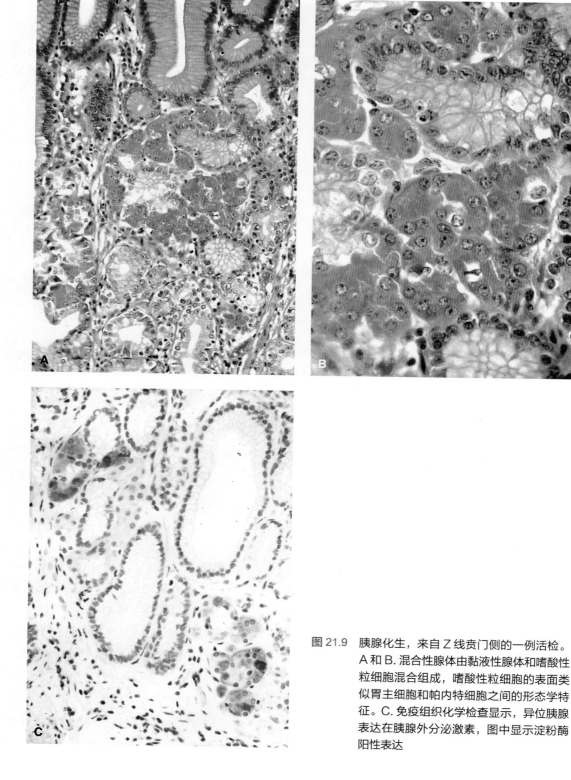

图 21.9 胰腺化生，来自 Z 线贲门侧的一例活检。A 和 B. 混合性腺体由黏液性腺体和嗜酸性粒细胞混合组成，嗜酸性粒细胞的表面类似胃主细胞和帕内特细胞之间的形态学特征。C. 免疫组织化学检查显示，异位胰腺表达在胰腺外分泌激素，图中显示淀粉酶阳性表达

究是肌性胃食管连接部最准确的生理性定义方法，此方法将食管下括约肌下端节段定义为胃食管连接部[56]。遗憾的是，在疾病状态下，如严重的胃食管反流病（gastroesophageal reflux disease，GERD）或

Barrett 食管，该区压力可能过低，从而无法通过这些方法来定位。

可用于定义胃食管连接部的解剖学标志包括从胃走向膈肌或 His 切迹（角）的腹膜反折[30-31]，但此定

义的使用仅限于解剖或手术切除标本。

膈肌压迹上缘曾被用来界定胃食管连接部，但如果有食管裂孔疝时，该标志可能发生变动[30-31]。

正如上面定义的，黏膜性胃食管连接部与肌性胃食管连接部是不一致的，尤其是黏膜泛红和发炎时，此连接部甚至不可见，但也可能出现于下黏膜环处。但是定义也一直在改变，正常情况下，黏膜性胃食管连接部位于食管下括约肌范围内，通常认为在以胃皱襞近端边缘定义的肌性胃食管连接部的 2cm 以内[61]。因此，管状食管下端 2cm 可能衬覆胃贲门型黏膜，正是由于这样，Barrett 食管最初定义为管状食管内出现 3cm 或更长的腺性黏膜，这样可保证至少 1cm 的长度为 Barrett 黏膜。事实上，一些舌型 Barrett 食管因最初取样时未能取到杯状细胞而被漏诊，但一项研究显示，对这些有舌型黏膜的患者再次活检发现，其中 23% 可见到杯状细胞[62]。

实际工作中，胃食管连接部的内镜定义在世界各地有所不同，各具优缺点[63]，最重要的定义是将胃食管连接部界定为近端胃黏膜皱襞的上界。除了日本，几乎各个地方都是采用该定义，但它受到呼吸、肠蠕动和食管及胃膨胀程度的影响，所有这些因素都会随着时间的变化而改变。

胃黏膜皱襞的近端边缘与肌性胃食管连接部非常接近，因此可作为肌性胃食管连接部的固定而可靠的解剖学标志[61]。当食管部分充气膨胀时，鳞柱交界近似于肌性胃食管连接部。肉眼和内镜下的黏膜性鳞柱交界表现为一条反差明显的锯齿状线，称为 Z 线或锯齿缘（图 21.10）。Z 线由红色的胃上皮小突起

构成，这些突起向上延伸入鳞状上皮，长 5mm，宽 3mm。有时 Z 线还伴有一个环状结构（下黏膜环）（图 21.11），下黏膜环上为鳞状上皮黏膜，远端为腺上皮黏膜[64-65]，下黏膜环有时可造成吞咽困难。这些胃黏膜突起可呈对称性环形分布，但以不对称的情况多。黏膜性胃食管连接部可为直线形而不是锯齿状，这最常发生于下黏膜环存在的情况下。

在日本和亚洲部分地区，胃食管连接部是指食管栅栏状血管的远端[66-67]。但这只是个大致位置，因为正常个体的这些血管末端可位于 Z 线上方、下方或与 Z 线平齐，炎症也可使之模糊不清。虽然上述两种胃食管连接部标志的应用较广，但其科学性尚待推敲。

在食管下段，食管的黏膜下层血管与胃的黏膜下

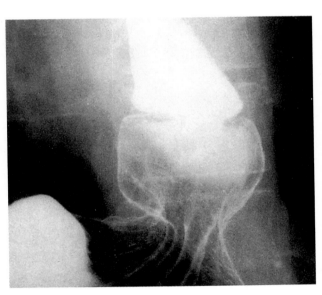

图 21.11　钡柱显示下黏膜环

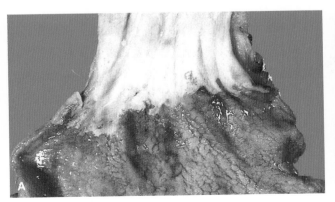
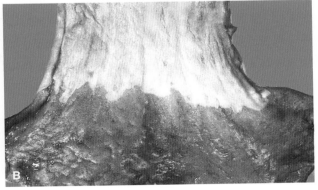

图 21.10　胃食管区，福尔马林固定标本显示正常鳞柱交界（Z 线）的变异

层血管在第一个胃皱襞通过一系列血管相互连接，这些连接血管称为纵行（垂直）血管。这些血管位于固有层内，长度为 2~4cm，常见于鳞状或柱状黏膜[66,68]，其可见的最下界也可视为胃食管连接部起始部的标志，前提是其尾侧缘的这些血管间的"转换"必须清晰可见。然而，这些血管间的"转换"在一些患者中很难分辨，而在其他患者中则很明显地延伸至胃皱襞内。因此，这一 Barrett 食管的标志可能不如最初预料的那样敏感和特异，基于一项食管鳞状细胞癌切除标本的研究显示，诊断 Barrett 食管通常需要至少存在 5mm 长的纵行血管[69]。应注意，该定义中并未提及肠化生。在未经常规活检证实的情况下，我们应非常谨慎地在内镜下诊断 Barrett 食管，但迄今仍没有将 Barrett 食管的这一最低标准与活检结果联系起来的研究。因此，还不清楚如果对以此最低标准诊断的患者进行活检，有多少比例的标本可见到杯状细胞，但我们认为非常少。即使在这些被引用的研究中，内镜诊断也未得到组织学证实，做此项技术的敏感性和其他特征仍不清楚。

显微镜下，胃食管连接部虽是鳞柱交界处，但很明显，如果不与内镜检查相联系，我们无法确定任何含有鳞状和腺上皮黏膜（后者在腺上皮黏膜中有或无杯状细胞）的标本是正常的还是存在病理性改变。

正常情况下，食管最远端就在鳞状黏膜的远端，被覆贲门型黏膜（长 0.1~1cm）。旧观点认为贲门型黏膜的长度为 2~3cm，这明显是错误的，但有些患者可见鳞状黏膜直接移行为胃泌酸黏膜。贲门型黏膜的长度可能取决于反流程度的观点是不合理的。有些研究发现，贲门型黏膜或泌酸贲门型黏膜的长度与胃酸反流的严重程度有关，这表明这种化生性上皮是胃酸反流（反流性贲门炎）的结果[70-71]。由于胃酸反流是一种生理现象，因此，如何明确生理性改变停止和病理性改变开始之间的分界点是一个难题。虽然可以采用如记录下段食管的 pH 维持在 4 或以下的时间之类的定义，但同一患者个体下段食管 pH 的相对变化可能更为关键。

在包括儿童患者在内的尸检和内镜研究中发现[35,54,70,72-73]，柱状/贲门型黏膜存在几种情况：近 65% 的病例无柱状/贲门型黏膜；表现为长度小于 1cm 的短节段；与泌酸或泌酸贲门型黏膜混合存在；在个体内表现具有相当大的界限差异。作者认为：胃食管连接部的贲门型黏膜是不正常的（是获得性的），正常情况下该区域内只有鳞状上皮（食管）和泌酸黏膜（胃），或胃食管连接部的贲门型黏膜是胃食管反流的一种生理性反应。但是无论哪种方式，它都是对包括一定程度的胃酸反流在内的刺激的反应性改变。因此，这又出现了另外一个问题，即胃酸反流是病理性的还是生理性的？有人认为肛门括约肌的正常生理功能是关闭肛门，但若肛门总关闭，也会带来各种各样的问题。很难看出允许胃食管反流可以带来什么益处，其他一些括约肌也会造成一定程度的反流（如幽门括约肌），但这些反流可能具有促进消化的作用（也可诱发 Barrett 食管）。

4   组织学

食管壁有 4 层结构，即黏膜层、黏膜下层、固有肌层及外膜。与胃肠道其他部位不同，食管的大部分无浆膜被覆，这使得食管肿瘤更易发生扩散，外科治疗更为困难[74]。浆膜的缺乏也使食管破裂后的修补更为困难。

4.1 黏膜层

黏膜层由上皮层、固有层及黏膜肌层构成（图 21.12）。

4.1.1   上皮层

上皮层由未角化的复层鳞状上皮构成，分为基底层、棘层和表面细胞层。基底层占上皮层的 5%~15%，有 1~3 层细胞，但约有 60% 的正常个体（无胃食管反流病的主观或客观证据）在食管远端 3cm 内，显示基底细胞增生达 15% 甚至更高[75-76]。基底层的上界被人为定义为细胞核之间的距离等同于其直径的水平[77]。基底经胞缺乏糖原，PAS 染色可以用来显示基底层的上界（图 21.13）。棘层和表面细胞层位于基底层之上，由富于糖原的细胞构成，这些细胞由下至上逐渐变得扁平。食管远端的腺黏膜是典型的贲门型黏膜，含有数量不等的特化的胃细胞和贲门型腺体。

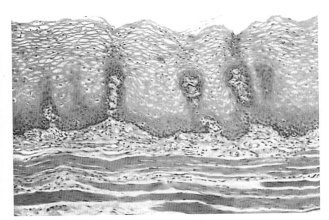

图 21.12　食管中段。食管黏膜由表面的上皮层、中间的固有层及下面的黏膜肌层组成，黏膜肌层由纵行平滑肌束构成

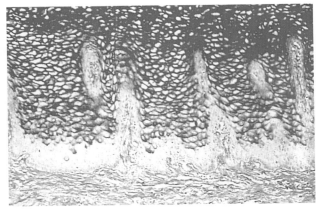

图 21.13　食管中段。食管上皮基底层的细胞缺乏糖原，易于与其上层具有丰富糖原的细胞鉴别（PAS 染色）

一般在食管鳞状上皮黏膜中还可见到一些其他类型的细胞，这些细胞如下。

黑色素细胞，可能最初被报道为亲银细胞或嗜银细胞，见于 3% ~ 8% 的食管[39,78-79]。黑色素细胞可聚集成团，临床上表现为"食管黑变病"[80]。食管中存在黑色素细胞，称为黑变病[39-40,81]，可能为食管发生原发性黑色素瘤[82-83]和一种蓝色痣[78]的原因。

Merkel 细胞，不仅表达内分泌标记［嗜铬粒蛋白A（CgA）、Syn 等］，而且也表达 CK20 和 CAM5.2。但这些细胞存在的证据非常有限。一项研究发现，在发育中的食管内没有发现 CK20 阳性细胞[84]。而在一项小的系统性研究中发现它们主要集中于食管中段。6 例小细胞癌中，2 例可见 CK20 阳性细胞，这可能并不令人惊讶[37]。嗜银反应阳性的内分泌细胞几乎都是黑色素细胞或 Merkel 细胞[37-38]，但罕见发生的食管纯小细胞癌可能起源于这些细胞[85]。

内分泌细胞，以前由于嗜银反应阳性而被描述为内分泌细胞的，大部分是黑色素细胞，而那些免疫组织化学表达内分泌标记的细胞可能是 Merkel 细胞（见前文）。目前并没有很好的证据支持食管中正常存在内分泌细胞。

上皮内淋巴细胞（IEL），虽然传统上认为上皮内淋巴细胞可以是正常食管生理功能的一部分，食管内还存在抗原提呈细胞。此外，在固有层及其邻近的上皮内偶可见肥大细胞[86]。S-100 蛋白或 MHC2 染色有助于识别上皮内抗原提呈细胞。IEL 为 CD8⁺ 细胞是正常的，但常规切片中，难以区分 IEL 和抗原提呈细胞，因此二者最好统称为上皮内单核细胞。

淋巴细胞正常情况下在上皮内偶见，常位于基底层上部[87-89]。由于它们在上皮细胞间交错分布，其细胞核变得扭曲，可能会与中性粒细胞的细胞核相混淆。这种形态的细胞称为波浪细胞或核形不规则的上皮内细胞（图 21.14）。同胃肠道其他部位一样，食管 IEL 为 CD3⁺/CD8⁺ 的 T 细胞，提示具有抑制 / 细胞毒作用。Langerhans 细胞也位于上基底部，阳性表达 S-100 蛋白、CD6 和 CDla（图 21.15），它们作为抗原提呈细胞，与皮肤 Langerhans 细胞功能相似[87-88]。

食管细胞学标本中有鳞状上皮（主要由复层鳞状上皮细胞构成）、食管远端 1 ~ 2cm 的胃型上皮细胞、口咽部和呼吸道的污染物，以及异物（如食物颗粒）。细胞学样本中的鳞状上皮主要由表层和中间层鳞状细胞组成，偶尔可见到深部的副基底层细胞或鳞状"角化珠"。从食管下段 1 ~ 2cm 刷取的胃型上皮表现为形态一致的细胞粘连所形成的片段，呈蜂窝状排列。细胞簇周边的细胞扁平，细胞核规则、居中，含有少量染色质颗粒，偶尔可见小核仁。

上皮层的超微结构特点与其他部位的未角化的鳞状上皮相似（图 21.16）。立方形基底细胞通过半桥粒附着于基底膜上。越接近表面，上皮细胞变得越扁平，细胞核越固缩[87]。棘层的细胞突和桥粒最广泛，在表面细胞层变得更少和简单[90]。上皮细胞内可见含酸性磷酸酶的膜结合性结构，直径 200 ~ 300nm，推测

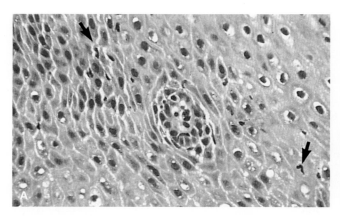

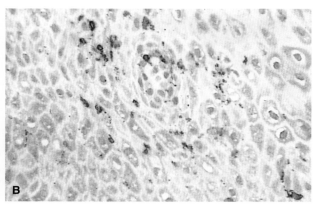

图 21.14　波浪细胞。A. 食管上皮内有许多淋巴细胞，其中一些呈"波浪"状（箭头）。此外，细胞间隙扩大，使棘突非常明显，而这些细胞中有些形成小"空泡"，主要位于上皮细胞之间（右上 1/4 易见）。需要注意的是，不要将核周空泡 / 细胞质收缩或核旁空泡当成扩大的细胞间隙。B. 使用 T 细胞标记证实上皮内淋巴细胞为 T 系细胞，主要为抑制性 T 细胞（CD3⁺，CD8⁺）

具有溶酶体功能，可能与上皮脱落所必须的细胞连接溶解有关[90-91]。

　　人类食管的细胞动力学研究尚不够广泛和深入。基底细胞与上皮再生有关，虽然目前尚无人食管黏膜更新的数据，但其更新的速度比小肠慢[92]。在小鼠模型中，已证明基底细胞增生具有昼夜节律[93]，正常大鼠食管上皮更新周期约为 7 天[94]。GERD 患者的基底细胞增殖活性增加，导致基底细胞增生[95]。

　　食管内干细胞由单层基底细胞构成，附着于基底膜上，常位于乳头之间（乳头间基底细胞），增殖活性较低，Ki-67 染色几乎全部阴性（图 21.17）。在动物模型中，当这些干细胞分裂时，一个子细胞仍然附着于基底膜上，而另一个子细胞逐渐向表面迁移并分化，因此，它们具有较高的增殖潜能，在活体内很少进行分裂，且具有"原始"表型。在实验条件下，这种干细胞归巢到受损伤的食管，然而也有研究表明，由于骨髓衍生细胞也可归巢到食管，并分化成食管干细胞，包括鳞状上皮细胞[96]，因此，位于基底层的干细胞不显示分化特征，在 CK13 免疫反应中具有与分化程度较高的细胞不同的免疫表型，乳头基底层和上基底层细胞均高表达 CK13，但在乳头间基底层的角

图 21.15　上基底部的 Langerhans 细胞（S-100 蛋白染色）（箭头）

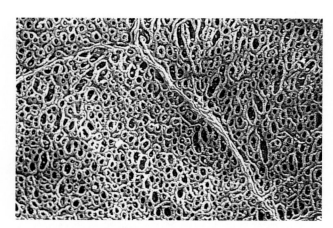

图 21.16　食管黏膜表面的扫描电镜照片，细胞间的连接易于观察

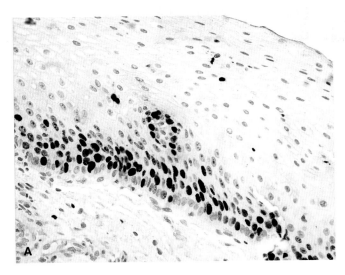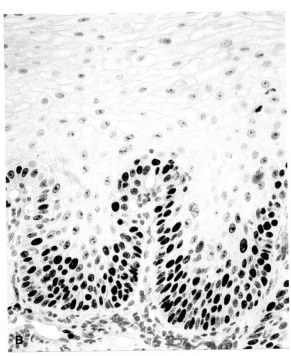

图 21.17 食管基底层 MIB-1 免疫组织化学染色。A. 未受刺激的基底细胞层相对较薄，仅有约 3 层细胞，基底层的许多细胞完全不着色，可能是干细胞，而具有黑色核的增殖细胞位于其上的细胞层中。B. 此例活检组织中，基底层较厚，因而增殖活性较高，基底层可见少量非循环周期的干细胞

质形成细胞不表达 CK13。另外，CK14 和 CK15 在乳头间基底层呈灶性表达，而在乳头基底层和上基底层均呈高表达。此外，分化标志物 CK4 mRNA 在上基底层第 2 层细胞的乳头区及以上均可被检测到，但直到第 3 层才出现于乳头间区[97-98]。因此，乳头间基底层细胞似乎是食管内分化程度最低的细胞类型[98]。整合素在食管上基底层的表达与在食管乳头顶部的表达是一致的，因此乳头基底层细胞可能迁移到此位置[99]。这个概念的注释见图 21.18。

4.1.2 固有层

固有层是黏膜层的非上皮部分，位于黏膜肌层之上，由疏松结缔组织构成，含有脉管结构、散在分布的炎症细胞及黏液分泌性腺体。在成人中，这些散在的炎症细胞，包括淋巴细胞和浆细胞，是一种正常现象，与胃酸反流无关[77]。固有层中的淋巴细胞包括 CD4[+] 和 CD8[+]T 细胞，其中以 CD4[+]T 细胞群为主[87]。浆细胞以分泌 IgA 的细胞为主，分泌 IgG 和 IgM 的细胞数量较少[87]。固有层呈指状突入上皮内的部分称为乳头，在正常食管内，乳头延伸可接受的最大深度为 50%[100] ~ 75%[100-101]。在活检组织检

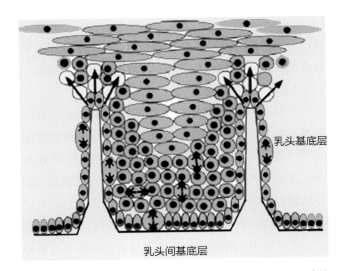

乳头基底层

乳头间基底层

图 21.18 食管上皮细胞结构模型。乳头间基底层细胞（蓝灰色）构成了上皮干细胞区。乳头间基底层细胞增殖很少且不对称。增殖细胞位于上基底层（蓝色）。乳头基底层细胞（绿色）具有增殖活性，其增殖活性处于乳头基底层和上基底层细胞之间（详见正文），分化的鳞状细胞显示为橙色（经允许引自：Seery JP, Watt FM. Asymmetric stem-cell divisionsdefine the architecture of human oesophageal epithelium. Curr Biol2000; 10: 1447-1450.）

查时,最好使用"三分法",即乳头不应延伸至上皮的上 1/3,基底细胞不应超过上皮下 1/3 的一半(改编自 Ismcnl-Beigi 等)[76]。在食管下端 3cm 内,高达 60% 无反流客观证据的个体显示乳头延伸长度可能超过以上数值[75]。相反,基底细胞增生程度和乳头高度与反流严重程度相关[102]。

食管贲门型腺体分布于整个食管的固有层内,主要位于食管远端和近端[4,35]。虽然对其性质的认识不一,包括异位组织[7,35]、正常组成成分或胚胎性残余,但毫无疑问的是,它们具有润滑功能,以便食物团块顺利通过食管,这在生理上是必需的。然而,这种腺体数量变化很大,在食管内并不总能见到,不同的研究显示其可见于 1% ~ 16% 的食管中[7,35,79]。组织学上,这些腺体位于固有层内,与胃贲门型腺体相似,由分泌中性黏液的细胞组成(图 21.19)。这些腺体也可与幽门腺相似,甚至可以表达 MUC6,有时可见到不同数量的壁细胞、主细胞和 Paneth 细胞产溶菌酶颗粒 Paneth 细胞样细胞。这些腺体的导管仅内衬单层黏液分泌细胞,这与黏膜下腺的导管不同,后者常常内衬鳞状上皮。这些导管内衬细胞也可经过不同的距离延伸至食管腔表面,甚至形成仅有黏液分泌细胞构成的小上皮岛,与鳞状黏膜陡然相接。

4.1.3 黏膜肌层

不同于由纵行和环行两层平滑肌束构成的胃及肠道的黏膜肌层,食管黏膜肌层由纵行平滑肌束组成[56](图 21.3C)。黏膜肌层起始于咽部的环状软骨,远端增厚。在胃食管连接部处,食管黏膜肌层较胃黏膜肌层厚,活检时甚至可能会被误认为是固有肌层(图 21.20)。食管黏膜肌层较厚且纵向排列的特征,有时可用于确定活检组织来自食管,胃和食管黏膜肌层的这种差异还可用来识别肌性胃食管连接部。黏膜溃疡后,上皮和黏膜肌层均再生,从而形成双重黏膜肌层,此为 Barrett 食管的特征之一。在胎儿晚期,食管上段仍然没有黏膜肌层,它们是后来形成的(图 21.3A、B)。

4.2 黏膜下层

黏膜下层由疏松结缔组织构成,含有血管、神经纤维(包括黏膜下神经丛)、淋巴管及黏膜下腺(图 21.21)。黏膜下腺被认为是口咽部小唾液腺的延续,散在分布于整个食管,但在食管上段和下段区域更加集中[4]。

黏膜下腺由黏液细胞组成,伴或不伴少量浆液性成分,分泌酸性黏液(图 21.22)和碳酸氢盐,可能具有局部保护作用。黏膜下腺的导管起始部被覆单层立方上皮,逐渐移行为复层鳞状上皮,穿过黏膜肌层和上皮,开口于食管腔内。免疫组织化学研究显示,导管上皮表达 CK14、CK19、CK7、CK8/18,不同程度表达 CK20[103]。该表达谱与正常食管鳞状上皮和多层上皮相似,食管的多层上皮代表 Barrett 食管的一种可能的中间或早期阶段[103]。光镜下,周围慢性炎症细胞聚集和导管扩张的情况在正常食管中并不少见[104]。黏膜下腺的存在常提示其为食管来源,因为胃内不存在这些腺体。遗憾的是,黏膜下腺在黏膜活检标本中几乎从不出现。然而,这些腺体的导管虽可见于黏膜活检标本的固有层内,但也仅能在 14% 的食管下段活检标本中见到[105-106]。食管黏膜内假憩室病据说是由于炎症后导管阻塞,随后又出现导管扩张而形成[104,107]。

4.3 固有肌层

通常认为,食管近端的肌层的上 1/4 至上 1/3 段的固有肌层由横纹肌组成[30-31],然而,只有很短(约 5%)的食管近端的固有肌层完全由横纹肌组成[108]。其下的固有肌层由平滑肌和横纹肌混合组成,以平滑肌为主,略超过 50% 的食管远端固有肌层全部由平滑肌组成[108](图 21.23)。虽然存在两种不同类型的肌肉,但它们可作为一个整体发挥作用。两种肌纤维层之间可见肌间神经丛及其相关的 ICC,间质细胞也可见于固有肌层肌纤维束内。疾病过程可能仅累及一层肌肉,如硬皮病(萎缩主要累及环行肌层)或贲门失弛缓症(环行肌层可能肥大)[4]。

4.4 外膜

食管只在食管胸部的极少部分及食管腹部被覆浆膜,二者分别延续于胸膜和腹膜[4]。大部分食管被覆筋膜,筋膜在食管周围形成致密的鞘状结构。在上纵隔,食管的筋膜向外延伸,并在邻近组织器官周围包绕,形成类似的鞘状排列,从而给予食管支撑[30-31]。

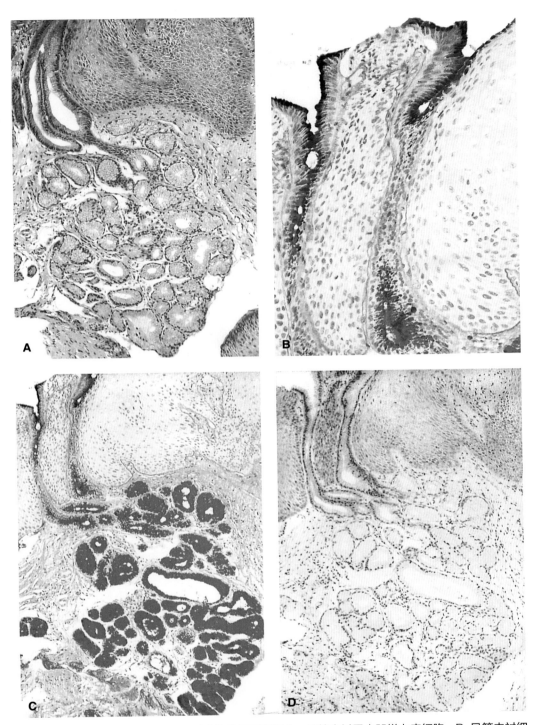

图 21.19 食管中段。A. 食管贲门型腺体位于固有层内，导管内衬胃小凹样上皮细胞。B. 导管内衬细胞可能经过不同的距离延伸至复层鳞状上皮黏膜上方（PAS-D 染色）。C 和 D. 这些腺体呈 PAS-D 染色阳性，pH 2.5 AB 染色阴性，表明具有中性黏液的特征

5　动脉供应

食管颈部的血供来自甲状腺下动脉的分支和数条肋间动脉；食管胸部的血供来自支气管动脉、肋间动脉和胸主动脉的分支；食管腹部的血供来自胃左动脉及膈下动脉的分支[4,30-31,109]。这些动脉的分支走行于肌层内，并发出分支进入黏膜下层。动脉分支形成广

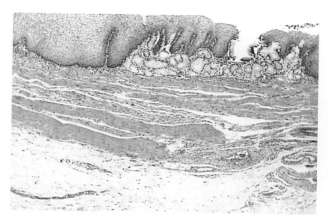

图 21.20　食管下端。胃食管连接部黏膜层的特征为黏膜肌层较其上方的食管厚（与图 21.12 比较），注意食管贲门型腺体位于黏膜肌层上方

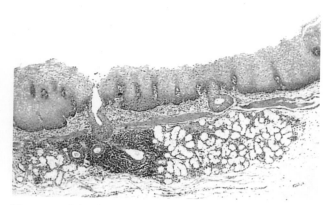

图 21.21　食管中段。黏膜下腺位于黏膜下层内，黏膜肌层的正下方。导管和腺体周围存在慢性炎症可能为正常现象。与固有层中内衬柱状上皮的腺体不同，黏膜下腺体的导管内衬鳞状上皮

泛的吻合动脉网，这即是食管梗死罕见发生的解剖学基础[4,109]。

6　静脉回流

　　食管上 2/3 的静脉回流注入甲状腺下静脉和奇静脉系统，最终汇入上腔静脉。食管下段的静脉通过奇静脉和左膈下静脉分支汇入体循环系统。食管下段的静脉也可通过胃左静脉分支汇入门静脉系统，通过胃短静脉汇入脾静脉[4,30-31,109]。

　　食管下段静脉系统的解剖包括 4 个层次[110]。上皮层内静脉呈放射状排列，注入到黏膜下层上部的浅静脉丛。浅静脉丛在黏膜下层下部汇成 3~5 条主干，并与固有层的深静脉相互交通，穿静脉连通该层与食管表面的外膜静脉。静脉系统似乎主要分布于食管黏膜皱襞内[67]。

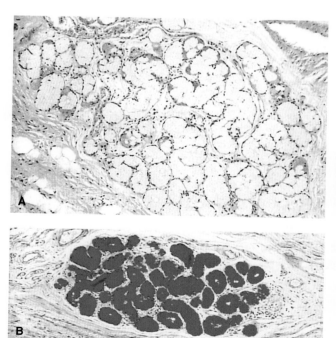

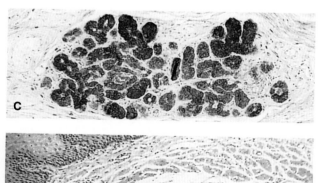

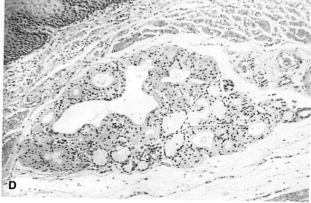

图 21.22　食管中段。A. 黏膜下腺主要由黏液分泌细胞组成，伴有不等量的浆液性成分。B 和 C. 黏膜下腺 PAS-D 染色及 pH 2.5 AB 染色均呈阳性，具有酸性黏液的特征。D. 黏膜下腺可发生嗜酸细胞化生

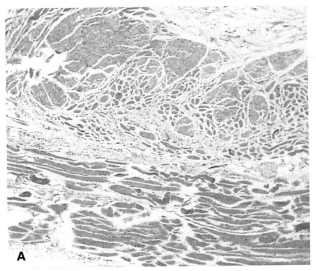

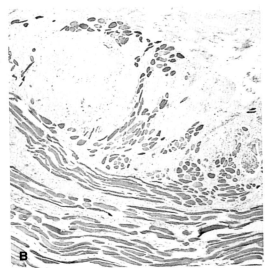

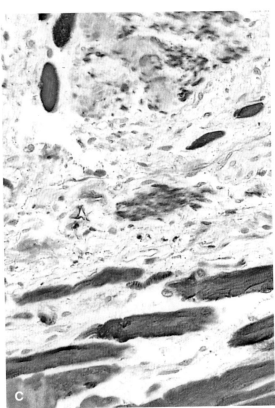

图 21.23　食管上端。A. 固有肌层由平滑肌和横纹肌混合组成。B. 肌红蛋白抗体染色显示混合存在的平滑肌（弱阳性）和横纹肌（强阳性）。C. 肌红蛋白染色切片的高倍镜图片显示细胞核位于外周的典型横纹肌

门静脉和腔静脉系统通过食管静脉和胃黏膜下静脉相互交通。当血流量增加，如门静脉高压时，正常食管所有的静脉发生扩张，称为食管静脉曲张。门静脉高压时，食管静脉曲张常并发溃疡和破裂出血。有人提出，大量静脉曲张破裂出血是由深部固有层静脉曲张破裂所致，而少量静脉曲张破裂出血是由浅静脉丛或上皮层内通路发生静脉曲张破裂所致 [110]。

7　淋巴引流

固有层和黏膜下层的淋巴系统与固有肌层和外膜的淋巴系统相互交通形成丰富的淋巴管网络。固有肌层内淋巴管主要呈纵向分布 [4]。鉴于此种纵向分布，在肉眼明显可见的肿瘤外存在广泛的黏膜内和黏膜下扩散的情况并不少见。在观察冰冻切片评估手术切缘

时，这种情况需要着重考虑。

一般来说，食管颈部的淋巴注入颈内和气管上淋巴结组。食管胸部的淋巴注上、中和下纵隔淋巴结组，食管腹部的淋巴注入胃上、腹腔干、肝总动脉和脾动脉淋巴结组[111]。虽然引流模式是这样的，但实际上，淋巴系统中广泛的交通支可产生多种多样及不可预测的肿瘤转移模式[111]。

8   神经支配（神经和间质卡哈尔细胞）

食管接受副交感神经和交感神经的双重支配，其中含有支配食管腺体、血管及肌肉的传入神经纤维和传出神经纤维。迷走神经含有副交感神经纤维和部分交感神经纤维。交感神经纤维起自颈部和脊椎旁交感神经链，与血管结构相伴行，止于食管。

同胃肠道其他部分一样，食管也有其固有的神经支配系统，包括黏膜下层（黏膜下神经丛）的神经节细胞及环行肌与纵行肌之间（肌间神经丛）的神经节细胞。与胃肠道其他部分相比，这些神经丛不太发达，当接近胃时，神经元密度增加[30-31]。黏膜下神经丛不如肌间神经丛发达。

食管神经丛接收来自交感神经节后纤维和副交感神经节前、节后纤维，以及其他固有神经节细胞的输入[20]。神经丛内含 3 种类型的细胞[108]。I 型神经元是多极神经元，仅限于肌间神经丛，其轴突与 II 型神经元细胞形成突触连接。II 型神经元数量较多，为多极神经元，在肌间神经丛和黏膜下神经丛中均可见到。这些细胞支配固有肌层和黏膜肌层，刺激分泌性活动。

间质卡哈尔细胞（ICC）广泛地分布于黏膜下层、肌内和肌间，并与交感神经终端网络相关。少数研究检测了 ICC 在食管中的分布情况，发现在食管下 1/3 段，ICC 与平滑肌密切相关，而在食管中 1/3 段，ICC 与平滑肌和横纹肌都相关[112]。胃肠道间质肿瘤（gastrointestinal stromal tumors，GIST），包括食管 GIST，都起源于这些 ICC。与胃肠道其他部位相比，食管间质瘤多为良性的平滑肌瘤而不是 GIST[113]。但是，这些平滑肌瘤有明显可见的 ICC 成分，因此它们更有可能是错构瘤而不是肿瘤。

在神经纤维内和平滑肌束周围发现调节肽，包括血管活性肠肽（VIP）、P 物质、脑啡肽和神经肽 Y（NPY）[114-115]。食管中最丰富的是含有 VIP 和 NPY 的神经纤维，食管内这些含有调节肽的神经元的神经支配模式不同于胃和小肠的[116]。贲门的黏膜和神经内均发现有胆囊收缩素受体[117]。

9   诊断注意事项

食管内镜活检最常见的适应证包括 Barrett 食管、反流性食管炎、嗜酸细胞性食管炎（eosinophilic esophagitis，EOE）和异型增生 / 癌。

9.1   Barrett 食管

在美国和大部分国家，诊断 Barrett 食管需要 2 个条件。

（1）内镜检查显示 Z 线上端移位（即异常的内镜检查表现）。

（2）活检标本显示存在腺性黏膜并伴有肠化生。

在英国，无论肠化生存在与否，都可以做出 Barrett 食管的诊断，这主要是基于这样的假设，即所有具有内镜下真实证据的 Barrett 食管病例，在某处都可存在杯状细胞，并都可能有癌变倾向[118]。实际上，可能有一类食管被覆柱状上皮但没有杯状细胞的 Barrett 食管患者，他们患癌的风险可能较低（但不为零）。

9.1.1   内镜检查表现

Barrett 食管表现为与柱状上皮相对应的红色天鹅绒样（鲑鱼色）黏膜，相对于以前正常的胃食管连接部黏膜，Z 线呈明显的局灶或弥漫性向头侧端迁移（图 21.24）。当 Barrett 食管充分形成时很容易被识别，可呈舌形或环形向近端迁移，或二者均可见。事实上，这些成分中的 2 个成分形成了 Prague 系统的一部分，Prague 系统指从胃皱襞上末端起测量的圆周的值（"C"值）和其距离最近端的最大值（"M"值）。若患者 Barrett 食管总长 5cm，其下端 3cm 呈环周时，则称为 C3M5 Barrett 食管[119]。Barrett 食管黏膜在远端逐渐与胃黏膜融合。Barrett 食管黏膜与

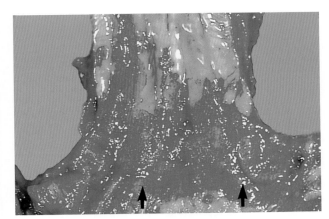

图 21.24　胃食管区。Barrett 食管，显示衬覆柱状上皮的黏膜向近端延伸并进入食管内。这种衬覆柱状上皮的黏膜从胃皱襞近端延伸超过 2cm（箭头）

食管鳞状上皮的交界表现为对称或不对称的 Z 线（与正常胃食管连接部处相同），或为与鳞状黏膜交替分布的柱状上皮岛（"岛状"型）。Barrett 食管黏膜内偶尔可见鳞状上皮灶。内镜下可能很难将炎性鳞状上皮黏膜与 Barrett 食管黏膜区分开来，同样，炎性鳞状上皮黏膜与 Barrett 食管黏膜交界的区分也很困难。

一直以来，将 Barrett 食管分为长节段型（>3cm）和短节段型（1~3cm）。有些人也考虑将 1cm 以内的柱状上皮黏膜称为超短节段型 Barrett 食管，但其他人则认为其长度至少需要 1cm 才能诊断。实践中，对1cm 以内节段存在诊断差异，是由在确定不规则 Z 线的终止位置和 Barrett 食管的起始位置时的技术和认识上的差异造成的。一项研究显示，不同观察者通过内镜观察 Barrett 食管时总体上具有较低的观察者间的变异，但当 Barrett 食管长度不足 1cm 时，观察者之间则几乎没有一致意见[119]。Barrett 食管的诊断标准可能对未来的监测产生重大影响。异型增生无论发生在何种疾病中都不能被忽视，肠化生也可以很容易地代表胃贲门的上皮化生（由于胃炎），这有助于确定是否需要进行后续的随访。因此在实际工作中，虽然超短节段 Barrett 食管确实存在，但由于缺乏可重复性的内镜标准，所以几乎不可能被诊断。鉴于此观点，美国胃肠病学学院指南（2016 版）要求内镜证据显示 Barrett 黏膜从胃食管连接部向近端延伸超过1cm 时才能做出 Barrett 食管的诊断[120]。

9.1.2　组织学表现与内镜检查综合表现

Barrett 食管的组织学定义有多种[63]。美国对 Barrett 食管的定义（2016 年版）为"橙红色黏膜向管状食管侧延伸，距离胃食管连接部近侧端不小于1cm，且经活检证实存在 IM"（图 21.25）[120]。如上所述，该定义与英国的定义不同，在英国，如果患者具有典型的内镜异常表现，只要食管远端出现柱状上皮化生即可诊断 Barrett 食管，其假定所有柱状黏膜都在某处或多或少的存在杯状细胞[118]。尽管如此，英国的病理报告中仍然会记录杯状细胞存在或缺乏，只是杯状细胞不是诊断所必须具备的[118]。因此，根据这两种定义，Barrett 食管的诊断主要是根据内镜下表现，通过活检来证实的，并尽可能地明确是否已经存在异型增生/癌。事实上，在许多国家包括北美和欧洲的大部分地区，临床医师和病理学家对英国的Barrett 食管定义并不认可[121]，如果存在杯状细胞，他们则会对诊断更有信心。

在北美，对杯状细胞的诊断要求也是肠化生的要求，其可视为唯——种具有明确癌变倾向的柱状上皮细胞，而非肠型柱状上皮是否具有癌变倾向的证据尚不足。他们认为，将具有贲门型上皮的患者纳入"Barrett 食管"的范围内，将导致这种疾病的患病人数大量增加，相应的医疗费用也明显增加[63]。该定义还建议，不能称非肠化生黏膜为 Barrett 食管，但并未提出可替代的诊断术语，因此"柱状上皮食管"可能是最佳选择。

记录"柱状上皮食管"存在的重要意义是不伴杯状细胞的 Barrett 食管患者发生腺癌的风险也可能有所增加，因此要进行监测或随访[8,122-125]。然而在北美，很少有对这种情况的详细监测指南，但是，一些监测频率比对有杯状细胞患者的监测频率低一些的监测，也是有意义的。因此，在活检标本组织学检查中，柱状上皮的存在和范围除了说明杯状细胞存在或缺乏外，还要说明样本的完整性。实际上，第一次（诊断性）内镜检查也是第一次内镜监测，即使是在组织学证实杯状细胞存在之前，也需要进行适当的活检。

部分活检中，食管柱状上皮化生（伴或不伴杯状细胞）不易与"正常"胃贲门黏膜相鉴别。虽然不是所有病例中都可出现，但部分形态学特征有助于两者

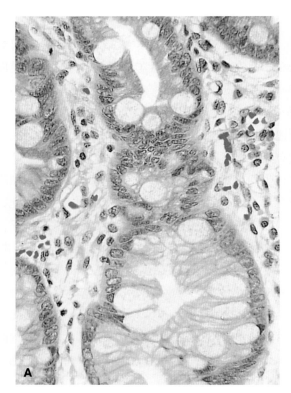

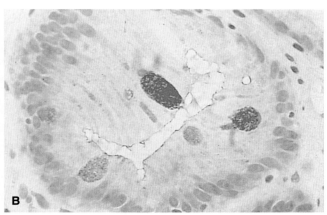

图 21.25 Barrett 食管。A. 肠化生可通过杯状细胞的出现而识别，不完全型肠化生（腺体下半部分）是以出现杯状细胞和胃小凹样柱状细胞为特征，而完全型肠化生（腺体上半部分）是以出现杯状细胞和小肠吸收细胞样柱状细胞为特征。B. 肠化生的杯状细胞呈 pH2.5 AB 染色阳性。这种方法不推荐常规运用或用于诊断

的区分[126-130]，如来自食管的活检标本更可能显示隐窝萎缩和排列紊乱[126,128]，类似于溃疡性结肠炎中见到的典型的隐窝结构变形。而贲门黏膜则倾向于规则的岛状分布，而不是弥漫性萎缩。与贲门黏膜相比，Barrett 食管固有层内腺体间间隙更大，和（或）更明显的萎缩、炎症程度更重[128]。来源于食管的最可靠依据是出现食管黏膜下腺体或其导管，而贲门黏膜则不具有这些结构[130]。此外，食管的黏膜肌层更厚，并通过固有层的无上皮层与食管的基底上皮分离[130]。Barrett 食管的肠化生通常范围广泛，表面呈绒毛状，而这种模式在贲门很少见[130]。最后，伴肠化生的 Barrett 食管通常缺乏肠嗜铬细胞（enterochromaffin cell，EC），但有可能见到胰腺化生[130]。

多层上皮是一种特殊类型的上皮，组织学上表现为多层基底样细胞表面被覆一层柱状上皮细胞（图 21.26）。这种上皮已证实含有黏液，且免疫组织化学特征与正常鳞状上皮、导管腺上皮及 Barrett 食管上皮相似[103]，它与反流引起的损伤[131]和 Barrett 食管患者的肠化生[132]有关。因此，推测多层上皮可能代表着 Barrett 食管柱状上皮化生的一个早期／过渡阶段，但是也有人认为，这些上皮的细胞具有纤毛细胞

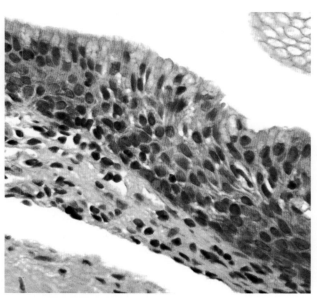

图 21.26 多层上皮，在管腔表面（上）有顶端黏液分泌，但其余部分呈鳞状，并可见细胞间桥

的超微结构，可能仅是一种简单的化生，或是持续存在的胚胎性上皮[36,133]。

9.2 胃食管反流病

食管远端 3cm 范围内的鳞状上皮改变，以及上

皮内淋巴细胞的意义，是 GERD 中遇到的主要问题。

9.2.1　反应性鳞状上皮改变

反流相关性鳞状上皮增生（reflux-associated squamous hyperplasia，RASH）包括基底层细胞增生超过正常的 15% 和乳头延伸至鳞状上皮的上 1/3[76]（图 21.27）。实际上，在定位好的活检标本中，食管黏膜可分为 3 部分，在鳞状上皮的上 1/3 看不到乳头结构，基底细胞层厚度不应超出上皮下 1/3 的一半。这是一种评估 RASH 病变存在及其程度的简单且快速的方法。但是，需注意鳞状上皮增生是一种任何类型食管损伤都会产生的反应，需要结合临床情况进行解读。沿着这些线索，RASH 改变可见于约 60% 无胃酸反流证据的患者的食管远端 3cm 范围内[75]，因此，如果活检标本来自这个区域，那这种增生性改变应视为正常，尽管事实上这些变化更可能出现在 GERD 和非糜烂性反流病患者中[102]。如果活检标本取自食管远端 3cm 以上的区域，RASH 改变可能是反流的一个更特异的指标[75,77]。

9.2.2　细胞间隙增宽

除鳞状上皮增生之外，鳞状上皮细胞间隙增宽也是胃食管反流病的一个结果，这在电镜和光镜水平均得以证实[134-136]（图 21.14）。这种早期上皮损伤在反流性食管炎和非糜烂性食管炎的基底层和棘层细胞间隙不规则扩大。采用超微结构测量，细胞间隙增宽超过 2.4μm 则高度提示 GERD[136]。此长度大约是上皮内淋巴细胞直径的一半。此外，反流性食管炎患者的细胞间隙增宽的测量值约为 GERD 患者的一半，

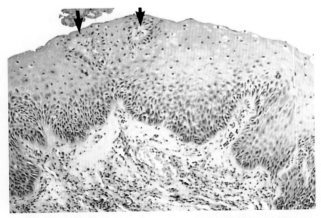

图 21.27　反流相关性状上皮增生。反流性食管炎。基底细胞增生，乳头延长，乳头几乎延伸至黏膜表面（箭头）

为 1.5μm，这仍然约是正常值（0.45 ~ 0.5μm）的 3 倍[137]。读者们无疑会高兴地知道，这些数据均来源于超微结构研究！采用奥美拉唑治疗可使细胞间隙增宽完全恢复[138]。细胞间隙增宽也被证明是在内镜下呈"红色条纹"改变的活检标本中，可见到的形态学改变之一（伴基底细胞增生）[139]，伴有新近再上皮化病变或鳞状上皮下肉芽组织形成。在不伴有其他反流性疾病形态学特征的情况下，细胞间隙增宽作为 GERD 标志的价值尚未完全确定。

9.2.3　上皮内淋巴细胞和嗜酸细胞性食管炎

上皮内嗜酸性粒细胞（intraepithelial eosinophils，IEE）和上皮内中性粒细胞（intraepithelial neutrophils，IEN）通常不认为是整个食管上皮的正常组成成分，但是大约 1/3 的成人患者在食管远端 3cm 范围内见到极少量 IEE 可认为正常[77]。IEE 和（或）IEN 的存在是反流性食管炎相对敏感的指征[77,101,140]，因为这些细胞类型中的 1 种或 2 种存在于大部分病例中，故都不具有特异性。中性粒细胞可见于任何原因引起的溃疡或糜烂病变中，包括感染性和药物相关性（"药片"）食管炎，但到目前为止，反流依然是食管远端出现中性粒细胞的最常见原因。当 IEN 出现时，其经常伴有食管炎的其他组织学特征。嗜酸性粒细胞虽常见于反流性食管炎中，但应认真考虑是否为嗜酸细胞性食管炎（见后文），尤其是当浸润的炎症细胞几乎完全由嗜酸性粒细胞组成时（图 21.28A、B）。

9.2.4　其他反流相关性表现

血管改变，如固有层内扩张的毛细血管和外渗的红细胞不应视为 GERD 的诊断标准[76-77]，但有些人认为其存在常有一定意义[141]。固有层内血管形成明显增加，对 RASH 具有提示意义，但不能作为诊断标准[142]。上皮内单核细胞（波浪细胞）的出现与 GERD 相关，但很少单独作为诊断标准[102,143-144]。

9.2.5　反流性食管炎的活检注意事项和组织处理方案

评估 RASH 的活检标本时，必须对包含上皮全层的标本进行准确定向。通常活检标本是用小活检钳采集的，标本小而表浅，难以定位。如果是为了获得组织学诊断而进行内镜检查，则应使用适当的内镜和大的抓取钳。GERD 的改变可呈斑片状分布，因此建

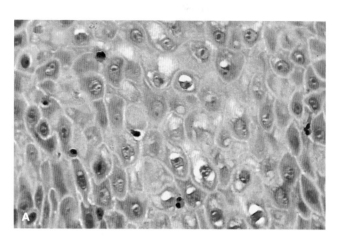
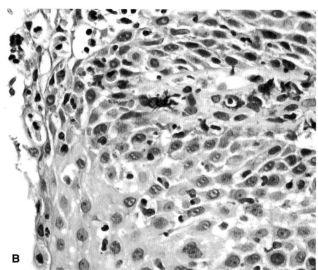

图 21.28　嗜酸细胞性食管炎。A. 反流性食管炎，上皮内嗜酸性粒细胞出现于上皮细胞间。B. 过敏性食管炎（"猫"食管），基底细胞显著增生，棘层水肿，细胞间隙增宽，多量嗜酸性粒细胞浸润

议多次活检。注意避免使用含有苦味酸的染料和固定剂（如 Bouin 固定液），因为这会干扰嗜酸性颗粒的着色，导致识别困难。

9.2.6　Z 线贲门侧炎性改变

为了检测炎症细胞，Z 线鳞状上皮侧活检组织标本的数量明显增加，一些活检标本不可避免的含有 Z 线远端的贲门黏膜。有些标本中含有严重的慢性或急性炎性改变，这些改变不但不伴有胃内其他部位的炎症改变，如幽门螺杆菌相关性胃炎，而且似乎完全局限于胃贲门部，因此称为胃贲门炎较合适[145]。然而，24 小时 pH 值相关性研究结果显示[71,146-148]，它似乎是一种比鳞状上皮黏膜内炎性改变更为敏感的诊断 GERD 的指标，前提是不存在幽门螺杆菌感染（胃炎），因为后者也可引起胃贲门炎[145,149-150]。

9.3　嗜酸细胞性食管炎

IEE 可见于各种原因引起的食管炎，包括酸性反流、碱性反流及感染等[101]，因此，其并非一个特异性表现。然而，当嗜酸性粒细胞为主要的炎症细胞类型，且至少一个高倍视野中有超过 15 个嗜酸性粒细胞时，应该考虑到 EOE 的可能性（图 21.28B）。EOE 是一种变态反应综合征，与 GERD 无关，可见于成人和儿童。最主要的症状是吞咽困难，而部分患者表现为恶心、呕吐、反流样症状或急性食物嵌塞。好发于年

轻男性。当病变充分发育时，内镜下表现为环形，内镜术语称为"猫"食管、环状食管或气管样食管。部分患者表现为白色斑块，重要的是，有些患者虽然在组织学上有相对进展的疾病表现，但内镜下食管表现为正常或者极其轻微。这种食管较脆，如果试图扩张其狭窄区域则易发生穿孔。组织学特征为嗜酸性粒细胞增多，一个高倍视野嗜酸性粒细胞的数量超过 15 个即可诊断[151]，但是正如上文所讨论的，反流性食管炎也可能出现 IEE 增加，所以组织学并不完全特异。其他支持诊断 EOE 而非反流性食管炎的特征包括：显著的基底细胞增生和海绵样水肿形成及浅表层上皮损伤，后者包括嗜酸性微脓肿形成和浅表层上皮损伤。患者常有变态反应的其他证据，并可能对类固醇激素治疗（如氟替卡松）或过敏原脱离有疗效（包括要素饮食）[152-156]。有些患者对质子泵抑制剂治疗有反应，可以将其作为许多患者的初始治疗。质子泵抑制剂长期以来被视为具有抗炎作用，因此，虽然临床、内镜、组织学和分子特征强烈支持 EOE 而非反流性食管炎，但患者有时仍可分为质子泵抑制剂治疗有效和质子泵抑制剂治疗无效[157]。

9.4　淋巴细胞性食管炎

淋巴细胞性食管炎是一种含义不明的病变[158]，表现为 IEL 过多，病因多种多样。而且，这些细胞

的确切性质目前仍无定论，病变内存在数种不同的细胞类型，包括淋巴细胞、抗原提呈细胞（S-100+）和肥大细胞（CD117 或肥大细胞类胰蛋白酶+）。淋巴细胞不同于胃肠道其他细胞，可以是 T 辅助细胞（CD3$^+$、CD4$^+$、CD8$^-$），也可以是 T 抑制细胞（CD3$^+$、CD4$^-$、CD8$^+$）。最常见的原因可能是主要局限于食管下段的反流性疾病。据推测，淋巴细胞性食管炎可能与食管接触性皮炎样反应[159]、运动障碍性疾病[160]、克罗恩病（Crohn 病）[161]及其他食管疾病等相关。有些具有 EOE 临床特征的患者证实有淋巴细胞浸润，但目前尚不清楚这些不同反应之间的关系。到目前为止，未发现有性别和年龄差异，但是部分群体已确定存在基础疾病。典型者可见到乳头周围及副基底层上皮内 CD3$^+$ 淋巴细胞浸润。几乎所有病例都可见细胞间隙弥漫性扩张。淋巴细胞数量可非常少，也可超过 100 个 /HPF。正常食管中段和上段内偶可见淋巴细胞，但并不是每个 HPF 均可见到。因此，食管上段和中段可能有明显的淋巴细胞上皮内浸润可视为"淋巴细胞性食管炎"。我们应尽可能识别潜在的疾病，如果需要治疗，则可针对潜在的疾病进行特定治疗。

9.5　剥脱性食管炎

剥脱性食管炎由 Reichmann 于 1890 年首次描述[162]，但常被漏诊或误诊[163]。本病表现为食管黏膜表层与其下方的鳞状上皮黏膜分离，脱落的上皮可被咯出。多见于老年人，患者常有剧痛，伴有其他消耗性疾病，并且正在服用多种药物[164]。本病病因尚不明确。未见恶性转化的文献报道，食管似乎可痊愈而不遗留并发症。令人惊讶的是，脱落的上皮具有正常的形态，因此很易漏诊。诊断依靠识别位于上皮表浅部分的裂隙[165]，这通常仅在含有分离部分与正常组织交界的标本中才能见到（图 21.29）。推测本病与用药有关，研究发现，与对照组相比，剥脱性食管炎患者总是正在服用多种药物，且伴有更为明显的消耗性疾病。

9.6　急性坏死性食管炎

英文文献中，将该病描述为"黑色食管"，由既往发生的严重缺血所致。内镜检查见受累食管呈黑色，

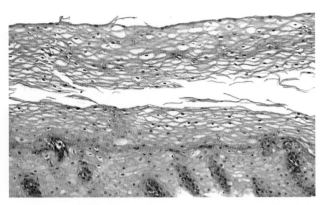

图 21.29　剥脱性食管炎。注意上皮内的裂隙，可伴或不伴空泡形成或水肿。有时活检标本中仅有此图的表浅部分，因此我们需要对此病有充分的认识（图片由 M Vieth，Bayreuth 博士提供）

因此得名[166-168]。显微镜下，坏死和大量的中性粒细胞取代了正常的上皮，常常见不到原有上皮成分。

9.7　胃食管连接部腺癌

起源于胃食管连接部的腺癌可能来自胃贲门型黏膜、Barrett 食管黏膜，理论上也可源自食管远端 2cm 内的胃贲门型黏膜。胃贲门腺癌可大体上定义为发生于胃食管连接部或以下，肿瘤主体位于胃贲门内，而未累及胃体或远端胃[166]。邻近的贲门上皮存在癌前病变时，如绒毛状腺瘤或异型增生等可明确诊断。起源于 Barrett 食管的腺癌主要位于食管，通常伴有组织学上可证实的 Barrett 食管黏膜。那些起源于食管远端 2cm 范围内的胃上皮的腺癌除非伴有 Barrett 食管黏膜，否则可归类于胃贲门癌。偶尔，腺癌可能同时累及食管下段和胃贲门，并导致所有癌前病变黏膜及食管胃交界的标志消失，在这些病例中，无法判断其发生部位，但从实用角度而言，由于它们的临床生物学行为相似，因此这种区分可能并不重要[169-171]。

参考文献

[1] Vaage S, Knutrud O. Congenital duplications of the alimentary tract with special regard to their embryogenesis. A follow-up study in surgically corrected cases. *Prog Pediatr Surg* 1974;7: 103–123.

[2] Johns BA. Developmental changes in the oesophageal epithelium in man. *J Anat* 1952;86(4):431–442.

[3] Berardi RS, Devaiah KA. Barrett's esophagus. *Surg Gynecol Obstet* 1983;156(4):521–538.

[4] Enterline H, Thompson J. *Pathology of the Esophagus*. New York:

Springer-Verlag; 1984.

[5] Borrelli O, Hassall E, D'Armiento F, et al. Inflammation of the gastric cardia in children with symptoms of acid peptic disease. *J Pediatr* 2003;143(4):520–524.

[6] Chandrasoma P, Makarewicz K, Wickramasinghe K, et al. A proposal for a new validated histological definition of the gastroesophageal junction. *Hum Pathol* 2006;37(1):40–47.

[7] Rector LE, Connerley ML. Aberrant mucosa in the esophagus in infants and in children. *Arch Pathol* 1941;31:285–294.

[8] Takubo K, Vieth M, Honma N, et al. Ciliated surface in the esophagogastric junction zone: A precursor of Barrett's mucosa or ciliated pseudostratified metaplasia?. *Am J Surg Pathol* 2005;29(2):211–217.

[9] Wallace AS, Burns AJ. Development of the enteric nervous system, smooth muscle and interstitial cells of Cajal in the human gastrointestinal tract. *Cell Tissue Res* 2005;319(3):367–382.

[10] El-Gohary Y, Gittes GK, Tovar JA. Congenital anomalies of the esophagus. *Semin Pediatr Surg* 2010;19(3):186–193.

[11] Katzka DA, Levine MS, Ginsberg GG, et al. Congenital esophageal stenosis in adults. *Am J Gastroenterol* 2000;95(1): 32–36.

[12] Le Roux BT. Intrathoracic duplication of the foregut. *Thorax* 1962;17:357–362.

[13] Tarnay TJ, Chang CH, Nugent RG, et al. Esophageal duplication (foregut cyst) with spinal malformation. *J Thorac Cardiovasc Surg* 1970;59(2):293–298.

[14] Abell MR. Mediastinal cysts. *AMA Arch Pathol.* 1956;61: 360–379.

[15] Rosenthal AH. Congenital atresia of the esophagus with tracheoesophageal fistula. Report of eight cases. *Arch Pathol* 1931;12:756–772.

[16] Tobin RW. Esophageal rings, webs, and diverticula. *J Clin Gastroenterol* 1998;27(4):285–295.

[17] Lovy MR, Levine JS, Steigerwald JC. Lower esophageal rings as a cause of dysphagia in progressive systemic sclerosis–coincidence or consequence?. *Dig Dis Sci* 1983; 28(9):780–783.

[18] Marshall JB, Kretschmar JM, Diaz-Arias AA. Gastroesophageal reflux as a pathogenic factor in the development of symptomatic lower esophageal rings. *Arch Intern Med* 1990; 150(8):1669–1672.

[19] Varadarajulu S, Noone T. Symptomatic lower esophageal muscular ring: Response to botox. *Dig Dis Sci* 2003;48(11): 2132–2134.

[20] Goyal RK. The lower esophageal sphincter. *Viewp Dig Dis* 1976;8:1–4.

[21] Goyal RK, Bauer JL, Spiro HM. The nature and location of lower esophageal ring. *N Engl J Med* 1971;284(21):1175–1180.

[22] Feldman M, Friedman LS, Sleisinger MS. In: Sleisinger MS, Fordtran JS, eds. *Sleisenger and Fordtran's Gastrointestinal and Liver Disease: Pathophysiology, Diagnosis and Management.* 7th ed. Philadelphia, PA: WB Saunders; 2002:549–671.

[23] Strobel CT, Byrne WJ, Ament ME, et al. Correlation of esophageal lengths in children with height: Application to the Tuttle test without prior esophageal manometry. *J Pediatr* 1979;94(1):81–84.

[24] Esophagus. In: Greene FL, Page DL, Fleming ID, et al., eds. *AJCC Cancer Staging Manual.* New York: Springer; 2002: 91–95.

[25] Abid S, Mumtaz K, Jafri W, et al. Pill-induced esophageal injury: Endoscopic features and clinical outcomes. *Endoscopy* 2005;37(8):740–744.

[26] Gulsen MT, Buyukberber NM, Karaca M, et al. Cyproterone acetate and ethinylestradiol-induced pill oesophagitis: A case report. *Int J Clin Pract Suppl* 2005;(147):79–81.

[27] McCullough RW, Afzal ZA, Saifuddin TN, et al. Pill-induced esophagitis complicated by multiple esophageal septa. *Gastrointest Endosc* 2004;59(1):150–152.

[28] Marshall JB, Singh R, Demmy TL, et al. Mediastinal histoplasmosis presenting with esophageal involvement and dysphagia: Case study. *Dysphagia* 1995;10(1):53–58.

[29] Bombeck CT, Dillard DH, Nyhus LM. Muscular anatomy of the gastroesophageal junction and role of phrenoesophageal ligament; autopsy study of sphincter mechanism. *Ann Surg* 1966;164(4):643–654.

[30] Netter FH. Upper Digestive Tract. Digestive System. Part I of CIBA Collection of Medical Illustrations. Summit, NJ: CIBA-Geigy; 1957.

[31] Netter FH. *Atlas of Human Anatomy.* St. Louis, MO: ICDH Learning/Elsevier; 2003.

[32] Katagiri A, Kaneko K, Konishi K, et al. Lugol staining pattern in background epithelium of patients with esophageal squamous cell carcinoma. *Hepatogastroenterology* 2004;51(57): 713–717.

[33] McGarrity TJ, Wagner Baker MJ, Ruggiero FM, et al. GI polyposis and glycogenic acanthosis of the esophagus associated with PTEN mutation positive Cowden syndrome in the absence of cutaneous manifestations. *Am J Gastroenterol* 2003;98(6):1429–1434.

[34] Vadva MD, Triadafilopoulos G. Glycogenic acanthosis of the esophagus and gastroesophageal reflux. *J Clin Gastroenterol* 1993;17(1):79–83.

[35] Tang P, McKinley MJ, Sporrer M, et al. Inlet patch: Prevalence, histologic type, and association with esophagitis, Barrett esophagus, and antritis. *Arch Pathol Lab Med* 2004;128(4): 444–447.

[36] Takubo K, Honma N, Arai T. Multilayered epithelium in Barrett's esophagus. *Am J Surg Pathol* 2001;25(11): 1460–1461.

[37] Harmse JL, Carey FA, Baird AR, et al. Merkel cells in the human oesophagus. *J Pathol* 1999;189(2):176–179.

[38] Tateishi R, Taniguchi K, Horai T, et al. Argyrophil cell carcinoma (apudoma) of the esophagus. A histopathologic entity. *Virchows Arch A Pathol Anat Histol* 1976;371(4):283–294.

[39] Ohashi K, Kato Y, Kanno J, et al. Melanocytes and melanosis of the oesophagus in Japanese subjects—analysis of factors affecting their increase. *Virchows Arch A Pathol Anat Histopathol* 1990;417(2):137–143.

[40] Bogomoletz WV, Lecat M, Amoros F. Melanosis of the oesophagus in a Western patient. *Histopathology* 1997;30(5): 498–499.

[41] Yamazaki K, Ohmori T, Kumagai Y, et al. Ultrastructure of oesophageal melanocytosis. *Virchows Arch A Pathol Anat Histopathol* 1991;418(6):515–522.

[42] Gutierrez O, Akamatsu T, Cardona H, et al. Helicobacter pylori and heterotopic gastric mucosa in the upper esophagus (the inlet patch). *Am J Gastroenterol* 2003;98(6):1266–1270.

[43] Jacobs E, Dehou MF. Heterotopic gastric mucosa in the upper esophagus: A prospective study of 33 cases and review of literature. *Endoscopy* 1997;29(8):710–715.

[44] Borhan-Manesh F, Farnum JB. Incidence of heterotopic gastric mucosa in the upper oesophagus. *Gut* 1991;32(9):968–972.

[45] Avidan B, Sonnenberg A, Chejfec G, et al. Is there a link between cervical inlet patch and Barrett's esophagus?. *Gastrointest Endosc* 2001;53(7):717–721.

[46] Klaase JM, Lemaire LC, Rauws EA, et al. Heterotopic gastric mucosa of the cervical esophagus: A case of high-grade dysplasia treated with argon plasma coagulation and a case of adenocarcinoma. *Gastrointest Endosc* 2001;53(1):101–104.

[47] Mion F, Lambert R, Partensky C, et al. High-grade dysplasia in an adenoma of the upper esophagus developing on heterotopic gastric mucosa. *Endoscopy* 1996;28(7):633–635.

[48] Abe T, Hosokawa M, Kusumi T, et al. Adenocarcinoma arising from ectopic gastric mucosa in the cervical esophagus. *Am J Clin Oncol* 2004;27(6):644–645.

[49] Hirayama N, Arima M, Miyazaki S, et al. Endoscopic mucosal resection of adenocarcinoma arising in ectopic gastric mucosa

in the cervical esophagus: Case report. *Gastrointest Endosc* 2003;57(2):263–266.

[50] Nakanishi Y, Ochiai A, Shimoda T, et al. Heterotopic sebaceous glands in the esophagus: Histopathological and immunohistochemical study of a resected esophagus. *Pathol Int* 1999; 49(4):364–368.

[51] Kushima R, von Hinuber G, Lessel W, et al. Sebaceous gland metaplasia in cardiac-type mucosa of the oesophago-gastric junction. *Virchows Arch* 1996;428(4–5):297–299.

[52] Postlethwait RW, Detmer DE. Ectopic thyroid nodule in the esophagus. *Ann Thorac Surg* 1975;19(1):98–100.

[53] Polkowski W, van Lanschot JJ, ten Kate FJ, et al. Intestinal and pancreatic metaplasia at the esophagogastric junction in patients without Barrett's esophagus. *Am J Gastroenterol* 2000;95(3):617–625.

[54] Popiolek D, Kahn E, Markowitz J, et al. Prevalence and pathogenesis of pancreatic acinar tissue at the gastroesophageal junction in children and young adults. *Arch Pathol Lab Med* 2000;124(8):1165–1167.

[55] Krishnamurthy S, Dayal Y. Pancreatic metaplasia in Barrett's esophagus. An immunohistochemical study. *Am J Surg Pathol* 1995;19(10):1172–1180.

[56] Goyal RK. Columnar cell-lined (Barrett's) esophagus. A historical perspective. In: Spechler SJ, Goyal RK, eds. *Barrett's Esophagus*. New York: Elsevier; 1985:1–17.

[57] van Overbeek JJ. Pathogenesis and methods of treatment of Zenker's diverticulum. *Ann Otol Rhinol Laryngol* 2003;112(7):583–593.

[58] Theisen J, Oberg S, Peters JH, et al. Gastro-esophageal reflux disease confined to the sphincter. *Dis Esophagus* 2001; 14(3–4):235–238.

[59] Wolf C, Timmer R, Breumelhof R, et al. Prolonged measurement of lower oesophageal sphincter function in patients with intestinal metaplasia at the oesophagogastric junction. *Gut* 2001;49(3):354–358.

[60] Liebermann-Meffert D, Allgower M, Schmid P, et al. Muscular equivalent of the lower esophageal sphincter. *Gastroenterology* 1979;76(1):31–38.

[61] McClave SA, Boyce HW, Jr., Gottfried MR. Early diagnosis of columnar-lined esophagus: A new endoscopic diagnostic criterion. *Gastrointest Endosc* 1987;33(6):413–416.

[62] Jones TF, Sharma P, Daaboul B, et al. Yield of intestinal metaplasia in patients with suspected short-segment Barrett's esophagus (SSBE) on repeat endoscopy. *Dig Dis Sci* 2002; 47(9):2108–2111.

[63] Spechler SJ, Sharma P, Souza RF, et al. American Gastroenterological Association medical position statement on the management of Barrett's esophagus. *Gastroenterology* 2011;140(3):1084–1091.

[64] Jamieson J, Hinder RA, DeMeester TR, et al. Analysis of thirty-two patients with Schatzki's ring. *Am J Surg* 1989; 158(6):563–566.

[65] Mitre MC, Katzka DA, Brensinger CM, et al. Schatzki ring and Barrett's esophagus: Do they occur together?. *Dig Dis Sci* 2004;49(5):770–773.

[66] Choi DW, Oh SN, Baek SJ, et al. Endoscopically observed lower esophageal capillary patterns. *Korean J Intern Med* 2002;17(4):245–248.

[67] Vianna A, Hayes PC, Moscoso G, et al. Normal venous circulation of the gastroesophageal junction. A route to understanding varices. *Gastroenterology* 1987;93(4):876–889.

[68] Hoshihara Y, Kogure T, Yamamoto T, et al. Endoscopic diagnosis of Barrett's esophagus. *Nihon Rinsho* 2005;63(8): 1394–1398.

[69] Ogiya K, Kawano T, Ito E, et al. Lower esophageal palisade vessels and the definition of Barrett's esophagus. *Dis Esophagus* 2008;21(7):645–649.

[70] Chandrasoma PT, Lokuhetty DM, Demeester TR, et al. Definition of histopathologic changes in gastroesophageal reflux disease. *Am J Surg Pathol* 2000;24(3):344–351.

[71] Der R, Tsao-Wei DD, Demeester T, et al. Carditis: A manifestation of gastroesophageal reflux disease. *Am J Surg Pathol* 2001;25(2):245–252.

[72] Chandrasoma P. Histopathology of the gastroesophageal junction: A study on 36 operation specimens. *Am J Surg Pathol* 2003;27(2):277–278.

[73] Zhou H, Greco MA, Daum F, et al. Origin of cardiac mucosa: Ontogenic consideration. *Pediatr Dev Pathol* 2001;4(4): 358–363.

[74] Boyce HB, Boyce GA. Esophagus: Anatomy and structural anomalies. Yamada T, Alpers DH, Kaplowitz N, et al., eds. *Textbook of Gastroenterology*. 4th ed. Philadelphia, PA: Lippincott Williams & Wilkins; 2003.

[75] Weinstein WM, Bogoch ER, Bowes KL. The normal human esophageal mucosa: A histological reappraisal. *Gastroenterology* 1975;68(1):40–44.

[76] Ismail-Beigi F, Horton PF, Pope CE, 2nd. Histological consequences of gastroesophageal reflux in man. *Gastroenterology* 1970;58(2):163–174.

[77] Groben PA, Siegal GP, Shub MD, et al. Gastroesophageal reflux and esophagitis in infants and children. *Perspect Pediatr Pathol* 1987;11:124–151.

[78] Lam KY, Law S, Chan GS. Esophageal blue nevus: An isolated endoscopic finding. *Head Neck* 2001;23(6):506–509.

[79] De La Pava S, Nigogosyan G, Pickren JW, et al. Melanosis of the esophagus. *Cancer* 1963;16:48–50.

[80] Chang F, Deere H. Esophageal melanocytosis morphologic features and review of the literature. *Arch Pathol Lab Med* 2006;130(4):552–557.

[81] Sharma SS, Venkateswaran S, Chacko A, et al. Melanosis of the esophagus. An endoscopic, histochemical, and ultrastructural study. *Gastroenterology* 1991;100(1):13–16.

[82] Awsare M, Friedberg JS, Coben R. Primary malignant melanoma of the esophagus. *Clin Gastroenterol Hepatol* 2005;3(7):xxvii.

[83] Suzuki Y, Aoyama N, Minamide J, et al. Amelanotic malignant melanoma of the esophagus: Report of a patient with recurrence successfully treated with chemoendocrine therapy. *Int J Clin Oncol* 2005;10(3):204–207.

[84] Botta MC, Ambu R, Liguori C, et al. CK20 expression in the gastrointestinal tract of the embryo and fetus. *Pathologica* 2001;93(6):640–644.

[85] Saint Martin MC, Chejfec G. Barrett esophagus-associated small cell carcinoma. *Arch Pathol Lab Med* 1999;123(11): 1123.

[86] Collins MH. Histopathologic features of eosinophilic esophagitis. *Gastrointest Endosc Clin N Am* 2008;18(1):59–71; viii–ix.

[87] Seefeld U, Krejs GJ, Siebenmann RE, et al. Esophageal histology in gastroesophageal reflux. Morphometric findings in suction biopsies. *Am J Dig Dis* 1977;22(11):956–964.

[88] Geboes K, De Wolf-Peeters C, Rutgeerts P, et al. Lymphocytes and Langerhans cells in the human oesophageal epithelium. *Virchows Arch A Pathol Anat Histopathol* 1983;401(1): 45–55.

[89] Geboes K, Haot J, Mebis J, et al. The histopathology of reflux esophagitis. *Acta Chir Belg* 1983;83(6):444–448.

[90] Hopwood D, Logan KR, Bouchier IA. The electron microscopy of normal human oesophageal epithelium. *Virchows Arch B Cell Pathol* 1978;26(4):345–358.

[91] Geboes K, Desmet V. Histology of the esophagus. *Front Gastrointest Res* 1978;3:1–17.

[92] Bell B, Almy TP, Lipkin M. Cell proliferation kinetics in the gastrointestinal tract of man. 3. Cell renewal in esophagus, stomach, and jejunum of a patient with treated pernicious anemia. *J Natl Cancer Inst* 1967;38(5):615–628.

[93] Burns ER, Scheving LE, Fawcett DF, et al. Circadian influence on the frequency of labeled mitoses method in the stratified squamous epithelium of the mouse esophagus and tongue. *Anat Rec* 1976;184(3):265–273.

[94] Eastwood GL. Gastrointestinal epithelial renewal. *Gastroenterology* 1977;72(5 Pt 1):962–975.

[95] Livstone EM, Sheahan DG, Behar J. Studies of esophageal epithelial cell proliferation in patients with reflux esophagitis. *Gastroenterology* 1977;73(6):1315–1319.

[96] Epperly MW, Guo H, Shen H, et al. Bone marrow origin of cells with capacity for homing and differentiation to esophageal squamous epithelium. *Radiat Res* 2004;162(3): 233–240.

[97] Viaene AI, Baert JH. Expression of cytokeratin mRNAs in normal human esophageal epithelium. *Anat Rec* 1995;241(1): 88–98.

[98] Seery JP. Stem cells of the oesophageal epithelium. *J Cell Sci* 2002;115(Pt 9):1783–1789.

[99] Seery JP, Watt FM. Asymmetric stem-cell divisions define the architecture of human oesophageal epithelium. *Curr Biol* 2000;10(22):1447–1450.

[100] Goldman H, Antonioli DA. Mucosal biopsy of the esophagus, stomach, and proximal duodenum. *Hum Pathol* 1982;13(5): 423–448.

[101] Brown LF, Goldman H, Antonioli DA. Intraepithelial eosinophils in endoscopic biopsies of adults with reflux esophagitis. *Am J Surg Pathol* 1984;8(12):899–905.

[102] Vieth M, Peitz U, Labenz J, et al. What parameters are relevant for the histological diagnosis of gastroesophageal reflux disease without Barrett's mucosa? *Dig Dis* 2004;22(2): 196–201.

[103] Brien TP, Farraye FA, Odze RD. Gastric dysplasia-like epithelial atypia associated with chemoradiotherapy for esophageal cancer: A clinicopathologic and immunohistochemical study of 15 cases. *Mod Pathol* 2001;14(5):389–396.

[104] Muhletaler CA, Lams PM, Johnson AC. Occurrence of oesophageal intramural pseudodiverticulosis in patients with pre-existing benign oesophageal stricture. *Br J Radiol* 1980; 53(628):299–303.

[105] Vieth M, Seitz G. 50 years of Barrett esophagus. Current diagnostic possibilities in pathology. *Pathologe* 2001;22(1):62–71.

[106] Kuramochi H, Vallbohmer D, Uchida K, et al. Quantitative, tissue-specific analysis of cyclooxygenase gene expression in the pathogenesis of Barrett's adenocarcinoma. *J Gastrointest Surg* 2004;8(8):1007–1016; discussion 16–17.

[107] Medeiros LJ, Doos WG, Balogh K. Esophageal intramural pseudodiverticulosis: A report of two cases with analysis of similar, less extensive changes in "normal" autopsy esophagi. *Hum Pathol* 1988;19(8):928–931.

[108] Meyer GW, Austin RM, Brady CE 3rd, et al. Muscle anatomy of the human esophagus. *J Clin Gastroenterol* 1986;8(2): 131–134.

[109] Geboes K, Geboes KP, Maleux G. Vascular anatomy of the gastrointestinal tract. *Best Pract Res Clin Gastroenterol* 2001;15(1):1–14.

[110] Kitano S, Terblanche J, Kahn D, et al. Venous anatomy of the lower oesophagus in portal hypertension: Practical implications. *Br J Surg* 1986;73(7):525–531.

[111] Akiyama H, Tsurumaru M, Kawamura T, et al. Principles of surgical treatment for carcinoma of the esophagus: Analysis of lymph node involvement. *Ann Surg* 1981;194(4):438–446.

[112] Faussone-Pellegrini MS, Cortesini C. Ultrastructure of striated muscle fibers in the middle third of the human esophagus. *Histol Histopathol* 1986;1(2):119–128.

[113] Miettinen M, Sarlomo-Rikala M, Sobin LH, et al. Esophageal stromal tumors: A clinicopathologic, immunohistochemical, and molecular genetic study of 17 cases and comparison with esophageal leiomyomas and leiomyosarcomas. *Am J Surg Pathol* 2000;24(2):211–222.

[114] Aggestrup S, Uddman R, Jensen SL, et al. Regulatory peptides in the lower esophageal sphincter of man. *Regul Pept* 1985;10(2–3):167–178.

[115] Aggestrup S, Uddman R, Sundler F, et al. Lack of vasoactive intestinal polypeptide nerves in esophageal achalasia. *Gastroenterology* 1983;84(5 Pt 1):924–927.

[116] Wattchow DA, Furness JB, Costa M. Distribution and coexistence of peptides in nerve fibers of the external muscle of the human gastrointestinal tract. *Gastroenterology* 1988;95(1):32–41.

[117] Mantyh CR, Pappas TN, Vigna SR. Localization of cholecystokinin A and cholecystokinin B/gastrin receptors in the canine upper gastrointestinal tract. *Gastroenterology* 1994;107(4):1019–1030.

[118] Playford RJ. New British Society of Gastroenterology (BSG) guidelines for the diagnosis and management of Barrett's oesophagus. *Gut* 2006;55(4):442.

[119] Sharma P, Dent J, Armstrong D, et al. The development and validation of an endoscopic grading system for Barrett's esophagus: The Prague C & M criteria. *Gastroenterology* 2006; 131(5):1392–1399.

[120] Shaheen NJ, Falk GW, Iyer PG, et al, ACG clinical guideline: Diagnosis and management of Barrett's esophagus. *Am J Gastroenterol* 2016;111(1):30–50.

[121] Chua YC, Aziz Q. Perception of gastro-oesophageal reflux. *Best Pract Res Clin Gastroenterol* 2010;24(6):883–891.

[122] Edebo A, Vieth M, Tam W, et al. Circumferential and axial distribution of esophageal mucosal damage in reflux disease. *Dis Esophagus* 2007;20(3):232–238.

[123] Riddell RH, Odze RD. Definition of Barrett's esophagus: Time for a rethink—is intestinal metaplasia dead? *Am J Gastroenterol* 2009;104(10):2588–2594.

[124] Liu W, Hahn H, Odze RD, et al. Metaplastic esophageal columnar epithelium without goblet cells shows DNA content abnormalities similar to goblet cell-containing epithelium. *AM J gastroenterol* 2009;104(4):816–824.

[125] Vieth M, Barr H. Editorial: Defining a bad Barrett's segment: Is it dependent on goblet cells? *AM J Gastroenterology* 2009;104(4):825–827.

[126] Srivastava A, Odze RD, Lauwers GY, et al. Morphologic features are useful in distinguishing Barrett esophagus from carditis with intestinal metaplasia. *Am J Surg Pathol* 2007; 31(11):1733–1741.

[127] El-Zimaity HM, Graham DY. Cytokeratin subsets for distinguishing Barrett's esophagus from intestinal metaplasia in the cardia using endoscopic biopsy specimens. *AM J Gastroenterol* 2001;96(5):1378–1382.

[128] Petras RE, Sivak MV Jr, Rice TW. Barrett's esophagus. A review of the pathologist's role in diagnosis and management. *Pathol Annu* 1991;26 Pt 2:1–32.

[129] Krause WJ, Ivey KJ, Baskin WN, et al. Morphological observations on the normal human cardiac glands. *Anat Rec* 1978; 192(1):59–71.

[130] Appelman HD, Kalish RJ, Clancy PE, et al. Distinguishing features of adenocarcinoma in Barrett's esophagus and in the gastric cardia. In: Spechler SJ, Goyal RK, eds. *Barrett's Esophagus: Pathophysiology, Diagnosis and Management*. New York: Elsevier; 1985:167–187.

[131] Wieczorek TJ, Wang HH, Antonioli DA, et al. Pathologic features of reflux and Helicobacter pylori-associated carditis: A comparative study. *Am J Surg Pathol* 2003;27(7):960–968.

[132] Shields HM, Rosenberg SJ, Zwas FR, et al. Prospective evaluation of multilayered epithelium in Barrett's esophagus. *Am*

J Gastroenterol 2001;96(12):3268–3273.

[133] Takubo K, Vieth M, Aryal G, et al. Islands of squamous epithelium and their surrounding mucosa in columnar-lined esophagus: A pathognomonic feature of Barrett's esophagus? *Hum Pathol* 2005;36(3):269–274.

[134] Solcia E, Villani L, Luinetti O, et al. Altered intercellular glycoconjugates and dilated intercellular spaces of esophageal epithelium in reflux disease. *Virchows Arch* 2000;436(3): 207–216.

[135] Bove M, Vieth M, Casselbrant A, et al. Acid challenge to the esophageal mucosa: effects on local nitric oxide formation and its relation to epithelial functions. *Dig Dis Sci* 2005;50(4): 640–648.

[136] Tobey NA, Hosseini SS, Argote CM, et al. Dilated intercellular spaces and shunt permeability in nonerosive aciddamaged esophageal epithelium. *Am J Gastroenterol* 2004; 99(1):13–22.

[137] Caviglia R, Ribolsi M, Maggiano N, et al. Dilated intercellular spaces of esophageal epithelium in nonerosive reflux disease patients with physiological esophageal acid exposure. *Am J Gastroenterol* 2005;100(3):543–548.

[138] Calabrese C, Bortolotti M, Fabbri A, et al. Reversibility of GERD ultrastructural alterations and relief of symptoms after omeprazole treatment. *Am J Gastroenterol* 2005;100(3): 537–542.

[139] Vieth M, Haringsma J, Delarive J, et al. Red streaks in the oesophagus in patients with reflux disease: Is there a histomorphological correlate? *Scand J Gastroenterol* 2001;36(11): 1123–1127.

[140] Winter HS, Madara JL, Stafford RJ, et al. Intraepithelial eosinophils: A new diagnostic criterion for reflux esophagitis. *Gastroenterology* 1982;83(4):818–823.

[141] Straumann A, Spichtin HP, Grize L, et al. Natural history of primary eosinophilic esophagitis: A follow-up of 30 adult patients for up to 11.5 years. *Gastroenterology* 2003; 125(6):1660–1669.

[142] Onbasi K, Sin AZ, Doganavsargil B, et al. Eosinophil infiltration of the oesophageal mucosa in patients with pollen allergy during the season. *Clin Exp Allergy* 2005;35(11):1423–1431.

[143] Kobayashi S, Kasugai T. Endoscopic and biopsy criteria for the diagnosis of esophagitis with a fiberoptic esophagoscope. *Am J Dig Dis* 1974;19(4):345–352.

[144] Cucchiara S, D'Armiento F, Alfieri E, et al. Intraepithelial cells with irregular nuclear contours as a marker of esophagitis in children with gastroesophageal reflux disease. *Dig Dis Sci* 1995;40(11):2305–2311.

[145] Voutilainen M, Farkkila M, Mecklin JP, et al. Chronic inflammation at the gastroesophageal junction (carditis) appears to be a specific finding related to Helicobacter pylori infection and gastroesophageal reflux disease. The Central Finland Endoscopy Study Group. *Am J Gastroenterol* 1999;94(11):3175–3180.

[146] Esposito S, Valente G, Zavallone A, et al. Histological score for cells with irregular nuclear contours for the diagnosis of reflux esophagitis in children. *Hum Pathol* 2004;35(1):96–101.

[147] Riddell RH. The biopsy diagnosis of gastroesophageal reflux disease, "carditis," and Barrett's esophagus, and sequelae of therapy. *Am J Surg Pathol* 1996;20 Suppl 1:S31–S50.

[148] Csendes A, Smok G, Burdiles P, et al. "Carditis": An objective histological marker for pathologic gastroesophageal reflux disease. *Dis Esophagus* 1998;11(2):101–105.

[149] Lembo T, Ippoliti AF, Ramers C, et al. Inflammation of the gastro-oesophageal junction (carditis) in patients with symptomatic gastro-oesophageal reflux disease: A prospective study. *Gut* 1999;45(4):484–488.

[150] Gulmann C, Rathore O, Grace A, et al. "Cardiac-type" (mucinous) mucosa and carditis are both associated with Helicobacter pylori-related gastritis. *Eur J Gastroenterol Hepatol* 2004;16(1):69–74.

[151] Dellon ES, Gonsalves N, Hirano I, et al. ACG clinical guideline: Evidenced based approach to the diagnosis and management of esophageal eosinophilia and eosinophilic esophagitis (EoE). *Am J Gastroenterol* 2013;108(5):679–692

[152] Straumann A, Spichtin HP, Bucher KA, et al. Eosinophilic esophagitis: Red on microscopy, white on endoscopy. *Digestion* 2004;70(2):109–116.

[153] Sant'Anna AM, Rolland S, Fournet JC, et al. Eosinophilic esophagitis in children: Symptoms, histology and pH probe results. *J Pediatr Gastroenterol Nutr* 2004;39(4):373–377.

[154] Parfitt JR, Gregor JC, Suskin NG, et al. Eosinophilic esophagitis in adults: Distinguishing features from gastroesophageal reflux disease: A study of 41 patients. *Mod Pathol* 2006;19(1):90–96.

[155] Sgouros SN, Bergele C, Mantides A. Eosinophilic esophagitis in adults: A systematic review. *Eur J Gastroenterol Hepatol* 2006;18(2):211–217.

[156] Spergel J, Rothenberg ME, Fogg M. Eliminating eosinophilic esophagitis. *Clin Immunol* 2005;115(2):131–132.

[157] Molina-Infante J, Gonzalez-Cordero PL, Lucendo AJ. Proton pump inhibitor-responsive esophageal eosinophilia: Still a valid diagnosis? *Curr Opin Gastroenterol* 2017;33(4): 285-92.

[158] Rubio CA, Sjodahl K, Lagergren J. Lymphocytic esophagitis: A histologic subset of chronic esophagitis. *Am J Clin Pathol* 2006;125(3):432–437.

[159] Purdy JK, Appelman HD, Golembeski CP, et al. Lymphocytic esophagitis: A chronic or recurring pattern of esophagitis resembling allergic contact dermatitis. *Am J Clin Pathol* 2008;130(4):508–513.

[160] Putra J, Muller KE, Hussain ZH, et al. Lymphocytic esophagitis in nonachalasia primary esophageal motility disorders: Improved criteria, prevalence, strength of association, and natural history. *Am J Surg Pathol* 2016;40(12):1679–1685.

[161] Oberhuber G. Histology of Crohn disease type lesions in the upper gastrointestinal tract. *Pathologe* 2001;22(2):91–96.

[162] Takubo K. *Pathology of the Esophagus*. 2007.

[163] Patterson T. A simple superficial oesophageal cast. (oesophagitis exfoliativa: Oesophagitis dissecans superficialis). *J Path Bact* 1935;40:559–569.

[164] Purdy JK, Appelman HD, McKenna BJ. Sloughing esophagitis is associated with chronic debilitation and medications that injury the esophageal mucosa. *Mod Pathol* 2012;25(5): 767–775.

[165] Carmack SW, Vemulapalli R, Spechler SJ, et al. Esophagitis dissecans superficialis ("sloughing esophagitis"): A clinicopathologic study of 12 cases. *Am J Surg Pathol* 2009;33(12): 1789–1794.

[166] Obermeyer R, Kasirajan K, Erzurum V, et al. Necrotizing esophagitis presenting as a black esophagus. *Surg Endosc* 1998;12(12):1430–1433.

[167] Goldenberg SP, Wain SL, Marignani P. Acute necrotizing esophagitis. *Gastroenterology* 1990;98(2):493–496.

[168] Augusto F, Fernandes V, Cremers MI, et al. Acute necrotizing esophagitis: A large retrospective case series. *Endoscopy* 2004;36(5):411–415.

[169] Marsman WA, Tytgat GN, Ten Kate FJ, et al. Differences and similarities of adenocarcinomas of the esophagus and esophagogastric junction. *J Surg Oncol* 2005;92(3): 160–168.

[170] Sabel MS, Pastore K, Toon H, et al. Adenocarcinoma of the esophagus with and without Barrett mucosa. *Arch Surg* 2000;135(7):831–835; discussion 6.

[171] Di Martino N, Izzo G, Cosenza A, et al. Adenocarcinoma of gastric cardia in the elderly: Surgical problems and prognostic factors. *World J Gastroenterol* 2005;11(33):5123–5128.

第 22 章　胃

■David A. Owen 著　■杨根源 译　■黄文斌 校

1　胚胎发育及出生后发育

食管尾侧端的前肠梭形膨大并演变成胃，此过程发生于胚胎长度为 7mm 时。最初，胃借助于胃背系膜与腹背部相连，借助于胃腹系膜与原始横膈（横膈膜）相连。随着胃不断增大，胃背系膜衍化为大网膜，胃腹系膜衍化为小网膜。

胃起源于内胚层，在胎儿发育至 80mm 时，衬覆黏膜开始发生早期的腺体分化。胚胎发育第 4 个月，胃开始分泌酸及酶类，至出生时其功能已较健全。新生儿胃已发育完全，类似于成年人。

2　大体形态学特征

胃是一个扁平的"J"形器官，位于腹部左上象限。胃的上端在横膈水平下数厘米处与食管相连接。

在正中线的右侧，胃的远端与十二指肠相连接。胃是一个容受性扩张的器官，其大小依据胃内食物的多少而不同。

为便于大体描述，胃可分为 4 个部分：贲门、胃底、胃体及胃窦 [1-2]（图 22.1）。胃上内侧缘称胃小弯，下侧缘称胃大弯。胃食管连接部解剖学上定义为管状食管转变为囊状胃的分界点，大约位于距门齿 40cm 处，但该距离根据个体身高而有所不同。一般来说，这也是被覆扁平鳞状上皮的食管黏膜被胃黏膜皱襞（皱褶）取代的部位。贲门位于食管下端远侧，该区较小，没有明确的界限，为从胃食管连接部延伸 1～3cm 的范围。胃底是胃位于胃食管连接部以上、左半膈肌正下方的部分。胃窦由胃的远端 1/3 构成，位于幽门括约肌（幽门口）的近端，胃的其余部分称为胃体。由于胃体和胃底具有相同类型的黏膜，一些作者不再区分这两个区域，将胃的这两个部分统称为胃底。在讨论黏膜疾病时，这样的命名是可以接受

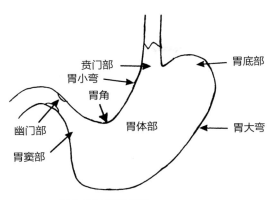

图 22.1 胃大体解剖学分区

的，但在描述大体解剖时可造成混淆。胃窦和胃体之间的交界处难以界定，从外表面观察，胃窦是指角切迹远端的胃，角切迹是胃小弯侧的一个凹痕[1]。胃的内表面，黏膜通常形成称为皱襞的粗糙褶皱。胃空虚时，这些皱襞非常明显，但当胃充盈时，皱襞变扁平。胃体和胃底部的皱襞最为明显，因为这是容纳食物并发生扩张的主要部位。胃窦部的特点是黏膜更为平坦、更加牢固地固定于下方的黏膜下层（图22.2）。

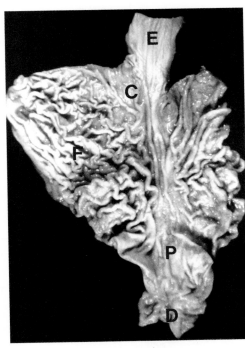

图 22.2 胃的黏膜分区。贲门黏膜（C）位于食管（E）下端的远侧。幽门黏膜（P）是位于十二指肠（D）近端的一个三角区域。在其他区域为泌酸黏膜（F），形成明显的皱襞

胃壁分为 4 层：黏膜层、黏膜下层、固有肌层和浆膜下层。除黏膜层之外，胃壁其他几层结构与胃肠道其他部位的管壁相似。仔细观察，可发现黏膜表面被细的小沟分割，称为胃小区[3]。胃小区在结构上是固定的，胃充盈时不会变扁平，正面观察时显示更为清楚。胃区不仅可通过双重对比钡剂造影检查显示，也可通过组织学切片，尤其是胃切除标本的组织学切片来识别，表现为在基本光滑的表面上有浅的凹陷（图 22.3）。

2.1 血液供应

胃的血供来自 5 条动脉。胃左动脉直接起自腹腔干，供应贲门部。胃右动脉（供应胃小弯）和胃网膜右动脉（供应胃大弯）起自肝动脉。胃网膜左动脉和胃短动脉起自脾动脉，也供应胃大弯。所有这些血管可在胃浆膜下层和固有肌层内随意吻合，在黏膜下层形成广泛的真性血管丛。胃如此丰富的血液供应，是胃梗死罕见发生的原因。黏膜动脉起自这个黏膜下血管丛，但它们是终末动脉，所供应的黏膜区域基本上相互独立，不接受来自邻近黏膜动脉的血供[4]。

2.2 神经支配

支配胃的交感神经来自腹腔神经丛，其神经纤维沿着胃动脉和胃网膜动脉走行。胃也可接收来自左、右膈神经的分支。迷走神经通过位于胃食管连接部附近的前、后主干实现对副交感神经的支配。进入腹腔后不久，迷走神经前干发出肝支，迷走神经后干发出

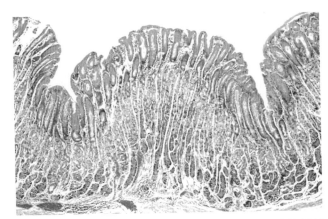

图 22.3 胃泌酸黏膜的低倍观。黏膜内的小沟是固定的解剖学特征，称为胃区

腹腔支。因此，在这些神经分支上方进行迷走神经干切断术，可导致包括胃在内的整个胃肠道处于去神经支配状态。在这些神经分支以下进行切断仅会导致胃去神经支配。高选择性迷走神经切断术（胃体去神经支配）是通过切除侧面的分支而实现的，因为这两条主要胃神经通过小弯侧，保留支配胃窦的迷走神经终末部分。胃浆膜下层虽没有真正的神经丛形成，但在黏膜下层形成黏膜下神经丛，在固有肌层的内环行和外纵行纤维之间形成肌间神经丛。

2.3　淋巴管

新近的研究[5-6]反驳了先前的认为黏膜固有层全层均分布有淋巴管的观点。通过细致的超微结构检查技术发现淋巴管仅限于紧邻黏膜肌层浅表的固有层内。输出淋巴管从该部位穿透黏膜肌层，与走行于黏膜下层的较大淋巴管相交通，这种结构意味着胃癌可发生淋巴结转移，即使原发肿瘤完全位于黏膜肌层之上。

胃淋巴干通常与主要的动脉和静脉伴行。胃淋巴系统可分为 4 个引流区域，每个区域都有各自的淋巴结组。最大的淋巴引流区域包括食管下端和胃小弯的大部分区域，沿胃左动脉引流至胃左淋巴结。来自胃小弯侧紧邻幽门部的淋巴引流至胃右淋巴结和肝淋巴结。胃大弯的近端部分引流至脾门部的胰、脾淋巴结。胃大弯的远端部分引流至大网膜内的胃网膜右淋巴结及胰头部的幽门淋巴结。来自所有这 4 组的输出淋巴管最终都汇入腹腔干周围的腹腔淋巴结。

病理学家需要了解不同淋巴结组的位置及其命名。日本胃癌学会[7]根据位置设计了一套淋巴结分组及命名系统，将其分为：胃大弯淋巴结、胃小弯淋巴结、贲门左淋巴结、贲门右淋巴结、幽门上淋巴结、幽门下淋巴结、胃左动脉干淋巴结、腹腔动脉周围淋巴结、肝总动脉干淋巴结、肝十二指肠韧带淋巴结、脾动脉干淋巴结和脾门淋巴结。这些部位的淋巴结视为区域淋巴结，如果发现阳性淋巴结，则计为 TNM 系统的 N 分类。但是，目前肿瘤 TNM 分期系统尚不需要记录淋巴结的具体位置[8]，而仍然是根据阳性淋巴结的数量而定。

3　一般组织学特征

组织学上，整个胃黏膜为相同的结构。胃黏膜由含有胃小凹的浅表层和含有扭曲腺体的深层组成，前者代表表面上皮的内陷，后者为深部腺体且分泌物排入胃小凹底部（图 22.4）。胃不同区域的腺体在功能和结构上不同，这与大体解剖区域（图 22.1）大致相对应，但不精确。

贲门黏膜邻近胃食管连接部，该区域的腺体分泌黏液。从幽门向近端延伸的幽门黏膜（有时称为胃窦黏膜）处的腺体也分泌黏液。幽门黏膜区域呈三角形，沿胃小弯侧向近端延伸长度较长（5~7cm），大于沿胃大弯侧延伸长度（3~4cm）。虽然有些人将幽门黏膜等同于胃窦部，但两者并不完全相同。此外，与某些描述中所暗示的相反，胃角切迹与幽门黏膜区的近端边缘没有固定关系。在胃内其他部位（胃体和胃底），黏膜特化性地分泌酸和胃蛋白酶（泌酸黏膜）。

幽门黏膜和泌酸黏膜之间的组织学移行通常是逐渐过渡，而非陡然相接，两者之间有交界黏膜区（宽 1~2cm），呈混合性组织学表现。幽门部内也存在较宽的移行区，其内胃黏膜与十二指肠黏膜相混合。但在正常的食管下端，未角化的鳞状上皮与柱状上皮的转变在大体和镜下非常明显。鳞柱交界的位置不定，并不总是与严格意义上的解剖学胃食管连接部相一

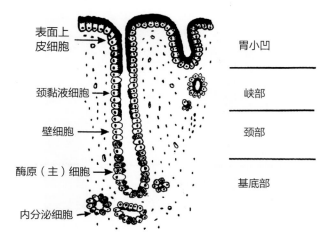

图 22.4　**胃泌酸黏膜示意图。胃酶（主）细胞主要分布于腺体的基底部，壁细胞主要分布于峡部。颈部含有酶原细胞、壁细胞和颈黏液细胞。在腺体的基底部分布少量的内分泌细胞**

致，该部位也是胃黏膜皱襞的起始处。被覆于胃黏膜皱襞近端平坦黏膜的柱状上皮被认为位于解剖学上的食管内，其本质是化生性的。有些个体，其黏膜交界处位于解剖学上的连接部近端 0.5 ~ 2.5cm 范围内，可呈锯齿状（Z 线），而不是一个规则的环形。

3.1 表面上皮

组织学上，胃黏膜被覆高柱状黏液分泌细胞，内陷的胃小凹衬覆相似的上皮细胞（图 22.5）。胃小凹的衬覆上皮与所有胃黏膜区的上皮相似。胃腺分泌物排入胃小凹的底部。胃小凹与胃腺体之间有固有层分隔。在贲门和幽门黏膜区，胃小凹较其他区域更宽，有时使得黏膜稍呈绒毛状外观（图 22.6）。

表面上皮及胃小凹细胞为高柱状，核位于基底部，顶部细胞质内几乎完全充满黏液（图 22.7）。核染色质均匀分布，可见单个不明显的核仁。HE 染色切片上，由于使用的染料具体类型不同，黏液的外观也有所不同。例如用酒精－伊红染色时，黏液表现为单个透亮或轻度嗜酸性的空泡。用水化伊红染色时，黏液嗜酸性更强，表现为大量小而密集的空泡。组织化学上，胃小凹黏液均为中性黏液，PAS 染色阳性，但在 pH 2.5 及以下 AB 染色阴性[9]。

3.2 贲门黏膜和幽门黏膜

在贲门和幽门部，胃小凹大约占据整个黏膜厚度的一半（图 22.6）。贲门腺和幽门腺都是黏液性腺，

排列疏松，其间有丰富的固有层组织（图 22.8）。贲门黏膜内偶尔可见囊性腺，但在幽门黏膜内通常见不到。黏液性腺的细胞边界不清，细胞质呈水泡状，不同于胃小凹和表面上皮细胞，而类似于十二指肠的十二指肠腺。在这些部位，单个或簇状分布的壁细胞

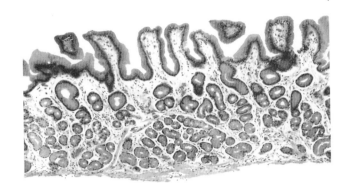

图 22.6 胃幽门黏膜。疏松排列的腺体约占整个黏膜厚度的一半，表面上皮略呈绒毛状

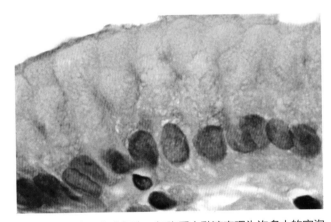

图 22.7 胃表面上皮细胞。细胞质内黏液表现为许多小的空泡

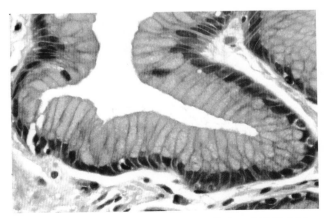

图 22.5 胃黏膜表面上皮。细胞质顶部均有一个黏液小球，可见上皮内淋巴细胞，周围有透亮空晕（福尔马林固定的人为假象）

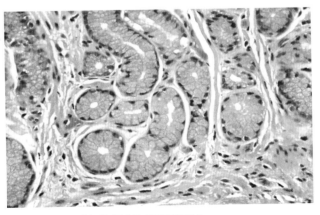

图 22.8 幽门腺细胞呈空泡状和泡沫状

并不少见，特别是在胃底幽门黏膜交界区最为常见，该处为泌酸黏膜[1]。但在泌酸黏膜和交界区以外的区域罕见胃酶（主）细胞。幽门腺仅分泌中性黏液。贲门腺以分泌中性黏液为主，还可分泌少量唾液黏蛋白[9]。

贲门黏膜的范围，甚至其是否作为正常 GEJ 的组成部分而存在，一直存在争议。Chandrasoma 等对随机选择的成年人尸检标本的胃食管区进行研究[10]，发现当在该区域取一块组织做切片时，仅27% 的病例有单纯性贲门黏膜，44% 的病例有贲门胃底型黏膜（腺体由黏液分泌细胞和壁细胞混合组成），29% 的病例仅有泌酸黏膜。选择性成人尸检中，对全部 GEJ 区进行取材，结果发现，所有病例均可见贲门胃底型黏膜，但仅 44% 有真正的贲门黏膜。此外，还发现这些真正的贲门黏膜和贲门胃底型黏膜并不完整，一些切片中可见食管鳞状上皮与真正的泌酸黏膜直接相邻。贲门黏膜和贲门胃底型黏膜平均长 5mm，自食管鳞状上皮下缘起延伸长度不超过15mm。还有其他一些研究也获得了相似的结果[11]。然而，Kilgore 等[12] 和 Zhou 等[13] 观察取自胎儿、婴儿及幼儿的尸检标本发现，所有病例均存在真正的贲门黏膜，长度为 1.0~4.0mm（平均 1.8mm），其中38% 的病例可见贲门腺与泌酸腺突然过渡，其余病例在贲门腺和泌酸腺之间还可见一个额外的贲门胃底型黏膜区，长度通常小于 1.0mm。这些结果表明，真正的贲门黏膜和贲门胃底型黏膜是正常表现，但黏液分泌性黏膜的范围较先前认为的小。需要注意的是，贲门这个术语指的是一种界限不明确的大体解剖学区域。因此，解剖学定义的贲门较组织学定义的贲门大，可含有贲门胃底型黏膜和泌酸黏膜。

当存在胃食管反流或胃幽门螺杆菌感染时，贲门黏膜可发生异常改变。这些改变可包括炎性核的非典型性、肠化生，以及出现混合性黏膜[14]。混合性黏膜由多层上皮构成，鳞状上皮细胞位于基底部，表面为柱状上皮细胞。随着这些炎性改变的发展，贲门黏膜损伤与食管鳞状上皮腺性化生（Barrett 食管）可能很难甚至无法区分。相关内容请参阅专业性病理学教材[15]。两者的区分具有重要的临床意义，因为 Barrett 食管具有比化生性胃贲门黏膜更严重的恶性改变[16]。

3.3　泌酸腺黏膜

泌酸腺黏膜中的胃小凹深度不超过黏膜厚度的1/4。不同于贲门和幽门黏膜，泌酸腺黏膜中的腺体排列紧密，外形直，不扭曲（图 22.9）。为方便描述，将泌酸腺分为 3 部分：基底部、颈部和峡部。基底部主要由胃酶细胞（分泌胃蛋白酶原）组成。这些细胞呈立方形，核位于基底部，通常含有一个或多个小核仁，根据所使用的苏木素类型不同，细胞质通常呈不同程度的淡灰蓝色（嗜碱性）（图 22.10）。细胞质呈淡蓝色，这是由于细胞质内存在含有 RNA 的粗面内质网。腺体的峡部（最浅表部分）主要含有壁细胞（分泌胃酸和内因子），这些细胞大致呈三角形，三角形的底部附着于基底膜上。核居中，染色质分布均

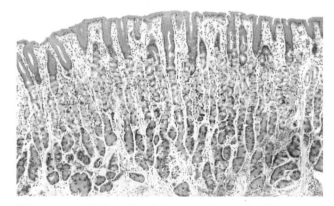

图 22.9　胃泌酸腺黏膜。注意胃小凹较短，腺体排列紧密。淡紫色的胃酶细胞主要分布于腺体的基底部，而粉红色的壁细胞主要分布于腺体的上部

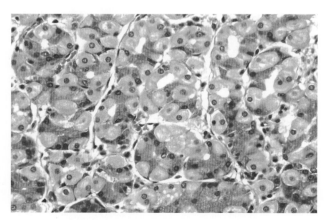

图 22.10　胃泌酸腺。壁细胞细胞质呈淡粉色，胃酶细胞的细胞质呈淡紫色（HE 染色）

匀，在分化良好的 HE 染色切片中，细胞质呈深粉红色（嗜酸性）（图22.10）。壁细胞细胞质的这种染色特性是因为存在大量完全由蛋白构成的微管。泌酸腺颈部（中间部分）由胃酶细胞、壁细胞及第3种类型的细胞，即颈黏液细胞混合组成（图22.11）。颈黏液细胞在 HE 染色切片上很难识别，但用 PAS 染色则很容易，其表现类似于贲门腺和幽门腺的黏液分泌细胞，这些细胞产生中性和酸性黏液，尤其是唾液黏蛋白，经淀粉酶消化的 PAS 染色和 pH2.5 AB 染色呈阳性 [17]。腺体峡部颈黏液细胞数量少，在腺体基底部偶可见到壁细胞。幽门黏膜中也可见到颈黏液细胞。

研究表明，颈黏液细胞分布于胃的所有腺体中，其主要功能是使黏膜增生和再生。这些未分化细胞具有干细胞功能，可向上迁移更新壁细胞、胃小凹和表面上皮细胞，或者向下迁移更新胃酶细胞或者内分泌细胞 [18]。据估计，人类胃表面上皮细胞通常是每4~8天更新一次。壁细胞和胃酶细胞更新则慢得多，可能每1~3年更新一次。

3.4　内分泌细胞

胃内含有多种激素分泌细胞。在幽门黏膜内，整个内分泌细胞群中约50%为 G 细胞（分泌促胃液素），30%为 EC 细胞（分泌 5-羟色胺），15%为 D 细胞（分泌生长抑素）。然而在泌酸黏膜中，内分泌细胞主要是 ECL 细胞，分泌组胺。也可出现少量的 X 细胞（分泌产物未知）和 EC 细胞。在泌酸黏膜中，这些分泌激素的细胞主要分布于腺体内，趋于基底部分

布，这些细胞如不使用特殊染色很难看到。内分泌细胞数量不一，但一般每个腺体内少于20个细胞，大多数腺体内少于10个细胞（图22.12A）。在幽门黏膜中，内分泌细胞最常见于腺体颈部。在常规切片上，内分泌细胞呈圆形，核形规则，细胞质分布均匀，透亮（固定时造成的人为假象）。幽门黏膜的内分泌细胞稍多，每个隐窝内有20~50个（图22.12B）。由于细胞数量变化大，因此很难评估黏膜标本中是否存在 G 细胞增生。内分泌细胞分泌的激素或进入血液，或对局部存在的其他细胞进行调节（旁分泌作用）。

EC 细胞和一些 ECL 细胞含有亲银性颗粒，可通过 Fontana 染色、Masson 染色或重氮染色显示。其他细胞为嗜银性而非亲银性的，可通过 Grimelius 染色显示 [19]。银染方法现已被更敏感的免疫学技术（Syn 和嗜铬粒蛋白染色）所取代 [20]。单一的激素，例如促胃液素和生长抑素，可经特异性抗体染色显示。除了上皮细胞中存在激素以外，胃壁及其黏膜内的神经元和神经末梢中也可存在一些激素。一般认为，神经组织中以血管活性肠肽为主，也可存在儿茶酚胺、铃蟾肽、P 物质、脑啡肽，甚至也可见到促胃液素。当 G 细胞增生时，通常呈线状排列。胃底黏膜内 ECL 细胞过度增生可继发高胃泌素血症，继而引起恶性贫血，导致壁细胞破坏，胃酸缺乏。ECL 细胞增生可分为5种生长模式：假性增生、增生、异型增生、微浸润及肿瘤 [21]。

3.5　固有层

胃表面、胃小凹及腺体的上皮细胞都附着于基底膜上，类似于肠道其他部位。黏膜内的固有层发育良好，以提供结构支撑。固有层由纤细的网状纤维网组成，还含有少量胶原纤维和弹力纤维，它们在基底膜下较为致密（图22.13）。固有层在胃小凹之间的黏膜浅表部分较丰富，尤其是在幽门黏膜。固有层内细胞类型多样，包括成纤维细胞、组织细胞、浆细胞及淋巴细胞。偶尔见到分叶核白细胞和肥大细胞也是正常的。固有层内还含有毛细血管、小动脉和无髓神经纤维。少数平滑肌纤维可从黏膜肌层向上延伸至固有层内，偶尔可达黏膜浅层部分，尤其是在远端胃窦。

对胃内淋巴组织的研究不如小肠那样广泛和深

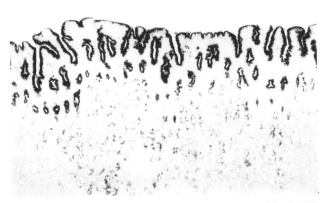

图22.11　胃泌酸腺黏膜。胃表面和胃小凹衬覆上皮细胞呈强阳性。腺体内的颈黏液细胞染色较淡（PAS 染色）

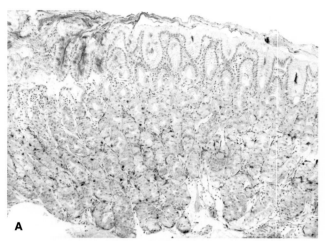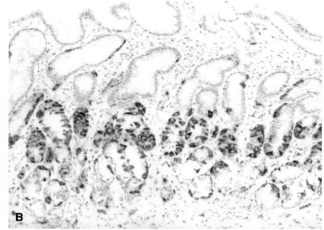

图 22.12   胃内的内分泌细胞。A. 胃泌酸腺内的内分泌细胞，仅见到极少量阳性细胞，表面黏液呈棕褐色，这是一种人为假象（Syn 免疫染色）。B. 胃幽门黏膜内的内分泌细胞。内分泌细胞数量多，主要位于黏液腺颈部（Syn 免疫染色）

入。固有层内散在分布的淋巴细胞和浆细胞分别以 B 细胞系和 IgA 为主。胃内虽然可出现上皮内淋巴细胞，但远比小肠少见，这些淋巴细胞周围通常有透亮空晕，是福尔马林固定造成的人为假象，这些淋巴细胞和固有层内的少量淋巴细胞为 T 淋巴细胞。

最近的研究显示，正常胃内可见少量初级淋巴滤泡（小淋巴细胞聚集而成）[22]。但是，次级淋巴滤泡（含有生发中心的滤泡）仅见于胃炎，通常继发于幽门螺杆菌感染。

3.6   黏膜下层

黏膜下层位于黏膜肌层和固有肌层之间，构成胃

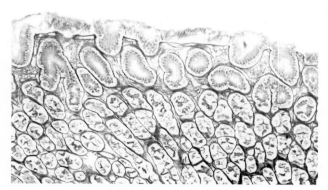

图 22.13   正常胃泌酸腺黏膜（网状纤维染色）

皱襞的轴心，由疏松结缔组织构成，其中可见许多弹性纤维。黏膜下层内可见黏膜下自主神经丛，以及动脉丛、静脉丛和淋巴管丛。

3.7   肌肉成分

在经典解剖学教材[23-24]中，胃的主要肌肉群称为外肌层。然而，在北美，其另一种名称，固有肌层，被广泛和优先使用。这是因为外肌层这个术语有歧义，有时并不清楚它是指整个主要肌群或只是其外层部分。

固有肌层由 3 层肌纤维组成：外纵行肌，中环行肌及内斜行肌。外纵行肌的肌纤维与食管的纵行肌相延续。中环行肌的肌纤维在幽门口聚集形成一个明确的括约肌群，在此处通过结缔组织间隔将胃的中环行肌与十二指肠的环行肌完全分隔。内斜行肌位于中环行肌内侧，不完整，在贲门部最为明显。关于贲门部环形括约肌存在的证据尚有争议[25]。组织病理学检查并不是决定性的，虽然影像学检查显示在该水平吞咽的食物有阻留，但这可能是由于邻近的膈脚外压造成的。

黏膜肌层由 2 层肌纤维构成，即内环行肌和外纵行肌，并含有一些弹性纤维。纤细的平滑肌束也可穿入到固有层内，并终止于上皮层基底膜，这在胃窦部

最为明显。

4　超微结构

　　胃表面上皮和胃小凹被覆上皮细胞在超微结构上相似，表现为浅表胞质内多个圆形的高电子密度的黏液空泡和细胞腔面有粗短的微绒毛。基底部细胞质含有中等量的粗面内质网和一些线粒体。毗邻上皮细胞在腔面通过紧密连接（闭锁小带）相连，并在细胞界面的其余部分通过黏附连接。一般认为，这些紧密连接在维持黏膜的完整性和胃黏膜屏障中起着重要的作用。

　　壁细胞具有独特的超微结构特征（图 22.14）[26]。在未受刺激状态下，细胞质内含有一个顶端呈新月形的小管，衬覆着粗短的微绒毛（图 22.14）。微绒毛之间为细长的质膜内陷，称为微管。刺激后，微管消失，取而代之的是致密的细胞内微管网[27]。此微管系统被认为是盐酸形成所必需的，此过程由氢离子穿过微管膜的主动运输来完成。由于该过程需要消耗高能量，因此壁细胞其余的大部分细胞质被线粒体所占据。

　　胃酶细胞（主细胞）与体内其他部位的分泌蛋白的外分泌细胞类似，顶部细胞质内含有表面粗糙的小囊泡，细胞的其余部分含有丰富的粗面内质网。

5　胃功能

　　胃的功能是充当食物的贮存器和混合器，并启动消化过程。胃酸、胃蛋白酶及电解质等胃液的分泌，部分受迷走神经调控，部分受胃窦部 G 细胞产生的促胃液素控制。G 细胞内促胃液素的释放可能是胃窦部扩张的结果或者由摄入的食物，特别是氨基酸和肽类的直接刺激导致。盐酸是通过氢离子跨越细胞膜的主动运输而产生的。由于胃内的盐酸浓度高，可杀死大多数摄入的微生物，因此胃内容物在正常状态下是无菌的。

　　胃黏液有两种分泌形式：一种是由胃固有腺体分泌的可溶性黏液，另一种是由胃表面和胃小凹被覆上皮分泌的不可溶性黏液。从生化性质来看，黏液是一种复杂的糖蛋白，由蛋白核心和碳水化合物侧链分支构成。从组织化学特性来看，胃黏蛋白几乎完全是中性的，但颈黏液细胞可分泌少量的硫黏蛋白和唾液黏蛋白[17]。免疫组织化学上，正常胃中可以检测到的黏蛋白包括 MUC5AC、MUC1 和 MUC6[28]。

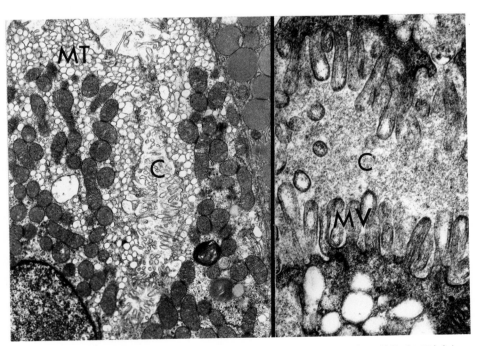

图 22.14　壁细胞小管（C）超微结构形态。注意指状微绒毛（MV）和微管（MT）（左，×9000；右，×41000）

MUC5AC 通常表达于胃小凹上皮和颈黏液细胞。MUC1 表达于胃小凹上皮、主细胞和壁细胞。MUC6 表达于胃窦腺体和颈黏液细胞。可溶性黏蛋白虽具有润滑作用，但胃黏蛋白确切的生理学作用尚不清楚。黏液表层含有交替的 MUC5AC 层和 MUC6 层[29]，此层与表面上皮细胞分泌的碳酸氢盐共同构成一个屏障，阻止盐酸的反向弥散和胃的自我消化。实际的结构屏障由连续的腔面黏膜细胞及毗邻细胞间的紧密连接构成。这个过程可能由增高黏膜血流量的前列腺素调控。

6　特殊技术及操作规程

目前可用于常规诊断的特殊技术相对较少。黏蛋白染色使用最为广泛，可显示黏液的碳水化合物组成，其中 PAS/AB 染色联合运用最为常见。联合染色时，中性黏液呈紫红色，酸性黏液呈淡蓝色，二者混合存在时呈紫色。联合染色优于单独的 PAS 染色，因为部分胃癌中的黏液 PAS 染色阴性。不推荐使用黏液卡红染色，因为它不能确定黏液的类型，而且某些类型的酸性黏蛋白染色阴性。高铁二胺和 AB 联合使用可区分唾液黏蛋白和硫黏蛋白，硫黏蛋白呈黑色，唾液黏蛋白呈淡蓝色。但目前区分这两种黏液的诊断价值有限。

在 HE 染色良好情况下，区分胃酶细胞和壁细胞通常不困难（图 22.10）。如有需要，特殊染色如 Maxwell 染色[30] 可有助于二者的区分。壁细胞能通过使用人乳脂肪球蛋白抗体来识别并进行量化[31]。

目前使用细胞角蛋白 CK7 和 CK20 免疫染色来区分化生性胃贲门黏膜和 Barrett 食管尚有争议。不同研究者得出的结果不同，因此不建议常规使用该方法[15]。

7　老化改变

许多老年人胃酸分泌减少。组织学上表现为泌酸黏膜区缩小，幽门黏膜区扩大，其结果是幽门 - 胃底的交界向近端移位，这种改变称为幽门腺（或假幽门腺）化生。最近，人们逐渐认识到，老年人胃酸过少不仅仅是老化所致，也是慢性胃炎的继发性改变[32]。

8　人为假象

在胃活检标本中可发生各种人为假象（图 22.15）。这些人为假象大多与标本的粗暴处理有关，可发生于活检标本取样时，或者在从活检钳上取下样本时。挤压是常见的，并可导致黏膜固有层受压变形，从而造成炎症浸润的假象。挤压还可引起胃小凹被覆上皮细胞的嵌套。黏膜的牵拉可导致胃小凹和腺体分离，从而造成黏膜水肿的假象。胃活检标本中常见固有层内出血，必须与出血性胃炎进行鉴别，这在小的活检标本中可能困难，但出血性胃炎的显微镜下表现通常具有特征性，包括表面上皮损伤和糜烂。

9　鉴别诊断

病理学家在检查胃活检标本时遇到的问题之一是，确定标本是正常还是轻度胃炎，因此，有必要对胃炎分类和诊断的某些方面进行简单的复习。特殊类型的胃炎，例如急性出血性胃炎或肉芽肿性胃炎，通常具有其独特的表现，几乎不可能与正常的胃相混淆[33]。幽门螺杆菌相关性胃炎可为斑片状和伴有萎缩。在幽门螺杆菌相关性胃炎的早期阶段（慢性浅表性胃炎），炎症细胞浸润发生于黏膜表浅部分，特别是胃小凹间的固有层内（图 22.16），随后，炎症向深层扩散，累及黏膜全层，并伴有胃固有腺体的萎缩（慢性萎缩性胃炎）。最后，炎症可完全消失，但所有腺体被破坏，黏膜变薄，仅留下胃小凹结构（胃萎缩）[33]。

正常情况下，黏膜固有层浅层可见到一些慢性炎症细胞，要判断其数量处于正常范围或是有所增加，这通常比较困难，因为缺乏简洁有效的客观测量方法。在实际工作中，由于内镜医师获取的胃活检标本常因挤压或牵拉而变形，导致对这些细胞进行评估更加困难。因此，在评估可能存在的轻微炎症时，还应研究浅表及胃小凹的被覆上皮，依据炎症活动的程度，可以识别一些有价值的诊断特征。最早的变化是细胞质内黏蛋白含量减少，核增大，出现一个或多个显著的核仁（图 22.17）。在胃小凹基底部，可有核

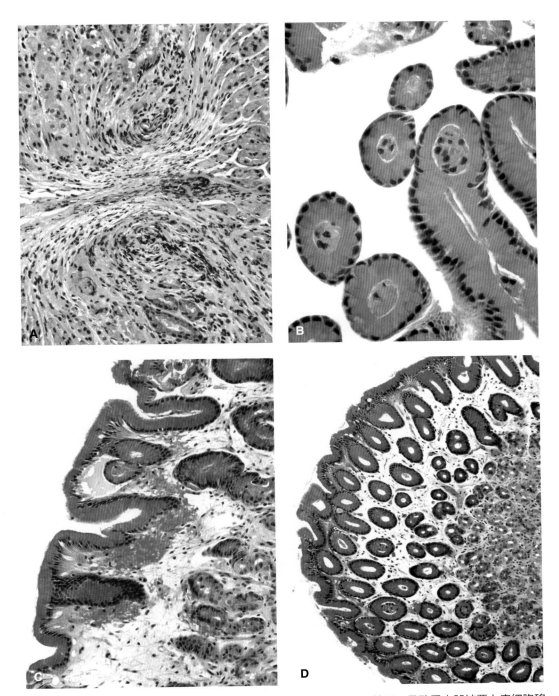

图 22.15　活检人为假象。A. 挤压，导致明显的固有层炎症浸润。B. 挤压，导致胃小凹被覆上皮细胞移位（嵌入）到胃小凹腔内。C. 活检引起的出血。D. 牵拉，产生浅层水肿的假象

分裂象增多，这反映了细胞更新速度较快。这些表现均是上皮损伤和再生的特征，常见于各种类型的胃炎和反应性胃炎（化学性胃炎）。在重度活动性幽门螺杆菌相关性胃炎时，上皮和固有层出现急性炎症细胞浸润（图 22.18），在黏膜表面可见到幽门螺杆菌（图 22.19）。采用特殊染液（吉姆萨、亚甲蓝、免疫组织

化学染色等）可帮助识别幽门螺杆菌。

胃炎持续一段时间后，可有黏膜腺体的萎缩，并伴有黏膜深层的炎症细胞增加。在 HE 染色切片中，表现为腺体分离及其间的固有层增加。然而，轻度的萎缩可能难以识别，特别是活检标本如果出现人为假象时。在这种情况下，网状纤维染色非常有帮助，可

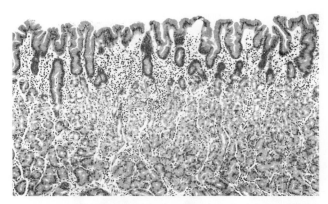

图 22.16 轻度慢性浅表性胃炎。在固有层浅层内可见到超过正常范围的慢性炎症细胞浸润。图为一个临界性活检标本，显示了诊断胃炎时可接受的最少数量的细胞

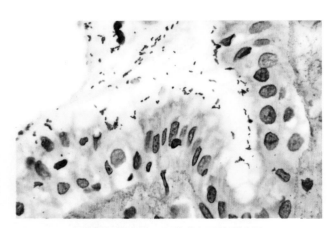

图 22.19 幽门螺杆菌出现于胃黏膜表面的黏液层

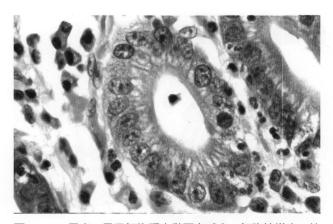

图 22.17 胃炎。显示细胞质内黏蛋白减少，细胞核增大，核仁明显

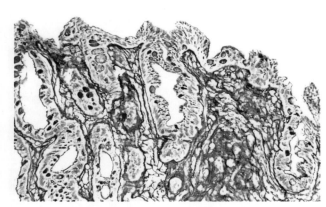

图 22.20 萎缩性胃炎的黏膜内可见粗大而致密的纤维组织（网状纤维染色）

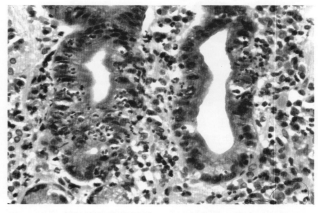

图 22.18 幽门螺杆菌相关性胃炎，显示胃小凹内中性粒细胞浸润

显示出固有层内粗大而致密的纤维组织（图 22.20）。

发生反应性胃炎时常表现为黏膜表面细胞脱落增多。化学性物质，特别是反流的胆汁和非甾体抗炎药物最常见。胃浅表和胃小凹的被覆上皮虽然显示上面所描述的再生性改变，但黏膜内无炎症细胞浸润。反应性胃炎较严重病例，胃小凹出现特征性的"软木螺旋"样改变。

10 化生

胃有 2 种主要的化生类型：肠化生和幽门腺（假幽门腺）化生。两者均为慢性胃炎所致，因此更常见于老年人，且均无明显症状。

在幽门腺化生中，泌酸腺中分泌胃酸和酶的细胞被正常幽门黏膜中的黏液分泌细胞所取代。这种变化发生于组织学上邻近胃底幽门黏膜交界区的泌酸黏膜区，表现为原有的典型泌酸腺变成类似典型的幽门腺

的腺体。因此，在发生广泛性幽门腺化生的患者中，胃泌酸腺区缩小，幽门腺区扩大，胃底幽门黏膜交界区向近侧端的贲门部移行[30]。如果不知道准确的取材部位，则不能在常规 HE 染色切片中诊断幽门腺化生。然而，尽管泌酸腺失去了胃酶细胞和壁细胞，但仍然保留了胃蛋白酶原 I 的活性。这可经免疫组织化学方法证实[34]。

在 IM 中，胃表面上皮和胃小凹上皮发生改变，以至于形态学和组织化学上类似于小肠或大肠上皮。IM 可分为完全型（Ⅰ型）或不完全型（Ⅱ型）[33-34]。在完全型小肠型 IM 中，胃黏膜改变类似于正常小肠上皮，其特征为充分发育的杯状细胞和具有刷状缘的肠细胞（图 22.21）。进展期病例中，黏膜的轮廓发生改变，表现为绒毛和隐窝的形成，隐窝底部可出现 Paneth 细胞。在不完全型化生中，上皮由肠型杯状细胞和形态上类似于正常胃上皮的柱状黏液分泌细胞混合组成，见不到可识别的吸收细胞。

组织化学染色检查发现，不同类型 IM 中黏液的碳水化合物组成变化有趣而复杂[17,35]。正常胃内柱状细胞分泌中性黏液，组织化学染色表现为 PAS 染色阳性和 AB 染色阴性。在完全型 IM 中，肠上皮细胞除刷状缘之外，细胞质黏蛋白染色阴性，但杯状细胞或者分泌唾液黏蛋白（一种酸性黏蛋白，PAS 染色阳性，pH2.5 AB 染色阳性，但 pH0.5 AB 染色阴性），或者硫黏蛋白（一强酸性黏蛋白，PAS 染色弱阳性，pH2.5 和 pH0.5 AB 染色均呈阳性）（图 22.22）。在不

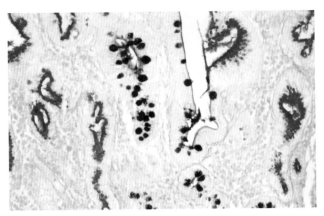

图 22.22　完全型 IM（PAS/AB 染色）

完全型小肠型 IM 中，柱状细胞含有唾液黏蛋白。在不完全型大肠型 IM（也称为Ⅲ型化生）中[34]，柱状细胞含有硫黏蛋白（图 22.23）。硫黏蛋白呈高铁二胺染色阳性，可以与唾液黏蛋白区分[36]。这些方法在组织化学染色标准教材中有详细的描述[37]。

肠化生在黏蛋白核心肽表达上也有改变。正常情况下，胃表面上皮表达 MUC5AC 和少量 MUC1。在胃完全型 IM 时，这种表达模式消失，杯状细胞表达肠型黏蛋白（MUC2）。不完全型 IM 可混合表达所有类型黏蛋白核心肽。在胃贲门化生和 Barrett 化生之间虽然也有黏蛋白核心肽表达的差异，但这种差异并不恒定，对诊断无特别帮助[26]。

在北美和其他地区的人群中，胃轻度 IM 相对较常见。上述的 IM 亚型很少单独存在，常常在同一胃小凹中见到不同类型化生混合存在。然而，IM 不应

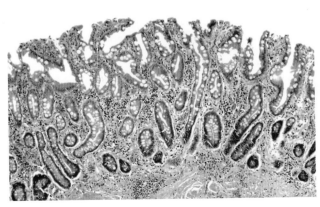

图 22.21　完全型 IM

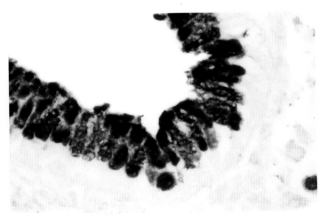

图 22.23　不完全型大肠型 IM。胃小凹内的柱状细胞细胞质中含有硫黏蛋白（高铁二胺染色和 AB 染色）

该被认为是正常的，其几乎总是反映出一定程度的胃损伤，且以慢性胃炎多见。

少见的化生类型包括核下空泡[38]和纤毛上皮化生[39]，这些改变均可累及幽门黏液腺。核下空泡不是严格意义上的化生改变，因为它不像其他任何正常细胞类型的形态，可能代表着一种继发于胃炎或十二指肠液反流的退行性改变。在 HE 染色切片上，空泡透亮，并挤压细胞核而形成核压迹。超微结构上，这些空泡为来自内质网或高尔基体的膜被间隙，可能含有非糖结合型黏液核心蛋白[40]。纤毛细胞可见于胃窦腺底部，该处有浅表 IM。[37] 这种改变的原因及意义尚不明确。

近 1.2% 的胃活检标本或 13% 的胃切除标本中可见到胰腺腺泡化生[41]。这些细胞与正常的腺泡细胞无法区分，也可产生脂肪酶和胰蛋白酶原。其中 75% 的病例淀粉酶染色阳性。细胞呈巢状分布，排列成大小不等的小叶，散在分布于贲门和泌酸黏膜中，但无胰岛成分。

11 标本处理

胃黏膜易碎，应小心处理。应轻轻地从活检钳上取下组织，先确定组织的方向，然后平铺在支撑网上，如滤纸或明胶海绵。根据个人喜好，很多种固定剂都可以使用，但是常规福尔马林固定液适合于大部分用途。切片呈条带状，通常切 2~3 个层面。

为了获得最佳效果，建议胃切除术标本打开后，先钉在软木板或蜡板上，然后再浸泡在福尔马林液中固定过夜。如果直接从新鲜标本取样，它们几乎不可避免地会发生卷曲，导致最终的切片定向不规则。

参考文献

[1] Lewin KJ, Riddell RH, Weinstein WM. Normal structure of the stomach. In: Lewin KJ, Riddell RH, Weinstein WM, eds. *Gastrointestinal Pathology and its Clinical Implications*. New York: Igaku-Shoin; 1992:496–505.

[2] Jacobson BC, Crawford JM, Farraye FA. GI tract endoscopic and tissue processing techniques and normal histology. In: Odze RD, Goldblum JR, eds. *Surgical Pathology of the GI Tract Liver and Pancreas*. 2nd ed. Philadelphia, PA: WB Saunders; 2009:3–30.

[3] Mackintosh CE, Kreel L. Anatomy and radiology of the areae gastricae. *Gut* 1977;18:855–864.

[4] Piasecki C. Blood supply to the human gastroduodenal mucosa with special reference to the ulcer-bearing areas. *J Anat* 1974;118(Pt 2):295–335.

[5] Lehnert T, Erlandson RA, Decosse JJ. Lymph and blood capillaries in the human gastric mucosa. A morphologic basis for metastasis in early gastric carcinoma. *Gastroenterology* 1985;89: 939–950.

[6] Listrom MB, Fenoglio-Preiser CM. Lymphatic distribution of the stomach in normal, inflammatory, hyperplastic, and neoplastic tissue. *Gastroenterology* 1987;93:506–514.

[7] Schmidt B, Yoon SS. D1 versus D2 lymphadenectomy for gastric cancer. *J Surg Oncol* 2013;107:259–264.

[8] Ajani JA, In H, Sano T, et al. Stomach. In: Amin M, ed. *AJCC Cancer Staging Manual*. 8th ed. Chicago, IL: American Joint Committee on Cancer; 2017:259–264.

[9] Filipe MI. Mucins in the human gastrointestinal epithelium: A review. *Invest Cell Pathol* 1979;2:195–216.

[10] Chandrasoma PT, Der R, Ma Y, et al. Histology of the gastroesophageal junction: An autopsy study. *Am J Surg Pathol* 2000;24:402–409.

[11] Sarbia M, Donner A, Gabbert HE. Histopathology of the gastroesophageal junction: A study on 36 operation specimens. *Am J Surg Pathol* 2002;26:1207–1212.

[12] Kilgore SP, Ormsby AH, Gramlich TL, et al. The gastric cardia: Fact or fiction? *Am J Gastroenterol* 2000;95:921–924.

[13] Zhou H, Greco MA, Daum F, et al. Origin of cardiac mucosa: Ontogenic consideration. *Pediatr Dev Pathol* 2001;4:358–363.

[14] Glickman JN, Chen YY, Wang HH, et al. Phenotypic characteristics of a distinctive multilayered epithelium suggests that it is a precursor in the development of Barrett's esophagus. *Am J Surg Pathol* 2001;25:569–578.

[15] Lash RH, Lauwers G, Odze RD, et al. Inflammatory disorders of the stomach. In: Odze RD, Goldblum JR, eds. *Surgical Pathology of the GI Tract, Liver, Biliary Tract and Pancreas*. 2nd ed. Philadelphia, PA: WB Saunders; 2009:269–320.

[16] Goldblum JR. Inflammation and intestinal metaplasia of the gastric cardia: Helicobacter pylori, gastroesophageal reflux disease or both. *Dig Dis* 2000;18:14–19.

[17] Goldman H, Ming SC. Mucins in normal and neoplastic gastrointestinal epithelium. Histochemical distribution. *Arch Pathol* 1968;85:580–586.

[18] Matsuyama M, Suzuki H. Differentiation of immature mucous cells into parietal, argyrophil, and chief cells in stomach grafts. *Science* 1970;169:385–387.

[19] Grimelius L. A silver stain for alpha-2 cells in human pancreatic islets. *Acta Soc Med Ups* 1968;73:243–270.

[20] Rindi G, Buffa R, Sessa F, et al. Chromogranin A, B and C immunoreactivities of mammalian endocrine cells. Distribution, distinction from costored hormones/prohormones and relationship with the argyrophil component of secretory granules. *Histochemistry* 1986;85:19–28.

[21] Solcia E, Fiocca R, Villani L, et al. Hyperplastic, dysplastic, and neoplastic enterochromaffin-like cell proliferations of the gastric mucosa. Classification and histogenesis. *Am J Surg Pathol* 1995;19(Suppl 1):S1–S7.

[22] Genta RM, Hamner HW, Graham DY. Gastric lymphoid follicles in Helicobacter pylori infection: Frequency, distribution, and response to triple therapy. *Hum Pathol* 1993;24:577–583.

[23] Cormack DH. The digestive system. In: Cormack DH, ed. *Ham's Histology*. 9th ed. Philadelphia, PA: JB Lippincott; 1987:495–517.

[24] Fawcett DW. The esophagus and stomach. In: Fawcett DW, ed. *Bloom and Fawcett: A Textbook of Histology*. 12th ed. New York: Chapman & Hall; 1994:593–616.

[25] Bowden RE, El-Ramli HA. The anatomy of the esophageal hiatus.

Br J Surg 1967;54:983–989.

[26] Rubin W, Ross LL, Sleisenger MH, et al. The normal human gastric epithelia. A fine structural study. *Lab Invest* 1968;19:598–626.

[27] Forte JG, Forte TM, Black JA, et al. Correlation of parietal cell structure and function. *J Clin Gastroenterol* 1983;5(Suppl 1): 17–27.

[28] Glickman JN, Shahsafaei A, Odze RD. Mucin core peptide expression can help differentiate Barrett's esophagus from intestinal metaplasia of the stomach. *Am J Surg Pathol* 2003;27:1357–1365.

[29] Ho SB, Takaura K, Anway R, et al. The adherent gastric mucous layer is composed of alternating layers of MUC5AC and MUC6 proteins. *Dig Dis Sci* 2004;49:1598–1606.

[30] Maxwell A. The alcian dyes applied to the gastric mucosa. *Stain Technol* 1963;38:286–287.

[31] Walker MM, Smolka A, Waller JM, et al. Identification of parietal cells in gastric body mucosa with HMFG-2 monoclonal antibody. *J Clin Pathol* 1995;48:832–834.

[32] Kekki M, Samloff IM, Ihamaki T, et al. Age- and sex-related behavior of gastric acid secretion at the population level. *Scand J Gastroenterol* 1982;17:737–743.

[33] Owen DA. The stomach. In: Mills SE, ed. *Sternberg's Diagnostic Surgical Pathology*. 5th ed. Philadelphia, PA: Lippincott Williams & Wilkins; 2010:1279–1312.

[34] Dixon MF, Genta RM, Yardley JH, et al. Classification and grading of gastritis. The updated Sydney System. International Workshop on the Histopathology of Gastritis, Houston 1994. *Am J Surg Pathol* 1996;20:1161–1181.

[35] Jass JR, Filipe MI. The mucin profiles of normal gastric mucosa, intestinal metaplasia and its variants and gastric carcinoma. *Histochem J* 1981;13:931–939.

[36] Filipe MI, Potet F, Bogomoletz WV, et al. Incomplete sulphomucin-secreting intestinal metaplasia for gastric cancer. Preliminary data from a prospective study from three centres. *Gut* 1985;26:1319–1326.

[37] Filipe MI, Lake BD. *Histochemistry in Pathology*. Edinburgh: Churchill Livingstone; 1983:310–313.

[38] Rubio CA, Slezak P. Foveolar cell vacuolization in operated stomachs. *Am J Surg Pathol* 1988;12:773–776.

[39] Rubio C, Hayashi T, Stemmerman G. Ciliated gastric cells: A study of their phenotypic characteristics. *Mod Pathol* 1990;3: 720–723.

[40] Thompson IW, Day DW, Wright NA. Subnuclear vacuolated mucous cells: A novel abnormality of simple mucin-secreting cells of non-specialized gastric mucosa and Brunner's glands. *Histopathology* 1987;11:1067–1081.

[41] Doglioni C, Laurino L, Dei Tos AP, et al. Pancreatic (acinar) metaplasia of the gastric mucosa. Histology, ultrastructure, immunocytochemistry and clinicopathologic correlations of 101 cases. *Am J Surg Pathol* 1993;17:1134–1143.

第 23 章　小肠

■ Megan G. Lockyer / Robert E. Petras 著　■ 马晓燕 译　■ 黄文斌 校

1　大体解剖及外科视角

　　小肠位于腹腔内，是一个多卷曲的管状器官，上接胃幽门部，向下延伸至盲肠与升结肠的连接处。成人小肠平均长 6~7m[1]，根据不同的解剖学关系划分并定义为 3 段：十二指肠、空肠和回肠。十二指肠是小肠的最近端部分，长度为 20~25cm，起自胃幽门部，止于十二指肠空肠曲。十二指肠除最近端的数厘米以外，其余部分固定于腹膜后，呈 C 型或 U 型围绕胰头部[2]。十二指肠可进一步分为 4 个部分：①第一部分，也称为十二指肠上部或球部，是最近端和最上端的部分；②第二部分或降部，胆总管、主胰管和副胰管在此分别开口于各自的乳头；③第三部分或水平部；④第四部分或升部，从第二腰椎水平、中线稍偏左处转向前方，与小肠的其余部分相延续[2]。

　　空肠的起始部标志是一条纤维肌性组织条带，即十二指肠悬韧带（又称 Treitz 韧带），它将十二指肠末端与十二指肠空肠曲固定于后腹壁[3]。Treitz 韧带远端的小肠剩余部分被人为地分为空肠（近端 2/5）和回肠（远端 3/5，止于右侧髂窝内回肠与盲肠的连接处）[2]。

　　空肠和回肠之间虽没有明确的划分界限，但是由近及远，有几个相对独特的特征逐渐变得明显，这些特征有助于外科医师区分小肠的特定节段。例如，近端空肠的壁更厚，直径约为远端回肠的 2 倍。此外，空肠段具有更加显著的永久性环状褶（环形皱襞，也称为环状襞），术中可以自外部触及[1,4]。回肠肠系膜脂肪含量更多，形成致密而不透明的外观，与因脂肪较少而半透明的空肠肠系膜形成对比。最后，空肠大部分位于腹腔上部，而回肠大部分位于腹腔下部及盆腔[4]。

小肠的动脉血供起自主动脉干的 2 条主要分支：腹腔干和肠系膜上动脉[5]。十二指肠由 2 条动脉干的分支及动脉间的吻合支供应，其血供与胰头部的血供密切相关。空肠及回肠接受来自肠系膜上动脉更远端分支的血供[5]。淋巴及静脉回流系统沿动脉血供走行，淋巴引流至区域淋巴管和淋巴结，静脉回流入门静脉系统。毛细血管及乳糜管穿过绒毛。除非因进食含脂膳食而导致乳糜管扩张，否则常规染色一般无法区分。免疫组织化学抗体 D2-40 可选择性地表达于淋巴管内皮。毗邻绒毛内的乳糜管相互连接，并在绒毛下部融合形成一个更宽的窦，最终汇入黏膜下层的淋巴管网[6-7]。

小肠内的交感神经来自腹腔丛和肠系膜上丛，而副交感神经则来自迷走神经的远端分支，二者均紧随动脉走行并与其伴行进入肠壁。

2　生理学

小肠具有多种功能，其中最重要的是分解和吸收摄入的营养物质。摄入的较大碳水化合物和蛋白质在唾液腺、胃及胰腺分泌的酶的作用下，形成大小更适合小肠进一步消化的分子。在吸收上皮细胞的顶端，大量微绒毛形成刷状缘，提供了一系列完成肽类和碳水化合物水解过程的关键酶：氨肽酶、双糖酶和寡糖酶[8-10]。由此产生的单糖、游离氨基酸、二肽及三肽随后经小肠上皮吸收，大部分进入门静脉系统储存或分配至全身[11]。

脂肪的消化从舌脂肪酶（舌部腺体分泌）和胃脂肪酶开始。脂肪消化大多通过小肠肠腔内的胰脂肪酶催化，胰脂肪酶作用于食物内胆盐与乳化的脂滴。消化产物包括游离脂肪酸和单甘油酯，可弥散穿过肠上皮细胞的脂双层[12]。大部分产物经细胞质内再合成，形成甘油三酯，甘油三酯最终与胆固醇、磷脂和载脂蛋白结合形成乳糜微粒。成熟的乳糜微粒离开高尔基复合体，经胞吐作用穿过肠上皮细胞基底侧的细胞膜，随后进入局部淋巴系统[11,13]。

水和电解质、维生素、矿物质及多种药物也沿小肠黏膜面被吸收[14]。因此，该脏器的结构完整性对于营养状态的维持及适当的药物处理极为关键。小肠

的吸收功能具有区域差异，这具有重要的临床意义。例如，铁在近端吸收，而维生素 B$_{12}$（钴胺素）则优先在回肠内吸收。这些物质缺乏时，应及时排查乳糜泻和 Crohn 病。

小肠还具有推动和分段混合新接收的胃内容物与初步消化作用后的残留物的功能。尽管影响肠动力的因素很多，但最基本的收缩活动是从肠壁内单个平滑肌细胞的水平开始的[15]。个体处于进食状态或空腹状态时，小肠功能存在着重大的差异。进食时，扩张部分的肠管开始蠕动，这是一种由肠神经系统介导的向前推进动作，肌间神经丛的固有神经元在这方面的作用最重要[15-16]。相反，在禁食或两餐之间时，肠管缓慢而持续地反复收缩，试图清除整个肠腔内的所有残渣。促胃动素被认为在这种迁移性复合运动的产生中起着重要作用[16]。其他内分泌方面的影响，如自主神经系统和中枢神经系统，在这类固有活动中也具有调节作用。

小肠黏膜被覆细胞中能检测到多种激素[17]。虽然大部分细胞的确切生理学作用及其分泌产物仍有待明确，但有些被认为对肠道运动具有调节作用，或可影响邻近上皮细胞的功能[16,18]。

整个肠道，尤其是小肠在黏膜免疫方面具有关键作用。本章后面将详细讨论黏膜/肠道相关淋巴组织在针对黏膜遇到的微生物局部防御中所发挥的重要作用，以及对各种抗原所产生的初始免疫应答[19]。此外，这些组织是各种反应性及肿瘤性病变的发生部分。

3　组织学

尽管小肠内可存在局部组织学差异，但整个小肠的一般镜下结构是相似的。小肠肠壁可分为基本的 4 层结构：黏膜层、黏膜下层、肌层或固有肌层、浆膜层。

3.1　黏膜层

3.1.1　黏膜层的形态结构

由于小肠的主要功能是吸收消化后的营养物质，因此与肠腔内容物直接接触的黏膜层则具有与此相关的特化结构，几种结构上的适应增加了小肠原本有限

的表面积[20]。其中之一就是肉眼观察时很明显的环状襞（即环形皱襞），其走行方向与肠管纵轴相垂直[20-21]（图23.1），这些被覆黏膜的皱襞下层为轴心，并在与相邻永久性皱襞重叠之前几乎环绕整个肠腔1周。除了增加表面积之外，环形皱襞具有部分屏障作用，可减缓肠腔内容物向前流动的速度，从而增加内容物与吸收表面的接触时间。

黏膜层由上皮、固有层和黏膜肌层组成。表面上皮及固有层形成腔内突起，称为绒毛，这些镜下为指状或叶状的突起覆盖整个小肠黏膜面，是对增加小肠表面积最重要的形态学改变（图23.2，图23.3）[20,22-23]。每个绒毛表面被覆由多种细胞构成的单层上皮，上皮下方为固有层构成的轴心，内含有位于中央的淋巴管盲端（乳糜管），动静脉毛细血管网和大量迁移的细胞群（图23.4）[24-25]。

肠腺位于绒毛间及绒毛下方。这些管状肠道腺体开口于绒毛间，向下延伸至黏膜肌层（图23.3）。隐窝是表面上皮的下陷，而绒毛则是其上方的延伸。然而，这些黏膜隔室是连续的，因为形成绒毛轴心的黏膜固有层也围绕着隐窝。正常小肠内绒毛高度与隐窝深度的比值为（3~5）:1（图23.3）[20]。隐窝及其周围的黏膜固有层位于黏膜肌层之上，后者是一纤维肌性组织薄层，将黏膜层与其下的黏膜下层分隔开来。固有肌层和黏膜肌层平滑肌可利用平滑肌蛋白（smoothelin）免疫反应来鉴别，固有肌层为强阳性表达，而黏膜肌层常为阴性或弱阳性表达[26]。

3.1.2 黏膜层的成分及其构成

3.1.2.1 上皮

黏膜上皮分为绒毛部分和隐窝部分。尽管两者外观相似，但细胞类型却有所差别，基本功能也截然不

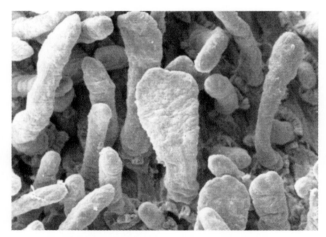

图23.2 小肠黏膜扫描电镜照片显示绒毛的指状或叶状外观。小肠远端（空肠和回肠）以指状绒毛为主，叶状绒毛更常见于十二指肠。如图所示的两种绒毛混合存在为正常表现

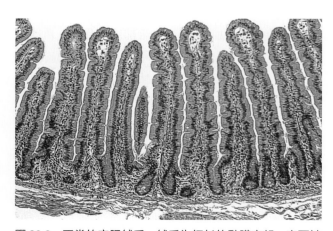

图23.3 正常的空肠绒毛。绒毛为细长的黏膜突起，表面被覆肠道上皮，其下为黏膜固有层轴心。黏膜底部可见一排肠腺（隐窝）。这些隐窝位于毗邻绒毛之间，并由形成绒毛轴心的同一固有层围绕

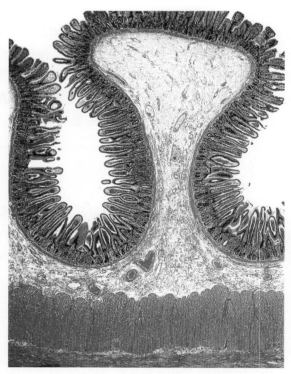

图23.1 单个皱襞或永久环状皱襞，由黏膜层及其下的黏膜下层轴心构成。腔内的黏膜突起（绒毛）使吸收表面积进一步扩大

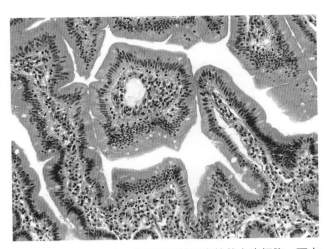

图 23.4　十二指肠绒毛表面被覆单层高柱状上皮细胞。下方的黏膜固有层轴心含淋巴细胞、浆细胞和结缔组织骨架，后者包括淋巴管（乳糜管）和上皮下的毛细血管网

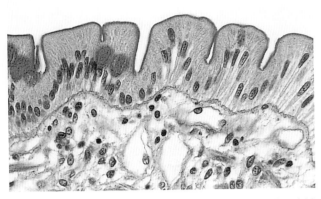

图 23.6　PAS 染色显示吸收细胞顶端表面的微绒毛膜－多糖包被复合体。分隔黏膜固有层与上皮成分的薄的上皮下基底膜也呈 PAS 染色阳性，但着色较浅。杯状细胞内含 PAS 染色阳性的中性黏液

同。然而，二者共同之处是细胞排列具有基本的极向，细胞核并列，并特征性地位于细胞基底部。

3.1.2.2　绒毛上皮

吸收细胞是绒毛中主要的上皮细胞类型。这些细胞呈高柱状，核位于基底部，圆形至卵圆形，细胞质嗜酸性（图 23.5）。细胞顶部表面含有致密的嗜酸性的刷状缘，由微绒毛 - 多糖包被复合体构成，PAS 染色阳性，（图 23.5，图 23.6）。微绒毛为均匀分布的

表面突起，能够增加小肠的黏膜表面积，此结构在电镜下显示最清楚（图 23.7）[27]。多个丝状结构从微绒毛表面发出并与之相连构成多糖包被[24]。微绒毛膜 - 多糖包被复合体中所含有的肽酶和双糖酶，这两

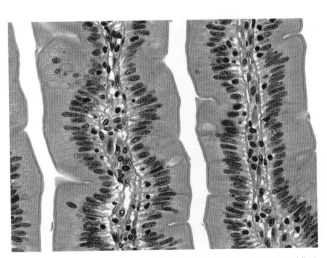

图 23.5　空肠绒毛高倍观，显示绒毛形态的一般特征。绒毛表面被覆柱状吸收细胞和杯状细胞（细胞质顶部有透明空泡），细胞核均位于细胞底部，圆形至卵圆形。吸收细胞表面有微绒毛（刷状缘）。注意上皮内淋巴细胞分散在上皮细胞之间

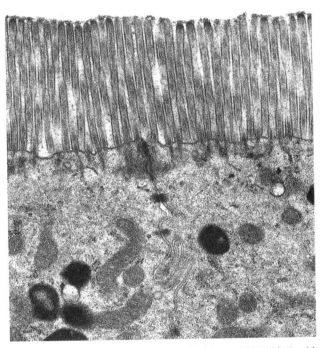

图 23.7　透射电镜照片显示吸收细胞表面发出的微绒毛。糖萼成分是微绒毛被覆的丝状层，但大多数在加工过程中丢失

种酶在终末消化过程中具有重要功能。该层绒毛上皮也可能对微生物及其他外源性物质发挥物理屏障作用[28]。小肠有一个主要由黏蛋白 MUC2 构成的黏液层，该黏蛋白是一种凝胶形成的黏蛋白[29-30]。MUC2和形成多糖包被的其他成分在吸收细胞内持续合成，并以动态方式运输至细胞表面替换原有包被[24,28,31]。黏液层中含有 Paneth 细胞与肠上皮细胞分泌的抗菌蛋白，形成一个保护上皮细胞表面不受细菌影响的抗菌梯度。虽然其功能还在进一步研究中，但小肠黏膜糖萼的缺乏是某些变态反应性肠病（如牛奶过敏）患儿唯一可检测到的组织学异常[28]。此外，有证据显示，早产儿的杯状细胞数量不足以及黏液生成的减少，会导致机体黏液分泌系统发育不良，因此，作为对感染的反应，分泌黏液的能力降低可导致如坏死性肠炎等严重疾病[30]。

　　杯状细胞散在分布于吸收细胞之间，含有特征性的顶部黏蛋白滴，以及位于底部、不明显的形态温和的细胞核（图 23.5）。杯状细胞内含有中性及酸性黏液，可作为分泌细胞维持肠腔内湿润而具黏性的环境[27]。对杯状细胞功能的进一步研究发现其可能具有一种门控作用，即通过杯状细胞的细胞膜边缘的内吞作用呈递抗原，从而控制分泌和免疫调节反应[30]。AB/PAS 联合染色下，黏蛋白滴通常呈蓝紫色（图 23.8）。小肠的酸性黏蛋白主要是唾液黏蛋白，结肠杯状细胞与其不同，主要为硫黏蛋白[32-33]。由远端至近端，小肠内杯状细胞数量逐渐增多，分别占十二指肠、空肠和回肠的 4%、6% 和 12%[27,29]。绒毛上皮内有散在的内分泌细胞，但在隐窝内数量更丰富。

　　上皮内淋巴细胞散在分布于上皮细胞之间，通常紧邻基底膜上方，近端小肠的上皮内淋巴细胞与上皮细胞的比例通常为 1 :（4～5）[34-36]（图 23.5）。上皮内淋巴细胞为 CD3+ 的 T 细胞（图 23.9），大多数表达 CD8[37-39]。5%～30% 的细胞具有 γδT 细胞受体，为 CD4-/CD8-、或 CD8+ 细胞[40]。CD4-/CD- 细胞更常见于回肠黏膜[40]，此处上皮内淋巴细胞数量非常少（低于 5 个 /100 个肠上皮细胞）[41]。γδT 细胞通过刺激杯状细胞功能和调控黏蛋白表达和糖基化，发挥宿主 - 微生物稳态的介导作用[42]。一些疾病以

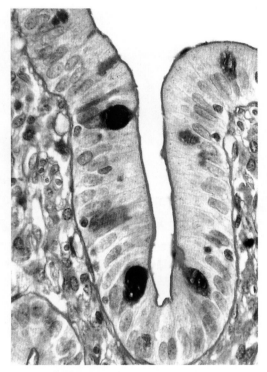

图 23.8　AB/PAS 联合染色显示小肠杯状细胞中位于顶端的特征性蓝紫色黏蛋白滴。其异质性组成（中性及酸性黏液）使两种染色结合在该黏液蛋白滴中，导致这种独特颜色的出现

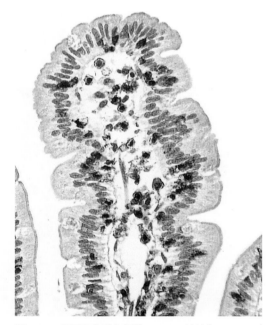

图 23.9　采用 T 细胞标记物 UCHL1 抗体（CD45RO）对小肠黏膜进行免疫染色。红棕色的阳性细胞为上皮内和固有层内的 T 淋巴细胞。上皮内淋巴细胞主要为 CD8+ 细胞，而固有层内主要为 CD4+ 细胞

上皮内淋巴细胞数量增多为特征，包括麸胶敏感性肠病（乳糜泻）、热带口炎性腹泻、贾第虫病、淋巴细胞性结肠炎和胶原性结肠炎[41-44]。

3.1.2.3 隐窝上皮

隐窝上皮的主要功能是更新上皮细胞[27]，因此隐窝内常见核分裂象（正常范围：1～12个核分裂象/隐窝）[45]。隐窝也含有杯状细胞和柱状细胞，后者中有部分是未分化细胞或干细胞[46]。黏膜中主要的4类上皮细胞（吸收细胞、杯状细胞、内分泌细胞、Paneth 细胞）均来源于干细胞。分化和成熟需要4～6天，此时细胞从隐窝深部迁移到绒毛顶部，之后，可能在该处通过凋亡而脱落入肠腔[46-50]；然而，Paneth 细胞仍存在于隐窝底部[44,48]。这个增殖分化的过程涉及复杂的分子途径，尤其是 Wnt 信号通路[51]。

隐窝内有相对丰富的内分泌细胞，单个散在或不连续地簇状分布[17]。内分泌细胞有两种形态学类型："开放型"细胞呈锥形，尖端指向其连通的腺腔；"封闭型"细胞呈梭形，与腺腔不相通[17]。小肠以"开放型"细胞最为常见。在 HE 染色切片中有些内分泌细胞基底部（核下）可见嗜酸性颗粒，可据此识别（图 23.10），但并非所有内分泌细胞都具有这种特点。使用免疫组织化学方法检测内分泌细胞的非特异性标记物（如嗜铬粒蛋白及 Syn）（图 23.11），或通过特异性内分泌化学成分的精确确定而更容易地识别内分泌细胞[52-54]。特异性激素成分的免疫染色对神经

内分泌肿瘤具有诊断价值[55]。电镜可用于确定细胞质内的神经内分泌颗粒，但很少用于临床诊断。

肠道内已被明确描述的内分泌细胞至少有16种[53,56]，均有各自特征性的区域性分布和构成。含胆囊收缩素、促胰液素、肠抑胃肽及促胃动素的细胞多分布于小肠近端，而含肠高血糖素、P 物质及神经降压素的细胞则更多见于回肠。含 5- 羟色胺及生长抑素的细胞没有明显的区域性分布，可见于整个胃肠道[54]。其中有些内分泌细胞在日常的胃肠道活动中发挥关键性作用。例如，在不同食物的刺激下，促胰液素及胆囊收缩素被释放，分别调节胰腺分泌和胆囊功能。其他大部分肠道内分泌细胞的生理学意义尚不确定或尚未可知[56]。

正常情况下，Paneth 细胞仅见于隐窝内，构成整个小肠隐窝底的大部分[57]。阑尾、盲肠和升结肠内也可有少量 Paneth 细胞[58]。Paneth 细胞呈锥形，顶端朝向隐窝腔。HE 染色切片容易见到胞质内特征性的核上强嗜酸性颗粒（图 23.10）。有趣的是，含苦味酸的固定剂（如 Hollande 固定液、Bouin 固定液）

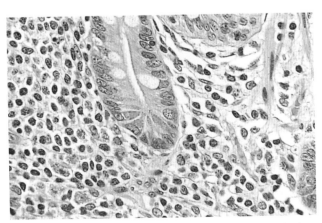

图 23.10 单个隐窝周围的正常固有层内有大量迁移细胞。隐窝内可见吸收细胞和杯状细胞，此外，还可见到一个内分泌细胞（核下有嗜酸性颗粒）和数个 Paneth 细胞（核上有嗜酸性颗粒）

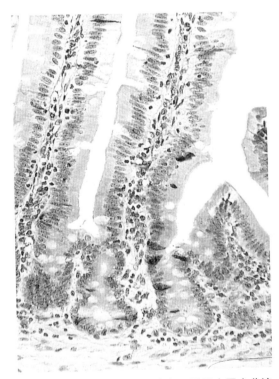

图 23.11 嗜铬粒蛋白免疫染色，显示大量内分泌细胞位于隐窝内、个别散在分布于绒毛表面

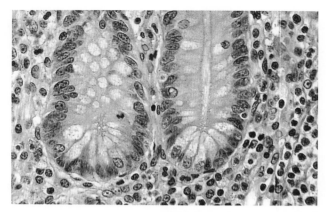

图 23.12 虽然 Hollande 固定液及其他含苦味酸的固定液对细胞形态学细节的保存较好，但与 4% 甲醛溶液相比时，Paneth 细胞中特征性的核上嗜酸性颗粒不那么容易见到（图 23.10）。透亮空泡取代了 Paneth 细胞（沿隐窝底部分布）内独特的嗜酸性颗粒。注意，该隐窝内有一个内分泌细胞维持了其核下颗粒状染色的特点

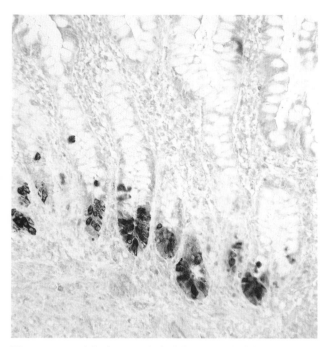

图 23.13 α 防御素 HD5 免疫染色显示隐窝底部的 Paneth 细胞

会掩盖这些颗粒的嗜酸性着色，常常仅见不显色的细胞质内空泡[57]（图 23.12）。这些细胞的细胞核为圆形，核仁明显。Paneth 细胞含有溶菌酶、防御素及免疫球蛋白，似乎具有吞噬能力。α 防御素 HD5 具有抗菌活性，免疫组织化学及原位杂交检测显示该物质位于 Paneth 细胞内[59-60]（图 23.13）。Paneth 细胞的定位及其内容物构成表明，Paneth 细胞为干细胞的一种保护因子，并参与肠道微生物的调节[59-60]。

隐窝上皮也含有以 CD8[+] T 细胞为主的上皮内淋巴细胞[61]。其他类型炎症细胞，如中性粒细胞及浆细胞正常情况下一般不存在于隐窝或绒毛上皮内，它们的出现提示为病理状态[43]。

3.1.2.4　上皮的免疫染色模式

癌胚抗原 CEA 和 CD10 表达于被覆绒毛及衬覆隐窝的细胞顶端表面，研究显示其定位于多糖包被的表面部分[62-63]。此外，杯状细胞中的黏蛋白小滴也含有大量 CEA，因而 CEA 多克隆抗体标记为强阳性。但正常小肠无细胞内 CEA 免疫着色[62]。CEA 及 CD10 免疫组织化学检查可用于证实一些病理状态如微绒毛包涵体病[63-64]。

HLA-DR 样抗原局灶性散在分布于小肠柱状细胞的顶端[65]。抗 HLA-DR 免疫染色显示其反应强度自绒毛表面向隐窝底部逐渐降低。固有层内沿毛细血管壁分布的免疫相关细胞，如淋巴细胞（多为 B 细胞）及巨噬细胞，也表达 HLA-DR[65]。

3.1.2.5　黏膜固有层

黏膜固有层位于黏膜的中间，黏膜肌层上方，围绕隐窝并向上延伸为小肠的绒毛轴心，具有结构作用和免疫学功能。隐窝上皮及绒毛上皮位于黏膜固有层之上，它们与固有层之间由一种独特的基底膜分隔，交界处为一条纤细的 PAS 染色阳性的嗜酸性条带（图 23.4 ~ 23.6）。电镜下，上皮下基底膜是一种连续的结构，由基板、深层的胶原 / 网状纤维网和基质构成[24]。紧邻上皮细胞及基底膜下的一层间充质细胞被称为隐窝周围成纤维细胞鞘[66]。交织分布的胶原束和其他结缔组织纤维、成纤维细胞、成熟的纤维细胞和平滑肌细胞组成了黏膜固有层的框架，毛细血管、淋巴管和神经各自通过不同的路径进出小肠各个部分。

小肠固有层内有非常丰富的免疫活性细胞（图 23.10，图 23.12），提示其在免疫系统中具有重要作用。共生菌与肠腔内的食物成分使机体暴露于大量抗原之下，而肠道则是机体免疫系统中最大的组成部分。

简单地说，肠道免疫系统可分为弥散部分和集合

部分。弥散部分包括整个小肠固有层内的免疫活性细胞、炎症细胞和上皮内淋巴细胞。小肠集合性淋巴组织包括肠道集合淋巴结（又称 Peyer 斑）和孤立性淋巴滤泡。从免疫学角度来说，小肠集合性淋巴组织是 B 细胞和 T 细胞效应诱导的主要部位，而固有层内的弥散性淋巴组织则主要发挥效应功能。

小肠固有层内含有大量浆细胞、淋巴细胞和嗜酸性粒细胞，以及少量巨噬细胞 / 组织细胞、树突状细胞和肥大细胞。浆细胞是固有层内数量最多的细胞成分，大部分都含有胞质 IgA（图 23.14）。据估计，空肠含有 2.5×10^{10} 个分泌 IgA 的浆细胞，比骨髓、淋巴结和脾脏内浆细胞的总和还多[67]。IgA 向肠腔内分泌的过程需要肠道表面上皮细胞的主动参与。聚合型 IgA 首先与上皮基底侧细胞膜的受体结合，在该处发生受体介导的内吞作用。经穿过细胞质的直接转运后，囊泡与腔面细胞膜融合，IgA 分泌入肠腔。IgM 以相似的方式被分泌入肠腔。与非黏膜部位不同，表达 IgG 的浆细胞在肠道内并不常见[68-69]。

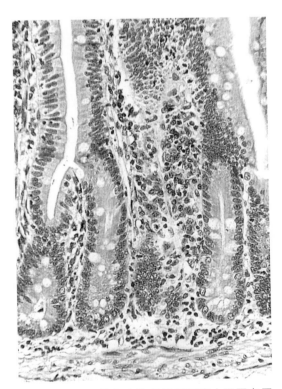

图 23.14 α 重链免疫染色显示正常小肠固有层内可见大量含 IgA 的浆细胞（红棕色细胞质染色）。注意，与 T 细胞相反（图 23.9），浆细胞位于黏膜固有层内，正常黏膜上皮内没有浆细胞

固有层内的淋巴细胞主要由 CD3+/CD4+T 细胞构成（图 23.9）[37,67,70]，包括可释放 B 细胞生长因子以促进 IgA 产生的 Th2 细胞，以及能够清除炎症反应的 Treg 细胞[71-72]。

嗜酸性粒细胞由骨髓产生，主要在黏膜部位，胃肠道黏膜固有层是其主要靶点，甚至健康人群的固有层内也可见到较多嗜酸性粒细胞[73]。嗜酸性粒细胞是先天性免疫系统的重要组成部分，被认为在对抗肠腔内细菌的肠屏障的稳态维持方面发挥了重要作用。嗜酸性粒细胞胞质颗粒含有主要碱性蛋白、嗜酸性粒细胞阳离子蛋白和嗜酸性粒细胞过氧化物酶，这些成分均具有杀菌活性[74-75]。在多种疾病状态下，黏膜内嗜酸性粒细胞数量增多，包括原发性嗜酸性粒细胞性胃肠疾病，如嗜酸性粒细胞性胃肠炎 / 小肠炎，以及继发性嗜酸性粒细胞性疾病，如食物过敏和寄生虫感染[43,73]。

在小肠黏膜固有层的固有成分中，巨噬细胞和树突状细胞不明显，其形态需要免疫组织化学染色来显示：CD68 标记巨噬细胞[76]，CD11b、CD11c 或 CD209 标记树突状细胞[77-78]。除了具有吞噬活性和杀菌活性外，巨噬细胞还参与黏膜的免疫调节，在将抗原呈递给 T 细胞的过程中发挥重要作用[79]。树突状细胞也可能在肠道 Treg 细胞的胸腺外产生中发挥积极的作用[80]。小肠内的巨噬细胞大多位于固有层内紧贴表面上皮之下的位置，常聚集于绒毛顶端附近[38,81]。不同于血液中的单核细胞，小肠内的巨噬细胞似乎维持在仅部分活化的状态，不能产生前炎症细胞因子、活性氧和氮中间物，而这些产物是一般的巨噬细胞和单核细胞的特征。这种不稳定状态可能对黏膜稳态至关重要，在这个稳态中，巨噬细胞发挥摄取和杀灭微生物的功能，但不会诱发潜在的损伤性炎症级联反应。小肠巨噬细胞吞噬能力的显著增加可见于播散性鸟 – 胞内分枝杆菌复合菌组感染和 Whipple 病，此时的黏膜固有层内充满胞质饱满的巨噬细胞[43,82-83]。

在常规 HE 染色切片中观察小肠时，肥大细胞相对不易被发现。然而，采用组织化学染色如甲苯胺蓝或吉姆萨染色，或通过 c-kit（CD117）抗体或肥大细胞类胰蛋白酶抗体行免疫组织化学染色时，固有层内的肥大细胞容易被识别。文献中，正常黏膜内肥大细胞的数量差异较大。健康个体十二指肠内的肥大细胞的平均数量 >50 个 /HPF[84]。肥大细胞具有 IgE 表面受体，可能参与超敏反应。肥大细胞的胞质颗粒含有组胺及 5- 羟色胺，与来自嗜酸性粒细胞的其他因子共同作用，能够引起神经刺激及平滑肌收缩。活化的肥大细胞也释放多种细胞因子、白三烯和前列腺素。基于它们的强效作用，胃肠道肥大细胞活化时，例如在蛋白过敏的情况下，其局部症状包括腹痛、腹泻和呕吐，而全身反应包括皮肤超敏反应（荨麻疹）或哮喘。肥大细胞在肠易激综合征的发病过程中的潜在作用可能与其接近肠道神经纤维有关[73]。

罕见情况下，小肠的上皮下（黏膜固有层）可见到内分泌细胞，但这种情况更常见于阑尾[85]。偶尔，在基本健康的个体和某些疾病患者（如 Crohn 病）的小肠固有层内可见神经节细胞，这些细胞可能与巨细胞病毒感染所致的细胞改变相混淆。

3.1.3　黏膜肌层

黏膜肌层是黏膜的最外层及界限，是一条纤细的

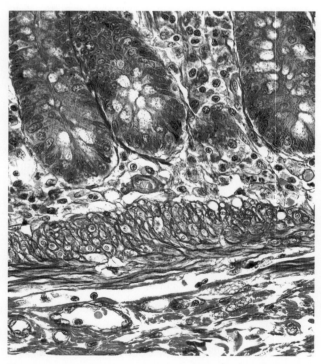

图 23.15　高倍镜下显示，黏膜肌层由内环肌层和外纵肌层构成（Masson 染色）。HE 染色切片中，黏膜肌层的分层结构显示不清，表现为固有层与黏膜下层间的薄层嗜酸性条带

由弹力纤维和内环行、外纵行两层平滑肌组织构成的组织条带（图 23.15）。但常规光学显微镜下这些层次显示并不明显。如前所述，smoothelin 免疫染色阴性或弱阳性是该层的特征[26]。黏膜肌层发出的平滑肌束进入黏膜固有层并延伸至绒毛内。黏膜肌层是黏膜的重要结构基础，如果活检标本中没有黏膜肌层，则会导致绒毛的定向失败，这种假象可能对最佳判读造成干扰[86]。并非所有部位都有清楚的黏膜肌层，特别是十二指肠的十二指肠腺腺区域和邻近黏膜淋巴组织聚集的区域。

3.2　黏膜下层

黏膜下层位于黏膜肌层与固有肌层之间，由胶原纤维、弹力纤维及成纤维细胞构成（超微结构水平），细胞稀少，排列疏松，呈规则的蜂窝状。黏膜下层也可含有散在的、非常不明显的游走细胞（如组织细胞、淋巴细胞、浆细胞和肥大细胞）及脂肪组织。整个胃肠道内的组织学表现相似，在维持小肠结构完整性方面的主要作用也是相似的[87]。黏膜下层是局部血管、淋巴管走行及分布的集中部位。管径相对较大的动脉、静脉和淋巴管在该层内分别形成广泛的脉管丛和网络（图 23.16）。许多穿通性毛细脉管通过这个"脉管中心"完成大部分黏膜层和固有肌层的血供和引流。淋巴管可通过其薄管壁和腔内红细胞的缺乏而与血管区分开来。然而，某些免疫组织学模

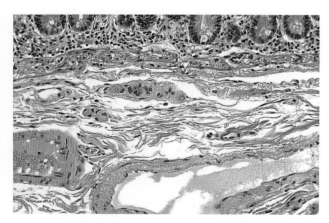

图 23.16　正常情况下，黏膜下层与黏膜层间有嗜酸性着色的黏膜肌层分离。黏膜下层为细胞稀少的胶原纤维组织和明显的血管成分。注意紧邻黏膜肌层下方的黏膜下神经丛内的神经节细胞

式和超微结构特征对两者的鉴别更有帮助[25,88-89]。具体地说，就是免疫组织化学染色时毛细血管内皮细胞表达 PAL-E 和Ⅷ因子相关抗原，而淋巴管内皮细胞通常缺乏这些抗原位点，对这些抗体不显色[88-89]。此外，超微结构观察，毛细血管有连续的基底膜、内皮细胞有窗孔、可见周细胞包绕；毛细淋巴管的基底膜不连续，内皮细胞无窗孔，没有周细胞包绕[24-25]。尽管黏膜下层可以见到明显的小淋巴管，但是和黏膜层一样，显著扩张的淋巴管一般见于病理状态，如肠淋巴管扩张或 Crohn 病[43,90]。

黏膜下层内的神经结构也很明显。肠道神经系统有 2 个主要整合中心，而黏膜下神经丛是其中之一。黏膜下神经丛由神经节网络构成，通过神经突起相互连接[91]。神经节由致密的神经元（神经节细胞）聚集而成，在 HE 染色切片中容易识别，神经节细胞特征性表现为胞体大、卵圆形、细胞胞质丰富、粉染、泡状核，单个明显的嗜酸性核仁（图 23.16）。黏膜下神经丛内还可见到大量 S-100 蛋白阳性的施万细胞、神经胶质样细胞及神经突起。正常状态下，包括神经节在内的整个神经丛不含有结缔组织成分或脉管结构[91-93]，也没有炎症细胞。因此，如果出现炎症细胞，在已排除原发性炎性肠病（IBD）的情况下，要考虑神经丛特异性损伤性疾病的可能（如炎性神经病变）[92]。黏膜下神经丛与肌间神经丛（见后文）、外部（自主）神经突起之间均存在神经通路。

3.3 外肌层

外肌层（或固有肌层）是围绕黏膜下层外层的厚的平滑肌层。其外部被浆膜下结缔组织所覆盖，并且大部分被浆膜所覆盖。外肌层分为外纵行和内环行两层平滑肌，两层平滑肌相互垂直（图 23.17），应用免疫组织化学染色，如 SMA 和 smoothelin 时，呈强阳性表达[26]。血管、淋巴管和神经走行于外肌层中，纤细的胶原间隔围绕平滑肌细胞群，形成特征性的平滑肌束及肌包（图 23.17）。然而，此层的纤维组织在正常小肠中最少[89]，因此，即使是轻微的纤维性改变或胶原沉积，也有意义。此外，仅有少数疾病（包括缺血、辐射、家族性内脏肌病、硬皮病及分枝杆菌感染）与肌层的纤维化有关，有助于缩小鉴别

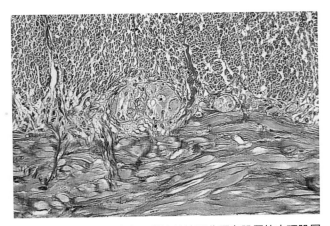

图 23.17　Masson 染色可以清楚地区分固有肌层的内环肌层（上）和外纵肌层（下）。明显的肌组织（红色）被纤细的胶原纤维（蓝色）分隔成大小不等的束状。注意，肌间神经丛中的神经节，特征性位于两层平滑肌之间。肌层内的纤维组织极少，也并非神经丛的正常组成部分

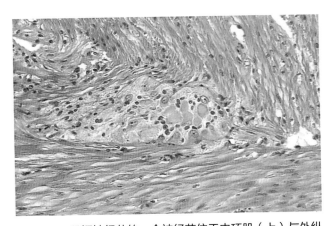

图 23.18　肌间神经丛的一个神经节位于内环肌（上）与外纵肌（下）的交界面处。神经节细胞（神经元胞体）明显，特征性表现为胞体多边形，细胞质丰富淡染，核偏位，肠肌丛内还可见梭形的神经突起和施万细胞混杂

诊断范围[43]。

肌间神经丛是肠道神经系统的主要的神经丛之一，位于外纵行与内环行两层平滑肌之间（图 23.17～23.19）。肌间神经丛的组成与黏膜下神经丛相似，但神经节更大，神经元数量更多，神经丛网络更致密[92]。因此，对于那些特异性累及肠道神经系统的疾病，如各种内脏神经病，最好选择肌间神经丛作为评估对象。由于常规制片仅能见到神经丛的一小部分，而且多种疾病所导致的改变在 HE 染色切片上也

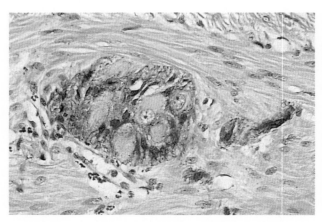

图 23.19 S-100 蛋白免疫染色突出显示神经节内不太明显的施万细胞成分，它还标记了伴随神经突起的施万细胞，这些神经节在神经丛系统内彼此相互连接。注意，神经节细胞不表达 S-100 蛋白

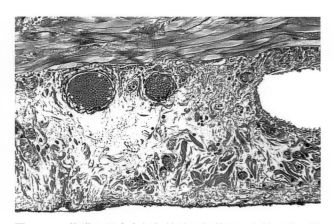

图 23.21 浆膜下层含有纤细的胶原纤维网、血管、淋巴管和神经。浆膜由一层薄的纤维层（图底部的蓝色部分）及其被覆的单层间皮细胞构成。然而，在外科送检标本中，间皮细胞常脱落。图中还可见到固有肌层的一部分外纵肌（顶部）（Masson 染色）

管、淋巴管和神经的分支（图 23.21）。

4 小肠独特的区域性特点

4.1 十二指肠

观察不到，因此，目前对这类疾病的诊断，需要采用更厚、更大、银染完整的纵切面切片 [92]。最后，虽然重要性较低，但在小肠壁内也存在深肌丛、浆膜下丛和数个黏膜神经丛 [94]。ICC 在肌间神经丛周围和环行肌层间的间隔内形成网状框架（图 23.20）。这些"起搏细胞"在肠运动中发挥关键作用，需要特殊染色（如 CD117 及 CD34 免疫染色）才能被观察到 [95-97]。

3.4 浆膜及浆膜下层

浆膜包绕小肠外表面的大部分，其最外层是单层立方形间皮细胞，之下为薄层疏松结缔组织带。浆膜下层是指间皮以内、外肌层以外的组织，其内有血

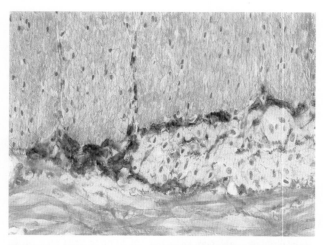

图 23.20 CD117（c-kit）免疫染色显示肌间神经丛周围的 ICC

十二指肠具有几个独特的组织学特征，这与其直接毗邻幽门有关。胃、十二指肠交界处虽然大体上比较清楚，但组织学上分界不清 [98]（图 23.22，图 23.23）。3 种独特的上皮类型在十二指肠内逐渐转变 [99]：①与幽门黏膜一致的胃窦型黏膜上皮；②以绒毛被覆吸收上皮、散在杯状细胞为特征的"普通小肠型"（空肠型）；③过渡型（图 23.23），同一绒毛的被覆上皮同时具有胃窦型和普通小肠型上皮的特征。胃、十二指肠交界处，胃窦型黏膜形成不规则的波浪形突起，向十二指肠延伸 1～2mm，邻接长度为 2～3mm 的过渡型上皮 [99]。在其远端，仅为普通小肠型黏膜 [99]。发生在十二指肠远端和小肠剩余部分的过渡型上皮被命名为胃型化生 [43]。

虽然十二指肠黏膜可见到长的绒毛，绒毛高度与隐窝深度比值约为（3～5）：1，但更常见到的是短而宽的绒毛，偶有分支延伸，尤其是在第一部分（十二指肠顶部或球部）[100]（图 23.24）。当在扫描电镜或解剖显微镜下观察时，绒毛一般为叶状，伴少数指状结构 [27,100-101]（图 23.25）。与其余的近端小肠相比，

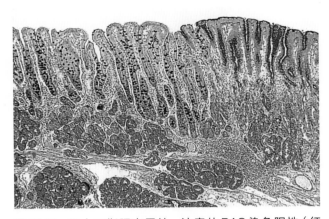

图 23.22　胃十二指肠交界处。注意从 PAS 染色阳性（红色）的胃小凹上皮和其下的幽门腺（右）移行为十二指肠的绒毛型黏膜结构（左），后者主要被覆 AB/PAS 染色阳性（蓝紫色）的杯状细胞和吸收细胞。注意幽门腺（右）和十二指肠腺（左）均仅含 PAS 染色阳性的中性黏液。然而十二指肠腺主要位于黏膜下层，而幽门腺位于黏膜内（AB/PAS 染色）

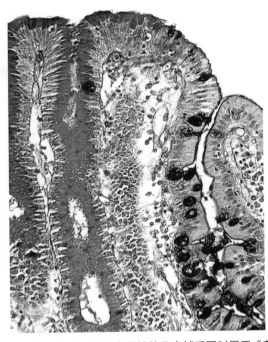

图 23.23　位于胃十二指肠交界处的几个绒毛同时显示"普通小肠型"上皮和 PAS 染色阳性的胃窦型胃小凹上皮。这种过渡型上皮是在该区域内发现的一种特征性表现。在更远端的小肠部位，这种过渡型上皮称为胃型化生（AB/PAS 染色）

十二指肠黏膜固有层内的单核细胞数量增多[100-101]。这些不同的发现被认为是正常现象，可能是酸性胃内容物对最近端肠道部位的影响的结果[58,101]。

　　胃肠道的黏膜下层缺乏腺体，但有 2 个部位例外：食管及十二指肠。黏膜下十二指肠腺是位于十二指肠的腺体类型，实际上，该腺体常被病理学家用来在组织学上判断某段小肠是否为十二指肠。十二指肠腺起始于胃十二指肠交界处的远端，主要集中在该区域，并沿十二指肠逐渐减少[102]。在肝胰壶腹入口以下，仅可见散在的小群腺体。罕见情况下，十二指肠腺可超过十二指肠空肠曲很短的距离[103-105]。

　　十二指肠腺是由管泡状腺构成的小叶状聚集物，主要位于黏膜下层，但常穿过黏膜肌层进入到肠腺下方的黏膜层深部（图 23.24，图 23.26）。平均有约 1/3 的腺体位于黏膜内[103]。十二指肠腺被覆立方形及柱状细胞，胞质均一淡染，核卵圆形，位于基底部。细胞质内含 PAS 染色阳性和耐淀粉酶的中性黏液（图 23.22）。偶而可见到细胞顶部有浓缩的黏液，且核周空泡化或透亮的黏液细胞。虽然意见不统一，但这种改变被认为代表着腺体的分泌期（即最近有进食）[106-107]。腺体内容物通过被覆相似上皮的导管排出，常可见这些导管穿过黏膜肌层（图 23.26）。这

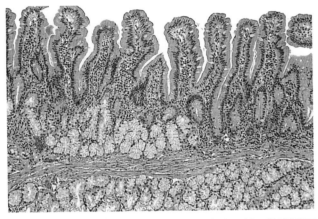

图 23.24　十二指肠以短而稍宽的绒毛为主。其下的黏膜下十二指肠腺是该部位小肠所特有的特征。注意部分的十二指肠腺常见于黏膜肌层上方

些导管在不同水平排入隐窝[105]。十二指肠腺及其导管因缺乏杯状细胞且 PAS 染色时细胞质弥漫性阳性而与周围隐窝有所区分[105]。

　　虽然十二指肠腺的被覆上皮细胞大部分为黏液细胞，但也可见到散在分布的内分泌细胞和 Paneth 细胞。由于其细胞质呈嗜酸性颗粒状，故能在 HE 染色

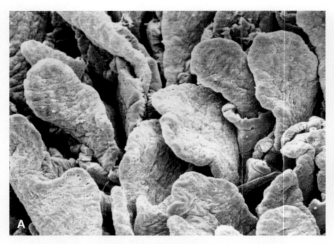 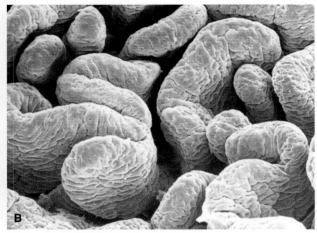

图 23.25 十二指肠黏膜的扫描电镜照片。十二指肠以叶状（A）和嵴状（B）绒毛为主

切片中显示[108]。使用免疫组织化学方法观察，有些十二指肠腺含有生长抑素、促胃液素及 YY 肽[109]，但十二指肠腺的导管没有内分泌细胞[109]。

肽能神经纤维，主要表达血管活性肠肽和 P 物质，走行于十二指肠腺体内和腺体之间。这些神经内分泌物质在腺泡分泌的局部调节中可能很重要，但这一功能仅在血管活性肠肽中被证实[109]。十二指肠腺的功能虽尚未完全阐明，但其黏液可能是保护十二指肠黏膜免受酸性胃内容物带来的潜在损伤的首要屏障[104]。

十二指肠腺增生有 3 种表现形式：①弥漫性腺体增生，导致大部分十二指肠呈粗糙的结节状；②近端十二指肠内孤立的散在结节；③孤立性结节，常被诊断为十二指肠腺 "腺瘤"[103,110-111]。这 3 种类型

的增生通常均由形态正常的十二指肠腺数量增多而形成，并伴有不同比例的平滑肌组织（图 23.27）。腺瘤和增生之间的区别是人为划分的，没有任何证据表明其中某一种增生是肿瘤性的[110]。此外，发生于十二指肠腺的癌尚未被明确证实[43]。由十二指肠内这些黏膜下腺体聚集形成的结节或息肉样结构，可被称为十二指肠腺结节[43]。

十二指肠假黑变病或棕黑色色素颗粒，主要出现于固有层内的巨噬细胞，罕见情况下可发生于十二指

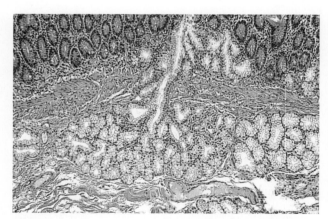

图 23.26 黏膜下十二指肠腺小叶，其引流导管穿过黏膜肌层。注意隐窝上皮与十二指肠腺及其导管上皮之间的鲜明对比

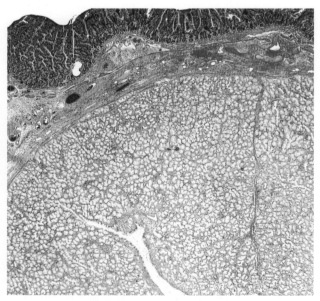

图 23.27 十二指肠腺结节由大量正常表现的十二指肠腺构成，并混有平滑肌。表面为正常的十二指肠黏膜绒毛

肠近端[112]（图23.28）。脂黑素、蜡样质、铁、硫化物及含铁血黄素在这类沉着物中均可检出。大多数报道的病例为高血压患者，并伴有上消化道出血、慢性肾衰竭或糖尿病[112]。

4.2 空肠

空肠是小肠中特征性结构最少的节段，其组织学特征非常类似一般的小肠描述。然而，空肠有一个特征性特点是发育明显的环行皱襞或永久性环状襞，也称为Kerckring瓣和纵裂瓣膜（图23.1）。这些褶皱在小肠这个节段中最高和数量最多（即排列紧密）[27]。组织学上，空肠绒毛高，绒毛高度与隐窝深度比值约为（3~5）:1，大部分空肠绒毛为纤细的指状（图23.2，图23.3），而回肠绒毛稍短，近端十二指肠的绒毛呈叶状，偶有分支或末端圆钝[27,57]。这些形态学的过渡是逐渐发生的，尤其是在可移动的小肠中，空肠与回肠的分界是人为划分的。

4.3 回肠

回肠有许多独特的特征，包括它与大肠的独特连接、高度密集的淋巴组织以及色素沉着。在盲肠与升结肠连接处，回肠突入到大肠2~3cm。末端回肠突向大肠内的这段乳头状突起被大肠黏膜包绕，两者的关系类似于宫颈与阴道的关系[113]。这个部位的括约肌，连同外部韧带支持，共同负责其功能调节，以保证回肠内容物向下流动，同时阻止反流[113-114]。组织学上，黏膜的移行表现为沿着短的盲肠内回肠段的不同长度的绒毛逐渐消失，回肠黏膜与大肠黏膜相融合（图23.29）。正常回盲部黏膜下层可能含有大量的脂肪，弥漫性分布，并与腹腔其余部分的脂肪含量相一致[115]（图23.29）。事实上，在罕见情况下，此处的脂肪可形成明确的肿块，即所谓的回盲部脂肪增生，为良性病变，据报道该病变可导致多种症状，如腹痛和下消化道出血[115]。

与空肠及十二指肠相比，回肠独特的黏膜特征包括：较短且较少的环行皱襞，上皮内杯状细胞比例增加（图23.30）。绒毛较小肠近端部位的更短，且锯齿状改变更少，但常呈明显的指状[27]。绒毛不太直，导致正常标本的纵切面显得平坦[116]。这些特征由近端至远端逐渐变得更加明显，并且在回肠远端最为明显。

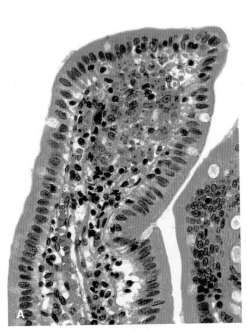
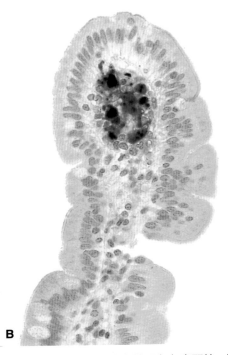

图23.28 十二指肠黏膜固有层。A. 十二指肠黏膜固有层内的巨噬细胞含有棕黑色色素颗粒，这是十二指肠假黑变病的特征。B. 普鲁士蓝染色显示色素内明显的铁成分

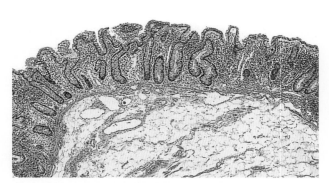

图 23.29 回盲连接处从回肠的绒毛状黏膜表面（左侧）移行到大肠的平坦黏膜（右侧）。注意黏膜下明显的脂肪组织是该区域的一个特征

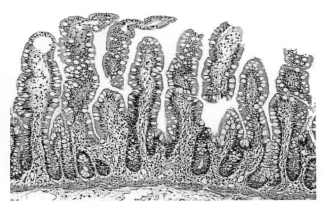

图 23.30 回肠黏膜特征性表现为纤细和相对较短的绒毛（与图 23.3 的空肠绒毛相比），被覆大量杯状细胞，吸收细胞数量较少

回肠含有明显的集合淋巴组织，包括派尔集合淋巴结和孤立性淋巴滤泡[27]。派尔集合淋巴结主要沿小肠系膜对侧缘分布，在回肠末端密度最大。在人类中，派尔集合淋巴结最早出现于妊娠第 19 周[117]。其数量和大小在青春期时达到最大[117-118]，然后退化，但大多数人的派尔集合淋巴结将终生存在[119]。较大的派尔集合淋巴结在大体及内镜下均可见到。派尔集合淋巴结内的淋巴组织可增生，超过 1/3 的小儿回盲瓣特发性肠套叠病例与这种菜花样性淋巴组织增生有关[120-122]。

派尔集合淋巴结占据黏膜层和不同比例的黏膜下层。其上方的绒毛形成不良或缺失。从免疫学角度看，小肠内集合淋巴组织可被视为免疫诱导 T 细胞、B 细胞应答的主要部位。结构和功能上，派尔集合淋巴结可分为 4 个独特的部分：淋巴滤泡、上皮下穹顶、滤泡间区及滤泡相关上皮[123]。派尔集合淋巴结内的淋巴滤泡可少至 5 个，可多达数百个。与其他淋巴结内的淋巴滤泡一样，派尔集合淋巴结内的淋巴滤泡以 B 细胞为主，另外含有滤泡树突状细胞和巨噬细胞。大多数淋巴滤泡可见含有 $CD10^+$ 和 $Bcl-2^-$ 的 B 细胞的生发中心，在 $CD4^+Th$ 细胞、树突状细胞和巨噬细胞的影响下，发生免疫球蛋白种类的变化，导致产生表达 IgA 的 B 细胞[124-125]。生发中心被 IgD^+ 和 IgM^+ 的 B 细胞所构成的套区包绕。上皮下穹顶位于淋巴滤泡与被覆的淋巴滤泡相关表面上皮之间，含有一组异质性细胞群，包括 B 细胞、巨噬细胞、树

突状细胞和浆细胞[119]（图 23.31）。滤泡间区富含 T 细胞，是抗原负载的树突状细胞与 T 细胞相互作用并导致 T 细胞活化的部位，而孤立性淋巴滤泡中缺少滤泡间区[126]。

不同于淋巴结通过输入淋巴管接受抗原，来自小肠的肠腔抗原通过滤泡相关上皮被转运到派尔集合淋巴结以及孤立性淋巴滤泡。这种特化的抗原转运上皮细胞称为 M 细胞（membrane or microfold，膜细胞或微皱褶细胞），负责从肠腔内摄取抗原并运输到其下的淋巴组织中，并在此处理抗原和激发免疫应

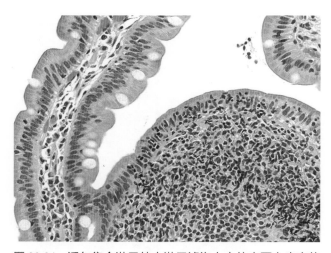

图 23.31 派尔集合淋巴结内淋巴滤泡上方的表面上皮高倍观。多形性生发中心（下）被由单形性小圆形淋巴细胞构成的套区围绕。淋巴滤泡之上为上皮下穹顶区，内可见淋巴细胞、浆细胞和巨噬细胞。滤泡顶部上皮的特征是杯状细胞少或无，超微结构和免疫表型分析，这些上皮细胞大多数符合 M 细胞的特征

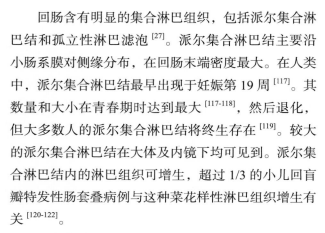

答[127-130]。与毗邻的肠细胞相比，M 细胞具有独特的形态学特征，包括：刷状缘的排列不佳，绒毛短而不规则，多糖包被薄于邻近肠细胞[127]。M 细胞不产生具有消化活性的酶，缺乏碱性磷酸酶和蔗糖 – 异麦芽糖酶，这些都是吸收上皮的典型特征，因此可作为识别 M 细胞的阴性标志物[131]。在 M 细胞的基底侧有大的质膜内陷，其内含有 B 细胞、T 细胞，以及巨噬细胞和树突状细胞[132]。这种质膜内陷有助于来自肠腔的抗原与适应性免疫系统的细胞相互作用。经抗原活化后，M 细胞可以募集树突状细胞到上皮下穹顶部[125]。树突状细胞在通过滤泡相关上皮被转运的抗原的摄取中发挥了重要作用。除了捕获可溶性抗原外，树突状细胞也能捕获凋亡的上皮细胞[133]。

在成人派尔集合淋巴结的深部，常可见到不规则沉积的棕黑色色素颗粒[134]（图 23.32）。尽管其来源有争议，但空气或饮食来源是最有可能的[134-135]。这些颗粒主要聚积于巨噬细胞内，X 线光谱检查分析显示这种色素含有的独特矿物质成分包括硅酸盐、铝和钛[134-135]。这些色素是惰性的，尚无已知的临床病理

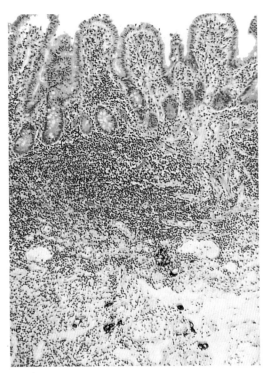

图 23.32　回肠派尔集合淋巴结深部致密的棕黑色色素颗粒。这些色素颗粒一般位于巨噬细胞内

学意义。

Merkel 憩室也是回肠内常见到的独特特征，是最常见的肠道先天性异常，见于 1%～2% 的正常人群[43]。Merkel 憩室常发生于末端回肠距回盲部连接处约 20cm 处，表现为肠系膜对侧的肠壁外凸，代表着网膜肠管的连续性出现异常。Merkel 憩室虽多为偶然发现，但可导致下消化道出血或小肠梗阻[136-137]。组织学上，50%～70% 的病例憩室完全由小肠黏膜衬覆，其余病例可见异位的胃或胰腺组织，一般见于憩室的最远端[137]。

5　特殊注意事项

5.1　地域、年龄及饮食因素

由于地域和局部环境因素可能影响小肠的形态学，因此，有关个体居住地和近期旅行的历史数据对于组织标本的准确评估是必不可少的。居住或长时间访问热带欠发达地区的个体的标本显示出与温带地区人群明显不同的小肠绒毛表现[43,138-141]。这些来自热带欠发达地区人群的空肠活检标本显示，叶状绒毛显著多于指状绒毛，固有层内单核细胞数量增多[142]。绒毛的这种差异组织学上表现为绒毛短小，呈锥形（即底部比顶部宽），偶有分支且绒毛顶端相互融合[138-139]。有趣的是，虽然这些绒毛较短，但所有地区人群的绒毛高度与隐窝深度的比值却一般保持不变[139]。这种改变可被认为是正常变化，因为这些个体一般没有症状，基本健康[138]。这些形态学改变的原因尚不清楚，但环境因素、尤其是地域性肠道菌群可能在其中发挥了作用[138]。类似的黏膜改变可见于温带地区的正常个体，但仅局限于十二指肠近端部分。因此，这类特别的黏膜改变必须结合患者的居住地及在小肠内的部位，以防误判为病理性改变，如热带口炎性腹泻。

年龄的增长也可以改变小肠的黏膜结构。虽然关于人类小肠年龄性改变的相关文献有限，但已发现与年轻个体相比，老年个体的绒毛一般更短、更宽[143]。此外，低等动物及人类胎儿已被证实仅有指状绒毛，表明环境的暴露或年龄本身可以改变绒毛结

构 [143-144]。不过，这种变化的功能意义尚未清楚 [143]。

饮食可以改变实验动物的绒毛结构。高纤维饮食导致绒毛较宽和发生融合，而无纤维饮食似乎可以阻止叶状绒毛的形成 [24]。如果饮食对人类小肠也有这样的影响，那么它可能是高纤维饮食普遍存在的欠发达地区患者中出现粗短的叶状绒毛的原因之一。

5.2　化生及异位组织

小肠内出现胃型黏膜的情况并不少见。化生是一种获得性改变，而异位是先天性改变，两者截然不同。胃化生特征性表现为表面上皮完全由胃窦型 PAS 染色阳性的胃小凹柱状上皮构成（图 23.23）。这种改变是局灶性的，与同一绒毛上的普通型柱状吸收上皮常直接延续 [101]。胃化生可见于 60% 以上的健康无症状个体的十二指肠球部，在此处，胃化生可被视为正常改变 [101]。然而，更远端的胃化生在个体无症状时少见，而多见于十二指肠炎或黏膜溃疡 [101,145]。胃化生或修复过程中，可见散在的没有任何有组织结构的主细胞和壁细胞 [145]。

相反，胃黏膜异位常表现为大体可见的黏膜息肉，其内可见到正常胃底黏膜中所有的细胞成分。表面被覆胃小凹上皮，其下的腺体内衬有序排列的主细胞和壁细胞，通常与周围正常小肠绒毛上皮界线分明。胃黏膜异位相当常见，发病率高达 2%[146]，可见于胃肠道的任何部位 [145]。胃黏膜异位是近端十二指肠内定义明确的一种疾病实体，常表现为位于前壁的黏膜结节。虽然它们常无临床意义，但体积较大者可引起梗阻症状 [146]。相反，Treitz 韧带远端的胃黏膜异位常有症状，并常导致肠套叠的发生 [147]。这种部位与症状的关系可能与患者的选择偏倚有关，因为发生于远端的无症状性胃黏膜异位一般难以被发现。

异位的胰腺组织也可见于小肠的任何部位，但最常见于十二指肠和空肠 [148-149]，由不同比例的胰腺腺泡、导管及胰岛混合构成，可形成黏膜下、肠壁内或浆膜面结节（图 23.33）。孤立的导管结构与平滑肌混杂，可作为主要成分或唯一成分，在这种情况下，可使用另一术语"腺肌瘤"[43,149]。小肠内胰腺组织结节一般没有症状，但较大病变（>1.5cm）且主要累及黏膜者则有临床意义 [149-150]。发生于十二指肠球部黏膜下层

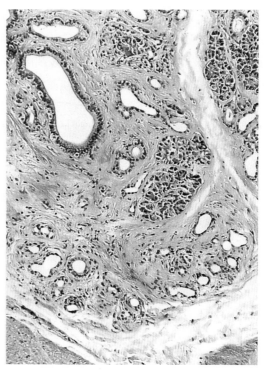

图 23.33　十二指肠内的异位胰腺组织，由大小不一的导管、腺泡和胰岛构成

的胰腺异位（且其上被覆胃化生）的病例已有报道 [151]。

5.3　淋巴组织增生

淋巴组织是小肠的一个显著特征。这个区域内的肠道相关淋巴组织同整个胃肠道一样，包括上皮内淋巴细胞、固有层内单核细胞、孤立性淋巴滤泡和派尔集合淋巴结 [152]。这些不同淋巴组织的正常表现和免疫学构成已在前文描述。所有这些成分均在一定程度上参与了黏膜免疫应答，并提供了多种增生性、肿瘤性增殖和免疫缺陷相关状态的环境。其中有些疾病的组织学改变与正常组织差异很小，其彼此间的差异也很小。此外，有些被认为是肿瘤前病变。

淋巴组织增生分为两大类：局灶型和弥漫型 [153]。局灶型淋巴组织增生是一种局限的、边界清楚的良性淋巴组织增生，特征为病灶内各种淋巴细胞浸润，可见大量散在分布的具有反应性生发中心的良性滤泡。这种增生一般仅累及黏膜层和黏膜下层，但也可扩展至整个肠壁 [153]。局灶型淋巴组织增生主要见于儿童或青少年的末端回肠，表现为回盲部肠套叠或类似阑尾炎的临床症状 [120,122,153]。

弥漫性或结节性淋巴组织增生是一种独特的病变实体，表现为良性淋巴滤泡聚集形成多发结节，小肠广泛受累，并可累及结肠，受累肠段黏膜层和黏膜下层变形[153-155]。一般为偶然发现，没有症状[153]。然而，这种增生模式也可能与常见变异型免疫缺陷、选择性 IgA 缺陷或贾第鞭毛虫相关性腹泻有关。组织学上，这些病变周围的黏膜固有层内浆细胞显著减少或消失[153,156]。伴或不伴免疫缺陷的结节性淋巴组织增生也与多种恶性肿瘤（如恶性淋巴瘤、癌）发生的风险增加相关[153-157]。

这种良性淋巴组织增生与恶性淋巴瘤之间的鉴别，需要仔细评估形态学、免疫表型及分子特征。缺乏反应性滤泡结构（如生发中心和套区）或存在黏膜溃疡，倾向于恶性淋巴瘤的诊断[153,158-160]。小肠恶性淋巴瘤大多为 B 细胞性[160]，因此，通过免疫组织化学或流式细胞术证实，具有轻链限制或 PCR 检出克隆性免疫球蛋白基因重排能支持肿瘤性病变的诊断[161-163]。有些恶性淋巴瘤，如边缘区淋巴瘤（MALT 淋巴瘤）或套细胞淋巴瘤，通常由形态温和的小细胞构成，其单形性表现具有提示意义。弥漫大 B 细胞淋巴瘤和 Burkitt 淋巴瘤等高级别淋巴瘤呈破坏性生长，细胞的异型性明显。有些病例可能需要 T 细胞受体基因重排分析，特别是有乳糜泻病史的患者，需排除肠病相关性 T 细胞淋巴瘤的可能性。

5.4　回肠改道术及肛门重建术相关的形态学改变

随着全结肠切除术后改道及肛门重建术数量的增加，这类手术后的活检和修补标本已经变得很常见。因此，熟悉这些回肠内产生的仍属"正常"的形态学改变，是对标本进行最佳评估的前提。可能的黏膜改变包括绒毛变短、隐窝加深［为（1~2）∶1］、杯状细胞和淋巴滤泡数量增加，以及黏膜固有层内更加致密的单核细胞浸润[43,164-165]。无论是结肠切除术后行传统的回肠造口术，还是回肠肛管吻合术伴有回肠袋形成（如囊袋），这些改变是相似的[165-167]。然而，回肠造口术后的吻合口处还可出现额外的黏膜脱垂改变，表现为固有层被纤维肌性组织所取代，黏膜表面糜烂和微出血[43]。另外，约 50%

被检查的囊袋内的杯状细胞的黏液发生改变，转变为以硫黏蛋白为主（即结肠上皮黏液）[167]。然而，另一组对回肠肛管吻合术伴有回肠袋形成或传统的回肠造口术后的标本研究发现，杯状细胞的黏蛋白没有改变，仍是回肠段典型的小肠酸性唾液黏蛋白[165]。尽管如此，所有这些改变都应被解读为"正常"，因为在这些标本中建立持久性、复发性或新的疾病，需要满足更明确和更特异性的标准。

6　疑似吸收不良的黏膜活检标本的评估

6.1　标本的获取及处理

小肠黏膜活检的作用是毋庸置疑的[168]，特别是在评估吸收不良状态时。在过去，采用安装在长管上的吸引活检设备从 Treitz 韧带区取材，最多可取 4 块组织标本[169]。目前，已开始采用标准的上消化道内镜，并且已经获取了可比较的标本[102,170]。由于该技术在直视下进行，故可以得到更多的活检标本。但无论采用何种活检技术，操作中最关键的步骤是对标本进行恰当地定向。理想情况下，需立即将标本黏膜面向上固定于实性物体上，如滤纸或塑料板，然后置于固定液中。充分固定后，组织技术人员将组织垂直包埋于固定材料中。活检标本也可以不经定向而立即置于固定液中，然后在包埋时再对组织进行恰当定向。由于标本会自然卷曲，可能会看到部分正切切面。正确的标本评估需要检查从活检标本的中央区域获得的最佳定向的小肠绒毛。虽然有人提倡连续切片[142]，但逐层切片（3~7 个层面）才是合理的选择。

我们标准的小肠活检程序需要得到 4~6 块内镜活检标本[43]。其中一块用于制作印片，然后固定于酒精中并进行吉姆萨染色。其他标本按照常规进行固定和处理，然后进行逐层切片，其中两张进行 HE 染色，一块用 AB/PAS 染色。PAS 染色是 Whipple 病和鸟－胞内分枝杆菌复合菌感染的一种有价值的筛查。当考虑缺血性或胶原性腹泻时，可采用三色法染色来证实是否有胶原沉积。此外，在三色法的基础上进行铁苏木素复染可使贾第鞭毛虫易于识别。

6.2 标本解读及常见人为假象

采用合适的标本，应带有黏膜肌层的黏膜层和一小部分黏膜下层上部的黏膜用于组织学检查。小肠黏膜活检的评估体系中应包括有如下内容：①绒毛结构；②表面上皮和隐窝上皮；③固有层的成分；④黏膜下结构[86]。定向好的标本是最佳评估所必需的。但必须记住，绒毛高度和形状是可变的，尤其是在十二指肠近端，此外，绒毛顶端和不同平面水平上的弯曲和扭曲会造成一些少见的形态，不要将这些改变误判为绒毛异常[43,57,86]。一般来说，如果连续见到 4 个正常的绒毛，则整个标本的绒毛结构可能是正常的[86,142]。这并不意味着排列良好的正常绒毛少于 4 个就应被认为是不充分的，因为在近端小肠活检标本中，即使仅见到一个正常的小肠绒毛，也可以排除未经治疗的乳糜泻[43]。相反，连续见到 4 个正常的绒毛并不一定能排除局灶性病变，尽管几乎总能排除[142]。病理学家必须警惕可能导致错误解读的人为假象，仔细观察各个黏膜成分中的某些特征（下述）将有助于识别。

6.2.1 切向切片

在标本处理过程中任何一点标本定向不当都将导致多种多样的切向切面或者切片。黏膜必须垂直于其长轴切片，否则就会看到明显短而宽的绒毛和扩张的固有层等扭曲的结构型。然而，有几个特征有助于识别斜切：①大量椭圆形腺体；②隐窝多层排列（图23.34）；③多层表面上皮[86]（图 23.35）。如果这些特征中任何一个出现，必须谨慎判读绒毛结构。

6.2.2 十二指肠腺相关的人为假象

十二指肠腺对绒毛结构的影响不尽相同[43]。十二指肠腺上方偶可被覆正常长度的绒毛（图23.36），但更常见的是绒毛扭曲、变短、变宽或粗钝[43,57]（图 23.24）。为了减少这种假象对判读的潜在影响，评估吸收不良状态的小肠活检标本时，应该常规取自十二指肠尽可能远端的位置，或取自空肠近端（即近 Treitz 韧带处）[102,170]。然而，偶然情况下，为了评估十二指肠炎或十二指肠溃疡性疾病，需要较近端的小肠活检标本。

6.2.3 淋巴组织聚集相关的人为假象

黏膜淋巴组织或小结沿着小肠散在分布，并常使

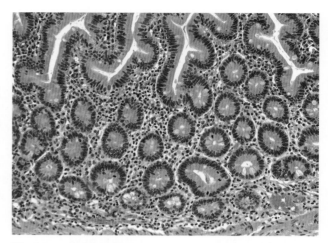

图 23.34 隐窝多层排列，提示为小肠纵切或斜切切片。隐窝上方的绒毛结构是正常的，尽管形态学上不常见，是活检标本定位不佳的表现

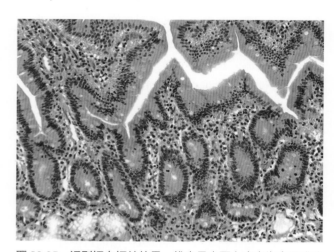

图 23.35 识别切向切片的另一线索是表面上皮变为多层或分层（中央绒毛的左侧部分）。正常表面为单层上皮。绒毛这种宽而短的表现是标本定向不佳的结果，在判读时要注意这一点

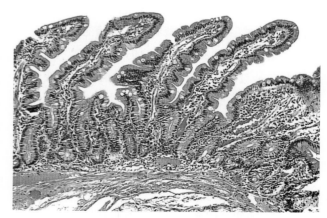

图 23.36 十二指肠腺上方偶尔可见到类似于空肠内的细长绒毛。与十二指肠腺相关的绒毛通常更短、更宽（图23.24）

绒毛结构扭曲。淋巴组织或小结的上方常缺乏绒毛，邻近的绒毛常扭曲、缩短和粗钝[86]（图23.37）。因此，当在淋巴组织或小结的上方见到孤立且平坦的表面上皮时，不要误认为是严重的绒毛异常。

6.2.4 黏膜肌层缺乏

如前所述，黏膜肌层是黏膜的重要结构。在黏膜肌层缺乏时（如极表浅的黏膜活检标本），组织易于向侧面展开，导致绒毛间隔较宽，绒毛变短、变宽[86,171]（图23.38）。

6.2.5 活检损伤相关的人为假象

钳夹或吸引活检属于有创操作，可导致正常黏膜发生相应改变。活检导致的绒毛表面上皮与其下的黏膜固有层分离，或上皮局灶性剥脱并不少见[86,171]。缺乏急性糜烂性改变（如中性粒细胞浸润、细胞坏死）或慢性溃疡的证据（如肉芽组织、修复性上皮）支持这种改变为活检损伤所致。另外，活检操作还可导致黏膜固有层内出现灶性出血和散在中性粒细胞浸润。活检钳咬钳处可出现破碎或挤压假象，导致淋

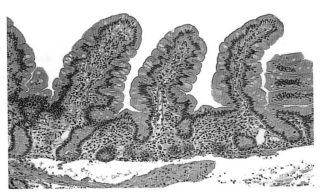

图 23.38 小肠活检标本中缺乏黏膜肌层，导致绒毛变短、变宽，间隔较宽

巴浆细胞密度增加，可被误判为慢性炎症的程度升高[170]。此外，结缔组织也会变得更为致密，类似于纤维化或胶原过度沉积[172]。

6.2.6 固定相关的人为假象

除福尔马林（4% 的甲醛溶液）之外的固定液可能导致解读问题。Hollande 固定液虽可以更好地保存细胞和细胞核的细节，但有几个人为假象可能干扰解读。在福尔马林固定的组织中，可很容易观察到Paneth 细胞的亮嗜酸性颗粒，或者嗜酸性粒细胞，但在 Hollande 固定液中则不能很好地保存。此外，在石蜡包埋前，Hollande 固定液从标本中去除不充分，可能会导致残留微小的圆形嗜碱性结构，类似酵母菌或寄生虫（如隐孢子虫、贾第鞭毛虫）[172]。

7 致谢

感谢 James T. McMahon 博士提供电镜照片。

参考文献

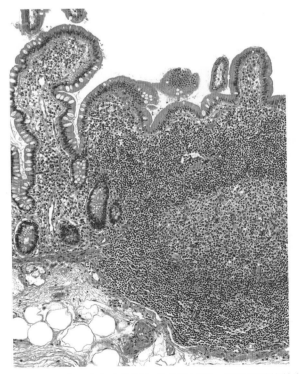

图 23.37 黏膜固有层内的派尔集合淋巴结。这种有结构的淋巴组织常延伸至黏膜下层内。派尔集合淋巴结中可见到 4 种结构，包括具有明显生发中心的淋巴滤泡、被覆的滤泡相关扁平上皮、二者之间淡染的上皮下穹顶区及富于 T 细胞的滤泡间区

[1] Hirsch J, Ahrens EH, Blankenhorn DH. Measurement of human intestinal length in vivo and some causes of variation. *Gastroenterology* 1956;31:274–284.

[2] Thorek P. *Anatomy and Surgery*. 3rd ed. New York: Springer-Verlag; 1985.

[3] Costacurta L. Anatomical and functional aspects of the human suspensory muscle of the duodenum. *Acta Anat (Basel)* 1972; 82:34–46.

[4] Kahn E, Daum F. Anatomy, histology and developmental anomalies of the small intestine and colon. In: Feldman M, Friedman LS, Brandt LJ, eds. *Sleisenger and Fordtran's Gastrointestinal and Liver Disease: Pathophysiology/Diagnosis/Management*. 9th ed.

Philadelphia, PA: Saunders Elsevier; 2010:1615–1641.

[5] Parks DA, Jacobson ED. Physiology of the splanchnic circulation. *Arch Intern Med* 1985;145:1278–1281.

[6] Granger DN, Barrowman JA. Microcirculation of the alimentary tract. II. Pathophysiology of edema. *Gastroenterology* 1983; 84:1035–1049.

[7] Ohtani O, Ohtani Y. Organization and developmental aspects of lymphatic vessels. *Arch Histol Cytol* 2008;71:1–22.

[8] Alpers DH. Digestion and absorption of carbohydrates and proteins. In: Johnson LR, ed. *Physiology of the Gastrointestinal Tract*. 2nd ed. New York: Raven Press; 1987:1469–1487.

[9] Feracci H, Bernadac A, Gorvel JP, et al. Localization by immunofluorescence and histochemical labelling of a aminopeptidase N in relation to its biosynthesis in rabbit and pig enterocytes. *Gastroenterology* 1982;82:317–324.

[10] Lojda Z. The histochemical demonstration of brush border endopeptidase. *Histochemistry* 1979;64:205–221.

[11] Goodman BE. Insights into digestion and absorption of major nutrients in humans. *Adv Physiol Educ* 2010;34:44–53.

[12] Davenport HW. *Physiology of the Digestive Tract*. 5th ed. Chicago, IL: Year Book Medical; 1982.

[13] Glickman RM. Fat absorption and malabsorption. *Clin Gastroenterol* 1983;12:323.

[14] Farrell JJ. Digestion and absorption of nutrients and vitamins. In: Feldman M, Friedman LS, Brandt LJ, eds. *Sleisenger and Fordtran's Gastrointestinal and Liver Disease*. 9th ed. Philadelphia, PA: Saunders Elsevier; 2011:1695–1734.

[15] Quigley EM. Small intestinal motor activity—its role in gut homeostasis and disease. *Q J Med* 1987;65:799–810.

[16] Fiorenza V, Yee YS, Zfass AM. Small intestinal motility: Normal and abnormal function. *Am J Gastroenterol* 1987;82: 1111–1114.

[17] Lewin KJ. The endocrine cells of the gastrointestinal tract: The normal endocrine cells and their hyperplasias. In: Sommers SC, Rosen PP, Fechner RE, eds. *Pathology Annual. Part 1*. Norwalk, CT: Appleton-Century-Crofts; 1986:1–27.

[18] Solcia E, Capella C, Buffa R, et al. Endocrine cells of the digestive system. In: Johnson LR, ed. *Physiology of the Gastrointestinal Tract*. 2nd ed. New York: Raven Press; 1987: 111–130.

[19] Elson CO, Kagnoff MF, Fiocchi C, et al. Intestinal immunity and inflammation: Recent progress. *Gastroenterology* 1986;91: 746–768.

[20] Rubin W. The epithelial "membrane" of the small intestine. *Am J Clin Nutr* 1971;24:45–64.

[21] Wilson JP. Surface area of the small intestine in man. *Gut* 1967;8:618–621.

[22] Holmes R, Hourihane DO, Booth CC. The mucosa of the small intestine. *Postgrad Med J* 1961;37:717–724.

[23] Toner PG, Carr KE. The use of scanning electron microscopy in the study of the intestinal villi. *J Pathol* 1969;97:611–617.

[24] Trier JS, Madara JL. Functional morphology of the mucosa of the small intestine. In: Johnson LR, ed. *Physiology of the Gastrointestinal Tract*. 2nd ed. New York: Raven Press; 1987: 1209–1249.

[25] Dobbins WO. The intestinal mucosal lymphatic in man. A light and electron microscopic study. *Gastroenterology* 1966; 51:994–1003.

[26] Montani M, Thiesler T, Kristiansen G. Smoothelin is a specific and robust marker for distinction of muscularis propria and muscularis mucosae in the gastrointestinal tract. *Histopathology* 2010;57:244–249.

[27] Neutra MR, Padykula HK. The gastrointestinal tract. In: Weiss L, ed. *Modern Concepts of Gastrointestinal Histology*. New York: Elsevier; 1984:658–706.

[28] Poley JR. Loss of the glycocalyx of enterocytes in small intestine: A feature detected by scanning electron microscopy in children with gastrointestinal intolerance to dietary protein. *J Pediatr Gastroenterol Nutr* 1988;7:386–394.

[29] Ermund A, Schutte A, Johansson MEV, et al. Studies of mucus in mouse stomach, small intestine, and colon. Gastrointestinal mucus layers have different properties depending on location as well as over Peyer's patches. *Am J Physiol Gastrointest Liver Physiol* 2013;305:G341–G347.

[30] Pelaseyed T, Bergstrom JH, Gustafsson JK, et al. The mucus and mucins of the goblet cells and enterocytes provide the first defense line of the gastrointestinal tract and interact with the immune system. *Immunol Rev* 2014;260:8–20.

[31] Trier JS. The surface coat of gastrointestinal epithelial cells. *Gastroenterology* 1969;56:618–622.

[32] Dawson IMP. Atlas of gastrointestinal pathology as seen on biopsy. In: Gresham GA, ed. *Current Histopathology*. Vol 6. Philadelphia, PA: JB Lippincott; 1983:63–67.

[33] Filipe MI. Mucins in the human gastrointestinal epithelium: A review. *Invest Cell Pathol* 1979;2:195–216.

[34] Dobbins WO III. Human intestinal intraepithelial lymphocytes. *Gut* 1986;27:972–985.

[35] Ferguson A, Murray D. Quantitation of intraepithelial lymphocytes in human jejunum. *Gut* 1971;12:988–994.

[36] Hayat M, Cairns A, Dixon MF, et al. Quantitation of intraepithelial lymphocytes in human duodenum: What is normal? *J Clin Pathol* 2002;55:363–395.

[37] Selby WS, Janossy G, Bofill M, et al. Lymphocyte subpopulations in the human small intestine: The findings in normal mucosa and in the mucosa of patients with adult coeliac disease. *Clin Exp Immunol* 1983;52:219–228.

[38] Cerf-Bensussan N, Schneeberger EE, Bhan AK. Immunohistologic and immunoelectron microscopic characterization of the mucosal lymphocytes of human small intestine by the use of monoclonal antibodies. *J Immunol* 1983;130:2615–2622.

[39] Greenwood JH, Austin LL, Dobbins WO III. In vitro characterization of human intestinal intraepithelial lymphocytes. *Gastroenterology* 1983;85:1023–1035.

[40] Wittig BM, Zeitz M. The gut as an organ of immunology. *Int J Colorectal Dis* 2003;18:181–187.

[41] Sapp H, Ithamukkala S, Brien TP, et al. The terminal ileum is affected in patients with lymphocytic or collagenous colitis. *Am J Surg Pathol* 2002;26:1484–1492.

[42] Kober OI, Ahl D, Pin C, et al. γδ T-cell-deficient mice show alterations in mucin expression, glycosylation, and goblet cells but maintain an intact mucus layer. *Am J Physiol Gastrointest Liver Physiol* 2014;306:G582–G593.

[43] Petras R, Gramlich T. Non-neoplastic intestinal diseases. In: Mills SE, ed. *Sternberg's Diagnostic Surgical Pathology*. 5th ed. New York: Lippincott Williams and Wilkins; 2010:1313–1323.

[44] Kakar S, Nehra V, Murray JA, et al. Significance of intraepithelial lymphocytosis in small bowel biopsy samples with normal mucosal architecture. *Am J Gastroenterol* 2003;98: 2027–2033.

[45] Ferguson A, Sutherland A, MacDonald TT, et al. Technique for microdissection and measurement in biopsies of human small intestine. *J Clin Pathol* 1977;30:1068–1073.

[46] Garrison AP, Helmrath MA, Dekaney CM. Intestinal stem cells. *J Pediatr Gastroenterol Nutr* 2009;49:2–7.

[47] Watson AJ. Necrosis and apoptosis in the gastrointestinal tract. *Gut* 1995;37:165–167.

[48] de Santa Barbara P, van den Brink GR, Roberts DJ. Development and differentiation of the intestinal epithelium. *Cell Mol Life Sci* 2003;60:1322–1332.

[49] Reed JC. Mechanisms of apoptosis. *Am J Pathol* 2000;157: 1415–1430.

[50] Williamson RC. Intestinal adaptation (first of two parts). Structural, functional, and cytokinetic changes. *N Engl J Med* 1978;298:1393–1402.

[51] Ahuja V, Dieckgraefe BK, Anant S. Molecular biology of the small intestine. *Curr Opin Gastroenterol* 2006;22:90–94.

[52] Facer P, Bishop AE, Lloyd RV, et al. Chromogranin: A newly recognized marker for endocrine cells of the human gastrointestinal tract. *Gastroenterology* 1985;89:1366–1373.

[53] Sjolund K, Sanden G, Hakanson R, et al. Endocrine cells in human intestine: An immunocytochemical study. *Gastroenterology* 1983;85:1120–1130.

[54] Buffa R, Rindi G, Sessa F, et al. Synaptophysin immunoreactivity and small clear vesicles in neuroendocrine cells and related tumours. *Mol Cell Probes* 1987;1:367–381.

[55] Albrecht S, Gardiner GW, Kovacs K, et al. Duodenal somatostatinoma with psammoma bodies. *Arch Pathol Lab Med* 1989;113:517–520.

[56] Liddle RA. Gastrointestinal hormones and neurotransmitters. In: Feldman M, Friedman LS, Brandt LJ, eds. *Sleisenger and Fordtran's Gastrointestinal and Liver Disease.* 9th ed. Philadelphia, PA: Saunders Elsevier; 2010:3–20.

[57] Goldman H, Antonioli DA. Mucosal biopsy of the esophagus, stomach, and proximal duodenum. *Hum Pathol* 1982;13: 423–448.

[58] Sandow MJ, Whitehead R. The Paneth cell. *Gut* 1979;20: 420–431.

[59] Wehkamp J, Fellermann K, Herrlinger KR, et al. Mechanisms of disease: Defensins in gastrointestinal diseases. *Nat Clin Pract Gastroenterol Hepatol* 2005;2:406–415.

[60] Wehkamp J, Salzman NH, Porter E, et al. Reduced paneth cell alpha-defensins in ileal Crohn's disease. *Proc Natl Acad Sci USA* 2005;102:18129–18134.

[61] Jenkins D, Goodall A, Scott BB. T-lymphocyte populations in normal and coeliac small intestinal mucosa defined by monoclonal antibodies. *Gut* 1986;27:1330–1337.

[62] Isaacson P, Judd MA. Carcinoembryonic antigen (CEA) in the normal human small intestine: A light and electron microscopic study. *Gut* 1977;18:786–791.

[63] Groisman GM, Amar M, Livne E. CD10: A valuable tool for the light microscopic diagnosis of microvillus inclusion disease (familial microvillus atrophy). *Am J Surg Pathol* 2002; 26:902–907.

[64] Groisman GM, Ben-Izhak O, Schwersenz A, et al. The value of polyclonal carcinoembryonic antigen immunostaining in the diagnosis of microvillus inclusion disease. *Hum Pathol* 1993;24:1232–1237.

[65] Scott H, Solheim BG, Brandtzaeg P, et al. HLA-DR-like antigens in the epithelium of the human small intestine. *Scand J Immunol* 1980;12:77–82.

[66] Parker FG, Barnes EN, Kaye GI. The pericryptal fibroblast sheath. IV. Replication, migration and differentiation of the subepithelial fibroblasts of the crypt and villus of the rabbit jejunum. *Gastroenterology* 1974;67:607–621.

[67] Kindt TJ, Goldsby RA, Osborne BA. Antigens and antibodies. In: Kuby J. ed. *Kuby Immunology.* 6th ed. New York: W.H. Freeman and Company; 2007:99.

[68] Chiba M, Ohta H, Nagasaki A, et al. Lymphoid cell subsets in normal human small intestine. *Gastroenterol Jpn* 1986;21: 336–343.

[69] Kingston D, Pearson JR, Penna FJ. Plasma cell counts of human jejunal biopsy specimens examined by immunofluorescence and immunoperoxidase techniques; a comparative study. *J Clin Pathol* 1981;34:381–385.

[70] Brandtzaeg P, Halstensen TS, Kett K, et al. Immunobiology and immunopathology of human gut mucosa: Humoral immunity and intraepithelial lymphocytes. *Gastroenterology* 1989;97:1562–1584.

[71] Rescigno M, DiSabatino A. Dendritic cells in intestinal homeostasis and disease. *J Clin Invest* 2009;119:2441–2450.

[72] Izcue A, Powrie F. Special regulatory T-cell review: Regulatory T cells and the intestinal tract–patrolling the frontier. *Immunology* 2008;123:6–10.

[73] Powell N, Walker MM, Nicholas JT. Gastrointestinal eosinophils in health, disease, and functional disorders. *Nat Rev Gastroenterol Hepatol* 2010;7:146–156.

[74] Lehrer RI, Szklarek D, Barton A, et al. Antibacterial properties of eosinophil major basic protein and eosinophil cationic protein. *J Immunol* 1989;142:4428–4434.

[75] Persson T, Andersson P, Bodelsson M, et al. Bactericidal activity of human eosinophilic granulocytes against *Escherichia coli. Infect Immun* 2001;69:3591–3596.

[76] Schneider EN, Smoller BR, Lamps L. Histiocytic subpopulations in the gastrointestinal tract: Distribution and possible relationship to function. *Appl Immunohistochem Mol Morphol* 2004;12:356–359.

[77] Kelsall B. Recent progress in understanding the phenotype and function of intestinal dendritic cells and macrophages. *Mucosal Immunol* 2008;1:460–469.

[78] Kamada N, Hisamatsu T, Honda H, et al. Human CD14+ macrophages in intestinal lamina propria exhibit potent antigenpresenting ability. *J Immunol* 2009;183:1724–1731.

[79] Fries PN, Giebel PJ. Mucosal dendritic cell diversity in the gastrointestinal tract. *Cell Tissue Res* 2011;343:33–41.

[80] Kretschmer K, Apostolou I, Hawiger D, et al. Inducing and expanding regulatory T cell populations by foreign antigen. *Nat Immunol* 2005;6:1219–1227.

[81] Platt AM, Mowat AM. Mucosal macrophages and the regulation of immune responses in the intestine. *Immunol Lett* 2008;119:22–31.

[82] Comer GM, Brandt LJ, Abissi CJ. Whipple's disease: A review. *Am J Gastroenterol* 1983;78:107–114.

[83] Roth RI, Owen RL, Keren DF, et al. Intestinal infection with Mycobacterium avium in acquired immune deficiency syndrome (AIDS). Histological and clinical comparison with Whipple's disease. *Dig Dis Sci* 1985;30:497–504.

[84] Siegert SI, Diebold J, Ludolph-Hauser D, et al. Are gastrointestinal mucosal mast cells increased in patients with systemic mastocytosis? *Am J Clin Pathol* 2004;122:560–565.

[85] Lundqvist M, Wilander E. Subepithelial neuroendocrine cells and carcinoid tumors of the human small intestine and appendix. A comparative immunohistochemical study with regard to serotonin, neuron-specific enolase and S-100 protein reactivity. *J Pathol* 1986;148:141–147.

[86] Perera DR, Weinstein WM, Rubin CE. Symposium on pathology of the gastrointestinal tract- Part II. Small intestinal biopsy. *Hum Pathol* 1975;6:157–217.

[87] Lord MG, Valies P, Broughton AC. A morphologic study of the submucosa of the large intestine. *Surg Gynecol Obstet* 1977;145:55–60.

[88] Lee AK, DeLellis RA, Silverman ML, et al. Lymphatic and blood vessel invasion in breast carcinoma: A useful prognostic indicator? *Hum Pathol* 1986;17:984–987.

[89] Schlingemann RO, Dingjan GM, Emeis JJ, et al. Monoclonal antibody PAL-E specific for endothelium. *Lab Invest* 1985;52:

71–76.

[90] Vardy PA, Lebenthal E, Shwachman H. Intestinal lymphangiectasia: A reappraisal. *Pediatrics* 1975;55:842–851.

[91] Gershon MD, Erde SM. The nervous system of the gut. *Gastroenterology* 1981;80:1571–1594.

[92] Krishnamurthy S, Schuffler MD. Pathology of neuromuscular disorders of the small intestine and colon. *Gastroenterology* 1987;93:610–639.

[93] Ferri GL, Probert L, Cocchia D, et al. Evidence for the presence of S-100 protein in the glial component of the human enteric nervous system. *Nature* 1982;297:409–410.

[94] Goyal RK, Crist JR. Neurology of the gut. In: Sleisenger MH, Fordtran JS, eds. *Gastrointestinal Disease*. 4th ed. Philadelphia, PA: WB Saunders; 1989;21–52.

[95] Streutker CJ, Huizinga JD, Driman DK, et al. Interstitial cells of Cajal in health and disease. Part I: Normal ICC structure and function with associated motility disorders. *Histopathology* 2007;50:176–189.

[96] Farrugia G. Interstitial cells of Cajal in health and disease. *Neurogastroenterol Motil* 2008;20(Suppl 1):54–63.

[97] Hagger R, Finlayson C, Jeffrey I, et al. Role of the interstitial cells of Cajal in the control of gut motility. *Br J Surg* 1997;84:445–450.

[98] Lawson HH. The duodenal mucosa in health and disease. A clinical and experimental study. *Surg Annu* 1989;21:157–180.

[99] Lawson HH. Definition of the gastroduodenal junction in healthy subjects. *J Clin Pathol* 1988;41:393–396.

[100] Korn ER, Foroozan P. Endoscopic biopsies of normal duodenal mucosa. *Gastrointest Endosc* 1974;21:51–54.

[101] Kreuning J, Bosman FT, Kuiper G, et al. Gastric and duodenal mucosa in "healthy" individuals. An endoscopic and histopathological study of 50 volunteers. *J Clin Pathol* 1978; 31:69–77.

[102] Dandalides SM, Carey WD, Petras RE, et al. Endoscopic small bowel mucosal biopsy: A controlled trial evaluating forceps size and biopsy location in the diagnosis of normal and abnormal mucosal architecture. *Gastrointest Endosc* 1989;35: 197–200.

[103] Robertson HE. The pathology of Brunner's glands. *Arch Pathol* 1941;31:112–130.

[104] Lang IM, Tansy MF. Brunner's glands. In: Young JA, ed. *Gastrointestinal Physiology. IV. International Review of Physiology*. Vol 28. Baltimore, MD: University Park Press; 1983;85–102.

[105] Treasure T. The ducts of Brunner's glands. *J Anat* 1978;127: 299–304.

[106] Leeson TS, Leeson RC. The fine structure of Brunner's glands. *J Anat* 1968;103:263–276.

[107] Thompson IW, Day DW, Wright NA. Subnuclear vacuolated mucous cells: A novel abnormality of simple mucin-secreting cells of non-specialized gastric mucosa and Brunner's glands. *Histopathology* 1987;11:1067–1081.

[108] Kamiya R. Basal-granulated cells in human Brunner's glands. *Arch Histol Jpn* 1983;46:87–101.

[109] Bosshard A, Chery-Croze S, Cuber JC, et al. Immunocytochemical study of peptidergic structures in Brunner's glands. *Gastroenterology* 1989;97:1382–1388.

[110] Silverman L, Waugh JM, Huizenga KA, et al. Large adenomatous polyp of Brunner's glands. *Am J Clin Pathol* 1961;36: 438–443.

[111] Franzin G, Musola R, Ghidini O, et al. Nodular hyperplasia of Brunner's glands. *Gastrointest Endosc* 1985;31:374–378.

[112] West B. Pseudomelanosis duodeni. *J Clin Gastroenterol* 1988;10:127–129.

[113] Rosenberg JC, Didio LJ. Anatomic and clinical aspects of the junction of the ileum with the large intestine. *Dis Colon Rectum* 1970;13:220–224.

[114] Kumar D, Phillips SF. The contribution of external ligamentous attachments to function of the ileocecal junction. *Dis Colon Rectum* 1987;30:410–416.

[115] Axelsson C, Andersen JA. Lipohyperplasia of the ileocaecal region. *Acta Chir Scand* 1974;140:649–654.

[116] Cuvelier C, Demetter P, Mielants H, et al. Interpretation of ileal biopsies: Morphological features in normal and diseased mucosa. *Histopathology* 2001;38:1–12.

[117] Spencer J, MacDonald TT, Finn T, et al. The development of gut associated lymphoid tissue in the terminal ileum of fetal human intestine. *Clin Exp Immunol* 1986;64:536–543.

[118] Cornes JS. Number, size, and distribution of Peyer's patches in the human small intestine: Part I The development of Peyer's patches. *Gut* 1965;6:225–229.

[119] Cornes JS. Number, size, and distribution of Peyer's patches in the human small intestine: Part II The effect of age on Peyer's patches. *Gut* 1965;6:225–233.

[120] Pang LC. Intussusception revisited: Clinicopathologic analysis of 261 cases with emphasis on pathogenesis. *South Med J* 1989;82:215–228.

[121] Schenken JR, Kruger RL, Schultz L. Papillary lymphoid hyperplasia of the terminal ileum: An unusual cause of intussusception and gastrointestinal bleeding in childhood. *J Pediatr Surg* 1975;10:259–265.

[122] Fieber SS, Schaefer HJ. Lymphoid hyperplasia of the terminal ileum–a clinical entity? *Gastroenterology* 1966;50:83–98.

[123] Bjerke K, Brandtzaeg P, Fausa O. T cell distribution is different in follicle-associated epithelium of human Peyer's patches and villous epithelium. *Clin Exp Immunol* 1988;74: 270–275.

[124] Spencer J, Finn T, Isaacson PG. Human Peyer's patches: An immunohistochemical study. *Gut* 1986;27:405–410.

[125] Finke D. Induction of intestinal lymphoid tissue formation by intrinsic and extrinsic signals. *Semin Immunopathol* 2009;31:151–169.

[126] Shreedhar VK, Kelsall BL, Neutra MR. Cholera toxin induces migration of dendritic cells from the subepithelial dome region to T- and B-cells areas of Peyer's patches. *Infect Immun* 2003;71:504–509.

[127] Corr SC, Gahan CC, Hill C. M-cells: Origin, morphology and role in mucosal immunity and microbial pathogenesis. *FEMS Immunol Med Microbiol* 2008;52:2–12.

[128] Kraehenbuhl JP, Neutra MR. Molecular and cellular basis of immune protection of mucosal surfaces. *Physiol Rev* 1992;72:853–879.

[129] Neutra MR, Frey A, Kraehenbuhl JP. Epithelial M-cells: Gateways for mucosal infection and immunization. *Cell* 1996; 86:345–348.

[130] Neutra MR, Pringault E, Kraehenbuhl JP. Antigen sampling across epithelial barriers and induction of mucosal immune responses. *Annu Rev Immunol* 1996;14:275–300.

[131] Gebert A, Rothkotter HJ, Pabst R. M cells in Peyer's patches of the intestine. *Int Rev Cytol* 1996;167:91–159.

[132] Trier JS. Structure and function of intestinal M-cells. *Gastroenterol Clin North Am* 1991;20:531–547.

[133] Fleeton MN, Contractor N, Leon F, et al. Peyer's patch dendritic cells process viral antigen from apoptotic epithelial cells in the intestine of reovirus-infected mice. *J Exp Med* 2004;200:235–245.

[134] Shepherd NA, Crocker PR, Smith AP, et al. Exogenous pigment in Peyer's patches. *Hum Pathol* 1987;18:50–54.

[135] Urbanski SJ, Arsenault AL, Green FH, et al. Pigment resembling atmospheric dust in Peyer's patches. *Mod Pathol* 1989;2:222–226.

[136] Mackey WC, Dineen P. A fifty year experience with Meckel's diverticulum. *Surg Gynecol Obstet* 1983;156:56–64.

[137] Artigas V, Calabuig R, Badia F, et al. Meckel's diverticulum: Value of ectopic tissue. *Am J Surg* 1986;151:631–634.

[138] Bennett MK, Sachdev GK, Jewell DP, et al. Jejunal mucosal morphology in healthy north Indian subjects. *J Clin Pathol* 1985;38:368–371.

[139] Cook GC, Kajubi SK, Lee FD. Jejunal morphology of the African in Uganda. *J Pathol* 1969;98:157–169.

[140] Lindenbaum J, Gerson CD, Kent TH. Recovery of smallintestinal structure and function after residence in the tropics. I. Studies in Peace Corps volunteers. *Ann Intern Med* 1971;74:218–222.

[141] Gerson CD, Kent TH, Saha JR, et al. Recovery of smallintestinal structure and function after residence in the tropics. II. Studies in Indians and Pakistanis living in New York City. *Ann Intern Med* 1971;75:41–48.

[142] Dobbins WO III. Small bowel biopsy in malabsorptive states. In: Norris HT, ed. *Pathology of the Colon, Small Intestine, and Anus.* New York: Churchill Livingstone; 1983: 121–167.

[143] Webster SG, Leeming JT. The appearance of the small bowel mucosa in old age. *Age Ageing* 1975;4:168–174.

[144] Chacko CJ, Paulson KA, Mathan VI, et al. The villus architecture of the small intestine in the tropics: A necropsy study. *J Pathol* 1969;98:146–151.

[145] Wolff M. Heterotopic gastric epithelium in the rectum: A report of three new cases with a review of 87 cases of gastric heterotopia in the alimentary canal. *Am J Clin Pathol* 1971;55: 604–616.

[146] Lessells AM, Martin DF. Heterotopic gastric mucosa in the duodenum. *J Clin Pathol* 1982;35:591–595.

[147] Tsubone M, Kozuka S, Taki T, et al. Heterotopic gastric mucosa in the small intestine. *Acta Pathol Jpn* 1984;34: 1425–1431.

[148] Lai EC, Tompkins RK. Heterotopic pancreas. Review of a 26 year experience. *Am J Surg* 1986;151:697–700.

[149] Dolan RV, ReMine WH, Dockerty MB. The fate of heterotopic pancreatic tissue. A study of 212 cases. *Arch Surg* 1974; 109:762–765.

[150] Armstrong CP, King PM, Dixon JM, et al. The clinical significance of heterotopic pancreas in the gastrointestinal tract. *Br J Surg* 1981;68:384–387.

[151] Tanemura H, Uno S, Suzuki M, et al. Heterotopic gastric mucosa accompanied by aberrant pancreas in the duodenum. *Am J Gastroenterol* 1987;82:685–688.

[152] Tomasi TB Jr. Mechanisms of immune regulation at mucosal surfaces. *Rev Infect Dis* 1983;5(Suppl 4):S784–S792.

[153] Ranchod M, Lewin KJ, Dorfman RF. Lymphoid hyperplasia of the gastrointestinal tract: A study of 26 cases and review of the literature. *Am J Surg Pathol* 1978;2:383–400.

[154] Rambaud JC, De Saint-Louvent P, Marti R, et al. Diffuse follicular lymphoid hyperplasia of the small intestine without primary immunoglobulin deficiency. *Am J Med* 1982;73: 125–132.

[155] Matuchansky C, Touchard G, Lemaire M, et al. Malignant lymphoma of the small bowel associated with diffuse nodular lymphoid hyperplasia. *N Engl J Med* 1985;313:166–171.

[156] Daniels JA, Lederman HM, Maitra A, et al. Gastrointestinal tract pathology in patients with common variable immunodeficiency (CVID): A clinicopathologic study and review. *Am J Surg Pathol* 2007;31:1800–1812.

[157] Hermans PE, Diaz-Buxo JA, Stobo JD. Idiopathic late-onset immunoglobulin deficiency: Clinical observations in 50 patients. *Am J Med* 1976;61:221–237.

[158] Lewin KJ, Kahn LB, Novis BH. Primary intestinal lymphoma of "Western" and "Mediterranean" type, alpha chain disease and massive plasma cell infiltration: A comparative study of 37 cases. *Cancer* 1976;38:2511–2528.

[159] Lewin KJ, Ranchod M, Dorfman RF. Lymphomas of the gastrointestinal tract: A study of 117 cases presenting with gastrointestinal disease. *Cancer* 1978;42:693–707.

[160] Grody WW, Magidson JG, Weiss LM, et al. Gastrointestinal lymphomas: Immunohistochemical studies on the cell of origin. *Am J Surg Pathol* 1985;9:328–337.

[161] Tubbs RR, Sheibani K. Immunohistology of lymphoproliferative disorders. *Semin Diagn Pathol* 1984;1:272–284.

[162] Little JV, Foucar K, Horvath A, et al. Flow cytometric analysis of lymphoma and lymphoma-like disorders. *Semin Diagn Pathol* 1989;6:37–54.

[163] Grody WW, Gatti RA, Naiem F. Diagnostic molecular pathology. *Mod Pathol* 1989;2:553–568.

[164] Goldman H, Antonioli DA. Mucosal biopsy of the rectum, colon, and distal ileum. *Hum Pathol* 1982;13:981–1012.

[165] Bechi P, Romagnoli P, Cortesini C. Ileal mucosal morphology after total colectomy in man. *Histopathology* 1981;5:667–678.

[166] Philipson B, Brandberg A, Jagenburg R, et al. Mucosal morphology, bacteriology, and absorption in intra-abdominal ileostomy reservoir. *Scand J Gastroenterol* 1975;10:145–153.

[167] Shepherd NA, Jass JR, Duval I, et al. Restorative proctocolectomy with ileal reservoir: Pathological and histochemical study of mucosal biopsy specimens. *J Clin Pathol* 1987;40: 601–607.

[168] Trier JS. Diagnostic value of peroral biopsy of the proximal small intestine. *N Engl J Med* 1971;285:1470–1473.

[169] Brandborg LL, Rubin GE, Quinton WE. A multipurpose instrument for suction biopsy of the esophagus, stomach, small bowel, and colon. *Gastroenterology* 1959;37:1–16.

[170] Achkar E, Carey WD, Petras R, et al. Comparison of suction capsule and endoscopic biopsy of small bowel mucosa. *Gastrointest Endosc* 1986;32:278–281.

[171] Whitehead R. Mucosal biopsy of the gastrointestinal tract. In: Bennington JL, ed. *Major Problems in Pathology.* Vol 3. 3rd ed. Philadelphia, PA: WB Saunders; 1985.

[172] Haggitt RC. Handling of gastrointestinal biopsies in the surgical pathology laboratory. *Lab Med* 1982;13:272–278.

第 24 章　结肠

■ Maria Westerhoff / Joel K. Greenson　著　■ 岳振营　译　■ 黄文斌　校

1　胚胎学

　　胃肠道是一个非常复杂的器官系统，是由 3 个胚层（外胚层、中胚层和内胚层）构成的单一管状结构，最终形成一个大而高度特化的器官，即使在身体深部，它也并不仅仅通过营养吸收而不断地与外界环境进行接触。在发育早期，肠道被分成 4 个不对称的轴：前后轴（AP）、背腹轴（DV）、左右轴（LR）和径向轴线（RAD），这是由互相关联的中胚层（间质）与内胚层（上皮）的细胞–细胞相互作用和内胚层与内胚层的细胞–细胞相互作用诱导的关键发育路径的结果[1-8]。胚胎发育的第 5 个轴是一个与免疫程序发育有关的功能轴，它形成了细胞间和体液环境，便于常居菌群在胃肠道内定植[9-11]。肠上皮是一种结构性发育的组织，也就是说，它在整个成年期不断地从祖细胞库内的干细胞分化而来，这些发育途径、发育轴和细胞间"交叉对话"在成人肠上皮中仍继续发挥重要作用[7-8,12-14]。

　　沿着前后轴的发育和分化形成了前肠、中肠和后肠，进而形成从口腔到肛门的区域特异性分化。右侧结肠，包括盲肠、阑尾、升结肠和横结肠近端 2/3，来自中肠。后肠形成左侧结肠：降结肠、乙状结肠和直肠[15-16]。左侧和右侧结肠在基因表达、生理功能、疾病分布甚至组织学表现上的显著差异反映了中肠和后肠的起源不一样[7,17-32]。

　　结肠的左右轴特征性表现为肠道翻转和成环，导致不同部分结肠内的肠系膜不同，并在腹腔内固定[15]。

　　在成人中保留的基本轴为径向（从隐窝到表面）轴，这依赖于连续的细菌物种联合体对大肠的定植，以形成微生物群（微生物体内的全套基因）[10-12]。整个生命过程中，肠上皮沿着径向轴保持动态平衡。上皮和间质祖细胞 / 增殖细胞位于径向轴深层，而分化的功能细胞和凋亡细胞靠近腔面[13,33-35]。换言之，结肠黏膜的增殖区位于隐窝基底部，在该区域凋亡并不是正常现象。在其顶端是细胞内或黏附细胞上的黏膜相关细菌。微生物组对大肠及黏膜免疫系统的正常结构、发育和最适功能发挥着关键作用[10,12,36-37]。事实上，有些研究表明，中断母体肠道微生物菌群可能导致婴儿肠道发育和固有菌群发生改变，随后可能对未来疾病（如肥胖等）的风险有影响[38]。

总之，原始肠管在发育第 4 周细分为前肠、中肠和后肠，虽然中肠在这个阶段中位于胚胎的中线，但它仍然向卵黄囊开放[39]。大约在第 6 周，随着生长中的肝脏逐渐占据了腹腔内的一定空间，中肠被推出进入胚外体腔。此时，发生人们所认为的肠道的第一次旋转，小肠转到右边，结肠在左边。然后肠道的脐带（胚外）部分延长，但腹腔内部分生长变小，可以理解为是肝脏占据了一定空间的结果。在第 10 周时，肠管回到腹腔内。传统上认为，小肠首先进入，然后是盲肠，但最近的动物研究表明回肠祥实际上可能是最后进入的。然后有一个 180° 的旋转导致盲肠位于腹部的右上侧。随后盲肠降至右髂窝。关于后肠，当肠系膜与腹壁左侧背部的腹膜融合时，降结肠被固定于腹膜后[40]。但是乙状结肠系膜没有变化。后肠末端进入泄殖腔（因此肛门起源于后肠和泄殖腔的后部）。

器官发生期间，任何发生于发育途径或发育轴的异常都可导致大体形态学的异常，包括憩室、旋转畸形、闭锁、重复或无神经节节段[15,16,41-45]。与器官内环境稳定相关的发育途径受到干扰可导致化生、息肉病综合征和恶性转化[12,46-50]。近来研究表明，肠道微生物群在胃肠道和全身大多数疾病中发挥重要作用。肠道微生物群对药物毒性、肠易激综合征、炎性肠病、过敏反应和肥胖的影响，是一个新兴的研究领域[51-59]。有趣的是，微生物群通过影响肠道胶质细胞的发育和整个肠道神经系统的发育，在肠道运动中发挥作用[60-61]。

2　解剖学

结肠是胃肠道的末端部分，长 1.0～1.5m，沿腹膜腔周围走行，之后为直肠，延伸至骨盆并终止于肛管部位（图 24.1）[62-63]。通常情况下，盲肠完全由腹膜覆盖，而升结肠在腹膜后，腹膜在其侧面和前面。横结肠有肠系膜并被腹膜完全包绕。降结肠也在腹膜后，其后侧缺乏浆膜。乙状结肠在腹膜内，具有肠系膜。直肠分为 3 部分，在上 1/3，其前面和侧面均被覆腹膜，中 1/3 仅在前面有腹膜，下 1/3 无腹膜包绕。在结肠节段的位置、肠系膜覆盖区域和后腹壁

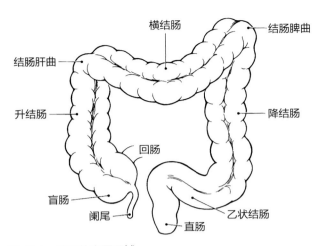

图 24.1　结肠的主要区域

附属结构均存在相当大的解剖学变异[63-64]。然而，沿着胚胎性 AP 轴（中肠 / 后肠）的两个原发性结肠段（右侧结肠和左侧结肠）的血供、静脉引流和神经支配模式是一致的。右侧结肠接受来自肠系膜上动脉的血供，其副交感神经来自迷走神经，交感神经来自肠系膜上神经节。左侧结肠接受来自肠系膜下动脉的血供，副交感神经来自骶神经 S2、S3 和 S4 节段的勃起神经（盆内脏神经），交感神经来自肠系膜下神经节。静脉引流主要为门静脉。直肠接受来自直肠中和下动脉的血供，副交感神经来自勃起神经，交感神经来自由腰髓 L1、L2 和 L3 节段的下腹丛[21,62-64]。

结肠独特的外部特征包括结肠带和结肠袋，可见于浆膜和浆膜下组织。大肠的肌层由纵向和环形排列的纤维构成。纵向纤维虽然环绕整个结肠全长，但主要集中在 3 个称为结肠带的扁平条带[62-64]。

从管腔的角度来看，内镜医师可以看到各种标识。盲肠容易通过回盲瓣、阑尾开口、盲端和囊样形态识别。其下方的门静脉血管在结肠肝曲黏膜呈蓝色。横结肠内结肠带的定位导致横结肠肠腔成 T 型，横结肠末端有裂口，呈锐角与结肠脾曲相连。虽然降结肠和乙状结肠可有增厚的黏膜皱襞和憩室开口，但结肠镜上的校正标记是该区域内大致定位的较为可靠的手段。

3　功能

最近，关于两个主要的、特定的结肠部分即左

侧和右侧结肠巨大且相互关联的功能的研究取得了相当大的进展[17,21,65]。它们不仅有独特的胚胎来源，而且还表现出节段特异性的生理功能，包括运动模式、共生菌群、代谢活动以及局部和全身免疫功能[17,23,25-26,28,31-32,66-71]。这些不同的功能表现为基因、凝集素和表面标记物的表达模式不同；疾病累及的分布不同；以及肿瘤转化所累及的比例和后果均不相同[25-26,30-31,65]。作为右侧和左侧结肠节段特征的结果，结肠黏膜的细微区域差异已被胃肠病理学家很好地甄别[17,22,24]，甄别方法将在后文中进行描述。

关于其在免疫中的作用，结肠黏膜是人体最大的免疫器官[11,69,72-75]。黏膜层内的浆细胞占整个人体的抗体生成细胞的80%，产生的抗体比机体其他任何部位产生的抗体都要多[69,72-73,75]。穿过结肠特定部位的抗原（共生菌和食物抗原）取样过程导致"肠道动员"，并定期提供保护，使其局部和其他黏膜组织免受潜在的感染（系统免疫）[36-37,41,52,54,76-83]。在基线水平，肠道免疫系统被正常菌群高度激活，即所谓的生理性炎症，局部和系统范围内肠道微生物群和肠道免疫机制在局部和全身相互影响，形成一个相互依赖的共生生态系统，其平衡是维持健康和预防疾病所必需的[36-37,41,77,79-80,84-85]。

从出生开始，甚至可能在子宫内，一系列微生物群便特征性地定植于人类肠道，其组成受到宿主基因组、妊娠前和妊娠期间母体因素、饮食和环境暴露的影响[10-12,54,57,69]。从末端回肠到直肠有400~1000种微生物群（细菌、真菌和少量原生动物），形成回肠复杂的生态系统[54,57,69-70,86-89]。微生物群的多样性因人而异，成年后则被认为相对稳定，但仍然很容易通过饮食和疾病改变[11,57,69]。细菌在数量上明显超过人的细胞，比例大约为1000∶1，其中在盲肠内浓度最高，随着向远端移行，细菌梯度降低，成分也发生变化。在局部，结肠上皮细胞和共生菌群通过紧密连接和抗菌物质的分泌，以及营养底物竞争等来发挥屏障作用从而预防感染[74-77,90]。

结肠参与了几种完整的代谢过程，包括结肠上皮细胞特有的吸收、分泌、发酵和氧化等，或与共生菌群协同作用等。共生菌参与形成短链脂肪酸、代谢中间产物和维生素、胆汁酸的解毒或生物转化，以及磷酸盐和草酸盐排泄等[31,86-87,89,91-93]。碳水化合物发酵形成短链脂肪酸，尤其是丁酸盐，作为结肠上皮细胞的主要能量来源，丁酸盐在结肠上皮细胞的生长和分化中发挥关键作用[89,92,94-96]。其在结肠上皮细胞的活性几乎与肝脏内所观察的活性相等，结肠上皮细胞可以介导胆汁盐、药物和外源物的生物转化[77,96]。这些过程中的多数是特定发生于右侧或左侧结肠的区段。

众所周知，结肠的功能是吸收水分，贮存粪便，每天粪便排泄量为200~500g。盲肠每天要接纳1.3~1.8L的富含电解质的回肠流出物，具有高容量的吸收表面。在长时间的黏膜暴露于肠内容物的过程中，可吸收80%的乳糜液（和Na^+），该过程通过盲肠特有的逆蠕动来实现[23,28-29,32]。水和钠的大量吸收通过电中性氯化钠运输来实现，该过程发生于隐窝表面或浅表部分[23,32,97]。在左侧结肠内，受醛固酮和血管紧张素调控的腔内Na^+通道的低电容吸收，有助于进一步吸收粪便内容物中的水分并保存钠[23,32,98-99]。此外，还观察到左侧结肠特有的水分吸收机制，表现为结肠上皮细胞和隐窝周围的肌成纤维细胞之间形成高渗（钠离子）间隙，并且可能从渗透压高的粪便中提取水分，对最终的粪便压实起着重要作用[29,72-73]。用各种黏蛋白润滑日益稠密的粪便是左侧结肠黏膜的另一个重要功能。

4 光镜下结构

结肠由4个组织学完全不同的部分组成：黏膜层、黏膜下层、肌层和浆膜。肠道神经系统分布于所有4层结构，位于黏膜下层和肌层内的神经节和神经丛发出神经末梢进入固有层、黏膜下层和肌层。

4.1 黏膜层

结肠黏膜是结肠中代谢和免疫功能最活跃的部位。肠腔表面被覆多糖包被（聚糖、酶、凝集素和黏蛋白），既能促使共生菌群生态系统的形成，又能发挥屏障功能[100-102]。其下为规律分布的被覆柱状上皮的隐窝，这些隐窝深达黏膜固有层底部。隐窝与黏膜肌层垂直，并延伸到黏膜肌层，形成众所周知的"试管架"形态（图24.2）。虽然在正常个体中隐窝之间的间隙可能有所差异，但隐窝不规则分布或分支隐窝被认为是异常表现（见下文"组织学特征的区域性差异"）。黏膜层内经常出现皱褶，正常情况下，结肠黏膜的变异见于淋巴滤泡附近的无名沟，伴有淋巴腺复合体和由黏膜肌层收缩形成的峰状突起（图 24.3 ~ 24.5）。这些正常的变异必须与慢性黏膜损伤（如在 IBD 内）的组织学改变区分（表 24.1）。

免疫组织化学技术和新抗体的开发，使我们能够对细胞进一步分类，有助于评估正常和病理组织等类型，并为标准组织化学染色提供帮助（表 24.2）[75,103-143]。

4.1.1　组织学特征的区域性差异

虽然结肠黏膜的总体结构相同，但右侧和左侧结肠显示出重要的组织学差异。这包括被认为正常存在的 Paneth 细胞和固有层单核细胞的密度（图 24.6）。这些差异提示，有必要劝阻我们的临床医师避免将活检标本合并和简单地将它们标注为"结肠"。我们鼓励消化科医师和外科医师无论在评估腹泻还是息肉的分类时，都要对右侧与左侧结肠的活检材料进行均匀

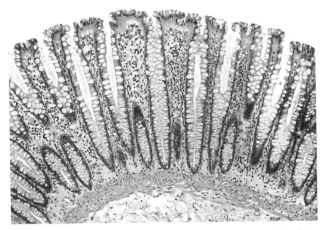

图 24.2　正常的结肠黏膜。经过定向的内镜黏膜活检标本组织切片，朝向腔面的单层柱状表面上皮位于图片顶部，标本的切面在底部。黏膜隐窝平行排列，开口于肠腔。固有层由隐窝间的间质构成，自表面上皮延伸至底部黏膜肌层的平滑肌细胞

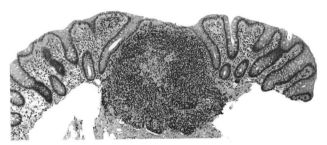

图 24.4　结肠集合淋巴结。这种集合淋巴结将邻近的隐窝分开，受累隐窝斜行或近水平分布（而不是垂直方向），类似于隐窝 / 集合淋巴结边缘的淋巴性浆细胞增多症，如同发生了轻微的结构紊乱。邻近滤泡侧的隐窝上皮缺乏杯状细胞，而在隐窝对侧保留。这些结肠集合淋巴结不应误认为提示慢性黏膜损伤（如炎性肠病）所致的结构紊乱（表 24.2）。这些集合淋巴小结可有发育完好的生发中心，内镜下表现为一个小的息肉

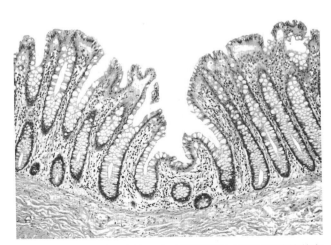

图 24.3　结肠黏膜无名沟。多个隐窝以沟内朝向肠腔的共有隐窝为中心，以"镜像"形式张开排列。这种正常表现并不是真正的隐窝分支，不应误解为慢性黏膜损伤（如炎性肠病）所致的结构异常。无名沟共有的腔一般在黏膜浅表 1/3 的区域内

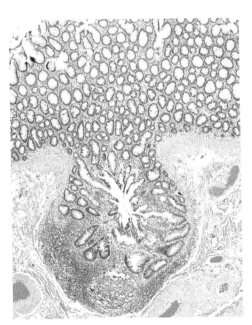

图 24.5　淋巴腺复合体。隐窝上皮位于淋巴滤泡内，后者从黏膜层穿透黏膜肌层进入到黏膜下层

表 24.1

常见人为假象和变异类型：评价和判读指南

组织学特征	常见的误读	准确判读的关键
黏膜中有规则分布的嗜酸性物质	胶原性结肠炎 准确的解释：正常结肠、切向切面	评估镜下结肠炎的其他特征[a] 表面上皮的切向切面导致结肠细胞的细胞质在"平面内"邻近结肠细胞的基底部细胞核之下 深切片或三色染色
正常结肠：邻近集合淋巴结或淋巴滤泡的组织学特征		
表面上皮内淋巴细胞局灶性增加，但其他结构正常	淋巴细胞性结肠炎 准确的解释：正常结肠	评估显微镜下结肠炎的其他特征[a] 深切片以确定邻近的集合淋巴结或淋巴滤泡的位置
局灶性"结构变形"伴固有层大量单核细胞浸润，其他活检部分正常	非特异性结肠炎 IBD：溃疡性结肠炎（UC），不确定性结肠炎（IDC），Crohn病 准确的解释：正常结肠	评估慢性黏膜损伤的其他特征[b] 深切片以确定邻近的集合淋巴结或淋巴滤泡的位置
正常结肠：类似慢性结肠炎的组织学改变（IBD）		
活检标本中含有水平和异常定向的隐窝	IBD（UC或IDC） 准确的解释：正常结肠	无黏膜肌层的活检材料中常含有异常定向的隐窝 仅在存在黏膜肌层的区域评估隐窝形态，即"束缚"的隐窝 检查其他组织片段，必要时深切 评估慢性黏膜损伤的其他特征[b]
黏膜固有层大量单核细胞的右侧（或升）结肠活检标本	非特异性结肠炎 IBD（UC或IDC） 准确的解释：正常近端（右侧）结肠	确定活检部位 确定任何程度的单核细胞的分布范围，右侧结肠黏膜固有层炎症细胞较左侧结肠多 评估慢性黏膜损伤的其他特征[b]
右侧结肠隐窝底部出现含有深嗜酸性颗粒的细胞（Paneth细胞），能意味着慢性黏膜损伤吗？	非特异性结肠炎 IBD（UC或IDC） 准确的解释：正常结肠	评估慢性黏膜损伤的其他特征[b] 内分泌细胞分布于整个结肠，细胞核位于细胞顶部（腔面），细腻的颗粒位于基底部的细胞质内 Paneth细胞细胞核位于基底部，粗糙的颗粒位于腔面，出现于右侧结肠是正常的，出现于左侧则为病理性的
乙状结肠和（或）直肠的隐窝有分支，但无其他发现	IBD的静止期 准确的解释：正常结肠或直肠	乙状结肠或直肠内的隐窝有1～2个分支是可以接受的 评估慢性黏膜损伤的其他特征[b]
正常结肠：肠道准备术引起常见组织学特征		
隐窝间隙增宽，无其他发现	水肿 非特异性结肠炎 准确的解释：正常结肠	含水量增多／水肿不是一个可重复的发现 查阅临床病历中记录的肠道准备术的类型，磷酸钠灌肠剂常导致水肿 确保活检片段含有黏膜肌层 其他特征提示，如黏膜固有层苍白（单核细胞数量减少）和隐窝变形，考虑为治疗后的IBD
基底部和（或）表面上皮细胞凋亡伴或不伴有表面肠上皮细胞的反应性改变	处于消退期的急性自限性结肠炎 抗生素性结肠炎 准确的解释：正常结肠	查阅病历，明确肠道准备术的类型（口服磷酸钠常导致基底部细胞凋亡。而磷酸钠灌肠可导致表面或基底部细胞凋亡） 提醒临床医师磷酸钠可导致肠道准备效应，因此在评估腹泻或GVHD患者时不建议使用

注：GVHD，移植物抗宿主病；IBD，炎性肠病；IDC，不确定性结肠炎；UC，溃疡性结肠炎。

[a] 镜下结肠炎的组织学特征：①上皮内淋巴细胞增多；②伴有表面上皮损伤（反应性改变，上皮剥脱）；③浅表层致密单核细胞浸润；④伴或不伴上皮下基底膜胶原床的增厚或不规则（常有浅表毛细血管陷入）。

[b] 慢性黏膜损伤（慢性肠病，也称为炎性肠病或IBD）的组织学特征：①固有层单核细胞弥漫性浸润使隐窝移位；②基底部浆细胞增多症；③隐窝结构扭曲（分支或不规则定向的隐窝；隐窝"丢失"）；④Paneth细胞（仅左侧结肠）或幽门腺化生。

表 24.2

人结肠内多种正常细胞的主要免疫组织化学和组织化学染色模式 [54, 88-128]

细胞类型	免疫组织化学阳性表达谱	阴性表达谱	组织化学染色
结肠上皮细胞	CK20，pCEA，mCEA，绒毛蛋白，Cdx2，AE1/AE3，SATB2	CK7，EGFR（极低表达）	AB2.5——顶端斑片状红染
杯状细胞（S，表面；C，隐窝）	MUC1（S/C），MUC2（S/C），MUC3（S），MUC4（S/C），MUC5B（C），MUC11（S/C），MUC12（S/C）	MUC3（C）MUC5A（S/C）MUC5B（S）	+AB2.5，黏液洋红，PAS，PAS-D
肠内分泌细胞	CgA，CgB，Syn，NSE，特异性肽类，AE1/AE3	—	嗜银染色
Paneth 细胞	HL-5，HL-6（R），AE1/AE3	—	伊红激发自身荧光
M 细胞	无确切的鉴别标记物	—	无确切的鉴别染色方法
上皮内淋巴细胞（表面）	CD3 TCRαβ，CD3 TCRγδ	CD10，CD43，CD138	—
上皮内淋巴细胞（M 细胞）	CD3，CD45 RO，CD45 RA（罕见），CD20（罕见）	CD138	—
集合淋巴结（滤泡中心）	CD19，CD20，CD10，CD68，偶尔 CD20，偶尔 S100，分散的 CD45 RO/CD3	Bcl-2	—
集合淋巴结（边缘或副皮质）	CD3，CD5，CD20（罕见），S100（IDC，偶尔）	CD138	—
LP 浆细胞	CD79a，CD138	CD20，CD3，CD123	—
LP 淋巴细胞	CD3（CD4⁺/CD8⁺ 不同比例），CD5（偶尔）	角蛋白，S100	—
嗜酸性粒细胞	CD15	—	伊红激发自身荧光
肥大细胞	类胰蛋白酶，CD117（c-Kit）	CD34	吉姆萨染色和甲苯胺蓝
巨噬细胞	CD68，HAM56，MAC387，溶菌酶，α1 抗胰蛋白酶	LCA，角蛋白	铁（含铁血黄素和结肠黑色素沉着病的蒽色素）
树突状巨噬细胞	CD11b（上皮下穹顶），CD123	α-SMA，角蛋白	—
黏液吞噬细胞	CD68，HAM56	—	AB2.5，PAS-D
隐窝周围肌成纤维细胞	Uimentin，HHF35，SMMHC，α-SMA	desmin	MT- 蓝色和红色混合
上皮下肌成纤维细胞	Uimentin，α-SMA	desmin	MT- 蓝色和红色混合
基底膜	Ⅳ型胶原蛋白，生腱蛋白（轻度）	生腱蛋白（厚）	MT- 蓝色，藏红 - 深红，曙红 - 自发荧光
黏膜肌层	Uimentin，HHF35，α-SMA 和 desmin	—	MT- 红色
微动脉、毛细血管和静脉	管腔：CD31，CD34，Uimentin，vWF，ⅩⅢ因子 管壁：α-SMA	α-SMA，HHF-35	MT- 红色，弹性纤维染色
淋巴管	CD34，Uimentin，D2-40（R）®	vWF	MT- 红色
肠神经胶质和神经节	Syn，PDGFR-α（R），NSE	α-SMA	—
施万细胞	S100，Uimentin	α-SMA	—
间质卡哈尔细胞	CD34，CD117（c-kit）	S100，CD31	—
黏膜下脂肪	S100	—	油红 O
SM 淋巴细胞	CD3，散在 CD138 浆细胞	—	—
固有肌层	α-SMA，结蛋白，Uimentin	—	MT- 深红
浆膜间皮	钙网膜蛋白，Uimentin，AE1/AE3，CK7	pCEA	—

注：-，无信息；AB，阿辛蓝；AE1/AE3，广谱角蛋白；C，隐窝；CgA，嗜铬粒蛋白 A；CgB，嗜铬粒蛋白 B；CK20，细胞角蛋白 20；EGFR，表皮生长因子受体；IDC，并指状树突状细胞；LCA，白细胞共同抗原；LP，黏膜固有层；mCEA，单克隆癌胚抗原；MT，Masson 染色；MUC，黏蛋白基因；NSE，神经元特异性烯醇化酶；PAS，过碘酸 - 希夫；PAS-D，耐淀粉酶的过碘酸 - 希夫；pCEA，多克隆癌胚抗原；PDGFR-α（R），血小板衍生生长因子受体 α；R，研究；S，表面；SM，黏膜下层；SMMHC，平滑肌肌球蛋白重链；vWF，血管性假血友病因子；α—SMA，α—平滑肌肌动蛋白。

的分离和适当的标记，这是因为被认为是"正常"的范围会因位置不同而有所差异[17,22,24]且肿瘤发生和进展在右侧和左侧结肠不同[21,30,119]。

与左侧结肠相比，右侧结肠有更高的吸收细胞（结肠细胞）与杯状细胞的比例（大约 5 : 1），说明其在吸收和抗原加工过程中发挥主导作用（图24.6）。由近及远，杯状细胞数量逐渐增多，结肠细胞与杯状细胞比例变为（3 ~ 4）: 1。这反映了降结肠和乙状结肠内黏蛋白形成增加，这有利于大便的成形和运输[17,28-29,144]。正常情况下，Paneth 细胞位于中肠起源的右侧结肠内的隐窝基底部，若其出现于横结肠远端 1/3 之后的部位，则提示发生了继发于慢性黏膜损伤的化生（图 24.6）。

右侧结肠具有比左侧结肠密度更高的表面上皮内淋巴细胞（IEL），甚至可以掩盖其下的集合淋巴结[22,24,145-147]。同样，右侧结肠内固有层单核细胞密度也高于左侧结肠（降结肠和乙状结肠），可有集合淋巴结形成，这可能与较高浓度的共生菌群和相应的抗原摄取活动有关[24]。随着杯状细胞密度和黏蛋白的增加，固有层内巨噬细胞，特别是清除黏蛋白的细胞（黏液吞噬细胞）也由近及远逐渐增加。尽管尚无系统性研究，但大多数胃肠病理学家认为，乙状结肠和直肠内出现少量分支隐窝仍属正常范畴[22]。

4.1.2 上皮

结肠黏膜由组成"试管"样内陷的单层柱状细胞构成，形成数百万个隐窝[28,148]。它们包埋于基底膜，外周被固有层围绕[22,145,147]，通过黏膜肌层与黏膜下层分隔。

尽管结肠黏膜具有较高的上皮更新率和各种特化性细胞类型，但其隐窝结构显示明显的一致性[149-150]。黏膜更新通常由位于邻近结肠隐窝基底部并维持在间叶小生境（niche）内的干细胞完成[15,33-34,148-149,151-156]。多能干细胞从隐窝基底部到肠腔表面的成熟过程中分裂并产生暂时性的祖细胞群。含有颗粒的上皮细胞在成熟过程中似乎忽略了管腔迁移的方向，也就是说，Paneth 细胞向下朝隐窝基底部迁移，肠内分泌细胞返回隐窝的中部和深层区域（图 24.7）[15,17,157]。

在向腔表面迁移的过程中，分裂的过渡细胞定向分化为以下 5 种独特的上皮细胞中的 1 种：结肠吸收细胞、黏液分泌型杯状细胞、肠内分泌细胞、Paneth 细胞和 M 细胞。在任何给定的时间，75% ~ 80% 的结肠细胞分布于隐窝，仅 10% ~ 15% 的结肠细胞形成表面上皮（隐窝间平台）[146,150]。上皮细胞更新活跃，除干细胞外，多数细胞在一周内均可以更新一次。

结肠吸收细胞 结肠吸收细胞是表面上皮的主要组成部分[100,102,158]。腔表面的特征表现为直而排列紧密的顶端微绒毛[15,150]，其顶部有一层完整的黏液样

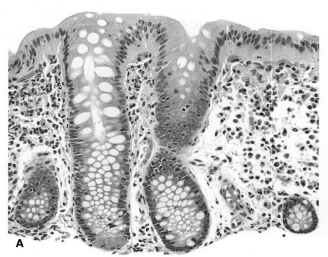
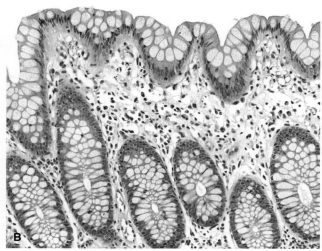

图 24.6 盲肠（A）和直肠（B）的正常黏膜。A. 与直肠相比，盲肠黏膜吸收细胞更多而杯状细胞较少。固有层细胞数量更多，浆细胞、嗜酸性粒细胞和集合淋巴结密度更高，正常盲肠内可见 Paneth 细胞，位于隐窝基底部。B. 直肠黏膜杯状细胞较多，固有层不如盲肠致密，黏液吞噬细胞更易识别，正常直肠无 Paneth 细胞

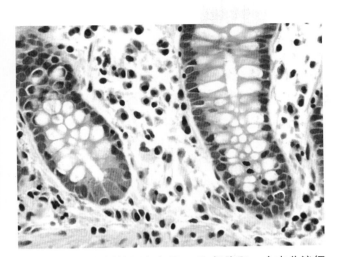

图 24.7　正常右侧结肠含有 Paneth 细胞和一个内分泌细胞。左侧隐窝基底部有 3 个 Paneth 细胞。注意基底部的核和朝向腔面的粗大颗粒，这些颗粒可释放入隐窝腔。右侧的隐窝基底部是一个内分泌细胞。内分泌细胞较小，核靠近腔缘，细胞质内颗粒细腻，位于基底部，这些颗粒释放入隐窝周围的肌成纤维细胞鞘和邻近脉管系统

糖蛋白膜，后者形成光镜可见的纹状腔缘的刷状糖萼 [159]。结肠吸收细胞的细胞质呈弱嗜酸性，顶端小泡含有黏液（与杯状细胞黏蛋白的成分不同），可释放到肠腔内 [23,82,109,119]。柱状细胞的顶端在杯状细胞的"烧瓶"上方呈扇形展开，因此仅杯状细胞顶点与肠腔接触 [150]。排列整齐的结肠吸收细胞的细胞核呈卵圆形，大小一致，核长轴与细胞长轴平行。

杯状细胞　杯状细胞散在分布于整个表面上皮和隐窝。虽然它们的"酒杯"形状使它们与众不同且数量多，但数量并不及结肠吸收细胞。大量的黏液颗粒占据了细胞质的大部分，细胞核被挤到细胞的基底部。由于几种已知的分泌型和膜结合型黏蛋白的合成方式不同，黏蛋白的组成在整个结肠也存在区域性差异 [17]。这种差异表现为不同的组织化学染色模式 [119,160-161]。标准的 HE 染色切片中，杯状细胞的细胞质相对透明，然而采用黏液卡红、pH2.5 AB 和 PAS 染色时，其细胞质内的黏蛋白颗粒清晰可见 [17]。与邻近的结肠吸收细胞相比，杯状细胞核深染，致密且不规则 [150]。

肠内分泌细胞　肠道上皮内的内分泌细胞是体内最大的产生激素的细胞群 [148,157,162-163]，占所有肠腔被覆细胞总数的 1% 左右，主要位于隐窝内，极少数散在分布于黏膜固有层内 [15,17,30,142,150,162,164-165]。已知整个消化道内可表达 30 多种肽类激素基因，并具有区域性和空间性差异 [162,166]。肠内分泌细胞含有强嗜酸性颗粒，体积小，位于细胞基底部 [157,162]，细胞核为圆形，核膜光滑，被推向腔面，与其他上皮细胞的极性相反（图 24.7）。内分泌细胞相反的细胞核极性可能是有价值的特征，例如，肠内分泌细胞（胺前体摄取细胞及脱羧酶细胞）由于其嗜酸性颗粒可能被误认为是 Paneth 细胞。胺前体摄取细胞及脱羧细胞核位于腔面而不是基底部，这有助于区分胺前体摄取细胞及脱羧细胞细胞与 Paneth 细胞。

肠内分泌细胞可通过组织化学银染方法进一步识别，也可以使用免疫组织化学方法，利用其对嗜铬粒蛋白 A、Syn、神经元特异性烯醇化酶和针对细胞的肽类激素或细胞增殖（如类癌）的特异性抗体的不同免疫反应来鉴定（表 24.1）。

Paneth 细胞　Paneth 细胞不遵循向肠腔内迁移的规则，正常情况下，见于中肠来源的右侧结肠内的隐窝基底部 [15,74,134,148,155]。因此，当它们位于盲肠、升结肠和横结肠近端约 2/3 时并不是慢性损伤的表现。但是，有报道称，Paneth 细胞可见于不患有 IBD 的儿童人群中 [167]。Paneth 细胞呈锥形，细胞核为卵圆形，位于细胞基底部，顶部含粗大的强嗜酸性细胞质颗粒（图 24.6B，图 24.7）[15,74]。颗粒和细胞内容物包括：α - 防御素类、β - 防御素类、NOD2、溶菌酶、磷脂酶 A2、分泌性白细胞抑制剂、单体 IgA、TNF-α、重金属离子、锌结合蛋白、胰蛋白酶和胰蛋白酶原、表皮生长因子、骨桥蛋白、Fas 配体（CD95L）、CD44v6、CD15、REG 蛋白和许多其他成分等 [74,148,155,156,168-169]。不同的 Paneth 细胞内容物反映了它们在先天性免疫中的作用。此外，还被认为在调控细胞基质相互作用、细胞凋亡、细胞免疫和干细胞小生境的维持等方面发挥作用 [74,148,155,168,170]。

除了 HE 染色，这些特征性颗粒还容易用 PAS 和玫瑰红 - 酒石黄染色显示 [74]，有趣的是，伊红染色后可激发 Paneth 细胞自发荧光（表 24.2）[134]。

M 细胞和滤泡相关上皮　M 细胞（膜细胞）位于淋巴滤泡组织的圆顶区。它们与圆顶区独有的免疫细胞和各种变异型结肠吸收细胞（滤泡相关上皮）

有关 [88,146,148,171-172]。对人类结肠 M 细胞的评估差异很大，从"极少数"到"约占表面上皮细胞 10%"都有报道 [146,172-176]。光镜放大倍数低，不足以辨别 M 细胞的独特特征。电镜下，M 细胞微绒毛数量减少且不规则、顶端微皱褶，缺乏厚的刷状缘，基底膜外侧存在特殊的亚结构域，这扩大了细胞表面并形成一个上皮内袋。M 细胞上皮内袋为特定的上皮内 B、T 淋巴细胞提供了一个停泊位点，并覆盖在淋巴滤泡的圆顶区 [146,171-174]。这些独特的形态学特征形成了上皮屏障内的一个开口，M 细胞通过这些开口摄取肠腔内容物，并通过特定的胞吞方式向抗原提呈细胞传递抗原 [76,80,171,177]。滤泡相关隐窝含有少量或不含杯状细胞、肠内分泌细胞或 Paneth 细胞 [173,175]。这些排列紧密的柱状结肠细胞有可能类似于腺瘤，特别是当邻近的集合淋巴结挤压导致隐窝结构扭曲时。

上皮内淋巴细胞 IEL 出现于两个部位：结肠细胞的细胞旁间隙的细胞袋内。M 细胞袋内的集合淋巴结附近 IEL 密度最高（图 24.8），因此，不应该根据这些区域诊断淋巴细胞性结肠炎 [145,147,178-180]。前者主要是 CD3+、CD8+、TCRαβ+ 抑制性 T 细胞，以及 15% ~ 40% 的 TCRγδ+T 细胞，而后者包括 CD3+/CD45RO+ 活化记忆细胞，一些 CD45RA+ 初始 T 细胞和分泌 IgM 的 B 细胞 [106,147,181-183]。IEL 是免疫系统中遇到食物抗原、共生菌群和病理性微生物的第一个成员，并可能在口腔免疫耐受方面发挥重要作用 [87,179,182,184-185,177]。IEL 沿着由邻近上皮细胞、炎症细胞和间充质细胞产生的各种趋化因子梯度进行迁

移，集结到其位于上皮内的目的地 [88,186]。

由于 IEL 是钻过基底膜而占据细胞旁间隙的，因此它们具有核铸型和细胞轮廓模糊的特征（图 24.8）。具有圆形细胞核和薄的细胞质边缘的典型淋巴细胞更常见于集合淋巴结上方的 IEL 中。除了滤泡相关上皮区域的 M 细胞相关性 IEL 较多外，正常 IEL 密度为 100 个结肠上皮细胞内有 1 ~ 5 个淋巴细胞 [183]。总之，每 100 个结肠上皮细胞内含有 20 个及以上淋巴细胞被认为是病理性的 [82,145,147,187]。IEL 数量从升结肠至直肠逐渐减少，在富含共生菌群和集合淋巴结的盲肠内密度最高 [145-146]。所以，必须确定每个结肠活检的部位，以避免将右侧结肠活检的正常 IEL 密度误解为淋巴细胞性结肠炎（表 24.2）。

正常结肠内可偶尔见到上皮内嗜酸性粒细胞，但数量明显少于淋巴细胞 [187-189]。总之，升结肠上皮内嗜酸性粒细胞数量高于降结肠。有些研究提及正常结肠隐窝内不存在嗜酸性粒细胞聚集（嗜酸性隐窝脓肿），罕见嗜酸性粒细胞浸润到表面上皮内 [190-191]。

干细胞和分裂过渡细胞 据估计每个隐窝中含有 4 ~ 6 个干细胞，此外，损伤导致干细胞丢失后，一些分裂过渡细胞似乎可以被募集来行使干细胞功能 [33]。这些增殖的未分化细胞在形态学上不具有独特性，但表现为细胞核大，染色质弥散，细胞质稀少，细胞器少而小 [15,148]。隐窝基底部 1/5 部分常有核分裂象，罕见情况下可见到凋亡 [149,151,154]。

4.1.3 细胞凋亡

结肠上皮细胞的生命周期异常短暂（表 24.3），它们在短暂的生命周期内成熟、迁移并发挥功能 [15,23,35,67,151,154,192]。程序性细胞死亡（凋亡）是结肠上皮细胞正常更新过程的终点。组织学上主要通过表面上皮内的凋亡小体进行识别，凋亡小体常见于靠近基底膜的上皮细胞基底侧（图 24.9），为含有固缩核碎片的空泡，周围有游离空隙 [25,152,154,193-200]。固有层炎症细胞同样会发生凋亡，但在组织学上常被忽视 [195,201-202]。磷酸钠肠道准备术会使凋亡率暂时性升高（见后文的"肠道准备术"），相似的效应也见于使用其他物理和化学试剂后。一些疾病状态下，[表面和（或）隐窝] 也可能出现凋亡增加，包括移植物抗宿主病、自身免疫性肠病、系统性自身免疫性疾病和

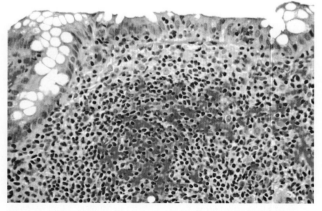

图 24.8 淋巴滤泡上方的上皮内淋巴细胞。集合淋巴结上方可见大量 IEL，这不应被误认为淋巴细胞性结肠炎

<table>
<tr><td colspan="3">表 24.3</td></tr>
<tr><td colspan="3">各种结肠上皮细胞的生命周期及其在人类生命周期中的更新次数。虽然更新率较高，但遗传信息得到保留而未遗失</td></tr>
<tr><td>细胞类型</td><td>生命周期</td><td>人类生命周期中的更新次数 / 生命周期</td></tr>
<tr><td>结肠吸收上皮细胞</td><td>4～8 天</td><td>3285～6570</td></tr>
<tr><td>杯状细胞</td><td>3～4 天</td><td>6570～8760</td></tr>
<tr><td>肠内分泌细胞</td><td>10～15 天</td><td>1750～2630</td></tr>
<tr><td>Paneth 细胞</td><td>20 天</td><td>1300</td></tr>
<tr><td>M 细胞</td><td>未知</td><td>未知</td></tr>
<tr><td>干细胞谱系 / 小生境</td><td>8.2 年</td><td>9～10</td></tr>
</table>

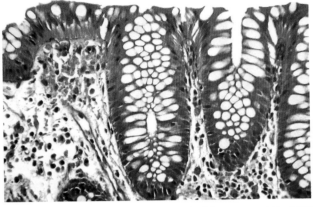

图 24.10　正常的基底膜。正常的基底膜为 3～5μm 厚，具有卷缩、纤细和规则的下缘，并融入隐窝鞘（三色染色）

一些药物治疗等[79,203-204]。在肿瘤进展过程中也会观察到细胞凋亡的变化，如增加、减少或位置异常[205]。

4.1.4　基底膜

在定向好的切片中，正常基底膜的厚度为 3～5μm，外形规则，并能用结缔组织染色（Masson 染色、Saffron 染色、伊红 Von Gieson 弹性蛋白染色）（图 24.10）[206-207]。基底膜厚度超过 10μm 被认为是病理性改变，尤其是当表面黏膜固有层的毛细血管内陷时[135,206]。

上皮细胞通过基底膜复合体固定于下面的肌成纤维细胞网和固有层上。这种具有窗孔的细胞外支持基质由上皮细胞和间充质细胞共同产生[118,146,149,208]。除了允许 IEL 横跨基底膜外，还允许上皮细胞、间质细胞和树突状细胞的突起摄取和（或）呈递抗原。此外，

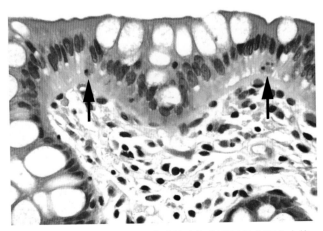

图 24.9　细胞凋亡。表面上皮（箭头）内可见 2 个凋亡小体

它们在水和离子转运方面也发挥着一定功能[23,34,149]。

4.1.5　黏膜固有层

黏膜固有层包绕结肠隐窝，从有孔的基底膜复合体延伸至黏膜肌层。多种固有层炎症细胞和间质细胞各自发挥免疫、代谢和增殖功能。

固有层炎症细胞

固有层是一个抗原摄取和处理的工厂，散在分布着 30000 多个集合淋巴结，盲肠内分布密度最高，结肠内散在分布[209-210]。除集合淋巴结外，正常结肠固有层含有成熟的 B 淋巴细胞、浆细胞、T 淋巴细胞、嗜酸性粒细胞、肥大细胞和巨噬细胞，这些细胞总共占据固有层 30%～50% 的空间[24]。T 细胞包括辅助性 T 细胞、抑制性 T 细胞和淋巴因子激活的杀伤细胞，但不会见到自然杀伤细胞。正常情况下，从腔面到黏膜肌层，炎症细胞密度逐渐降低，靠近腔面处炎症细胞较多，深部接近黏膜肌层处炎症细胞较少。相反，黏膜固有层的疏松结缔组织在靠近黏膜腔面被致密的炎症细胞掩盖，在靠近黏膜肌层时，由于固有层深层炎症细胞较少而变得清晰[211]。固有层的主要细胞类型是分泌 IgA 的浆细胞，还有少量分泌 IgM、IgE 和 IgG 的浆细胞[201,212]。分泌的 IgA 和 IgM 被转运到肠腔内，参与宿主的体液免疫保护[158,201,212]。结肠浆细胞具有其他部位浆细胞的特征，包括"车轮样"的细胞核、核周高尔基体和异染性细胞质。在剩余的固有层淋巴细胞中，90% 为 CD3+ T 淋巴细胞，其中不足 50% 的细胞还表达 CD8[146-147,180]。淋巴滤泡内及其邻

近区域也含有 CD20$^+$ B 淋巴细胞 [80,85,158,209,213]。

正常位于固有层内的髓系细胞包括嗜酸性粒细胞和肥大细胞。正常结肠内，嗜酸性粒细胞的数量变化较大，取决于结肠活检部位 [187-189,192-193,214] 和患者所处地理位置 [215]。虽然正常情况下，固有层内嗜酸性粒细胞数量为 0～8 个 /HPF，但对嗜酸性粒细胞密度的解释应基于其他伴随情况综合分析（即具有结肠炎的其他特征对比其他方面正常的特征）[209]。与美国北部的患者相比，来自美国南部的患者的活检样本中平均嗜酸性粒细胞密度较高，且有时有非常大的差异 [215]。虽然嗜酸性粒细胞在寄生虫和过敏性疾病、胶原性结肠炎、溃疡性结肠炎、Crohn 病和其他病理条件下增多，但在将嗜酸性粒细胞增加（作为一种孤立的组织学表现）诊断为病理性改变之前，仍有必要结合患者所处地理位置和取材部位综合考虑 [189,215]。正如预期的那样，与降结肠相比，升结肠黏膜固有层内嗜酸性粒细胞数量通常较多 [190]，肥大细胞或组织特异性的嗜碱性粒细胞数量少于嗜酸性粒细胞。与结肠的其他部位相比，回盲肠内这些细胞的密度较高 [216-217]。常规 HE 染色很难识别肥大细胞，但吉姆萨染色、甲苯胺蓝染色、类胰蛋白酶和 CD117（c-kit）染色中可很好地显示（图 24.11，表 24.2）[214]。正常人群的肥大细胞密度变化较大，为 11～55 个 /HPF。因此，在用于评估慢性腹泻的正常表现的结肠活检中，不需要进行肥大细胞的常规染色。虽然中性粒细胞可见于出血区域和血管内，但通常不会在固有层中大量出现 [218]。

巨噬细胞通常散在分布于整个固有层内，偶尔集中于隐窝基底侧 [79,219-222]（图 24.12）。HE 染色难以识别巨噬细胞，可通过特异的组织化学染色来增强显色效果。这些染色方法可检出巨噬细胞内清除或储存的各种物质，如凋亡碎片、微生物、脂褐素、胆固醇酯、神经节苷脂、黏脂类、糖原、糖胺聚糖和其他成分（图 24.12，表 24.2）[220-221]。黏液吞噬细胞是最容易识别的一种巨噬细胞，它们吞噬由邻近的杯状细胞（以及小部分结肠细胞）分泌的黏蛋白。作为固有层的正常组成部分，黏液吞噬细胞在左侧结肠数量多，这与左侧结肠杯状细胞更多相对应。黏液吞噬细胞使固有层扩张到一定程度，取代了其他固有层炎症细胞，这种情况通常是不正常的。如出现该情况，可提示细

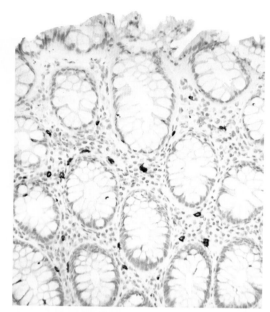

图 24.11　黏膜中肥大细胞。虽然 HE 染色下难以识别黏膜内肥大细胞，但 CD117 标记很容易识别。评估胃肠道间充质肿瘤 CD117 染色时，黏膜肥大细胞可作为内部对照（抗 CD117 染色）

菌或真菌的摄入 / 感染（如 Whippelii 芽孢杆菌、鸟 - 胞内分枝杆菌复合群、荚膜组织胞浆菌）或各种代谢贮积症等。在这种情况下，需要进一步的组织化学、PCR 或电镜技术及其他实验室检查来评估 [114,122,223-226]。

浆细胞样树突状细胞散在分布于整个固有层，而星形树突状细胞则集中于淋巴滤泡相关的上皮下的圆顶区 [158,213,227-228]。这些细胞在组织学上不易区分，常需通过免疫组织化学技术进行鉴定（表 24.2）[79,90,85,158]。前者最近被认为与过敏和自身免疫疾病有关 [108]，而后者在抗原呈递中必不可少 [79,82,229]。

4.1.6　肌成纤维细胞（隐窝周围肌成纤维细胞鞘和固有层肌成纤维细胞）

固有层含有两种不同的肌成纤维细胞群：隐窝周围肌成纤维细胞鞘和上皮下肌成纤维细胞（SEM）合胞体。肌成纤维细胞与上皮细胞、固有层炎症细胞以及黏膜肌层相互作用，在吸收、离子和黏蛋白的分泌、免疫调控和分化（干细胞小生境的维持）等方面发挥作用 [5,23,144,230]。与每个结肠隐窝紧密贴合的环形排列的梭形细胞最初被命名为隐窝周围肌成纤维细胞鞘（图 24.13）[208,230]。这种特殊的间充质细胞现在被认为是一种合胞体（解剖学和功能上），它们围绕隐

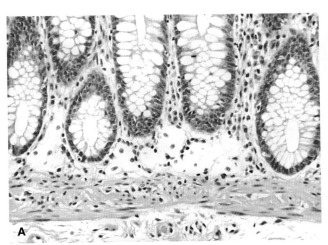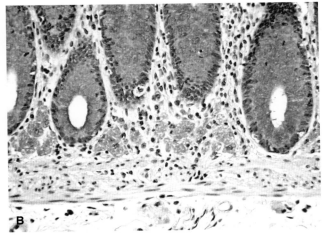

图 24.12　固有层黏液吞噬细胞。A. 淡染的巨噬细胞充满黏蛋白，位于黏膜固有层底部。该发现并不常见，并不总是与疾病有关。B. pH2.5 AB 染色的相同区域。黏液吞噬细胞显示细胞质深染。用淀粉酶消化的 PAS 染色可出现相似结果。值得注意的是，Whipple 病中吞噬细菌的巨噬细胞通常 pH2.5 AB 染色阴性，但用淀粉酶消化的 PAS 染色为强阳性

窝并延伸至固有层，在细胞外基质内形成网状网格，彼此通过缝隙和黏附连接附着在一起[103,112,208,230-231]，并显示出独特的免疫表型（表 24.2）。

在隐窝部位，肌成纤维细胞呈椭圆形、舟状，像屋顶的瓦片那样重叠排列。SEM 以两种不同的形态存在：①活化的肌成纤维细胞；②星状转化的肌成纤维细胞[208,230]。肌成纤维细胞常由一个不完整的基底膜围绕，包埋于上皮下片状的网状纤维中。该区域

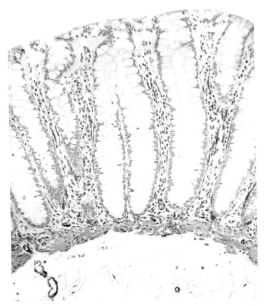

图 24.13　固有层肌成纤维细胞，MSA 染色。该肌特异性肌动蛋白染色可突出显示隐窝周围肌成纤维细胞鞘、黏膜肌层和黏膜下血管

含有一些窗孔，淋巴细胞和巨噬细胞借此穿梭其中。一些肌成纤维细胞与组织平滑肌细胞通过缝隙连接在一起，这些细胞常常紧贴在神经纤维的末端。然而，还没有确定 ICC 网络是否生理上与 SEM 网络相连[208,230,232]。

4.1.7　固有层内的血管和淋巴管

毛细血管，高内皮细胞小静脉及紧靠黏膜肌层浅表的淋巴管散在分布于整个固有层[233-234]。毛细血管被覆环形的内皮细胞，腔内可含有红细胞和炎症细胞。毛细血管外形不规则、扭曲和充血常提示黏膜脱垂。除了为黏膜细胞提供氧气和营养物质外，血管黏附分子还参与循环中淋巴细胞的"归巢"，使其回到适当的结肠微环境中。淋巴管支流极少始于黏膜固有层，然而，当出现在固有层内时，其壁通常较薄，且穿过黏膜肌层，与容易观察的黏膜下层淋巴管汇合[234-238]。毛细血管和淋巴管间的明确区分需要使用免疫组织化学检测方法（表 24.2）[104,114,120,237]。

4.1.8　黏膜肌层

薄层的平滑肌形成固有层深部的边界，即黏膜肌层。该肌层与黏膜层相连，偶尔有平滑肌细胞延伸至固有层，或与隐窝周围肌成纤维细胞鞘融合。黏膜肌层接受黏膜下神经丛的神经支配[112,238-239]。由于结肠腺与黏膜肌层相连，该结构在内镜活检评价隐窝结构时有一定价值。不包含黏膜肌层的活检标本可能出现结构扭曲，腺体水平分布或弯曲，这在评估 IBD 和

无蒂锯齿状腺瘤时特别重要，因为隐窝结构扭曲是做出组织学诊断的关键部分。认真检查其他含有黏膜肌层的活检组织碎片及其他黏膜损伤的特征（表 24.1）可以得出准确的诊断。正常情况下，黏膜肌层常被淋巴腺复合体、血管网和神经分支穿过（图 24.5）。其参与吸收、分泌、增殖和运动功能。黏膜脱垂时，可见单纯性黏膜肌层增厚，多见于憩室附近。黏膜肌层明确的重复常被认为是慢性黏膜损伤的特征之一。

4.2　黏膜下层

黏膜下层由疏松排列的平滑肌束、纤维弹性组织和脂肪组成，其间可见神经系统、血管和淋巴管。紧邻黏膜下层的淋巴管扩张明显，腔内不含有细胞成分[234-235,237]。散在少量炎症细胞（相对于黏膜密集的"生理性"炎症），偶尔会形成黏膜下集合淋巴结。黏膜下层提供了一种在蠕动过程中被证实为有用的弹性基质，这种弹性基质允许黏膜在坚硬的黏膜肌层自由滑行和移动。

黏膜下平滑肌是由单个平滑肌细胞疏松排列形成的小平滑肌束。这些平滑肌束紧邻 ICC，后者紧邻神经膨体，形成神经效应器接点，接收、传输和整合中枢神经、副交感神经和交感神经系统信号[232,240-241]。黏膜下有 2 个神经丛，分别为黏膜下神经丛（紧邻黏膜肌层下方）和 Henle 深部黏膜下神经丛（位于固

有肌层内侧）。神经丛由神经元、胶质细胞和间质组成[242-244]。神经节细胞的形态独特，核为圆形或椭圆形，核仁常为嗜酸性，细胞质丰富，嗜碱性，可见斑点状尼氏小体（图 24.14）。神经节细胞特征性聚集在一起，貌似巨细胞、上皮样细胞或肉芽肿。当神经节细胞在黏膜内明确存在时提示慢性损伤，如 IBD 或结肠憩室病等。神经轴突为纤维性结构，其与成纤维细胞或其他弹性纤维产物的区分均需要借助组织化学或免疫组织化学染色（图 24.14，表 24.2）[62,132,241-242,244-247]。

ICC 为修饰的肌成纤维细胞。常规 HE 染色切片中表现为胞体呈梭形，细胞核大，椭圆形，银染或免疫组织化学可显示 2 个或多个树枝状突起，这些突起可与另一个 ICC、神经节细胞或相邻的平滑肌细胞相连[231,241,245,248-249]。这些细胞在控制肠道运动方面发挥重要作用[231,250-251]。正常情况下，黏膜下层内的 ICC 密度低于肠肌丛周围[241,250-252]。在脉管系统方面，微动脉（来自肠系膜上、下动脉）、小静脉和淋巴管存在于整个黏膜下层中（图 24.15）。这些血管在组织学切片上因含有红细胞而膨胀、扭曲。

黏膜下层的脂肪在不同患者及左右结肠中含量变化很大。特别注意的是，回盲瓣和盲肠黏膜下层可因含大量成熟的脂肪细胞而膨胀，类似脂肪瘤。然而，在缺乏黏膜下层时，脂肪形成分散的、小叶状结构，这种丰富的脂肪组织仍在正常范围内。

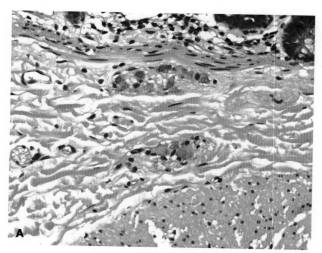
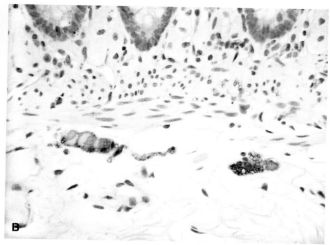

图 24.14　黏膜下神经丛的神经节细胞。A. 黏膜下神经丛由黏膜下神经分支和簇状神经节细胞组成（HE 染色，×200）。B. 同一区域 S-100 蛋白染色（苏木精复染）突出显示施万细胞，左侧神经节细胞 S-100 蛋白染色阴性（×20）

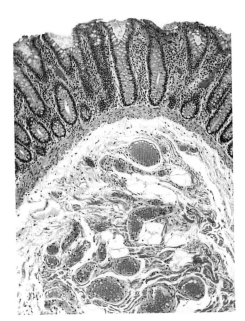

图 24.15 结肠黏膜下层脉管系统。大部分
血管含红细胞

4.3 固有肌层、浆膜下层和浆膜

固有肌层或结肠外部平滑肌层，分为内外两层，内层环形排列，外层纵行排列（图 24.16）[253-254]。固有肌层存在结构差异，可反映结肠不同区域的运动和存储功能[245,248]。smoothelin 是一种在末端分化的收缩平滑肌细胞内表达的细胞骨架蛋白质，可能在这些细胞的收缩过程中发挥作用。近来一项研究表明，smoothelin 在有些结肠无力患者的外纵行肌层表达明

显降低[255]。肌间神经丛位于两层平滑肌层之间，组织学上类似于黏膜下神经丛。ICC 作为假定的启动肠道蠕动的肠道起搏细胞，遍布于整个固有肌层，可以通过组织化学标记 CD117 和 CD34 来识别（图 24.17）[131,256-257]。

肠运动障碍患者的肠壁内，ICC 数量可有所降低[251,254]。肌层内有血管和淋巴管穿行，并被包裹在纤维脂肪组织的浆膜下层内。严格意义上说，浆膜仅限于衬覆间皮与紧邻的纤维弹性组织。

5 肠道准备术的影响和假象

5.1 肠道准备术效应

结肠镜检查时常使用的肠道准备术（所用试剂：磷酸钠灌肠剂、比沙可啶灌肠剂和栓剂、丁二酸二辛基磺酸钠和肥皂水灌肠剂）可导致黏膜层异常，出现类似炎症表现或掩盖了炎性病变，并使内镜医师看到黏膜水肿或充血表现[258-260]。提示肠道准备术的组织学特征包括：吸收性结肠上皮细胞变平，呈立方形，杯状细胞黏液减少（由于黏液分泌增加），黏膜上皮细胞分离导致基底膜裸露、表面上皮和隐窝灶性中性粒细胞浸润，固有层内明显红细胞外渗，隐窝或表面上皮细胞凋亡增加（图 24.18）。口服磷酸钠可加重上述肠道准备术效应的表现。内镜下可见的口疮样溃疡、糜

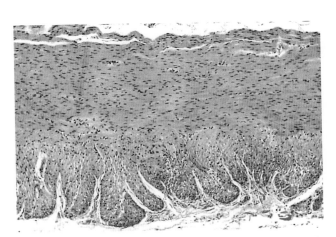

图 24.16 固有肌层和浆膜下组织。可见固有肌层的双层结构和肌间神经丛的神经组织。肌层下是浆膜下层的纤维血管脂肪组织

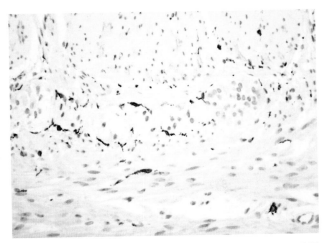

图 24.17 ICC。位于肌层和肌间神经丛之间的 CD117 强阳性的树突状细胞是 ICC。这些细胞被认为是肠道的起搏细胞，并在肠道运动方面发挥其他功能（抗 CD117 染色）

烂和少见的明显溃疡形成已有报道。组织学上，除了其他肠道准备术效应的特征外，还可见到中性粒细胞性隐窝炎和基底部凋亡增加（图 24.19）[258,261-262]。这种基底部凋亡组织学上的改变与轻度移植物抗宿主病相似。因此，骨髓移植患者不应该口服磷酸钠进行肠道准备。虽然肠道准备的组织学改变可能不会影响息肉诊断，但轻微的炎症改变在很多肠道准备术中可能被忽略，或被误诊为病理性改变。对于不是因为结直肠癌筛查而行肠道准备术的患者，建议使用聚乙二醇进行肠道准备，这是因为该试剂仅诱发极轻微的组织学改变[263-264]。但据报道，在随机试验中聚乙二醇也会导致表面黏液丢失、上皮细胞脱落、淋巴细胞和中性粒

细胞浸润，罕见情况下也会有口疮样溃疡发生[265]。

5.2　不正确的组织定向和切向切片

由于内镜获得的活检样本体积较小，难以对其进行组织定向。无论是内镜活检标本还是手术切除标本，只有垂直于表面上皮的切片，才能做出最准确的诊断。切向切片可能会明显影响对隐窝结构、炎症细胞梯度以及上皮下胶原带的厚度和规则性的评估（表 24.1）[266]。固有层内出现腺泡（炸面包圈）样结构，而非"试管"样结构外形，表明是切向切片。在仅含有黏膜最浅表部分的切向切片中，无法观察到慢性黏膜损伤的特征。切向切片组织内邻近的结

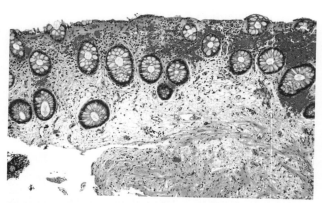

图 24.18　灌肠效应。固有层内红细胞外渗和溶解（出血）。表面上皮大面积脱落，由于杯状细胞分泌增多而出现黏液耗竭表现，也可见到凋亡增加

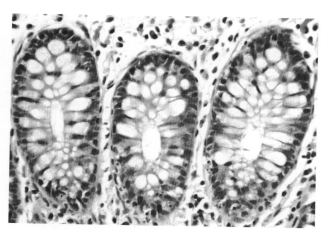

图 24.19　口服磷酸钠的肠道准备术效应。结肠隐窝凋亡小体增多和中性粒细胞浸润继发于肠道准备术效应。在某些临床情况下，这些变化容易被认为是感染性结肠炎或移植物抗宿主病

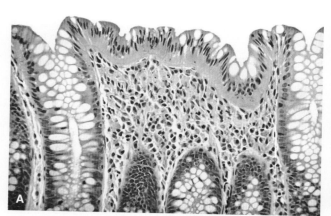

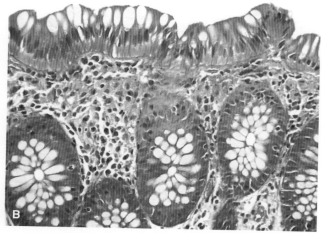

图 24.20　与胶原性结肠炎类似的正常结肠。A. 该正常黏膜层显示结肠上皮细胞的细胞质和基底膜融合，产生上皮下胶原带增厚的错觉。注意无表面损伤或结肠炎。B. 该三色染色切片显示隐窝鞘与表面切线方向连接处出现局灶性增厚。在评估切向切片时需谨慎。注意无结肠炎表现或表面损伤

肠细胞的细胞质可类似于增厚的（但规则的）胶原带，有可能会误诊为胶原性结肠炎（图 24.20）。结肠隐窝基底部过度取材的切向切片中，可显示较不成熟的结肠细胞的横截面，表现为细胞核较大、细胞质较少，且无邻近的杯状细胞，类似于管状腺瘤。

5.3　组织创伤

钳夹活检或病理取材处理不当均可导致黏膜撕脱。前者可导致内镜下可见的水肿、瘀斑、易脆、撕裂和出血[264,266]，这些均为人为造成的组织学"挤压"假象。活检标本可出现类似水肿的无细胞固有层，红细胞外渗主要见于固有层的腔面侧。在缺乏黏膜炎症其他特征的情况下（如中性粒细胞性炎症或上皮损伤），这些特征不应考虑为病理性。泡沫塑料软垫可导致活检组织出现三角伪迹，不推荐使用[267]。尽管相对固定，但是坚硬的镊子夹持活检材料同样可出现"挤压"假象。使用具有较大开口的塑料吸管（即将一次性吸管的头部切掉）来转运活检样本到盒子内可避免"挤压"假象。组织挤压导致腺体和上皮细胞拥挤，伴表面上皮剥脱，并流入肠腔。

5.4　假性脂肪瘤病

假性脂肪瘤病的主要特征是固有层和黏膜层内空泡状的、无细胞衬覆的腔隙，类似于松散排列的脂肪细胞（图 24.21）。这些病变多由内镜检查时注入的空气滞留所致[268]。

5.5　电灼术

使用电灼术（"热"活检或套圈）内镜下息肉切除常导致组织热干燥，隐窝挤压，以及细胞核形态改变。电灼术效应的特征性表现为：隐窝紧密排列、核拉长、固缩和扭曲（图 24.22）。这些特征可能很难与管状腺瘤进行区分。长时间的电干燥可导致组织总体结构和细胞核细微结构丧失。

6　致谢

作者们在准备本书手稿时受到已故的 Rodger C. Haggitt 博士的学术观点的持续启发，在此向他致以

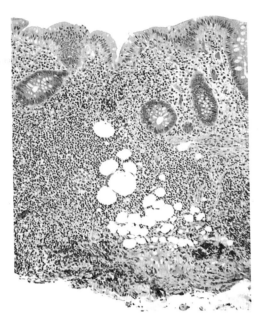

图 24.21　假性脂肪瘤病。集合淋巴结内可见透明空隙，为内镜检查注气时产生的气泡。这种人为假象常被误认为是脂肪组织 / 脂肪瘤

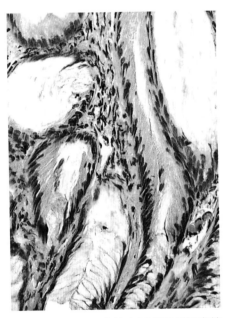

图 24.22　内镜下电灼套圈术引起正常结肠黏膜内邻近隐窝的基底部电灼和挤压假象。受累细胞核固缩并拉长。因这种人为假象导致的结肠隐窝扭曲难以或不可能与管状腺瘤区分

诚挚的感谢。

参考文献

[1] Batlle E, Henderson JT, Beghtel H, et al. Beta-catenin and TCF mediate cell positioning in the intestinal epithelium by controlling the expression of EphB/ephrinB. *Cell* 2002; 111(2):251–263.

[2] Beck F. Homeobox genes in gut development. *Gut* 2002; 51(3): 450–454.

[3] Bonhomme C, Duluc I, Martin E, et al. The Cdx2 homeobox gene has a tumour suppressor function in the distal colon in addition to a homeotic role during gut development. *Gut* 2003;52(10):1465–1471.

[4] Chailler P, Basque JR, Corriveau L, et al. Functional characterization of the keratinocyte growth factor system in human fetal gastrointestinal tract. *Pediatr Res* 2000;48(4):504–510.

[5] Haffen K, Kedinger M, Simon-Assmann P. Mesenchymedependent differentiation of epithelial progenitor cells in the gut. *J Pediatr Gastroenterol Nutr* 1987;6(1):14–23.

[6] Kedinger M, Simon-Assmann P, Bouziges F, et al. Epithelialmesenchymal interactions in intestinal epithelial differentiation. *Scand J Gastoenterol Suppl* 1988;151:62–69.

[7] Roberts DJ. Molecular mechanisms of development of the gastrointestinal tract. *Dev Dyn* 2000;219(2):109–120.

[8] Stutzmann J, Bellissent-Waydelich A, Fontao L, et al. Adhesion complexes implicated in intestinal epithelial cell-matrix interactions. *Microsc Res Tech* 2000;51(2):179–190.

[9] Kaplan JL, Shi HN, Walker WA. The role of microbes in developmental immunologic programming. *Pediatr Res* 2011; 69(6):465–472.

[10] Koenig JE, Spor A, Scalfone N, et al. Succession of microbial consortia in the developing infant gut microbiome. *Proc Natl Acad Sci USA* 2011;108 Suppl 1:4578–4585.

[11] Shanahan F. The host-microbe interface within the gut. *Best Prac Res Clin Gastroenterol* 2002;16(6):915–931.

[12] Bajaj-Elliott M, Poulsom R, Pender SL, et al. Interactions between stromal cell–derived keratinocyte growth factor and epithelial transforming growth factor in immune-mediated crypt cell hyperplasia. *J Clin Invest* 1998;102(8):1473–1480.

[13] de Santa Barbara P, van den Brink GR, Roberts DJ. Development and differentiation of the intestinal epithelium. *Cell Mol Life Sci* 2003;60(7):1322–1332.

[14] Karam SM. Lineage commitment and maturation of epithelial cells in the gut. *Front Biosci* 1999;4:D286–D298.

[15] de Santa Barbara P, van den Brink GR, Roberts DJ. Molecular etiology of gut malformations and diseases. *Am J Med Genet* 2002;115(4):221–230.

[16] Moore KL, Persaud TVN. The digestive system. In: Moore KL, Persaud TVN, eds. *The Developing Human: Clinically Oriented Embryology*. 7th ed. Philadelphia, PA: WB Saunders; 2003:266–284.

[17] Arai T, Kino I. Morphometrical and cell kinetic studies of normal human colorectal mucosa. Comparison between the proximal and the distal large intestine. *Acta Pathol Jpn* 1989; 39(11):725–730.

[18] Baker K, Zhang Y, Jin C, et al. Proximal versus distal hyperplastic polyps of the colorectum: Different lesions or a biological spectrum? *J Clin Pathol* 2004;57(10):1089–1093.

[19] Birkenkam-Demtroder K, Olesen SH, Sørensen FB, et al. Differential gene expression in colon cancer of the caecum versus the sigmoid and rectosigmoid. *Gut* 2005;54(3): 374–384.

[20] Calam J, Ghatei MA, Domin J, et al. Regional differences in concentrations of regulatory peptides in human colon mucosal biopsy. *Dig Dis Sci* 1989;34(8):1193–1198.

[21] Gervaz P, Bucher P, Morel P. Two colons-two cancers: Paradigm shift and clinical implications. *J Surg Onc* 2004;88(4): 261–266.

[22] Greenson JK, Odze RD. Inflammatory bowel disease of the large intestine. In: Odze RD, Goldblum JR, Crawford JM, eds. *Surgical Pathology of the GI Tract, Liver, Biliary Tract and Pancreas*. Philadelphia, PA: WB Saunders; 2004:213–214.

[23] Kunzelmann K, Mall M. Electrolyte transport in the mammalian colon: Mechanisms and implications for disease. *Physiol Rev* 2002;82(1):245–289.

[24] Lee E, Schiller LR, Fordtran JS. Quantification of colonic lamina propria cells by means of a morphometric pointcounting method. *Gastroenterology* 1988;94(2):409–418.

[25] Liu LU, Holt PR, Krivosheyev V, et al. Human right and left colon differ in epithelial cell apoptosis and in expression of Bak, a pro-apoptotic Bcl-2 homologue. *Gut* 1999;45(1): 45–50.

[26] Macfarlane GT, Gibson GR, Cummings JH. Comparison of fermentation reactions in different regions of the human colon. *J Appl Bacteriol* 1992;72(1):57–64.

[27] Moskaluk CA, Zhang H, Powell SM, et al. Cdx2 protein expression in normal and malignant human tissues: An immunohistochemical survey using tissue microarrays. *Mod Pathol* 2003;16(9):913–919.

[28] Naftalin RJ, Zammit PS, Pedley KC. Regional differences in rat large intestinal crypt function in relation to dehydrating capacity in vivo. *J Physiol* 1999;514(pt 1):201–210.

[29] Naftalin RJ. The dehydrating function of the descending colon in relationship to crypt function. *Physiol Res* 1994;43(2): 65–73.

[30] Paluszkiewicz P, Berbeć H, Pawlowska-Wakowicz B, et al. p53 protein accumulation in colorectal cancer tissue has prognostic value only in left-sided colon tumours. *Cancer Detect Prev* 2004;28(4):252–259.

[31] Priebe MG, Vonk RJ, Sun X, et al. The physiology of colonic metabolism. Possibilities for interventions with pre- and probiotics. *Eur J Nutr* 2002;41(suppl 1):I2–I10.

[32] Sandle GI. Salt and water absorption in the human colon: A modern appraisal. *Gut* 1998;43(2):294–299.

[33] Booth C, Potten CS. Gut instincts: Thoughts on intestinal epithelial stem cells. *J Clin Invest* 2000;105(11):1493–1499.

[34] Marshman E, Booth C, Potten CS. The intestinal epithelial stem cell. *Bioessays* 2002;24(1):91–98.

[35] Seidelin JB. Colonic epithelial cell turnover: Possible implications for ulcerative colitis and cancer initiation. *Scand J Gastroenterol* 2004;39(3):201–211.

[36] Atarashi K, Tanoue T, Shima T, et al. Induction of colonic regulatory T cells by indigenous Clostridium species. *Science* 2011;331(6015):337–341.

[37] Ishikawa H, Tanaka K, Maeda Y, et al. Effect of intestinal microbiota on the induction of regulatory CD25+ CD4+T cells. *Clin Exp Immunol* 2008;153(1):127–135.

[38] Collado MC, Isolauri E, Laitinen K, et al. Effect of mother's weight on infant's microbiota acquisition, composition, and activity during early infancy: A prospective follow-up study initiated in early pregnancy. *Am J Clin Nutr* 2010;92(5): 1023–1030.

[39] Metzger R, Metzger U, Fiegel HC, et al. Embryology of the midgut. *Semin Pediatr Surg* 2011;20(3):145–151.

[40] Kluth D, Fiegel HC, Metzger R. Embryology of the hindgut. *Semin Pediatr Surg* 2011;20(3):152–160.

[41] Wang Y, Devkota S, Musch MW, et al. Regional mucosaassociated microbiota determine physiological expression of TLR2 and TLR4 in murine colon. *PLoS ONE* 2010;5(10): e13607.

[42] Bajpai M, Mathur M. Duplications of the alimentary tract: Clues to the missing links. *J Pediatr Surg* 1994;29(10): 1361–1365.

[43] Bossard P, Zaret KS. Repressive and restrictive mesodermal interactions with gut endoderm: Possible relation to Meckel's diverticulum. *Development* 2000;127(22):4915–4923.

[44] Martinez-Frias ML, Bermejo E, Rodrigues-Pinilla E. Anal atresia, vertebral, genital, and urinary tract anomalies: A primary polytopic developmental field defect identified through an epidemiological analysis of associations. *Am J Med Genet* 2000;95(2):169–173.

[45] Robertson K, Mason I, Hall S. Hirschsprung's disease: Genetic mutations in mice and men. *Gut* 1997;41(4):436–441.

[46] Houlston R, Bevan S, Williams A, et al. Mutations in DPC4 (SMAD4) cause juvenile polyposis syndrome, but only account for a minority of cases. *Hum Mol Genet* 1998;7(12): 1907–1912.

[47] Howe JR, Roth S, Ringold JC, et al. Mutations in the SMAD4/DPC4 gene in juvenile polyposis. *Science* 1998;280(5366): 1086–1088.

[48] Howe JR, Bair JL, Sayed MG, et al. Germline mutations of the gene encoding bone morphogenetic protein receptor 1A in juvenile polyposis. *Nat Genet* 2001;28(2):184–187.

[49] Roth S, Sistonen P, Salovaara R, et al. SMAD genes in juvenile polyposis. *Genes Chromosomes Cancer* 1999;26(1):54–61.

[50] Ruiz i Altaba A. Gli proteins and Hedgehog signaling: Development and cancer. *Trends Genet* 1999;15(10):418–425.

[51] Arora T, Sharma R. Fermentation potential of the gut microbiome: Implications for energy homeostasis and weight management. *Nutr Rev* 2011;69(2):99–106.

[52] Chow J, Lee SM, Shen Y, et al. Host-bacterial symbiosis in health and disease. *Adv Immunol* 2010;107:243–274.

[53] Collins SM, Denou E, Verdu EF, et al. The putative role of the intestinal microbiota in the irritable bowel syndrome. *Dig Liver Dis* 2009;41(12):850–853.

[54] Kinross JM, Darzi AW, Nicholson JK. Gut microbiomehost interactions in health and disease. *Genome Med* 2011; 3(3):14.

[55] Li-Wan-Po A, Farndon P. Barking up the wrong genome—we are not alone. *J Clin Pharm and Ther* 2011;36(2):125–127.

[56] McGarr SE, Ridlon JM, Hylemon PB. Diet anaerobic bacterial metabolism, and colon cancer: A review of the literature. *J Clin Gastroenterol* 2005;39(2):98–109.

[57] Spor A, Koren O, Ley R. Unravelling the effects of the environment and host genotype on the gut microbiome. *Nat Rev Microbiol* 2011;9(4):279–290.

[58] Taleb S, Tedgui A, Mallat Z. Regulatory T-cell immunity and its relevance to atherosclerosis. *J Intern Med* 2008;263(5): 489–499.

[59] Turnbaugh PJ, Bäckhed F, Fulton L, et al. Diet-induced obesity is linked to marked but reversible alterations in the mouse distal gut microbiome. *Cell Host Microbe* 2008;3(4): 213–223.

[60] Gohir W, Ratcliffe EM, Sloboda DM. Of the bugs that shape us: Maternal obesity, the gut microbiome, and long-term disease risk. *Pediatr Res* 2015;77(1–2):196–204.

[61] Obata Y, Pachnis V. The effect of microbiota and the immune system on the development and organization of the enteric nervous system. *Gastroenterology* 2016;151(5):836–844.

[62] Guyton, AC. The digestive and metabolic systems. In: Guyton AC, ed. *Anatomy and Physiology*. Philadelphia, PA: WB Saunders; 1984:643–700.

[63] Smith ME, Morton DG. The colon. In: Smith ME, Morton DG, eds. *The Digestive System*. Edinburgh: Churchill Livingstone; 2001:175–186.

[64] Netter FH. Abdomen. In: Netter FH, Colacino S, eds. *Atlas of Human Anatomy*. Summit, NJ: Ciba-Geigy Corp; 1989: 251–256, 264–268.

[65] Glebov OK, Rodriguez LM, Nakahara K, et al. Distinguishing right from left colon by the pattern of gene expression. *Cancer Epidemiol Biomarkers Prev* 2003;12(8):755–762.

[66] Wood JD, Alpers DH, Andrews PL. Fundamentals of neurogastroenterology. *Gut* 1999;45(suppl 2): Ⅱ 6– Ⅱ 16.

[67] Howell SJ, Wilk D, Yadav SP, et al. Antimicrobial polypeptides of the human colonic epithelium. *Peptides* 2003;24(11): 1763–1770.

[68] Fihn BM, Jodal M. Permeability of the proximal and distal rat colon crypt and surface epithelium to hydrophilic molecules. *Pflugers Arch* 2001;441(5):656–662.

[69] Eckburg PB, Bik EM, Bernstein CN, et al. Diversity of the human intestinal microbial flora. *Science* 2005;308(5728): 1635–1638.

[70] Gosalbes MJ, Durbán A, Pignatelli M, et al. Metatranscriptomic approach to analyze the functional human gut microbiota. *PLoS ONE* 2011;6(3):e17447.

[71] Wang Y, Antonopoulous DA, Zhu X, et al. Laser capture microdissection and metagenomic analysis of intact mucosaassociated microbial communities of human colon. *Appl Microbiol Biotechnol* 2010; 88(6):1333–1342.

[72] Thiagarajah JR, Pedley KC, Naftalin RJ. Evidence of amiloride-sensitive fluid absorption in rat descending colonic crypts from fluorescence recovery of FITC-labelled dextran after photobleaching. *J Physiol (Lond)* 2001;536(Pt 2): 541–553.

[73] Hopkins MJ, Sharp R, Macfarlane GT. Age and disease related changes in intestinal bacterial populations assessed by cell culture, 16S rRNA abundance, and community cellular fatty acid profiles. *Gut* 2001;48(2):198–205.

[74] Porter EM, Bevins CL, Ghosh D, et al. The multifaceted Paneth cell. *Cell Mol Life Sci* 2002;59(1):156–170.

[75] Boman HG. Antibacterial peptides: Basic facts and emerging concepts. *J Intern Med* 2003;254(3):197–215.

[76] Köhler H, McCormick BA, Walker WA. Bacterial-enterocyte crosstalk: Cellular mechanisms in health and disease. *J Pediatr Gastroenterol Nutr* 2003;36(2):175–185.

[77] Lu L, Walker WA. Pathologic and physiologic interactions of bacteria with the gastrointestinal epithelium. *Am J Clin Nutr* 2001;73(6):1124S–1130S.

[78] Zuercher AW, Jiang HQ, Thurnheer MC, et al. Distinct mechanisms for cross-protection of the upper versus lower respiratory tract through intestinal priming. *J Immunol* 2002; 169(7):3920–3925.

[79] Demetter P, De Vos M, van Huysse JA, et al. Colon mucosa of patients both with spondyloarthritis and Crohn's disease is enriched with macrophages expressing the scavenger receptor CD163. *Ann Rheum Dis* 2005;64(2):321–324.

[80] Didierlaurent A, Sirard JC, Kraehenbuhl JP, et al. How the gut senses its content. *Cell Microbiol* 2002;4(2):61–72.

[81] Girardin SE, Hugot JP, Sansonetti PJ. Lessons from Nod2 studies: Towards a link between Crohn's disease and bacterial sensing. *Trends Immunol* 2003;24(12):652–658.

[82] Hershberg RM, Mayer LF. Antigen processing and presentation by intestinal epithelial cells—polarity and complexity. *Immunol Today* 2000;21(3):123–128.

[83] Neutra MR. Current concepts in mucosal immunity. V. Role of M cells in transepithelial transport of antigens and pathogens to the mucosal immune system. *Am J Physiol* 1998; 274(5 pt 1):G785–G791.

[84] Noverr MC, Huffnagle GB. Does the microbiota regulate immune responses outside the gut? *Trends Microbiol* 2004; 12(12):562–568.

[85] Spahn TW, Kucharzik T. Modulating the intestinal immune system: The role of lymphotoxin and GALT organs. *Gut* 2004; 53(3):456–465.

[86] Mai V, Morris JG Jr. Colonic bacterial flora: Changing understandings in the molecular age. *J Nutr* 2004;134(2): 459–464.

[87] Ouwehand A, Isolauri E, Salminen S. The role of the intestinal

microflora for the development of the immune system in early childhood. *Eur J Nutr* 2002;41(supp 1):I32–I37.

[88] Pickard KM, Bremner AR, Gordon JN, et al. Microbial-gut interactions in health and disease. Immune responses. *Best Pract Res Clin Gastroenterol* 2004;18(2):271–285.

[89] Pryde SE, Duncan SH, Hold GL, et al. The microbiology of butyrate formation in the human colon. *FEMS Microbiol Lett* 2002;217(2):133–139.

[90] Berkes J, Viswanathan VK, Savkovic SD, et al. Intestinal epithelial responses to enteric pathogens: Effects on the tight junction barrier, ion transport, and inflammation. *Gut* 2003;52(3):439–451.

[91] Roediger WE, Babidge W. Human colonocyte detoxification. *Gut* 1997;41(6):731–734.

[92] Macfarlane GT, Macfarlane S. Human colonic microbiota: Ecology, physiology and metabolic potential of intestinal bacteria. *Scand J Gastroenterol Suppl* 1997;222:3–9.

[93] Zaharia V, Varzescu M, Djavadi I, et al. Effects of short chain fatty acids on colonic Na+ absorption and enzyme activity. *Comp Biochem Physiol A Mol Integr Phsiol* 2001;128(2): 335–347.

[94] Topping DL, Clifton PM. Short-chain fatty acids and human colonic function: Roles of resistant starch and nonstarch polysaccharides. *Physiol Rev* 2001;81(3):1031–1064.

[95] Grieg ER, Boot-Handford RP, Mani V, et al. Decreased expression of apical Na+ channels and basolateral Na+, K+-ATPase in ulcerative colitis. *J Pathol* 2004;204(1):84–92.

[96] Willemsen LE, Koetsier MA, van Deventer SJ. et al. Short chain fatty acids stimulate epithelial mucin 2 expression through differential effects on prostaglandin E1 and E2 production by intestinal myofibroblasts. *Gut* 2003;52(10):1442–1447.

[97] Naftalin RJ, Pedley KC. Regional crypt function in rat large intestine in relation to fluid absorption and growth of the pericryptal sheath. *J Physiol* 1999;514(pt 1):211–227.

[98] Hirasawa K, Sato Y, Hosoda Y, et al. Immunohistochemical localization of angiotensin II receptor and local reninangiotensin system in human colonic mucosa. *J Histochem Cytochem* 2002;50(2):275–282.

[99] Thiagarajah JR, Griffiths NM, Pedley KC, et al. Evidence for modulation of pericryptal sheath myofibroblasts in rat descending colon by transforming growth factor beta and angiotensin II. *BMC Gastroenterol* 2002;2:4.

[100] Anderson JM, Van Itallie CM. Tight junctions and the molecular basis for regulation of paracellular permeability. *Am J Physiol* 1995;269(4 pt 1):G467–G475.

[101] Kucharzik T, Walsh SV, Chen J, et al. Neutrophil transmigration in inflammatory bowel disease is associated with differential expression of epithelial intercellular junction proteins. *Am J Pathol* 2001;159(6):2001–2009.

[102] Walsh SV, Hopkins AM, Nusrat A. Modulation of tight junction structure and function by cytokines. *Adv Drug Deliv Rev* 2000;41(3):303–313.

[103] Adegboyega PA, Mifflin RC, DiMari JF, et al. Immunohistochemical study of myofibroblasts in normal colonic mucosa, hyperplastic polyps, and adenomatous colorectal polyps. *Arch Pathol Lab Med* 2002;126(7):829–836.

[104] Akishima Y, Ito K, Zhang L, et al. Immunohistochemical detection of human small lymphatic vessels under normal and pathological conditions using the LYVE-1 antibody. *Virchows Arch* 2004;444(2):153–157.

[105] Aldenborg F, Enerbäck L. The immunohistochemical demonstration of chymase and tryptase in human intestinal mast cells. *Histochem J* 1994;26(7):587–596.

[106] Brandtzaeg P, Farstad IN, Helgeland L. Phenotypes of T cells in the gut. *Chem Immunol* 1998;71:1–26.

[107] Buffa R, Marè P, Gini A, et al. Chromogranins A and B and secretogranin II in hormonally identified endocrine cells of the gut and the pancreas. *Basic Appl Histochem* 1988;32(4): 471–484.

[108] Castellaneta A, Abe M, Morelli AE, et al. Identification and characterization of intestinal Peyer's patch interferon-alpha producing (plasmacytoid) dendritic cells. *Hum Immunol* 2004; 65(2):104–113.

[109] Corfield AP, Myerscough N, Longman R, et al. Mucins and mucosal protection in the gastrointestinal tract: New prospects for mucins in the pathology of gastrointestinal disease. *Gut* 2000;47(4):589–594.

[110] Ferri GL, Probert L, Cocchia D, et al. Evidence for the presence of S-100 protein in the glial component of the human enteric nervous system. *Nature* 1982;297(5865):409–410.

[111] Frängsmyr L, Baranov V, Hammarström S. Four carcinoembryonic antigen subfamily members, CEA, NCA, BGP and CGM2, selectively expressed in the normal human colonic epithelium are integral components of the fuzzy coat. *Tumour Biol* 1999;20(5):277–292.

[112] Fulcheri E, Cantino D, Bussolati G. Presence of intra-mucosal smooth muscle cells in normal human and rat colon. *Basic Appl Histochem* 1985;29(4):337–344.

[113] Fujisaki J, Shimoda T. Expression of cytokeratin subtypes in colorectal mucosa, adenoma, and carcinoma. *Gastroenterol Jpn* 1993;28(5):647–656.

[114] Gabbiani G, Schmid E, Winter S, et al. Vascular smooth muscle cells differ from other smooth muscle cells: Predominance of vimentin filaments and specific alpha-type actin. *Proc Natl Acad Sci U S A* 1981;78(1):298–302.

[115] Galli SJ, Tsai M, Wershil BK. The c-kit receptor, stem cell factor, and mast cells. What each is teaching us about the others. *Am J Pathol* 1993;142(4):965–974.

[116] Grimelius L. Silver stains demonstrating neuroendocrine cells. *Biotech Histochem* 2004;79(1):37–44.

[117] Hamrock D, Azmi FH, O'Donnell E, et al. Infection by Rhodococcus equi in a patient with AIDS: Histological appearance mimicking Whipple's disease and Mycobacterium aviumintracellulare infection. *J Clin Pathol* 1999;52(1):68–71.

[118] Higaki S, Tada M, Nishiaki M, et al. Immunohistological study to determine the presence of pericryptal myofibroblasts and basement membrane in colorectal epithelial tumors. *J Gastroenterol* 1999;34(2):215–220.

[119] Jass JR. Mucin core proteins as differentiation markers in the gastrointestinal tract. *Histopathology* 2000;37(6):561–564.

[120] Jones TR, Kao KJ, Pizzo SV, et al. Endothelial cell surface expression and binding of factor VIII/von Willebrand factor. *Am J Pathol* 1981;103(2):304–308.

[121] Kato H, Yamamoto T, Yamamoto H, et al. Immunocytochemical characterization of supporting cells in the enteric nervous system in Hirschsprung's disease. *J Pediatr Surg* 1990; 25(5):514–519.

[122] Kawana T, Nada O, Ikeda K. An immunohistochemical study of glial fibrillary acidic (GFA) protein and S-100 protein in the colon affected by Hirschsprung's disease. *Acta Neuropathol (Berl)* 1988;76(2):159–165.

[123] Kende AI, Carr NJ, Sobin LH. Expression of cytokeratins 7 and 20 in carcinomas of the gastrointestinal tract. *Histopathology* 2003;42(2):137–140.

[124] Kurki P, Virtanen I. The detection of smooth muscle antibodies reacting with intermediate filaments of desmin type. *J Immunol Methods* 1985;76(2):329–335.

[125] Lamps LW, Molina CP, West AB, et al. The pathologic spectrum of gastrointestinal and hepatic histoplasmosis. *Am J Clin Pathol*

2000;113(1):64–72.

[126] Lee MJ, Lee HS, Kim WH, et al. Expression of mucins and cytokeratins in primary carcinomas of the digestive system. *Mod Pathol* 2003;16(5):403–410.

[127] Meyer T, Brinck U. Differential distribution of serotonin and tryptophan hydroxylase in the human gastrointestinal tract. *Digestion* 1999;60(1):63–68.

[128] Moll R, Lowe A, Laufer J, et al. Cytokeratin 20 in human carcinomas. A new histodiagnostic marker detected by monoclonal antibodies. *Am J Pathol* 1992;140(2):427–447.

[129] O'Connell FP, Pinkus JL, Pinkus GS. CD138 (syndecan-1), a plasma cell marker immunohistochemical profile in hematopoietic and nonhematopoietic neoplasms. *Am J Clin Pathol* 2004;121(2):254–263.

[130] Ozğul C, Karaöz E, Erdoğan D, et al. Expression of epidermal growth factor receptor in normal colonic mucosa and in adenocarcinomas of the colon. *Acta Physiol Hung* 1997–1998; 85(2):121–128.

[131] Park HJ, Kamm MA, Abbasi AM, et al. Immunohistochemical study of the colonic muscle and innervation in idiopathic chronic constipation. *Dis Colon Rectum* 1995;38(5): 509–513.

[132] Petchasuwan C, Pintong J. Immunohistochemistry for intestinal ganglion cells and nerve fibers: Aid in the diagnosis of Hirschsprung's disease. *J Med Assoc Thai* 2000;83(11): 1402–1409.

[133] Qualtrough D, Hinoi T, Fearon E, et al. Expression of CDX2 in normal and neoplastic human colon tissue and during differentiation of an in vitro model system. *Gut* 2002;51(2): 184–190.

[134] Rubio CA, Nesi G. A simple method to demonstrate normal and metaplastic Paneth cells in tissue sections. *In Vivo* 2003;17(1):67–71.

[135] Rubio CA, Slezak P. The subepithelial band in collagenous colitis is autofluorescent. A study in H&E stained sections. *In Vivo* 2002;16(2):123–126.

[136] Sarsfield P, Rinne A, Jones DB, et al. Accessory cells in physiological lymphoid tissue from the intestine: An immunohistochemical study. *Histopathology* 1996;28(3):205–211.

[137] Sartore S, De Marzo N, Borrione AC, et al. Myosin heavychain isoforms in human smooth muscle. *Eur J Biochem* 1989; 179(1):79–85.

[138] Smithson JE, Warren BF, Young S, et al. Heterogeneous expression of carcinoembryonic antigen in the normal colon and upregulation in active ulcerative colitis. *J Pathol* 1996; 180(2):146–151.

[139] Truong LD, Rangdaeng S, Cagle P, et al. The diagnostic utility of desmin. A study of 584 cases and review of the literature. *Am J Clin Pathol* 1990;93(3):305–314.

[140] Werling RW, Yaziji H, Bacchi CE, et al. CDX2, a highly sensitive and specific marker of adenocarcinomas of intestinal origin: An immunohistochemical survey of 476 primary and metastatic carcinomas. *Am J Surg Pathol* 2003;27(3):303–310.

[141] West AB, Isaac CA, Carboni JM, et al. Localization of villin, a cytoskeletal protein specific to microvilli, in human ileum and colon and in colonic neoplasms. *Gastroenterology* 1988;94(2):343–352.

[142] Wiedenmann B, Waldherr R, Buhr H, et al. Identification of gastroenteropancreatic neuroendocrine cells in normal and neoplastic human tissue with antibodies against synaptophysin, chromogranin A, secretogranin I (chromogranin B), and secretogranin II. *Gastroenterology* 1988;95(5):1364–1374.

[143] Wong NA, Herriot M, Rae F. An immunohistochemical study and review of potential markers of human intestinal M cells. *Eur J Histochem* 2003;47(2):143–150.

[144] Thiagarajah JR, Gourmelon P, Griffiths NM, et al. Radiation induced cytochrome c release causes loss of rat colonic fluid absorption by damage to crypts and pericryptal myofibroblasts. *Gut* 2000;47(5):675–684.

[145] Kirby JA, Bone M, Robertson H, et al. The number of intraepithelial T cells decreases from ascending colon to rectum. *J Clin Pathol* 2003;56(2):158.

[146] Kraehenbuhl JP, Neutra MR. Epithelial M cells: Differentiation and function. *Annu Rev Cell Dev Biol* 2000;16: 301–332.

[147] Sapp H, Ithamukkala S, Brien TP, et al. The terminal ileum is affected in patients with lymphocytic or collagenous colitis. *Am J Surg Pathol* 2002;26(11):1484–1492.

[148] Brittan M, Wright NA. The gastrointestinal stem cell. *Cell Prolif* 2004;37(1):35–53.

[149] Bleuming SA, Peppelenbosch MP, Roberts DJ, et al. Homeostasis of the adult colonic epithelium: A role for morphogens. *Scand J Gastroenterol* 2004;39(2):93–98.

[150] Halm DR, Halm ST. Secretagogue response of goblet cells and columnar cells in human colonic crypts. *Am J Physiol Cell Physiol* 2000;278(1):C212–C233.

[151] Kim KM, Shibata D. Methylation reveals a niche: Stem cell succession in human colon crypts. *Oncogene* 2002;21(35): 5441–5449.

[152] Potten CS. Epithelial cell growth and differentiation. II . Intestinal apoptosis. *Am J Physiol* 1997;273(2 pt 1):G253–G257.

[153] Potten CS, Booth C, Tudor GL, et al. Identification of a putative intestinal stem cell and early lineage marker; musashi-1. *Differentiation* 2003;71(1):28–41.

[154] Sancho E, Batlle E, Clevers H. Live and let die in the intestinal epithelium. *Curr Opin Cell Biol* 2003;15(6): 763–770.

[155] Ayabe T, Ashida T, Kohgo Y, et al. The role of Paneth cells and their antimicrobial peptides in innate host defense. *Trends Microbiol* 2004;12(8):394–398.

[156] Ouellette AJ. IV. Paneth cell antimicrobial peptides and the biology of the mucosal barrier. *Am J Physiol* 1999;277(2Pt 1): G257–G261.

[157] Schonhoff SE, Giel-Moloney M, Leiter AB. Minireview: Development and differentiation of gut endocrine cells. *Endocrinology* 2004;145(6):2639–2644.

[158] Neutra MR, Mantis NJ, Kraehenbuhl JP. Collaboration of epithelial cells with organized mucosal lymphoid tissues. *Nat Immunol* 2001;2(11):1004–1009.

[159] Corfield AP, Wiggins R, Edwards C, et al. A sweet coating—how bacteria deal with sugars. *Adv Exp Med Biol* 2003;535: 3–15.

[160] Filipe MI. Mucins in the human gastrointestinal epithelium: A review. *Invest Cell Pathol* 1979;2(3):195–216.

[161] Culling CF, Reid PE, Dunn WL, et al. The relevance of the histochemistry of colonic mucins based upon their PAS reactivity. *Histochem J* 1981;13(6):889–903.

[162] Rehfeld JF. The new biology of gastrointestinal hormones. *Physiol Rev* 1998;78(4):1087–1108.

[163] Skipper M, Lewis J. Getting to the guts of enteroendocrine differentiation. *Nat Genet* 2000;24(1):3–4.

[164] Hirschowitz L, Rode J. Changes in neurons, neuroendocrine cells and nerve fibers in the lamina propria of irradiated bowel. *Virchows Arch A Pathol Anat Histopathol* 1991;418(2): 163–168.

[165] Qian J, Hickey WF, Angeletti RH. Neuroendocrine cells in intestinal lamina propria. Detection with antibodies to chromogranin A. *J Neuroimmunol* 1988;17(2):159–165.

[166] Roth KA, Gordon JI. Spatial differentiation of the intestinal epithelium: Analysis of enteroendocrine cells containing immunoreactive serotonin, secretin, and substance P in normal and transgenic mice. *Proc Natl Aca Sci USA* 1990; 87(16):6408–6412.

[167] Pezhouh MK, Cheng E, Weinberg AG, et al. Significance of

Paneth cells in histologically unremarkable rectal mucosa. *Am J Surg Pathol* 2016;40(7):968–971.

[168] Lala S, Ogura Y, Osborne C, et al. Crohn's disease and the NOD2 gene: A role for Paneth cells. *Gastroenterology* 2003;125(1):47–57.

[169] Ogura Y, Lala S, Xin W, et al. Expression of NOD2 in Paneth cells: A possible link to Crohn's ileitis. *Gut* 2003;52(11): 1591–1597.

[170] Lin PW, Simon PO Jr, Gerwitz AT, et al. Paneth cell cryptidins act in vitro as apical paracrine regulators of the innate inflammatory response. *J Biol Chem* 2004;279(19): 19902–19907.

[171] Baranov V, Hammarstrom S. Carcinoembryonic antigen (CEA) and CEA-related cell adhesion molecule 1 (CEACAM1), apically expressed on human colonic M cells, are potential receptors for microbial adhesion. *Histochem Cell Biol* 2004;121(2):83–89.

[172] Sierro F, Pringault E, Simon-Assmann P, et al. Transient expression of M-cell phenotype by enterocyte-like cells of the follicle-associated epithelium of mouse Peyer's patches. *Gastroenterology* 2000;119(3):734–743.

[173] Neutra MR, Mantis NJ, Frey A, et al. The composition and function of M cell apical membranes: Implications for microbial pathogenesis. *Semin Immunol* 1999;11(3):171–181.

[174] Cetin Y, Muller-Koppel L, Aunis D, et al. Chromogranin A (CgA) in the gastro-entero-pancreatic (GEP) endocrine system. II. CgA in mammalian entero-endocrine cells. *Histochemistry* 1989;92(4):265–275.

[175] Gebert A, Fassbender S, Werner K, et al. The development of M cells in Peyer's patches is restricted to specialized domeassociated crypts. *Am J Pathol* 1999;154(5):1573–1582.

[176] Jepson MA, Clark MA, Hirst BH. M cell targeting by lectins: A strategy for mucosal vaccination and drug delivery. *Adv Drug Deliv Rev* 2004;56(4):511–525.

[177] Melgar S, Hammarström S, Oberg A, et al. Cytolytic capabilities of lamina propria and intraepithelial lymphocytes in normal and chronically inflamed human intestine. *Scan J Immunol* 2004;60(1–2):167–177.

[178] Farstad IN, Lundin KE. Gastrointestinal intraepithelial lymphocytes and T cell lymphomas. *Gut* 2003;52(2): 163–164.

[179] Helgeland L, Dissen E, Dai KZ, et al. Microbial colonization induces oligoclonal expansions of intraepithelial CD8 T cells in the gut. *Eur J Immunol* 2004;34(12):3389–3400.

[180] MacDonald TT, Bajaj-Elliot M, Pender SL. T cells orchestrate intestinal mucosal shape and integrity. *Immunol Today* 1999;20(11):505–510.

[181] Brandtzaeg P. Development and basic mechanisms of human gut immunity. *Nutr Rev* 1998;56(pt 2):S5–S18.

[182] Ebert EC. Interleukin-12 up-regulates perforin- and Fasmediated lymphokine-activated killer activity by intestinal intraepithelial lymphocytes. *Clin Exp Immunol* 2004;138(2): 259–265.

[183] Kagnoff MF. Current concepts in mucosal immunity. III. Ontogeny and function of gamma delta T cells in the intestine. *Am J Physiol* 1998;274(3 Pt 1):G455–G458.

[184] Chen Y, Chou K, Fuchs E, et al. Protection of the intestinal mucosa by intraepithelial gamma delta T cells. *Proc Nat Acad Sci U S A* 2002;99(22):14338–14343.

[185] Lin T, Yoshida H, Matsuzaki G, et al. Autospecific gamma delta thymocytes that escape negative selection find sanctuary in the intestine. *J Clin Invest* 1999;104(9):1297–1305.

[186] Shibahara T, Wilcox JN, Couse T, et al. Characterization of epithelial chemoattractants for human intestinal lymphocytes. *Gastroenterology* 2001;120(1):60–70.

[187] Rothenberg ME, Mishra A, Brandt EB, et al. Gastrointestinal eosinophils. *Immunol Rev* 2001;179:139–155.

[188] Bochner BS, Schleimer RP. Mast cells, basophils, and eosinophils: Distinct but overlapping pathways for recruitment. *Immunol Rev* 2001;179:5–15.

[189] Levy AM, Yamazaki K, van Keulen VP, et al. Increased eosinophil infiltration and degranulation in colonic tissue from patients with collagenous colitis. *Am J Gastroenterol* 2001;96(5):1522–1528.

[190] Polydorides AD, Banner BF, Hannaway PJ, et al. Evaluation of site-specific and seasonal variation in colonic mucosal eosinophils. *Hum Pathol* 2008;39(6):832–836.

[191] Turner KO, Sinkre RA, Neumann WL, et al. Primary colonic eosinophilia and eosinophilic colitis in adults. *Am J Surg Pathol* 2017;41(2):225–233.

[192] Harnois C, Demers MJ, Bouchard V, et al. Human intestinal epithelial crypt cell survival and death: Complex modulations of Bcl-2 homologs by Fak, PI3-K/Akt-1, MEK/Erk, and p38 signaling pathways. *J Cell Physiol* 2004;198(2):209–222.

[193] Barkla DH, Gibson PR. The fate of epithelial cells in the human large intestine. *Pathology* 1999;31(3):230–238.

[194] Gomez-Angelats M, Bortner CD, Cidlowski JA. Cell volume regulation in immune cell apoptosis. *Cell Tissue Res* 2000;301(1):33–42.

[195] Gupta S. Molecular signaling in death receptor and mitochondrial pathways of apoptosis (Review). *Int J Oncol* 2003; 22(1):15–20.

[196] Huppertz B, Frank HG, Kaufmann P. The apoptosis cascade—morphological and immunohistochemical methods for its visualization. *Anat Embryol (Berl)* 1999;200(1): 1–18.

[197] Luciano L, Groos S, Busche R, et al. Massive apoptosis of colonocytes induced by butyrate deprivation overloads resident macrophages and promotes the recruitment of circulating monocytes. *Cell Tissue Res* 2002;309(3):393–407.

[198] Schuster N, Krieglstein K. Mechanisms of TGF-beta-mediated apoptosis. *Cell Tissue Res* 2002;307(1):1–14.

[199] Watson AJ. Apoptosis and colorectal cancer. *Gut* 2004; 53(11):1701–1709.

[200] Xiao ZQ, Moragoda L, Jaszewski R, et al. Aging is associated with increased proliferation and decreased apoptosis in the colonic mucosa. *Mech Ageing Dev* 2001;122(15):1849–1864.

[201] Medina F, Segundo C, Campos-Caro A, et al. Isolation, maturational level, and functional capacity of human colon lamina propria plasma cells. *Gut* 2003;52(3):383–389.

[202] Simon HU. Regulation of eosinophil and neutrophil apoptosis—similarities and differences. *Immunol Rev* 2001; 179:156–162.

[203] Iqbal N, Salzman D, Lazenby AJ, et al. Diagnosis of gastrointestinal graft-versus-host disease. *Am J Gastroenterol* 2000;95(11):3034–3038.

[204] Iwamoto M, Koji T, Makiyama K, et al. Apoptosis of crypt epithelial cells in ulcerative colitis. *J Pathol* 1996;180(2): 152–159.

[205] Backus HH, van Groeningen CJ, Vos W, et al. Differential expression of cell cycle and apoptosis related proteins in colorectal mucosa, primary colon tumours, and liver metastases. *J Clin Pathol* 2002;55(3):206–211.

[206] Anagnostopoulos I, Schuppan D, Riecken EO, et al. Tenascin labelling in colorectal biopsies: A useful marker in the diagnosis of collagenous colitis. *Histopathology* 1999;34(5):425–431.

[207] Gledhill A, Cole FM. Significance of basement membrane thickening in the human colon. *Gut* 1984;25(10):1085–1088.

[208] Powell DW, Mifflin RC, Valentich JD, et al. Myofibroblasts. II. Intestinal subepithelial myofibroblasts. *Am J Physiol* 1999; 277(2 pt 1):C183–C201.

[209] Azzali G. Structure, lymphatic vascularization and lymphocyte migration in mucosa-associated lymphoid tissue. *Immunol Rev* 2003;195:178–189.

[210] Brandtzaeg P, Johansen FE, Baekkevold ES, et al. The traffic of mucosal lymphocytes to extraintestinal sites. *J Pediatr Gastroenterol Nutr* 2004;39(suppl 3):S725–S726.

[211] Goldstein NS, Bhanot P. Paucicellular and asymptomatic lymphocytic colitis. Expanding the clinicopathologic spectrum of lymphocytic colitis. *Am J Clin Pathol* 2004;122(3):405–411.

[212] Fischer M, Kuppers R. Human IgA- and IgM-secreting intestinal plasma cells carry heavily mutated VH region genes. *Eur J Immunol* 1998;28(9):2971–2977.

[213] Brandtzaeg P, Pabst R. Let's go mucosal: Communication on slippery ground. *Trends Immunol* 2004;25(11):570–577.

[214] Nishida Y, Murase K, Isomoto H, et al. Different distribution of mast cells and macrophages in colonic mucosa of patients with collagenous colitis and inflammatory bowel disease. *Hepatogastroenterology* 2002;49(45):678–682.

[215] Pascal RR, Gramlich TL, Parker KM, et al. Geographic variations in eosinophil concentration in normal colonic mucosa. *Mod Pathol* 1997;10(4):363–365.

[216] Barbara G, Stanghellini V, DeGiorgio R, et al. Activated mast cells in proximity to colonic nerves correlate with abdominal pain in irritable bowel syndrome. *Gastroenterology* 2004;126(3):693–702.

[217] Boyce JA. Mast cells: Beyond IgE. *J Allergy Clin Immunol* 2003;111(1):24–32, quiz 33.

[218] Doyle LA, Sepehr GJ, Hamilton MJ, et al. A clinicopathologic study of 24 cases of systemic mastocytosis involving the gastrointestinal tract and assessment of mucosal mast cell density in irritable bowel syndrome and asymptomatic patients. *Am J Surg Pathol* 2014;38(6):832–843.

[219] Mayer L. Current concepts in mucosal immunity. I. Antigen presentation in the intestine: New rules and regulations. *Am J Physiol* 1998;274(1 pt 1):G7–G9.

[220] Rubio CA. Rectal muciphages are rich in lysozymes: A novel source of antimicrobial mucosal defense? *Scand J Gastroenterol* 2002;37(6):743–744.

[221] Salto-Tellez M, Price AB. What is the significance of muciphages in colorectal biopsies? The significance of muciphages in otherwise normal colorectal biopsies. *Histopathology* 2000; 36(6):556–569.

[222] Schenk M, Bouchon A, Birrer S, et al. Macrophages expressing triggering receptor expressed on myeloid cells-1 are underrepresented in the human intestine. *J Immunol* 2005;174(1):517–524.

[223] Alkan S, Beals TF, Schnitzer B. Primary diagnosis of Whipple disease manifesting as lymphadenopathy: Use of polymerase chain reaction for detection of Tropheryma whippelii. *Am J Clin Pathol* 2001;116(6):898–904.

[224] Dobbins WO 3rd, Weinstein WM. Electron microscopy of the intestine and rectum in acquired immunodeficiency syndrome. *Gastroenterology* 1985;88(3):738–749.

[225] Lee SH, Barnes WG, Hodges GR, et al. Perforated granulomatous colitis caused by Histoplasma capsulatum. *Dis Colon Rectum* 1985;28(3):171–176.

[226] Nguyen HN, Frank D, Handt S, et al. Severe gastrointestinal hemorrhage due to Mycobacterium avium complex in a patient receiving immunosuppressive therapy. *Am J Gastroenterol* 1999;94(1):232–235.

[227] Hart AL, Lammers K, Brigidi P, et al. Modulation of human dendritic cell phenotype and function by probiotic bacteria. *Gut* 2004;53(11):1602–1609.

[228] Zareie M, Singh PK, Irvine EJ, et al. Monocyte/macrophage activation by normal bacteria and bacterial products: Implications for altered epithelial function in Crohn's disease. *Am J Pathol* 2001;158(3):1101–1109.

[229] Bodey B, Siegel SE, Kaiser HE. Antigen presentation by dendritic cells and their significance in antineoplastic immunotherapy. *In Vivo* 2004;18(1):81–100.

[230] Powell DW, Mifflin RC, Valentich JD, et al. Myofibroblasts. I. Paracrine cells important in health and disease. *Am J Physiol* 1999;277(1 pt 1):C1–C9.

[231] Skalli O, Schurch W, Seemayer T, et al. Myofibroblasts from diverse pathologic settings are heterogeneous in their content of actin isoforms and intermediate filament proteins. *Lab Invest* 1989;60(2):275–285.

[232] Ward SM, Sanders KM, Hirst GD. Role of interstitial cells of Cajal in neural control of gastrointestinal smooth muscles. *Neurogastroenterol Motil* 2004;16(suppl 1):112–117.

[233] Biberthaler P, Langer S. Comparison of the new OPS imaging technique with intravital microscopy: Analysis of the colon microcirculation. *Eur Surg Res* 2002;34(1–2):124–128.

[234] Fenoglio CM, Kay GI, Lane N. Distribution of human colonic lymphatics in normal, hyperplastic, and adenomatous tissue. Its relationship to metastasis from small carcinomas in pedunculated adenomas, with two case reports. *Gastroenterology* 1973;64(1):51–66.

[235] Dobbins WO 3rd. The intestinal mucosal lymphatics in man. A light and electron microscopic study. *Gastroenterology* 1966;51(6):994–1003.

[236] Fogt F, Zimmerman RL, Ross HM, et al. Identification of lymphatic vessels in malignant, adenomatous and normal colonic mucosa using the novel immunostain D2-40. *Oncol Rep* 2004;11(1):47–50.

[237] Fogt F, Pascha TL, Zhang PJ, et al. Proliferation of D2-40-expressing intestinal lymphatic vessels in the lamina propria in inflammatory bowel disease. *Int J Mol Med* 2004;13(2): 211–214.

[238] Percy WH, Fromm TH, Wangsness CE. Muscularis mucosae contraction evokes colonic secretion via prostaglandin synthesis and nerve stimulation. *Am J Physiol Gastrointest Liver Physiol* 2003;284(2):G213–G220.

[239] Percy WH, Brunz JT, Burgers RE, et al. Interrelationship between colonic muscularis mucosae activity and changes in transmucosal potential difference. *Am J Physiol Gastrointest Liver Physiol* 2001;281(2):G479–G489.

[240] Daniel EE, Wang YF. Gap junctions in intestinal smooth muscle and interstitial cells of Cajal. *Microsc Res Tech* 1999; 47(5):309–320.

[241] Hagger R, Gharaie S, Finlayson C, et al. Regional and transmural density of interstitial cells of Cajal in human colon and rectum. *Am J Physiol* 1998;275(6 pt 1):G1309–G1316.

[242] Coerdt W, Michel JS, Rippin G, et al. Quantitative morphometric analysis of the submucous plexus in age-related control groups. *Virchows Arch* 2004;444(3):239–246.

[243] Wedel T, Spiegler J, Soellner S, et al. Enteric nerves and interstitial cells of Cajal are altered in patients with slowtransit constipation and megacolon. *Gastroenterology* 2002; 123(5):1459–1467.

[244] Wilder-Smith CH, Talbot IC, Merki HS, et al. Morphometric quantification of normal submucous plexus in the distal rectum of adult healthy volunteers. *Eur J Gastroenterol Hepatol* 2002;14(12):1339–1342.

[245] Faussone-Pellegrini MS, Pantalone D, Cortesini C. Smooth muscle cells, interstitial cells of Cajal and myenteric plexus interrelationships in the human colon. *Acta Anat (Basel)* 1990;139(1):31–44.

[246] Tunru-Dinh V, Wu ML. Intramucosal ganglion cells in normal adult colorectal mucosa. *Int J Surg Pathol* 2007;15(1): 31–37.

[247] Oh HE, Chetty R. Intramucosal ganglion cells are common in

diverticular disease. *Pathology* 2008;40(5):470–474.

[248] Faussone-Pellegrini MS, Cortesini C, Pantalone D. Neuromuscular structures specific to the submucosal border of the human colonic circular muscle layer. *Can J Physiol Pharmacol* 1990; 68(11):1437–1446.

[249] Mazzia C, Porcher C, Jule Y, et al. Ultrastructural study of relationships between c-kit immunoreactive interstitial cells and other cellular elements in the human colon. *Histochem Cell Biol* 2000;113(5):401–411.

[250] Rumessen JJ, Peters S, Thuneberg L. Light and electron microscopical studies of interstitial cells of Cajal and muscle cells at the submucosal border of human colon. *Lab Invest* 1993;68(4):481–495.

[251] Ward SM, Sanders KM. Interstitial cells of Cajal: Primary targets of enteric motor innervation. *Anat Rec* 2001;262(1): 125–135.

[252] Takayama I, Horiguchi K, Daigo Y, et al. The interstitial cells of Cajal and a gastroenteric pacemaker system. *Arch Histol Cytol* 2002;65(1):1–26.

[253] Krishnamurthy S, Schuffler MD. Pathology of neuromuscular disorders of the small intestine and colon. *Gastroenterology* 1987;93(3):610–639.

[254] Fraser ID, Condon RE, Schulte WJ, et al. Longitudinal muscle of muscularis externa in human and nonhuman primate colon. *Arch Surg* 1981;116(1):61–63.

[255] Chan OT, Chiles L, Levy M, et al. Smoothelin expression in the gastrointestinal tract: Implication in colonic inertia. *Appl Immunohistochem Mol Morphol* 2013;21(5):452–459.

[256] Hirota S, Isozaki K, Moriyama Y, et al. Gain-of-function mutations of c-kit in human gastrointestinal stromal tumors. *Science* 1998;279(5350):577–580.

[257] Kindblom LG, Remotti HE, Aldenborg F, et al. Gastrointestinal pacemaker cell tumor (GIPACT): Gastrointestinal stromal tumors show phenotypic characteristics of the interstitial cells of Cajal. *Am J Pathol* 1998;152(5):1259–1269.

[258] Driman DK, Preiksaitis HG. Colorectal inflammation and increased cell proliferation associated with oral sodium phosphate bowel preparation solution. *Hum Pathol* 1998;29(9): 972–978.

[259] Levine DS. Proctitis following colonoscopy. *Gastrointest Endosc* 1988;34(3):269–272.

[260] Pockros PJ, Foroozan P. Golytely lavage versus a standard colonoscopy preparation: Effect on normal colonic mucosal histology. *Gastroenterology* 1985;88(2):545–548.

[261] Rejchrt S, Bures J, Siroký M, et al. A prospective, observational study of colonic mucosal abnormalities associated with orally administered sodium phosphate for colon cleansing before colonoscopy. *Gastrointest Endosc* 2004;59(6):651–654.

[262] Wong NA, Penman ID, Campbell S, et al. Microscopic focal cryptitis associated with sodium phosphate bowel preparation. *Histopathology* 2000;36(5):476–478.

[263] Fa-Si-Oen PR, Penninckx F. The effect of mechanical bowel preparation on human colonic tissue in elective open colon surgery. *Dis Colon Rectum* 2004;47(6):948–949.

[264] Allen TV, Achord JL. The pickle of proper bowel biopsy orientation. *Gastroenterology* 1977;72(4 pt 1):774–775.

[265] Bucher P, Gervaz P, Egger JF, et al. Morphologic alterations associated with mechanical bowel preparation before elective colorectal surgery: A randomized trial. *Dis Colon Rectum* 2006;49(1):109–112.

[266] Haggitt RC. Handling of gastrointestinal biopsies in the surgical pathology laboratory. *Lab Med* 1982;13:272–278.

[267] Carson FL. Polyfoam pads—a source of artifact. *J Histotechnol* 1981;4:33–34.

[268] Snover DC, Sandstad J, Hutton S. Mucosal pseudolipomatosis of the colon. *Am J Clin Pathol* 1985;84(5):575–580.

第 25 章　阑尾

■ Megan G.Lockyer / Robert E.Petras 著　　■ 曹芳芹 译　　■ 车拴龙 校

1　大体解剖和外科要点

　　阑尾是盲肠下方、后中部、回盲交界处 1 ~ 3cm 范围内发出的细长管状延长结构，其外形似蠕虫。阑尾根部与盲肠的关系相对固定，但其余部分的位置多变，包括盲肠后位、盲肠下位、盆位和回肠旁位[1-3]。盲肠后位最常见，约占 70%[3-4]。一些罕见的位置可隐藏于盲肠壁内[5]。阑尾本身缺乏结肠带，但阑尾根部位于盲肠和升结肠的 3 条结肠带的汇集点。当阑尾不易寻找时，这一特征可帮助定位，沿前结肠带可追踪到阑尾根部[1,6]。

　　阑尾平均长度为 7 ~ 10cm，但个体之间差异大[2,4]。几乎所有的阑尾外表面均被腹膜覆盖。阑尾系膜（阑尾的肠系膜）是与回肠末端系膜相延续的腹膜折返，沿阑尾全长走行，几乎到达阑尾尖部[1]。

　　阑尾的血供在阑尾系膜内走行，由近端至远端，这些血管逐渐接近阑尾肌壁。阑尾近尖端处没有系膜，此处的血管实际上"裸露"于其外侧面[1]。阑尾动脉是起自肠系膜上动脉的回结肠动脉下支的分支，

是阑尾血供的主要来源[4,7]。存在不同程度附属动脉血供的情况并不少见[8]。阑尾静脉通过回结肠静脉引流至肠系膜上静脉，最终汇入门静脉循环，而淋巴管则汇入局部（如回结肠）淋巴结[6]。神经支配来自迷走神经（副交感神经）和肠系膜上丛（交感神经）的分支。静脉、淋巴管和神经伴随动脉走行[6]。

　　大体上，阑尾外表面光滑，呈淡红褐色或灰色，有光泽。阑尾直径一般为 5 ~ 8mm。阑尾壁呈白褐色，黏膜面呈淡黄色，黏膜的特征是含有非常显著的淋巴组织，并因此而呈结节状外观[9]。由于淋巴结的存在，阑尾腔的横切面通常呈不规则的星形，而非圆形。正常管腔直径 1 ~ 3mm。一项研究中，人为的将管腔直径 ≥ 1.2cm 定义为扩张[10]。阑尾腔局灶闭塞并不少见[9]。

1.1　阑尾发育和先天异常

　　阑尾起源于名为盲肠憩室的原始结构[5,11]。胚胎发育第 6 周时初次出现，之后，盲性末端的囊性结构逐渐发育。此结构与大肠其余部分相延续的最近端部分增大并扩张，形成盲肠，而其远端或顶部仅延长而

不扩张，保持狭窄状态，最终形成阑尾[11]。在整个婴儿和幼儿期，阑尾和盲肠持续生长，这导致两者之间不同的位置关系。例如，婴儿的盲肠阑尾连接处缺乏明显的过渡，该年龄段的阑尾出现于盲肠下方。相反，成人盲肠的后中部可见突然出现的、易于识别的盲肠阑尾连接[2]。

胚胎发育异常可以导致阑尾不发育、发育不全和多种重复畸形，甚至出现 3 条阑尾[5,9,12-14]。阑尾重复类似盲肠重复。一般来说，诊断阑尾重复，需要见到完整而独立的内环行肌层和外纵行肌层，以及出现明显的淋巴组织成分[12]。

阑尾重复已有详尽的描述和分类，并可伴有其他复杂的和危及生命的先天异常。阑尾重复的类型包括：A 型，有共同的根部，单条盲肠，远端分成两部分；B 型，从一条盲肠上发出 2 条具有不同根部的独立阑尾；C 型，两条盲肠，各自发出单条阑尾[12-13]。C 型异常几乎总是伴有其他器官重复，常需在幼儿期进行大范围的手术矫正；B 型的少数亚型也与其他系统性异常相关[12]。大部分 B 型及所有 A 型的阑尾重复均为偶然发现，或在年龄较大的儿童及成人疑为阑尾炎的手术中被发现。马蹄形阑尾，是一种罕见畸形，仅有 6 例报道，为胚胎异常发育所致，需要更多的病例和进一步研究证实[15-16]。

2 功能

阑尾的确切作用尚不明确，但并非简单的残余和无功能性结构，其所含有大量排列有序的淋巴组织，提示阑尾参与了黏膜免疫[17]。有人提出，源自阑尾的 B 细胞可迁移并定植于远隔部位的胃肠道固有层内，然后在这些部位发育为可分泌 IgA 的功能性浆细胞[17-18]。由此，阑尾可削弱有潜在危害的免疫球蛋白反应，并可增强局部黏膜免疫能力[18]。还有观点认为，阑尾可能是共生菌群的"安全屋"，在原有共生菌群因病原体感染而被清除后，阑尾可作为肠道共生菌群重新定植的来源[19]。阑尾的生物膜，是邻接阑尾腔面的一层含有疏松黏液和肠道共生菌群膜，常从黏膜面脱落，在因感染导致腹泻时可加速肠道细胞的更新。此外，被覆黏膜可能在感染宿主导致腹泻的

细菌侵入破坏黏膜层时做出反应，使黏膜层黏蛋白基因表达增加[20]。

3 阑尾的正常组织学

阑尾的组织学构成与大肠相似。从管腔至外表面分 4 层，包括：黏膜层、黏膜下层、肌层（固有肌层）和浆膜层。本文强调阑尾的独有特征。

3.1 黏膜结构及构成

阑尾黏膜腔面被覆单层表面上皮。黏膜固有层内的隐窝（或称肠腺）不规则分布，内衬上皮与表面上皮相延续（图 25.1）。固有层富含细胞，包括大量的游走细胞和显著的、常相互融合的集合淋巴结。大肠固有层内有散在分布的淋巴小结，而阑尾（特别是年轻人）的淋巴小结遍布整个阑尾腔，并常导致管腔轮廓变形[9,21]。黏膜肌层为黏膜层的最外层，构成黏膜的边界，为纤细带状的纤维肌性结构，阑尾的黏膜肌层发育较差，常有灶性缺失。

3.1.1 表面上皮

表面上皮含数种不同类型的细胞。光镜水平可识别的一种主要细胞类型是细胞质嗜酸性的高柱状细胞，核为圆形，位于基底部（图 25.2）。在超微结构水平，这类细胞可细分为多种不同的细胞类型，包括"衰老的"黏液细胞、吸收细胞和 M 细胞[22-25]。

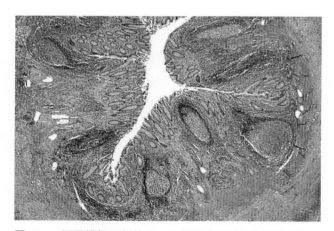

图 25.1 阑尾横切面低倍观。不规则（星形）管腔被覆单层表面上皮。黏膜的其他结构（隐窝、固有层及不明显的黏膜肌层）围绕表面上皮层。固有层内特征性的淋巴小结，部分伸入黏膜下层

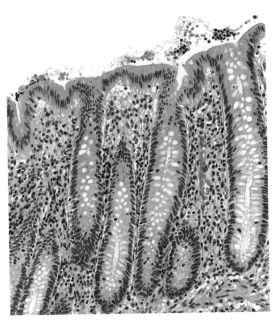

图 25.2　表面上皮为单层上皮，以柱状上皮为主，其间散布少量杯状细胞。隐窝内衬上皮的构成与表面上皮相似，但杯状细胞更多

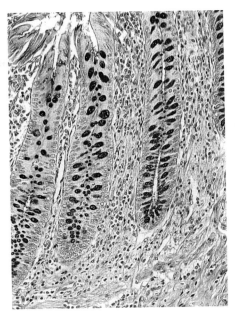

图 25.3　杯状细胞含有中性和酸性黏多糖，AB/PAS 染色时，其顶端黏液小滴呈蓝紫色

杯状细胞散在分布于柱状细胞之间，具有特征性的顶部黏液小滴，其余部分仍为嗜酸性细胞质，细胞核位于底部（图 25.2）。杯状细胞顶端的黏液小滴含有 PAS 染色阳性的中性黏液和 AB 染色阳性的酸性硫黏蛋白，这一组合导致黏液小滴在 AB/PAS 染色中呈蓝紫色 [23,26]（图 25.3）。表面上皮上的黏液层主要由杯状细胞分泌的 MUC2 组成。与肠黏膜只有一层不同，阑尾黏液层分为 2 层。黏液内层稳固，是阻挡细菌的屏障，外层黏液疏松含有共生菌，形成一层生物膜 [20,27]。与大肠及小肠的其他部分一样，集合淋巴小结上方被覆的特化上皮称为滤泡相关上皮，与周围的表面上皮不同，此处所含杯状细胞少，多数柱状细胞为 M 细胞 [26]（图 25.4）。M 细胞是一种特化的上皮细胞，可将腔内的抗原运输至下方的淋巴组织，从而启动相应的免疫过程 [28-29]。M 细胞呈柱状，刷状缘不明显，常见有数个淋巴细胞使其底部细胞质变形，其超微结构具有特征性表现，包括顶部细胞质小泡和短的微绒毛或微皱褶 [25,28]。正常阑尾腔内环状分布的淋巴小结和淋巴组织非常明显，阑尾的表面上皮大部分为特化的滤泡相关上皮。从功能上来说，主要参与抗原加工，并作为腔内容物的屏障。衰老细胞从腔面脱落到管腔内 [23-24]。表面上皮内有散在的内分泌细胞，但其下的隐窝内更丰富。游走性 T 细胞、B 细胞可见于表面上皮内的任何部位 [30-31]，但更多见于滤泡相关上皮内（图 25.4）。

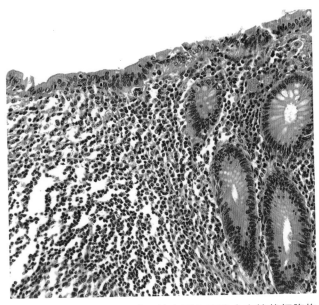

图 25.4　集合淋巴滤泡被覆的表面上皮完全由柱状细胞构成，没有杯状细胞。超微结构观察，这些细胞大多是 M 细胞。柱状细胞间的上皮内淋巴细胞数量增多。紧邻上皮下淋巴小结的穹顶区。图片底部附近可见生发中心的顶部及其周围的套区

3.1.2 隐窝上皮

结肠的隐窝排列整齐，像试管架上的试管，但阑尾与之不同，其隐窝的外形、长度和分布更不规则[32]。在富含淋巴组织或集合淋巴小结的区域，隐窝常缺失[33]（图25.5）。

隐窝内有数种不同类型的细胞。前文所述的杯状细胞和柱状细胞最丰富（图25.2，图25.6）。未分化的干细胞散在分布且不明显，一般位于隐窝底部、基底膜之上，不伸入隐窝腔，超微结构观察显示最清楚[23]。隐窝上皮内有散在或成簇分布的内分泌细胞，含两种类型：一是瓶状细胞，顶部细胞质呈窄带状并与表面相延续；另一种为梭形细胞，不与腔面接触[34-35]。一部分内分泌细胞在HE染色切片中可见特征性的核下嗜酸性颗粒[36]（图25.6），但准确识别需要免疫组织化学检测（标记嗜铬粒蛋白或其他广谱神经内分泌标记物）（图25.7）、超微结构分析（细胞质中见神经内分泌颗粒）。免疫组织化学研究显示，阑尾上皮内的内分泌细胞含有多种胺类和多肽类物质，包括5-羟色胺、P物质、生长抑素和肠高血糖素[37]。近96%的正常阑尾标本中，隐窝基底部

可见Paneth细胞[38-40]，核为圆形，位于底部，核仁明显，细胞质内有丰富的核上嗜酸性颗粒（图25.8）。Paneth细胞含有溶菌酶、防御素和免疫球蛋白，并具有吞噬作用。Paneth细胞所含的α防御素HD-5具有抗菌活性，免疫组织化学和原位杂交技术检测已证实

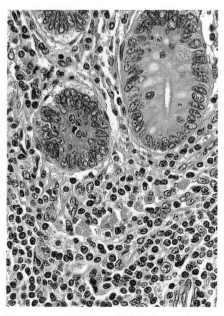

图25.6 正常固有层内的隐窝。隐窝圆形或卵圆形，主要内衬嗜酸性柱状细胞和杯状细胞。隐窝基底部可见单个内分泌细胞（含有核下嗜酸性颗粒）。固有层内含有浆细胞、淋巴细胞及散在的嗜酸性粒细胞。注意固有层内细胞质丰富且呈嗜酸性的多边形细胞。这些是常见于隐窝基底周围的上皮下（固有层）内分泌细胞

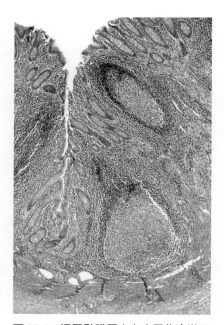

图25.5 阑尾黏膜层内有大量集合淋巴小结，其所在区域没有隐窝，附近的隐窝结构扭曲，这是阑尾的正常表现，类似于结肠内与孤立性淋巴滤泡相关的改变

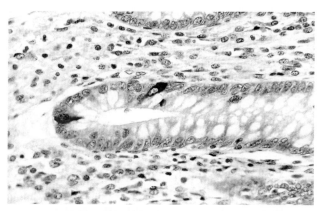

图25.7 阑尾隐窝内散在分布的内分泌细胞，嗜铬粒蛋白染色，细胞质呈深红棕色

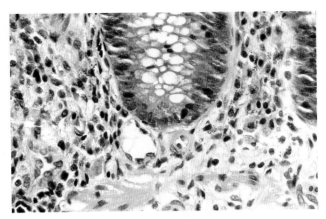

图 25.8　阑尾隐窝（基底部）的 Paneth 细胞，具有特征性核上嗜酸性颗粒。周围的固有层有大量嗜酸性粒细胞，为正常现象。此外，注意巨噬细胞内金黄色的色素颗粒，这是黑变病的特征

其定位于 Paneth 细胞质内。Paneth 细胞的细胞质成分，以及细胞的定位（干细胞附近），提示其具有保护干细胞免受腔内容物损害的作用，并有助于调节肠道微生物[41-42]。

隐窝上皮内可见上皮内淋巴细胞[43-44]。正常情况下，隐窝上皮和表面上皮内没有中性粒细胞和浆细胞。罕见情况下，正常的阑尾被覆上皮中可出现胃型、回肠型或食管鳞状上皮型黏膜，一些人将这种表现视为异位[45-47]。

隐窝具有产生细胞和更新黏膜上皮的功能，所有类型的上皮细胞均由隐窝干细胞产生。除 Paneth 细胞始终位于隐窝底部外，其余的细胞均移行至表面上皮，最终脱落入管腔内[43-44]。目前认为，细胞向表面的迁移受隐窝内细胞凋亡的调节，但尚不清楚细胞凋亡是否也参与了表面上皮的脱落[48]。

3.1.3　上皮下基底膜

基底膜是分隔上皮成分与固有层的纤细带状结构，由胶原和其他基质成分构成[49]。上皮下基底膜具有稳固上皮层的作用。PAS 染色可清楚地显示基底膜，其厚度仅数微米[24,49]（图 25.3）。

3.1.4　固有层

黏膜固有层是围绕隐窝的结缔组织网络，由胶原纤维和弹力纤维构成，内含成纤维细胞、毛细血管、淋巴管和神经纤维[22-24]。与大肠淋巴组织类似，阑尾固有层内的游走细胞主要包括浆细胞和 T 细胞，还

有散在的 B 细胞、巨噬细胞、树突状细胞、嗜酸性细胞和肥大细胞[22,31,50]（图 25.6，图 25.8）。淋巴小结的存在扭曲了固有层的结构，其数量与个体年龄有关。这些集合淋巴小结可穿过黏膜肌层，进入黏膜下层（图 25.1，图 25.5），常相互融合，其构成和功能与小肠的派尔集合淋巴结类似[25]。与派尔集合淋马结一样（见 23 章），阑尾内的淋巴组织可分为淋巴滤泡、上皮下穿顶、滤泡间区和滤泡相关上皮[51-53]（图 25.9）。多数病例中，滤泡具有核分裂活跃的生发中心，内含多种细胞，包括滤泡中心 B 细胞、CD4$^+$Th 细胞和含着色小体巨噬细胞[17,50-54]（图 25.10）。套区紧邻生发中心周围，由表达 IgM 和 IgD 的小 B 细胞构成的深染套状结构。上皮下穿顶是指集合淋巴小结之上的区域，内含异质性细胞群，包括 B 细胞、T 细胞、巨噬细胞、树突状细胞，偶见浆细胞[25,53]。淋巴小结周围有明显的胶原纤维网和密切相关的淋巴管围绕[18]。这种胶原性 / 纤维性分界与滤泡间区和毗邻固有层的结缔组织网相延续[18]。围绕单个淋巴小结的

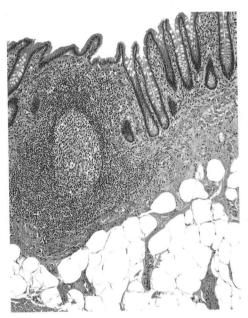

图 25.9　阑尾固有层内特征性的淋巴小结，中央为生发中心，至少存在部分由小圆形淋巴细胞形成的套区。被覆上皮与套区之间为上皮下穿顶部，内含多种细胞，包括淋巴细胞、浆细胞和巨噬细胞。可见部分滤泡旁区（T 细胞区）。在淋巴小结下方的表浅黏膜下层可见淋巴管和血管

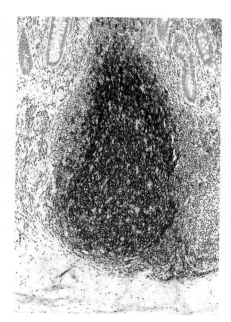

图 25.10　生发中心和套区主要为 B 细胞，均表达 L26（CD20）。L26（CD20）是一种广谱 B 细胞免疫标记。正常的生发中心内亦可见散在的巨噬细胞，偶见 T 细胞（图 25.11）。毗邻的固有层和滤泡间区内仅见散在的 B 细胞

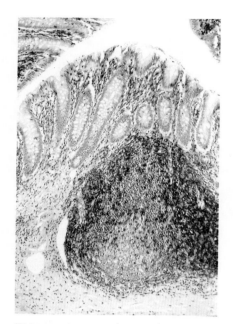

图 25.11　Leu-22（CD43），一种广谱 T 细胞免疫标记，显示阑尾黏膜内的特征性 T 细胞分布。正常情况下，在黏膜固有层和滤泡间区（淋巴滤泡之间）有大量的 T 细胞。生发中心内有少许 T 细胞，主要为 CD4$^+$ T 细胞

区域（滤泡旁区）和融合的淋巴小结之间的区域（滤泡间区）主要由 T 细胞组成[53]（图 25.11）。在这些区域内，CD4$^+$T 细胞与 CD8$^+$T 细胞的正常比例约为 8：1[53]。最后，滤泡相关上皮为特化上皮，其形态与邻近的吸收型表面上皮不同。

阑尾黏膜内单核细胞群表型与结肠不同。尽管（阑尾和结肠中）B 细胞及含有 IgA 和 IgM 的浆细胞在数量上基本相同，但阑尾内含 IgG 的细胞多于结肠[17,53]（图 25.12）。事实上，上皮下穹顶内近 50% 的 B 细胞表达 IgG[17]。此外，与肠道 T 细胞相比，阑尾 T 细胞多表达整合素 β_7 亚单位，整合素 $\alpha_4\beta_7$ 主要存在于固有层和上皮层的 T 细胞，在抗原形成吸引淋巴细胞的过程中参与"限制并旋转"或"回归"[20]。

淋巴组织是阑尾的一大特征，但其数量随年龄而变化。新生儿阑尾的淋巴组织稀少或者没有。随着年龄增长，淋巴小结逐渐增多，并在 10 岁以内达到峰值[21,55]，之后逐渐减少。但偶有中年人被切除的阑尾中仍可见非常明显的淋巴组织[10]。阑尾神经瘤中央闭

塞型病例中，阑尾缺乏淋巴小结及相应的淋巴组织，这种情况偶尔也可见于任何年龄的正常人群[10]。因此，阑尾的淋巴组织存在非常大的变异范围。

细胞质内含有金黄色的色素颗粒（脂褐素）的巨噬细胞很少见于结肠黏膜，但可见于阑尾固有层。这个变化是由于滥用含蒽类的轻泻药所致，出现于结肠固有层时，被命名为结肠黑变病[9,56]（图 25.8）。有趣的是，这种色素沉着是由蒽醌类药物引起的细胞凋亡所致[48]。

阑尾固有层含有发育良好的黏膜神经丛，与黏膜下神经丛和肌间神经丛不同。这些神经丛内均含有神经元（节细胞）、施万细胞和神经突（轴突和神经毡），但仅有黏膜神经丛含有（神经）内分泌细胞。因此，黏膜神经丛网络又称为黏膜神经内分泌复合体[57]。这些复合体紧邻隐窝下方，由内分泌细胞聚集而成，HE 染色切片中这些细胞为多角形，细胞质淡染，颗粒状（图 25.6）。常与梭形施万细胞和神经突关系密切，偶尔可见与之关系密切的神经元。此复合体又称

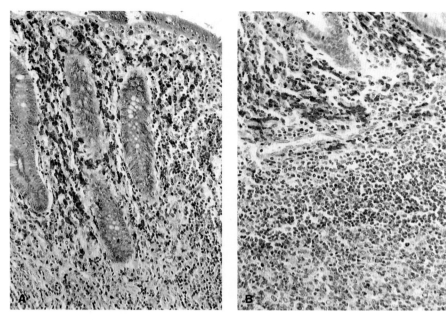

图 25.12　A. 免疫组织化学显示了固有层内大量含 IgA 的浆细胞；上皮层着色是分泌 IgA 分子的表现。B. 上皮下穹顶部和淋巴小结边缘存在大量含 IgG 的细胞

为神经内分泌性神经节，彼此间通过神经纤维连接，其内的细胞在免疫组织化学检测时表达 NSE，部分还表达 P 物质[37]。S-100 蛋白染色可显示与此网络相伴的施万细胞。黏膜丛也与肠道神经系统的其他神经网相连[57-60]。上皮下内分泌细胞并不总那么明显，但可通过常用的神经内分泌标记出来，如嗜铬粒蛋白（图 25.13）、突触素和 NSE，或用电镜方法观察[61-62]。特异性免疫组织化学分析发现，这些细胞大多含有 5-羟色胺[58,62]。现认为，黏膜神经内分泌复合体通过 5-羟色胺来调节上皮与深部的黏膜下神经丛和肌间神经丛之间的神经通讯[62]。有趣的是，由于大多数阑尾癌为双相性，由内分泌细胞和 S-100 蛋白阳性的施万细胞混合组成（与黏膜神经内分泌复合体结构相似）。因此，这一类的阑尾肿瘤大多数被认为源于固有层的内分泌细胞，而不是上皮基底部的内分泌细胞[58]。

3.1.5　黏膜肌层

黏膜肌层为一条纤细的纤维肌性组织，将固有层和黏膜上皮与黏膜下层分隔开。大肠的黏膜肌层是连续的层[19]，但阑尾的黏膜肌层薄弱，发育差，常有灶性缺失。特别是集合淋巴小结的跨层分布区域[29,59]（图 25.14），这些区域内的黏膜肌层可能仅表现为黏膜下层之上孤立的平滑肌细胞[59]。黏膜肌层和固有

肌层内，平滑肌细胞的 smoothelin 免疫表达情况不同[60]，前者阴性或弱表达，后者弥漫强阳性。

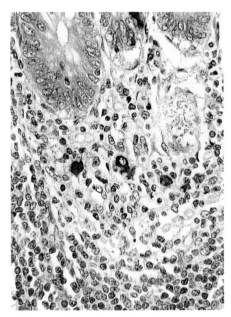

图 25.13　嗜铬粒蛋白标记，显示隐窝下方的上皮下（固有层）内分泌细胞。与胃肠道其他部分相比，阑尾内的内分泌细胞更为明显，更为丰富。隐窝基底部也可见内分泌细胞

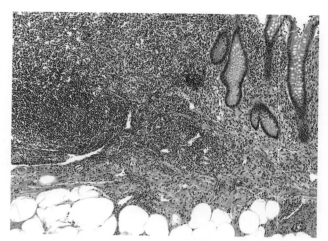

图 25.14　淋巴小结所在区域内黏膜肌层局灶性缺失。黏膜下层内见脂肪组织，此为正常现象

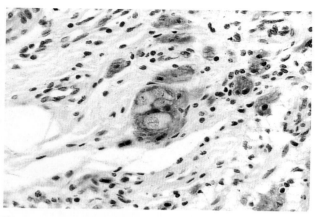

图 25.16　S-100 蛋白染色，显示黏膜下层的神经网络。图中央是黏膜下神经丛的一个神经节，神经节细胞（神经元）具有大量淡染细胞质，核大偏位，不表达 S-100 蛋白。神经节中的施万细胞和神经丛其余部分中包绕神经突起部分阳性

3.2　黏膜下层

黏膜下层位于黏膜层和肌层之间，结构疏松，内含胶原纤维和弹力纤维网，以及相应的成纤维细胞（图 25.15）。黏膜下层还含有不明显的游走细胞，如巨噬细胞、淋巴细胞、浆细胞、肥大细胞，以及脂

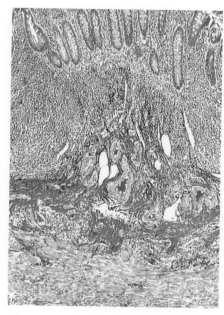

图 25.15　正常阑尾黏膜下层因含有丰富的胶原纤维网呈蓝色。此层内可见大量血管。黏膜（隐窝）位于上方，内环行肌层位于下方（Masson 染色）

肪组织[21,65]（图 25.14）。阑尾黏膜下层的形态学特征及在维持结构方面的主要作用与整个胃肠道相似[65]。黏膜下层有丰富的微动脉、小静脉、毛细血管和淋巴管[7,22]（图 25.15）。在集合淋巴小结底部的正下方，淋巴管（或淋巴窦）最明显[18]。神经成分也非常明显，特别是黏膜下神经丛（图 25.16），后者由神经节构成。神经节由聚集的神经元（神经节细胞）与相应的神经突起构成，这些神经节通过施万细胞相互连接，从而形成遍布整个黏膜下层的神经网络[66-67]。神经节细胞胞体大、卵圆形，细胞质丰富、嗜酸性，核空泡状，常偏位，有单个明显的核仁。HE 染色切片中，不容易观察到神经节周围的梭形和波浪形的施万细胞，S-100 蛋白染色有助于识别（图 25.16）。

3.3　肌层、浆膜下层和浆膜层

固有肌层位于黏膜下层与浆膜层之间，可分为内环行肌层和外纵行肌层[33]，免疫组织化学检测时，两层平滑肌均阳性表达 SMA 和 smoothelin[64]。单个平滑肌细胞呈卵圆形，两端钝圆，排列成大小不一的束状。偶见单个或成群平滑肌细胞发生颗粒变性（细胞质呈嗜酸性颗粒状），特别是内环行层[63,68]。肌间神经丛位于两层平滑肌之间，其形态和功能类似于先前描述的黏膜下神经丛[67]（图 25.17）。与小肠和结肠相似，肌间神经丛周围和围绕平滑肌细胞的间隔内，有 ICC 形成的网络，此细胞参与肠道运动的调

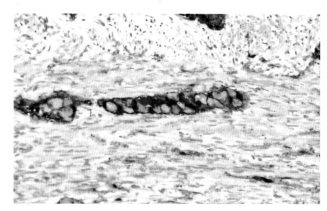

图 25.17　S-100 蛋白染色，显示肌层神经网络中的施万细胞和肌间神经丛的一个神经节

节，需要特殊染色（如 CD117）才能显示。此外，血管、淋巴管和神经纤维贯穿整个肌层[18,69]。紧贴外纵行肌层外侧的是浆膜下层，由疏松结缔组织、血管、淋巴管和神经组成。最外层即浆膜，表面被覆单层立方形间皮细胞，其下为纤细的纤维组织带。仅阑尾系膜附着处缺乏浆膜[1]。

4　特殊考虑

4.1　黏膜炎症的正常变化与急性阑尾炎

急性阑尾炎一般以黏膜层和黏膜下层大量中性粒细胞和嗜酸性粒细胞浸润为特征，常累及肌层，并至少伴有灶性黏膜溃疡形成，化脓性炎症常侵入并穿透阑尾壁[9,10]。但早期阑尾炎的改变非常轻，而诊断早期阑尾炎所采用的标准也各不相同[9,10,70-76]。"反应性"淋巴滤泡并不是急性阑尾炎的可靠指标[9]。一些研究者认为，阑尾腔和固有层内中性粒细胞灶性聚集没有诊断意义，因为一些"偶然"切除的阑尾标本也具有这些改变[9,10,73-75]。我们认为，如果仅见到中性粒细胞边集和向黏膜内的早期迁移，则可能为手术操作所致的改变，而其他形式的黏膜内中性粒细胞聚集或腔内脓液代表管腔阻塞、感染和早期阑尾炎的改变[71-73]。急性阑尾炎是否转为慢性，或慢性阑尾炎是否能被识别，已经争论了很长时间[72]。阑尾腔纤维性闭塞可能不是急性阑尾炎的后遗症[60]。显著的纤维化、管壁大量慢性炎症细胞浸润和肉芽组织形成，

均为异常改变，提示阑尾炎发生部位产生了机化[9]。偶有标本仅表现为阑尾壁内嗜酸性粒细胞浸润，而无其他明显异常[10]，可能是因为其他部位的炎症病灶没有取到；或是以嗜酸性粒细胞为主的炎性浸润代表阑尾炎处于消退期；又或是嗜酸性粒细胞性胃肠炎的一部分[71,77-78]。

4.2　阑尾腔闭塞（阑尾神经瘤）

阑尾腔闭塞，并伴有被覆黏膜及其下隐窝缺失，这样的改变很常见，约占外科切除标本的近30%[9,60]。这一改变常累及阑尾远端，或仅累及阑尾尖部，整个阑尾腔均发生闭塞的情况偶尔也可见到。这种改变常称为纤维性闭塞，但有研究发现，许多病例中闭塞灶内增生的组织主要是神经源性组织[37,60,79]。已提出的其他诊断术语包括神经源性阑尾病（neurogenic appendicopathy）和阑尾神经瘤（appendiceal neuroma）。典型的阑尾神经瘤（中央闭塞型）表现为，在疏松的黏液性背景中可见增生的梭形细胞和数量不等的胶原纤维、脂肪细胞及慢性炎症细胞（图 25.18，图 25.19）。典型病例中，病变阻塞管腔并逐渐融入周围的黏膜下层组织[60]。受累节段的黏膜常缺失，淋巴滤泡一般消失[24]。这些梭形细胞分别表达 NSE 和 S-100 蛋白，提示前者的本质为神经元（轴突），后者为神经元周细胞（施万细胞）[37,60]（图 25.20）。此外，NSE 和嗜铬粒蛋白（图25.21）标记显示，许多病例中还存在内分泌细胞，

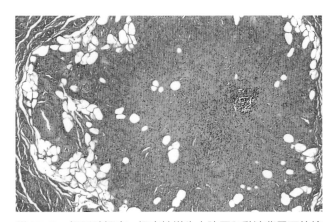

图 25.18　阑尾腔闭塞。闭塞性增生由胶原和黏液背景下的梭形细胞组成，伴有散在的脂肪细胞。图中可见到一个慢性炎症细胞灶

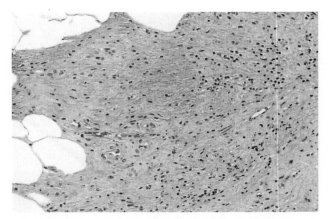

图 25.19　图 25.18 的高倍镜图像，显示嗜酸性纤维黏液样背景下的梭形细胞增生

一般混杂有其他成分。进一步检测发现，一些细胞含 5- 羟色胺或生长抑素[37,60]。超微结构观察可见神经突起、施万细胞和具有神经分泌颗粒的细胞（内分泌细胞），这与免疫组织化学检查的发现一致[60]。

阑尾神经瘤的另一类型是黏膜内型，此型主要累及黏膜，不导致管腔闭塞。其形态学表现与中央闭塞型相同，但主要导致固有层扩大，分隔隐窝，取代阑尾所固有的显著的游走细胞群[58]（图 25.22）。S-100 蛋白染色有助于观察这些更细微的变化。

这两种病变均被认为是增生而不是复旧，经历连续的生长期、退变期，最终到达纤维化的终末期[68,80]。各阶段的病变均由不同比例的神经成分、胶原纤维和脂肪组织混合而成。阑尾神经瘤所伴发的内分泌细胞增生常位于邻近的未受累阑尾节段内。有人提出假说，这些内分泌细胞增生可导致类似典型急性阑尾炎

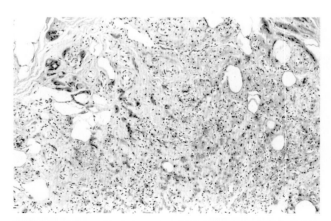

图 25.20　闭塞的管腔内，S-100 蛋白标记显示明显的神经成分（施万细胞）

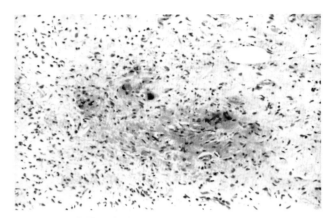

图 25.21　闭塞的管腔内，嗜铬粒蛋白标记显示散在的（神经）内分泌细胞。更为特异的免疫标记显示，其中部分细胞含 5- 羟色胺或生长抑素

的疼痛刺激[60]。然而，在一些附带切除的阑尾标本中常发现阑尾神经瘤。

4.3　阑尾黏液囊肿

黏液囊肿常用来描述充满黏液的阑尾腔扩张[81]。不过，黏液囊肿不能作为特定的诊断术语。因为这种情况几乎总是由肿瘤性增生（黏液性囊腺瘤或黏液性囊腺癌）引起[72,81-84]。这些病变具有各自特征性的结构和细胞学表现。

4.4　解剖及处理技术

阑尾的大体解剖和处理一般很简单。常规描述大小、外观，所有的异常病变均应做记录。应注意评估管腔变化（扩张或闭塞）以及所有改变的位置和区域分布情况。类癌常发生于阑尾的远端，因此应对阑尾尖部仔

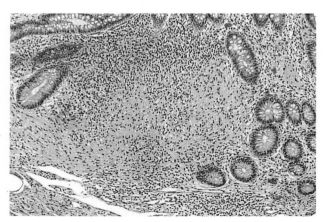

图 25.22　黏膜内型阑尾神经瘤。特征性的纤细梭形细胞（施万细胞）增生，使得固有层扩张，隐窝分离。此区域内游走细胞数目明显减少

细检查 [9,83,85]。大体可见的类癌常为黄褐色的球形膨胀或结节。大多数机构常规对阑尾尖部进行取材，这有助于识别出大体不可见的小肿瘤 [9]。常规建议远端数厘米纵切面取材，但这样的取材组织常难以判断方向。因此，我们推荐对阑尾尖端进行横切面取材。对于普通标本，推荐间隔 1cm 连续横断面切开。至少取材两块用于包埋，一块取自中段，一块取自手术切除的最近端。切片镜检时才发现阑尾肿瘤性增生（如黏液性囊腺瘤/囊腺癌、类癌及其他类型）的情况并不少见，因此我们建议对标本切缘行常规取材。否则，当需要评估切除是否充分时，再来重建大体标本，是一件很困难的事。固定液的选择并不重要，常规 4% 的甲醛溶液即可。在某些情况下，对解剖和处理过程可做适当改动。

参考文献

[1] Williams PL, Warwick R, Dyson M, eds. *Gray's Anatomy of the Human Body*. 37th ed. New York: Churchill Livingstone; 1989.

[2] Buschard K, Kjaeldgaard A. Investigation and analysis of the position, fixation, length, and embryology of the vermiform appendix. *Acta Chir Scand* 1973;139(3):293–298.

[3] Wakeley CP. The position of the vermiform appendix as ascertained by an analysis of 10,000 cases. *J Anat* 1933;67(Pt 2): 277–283.

[4] Thorek P. *Anatomy and Surgery*. 3rd ed. New York: Springer-Verlag; 1985.

[5] Abramson DJ. Vermiform appendix located within the cecal wall. Anomalies and bizarre locations. *Dis Colon Rectum* 1983;26(6):386–389.

[6] Hollinshead WH, Rosse C. *Textbook of Anatomy*. 4th ed. New York: Harper & Row; 1985.

[7] Parks DA, Jacobson ED. Physiology of the splanchnic circulation. *Arch Intern Med* 1985;145(7):1278–1281.

[8] Solanke TF. The blood supply of the vermiform appendix in Nigerians. *J Anat* 1968;102(pt 2):353–361.

[9] Gray GF Jr, Wackym PA. Surgical pathology of the vermiform appendix. In: Sommers SC, Rosen PP, Fechner RE, eds. *Pathology Annual. Part 2*. Norwalk, CT: Appleton-Century-Croft; 1986:111–144.

[10] Butler C. Surgical pathology of acute appendicitis. *Hum Pathol* 1981;12(10):870–878.

[11] Moore KL. *The Developing Human: Clinically Oriented Embryology*. 3rd ed. Philadelphia, PA: WB Saunders; 1982.

[12] Bluett MK, Halter SA, Salhany KE, et al. Duplication of the appendix mimicking adenocarcinoma of the colon. *Arch Surg* 1987;122(7):817–820.

[13] Wallbridge PH. Double appendix. *Br J Surg* 1962;50:346–347.

[14] Tinckler LF. Triple appendix vermiformis—A unique case. *Br J Surg* 1968;55(1):79–81.

[15] Nageswaran H, Khan U, Hill F, et al. Appendiceal duplication: A comprehensive review of published cases and clinical recommendations. *World J Surg* 2018;42(2):574–581.

[16] Singh ChG, Nyuwi KT, Rangaswamy R, et al. Horseshoe appendix: An extremely rare appendiceal anomaly. *J Clin Diag Research*
2016;10(3):PD25–PD26.

[17] Bjerke K, Brandtzaeg P, Rognum TO. Distribution of immunoglobulin producing cells is different in normal human appendix and colon mucosa. *Gut* 1986;27(6):667–674.

[18] Bockman DE. Functional histology of appendix. *Arch Histol Jpn* 1983;46(3):271–292.

[19] Randal Bollinger R, Barbas AS, Bush EL, et al. Biofilms in the large bowel suggest an apparent function of the human vermiform appendix. *J Theor Biol* 2007;249(4):826–831.

[20] Kooij IA, Sahami S, Meijer SL, et al. The immunology of the vermiform appendix: A review of the literature. *Clin Exp Immuno* 2016;186(1):1–9.

[21] Hwang JMS, Krumbhaar EB. The amount of lymphoid tissue of the human appendix and its weight at different age periods. *Am J Med Sci* 1940;199:75–83.

[22] Hamilton SR. Structure of the colon. *Scand J Gastroenterol Suppl* 1984;93:13–23.

[23] Shamsuddin AM, Phelps PC, Trump BF. Human large intestinal epithelium: Light microscopy, histochemistry, and ultrastructure. *Hum Pathol* 1982;13(9):790–803.

[24] Levine DS, Haggitt RC. Normal histology of the colon. *Am J Surg Pathol* 1989;13(11):966–984.

[25] Bockman DE, Cooper MD. Early lymphoepithelial relationships in human appendix: A combined light- and electron-microscopic study. *Gastroenterology* 1975;68(5 Pt 1):1160–1168.

[26] Filipe MI. Mucins in the human gastrointestinal epithelium: A review. *Invest Cell Pathol* 1979;2(3):195–216.

[27] Ermund A, Schutte A, Johansson ME, et al. Studies of mucus in mouse stomach, small intestine and colon. I. Gastrointestinal mucus layers have different properties depending on location as well as over the Peyer's patches. *Am J Physiol Gastrointest Liver Physiol* 2013;305(5):G341–G347.

[28] Owen RL, Jones AL. Epithelial cell specialization within human Peyer's patches: An ultrastructural study of intestinal lymphoid follicles. *Gastroenterology* 1974;66(2):189–203.

[29] Wolf JL, Bye WA. The membranous epithelial (M) cell and the mucosal immune system. *Annu Rev Med* 1984;35: 95–112.

[30] Dobbins WO 3rd. Human intestinal intraepithelial lymphocytes. *Gut* 1986;27(8):972–985.

[31] Bartnik W, ReMine SG, Chiba M, et al. Isolation and characterization of colonic intraepithelial and lamina proprial lymphocytes. *Gastroenterology* 1980;78(5 pt 1):976–985.

[32] Fawcett DW. *Bloom and Fawcett: A Textbook of Histology*. 11th ed. Philadelphia, PA: WB Saunders; 1986.

[33] Neutra MR, Padykula HA. The gastrointestinal tract. In: Weiss L, ed. *Modern Concepts of Gastrointestinal Histology*. New York: Elsevier; 1984:658–706.

[34] Lewin KJ. The endocrine cells of the gastrointestinal tract. The normal endocrine cells and their hyperplasias. Part 1. In: Sommers SC, Rosen PP, Fechner RE, eds. *Pathology Annual*. Norwalk, CT: Appleton-Century-Croft; 1986:1–27.

[35] Sjolund K, Sanden G, Hakanson R, et al. Endocrine cells in human intestine: An immunocytochemical study. *Gastroenterology* 1983;85(5):1120–1130.

[36] Millikin PD. Eosinophilic argentaffin cells in the human appendix. *Arch Pathol* 1974;98(6):393–395.

[37] Hofler H, Kasper M, Heitz PU. The neuroendocrine system of normal human appendix, ileum and colon, and in neurogenic appendicopathy. *Virchows Arch A Pathol Anat Histopathol* 1983; 399(2):127–140.

[38] Sandow MJ, Whitehead R. The Paneth cell. *Gut* 1979;20(5): 420–431.

[39] Geller SA, Thung SN. Morphologic unity of Paneth cells. *Arch Pathol Lab Med* 1983;107(9):476–479.

[40] Vestfrid MA, Suarez JE. Paneth's cells in the human appendix. A

statistical study. *Acta Anat (Basel)* 1977;97(3):347–350.

[41] Wehkamp J, Fellermann K, Herrlinger KR, et al. Mechanisms of disease: Defensins in gastrointestinal diseases. *Nat Clin Pract Gastroenterol Hepatol* 2005;2(9):406–415.

[42] Wehkamp J, Salzman NH, Porter E, et al. Reduced Paneth cell alpha-defensins in ileal Crohn's disease. *Proc Natl Acad Sci USA* 2005;102(50):18129–18134.

[43] Eastwood GL. Gastrointestinal epithelial renewal. *Gastroenterology* 1977;72(5 pt 1):962–975.

[44] Lipkin M. Proliferation and differentiation of normal and diseased gastrointestinal cells. In: Johnson LR, ed. *Physiology of the Gastrointestinal Tract*. 2nd ed. New York: Raven Press; 1987:255–284.

[45] Aubrey DA. Gastric heterotopia in the vermiform appendix. *Arch Surg* 1970;101(5):628–629.

[46] Ashley DJ. Aberrant mucosa in the vermiform appendix. *Br J Surg* 1958;45(192):372–373.

[47] Droga BW, Levine S, Baber JJ. Heterotopic gastric and esophageal tissue in the vermiform appendix. *Am J Clin Pathol* 1963; 40:190–193.

[48] Watson AJ. Necrosis and apoptosis in the gastrointestinal tract. *Gut* 1995;37(2):165–167.

[49] Gledhill A, Cole FM. Significance of basement membrane thickening in the human colon. *Gut* 1984;25(10): 1085–1088.

[50] Heatley RV. The gastrointestinal mast cell. *Scand J Gastroenterol* 1983;18(4):449–453.

[51] Tomasi TB Jr. Mechanisms of immune regulation at mucosal surfaces. *Rev Infect Dis* 1983;5(Suppl 4):S784–S792.

[52] Dotan I, Mayer L. Mucosal immunity. In: Feldman M, Friedman LS, Brandt LJ, eds. *Sleisenger and Fordtran's Gastrointestinal and Liver Disease*. 9th ed. Philadelphia, PA: Saunders Elsevier; 2010:21–30.

[53] Spencer J, Finn T, Isaacson PG. Gut associated lymphoid tissue: A morphological and immunocytochemical study of the human appendix. *Gut* 1985;26(7):672–679.

[54] van der Valk P, Meijer CJ. The histology of reactive lymph nodes. *Am J Surg Pathol* 1987;11(11):866–882.

[55] Berry RJ, Lack LA. The vermiform appendix of man, and the structural changes therein coincident with age. *J Anat Physiol* 1906;40(Pt 3):247–256.

[56] Walker NI, Bennett RE, Axelsen RA. Melanosis coli. A consequence of anthraquinone-induced apoptosis of colonic epithelial cells. *Am J Pathol* 1988;131(3):465–476.

[57] Papadaki L, Rode J, Dhillon AP, et al. Fine structure of a neuroendocrine complex in the mucosa of the appendix. *Gastroenterology* 1983;84(3):490–497.

[58] Lundqvist M, Wilander E. Subepithelial neuroendocrine cells and carcinoid tumours of the human small intestine and appendix. A comparative immunohistochemical study with regard to serotonin, neuron-specific enolase and S-100 protein reactivity. *J Pathol* 1986;148(2):141–147.

[59] Millikin PD. Extraepithelial enterochromaffin cells and Schwann cells in the human appendix. *Arch Pathol Lab Med* 1983;107(4):189–194.

[60] Stanley MW, Cherwitz D, Hagen K, et al. Neuromas of the appendix. A light-microscopic, immunohistochemical and electron-microscopic study of 20 cases. *Am J Surg Pathol* 1986; 10(11):801–815.

[61] Facer P, Bishop AE, Lloyd RV, et al. Chromogranin: A newly recognized marker of endocrine cells in the human gastrointestinal tract. *Gastroenterology* 1985;89(6):1366–1373.

[62] Rode J, Dhillon AP, Papadaki L. Serotonin-immunoreactive cells in the lamina propria plexus of the appendix. *Hum Pathol* 1983;14(5):464–469.

[63] Sobel HJ, Marquet E, Schwarz R. Granular degeneration of appendiceal smooth muscle. *Arch Pathol* 1971;92(6): 427–432.

[64] Montani M, Thiesler T, Kristiansen G. Smoothelin is a specific and robust marker for distinction of muscularis propria and muscularis

mucosae in the gastrointestinal tract. *Histopathology* 2010;57(2):244–249.

[65] Lord MG, Valies P, Broughton AC. A morphologic study of the submucosa of the large intestine. *Surg Gynecol Obstet* 1977;145(1):55–60.

[66] Gershon MD, Erde SM. The nervous system of the gut. *Gastroenterology* 1981;80(6):1571–1594.

[67] Krishnamurthy S, Schuffler MD. Pathology of neuromuscular disorders of the small intestine and colon. *Gastroenterology* 1987;93(3):610–639.

[68] Hausman R. Granular cells in musculature of the appendix. *Arch Pathol* 1963;75:360–372.

[69] Richter A, Wit C, Vanderwinden JM, et al. Interstitial cells of Cajal in the vermiform appendix in childhood. *Eur J Pediatr Surg* 2009;19(1):30–33.

[70] Pieper R, Kager L, Nasman P. Clinical significance of mucosal inflammation of the vermiform appendix. *Ann Surg* 1983; 197(3):368–374.

[71] Petras R, Gramlich T. Non-neoplastic intestinal diseases. In: Mills SE, ed. *Sternberg's Diagnostic Surgical Pathology*. 5th ed. New York: Lippincott Williams & Wilkins; 2010:1313–1367.

[72] Morson BC, Dawson IMP, Day DW, et al. *Morson and Dawson's Gastrointestinal Pathology*. 3rd ed. Oxford: Blackwell Scientific; 1990.

[73] Schenken JR, Anderson TR, Coleman FC. Acute focal appendicitis. *Am J Clin Pathol* 1956;26(4):352–359.

[74] Campbell JS, Fournier P, Da Silva T. When is the appendix normal? A study of acute inflammations of the appendix apparent only upon histologic examination. *Can Med Assoc J* 1961;85:1155–1157.

[75] Touloukian RJ, Trainer TD. Significance of focal inflammation of the appendix. *Surgery* 1964;56:942–944.

[76] Miller SM, Narasimhan RA, Schmalz PF, et al. Distribution of interstitial cells of Cajal and nitrergic neurons in normal and diabetic human appendix. *Neurogastroenterol Motil* 2008; 20(4):349–357.

[77] Johnstone JM, Morson BC. Eosinophilic gastroenteritis. *Histopathology* 1978;2(5):335–348.

[78] Klein NC, Hargrove RL, Sleisenger MH, et al. Eosinophilic gastroenteritis. *Medicine (Baltimore)* 1970;49(4):299–319.

[79] Aubock L, Ratzenhofer M. "Extraepithelial enterochromaffin cell—nerve-fibre complexes" in the normal human appendix, and in neurogenic appendicopathy. *J Pathol* 1982;136(3): 217–226.

[80] Olsen BS, Holck S. Neurogenous hyperplasia leading to appendiceal obliteration: An immunohistochemical study of 237 cases. *Histopathology* 1987;11(8):843–849.

[81] Qizilbash AH. Mucoceles of the appendix: Their relationship to hyperplastic polyps, mucinous cystadenomas, and cystadenocarcinomas. *Arch Pathol* 1975;99(10):548–555.

[82] Higa E, Rosai J, Pizzimbono CA, et al. Mucosal hyperplasia, mucinous cystadenoma, and mucinous cystadenocarcinoma of the appendix: A re-evaluation of appendiceal "mucocele." *Cancer* 1973;32(6):1525–1541.

[83] Riddell RH, Petras RE, Williams GT, et al. Tumors of the intestines. In: Rosai J, Sobin LH, eds. *Atlas of Tumor Pathology. Third Series Fascicle #32*. Washington, DC: Armed Forces Institute of Pathology; 2003.

[84] Carr NJ, Cecil TD, Mohamed F, et al; Peritoneal Surface Oncology Group International. A consensus for classification and pathologic reporting of pseudomyxoma peritonei and associated appendiceal neoplasia: The Results of the Peritoneal Surface Oncology Group International (PSOGI) Modified Delphi Process. *Am J Surg Pathol* 2016;40(1):14–26.

[85] Glasser CM, Bhagavan BS. Carcinoid tumors of the appendix. *Arch Pathol Lab Med* 1980;104(5):272–275.

第26章 肛管

■ Meredith E. Pittman / Rhonda K. Yantiss 著　■ 薛德彬 译　■ 车拴龙 校

肛管虽小，但结构复杂，是多种肌群、血管丛和上皮的聚集之处，形成消化道与外界之间的功能屏障。本章主要描述肛管的胚胎学、大体解剖和组织学特征，这些特征对理解其解剖学特征及区分其正常变异与此处可能混淆的病理改变都十分重要。

1　定义和边界

肛管可以描述为内衬柱状上皮的圆筒，两端紧闭，周围有复杂的血管和肌肉组织。其在不同学科中的解剖结构和长度有所不同。胚胎学肛管长度大约2cm，包括介于远端的肛缘和近端的齿状线之间的区域[1]。外科学肛管比较常用也比较实用，是指从肛缘经过齿状线延伸到肛肠环的近4cm的区域（图26.1）[2-3]。在胚胎学和外科学定义中，肛管后方为尾骨，男性前方为尿道，女性前方为会阴中心腱和阴道后壁，侧面为坐骨直肠窝[1]。WHO和TNM系统使用肛管的外科定义进行肿瘤分类和分期[4-5]。

2　胚胎学

肛管和支持结构的解剖学结构很复杂，提示它们来自不同的胚胎起源，即：后肠、泄殖腔和原肛[6]。原肠是胚胎头端和侧面折叠过程中形成的末端盲管[7]。盲管的尾端部分是后肠，在发育的第4周可以辨认，最终形成横结肠的左1/3、降结肠、乙状结肠、直肠和近端肛管[8]。

在耻骨尾骨连线水平以下，后肠向泄殖腔内伸展。泄殖腔是衬覆内胚层的腔隙，与腹侧的脐尿管尿囊相连。泄殖腔的尾腹侧膜（后肠盲端）将内胚层和外胚层分开[8-10]。在妊娠第6周，出现一层中胚层结构，即尿直肠隔，将泄殖腔分隔成腹侧的尿生殖腔和背侧的后肠/直肠腔。在妊娠第10周，尿生殖膈发育完成，将直肠和尿生殖腔彻底分开（图26.2）。肛肠的大多数发育异常的原因可能是妊娠第6~10周尿生殖膈反常的生长和（或）定位[7,11-13]。

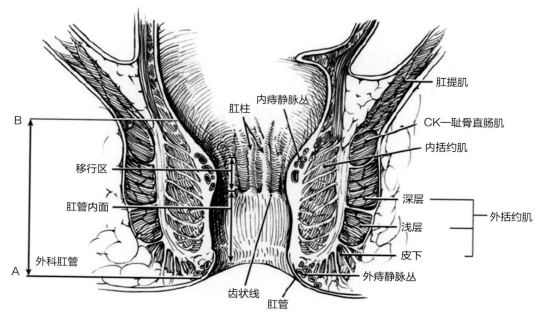

图 26.1 肛管的主要结构，冠状面。外科肛管从肛缘（A）向头侧延伸至肛肠环（B），肛肠环是由耻骨直肠肌（C）形成的生理边界（经允许引自 Pescatori M，Regadas FSP，Murad Regadas SM 等，Imaging Atlas of the Pelvic Floor and Anorectal Diseases. Italy: Springer-Verlag；2008.）

泄殖腔膜在妊娠第 7 周末破裂，形成肛门开口，从而在内胚层和直肠之间提供连续性。在此期间，直肠的增殖和内陷导致泄殖腔膜在破裂前向背侧迁移。因此，肛管的下 1/3 来自外胚层，而上 2/3 来自内胚层。肛区的血管和神经支配来自内胚层和直肠：肠系膜下动脉和自主神经取代了后肠衍生物，阴部内动脉和肛神经取代了外胚层衍生物[6,8,10]。

在妊娠第 10~12 周，肛管的外括约肌和内括约肌发育。与肛管壁的其他层相似，括约肌来自间充质[14]。肠管及其相关间充质的解剖学定位和发育在

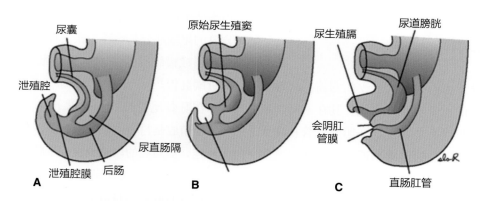

图 26.2 肛管的胚胎发育。泄殖腔源自原始后肠和脐尿管尿囊（A）的扩张。泄殖腔膜是后肠的盲端。在妊娠第 6~7 周，尿直肠隔膜变长并向泄殖腔膜移动（B）。同时，直肠内陷并使泄殖腔膜向背侧移动。泄殖腔膜在妊娠第 7 周末破裂，至妊娠第 10 周时，尿直肠隔将背侧的后肠和腹侧的尿生殖窦彻底分开（C）（经允许引自：Sadler TW，Langman J. Langman's Medical Embryology. Philadelphia，PA: Wolters Kluwer Health/Lippincott Williams & Wilkins；2012.）

部分程度上受 *Shh* 基因表达的调控。在后肠和泄殖腔，*Shh* 信号诱导 Hoxd13 局部特异性表达，Hoxd13 是一种转录因子，是内胚层适当分化为肛肠型上皮所必需的[15-16]。

3 大体和功能解剖

管状的肛管结构包括黏膜及其支持性黏膜下层和周围交错排列的肌肉网。肉眼观，内表面有 3 个明显不同的区域。近端黏膜表面平滑，略呈颗粒状，形成 8 ~ 12 个纵向黏膜皱襞，称为 Morgagni 肛柱[3]。每个纵向黏膜皱襞的末端形成半月形肛瓣。每个肛瓣连接两个肛柱[17]。半月形肛瓣包含小的肛窦或肛隐窝，部分肛窦含有肛腺的开口[18-20]。肛腺穿过黏膜下层，终止于肛门内括约肌，或肛门外括约肌近端的肌间隙[21-22]。肛腺的功能不明。

肛瓣水平黏膜颜色浅，呈环形起伏状；边界是齿状线或梳状线。齿状线的远端黏膜是肛梳[①]，为平滑的鳞状上皮被覆区域，终止于肛缘。肛缘黏膜呈皱缩状，轻微色素沉着，这种环状组织标志着光滑的肛门末端和肛周皮肤的起始[1,3,23]。

在胎儿和幼儿时期，齿状线对应于近端肛门直肠黏膜与远端肛门黏膜的交界处，但在许多成人，这两种黏膜由肛管移行区分开（图 26.3，图 26.4）。肛管移行区长度因人而异，但一般仅在齿状线上下延伸几毫米。在大体标本中，观察肛管移行区需借助特殊技术，如 AB 或阿尔辛绿染色，可区分不同区域的上皮内黏液（图 26.5）[24]。

肛管黏膜下层包含弹性纤维结缔组织和疏松分布的平滑肌细胞。在痔血管的右前、右后及左外侧的小静脉内，结缔组织尤其丰富。在肛门内括约肌水平，这些肛垫大约提供了 20% 肛管静压力，在人体内最容易观测。肛门镜检查，从外表面看，肛门口被肛垫压缩而形成向前的 "Y" 形皮肤裂隙。由于肛门内括约肌之间的纵向纤维插入肛周皮肤的真皮层并维持张力性收缩，因此肛门口呈波纹状[25-27]。

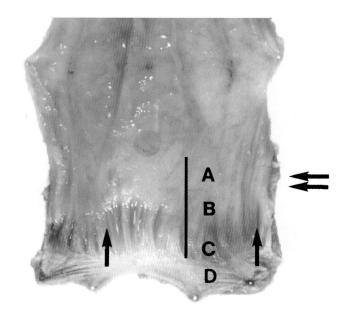

图 26.3　观察肛管内表面和结构，最简单的方法是沿一侧纵向剖开肛管，实质是使肛管由管状结构变为平铺的矩形结构，如这例手术切除标本所见。婴儿尸检标本的直肠下部和肛管，图示完好的肛柱（黑色单箭头）。肛瓣不明显，底部只有薄层的肛周皮肤。黑色竖线表示外科肛管的范围，包括肛门直肠区（A）、小的移行区（B）、鳞状上皮黏膜（肛梳，C）和肛缘（D）

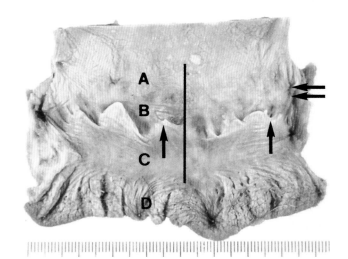

图 26.4　成人尸检标本。肛柱不太明显，但肛瓣完好。黑色单箭头显示起伏的齿状线，大致沿着肛柱/肛瓣的底部走行。黑色竖线标记外科肛管的范围，包括肛门直肠区（A）、移行区（B）、鳞状上皮黏膜（肛梳，C）和肛缘皱缩的肛周皮肤（D）

[①] 肛梳，pecten，原文误作 pectin。

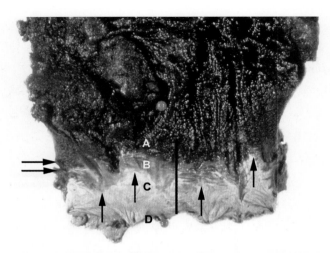

图 26.5 成人肛管手术标本，阿尔辛绿染色。肛门直肠黏膜为深蓝色（A），移行区黏膜为浅蓝色（B），鳞状上皮黏膜（C）和肛周皮肤（D）不着色。波浪状齿状线（垂直箭头）在该染色下明显标记。垂直的黑线表示外科肛管的范围

3.1 肌层

肛管的肌肉可分为两大组，肛门内括约肌复合体与肛门外括约肌复合体（图 26.1）。这些肌层是维持肛管张力和控制自主排便所必需的。

肛门内括约肌是直肠固有肌层环形肌的延续。由于固有肌层向尾端延伸，穿过耻骨直肠肌的颅端，所以耻骨直肠肌代表肛门内括约肌的近端边界。在这个过渡点，肌层因肛门壁增厚而增大，肌细胞呈同心圆状排列，可产生连续的最大收缩力。肛门内括约肌终止于紧邻肛缘处，其具体定位因人而异[28-29]。

肛门外括约肌由横纹肌组成，解剖结构比较复杂，大致呈椭圆形[1,11]。它围绕整个肛门内括约肌，连续向尾端走行，终止于肛门内括约肌远端大约1cm处[3]。

肛门外括约肌的肌层划分尚不明确。普遍认为是包括深部、皮下和浅层三部分[19]。其深部呈环状，与耻骨直肠肌融合。其皮下部也是环形。其浅层位于深部和皮下部之间。骨骼肌纤维从会阴中心腱前方至尾骨后方呈椭圆形排列。有些学者建议将肛门外括约肌分为两层（深层和浅层），而其他学者认为括约肌由耻骨直肠肌连续的肌纤维聚集而成[30-31]。横纹肌通过Ⅰ型骨骼肌纤维的强直性收缩活动，增加了静息张力，从而保持自制力。

潜在的括约肌间隙位于肛门内、外括约肌之间。这个间隙包含肛门纵行肌，代表固有肌的外层/纵向平滑肌层的连续[32]。此区域可发现来自肛提肌、耻骨直肠肌及耻尾肌的骨骼肌纤维。括约肌间隙的组织学切片包含平滑肌和骨骼肌纤维[33]。肛门纵行肌的远端，纤维弹力膜穿过肛门外括约肌延伸至肛周真皮层。这些隔膜显示为肛门处的皱襞，引起肛周皮肤特征性皱缩[34]。

肛提肌、耻骨直肠肌及耻尾肌组成了盆膈。盆膈基本位于盆底，并将盆腔与会阴区分隔开来。这些横纹肌主要由慢/紧张性运动单位组成[35-36]。耻骨直肠肌尤其与肛管有关，因为它形成了肛管直肠环，确定了外科肛管的近端界限[19]。耻骨直肠肌是固定在耻骨前部的一个U形肌肉环提供腹侧支撑，作为直肠和肛管之间的隔膜。盆底肌肉在维持排便和排尿方面起着至关重要的作用[35,37]。

3.2 神经分布

肛管受感觉神经和运动神经支配。感觉神经对自主控制排便具有重要意义，尽管感觉似乎不是非自主控制所必需的[38]。肛管上部富含阴部神经直肠下支的压力性感觉神经末梢[39]。痛觉纤维位于齿状线以下，不在齿状线以上。肛周皮肤从S4处接受皮肤分布的躯体感觉[40]。

运动神经控制更为复杂，不同的神经分布于肛门括约肌的不同肌肉。肛门内括约肌既有固有的肌性神经功能，也有来自外源性自主神经的神经支配[29]。即使在没有外部神经控制的情况下，内源性肠神经系统（肌间神经丛）控制括约肌自发且有节奏地收缩[41]。外源性自主神经主要来自下腹盆神经丛，包括L5神经，主要由交感神经元组成。交感神经控制允许持续的兴奋信号和括约肌的紧张收缩。而副交感神经纤维来自S2、S3和S4[42]。

肛门外括约肌接受来自阴部神经直肠下支和S4会阴支运动神经的控制。与内括约肌一样，这些神经纤维在本质上主要是交感神经，提供强直性收缩。然而，这种肌肉的骨骼肌成分接受运动神经控制，可促进外括约肌的进一步收缩。在自主控制下，外括约肌

和耻骨直肠肌纤维作为一个运动单位发挥作用[43]。

　　盆膈，包括耻骨直肠肌和肛提肌，也是由 S2～S4 提供的神经支配，以保证其交感神经张力性收缩和自主控制能力。大便失禁可由盆膈内的神经纤维受损所致，或在特殊时期（如出生时），或随年龄增大而引起[36,44]。

3.3　血管

　　肛管的血供反映了其胚胎起源。肛管的血管是由紧密吻合的动静脉网组成的，这对于外科治疗这一领域很重要。

　　齿状线以上的肛管起源于后肠，其血供由肠系膜下动脉分支提供。肠系膜下动脉发出左结肠动脉，左结肠动脉分支发出直肠上动脉。直肠上动脉分支供应直肠黏膜下层，其分支一并提供肛管的血供。回流静脉在肛管右后方、右前方及左侧汇入囊状静脉丛。这些区域对应肛垫的生理位置，是内痔发生的部位（图 26.1）[23,26,45]。

　　齿状线以上的肛门直肠静脉主要回流至下腔静脉。直肠中、下静脉回流至髂内静脉，然后到下腔静脉。齿状线以上淋巴引流至肠系膜下和髂内淋巴结[46]。

　　齿状线以下，血管和淋巴管与胚胎直肠的供应通道相对应。髂内动脉发出的阴部内动脉形成直肠下动脉。髂内动脉的分支形成直肠中动脉，并供应此区域。内痔系统和中痔系统的浅层毛细血管和静脉是病理性外痔的病灶所在位置。此区域的静脉回流主要经肠系膜下静脉至门静脉系统。淋巴液主要沿直肠下淋巴道流向腹股沟浅淋巴结。也可引流至直肠周围和髂内淋巴结，肛门癌分期中被认为是区域性的[5,47]。

4　光镜下形态

　　肛管的显微解剖因解剖区域而异：齿状线上方的肛门直肠区、肛门移行区、齿状线下方的肛管和肛门边缘（图 26.6）。每个区域都包含黏膜、黏膜下层和肌层。

4.1　黏膜

　　胃肠道上皮层、固有层和黏膜肌层的浅表层合称

为黏膜。固有层由支撑上皮的致密的间质组织组成，黏膜肌层是固有层和黏膜下层之间纵行的一条不连续的细的平滑肌细胞条带。

　　肛门直肠连接处是外科肛管近端的解剖标志。该区域的黏膜与结直肠黏膜几乎相同。杯状细胞、吸收细胞和神经内分泌细胞按数量递减的顺序构成上皮（图 26.7）。杯状细胞对保持黏膜润滑是必需的。杯状细胞富含黏液，HE 染色切片显示透明胞质。这些细胞含小而扁平的核，位于基底侧。结肠细胞在肛门直肠的数量比腹部结肠少，而且由于杯状细胞的高度低，故通常不明显。与其他部位的结肠细胞相似，肛门的结肠细胞是高柱状细胞，有微弱的嗜酸性胞质和微绒毛，细胞核位于基底侧，与邻近的杯状细胞相比，这些细胞核更圆，相对淡染。内分泌细胞，是一种小的立方细胞，含有密集堆积的明亮嗜酸性颗粒，细胞核位于隐窝的腔面（图 26.8）

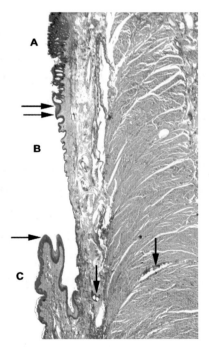

图 26.6　肛管的纵向部分显示肛门直肠区（A）、肛门移行区（B）和鳞状上皮黏膜（C）。肛门移行区延伸到肛窦。垂直黑色箭头表示黏膜下层和内括约肌中的肛门腺体。单个水平箭头表示齿状线。双水平箭头标记肛门移行区的近端边界（HE 染色）

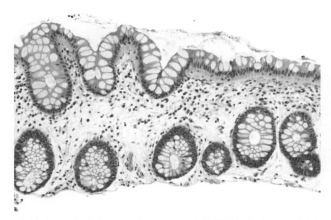

图 26.7　肛门直肠上部黏膜，与结肠直肠黏膜相似。上皮由黏蛋白填充的杯状细胞和嗜酸性结肠吸收细胞组成。疏松的间质和偶见的炎症细胞构成支撑上皮的固有层

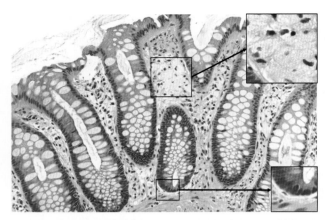

图 26.8　散在的内分泌细胞（下方插图）通常含有明亮的颗粒状嗜酸性细胞质和圆形细胞核。常有黏液聚集（上方插图）。平滑肌细胞的细束由黏液肌层组成，黏液肌层在隐窝下方纵向分布

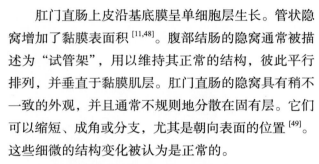

　　肛门直肠上皮沿基底膜呈单细胞层生长。管状隐窝增加了黏膜表面积[11,48]。腹部结肠的隐窝通常被描述为"试管架"，用以维持其正常的结构，彼此平行排列，并垂直于黏膜肌层。肛门直肠的隐窝具有稍不一致的外观，并且通常不规则地分散在固有层。它们可以缩短、成角或分支，尤其是朝向表面的位置[49]。这些细微的结构变化被认为是正常的。

　　固有层包括散在的淋巴细胞、浆细胞、疏松的胶原纤维及毛细血管。可见较多充满黏蛋白的巨噬细胞（即黏蛋白巨噬细胞），特别是在表面上皮下（图26.8）。黏膜肌层薄，与腔面上皮平行。黏膜脱垂型改变常见于肛门直肠。在这种情况下，来自黏膜肌层的薄层平滑肌细胞垂直进入固有层，平行排列于管状隐窝。上皮可出现黏液耗减、隐窝锯齿状和糜烂改变。

　　成人肛门直肠黏膜和肛门移行区黏膜边缘位于齿状线近端 3 ~ 20mm，而胎儿和新生儿无移行区[50]。肛管移行区的上皮层是分层，包含 4 ~ 9 层细胞。基底层细胞包括有极性的立方细胞，而表面细胞显示不同的形态，包括扁平状、立方形、柱状、顶端有黏液、多角形及尿路上皮伞细胞样（图26.9 ~ 26.11）[49]。最深和最表层的上皮细胞垂直于基底膜，具有拉长的核，流水样排列，其长轴平行于基底膜，类似于复层鳞状上皮。肛管移行区的黏液是散在的、嗜碱性。组织化学染色显示为唾液酸黏蛋白，而不是

在结肠中更常见的硫黏蛋白（表26.1）[24,51]。

　　6 ~ 12 个肛管腺体形成肛隐窝（Morgagni 隐窝）。这些腺体延伸到黏膜下层，并且至少一半穿过内括约肌。腺上皮根据腺体的位置而变化。在腺体腔面鳞状细胞很多，颈部区域被覆移行上皮，而延伸到黏膜下层深部的腺体则为柱状细胞（图26.12）[20]。肛管腺体的炎症可能属于肛裂（肛瘘）的发病机制，但很少引起肛管腺癌（表26.2）[21,61]。

　　肛门移行区上皮与平滑、非角化的复层鳞状上皮在齿状线处或下方融合。此外，基底细胞层由单一的立方细胞组成，胞质嗜碱性。而浅层细胞胞质嗜酸性，扁平，细胞核较小、圆形或稍长，染色质致密（图26.13）。这个区域含有少数的黑色素细胞、Langerhans 细胞、上皮内淋巴细胞和 Merkel 细胞（图26.14）[52,62-63]。

　　在肛门边缘的水平复层鳞状上皮向角化的肛周皮肤过渡。其表面为颗粒细胞层，有角蛋白颗粒和网篮状角蛋白（图26.15）。真皮乳头形成良好，且存在毛囊和其他附件结构（图26.16）。

　　某些病例的肛管上皮区之间的过渡是渐进的、不规则的，形成类似于地图的形状，可通过在大体标本进行的阿尔辛绿组织化学染色来标记。肛管近端呈深蓝绿色，对应分泌黏液的肛门直肠黏膜。直肠肛管远端被覆鳞状上皮不着色，中间过渡区呈浅蓝色（图26.6）[49]。

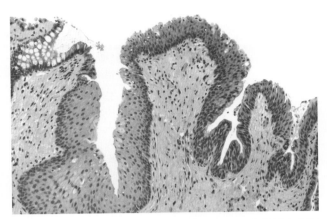

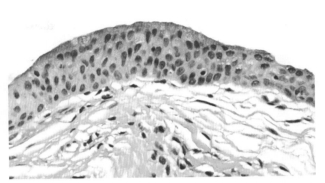

图 26.9　肛门直肠黏膜和肛门移行区在成人的齿状线上方汇合。丰富的杯状细胞上皮过渡为移行区上皮，移行区上皮含有几层小的基底细胞，有稍深染的核

图 26.10　肛门移行区的浅层细胞是矮柱状细胞，含有少量酸性黏蛋白，细胞质呈浅蓝色

4.2　黏膜下层

黏膜下层随肛管的不同区域而变异。齿状线之上，包含疏松排列的胶原纤维、成纤维细胞和细胞外基质，其中包括肛管血管垫（图 26.17）[44]。围绕肛门直肠血管的结缔组织网，随着年龄增长而变得疏松，因重力的作用导致动脉和静脉扩张并形成痔疮和（或）血栓（图 26.18）（表 26.2）[64]。肛管固有层和黏膜下层可见多核间质细胞，此细胞为良性成纤维细胞，无临床意义（图 26.19）[65-66]。

齿状线下方的肛管黏膜下层含有弹性组织和胶原纤维，将黏膜连接到下层肌肉。弹性纤维主要分布于肛门黏膜向肛周皮肤过渡的肛门边缘处（图 26.20）[23]。

4.3　肌层

检查肛管的肌层时，要记住两点。第一，包括括约肌在内的整个肛门壁的全厚度表现为平滑肌和横纹肌的混合[35]。平滑肌细胞很薄，成束平行排列（图26.21）。每个平滑肌细胞都有一个核。骨骼肌细胞是多角形的多核细胞，在横切面时最明显。横纹肌的横纹可在纵切面观察到（图 26.22）。

第二，肛管肌层彼此之间有着错综复杂的联系。与结肠固有肌层的内层和外层不同，肛管的肌肉可以平行、纵行、垂直、放射状或环状排列，这取决于它们在括约肌中的位置和组织取材的方法。网状结构是一种不规律排列的交叉束。在大多数情况下，肌肉群

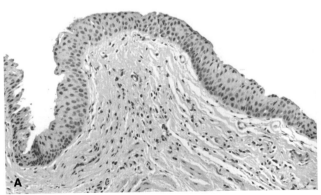

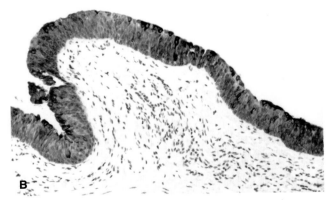

图 26.11　A. 移行区黏膜中的表面细胞是扁平的，细胞质嗜酸性，类似于鳞状细胞。B. 与肛门鳞状上皮黏膜不同，移行区上皮免疫组织化学显示 CK7 弥漫性强表达

表 26.1

肛门直肠的细胞类型及其染色模式 [50-60]

	细胞类型	免疫组织化学阳性（部分）	免疫组织化学阴性阳性	组织化学染色阳性
肛门直肠黏膜	杯状细胞	AE1/AE3，MUC1，MUC2，MUC4，CEA	CK7	黏液卡红，PAS，PAS-d
	结肠吸收细胞	AE1/AE3，CK20，CDX2	CK7	
	内分泌细胞	AE1/AE3，CgA，Syn，血清素		Grimelius
	巨噬细胞	CD68，CD163	S-100	PAS（黏液阳性）
	浆细胞	CD19，CD138	CD3，CD20，CD56	
	淋巴细胞	CD3，CD20，CD45	CD138	
肛管移行区	移行上皮	CK7，CK19	CK20，CDX2	PAS（柱状细胞腔缘）
	肛管腺体	CK7，CK19，CK5/6，p63	CK20，CDX2	
	内分泌细胞	AE1/AE3，CgA，Syn，血清素		Grimelius
肛管黏膜	角质细胞	CK5/6，p63，p40		
	黑色素细胞	S-100，melan-A	AE1/AE3	Fontana-Masson
	Merkel 细胞	CK20，NSE	CK7	
	Langerhans 细胞	S-100，CD1a		ATPase
	淋巴细胞	CD3，CD20，CD45		
肛管边缘 / 肛周皮肤	角质细胞	CK5/6，p63，p40		
	黑色素细胞	S-100，melan-A	AE1/AE3	Fontana-Masson
	附属器结构	可变：34βE12，EMA，aSMA，calponin		PAS，PAS-d
	肥大细胞	CD117，tryptase		Toluidine blue
	巨噬细胞	CD68，CD163	S-100	
黏膜下层	内皮细胞	CD34，CD31		
	成纤维细胞	vimentin		
	胶原			Masson 染色
	脂肪组织	vimentin，S-100		油红 O（冰冻切片）
	淋巴管	CD31，D2-40	CD34	
	神经	S-100		

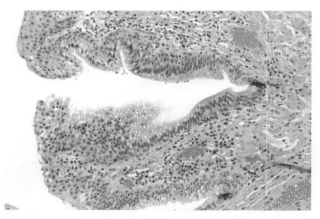

图 26.12 肛门腺体通常存在于移行区。通常内衬移行上皮和散在杯状细胞。这个腺体的开口位于肛门隐窝表面

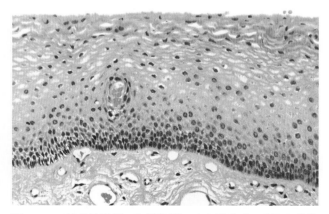

图 26.13 梳状的黏膜，肛管远端，由无乳头或无表面角化的复层鳞状上皮组成

表 26.2	
肛管不同成分发生的病理过程	
正常结构	**病理变化**
肛管直肠黏膜	结直肠癌 （神经）内分泌肿瘤
肛管移行区	HPV 相关鳞状上皮内瘤变 鳞状细胞癌
肛管腺体	肛瘘 腺癌，肛管腺体亚型
肛管鳞状上皮黏膜	鳞状细胞癌 良性黑色素细胞痣 恶性黑色素瘤
肛周皮肤	鳞状细胞癌 基底细胞癌 乳房外 Paget 病 良性黑色素细胞痣 恶性黑色素瘤
血管丛	痔 肛裂
肛周皮肤附件	毛源性囊肿
括约肌	大便失禁 肛门脱垂

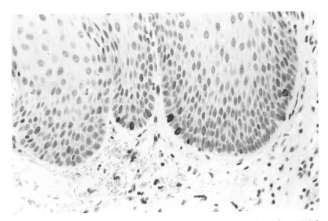

图 26.14　分散的 Merkel 细胞位于鳞状上皮基底层中，通过 CK20 的免疫组织化学染色显示

之间的明确划分与临床实践无关。

5　诊断考虑

病理学家对肛管切除或活检标本评估。这里将简述常见的异常病变，以及其与正常组织的不同之处。

5.1　上皮化生和异位

除了先前描述的可以在肛管组织切片中识别出来的上皮细胞类型。患有长期结直肠疾病的患者，如炎性肠病，可因慢性黏膜损伤而出现肛管直肠上皮的化生。Paneth 细胞化生和假幽门化生是肛门直肠损伤最常见的细胞改变类型。很少能在肛管内发现胃泌酸腺体的异位，类似于近端食管、十二指肠和小肠的胃泌酸黏膜岛状结构。这种异常可能会表现出息肉样外观，但在其他方面没有临床意义 [67-68]

5.2　炎症

肛裂是一种线状病变，可导致溃疡、疼痛，以及

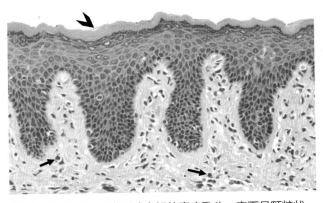

图 26.15　肛周皮肤有形成良好的真皮乳头，表面呈颗粒状，角质层，表面有致密或角质层的明亮嗜酸性角蛋白（箭头）。常见色素性皮肤巨噬细胞（黑箭头）

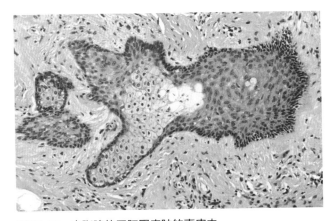

图 26.16　皮脂腺位于肛周皮肤的真皮内

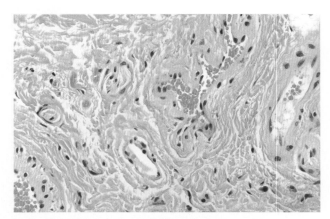

图 26.17 肛管血管垫代表黏膜下层丰富的静脉网络

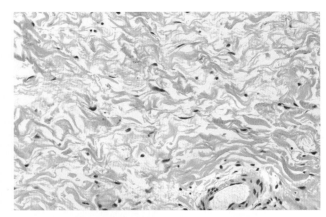

图 26.20 肛门远端黏膜下层含有大量的灰蓝色弹性纤维，尤其在肛周皮肤附近

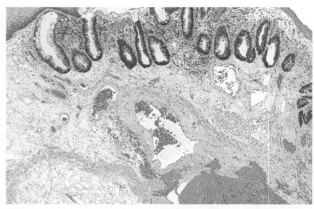

图 26.18 病理性痔疮发生于黏膜下层神经丛周围的纤维疏松区，静脉逐渐被充盈。扩张的静脉在肛门直肠和肛管移行区的交界处充满黏膜下层

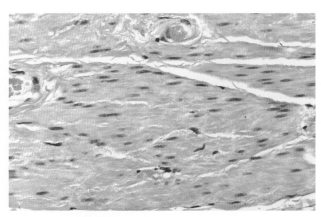

图 26.21 致密的细长平滑肌束，包括肛门内括约肌和肛门纵行肌

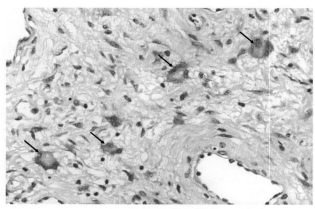

图 26.19 肛管的固有层和黏膜下层发现多核间质细胞（黑色箭头）。它们可能代表活化的成纤维细胞

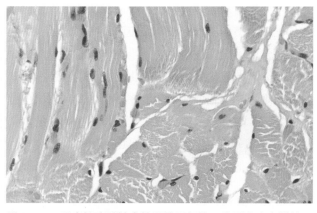

图 26.22 明亮的嗜酸性多核骨骼肌细胞，胞质内含有横纹。骨骼肌见于肛门外括约肌、肛门纵行肌和盆膈

伤口无法愈合。男女发病率相等。潜在的刺激因素包括便秘、大便干燥、腹泻、其他肛管的轻度炎症、感染性疾病。肛裂裂缝最常见于后中线，其次是前中线[69]，有可能是因为后壁更易受裂缝的影响。由于压力过大、肛门压力增加，血流量进一步减少，导致缺血、糜烂，并最终导致肛裂形成[29,70-71]。肛裂在显微镜下的表现是非特异性的，显示肛管黏膜的炎症和溃疡。

肛瘘是指因肛管炎症导致窦道形成，通常通至皮肤。肛瘘可能是由于肛门腺体感染[21,72]。瘘管的"隐窝腺体理论"是由尸检数据支持的，这些数据证实了肛门腺体的位置、生长方式和肛瘘之间存在相似的联系。治疗方法有多种，但最终仍是需要进行外科手术的[73]。肛瘘的组织学特征包括炎症、肉芽组织、黏膜下纤维化。有些病例，对粪便产生巨细胞反应（图26.23）。肛瘘常见于 Crohn 病[74]。

感染是肛门炎症改变的另一个原因。最常见的是，单纯疱疹病毒感染引起溃疡边缘上皮细胞的诊断细胞学改变。包括多核、染色质边集和核沟，常伴有较多的胞质深染的嗜酸性粒细胞（图 26.24）。其他性传播疾病，特别是衣原体感染和梅毒，可能表现为黏膜下层显著的重度慢性炎症和大量浆细胞（图26.25）[75]。虽然有螺旋体的免疫组织化学染色，但临床的确诊通常由血清学或核酸扩增试验确认[76]。

5.3　肿瘤

肛管最常见的肿瘤是鳞状上皮内瘤变和（或）鳞状细胞癌[77]。肛管移行区上皮类似子宫颈移行区，尤其易感染人乳头状瘤病毒，易发生鳞状上皮内瘤变。上皮瘤变可以是低级别或高级别的，表现为扁平斑块或疣状。移行区上皮的病变和反应性细胞非典型性是有挑战性的。低级别瘤变的特征包括细胞未成熟及鳞状上皮下部 1/3 的细胞失去极性，通常伴随浅层的挖空细胞（图 26.26）。高级别上皮内瘤变显示细胞未成熟和全层可见核分裂象（图 26.27）[78]。p16免疫组织化学染色显示高级别上皮内瘤变区弥漫斑块状阳性[79-80]。

此区域其他形式的病变包括原发性乳腺外 Paget病（图 26.28），隐匿性直肠癌导致的鳞状上皮内转

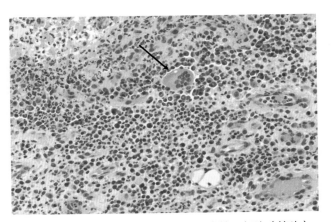

图 26.23　瘘管的肉芽组织包括散在的多核巨细胞（箭头）、中性粒细胞、浆细胞和小毛细血管

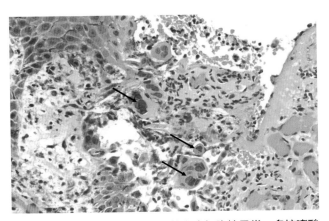

图 26.24　疱疹病毒感染导致鳞状上皮细胞核异常。多核嗜酸性粒细胞（箭头）伴有富含巨噬细胞的溃疡碎片。受感染的细胞核呈"毛玻璃样"，染色质边集，核形明显

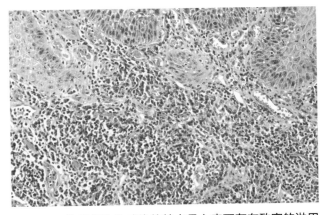

图 26.25　梅毒螺旋体感染的特点是上皮下存在致密的淋巴细胞、浆细胞。沙眼衣原体（性病性淋巴肉芽肿）引起相似的炎症变化，不能单独依靠形态学特征来区分

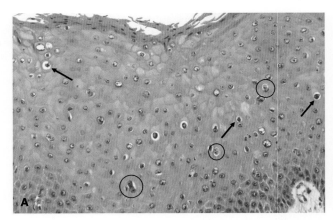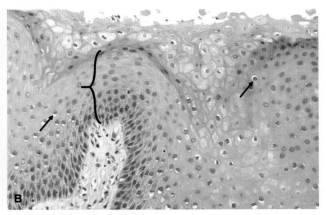

图 26.26 人乳头状瘤病毒感染引起的鳞状上皮内出现双核的角质细胞（黑圆圈）和空泡状核（A，黑箭头）。鳞状上皮黏膜反应性变化可类似 HPV 感染，但鳞状上皮为正常成熟的（黑括号），胞质内的空晕与核异常无关（箭头）。浅层角质细胞含有单一浅染的胞质，可能与表面创伤有关（B）

移性 Paget 病，肛周皮肤的鳞状细胞癌，肛管腺体来源的腺癌，恶性黑色素瘤。这些肿瘤显示的组织学特征，即单个非典型细胞，富含胞质，散在分布通过性鳞状上皮中。有些病例临床病史是非常有帮助的，而其他需要要求免疫组织化学染色才能确诊疾病分类[81,53]。需要注意的是，反应性鳞状上皮细胞显示胞质透明，但核特征本质上是正常的[82]。

大汗腺乳头状腺瘤（即乳头状汗腺瘤、乳头状顶浆分泌腺瘤）是最多见的良性肛周皮肤附属器肿瘤。病变通常表现为肛周或外阴边界较清的真皮结节[83]。肿瘤由乳头状的管腔立方细胞和基底层肌上皮细胞组成，通常有致密胶原纤维间质背景（图 26.29）。

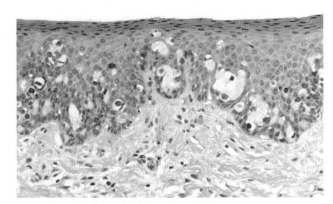

图 26.28 原发性乳腺外 Paget 病显示胞质浅染、增大，核深染的簇状细胞，主要存在于鳞状上皮的基底部。这些恶性细胞含黏液，免疫组织化学 CK7 阳性

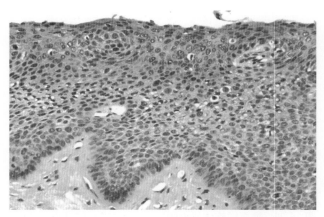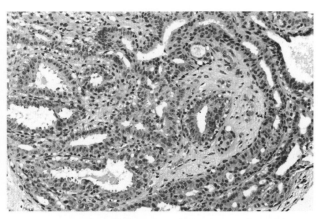

图 26.27 高级别鳞状上皮内瘤变的特征是鳞状上皮全层 2/3 以上出现未成熟现象，有核深染的基底样细胞，存在有丝分裂和角化不良的细胞

图 26.29 大汗腺乳头状腺瘤是良性的肿瘤，来自肛周和外阴皮肤。其结构复杂，与腺癌类似。腔面上皮和基底层肌上皮双层结构是诊断良性的线索

参考文献

[1] Garza A, Beart RW Jr. Anatomy and Embryology of the Anus, Rectum, and Colon. In: *Corman's Colon and Rectal Surgery*. 6th ed. Philadelphia, PA: Wolters Kluwer Health/Lippincott Williams & Wilkins; 2013:1–26.

[2] Symington J. The Rectum and Anus. *J Anat Physiol* 1888; 23(Pt 1):106–115.

[3] Halligan S, Stoker J. Imaging of fistula in ano. *Radiology* 2006; 239(1):18–33.

[4] Welton ML, Lambert R, Bosman FT. Tumours of the anal canal. In WHO classification of tumours of the digestive system. In: *WHO Classification of Tumours of the Digestive System*. 4th ed. Lyon, France: IARC Press; 2010:183–194.

[5] Welton ML, Steele SR, Goodman, KA, et al. Anus. In: *AJCC Cancer Staging Manual*. 8th ed. Switzerland: Springer; 2017: 275–284.

[6] Schoenwolf GC, Bleyl SB, Brauer PR, et al. Development of the Gastrointestinal Tract. In: *Larsen's Human Embryology*. 5th ed. Philadelphia, PA: Elsevier/Churchill Livingstone; 2015: 341–374. Available at: https://www.clinicalkey.com/#!/content/book/3-s2.0-B978145570684600014X. Accessed January 18, 2018.

[7] Nievelstein RA, van der Werff JF, Verbeek FJ, et al. Normal and abnormal embryonic development of the anorectum in human embryos. *Teratology* 1998;57(2):70–78.

[8] Coalson RE, Tomasek JJ. Digestive System and Mesenteries. In: *Embryology*. New York: Springer; 1992:78–85.

[9] Kluth D, Fiegel HC, Metzger R. Embryology of the hindgut. *Semin Pediatr Surg* 2011;20(3):152–160.

[10] Sadler TW, Langman J. *Langman's Medical Embryology*. 12th ed. Philadelphia, PA: Wolters Kluwer Health/Lippincott Williams & Wilkins; 2012.

[11] Schizas AMP, Williams AB. The Normal Anus. In: *Anus*. London: Springer; 2014:1–12.

[12] Matsumaru D, Murashima A, Fukushima J, et al. Systematic stereoscopic analyses for cloacal development: The origin of anorectal malformations. *Sci Rep* 2015;5:13943.

[13] van der Putte SC. The development of the human anorectum. *Anat Rec (Hoboken)* 2009;292(7):951–954.

[14] Moore KL, Persaud TVN, Torchia MG. Alimentary System. In: *The Developing Human*. 10th ed. Philadelphia, PA: Elsevier; 2016:209–240. Available at: https://www.clinicalkey.com/#!/content/book/3-s2.0-B978032331338400011X?scrollTo=%23hl0001186. Accessed January 18, 2018.

[15] Le Guen L, Marchal S, Faure S, et al. Mesenchymal-epithelial interactions during digestive tract development and epithelial stem cell regeneration. *Cell. Mol. Life Sci* 2015;72(20): 3883–3896.

[16] Mao J, Kim BM, Rajurkar M, et al. Hedgehog signaling controls mesenchymal growth in the developing mammalian digestive tract. *Development* 2010;137(10):1721–1729.

[17] Glisson F. Tractatus de ventriculo et intestinis. In: *Bibliotheca Anatomica Sive Thesaurus.Vol 1*. 2nd ed. Geneva: Chouet et Ritter; 1699.

[18] Morgagni GB. *Adversaria Anatomica Omnia. Advers III, Animadv. VI*. Patavii, Italy: Josephus Cominus; 1717.

[19] Milligan ETC, Morgan CN. Surgical anatomy of the anal canal: with special reference to anorectal fistulæ. *The Lancet* 1934;224:1150–1156.

[20] McColl I. The comparative anatomy and pathology of anal glands. Arris and Gale lecture delivered at the Royal College of Surgeons of England on 25th February 1965. *Ann R Coll Surg Engl* 1967;40(1):36–67.

[21] Parks AG. Pathogenesis and treatment of fistula-in-ano. *Br Med J* 1961;1(5224):463–469.

[22] Seow-Choen F, Ho JM. Histoanatomy of anal glands. *Dis. Colon Rectum* 1994;37(12):1215–1218.

[23] Saraswati R, Novelli M. Surgical Treatment and Pathology: Normal Histology. In: *Anus*. London: Springer; 2014:43–47.

[24] Fenger C. The anal transitional zone. *Acta Pathol Microbiol Immunol Scand Suppl* 1987;289:1–42.

[25] Lestar B, Penninckx F, Kerremans R. The composition of anal basal pressure. An in vivo and in vitro study in man. *Int J Colorectal Dis* 1989;4(2):118–122.

[26] Thomson WH. The nature of haemorrhoids. *Br J Surg* 1975; 62(7):542–552.

[27] Thomson H. The anal cushions--a fresh concept in diagnosis. *Postgrad Med J* 1979;55(644):403–405.

[28] Goligher JC, Leacock AG, Brossy JJ. The surgical anatomy of the anal canal. *Br J Surg* 1955;43(177):51–61.

[29] Lund JN, Scholefield JH. Aetiology and treatment of anal fissure. *Br J Surg* 1996;83(10):1335–1344.

[30] Oh C, Kark AE. Anatomy of the external anal sphincter. *Br J Surg* 1972;59(9):717–723.

[31] Parks AG. Modern concepts of the anatomy of the anorectal region. *Postgrad Med J* 1958;34(393):360–366.

[32] Macchi V, Porzionato A, Stecco C, et al. Histotopographic study of the longitudinal anal muscle. *Clin Anat* 2008;21(5): 447–452.

[33] Lawson JO. Pelvic anatomy. II. Anal canal and associated sphincters. *Ann R Coll Surg Engl* 1974;54(6):288–300.

[34] Lunniss PJ, Phillips RK. Anatomy and function of the anal longitudinal muscle. *Br J Surg* 1992;79(9):882–884.

[35] Dickinson VA. Maintenance of anal continence: a review of pelvic floor physiology. *Gut* 1978;19(12):1163–1174.

[36] Parks AG, Swash M, Urich H. Sphincter denervation in anorectal incontinence and rectal prolapse. *Gut* 1977;18(8): 656–665.

[37] Felt-Bersma RJF. Physiology of the Rectum and Anus. In: *Colon, Rectum and Anus: Anatomic, Physiologic and Diagnostic Bases for Disease Management*. Cham: Springer; 2017:55–69.

[38] Read MG, Read NW. Role of anorectal sensation in preserving continence. *Gut* 1982;23(4):345–347.

[39] Duthie HL, Gairns FW. Sensory nerve-endings and sensation in the anal region of man. *Br J Surg* 1960;47:585–595.

[40] Cuming T, Bailey AC, Sashidharan PN. Perianal Skin Conditions. In: *Anus*. London: Springer; 2014:253–274.

[41] Penninckx F, Kerremans R, Beckers J. Pharmacological characteristics of the non-striated anorectal musculature in cats. *Gut* 1973;14(5):393–398.

[42] Frenckner B, Ihre T. Influence of autonomic nerves on the internal and sphincter in man. *Gut* 1976;17(4):306–312.

[43] Snooks SJ, Henry MM, Swash M. Anorectal incontinence and rectal prolapse: differential assessment of the innervation to puborectalis and external anal sphincter muscles. *Gut* 1985;26(5):470–476.

[44] Haas PA, Fox TA Jr. The importance of the perianal connective tissue in the surgical anatomy and function of the anus. *Dis Colon Rectum* 1977;20(4):303–313.

[45] Noorani A, Carapeti E. Haemorrhoids: Anatomy, Pathophysiology and Presentation. In: *Anus*. London: Springer; 2014:157–167.

[46] Blair JB, Holyoke EA, Best RR. A note on the lymphatics of the middle and lower rectum and anus. *Anat Rec* 1950; 108(4):635–644.

[47] Hardy KJ. The lymphatic drainage of the anal margin. *Aust N Z J Surg* 1971;40(4):367–369.

[48] Walls EW. Observations on the microscopic anatomy of the human anal canal. *Br J Surg* 1958;45(193):504–512.

[49] Fenger C. Histology of the anal canal. *Am J Surg Pathol* 1988; 12(1):41–55.

[50] Fenger C, Filipe MI. Mucin histochemistry of the anal canal epithelium. Studies of normal anal mucosa and mucosa adjacent to carcinoma. *Histochem. J.* 1981;13(6):921–930.

[51] Fenger C, Filipe MI. Pathology of the anal glands with special reference to their mucin histochemistry. *Acta Pathol Microbiol Scand A* 1977;85(3):273–285.

[52] Clemmensen OJ, Fenger C. Melanocytes in the anal canal epithelium. *Histopathology* 1991;18(3):237–241.

[53] Goldblum JR, Hart WR. Perianal Paget's disease: A histologic and immunohistochemical study of 11 cases with and without associated rectal adenocarcinoma. *Am. J. Surg. Pathol.* 1998; 22(2):170–179.

[54] Fenger C, Lyon H. Endocrine cells and melanin-containing cells in the anal canal epithelium. *Histochem J* 1982;14(4): 631–639.

[55] Williams GR, Talbot IC, Northover JM, et al. Keratin expression in the normal anal canal. *Histopathology* 1995;26(1): 39–44.

[56] Williams GR, Talbot IC, Leigh IM. Keratin expression in anal carcinoma: an immunohistochemical study. *Histopathology* 1997;30(5):443–450.

[57] Ramalingam P, Hart WR, Goldblum JR. Cytokeratin subset immunostaining in rectal adenocarcinoma and normal anal glands. *Arch Pathol Lab Med* 2001;125(8):1074–1077.

[58] Lisovsky M, Patel K, Cymes K, et al. Immunophenotypic characterization of anal gland carcinoma: loss of p63 and cytokeratin 5/6. *Arch Pathol Lab Med* 2007;131(8):1304–1311.

[59] Saad RS, Silverman JF, Khalifa MA, et al. CDX2, cytokeratins 7 and 20 immunoreactivity in rectal adenocarcinoma. *Appl Immunohistochem Mol Morphol* 2009;17(3):196–201.

[60] Fetissof F, Dubois MP, Assan R, et al. Endocrine cells in the anal canal. *Virchows Arch A Pathol Anat Histopathol* 1984; 404(1):39–47.

[61] Behan WM, Burnett RA. Adenocarcinoma of the anal glands. *J Clin Pathol* 1996;49(12):1009–1011.

[62] Lundquist K, Kohler S, Rouse RV. Intraepidermal cytokeratin 7 expression is not restricted to Paget cells but is also seen in Toker cells and Merkel cells. *Am J Surg Pathol* 1999;23(2): 212–219.

[63] Gervaz E, Dauge-Geffroy MD, Sobhani I, et al. Quantitative analysis of the immune cells in the anal mucosa. *Pathol Res Pract* 1995;191(11):1067–1071.

[64] Loder PB, Kamm MA, Nicholls RJ, et al. Haemorrhoids: pathology, pathophysiology and aetiology. *Br J Surg* 1994;81(7): 946–954.

[65] Groisman GM, Amar M, Polak-Charcon S. Multinucleated stromal cells of the anal mucosa: a common finding. *Histopathology* 2000;36(3):224–228.

[66] Pitt MA, Roberts IS, Agbamu DA, et al. The nature of atypical multinucleated stromal cells: a study of 37 cases from different sites. *Histopathology* 1993;23(2):137–145.

[67] Rifat Mannan AA, Kahvic M, Bharadwaj S, et al. Gastric heterotopia of the anus: report of two rare cases and review of the literature. *Indian J Pathol Microbiol* 2008;51(2):240–241.

[68] Steele SR, Mullenix PS, Martin MJ, et al. Heterotopic gastric mucosa of the anus: a case report and review of the literature. *Am Surg* 2004;70(8):715–719.

[69] Stewart DB, Gaertner W, Glasgow S, et al. Clinical practice guideline for the management of anal fissures. *Dis Colon Rectum* 2017;60(1):7–14.

[70] Schouten WR, Briel JW, Auwerda JJ. Relationship between anal pressure and anodermal blood flow. The vascular pathogenesis of anal fissures. *Dis Colon Rectum* 1994;37(7):664–669.

[71] Klosterhalfen B, Vogel P, Rixen H, et al. Topography of the inferior rectal artery: a possible cause of chronic, primary anal fissure. *Dis Colon Rectum* 1989;32(1):43–52.

[72] Robinson AM, DeNobile JW. Anorectal abscess and fistulain-ano. *J Natl Med Assoc* 1988;80(11):1209–1213.

[73] Parks AG, Gordon PH, Hardcastle JD. A classification of fistula-in-ano. *Br J Surg* 1976;63(1):1–12.

[74] Panés J, Rimola J. Perianal fistulizing Crohn's disease: pathogenesis, diagnosis and therapy. *Nat Rev Gastroenterol Hepatol* 2017;14(11):652–664.

[75] Arnold CA, Limketkai BN, Illei PB, et al. Syphilitic and lymphogranuloma venereum (LGV) proctocolitis: clues to a frequently missed diagnosis. *Am J Surg Pathol* 2013;37(1): 38–46.

[76] De Vries HJ, Zingoni A, White JA, et al. 2013 European Guideline on the management of proctitis, proctocolitis and enteritis caused by sexually transmissible pathogens. *Int J STD AIDS* 2014;25(7):465–474.

[77] Fléjou JF. An update on anal neoplasia. *Histopathology* 2015; 66(1):147–160.

[78] Darragh TM, Colgan TJ, Cox JT, et al; Members of LAST Project Work Groups. The lower anogenital squamous terminology standardization project for HPV-associated lesions: background and consensus recommendations from the College of American Pathologists and the American Society for Colposcopy and Cervical Pathology. *Arch. Pathol. Lab. Med.* 2012;136(10):1266–1297.

[79] Pirog EC, Quint KD, Yantiss RK. P16/CDKN2A and Ki-67 enhance the detection of anal intraepithelial neoplasia and condyloma and correlate with human papillomavirus detection by polymerase chain reaction. *Am J Surg Pathol* 2010; 34(10):1449–1455.

[80] Walts AE, Lechago J, Bose S. P16 and Ki67 immunostaining is a useful adjunct in the assessment of biopsies for HPVassociated anal intraepithelial neoplasia. *Am J Surg Pathol* 2006;30(7):795–801.

[81] Dawson H, Serra S. Tumours and inflammatory lesions of the anal canal and perianal skin revisited: An update and practical approach. *J Clin Pathol* 2015;68(12):971–981.

[82] Val-Bernal JF, Pinto J. Pagetoid dyskeratosis is a frequent incidental finding in hemorrhoidal disease. *Arch Pathol Lab Med* 2001;125(8):1058–1062.

[83] Baker GM, Selim MA, Hoang MP. Vulvar adnexal lesions: a 32-year, single-institution review from Massachusetts General Hospital. *Arch Pathol Lab Med* 2013;137(9):1237–1246.

第 27 章　肝脏

■Arief A. Suriawinata / Swan N. Thung 著　■吴　琼 译　■郭晓红 校

1　引言

　　肝脏是人体最大的器官，本章将介绍其胚胎学、大体形态学、正常组织学和轻微的病理改变。了解正常肝实质的组织结构是判断肝切除标本和活检标本是否正常的形态学基础。一些形态学改变虽然轻微，但却具有重要的诊断意义，特别是在细针穿刺样本中尤

其如此。病理医师应该熟悉正常肝脏的组织学变异。本章将讨论那些不易识别但具有显著临床意义的轻微组织学病理改变。此外，本章还将介绍一些常见的非特异性组织学改变，这些改变在外科肝脏活检标本和尸检标本中可能非常明显，但一般没有临床意义。在本章的最后，我们将讨论肝脏标本中常见的棕色色素。

　　本章还将专门讨论肝脏活检标本的处理过程，以帮助读者获得组织学评估和免疫组织化学检查所需的

最佳切片，以及保存其他辅助检查所需的组织，包括分子检测和电镜研究。目前，免疫组织化学染色已成为肝组织检查的常规项目，特别是在诊断原发性和转移性肝脏肿瘤时。

2 胚胎学

肝脏是最先发育的器官之一，并且迅速成为胚胎发育过程中的最大器官。在妊娠第 3 ~ 4 周，前肠最远端的内胚层发育成肝憩室，肝脏由此发生。内胚层还将继续发育，形成肺、胰腺、甲状腺和胃肠道。当胚胎长度达到 4 ~ 5mm 时，肝憩室头支分化成增生的肝细胞索，尾支分化成胆囊和肝外胆道系统。吻合的肝母细胞索向原始横膈间充质内生长。在妊娠第 5 周，随着肝细胞索向外延伸，起自原始横膈外侧缘卵黄静脉的毛细血管丛向内生长，进入肝细胞索内，并形成原始肝血窦。

肝血窦内皮壁与肝索之间散在分布着间充质细胞，其来源于原始横膈，构成肝间质内的结缔组织和肝被膜。造血组织和 Kupffer 细胞也源自原始横膈的脏壁中胚层间充质。一旦这些结构建立起来，肝脏将迅速生长并填充大部分胚胎腹腔，到妊娠第 9 周时，约占胚胎总重量的 10%。胚胎长度 10mm 时，肝母细胞间出现细胞间隙，即胆小管。

肝外胆道系统直接发生于内胚层，而肝内胆管的上皮源自原始肝细胞索的近端部分。此过程主要取决于门静脉及其周围间充质的进行性发育和分支。首先，与门静脉周围间充质直接接触的肝母细胞转化为胆管型细胞；然后，第二层细胞转化为胆管上皮细胞，从而在门静脉及其包被的间充质周围形成圆柱状环形裂隙（图 27.1）。这些细胞特征性表达 CK19，可以据此识别。胚胎长 8mm（妊娠第 5 ~ 6 周）时，这种原始管道称为导管板[1]，随后其经过不断的重建，最终在汇管区内形成正常吻合的胆管系统[2]。导管板重建失败，可导致胎儿型胆管结构形成过多（图 27.2）[3]。导管板应在出生时消失，但导管板畸形（如先天性肝纤维化）患者的整个肝脏内均可见到导管板残余。偶尔在基本正常的肝脏汇管区的纤维性间质内也可见到导管板残余。

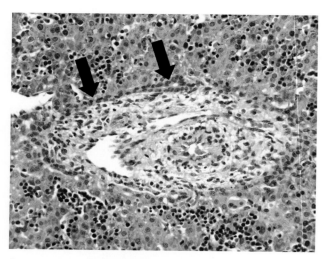

图 27.1 在 10 周龄的胚胎肝脏中，发育中的导管板（箭头）围绕在门静脉间充质周围。肝血窦内可见髓外造血

胚胎长 22 ~ 30mm 时，肝内胆管开始分化。肝细胞和胆道细胞来自共同的祖细胞，但二者具有各自独特的结构和功能特征。胆管树的终末分支，即 Hering 管，连接胆小管与胆道，其管壁由典型的肝细胞和胆道细胞共同构成，没有中间型细胞。

肝内造血开始于第 6 周，肝细胞胆汁形成开始于第 12 周，胆汁排泄至十二指肠开始于第 16 周。造血是胎儿期肝脏最重要的功能之一。妊娠晚期，肝造血功能停止，伴随而来的是肝生长减缓，因此肝脏约占新生儿体重的 5%。妊娠晚期之后肝内造血或骨髓细胞生成增多，提示存在对宫内上行性感染的活跃的胎儿反应[4]。

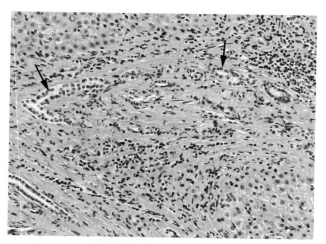

图 27.2 汇管区间质内的导管板残余（箭头），类似于胚胎肝脏中所见，此结构偶见于基本正常的肝脏

3　大体形态

成人肝脏重 1400～1600g，约占体重的 2.5%。婴儿期的肝脏相对较大，约占新生儿体重的 1/18，这主要归因于肝左叶较大。肝脏主要位于右上腹，受到胸腔的完全保护。肝脏上至右锁骨中线第 5 肋间隙，下至右肋缘，向左达左锁骨中线。肝脏呈楔形，底部朝向右侧，垂直径长约 10cm，厚 12～15cm，最大横径 15～20cm。

肝脏的上表面、前表面、外侧面光滑，几乎完全由腹膜覆盖，仅在膈肌下方有一小块三角形区域无腹膜覆盖，称为"裸区"，其由腹膜反折构成的冠状韧带所包绕。肝被膜又称 Glisson 囊，是一层薄的纤维结缔组织，其包绕整个肝脏并延伸进入肝实质内，形成血管和胆管系统的支撑结构。肝脏借助于镰状韧带和肝圆韧带连接于腹前壁，肝圆韧带由胎儿时期的左脐静脉闭锁形成。下腔静脉经后表面从裸区穿过，有 2～4 条肝静脉汇入其中。方叶分别借助胆囊窝和肝圆韧带与肝右叶和肝左叶分隔。静脉导管连接左脐静脉与下腔静脉，静脉导管窝和下腔静脉将尾状叶与肝左叶和肝右叶分隔开来。横沟（或肝门）连接胆囊窝上末端与肝圆韧带沟，其内容纳肝动脉分支、门静脉、肝神经丛、肝管和淋巴管。

深沟将肝脏分成两个大叶：右叶（镰状韧带外侧）和左叶（镰状韧带内侧），两个小叶，即尾状叶和方叶。这种传统的划分只具有形态学意义。Couinaud 或 Bismuth 分类方案[5-7]以功能为基础，将肝实质分为 8 个节段，此分类方法与解剖学结构无对应关系，但更具有实用意义。每个节段都有独自的流入和流出血管系统以及胆管引流系统。每个节段的中心都有肝动脉分支、门静脉和胆管，而肝静脉分布于其周边。这种节段划分是非常重要的，特别是切除小的占位性病变或是进行肝脏节段移植时[8]，节段切除不会破坏剩余肝组织。为使肝组织能够继续存活，必须沿定义这些节段边界的血管进行切除术，即手术切缘必须与肝静脉平行。肝脏的结构和功能变异不常发生，特别是右肝。包括 MRI 或 CT 在内的影像学研究能够让我们更深入地观察每个节段的解剖结构[9]。

4　组织学

4.1　组织结构

肝脏的结构分为实质、间质、血管和胆管，这是根据其多种功能及其在消化道与人体其他部分之间的位置关系而定的。肝脏将消化道与身体其余部分的功能联系在一起。肝脏的功能单位是肝小叶，或 Rappaport 定义的肝腺泡（图 27.3）[10-11]。肝腺泡是一种规则的三维结构，其中轴由汇管区的终末门微静脉和终末肝微动脉构成，血液从中轴区注入到腺泡内的肝窦，然后排入位于腺泡周边的数条终末肝微静脉（图 27.4）。

不同的是，肝小叶由一条中央输出微静脉及向周围数个汇管区呈放射状排列的肝索构成（图 27.5）。因此，在二维水平上，肝腺泡包括了数个毗邻肝小叶的部分区域。肝腺泡长 560～1050μm，宽 300～600μm。将肝实质分为经典的肝小叶，再细分为小叶中央区、中间区和汇管周围区，这种定位方法比较方便。肝腺泡模式现已被越来越多的人接受。肝腺泡被细分为 1、2、3 区，血氧含量依次降低，而对缺血、毒性或药物损伤的易感性逐渐增加。1 区肝细胞离汇管区最近，相当于经典小叶的汇管周围区；

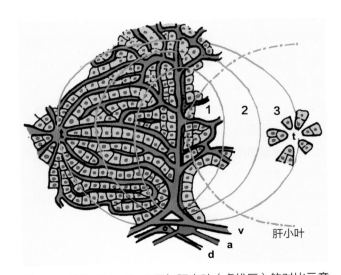

图 27.3　肝腺泡 1、2、3 区与肝小叶（虚线区）的对比示意图。汇管区含门静脉（v）、肝小动脉（a）和肝管（d）。t—终末肝小静脉

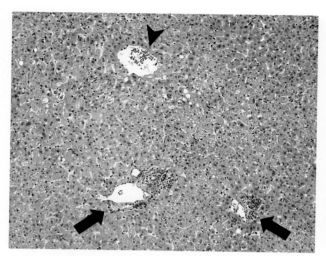

图 27.4   正常肝脏，可见两个汇管区（箭头）和一个终末肝微静脉（箭尖）

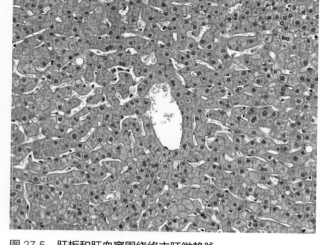

图 27.5   肝板和肝血窦围绕终末肝微静脉

2 区大致相当于经典小叶的中间区；3 区对应于数个小叶的中央区。

终末血管分支与终末胆管伴行，前者将营养物质和代谢产物送入肝腺泡，后者引流同一肝腺泡中的分泌物。这些血管在胆管周围形成血管丛[12]。因此，以肝窦血流为基础，形成了肝腺泡的结构、分泌和功能单位。肝腺泡各区之间的氧梯度、代谢异质性和酶的分布差异，导致各区之间对缺血和毒性物质的易感性不同，其中 3 区最易受到缺血和毒性损伤[13]。汇管区周围肝细胞含有氨甲酰磷酸合成酶和葡萄糖 -6-磷酸酶，而中央静脉周围肝细胞主要含有谷氨酰胺合成酶和 NAPDH 细胞色素[14]。在临床实践中，可通过损伤的组织学区域模式来证实相应的可疑致病物质。酒精性肝病和药物性肝损伤常累及小叶中央区或 3 区，这是由于此区的肝细胞中，药物代谢所需的细胞色素 P-450 的活性较高[15]。许多药物可导致小叶中央区肝细胞发生凝固性坏死，并可累及中间区，从而形成地图样肝细胞坏死[13]，其中最典型的是对乙酰氨基酚[16]（图 27.6）。罕见情况下，可出现广泛的中间区坏死，例如呋塞米中毒者，或汇管区周围坏死，例如可卡因中毒者[17]。

4.2   肝细胞

肝细胞排列形成海绵状的肝板，正常成人的肝板仅单层细胞厚，肝板间由肝血窦分隔，汇管区的血流

经肝血窦流向终末肝微静脉（图 27.7）。在终末肝微静脉周围，肝细胞呈较规则的放射状排列。在远离终末肝微静脉的区域，肝板的排列稍不规则，无明显的放射状排列。与其他区域相比，汇管区周围的肝细胞排列更紧密、体积更小、核着色更深、细胞质呈较强的嗜碱性（图 27.8），该区也是肝实质的再生区域。汇管区边缘的肝细胞连接在一起，形成清晰的边界，称为界板（图 27.9）。坏死性炎症和（或）凋亡所致界板破坏是慢性肝炎的标志（碎屑样坏死或界面性肝炎）（图 27.10）。

5～6 岁儿童的肝细胞形态一致，肝板为两层细胞厚（图 27.11）[18]。成人肝脏中出现两层细胞厚的

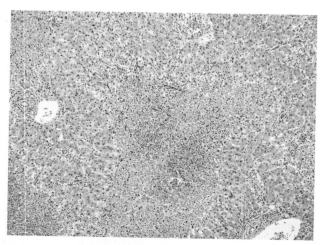

图 27.6   对乙酰氨基酚中毒的肝脏，小叶中央区和中间区的地图样凝固性坏死

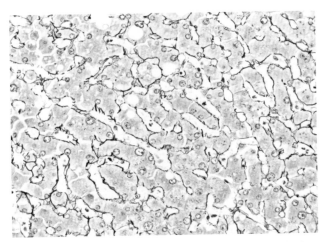

图 27.7　正常成人肝实质由单层细胞厚的肝板构成，每个肝板都由网状纤维包绕（网状纤维染色）

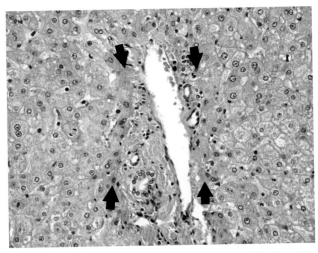

图 27.9　正常汇管区含有胆管、肝微动脉和门微静脉，界板清楚（箭头）

肝板、菊形团结构、肝细胞芽和有丝分裂活性升高，均提示肝实质再生。

　　肝细胞是多边形上皮细胞，直径约 25μm，细胞膜清楚，可分为 3 个特化的区域：血窦面（占总表面区域的 70%），即朝向血窦的底外侧面；胆小管面（占 15%），细胞间隙内呈跳跃性构成胆小管的区域；细胞连接面（占 15%），细胞间隙的其余部分。每个区域都有不同的分子、化学、抗原组成和功能。

　　肝细胞核居中，圆形，含有一个或多个核仁。出生时，除极罕见细胞外，肝细胞均为单核。在成人中，虽然双核肝细胞并不罕见（约占细胞总数的 25%），但核分裂象罕见。成人肝细胞核大小不

一，以二倍体为主 [19]。一些肝细胞核明显大于其他细胞，提示为多倍体，这种情况多见于 60 岁以上个体（图 27.12）。多倍体的意义不明，多见于中间区。这可能是遗传多样性产生机制的体现，是肝细胞对异生物质或营养性损伤的适应性改变 [20]。细胞的大小与其倍体呈正比，因此，多倍体的出现并不会导致单位细胞质体积内的遗传物质含量增加，也就是说细胞的核浆比仍很低。

　　肝细胞因含有大量线粒体而呈嗜酸性，细胞质中细小的嗜碱性颗粒是粗面内质网。肝细胞含有丰富的糖原，经过适当的固定后可以通过 PAS 染色观察到（图 27.13）。在 HE 染色切片中，糖原的存在使细

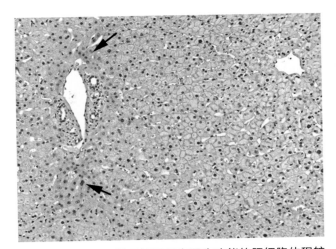

图 27.8　肝小叶汇管区周围具有再生功能的肝细胞体积较小，细胞质嗜碱性（箭头）

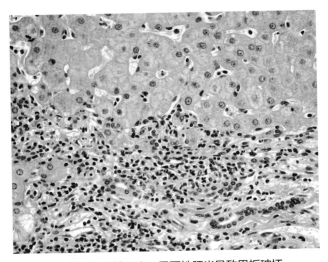

图 27.10　慢性病毒性肝炎，界面性肝炎导致界板破坏

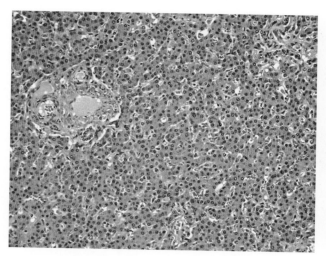

图 27.11 儿童肝脏中肝细胞大小较一致，肝板为两层细胞厚

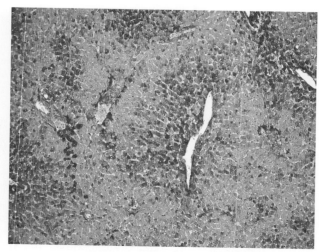

图 27.13 PAS 染色，显示肝细胞细胞质内的糖原不规则分布（深色部分）

胞质表现为精细的网状和泡沫状外观（图 27.14）。细胞质内糖原的含量和分布有昼夜差异，并受饮食影响。活检标本中有时可出现不规则糖原分布，没有诊断价值（图 27.13）。汇管区周围的肝细胞核内因糖原聚集而使细胞核呈空泡状，常见于少年和青壮年（图 27.15），而某些疾病状态下，这种现象在成人可以变得非常明显，例如葡萄糖不耐受、糖尿病、Wilson 病（肝豆状核变性）和胰腺癌等[21]。

孤立的嗜酸性小体和罕见的凋亡小体提示肝细胞的正常更新（图 27.16）。而其他明显正常的肝中，也可偶见灶性坏死（慢性炎症细胞取代少量坏死的肝细胞），这种情况并不罕见。

4.2.1 肝细胞再生

肝脏是唯一可自然再生的人体器官。肝脏部分切除后可迅速再生[22]，这主要是由于肝细胞重新进入细胞周期：静止期细胞受到包括细胞因子在内的调节因子刺激后，进入活化状态（G0 ~ G1），在这个时期内，生长因子可激发 DNA 合成和细胞复制。

肝脏在损伤后出现肝细胞再生，轻度损伤时，以汇管区周围肝细胞再生为主，而重度损伤时，肝细胞再生可见于整个肝实质。肝细胞再生表现为出现有丝分裂和多核细胞，汇管区周围的肝板内细胞拥挤，肝细胞小而一致，深染或嗜碱性。汇管区周围的肝板不规则增厚，偶可见肝细胞菊形团。深染的细胞核移位

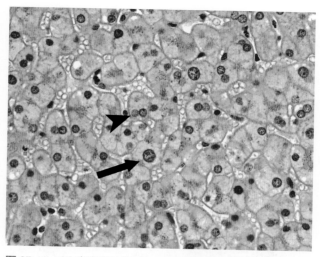

图 27.12 65 岁患者的肝脏，可见明显的肝细胞多倍体核（箭头）和双核（箭尖）

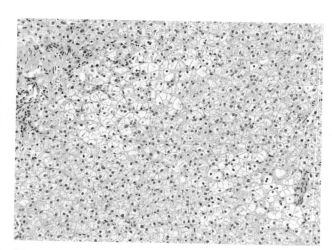

图 27.14 细胞质中糖原的不规则分布，细胞质透明的肝细胞斑片状聚集。当缺乏其他组织病理学异常时，这种改变没有临床意义

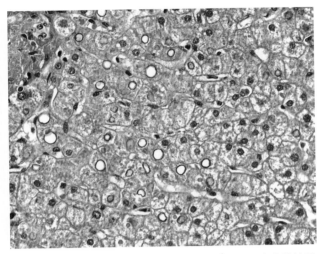

图 27.15　糖原在肝细胞核中聚集，表现出透明而空亮的外观

至血窦侧，这是提示再生活性的细胞学标志之一。低倍镜下，肝细胞再生的这些改变表现为汇管周围区变暗，这通常是轻度急性肝炎或残留性肝炎中对近期肝损伤反应的唯一显著变化。严重肝细胞损伤或重度肝炎时，再生的特征可被广泛的气球样变性、细胞溶解坏死、凋亡、桥接坏死和炎症细胞浸润所掩盖。

肝细胞再生程度往往与慢性肝炎的坏死性炎症程度有关，特别是以界面性肝炎为主要病变时。

当肝细胞广泛损伤时（例如，大块肝坏死），肝细胞的再生能力将受到影响。肝细胞可能起源于 Hering 管内的双潜能祖细胞（所谓的卵圆细胞，oval cell）[22]。这些细胞可分化为肝细胞或胆管细胞。

4.2.2　肝细胞变性和死亡

一般来说，细胞死亡有两种类型：凋亡和细胞溶解性坏死，两者可通过形态学特征进行区分，但也可能是一个谱系的两种结局，并可能存在中间状态。

在胎儿生长、导管板和肝母细胞发育的所有阶段都可见到凋亡的发生。导管板的增殖和凋亡活性之间存在非常协调的关系，这取决于重建过程。肝脏和肿瘤的退化也受到凋亡的调节，其主要由 TGF-β1 诱导。在退化的肝脏或肿瘤内，可见凋亡小体散在分布，而不是大片细胞溶解性坏死。凋亡是病毒感染（例如，巨细胞病毒性肝炎和疱疹性肝炎）所致细胞死亡的机制之一。丙型病毒性肝炎也可导致肝细胞凋亡的增加[23]。而乙型和丙型病毒性肝炎中的细胞死亡可由病毒直接介导，也可由宿主免疫系统向感染细胞释放细胞因子介导，例如肿瘤坏死因子 -α[24-25]。正常肝组织内罕见凋亡，但的确可以见到单个凋亡小体，这说明凋亡是肝脏的一个正常生理过程。凋亡的细胞首先发生核固缩、核溶解和核碎裂，然后形成质膜完整的凋亡小体，之后迅速被邻近的 Kupffer 细胞吞噬（图 27.17）。

细胞溶解性坏死的组织学表现为气球样变性，肝细胞因内质网膨胀而变得肿胀和淡染（图 27.18）。这是由于线粒体功能丧失和 ATP 耗尽，导致离子平衡和质膜完整性破坏的结果。局部细胞质稀薄，以细胞周边区最明显，残留的细胞质团块聚集在核周围，

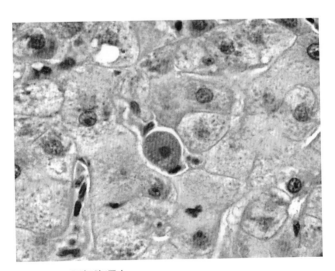

图 27.16　肝细胞凋亡

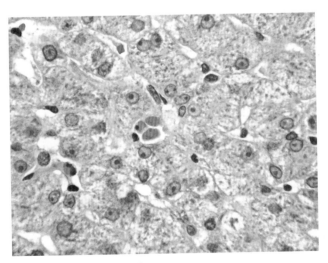

图 27.17　嗜酸性凋亡小体

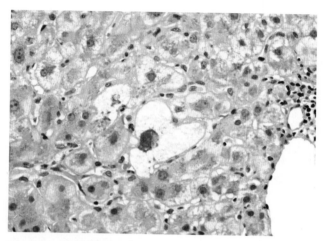

图 27.18　肝细胞气球样变性

细胞膜常常模糊不清。气球样变性的肝细胞所发生的溶解坏死不易观察到，但可从如下表现来推断：小灶性间质塌陷伴有淋巴细胞和 Kupffer 细胞聚集，即点状坏死（图 27.19）。整个小叶内气球样变性的受累程度并不相同，通常小叶中央区受到的影响最为严重。除了肝细胞损伤和再生之外，还可见不同程度的胆汁淤积、Kupffer 细胞活化、胆管反应和胆管损伤。

4.3　胆小管

胆小管是直径约 1μm 的细胞间隙，由 2 ~ 3 个毗邻肝细胞的相邻表面沟样的半管边缘连接所形成。在光镜下不易观察到胆小管，但当淤胆性疾病导致胆小管扩张时易见，此时常伴有肝细胞形成假腺管状结构（图 27.20）。胆小管在肝板中央构成鸡爪样网格，通过多克隆抗癌胚抗原（pCEA）或 CD10 免疫组织化学染色可以观察到（图 27.21）[26]。

肝细胞的胆小管侧可产生许多胆汁中的蛋白质，这些蛋白质是构成肝脏中胆汁的主要成分。这些蛋白质的遗传缺陷可导致异质性肝内胆汁淤积综合征，即进行性家族性肝内胆汁淤积症 [27]。

4.4　窦壁细胞

在正常肝脏活检标本中，肝血窦呈裂隙状，内含少量血细胞。汇管区周围的肝血窦比终末肝微静脉周围的肝血窦更扭曲一些。肝血窦分隔肝索，内覆窦壁细胞，后者有网状纤维支撑（图 27.7）。窦壁细胞包括内皮细胞和 Kupffer 细胞，共同构成一种协调的防御系统 [28]。窦壁细胞在正常活检标本中通常不明显。内皮细胞的细胞质薄而不明显，核小，细长而深染，无核仁。血窦内皮细胞细胞质内有大量窗孔形成筛板样结构，且缺乏结构明确的基底膜（不同于毛细血管），这可促进血液与肝细胞间的物质交换。

Kupffer 细胞含豆状核，胞体圆胖，有星状突起，其在汇管区附近数量较多。Kupffer 细胞属于单核巨噬系统，部分来源于骨髓，约占肝脏固有巨噬细胞的 90%，约占肝脏细胞总数的 15%。其细胞内含有空泡（特别是在病变肝脏中）、许多耐淀粉酶

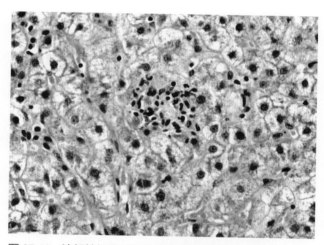

图 27.19　溶解性坏死的肝细胞周围可见淋巴细胞和巨噬细胞聚集

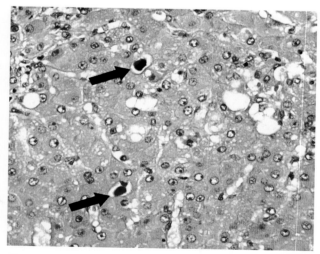

图 27.20　肝腺泡 3 区可见胆栓（箭头）

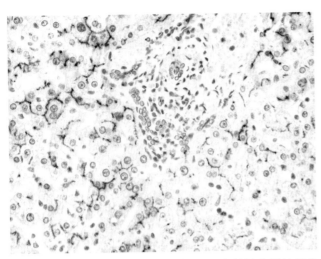

图 27.21　CD10 免疫组织化学染色，胆小管呈小树枝状分布，胆管和小胆管腔也可阳性

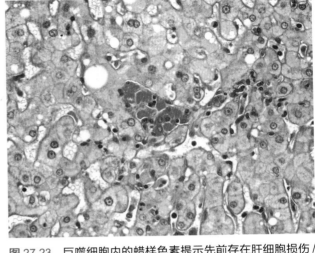

图 27.23　巨噬细胞内的蜡样色素提示先前存在肝细胞损伤 / 坏死（PAS-D 染色）

PAS（PAS-D）染色阳性的溶酶体和吞噬体，以及蜡样色素或胆汁聚集形成的抗酸颗粒（图 27.22，图 27.23）。多种类型的损伤可活化 Kupffer 细胞，导致其增生和肥大。

窦周隙位于内皮细胞与肝细胞之间，是细胞间快速交换的区域。窦周隙内含有血浆、稀疏的结缔组织（构成肝脏的正常网状支架）、窦周细胞如肝星形细胞（贮脂细胞、间质贮脂细胞或肝脂肪细胞）以及 pit 细胞 [28]。沿肝血窦分布的结缔组织纤维主要是Ⅲ型胶原，浸银染色（网状纤维染色）显示为从小叶中心发出的规则的放射状黑色网络。正常肝血窦无弹力纤维和基底膜。在充分固定的正常肝脏活检标本中无法观察到窦周隙；但是在尸检肝脏中，由于肝细胞收缩和细胞周围水肿，窦周隙变得较明显（图 27.24）。肝静脉流出道梗阻时，红细胞可外渗到窦周隙。

光镜下观察，正常肝脏中处于静止期的肝星形细胞与窦壁细胞很难鉴别。肝星形细胞是特化的静止期成纤维细胞，可贮存脂肪和维生素 A，并可产生肝细胞生长因子和胶原 [29]，是受损肝脏中主要的产纤维细胞 [30]。当细胞内出现脂肪时，如维生素 A 过多症患者 [31]，细胞质内出现大小一致的脂滴，核被拉长，

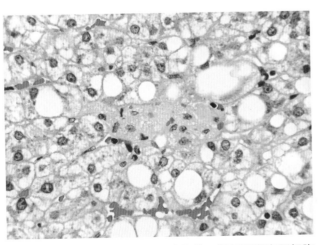

图 27.22　含有蜡样脂的巨噬细胞聚集，提示近期有肝细胞丢失

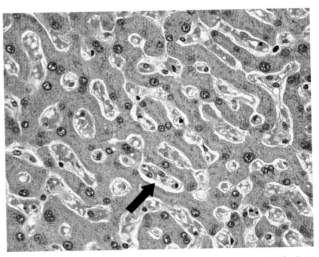

图 27.24　尸检肝脏标本中，肝血窦扩张，窦周隙（箭头）中可见明显的窦壁细胞，包括内皮细胞和 Kupffer 细胞

挤压成扇形，则容易识别（图 27.25）。肝星形细胞对炎症过程中所释放的刺激因子具有高度反应性，例如氧化应激和促炎因子等，这些因子可促使肝星形细胞转化为肌成纤维细胞。活化细胞的细胞质表达 desmin 和 actin，证实其为肌成纤维细胞。

Pit 细胞在光镜下无法识别。电镜下观察，pit 细胞含神经内分泌样电子致密颗粒和棒状核心囊泡。但最近的研究显示，pit 细胞并非内分泌细胞，而是相当于大颗粒淋巴细胞，具有自然杀伤细胞的活性[32-33]。

肝血窦内偶可见到炎症细胞，包括淋巴细胞或中性粒细胞。在出生后的最初几周内，肝血窦和终末肝微静脉壁内可见局灶性髓外造血，这属于正常现象。

4.5 汇管区

每个汇管区的结缔组织内含有一条胆管和许多小胆管、一条肝动脉分支、一条门静脉分支以及淋巴管（图 27.26）。结缔组织的量和汇管区内结构的大小取决于汇管区的大小。在大的汇管区内可见到支配血管和胆管的神经纤维，包括交感神经纤维和副交感神经纤维。较大的汇管区呈圆形或三角形，较小的汇管区呈三角形或分枝状，最小的终末端呈圆形或椭圆形。汇管区的大小约为其内肝动脉分支直径的 3～4 倍。

正常情况下，汇管区含有少量淋巴细胞、巨噬细胞和肥大细胞，但无中性粒细胞或浆细胞。炎症细胞的数量随着年龄的增长而增多，但是，炎症细胞的密度在不同汇管区有所不同。

汇管区还含有肝门型成纤维细胞。此细胞与肝星形细胞均是产纤维细胞，是正常肝脏内固有间充质细胞的主要类型。汇管区结缔组织主要由 I 型胶原构成，三色染色时呈粗大的深蓝色纤维（图 27.27）。新形成的 III 型胶原呈细的淡蓝色纤维。肝被膜下常见到大的汇管区，内含更多且更致密的结缔组织（图 27.28）。肝被膜发出的纤维组织不规则延伸进入肝实质，有时可与汇管区相连，在被膜下肝实质楔形或表浅活检标本中，不要误认为是桥接的纤维性间隔或肝硬化（图 27.29）[34]。

4.6 血供和引流

肝脏接受双重血供，约 3/4 来自门静脉，其余来自肝动脉。门静脉内富含营养的静脉血来自消化道，包括胰腺，肝动脉内富含氧的动脉血来自腹腔干，是肝脏和胆道系统存活所必需的。

肝右、中和左静脉负责静脉引流。肝右静脉引流肝右叶，肝中静脉主要引流左叶的中间部分和右叶的一部分，肝左静脉主要引流左叶外侧部分。肝中静脉和肝左静脉常在汇入下腔静脉之前汇合形成一条共同

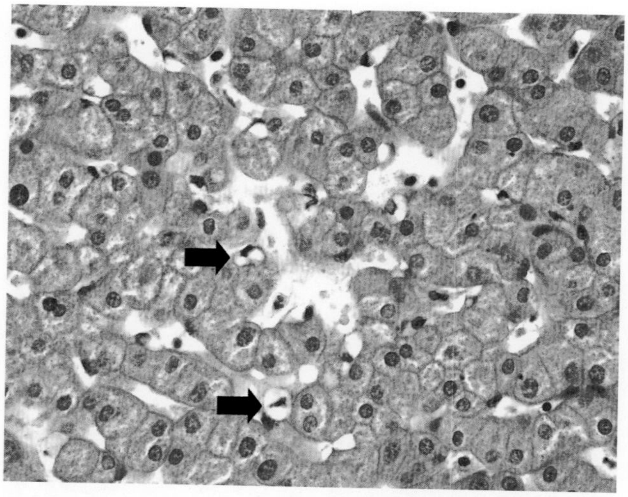

图 27.25　在维生素 A 过多症患者肝脏活检样本中可见到明显的肝星形细胞（Ito 细胞），其细胞核由于脂滴的挤压而呈扇形（箭头）

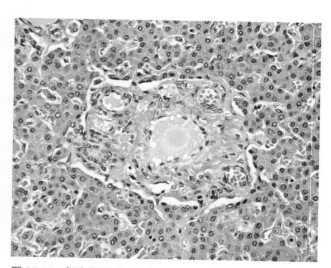

图 27.26　新生儿肝脏，正常汇管区中胆管和相应的肝动脉的直径大致相同

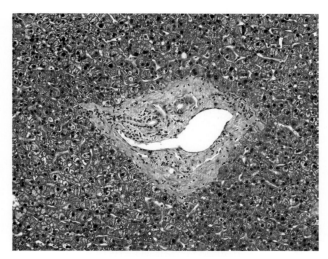

图 27.27　汇管区的结缔组织主要由 I 型胶原构成，三色染色时呈粗大的深蓝色纤维

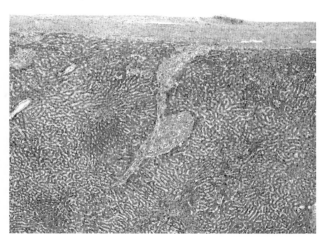

图 27.29　肝被膜延伸至被膜下肝实质，可能会误认为是桥接纤维化（三色染色）

干。此外，肝的后表面可通过一些短静脉直接引流至下腔静脉。

4.6.1　门静脉

门静脉是汇管区最大的血管，其发出微静脉注入汇管区周围肝血窦（图 27.30）。多达 30% 的汇管区内可没有门静脉，此现象无任何临床意义。汇管区内门静脉增多常见于肝硬化，这是门静脉高压所致。

门静脉血栓多继发于肝硬化、肝门区或胰腺肿瘤及高凝血状态[12,35-36]。非肝硬化肝脏的门静脉血栓常导致肝叶萎缩（多发生于左叶）和门脉静高压伴侧支循环形成（门静脉海绵样变性）。门静脉血栓形成

时，可以看不到门静脉结构或可见血栓再通。

局限于小门静脉的血栓极少引起门静脉高压，但在某些疾病状态下，也可导致临床症状显著的门静脉高压，如肝门静脉性硬化症或梗阻性门静脉病、先天性肝纤维化和慢性血吸虫病[37-38]。肝门静脉性硬化症患者的门静脉壁增厚和透明变性导致管腔狭窄，偶可导致管腔阻塞，这样的静脉节段与扩张并疝入肝小叶的节段相交替（图 27.31）。

4.6.2　肝静脉

肝静脉没有瓣膜，其肝内段有薄层结缔组织鞘包绕，直接汇入下腔静脉。终末肝微静脉与汇管区内的

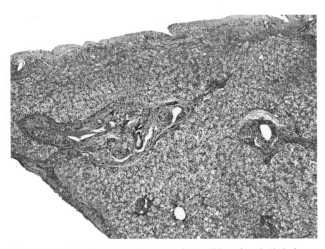

图 27.28　肝被膜下实质内可见巨大的汇管区（三色染色）

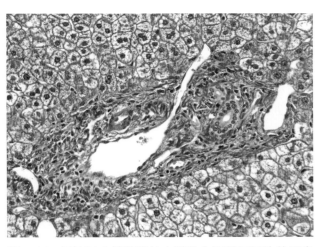

图 27.30　汇管区内微静脉的血液注入汇管区周边的肝血窦（三色染色）

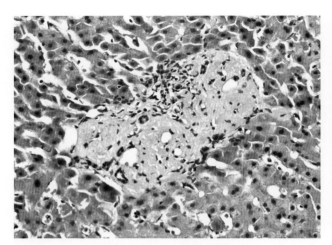

图 27.31 肝门静脉性硬化症，显示门静脉腔闭塞

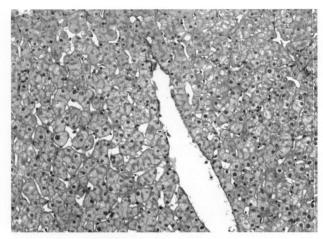

图 27.32 正常肝微静脉有一层很薄的纤维壁（三色染色）

门静脉分支和肝动脉分支之间存在明确的空间关系，他们在三维空间中相互交叉但并不直接连接。两条终末肝微静脉之间的距离代表肝腺泡的大小。

肝静脉较小的分支（或小叶下静脉）和最小的输出静脉（或终末肝微静脉）直接与肝实质接触。终末肝微静脉管壁很薄，内衬内皮细胞，三色染色可用于观察胶原，或用维多利亚蓝染色观察弹力纤维，此血管无外膜结构（图 27.32）。

终末肝微静脉壁增厚常是酒精性肝病中细胞周围纤维化和中央性透明硬化的一部分。对于有脂肪肝病史的患者，发现微静脉周围和细胞周围纤维化，可确定患者先前发生过脂肪肝。肝微静脉壁内嵌有小簇状肝细胞的现象通常见于有显著纤维化或晚期硬化的肝脏。但应注意的是，轻度的微静脉周围纤维化也可在正常个体和 2 岁以下儿童中呈灶性分布。

4.6.3 肝动脉

肝动脉分支与相应的门静脉密切相关。肝动脉壁增厚和透明变性可见于老年人，高血压患者则表现得更显著，但通常仍较其他器官的变化轻微（图 27.33）。终末肝微动脉通过括约肌调控肝实质的血供，而门静脉血供则受肠系膜静脉血流的调节。

动脉血供不足会严重影响肝脏的存活，例如，血栓、动脉炎、外科结扎或化学栓塞术引起的肝动脉阻塞，可导致胆管系统和肝实质梗死 [39-40]。但累及微动脉的动脉炎常无症状，这与门静脉的代偿性血供有关。动脉炎也可引起邻近门静脉闭塞，继而导致结节

性再生性增生，最终导致门静脉高压 [41-42]。

4.7 淋巴管

肝脏是体内淋巴液产量最大的单一器官，其产量占全身淋巴液总量的 15% ~ 20%，占胸导管流量的 25% ~ 50% [43]。肝淋巴液的蛋白含量非常高，约是淋巴液蛋白含量的 85% ~ 90%，淋巴细胞的含量也很高。大多数淋巴管从肝门部发出，注入沿肝动脉分布的肝淋巴结，然后注入腹腔淋巴。其他重要的输出途径还包括：经镰状韧带和上腹壁血管注入胸骨旁淋巴结；沿裸区注入后纵隔淋巴结；沿脏面注入胃左淋巴结。

肝脏的被膜和间质富含淋巴管。被膜内淋巴管丛

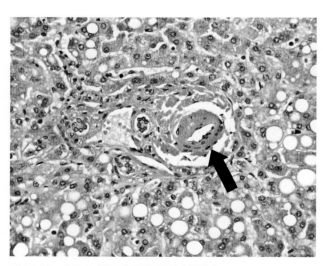

图 27.33 老年人肝动脉管壁增厚（箭头）

与肝内淋巴管形成吻合。这种结构具有重要临床意义，当肝静脉压力升高时，被膜淋巴丛内过多的淋巴液外渗，从而形成富含蛋白质的腹水。肝内淋巴管系统非常精细、有瓣膜，与汇管区肝动脉分支关系密切。肝淋巴液最有可能产生于窦周隙，并通过汇管区内的淋巴管引流。淋巴液流动的方向与胆汁相同，而与血流方向相反。肝硬化组织纤维条带、汇管区和被膜内的淋巴管容易识别，但在正常肝组织中则不太明显。必要时可用 D2-40 免疫标记来显示汇管区中的淋巴管（图 27.34）[44]。

4.8　胆管

胆汁在肝细胞内形成后，有规律地分泌到胆小管，经 Hering 管流入肝内和肝外胆管。肝外胆管系统包括胆囊，其末端为胆囊管，胆囊管与肝总管汇合形成胆总管，然后经 Oddi 括约肌进入十二指肠第二部分。

肝内胆管与肝动脉和门静脉伴行。肝动脉发出的胆管周围毛细血管丛营养汇管区内的所有结构，包括胆管。移植肝组织缺乏自体肝吻合的毛细血管丛，因此，胆管系统的存活完全依靠完整的肝动脉血供。肝动脉血栓可以导致胆管缺血、胆漏和肝实质坏死。

较大的肝内胆管或中隔胆管内衬高柱状上皮细胞，直径约 10mm，核位于基底部，卵圆形，淡染，细胞质略嗜酸性（图 27.35）。这些胆管的内径大于100μm，PAS-D 染色可见明确的基底膜。内衬上皮内

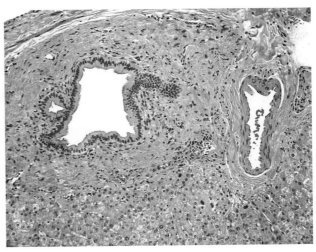

图 27.35　图中较大的汇管区中含有一条动脉和一条胆管，胆管内衬高柱状上皮

偶可见淋巴细胞。这些较大的胆管位于汇管区中心，管周纤维组织多于较小的胆管。胶原纤维呈不规则的环形（而非同心圆性）排列，这种现象可见于慢性胆道疾病，如原发性硬化性胆管炎，或继发于慢性胆囊炎。

较小的胆管或小叶间胆管内衬立方或低柱状上皮（图 27.26），也有基底膜和少量管周结缔组织。一个汇管区内可存在一条或多条小叶间胆管。胆管总是与肝动脉伴行[45]，两者直径大致相同（胆管与动脉外径之比为 0.7 : 0.8）。正常肝脏内，胆管和肝动脉缺如的汇管区不应超过 10%。胆管通过小胆管和Hering 管与胆小管相连。

小胆管位于汇管区的周边区域，管腔内径不足20μm，比小叶间胆管小（图 27.36）[46]。小胆管连接Hering 管和小叶间胆管。小胆管可位于汇管区间质的边缘处，或跨越界板，在后一情况下，小胆管可分为“小叶内”段和“汇管区内”段。小胆管有基底膜，内衬立方形胆管细胞，与门静脉（而非肝动脉分支）伴行。Hering 管是胆小管和胆管系统之间的生理性连接，其在正常肝脏的常规切片中不易识别。Hering管部分内衬肝细胞，部分内衬胆管细胞。高分子量上皮细胞角蛋白（CK7 和 CK19）强阳性表达于所有胆道上皮，也可用于显示 Hering 管（图 27.37）[47]。Hering 管内存在孤立的祖细胞（相当于啮齿类动物模型中的卵圆细胞），光镜下不可见，可通过免疫

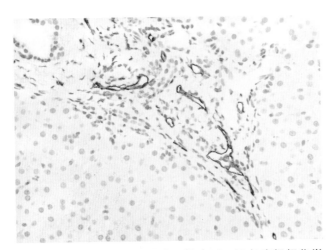

图 27.34　肝硬化肝脏中的淋巴管（D2-40 免疫组织化学染色）

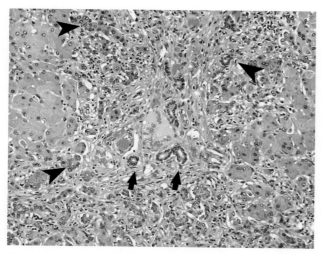

图 27.36 小胆管（箭尖）位于汇管区的周边，比胆管（箭头）小

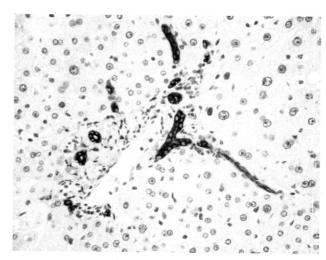

图 27.37 胆管、小胆管和 Hering 管均表达 CK7

组织化学标记表达 CK7、CK19 和 NCAM/CD56 来识别[48]。

在病变肝脏中，统一使用"胆管反应"来描述具有导管表型的增生反应，包括小胆管、胆管样肝细胞、中间型肝胆管细胞和可能来自循环（包括来自骨髓）的细胞的增生[46]。胆管反应见于多种慢性肝脏疾病，病变可非常广泛，甚至使人怀疑癌的可能性。在慢性肝脏疾病中，胆管反应不仅涉及小胆管细胞和干细胞，还包括炎症细胞、间质和其他导致进行性纤维化的结构[49-50]。

增生的小胆管表现为典型的胆管结构特征，例如基底膜和管腔形成，且恒定伴有炎症细胞浸润（以中性粒细胞为主）。小胆管增生通常见于大胆管阻塞或慢性胆汁淤积性疾病，如原发性胆汁性胆管炎和原发性硬化性胆管炎。增生的小胆管与胆管样肝细胞的区别在于后者没有基底膜，发生大块肝坏死的肝腺泡 1 区内可见大量的胆管样肝细胞（图 27.38）。

中间型肝胆管细胞（通常是指祖细胞 / 干细胞 / 卵圆细胞）兼具肝细胞和胆管细胞的特点，包括同时表达胆管细胞抗原（CK7、CK19 和 OV-6）和肝细胞抗原（HepPar1 和多克隆 CEA 的胆小管染色），同时具有典型胆管细胞特征（如基底膜）和肝细胞特征（如胆小管膜）[48]。中间型肝胆管细胞和胆管样肝细胞常见于亚大块或大块肝坏死后再生的肝脏中[51]。

4.9 神经分布和神经支配

肝脏由肝动脉和门静脉周围的两个独立但相互连通的神经丛支配[52]，包括来自迷走神经和交感神经纤维的副交感神经纤维，由脊髓 T7 ~ T10 节段节前神经纤维发出。肝门丛也包括内脏传入纤维和膈神经。除分布于汇管区内血管结构周围之外，神经纤维（主要是交感神经纤维）还可沿着肝实质内的肝血窦分布。窦内神经纤维释放的神经递质可以调节肝细胞和窦周细胞的功能。这些神经递质可部分调控碳水化合物和脂类代谢，诱导窦周细胞收缩，进而调控窦内血流[26]。肝移植的神经支配恢复非常有限，但其

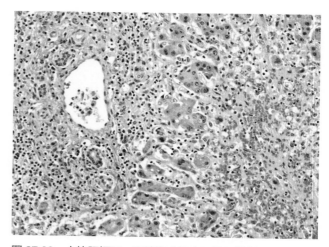

图 27.38 大块肝坏死，肝腺泡 1 区内可见胆管样肝细胞

功能并不受影响，这表明肝脏的这种神经支配机制的作用很小。失神经支配可能是肝移植的肝脏对缺血和肝窦扩张的正常反应受损[53]，以及肝硬化肝脏代谢功能受损的原因[54]。

5　细胞外基质

　　肝脏的间质和基底膜内均分布有胶原成分，其不仅是肝脏重要的结构组成成分，对肝脏的功能也具有重要作用。Ⅰ型胶原是致密的双折射性结缔组织纤维的主要成分，主要分布于汇管区和肝静脉壁内，在正常肝实质内含量很少；Ⅲ型和Ⅳ型胶原沿血窦分布。结缔组织染色法可用于显示Ⅰ型胶原，显示网状纤维的浸银染色法可用于显示Ⅲ型胶原。Ⅱ型胶原是软骨所特有的胶原成分，肝脏内见不到。Ⅳ型和Ⅴ型胶原属于基底膜胶原成分，除此之外，血管、胆管和小胆管的基底膜内还可见到层粘连蛋白，而正常肝脏的肝血窦仅含有少量Ⅳ型胶原。弹力纤维可用地衣红、间苯二酚或维多利亚蓝染色显示，其在肝脏内的分布与Ⅰ型胶原相同。纤维粘连蛋白是一种细胞外基质糖蛋白，与其他类型胶原一起弥漫分布于肝细胞的血窦面和汇管区。采用特异性抗体的免疫组织化学染色，可更好地观察这些细胞外基质成分。

6　老化改变

　　肝脏中存在几种与老化相关的改变。这些改变多见于 60 岁以上个体。由于多倍体细胞的增多，肝细胞及其核的大小变化增大，类似于接受甲氨蝶呤治疗患者的肝脏中所见[55]。随着年龄增长，肝索逐渐萎缩，肝血窦可明显扩张（图 27.39）。小叶中央区肝细胞内的脂褐素沉积更丰富（图 27.40），汇管区周围的肝细胞内有时可见铁色素。与年轻个体相比，老化肝脏汇管区内的胶原更加致密，单核炎症细胞数量更多，动脉管壁可增厚（图 27.33），甚至血压正常的个体也可发生。这些老化相关的组织学改变应铭记于心，因为其常见于活体供肝的冰冻切片中，不要将其理解为病理性改变。这些老化相关表现常伴有肝脏代谢功能的改变，包括毒素和药物的代谢能力，因

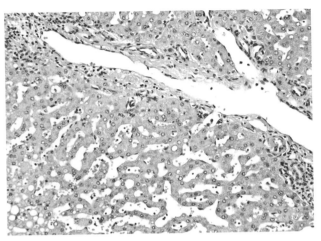

图 27.39　在老年人肝脏中，肝索萎缩致使肝血窦扩张

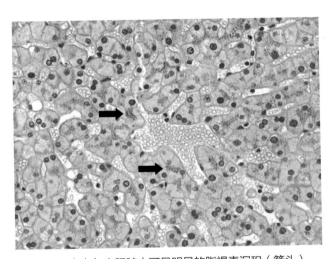

图 27.40　在老年人肝脏中可见明显的脂褐素沉积（箭头）

此可增加肝脏对血容量减少和药物损伤的敏感性，降低其再生能力，缩短移植后生存期[56]。

7　方法学

7.1　肝脏活检

　　随着时间的推移，肝脏活检的作用不断演变[57]。从历史上看，肝脏活检曾经仅是一种诊断工具。随着肝脏疾病自然病程数据的更新及新治疗方案的引入，肝脏活检和组织学评估已在肝病患者的临床管理中发挥着重要作用。目前，肝脏活检主要有 3 种作用：①疾病诊断；②预后评估（疾病的分期和分级）；③协

助制订治疗方案[58]。

在评估肝脏活检方法的内在风险时，首先要确定获得的标本足够满足详细检查的需要。在活检时，必须立刻检查肝穿刺活检标本是否足够。对于许多肝脏疾病来说，穿刺标本总长度至少要达到 1.5cm[59]，否则建议再穿一针。足够大小的标本可以使取样误差最小化，提高慢性肝炎组织结构评估及分期和分级的准确性。对病毒性肝炎患者的研究结果显示，长度小于 2.0cm 或 2.5cm 的穿刺活检标本可导致分级和分期的准确性降低[59-60]。有人提出，对慢性肝病进行准确分级和分期的前提是汇管区数量应大于 11 个。20% 的肝硬化患者因标本过短而不能得到诊断。还应注意的是，标本的大小与取样方法和穿刺针的大小成比例。在肝脏活检标本的诊断过程中，必须考虑到是否存在取样误差的可能性，特别是在局灶或不规则性分布的疾病。

活检过程中的组织挤压可导致细胞形态扭曲和细胞核拉长，使标本的细胞学评估难以进行。

7.2 制备标本

活检之后，标本的处置应尽可能地简化，并尽可能地避免挤压和风干假象。如果诊断需要，可取小块组织冰冻保存，用于组织化学检查、免疫组织化学检查、化学分析、分子学研究，或固定于戊二醛中以备电镜检查。怀疑感染性疾病的病例还应进行培养试验。然后将其余组织迅速转移到适当的固定液中，一般采用 10% 的福尔马林缓冲液。生理盐水可能会导致冰冻切片和常规组织学检查中的肝细胞变形和离散，因此不宜使用。

将穿刺活检标本放置于一张纸片上，可防止组织变形和破碎，在这个过程中，观察并记录标本的大体表现。要特别注意标本碎片（提示肝硬化可能），以及数量、大小、形状和颜色。肿瘤和肉芽肿表现为正常红棕色肝脏背景中出现的白色区域。Dubin-Johnson 综合征表现为灰黑色，血色素沉积症为铁锈色，胆汁淤积呈绿色，脂肪肝呈黄色，老年人脂褐素沉积呈棕色。

穿刺标本需要在室温条件下固定至少 3 小时，而楔形活检标本需要先切成 2mm 厚的薄片，然后进行

更长时间的固定。室温下，大多数组织中福尔马林固定液的渗透速度是 0.5mm/h。为避免组织收缩和变硬，肝脏标本应该与其他组织分开处理，在自动组织脱水机中设置较快的处理程序。危重患者的急诊穿刺标本应采用手工操作，以缩短处理时间。包埋良好的标本可以获得 10 张以上 3～5μm 厚的连续切片，且不会产生人为假象。一般采用石蜡包埋，若需要制作更薄的切片，可用塑料包埋。

需要强调的是，一位有经验的组织病理学医师对肝活检标本做出准确评估的重要先决条件是：提供充分、恰当处理且没有人为假象的肝组织标本，此外还要为其提供患者所有的临床资料和实验室检查数据。

显微镜检查应遵循一定的程序，包括所有的组织碎片和肝脏结构（整体结构、汇管区、界板、肝细胞、肝血窦细胞和终末肝微静脉）。我们通常从肝腺泡的 3 区开始进行仔细的观察，这是因为许多病变都发生在这个区域（充血、脂肪变性、坏死、胆汁淤积、色素沉着、静脉内膜炎），然后观察其余部分肝实质和汇管区。

7.3 特殊染色

标本常规行 HE 染色。纤维组织染色方法包括 Masson 染色、天狼猩红或铬变素 - 苯胺蓝染色；维多利亚蓝或地衣红染色用于检测乙型肝炎表面抗原（HBsAg）、弹力纤维、脂褐素、蜡样脂和铜结合蛋白；淀粉酶消化 PAS（PAS-D）染色用于显示糖蛋白，包括 α1 抗胰蛋白酶颗粒及内容物（图 27.41）、巨噬细胞中的蜡样质、慢性淤血性内容物、胆管基底膜、细胞质内巨细胞病毒包涵体和鸟 - 胞内分枝杆菌。网状纤维染色和铁染色也很重要。如果不能完成上述所有的染色检查，至少要保证完成结缔组织的特殊染色，例如 Masson 染色和（或）网状纤维染色，这样可以对肝小叶结构进行评估，有助于肝硬化的诊断。

7.4 免疫组织学检查

随着单克隆抗体和高敏感性免疫组织化学染色方法（过氧化物酶 - 抗过氧化物酶复合物法和抗生物素蛋白 - 生物素 - 过氧化物酶复合物法）的发展，现已能从常规（即福尔马林固定和石蜡包埋）组织学切片

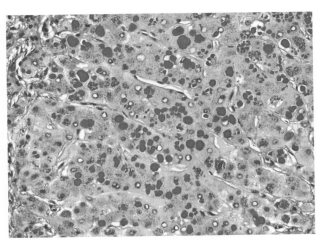

图 27.41　肝细胞内的 α1 抗胰蛋白酶颗粒及内容物（PAS-D 染色）

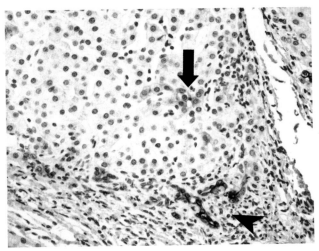

图 27.42　慢性胆汁淤积中增生的小胆管（箭尖）和发生胆管化生的肝细胞（箭头）均表达 CK7

中检测许多种抗原。在滴加一抗之前常常需要进行生物素阻断，这是因为肝细胞含有大量内源性生物素，会导致假阳性结果的出现，这种假阳性在应用抗原修复之后会更加明显。

7.4.1　正常肝脏和非肿瘤性疾病

细胞角蛋白（CK）是上皮细胞的中间丝，肝细胞和胆管细胞均含有细胞角蛋白，且后者含量更高，两者的角蛋白表达模式有相同也有不同之处。胚胎性肝细胞含 CK8、CK18 和 CK19。妊娠第 10 周左右，肝细胞不再表达 CK19。正常肝脏内的成熟肝细胞仅含 CK8 和 CK18，因此弥漫表达 CAM5.2。细胞角蛋白在肝腺泡 1 区的肝细胞表达通常较强。大多数肝细胞还含有角蛋白 35βH11，后者仅与 CK8 发生反应。肝细胞不表达 Uimentin、EMA、CK7 和 CK19。而胆汁淤积患者的汇管区周围肝细胞可表达 CK7（图 27.42）。肝细胞 paraffin-1（HepPar-1）和甲状腺转录因子 -1（TTF-1）染色在肝细胞的细胞质呈弥漫性颗粒状着色[61-62]（图 27.43），精氨酸酶 -1（Arginase-1）细胞质和细胞核着色[63]。正常肝细胞不表达甲胎蛋白，但是肝硬化结节中的肝细胞偶尔呈局灶性阳性。磷脂酰肌醇蛋白聚糖 -3（Glypican-3）表达于肝细胞癌，而在正常肝细胞中不表达[64]。

在特殊的肝脏疾病中，细胞角蛋白多肽可能会发生变化，例如伴有 Mallory-Denk 透明小体形成的酒精性肝炎、慢性胆汁淤积和 Wilson 病。Mallory-Denk

透明小体由异质性细胞角蛋白丝构成，常强阳性表达 CK8、CK18、34βE12、CAM5.2、p62 和泛素[65]，偶尔表达 CK7 和 CK19。

pCEA 和 CD10 免疫组织化学染色可用于显示胆小管（图 27.21）[66]。

肝血窦内皮细胞的免疫表型不同于血管内皮细胞。正常情况下，肝血窦内皮细胞不与荆豆凝集素结合；不表达Ⅷ因子相关抗原，也不含有其他表达于血管内皮中的分子，如 CD34 和 CD31。但慢性肝病、肝硬化和肝细胞性肝癌中的肝血窦内皮细胞可表达上述免疫表型标记物。在正常肝脏中，CD31 和 CD34

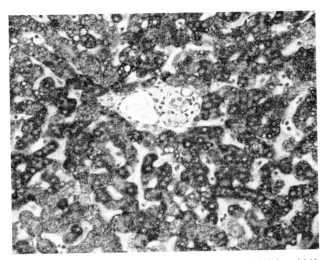

图 27.43　Hep Par1 抗体染色，肝细胞呈颗粒样着色，其他细胞和汇管区所有结构阴性

阳性仅限于汇管区血管内皮细胞和汇管区周围的肝血窦内皮细胞。

　　肝星形细胞表达数种神经/神经外胚层分化标记物，包括 Syn、GFAP 和神经细胞黏附分子（NCAM），这些标记物可用于识别处于静息期的星形细胞。处于激活状态的星形细胞表达 Uimentin、Desmin 和 SMA，提示出现肌成纤维细胞分化[67]。

　　胆管和小胆管表达胆管型标记物 CK7 和 CK19（图 27.37，图 27.42），还可表达 CK8、CK18、AE1/AE3、35βH11 和 34βE12。

　　免疫组织化学在非肿瘤性肝病中的作用，通常包括：①定位嗜肝性和非嗜肝性病毒抗原；②识别胆管上皮；③识别贮积性和遗传性疾病中的包涵体。

　　病毒抗原的存在与否及其分布方式有助于病毒性肝炎的诊断和预后评估，特别是乙型肝炎病毒（HBV）患者或 HBV 和 HCV（丙型肝炎病毒）双重感染患者中的乙型肝炎病毒表面抗原（HBsAg）和核心抗原（HBcAg）（图 27.44，图 27.45）。HAV（甲型肝炎病毒）、HCV 和 HDV（丁型肝炎病毒），以及疱疹病毒（巨细胞病毒、单纯疱疹病毒和 EB 病毒）等抗原的检测，可以确定急、慢性肝炎的病因。自从 1989年 HCV 基因组克隆和测序成功以来，出现了大量关于肝脏中 HCV 抗原检测的研究，但这些研究结果相互矛盾，目前还没有可靠的 HCV 抗体。阳性病例的检出率也不相同，这可能与组织取样、不同方法的敏感性、抗体的特异性和（或）亲和力等因素有关。从

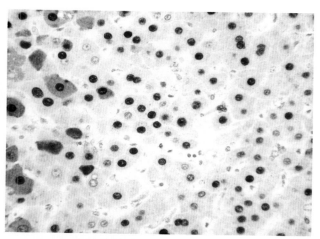

图 27.45　一例免疫抑制患者，病毒复制活跃，乙型肝炎病毒核心抗原（HBcAg）免疫组织化学染色显示许多肝细胞的细胞核和细胞质阳性

HCV 的免疫组织化学检测来看，冰冻切片的可信度高于福尔马林固定、石蜡包埋的组织学切片。

　　当怀疑有胆管减少/胆管缺失、移植物抗宿主病或慢性同种异体移植物排斥反应时，可进行 CK7 或 CK19 免疫标记来识别和计数胆管。此外，CK7 和 CK19 还可用于评估胆道疾病和慢性病毒性肝炎中胆管反应的程度。在慢性病毒性肝炎中，胆管反应的程度与界面性肝炎和纤维化进展的程度呈正相关。汇管区周围胆汁淤积的肝细胞表达 CK7，可确定为长期的胆汁淤积。

　　α1 抗胰蛋白酶和纤维蛋白原免疫染色可分别用于识别 α1 抗胰蛋白酶缺乏症和纤维蛋白原贮积性疾病中细胞质内包涵体。

7.4.2　肿瘤性疾病

　　肝脏标本中，免疫组织化学染色多用于原发或转移性肿瘤的鉴别诊断、免疫分型、分类和预后评估[57]。原发或转移性低分化/未分化肿瘤可能会丢失器官特异性抗原，因此，免疫组织化学检测并不总是能确定肿瘤的组织来源。对于这些病例，需要结合临床并进一步行影像学检查。

　　肝细胞性肝癌一般细胞质阳性表达 HepPar1[61]、TTF-1[62]、精氨酸酶 -1[63]、磷脂酰肌醇蛋白聚糖 -3[68]、CK8 和 CK18[69]；胆小管表达 pCEA 和 CD10[66]。当肝细胞癌中出现 CK7 或 CK19 表达时，提示伴有胆管细胞分化或为混合性肝细胞癌 – 胆管癌。此外，

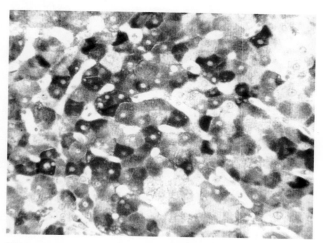

图 27.44　HBsAg 免疫组织化学染色，慢性乙型肝炎患者的肝细胞质阳性

CK19 阳性的肝细胞癌更具侵袭性[70]。肝细胞癌表达磷脂酰肌醇蛋白聚糖 -3，而异型增生结节和肝硬化结节不表达，因此可用于鉴别诊断。胆管癌表达 CK7 和 CK19，而局灶 CD56/NCAM 阳性提示为胆管细胞成分[71]。高级别胆管上皮内瘤变和胆管癌中常见核 p53 阳性[72]。与胰腺癌相似，胆管癌常丢失 Smad4 蛋白表达[73]。

血清淀粉样蛋白 A、C 反应蛋白、谷氨酰胺合成酶（GS）、β- 联蛋白（β-catenin）、CK7 和 Ki-67 等在良性肝细胞肿瘤鉴别中发挥着重要的作用[74]。局灶性结节性增生中的小胆管表达 CK7，GS 呈特征性的"地图样"着色。炎症性肝细胞腺瘤显示血清淀粉样蛋白 A 和 C 反应蛋白阳性，且偶见胆管结构 CK7 阳性。传统的肝细胞腺瘤中 GS 呈弥漫性或斑片状（非地图样）阳性，而 CK7 和血清淀粉样蛋白 A 阴性。此外，肝细胞腺瘤中 Ki-67 指数高、GS 呈弥漫性强阳性、β- 联蛋白核阳性，则提示其向高分化肝细胞癌转化的风险高。

用于诊断转移性肿瘤的抗体多种多样，包括分化相关（上皮、间质或黑色素瘤）和器官来源相关的抗体。对于上皮性肿瘤或腺癌来说，需要选择的抗体包括 CK7、CK20 和其他器官特异性抗体（TTF-1 和 CDX2 等）[75]。

7.5 电镜检查

电镜检查的应用有限，但在如下几个方面具有重要作用：①研究遗传性和代谢性肝脏疾病；②光镜或血清学检查不能确定的病毒感染；③组织起源不明的肿瘤；④某些药物诱导的肝脏损伤；⑤病因不详的疾病[57]。用于电镜观察的组织标本应采用 3% 的戊二醛固定。

7.6 分子学研究

肝脏疾病中，大多数常规分子诊断用于评估乙型和丙型病毒性肝炎[57]。分子技术已经发展到可以对这些病毒进行定性、定量和分型检测，并提供预后指标和指导治疗。

对于肝脏的肿瘤性疾病，分子分析目前主要用于研究疾病的发病机制，包括良性肝细胞肿瘤、瘤前结节性病变、肝细胞癌和胆管癌，其研究成果可为这些疾病提供更好的监测、诊断、治疗和预后评估[57]。

原位杂交技术（ISH）采用放射性 / 荧光 / 抗原标记的互补 DNA 或 RNA 序列来定位组织中特异性 DNA 或 RNA 序列。ISH 可应用于福尔马林固定、石蜡包埋的组织学切片。ISH 已经用于检测肝脏组织中的甲型肝炎病毒、乙型肝炎病毒、丙型肝炎病毒、丁型肝炎病毒、巨细胞病毒和 EB 病毒。ISH 可用于鉴定白蛋白 mRNA，其对正常肝细胞和肝细胞肿瘤具有高度特异性。

聚合酶链反应（PCR）是一种以指数方式扩增单拷贝或少量拷贝 DNA 序列的技术，该技术采用 DNA 聚合酶，可以产生数千至数百万个特异性 DNA 序列拷贝。反转录 PCR（RT-PCR）可用于鉴定 RNA。目前，这些技术是鉴定血液和肝脏组织中 HBV 的 DNA、HCV 的 RNA 及其基因型最敏感、最特异的方法。此外，PCR 还可用于鉴定感染的微生物或特异性基因突变。

微阵列分析所用芯片含有数千种 DNA 序列，每个点含一种特异性 DNA 序列，其相对丰度由荧光标记靶点决定。此方法可用于检测基因表达水平变化、单核苷酸多态性（SNP）以及肝脏肿瘤和非肿瘤性疾病的比较研究。

8 无意义的常见组织学改变

8.1 尸检肝脏

尸检肝脏中经常出现一些在活检标本中少见的组织学改变，有时会给诊断带来困难。临死前肝细胞糖原丢失可导致细胞质更致密，且嗜酸性增强。固定不佳可导致肝细胞不规则着色，特别是标本中央区域，其结果是标本中央区域与周围区域肝细胞的表现差异显著。

临死前坏死，特别是休克或心衰患者肝腺泡 3 区内的肝细胞，可能不伴有转氨酶水平升高（图 27.46）。对其本质的认识最重要的是不伴有任何炎症反应。由于肝组织富含蛋白水解酶，因此肝细胞自溶现象比其他组织更明显，特别是肝炎和胆汁淤积患者，

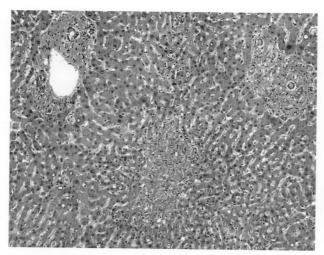

图 27.46　尸检肝脏，临死前发生的小叶中央区肝细胞坏死

肝细胞自溶导致细胞细节消失，窦壁细胞更显著。尸检标本中，炎症细胞因自溶而消失，会导致肝炎的诊断更加困难。三色染色对识别汇管区和终末肝微静脉的帮助很大（从而可评估小叶结构），还可证实纤维性间隔的存在，从而有助于识别疾病的慢性病程。

对于尸检肝脏标本而言，肝血窦和窦周隙扩张意义不大，而保存良好的活检标本中的相似改变却具有临床意义。尸检标本的一些汇管区内常可见到少量淋巴细胞聚集，但并不能据此诊断为慢性肝炎。尸检时获得的大组织切片常常包含许多很大的三角形汇管区，内含有丰富的结缔组织，通过评估汇管区内结构的大小，可将其与真正的汇管区纤维化区分开来。此外，老年人的汇管区和实质内纤维组织常增多，这是一种正常现象。

8.2　外科肝脏活检标本

外科活检标本可见到一些穿刺标本所没有的特征，可能会造成诊断困难。肝下缘小而表浅的楔形活检标本呈三角形，其两侧均可被覆有血管周围纤维，表浅部分汇管区与被膜之间的纤维性连接可类似于肝硬化表现（图 27.29）。注意，这些纤维性连接延伸至肝实质的深度一般不会超过 2mm。被膜下肝实质内偶可见到巨大的汇管区（图 27.28）。

耗时长的外科手术结束时进行肝活检所获得的标本中，肝被膜内或被膜下、肝血窦内、终末肝微静脉周围、汇管区内以及小灶性坏死区内可出现中性粒细

胞聚集，类似于微脓肿形成，这可能是轻微创伤所致（图 27.47），这种特征性病变必须与炎性肝脏疾病相鉴别，如胆管炎。其他"无意义的"肝脏病变包括仅累及少量肝细胞（<5%）的灶性脂肪变性，缺乏显著脂肪变患者的微静脉周围区域内及汇管区内出现与矿物油沉积相关的脂肪肉芽肿，以及正常可存活许多年的肝细胞出现无法解释的有丝分裂。

9　有重要意义的微小肝脏改变

在组织病理学检查时，常常会忽视肝实质内一些微小的改变。这些微小的改变常具有临床意义，可以解释患者的异常，也是肝活检的目的。这些改变包括：①肝实质内的轻度炎症，如非特异性反应性肝炎、轻度急性肝炎和残留性肝炎等；②异常血供所致的肝实质轻微改变，如慢性静脉淤血、结节性再生性增生和肝门静脉性硬化症；③占位性病变附近因定向错误而获得的标本中肝实质的轻微改变。因此，对肝活检标本要仔细检查，并常需要借助特殊染色方法，如网状纤维染色和 PAS-D 染色；最重要的是要熟悉正常肝组织结构和小叶结构，这样才能识别出微小和轻微的改变。

9.1　非特异性反应性肝炎

这是一种定义不明的组织学改变，是肝脏对多种

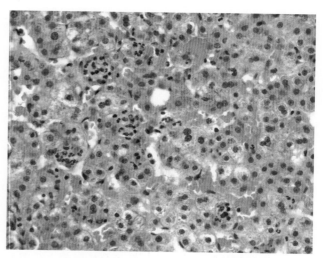

图 27.47　外科活检标本中可见小灶性中性粒细胞聚集于肝血窦中，类似微脓肿（手术性肝炎）

肝外或系统性疾病的反应，特别是感染性疾病、自身免疫性疾病、结缔组织病、胃肠道疾病和获得性免疫缺陷综合征（AIDS）[76-77]。非特异性反应性肝炎必须与原发性肝脏疾病区别开，如轻度慢性肝炎，以及急性病毒性肝炎和药物性损伤的残留期。其改变包括以 Kupffer 细胞为主的窦壁细胞活化、伴有巨噬细胞和其他炎症细胞聚集的孤立性肝细胞坏死灶、一些汇管区内不伴有界面性肝炎的轻度单核细胞浸润（图27.48），也可见到散在分布的含有微泡状或大泡状脂滴的肝细胞。

9.2　轻度急性肝炎和残留性肝炎

轻度急性肝炎是由肝炎病毒、药物或其他原因导致的一种轻度弥漫性肝细胞损伤，可引起胃肠道症状和流感样症状。转氨酶和其他肝酶的活性轻度升高，病变在数月内消退。轻度急性肝炎不需要特殊治疗。其特点是病变轻微但弥漫，包括全小叶排列紊乱伴肝细胞退变和再生，窦壁细胞活化，肝血窦和汇管区弥漫性炎症细胞浸润，主要为淋巴细胞、巨噬细胞和一些浆细胞，不伴有胆汁淤积或桥接坏死。

残留性肝炎或持续性肝炎用于描述急性肝炎后期仍残留有肝酶活性异常时进行肝活检所发现的改变[57]。由于肝细胞损伤期已经过去，因此残留性肝炎的预后很好，一旦确定病因，患者不需要进一步治疗。急性肝炎的典型表现包括弥漫性肝细胞损伤和炎

症，这些表现在残留性肝炎中均减退，伴肝细胞轻度多形性，肝板不规则，少量小叶坏死灶和轻度炎症。PAS-D 阳性的巨噬细胞主要聚集分布在小叶中央区和汇管区，这些细胞含坏死或凋亡的肝细胞碎片或蜡样色素，铁染色可能阳性（图27.23，图27.49）。肝细胞丢失后可能见到灶性致密的网状纤维。汇管区可能扩大，伴有轻度淋巴细胞浸润和轻度纤维化，或纤细的纤维间隔形成。

9.3　肝血窦扩张

在尸检和活检样本中常见急性或慢性静脉性充血，同时伴有 Rappaport 肝腺泡 3 区肝血窦和肝终末微静脉扩张，此改变通常由充心充血性心力衰竭所致，而 3 区肝细胞不规则坏死一般由左心衰竭或休克所致。

慢性静脉性充血引起血流停滞和肝静脉压力升高，肝腺泡 3 区肝血窦扩张，随后红细胞外渗入窦周隙，终末肝微静脉周围的肝细胞萎缩（图27.50），从而导致小叶结构反转的假象，类似于结节性再生性增生（结节性再生性增生样改变）。与慢性静脉性充血不同，结节性再生性增生表现为汇管区周围肝细胞再生性增生、肝腺泡 3 区肝血窦塌陷和肝腺泡 3 区肝细胞受压，形成真正的小叶结构反转。在较严重的慢性静脉性充血病例中，也可出现肝细胞萎缩，伴有脂褐素聚集、散在小的脂滴空泡、红细胞外渗到窦周隙、小叶中央区肝细胞质内出现嗜酸性小球、体积增

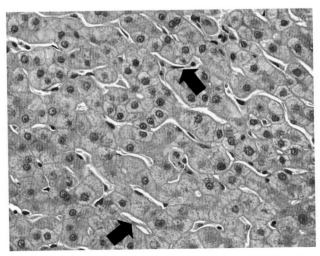

图 27.48　窦壁细胞活化（箭头）是非特异性反应性肝炎的特征

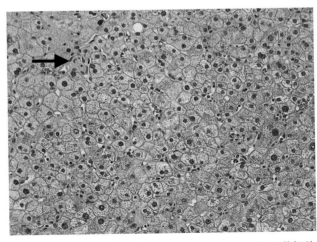

图 27.49　残留性肝炎中含有坏死肝细胞碎片的巨噬细胞簇（箭头）

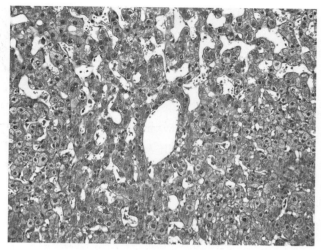

图 27.50　慢性静脉性充血时终末肝微静脉和肝腺泡 3 区肝血窦扩张，肝细胞萎缩

大的 Kupffer 细胞内出现蜡样色素、局灶性胆汁淤积和肝腺泡周边（而非终末肝微静脉周边）进行性纤维化。铁染色显示小叶中央的 Kupffer 细胞内有铁沉积。终末肝微静脉周围肝血窦充血也见于其他一些疾病，如 Budd-Chiari 综合征、静脉闭塞症、脓毒症、恶性肿瘤、胶原病、肉芽肿病、Crohn 病和 AIDS。

相比之下，Rappaport 肝腺泡 1 区肝血窦扩张见于妊娠期、肾移植患者、服用合成代谢/雄激素性或避孕类固醇的患者（图 27.51），以及占位性病变附近。给予氯乙烯、钍造影剂、砷制剂和口服避孕药之后，肝血窦扩张常伴有肝细胞和窦壁细胞萎缩、增生和发育不良，肝血窦周围的网状纤维增多，汇管区纤

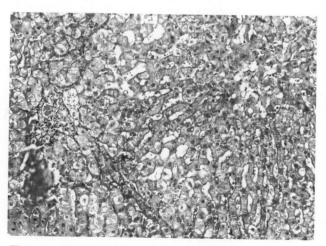

图 27.51　避孕类固醇所致肝损伤，导致肝腺泡 1 区肝血窦扩张

维化更明显。

9.4　结节性再生性增生

结节性再生性增生是一种肝细胞弥漫性结节性再生，与多种疾病相关，如自身免疫性疾病（风湿性关节炎、系统性硬化病、系统性红斑狼疮）、原发性胆汁性肝硬化、原发性硬化性胆管炎、恶性血液病、内分泌性或代谢性疾病，或药物 [41,78-80]。在大多数病例中，可能的发病机制是小门静脉闭塞或动脉炎。

结节性再生性增生的发病无性别差异，任何年龄段均可发生，但是多见于 40 ~ 70 岁。多数患者没有症状，但可发展为类似于肝硬化患者的门静脉高压，罕见情况下可致肝衰竭、腹水或肝破裂伴大量出血。

肝实质内可见广泛散在分布的实质性结节，直径 1 ~ 4mm。肝被膜表面常可见小的表浅的不规则突起，可误认为肝硬化。结节可几乎取代整个实质，或局限于肝的某一部分。结节性再生性增生的小结节周围没有纤维间隔，因此分界不清，质软，这不同于肝硬化结节。结节由增生的肝细胞构成，其排列形成的肝板厚度超过单层细胞，特别是汇管区周围。小叶中央区的实质受挤压而萎缩，肝血窦充血（所谓的线性充血）。网状纤维染色显示增生的结节周围网状纤维网较密集，结节内肝板不规则增厚，但没有肝硬化所具有的致密间隔（图 27.52）。细胞周围纤维化即使存在，程度也非常细微。增生的肝细胞体积轻度增大，细胞间差异比正常肝细胞更明显，肝板为 2 层细胞厚，偶见双核细胞。小门静脉闭塞常见。

由于小叶结构的改变细微，穿刺标本诊断通常很困难，有时需要开放性肝活检。在穿刺活检标本中，如果见到肝细胞增生区与萎缩区交替分布，并伴有线性充血时，应行网状纤维染色以明确结节性再生性增生。

9.5　肝门静脉性硬化症

肝门静脉性硬化症，也称为特发性门静脉高压、非肝硬化性门静脉高压或闭塞性门静脉病，其病变表现包括门静脉高压、脾大和继发于脾功能亢进的贫血，其特征是非肝硬化患者的汇管区内密集的血栓形成和门静脉闭塞。肝门静脉性硬化症这一术语由 Mikkelsen 等于 1965 年提出 [81]，用以描述肝门静脉

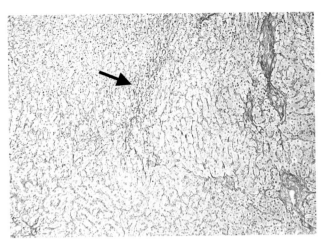

图 27.52　结节性再生性增生时，小叶中央区实质受压萎缩，导致网状支架（箭头）较致密

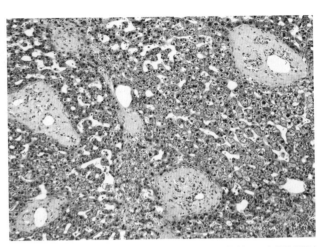

图 27.53　肝门静脉性硬化症表现为肝实质萎缩，形成酷似汇管区的致密纤维化

的非肝硬化性硬化症，与 Banti 在 20 世纪早期描述的 Banti 病（门静脉高压、脾大以及与血液系统疾病无关的贫血）相似。20 世纪 60 年代还提出了其他术语，即非肝硬化性或特发性门静脉高压，其组织学特征为门静脉闭塞，用于描述非肝硬化患者肝内门静脉硬化，且预后好于肝硬化患者的疾病。

虽然大多数病例的病因不详，但已知一些因素与肝门静脉性硬化有关，如长期接触铜、砷和氯乙烯[81-82]。无论采用何种定义，肝门静脉性硬化症均应排除因寄生虫感染、骨髓增生性疾病和门静脉血栓引起的门静脉高压。

肝门静脉性硬化症时肝脏大小可正常，但轻度萎缩伴被膜皱缩的情况更多见。肝实质的萎缩可分布不均，因此与正常肝脏相比，肝叶大小可不成比例。汇管区呈圆形，致密纤维化，伴较大的门静脉纤维性闭塞和（或）大量小的门静脉分支扩张（图 27.31，图 27.53）。一些扩张的小门静脉分支可能会突入或疝入汇管区周围的肝实质内。胆管周围可出现纤维化。小叶结构保存完好，偶见汇管区 – 汇管区或汇管区 – 肝终末微静脉的桥接纤维化。小叶中央区肝细胞萎缩，肝血窦扩张，小叶结构反转，酷似汇管区。肝门静脉性硬化症的组织学改变轻微，容易忽略。

9.6　占位性病变周围继发性改变

肝脏占位性病变（肿瘤、脓肿及囊肿）也可见

到一些非特异性反应性改变[57]。即使活检标本中没有包括占位性病变，但其毗邻肝组织中也常可见到一些特征性的组织学线索[83]。这些组织学改变是由于肿物增大阻断局部血流和胆道所致，包括小胆管增生和扭曲，上皮不规则，甚至出现非典型性，汇管区水肿伴中性粒细胞浸润，以及灶性肝血窦扩张充血（图 27.54）。这些改变可能轻微，并且常为局灶性分布，仅累及毗邻的小汇管区。肝板可有受压变形，并伴有肝细胞萎缩。病变一般不伴有胆汁淤积，这不同于大胆管阻塞和其他胆道疾病（如原发性硬化性胆管炎）。这些是占位性病变周围组织的特征性改变，其出现提示需要进一步寻找可能存在的肿瘤、囊肿或脓肿。

10　棕色色素

有几种色素可引起肝实质的褐色变。正常状态下，唯一能见到的棕色色素是脂褐素[57]。出生后第一周内，肝细胞的细胞质含有丰富的含铁血黄素和铜，随后逐渐消失，在 6 ~ 9 个月时完全消失。因此，正常儿童和成人肝脏细胞质内不应出现代表棕色色素的含铁血黄素和铜。但应注意的是，正常肝细胞内常含有少量可染色铁，尤其是老年人。

10.1　脂褐素

脂褐素又称"消耗性"色素或"老年"色素[84]，

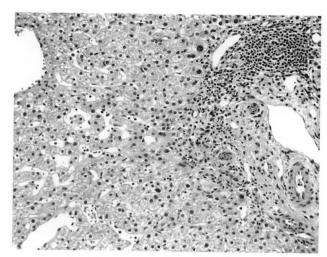

图 27.54 转移癌患者肝活检标本，显示肝腺泡 2 区肝血窦扩张，胆管反应和汇管区中性粒细胞浸润。标本中不包含转移癌，但是组织学改变符合占位性病变周围的改变

为细腻而清晰的浅棕色色素颗粒，数量不等，PAS-D 染色阳性，部分抗酸染色阳性，常见于肝腺泡 3 区肝细胞的细胞质内，特别是胆小管面（图 27.40）。脂褐素是脂质被溶酶体氧化产生的。电镜观察，脂褐素颗粒表现为位于胆小管面附近的次级溶酶体，内含不规则的分叶状电子致密颗粒、脂滴和不均匀基质。

脂褐素没有功能和临床意义[57]。老年个体中，肝细胞内的脂褐素含量逐渐增多，受累的肝细胞数量也逐渐增多[84]。脂褐素颗粒增多也可见于肝脏萎缩、饥饿、恶性肿瘤等慢性消耗性疾病，肝脏大体检查呈棕色。新近再生的肝细胞内不含有脂褐素。Dubin-Johnson 综合征患者肝细胞内大量聚集的色素与脂褐素鉴别困难。

与脂褐素相比，铁和铜颗粒较粗糙，具有双折射性，一般沉积于汇管区周围的肝细胞内。细胞内的胆汁一般模糊不清，颗粒度也不如其他色素，且常在肝腺泡 3 区的胆小管内形成胆栓。

10.2 Dubin-Johnson 色素

Dubin-Johnson 综合征是一种常染色体隐性遗传性胆红素代谢障碍性疾病，以慢性或间歇性良性黄疸为特征，这是由于肝细胞不能将有机阴离子分泌入胆汁所致[85]。患者的肝脏大体呈黑色至深绿色，甚至

可以通过穿刺标本肉眼识别[86]。除此之外，没有异常的大体表现。病变镜下表现为小叶中央区肝细胞的胆小管面细胞质内有大量深棕色粗糙色素沉积。与脂褐素相比，这种色素颗粒颜色更深，大小差异更明显，中间区和汇管周围区的肝细胞也受累。电镜下表现为独特的卵圆形或不规则形的多形性电子致密溶酶体。溶酶体含有非常致密的小体，通常与脂滴有关，背景呈细颗粒状，缺乏脂褐素颗粒典型的分叶状结构。本病不伴有其他肝脏异常，特别是胆汁淤积。

10.3 含铁血黄素

许多种疾病可导致铁在肝内蓄积，包括遗传性血色素沉积症、与系统性巨噬细胞相关性铁蓄积（输血、溶血性疾病及慢性病所致贫血等）相关的继发性铁过载、肝炎（丙型肝炎、酒精性肝病、迟发性皮肤卟啉病）和肝硬化患者病因不明的肝特异性铁蓄积[87]。

在早期阶段，遗传性血色素沉积症和继发性铁过载所导致的含铁血黄素沉积模式不同，但随疾病进展，二者组织学改变的差异越来越不明显。纯合型和杂合型遗传性血色素沉积症患者的含铁血黄素沉积模式不同，前者仅在早期阶段优先沉积于汇管区周围肝细胞，而后者终身如此。在遗传性血色素沉积症的早期阶段，Kupffer 细胞内不含有过量的铁，也不伴有其他肝脏异常。随年龄增长，肝细胞内持续的铁沉积导致肝细胞损伤和纤维化，这些改变与肝内的铁含量直接相关。铁沉积于整个肝小叶内所有肝细胞中，以及 Kupffer 细胞、汇管区巨噬细胞、胆管和小胆管细胞（图 27.55）。胆管和小胆管上皮内铁沉积是遗传性血色素沉积症的典型表现之一，但并非本病所特有。

继发性铁过载所导致的含铁血黄素沉积主要见于 Kupffer 细胞，在整个小叶内均匀分布，不存在区带优势分布。在严重病例，整个肝小叶的肝细胞内均可见到粗糙而不均匀的含铁血黄素沉积。一般没有纤维化或肝硬化表现。但在铁粒幼红细胞性贫血和重型地中海贫血患者中，严重的继发性铁过载可类似于遗传性血色素沉积症，也可导致纤维化和肝硬化，但更多的铁沉积于簇集的巨噬细胞和 Kupffer 细胞内。酒精

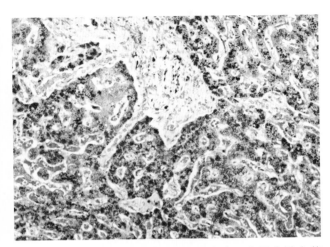

图 27.55 在遗传性血色素沉积症患者中，大量含铁血黄素沉积于肝细胞、Kupffer 细胞和汇管区巨噬细胞（Perl 铁染色）

性肝病和输血也可引起继发性铁过载。因摄入过多或外周性溶血（如利巴韦林所致）而导致继发性铁过载时，含铁血黄素沉积于肝细胞内。

10.4 铜相关蛋白

铜相关蛋白常见于汇管区周围肝细胞或肝硬化结节周边的肝细胞。铜本身也多见相同部位。在慢性胆汁淤积和 Wilson 病患者肝脏中可见铜沉积增加[88]。慢性胆汁淤积患者的汇管区周围和纤维间隔周围肝细胞的细胞质变稀薄，常伴有胆管反应，而胆汁性肝硬化患者常伴有无胆管区。Wilson 病中，铜相关蛋白分布于整个肝腺泡或肝硬化结节中的所有肝细胞内，而在慢性胆汁淤积患者中，主要沉积于汇管区周围或纤维间隔周边的肝细胞中。

10.5 胆汁

在正常情况下，肝实质中的胆汁是看不见的[57]。胆汁仅在病理情况下可见，通常称为胆汁淤积。胆汁可以淤积在肝细胞细胞质内、胆小管腔隙（图27.20）、Kupffer 细胞、胆管和小胆管内。胆汁聚集于肝细胞内称为肝细胞或肝实质胆汁淤积，在胆小管腔内时称为胆小管胆汁淤积，而在小胆管内称为小胆管性或毛细胆管性胆汁淤积。

参考文献

[1] Roskams T, Desmet V. Embryology of extra- and intrahepatic bile ducts, the ductal plate. *Anat Rec (Hoboken)* 2008;291(6): 628–635.

[2] Desmet VJ. Intrahepatic bile ducts under the lens. *J Hepatol* 1985;1(5):545–559.

[3] Desmet VJ. Ludwig symposium on biliary disorders–part I. Pathogenesis of ductal plate abnormalities. *Mayo Clin Proc* 1998;73(1):80–89.

[4] Miranda RN, Omurtag K, Castellani WJ, et al. Myelopoiesis in the liver of stillborns with evidence of intrauterine infection. *Arch Pathol Lab Med* 2006;130(12):1786–1791.

[5] Bismuth H. Surgical anatomy and anatomical surgery of the liver. *World J Surg* 1982;6(1):3–9.

[6] Couinaud C. Dorsal sector of the liver. *Chirurgie* 1998;123(1): 8–15.

[7] Rutkauskas S, Gedrimas V, Pundzius J, et al. Clinical and anatomical basis for the classification of the structural parts of liver. *Medicina (Kaunas)* 2006;42(2):98–106.

[8] Reichert PR, Renz JF, D'Albuquerque LA, et al. Surgical anatomy of the left lateral segment as applied to living-donor and split-liver transplantation: A clinicopathologic study. *Ann Surg* 2000;232(5):658–664.

[9] van Leeuwen MS, Noordzij J, Hennipman A, et al. Planning of liver surgery using three dimensional imaging techniques. *Eur J Cancer* 1995;31A(7–8):1212–1215.

[10] Rappaport AM. Hepatic blood flow: Morphologic aspects and physiologic regulation. *Int Rev Physiol* 1980;21:1–63.

[11] Rappaport AM. The structural and functional unit in the human liver (liver acinus). *Anat Rec* 1958;130(4):673–689.

[12] Wanless IR, Wong F, Blendis LM, et al. Hepatic and portal vein thrombosis in cirrhosis: Possible role in development of parenchymal extinction and portal hypertension. *Hepatology* 1995;21(5):1238–1247.

[13] Kleiner DE. The pathology of drug-induced liver injury. *Semin Liver Dis* 2009;29(4):364–372.

[14] Lamers WH, Hilberts A, Furt E, et al. Hepatic enzymic zonation: A reevaluation of the concept of the liver acinus. *Hepatology* 1989;10(1):72–76.

[15] Nelson DR, Koymans L, Kamataki T, et al. P450 superfamily: Update on new sequences, gene mapping, accession numbers and nomenclature. *Pharmacogenetics* 1996;6(1):1–42.

[16] Larson AM. Acetaminophen hepatotoxicity. *Clin Liver Dis* 2007;11(3):525–548, vi.

[17] Wanless IR, Dore S, Gopinath N, et al. Histopathology of cocaine hepatotoxicity. Report of four patients. *Gastroenterology* 1990;98(2):497–501.

[18] Morgan JD, Hartroft WS. Juvenile liver. Age at which onecell-thick plates predominate in the human liver. *Arch Pathol* 1961;71:86–88.

[19] Feldmann G. Liver ploidy. *J Hepatol* 1992;16(1–2):7–10.

[20] Duncan AW, Taylor MH, Hickey RD, et al. The ploidy conveyor of mature hepatocytes as a source of genetic variation. *Nature* 2010;467(7316):707–710.

[21] Seeff LB, Zimmerman HJ. Relationship between hepatic and pancreatic disease. *Prog Liver Dis* 1976;5:590–608.

[22] Fausto N, Campbell JS. The role of hepatocytes and oval cells in liver regeneration and repopulation. *Mech Dev* 2003; 120(1):117–130.

[23] Thomas DL, Seeff LB. Natural history of hepatitis C. *Clin Liver Dis* 2005;9(3):383–398, vi.

[24] Locarnini S. Molecular virology of hepatitis B virus. *Semin Liver Dis* 2004;24(Suppl 1):3–10.

[25] Lee JY, Locarnini S. Hepatitis B virus: Pathogenesis, viral intermediates, and viral replication. *Clin Liver Dis* 2004; 8(2):301–320.

[26] Loke SL, Leung CY, Chiu KY, et al. Localisation of CD10 to biliary canaliculi by immunoelectron microscopical examination. *J Clin Pathol* 1990;43(8):654–656.

[27] Morotti RA, Suchy FJ, Magid MS. Progressive familial intrahepatic cholestasis (PFIC) type 1, 2, and 3: A review of the liver pathology findings. *Semin Liver Dis* 2011;31(1):3–10.

[28] Wisse E, Braet F, Luo D, et al. Structure and function of sinusoidal lining cells in the liver. *Toxicol Pathol* 1996;24(1): 100–111.

[29] Hautekeete ML, Geerts A. The hepatic stellate (Ito) cell: Its role in human liver disease. *Virchows Arch* 1997;430(3): 195–207.

[30] Wallace K, Burt AD, Wright MC. Liver fibrosis. *Biochem J* 2008;411(1):1–18.

[31] Nollevaux MC, Guiot Y, Horsmans Y, et al. Hypervitaminosis A-induced liver fibrosis: Stellate cell activation and daily dose consumption. *Liver Int* 2006;26(2):182–186.

[32] Nakatani K, Kaneda K, Seki S, et al. Pit cells as liver-associated natural killer cells: Morphology and function. *Med Electron Microsc* 2004;37(1):29–36.

[33] Luo DZ, Vermijlen D, Ahishali B, et al. On the cell biology of pit cells, the liver-specific NK cells. *World J Gastroenterol* 2000;6(1):1–11.

[34] Petrelli M, Scheuer PJ. Variation in subcapsular liver structure and its significance in the interpretation of wedge biopsies. *J Clin Pathol* 1967;20(5):743–748.

[35] Amitrano L, Guardascione MA, Ames PR. Coagulation abnormalities in cirrhotic patients with portal vein thrombosis. *Clin Lab* 2007;53(9–12):583–589.

[36] Amitrano L, Ames PR, Guardascione MA, et al. Antiphospholipid antibodies and antiphospholipid syndrome: Role in portal vein thrombosis in patients with and without liver cirrhosis. *Clin Appl Thromb Hemost* 2011;17(4):367–370.

[37] Bioulac-Sage P, Le Bail B, Bernard PH, et al. Hepatoportal sclerosis. *Semin Liver Dis* 1995;15(4):329–339.

[38] Okuda K. Non-cirrhotic portal hypertension versus idiopathic portal hypertension. *J Gastroenterol Hepatol* 2002;17(Suppl 3): S204–S213.

[39] Chuang CH, Chen CY, Tsai HM. Hepatic infarction and hepatic artery pseudoaneurysm with peritoneal bleeding after radiofrequency ablation for hepatoma. *Clin Gastroenterol Hepatol* 2005;3(11):A23.

[40] Chen V, Hamilton J, Qizilbash A. Hepatic infarction. A clinicopathologic study of seven cases. *Arch Pathol Lab Med* 1976;100(1):32–36.

[41] Reynolds WJ, Wanless IR. Nodular regenerative hyperplasia of the liver in a patient with rheumatoid vasculitis: A morphometric study suggesting a role for hepatic arteritis in the pathogenesis. *J Rheumatol* 1984;11(6):838–842.

[42] Kuramochi S, Tashiro Y, Torikata C, et al. Systemic lupus erythematosus associated with multiple nodular hyperplasia of the liver. *Acta Pathol Jpn* 1982;32(3):547–560.

[43] Ohtani O, Ohtani Y. Lymph circulation in the liver. *Anat Rec (Hoboken)* 2008;291(6):643–652.

[44] Yokomori H, Oda M, Kaneko F, et al. Lymphatic marker podoplanin/D2–40 in human advanced cirrhotic liver–re-evaluations of microlymphatic abnormalities. *BMC Gastroenterol* 2010;10:131.

[45] Crawford AR, Lin XZ, Crawford JM. The normal adult human liver biopsy: A quantitative reference standard. *Hepatology* 1998;28(2):323–331.

[46] Roskams TA, Theise ND, Balabaud C, et al. Nomenclature of the finer branches of the biliary tree: Canals, ductules, and ductular reactions in human livers. *Hepatology* 2004; 39(6):1739–1745.

[47] Saxena R, Theise N. Canals of Hering: Recent insights and current knowledge. *Semin Liver Dis* 2004;24(1):43–48.

[48] Theise ND, Saxena R, Portmann BC, et al. The canals of Hering and hepatic stem cells in humans. *Hepatology* 1999;30(6):1425–1433.

[49] Richardson MM, Jonsson JR, Powell EE, et al. Progressive fibrosis in nonalcoholic steatohepatitis: Association with altered regeneration and a ductular reaction. *Gastroenterology* 2007;133(1):80–90.

[50] Clouston AD, Powell EE, Walsh MJ, et al. Fibrosis correlates with a ductular reaction in hepatitis C: Roles of impaired replication, progenitor cells and steatosis. *Hepatology* 2005; 41(4):809–818.

[51] Craig CE, Quaglia A, Selden C, et al. The histopathology of regeneration in massive hepatic necrosis. *Semin Liver Dis* 2004;24(1):49–64.

[52] Tiniakos DG, Lee JA, Burt AD. Innervation of the liver: morphology and function. *Liver* 1996;16(3):151–160.

[53] Dhillon AP, Sankey EA, Wang JH, et al. Immunohistochemical studies on the innervation of human transplanted liver. *J Pathol* 1992;167(2):211–216.

[54] Lee JA, Ahmed Q, Hines JE, et al. Disappearance of hepatic parenchymal nerves in human liver cirrhosis. *Gut* 1992;33(1): 87–91.

[55] Gupta S. Hepatic polyploidy and liver growth control. *Semin Cancer Biol* 2000;10(3):161–171.

[56] Schmucker DL. Age-related changes in liver structure and function: Implications for disease? *Exp Gerontol* 2005;40(8–9): 650–659.

[57] Suriawinata A, Thung NS. *Liver Pathology: An Atlas and Concise Guide*. 1st ed. New York: Demos Medical Publishing; 2011.

[58] Rockey DC, Caldwell SH, Goodman ZD, et al. Liver biopsy. *Hepatology* 2009;49(3):1017–1044.

[59] Colloedo G, Guido M, Sonzogni A, et al. Impact of liver biopsy size on histological evaluation of chronic viral hepatitis: The smaller the sample, the milder the disease. *J Hepatol* 2003; 39(2):239–244.

[60] Schiano TD, Azeem S, Bodian CA, et al. Importance of specimen size in accurate needle liver biopsy evaluation of patients with chronic hepatitis C. *Clin Gastroenterol Hepatol* 2005;3(9):930–935.

[61] Wennerberg AE, Nalesnik MA, Coleman WB. Hepatocyte paraffin 1: A monoclonal antibody that reacts with hepatocytes and can be used for differential diagnosis of hepatic tumors. *Am J Pathol* 1993;143(4):1050–1054.

[62] Gu K, Shah V, Ma C, et al. Cytoplasmic immunoreactivity of thyroid transcription factor-1 (clone 8G7G3/1) in hepatocytes: True positivity or cross-reaction? *Am J Clin Pathol* 2007; 128(3):382–388.

[63] Yan BC, Gong C, Song J, et al. Arginase-1: A new immunohistochemical marker of hepatocytes and hepatocellular neoplasms. *Am J Surg Pathol* 2010;34(8):1147–1154.

[64] Capurro M, Wanless IR, Sherman M, et al. Glypican-3: A novel serum and histochemical marker for hepatocellular carcinoma. *Gastroenterology* 2003;125(1):89–97.

[65] Zatloukal K, French SW, Stumptner C, et al. From mallory to mallory–denk bodies: What, how and why? *Exp Cell Res* 2007;313(10):2033–2049.

[66] Morrison C, Marsh W Jr, Frankel WL. A comparison of CD10 to pCEA, MOC-31, and hepatocyte for the distinction of malignant

tumors in the liver. *Mod Pathol* 2002;15(12): 1279–1287.

[67] Cassiman D, Libbrecht L, Desmet V, et al. Hepatic stellate cell/myofibroblast subpopulations in fibrotic human and rat livers. *J Hepatol* 2002;36(2):200–209.

[68] Libbrecht L, Severi T, Cassiman D, et al. Glypican-3 expression distinguishes small hepatocellular carcinomas from cirrhosis, dysplastic nodules, and focal nodular hyperplasia-like nodules. *Am J Surg Pathol* 2006;30(11):1405–1411.

[69] Van Eyken P, Sciot R, Paterson A, et al. Cytokeratin expression in hepatocellular carcinoma: An immunohistochemical study. *Hum Pathol* 1988;19(5):562–568.

[70] Durnez A, Verslype C, Nevens F, et al. The clinicopathological and prognostic relevance of cytokeratin 7 and 19 expression in hepatocellular carcinoma. A possible progenitor cell origin. *Histopathology* 2006;49(2):138–151.

[71] Sempoux C, Fan C, Singh P, et al. Cholangiolocellular carcinoma: An innocent-looking malignant liver tumor mimicking ductular reaction. *Semin Liver Dis* 2011;31(1):104–110.

[72] Batheja N, Suriawinata A, Saxena R, et al. Expression of p53 and PCNA in cholangiocarcinoma and primary sclerosing cholangitis. *Mod Pathol* 2000;13(12):1265–1268.

[73] Kang YK, Kim WH, Jang JJ. Expression of G1-S modulators (p53, p16, p27, cyclin D1, Rb) and Smad4/Dpc4 in intrahepatic cholangiocarcinoma. *Hum Pathol* 2002;33(9):877–883.

[74] Bioulac-Sage P, Cubel G, Balabaud C, et al. Revisiting the pathology of resected benign hepatocellular nodules using new immunohistochemical markers. *Semin Liver Dis* 2011;31(1):91–103.

[75] Maeda T, Kajiyama K, Adachi E, et al. The expression of cytokeratins 7, 19, and 20 in primary and metastatic carcinomas of the liver. *Mod Pathol* 1996;9(9):901–909.

[76] Volta U. Pathogenesis and clinical significance of liver injury in celiac disease. *Clin Rev Allergy Immunol* 2009;36(1):62–70.

[77] Daniels JA, Torbenson M, Vivekanandan P, et al. Hepatitis in common variable immunodeficiency. *Hum Pathol* 2009;40(4): 484–488.

[78] Wanless IR, Solt LC, Kortan P, et al. Nodular regenerative hyperplasia of the liver associated with macroglobulinemia. A clue to the pathogenesis. *Am J Med* 1981;70(6):1203–1209.

[79] Wanless IR. Micronodular transformation (nodular regenerative hyperplasia) of the liver: A report of 64 cases among 2,500 autopsies and a new classification of benign hepatocellular nodules. *Hepatology* 1990;11(5):787–797.

[80] Youssef WI, Tavill AS. Connective tissue diseases and the liver. *J Clin Gastroenterol* 2002;35(4):345–349.

[81] Mikkelsen WP, Edmondson HA, Peters RL, et al. Extra- and intrahepatic portal hypertension without cirrhosis (hepatoportal sclerosis). *Ann Surg* 1965;162(4):602–620.

[82] Centeno JA, Mullick FG, Martinez L, et al. Pathology related to chronic arsenic exposure. *Environ Health Perspect* 2002;110(Suppl 5):883–886.

[83] Gerber MA, Thung SN, Bodenheimer HC Jr, et al. Characteristic histologic triad in liver adjacent to metastatic neoplasm. *Liver* 1986;6(2):85–88.

[84] Hohn A, Jung T, Grimm S, et al. Lipofuscin-bound iron is a major intracellular source of oxidants: Role in senescent cells. *Free Radic Biol Med* 2010;48(8):1100–1108.

[85] Nisa AU, Ahmad Z. Dubin–Johnson syndrome. *J Coll Physicians Surg Pak* 2008;18(3):188–189.

[86] Arias IM, Blumberg W. The pigment in Dubin–Johnson syndrome. *Gastroenterology* 1979;77(4 pt 1):820–821.

[87] Batts KP. Iron overload syndromes and the liver. *Mod Pathol* 2007;20(Suppl 1):S31–S39.

[88] Ludwig J, Moyer TP, Rakela J. The liver biopsy diagnosis of Wilson's disease. Methods in pathology. *Am J Clin Pathol* 1994;102(4):443–446.

28

第 28 章　胆囊及肝外胆管系统

■ Edward B.Stelow / Seung-Mo Hong 著　■陈　健 译　■郭晓红 校

胆囊、肝外胆管系统、肝及背胰均起自胚胎第 4 周出现的中肠肝憩室[1]。肝憩室头部向外延伸，先形成胆总管，最终形成肝，胆总管腔还延伸至胆囊管和胆囊，至胚胎发育第 12 周，后者仍为实性。罕见情况下，胆囊可不发育，也可发育形成 2 个或更多个胆囊[2-4]。

胆囊是最常见的外科手术切除标本之一，多数为结石或炎症性病变，因肿瘤而切除者罕见。有时也可见到因其他原因切除的胆囊（如肝移植手术等），巨检和镜检均正常，但这样的标本在多数医院是比较少见的。肝外胆管和 Vater 壶腹与胆囊不同，这两个部位一般仅在怀疑肿瘤时才进行活检，特别是胆管癌和壶腹部腺癌。胆总管远端及壶腹部可偶尔见于胰十二指肠切除术标本，但因壶腹或壶腹周围肿瘤的影响通常表现是异常的。其余部分肝外胆管很少切除。完整的胆道系统及壶腹部标本则仅见于尸检，但这些标本部分因胆汁的毒性作用常发生明显自溶。

本章主要讨论正常胆囊、肝外胆管、Vater 壶腹及十二指肠乳头的大体解剖学、生理学、组织学、免疫组织化学及超微结构特征。

1　胆囊

1.1　大体解剖

胆囊是一个梨形囊状器官，位于肝右叶后下方的浅凹（胆囊窝）内，借助于胆囊管与肝外胆管树相连。正常成人胆囊可长达 10cm，宽 3~4cm，壁厚 1~2mm，其厚度随肌肉收缩而有所改变。肝表面浆膜延伸并包绕胆囊，肝小叶间结缔组织与胆囊浆膜下层结缔组织融合。解剖学上将胆囊分为胆囊底（盲端部分）、胆囊体（中央扩张部分）及胆囊颈（与胆囊管相连的狭窄部分），体部逐渐变窄并与胆囊颈相连的部分为漏斗部。腹膜反折形成的胆囊十二指肠韧带从漏斗部发出，将胆囊固着于十二指肠的第一部分。Hartmann 囊是指位于漏斗部的小隆起，可能是慢性炎症或结石压迫所造成的异常结构[5]。胆囊颈呈一定程度的蛇状外观，长 5~7mm，与胆囊管相连处管腔变窄[6]。

1.2　生理学

胆囊具有浓缩、存储和释放胆汁的功能。每天有 800~1000ml 胆汁从肝脏流入胆囊[7]，在复杂的神经和激素刺激下，胆囊舒张、Oddi 括约肌收缩和关闭，从而使胆囊充盈。当 Oddi 括约肌关闭后，由于肝脏持续产生胆汁，胆管内压力升高，胆汁流入胆囊。胆囊舒张状态下最多仅可容纳 40~70ml 胆汁，并保持恒定的囊内压力[7]，若胆汁进一步增多，胆囊可通过由钠 - 钾 -ATP 酶介导的氯化物钠耦联转运来浓缩胆汁[8]，电解质主动转运至细胞间隙形成渗透梯度，水最终通过基底膜进入黏膜固有层内的毛细血管。胆囊还有分泌作用，其表面上皮和颈部黏液腺可分泌黏液。

胆囊收缩受多种复杂的神经和体液机制调控，可发生于餐后和两餐之间[9]。脂肪餐后，近端十二指肠黏膜分泌释放胆囊收缩素，这是促进胆囊收缩最重要的激素[10]。促胃动素（motilin）是启动消化间期周期性胃肠移行性复合肌电运动的重要胃肠激素，每 2小时左右分泌 1 次，对消化间期胆囊收缩有促进作用[9,11]。包括胰多肽和生长抑素在内的多种肽类激素也可能影响胆囊的运动[9,11-13]。迷走神经系统可直接或间接影响胆囊收缩[14]。胆囊正常工作需要保持复杂的神经和体液平衡，这种平衡有时会被打破，从而出现胆囊运动障碍，最终可导致胆囊疾病的发生，许多疾病（包括胆石症）均与胆囊运动障碍有关[15-16]。

1.3　**血供及淋巴引流**

胆囊血供的解剖学及其与肝外胆管系统的关系均不是恒定不变的。胆囊的血供来自胆囊动脉，其通常起自肝右动脉近端。根据 Moosman 和 Coller 的研究结果，胆囊动脉约 72% 起自肝右动脉近端，约 13%起自肠系膜上动脉，其余起自肝总动脉、肝左动脉、胃十二指肠动脉、腹腔动脉或腹主动脉[17]。胆囊动

脉多位于胆囊管上方（图 28.1）。Moosman 等研究发现，约 70% 的胆囊动脉沿肝总管右侧走行，约 17%穿过肝总管前方，其余则经肝总管后方，胆总管前方或后方，到达胆囊管右下方或双侧肝管后方[17]。胆囊动脉分支形成位于浆膜上的浅支，以及位于胆囊与肝床之间的深支[6]。最常见的解剖学变异为双胆囊动脉，Moosman 和 Coller 在 250 例尸体研究中发现，14% 为双胆囊动脉[17]，Michels 在 200 例尸体研究中发现，1/4 为双胆囊动脉[18]。

并不存在单条大的胆囊静脉[6]，胆囊静脉回流部分由位于胆囊肝侧的小静脉完成，直接回流入肝脏，其他小静脉回流至胆囊管的小静脉，与起自胆总管的静脉在进入门静脉系统前汇合。

胆囊淋巴系统的研究包括解剖学、生理学和恶性肿瘤学几个方面[19-20]。胆囊淋巴管首先注入到胆囊颈或胆囊管的淋巴结，然后注入胰腺后、腹腔或肠系膜淋巴结，最终可能均引流至肠系膜上动脉旁的腹主动脉淋巴结[19]。一项实验中将染料注入胆囊淋巴管，

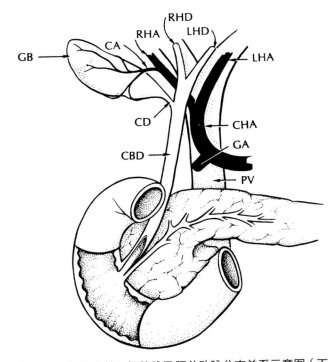

图 28.1　肝外胆管、门静脉及肝总动脉分支关系示意图（不包括变异情况）。PV—门静脉；GA—胃十二指肠动脉；CHA—肝总动脉；LHA—肝左动脉；LHD—左肝管；RHD—右肝管；RHA—肝右动脉；GB—胆囊；CA—胆囊动脉；CD—胆囊管；CBD—胆总管

发现染料首先注入胆囊淋巴结及胆总管周围淋巴结，然后注入胰腺后淋巴结、门静脉周围淋巴结、肝总动脉周围淋巴结，最终汇入左肾静脉附近的主动脉 – 下腔静脉间淋巴结[20]。胆囊淋巴液向上引流至肝门非常罕见，但在癌症、炎症或手术结扎等导致淋巴道受阻时，可发生胆囊淋巴液回流至肝门[20]。

1.4　神经支配

迷走神经左干分支进入肝丛，肝丛发出交感神经、副交感神经，可能还包括传入神经纤维，共同支配胆囊[6]。迷走神经兴奋可直接和间接刺激胆囊平滑肌在消化间期发生周期性收缩[14]。神经肽 Y 能神经纤维分布于胆囊全层，也可能参与调节胆囊平滑肌收缩。这些神经纤维在黏膜固有层近上皮处与肌束平行分布，形成极为致密的网络[21]。

1.5　组织学

胆囊包括黏膜层（表面上皮和黏膜固有层）、平滑肌层、肌层与浆膜层之间的结缔组织层及浆膜层，无黏膜肌层和黏膜下层。黏膜皱襞由表面的单层柱状上皮及其下方的黏膜固有层核心构成，其高度和宽度不定，皱襞有分支为其特征（图 28.2）。柱状上皮细胞的细胞质轻度嗜酸性，偶可见小的顶部空泡（图 28.3），核位于细胞底部或稍靠中心位置，卵圆形，形态一致，染色质细腻，核膜光滑，无核仁或仅为非

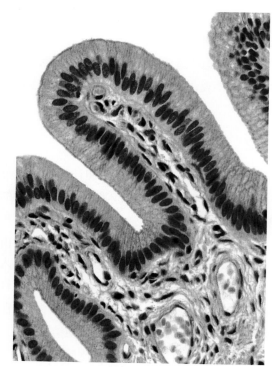

图 28.3　胆囊被覆单层高柱状上皮，核位于细胞底部

常小而不明显的核仁。偶见胞体狭窄，细胞质强嗜酸性的所谓"铅笔样"细胞[5]，其超微结构及酶学特征与常见的柱状细胞有少许不同，但目前认为其本质还是受挤压的柱状细胞。基底细胞不明显，细胞核紧邻基底膜并与之平行。

仅胆囊颈部有管泡状黏液腺[22]，腺上皮呈立方或低柱状，细胞质丰富，透明或略嗜碱性，核圆形，位于基底部（图 28.4），其免疫表型与黏膜被覆上皮不同[23]。在慢性炎症或结石的刺激下，胆囊底、体或颈部可出现胃窦型化生腺体，其形态学及组织化学表现均与胆囊颈部黏液腺不同[22]。正常胆囊内无内分泌细胞，但罕见情况下，胆囊颈部黏液腺内可以见到[24-25]。正常胆囊内见不到胃化生（胃小凹型或胃窦型腺体）和肠化生（伴有显著刷状缘的吸收细胞、内分泌细胞、杯状细胞和 Paneth 细胞），但慢性胆囊炎和胆石症时则常可见到[5,22,26-30]。正常胆囊不发生鳞状上皮化生，即使在有病变的胆囊中也非常罕见[5]。正常胆囊上皮内无黑色素细胞。黏膜表面柱状上皮间常可见到少量小淋巴细胞。

胆囊上皮主要含硫黏蛋白，非硫黏蛋白的含量极

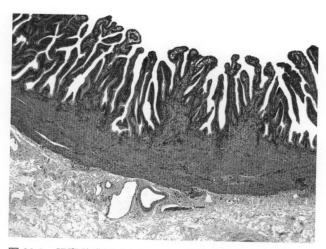

图 28.2　胆囊黏膜形成高低不等的黏膜皱襞，其含有黏膜固有层构成的核心，下方为平滑肌束

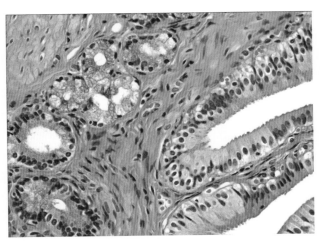

图 28.4　正常胆囊仅在其颈部分布有黏液腺

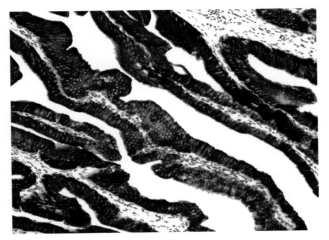

图 28.5　胆囊被覆上皮强表达 CK7

少[22]，与之相反，所化生的细胞（杯状细胞、胃型上皮细胞及胃窦型腺体）主要含非硫黏蛋白和中性黏蛋白，而硫黏蛋白非常少。与胃黏膜上皮相似，胆囊上皮表达 MUC5AC 和 MUC6，但胃蛋白酶原 I 和 II 仅见于幽门腺化生上皮，而不见于正常胆囊上皮[29,31]。溶菌酶可表达于化生腺体，正常柱状上皮不表达[32]。正常及化生上皮均表达 α1 抗胰蛋白酶和 α1 胰凝乳蛋白酶抑制剂[32]。

多克隆 CEA（未经吸附处理）在正常胆囊上皮细胞质顶部呈灶性弱阳性表达[33]，胆囊炎时上皮细胞常表达多克隆 CEA 而非单克隆 CEA[34]。采用人肝粉预处理后，由于 CEA 相关糖蛋白非特异性交叉反应性抗原（NCA）和胆汁糖蛋白（BGP）被清除，胆囊上皮不表达 CEA[34]。EMA 及低分子量角蛋白（CAM 5.2）在胆囊表面上皮及颈黏液腺呈强阳性表达，胆囊壁的部分平滑肌纤维也可表达 CAM 5.2。正常胆囊上皮还可表达 CK7 和 CA19.9，不表达 CK20、MUC2 和 CDX2（图 28.5）[35-38]。由于正常胆囊底体部上皮内无内分泌细胞，因此 NSE 和 CgA 呈阴性[24]。颈黏液腺内有少量表达 CgA 的亲银性细胞（肠嗜铬细胞）[24]。正常胆囊上皮不表达 ER，但在 31 例胆石症标本中，有 6 例化生性黏液腺（假幽门腺）内检测到少量 ER 阳性细胞[39]。正常胆囊上皮表达黏附分子，包括 α- 联蛋折、β- 联蛋折、γ- 联蛋折、CD44、CD99 和上皮钙黏素[40]。

黏膜固有层含疏松结缔组织、弹力纤维、神经纤维、小血管及淋巴管，也可见少量肥大细胞和巨噬细胞，需要注意的是，与病变明显的慢性胆囊炎标本相比，肥大细胞和巨噬细胞更常见于正常或仅轻微炎症的胆囊（图 28.6）[41]。正常黏膜固有层内无中性粒细胞，但常可见到少量淋巴细胞和浆细胞，含 IgA 的浆细胞主要位于黏膜固有层，而含 IgM 的浆细胞则主要分布于平滑肌层[42]，有时还可见到含 IgG 的浆细胞。

胆囊平滑肌层发育不如肠道充分，排列疏松，呈环行、纵行或斜行分布，纤维血管结缔组织灶性分隔平滑肌束。有时平滑肌纤维可延伸入黏膜固有层，紧邻上皮基底膜。肌层厚度变化很大，可能与标本的收

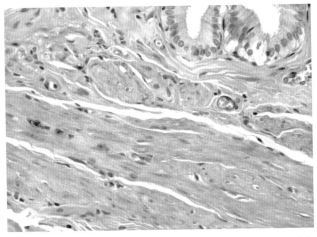

图 28.6　胆囊内偶可见表达 c-kit 的肥大细胞，但无 ICC（免疫过氧化物酶染色）

缩状态有关。黏膜固有层、平滑肌束间及浆膜下层均可见神经节细胞（图 28.7）。平滑肌表达 smoothelin 和 desmin，提示固有肌层具有收缩能力[43]。有少数研究认为胆囊内含 ICC，且已有胆囊胃肠道间质瘤的报道[5,44]，但我们的研究并未发现相应证据。

浆膜下层含疏松胶原纤维、成纤维细胞、弹力纤维、脂肪、血管、神经及淋巴管。有时血管周围可见小灶性淋巴细胞聚集。浆膜下层内淋巴结不常见[45]。血管及小神经附近有副神经节分布，但常规标本检查时不常见到（图 28.8）。有研究者对 10 例胆囊切除标本行连续取材及切片检查，其中 9 例标本浆膜下层可见到 1~5 个副神经节[46]。

胆囊 Rokitansky-Aschoff 窦是由上皮疝入黏膜固有层、肌层或浆膜下层结缔组织而形成的（图 28.9），大小不等，多呈烧瓶状，一般认为是慢性胆囊炎的一

个形态学特征，但也常见于组织学正常的胆囊，且分布更表浅。一项对 125 例胆囊切除术标本的研究发现，86% 的胆囊标本中可见 Rokitansky-Aschoff 窦，其中 90% 深达或穿过肌层[47]。尸检结果显示，112 例正常胆囊标本中 42% 可见 Rokitansky-Aschoff 窦[48]，多局限于黏膜固有层，穿透肌层者罕见。Rokitansky-Aschoff 窦不发生于胎儿，但婴儿胆囊内有可能见到少量表浅的黏膜外翻[49]。Rokitansky-Aschoff 窦形成的确切机制尚不清楚，目前认为，可能是胆囊过度膨胀（腔内压力升高导致）和过度收缩，随后部分胆囊壁强度减弱，最终导致上皮疝入所致[49]。罕见情况下，上皮内瘤变可累及 Rokitansky-Aschoff 窦，此时需要仔细观察以与浸润性腺癌进行鉴别[50]。支持非浸润性病变的特征包括：内衬非肿瘤性上皮、腔内含胆汁、缺乏促结缔组织反应。

Luschka 管是指仅镜下可见的、位于浆膜下层的小胆管，多见于胆囊肝侧（图 28.10），偶见于腹侧，见于 10%~12% 的常规检查标本，包括正常或病变胆囊[48-49]。婴儿、青少年及成人均可见到，因此它可能是一种胚胎残余。对其引流方向的报道各不相同，多数认为其与肝内胆管相通，部分认为排入腹腔，还有少数观点认为排入胆囊腔，特别是位于胆囊颈部者[47,49,51]。

Luschka 管孤立存在或呈多灶性分布，但通常表现为小簇状，由结缔组织环状包绕，可位于血管附近，连续切片显示，其有时可表现为网状吻合的管道系统。Luschka 管直径从数微米至数毫米不等，被覆

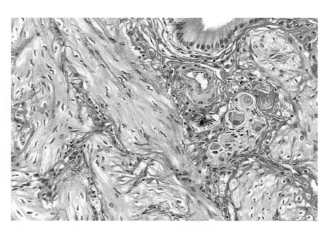

图 28.7 胆囊结缔组织内可见神经节细胞

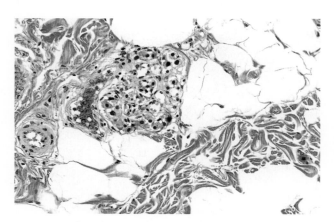

图 28.8 胆囊浆膜下结缔组织内可见副神经节

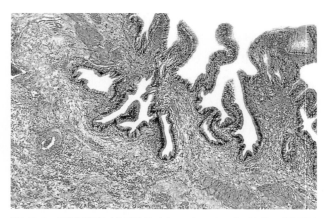

图 28.9 正常胆囊亦可见 Rokitansky-Aschoff 窦，但罕见穿过平滑肌束

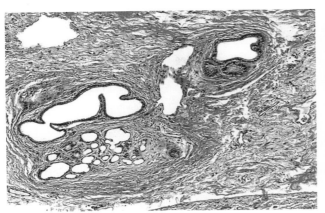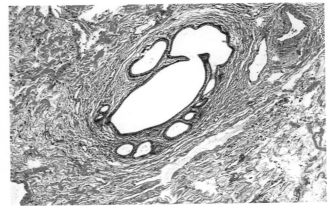

图 28.10　Luschka 管由粗细不等的小管聚集而成，周围围绕以致密结缔组织

上皮同肝内胆管，部分 Luschka 管附近有时可见小灶性肝实质[49]。Luschka 管与 Rokitansky-Aschoff 窦完全不同，两者间也没有交通。需要注意的是，以前 Luschka 管一词的使用比较混乱，包括了 Rokitansky-Aschoff 窦和真正的副胆管。

外科手术及胆管造影时，在胆囊床内有可能见到较大的副胆管（可长达数毫米），容易误认为是小静脉或纤维条索[52]，如在手术时未进行结扎，则可形成胆漏，其通常可自发消退。一项研究随机调查了 204 例胆囊切除术患者，9% 的病例出现胆漏，其中部分可能与断开的副胆管有关[53]。虽然这些副胆管位于胆囊壁内，但其通常汇入胆囊管或肝管，而不是体部的胆囊腔[54-55]。一项对 20 例无胆道疾病病例的尸检研究显示，6 例可见副胆管，其中 5 例位于胆囊床中央，1 例位于腹膜反折侧，5 例汇入右肝管，1 例汇入肝总管[53]。

胆囊异位组织包括肝、胰腺、肾上腺、胃、甲状腺及前肠囊肿[56-65]，异位肝及肾上腺无临床症状，一般为偶然发现，而异位胰腺或胃组织的分泌物可引起相应的临床症状[56]。

1.6　超微结构

胆囊表面柱状上皮位于基底膜上，高 15～25μm，宽 2.5～7.0μm[66]。细胞顶部有大量微绒毛，微绒毛含有丝状糖萼和中心小根（图 28.11）。与肠上皮相比，胆囊上皮微绒毛较短，大小和密度变化更明显。微绒毛间的细胞膜形成胞饮小泡。细胞侧面顶部细胞膜较直，彼此间形成连接复合体，其下方细胞膜呈犬牙交错状包绕外侧的细胞间隙（图 28.11）。细胞间隙的大小随液体转运的状态而有所不同[67]，无液体转运时缩窄，而在有水和电解质流入时扩张。细胞核卵圆形，以常染色质为主，偶见小核仁。细胞质内含粗面内质网、线粒体、糖原、中间丝、高尔基体、黏液颗粒、胞饮小泡及溶酶体。

铅笔样细胞外形细长，胞核狭窄，细胞质致密，充满细胞器。铅笔样细胞底部细胞质突入基底膜内，这与典型的柱状细胞不同[68]，但微绒毛及侧面细胞

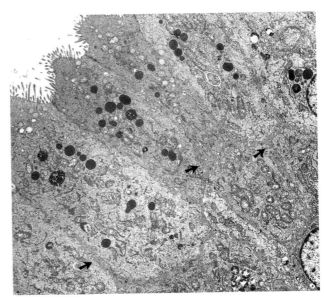

图 28.11　电镜观察，柱状细胞的细胞质顶部可见大量含中心小根的微绒毛，以及线粒体、高尔基体、黏液颗粒、溶酶体和粗面内质网。侧面细胞膜形成复杂的犬牙交错状突起（箭头）

膜的犬牙交错状连接与铅笔样细胞相似。

基底细胞直径 10~15μm，细胞核不规则，其细胞器包括粗面及滑面内质网、线粒体、液泡及环状嗜铵性细胞内容物[66,68]。基底细胞胞体先平行于基底膜水平扩展，然后垂直于基底膜、向腔面形成分支[66]，这些分支精细而复杂，长短不等。起自黏膜下神经丛的神经末梢分布于整个被覆上皮内，并与基底细胞连接[66]。

毛细血管分布于基底膜正下方，其管径随液体转运状态不同而变化。胆囊颈部腺体上皮细胞有少量短的微绒毛，侧面细胞膜相对平坦，分泌颗粒少，核圆形[69]。

2 胆囊管

胆囊管位于小网膜右侧游离缘，通常于左、右肝管汇合处远端大约2cm处肝总管的右侧汇入，长4~65mm，平均30mm[17]，未充盈状态下平均直径为4mm。胆囊管与肝总管的连接位置及排入方式存在差异，大多数从外侧以锐角汇入胆总管[17,70]。有时可从肝总管前方或后方与之成角汇合。有时胆囊管与肝总管平行走行短距离后汇合，而长距离平行走行的胆囊管则非常罕见。罕见情况下，胆囊管可呈螺旋状在肝总管前方或后方与之汇合。一项大宗病例胆管造影研究显示，17%的胆囊管从外侧以锐角汇入胆总管，35%呈螺旋状汇入，41%从后方汇入，7%先与肝总管平行走行后汇入[70]。罕见情况下，胆囊管可与左、右肝管汇合，形成三叉形结构。胆囊管一般走行于胆囊动脉下方和肝右动脉的右侧。

胆囊管腔面呈皱褶状，部分区域有短的皱襞，高宽不等，其被覆上皮的镜下表现及免疫表型与胆囊相同[71]。在致密的胶原化黏膜固有层内可见呈簇状分布的黏液腺。胆囊管被覆上皮的免疫表型与胆囊体部和颈部表面上皮相似，黏液腺的免疫表型与胆囊颈部黏液腺相似[23]。胰胆管疾病患者胆囊管内可检测到含 5-羟色胺的肠嗜铬细胞[72]，管壁内少数腺细胞还可表达生长抑素。

胆囊管与胆囊颈部连接处结缔组织形成肉眼可见的、较大的斜行皱襞，其内含有细的平滑肌束，即 Heister 瓣（图 28.12），这些平滑肌可能参与调节胆囊管内压力，防止胆囊管过度膨胀或塌陷[6]，这些平滑肌细胞不表达或弱表达 smoothelin[43]。平滑肌束间可见大量胶原及一些弹力纤维、神经纤维和神经节细胞。神经纤维表达血管活性肠肽及其他一些表达于胆囊管壁的多肽[13,72]。浆膜下疏松结缔组织内可见脂肪、神经（偶可见神经节细胞）、大血管、淋巴管。淋巴细胞及浆细胞稀少或缺如。

3 左右肝管、肝总管及胆总管

3.1 大体解剖

左右肝管、肝总管及胆总管位于肝十二指肠韧带内（小网膜右侧游离缘）。肝管自肝发出，在距肝门1cm处吻合形成肝总管。10%~30%的人群右肝叶有两条大的肝段胆管，分别与左肝管、肝总管或胆囊管汇合，但并不能因此称其中一条为右肝管，而另一条为副肝管[73]。100例尸检标本研究发现，右肝管平均长 0.8cm（0.2~2.5cm），左肝管平均长1.0cm（0.2~3.5cm），肝管直径通常为 3~4mm[74]。肝总管平均长2.0cm（0.8~5.2cm）[74]，直径0.4~2.5cm[75]。肝总管直径及管壁内弹力纤维数量随年龄增长而增加[75]。胆总管由胆囊管和肝总管汇合形成，可分为十二指肠上段、十二指肠后段、胰腺段及十二指肠壁段，壁厚约1mm，长约5cm，但长度变化较大（1.5~15.0cm）[74,76]，胆总管中段直径0.4~1.4cm（平均0.66cm），进入十二指肠壁后

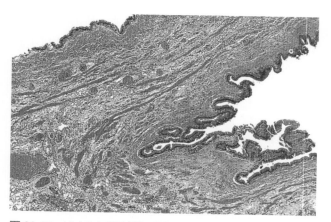

图 28.12 Heister 螺旋瓣间质内有细丝带状分布的平滑肌纤维

其管腔变窄，管径缩小近 50%[74,77]。一项研究中挑选 100 例年龄从 15～102 岁、无胆道病史且胆管系统完整的尸体进行解剖，结果显示，胆总管上段外径 0.4～1.2cm（平均 0.74cm），外径大小随年龄增加而增大，但与个体体重及身长无关[78]。肝管及胆总管十二指肠壁外部分被覆上皮的凹陷（Beale 囊）非常明显。在距十二指肠壁约 2mm 处，胆总管壁增厚（由于平滑肌数量增加），导致管腔突然狭窄。

3.2　血供、静脉回流及其与胆管的关系

肝总动脉由腹腔干发出，分支形成肝左右支（图 28.1）。肝左右动脉的起点及其与肝外胆管的关系常有变异[79]，一项尸检研究显示，200 例尸体标本中 42% 有肝动脉异常（被取代或有副肝动脉）[18]。多数情况下，肝右动脉位于肝总管和右肝管的背侧，肝总动脉和肝左动脉位于肝外胆管左侧和门静脉腹侧，胃十二指肠动脉位于胆总管左侧，其分支形成的胰十二指肠上动脉走行于胆总管背侧或腹侧[6]。

肝外胆管的血供来自数条动脉，供应肝总管和胆总管的主要动脉包括十二指肠后动脉、肝左右动脉、胰十二指肠上后和上前动脉、肝总动脉、胆囊动脉、胃十二指肠动脉及肝门后动脉[80]，最重要的分支沿胆总管侧面走行[81]。

门静脉由脾静脉和肠系膜上静脉汇合形成，位于胆管背侧（图 28.1），平均长 6.4cm（4.8～8.8cm），直径 0.9cm（0.64～1.21cm）[82]。胆总管上段和肝总管静脉通过边缘静脉直接回流入肝[83]，胆总管下段静脉回流入门静脉。

3.3　淋巴引流

胆总管淋巴引流汇入沿肝十二指肠韧带分布的淋巴结，或位于胰十二指肠后方的淋巴结，然后汇入肠系膜上动脉、腹主动脉及肝总管处淋巴结[84-85]。

3.4　神经支配

支配胆囊管和肝管的神经起自肝丛前部，支配胆总管的神经起自肝丛后部，胆总管背侧的神经起自肝丛右后部。肝丛后部的小分支沿胆总管向下走行，一直延伸至十二指肠大乳头[6]。神经肽 Y 能神经纤维

在胆总管的分布方式同胆囊[21]。

3.5　组织学

肝外胆管为胆汁流动的管道，被覆单层高柱状上皮，其下方为致密结缔组织层（图 28.13），上皮表面相对平坦或有褶皱，柱状细胞核位于基底部，卵圆形，形态一致，核仁缺如或小而不明显。正常情况下无杯状细胞。在一些切片中，较深的 Beale 囊似乎与表面上皮完全分离，但深切后通常可发现两者是连续的。囊周围可见分布不均匀的腺体小叶，其分泌物排入囊内（图 28.14），这些腺体曾被称作憩室、隐窝、壁囊、深部腺体、胆道腺体、管周腺体及肝外胆道周围腺体等[86]。当位于更靠外周的结缔组织内时，这些腺体周围包绕以致密间质。胆管周围的管状腺体常有分支，偶为单管状腺[86]，其分布见于整个肝外胆管系统，胆总管中段及胰腺内段腺体数量少于壶腹部，腺体被覆低柱状或立方上皮，多数充满黏液（图 28.14）。伴有炎症和纤维化的情况下，这些 Beale 囊和腺体可扭曲变形，易与伴有促结缔组织增生的高分化腺癌相混淆，小标本活检，特别是在行冰冻切片检查时，两者的区分非常困难。腺癌的特征包括腺体杂乱分布、细胞核大小不一、核膜不规则。因此，缺乏小叶结构、显著的核异型、神经周围浸润支持腺癌的诊断[87]。肝外胆管中良性腺体从不浸润神经。

肝外胆管表面上皮细胞的细胞质内黏液少于胆囊上皮[88]，主要为硫黏蛋白，而化生细胞及异型增

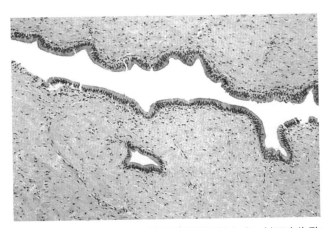

图 28.13　胆总管胰腺段。被覆单层高柱状上皮，其下方为致密的胶原性结缔组织层。在十二指肠壁段的胆总管壁外侧部分，有时可见数个平滑肌纤维束

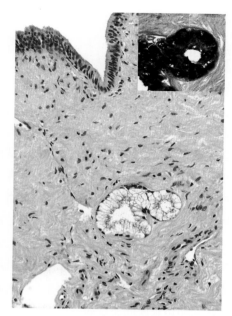

图 28.14　腺体分布于肝外胆管上皮下胶原基质内，腺体内细胞的细胞质内充满黏液（插图为同一区域 AB 与 PAS 联合染色）

生细胞内主要为非硫黏蛋白及少量硫黏蛋白和中性黏蛋白。与胆囊一样，肝外胆管正常被覆上皮表达 EMA 和低分子量角蛋白（CAM 5.2）。正常上皮表达 CK7，而 CK20 的表达情况则与上皮状态有关，正常细胞不表达，但在化生、增生或癌的情况下则可能表达[35,89]。正常细胞一般不表达 CEA（经吸附处理的多克隆 CEA），或部分细胞质顶部弱阳性表达（未经吸附处理的多克隆 CEA）[90]，细胞质染色不表达 CEA（单克隆或多克隆 CEA）[91]。胆管周围腺体细胞质表达溶菌酶，而表面上皮不表达或表达非常弱[90]，此外，胆管周围腺体一般表达 α- 胰淀粉酶及 α- 唾液淀粉酶、胰蛋白酶及脂肪酶[86]，胆总管表面上皮也表达这些酶。

炎症及纤维化的肝外胆管内有时可见胃上皮及肠上皮化生，此时要注意寻找有无隐匿癌的存在[28,88,92]。内分泌细胞，包括表达嗜铬粒蛋白和生长抑素的细胞，散在分布于正常或有病变的胆道上皮中含有黏液的细胞间[72,92-94]。

紧邻表面上皮的间质致密，含大量胶原、弹力纤维及一些小血管（图 28.13），淋巴细胞稀少。胰腺段胆总管壁内还可见到胰腺腺泡和胰管[95]，一些小

的胰管可直接排入此段胆总管。胆总管外周的间质较内侧要疏松一些，其内有大血管、淋巴管、神经与神经节细胞、弹力纤维及平滑肌纤维[96]，此层基质并入肝十二指肠韧带。肝外胆管各段的平滑肌分布不同。上 1/3 段平滑肌仅散在分布或缺如，而下 1/3 段则可见连续或间断性粗的平滑肌束（图 28.15）[97]。平滑肌纤维常为纵向分布，并与胶原和弹力纤维混杂在一起，这些平滑肌细胞一般不表达 smoothelin，偶尔部分可呈非常弱的阳性表达[43]。上皮下及肌纤维间可见血管活性肠肽阳性神经纤维[94]。

4　壶腹系统及十二指肠小乳头

4.1　大体解剖

壶腹系统（Vaterian 系统）由位于十二指肠壁内的主胰管及胆总管（两者可分离或形成共同管道）、十二指肠大乳头和括约肌构成，也包括十二指肠壁外参与形成共同管道的胆总管和主胰管[74]。这一复杂的结构单位由高度发达的黏膜、肌肉及调节胆汁流动和胰液分泌的神经构成，其中的括约肌（Oddi 括约肌）功能是整个胃肠道运动系统的一部分，受肌源性、神经源性及胃肠道激素等因素的调节[13,98]。

主胰管，横贯胰腺全长，在从胰尾到十二指肠开口的走行过程中汇集许多小支，通常于胆总管末端或稍外侧处进入十二指肠开口，其十二指肠壁内段通常

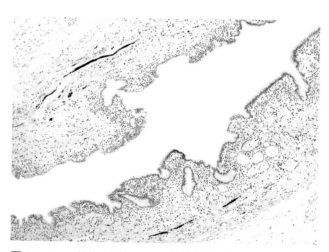

图 28.15　胆总管上段偶可见带状分布的平滑肌，呈 desmin 免疫反应阳性

管腔变窄。一般还可见到副胰管，其在胰腺内汇入主胰管的位置和角度存在解剖学变异。罕见情况下，主胰管直径可能小于副胰管，此时后者可能是胰液的主要排出通道[99]，副胰管一般开口于十二指肠小乳头，10%~20% 的副胰管末端为盲端[99-100]。除胆囊排空期外，主胰管内压力几乎总是高于胆总管[101]。

十二指肠大乳头处主胰管与胆总管的关系比较复杂，常有变异，两者可单独开口于十二指肠、由膜性分隔或形成共同管道（有时形成壶腹状结构）（图 28.16）。所谓的壶腹，严格上是指由主胰管和胆总管汇合形成的膨大的水壶状管道。关于胰十二指肠接合部的各种研究显示，12%~54% 的主胰管和胆总管在进入十二指肠后并不融合，且单独开口于十二指肠腔，而 46%~88% 的病例两者汇合形成共同管道[73,99-100,102-106]。多数研究结果认为 2/3 以上的人群有共同管道形成。DiMagno 等对 390 例尸检标本进行了详细的影像学研究，结果显示：74% 形成共同管道，19% 单独开口于十二指肠，7% 两者间有膜性间隔[102]，25% 有分化良好的壶腹，18% 形成一条长的共同管道（无壶腹形成，管道长度超过 3mm），31% 为短的共同管道（长度小于 3mm）[102]，形成膜性分隔者，主胰管与胆总管共同汇入乳头开口，而那些单独开口于十二指肠的主胰管与胆总管，其两者开口的间距为 1mm 至数厘米。主胰管与胆总管偶尔在进入十二指肠前汇合，从而形成一段冗长的共同管道，长 0.9~3.3cm（平均 2.2cm）[107]，见于 13.8% 的胆道癌患者（130 例中的 18 例）和先天性胆管扩张症患者（4 例中的 4 例），对照组的 30 例中无长的共同管道形成[107]。研究显示，胰腺导管与胆总管

在十二指肠壁外汇合的现象，可能与先天性胆管扩张症、胆总管囊肿、肝外胆管癌和胆囊癌具有相关性[108-110]。

大乳头位于十二指肠第二段中部，为黏膜面圆柱形隆起，胆总管和主胰管或两者末端所形成的共同管道开口于此。大乳头通常部分或完全由十二指肠黏膜构成的三角皱襞覆盖，从乳头基底部远端侧发出一纵行黏膜皱襞，形成系带样结构（约 1/4 的人群无此结构）[111]。大乳头平均长 11.7mm，宽 5.2mm[104]，罕见情况下，大乳头可不突出于黏膜或低于黏膜水平，甚至可无乳头结构。大乳头开口处的黏膜重复（Santorini 瓣）由导管黏膜形成的柱状突起和横向分布的叶片状瓣膜构成[112-113]。一项研究显示，胆总管末端形成 1~4 个柱状突起，长 1~5mm[113]，这些突起见于约 1/3 的成年人，但胎儿无此结构。在 90% 以上的胎儿和成人中，其共同管道远端管壁上可见叶片状瓣膜结构，并由大小和深度不等的穹隆分隔，有时这些瓣膜可延伸至主胰管。无共同管道的个体内，叶片状瓣膜仅见于主胰管开口。有学者认为，在胰液流入十二指肠期间，这些瓣膜变平，而当穹隆充满后，开口被阻塞，从而阻止反流[113]。

Oddi 括约肌由 Vaterian 系统的环行和纵行平滑肌群构成，其胚胎学及功能特征均与十二指肠肌肉系统不同。由十二指肠所发出的平滑肌将 Vaterian 系统固定于十二指肠壁。十二指肠大乳头周围致密结缔组织的结构研究发现，大乳头和十二指肠壁在形态和功能上形成一个整体[114]。结缔组织纤维从大乳头开口向十二指肠环形肌肉扩散，并于大乳头开口与胆总管远端间以不同角度交叉分布。Oddi 括约肌内肌束的

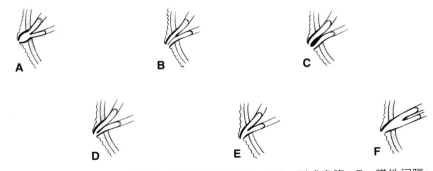

图 28.16　大乳头处胆总管与主胰管关系示意图。A—形成壶腹；B—膜性间隔；C—单独开口；D—短的共同管道；E—长的共同管道；F—冗长的共同管道

数量和排列非常复杂，且存在变异，其中最重要的为胆总管胰腺段（邻近十二指肠壁）和十二指肠壁内段（胆总管括约肌）周围的肌束[115]。一项研究显示，环形平滑肌聚集的现象从乳头开口向上延伸至胆总管的长度平均为 13.6mm[111]。平滑肌纤维还可见于共同管道壁内、主胰管周围及乳头开口附近。目前尚有争议的是，在形成共同管道之前，分布于胰管周围的平滑肌束是否具有重要的括约肌功能，研究显示，括约肌切开术后，胰管持续存在伴有位相性收缩的高压区，表明 Oddi 括约肌可能延伸分布至胰管部分[115-117]。有研究发现，平滑肌从乳头开口向上延伸至胰管的平均长度为 7.3mm[111]。胆总管十二指肠连接处的十二指肠肌层在调节胆汁和胰液流动方面作用不明显。

Oddi 括约肌可限制胆汁流入十二指肠，防止十二指肠内容物进入胆总管或主胰管，仅在需要时将胆汁泵入十二指肠[98]。压力研究结果显示，禁食期间，Oddi 括约肌位相性收缩对胆汁流动的调控主要受神经支配[118-119]，Oddi 括约肌收缩，可释放少量胆汁进入十二指肠，胰液流动也同时受到调控。除收缩之外，Oddi 括约肌还存在稳定的基础压力，较胆总管和胰管内压力高数个毫米汞柱[120]。高压区长 4~6mm，位相性收缩可顺行、逆行或双向同时发生[117]。胆囊收缩素可抑制括约肌的位相性收缩，并降低基础压力，使大量胆汁流入十二指肠[118]。有人采用压力和收缩研究方法，探讨了多种激素对人和动物 Oddi 括约肌的作用[98,117]。胰高血糖素样胆囊收缩素可降低括约肌压力，而胃泌素和促胰液素可升高其基础压力[117]。部分药物也可升高或降低括约肌的位相性收缩和基础压力，例如，多数麻醉剂可增加括约肌压力，而阿托品可降低压力[117]。

十二指肠小乳头几乎总是存在，但有时大体定位比较困难[100]，其大小不定，一般位于距大乳头近侧端 2cm 处[100,121]。

4.2　血供、神经支配和淋巴引流

胆总管十二指肠壁内段的血供来自胰十二指肠上后和上前动脉[6]，静脉经小静脉回流至门静脉，大乳头内静脉的精细结构已有详尽描述[122]。淋巴引流方向不恒定，但一般从胰十二指肠连接处引流至胰十二

指肠前、后淋巴结，然后注入胰十二指肠下动脉处淋巴结[123]。Vaterian 系统的神经支配来自迷走神经发出的副交感神经纤维，以及内脏神经发出的交感神经纤维[13,98]。这些神经对 Oddi 括约肌运动的调节作用还不清楚，但有证据显示，迷走神经兴奋可抑制其运动[98,124]。Vaterian 系统内在的神经支配由 3 处独立的神经节细胞群完成，其分别位于乳头基底部的十二指肠壁内、乳头肌群间及黏膜下层[98]。与其他胃肠道括约肌（如食管下段、幽门及肛门内括约肌）处一样，这些内在神经支配产生紧张性抑制。

4.3　组织学

主胰管被覆上皮同胆总管，柱状上皮细胞的细胞质内含硫黏蛋白[125]。上皮可发生增生、化生或异型增生。上皮周围为致密纤维层，内含大量胶原和弹性纤维。纤维壁的外半部分可见到少量神经节细胞。小胰管可横穿过致密纤维层。在乳头开口处，主胰管上皮形成具有纤维血管核心的皱褶（黏膜重复）。乳头处柱状上皮细胞间散在分布杯状细胞。在乳头开口附近，还有大量小的副胰管排入管腔，有时导管上皮下还可见到胰腺腺泡（图 28.17）。胰管上皮层内可有少量淋巴细胞，纤维血管轴心内也可有散在淋巴细胞、浆细胞和肥大细胞。十二指肠壁内段的主胰管周围可见环形平滑肌束[121]。

胆总管末端及共同管道（如果存在）腔内可见细长乳头状叶片（或称瓣膜），类似于输卵管皱襞（图 28.18），这与肉眼所见的黏膜重复一致。这些乳头状

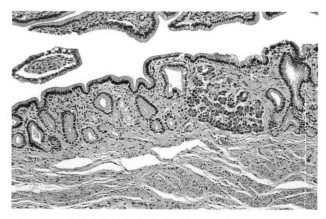

图 28.17　大乳头处的主胰管被覆单层高柱状上皮，其间散在分布杯状细胞，其下方可见副胰管和胰腺腺泡

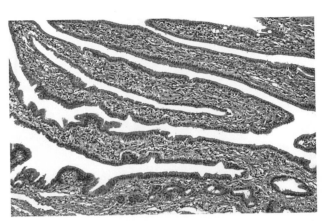

图 28.18　在大乳头开口处附近，胆总管上皮形成明显的乳头状叶片（瓣膜）

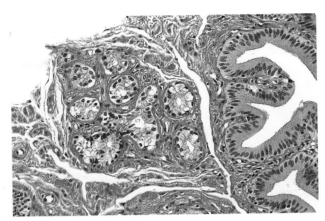

图 28.19　乳头处的胆总管周围可见黏液腺，其分泌物排入乳头状叶片间的凹陷

结构明显大于十二指肠绒毛，而十二指肠乳头表面仅有少量绒毛结构或完全缺如。瓣膜可形成分支，有时可伸入乳头开口外，周边处叶片状结构短于中央处[77,126-127]。所被覆的柱状上皮细胞细胞质嗜酸性，核位于基底部，越靠近乳头开口，散在分布的杯状细胞越多。叶片状结构核心的基质内有少量淋巴细胞、浆细胞和肥大细胞。平滑肌纤维主要见于叶片状结构基底部，偶尔叶片状结构间质内也可见到。形成胆总管括约肌的平滑肌，在进入十二指肠前数毫米处胆总管壁已非常明显；距十二指肠壁约 5mm 处，约 2/3 的胆总管壁可见纵行平滑肌纤维；距十二指肠肌层约 2mm 处，环行平滑肌纤维数量增加并完全包绕整个管壁[121]，这些肌纤维与十二指肠壁固有肌层间有结缔组织分隔，有时还可见胰腺组织[121]。共同管道周围也有数量不等的环行和纵行肌纤维围绕。在形成共同管道前，胆总管与主胰管间由一层薄的无肌纤维的结缔组织膜分隔[121]。胆总管或共同管道周围的平滑肌纤维间散在分布有胶原、弹性纤维、小神经和神经节细胞。如胆总管和主胰管在乳头内不汇合，可以在光镜下区分两者，因为与主胰管相比，胆总管更大，叶片状结构更明显，平滑肌纤维数量更多，且腔内可见胆汁。

乳头处胆总管周围分布有各式各样的腺体，以及粗细不等的导管，腺体的数量和分布存在个体差异。一般情况下，仅可通过连续切片，才能区分出黏液腺和副胰管末端[95]，黏液腺分泌物排入乳头状叶片间的浅凹或深凹（图 28.19）。靠近乳头表面的腺体可

因充满黏液而囊性扩张，有时甚至类似于扩张的副胰管[126]。大乳头处副胰管的数量和分布也不恒定，研究证实，这些小的副胰管开口于胆总管（图 28.20）、主胰管、共同管道、乳头表面或乳头附近的肠黏膜表面[95,128]，有时数量非常多，甚至可导致胆总管、主胰管或共同管道的阻塞，此时可诊断为副胰管增生（尽管有时使用"胰腺异位"或"腺肌病"等术语）[126]。一项尸检结果显示，98% 的大乳头内可见副胰管[128]。这些导管负责引流乳头内或乳头附近的胰腺腺泡小叶的分泌物副胰管成群分布，管径小，其中可见一较大导管，边缘为小的分支，周围由富于细胞的纤维血管

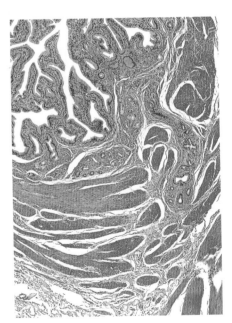

图 28.20　副胰管穿过粗大的平滑肌束，进入胆总管管腔

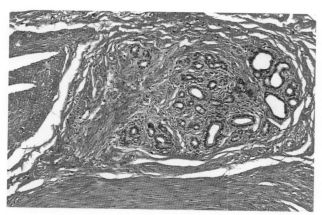

图 28.21　副胰管穿过胆总管十二指肠连接处的平滑肌束，其周围有纤维血管性基质包绕

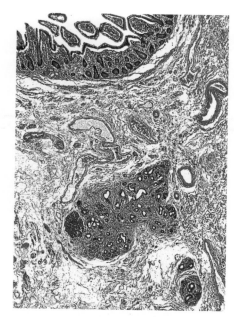

图 28.22　离大乳头较远的十二指肠黏膜下层有时也可见异位的胰管和腺泡

基质围绕（图 28.21）。副胰管有时可穿透十二指肠平滑肌。研究显示，在 145 例标本中，8% 的大乳头内可见到胰腺腺泡，但均无胰岛[129]。离大乳头较远的十二指肠黏膜下层有时也可见异位的胰管和腺泡（图 28.22）。

　　乳头处主胰管和胆总管被覆上皮表达低分子量角蛋白（CAM 5.2）、CK7 和 EMA，细胞质顶部染色可线状表达 CEA（未经吸附处理的多克隆 CEA），毗邻的黏液腺和副胰管表达相同的角蛋白和 EMA。胰腺内大导管被覆上皮内散在分布有表达 NSE、CgA、胰岛素和胰高血糖素的细胞[130]。乳头内主胰管和胆总管上皮内有时可见到 CgA 阳性细胞。黏液腺和副胰管内也可见散在分布的 NSE 和 CgA 阳性细胞（图 28.23）。在胰胆管疾病患者的乳头内管腔被覆上皮和邻近的黏液腺中，还可见到生长抑素阳性细胞[72]。胰管、小管或附属腺体周围的基质内偶可见到单个散在或群集分布的内分泌细胞巢，但不见于胆总管周围，这种现象见于约 3% 的大乳头[129]。这些细胞巢呈圆形、卵圆形、小梁状或缎带状，在组织化学上与胰岛细胞不同，通常散在分布，罕见形成结节，免疫组织化学显示可表达生长抑素和胰多肽。这些内分泌细胞在 Vater 乳头中的功能作用尚不明确，也不清楚其本质为正常组织结构还是化生或增生性病变。

　　十二指肠小乳头内的副胰管也形成乳头状叶片结构，其表面被覆单层柱状上皮，其间散在分布杯状细胞（图 28.24，图 28.25），小胰管开口于小乳头处的副胰管或直接开口于十二指肠腔[100]。Noda 等[129] 的

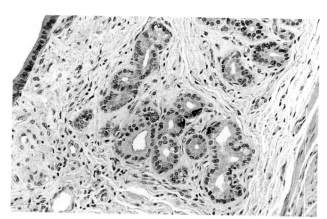

图 28.23　大乳头处主胰管周围的部分小导管内有少量 CgA 阳性细胞

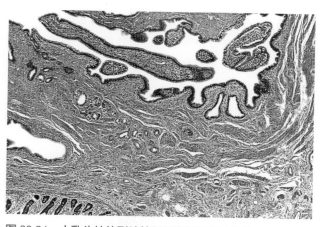

图 28.24　小乳头处的副胰管周围有平滑肌束围绕，腔内可见乳头状叶片

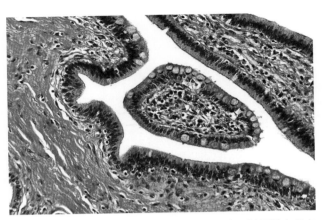

图 28.25　小乳头处的副胰管被覆高柱状上皮，其间散在分布杯状细胞

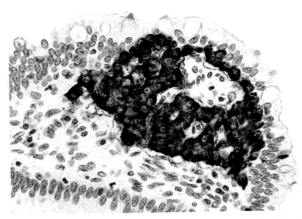

图 28.27　小乳头处的副胰管上皮下可见一簇 CgA 阳性细胞（免疫过氧化物酶染色）

研究显示，在 167 例小乳头标本中，77% 的结缔组织内可见到胰腺腺泡小叶，14% 还可见分化良好的胰岛，而萎缩或分化不良的胰岛不常见[129]。导管周围平滑肌束由胶原、小神经和神经节细胞分隔，有时这些肌束与十二指肠壁黏膜肌层相延续，但多数情况下两者间缺乏连续性[100]。小乳头和小胰管被覆上皮强表达低分子量角蛋白（CAM 5.2）、CK7，弱表达 CEA（未经吸附处理的多克隆 CEA），小导管和部分副胰管上皮内散在分布的烧瓶状细胞表达 NSE 和 CgA（图 28.26）。上皮下有时可能见到小簇状神经内分泌细胞（图 28.27）。在上述 167 例十二指肠小乳头标本中，16% 有内分泌"微位点"，主要呈散在分布，罕见形成结节，这些细胞通常表达生长抑素和胰多肽，不表达胰岛素和胰高血糖素，其中部分可能为

化生 / 增生或肿瘤性病变。

5　胆道上皮内瘤变

胆道上皮内瘤变（BilIN）是正常或化生上皮向腺癌进行性致瘤性转化的过程，伴有遗传学异常的进行性积累[131-132]（图 28.28）。BilIN 有两种分级方案，一是三级分类（BilIN1 级、BilIN2 级、BilIN3 级），二是两级分类（低级别和高级别上皮内瘤变）。大体检查可为扁平状、假乳头状或乳头状病变，免疫表型一般为肠型和胰胆管型，并根据细胞核和细胞学的异型性程度进行分级。BilIN1 级的特征是细胞质黏蛋白丰富，细胞核和细胞学异型性程序低；BilIN2 级的特征是细胞核和细胞学异型性明显，但还达不到腺癌的程度；BilIN3 级具有腺癌的细胞核和细胞学特征。

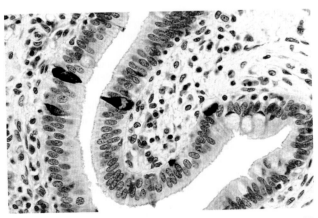

图 28.26　小乳头处的副胰管被覆上皮中分布少量 CgA 阳性的烧瓶状细胞

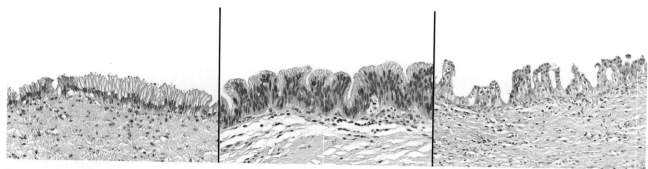

图 28.28 从左至右分别为 BilIN1 级、BilIN2 级和 BilIN3 级，肿瘤性上皮的细胞核和细胞学异型性逐渐加重

参考文献

[1] Ando H. Embryology of the biliary tract. *Dig Surg* 2010;27: 87–89.

[2] Frey C, Bizer L, Ernst C. Agenesis of the gallbladder. *Am J Surg* 1967;114:917–926.

[3] Malde S. Gallbladder agenesis diagnosed intra-operatively: A case report. *J Med Case Reports* 2010;4:285.

[4] Kurzweg FT, Cole PA. Triplication of the gallbladder: Review of literature and report of a case. *Am Surg* 1979;45: 410–412.

[5] Albores-Saavedra J, Henson DE, Klimstra DS. *Normal anatomy. Tumors of the Gallbladder, Extrahepatic Bile Ducts, and Ampulla of Vater.* 3rd ed. Washington, DC: Armed Forces Institute of Pathology; 2000:1–16.

[6] Lindner HH. Embryology and anatomy of the biliary tree. In: Way LW, Pellegrini CA, eds. *Surgery of the Gallbladder and Bile Ducts.* Philadelphia, PA: WB Saunders; 1987:3–22.

[7] Guyton AC. The liver and biliary system. *Textbook of Medical Physiology.* Philadelphia, PA: WB Saunders; 1976: 936–944.

[8] Frizzell RA, Heintze K. Transport functions of the gallbladder. In: Javitt NB, ed. *Liver and Biliary Tract Physiology.* Baltimore, MD: University Park Press; 1980:221–247.

[9] Shaffer EA. Review article: Control of gall-bladder motor function. *Aliment Pharmacol Ther* 2000;14(Suppl 2):2–8.

[10] Rehfeld JF. Clinical endocrinology and metabolism. Cholecystokinin. *Best Pract Res Clin Endocrinol Metab* 2004;18: 569–586.

[11] Pomeranz IS, Davison JS, Shaffer EA. In vitro effects of pancreatic polypeptide and motilin on contractility of human gallbladder. *Dig Dis Sci* 1983;28:539–544.

[12] Fisher RS, Rock E, Levin G, et al. Effects of somatostatin on gallbladder emptying. *Gastroenterology* 1987;92:885–890.

[13] Balemba OB, Salter MJ, Mawe GM. Innervation of the extrahepatic biliary tract. *Anat Rec* 2004;280A:836–847.

[14] Magee DF, Naruse S, Pap A. Vagal control of gall-bladder contraction. *J Physiol* 1984;355:65–70.

[15] Lavoie B, Balemba OB, Godfrey C, et al. Hydrophobic bile salts inhibit gallbladder smooth muscle function via stimulation of GPBAR1 receptors and activation of KATP channels. *J Physiol* 2010;588:3295–3305.

[16] Colecchia A, Sandri L, Staniscia T, et al. Gallbladder motility and functional gastrointestinal disorders. *Dig Liver Dis* 2003; 35(Suppl 3):S30–S4.

[17] Moosman DA, Collier FA. Prevention of traumatic injury to the bile ducts; a study of the structures of the cystohepatic angle encountered in cholecystectomy and supraduodenal choledochostomy. *Am J Surg* 1951;82:132–143.

[18] Michels NA. The hepatic, cystic and retroduodenal arteries and their relations to the biliary ducts with samples of the entire celiacal blood supply. *Ann Surg* 1951;133:503–524.

[19] Ito M, Mishima Y, Sato T. An anatomical study of the lymphatic drainage of the gallbladder. *Surg Radiol Anat* 1991; 13:89–104.

[20] Shirai Y, Yoshida K, Tsukada K, et al. Identification of the regional lymphatic system of the gallbladder by vital staining. *Br J Surg* 1992;79:659–662.

[21] Ding WG, Fujimura M, Mori A, et al. Light and electron microscopy of neuropeptide Y-containing nerves in human liver, gallbladder, and pancreas. *Gastroenterology* 1991;101: 1054–1059.

[22] Laitio M. Morphology and histochemistry of nontumorous gallbladder epithelium. A series of 103 cases. *Pathol Res Pract* 1980;167:335–345.

[23] Karayannopoulou G, Damjanov I: Lectin binding sites in the human gallbladder and cystic duct. *Histochemistry* 1987;88: 75–83.

[24] Delaquerriere L, Tremblay G, Riopelle JL. Argentaffine cells in chronic cholecystitis. *Arch Pathol* 1962;74:142–151.

[25] Yamamoto M, Nakajo S, Tahara E. Endocrine cells and lysozyme immunoreactivity in the gallbladder. *Arch Pathol Lab Med* 1986;110:920–927.

[26] Albores-Saavedra J, Nadji M, Henson DE, et al. Intestinal metaplasia of the gallbladder: A morphologic and immunocytochemical study. *Hum Pathol* 1986;17:614–620.

[27] Kozuka S, Hachisuka K. Incidence by age and sex of intestinal metaplasia in the gallbladder. *Hum Pathol* 1984;15: 779–784.

[28] Kozuka S, Kurashina M, Tsubone M, et al. Significance of intestinal metaplasia for the evolution of cancer in the biliary tract. *Cancer* 1984;54:2277–2285.

[29] Tatematsu M, Furihata C, Miki K. Complete and incomplete pyloric gland metaplasia of human gallbladder. *Acta Pathol Jpn* 1987;37:39–46.

[30] Tsutsumi Y, Nagura H, Osamura Y, et al. Histochemical studies of metaplastic lesions in the human gallbladder. *Arch Pathol Lab Med* 1984;108:917–921.

[31] Chang HJ, Kim SW, Lee BL, et al. Phenotypic alterations of mucins and cytokeratins during gallbladder carcinogenesis. *Pathol Int* 2004;54:576–584.

[32] Aroni K, Kittas C, Papadimitriou CS, et al. An immunocytochemical study of the distribution of lysozyme, a1-antitrypsin and a1-antichymotrypsin in the normal and pathological gall bladder. *Virchows Arch A Pathol Anat Histopathol* 1984;403: 281–289.

[33] Albores-Saavedra J, Nadji M, Morales AR, et al. Carcinoembryonic

antigen in normal, preneoplastic and neoplastic gallbladder epithelium. *Cancer* 1983;52:1069–1072.

[34] Maxwell P, Davis RI, Sloan JM. Carcinoembryonic antigen (CEA) in benign and malignant epithelium of the gall bladder, extrahepatic bile ducts, and ampulla of Vater. *J Pathol* 1993; 170:73–76.

[35] Cabibi D, Licata A, Barresi E, et al. Expression of cytokeratin 7 and 20 in pathological conditions of the bile tract. *Pathol Res Pract* 2003;199:65–70.

[36] Sakamoto H, Mutoh H, Ido K, et al. A close relationship between intestinal metaplasia and Cdx2 expression in human gallbladders with cholelithiasis. *Hum Pathol* 2007; 38:66–71.

[37] Osawa H, Kita H, Satoh K, et al. Aberrant expression of CDX2 in the metaplastic epithelium and inflammatory mucosa of the gallbladder. *Am J Surg Pathol* 2004;28:1253–1254.

[38] Agrawal V, Goel A, Krishnani N, et al. p53, carcinoembryonic antigen and carbohydrate antigen 19.9 expression in gall bladder cancer, precursor epithelial lesions and xanthogranulomatous cholecystitis. *J Postgrad Med* 2010;56: 262–266.

[39] Yamamoto M, Nakajo S, Tahara E. Immunohistochemical analysis of estrogen receptors in human gallbladder. *Acta Pathol Jpn* 1990;40:14–21.

[40] Choi YL, Xuan YH, Shin YK, et al. An immunohistochemical study of the expression of adhesion molecules in gallbladder lesions. *J Histochem Cytochem* 2004;52:591–601.

[41] Hudson I, Hopwood D. Macrophages and mast cells in chronic cholecystitis and "normal" gall bladders. *J Clin Pathol* 1986;39:1082–1087.

[42] Green FH, Fox H. An immunofluorescent study of the distribution of immunoglobulin-containing cells in the normal and the inflamed human gall bladder. *Gut* 1972;13:379–384.

[43] Raparia K, Zhai QJ, Schwartz MR, et al. Muscularis mucosae versus muscularis propria in gallbladder, cystic duct, and common bile duct: smoothelin and desmin immunohistochemical study. *Ann Diagn Pathol* 2010;14:408–412.

[44] Mendoza-Marin M, Hoang MP, Albores-Saavedra J. Malignant stromal tumor of the gallbladder with interstitial cells of Cajal phenotype. *Arch Pathol Lab Med* 2002;126:481–483.

[45] Weedon D. *Pathology of the Gallbladder*. New York: Masson; 1984.

[46] Fine G, Raju UB. Paraganglia in the human gallbladder. *Arch Pathol Lab Med* 1980;104:265–268.

[47] Elfving G. Crypts and ducts in the gallbladder wall. *Acta Pathol Microbiol Scand* 1960;49(Suppl 135):1–45.

[48] Robertson HE, Ferguson WJ. The diverticula (Luschka's crypts) of the gallbladder. *Arch Pathol Lab Med* 1945;40: 312–333.

[49] Halpert B. Morphological studies on the gall-bladder. II. The "true Luschka ducts" and the "Rokitansky-Aschoff sinuses" of the human gallbladder. *Bull Johns Hopkins* 1927;41:77–103.

[50] Albores-Saavedra J, Shukla D, Carrick K, et al. In situ and invasive adenocarcinomas of the gallbladder extending into or arising from Rokitansky-Aschoff sinuses: A clinicopathologic study of 49 cases. *Am J Surg Pathol* 2004;28:621–628.

[51] Beilby JO. Diverticulosis of the gall bladder. The fundal adenoma. *Br J Exp Pathol* 1967;48:455–461.

[52] Moosman DA. Accessory bile ducts: Their significance during cholecystectomy. *J Mich State Med Soc* 1964;63: 355–358.

[53] Foster JH, Wayson EE. Surgical significance of aberrant bile ducts. *Am J Surg* 1962;104:14–19.

[54] McQuillan T, Manolas SG, Hayman JA, et al. Surgical significance of the bile duct of Luschka. *Br J Surg* 1989;76: 696–698.

[55] Goor DA, Ebert PA. Anomalies of the biliary tree. Report of a repair of an accessory bile duct and review of the literature. *Arch Surg* 1972;104:302–309.

[56] Tejada E, Danielson C. Ectopic or heterotopic liver (choristoma) associated with the gallbladder. *Arch Pathol Lab Med* 1989; 113:950–952.

[57] Mutschmann PN. Aberrant pancreatic tissue in the gallbladder wall. *Am J Surg* 1946;72:282–283.

[58] Busuttil A. Ectopic adrenal within the gall-bladder wall. *J Pathol* 1974;113:231–233.

[59] Curtis LE, Sheahan DG. Heterotopic tissues in the gallbladder. *Arch Pathol* 1969;88:677–683.

[60] Bulut AS, Karayalcin K. Ciliated foregut cyst of the gallbladder: Report of a case and review of literature. *Patholog Res Int* 2010;2010:193535.

[61] Cassol CA, Noria D, Asa SL. Ectopic thyroid tissue within the gall bladder: Case report and brief review of the literature. *Endocr Pathol* 2010;21:263–265.

[62] Liang K, Liu JF, Wang YH, et al. Ectopic thyroid presenting as a gallbladder mass. *Ann R Coll Surg Engl* 2010;92: W4–W6.

[63] Al-Shraim M, Rabie ME, Elhakeem H, et al. Pancreatic heterotopia in the gallbladder associated with chronic cholecystitis: A rare combination. *JOP* 2010;11:464–466.

[64] Hayama S, Suzuki Y, Takahashi M, et al. Heterotopic gastric mucosa in the gallbladder: Report of two cases. *Surg Today* 2010;40:783–787.

[65] Mrak K, Eberl T, Tschmelitsch J, et al. Heterotopic pancreatic tissue in the cystic duct: Complicating factor or coexisting pathology. *South Med J* 2010;103:471–473.

[66] Gilloteaux J, Pomerants B, Kelly TR. Human gallbladder mucosa ultrastructure: Evidence of intraepithelial nerve structures. *Am J Anat* 1989;184:321–333.

[67] Kaye GI, Wheeler HO, Whitlock RT, et al. Fluid transport in the rabbit gallbladder. A combined physiological and electron microscopic study. *J Cell Biol* 1966;30:237–268.

[68] Evett RD, Higgins JA, Brown AL Jr. The fine structure of normal mucosa in human gall bladder. *Gastroenterology* 1964; 47:49–60.

[69] Laitio M, Nevalainen T. Gland ultrastructure in human gall bladder. *J Anat* 1975;120:105–112.

[70] Berci G. Biliary ductal anatomy and anomalies. The role of intraoperative cholangiography during laparoscopic cholecystectomy. *Surg Clin North Am* 1992;72:1069–1075.

[71] Repassy G, Schaff Z, Lapis K, et al. Mucosa of the Heister valve in cholelithiasis: Transmission and scanning electron microscopic study. *Arch Pathol Lab Med* 1978; 102:403–405.

[72] Dancygier H, Klein U, Leuschner U, et al. Somatostatincontaining cells in the extrahepatic biliary tract of humans. *Gastroenterology* 1984;86:892–896.

[73] Northover JMA, Terblanche. J. Applied surgical anatomy of the biliary tree. In: Blumgart LH, ed. *The Biliary Tract Clinical surgery International*. Vol 5. Edinburgh: Churchill Livingstone; 1982:1–16.

[74] Dowdy GS Jr., Waldron GW, Brown WG. Surgical anatomy of the pancreatobiliary ductal system. Observations. *Arch Surg* 1962;84:229–246.

[75] Takahashi Y, Takahashi T, Takahashi W, et al. Morphometrical evaluation of extrahepatic bile ducts in reference to their structural changes with aging. *Tohoku J Exp Med* 1985;147: 301–309.

[76] Blidaru D, Blidaru M, Pop C, et al. The common bile duct: size, course, relations. *Rom J Morphol Embryol* 2010;51: 141–144.

[77] Baggenstoss AH. Major duodenal papilla. Variations of pathologic interest and lesions of the mucosa. *Arch Pathol Lab Med* 1938;26:853–868.

[78] Mahour GH, Wakim KG, Ferris DO. The common bile duct in man: its diameter and circumference. *Ann Surg* 1967;165: 415–419.

[79] Benson EA, Page RE. A practical reappraisal of the anatomy of the extrahepatic bile ducts and arteries. *Br J Surg* 1976;63: 853–860.

[80] Chen WJ, Ying DJ, Liu ZJ, et al. Analysis of the arterial supply of the extrahepatic bile ducts and its clinical significance. *Clin Anat* 1999;12:245–249.

[81] Northover JM, Terblanche J. A new look at the arterial supply of the bile duct in man and its surgical implications. *Br J Surg* 1979;66:379–384.

[82] Douglass BE, Baggenstoss AH, Hollinshead WH. The anatomy of the portal vein and its tributaries. *Surg Gynecol Obstet* 1950;91:562–576.

[83] Vellar ID. Preliminary study of the anatomy of the venous drainage of the intrahepatic and extrahepatic bile ducts and its relevance to the practice of hepatobiliary surgery. *ANZ J Surg* 2001;71:418–422.

[84] Yoshida T, Shibata K, Yokoyama H, et al. Patterns of lymph node metastasis in carcinoma of the distal bile duct. *Hepatogastroenterology* 1999;46:1595–1598.

[85] Yoshida T, Matsumoto T, Sasaki A, et al. Lymphatic spread differs according to tumor location in extrahepatic bile duct cancer. *Hepatogastroenterology* 2003;50:17–20.

[86] Terada T, Kida T, Nakanuma Y. Extrahepatic peribiliary glands express alpha-amylase isozymes, trypsin and pancreatic lipase: An immunohistochemical analysis. *Hepatology* 1993;18:803–808.

[87] Qualman SJ, Haupt HM, Bauer TW, et al. Adenocarcinoma of the hepatic duct junction. A reappraisal of the histologic criteria of malignancy. *Cancer* 1984;53:1545–1551.

[88] Laitio M. Carcinoma of extrahepatic bile ducts. A histopathologic study. *Pathol Res Pract* 1983;178:67–72.

[89] Rullier A, Le Bail B, Fawaz R, et al. Cytokeratin 7 and 20 expression in cholangiocarcinomas varies along the biliary tract but still differs from that in colorectal carcinoma metastasis. *Am J Surg Pathol* 2000;24:870–876.

[90] Nagura H, Tsutsumi Y, Watanabe K, et al. Immunohistochemistry of carcinoembryonic antigen, secretory component and lysozyme in benign and malignant common bile duct tissues. *Virchows Arch A Pathol Anat Histopathol* 1984;403:271–280.

[91] Davis RI, Sloan JM, Hood JM, et al. Carcinoma of the extrahepatic biliary tract: A clinicopathological and immunohistochemical study. *Histopathology* 1988;12:623–631.

[92] Hoang MP, Murakata LA, Padilla-Rodriguez AL, et al. Metaplastic lesions of the extrahepatic bile ducts: A morphologic and immunohistochemical study. *Mod Pathol* 2001; 14:1119–1125.

[93] Yamamoto M, Nakajo S, Tahara E, et al. Endocrine cell carcinoma of extrahepatic bile duct. *Acta Pathol Jpn* 1986;36: 587–593.

[94] Dancygier H. Endoscopic transpapillary biopsy (ETPB) of human extrahepatic bile ducts–light and electron microscopic findings, clinical significance. *Endoscopy* 1989;21 Suppl 1: 312–320.

[95] Cross KR. Accessory pancreatic ducts; special reference to the intrapancreatic portion of the common duct. *AMA Arch Pathol* 1956;61:434–440.

[96] Hong SM, Presley AE, Stelow EB, et al. Reconsideration of the histologic definitions used in the pathologic staging of extrahepatic bile duct carcinoma. *Am J Surg Pathol* 2006;30: 744–749.

[97] Hong SM, Kang GH, Lee HY, et al. Smooth muscle distribution in the extrahepatic bile duct: Histologic and immunohistochemical studies of 122 cases. *Am J Surg Pathol* 2000;24: 660–667.

[98] Allescher HD. Papilla of Vater: Structure and function. *Endoscopy* 1989;21 Suppl 1:324–329.

[99] Millbourn E. On the excretory ducts of the pancreas in man, with special reference to their relations to each other, to the common bile duct and to the duodenum. *Acta Anat (Basel)* 1950;9:1–34.

[100] Baldwin WM. The pancreatic ducts in man, together with a study of the microscopical structure of the minor duodenal papilla. *Anat Rec* 1911;5:197–228.

[101] Parry EW, Hallenbeck GA, Grindlay JH. Pressures in the pancreatic and common ducts; values during fasting, after various meals, and after sphincterotomy; an experimental study. *AMA Arch Surg* 1955;70:757–765.

[102] DiMagno EP, Shorter RG, Taylor WF, et al. Relationships between pancreaticobiliary ductal anatomy and pancreatic ductal and parenchymal histology. *Cancer* 1982;49:361–368.

[103] Howard J, Jones R. The anatomy of the pancreatic ducts. The etiology of acute pancreatitis. *Am J Med Sci* 1947;214: 617–622.

[104] Newman HF, Weinberg SB, Newman EB, et al. The papilla of Vater and distal portions of the common bile duct and duct of Wirsung. *Surg Gynecol Obstet* 1958;106:687–694.

[105] Stamm BH. Incidence and diagnostic significance of minor pathologic changes in the adult pancreas at autopsy: A systematic study of 112 autopsies in patients without known pancreatic disease. *Hum Pathol* 1984;15:677–683.

[106] Sterling JA. The common channel for bile and pancreatic ducts. *Surg Gynecol Obstet* 1954;98:420–424.

[107] Suda K, Matsumoto Y, Miyano T. An extended common channel in patients with biliary tract carcinoma and congenital biliary dilatation. *Surg Pathol* 1988;1:65–69.

[108] Okada A, Nakamura T, Higaki J, et al. Congenital dilatation of the bile duct in 100 instances and its relationship with anomalous junction. *Surg Gynecol Obstet* 1990;171:291–298.

[109] Hara H, Morita S, Sako S, et al. Relationship between types of common channel and development of biliary tract cancer in pancreaticobiliary maljunction. *Hepatogastroenterology* 2002; 49:322–325.

[110] Kamisawa T, Suyama M, Fujita N, et al. Pancreatobiliary reflux and the length of a common channel. *J Hepatobiliary Pancreat Sci* 2010;17:865–870.

[111] Flati G, Flati D, Porowska B, et al. Surgical anatomy of the papilla of Vater and biliopancreatic ducts. *Am Surg* 1994;60: 712–718.

[112] Suarez CV. The Santorini valves. *Mt Sanai J Med* 1981;48: 149–157.

[113] Brown JO, Echenberg RJ. Mucosal reduplications associated with the ampullary portion of the major duodenal papilla in humans. *Anat Rec* 1964;150:293–302.

[114] Dziwisch L, Lierse W. Three-dimensional arrangement of dense connective tissue around the human major duodenal papilla. Including the ampullary region and the distal choledochal duct. *Acta Anat (Basel)* 1989;135:231–235.

[115] Boyden EA. The anatomy of the choledochoduodenal junction in man. *Surg Gynecol Obstet* 1957;104:641–652.

[116] Suarez CV. Structure of the major duodenal papilla. *Mt Sinai J Med* 1982;49:31–37.

[117] Goff JS. The human sphincter of Oddi. Physiology and pathophysiology. *Arch Intern Med* 1988;148:2673–2677.

[118] Toouli J, Hogan WJ, Geenen JE, et al. Action of cholecystokinin-octapeptide on sphincter of Oddi basal pressure and phasic wave activity in humans. *Surgery* 1982;92:497–503.

[119] Tanaka M. Function and dysfunction of the sphincter of Oddi. *Dig Surg* 2010;27:94–99.

[120] Coelho JC, Moody FG. Certain aspects of normal and abnormal motility of sphincter of Oddi. *Dig Dis Sci* 1987;32:86–94.

[121] Hand BH. An anatomical study of the choledochoduodenal area. *Br J Surg* 1963;50:486–494.

[122] Biazotto W. The fine venous architecture of the major duodenal papilla in human beings. *Anat Anz* 1990;171:105–108.

[123] Shirai Y, Ohtani T, Tsukada K, et al. Patterns of lymphatic spread of carcinoma of the ampulla of Vater. *Br J Surg* 1997; 84:1012–1016.

[124] Smirnov VM, Lychkova AE. Mechanism of synergism between sympathetic and parasympathetic autonomic nervous systems in the regulation of motility of the stomach and sphincter of Oddi. *Bull Exp Biol Med* 2003;135:327–329.

[125] Kozuka S, Sassa R, Taki T, et al. Relation of pancreatic duct hyperplasia to carcinoma. *Cancer* 1979;43:1418–1428.

[126] Edmondson HA. *Tumors of the gallbladder and extrahepatic bile ducts. Atlas of Tumor Pathology Fascicle 26.* Washington, DC: Armed Forces Institute of Pathology; 1967:121–167.

[127] Suda K, Ootaka M, Yamasaki S, et al. Distended glands or overreplacement of ampullary mucosa at the papilla of Vater. *J Hepatobiliary Pancreat Surg* 2004;11:260–265.

[128] Loquvam GS, Russell WO. Accessory pancreatic ducts of the major duodenal papilla. Normal structures to be differentiated from cancer. *Am J Clin Pathol* 1950;20:305–313.

[129] Noda Y, Watanabe H, Iwafuchi M, et al. Carcinoids and endocrine cell micronests of the minor and major duodenal papillae. Their incidence and characteristics. *Cancer* 1992;70:1825–1833.

[130] Alpert LC, Truong LD, Bossart MI, et al. Microcystic adenoma (serous cystadenoma) of the pancreas. A study of 14 cases with immunohistochemical and electron-microscopic correlation. *Am J Surg Pathol* 1988;12:251–263.

[131] Nakanishi Y, Zen Y, Kondo S, et al. Expression of cell cyclerelated molecules in biliary premalignant lesions: Biliary intraepithelial neoplasia and biliary intraductal papillary neoplasm. *Hum Pathol* 2008;39:1153–1161.

[132] Zen Y, Adsay NV, Bardadin K, et al. Biliary intraepithelial neoplasia: An international interobserver agreement study and proposal for diagnostic criteria. *Mod Pathol* 2007;20: 701–709.

29

第 29 章 胰腺

■ Carlie S. Sigel / Ralph H. Hruban / Günter Klöppel / David S. Klimstra 著　■ 刘　杨 译　■ 李国霞 校

胰腺是位于左上腹膜后腔的非成对器官。它主要是上皮性器官，包括外分泌部（腺泡和导管）及内分泌部（胰岛）。尽管纤维化区域随年龄增长而逐渐增多，但正常胰腺的基质较少。由于正常胰腺很少被切除，且腺体自溶迅速，以及与肿瘤相邻的正常腺体常发生明显阻塞性改变等原因，病理医师很少有机会观察到正常胰腺的组织学。因此，病理医师可能还不熟悉胰腺正常的组织结构及微小的组织学改变。

1 解剖学

1.1 位置及与其他结构的关系

胰腺位于腹膜后腔、网膜囊后方，相当于第 2 和第 3 腰椎水平，从腹中线右侧的十二指肠袢开始向左延伸，经腹后壁，指向脾门部[1]（图 29.1）。根据相邻的器官及血管，胰腺可分为 4 个连续的解剖学区域。①胰头由 C 型的十二指肠降部和水平部围绕。胆总管远端穿过胰头的后上部，从 Vater 壶腹进入十二指肠。肝左叶位于胰头前方。②胰颈是胰腺变细的部分，位于肠系膜血管前方、幽门下方。③胰体是指从胰颈到腹主动脉左侧缘之间的部分。胃窦后壁一般位于胰体之上，Treitz 韧带以远的近端空肠从胰体下方经过。胰体后方邻近左肾及肾上腺[2]。④胰尾是指腹主动脉左侧缘之后的胰腺组织，逐渐变细，末端圆钝，距离脾门数厘米。大多数胰尾位于脾门的中央（50%）或下方（42%），少数位于脾门的上方（8%）[3-4]。胰腺的前表面，以及颈部、体部、尾部的上表面，由小网膜囊后表面的腹膜覆盖[5]。胰腺余下的部分位于腹膜后腔。

由于胰腺与多个器官及解剖结构毗邻，当这些部位发生肿瘤时，很难根据影像学进行区别。胰腺的肿瘤和囊肿需要与十二指肠、Vater 壶腹、胆管远端、左侧肾上腺、双侧肾上极、脾、肝左叶、胃大弯、肠

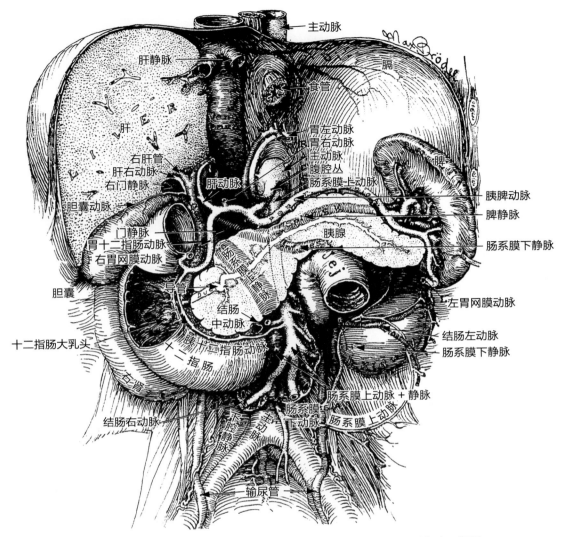

图 29.1　胰腺的解剖关系。移除胃及大网膜后，上腹部脏器的前面观。注意胰腺与十二指肠、空肠、脾及主要脉管的密切关系（图由 M.Brodell 绘制，经 Fawcett DW.Bloom 和 Fawcett 允许，引自：A textbook of histology.12th ed.New York: Chapman and Hall; 1994.）

系膜根部、腹膜后上极等部位的肿瘤进行鉴别。

　　胰腺还与一些主要血管关系密切[5-6]。胰体从腹主动脉上经过。腹腔干起自胰颈之上的腹主动脉，然后发出肝动脉和迂曲的脾动脉，后者走行于胰尾上方。肠系膜上动脉起自胰颈、胰体交界处的后方，肠系膜上静脉从胰头、胰颈之间的血管沟穿过，部分胰头（钩突）包绕肠系膜上血管延伸至腹主动脉前方。在胰十二指肠切除术时，此血管沟结构是一个重要的切缘标志，对其准确地识别和评估十分关键（图29.2）[7]。胰头后方的重要血管还包括下腔静脉、右肾血管和左肾静脉，这些主要血管位于胰腺后方，因

此，选择前方入路可保证手术的安全性[8]。脾静脉伴随脾动脉走行于胰尾的上方，在胰头的后上缘附近与肠系膜上静脉汇合，形成门静脉。

　　胰腺的血供主要来自腹腔干和肠系膜上动脉的分支[2,4]。不同供应血管间存在大量吻合，这些吻合在解剖学上也存在较大差异。胰头血供来自胰十二指肠前、后动脉，两者在胰十二指肠沟内形成动脉弓。胰头前动脉弓由胰十二指肠上前动脉（胃十二指肠动脉的分支）和胰十二指肠下前动脉（肠系膜上动脉的分支）形成。胰头后动脉弓由胰十二指肠上后动脉（胃十二指肠动脉分支）和胰十二指肠下后动脉（肠系膜

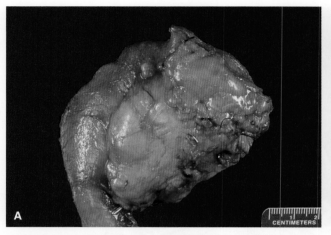

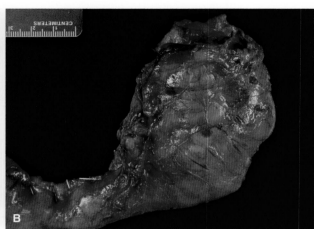

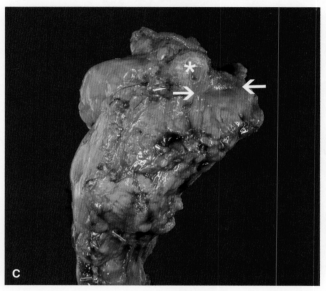

图 29.2   胰十二指肠切除术标本大体定位图片。A. 胰头的前表面由光滑的腹膜覆盖。B. 胰头后表面因与后腹膜软组织分离而有些不规则。C. 血管沟表面光滑（箭头），位于胰颈切缘（星号）与钩突之间

上动脉分支）形成。静脉由胰十二指肠静脉、脾静脉和肠系膜上静脉分支引流。

　　胰体和胰尾的血供来自胰背动脉、胰下动脉和胰尾动脉，由胰下静脉和胰左静脉引流。胰背动脉也称为胰上动脉，可起自多条动脉，包括脾动脉起始 2cm 处、肝动脉、腹腔干或肠系膜上动脉。胰背动脉的右支跨过胰头供应胰颈，然后经过胰头，加入胰头前动脉弓。胰背动脉的左支称为胰下动脉，沿胰体下方走行。

　　胰腺内有来自脾动脉的大分支，称为胰大动脉，分为左、右两支，与主胰管平行分布。右支加入胰下动脉或胰背动脉，左支加入胰尾动脉。胰腺这些动脉分支可形成小叶间动脉，每个小叶由单独的小叶间动脉供血。

　　胰腺主要的淋巴管与血管伴行。大约 55% 的小叶间淋巴管与伴行的动静脉关系密切，25% 通过结缔组织与其他结构分隔，20% 与腺泡细胞关系密切。只有 2% 位于导管系统的边缘[13]。小叶间淋巴管向胰腺表面引流，进入表层的淋巴管网（有时称为集合管），之后汇聚至淋巴结。

　　胰腺主要有两组淋巴结引流：一组环绕胰腺，另一组位于腹腔干与肠系膜上动脉起点之间的腹主动脉周围。淋巴结可紧贴在胰腺周边，甚至包埋于胰腺实质内，特别是沿胰腺的下缘和上缘分布，以及胰十二指肠前、后区域内的淋巴结。腹腔干周围、胆总管附近和脾门处也有许多淋巴结[14]。关于这些淋巴结的分类有许多种，但从癌累及淋巴结的角度来看，这些

分类并不具有临床意义。

胰腺的神经支配包括迷走神经（副交感神经）和内脏神经（交感神经），来自腹腔丛和肠系膜上丛[2,5]。这些神经与血管伴行[4]。

1.2　大体解剖学

成人胰腺长 15～20cm，重 85～120g。男性胰腺稍大于女性[6,15]。新生儿胰腺重 2～3g，1 岁时可达 7g[16]。40 岁以后，胰腺重量逐渐减轻，80 岁以后平均重量为 70g[15,17]。

胰腺的四个解剖学区域（胰头、胰颈、胰体及胰尾）在大体检查时并没有明显的界限（图 29.3）。胰头（包括钩突）占据胰腺的大部分，钩突为独立发育的结构，部分个体的钩突与胰腺主体分离（见后文）。钩突来自拉丁语"*uncus*"或英语"*hook*"，自胰头向后下方延伸，位于胰颈和肠系膜上血管后方。这些血管常压迫钩突，使它变成钩状结构。胰颈部较

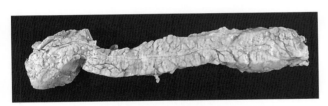

图 29.3　正常胰腺的大体外观。胰头呈球状（左），之后依次为胰颈、胰体、胰尾，各部分没有明确分界。胰腺实质由明显的粉色至黄褐色小叶状结构组成。胰管（纵向剖开）细而光滑

窄，位于肠系膜血管前方。横切面中，胰颈与胰体呈三角形，靠近脾脏的胰尾变为水平走行[2]。

正常胰腺为粉褐色至黄色，呈均匀一致叶状结构。前表面光滑，有腹膜被覆，其余表面被覆薄层疏松的纤维结缔组织。胰腺被膜是连续的，当胰腺实质脂肪显著或胰腺纤维化时，胰腺组织与腹膜后脂肪组织的界限通常不清楚。

胰腺切面可见树枝状的白色薄壁导管伸入界限清楚的小叶内。主胰管平均直径为 2～3mm（范围 1.8～9.0mm）[18]，在靠近 Vater 壶腹时逐渐增粗至 4.5mm，主胰管的内容物通过 Vater 壶腹排入十二指肠。主胰管的末端变窄。老年人每个区域的主胰管直径均增大 1mm 左右。主胰管直径大于 10mm 时被认为是病理性扩张。多达 50 个二级导管或分支导管注入主胰管[19-20]，这些二级导管从两侧交替汇入主胰管，形似鲱骨样排列（图 29.4）[6,21]。发育过程中导管的融合和萎缩模式决定主胰管的走行。主胰管一般起始于胰尾，经胰体、胰颈到达胰头，沿途收纳二级导管。在胰头，主胰管突然下行，此处有来自胰头上方的副胰管和来自钩突的主胰管加入，主胰管最终通过 Vater 壶腹到达十二指肠大乳头。十二指肠小乳头保持胚胎开放性的现象并不少见，但副胰管一般不会单独汇入十二指肠。

主胰管与胆总管远端的关系差异很大。典型的 Vater 壶腹是由这两条管道融合形成的共同通道，是位于十二指肠壁内的烧瓶状结构。实际上，明显的共

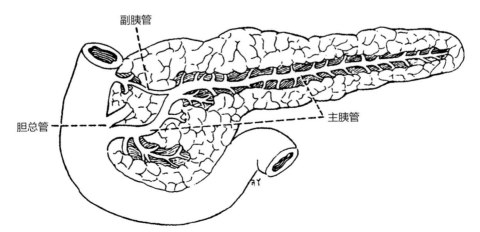

图 29.4　胰腺导管系统示意图。图中，副胰管开口于十二指肠小乳头（经允许引自：Cubilla AL，Fitzgerald PJ. Tumors of the exocrine pancreas.In: Hartmann WH，Sobin LH，eds. Atlasof tumor pathology. 2nd series，fascicle 19.Washington，DC: Armed Forces Institute of Pathology；1984.）

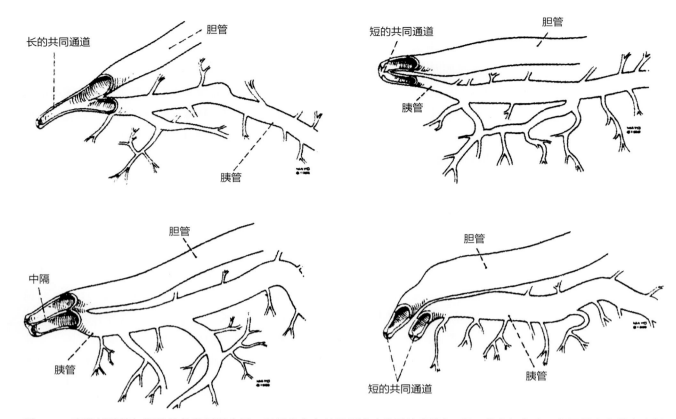

图 29.5 壶腹部胰管与胆总管的解剖学变异。仅部分人有共同通道（典型的壶腹）。另一些人仅在十二指肠壁内有数毫米长的融合，形成短的共同通道，或是完全不融合（经允许引自: DiMagno EP, Shorter RG, Taylor WF, et al. Relationships between pancre- aticobiliary ductal anatomy and pancreatic ductal and parenchymal histology. Cancer 15 1982; 49（2）: 361-368. ）

同通道并不常见。许多人的共同通道不足 3mm。另外一种情况是，这两条管道是分开的，并不融合，并排汇入大乳头，或彼此完全分隔开，开口于十二指肠（图 29.5）[4,15,22]。后面这种情况，共同通道不存在或极短。一项研究发现，仅 43% 的人具有 3mm 以上的共同通道 [23]。这些导管的远端黏膜绒毛状突起（Santorini 瓣），具有阻止十二指肠分泌物反流的作用 [24-25]。主胰管和胆总管的十二指肠部分有薄的平滑肌束（Oddi 括约肌）围绕，此肌束与十二指肠的黏膜肌层和固有肌层相延续。

2 发育

2.1 器官发生

胚胎发育第 4～5 周，前肠末端的内胚层上皮增生，形成腹胰芽和背胰芽 [26,27]。背胰芽位于肝憩室的对侧，腹胰芽可能为两叶，与肝憩室相邻 [20]。因此，腹胰的导管与胆总管相邻。胚胎第 6 周时，随着十二指肠旋转，腹胰芽与胆总管环形迁移至十二指肠后方周围，位于背胰芽的后下方（图 29.6）[28]。背胰和腹胰的融合一般发生于第 7 周。背胰芽发育形成胰头上部和全部的胰颈、胰体、胰尾，腹胰形成胰头的其余部分，包括钩突 [27]。正常情况下，两个胰芽的导管系统也发生融合，背胰导管与十二指肠小乳头的连接消失，腹胰导管负责外分泌物的引流。因此，主胰管远端 2/3 起自胚胎期的背胰导管，而近端 1/3 起自腹胰导管。胚胎期背胰导管的剩余近端部分成为副胰管。这些导管的复杂连接构成了成人主胰管的扭曲走行。Vater 壶腹在第 8 周发育形成。

2.2 细胞发生

胰腺细胞正常发育过程可分为 3 个阶段，并且这三个阶段互相重叠 [29-30]。首先，如前所述，多种祖细

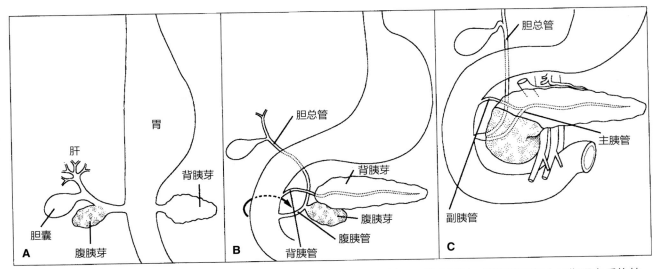

图 29.6　胰腺的发育。A. 背胰芽和腹胰芽分别形成于十二指肠相对的两侧。B. 第 6 周时，腹胰芽围绕十二指肠向后旋转，C. 到达背胰芽的下方，并在此发育形成胰头的大部分（经允许引自：Skandalakis LJ, Rowe JS Jr., Gray SW, et al. Surgical embryology and anatomy of the pancreas.Surg Clin North Am 1993; 73（4）: 661–697.）

胞构成的前肠内胚层形成腹胰芽与背胰芽；其次，胰芽中的细胞发生谱系分化，分化为外分泌细胞和内分泌细胞；最后，通过广泛生长和分支，完成胰腺的形态发生，成熟胰腺器官形成。这些事件受到复杂的基因调控和表观遗传因素控制，需要强调的是，组织发生、谱系分化和细胞生长是相互依存的，彼此间存在相当多的交错重叠。

胰腺的组织发生需要多种转录因子[26,30]。在出芽前和出芽过程中，胰腺原基表达同源域蛋白 PDX1（也称为 IPF1）[29]，PDX1 阳性祖细胞可发育形成所有上皮细胞系[31-32]。发育中的导管上皮细胞一致表达 PDX1，但导管上皮细胞成熟后不再表达 PDX1，之后的 PDX1 主要限制性表达于胰岛细胞，一些腺泡细胞也可有低水平表达。

其他参与胰腺形态发生的关键性转录因子还包括 SOX9、SOX17、MNX1、GATA4、HLXB9、ISL1 和 PTF1A[33]，现在也发现一些发挥重要作用的内分泌谱系特异性转录因子，如 NGN3、NEUROD/β2、NKX2.2 和 NKX6.1[32,34]。但目前对外分泌部分化所需因子的了解非常有限，其中重要的转录因子包括 PDX1、NKX6.1、SOX9、HNF6 和 HNF1β。

发育模式途径中，决定细胞命运的信号也参与胰腺发育的调节，如 Notch 和 Hedgehog（Hh）信号通路。Notch 信号是上皮分支和正常外分泌谱系定型所必

需的[33,35-37]。哺乳动物胚胎发生必不可少的 hedgehog 基因有三种（分别是 Shh、Ihh 和 Dhh），其中，Shh 在妊娠中期胚胎内的表达是前肠和胃肠道正常发育的关键事件。相反，在胰腺发育过程中 Shh 无表达，Shh 表达被抑制促使胰腺部分基因的转录被激活[38]。

导管分支来自胰芽上皮的扩张与重塑，这一过程称为"分支形态发生"。随着导管逐渐形成分支，管腔开始形成[39]。腺泡细胞聚集于导管分支，内分泌细胞分布于导管主干[39-40]。导管分支及其周围聚集的腺泡构成胰腺小叶，小叶周围有数层间充质分隔。妊娠第 4 个月时，腺泡细胞内出现酶原颗粒[16]。电镜观察，腺泡细胞内的早期颗粒狭长成角，内有纤维性基质。妊娠第 15～20 周，在原有颗粒的基础上，开始出现小球形颗粒[41-43]。妊娠第 20 周时，腺泡细胞内的颗粒类似于成人胰腺的酶原颗粒，狭长颗粒消失。狭长颗粒的本质尚不确定，其中也没有检测出酶成分。有趣的是，在伴有腺泡分化的胰腺肿瘤中，检出含有相似的"不规则的原纤维性颗粒"[42,44-48]。

胰岛细胞也于妊娠第 8～10 周开始发育。导管上皮分支进入周围间充质形成细胞簇[49]，表达胰岛素的细胞开始出现，随后几周，其他细胞生成并分泌胰高血糖素、生长抑素及胰多肽[50]。即使是在胰岛发育的早期，也可以识别出分化的 α 细胞和 β 细胞[51-53]。妊娠第 16 周，α 细胞和 β 细胞分离，分别移至胰岛

的两端，从而形成两极化胰岛，妊娠第 18～20 周，两极化胰岛逐渐转变为双层胰岛，β 细胞位于胰岛中心，周围环绕一圈 α 细胞[52-54]。妊娠晚期及产后初期胰岛达到成熟[55]。虽然成熟胰岛的显微结构复杂，但 α 细胞的周边分布特征仍基本保留。

妊娠第 3～4 月时，胰腺组织的结构特征更加明显，导管形成的小叶状结构更清楚（图 29.7A、B）。在此阶段，导管内衬细胞形成它们所在导管系统中独有的细胞特征。早期胰腺的间质成分显著。导管周围间质富含细胞（图 29.7C），类似于卵巢上皮黏液性囊性肿瘤的间质[56-57]。随着胰腺的发育，间质减少，细胞量减少，最终形成成人胰腺。

2.3　发育异常与异位

胰腺完全缺如或部分发育不全十分罕见。胰腺完全缺如可单独发生，也可以是先天性综合征的部分症状，如多脾综合征、内脏异位综合征[58]。胰腺发育不全是由于胰腺形成过程中关键转录因子的胚系基因异常引起的，包括 PDX1、PTF1A 与 GATA6。大多数胰腺部分发育不全的患者可以存活，但这取决于正常发育的胰腺组织的多少，这些患者可发生糖尿病。

胰腺发育不良，也称为先天性短胰腺，比发育不全更常见。胰腺发育不良可以是先天性综合征的一部分，也可以是独立疾病[58]。胰腺发育不良与 HNFB1 基因突变有关，这些患者可表现外分泌障碍、成人糖尿病、肾及生殖系统异常[59-60]。病变胰腺粗短，但小叶结构基本正常。胰腺发育不良可无症状，或伴有功能减退[61-64]。

环状胰腺是一种罕见的发育异常，表现为胰腺组织部分或完全环绕十二指肠第二部分（图 29.8）。胰腺分裂症常伴有环状胰腺[65]，发生率只占全部人口的 0.015%。这可能是由于腹胰芽的其中一叶退化失败，导致在十二指肠的正常旋转过程中，胰腺围绕于十二指肠周围。环状胰腺常引起十二指肠梗阻，其严重程度与发病年龄取决于管腔狭窄的程度。部分病例可能与十二指肠闭锁有关[66]。部分或完全环绕十二

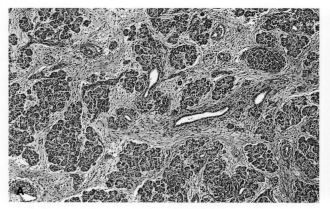
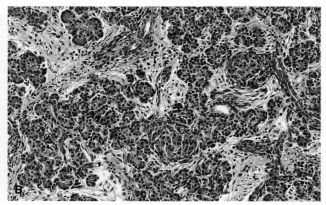
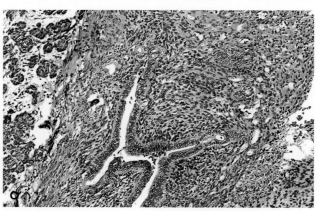

图 29.7　妊娠第 3～4 月。A. 胚胎胰腺组织可见发育良好的小叶结构。B. 小叶间有相对丰富的疏松结缔组织，腺泡和内分泌成分发育良好，已具备功能。C. 导管周围间质富含细胞，类似于卵巢上皮黏液性囊性肿瘤的间质

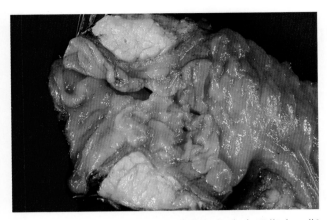

图 29.8　环状胰腺。纵切面见胰腺组织完全环绕十二指肠（经允许引自：Hruban RH, Pitman MB, Klimstra DS.Tumors of the pancreas.In: Silverberg SG, Sobin LH, eds.Atlas of tumor pathology.4th series.Washington DC: American Registry of pathology; 2006. ）

指肠的胰腺组织呈扁平带状，并可包埋入十二指肠固有肌层内。组织学上，环状胰腺包含所有正常实质成分和平滑肌。由于环绕十二指肠的胰腺来自腹胰芽，因此含胰多肽的胰岛成分丰富[67]。

胰管与胆总管的解剖学关系变异较大[20,66,68-69]。在多达 50% 的成果个体中，胚胎时的背胰管与十二指肠的连接没有消失，导致十二指肠小乳头处有开放的副胰管，距大乳头处主胰管和胆总管的开口约 2cm。其中，部分个体（4%）的背胰管可作为胰腺分泌物主要的引流途径，圆周长度也显著大于主胰管[69]。这种情况多见于儿童，但也有成人发生副胰管开口闭塞[70]。同样，主胰管和副胰管也可能融合不完全，导致形成两个独立的导管系统，此即所谓的胰腺分裂症。发生率为 5%~10%。胰腺分裂时两个导管有时可相互融合，因此，除非仔细检查导管系统，否则难以发现这种异常类型。胰腺分裂症有 3 种类型：1 型，又称经典型，导管完全不融合，导致大部分胰腺分泌物经副胰管从小乳头引流，主胰管仅负责引流胰头下方部分的分泌物，经大乳头排入十二指肠；2 型，为副胰管引流，主胰管完全退化，胰腺外分泌物仅通过背胰管引流至十二指肠小乳头；3 型，为不完全的胰腺分裂，主胰管保留少量交通支。尽管一直有争议，但一般认为胰腺分裂症与急慢性胰腺炎无关[69,71-72]。

主胰管与胆总管远端的异常连接可发生于胰头内

距十二指肠 2cm 以外的位置[20,66]。这种异常可能与胆总管囊肿和肝外胆管癌或胆囊癌相关[20,73-74]。二裂胰是一种罕见的胰管发育异常，表现为胰体的主胰管分为两支[75]。

胰腺异位是指胰腺组织位于正常解剖位置以外[66]。尸检研究发现，1.5% 的个体可检测到发生于上胃肠道及其附属结构的胰腺异位。手术及内镜的发现率仅为 0.1%~0.2%。活体检查所发现的病例中，25%~50% 有临床症状[76-78]。虽然推测胰腺异位为先天性疾病，但大部分有症状的病例确诊于成年期[76]。胰腺异位最常发生于十二指肠和胃，且大多数病例发生于十二指肠的第二部分，距 Vater 壶腹数厘米的位置。异位胰腺组织多见于小乳头下方的黏膜下层，为胚胎性背胰管系统残余。还可见于十二指肠的其他部位，并可累及 Vater 壶腹[79-80]。其他常见部位包括空肠、Meckel 憩室、大肠、肝脏、脾、胆囊、肠系膜等，肝脏的异位胰腺组织一般位于胆管周围[81-82]。胃肠道呈管状，此处的异位胰腺组织表现为黏膜下分叶状结节，黄白色，质硬，直径数毫米到数厘米。大多数病例被覆的黏膜有脐凹形成（图 29.9A），结节较小时，表现不明显。发生于浆膜面及周围脂肪组织的胰腺异位罕见。胰腺异位的镜下表现多样，多数病例含有腺泡及导管成分。当异位胰腺由导管及交错分布的平滑肌束构成时，称为“腺肌瘤”（图 29.9B）。12% 的病例同时含有导管、腺泡及胰岛三种成分[82]。部分十二指肠的异位胰腺中，发现含十二指肠腺特征的腺泡，这表明胰腺腺泡与十二指肠腺在胚胎发育上具有相关性[19]。识别这些异位胰腺特征非常重要，原因之一是避免将这些小管结构误诊为癌，此外，异位胰腺组织也可发生癌变[83-85]。良性疾病如慢性胰腺炎、胰腺假性囊肿，肿瘤如胰腺上皮内瘤变（pancreatic intraepithelial neoplasm，PanIN）、导管内乳头状黏液性肿瘤（intraductal papillary mucinous neoplasm，IPMN）、腺泡细胞癌和神经内分泌肿瘤也可发生，但罕见[86-89]。

胰腺内也可见到异位组织。胰腺内可见到副脾，胰尾多见，胰头罕见[90]。异位至胰腺的大多数副脾均较小（<2cm），暗红色，球状。肾上腺皮质组织也可异位至胰腺内[80]。发育性囊肿如前肠囊肿也可见

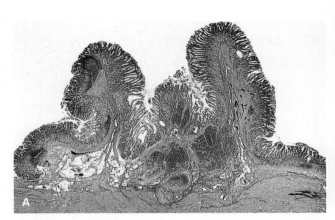
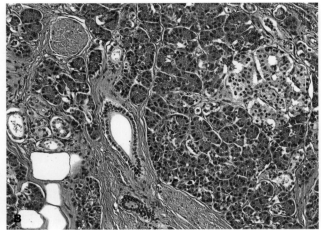

图 29.9 胃的异位胰腺组织。A. 低倍镜下，黏膜下层见异位胰腺组织呈结节状，黏膜呈脐凹样表现。B. 本病例中，腺泡、导管和胰岛无序排列，其间分布有平滑肌束

于胰腺，其表现类似于胰腺囊性肿瘤（图 29.10）。

3　组织学特点

镜下，胰腺由大小为 1 ~ 10mm 的小叶状结构构成（图 29.11）。小叶内实质几乎完全由上皮成分构成，包括腺泡、导管和胰岛。小叶内的结缔组织极少。小叶由含血管和神经的纤维结缔组织分隔。

3.1　胰腺腺泡

腺泡细胞约占胰腺实质的 85%，是外分泌部的主要组成部分。常规切片中，典型的腺泡表现为由单层多边形细胞围绕微小的中央管腔所形成的球形结构（图 29.12），但腺泡的三维结构要复杂得多[92]。事实上，组织学切片上观察到的常是管状腺泡（图 29.13）。此外，并不是所有的腺泡均位于小管的末端。一些腺泡自小管两侧出芽，或是位于两个小管之间。此外还可见到吻合成环状的腺泡[92]。因此，腺泡分泌物到达导管系统的方式多种多样。

腺泡细胞具有极性，圆形的胞核位于基底部，顶部为富含嗜酸性颗粒的细胞质，提示胞质内聚集大量酶原颗粒（图 29.12），这与唾液腺浆液性腺泡的嗜碱性酶原颗粒形成对比。酶原颗粒的含量不定，这取决于胰腺的分泌状态，而后者主要受消化类激素的调节[1]。腺泡细胞的底部细胞质呈嗜碱性，原因在于粗

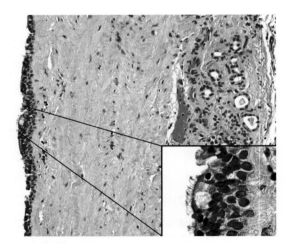

图 29.10 罕见的胰腺前肠囊肿，内衬单层纤毛柱状上皮细胞（插图）

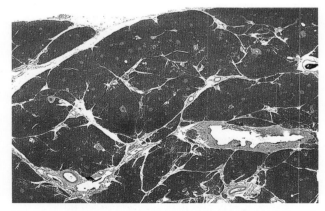

图 29.11 低倍镜下，正常胰腺为高度细胞化的腺性组织，小叶状结构发育良好

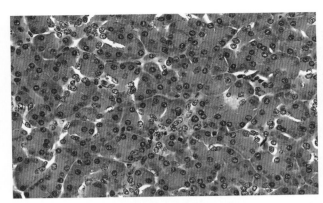

图 29.12　腺泡细胞的细胞质顶部含大量嗜酸性颗粒，基底部细胞质嗜碱性。细胞核位于基底部。大部分腺泡是由腺泡细胞围绕构成的球形结构

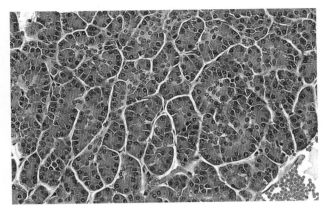

图 29.13　连续切片，部分腺泡呈管状，并形成相互吻合的环状

面内质网内含大量高浓度的核糖核蛋白。细胞核腔侧可有一个包含高尔基体的透明胞质区。腺泡细胞的细胞核大小一致，核仁小而明显，位于中央，染色质团块状，一般位于核膜下。与唾液腺腺泡不同，胰腺的腺泡无肌上皮细胞，腺泡细胞直接与基底膜相连接。

　　胰腺不同区域之间腺泡细胞的形态和功能相似，但紧邻胰岛的腺泡细胞与远离胰岛者相比，细胞的大小和酶原颗粒的构成具有细微差别，这可能与胰岛在不同区域的激素水平不同有关[93-94]。

　　酶原颗粒 PAS 染色呈阳性，且耐淀粉酶消化（图29.14）。若腺泡细胞含活性脂肪酶，可用丁酸酯酶染色剂标记[45]。胰蛋白酶、糜蛋白酶、脂肪酶、淀粉酶、弹性蛋白酶等胰腺酶的免疫组织化学标记在腺泡细胞中呈阳性表达（图 29.15），其中除淀粉酶外，其他均可作为胰腺肿瘤腺泡分化的敏感标记[45-47,95]。针对 BCL10 羧基末端的抗体也能检测到腺泡分化的肿瘤，原因在于 BCL10 与消化酶羧酸酯水解酶的同源性[96]。每个酶原颗粒都含各种消化酶，通常以酶原的形式存在[97-98]。CAM5.2 抗体检测的角蛋白（CK8/18）存在于腺泡细胞中，AE1 抗体与抗CK7、CK19 和 CK20 的抗体不能标记正常的腺泡细胞（图 29.16）。腺泡细胞不产生黏液，因此不表达糖蛋白的免疫组织化学标记：DUPAN-2、CEA、CA19.9 和 MUC 蛋白。腺泡细胞同样不表达神经内分泌特异性抗体，如嗜铬粒蛋白和 Syn 等。

　　腺泡细胞的超微结构显示外分泌活动的特征。粗面内质网平行堆集并充满底部细胞质（图 29.17）。

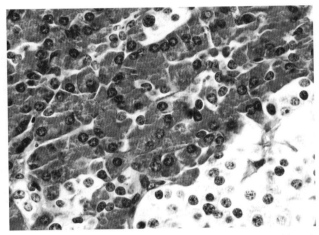

图 29.14　淀粉酶预处理后，酶原颗粒 PAS 染色呈阳性，胰岛细胞（右下）PAS 染色呈阴性

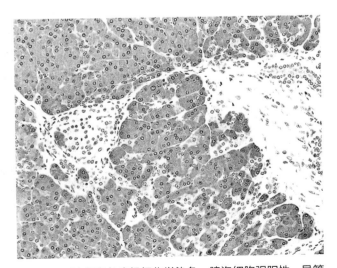

图 29.15　胰岛素免疫组织化学染色，腺泡细胞强阳性，导管细胞和胰岛细胞阴性。导管细胞的腔缘可有弱阳性表达，这是由于腔内的含酶分泌物沉积于细胞顶部表面（右上）

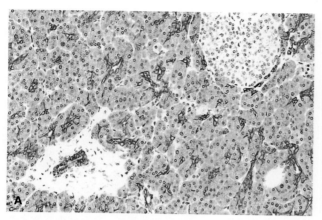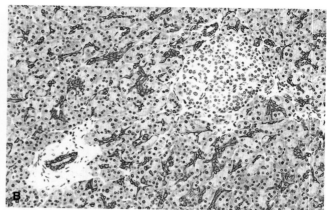

图 29.16　角蛋白免疫组织化学染色。A. 腺泡细胞和导管细胞弥漫阳性表达 CAM5.2，导管细胞着色更强。B. AE1/AE3 只表达于导管上皮细胞。胰岛细胞仅局灶性弱表达这些抗体

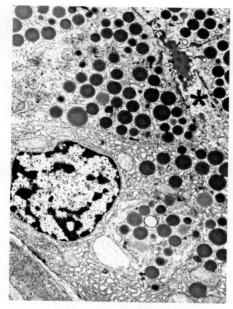

图 29.17　腺泡细胞的超微结构。腺泡细胞具有极性，底部细胞质含大量平行排列的粗面内质网和散在的线粒体。电子密度均匀的酶原颗粒聚集于腔面之下的顶部细胞质内。腔面可见短的微绒毛。腺泡细胞之间及与泡心细胞（*）之间由顶部连接复合体相接。泡心细胞的细胞质透明，不含分泌颗粒

界限清楚的细胞膜包裹。受到刺激后，分泌颗粒的细胞膜与顶部细胞质融合，将内容物释放入腺泡腔，剩余的细胞膜再回到高尔基体被循环利用[100-101]。腺泡腔内常可见累积的分泌物，有时伴有晶体形成。腺泡的腔面有稀疏的、短的微绒毛，内含与顶部细胞质内终末网相延续的微丝[99]。毗邻腺泡细胞间通过顶部连接复合体相连，后者由紧密连接和黏着连接构成，侧面细胞膜的底部存在桥粒连接[16,99]。所有腺泡均被连续的基底膜包绕。

3.2　胰管

　　胰腺的导管系统结构复杂，功能多样。导管上皮细胞每天可分泌 2L 液体，包括水、氯化物和碳酸氢盐等物质，通过跨膜电解质及电解液传递。这些液体可缓冲胰液的酸度，传输腺泡分泌物，并可保持腺泡细胞所分泌的酶原的稳定，直至酶原在十二指肠内被活化[102]。胰腺导管系统可分为 5 个连续的部分：泡心细胞、闰管、小叶内导管、小叶间（大、小）导管及主胰管[103]。泡心细胞是导管系统的起始点，体积小，相对不明显，细胞扁平至立方形，细胞质苍白或淡嗜酸性，核卵圆形，位于中央（图 29.18）。泡心细胞位于腺泡的中央，与腺泡细胞形成紧密连接，并参与构成腺泡腔的一部分。超微结构观察，泡心细胞内的细胞器很少，仅有散在的线粒体，无酶原颗粒、神经分泌颗粒或黏原颗粒。与腺泡细胞相比，细胞质稀薄，粗面内质网极少。细胞表面有稀疏的、短的微绒毛，此表现与腺泡细胞相似。相邻细胞间存在大量

粗面内质网内可见散在的线粒体和游离核糖体[99]。高尔基体位于细胞核旁的细胞质中央区域。不成熟的高密度酶原颗粒弥漫分布于高尔基体的另一端。成熟的酶原颗粒体积更大，圆形，质地均匀，位于顶部细胞质，这些颗粒直径 250～1000nm，由密度较大的

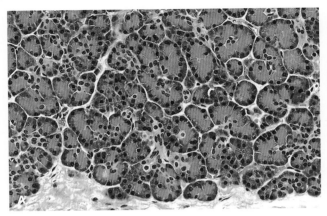
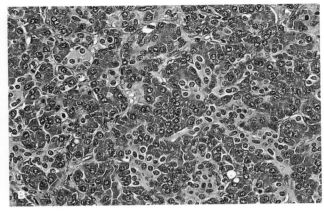

图 29.18　泡心细胞是导管系统的起始点，负责将腺泡细胞的分泌物输送至闰管。A. 泡心细胞位于腺泡中央，大部分为不显眼的小细胞，细胞质很少，核卵圆形。B. 一些区域的泡心细胞可更为明显，含更丰富的淡嗜酸性细胞质

的连接复合体。毗邻的细胞膜常存在复杂的相互交错。一些泡心细胞的胞质含有丰富的嗜酸性颗粒（图 29.19），表明其含有大量线粒体 [103-104]，这种改变的意义尚不清楚。

　　腺泡腔由腺泡细胞和泡心细胞围绕构成，与闰管连接，后者是腺泡之外最小的导管，却输送最多的胰腺分泌物质 [105-106]（图 29.20）。闰管的内衬细胞与泡心细胞类似，为立方形细胞，核卵圆形，位于中央，核仁不明显。AB 和黏液卡红染色证实，泡心细胞和闰管细胞不含黏蛋白。闰管逐渐过渡为小叶内导管，两者没有明确分界。小叶内导管的内衬细胞与闰管细胞基本相同，仅核要更圆一些（图 29.20）。小叶内导管与闰管周边均没有明显的胶原性基质。这些导管内衬细胞均直接位于基底膜上，没有肌上皮细胞和基底细胞，因此，不能像其他器官一样，通过标记肌上皮细胞和基底细胞，对胰腺的良性导管与浸润性导管腺癌进行鉴别。

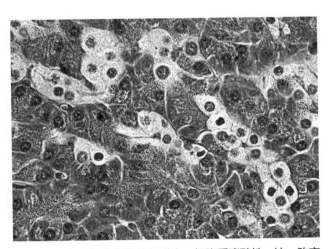

图 29.19　部分泡心细胞体积增大，细胞质嗜酸性，这一改变的意义尚未明确

　　小叶之外的导管称为小叶间导管，有不同厚度的环形胶原围绕（图 29.21）。小叶间导管细胞的细胞质较小叶内导管细胞要稍微丰富一些，较大导管的内衬细胞呈低柱状。常规组织学检查时，小叶内导管和小叶间导管的内衬细胞不含有黏蛋白，若出现，则应被视为病理性改变（见后文）。但特殊染色发现，这些细胞内有可能存在一定量的黏蛋白。接近大胰管（主胰管或副胰管）处小叶间导管的管壁胶原性增厚，此处的壁内可出现呈小叶状聚集的小导管，类似于大胆管周围的 Beale 小管（图 29.22）。

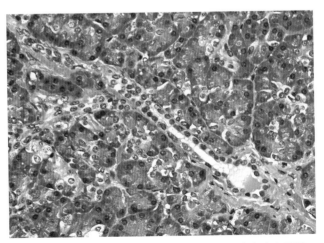

图 29.20　小叶内导管系统。无数闰管融合形成小叶内导管。闰管细胞和小叶内导管细胞的表现类似于泡心细胞，各段之间没有明确的分界。小叶内导管周围仅有非常少的胶原性基质（右下）

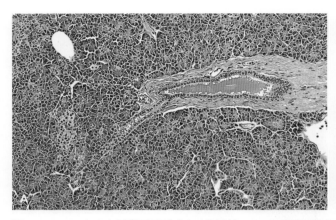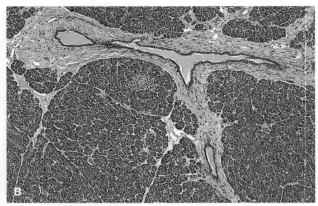

图 29.21　A. 小叶内导管汇聚形成小叶间导管。B. 小叶间导管由不同厚度的致密纤维组织环形围绕，负责将胰腺分泌物输送至主胰管。主胰管在结缔组织间隔内穿行的过程中，沿途有小叶间导管汇入

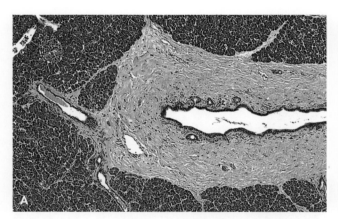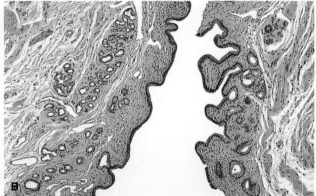

图 29.22　A. 图中最大的小叶间导管由一层厚的胶原纤维围绕。B. 较大导管的管壁内，见小导管聚集

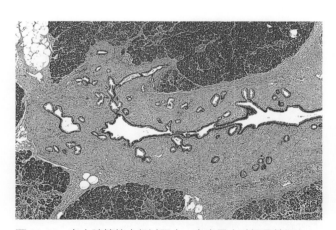

图 29.23　在主胰管的走行过程中，有大量小叶间导管汇入

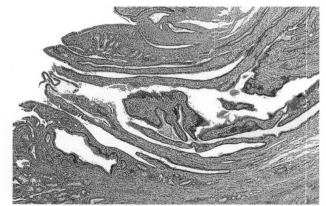

图 29.24　主胰管进入 Vater 壶腹，导管上皮形成宽而简单的乳头，即 Santorini 瓣

主胰管沿途收纳大量小叶间导管（图 29.23），内衬上皮仍保持平坦，没有乳头状突起，但壶腹内的终末端主胰管除外，此处有乳头结构形成（图 29.24）。主胰管内衬细胞为低柱状，核位于基底部，圆形，顶

部细胞质可透明，含黏液，但正常情况下无法见到明显含有黏蛋白的高柱状细胞，需要特殊染色识别[103]。小叶内和较小的小叶间导管细胞的黏蛋白主要以硫黏蛋白为主，pH 1.0 的 AB 染色呈阳性[107-108]（图

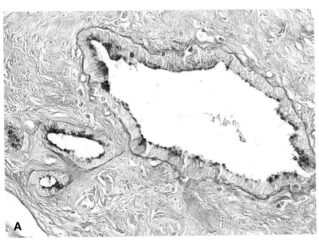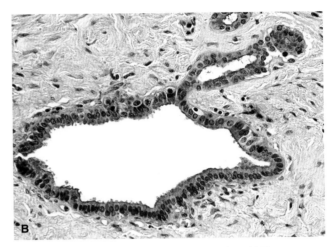

图 29.25　小叶内和小叶间导管细胞，顶部细胞质内含黏蛋白。A. AB/PAS 染色阳性。B. 黏液卡红染色显示相同结果

29.25）。较大导管的细胞含硫黏蛋白少，而中性黏蛋白和唾液黏蛋白较多[107]。主胰管内上皮脱落现象相对常见，可能因损伤而导致生长更新快，电镜观察时，上皮层内可能发现正在退变的细胞[99]。主胰管周围的结缔组织壁很厚，内含大量平滑肌束[1]。

除含有较多黏原颗粒和与外分泌相关的细胞

器（粗面内质网、线粒体、高尔基体）之外，大导管内衬细胞的超微结构特征与泡心细胞类似（图 29.26，图 29.27）。小叶间导管的内衬细胞表面有单根长的动纤毛[99,103]，导管腔内有时可见到这些纤毛的横切面（图 29.26）。动纤毛与核周细胞质内的基体相连，其功能可能包括混合和向前推动胰腺分泌物[109]。

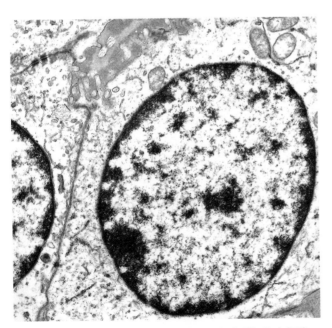

图 29.26　小叶间导管细胞的超微结构。细胞质与泡心细胞一样呈透明状，有散在的线粒体和粗面内质网。这些小导管细胞内基本没有黏原颗粒。腔面有短的微绒毛。此外，还可见散在的纤毛，横切面中，这些纤毛位于管腔内（顶部）

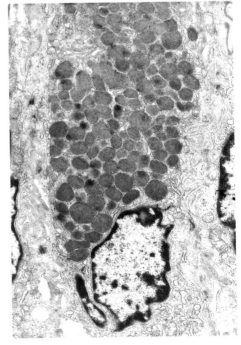

图 29.27　大导管内衬细胞的顶部细胞质内黏原颗粒更为丰富。这些颗粒大小不一，外形不规则，且不均一，含不同电子密度的分泌成分。相邻细胞的侧面细胞膜有复杂的交错突起

导管细胞表达细胞角蛋白 7、8、18 和 19，因此免疫组织化学检测时与 AE1、AE3 和 CAM5.2 抗体以及相应的特异性角蛋白抗体反应呈阳性（图 29.16）。导管细胞一般不表达 CK20。尽管在较大的导管内含有散在的神经内分泌细胞（见后文），腺腔内导管细胞顶端表面检测到酶的沉淀，但导管细胞本身不表达酶及神经内分泌标记。导管细胞含碳酸酐酶，在体液与离子的转运过程中发挥作用[110]；碳酸酐酶主要分布于闰管和小叶内导管[111]，但较大导管也可有微弱表达（图 29.28）。导管细胞的其他标记物包括 CA19-9、DUPAN-2、囊性纤维化穿膜传导调节蛋白（CFTR）、胃泌素释放肽 N 末端（N-GRP），转录因子有 HNF1β、HNF6 及 SOX9[112-117]。正常导管细胞不表达单克隆 CEA 时不能标记癌胚抗原[118]、B72.3 和 CA125。不同程度表达糖蛋白 MUC 家族成员：MUC1 表达于小的小叶内导管和闰管，MUC6

表达于泡心细胞和闰管细胞，MUC2、MUC4 和 MUC5AC 无表达[119-121]。

3.3 胰岛

内分泌成分仅占成人胰腺体积的 1% ~ 2%[1,94]，在新生儿中所占比例约为 10%[108,122]。胰岛由 Paul Langerhans 于 1869 年首次描述，胰腺内有超过 100 万个胰岛，内含大量内分泌细胞。整个胰腺内均分布有胰岛，但胰尾数量更多一些[123-124]。不同小叶内胰岛数量变化没有规律，导致一个区域内有大量胰岛，而另一个区域内却可能非常稀疏（图 29.29）。

组织学研究发现，胰岛的体积随个体年龄而变化，慢性胰腺炎常伴有外分泌部萎缩[125]。胎儿和新生儿内分泌细胞的相对容量远大于成人，特别是起源于背胰芽的部分（图 29.30）[126]。

胰岛有两种类型。第一种为紧凑型胰岛，含量较多（约占 90%），直径范围 75 ~ 225μm，偶尔也可小至 50μm，或大至 280μm[129]，主要分布于胰体、胰尾，胰头少见；第二种为弥散型胰岛，起源于腹胰芽，分布于胰头后下部[128-129]，其数量明显少于紧凑型胰岛，最大径可达 450μm。

紧凑型胰岛的边界清楚，由交错分布的小梁构成，横切面呈小叶状[127]。大部分细胞具有一致的圆形细胞核，染色质粗糙团块状，核仁不明显（图 29.31）。细胞质淡染，呈双嗜性。偶可见到核大小是邻近细胞核 2 ~ 4 倍的细胞，但不出现核形不规则或染色质异常。这些细胞核含有 4n 或 8n 的 DNA（1n 为单倍 DNA）含量，仅发生于 β 细胞[130]，无病理

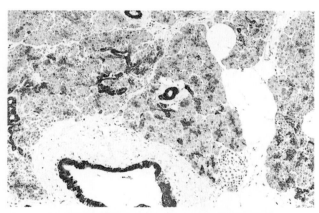

图 29.28 碳酸酐酶的免疫组织化学染色。所有导管的内衬细胞均着色，包括泡心细胞、闰管、小叶内导管及小叶间导管细胞

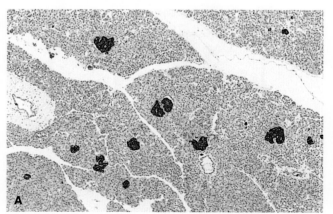

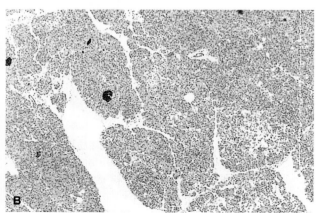

图 29.29 嗜铬粒蛋白免疫组织化学染色。A 和 B 结果显示，不同小叶内胰岛的密度差异非常大

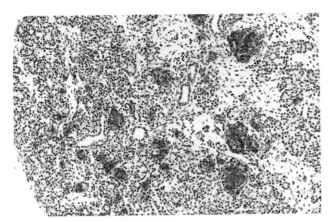

图 29.30　胎儿胰腺，嗜铬粒蛋白免疫组织化学染色。这一阶段内分泌细胞比腺泡细胞丰富

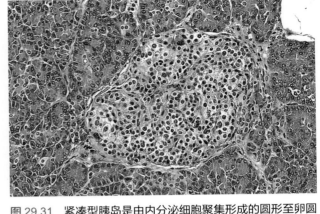

图 29.31　紧凑型胰岛是由内分泌细胞聚集形成的圆形至卵圆形结构，一般界限清楚。小的毛细血管将胰岛分隔成小叶状。胰岛细胞核染色质呈点彩状，细胞质淡染，呈双嗜性。部分胰岛细胞的细胞核是邻近细胞核的数倍

意义。正常胰岛内罕见有丝分裂[131]。胰岛内有大量小血管，其大小类似毛细血管，但在光镜下几乎观察不到。基本上所有的胰岛细胞都会和这些血管接触[132]。与供应腺泡的血管不同，胰岛的毛细血管均内衬有孔内皮细胞[1]。紧凑型胰岛与周围的腺泡组织有薄层结缔组织分隔，但不形成真正的包膜。

弥散型胰岛的外观呈小梁状，弯曲的条索状混杂分布于腺泡之间（图 29.32A）。与紧凑型胰岛不同，弥散型胰岛由大量柱状细胞构成，细胞质嗜碱性，核稍深染，核仁可较明显（图 29.32B）。由于弥散型胰岛不常见，呈假浸润性生长，因此易被误认为肿瘤性病变，尤其是在慢性胰腺炎标本中。

每个内分泌细胞仅分泌 1 种独特的肽类激素。胰岛细胞分泌的 5 种主要肽类激素包括胰岛素、胰高血糖素、生长抑素、胰多肽及胃促生长素[133-134]。尽管一些胰腺神经内分泌肿瘤可产生异位肽类激素，如胃泌素或血管活性肠肽，但正常胰岛细胞并不产生这些激素。一些经典的组织化学染色方法可用于区分不同的胰岛细胞类型。醛品红用于显示分泌胰岛素的 β 细胞，Grimelius 银染色显示分泌胰高血糖素的 α 细胞，Hellerstrom-Hellman 银染色显示分泌生长抑素的 δ 细胞。免疫组织化学标记这 4 种激素的抗体，可更为特异地区分细胞类型。紧凑型胰岛的细胞分布比较恒定，β 细胞位于胰岛中心，α 细胞位于胰岛周边（图 29.33）。紧凑型胰岛中，β 细胞所占比例为 60%～70%，α 细胞占 15%～20%，δ 细胞占 5%～10%，分泌胃促生长素的 ε 细胞含量更少，不足 1%[127,135]。α 细胞常与 δ 细胞紧密相邻[136]。PP

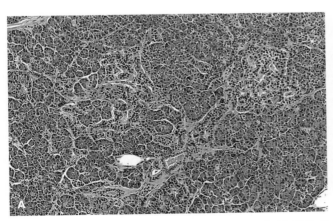

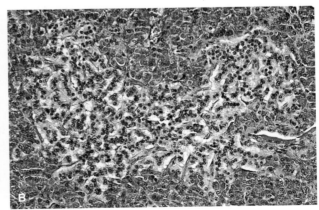

图 29.32　A. 弥散型胰岛由腺泡间条索状排列的内分泌细胞构成。B. 弥散型胰岛边界不清。细胞质略嗜碱性

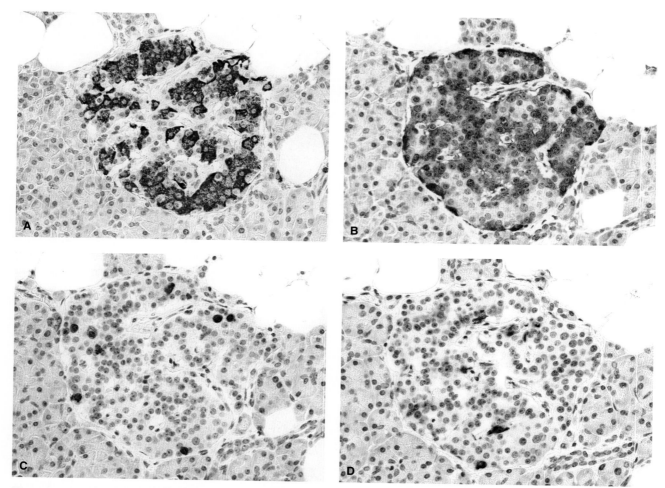

图 29.33 不同肽类细胞在胰岛的分布。A. β 细胞（胰岛素标记）数量最多，位于胰岛的中央区域。B. α 细胞（胰高血糖素标记）一般分布于胰岛的周边。C. δ 细胞（生长抑素标记）含量较少，没有明确的排列模式。D. PP 细胞（胰多肽标记）含量较少，没有明确的排列模式

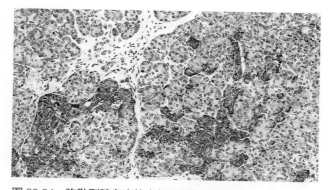

图 29.34 弥散型胰岛内的大部分细胞表达胰多肽

细胞在紧凑型胰岛少见，主要分布于弥散型胰岛，是构成弥散型胰岛的主要成分（约占 70%）[137-139]（图 29.34）。弥散型胰岛还包括 β 细胞（20%）、少量 α 细胞（5%）和 δ 细胞（5%）。这两型胰岛在细胞组成方面的差异与其胚胎起源有关[128-129]。不同类型细胞的比例随年龄而变化，以紧凑型胰岛为例，成人 β 细胞与 δ 细胞的比值是婴儿的数倍，婴儿的 δ 细胞占胰岛细胞含量的 1/3[122,140]。胰岛细胞均表达常规内分泌标记，如 NSE、CD56（神经细胞黏附分子）、Syn 和嗜铬粒蛋白（图 29.35）。嗜铬粒蛋白标记在 α 细胞的表达强度超过 β 细胞，因此，其标记结果也能反应紧凑型胰岛各种细胞类型的分布模式。

胰岛细胞一般不表达角蛋白，但可有少数细胞微弱表达 CAM5.2。不表达各种酶类。正常胰岛及一些胰腺神经内分泌肿瘤可表达 CD99 和 PR[141-143]。同源域蛋白质 PDX1 是胰腺组织发育过程中一种重要的转录因子，也可表达于成人胰岛细胞[144]，ISL1[145] 可用作胰腺发生的分化较好的神经内分泌肿瘤的诊断标

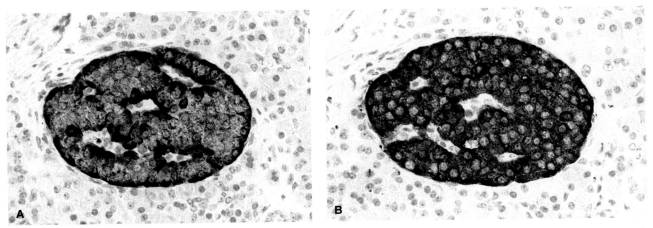

图 29.35 胰岛细胞免疫组织化学染色。A. α 细胞嗜铬粒蛋白着色强于 β 细胞。B. 而胰岛内所有细胞的 Syn 染色，表达强度一致

记物[146]。

超微结构观察发现，胰岛细胞为多边形细胞，连接方式为缝隙连接及紧密连接，说明相邻细胞间可能存在电子耦合或代谢耦合[127,136]。细胞质内含蛋白合成所需的全部细胞器，包括粗面内质网、线粒体和高尔基体（图 29.36）。有致密核心的神经分泌颗粒在细胞质内随机分布，部分颗粒聚集于底部细胞质内，并分泌到毗邻的毛细血管中。每种细胞所含颗粒的大小和形态具有独特性[147-148]。α 细胞颗粒的直径 200 ~ 300nm，高密度的核心呈偏位，外周为低密度区，两者与界膜间由一薄层空晕分隔（图 29.37A）。β 细胞的颗粒直径为 225 ~ 375nm，其核心可为细颗粒状或晶体状，与界膜之间存在较宽的空晕（图 29.37B）。胞质内的脂质包涵体（或蜡质小体）常见于 β 细胞（图

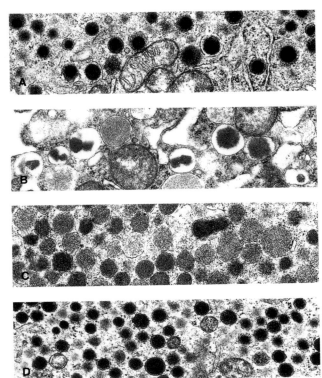

图 29.37 胰岛细胞颗粒的超微结构。A. α 细胞颗粒为圆形，含一个偏位的致密核心，周边密度稍低。界膜之下还有一层薄的空晕。B. β 细胞颗粒的形态多样，含有晶体状核心，界膜下的空晕较宽。C. δ 细胞颗粒为圆形，核心的密度中等，界膜下的空晕非常细。D. PP 细胞颗粒较小，含均质性高密度核心（经允许引自：Terada T，Ohta T，Sasaki M，et al. Expression of MUC apomucins in normal pancreas and pancreatic tumours. J Pathol 1996；180（2）：160-165.）

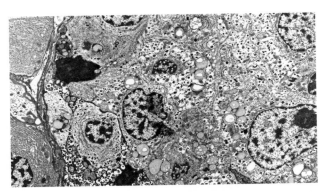

图 29.36 胰岛的超微结构。胰岛（右侧）界限清楚，与腺泡细胞（左侧）间有分隔。肽类颗粒随机分布于细胞质内。β 细胞内可见脂质包涵体（蜡质小体）

29.36）[136]。δ 细胞颗粒的直径（170~220nm）稍小于 α 细胞，具有均一的致密核心（图 29.37C）。δ 细胞的细胞质突起延伸至 α 细胞和 β 细胞之间，说明生长抑素除可释放入血而作用于全身外，还能以旁分泌的形式作用于局部[127]。腹胰芽起源的 PP 细胞颗粒直径为 180~220nm，形状和密度差异较大，其余胰腺 PP 细胞的颗粒较小（120~150nm），形态一致[108]（图 29.37D）。胰岛细胞与毛细血管的有孔内皮细胞间通过各自的基底膜和极少的间质组织分隔[136]。

3.4 胰岛外神经内分泌细胞

除胰岛之外，导管内和腺泡之间还散在分布少量神经内分泌细胞（图 29.38）。婴儿期的胰岛外神经内分泌细胞比较丰富，但成人阶段，占不到胰腺全部神经内分泌细胞总数的 10%[108]。导管的神经内分泌细胞主要分布于主胰管和较大的小叶间导管，小的导管内罕见[103,149]。一些细胞位于导管边缘，与毗邻的导管细胞形成紧密连接[150]，另一些细胞位于导管细胞与基底膜之间。这些细胞可直接将肽分泌到胰管中，这就是胰液中可检测到神经内分泌肽的原因[123]。胰液中可检测到多种特殊的肽类激素，特别是胰岛素、生长抑素、胰多肽等[149,151]。一些较大导管的内分泌细胞还可分泌 5- 羟色胺[151]，这些细胞可能是极为罕见的胰腺真性类癌（分泌 5- 羟色胺的胰腺神经内分泌肿瘤）的起源细胞[152-154]。当导管上皮发生增生时，导管中神经内分泌细胞的数量似乎也有所增加（图 29.39）[149]。

3.5 结缔组织

正常成人胰腺中，小叶间的结缔组织非常少，小叶内几乎没有。新生儿胰腺的间充质组织含量接近腺体总体积的 30%（图 29.7A）；婴儿期结缔组织的含量逐渐减少[122]。腺泡由基底膜包绕，其他类型的胶原极少（图 29.40）。

胰岛的小血管将胰岛分泌的激素直接运送到外分泌部[93-94,155-156]。腺泡周围有复杂的毛细血管网和与之伴行的神经纤维。支配腺泡和导管的无髓神经纤维束穿行于小叶间结缔组织内。大多数情况下，神经末梢与腺泡或导管上皮之间通过基底膜分隔，但有时神经末梢可与腺泡细胞底部的胞膜直接接触[103]。胰岛接受交感神经和副交感神经的支配，此外，还接受自主神经节的肽能纤维支配。部分腺泡周围的神经可产生神经肽 Y，而血管活性肠肽是由胰岛内和导管附近的神经分泌的[157]。胰腺神经还可分泌 P 物质、胆囊收缩素、降钙素基因相关肽[157]。腺泡小叶之间可见小的自主神经节（图 29.41）。胰周组织内偶可见到副神经节，胰周副神经节瘤可能起源于此[158]。肌性动脉走行于小叶间结缔组织内，远离位于结缔组织中央的胰管。在慢性胰腺炎中，小叶间导管与肌性动脉保持分离，因此，若腺体与肌性动脉紧邻，则提示为

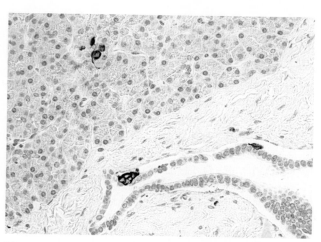

图 29.38　导管内和腺泡间的神经内分泌细胞，嗜铬粒蛋白免疫组织化学染色呈阳性

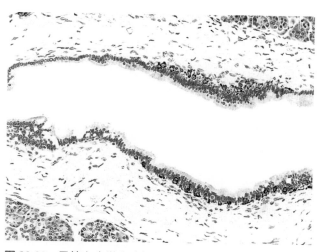

图 29.39　导管上皮增生（低级别 PanIN）区域内（右），神经内分泌细胞的数量增多

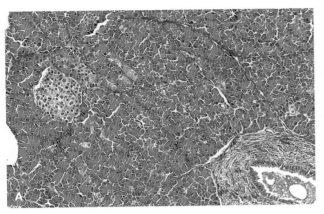
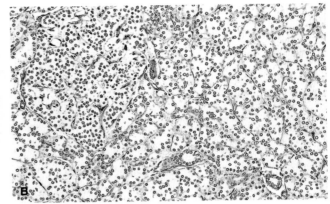

图 29.40 胰腺内的结缔组织极少。A. 胶原大部分局限于小叶间导管的周围，仅有条带状胶原延伸至小叶内（三色染色）。B. Ⅳ型胶原的免疫组织化学标记显示，腺泡、导管和胰岛内毛细血管（左上）周围都有基底膜围绕

恶性[159]。

　　几乎所有的胰腺内都含有一些脂肪细胞（图29.23）。腺体中脂肪组织的比例为 3%～20%[6]。胰腺中脂肪组织的含量随着营养状态和年龄的变化而变化，老年人或肥胖人群的胰腺脂肪含量较高[160]。起源于背胰芽的胰腺组织，其脂肪含量多于起源于腹胰芽的胰腺组织[161-162]。

　　最近有研究发现，胰腺内有一种能储存维生素A的成纤维细胞样基质细胞[163-164]。这种胰腺的"星形细胞"在生物学及形态学上类似于肝脏的星形细胞（Ito 细胞），在慢性胰腺炎纤维化过程中，此细胞的活化在细胞外基质蛋白的产生中发挥重要作用[163,165]。最近发现，胰腺内还分布有 ICC，其形态学和免疫表型类似于胃肠道的 ICC，包括免疫标记表达 CD117[166]。

3.6　细胞学特征

　　穿刺活检的目的是诊断肿瘤，所以正常的胰腺细胞不是观察的重点。肿瘤相邻的胰腺组织，会有纤维化、萎缩等反应性改变，不能根据相邻的良性病变做出恶性诊断，此外，良性病变和分化较好的导管或者腺泡肿瘤（尽管很少）也很难鉴别。

　　正常胰腺的针吸标本中，腺泡细胞明显，散在分布着导管细胞，以及少许可识别的胰岛细胞。腺泡细胞主要表现为具有黏附性的小葡萄串样结构，腺泡二维结构似玫瑰花样[167-169]（图 29.42）。伴单个散在细胞，偶见裸核。核为圆形，偏位或中位，染色质均一，核仁明显或不明显。细胞呈锥形、多边形，胞质

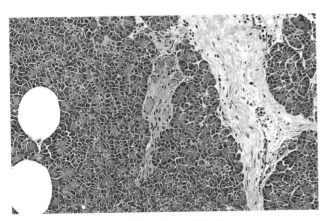

图 29.41　腺泡小叶间可见小的自主神经节

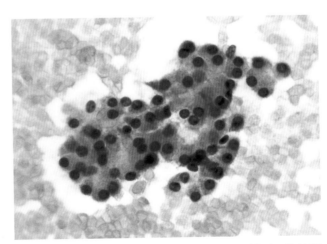

图 29.42　正常腺泡细胞 HE 染色。细胞质呈锥形，胞核圆形，位于基底，核仁小，顶部细胞质富含嗜酸性酶原颗粒

丰富，细颗粒状。细胞质酶原颗粒的清晰度和颜色取决于染色试剂，标准巴氏染色为蓝绿色，苏木精和伊红染色为嗜酸性染色（图 29.42），Romanowsky 染色为淡紫色，染色方法包括 Diff-Quik 染色或吉姆萨染色。Romanowsky 染色还可显示散在的小细胞质空泡。细胞的排列方式是区分良性腺泡细胞与腺泡细胞肿瘤的关键，后者一般形成大片状和簇状，这与良性腺泡小而一致的葡萄串样结构形成鲜明对比[169]。

正常导管上皮表现为大而扁平具黏附性的片状结构，细胞核为一致的圆形，分布均匀，极性一致，泡状核，形成"蜂窝状"外观[167-168]（图 29.43）。当上皮细胞排列成条索状或片状结构时，顶部胞质与基底部胞核的极性清晰可见。导管上皮细胞的细胞核圆形或卵圆形，染色质均匀，核仁一般小而不明显。细胞质致密，无颗粒，无空泡，巴氏染色为浅蓝色，Romanowsky 染色更接近于紫蓝色到紫色。增生的导管上皮细胞仍具有黏附性，细胞核的体积与形状有轻至中度异常，染色质清晰，核膜光滑或者有轻微的不规则。当导管上皮细胞中出现丰富的黏蛋白和密集的细胞核时，则考虑有可能是低级别胰腺导管上皮内瘤变、黏液性囊性肿瘤及 IPMN，甚至是浸润性腺癌，需要对异型细胞和异常的细胞核进行仔细检查。

针吸标本中很少见到胰岛细胞。与腺泡细胞相比，胰岛细胞的细胞核较大，染色质深染，多边形，细胞质淡染双嗜性（图 29.44）。像其他器官中的神经内分泌细胞一样，细胞核大小轻度差异并不少见。

生理变化、损伤反应或老化等因素可导致胰腺各种成分发生大量细微改变。一些改变由于不明显，可能会被忽略，但另一些有可能与肿瘤混淆。认识这些潜在的诊断陷阱对于标本的准确判读十分重要，也要注意到，这些改变中许多可伴发胰腺肿瘤。

4.1　腺泡细胞

腺泡细胞结节是常见的偶然事件，表现为腺泡簇集形成的局限性病变，结节内腺泡细胞的细胞质或核的表现不同于周围的腺泡[170-172]。同义术语包括"非典型性腺泡细胞结节"、"局灶性腺泡转化"、"嗜酸性变性"和"局灶性腺泡细胞异型增生"[15,108,173-174]。最后一个名称提示病变可能是瘤前病变，但尚无证据显示腺泡细胞结节发生了肿瘤性改变，近半数的非肿瘤性胰腺组织内均可以见到这种结节[175]。本病多见于成人，提示其为获得性病变[173]。腺泡细胞结节的大小与紧凑型胰岛类似或更大，因此可与小的神经内分泌肿瘤（神经内分泌微小瘤）混淆。腺泡细胞结节有两种类型[171]。最常见的是嗜酸细胞型，镜下表现为一个异常淡染的嗜酸性腺泡簇（图 29.45A）。高倍镜下，结节内的细胞较邻近的正常腺泡细胞大，底部

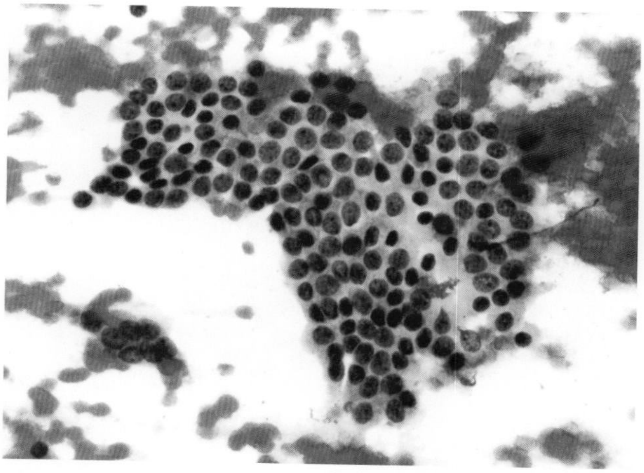

图 29.43　正常导管细胞 HE 染色。细胞分布均匀，圆形，细胞核大小一致

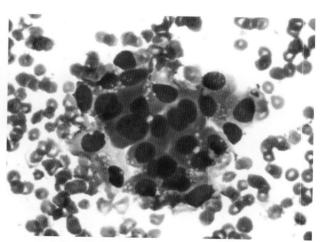

图 29.44　正常胰岛细胞的 Diff-Quik 染色。浆细胞样胰岛细胞，形状多边形，排列松散，胞核圆形，细胞质淡染双嗜性

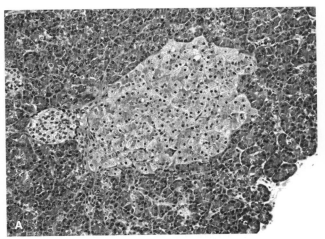
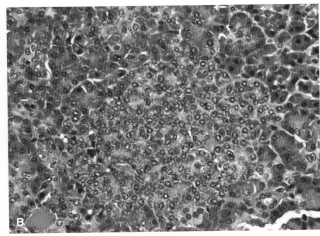

图 29.45　非典型腺泡细胞结节。A. 嗜酸细胞型更为常见，构成结节的腺泡细胞底部细胞质不呈嗜碱性着色，核深染。顶部细胞质的嗜酸性颗粒保留。图右下部有一个胰岛，有时会与此型结节混淆。B. 嗜碱细胞型结节，构成细胞的核浆比升高，顶部细胞质不含嗜酸性酶原颗粒，核有一定程度的异型性

细胞质不呈深嗜碱性着色。也可以表现为空泡状细胞质。核正常或深染。这种改变是酶原颗粒粗面内质网膨胀的结果[172,176]，病因可能是局部缺氧或其他退化现象。另一种类型为嗜碱细胞型，较不常见，表现为顶部细胞质的嗜酸性酶原颗粒丢失，核浆比升高（图29.45B）。细胞核增大，伴轻微非典型性，核仁明显。这种局灶性酶原颗粒丢失的原因尚不清楚。

腺泡扩张有两种，一是活跃分泌过程中的腺泡膨胀[1]，二是由导管阻塞而导致的腺泡膨胀[174]。腺泡扩张是尸检标本中相对常见的改变，与生前的尿毒症、败血症和脱水有关[15,177-178]。腺泡扩张常累及整个小叶单位。扩张的腺泡类似于小导管，内衬扁平上皮细胞，但其中一些仍可被识别为丢失大部分酶原颗粒的腺泡细胞（图29.46）。扩张的腺泡内仍可见泡心细胞，并可发生增生[178]。扩张的管腔常含有滞留的嗜酸性分泌物。

腺泡的化生性改变包括腺泡细胞被黏液细胞或鳞状细胞取代，不如导管常见[179]。增殖的泡心细胞可取代腺泡细胞，尤其是在萎缩早期[174]。曾有人提出这样的假设，腺泡细胞可能转化成为泡心细胞或导管细胞（腺泡导管化生），尤其是在动物胰腺肿瘤模型中[180-181]。人体内已观察到与动物模型相似的病变形态（图29.47）[182-183]，一些研究者已经在利用终末腺泡来进行类似的导管化生研究[184]。然而，仍需要确定的是，腺泡小叶内显著的管状腺体是代表腺泡细胞

化生所形成的导管细胞，还是腺泡萎缩导致剩余的泡心细胞或小导管变得非常突出。只有当病变内的小导管存在上皮内瘤变时，才能检测到导管肿瘤的特征性分子改变（如 *KRAS* 基因突变）[185]。

4.2　导管细胞

可发生多种导管细胞化生性改变，包括鳞状上皮化生、嗜酸性化生、肠化生（出现杯状细胞）和腺泡化生。但导管，尤其是大、中型导管，最常发生的化生性改变是立方形非黏液上皮被富含黏液的高柱状细胞取代，这些细胞类似于胃小凹或幽门腺细胞，此种改变在常规切片中易于识别（图29.48，图29.49）[186-188]。在

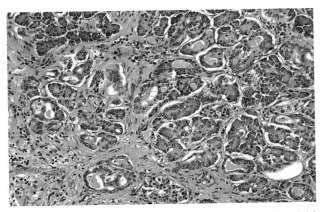

图 29.46　腺泡扩张，腺泡腔扩张并充满嗜酸性分泌物。内衬细胞呈扁平状，形态更接近小导管细胞，而非腺泡细胞

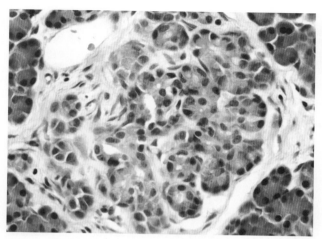

图 29.47   腺泡细胞被泡心细胞或小导管细胞取代，称为"腺泡导管化生"

很长一段时间内，这种改变被视作黏液性化生（或黏液细胞肥大、幽门腺化生）。这些导管上皮的黏液性改变具有一些与浸润癌相同的遗传学改变（例如癌基因 KRAS 的第 12 密码子激活突变和端粒变短[189-194]），因此，这种改变是肿瘤谱系浸润前的起始阶段，此谱系内还包括细胞结构非典型性增生的导管病变[186-187,195-196]。这种以前称为黏液性化生的病变，现在被视为 PanIN 的最早期阶段，称为低级别 PanIN[197-199]。低级别 PanIN 的导管上皮可保持扁平（图 29.48A），或增生形成微乳头，或形成具有纤维血管轴心的真性乳头（图 29.48B）。细胞核异常包括早期细胞核极性丧失，呈假复层排列，核拥挤、核增大、核深染（图 29.49）。低级别 PanIN 的有丝

分裂少见，基底部出现属于正常的形态学变化。这些增殖活动及轻至中度的细胞异型性，进展为侵袭性癌症的风险非常低[200-202]。根据最近的共识，低级别 PanIN 目前是指伴有轻或中度细胞异型性的病变，之前被分类为 PanIN-1A、PanIN-1B 和 PanIN-2[199]。PanIN 可单独累及一个导管，或延伸至邻近较大导管的导管簇，并可在整个胰腺多灶性发生（图 29.50）。低级别 PanIN 可见于接近半数的非肿瘤性胰腺组织中[15,19,174,187,196]，随着年龄增长，多见于胰头。虽然低级别 PanIN 通常存在 KRAS 突变——这一发现支持低级别 PanIN 属于肿瘤性改变——但缺乏侵袭性导管腺癌的其他常见突变[203]。

细胞结构异型更加明显的导管上皮增生性病变属于高级别 PanIN（过去称为"PanIN-3"、"原位癌"或"重度异型增生"）[199]。高级别 PanIN 的组织结构与细胞异型性显著异常（图 29.51）。病变常为乳头状或微乳头状，平坦型罕见。可见细胞呈簇状向腔内生长及腔内坏死。细胞核的极性完全消失，核增大、深染，外形不规则。核浆比升高、核仁明显，核分裂象常见，有时见病理性核分裂象[197-198]。高级别 PanIN 具有更多的与浸润癌相同的基因突变，但除了 KRAS 之外，其他基因突变的发生率较低。尽管在高级别 PanIN 中无 SMAD4 突变，缺乏与腺癌浸润成分的相关性，但 p16/CDKN2A、TP53、ARID1A、PIK3CA、TGFBR2 和 BRCA2 可发生突变[203]。RNF43 与 GNAS 突变除了见于黏液性囊性肿瘤、IPMN，还可见于

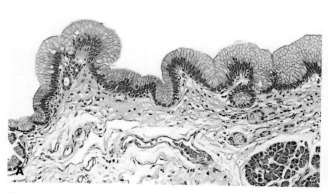

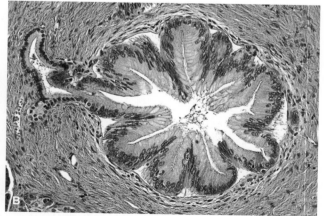

图 29.48   低级别 PanIN。A. 正常的立方至低柱状导管上皮细胞被顶端富含黏蛋白的高柱状上皮细胞替代，此例中无乳头形成（过去称为 PanIN-1A），胞核仍位于基底部，轻度假复层改变。B. 另一区域的细胞学特点类似，但有乳头形成（过去称为 PanIN-1B）。图中可见病变与正常导管上皮（左）的过渡

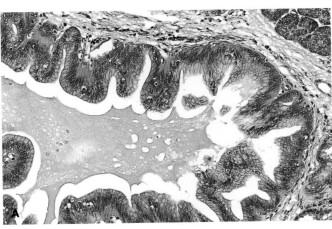
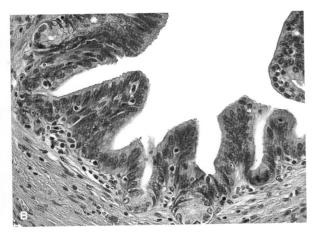

图 29.49　低级别 PanIN。A. 细胞核假复层排列，部分细胞核极性丧失。B. 高倍镜下，细胞核增大，中度异型，细胞核重叠。这种异型性的程度过去称为 PanIN-2

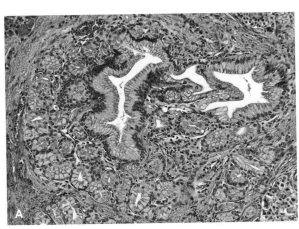
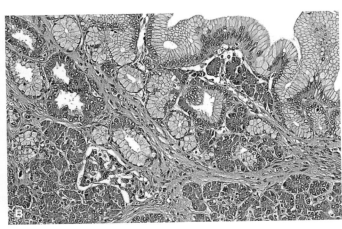

图 29.50　低级别 PanIN。A. 可累及大导管周围聚集的小导管，从而形成簇状分布的黏液性腺体。B. 当导管系统中最小的导管受累时，低级别 PanIN 可以紧邻腺泡细胞

一般的侵袭性导管腺癌及高级别 PanIN[203]。已证实在 PanIN 中，基因 *ppENK*、*TSLC1* 和 *p16* 可发生启动子甲基化，且从低级别到高级别其发生率逐渐升高[204-205,189-194]。Ki-67 标记结果显示，细胞增殖指数也随病变级别升高而增加[206]。

　　胰腺内常出现不同级别 PanIN 共存的现象，不同级别病变间逐渐过渡。低级别与高级别 PanIN 都与浸润性导管腺癌相关[115,186-187]，高级别 PanIN 常

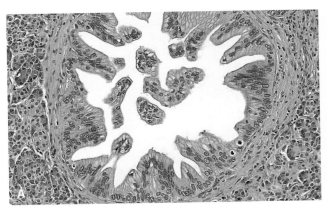
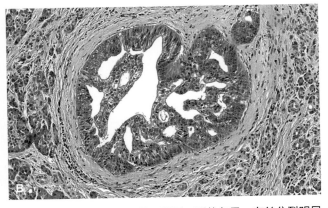

图 29.51　高级别 PanIN 中，细胞核极性完全丧失，杂乱排列的细胞簇突入管腔。A. 核显著不规则，形状各异，有丝分裂明显增多。B. 高级别 PanIN 的结构异常还可表现为筛状结构，核异型性显著

同时伴有侵袭性导管腺癌[186-187]，很少单独发生且不伴侵袭[200,203]。遗传学研究结果支持PanIN可进展为癌的观点，但发生率与所需时间尚不确定。低级别PanIN的发生率似乎更低，所需时间更长。PanIN的部分细胞能产生大量中性黏蛋白及唾液黏蛋白，但硫黏蛋白不如正常导管细胞丰富[108]。这些细胞所含黏蛋白的组织化学和免疫组织化学特征类似于胃的表层黏膜，或幽门腺[116,188]。幽门腺细胞与胃小凹上皮细胞的形态学差异很小，常规光镜检查难以区分。从低级别PanIN进展到高级别PanIN，肿瘤相关糖蛋白的含量也增加，如CEA、B72.3和CA125[115]。

鳞状上皮化生可见于1/3的胰腺组织[19,174]。鳞状上皮化生可发生于主胰管和大的小叶间导管，但最常见于小叶内导管和闰管，化生细胞可延伸进入腺泡中央（图29.52）。鳞状上皮化生伴有角化或颗粒细胞层的情况较罕见，多见于慢性胰腺炎晚期（图29.53）。因此，有人曾建议将其命名为"多层化生"和"过渡型化生"[174]。组织学上，化生的复层鳞状

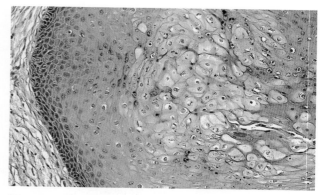

图 29.53　导管鳞状上皮化生伴角化罕见

上皮表现不成熟，表层呈轻度扁平。腔面的黏液细胞层可保留。小导管及闰管的化生可充满管腔，并使之完全消失。多数情况下，鳞状上皮化生与慢性胰腺炎有关，没有证据表明这是一种瘤前病变。当胰腺的鳞化呈囊性，内衬上皮样细胞的胰腺囊性病变，称为"胰腺导管鳞状囊肿"[207]。

嗜酸性改变常见于泡心细胞，而嗜酸细胞化生常见于闰管及小叶内导管[104,208-209]。这些化生的嗜酸细胞的细胞质内嗜酸性颗粒丰富（线粒体聚集所致），核可增大，核仁明显（图29.54）。有时可见簇集的小导管受累。与黏液化生和鳞状上皮化生一样，嗜酸细胞化生可能与慢性炎症有关，但也可不伴其他异常表现[19,210]。有人认为导管所发生的嗜酸细胞化生是一种瘤前病变[211]，但目前尚未发现其具有分子遗传学异常。

导管上皮内可见到杯状细胞，特别是Vater壶腹附近的主胰管内[1,107]。此外，小导管内有时可见到单独的杯状细胞，推测是一种化生性改变（图29.55）[174,179]。与低级别PanIN不同，这些杯状细

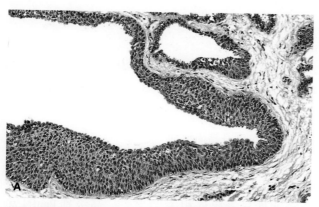

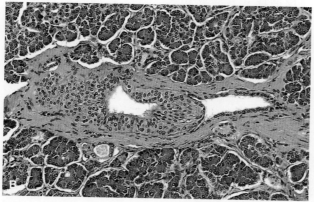

图 29.52　导管鳞状上皮化生。A. 多层不成熟的鳞状上皮细胞，不伴角化。鳞化可累及较大导管。B. 较小的小叶间导管部分受累

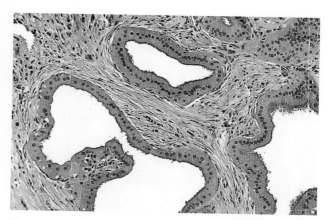

图 29.54　嗜酸细胞化生累及小导管。本例胰腺炎伴有纤维化

胞单个散在，杯状外形更为明显，富含黏液。据推测，这代表肠化生，而非 PanIN 所发生的胃型化生。取代导管上皮的黏液细胞可具有肠上皮所有的组织学和免疫组织化学特征[211]，但这种情况很少见。若出现真正的肠上皮，细胞假复层排列，核拉长，免疫标记表达 MUC2 和 CDX2，这种情况常见于 IPMNs[212-213]，病变常延伸入小导管内，这是肿瘤性病变，需与导管的肠化生相鉴别。

小导管有时可部分或全部被腺泡细胞替代。当这种改变仅限于局部时，称为腺泡化生[3,214]。当区域较大，呈囊性改变，内衬良性腺泡细胞，称"腺泡细胞囊腺瘤"或"腺泡囊性转化"[215-217]。在镜下对腺泡化生的区域进行分类，有时候是比较主观的。腺泡化生表现为导管内单个散在或簇状分布的腺泡细胞，这些腺泡细胞与正常腺泡表现一致（图 29.56）。免疫组织化学标记胰蛋白酶、糜蛋白酶或 BCL10 有助于识

别腺泡化生，但需要注意区分真正的腺泡细胞顶部细胞质内的颗粒着色，与导管腔内细胞表面沉积的含酶分泌物着色（图 29.15）。

导管的另一种常见改变为导管扩张。多见于（但非仅见于）患有慢性胰腺炎的老年人[15,19,218]，主要由导管阻塞引起。扩张的导管可增至数毫米，有时肉眼可见。主胰管扩张至 4mm 以上的情况见于 16% 的尸检胰腺标本中[15]。由于扩张的导管常扭曲，膨胀部分比较局限，因此，横切面可表现为单发或多发小囊肿（潴留囊肿）（图 29.57A）。连续切片并仔细观察，可以发现这些囊肿与导管系统的延续性。潴留囊肿一般大体可见，大部分单房，与主胰管无连接，直径可达数厘米。内衬上皮可发生 PanIN，常为低级别 PanIN，但有时也可见到高级别 PanIN（图 29.57B）。伴有 PanIN 的潴留囊肿与 IPMNs 的鉴别很困难[219-224]，人们已在尝试建立统一的诊断标准[198,199]。一般来说，多囊性病变伴微乳头或真性乳头，称为 IPMNs，超过 1cm 的孤立性囊肿，伴扁平上皮被认为是单纯的黏液潴留囊肿。

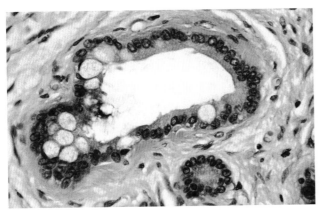

图 29.55　杯状细胞化生累及小导管。烧瓶型杯状细胞不同于低级别 PanIN 的黏液柱状细胞

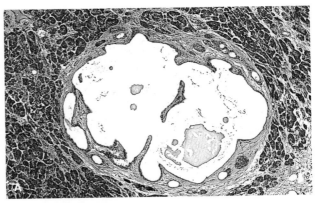

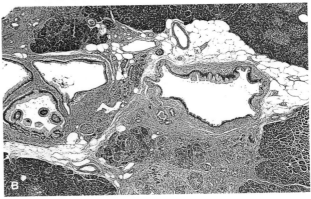

图 29.57　导管扩张。A. 扩张的导管可内衬与正常导管上皮相似的扁平立方上皮。B. 或被 PanIN 累及后，常呈导管内乳头状黏液性肿瘤及单纯黏液囊肿的形态学特征

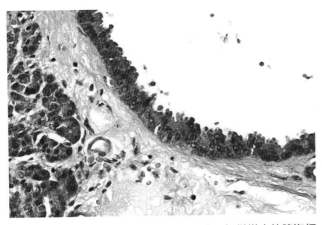

图 29.56　小叶间导管出现部分腺泡化生，轻微增大的腺泡细胞取代正常导管的立方上皮

4.3 胰岛细胞

胰岛增生是指相对于同一年龄段胰腺内正常胰岛含量而言，胰岛的大小或数量出现绝对性增加。单个紧凑型胰岛的直径超过 250μm 时可视为增生[225]。但难以评估整个胰腺内胰岛的总量是否增多。影响评估的因素很多，其中多数与胰腺萎缩有关，在这些因素的影响下，胰岛的数量似乎有所增加，但实际并没有，只是外分泌部分体积减少造成的假象（见后文）。此外，胰腺不同区域内胰岛的密度也不尽相同。因此，诊断胰岛增生必须采用一些客观地评估胰岛含量的方法，而不是简单的对胰岛数量进行随机观察。与婴儿胰岛增生相关的疾病有关，包括贝 - 维综合征、妊娠期糖尿病、新生儿红细胞增多症及高胰岛素血症性低血糖（PNHH）[108]；高胰岛素血症的成人患者也可有胰岛增生[226]。胰岛增生可以来自胰岛细胞的增生，也可能是未定型祖细胞发育形成新的胰岛细胞[136]。不同类型细胞的分布特征一般得以保存。β 细胞数量可相对增多，部分可发生肥大。

在不伴有胰岛素瘤的情况下，β 细胞功能紊乱可导致 PNHH，与之伴随的形态学表现被描述为胰岛细胞增生症[227-231]。此病一般见于新生儿和婴儿，称为新生儿持续性 PNHH，罕见情况下，成人也可发生类似的改变。形态学特征包括胰岛内 β 细胞肥大、胰岛细胞与小导管关系密切（小导管胰岛复合体）、胰岛异常聚集。这些改变在新生儿最为明显。胰岛细胞增生症可分为局限型和弥漫型[227]。局限型胰岛细胞增生症表现为局限性结节，类似于胰岛素瘤，但多数情况下，仅是与小导管有关的胰岛样细胞簇异常聚集（图 29.58）。病变内的一些细胞核增大，胰腺内其余胰岛表现正常。弥漫型病变累及所有胰岛，且不形成局灶性胰岛聚集。本型的主要表现是 β 细胞核增大、深染。正常新生儿中，β 细胞核的大小存在一定范围的变化，但胰岛细胞增生症时，细胞核体积较同龄对照组增大 40%。免疫组织化学研究显示，两型胰岛细胞增生症内的胰岛均保留正常的多肽细胞构成。遗传学研究发现，PNHH 的发生包含多种基因如 ABCC8 和 KCNJ11 的突变，可启动 β 细胞膜上的 ATP 敏感性 K^+ 通道（K_{ATP}），表明 PNHH 有功能性

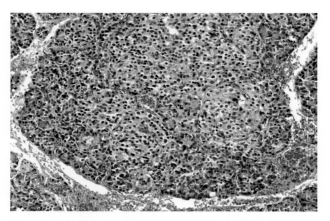

图 29.58 患有 PNHH 的婴儿胰腺组织。局部表现为胰岛细胞增生症，聚集的胰岛被细的腺泡带分隔

变化，而不仅仅是 β 细胞数量的增多[232-235]。

胰腺外分泌部萎缩可形成胰岛数量增多的假象，过去称为"胰岛聚集"，并非真正的胰岛增生。慢性胰腺炎发展过程中，外分泌部进行性萎缩，最终导致大多数腺泡和导管消失，仅残留包埋在纤维组织或脂肪组织中的胰岛（图 29.59）[182]。此病变可仅累及胰腺的一个小叶，但严重的慢性胰腺炎患者，累及广泛。胰岛聚集，常常与内分泌细胞全面丧失有关，需与真性胰岛细胞增生相鉴别。重度萎缩的区域内，簇状分布的胰岛可类似于巢状排列的实性肿瘤，如胰腺神经内分泌肿瘤（图 29.60）。胰腺周围脂肪组织中也可见到孤立的胰岛。当胰岛萎缩累及胰头，不同于胰尾紧凑型胰岛的排列方式，镜下见胰岛弥散性分布，呈小簇状、条索状，以及重度萎缩时的单个分布的胰岛细胞（图 29.61）。与大多数胰腺神经内分泌肿瘤

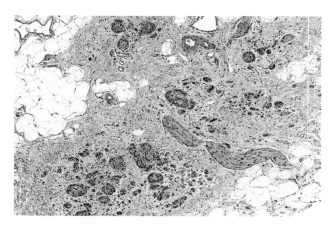

图 29.59 紧凑型胰岛表现的胰岛聚集。重度萎缩的胰腺，外分泌部完全消失，仅残留包埋于纤维组织中的簇状胰岛

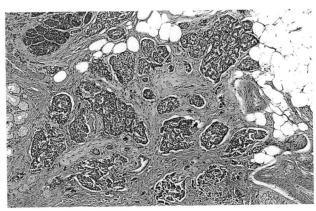

图 29.60　当外分泌部完全萎缩后，残留的内分泌部聚集，可形似肿瘤。细胞巢可分界不清，彼此被纤维组织分隔，部分可延伸入胰腺周围脂肪组织内

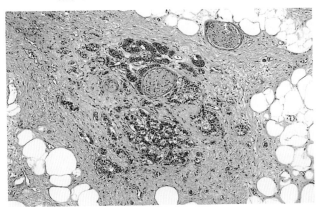

图 29.61　弥漫型胰岛所在区域的外分泌部萎缩，可表现为单个细胞和细胞条索的假浸润

相比，胰岛聚集的边界不清，周围常伴胰腺炎早期改变及腺泡萎缩不全。免疫组织化学标记特异性多肽有助于疑难病例的诊断。胰岛聚集时，包含大部分的多肽细胞，其数量和分布基本正常，但 α 细胞和 PP 细胞的相对比例可能增加[135,236]。虽然神经内分泌肿瘤可表达一种以上的肽类，但所有正常肽类均表达、且保持正常数量的情况极为罕见，此外肿瘤还可表达正常胰岛不具有的肽类（血管活性肠肽或胃泌素）。需要记住的是，与紧凑型胰岛相比，弥散型胰岛含有不同的肽类细胞构成（丰富的 PP 细胞）（图 29.62）。慢性胰腺炎中可见到的另一种胰岛细胞的假瘤性改变是神经浸润（图 29.63）。小簇状胰岛细胞可围绕神经分布，类似于神经浸润，而后者是胰腺导管腺癌的常见特征。幸运的是，良性腺体浸润神经的现象极为罕见。免疫组织化学标记嗜铬粒蛋白有助于鉴别良性神经浸润与腺癌的神经浸润。

当胰岛内出现扩张的充血腔隙时，称为紫癜样胰岛（图 29.64）。曾有文献报道过一例多发性神经内分泌瘤 I 型（multiple endocrine neoplasia，MEN-I）患者，他的胰腺也伴多发的神经内分泌肿瘤[237]，但紫癜样胰岛通常见于正常的胰腺组织。其病因和意义尚不清楚。电镜观察，这些充血的腔隙无内皮细胞衬覆。

老年人胰岛内，血管周围可见淀粉或淀粉样物质沉积（图 29.65），尤其是非胰岛素依赖型（II 型）糖尿病患者[238-239]。这些淀粉样物质的生化特征不同于系统性淀粉样变性，两者之间没有关联。胰岛淀粉样变性时，透明变的间质仅限于胰岛内。因慢性胰腺炎或其他病因导致胰腺实质广泛纤维化时，胰岛也可受累（胰岛纤维化），但这种透明变的间质不具有淀粉样蛋白的超微结构特征[239]。

4.4　慢性胰腺炎、萎缩和纤维化

慢性胰腺炎有多种病因，包括慢性酒精中毒、导管阻塞、自身免疫性疾病、营养不良和遗传因素等[240-246]。虽然不同病因导致的病变部位不同，但大多数类型的胰腺炎（除自身免疫性胰腺炎之外）其组织学特征相似，尤其是到了纤维化和萎缩都非常明显的终末阶段[19]。事实上，在手术切除的胰腺标本或尸检标本中，局灶纤维化和萎缩（慢性胰腺炎的组织学特征）是常见的发现，并常被描述为"灶性慢性胰腺炎"，但与临床的慢性胰腺炎关系不大。

当慢性胰腺炎较为局限时，其临床、影像学及大体检查均可能类似于胰腺癌，组织学表现也常类似于肿瘤。纤维化早期，病变主要分布于小叶周边，腺泡萎缩不明显，可见慢性炎症细胞浸润（图 29.66A）。随着慢性胰腺炎继续发展，纤维化累及整个小叶，胰腺结构显著变形。外分泌部进行性萎缩，最终，腺泡成分完全消失。导管扩张，外形不规则（图 29.66B）。最后，导管也可消失，只见脂肪或纤维结缔组织内残留的胰岛。导管结扎诱导胰腺炎的实验中，腺泡萎缩，可伴坏死和凋亡[247-248]，最终形成致密排列的叶状导管结构。腺泡萎缩后，剩余的小导管和胰岛被纤维组织包绕，结构扭曲（图 29.66C），呈假浸润表现。有时可见小导管胰岛复合体（图 29.67）。胰腺被纤维组织取代后，体积变小，质地

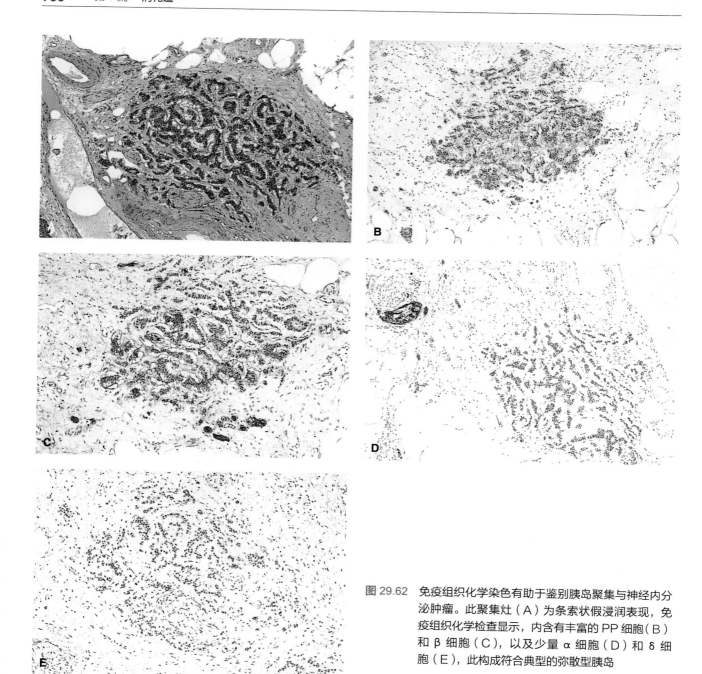

图 29.62 免疫组织化学染色有助于鉴别胰岛聚集与神经内分泌肿瘤。此聚集灶（A）为条索状假浸润表现，免疫组织化学检查显示，内含有丰富的 PP 细胞（B）和 β 细胞（C），以及少量 α 细胞（D）和 δ 细胞（E），此构成符合典型的弥散型胰岛

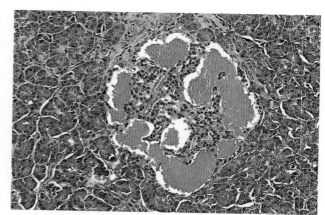

图 29.63 慢性胰腺炎中，胰岛细胞的神经浸润类似于癌

图 29.64 胰岛内出现扩张的充血腔隙，称为紫癜样胰岛。可能没有临床意义

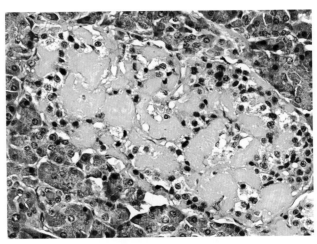

图 29.65　胰岛内的血管周围可出现淀粉样透明变性，多见于2 型糖尿病老年患者。腺泡周围组织不发生纤维化

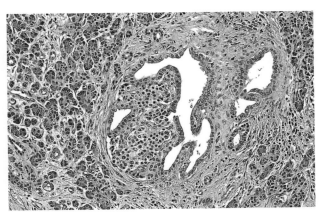

图 29.67　成年患者轻度慢性胰腺炎的小导管胰岛复合体。小导管周围有内分泌细胞巢围绕，此发现并不代表真正的胰岛细胞增生

变硬，在此阶段，炎症细胞稀疏，聚集于小神经周围[174]。尤其是慢性酒精中毒所致的慢性胰腺炎，可见导管扩张、钙化和导管内结石[249]。虽然在侵袭性腺癌中常常见到慢性胰腺炎，但与腺癌伴发的慢性胰腺炎是肿瘤阻塞导管之后的继发改变，而不是发生肿瘤的先决条件。事实上，通过对胰腺癌遗传易感性升高的患者进行研究，发现这些患者体内存在不连续的慢性胰腺炎区域（小叶萎缩），这些区域与 PanIN 累及的导管有关；部分病变甚至可通过影像学检查发现[250]。

活检标本中，慢性胰腺炎与浸润性导管腺癌的鉴别非常具有挑战性[210]。纤维化区域内扭曲的导管和小导管与导管腺癌非常相似，纤维化的间质也类似于导管腺癌的促结缔组织性间质反应。支持慢性胰腺炎诊断的特征包括簇集的小导管保留小叶状

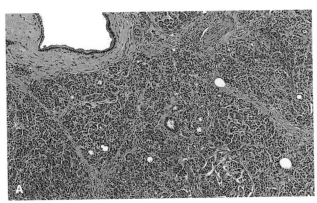

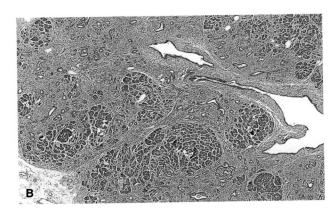

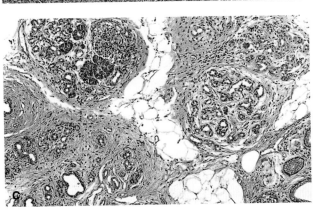

图 29.66　慢性胰腺炎的进展。A. 早期阶段，纤维化局限于导管周围和腺体的间隔区域。小叶内见到明显的小导管。有散在的慢性炎症细胞聚集灶。B. 慢性胰腺炎进一步发展，纤维化程度加重，可见残留的腺泡小叶。导管扩张。C. 慢性胰腺炎终末阶段。大多数腺泡组织萎缩，纤维脂肪性间质内仅残留叶状聚集的小导管和胰岛

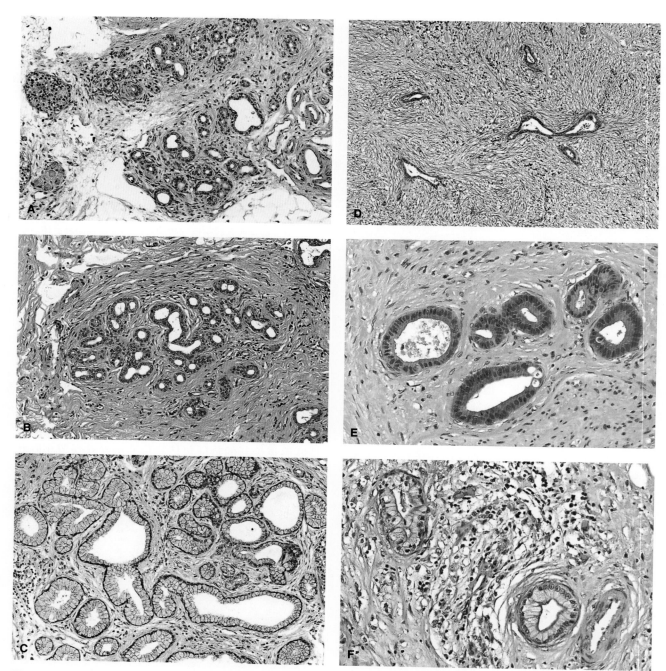

图 29.68   慢性萎缩性胰腺炎与高分化导管腺癌中导管的对比。A. 慢性胰腺炎中，小导管的叶状排列模式得以保留，大的分支导管周围有聚集的小的管状腺体围绕，还可见残留的胰岛。B. 高倍镜下，导管细胞表现一致，细胞核圆形，细胞学特性相似。C. 伴有黏液化生的区域内，小叶状结构可能不明显，但腺体呈良性细胞学表现，核均匀一致，位于细胞底部。D. 浸润性腺癌中，腺体缺乏小叶状排列，腺体成角，外形不规则，伴有促结缔组织性间质。E. 一些病例可能没有明显的促结缔组织反应，腺体仍为圆形，但细胞存在异型性，偶可见巨核、核极性丧失和核分裂象。F. 一些浸润性癌的腺体几乎不能与良性导管区分。与毗邻的良性腺体相比，高分化腺癌的腺体（左上）核极性明显丧失。此腺体邻近肌性动脉，腺体位置异常也是诊断恶性的重要线索

结构、腺体处于正常位置、细胞核的形态一致（图
29.68A～C）。支持导管腺癌的特征包括不规则排列
的单个成角腺体浸润间质、腺体位置异常（邻近肌性
动脉[159]，位于神经束膜内、血管内，或直接附着于
脂肪细胞）、显著的细胞异型性（细胞核大小及形状
各异、巨核、核极性丧失）、间质内可见单个细胞或
小簇状细胞（图 29.68D～F，图 29.69）。腺细胞神经
浸润，高度提示为癌，但要注意，罕见情况下，良性
腺体也可出现于神经束膜内（图 29.70）。另外，非肿
瘤性胰岛细胞出现在神经周围时，不要误诊为癌。由
于部分高分化腺癌的细胞核改变不明显，只有通过与
明显的良性腺体比较才有助诊断，因此，活检标本中

同时存在良性与恶性两种成分是利于诊断的。遗憾的
是，胰腺活检标本一般都较小，很难观察到所有的特
征。即使标本中有癌存在，也可能只是 2～3 个有特
征的腺体。临床甚至有时会用穿刺活检标本做冰冻切
片检查，出现的人为假象使诊断变得更加困难。即使
是经验丰富的病理医师，当面对少许非典型腺体时，
也难以确定良性与恶性。连续切片检查，有时可能发
现其他具有诊断意义的特征。免疫组织化学有助于
发现癌的异常特点。大多数良性腺体不表达 CEA、
B72.3、CA125 及 p53[115]，所有良性腺体均完整表
达 Dpc4 蛋白。与之相反，大部分胰腺癌的胞质弥漫
表达 CEA、75% 表达 B72.3、50%～75% 表达 p53、
45% 表达 CA125、55% 显示 Dpc4 蛋白完全丢失（图
29.71）[252]。Mesothelin 阳性也支持腺癌的诊断[212]。

导管长期阻塞所致的胰腺实质萎缩常伴有脂肪浸
润。罕见情况下，脂肪小叶间可见到胰岛（图 29.72）。
脂肪浸润主要见于 Shwachman 综合征，这是一种非
常罕见的常染色体隐性遗传综合征，累及胰腺、骨髓
和骨骼[253]。脂肪浸润可导致胰腺体积增大，但实质
组织减少，外分泌功能不足[19]。当脂肪组织含量超
过胰腺总体积的 25% 时，称为"脂过多症"或"脂
肪瘤样假性肥大"（图 29.73）。脂肪组织在胰腺内的
分布不规则，局限于一处时，影像学检查与胰腺肿瘤
类似[254]。脂过多症通常与实质萎缩有关，常见于老
年人[15]。其他相关因素包括成人型糖尿病和全身性

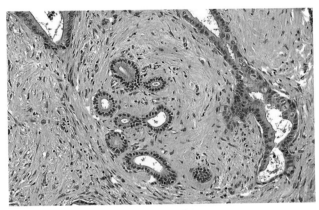

图 29.69　浸润性腺癌的标本中含有两类不同的细胞，有助于诊断。本例中，小叶状结构聚集形成的良性导管与腺癌中外形不规则的异型腺体形成鲜明对比

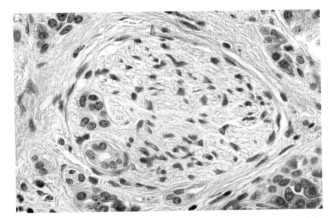

图 29.70　慢性胰腺炎中，良性腺体浸润外周神经，罕见（经允许引自：Hruban RH, Pit- man MB, Klimstra DS. Tumors og the pancreas.In: Silverberg SG, Sobin LH, eds. Atlasoftumorpathology. 4thseries.Washington, DC: American Registry of Pathology; 2006.）

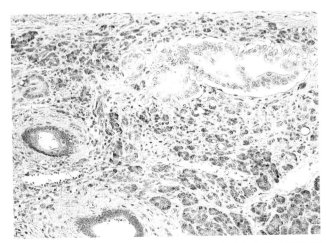

图 29.71　免疫组织化学 Dpc4 染色，正常腺泡细胞和导管细胞的细胞质和细胞核呈阳性，而浸润性癌的肿瘤细胞呈阴性

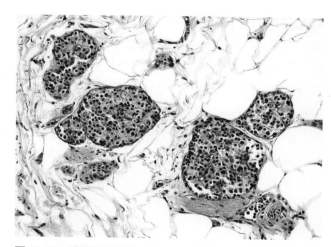

图 29.72 胰腺重度萎缩，残存的胰岛完全由脂肪组织围绕

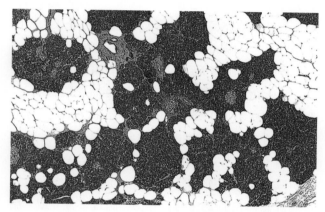

图 29.73 胰腺脂过多症，脂肪组织的含量超过胰腺总体积的 25%。本例中，残留的胰腺实质不一定呈慢性萎缩性胰腺炎改变

动脉粥样硬化，以老年人多见。胰腺脂过多症不一定与常见的肥胖有关[15]。

参考文献

[1] Fawcett DW. *Bloom and Fawcett: A Textbook of Histology*. 12th ed. New York: Chapman and Hall; 1994.

[2] Moore K, Dalley AF, Agur AMR. *Clinically Oriented Anatomy*. 8th ed. Philadelphia, PA: LWW; 2017.

[3] Lack EE. *Pathology of the Pancreas, Gallbladder, Extrahepatic Biliary Tract, and Ampullary Region*. New York: Oxford University Press, Inc; 2003.

[4] Skandalakis LJ, Rowe JS Jr., Gray SW, et al. Surgical embryology and anatomy of the pancreas. *Surg Clin North Am* 1993; 73(4):661–697.

[5] Pansky B. Anatomy of the pancreas. Emphasis on blood supply and lymphatic drainage. *Int J Pancreatol* 1990;7(1-3): 101–108.

[6] Bockman DE. Anatomy of the pancreas. In: Go VL, Brooks FP, DiMagno EP, et al, eds. *The Exocrine Pancreas. Biology, Pathobiology, and Diseases*. New York: Raven Press; 1986:1–7.

[7] Verbeke CS. Resection margins and R1 rates in pancreatic cancer—are we there yet? *Histopathology* 2008;52(7): 787–796.

[8] Ibukuro K. Vascular anatomy of the pancreas and clinical applications. *Int J Gastrointest Cancer* 2001;30(1-2):87–104.

[9] Okahara M, Mori H, Kiyosue H, et al. Arterial supply to the pancreas; variations and cross-sectional anatomy. *Abdom Imaging* 2010;35(2):134–142.

[10] Bertelli E, Di Gregorio F, Bertelli L, et al. The arterial blood supply of the pancreas: A review. IV. The anterior inferior and posterior pancreaticoduodenal aa., and minor sources of blood supply for the head of the pancreas. An anatomical review and radiologic study. *Surg Radiol Anat* 1997;19(4):203–212.

[11] Bertelli E, Di Gregorio F, Bertelli L, et al. The arterial blood supply of the pancreas: A review. II. The posterior superior pancreaticoduodenal artery. An anatomical and radiological study. *Surg Radiol Anat* 1996;18(1):1–9.

[12] Bertelli E, Di Gregorio F, Bertelli L, et al. The arterial blood supply of the pancreas: A review. I. The superior pancreaticoduodenal and the anterior superior pancreaticoduodenal arteries. An anatomical and radiological study. *Surg Radiol Anat* 1995;17(2):97–106, 101–103.

[13] Navas V, O'Morchoe PJ, O'Morchoe CC. Lymphatic system of the rat pancreas. *Lymphology* 1995;28(1):4–20.

[14] Cubilla AL, Fortner J, Fitzgerald PJ. Lymph node involvement in carcinoma of the head of the pancreas area. *Cancer* 1978; 41(3):880–887.

[15] Stamm BH. Incidence and diagnostic significance of minor pathologic changes in the adult pancreas at autopsy: A systematic study of 112 autopsies in patients without known pancreatic disease. *Hum Pathol* 1984;15(7):677–683.

[16] Heitz PU, Beglinger C, Gyr K. Anatomy and physiology of the exocrine pancreas. In: Kloppel G, Heitz PU, eds. *Pancreatic Pathology*. New York: Churchill-Livingstone; 1984:3–21.

[17] Saisho Y, Butler AE, Meier JJ, et al. Pancreas volumes in humans from birth to age one hundred taking into account sex, obesity, and presence of type-2 diabetes. *Clin Anat* 2007; 20(8):933–942.

[18] Birnstingl M. A study of pancreatography. *Br J Surg* 1959; 47:128–139.

[19] Cubilla AL, Fitzgerald PJ. Tumors of the exocrine pancreas. In: Hartmann WH, Sobin LH, eds. *Atlas of Tumor Pathology. 2nd Series, Fascicle 19*. Washington, DC: Armed Forces Institute of Pathology; 1984.

[20] Kozu T, Suda K, Toki F. Pancreatic development and anatomical variation. *Gastrointest Endosc Clin N Am* 1995;5(1):1–30.

[21] Noe M, Rezaee N, Asrani K, et al. Immunolabeling of cleared human pancreata provides insights into threedimensional pancreatic anatomy and pathology. *Am J Pathol* 2018;188(7):1530–1535.

[22] Baggenstoss AH. Major duodenal papilla. Variations of pathologic interest and lesions of the mucosa. *Arch Pathol* 1938;26:853–868.

[23] DiMagno EP, Shorter RG, Taylor WF, et al. Relationships between pancreaticobiliary ductal anatomy and pancreatic ductal and parenchymal histology. *Cancer* 1982;49(2): 361–368.

[24] Flati G, Flati D, Porowska B, et al. Surgical anatomy of the papilla of Vater and biliopancreatic ducts. *Am Surg* 1994; 60(9):712–718.

[25] Frierson HF Jr. The gross anatomy and histology of the gallbladder, extrahepatic bile ducts, Vaterian system, and minor papilla. *Am J Surg Pathol* 1989;13(2):146–162.

[26] Larsen HL, Grapin-Botton A. The molecular and morphogenetic basis of pancreas organogenesis. *Semin Cell Dev Biol* 2017;66:51–68.

[27] Jennings RE, Berry AA, Strutt JP, et al. Human pancreas development. *Development* 2015;142(18):3126–3137.

[28] Watt AJ, Zhao R, Li J, et al. Development of the mammalian liver and ventral pancreas is dependent on GATA4. *BMC Dev Biol* 2007;7:37.

[29] Edlund H. Pancreas: How to get there from the gut? *Curr Opin*

Cell Biol 1999;11(6):663–668.

[30] Dassaye R, Naidoo S, Cerf ME. Transcription factor regulation of pancreatic organogenesis, differentiation and maturation. *Islets* 2016;8(1):13–34.

[31] Burlison JS, Long Q, Fujitani Y, et al. Pdx-1 and Ptf1a concurrently determine fate specification of pancreatic multipotent progenitor cells. *Dev Biol* 2008;316(1):74–86.

[32] Gu G, Dubauskaite J, Melton DA. Direct evidence for the pancreatic lineage: NGN3+ cells are islet progenitors and are distinct from duct progenitors. *Development* 2002;129(10): 2447–2457.

[33] Bastidas-Ponce A, Scheibner K, Lickert H, et al. Cellular and molecular mechanisms coordinating pancreas development. *Development* 2017;144(16):2873–2888.

[34] Bechard ME, Bankaitis ED, Hipkens SB, et al. Precommitment low-level Neurog3 expression defines a long-lived mitotic endocrine-biased progenitor pool that drives production of endocrine-committed cells. *Genes Dev* 2016;30(16): 1852–1865.

[35] Murtaugh LC, Stanger BZ, Kwan KM, et al. Notch signaling controls multiple steps of pancreatic differentiation. *Proc Natl Acad Sci U S A* 2003;100(25):14920–14925.

[36] Afelik S, Jensen J. Notch signaling in the pancreas: Patterning and cell fate specification. *Wiley Interdiscip Rev Dev Biol* 2013; 2(4):531–544.

[37] Qu X, Afelik S, Jensen JN, et al. Notch-mediated posttranslational control of Ngn3 protein stability regulates pancreatic patterning and cell fate commitment. *Dev Biol* 2013;376(1):1–12.

[38] Hebrok M. Hedgehog signaling in pancreas development. *Mech Dev* 2003;120(1):45–57.

[39] Villasenor A, Chong DC, Henkemeyer M, et al. Epithelial dynamics of pancreatic branching morphogenesis. *Development* 2010;137(24):4295–4305.

[40] Zhou Q, Law AC, Rajagopal J, et al. A multipotent progenitor domain guides pancreatic organogenesis. *Dev Cell* 2007;13(1):103–114.

[41] Chong JM, Fukayama M, Shiozawa Y, et al. Fibrillary inclusions in neoplastic and fetal acinar cells of the pancreas. *Virchows Arch* 1996;428(4-5):261–266.

[42] Laitio M, Lev R, Orlic D. The developing human fetal pancreas: An ultrastructural and histochemical study with special reference to exocrine cells. *J Anat* 1974;117(Pt 3): 619–634.

[43] Lebenthal E, Lev R, Lee PC. Prenatal and postnatal development of the human exocrine pancreas. In: Go VL, Brooks FP, DiMagno EP, et al., eds. *The Exocrine Pancreas. Biology, Pathobiology, and Diseases*. New York: Raven Press; 1986: 33–43.

[44] Hassan MO, Gogate PA. Malignant mixed exocrineendocrine tumor of the pancreas with unusual intracytoplasmic inclusions. *Ultrastruct Pathol* 1993;17(5):483–493.

[45] Klimstra DS, Heffess CS, Oertel JE, et al. Acinar cell carcinoma of the pancreas. A clinicopathologic study of 28 cases. *Am J Surg Pathol* 1992;16(9):815–837.

[46] Klimstra DS, Rosai J, Heffess CS. Mixed acinar-endocrine carcinomas of the pancreas. *Am J Surg Pathol* 1994;18(8):765–778.

[47] Klimstra DS, Wenig BM, Adair CF, et al. Pancreatoblastoma. A clinicopathologic study and review of the literature. *Am J Surg Pathol* 1995;19(12):1371–1389.

[48] Tucker JA, Shelburne JD, Benning TL, et al. Filamentous inclusions in acinar cell carcinoma of the pancreas. *Ultrastruct Pathol* 1994;18(1-2):279–286.

[49] Gouzi M, Kim YH, Katsumoto K, et al. Neurogenin3 initiates stepwise delamination of differentiating endocrine cells during pancreas development. *Dev Dyn* 2011;240(3):589–604.

[50] Jeon J, Correa-Medina M, Ricordi C, et al. Endocrine cell clustering during human pancreas development. *J Histochem Cytochem* 2009;57(9):811–824.

[51] Clark A, Grant AM. Quantitative morphology of endocrine cells in human fetal pancreas. *Diabetologia* 1983;25(1): 31–35.

[52] Grasso S, Palumbo G, Fallucca F, et al. The development and function of the endocrine pancreas of fetuses and infants born to normal and diabetic mothers. *Acta Endocrinol Suppl (Copenh)* 1986;277:130–135.

[53] Robb P. The development of the islets of Langerhans in the human foetus. *Q J Exp Physiol Cogn Med Sci* 1961;46: 335–343.

[54] Conklin JL. Cytogenesis of the human fetal pancreas. *Am J Anat* 1962;111:181–193.

[55] Puri S, Hebrok M. Dynamics of embryonic pancreas development using real-time imaging. *Dev Biol* 2007;306(1): 82–93.

[56] Albores-Saavedra J, Gould EW, Angeles-Angeles A, et al. Cystic tumors of the pancreas. *Pathol Annu* 1990;25(Pt 2): 19–50.

[57] Compagno J, Oertel JE. Mucinous cystic neoplasms of the pancreas with overt and latent malignancy (cystadenocarcinoma and cystadenoma). A clinicopathologic study of 41 cases. *Am J Clin Pathol* 1978;69(6):573–580.

[58] Khan N, Dandan W, Al Hassani N, et al. A newly-discovered mutation in the RFX6 gene of the rare Mitchell–Riley syndrome. *J Clin Res Pediatr Endocrinol* 2016;8(2):246–249.

[59] Duval H, Michel-Calemard L, Gonzales M, et al. Fetal anomalies associated with HNF1B mutations: Report of 20 autopsy cases. *Prenat Diagn* 2016;36(8):744–751.

[60] Haldorsen IS, Vesterhus M, Raeder H, et al. Lack of pancreatic body and tail in HNF1B mutation carriers. *Diabet Med* 2008;25(7):782–787.

[61] Balasubramanian M, Shield JP, Acerini CL, et al. Pancreatic hypoplasia presenting with neonatal diabetes mellitus in association with congenital heart defect and developmental delay. *Am J Med Genet A* 2010;152A(2):340–346.

[62] Schnedl WJ, Piswanger-Soelkner C, Wallner SJ, et al. Agenesis of the dorsal pancreas and associated diseases. *Dig Dis Sci* 2009;54(3):481–487.

[63] Klein WA, Dabezies MA, Friedman AC, et al. Agenesis of dorsal pancreas in a patient with weight loss and diabetes mellitus. *Dig Dis Sci* 1994;39(8):1708–1713.

[64] Wang JT, Lin JT, Chuang CN, et al. Complete agenesis of the dorsal pancreas—a case report and review of the literature. *Pancreas* 1990;5(4):493–497.

[65] England RE, Newcomer MK, Leung JW, et al. Case report: Annular pancreas divisum—a report of two cases and review of the literature. *Br J Radiol* 1995;68(807):324–328.

[66] Newman BM, Lebenthal E. Congenital abnormalities of the exocrine pancreas. In: Go VL, Brooks FP, DiMagno EP, et al., eds. *The Exocrine Pancreas. Biology, Pathobiology, and Diseases*. New York: Raven Press; 1986:773–782.

[67] Dowsett JF, Rode J, Russell RC. Annular pancreas: A clinical, endoscopic, and immunohistochemical study. *Gut* 1989;30(1): 130–135.

[68] Dimitriou I, Katsourakis A, Nikolaidou E, Noussios G. The main anatomical variations of the pancreatic duct system: Review of the literature and its importance in surgical practice. *J Clin Med Res* 2018;10(5):370–375.

[69] Adibelli ZH, Adatepe M, Imamoglu C, et al. Anatomic variations of the pancreatic duct and their relevance with the Cambridge classification system: MRCP findings of 1158 consecutive patients. *Radiol Oncol* 2016;50(4):370–377.

[70] Dawson W, Langman J. An anatomical-radiological study on the pancreatic duct pattern in man. *Anat Rec* 1961;139: 59–68.

[71] Pezzilli R. Pancreas divisum and acute or chronic pancreatitis. *JOP* 2012;13(1):118–119.

[72] Bertin C, Pelletier AL, Vullierme MP, et al. Pancreas divisum is not a cause of pancreatitis by itself but acts as a partner of genetic mutations. *Am J Gastroenterol* 2012;107(2): 311–317.

[73] Kimura K, Ohto M, Saisho H, et al. Association of gallbladder carcinoma and anomalous pancreaticobiliary ductal union. *Gastroenterology* 1985;89(6):1258–1265.

[74] Kinoshita H, Nagata E, Hirohashi K, et al. Carcinoma of the gallbladder with an anomalous connection between the choledochus and the pancreatic duct. Report of 10 cases and review of the literature in Japan. *Cancer* 1984;54(4): 762–769.

[75] Krishnamurty VS, Rajendran S, Korsten MA. Bifid pancreas. An unusual anomaly associated with acute pancreatitis. *Int J Pancreatol* 1994;16(2-3):179–181.

[76] Lai EC, Tompkins RK. Heterotopic pancreas. Review of a 26 year experience. *Am J Surg* 1986;151(6):697–700.

[77] Pang LC. Pancreatic heterotopia: A reappraisal and clinicopathologic analysis of 32 cases. *South Med J* 1988;81(10): 1264–1275.

[78] Tanaka K, Tsunoda T, Eto T, et al. Diagnosis and management of heterotopic pancreas. *Int Surg* 1993;78(1):32–35.

[79] Laughlin EH, Keown ME, Jackson JE. Heterotopic pancreas obstructing the ampulla of Vater. *Arch Surg* 1983;118(8): 979–980.

[80] Tsunoda T, Eto T, Yamada M, et al. Heterotopic pancreas: A rare cause of bile duct dilatation—report of a case and review of the literature. *Jpn J Surg* 1990;20(2):217–220.

[81] Seifert G. Congenital anomalies. In: Kloppel G, Heitz PU, eds. *Pancreatic Pathology*. New York: Churchill-Livingstone; 1984:22–26.

[82] Zhang Y, Sun X, Gold JS, et al. Heterotopic pancreas: A clinicopathological study of 184 cases from a single high-volume medical center in China. *Hum Pathol* 2016;55:135–142.

[83] Persson GE, Boiesen PT. Cancer of aberrant pancreas in jejunum. Case report. *Acta Chir Scand* 1988;154(10): 599–601.

[84] Tanimura A, Yamamoto H, Shibata H, et al. Carcinoma in heterotopic gastric pancreas. *Acta Pathol Jpn* 1979;29(2): 251–257.

[85] Goodarzi M, Rashid A, Maru D. Invasive ductal adenocarcinoma arising from pancreatic heterotopia in rectum: Case report and review of literature. *Hum Pathol* 2010;41(12): 1809–1813.

[86] Tsapralis D, Charalabopoulos A, Karamitopoulou E, et al. Pancreatic intraductal papillary mucinous neoplasm with concomitant heterotopic pancreatic cystic neoplasia of the stomach: a case report and review of the literature. *Diagn Pathol* 2010;5:4.

[87] Ma C, Gocke CD, Hruban RH, et al. Mutational spectrum of intraepithelial neoplasia in pancreatic heterotopia. *Hum Pathol* 2016;48:117–121.

[88] Sun Y, Wasserman PG. Acinar cell carcinoma arising in the stomach: A case report with literature review. *Hum Pathol* 2004;35(2):263–265.

[89] Chetty R, Weinreb I. Gastric neuroendocrine carcinoma arising from heterotopic pancreatic tissue. *J Clin pathol* 2004; 57(3):314–317.

[90] Landry ML, Sarma DP. Accessory spleen in the head of the pancreas. *Hum Pathol* 1989;20(5):497.

[91] Albores-Saavedra J. The Pseudometastasis. *Patologia* 1994;32: 63–71.

[92] Akao S, Bockman DE, Lechene de la Porte P, et al. Threedimensional pattern of ductuloacinar associations in normal and pathological human pancreas. *Gastroenterology* 1986; 90(3):661–668.

[93] Henderson JR, Daniel PM, Fraser PA. The pancreas as a single organ: The influence of the endocrine upon the exocrine part of the gland. *Gut* 1981;22(2):158–167.

[94] Williams JA, Goldfine ID. The insulin–acinar relationship. In: Go VL, Brooks FP, DiMagno EP, et al., eds. *The Exocrine Pancreas. Biology, Pathobiology, and Diseases*. New York: Raven Press;

1986:347–360.

[95] Hoorens A, Lemoine NR, McLellan E, et al. Pancreatic acinar cell carcinoma. An analysis of cell lineage markers, p53 expression, and Ki-ras mutation. *Am J Pathol* 1993;143(3): 685–698.

[96] La Rosa S, Franzi F, Marchet S, et al. The monoclonal anti-BCL10 antibody (clone 331.1) is a sensitive and specific marker of pancreatic acinar cell carcinoma and pancreatic metaplasia. *Virchows Arch* 2009;454(2):133–142.

[97] Bendayan M, Roth J, Perrelet A, et al. Quantitative immunocytochemical localization of pancreatic secretory proteins in subcellular compartments of the rat acinar cell. *J Histochem Cytochem* 1980;28(2):149–160.

[98] Kraehenbuhl JP, Racine L, Jamieson JD. Immunocytochemical localization of secretory proteins in bovine pancreatic exocrine cells. *J Cell Biol* 1977;72(2):406–423.

[99] Kern HF. Fine structure of the human exocrine pancreas. In: Go VL, Brooks FP, DiMagno EP, et al., eds. *The Exocrine Pancreas. Biology, Pathobiology, and Diseases*. New York: Raven Press; 1986:9–19.

[100] Palade G. Intracellular aspects of the process of protein synthesis. *Science* 1975;189(4200):347–358.

[101] Romagnoli P. Increases in apical plasma membrane surface paralleling enzyme secretion from exocrine pancreatic acinar cells. *Pancreas* 1988;3(2):189–192.

[102] Pallagi P, Hegyi P, Rakonczay Z Jr. The physiology and pathophysiology of pancreatic ductal secretion: The background for clinicians. *Pancreas* 2015;44(8):1211–1233.

[103] Kodama T. A light and electron microscopic study on the pancreatic ductal system. *Acta Pathol Jpn* 1983;33(2): 297–321.

[104] Greider MH. Oxyphil cells of the human pancreas. *Anat Rec* 1967;157:251.

[105] Delporte C. Aquaporins and gland secretion. *Adv Exp Med Biol* 2017;969:63–79.

[106] Burghardt B, Nielsen S, Steward MC. The role of aquaporin water channels in fluid secretion by the exocrine pancreas. *J Membr Biol* 2006;210(2):143–153.

[107] Roberts PF, Burns J. A histochemical study of mucins in normal and neoplastic human pancreatic tissue. *J Pathol* 1972;107(2):87–94.

[108] Solcia E, Capella C, Kloppel G. Tumors of the pancreas. In: Rosai J, Sobin LH, eds. *Atlas of Tumor Pathology. 3rd Series, Fascicle 20*. Washington, DC: Armed Forces Institute of Pathology; 1996.

[109] diIorio P, Rittenhouse AR, Bortell R, et al. Role of cilia in normal pancreas function and in diseased states. *Birth Defects Res C Embryo Today* 2014;102(2):126–138.

[110] Schulz I. Electrolyte and fluid secretion in the exocrine pancreas. In: Johnson LR, ed. *Physiology of the Gastrointestinal Tract*. New York: Raven Press; 1981:795–819.

[111] Spicer SS, Sens MA, Tashian RE. Immunocytochemical demonstration of carbonic anhydrase in human epithelial cells. *J Histochem Cytochem* 1982;30:864–873.

[112] Atkinson BF, Ernst CS, Herlyn M, et al. Gastrointestinal cancer-associated antigen in immunoperoxidase assay. *Cancer Res* 1982;42(11):4820–4823.

[113] Borowitz MJ, Tuck FL, Sindelar WF, et al. Monoclonal antibodies against human pancreatic adenocarcinoma: Distribution of DU-PAN-2 antigen on glandular epithelia and adenocarcinomas. *J Natl Cancer Inst* 1984;72(5): 999–1005.

[114] Haglund C, Lindgren J, Roberts PJ, et al. Gastrointestinal cancer-associated antigen CA 19-9 in histological specimens of pancreatic tumours and pancreatitis. *Br J Cancer* 1986;53(2): 189–195.

[115] Klimstra DS, Hameed MR, Marrero AM, et al. Ductal proliferative lesion associated with infiltrating ductal adenocarcinoma of the pancreas. *Int J Pancreatol* 1994;16:224–225.

[116] Sessa F, Bonato M, Frigerio B, et al. Ductal cancers of the pancreas frequently express markers of gastrointestinal epithelial cells. *Gastroenterology* 1990;98(6):1655–1665.

[117] Furuhata A, Minamiguchi S, Shirahase H, et al. Immunohistochemical antibody panel for the differential diagnosis of pancreatic ductal carcinoma from gastrointestinal contamination and benign pancreatic duct epithelium in endoscopic ultrasound-guided fine-needle aspiration. *Pancreas* 2017;46(4): 531–538.

[118] Kim JH, Ho SB, Montgomery CK, et al. Cell lineage markers in human pancreatic cancer. *Cancer* 1990;66(10): 2134–2143.

[119] Balague C, Gambus G, Carrato C, et al. Altered expression of MUC2, MUC4, and MUC5 mucin genes in pancreas tissues and cancer cell lines. *Gastroenterology* 1994;106(4): 1054–1061.

[120] Terada T, Ohta T, Sasaki M, et al. Expression of MUC apomucins in normal pancreas and pancreatic tumours. *J Pathol* 1996;180(2):160–165.

[121] Moschovis D, Bamias G, Delladetsima I. Mucins in neoplasms of pancreas, ampulla of Vater and biliary system. *World J Gastrointest Oncol* 2016;8(10):725–734.

[122] Rahier J, Wallon J, Henquin JC. Cell populations in the endocrine pancreas of human neonates and infants. *Diabetologia* 1981;20(5):540–546.

[123] Wittingen J, Frey CF. Islet concentration in the head, body, tail and uncinate process of the pancreas. *Ann Surg* 1974; 179(4):412–414.

[124] Wang X, Misawa R, Zielinski MC, et al. Regional differences in islet distribution in the human pancreas–preferential betacell loss in the head region in patients with type 2 diabetes. *PloS one* 2013;8(6):e67454.

[125] Fowler JL, Lee SS, Wesner ZC, et al. Three-dimensional analysis of the human pancreas. *Endocrinology* 2018;159(3): 1393–1400.

[126] Stefan Y, Grasso S, Perrelet A, et al. A quantitative immunofluorescent study of the endocrine cell populations in the developing human pancreas. *Diabetes* 1983;32(4):293–301.

[127] Grube D, Bohn R. The microanatomy of human islets of Langerhans, with special reference to somatostatin (D-) cells. *Arch Histol Jpn* 1983;46(3):327–353.

[128] Malaisse-Lagae F, Stefan Y, Cox J, et al. Identification of a lobe in the adult human pancreas rich in pancreatic polypeptide. *Diabetologia* 1979;17(6):361–365.

[129] Stefan Y, Grasso S, Perrelet A, et al. The pancreatic polypeptide-rich lobe of the human pancreas: Definitive identification of its derivation from the ventral pancreatic primordium. *Diabetologia* 1982;23(2):141–142.

[130] Ehrie MG, Swartz FJ. Diploid, tetraploid and octaploid beta cells in the islets of Langerhans of the normal human pancreas. *Diabetes* 1974;23(7):583–588.

[131] Lecompte PM, Merriam JC Jr. Mitotic figures and enlarged nuclei in the Islands of Langerhans in man. *Diabetes* 1962;11: 35–39.

[132] El-Gohary Y, Sims-Lucas S, Lath N, et al. Three-dimensional analysis of the islet vasculature. *Anat Rec (Hoboken)* 2012;295(9):1473–1481.

[133] Wierup N, Sundler F, Heller RS. The islet ghrelin cell. *J Mol Endocrinol* 2014;52(1):R35–R49.

[134] Pisania A, Weir GC, O'Neil JJ, et al. Quantitative analysis of cell composition and purity of human pancreatic islet preparations. *Lab Invest* 2010;90(11):1661–1675.

[135] Bommer G, Friedl U, Heitz PU, et al. Pancreatic PP cell distribution and hyperplasia. Immunocytochemical morphology in the normal human pancreas, in chronic pancreatitis and

pancreatic carcinoma. *Virchows Arch A Pathol Anat Histol* 1980;387(3):319–331.

[136] Kloppel G, Lenzen S. Anatomy and physiology of the endocrine pancreas. In: Kloppel G, Heitz PU, eds. *Pancreatic Pathology*. New York: Churchill-Livingstone; 1984: 133–153.

[137] Orci L, Baetens D, Ravazzola M, et al. Pancreatic polypeptide and glucagon: non-random distribution in pancreatic islets. *Life Sci* 1976;19(12):1811–1815.

[138] Orci L, Malaisse-Lagae F, Baetens D, et al. Pancreaticpolypeptide-rich regions in human pancreas. *Lancet* 1978; 2(8101):1200–1201.

[139] Wang X, Zielinski MC, Misawa R, et al. Quantitative analysis of pancreatic polypeptide cell distribution in the human pancreas. *PloS one* 2013;8(1):e55501.

[140] Orci L, Stefan Y, Malaisse-Lagae F, et al. Instability of pancreatic endocrine cell populations throughout life. *Lancet* 1979;1(8116):615–616.

[141] Fellinger EJ, Garin-Chesa P, Triche TJ, et al. Immunohistochemical analysis of Ewing's sarcoma cell surface antigen p30/32MIC2. *Am J Pathol* 1991;139(2):317–325.

[142] Hochwald SN, Zee S, Conlon KC, et al. Prognostic factors in pancreatic endocrine neoplasms: An analysis of 136 cases with a proposal for low-grade and intermediate-grade groups. *J Clin Oncol* 2002;20(11):2633–2642.

[143] Weidner N, Tjoe J. Immunohistochemical profile of monoclonal antibody O13: Antibody that recognizes glycoprotein p30/32MIC2 and is useful in diagnosing Ewing's sarcoma and peripheral neuroepithelioma. *Am J Surg Pathol* 1994;18(5): 486–494.

[144] Park JY, Hong SM, Klimstra DS, et al. Pdx1 expression in pancreatic precursor lesions and neoplasms. *Appl Immunohistochem Mol Morphol* 2011;19(5):444–449.

[145] Jensen J. Gene regulatory factors in pancreatic development. *Dev Dyn* 2004;229(1):176–200.

[146] Hermann G, Konukiewitz B, Schmitt A, et al. Hormonally defined pancreatic and duodenal neuroendocrine tumors differ in their transcription factor signatures: Expression of ISL1, PDX1, NGN3, and CDX2. *Virchows Arch* 2011;459(2): 147–154.

[147] Kloppel G. Endokrines pankreas und diabetes mellitus. In: Doerr W, Seifert G, eds. *Spezielle Pathologische Anatomie. Vol. 14*. Berlin: Springer; 1981.

[148] Pelletier G. Identification of four cell types in the human endocrine pancreas by immunoelectron microscopy. *Diabetes* 1977;26(8):749–756.

[149] Chen J, Baithun SI, Pollock DJ, et al. Argyrophilic and hormone immunoreactive cells in normal and hyperplastic pancreatic ducts and exocrine pancreatic carcinoma. *Virchows Arch A Pathol Anat Histopathol* 1988;413(5):399–405.

[150] Bendayan M. Presence of endocrine cells in pancreatic ducts. *Pancreas* 1987;2(4):393–397.

[151] Oertel JE, Heffess CS, Oertel YC. Pancreas. In: Sternberg SS, ed. *Histology for Pathologists*. New York: Raven Press; 1992: 657–668.

[152] Patchefsky AS, Solit R, Phillips LD, et al. Hydroxyindoleproducing tumors of the pancreas. Carcinoid-islet cell tumor and oat cell carcinoma. *Ann Intern Med* 1972;77(1): 53–61.

[153] Wilson RW, Gal AA, Cohen C, et al. Serotonin immunoreactivity in pancreatic endocrine neoplasms (carcinoid tumors). *Mod Pathol* 1991;4(6):727–732.

[154] McCall CM, Shi C, Klein AP, et al. Serotonin expression in pancreatic neuroendocrine tumors correlates with a trabecular histologic pattern and large duct involvement. *Hum Pathol* 2012;43(8):1169–1176.

[155] Chey WY. Hormonal control of pancreatic exocrine secretion.

In: Go VL, Brooks FP, DiMagno EP, et al, eds. *The Exocrine Pancreas. Biology, Pathobiology, and Diseases*. New York: Raven Press; 1986:301–313.

[156] Henderson JR, Daniel PM. A comparative study of the portal vessels connecting the endocrine and exocrine pancreas, with a discussion of some functional implications. *Q J Exp Physiol Cogn Med Sci* 1979;64(4):267–275.

[157] Adeghate E, Donath T. Distribution of neuropeptide Y and vasoactive intestinal polypeptide immunoreactive nerves in normal and transplanted pancreatic tissue. *Peptides* 1990; 11(6):1087–1092.

[158] Zhang Y, Nose V. Endocrine tumors as part of inherited tumor syndromes. *Adv Anat Pathol* 2011;18(3):206–218.

[159] Sharma S, Green KB. The pancreatic duct and its arteriovenous relationship: An underutilized aid in the diagnosis and distinction of pancreatic adenocarcinoma from pancreatic intraepithelial neoplasia. A study of 126 pancreatectomy specimens. *Am J Surg Pathol* 2004;28(5):613–620.

[160] Olsen TS. Lipomatosis of the pancreas in autopsy material and its relation to age and overweight. *Acta Pathol Microbiol Scand A* 1978;86A(5):367–373.

[161] Orci L, Stefan Y, Malaisse-Lagae F, et al. Pancreatic fat. *N Engl J Med* 1979;301(23):1292.

[162] Suda K, Mizuguchi K, Hoshino A. Differences of the ventral and dorsal anlagen of pancreas after fusion. *Acta Pathol Jpn* 1981;31(4):583–589.

[163] Jaster R. Molecular regulation of pancreatic stellate cell function. *Mol Cancer* 2004;3:26.

[164] Haqq J, Howells LM, Garcea G, et al. Pancreatic stellate cells and pancreas cancer: Current perspectives and future strategies. *Eur J Cancer* 2014;50(15):2570–2582.

[165] Masamune A, Watanabe T, Kikuta K, et al. Roles of pancreatic stellate cells in pancreatic inflammation and fibrosis. *Clin Gastroenterol Hepatol* 2009;7(Suppl 11):S48–S54.

[166] Popescu LM, Hinescu ME, Ionescu N, et al. Interstitial cells of Cajal in pancreas. *J Cell Mol Med* 2005;9(1):169–190.

[167] Centeno BA, Pitman MB. Fine needle aspiration biopsy of the pancreas. In: Centeno BA, Pitman MB, eds. *Neoplasms of the Exocrine and Endocrine Pancreas*. Boston: Butterworth-Heinemann; 1999:109–160.

[168] Hruban RH, Pitman MB, Klimstra DS. Tumors of the pancreas. In: Silverberg SG, Sobin LH, eds. *Atlas of Tumor Pathology*. 4th ed. Washington, DC: American Registry of Pathology; 2006.

[169] Sigel CS, Klimstra DS. Cytomorphologic and immunophenotypical features of acinar cell neoplasms of the pancreas. *Cancer Cytopathol* 2013;121(8):459–470.

[170] Shinozuka H, Lee RE, Dunn JL, et al. Multiple atypical acinar cell nodules of the pancreas. *Hum Pathol* 1980;11(4): 389–391.

[171] Tanaka T, Mori H, Williams GM. Atypical and neoplastic acinar cell lesions of the pancreas in an autopsy study of Japanese patients. *Cancer* 1988;61(11):2278–2285.

[172] Troxell ML, Drachenberg C. Allograft pancreas: pale acinar nodules. *Hum Pathol* 2016;54:127–133.

[173] Longnecker DS, Hashida Y, Shinozuka H. Relationship of age to prevalence of focal acinar cell dysplasia in the human pancreas. *J Natl Cancer Inst* 1980;65(1):63–66.

[174] Oertel JE. The pancreas. Nonneoplastic alterations. *Am J Surg Pathol* 1989;13 Suppl 1:50–65.

[175] Longnecker DS, Shinozuka H, Dekker A. Focal acinar cell dysplasia in human pancreas. *Cancer* 1980;45(3):534–540.

[176] Kodama T, Mori W. Atypical acinar cell nodules of the human pancreas. *Acta Pathol Jpn* 1983;33(4):701–714.

[177] Baggenstoss AH. The pancreas in uremia: A histopathologic study. *Am J Pathol* 1948;24:1003–1017.

[178] Walters MN. Studies on the exocrine pancreas. I. Nonspecific pancreatic ductular ectasia. *Am J Pathol* 1964;44: 973–981.

[179] Walters MN. Goblet-cell metaplasia in ductules and acini of the exocrine pancreas. *J Pathol Bacteriol* 1965;89:569–572.

[180] Schmid RM. Acinar-to-ductal metaplasia in pancreatic cancer development. *J Clin Invest* 2002;109(11):1403–1404.

[181] Hruban RH, Adsay NV, Albores-Saavedra J, et al. Pathology of genetically engineered mouse models of pancreatic exocrine cancer: Consensus report and recommendations. *Cancer Res* 2006;66(1):95–106.

[182] Bockman DE, Boydston WR, Anderson MC. Origin of tubular complexes in human chronic pancreatitis. *Am J Surg* 1982;144(2):243–249.

[183] Aichler M, Seiler C, Tost M, et al. Origin of pancreatic ductal adenocarcinoma from atypical flat lesions: A comparative study in transgenic mice and human tissues. *J Pathol* 2012;226(5):723–734.

[184] Hong SM, Heaphy CM, Shi C, et al. Telomeres are shortened in acinar-to-ductal metaplasia lesions associated with pancreatic intraepithelial neoplasia but not in isolated acinarto-ductal metaplasias. *Mod Pathol* 2011;24(2):256–266.

[185] Shi C, Hong SM, Lim P, et al. KRAS2 mutations in human pancreatic acinar-ductal metaplastic lesions are limited to those with PanIN: Implications for the human pancreatic cancer cell of origin. *Mol Cancer Res* 2009;7(2):230–236.

[186] Cubilla AL, Fitzgerald PJ. Morphological lesions associated with human primary invasive nonendocrine pancreas cancer. *Cancer Res* 1976;36(7 Pt 2):2690–2698.

[187] Kloppel G, Bommer G, Ruckert K, et al. Intraductal proliferation in the pancreas and its relationship to human and experimental carcinogenesis. *Virchows Arch A Pathol Anat Histol* 1980;387(2): 221–233.

[188] Roberts PF. Pyloric gland metaplasia of the human pancreas. A comparative histochemical study. *Arch Pathol* 1974;97(2): 92–95.

[189] Brat DJ, Lillemoe KD, Yeo CJ, et al. Progression of pancreatic intraductal neoplasias to infiltrating adenocarcinoma of the pancreas. *Am J Surg Pathol* 1998;22(2):163–169.

[190] Goggins M, Hruban RH, Kern SE. BRCA2 is inactivated late in the development of pancreatic intraepithelial neoplasia: Evidence and implications. *Am J Pathol* 2000;156(5):1767–1771.

[191] Maitra A, Adsay NV, Argani P, et al. Multicomponent analysis of the pancreatic adenocarcinoma progression model using a pancreatic intraepithelial neoplasia tissue microarray. *Mod Pathol* 2003;16(9):902–912.

[192] Moskaluk CA, Hruban RH, Kern SE. p16 and K-ras gene mutations in the intraductal precursors of human pancreatic adenocarcinoma. *Cancer Res* 1997;57(11):2140–2143.

[193] van Heek NT, Meeker AK, Kern SE, et al. Telomere shortening is nearly universal in pancreatic intraepithelial neoplasia. *Am J Pathol* 2002;161(5):1541–1547.

[194] Wilentz RE, Iacobuzio-Donahue CA, Argani P, et al. Loss of expression of Dpc4 in pancreatic intraepithelial neoplasia: Evidence that DPC4 inactivation occurs late in neoplastic progression. *Cancer Res* 2000;60(7):2002–2006.

[195] Klimstra DS, Longnecker DS. K-ras mutations in pancreatic ductal proliferative lesions. *Am J Pathol* 1994;145(6):1547–1550.

[196] Mukada T, Yamada S. Dysplasia and carcinoma in situ of the exocrine pancreas. *Tohoku J Exp Med* 1982;137(2): 115–124.

[197] Hruban RH, Adsay NV, Albores-Saavedra J, et al. Pancreatic intraepithelial neoplasia: A new nomenclature and classification system for pancreatic duct lesions. *Am J Surg Pathol* 2001;25(5):579–586.

[198] Hruban RH, Takaori K, Klimstra DS, et al. An illustrated consensus on the classification of pancreatic intraepithelial neoplasia and intraductal papillary mucinous neoplasms. *Am J Surg Pathol* 2004;28(8):977–987.

[199] Basturk O, Hong SM, Wood LD, et al. A revised classification system and recommendations from the Baltimore consensus meeting for neoplastic precursor lesions in the pancreas. *Am J Surg Pathol* 2015;39(12):1730–1741.

[200] Konstantinidis IT, Vinuela EF, Tang LH, et al. Incidentally discovered pancreatic intraepithelial neoplasia: What is its clinical significance? *Annals of Surgical Oncology.* 2013;20(11):3643–3647.

[201] Gaujoux S, Brennan MF, Gonen M, et al. Cystic lesions of the pancreas: Changes in the presentation and management of 1,424 patients at a single institution over a 15-year time period. *J Am Coll Surg.* 2011;212(4):590–600; discussion 600–603.

[202] Allen PJ, D'Angelica M, Gonen M, et al. A selective approach to the resection of cystic lesions of the pancreas: Results from 539 consecutive patients. *Annals of surgery* 2006;244(4):572–582.

[203] Hosoda W, Chianchiano P, Griffin JF, et al. Genetic analyses of isolated high-grade pancreatic intraepithelial neoplasia (HG-PanIN) reveal paucity of alterations in TP53 and SMAD4. *J Pathol* 2017;242(1):16–23.

[204] Hong SM, Park JY, Hruban RH, et al. Molecular signatures of pancreatic cancer. *Arch Pathol Lab Med* 2011;135(6): 716–727.

[205] Scarlett CJ, Salisbury EL, Biankin AV, et al. Precursor lesions in pancreatic cancer: Morphological and molecular pathology. *Pathology* 2011;43(3):183–200.

[206] Klein WM, Hruban RH, Klein-Szanto AJ, et al. Direct correlation between proliferative activity and dysplasia in pancreatic intraepithelial neoplasia (PanIN): Additional evidence for a recently proposed model of progression. *Mod Pathol* 2002;15(4):441–447.

[207] Othman M, Basturk O, Groisman G, et al. Squamoid cyst of pancreatic ducts: A distinct type of cystic lesion in the pancreas. *Am J Surg Pathol* 2007;31(2):291–297.

[208] Tasso F, Picard D. Sur les oncocytes du pancreas humain. *C R Soc Biol (Paris)* 1969;163:1855–1858.

[209] Tasso F, Sarles H. Canalicular cells and oncocytes in the human pancreas. Comparative study on the normal condition and in chronic pancreatitis. *Ann Anat Pathol (Paris).* 1973;18: 277–300.

[210] Frexinos J, Ribet A. Oncocytes in human chronic pancreatitis. *Digestion* 1972;7(5):294–301.

[211] Albores-Saavedra J, Wu J, Crook T, et al. Intestinal and oncocytic variants of pancreatic intraepithelial neoplasia. A morphological and immunohistochemical study. *Ann Diagn Pathol* 2005;9(2):69–76.

[212] Adsay NV, Merati K, Andea A, et al. The dichotomy in the preinvasive neoplasia to invasive carcinoma sequence in the pancreas: Differential expression of MUC1 and MUC2 supports the existence of two separate pathways of carcinogenesis. *Mod Pathol* 2002;15(10):1087–1095.

[213] Adsay NV, Merati K, Basturk O, et al. Pathologically and biologically distinct types of epithelium in intraductal papillary mucinous neoplasms: Delineation of an "intestinal" pathway of carcinogenesis in the pancreas. *Am J Surg Pathol* 2004;28(7):839–848.

[214] Klimstra D, Hruban R, Pitman M. Pancreas. In: Mills SE, ed. *Histology for Pathologists.* Philadelphia, PA: Lippincott, Williams and Wilkins; 2006:723–760.

[215] Zamboni G, Terris B, Scarpa A, et al. Acinar cell cystadenoma of the pancreas: A new entity? *Am J Surg Pathol* 2002;26(6): 698–704.

[216] Singhi AD, Norwood S, Liu TC, et al. Acinar cell cystadenoma of the pancreas: A benign neoplasm or non-neoplastic ballooning of acinar and ductal epithelium? *Am J Surg Pathol* 2013;37(9):1329–1335.

[217] Khor TS, Badizadegan K, Ferrone C, et al. Acinar cystadenoma of the pancreas: a clinicopathologic study of 10 cases including multilocular lesions with mural nodules. *Am J Surg Pathol* 2012;36(11):1579–1591.

[218] Komatsu K. Pancreatographical and histopathological study of dilations of the pancreatic ductules with special references to cystic dilatation. *Juntendoo Med J* 1974;19:250–269.

[219] Agostini S, Choux R, Payan MJ, et al. Mucinous pancreatic duct ectasia in the body of the pancreas. *Radiology* 1989;170(3 Pt 1):815–816.

[220] Nagai E, Ueki T, Chijiiwa K, et al. Intraductal papillary mucinous neoplasms of the pancreas associated with so-called "mucinous ductal ectasia." Histochemical and immunohistochemical analysis of 29 cases. *Am J Surg Pathol* 1995;19(5): 576–589.

[221] Nishihara K, Fukuda T, Tsuneyoshi M, et al. Intraductal papillary neoplasm of the pancreas. *Cancer* 1993;72(3): 689–696.

[222] Sessa F, Solcia E, Capella C, et al. Intraductal papillarymucinous tumours represent a distinct group of pancreatic neoplasms: an investigation of tumour cell differentiation and K-ras, p53 and c-erbB-2 abnormalities in 26 patients. *Virchows Arch* 1994;425(4):357–367.

[223] Tian FZ, Myles J, Howard JM. Mucinous pancreatic ductal ectasia of latent malignancy: An emerging clinicopathologic entity. *Surgery* 1992;111(1):109–113.

[224] Krasinskas AM, Oakley GJ, Bagci P, et al. "Simple mucinous cyst" of the pancreas: A clinicopathologic analysis of 39 examples of a diagnostically challenging entity distinct from intraductal papillary mucinous neoplasms and mucinous cystic neoplasms. *Am J Surg Pathol* 2017;41(1):121–127.

[225] Solicia E, Capella C, Kloppel G. Tumors of the endocrine pancreas. In: *Atlas of Tumor Pathology of the Pancreas.* Washington, DC: Armed Forces Institute of Pathology; 1997:145–196.

[226] Weidenheim KM, Hinchey WW, Campbell WG Jr. Hyperinsulinemic hypoglycemia in adults with islet-cell hyperplasia and degranulation of exocrine cells of the pancreas. *Am J Clin Pathol* 1983;79(1):14–24.

[227] Goossens A, Gepts W, Saudubray JM, et al. Diffuse and focal nesidioblastosis. A clinicopathological study of 24 patients with persistent neonatal hyperinsulinemic hypoglycemia. *Am J Surg Pathol* 1989;13(9):766–775.

[228] Stanley CA, Thornton PS, Ganguly A, et al. Preoperative evaluation of infants with focal or diffuse congenital hyperinsulinism by intravenous acute insulin response tests and selective pancreatic arterial calcium stimulation. *J Clin Endocrinol Metab* 2004;89(1):288–296.

[229] Suchi M, MacMullen C, Thornton PS, et al. Histopathology of congenital hyperinsulinism: Retrospective study with genotype correlations. *Pediatr Dev Pathol* 2003;6(4):322–333.

[230] Thomas PM, Cote GJ, Wohllk N, et al. Mutations in the sulfonylurea receptor gene in familial persistent hyperinsulinemic hypoglycemia of infancy. *Science* 1995;268(5209): 426–429.

[231] Kloppel G, Anlauf M, Raffel A, et al. Adult diffuse nesidioblastosis: genetically or environmentally induced? *Hum Pathol* 2008;39(1):3–8.

[232] Clayton PT, Eaton S, Aynsley-Green A, et al. Hyperinsulinism in short-chain L-3-hydroxyacyl-CoA dehydrogenase deficiency reveals the importance of beta-oxidation in insulin secretion. *J Clin Invest* 2001;108(3):457–465.

[233] Glaser B, Kesavan P, Heyman M, et al. Familial hyperinsulinism caused by an activating glucokinase mutation. *N Engl J Med*

1998;338(4):226–230.

[234] Reinecke-Luthge A, Koschoreck F, Kloppel G. The molecular basis of persistent hyperinsulinemic hypoglycemia of infancy and its pathologic substrates. *Virchows Arch* 2000;436(1):1–5.

[235] Stanley CA, Lieu YK, Hsu BY, et al. Hyperinsulinism and hyperammonemia in infants with regulatory mutations of the glutamate dehydrogenase gene. *N Engl J Med* 1998;338(19):1352–1357.

[236] Bartow SA, Mukai K, Rosai J. Pseudoneoplastic proliferation of endocrine cells in pancreatic fibrosis. *Cancer* 1981;47(11): 2627-2633.

[237] Kovacs K, Horvath E, Asa SL, et al. Microscopic peliosis of pancreatic islets in a woman with MEN-1 syndrome. *Arch Pathol Lab Med* 1986;110(7):607–610.

[238] Westermark P. Amyloid in the islets of Langerhans: Thoughts and some historical aspects. *Ups J Med Sci* 2011;116(2): 81–89.

[239] Kloppel G. Islet histopathology in diabetes mellitus. In: Kloppel G, Heitz PU, eds. *Pancreatic Pathology*. New York: Churchill-Livingstone; 1984:154-192.

[240] Castellani C, Bonizzato A, Rolfini R, et al. Increased prevalence of mutations of the cystic fibrosis gene in idiopathic chronic and recurrent pancreatitis. *Am J Gastroenterol* 1999; 94(7):1993–1995.

[241] Gorry MC, Gabbaizedeh D, Furey W, et al. Mutations in the cationic trypsinogen gene are associated with recurrent acute and chronic pancreatitis. *Gastroenterology* 1997; 113(4):1063–1068.

[242] Ito T, Nakano I, Koyanagi S, et al. Autoimmune pancreatitis as a new clinical entity. Three cases of autoimmune pancreatitis with effective steroid therapy. *Dig Dis Sci* 1997; 42(7):1458–1468.

[243] Kloppel G, Maillet B. Pathology of acute and chronic pancreatitis. *Pancreas* 1993;8(6):659–670.

[244] Lilja P, Evander A, Ihse I. Hereditary pancreatitis-a report on two kindreds. *Acta Chir Scand* 1978;144(1):35–37.

[245] Whitcomb DC, Gorry MC, Preston RA, et al. Hereditary pancreatitis is caused by a mutation in the cationic trypsinogen gene. *Nat Genet* 1996;14(2):141–145.

[246] Yoshida K, Toki F, Takeuchi T, et al. Chronic pancreatitis caused by an autoimmune abnormality. Proposal of the concept of autoimmune pancreatitis. *Dig Dis Sci* 1995;40(7):1561–1568.

[247] Abe K, Watanabe S. Apoptosis of mouse pancreatic acinar cells after duct ligation. *Arch Histol Cytol* 1995;58(2):221–229.

[248] Walker NI. Ultrastructure of the rat pancreas after experimental duct ligation. I. The role of apoptosis and intraepithelial macrophages in acinar cell deletion. *Am J Pathol* 1987;126(3):439–451.

[249] Gyr K, Heitz PU, Beglinger C. Pancreatitis. In: Kloppel G, Heitz PU, eds. *Pancreatic Pathology*. New York: Churchill-Livingstone; 1984:44–72.

[250] Brune K, Abe T, Canto M, et al. Multifocal neoplastic precursor lesions associated with lobular atrophy of the pancreas in patients having a strong family history of pancreatic cancer. *Am J Surg Pathol* 2006;30(9):1067–1076.

[251] Hruban R, Pitman M, Klimstra D. *Tumors of the Pancreas*. Washington, DC: American Registry of Pathology; 2006.

[252] Tascilar M, Offerhaus GJ, Altink R, et al. Immunohistochemical labeling for the Dpc4 gene product is a specific marker for adenocarcinoma in biopsy specimens of the pancreas and bile duct. *Am J Clin Pathol* 2001;116(6): 831–837.

[253] Seifert G. Lipomatous atrophy and other forms. In: Kloppel G, Heitz PU, eds. *Pancreatic Pathology*. New York: Churchill-Livingstone; 1984:27–31.

[254] Altinel D, Basturk O, Sarmiento JM, et al. Lipomatous pseudohypertrophy of the pancreas: A clinicopathologically distinct entity. *Pancreas* 2010;39(3):392–397.

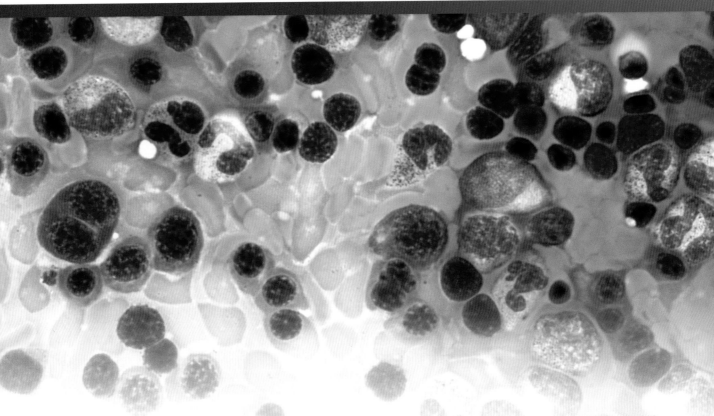

造血系统

程如下：部分静脉系统发育形成淋巴囊，并由此形成淋巴管丛，在淋巴结发育的早期阶段，淋巴管丛内就开始聚集少量原淋巴细胞[6]，发育的中期阶段开始形成皮质和髓质，最终形成我们所熟悉的淋巴结结构。这一进程可能也受到非淋巴细胞（如巨噬细胞和并指状树突状细胞）及间质衍生细胞（如滤泡树突状细胞和成纤维网状细胞）的影响。在区带性结构发育完成后，除非受到抗原刺激，淋巴结无明显变化。

2　大体特征

淋巴结多数体积小，圆形或肾形，一般仅在受到一定程度刺激后，才会增大到可触及的程度。正常情况下，淋巴结直径不超过 1cm，但在发生免疫反应时，可变得非常大。直径超过 3cm 的淋巴结多数为恶性，罕见于良性病变。淋巴结切面呈红棕色，均质，若呈白色（鱼肉状）或明显的结节状，则可能为恶性病变。在淋巴结清扫术所获标本中，淋巴结常呈被脂肪组织包绕的环状结构，肉眼难以识别，但用手指触摸可将其分离出来。

3　解剖学

3.1　血供

小动脉从淋巴结门部进入，然后分支形成实质内毛细血管丛。滤泡内与副皮质区的毛细血管基底膜之间存在细微的差别，例如，层粘连蛋白 -5 仅见于滤泡内的毛细血管基底膜[7]，很明显，这些表面标记（如趋化因子受体）的表达可引导淋巴细胞迁移和穿过淋巴结的不同区域，参与淋巴细胞在淋巴结内的定位[8-10]。

淋巴结内静脉回流与动脉伴行，其中毛细血管后微静脉非常特殊，是淋巴细胞归巢至淋巴结的主要途径。详见后文。

3.2　淋巴管

淋巴结是淋巴系统的组成部分。输入淋巴管通过被膜进入淋巴结，流入被膜下窦，此窦被覆内皮细胞，但由此分支形成的淋巴窦则不再有内皮细胞被覆。淋巴窦内的不同类型细胞在后文有详细介绍。

4　光镜观察：淋巴结不同区域的组织学及功能

低倍镜下，淋巴结由不同的区域构成（图 30.1A），其中淋巴滤泡最明显，为由中央淡染区和周围环状深染区构成的圆形结构，中央淡染区常呈斑驳状。淋巴滤泡主要分布于皮质区（紧邻被膜的外周区域），偶也可见于较深处。滤泡与深部实质之间的部分为副皮质区（或称皮质旁区），边界不清，其内可见上皮样微静脉，或称高内皮细胞微静脉，即前述的淋巴结所特有的毛细血管后微静脉。偶尔此区可呈斑驳状（图 30.1B）。低倍镜下，髓质由深染区和淡染区交替构成，有点类似网状结构，深染区为髓索，其内可见浆细胞，如染色良好还可见肥大细胞，淡染区为髓质淋巴窦，充满组织细胞，细胞质丰富淡染。淋巴窦分布于整个淋巴结，但仅被膜下淋巴窦及髓质淋巴窦可被识别。

低倍镜下，这些不同区域很容易辨别（图 30.1A），但应注意到，不同标本中淋巴结的表现可能差别很大，此外，找不到髓索的情况也并不罕见。

人体总是不断接触到各种抗原，因此淋巴结总是受到一定程度刺激，并导致其中部分区域所占比例增加，相应的另一些区域比例减少（图 30.2）。这些刺激不仅导致淋巴结内相应区域体积增大（另一些区域体积减小），还可引起细胞构成的变化，通常意味着相应区域内处于增生期的母细胞数量增多[11]。

几乎所有镜检的淋巴结均受到一定程度的抗原刺激。对持续性抗原刺激的适应性改变，正是导致"正常"淋巴结组织学图像多样性的原因。

淋巴结可分为 4 个分区，分别为淋巴滤泡、副皮质区、髓索和淋巴窦，后文中将分别介绍。

4.1　淋巴滤泡

淋巴滤泡分为初级滤泡和次级滤泡。初级滤泡由小而深染的淋巴样细胞聚集而成，当生发中心形成后，称为次级滤泡。套区围绕滤泡中心是初级滤泡和

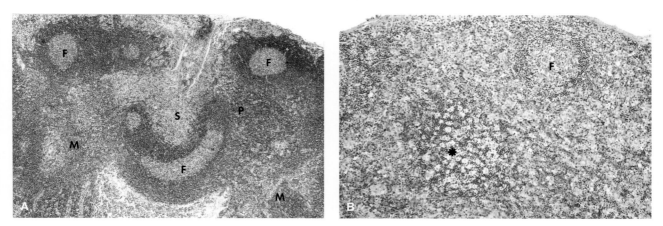

图 30.1　A. 淋巴结低倍放大（石蜡包埋，PAS 染色）。淋巴结的 4 个不同区域构成"笑脸"样图像。左、右上角和底部中央各可见一个滤泡（F），似眼睛和嘴，此图中副皮质区（P）很小，左右明暗相间，边界不清的区域为髓索（M，深染）和髓窦（S，淡染）。B. 另一个淋巴结低倍放大（石蜡包埋，HE 染色），右上角可见一个淋巴滤泡（F），其余为副皮质区，其内可见较多巨噬细胞和并指状树突状细胞，图片中央副皮质区呈典型的斑驳状（＊）

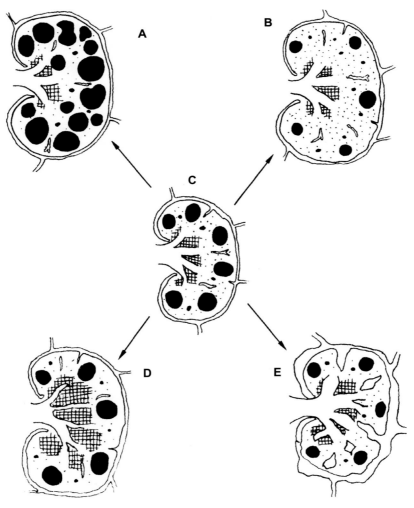

图 30.2　淋巴结各区域增大示意图。A. 淋巴滤泡。B. 副皮质区。D. 髓质。E. 淋巴窦。C. 代表未受刺激的淋巴结

次级滤泡所共有的特征，套区外层的细胞排列较内层要疏松一些，有时称之为边缘区[12]，其得名源于此区与脾脏边缘区有一定程度的相似性，以及边缘区淋巴瘤常位于滤泡周围，但在淋巴结内，边缘区很难识别，除非出现良性或淋巴瘤性增生[13]。

滤泡中心所发生的免疫反应称为滤泡中心细胞反应，需要滤泡树突状细胞、淋巴样细胞及易染体巨噬细胞（TBM）的协同作用（图30.3A、B）。

通过滤泡中心细胞反应，可产生对抗原最有亲和力的 B 细胞（即分泌对抗原最适合的抗体），后者可

作为产生抗体的浆细胞的直接前体细胞，或作为（长效）记忆细胞。

接下来将描述淋巴样细胞和非淋巴样细胞。

4.1.1　滤泡树突状细胞

以前称为树突网状细胞，可将抗原捕获于其表面，并呈递给 B 细胞[14-15]。由于滤泡树突状细胞可将抗原保存于其表面，因此有观点认为其对抗原具有长效免疫反应，并在免疫记忆中发挥着重要作用[16]，但这一观点尚有争议，有部分人认为滤泡树突状细胞还有其他一些功能[17]。光镜下很难识别滤泡树突状

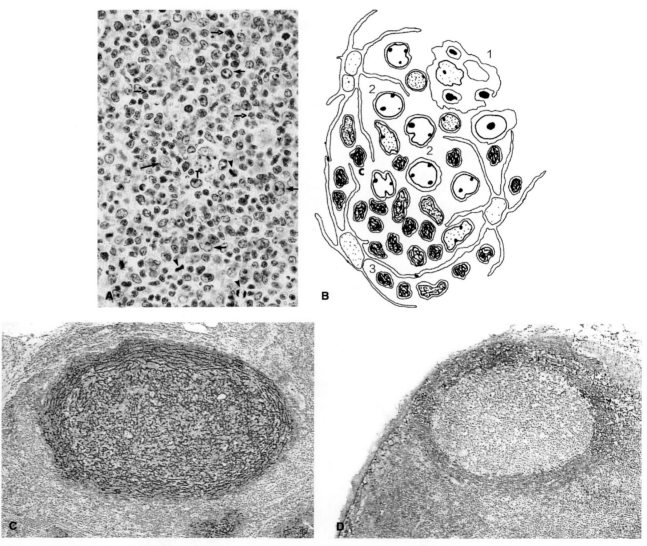

图 30.3　淋巴滤泡。A. 塑料包埋，吉姆萨染色，显示滤泡中心的多形性及典型组成，包括：分裂象（箭头所示）、带有吞噬碎片的 TBM（1）、染色呈深黑色的中心母细胞（短箭头所示）、小滤泡中心细胞（空心箭头所示）和滤泡树突状细胞（长箭头所示）。B. 滤泡示意图，主要显示滤泡树突状细胞，其他成分还包括：TBM（1）、中心母细胞（2）和小淋巴样细胞（3）。C. 冰冻切片，针对滤泡树突状细胞上 C3b 受体的 CD35 标记，显示滤泡树突状细胞所形成的类似指纹状的网络。D. 冰冻切片，IgD 标记，套细胞阳性，滤泡中心内细胞阴性

细胞，相关描述最初来自电镜观察，其后逐渐出现酶学及免疫组织化学特征的报道[15,18-21]。滤泡树突状细胞核大，但并不明显，具有呈空泡状的染色质和单个小核仁。双核滤泡树突状细胞并不少见，两个细胞核挤在一起。滤泡树突状细胞的细胞质在光镜下很难分辨，但超薄切片及免疫组织化学染色发现，滤泡树突状细胞具有许多细长的细胞质突起，细胞间突起以（半）桥粒连接，形成指纹状的圆形网络状结构，此结构也决定了滤泡的外形。滤泡树突状细胞的起源尚有争议，可能来自单核巨噬细胞系统[21]，或血管周围间质内来源于血液循环内的间质干细胞[22-23]。

4.1.2　淋巴样细胞

分布于初级滤泡和套区的淋巴样细胞细胞核小，外形稍不规则，染色质浓缩深染，细胞质少，排列紧密。套区外层（相当于边缘区）细胞稍大，排列稍疏松，但核深染与内层相同[12]。这些细胞为 B 细胞，表达 CD20、CD22、CD24 和转录因子 Pax5，细胞表面表达 IgM，套细胞同时表达 IgD[20,24-25]。生发中心内具有特征性的 B 细胞如下。

（1）中心母细胞：核大，空泡状，可见数个小而明显的核仁，靠近核膜分布。当细胞为圆形时，可见少量环状分布的嗜碱性细胞质，此特征在细胞学制片中特别显著。中心母细胞为滤泡内的增生细胞，当其数量显著时，滤泡内核分裂象非常容易见到。由于细胞质嗜碱性，以中心母细胞为主的区域着色深（暗区）。

（2）增生期后，细胞体积变小，细胞核更加不规则，最终核仁消失，染色质致密，此时细胞形态与套细胞不能区分，表现为细胞小而不规则，核深染，无明显细胞质。这些细胞排列稍疏松，以这些细胞为主的区域着色比暗区浅，称为亮区。自然条件下，从大圆细胞到小而不规则细胞的转化过程频繁发生，从而形成淋巴滤泡内细胞的多样性：大、中、小型细胞，圆形或不规则形，染色质空泡状或致密。

（3）淋巴母细胞：数量较少，细胞中等或较大，染色质细腻，核仁不明显，细胞质量少，强嗜碱性。

（4）其他 B 淋巴样细胞，包括偶见的浆细胞和"免疫母细胞"，后者表现为体积大，细胞核大，空泡状，有一个中位核仁。

（5）还有不同数量的小而深染的淋巴细胞（体积稍小于滤泡中心细胞），可能为 T 淋巴细胞，这些细胞同时表达 CD4 和 PD-1，其功能包括调节淋巴滤泡形成，以及引导 B 细胞完成其在生发中心的发育过程[26]。这些不同类型细胞的数量变化很大，浆细胞偶可非常多，有时滤泡内 T 淋巴细胞数量甚至可超过 B 细胞。

这些淋巴样细胞也是 B 细胞，表达与套细胞和边缘区细胞相同的标记（除 IgD），此外，还表达滤泡中心细胞性标记 CD10 和 Bcl-6[25]。

4.1.3　易染体巨噬细胞

易染体巨噬细胞胞体大，细胞质丰富淡染，细胞质内可见吞噬的细胞碎片和凋亡小体，这些吞噬物来自滤泡内选择过程中死亡的淋巴细胞。TBM 细胞核大，染色质分布均匀，因为其细胞核大小恒定，所以可作为内对照，以判断周围淋巴细胞细胞核的大小变化，这一特征在淋巴瘤的诊断过程中非常有用（细胞核大小接近或超过 TBM 者为大细胞淋巴瘤）。TBM 吞噬作用强，细胞质透明，使其所处区域发白，形成所谓的"星空"现象。需要注意的是，这种常被用来鉴别良恶性病变的现象，其实是固定过程造成的假象，原因在于采用福尔马林固定时，由于组织收缩，细胞质内的吞噬体被人为放大。冰冻切片中，或当采用其他一些固定液如纯化甲醛或 B5 时，则看不到星空现象，或星空现象不明显。

4.1.4　滤泡结构的变异

典型的滤泡形态学特征为：近圆形或卵圆形，外周深染（套区），中央区域着色稍淡，呈斑驳状，高倍镜下细胞形态多样，可见许多分裂象，有时可见分带现象，暗区指向内侧（淋巴结门部），明区多指向被膜侧。由于切面的关系，这种现象并不是总能见到[18,27]。

滤泡的外形和细胞构成可发生变化，时间是一个重要的影响因素。滤泡是逐渐形成的，最初主要由母细胞构成，滤泡中心细胞反应开始后，逐渐出现小的滤泡中心细胞[27]。

在反应性淋巴结内，滤泡可以变得很大并相互融合，HIV 淋巴结病是最好的例子（图 30.4）[28-30]。滤泡的组成也可发生变化，与恶性病变相关的变化在后

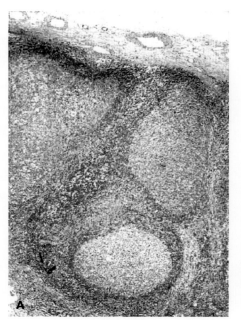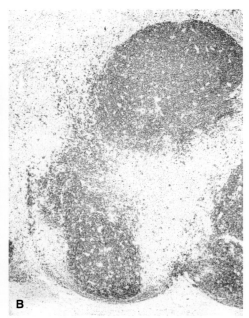

图 30.4 HIV 感染所致滤泡增生。A. 石蜡包埋，HE 染色，滤泡体积大，形态不规则。B.CD20 免疫标记，图中 2 个滤泡边界不规则，显示滤泡开始瓦解

面章节讨论。滤泡复旧时，可发生透明变性和萎缩，或出现大量 T 淋巴细胞（见于生发中心进行性转化）[18,31]，此时滤泡很难识别，唯一有助于确定其滤泡本质的特征为尚残留的圆形轮廓（滤泡树突状细胞特殊染色可清楚显示）。幸运的是，这些令人担忧的特征一般仅累及少数滤泡，观察到附近有正常表现的滤泡可辅助诊断。

4.2 髓索

髓索位于淋巴结门部与淋巴窦之间，细胞组成（图 30.5）如下。

4.2.1 淋巴样细胞

小淋巴细胞为髓索的主要组成部分，细胞小，核近圆形，细胞质少或中等量。部分细胞核染色质呈团块状分布于核周，类似于浆细胞核，细胞核核虽缺乏典型浆细胞样的钟面状形态，但此种细胞往往有更多的细胞质，有时甚至可见核旁凹陷，显示其具有浆样分化的特征，因此称为淋巴浆样细胞或淋巴浆细胞，这些细胞表达 CD20、CD79a（强于 CD20），有时细胞质还表达 IgM 和轻链。位于髓索内的许多胞质少、核不规则的淋巴样细胞为 T 淋巴细胞（CD2+、CD3+、CD5+、CD7+），这些细胞对于调节或驱动髓

索内抗体分泌进程是必需的，髓索内免疫母细胞数量少，但在此进程中发挥着非常重要的作用。免疫母细胞核大，空泡状，单个中位大核仁，细胞质丰富，嗜碱性。髓索内还可见多少不等的浆细胞，核小圆形，团块状染色质沿核膜分布，似钟面上的数字，形成特有的钟面状形态。细胞核在细胞质内呈偏心性分布，可见核旁凹陷（小的核周细胞质透明区域），细胞质呈环形，强嗜碱性，有时细胞质内有免疫球蛋白聚集，形成所谓的拉塞尔小体（Russell 小体），拉塞尔小体为 PAS 染色阳性的球状结构，如果体积足够大，还可将细胞核挤压成锯齿形。浆细胞表达 CD79a，但不表达 CD20，细胞质表达免疫球蛋白和 CD138。

4.2.2 巨噬细胞

髓索内罕见巨噬细胞，核大至中等，核形不规则，细胞质丰富，其吞噬能力不如滤泡中心的 TBM，可能因为其功能更倾向于捕获和呈递抗原，而非吞噬作用。

4.2.3 其他类型细胞

除前述提到的 T 细胞外，髓索内还可见到肥大细胞，吉姆萨染色可将其清楚地显示出来，其细胞质内可见特征性的紫色颗粒，这些颗粒使细胞核看起来很模糊。

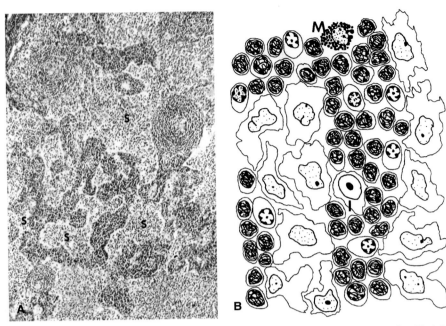

图 30.5　髓索。A. 深染的片状和带状结构为髓索，其内有小淋巴细胞和浆细胞，髓索间由浅染的髓窦（S）分隔（石蜡包埋，HE 染色）。B. 髓索示意图，包括位于髓索内的免疫母细胞（I）和肥大细胞（M）

4.3　副皮质区

副皮质区是淋巴结内最后被描述和命名的结构[32-33]，可能是因此区边界不清，需要用一些特殊的固定液（如 Zenker 液或纯化甲醛）才能更好地显示。

但一些特殊的结构有助于识别，如上皮样微静脉和并指状树突状细胞（图 30.6）。

4.3.1　上皮样微静脉（毛细血管后微静脉或高内皮细胞微静脉）

这些高度特异的血管仅见于副皮质区，被覆丰满

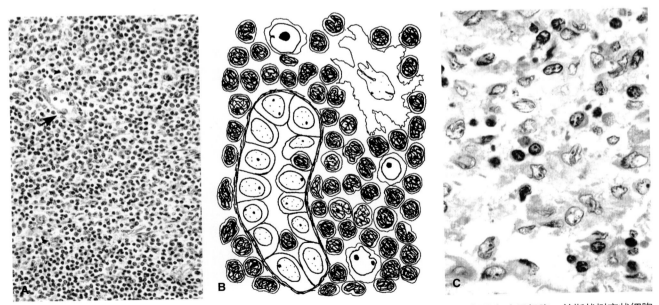

图 30.6　副皮质区。A. 可见一上皮样微静脉（长箭头所示）。副皮质区以小淋巴细胞为主，偶见免疫母细胞，并指状树突状细胞（箭头所示）散在分布，核淡染，核形不规则，可见核沟（石蜡包埋，HE 染色）。B. 副皮质区示意图，注意其中典型的并指状树突状细胞。C. 并指状树突状细胞增生，特征性的不规则淡染核和丰富的细胞质（皮肤淋巴结病，塑料包埋，吉姆萨染色）

的立方形或圆柱形内皮细胞，内皮细胞核大，卵圆形，空泡状，核仁不明显。有时静脉腔似被内皮细胞完全阻塞。上皮样微静脉是血液内淋巴细胞进入淋巴结实质的通道[33-34]，内皮细胞表面有组织特异性配体（或血管地址素），可与淋巴细胞表面的归巢受体结合，因此，上皮样微静脉在淋巴细胞的再循环、分布及归巢进程中发挥着重要作用[35-38]（图30.7），此外，趋化因子在淋巴细胞分布和优化免疫应答中也起着相当重要的作用[38-40]。

4.3.2 并指状树突状细胞

并指状树突状细胞胞体大，核大而不规则，可见较深的裂隙和皱褶，染色质纤细，核几乎透明，核仁不明显，细胞质丰富淡染，边界不清（图30.6C）。电镜下可见宽的面纱样突起，与滤泡树突状细胞明显不同，同时，细胞间缺乏连接。此外，并指状树突状细胞还有一种典型的功能不明确的细胞器，即管泡系统[18]。当并指状树突状细胞数量较多时，可使副皮质区呈现斑驳状外观。

并指状树突状细胞是一种骨髓衍生细胞，与皮肤的 Langerhans 细胞关系密切，两者的形态表现和功能均相近[41-44]，均为 T 淋巴细胞的抗原提呈细胞，在免疫应答的激发和（或）维持过程中发挥着重要作用。并指状树突状细胞表达 S-100 蛋白或 HLA-DR，位于 HLA Ⅱ 阴性 T 淋巴细胞背景中（图30.8）。

4.3.3 淋巴样细胞

副皮质区的细胞组成存在一定程度的变化，但多数情况下以小 T 淋巴细胞为主，细胞小，核小而

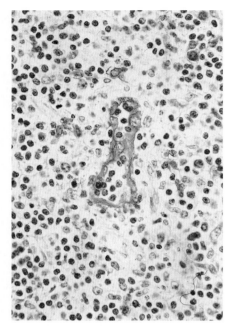

图 30.7　副皮质区上皮样微静脉，显示淋巴细胞黏附于内皮细胞并穿过血管壁（免疫标记 HECA 452）

不规则，染色质粗糙，细胞质少，细胞表达 CD2、CD3（图30.8）、CD5 和 CD7，以及 CD4 或 CD8，其中以 CD4[+] 细胞为主。母细胞数量多少不等，细胞大，核空泡状，外形多变。

4.3.4 其他类型细胞

成纤维网状细胞（FRC）常见于副皮质区边缘[18]，其功能尚未完全清楚，可形成网状纤维，参与副皮质区内外的细胞因子和（或）抗原运输。所谓的 FRC 管道系统，是一种将重要的活化分子散布到整个淋巴结的高效渠道[45]。

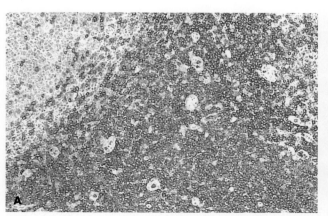
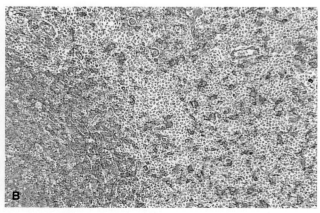

图30.8　副皮质区免疫组织化学检测。A. 冰冻切片上的副皮质区多数细胞表达 CD3，左上角为部分滤泡（B 细胞区）。B. 冰冻切片上的并指状树突状细胞表达 HLA-DR，与左侧的滤泡内细胞（B 细胞）相比，胞体更大，细胞质更丰富

4.4 淋巴窦

淋巴窦是将淋巴液从输入淋巴管运送到输出淋巴管的通道。输入淋巴管首先注入被膜下窦，此窦只少部分被覆内皮细胞，其后的淋巴窦被覆的不是内皮细胞，而是巨噬细胞[46]，此处的巨噬细胞与其他部位的巨噬细胞相似，细胞大，细胞核大或中等大小，外形不规则，空泡状，低核浆比，具有吞噬活性。除巨噬细胞外，淋巴窦内还可见小淋巴细胞（图 30.5A，30.9A）。此外，还偶可见到中性粒细胞或嗜酸性粒细胞。

另有两种细胞需要注意，一是所谓的窦壁细胞，最早是在免疫染色识别角蛋白时被发现的，对其认识非常少，见于被膜下窦，呈粗糙的树枝状外观[47]，其本质尚不清楚，可能是一种特化的 FRC，表达低分子量角蛋白[42]，在评价是否有淋巴结转移瘤时，注意不要将这些细胞与肿瘤细胞混淆，目前，前哨淋巴结活检术应用得越来越多[48]，因此认识到这一点显得非常重要。幸运的是，这些细胞与肿瘤细胞的形态有很大差异。

第 2 种细胞，即所谓的未成熟窦组织细胞，这是一种误称，因为它其实是一种 B 淋巴细胞（图 30.9B、C），在特定的反应性状态下，此种细胞可充满淋巴窦，这些细胞体积小，核具有淋巴样细胞的特征，但细胞质丰富，也称为单核细胞样 B 细胞，其本质可能是一种边缘区细胞[49-50]。

4.5 功能

淋巴结的每一部分均有其独特的功能，这些部分的协同作用构成了个体免疫的完整性。

（1）滤泡是滤泡中心细胞反应发生的位置。初始 B 淋巴细胞暴露于抗原（位于滤泡树突状细胞表面），并通过体细胞高频突变过程，将其表面的抗原受体（免疫球蛋白）调整为最适状态，此过程中，免疫球蛋白受体基因通过大量的试错过程，完成其基因的重排。试错过程中形成的无效配对细胞会通过凋亡机制予以清除（滤泡内凋亡细胞的来源），而表达最适抗原受体的细胞则通过表达抗凋亡分子 Bcl-2 得以存活。正常滤泡是选择过程发生的场所，因此不表达 Bcl-2。通常情况下，一个滤泡内同时存在数个发育中的克隆，使其成为克隆性增生[51]。

经过这一复杂的抗体选择过程后，滤泡中心细胞反应的最终结局是形成表达高亲和性抗体的 B 细胞，这些细胞中，部分作为记忆细胞在身体内再循环，将此免疫能力传遍全身，等待与抗原的再次相遇，其他

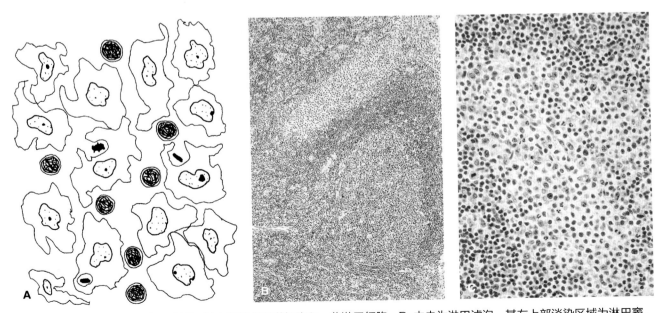

图 30.9　淋巴窦。A. 淋巴窦示意图，其内有较多巨噬细胞和一些淋巴细胞。B. 中央为淋巴滤泡，其左上部淡染区域为淋巴窦，其内充满未成熟窦组织细胞（低倍放大）。C. 图 B 放大图，未成熟窦组织细胞较小，而深染的淋巴细胞要大一些，细胞质非常丰富

则进入髓索或骨髓，分化为浆细胞，并产生抗体。

（2）髓索是浆细胞反应发生的部位，浆细胞在髓索内形成并分泌抗体。淋巴结内产生的抗体对循环内抗体水平影响不大，但对于局部可能非常重要，例如将抗体固定于 FDC 上。

（3）发生于副皮质区的特殊细胞应答，可产生不同类型的抗原特异性效应 T 细胞，包括辅助性细胞、抑制细胞、调节性细胞、记忆细胞，可能还有一些其他类型的细胞[35]。目前对于这一过程的理解很少。可能涉及 T 细胞记忆、细胞因子生产以及其他许多反应，但目前对其了解非常有限。副皮质区在迟发型接触性超敏反应中的作用已被清楚地认识到[32]。

（4）淋巴窦是一个滤过系统，其内有大量巨噬细胞，可清除淋巴结内异物。除了处理抗原外，可能还具有抗原呈递的作用，但目前知之甚少。

5   淋巴结结构变化：良恶性对比

介绍正常淋巴结组织学的同时，在此讨论良恶性病变鉴别诊断的原因有 2 个：①外科病理学家在淋巴结病变的诊断过程中，良恶性鉴别诊断是最重要的；②淋巴结良恶性鉴别诊断常很困难。

对上皮性肿瘤而言，正常组织与其所发生的肿瘤间存在关联，这一点已被证实，但对淋巴结结构与淋巴瘤的关系认识还很少。通过仔细地研究形态学和免疫组织化学，目前可以肯定，淋巴结结构与所发生的淋巴瘤之间存在相关性。本节以非霍奇金淋巴瘤作为与良性病变的鉴别对象，讨论两者在淋巴结不同部位所发生的变化[18,52-54]。与正常淋巴细胞相比，淋巴瘤细胞具有相似的形态学、免疫表型和功能特点，这也是恶性病变与反应性改变极其相似的原因。表 30.1 中列出了部分正常组织的良性改变及相对应的恶性肿瘤，本书主要针对正常组织学，对淋巴瘤仅做简要介绍。

5.1   淋巴滤泡改变

最重要的是区分滤泡增生与滤泡性淋巴瘤。导致滤泡增生的原因非常多，一般难以通过形态学表现来区分其病因：①淋巴结附近有炎症反应（如细

表 30.1

良性增生与相对应的恶性肿瘤

部位	良性	恶性
滤泡	滤泡增生	滤泡性淋巴瘤
副皮质区	副皮质区增生 皮肤淋巴结病	T-NHL 蕈样肉芽肿
髓索	髓索增生 反应性浆细胞增多症	淋巴浆细胞淋巴瘤 浆细胞瘤
淋巴窦	窦组织细胞增生症	恶性组织细胞增生症

注：T-NHL—T 细胞非霍奇金淋巴瘤。

菌感染所致扁桃体炎，或梅毒[55]）；②自身免疫性疾病，如风湿性关节炎和系统性红斑狼疮[30,56]；③病毒感染，如 HIV[22-23]；④特发性疾病，如卡斯尔曼病（Castleman 病）、多中心血管滤泡性淋巴组织增生、伴巨滤泡的反应性淋巴结增生[57-61]（尚不清楚这些是否均是独立的病变实体）。有时，特殊染色有助于查明病因（梅毒患者采用螺旋体染色，HIV 患者标记 p24）。这些疾病所导致的滤泡增生性改变都很相似，因此放在这里一起讨论。

文献中报道的有助于滤泡良性增生诊断的标准如下[18,30,62-65]。

（1）滤泡中心细胞成分多样。

（2）可见 TBM。

（3）分裂象指数高。

（4）套区界限清楚。

（5）滤泡大小和形态不一。

（6）滤泡密度低，主要分布于皮质区。

（7）滤泡中心 FDC 网发育良好、完整。

（8）滤泡分带明显，可见明显的明区和暗区。

这些标准有助于诊断，但仅靠形态学表现，即使是经验丰富的专家，也难以完全准确地区分良恶性病变，必须结合一些免疫组织化学和分子生物学方法[66]，出现如下特征者提示为恶性：①免疫组织化学方法检测有轻链限制表达（滤泡性病变表达 κ 或 λ 轻链者提示为恶性）；②滤泡中心细胞表达 Bcl-2；③免疫球蛋白基因重排检测显示有克隆性增生（DNA 印迹法或 PCR 法）；④t（14;18）易位（尽管不是 100% 的准确，但具有很强的提示意义）。

即使结合这些辅助技术，一些病例仍不能得到确切诊断。多数在工作中所遇到的淋巴结病例（切除标本）还是比较容易诊断的，不会产生这些问题，但应在做出诊断时提高警惕，因为有时良恶性滤泡性病变非常相似。

5.2 髓索改变

髓索改变的鉴别诊断主要涉及两组病变。第一组是反应性浆细胞增多症（图 30.10）与浆细胞瘤，多数情况下，淋巴结结构的保存和浆细胞前体细胞的存在有利于反应性改变的诊断[18]。在疑难病例中，可检测是否存在轻链限制性表达。第二组为髓索扩张，非常罕见，与淋巴浆细胞性淋巴瘤很相似，罕见情况下，淋巴浆细胞淋巴瘤可不破坏淋巴结结构，仅表现为髓索扩张，若怀疑为淋巴浆细胞淋巴瘤，轻链限制检测有助于鉴别。需要注意的是，对石蜡标本进行克隆性检测可能非常困难，由于细胞外液富于免疫球蛋白，如果固定不及时，细胞外液可弥散到细胞内，随后的固定将多克隆免疫球蛋白保留于细胞内，影响单克隆性的判断。如果结果是明确的单克隆，则可做出肯定诊断，但若结果模棱两可，则需要仔细分析其可靠性。

5.3 副皮质区改变

副皮质区增生有 3 种表现形式，各有其需要鉴别的良恶性病变。

（1）副皮质区扩大，以小淋巴细胞为主，常伴有上皮样微静脉增多。提示恶性的形态学特征包括

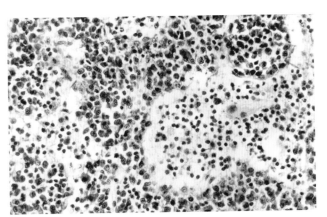

图 30.10　反应性浆细胞增多症。髓索内几乎完全为浆细胞，但髓窦开放，提示淋巴结结构保存（石蜡包埋，HE 染色）

细胞单一和淋巴结结构破坏。支持恶性的免疫组织化学表现包括：①异常表型（如明显以 CD4 或 CD8 阳性细胞为主）、正常免疫标记表达缺失（如 CD5 或 CD7），或表达正常 T 细胞不表达的标记物（如 CD1）；②克隆性增生（DNA 印迹法或 PCR 分析 T 细胞受体）[67-68]。

（2）副皮质区扩大，免疫母细胞数量增多。见于病毒感染或疫苗接种后，以及部分药物反应（特别是抗癫痫药）[30,63,69]，其组织学表现非常可怕。有时还可能出现坏死，如组织细胞坏死性淋巴结炎[70]。偶可出现结节状增生[71]，此时若观察到有残存的淋巴结结构，则无论病变区表现如何，良性病变的可能性更大。免疫组织化学检测显示 T、B 母细胞相邻分布，且处于有丝分裂期的细胞表达 T、B 标记，强烈提示为良性增生，而非外周 T 细胞淋巴瘤。有时可能还需要与霍奇金淋巴瘤相鉴别，反应性病变中偶尔也可见到 R-S 细胞，因此两者鉴别有时非常困难，但应记住，罕有淋巴结结构完整的霍奇金淋巴瘤。总而言之，此种改变的鉴别诊断非常困难，需要结合临床病史、形态学、免疫表型以及分子生物学技术（克隆性检测）才能做出最终诊断。

（3）皮肤淋巴结病。见于瘙痒性皮肤病的引流区淋巴结，并指状树突状细胞/Langerhans 细胞显著增生，导致副皮质区扩大[72-73]。需要注意的是，当皮肤淋巴瘤、蕈样肉芽肿及 Sezary 综合征累及淋巴结时，病灶也位于皮肤淋巴结病的背景中，仅在患者患有如上某种皮肤淋巴瘤时才会产生诊断问题，唯一的诊断线索是仔细寻找诊断性脑回状单核大细胞，这种细胞相当分散[74-75]，发现这种细胞对诊断非常有用[76]，而免疫组织化学技术和分子生物学技术对诊断没有帮助[77]。

5.4 淋巴窦改变

淋巴窦改变很常见。肿瘤或炎症病灶的引流区淋巴结常有窦组织细胞增生，其典型代表为窦组织细胞增生症伴巨大淋巴结病[78-79]及 Langerhans 细胞组织细胞增生症[63,80]。前者是一种奇特的临床病理病变，组织细胞的细胞质内吞噬有大量淋巴细胞，却不对其造成破坏，此现象称为伸入运动，具有高度特异性。

后者也可导致窦组织细胞增生（多数但并非全部均为良性），其病变特征为具有典型核沟的 Langerhans 细胞与嗜酸性粒细胞混合，Langerhans 细胞表达 CD1 和 S-100。多数淋巴窦内的恶性病变在组织学水平即可识别，尽管转移癌、恶性黑色素瘤、大细胞间变性淋巴瘤[81]及恶性组织细胞增生症[82]之间的鉴别比较困难，但其恶性特征非常明显。

如前所述，淋巴窦内可充满未成熟的窦组织细胞或单核细胞样 B 细胞，需要与结内边缘区 B 细胞淋巴瘤相鉴别[83]，后者尽管罕见以淋巴窦内分布为主，但的确存在，此时必须进行克隆性分析。

偶见小血管增生累及淋巴窦，一般是淋巴结对缺血或辐射的反应性改变，称为淋巴窦血管转化，其形态学表现可从以显著的血管成分为主到以梭形细胞增生为主，后者类似 Kaposi 肉瘤[84]。

5.5　复合性改变

滤泡、髓质、副皮质及淋巴窦的改变常同时发生，任何一种组合形式均有可能出现。淋巴瘤罕有复合性改变，因此复合性改变提示为良性，如弓形体及 EB 病毒感染。如果怀疑恶性，应采用本章前文所述（某一特定区域改变）的分析方式来进行诊断。淋巴结内还可见其他形式的改变，如肉芽肿，但不在本书的讨论范围之内。

6　假象

许多内源性和外源性因素可对淋巴结的组织学表现造成影响，因其有时会对诊断造成相当大的困难，所以下文将描述相关内容。

6.1　技术性假象

淋巴结组织易碎，在处理过程中很容易受到损伤。取材挤压严重时可完全破坏其组织结构。这样的标本完全没有诊断价值。淋巴结良恶性病变的区别非常细微，因此不符合要求的标本不能用于诊断。

固定不良是另一种技术性假象，特别容易发生于大标本，或固定时间过短的标本。若固定时间过短，仅标本外周部位被固定，福尔马林未到达标本中心，

脱水过程中，中心部分被酒精固定，可导致淋巴结外周部分与内侧部分的组织学表现有明显差别，内侧部分黏附差，细胞皱缩，深染（图 30.11），这样的切片在判读时要非常小心。

6.2　内因性假象

前述假象可见于全身淋巴结，而内因性假象与引流区域反复的炎症反应有关，如腹股沟淋巴结由于纤维性基质沉积，可造成正常结构的破坏，腹膜后淋巴结可出现透明变性，对于这些假象要有清楚的认识。

7　淋巴结标本的处理

当淋巴结病变的形态学特点不明显时，为了诊断需要，可采用一些辅助技术来帮助诊断。以前采用冰冻组织来进行免疫标记和（或）分子生物学检测，目前，几乎所有常用的淋巴组织及其肿瘤的标记物均适用于福尔马林固定、石蜡包埋，此外，多重引物 PCR 分析也成为基因重排和易位研究更好的选择。无论如何，要求临床送检新鲜淋巴结标本，并取一部分进行冰冻保存，是一种非常好的处理方法[20]。以前，为进行免疫组织化学检测，组织需要采用特殊的固定液固定，如 Bouin 固定液、纯化甲醛、B5、Sensofix 和含锌固定液等，这些固定液中，多数有毒，会破坏组织内 DNA，甚至可导致不能对组织进行分子生物学检测。如今的免疫组织化学方法对固定

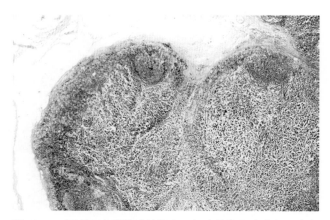

图 30.11　固定不良所造成的假象。标本边缘固定良好，中心部分在脱水过程中被酒精固定，制片结果显示切片中心部分结构消失

液已没有特殊要求。制作组织印片是非常有用的，且方法很简单，将切面在玻片上小心地压一下就可以完成，制作玻片中的细胞学表现对诊断非常有用，特别是在组织学切片效果不令人满意的时候。

在淋巴结良恶性疾病鉴别诊断中，电镜检查的用处不大。罕见情况下，如树突状细胞肿瘤，可能需要电镜辅助，因此可取一小部分标本采用戊二醛固定。然而，如果标本非常小，任何的处理方式均可能对细胞造成非常严重的损伤，这时的处理原则是：要最大限度地减小或避免对组织的破坏。

如果条件许可，可以考虑送少许标本到微生物实验室进行培养。如果标本足够大，还可制作细胞悬液以备研究，但不建议仅仅为检测标记物表达情况而将其作为一种常规手段。细胞悬液失去了病变的组织学和细胞学特征，而这些组织学和细胞学表现对于淋巴结病变的诊断是极为重要的。

8　特殊技术及其程序

免疫组织化学技术广泛应用于病理诊断中，虽然这种技术对操作要求不高，但并不是所有单位均能正确而恰当地应用，这里强调一下此项技术操作中的一些基本原则。

（1）必须设立阳性对照和阴性对照。这是非常必要的，可确定是否存在问题（内源性过氧化物酶、碱性磷酸酶或抗体 Fc 段非特异性结合）。

（2）标记一组抗体。目前尚没有绝对特异的抗体，交叉反应非常复杂，采用特定的一组抗体，标记结果可相互印证。目前已有淋巴组织病变分类的推荐抗体组合报道[85-86]，最初用于淋巴瘤的分类，现在也可用于良性淋巴组织病变的诊断以及良恶性病变的鉴别诊断。

（3）标记结果要与形态学表现相结合。免疫组织化学检测是一项辅助技术，如果形态学表现与免疫标记结果不一致，在判读结果时要非常小心。形态学观察有助于解释免疫组织化学结果，如分辨哪些是肿瘤细胞，其表达情况如何。淋巴组织病变总是由多种细胞混合组成，这些细胞均起源于淋巴系统。例如，一个副皮质区扩大的病变过程中，若免疫标记证实母细

胞来自 B 细胞，则强烈提示为良性病变。

（4）记住一些常识性的问题。这一点不言而喻，但奇怪的是，却经常被忽视。

相似的原则也适用于分子生物学技术，如设立对照、具备常识、采用多重引物或多种技术手段来确定结果的准确性等，均是非常必要的。此外，克隆性增生强烈提示恶性病变，但并不是所有的克隆性病变均是恶性的，最明显的例子是意义不明的单克隆丙种球蛋白血症[87]。再强调一次，对结果进行综合性分析是非常必要的。

另一个问题是细胞谱系检测，如检测免疫球蛋白和 T 细胞受体重排。不能认为免疫球蛋白基因重排阳性的就是 B 细胞淋巴瘤，*TCR* 基因重排阳性的就是 T 细胞淋巴瘤，研究显示，免疫球蛋白和 *TCR* 基因重排并不能对应反映淋巴瘤是 B 或 T 细胞源性，有例外情况发生[88-92]。

显而易见，辅助检测技术对于淋巴组织病变的诊断是非常有价值的，但必须正确应用。

参考文献

[1] Hall JG. The functional anatomy of lymph nodes. In: Stansfeld AG, ed. *Lymph Node Biopsy Interpretation*. Edinburgh: Churchill Livingstone; 1985:1–25.

[2] Parrott DMV. The gut as a lymphoid organ. *Clin Gastroenterol* 1976;5:211–228.

[3] McDermott MR, Bienenstock J. Evidence for a common mucosal immunologic system. I. Migration of B-immunoblasts into intestinal, respiratory and genital tissues. *J Immunol* 1979; 122:1892–1898.

[4] Sminia T, Plesch BE. An immunohistochemical study of cells with surface and cytoplasmic immunoglobulins in situ in Peyer's patches and lamina propria of rat small intestine. *Virchows Arch B Cell Pathol Incl Mol Pathol* 1982;40:181–189.

[5] Azzali G. Structure, lymphatic vascularization and lymphocyte migration in mucosa-associated lymphoid tissue. *Immunol Rev* 2003;195:178–189.

[6] Hoorweg K, Cupedo T. Development of human lymph nodes and Peyer's patches. *Semin Immunol* 2008;20:164–170.

[7] Jaspars LJ, van der Linden JC, Scheffer GL, et al. Monoclonal antibody 4C7 recognizes an endothelial basement membrane component that is selectively expressed in capillaries of lymphoid follicles. *J Pathol* 1993;170:121–128.

[8] Schaerli P, Willimann K, Lang AB, et al. Cxc chemokine receptor 5 expression defines follicular homing T-cells with B cell helper function. *J Exp Med* 2000;192:1553–1573.

[9] Stein JV, Nombela-Arrieta C. Chemokine control of lymphocyte trafficking: A general overview. *Immunol* 2005;116:1–12.

[10] Campbell DJ, Koch MA. Phenotypical and functional specialization of FoxP3+ regulatory T cells. *Nat Rev Immunol*

2011; 11:119–130.

[11] Taylor CR. Classification of lymphoma. *Arch Pathol Lab Med* 1978;102:549–554.

[12] van den Oord JJ, de Wolf-Peeters C, Desmet VJ. The marginal zone of the human reactive lymph node. *Am J Clin Pathol* 1986;86:475–479.

[13] Nathwani BN, Hernandez AM, Drachenberg MR. Chapter 14: Diagnostic significance of morphologic patterns of lymphoid proliferations in lymph nodes. In: Knowles DM, ed. *Neoplastic Hematopathology*. 2nd ed. Philadelphia, PA: Lippincott Williams & Wilkins; 2001:507–536.

[14] Nossal GJV, Abbot A, Mitchell J, et al. Antigens in immunity. XV. Ultrastructural features of antigen capture primary and secondary follicles. *J Exp Med* 1968;127:277–290.

[15] Park CS, Choi YS. How do follicular dendritic cells interact intimately with B-cells in the germinal centre? *Immunology* 2005;114:2–10.

[16] Aguzzi A, Krautler NJ. Characterizing follicular dendritic cells: A progress report. *Eur J Immunol* 2010;40:2134–2138.

[17] Haberman AM, Shlomchik SJ. Reassessing the function of immune-complex retention by follicular dendritic cells. *Nat Rev Immunol* 2003;3:757–764.

[18] Lennert K. Malignant lymphomas, other than Hodgkin's disease. In: *Handbuch der speziellen pathologischen Anatomie und Histologie I/3/B*. Berlin: Springer-Verlag; 1978.

[19] Van der Valk P, van der Loo EM, Jansen J, et al. Analysis of lymphoid and dendritic cells in human lymph node, tonsil and spleen. A study using monoclonal and heterologous antibodies. *Virchows Arch B Cell Pathol Incl Mol Pathol* 1984;45:169–185.

[20] Ellis DW, Eaton M, Fox RM, et al. Diagnostic pathology of lymphoproliferative disorders. *Pathology* 2005;37:434–456.

[21] Petrasch S, Brittinger G, Wacker HH, et al. Follicular dendritic cells in non-Hodgkin lymphomas. *Leuk Lymphoma* 1994;15: 33–43.

[22] Cyster JG, Ansel KM, Reif K, et al. Follicular stromal cells and lymphocyte homing to follicles. *Immunol Rev* 2000;176: 181–193.

[23] Allen CD, Cyster JG. Follicular dendritic cell networks of primary follicles and germinal centers: Phenotype and function. *Semin Immunol* 2008;20:14–25.

[24] Stein H, Bonk A, Tolksdorf G, et al. Immunohistologic analysis of the organization of normal lymphoid tissue and non-Hodgkin's lymphomas. *J Histochem Cytochem* 1980;28:746–760.

[25] Knowles DM. Immunophenotypic markers useful in the diagnosis and classification of hematopoietic neoplasms. In: Knowles DM, ed. *Neoplastic Hematopathology*. 2nd ed. Philadelphia, PA: Lippincott Williams & Wilkins; 2001: 93–226.

[26] Crotty S. Follicular helper CD4 T-cells (TFH). *Annu Rev Immunol* 2011;29:621–663.

[27] Schwickert TA, Lindquist RL, Shakhar G, et al. In vivo imaging of germinal centres reveals a dynamic open structure. *Nature* 2007;446:83–87.

[28] Ewing EP, Chandler GW, Spira TJ, et al. Primary lymph node pathology in AIDS and AIDS-related lymphadenopathy. *Arch Pathol Lab Med* 1985;109:977–981.

[29] Chadburn A, Metroka C, Mouradian J. Progressive lymph node histology and its prognostic value in patients with acquired immunodeficiency syndrome and AIDS-related complex. *Hum Pathol* 1989;20:579–587.

[30] Ioachim HL, Ratech H. *Ioachim's Lymph Node Pathology*. 3rd ed. Philadelphia, PA: Lippincott Williams & Wilkins; 2002.

[31] Chang CC, Osipov V, Wheaton S, et al. Follicular hyperplasia, follicular lysis, and progressive transformation of germinal centers. A sequential spectrum of morphologic evolution in lymphoid hyperplasia. *Am J Clin Pathol* 2003;120: 322–326.

[32] Oort J, Turk JL. A histological and autoradiographic study of lymph nodes during the development of contact sensitivity in the guinea pig. *Br J Exp Pathol* 1964;46:147–154.

[33] Worbs T, Föster R. T-cell migration dynamics within lymph nodes during steady state: An overview of extracellular in intracellular factors influencing the basal intranodal T-cell motility. *Curr Top Microbiol Immunol* 2009;334:71–105.

[34] Denucci CC, Mitchell JS, Shimizu Y. Integrin function in T-cell homing to lymphoid and nonlymphoid sites: Getting there and staying there. *Crit Rev Immunol* 2009;29:87–109.

[35] Stevens SK, Weismann IL, Butcher EC. Differences in the migration of B and T lymphocytes: organ-selective localization in vivo and the role of lymphocyte-endothelial cell regonition. *J Immunol* 1982;128:844–851.

[36] Arata-Kawai H, Singer MS, Bistrup A, et al. Functional contributions of N- and O-glycans to L-selectin ligands in murine and human lymphoid organs. *Am J Pathol* 2011;178:423–433.

[37] Pals ST, Kraal G, Horst E, et al. Human lymphocyte-high endothelial venule interaction: Organ selective binding of T and B lymphocyte populations to high endothelium. *J Immunol* 1986;137:760–763.

[38] Wiedle G, Dunon D, Imhof BA. Current concepts in lymphocyte homing and recirculation. *Crit Rev Clin Lab Sci* 2001; 38:1–31.

[39] Lopez-Giral S, Quintana NE, Cabrerizo M, et al. Chemokine receptors that mediate B-cell homing to secondary lymphoid tissues are highly expressed in B-cell chronic lymphocytic leukemia and non-Hodgkin's lymphomas with widespread nodular dissemination. *J Leukoc Biol* 2004;76:462–471.

[40] Schaerli P, Moser B. Chemokines: Control of primary and memory T-cell traffic. *Immunol Res* 2005;31:57–74.

[41] Thorbecke GJ, Silberberg-Sinakin I, Flotte TH. Langerhans cells as macrophages in skin and lymphoid organs. *J Invest Dermatol* 1980;75:32–43.

[42] Willard-Mack CL. Normal structure, function, and histology of lymph nodes. *Toxicol Pathol* 2006;34:409–424.

[43] Bousso P. T-cell activation by dendritic cells in the lymph node: Lessons from the movies. *Nat Rev Immunol* 2008;8:675–684.

[44] Shklovskaya E, Roediger B, Fazekas de St Groth B. Epidermal and dermal dendritic cells display differential activation and migratory behaviour while sharing the ability to stimulate CD4+ T cell proliferation in vivo. *J Immunol* 2008;181: 418–430.

[45] Roozendaal R, Mebius RE, Kraal G. The conduit system of the lymph node. *Int Immunol* 2008;20:1483–1487.

[46] Forkert PG, Thliveris JA, Bertalanfy FD. Structure of sinuses in the human lymph node. *Cell Tissue Res* 1997;183: 115–130.

[47] Wacker HH, Frahm SO, Heidebrecht HJ, et al. Sinus-lining cells of the lymph nodes recognized as a dendritic cell type by the new monoclonal antibody Ki-M9. *Am J Pathol* 1997;151: 423–434.

[48] Turner RR, Giuliano AE, Hoon DS, et al. Pathologic examination of sentinel lymph node for breast cancer. *World J Surg* 2001;25:798–805.

[49] Sheibani K, Fritz RM, Winberg CD, et al. "Monocytoid" cells in reactive follicular hyperplasia with and without multifocal histiocytic reactions: An immunohistochemical study of 21 cases including suspected cases of toxoplasmic lymphadenitis. *Am J Clin Pathol* 1984;81:453–458.

[50] Kurtin PJ. Marginal zone B cells, monocytoid B cells, and the follicular microenvironment. Determinants of morphologic features in a subset of low-grade B-cell lymphomas. *Am J Clin Pathol* 2000;114:505–508.

[51] Gatto D, Brink R. The germinal center reaction. *J Allergy Clin Immunol* 2010;126:898–907.

[52] Lukes RJ, Collins RD. A functional approach to the classification of

malignant lymphomas. *Recent Results Cancer Res* 1974;46:18–30.

[53] Mann RB, Jaffe ES, Bernard CW. Malignant lymphomas—a conceptual understanding of morphologic diversity. *Am J Pathol* 1979;94:104–191.

[54] Jaffe ES, Harris NL, Stein H, et al. Introduction: An overview of the classification of the lymphoid neoplasms. In: Swerdlow SH, Campo E, Harris NL, et al., eds. *WHO Classification of Tumours of Hematopoietic and Lymphoid Tissues*. Lyon: IARC; 2008:158–166.

[55] Evans N. Lymphadenitis of secondary syphilis: Its resemblance to giant follicular lymphadenopathy. *Arch Pathol* 1944;37: 175–179.

[56] Nosanchuk JS, Schnitzer B. Follicular hyperplasia in lymph nodes from patients with rheumatoid arthritis. *Cancer* 1969; 24:334–354.

[57] Keller AR, Holchholzer L, Castleman B. Hyaline-vascular and plasma cell types of giant lymph node hyperplasia of the mediastinum and other locations. *Cancer* 1972;29:670–683.

[58] Osborne BM, Butler JJ, Variakojis D, et al. Reactive lymph node hyperplasia with giant follicles. *Am J Clin Pathol* 1982;78: 493–499.

[59] Martino G, Cariati S, Tintisona O, et al. Atypical lymphoproliferative disorders: Castleman's disease. Case report and review of the literature. *Tumori* 2004;90:352–355.

[60] Newlon JL, Couch M, Brennan J. Castleman's disease: Three case reports and a review of the literature. *Ear Nose Throat J* 2007;86:414–418.

[61] Schnitzer B. Reactive lymphoid hyperplasia. In: Jaffe ES, ed. *Surgical Pathology of the Lymph Nodes and Related Organs*. Philadelphia, PA: WB Saunders; 1995:98–132.

[62] Rappaport H. Tumors of the hematopoietic system. In: *Atlas of Tumor Pathology. 3rd series. Fascicle 8*. Washington, DC: Armed Forces Institute of Tumor Pathology; 1966.

[63] Dorfman RF, Warnke R. Lymphadenopathy simulating the malignant lymphomas. *Hum Pathol* 1974;5:519–550.

[64] Nathwani BN, Winberg CD, Diamond LW, et al. Morphologic criteria for the differentiation of follicular lymphoma from florid reactive follicular hyperplasia. A study of 80 cases. *Cancer* 1981;48:1794–1806.

[65] Mann RB. Follicular lymphoma and lymphocytic lymphoma of intermediate differentiation. In: Jaffe ES, ed. *Surgical Pathology of the Lymph Nodes and Related Organs*. Philadelphia, PA: WB Saunders; 1985:165–202.

[66] Harris NL, Ferry JA. Follicular lymphoma and related disorders (germinal center lymphomas). In: Knowles DM, ed. *Neoplastic Haematology*. Baltimore, MD: Lippincott Williams & Wilkins; 2001:823–853.

[67] O'Leary H, Savage KJ. The spectrum of peripheral T-cell lymphomas. *Curr Opin Hematol* 2009;16:292–298.

[68] Catovsky D, Ralfkiaer E, Muller-Hermelink HK. T-cell prolymphocytic leukaemia. In: Swerdlow SH, Campo E, Harris NL, et al., eds. *WHO Classification of Tumours of Haemotopoietic and Lymphoid Tissues*. Lyon: IARC Press; 2008:270–271.

[69] Vittorio C, Muglia J. Anticonvulsant hypersensitivity syndrome. *Arch Intern Med* 1995;155:2285–2290.

[70] Kuo T. Kikuchi's disease (histiocytic necrotizing lymphadenitis): A clinicopathologic study of 79 cases with an analysis of histologic subtypes, immunohistology, and DNA ploidy. *Am J Surg Pathol* 1995;20:798–809.

[71] van den Oord JJ, de Wolf-Peeters C, Desmet VJ, et al. Nodular alteration of the paracortical area. An in situ immunohistochemical analysis of primary, secondary and tertiary T nodules. *Am J Pathol* 1985;120:55–66.

[72] van den Oord JJ, de Wolf-Peeters C, de Vos R, et al. The cortical area in dermatopathic lymphadenitis and other reactive conditions of the lymph node. *Virchows Arch B* 1984;45:289–299.

[73] Good DJ, Gascoyne RD. Atypical lymphoid hyperplasia mimicking lymphoma. *Hematol Oncol Clin North Am* 2009;23: 729–745.

[74] Scheffer E, Meijer CJ, Van Vloten WA. Dermatopathic lymphadenopathy and lymph node involvement in mycosis fungoides. *Cancer* 1980;45:137–148.

[75] Willemze R, Scheffer E, Meijer CJ. Immunohistochemical studies using monoclonal antibodies on lymph nodes from patients with mycosis fungoides and Sézary's syndrome. *Am J Pathol* 1986;120:46–54.

[76] van Doorn R, van Haselen CW, van Voorst Vader P, et al. Mycosis fungoides: Disease evolution and prognosis of 309 Dutch patients. *Arch Dermatol* 2000;136:504–510.

[77] Ralfkiaer E, Cerroni L, Sander CA, et al. Mycosis fungoides. In: Swerdlow SH, Campo E, Harris NL, et al., eds. *WHO Classification of Tumours of Haemotopoietic and Lymphoid Tissues*. Lyon: IARC Press; 2008:296–298.

[78] Rosai J, Dorfman RF. Sinus histiocytosis with massive lymphadenopathy: Pseudolymphomatous benign disorder. Analysis of 34 cases. *Cancer* 1972;30:1174–1180.

[79] McClain KL, Natkunam Y, Swerdlow SH. Atypical cellular disorders. *Hematology Am Soc Hematol Educ Program* 2004; 1:283–296.

[80] Callihan TR. Langerhans' cell histiocytosis (histiocytosis X). In: Jaffe ES, ed. *Surgical Pathology of the Lymph Nodes and Related Organs*. Philadelphia, PA: WB Saunders; 1995: 537–559.

[81] Delsol G, Falini B, Müler-Hermelink HK, et al. Anaplastic large cell lymphoma. In: Swerdlow SH, Campo E, Harris NL, et al., eds. *WHO Classification of Tumours of Haemotopoietic and Lymphoid Tissues*. Lyon: IARC Press; 2008:312–316.

[82] Pileri SA, Grogan TM, Harris NL, et al. Tumours of histiocytes and accessory dendritic cells: An immunohistochemical approach to classification from the International Lymphoma Study Group based on 61 cases. *Histopathology* 2002;41: 1–29.

[83] Dallenbach FE, Coupland SE, Stein H. Marginal zone lymphomas: Extranodal MALT type, nodal and splenic. *Pathologe* 2000;21:162–177.

[84] Samet A, Gilbey P, Talmon Y, et al. Vascular transformation of the lymph node sinuses. *J Laryngol Otol* 2001;115:760–762.

[85] Oudejans JJ, van der Valk P. Immunohistochemical classification of T cell and NK cell neoplasms. *J Clin Pathol* 2002; 55:892.

[86] Oudejans JJ, van der Valk P. Immunohistochemical classification of B cell neoplasms. *J Clin Pathol* 2003;56:193.

[87] McKenna RW, Kyle RA, Kuehl WM, et al. Plasma cell neoplasms. In: Swerdlow SH, Campo E, Harris NL, et al., eds. *WHO Classification of Tumours of Haemotopoietic and Lymphoid Tissues*. Lyon: IARC Press; 2008:200–213.

[88] Adriaansen HJ, Soeting PW, Wolvers-Tettero IL, et al. Immunoglobulin and T-cell receptor gene rearrangements in acute non-lymphocytic leukemias. Analysis of 54 cases and a review of the literature. *Leukemia* 1991;5:744–751.

[89] Waldmann TA, Davis MA, Bongiovanni KF, et al. Rearrangement of genes for the antigen receptor on T-cells as markers of lineage and clonality in human lymphoid neoplasms. *N Engl J Med* 1985;313:776–783.

[90] Asou N, Matsuoka M, Hattori T, et al. T-cell gamma gene rearrangements in hematologic neoplasms. *Blood* 1987;69: 968–970.

[91] Zuniga M, D'Eustachio P, Ruddle NH. Immunoglobulin heavy chain gene rearrangement and transcription in murine T-cell hybrids and T-lymphomas. *Proc Natl Acad Sci USA* 1982;79: 3015–3019.

[92] Schmidt CA, Przybylski GK. What can we learn from leukaemia as for the process of lineage commitment in hematopoiesis? *Int Rev Immunol* 2001;20:107–115.

第31章 脾

■ J.Han J.M. van krieken / Attilio Orazi 著　■ 李长平 译　■ 李国霞 校

1 前言

历史上，人们对脾的生理和解剖提出了各种各样的观点[1]。从古至今，脾作为"黑胆汁"的制造者被诗人认为是产生忧郁情感的地方。Galen（公元131–201年）称其为神秘器官，这种观点持续了很长时间。Malpighi 于 17 世纪对脾进行了肉眼描述，将脾的淋巴组织称为白髓，背景为红髓。1857 年，Billroth 发表了第一篇人类脾的组织学研究报告，将红髓分为脾索和脾窦。然而，直到 20 世纪下半叶，脾仍被视作贮存血液的无用器官，关于它的研究非常少。20 世纪 70 年代，Weiss 通过电镜阐明了脾的超微结构，让人们了解了红髓的功能[2]。在同一时期，开始了解白髓的组织结构，至今仍在不断深入[3-5]。

然而，许多病理医师对人类脾的正常组织学和功能仍缺乏清晰认识，原因是多方面的。脾极易发生自溶，导致尸检标本中的组织学表现常很难解读，且教学价值有限。处理及时的手术切除标本适合组织学观察及教学。然而，大多数医疗机构很少进行脾切除手术，因不熟悉脾的组织学特点，病理医师很难解读脾病理学表现。为此成立了国际脾脏联合会[6]。

关于人类脾结构和功能的一大主要困惑在于脾病变采用的术语和定义，因为这些术语和定义有一部分是基于动物脾的研究。人类和动物脾结构不同，例如，人类脾有边缘窦，而啮齿类动物脾没有。而且，不同作者对某些结构的定义（如边缘区）有很大差异[7-10]。

另一个问题是正常脾之间差异巨大。脾是一个具有分区的器官（表 31.1）。脾有多种功能，其中一种功能被激发，会导致主要负责该功能的相应区域发生形态学变化。所以，正常脾可以有很大差异。如果需要对某种特定的脾疾病进行组织学研究，则必须要定义一个正常对照组[11]。例如，形态学分析表明，腹部手术时（即高选择性迷走神经切断术或早期胃癌手术）随机切除的脾不同于外伤性破裂脾。因此，外伤性破裂脾应从"正常"对照组中剔除出去。这些问题导致难以区分脾脏生理性变化与病理性变化。

2 出生前和发育性改变

胚胎发育中，妊娠第 5 周形成可识别的脾，到第 9 周脾内开始出现血管。直到第 9 个月，才形成可识别的红髓和白髓。出生前胚胎发育中的脾功能与成人有很大的不同，这可以从其显微解剖结构上反映出来。有观点认为，到妊娠第 6 个月，造血功能被认为发生在胎儿脾（和肝），并在很大程度上促进血细胞的形成，但事实上研究已显示，脾的功能不是干细胞造血，而是来自骨髓的造血前体细胞进入外周血之前的成熟场所[12-13]。在多种反应性疾病（如败血症）以及与骨髓纤维化相关的骨髓病变中，成人脾内可以见到灶性造血（髓外造血）。脾的这种髓外造血又称为髓样化生。

胎儿生长过程中，免疫系统随之发育，并在出生后继续发育[14]。脾的形态学可以体现其功能成熟程度：出生时，白髓仍不含淋巴滤泡和边缘区。整个脾内可见簇状分布的不成熟 B 细胞和散在的 T 细胞。这些细胞的数量随胎儿发育而增加，从妊娠中期末开始，形成可识别的 B 细胞区和 T 细胞区[15-16]。妊娠第 12 周时，脾内可出现吞噬现象[12]。

脾的发育异常很常见[17]。至少 25% 的尸检标本中发现副脾（额外的小块脾组织，具有完整、正常的红髓和白髓）。需要行脾切除术治疗的疾病，可因这些副脾而复发。

罕见但众所周知的是原发性纤毛不动综合征可伴发多脾[18]。此综合征患者的胸、腹腔器官可发生左右定位异常，当脾位于右侧时，常分成许多小块，但一般具有正常功能。注意不要与获得性脾植入相混

表 31.1 脾组织学、功能和与淋巴结结构的关系			
脾组成	描述	功能 / 组成	淋巴结内的对应结构
白髓			
T 细胞区	小淋巴细胞构成的不规则区域，含有与动脉毗邻的淋巴管	以 CD4+ 细胞为主	副皮质区
B 细胞滤泡	中等大小的淋巴细胞围绕小淋巴细胞构成的圆形区域（可能出现生发中心）	产生可分泌 Ig 的细胞和可能的记忆细胞	滤泡
滤泡周围区	红髓与白髓交界区，含许多红细胞，缺乏正常髓窦结构	血流缓慢，红细胞、其他细胞、抗原、抗体相互作用的部位	髓质（？）
红髓			
脾窦 / 脾索和鞘毛细血管	含有脾窦网络（基底膜不连续）和毛细血管，部分为鞘毛细血管	去除红细胞颗粒；可能是新抗原与网状细胞相互作用的部位	脾窦：部分高内皮微静脉 鞘毛细血管：髓质淋巴窦
非滤过区	缺乏毛细血管但含有淋巴细胞的红髓区	可能是免疫反应开始的部位	髓质或初级滤泡间隔
血管周围环	沿血管树分布的淋巴细胞和浆细胞构成的区域	可能与淋巴管相通	髓质（？）

涓，后者是创伤后脾碎裂成许多小块而形成的。先天性无脾极为罕见，与心血管系统异常有关。脾性腺融合是一种罕见的发育异常（图 31.1），自 1883 年 Bostroem 第一次描述后，共约有 120 例报道。胚胎发育早期，脾与性腺紧密相邻，因此这两个看似不相关的器官可能发生融合，根据异位脾组织与脾有无系带相连而分为连续性和不连续性。临床常表现为睾丸或阴囊肿块[19]。

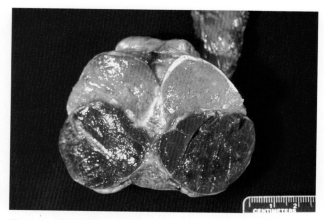

图 31.1 脾性腺融合大体图。注意睾丸内的异位脾组织

3 凋亡

在脾发育过程中，凋亡的作用似乎并不重要，但其内的淋巴成分跟其他部位的淋巴组织一样，显示广泛凋亡，特别是 B 细胞滤泡的生发中心内。如图 31.2 所示的"星空"现象。星空细胞是巨噬细胞吞噬凋亡的淋巴细胞残余物形成的，淋巴细胞发生凋亡，通常是因为抗原受体的基因重排失败，或因产生的免疫球蛋白识别自身抗原。此生理过程对于防御自身免疫性疾病很重要。Bcl-2 是一种抗凋亡蛋白（见第 1 章），表达于大多数 T 细胞和 B 细胞，但生发中心的 B 细胞不表达，因此易于发生凋亡。滤泡性淋巴瘤中 t（14;18）易位导致肿瘤细胞异常表达 Bcl-2。但在识别脾脏滤泡性淋巴瘤时该特点会具有欺骗性，原因如下：20 岁以上患者的脾中活跃的生发中心很少见，

而初级滤泡与滤泡性淋巴瘤的鉴别很困难。因此，仅仅是生发中心缺乏 Bcl-2 阴性，并不提示滤泡性淋巴瘤。而滤泡性淋巴瘤中存在 t（14；18）易位，需通过分子检测证实，如 FISH 检测。此外，滤泡性淋巴瘤累及脾时，常呈结节状分布，对脾结构的破坏不会像滤泡性淋巴瘤累及淋巴结时那么显著[20]。

凋亡对于维持 T 细胞的正常数量和功能也发挥重要作用。自身免疫淋巴增生综合征是一种儿科疾病，由 FAS 或 Fas 配体基因缺陷所致，伴脾大和自身免疫性疾病，患者 T 淋巴细胞凋亡率降低，导致脾富含 T 细胞的区域内淋巴组织显著增生[21]。

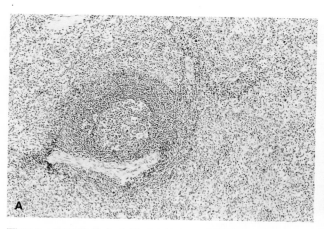

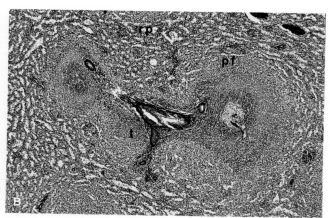

图 31.2 因特发性血小板减少性紫癜而切除的脾。A. 福尔马林固定，石蜡包埋（HE 染色，×40）。B. 甲基丙烯酸甲酯包埋（六胺银 /HE 染色，×40）。红髓和白髓的低倍图像，显示以小动脉为中心的 T 细胞区、一个初级滤泡和一个含生发中心的次级滤泡。T 细胞区周围没有边缘区，白髓内的 T 细胞区和 B 细胞区周围均可见富含红细胞的滤泡周围区（粉红色）。标准 HE 染色切片中，红髓细节显示不清，滤泡周围区难以分辨。rp—红髓；pz—滤泡周围区；t—T 细胞区

4 大体特征和器官重量

人类脾呈豆形，表面被覆由腹膜构成的光滑的被膜。与其他几个物种相比，人类脾的被膜内没有平滑肌纤维，因此，在急性失血的情况下缺乏收缩能力。猫、狗等动物的脾具有重要的红细胞储备功能，通过快速收缩，脾内的红细胞被挤出，从而使循环血量迅速增加。研究显示智人（Homo sapiens）的进化仍在继续，来自巴瑶族（Bajau）（所谓的海洋游牧民族）的潜水员出现 PDE10A 基因突变，脾可以收缩，因此有令人惊奇的屏气能力[22]。

脾表面可见纤维斑块甚至钙化斑块，原因不明。脾表面出现凹陷的情况并不少见，没有临床意义。脾的重量变化很大[23]。成人脾重量一般为 150～250g；即使没有明显的功能减退，老年人的脾也要小很多。最近发现，部分脑卒中患者脾的体积随细胞因子水平的增加而减小[24]。

通过脾切面可以分辨红髓和白髓，白髓表现为小的结节（≤2mm）。恶性淋巴瘤累及脾一般发生于白髓，导致白髓增大，但程度通常不是非常显著，认识到这一点很重要。

5 解剖学

5.1 血供

脾的血供来自脾动脉，后者是腹腔动脉的一大分支。脾动脉形成 4～6 条分支后进入脾，但这些分支的数量和位置变化很大。静脉回流通过 4～6 条静脉分支进行，静脉分支在脾肾韧带内汇合形成脾静脉，然后汇入门静脉，因此，门静脉高压会导致充血性脾大。脾内的血流高度特化，这与脾脏的不同功能有关。

5.2 神经

脾的神经支配来自主要内脏神经和腹腔神经丛的无髓神经纤维。这些神经纤维沿脾动脉走行。人类脾的神经支配不如猫和狗的丰富，这可能与前文提到的这些动物的脾具有更重要的红细胞储备功能有关。最近有文章探讨了神经支配在免疫应答中有趣的作用[25]。

5.3 淋巴管

脾没有输入淋巴管。脾淋巴引流由脾门淋巴结和胃脾韧带内的淋巴结完成。之后，淋巴管沿脾动脉走行，到达沿腹腔动脉分布的腹腔淋巴结。脾内淋巴管的描述见后文。

6 光镜观察

6.1 血管树

进入脾门后，脾动脉呈树状分支。脾实质内的这些动脉分支称为小梁动脉，有相应的静脉和淋巴管伴行，均被胶原纤维包绕。这些含有血管的纤维性结构通常称为小梁或间隔，但使用这样的术语并不恰当，因为其本质是血管周围胶原套。脾内存在真正的间隔组织，但较短，这些间隔与被膜相连，其内没有血管，仅延伸进入脾实质内非常短的距离。红髓中可见致密的网状纤维灶，其内不含血管，这些致密的网状纤维灶与红髓周围的网状纤维网直接相延续，可能代表红髓塌陷区或退化区。

小梁动脉分支形成中央动脉和微动脉，不再有静脉伴行，也没有胶原套包绕，而是由以 T 淋巴细胞为主的淋巴组织围绕，此部分淋巴组织称为动脉周围或微动脉周围淋巴鞘（PALS），围绕于血管周围，朝毛细血管末梢方向逐渐变小。微动脉分支形成平行走行的笔毛动脉。但在人类脾，这种平行走行的现象似乎仅见于退化的标本，在这样的标本中，微动脉间的组织消失，导致彼此靠近。

微动脉分支及毛细血管常呈直角出现，此现象在切片中常可见到。连续切片并进行组织重建发现，毛细血管的末端形成一个独特的脾结构[7]（图 31.3，图 31.4）。此结构有几个名称，一定程度上取决于所研究的种属，如鞘毛细血管、毛细血管（德语）、椭圆体或小动脉周围巨噬细胞鞘。人类的这种结构位于红髓和滤泡周围区（PFZ），通常称为鞘毛细血管。鞘

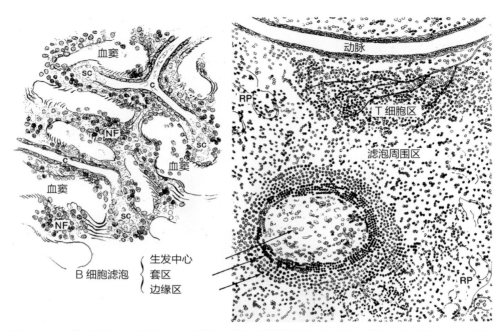

图 31.3   红髓（左）和白髓（右）示意图，显示人类脾脏的主要成分和结构。终止为鞘毛细血管
（sc）的毛细血管（c）与髓窦没有直接交通。非滤过区（NF）以血窦为界，不含（鞘）
毛细血管。滤泡周围区围绕白髓（滤泡和 T 细胞区），缺乏发育良好的血窦。B 细胞分布
有明确的分区，T 细胞不具有此特征。T 细胞区含淋巴管丛（左，×250；右，×100）

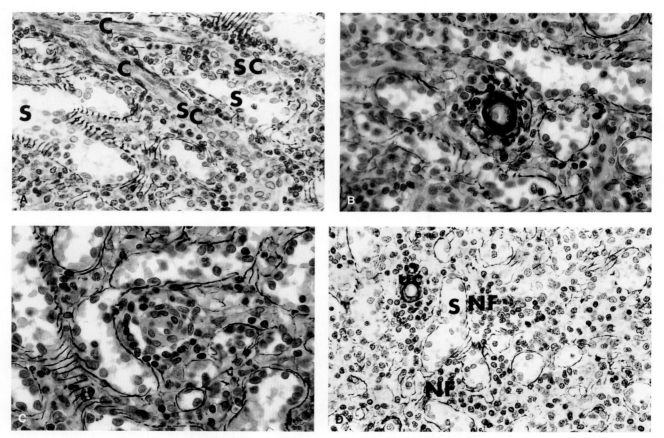

图 31.4   A. 外伤性脾破裂，甲基丙烯酸甲酯包埋（六胺银 /HE 染色，×400），毛细血管过渡为鞘毛细血管。后者接近血窦，但
不相连。C—无鞘的毛细血管；SC—鞘毛细血管；S—血窦。B. 与图 A 为同一标本（×1000），显示无鞘毛细血管的
细节。C. 与图 A 为同一标本（×1000），显示鞘毛细血管的细节。D. 与图 A 为同一标本（×250），红髓的细节，显
示髓索内的血窦，非滤过区内没有毛细血管，完全由血窦围绕。UC—无鞘毛细血管；S—血窦；NF—无过滤区

毛细血管的"鞘"由单核巨噬细胞构成，并含有极少量的网状细胞。脾的自溶非常快，因此，鞘毛细血管的观察依赖于对组织的充分处理。在巨噬细胞同心圆状围绕的毛细血管末端，内皮细胞突然消失。来自微动脉的血细胞穿过鞘毛细血管后进入血窦，进入血窦的过程中，血细胞以缓慢渗出的方式穿过髓索巨噬细胞和红髓间质（开放型循环[26]），然后经血窦基底膜内的裂隙进入[2,7]。微动脉末端与血窦间没有直接连接，但部分微动脉分支的末端可能与血窦壁紧邻，使得至少部分血液可以进行更为快速的循环（封闭型循环）。红髓血窦被视作脾静脉树的第一部分。鞘毛细血管位于动脉树的末端，具有良好的滤过功能。

一些大的血窦直接开放进入在胶原套中沿动脉走行的静脉中。

约 2/3 的脾脏白髓 T 细胞区内可见小的输出淋巴管，但不见于滤泡周围区。连续切片重建显示，这些淋巴管形成围绕微动脉的淋巴管网，沿动脉树走行，最终汇入脾门区[7]。

6.2 红髓

红髓占脾体积的 75%[7]。常规组织学切片的二维图像显示，红髓主要由髓索巨噬细胞构成，其细胞质突起相互连接，形成支撑静脉窦的网状结构。连续切片发现，红髓还含有疏松的网状纤维网，有丰富的毛细血管和笔毛动脉的末端（图 31.4D）。血窦约占红髓体积的 30%[7]。窦内皮细胞由近环形不连续的基底膜包裹，基底膜主要由Ⅳ型胶原和层粘连蛋白组成，称为环状纤维（图 31.5）。环状纤维相互连接并固定到脾索中巨噬细胞和（成纤维细胞性）网状细胞的树枝状突起上。髓索内分布的间质纤维和网状细胞还为此区提供结构支撑（红髓网状纤维网）。

部分网状细胞表达神经生长因子受体，主要分布于小动脉周围[27]。这些细胞可能是外膜网状细胞，与血管外膜的网状细胞相似，在骨髓和淋巴结的间质中也能见到[28]。肌样网状细胞（SMA 阳性）散在分布于整个红髓内，但在淋巴滤泡的边缘区和动脉周围淋巴鞘内分布的更集中[29]。尚不清楚这些 SMA 阳性的红髓细胞，是发生肌成纤维细胞分化的成纤维细胞性网状细胞，还是一种真正独立的细胞亚群。红髓窦

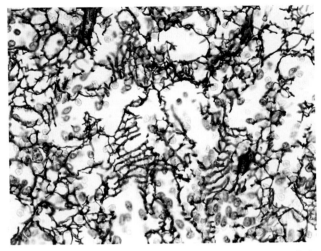

图 31.5　正常脾红髓，Ⅳ型胶原蛋白抗体染色，显示围绕血窦的环状纤维（×250）

形成相互连接的复杂网络和盲端球茎样突起，后者突入脾索（参见 van Krieken 等人发表论文中的图 4）[7]。

窦内皮细胞拉长、扁平，核为典型的豆状，并可见纵裂，又称为窦岸细胞（littoral cell）。免疫组织化学显示，这些细胞表达内皮细胞标记，与其他的内皮细胞不同的是还表达 CD8（图 31.6），此外，CD68和 CD21 通常阳性。

红髓的主要功能是血液过滤。但连续切片发现，有相当数量的红髓不存在毛细血管末端，包括鞘毛细血管，这些区域仅有血窦围绕，可见小灶性 T、B 淋巴细胞和单核巨噬细胞聚集（图 31.4），因此可将这些非滤过区域视作白髓之外的脾淋巴组织区。形态测

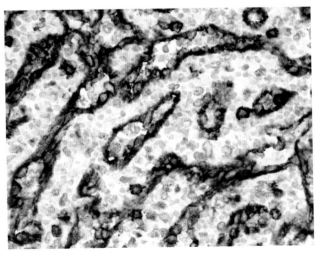

图 31.6　正常脾红髓，窦内皮细胞表达 CD8（×400）

量发现，这些红髓内的淋巴性非滤过区域的大小与白髓相当[30]。新形成的白髓淋巴滤泡可能源自这些非滤过区内小的淋巴细胞聚集灶。研究小鼠脾发现，髓索内有一个具有免疫调节功能的巨噬细胞亚群[31]。此外，研究发现，至少在啮齿类动物中，被膜下红髓的髓索内存在大量簇状分布的单核细胞。这些贮备的单核细胞可迅速从脾释放，是重要的"快速反应部队"，参与调节组织炎症反应，包括动脉粥样硬化[32-33]。

血细胞只能穿过大片红髓组织，到达这些非滤过区，或者更有可能是经窦内皮细胞穿过髓窦到达。鼠类脾的淋巴细胞可从髓窦腔返回至脾组织内，淋巴细胞穿过所谓的边缘窦的壁，到达白髓。在组织学上识别不出人类脾白髓的边缘窦。鼠类脾的边缘窦负责血窦循环与脾淋巴组织之间的交换，而在人类脾中，完成相应功能的结构可能是前文描述的红髓窦内的盲端球茎突起，后者是脾内具有高内皮微静脉样特征的内皮结构。研究发现，人类的脾淋巴滤泡有 PFZ 围绕，PFZ 是一个独特的脾结构，内含充满红细胞的血管腔隙，此观察结果支持前面的假设[7,9-10]。PFZ 窦与典型红髓窦的差别在于 CD34 表达增强。最近有证据表明，PFZ 可能是再循环淋巴细胞进入白髓的部位，因为此结构具有支持淋巴网状细胞（特别是 CD4[+] T 淋巴细胞）流入和局部增殖的能力[9]。有观点认为，这些细胞进入白髓，依赖于滤泡周围区内具有内皮样表型的特化网状细胞，这些细胞可分泌淋巴因子，并引导 T 细胞进入 PALS[9]。

6.3　白髓

白髓由 B 细胞区和 T 细胞区组成（图 31.2）。B 细胞区主要包括脾淋巴滤泡，淋巴滤泡内生发中心（仅见于次级滤泡）位于中央，周围直接环状围绕的小淋巴细胞称为套区，围绕套区的为边缘区，内含中等大小的淋巴细胞（图 31.7）。生发中心的特征类似于其他淋巴器官，滤泡树突状细胞构成生发中心的网状支架，表达 CD21、CD23、CD35 和低亲和力神经生长因子受体。生发中心 B 细胞表达 CD20、CD19、CD10 和 CD79a，但 不 表达 CD5。生发中心 B 细胞增殖活性高（Ki-67 检测），不表达 Bcl-2。生发中心内的 T 细胞以 CD4[+] T 细胞占优势。

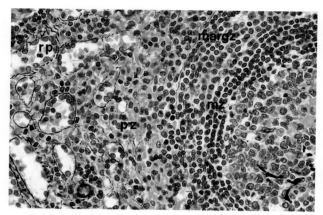

图 31.7　与图 31.3 为同一标本。位于红髓边缘的次级滤泡（生发中心位于右侧）。mz—套区；margz—边缘区；pz—滤泡周围区；rp—红髓；×100

易染体巨噬细胞表达 CD68。套区细胞以 CD5[+] 小淋巴细胞为主，表达 IgM、IgD 和 DBA.44，不表达碱性磷酸酶（图 31.8）。与外周淋巴器官的淋巴滤泡最重要的不同之处是，脾淋巴滤泡套区之外有一个非常独特的结构，即脾边缘区，其内 B 淋巴细胞的免疫表型与套区不同，表达碱性磷酸酶，不表达 IgD 和 DBA.44[34]。

边缘区还含有一种特殊的巨噬细胞，功能有别于红髓髓索组织细胞。边缘区巨噬细胞可吸引新分化的边缘区 B 细胞进入，因此可能在维持边缘区的解剖结构方面发挥了重要作用，至少在动物模型中是如此。这些 B 细胞从生发中心进入边缘区，它们源自共同的滤泡 / 边缘区 B 细胞前体细胞[35]，也被认为是 B 淋巴细胞再循环池的一部分[36]。

边缘区的网状纤维支架具有特征性，表现为存在大量呈同心圆网状模式排列的 SMA 阳性网状细胞。边缘区的 SMA 阳性细胞与 T 细胞区相延续，T 细胞区也有由相同表型网状细胞构成的 PALS 网状纤维支架。PFZ 内也有 SMA 阳性细胞，但数量较少，此外，整个红髓内也有散在分布的 SMA 阳性细胞。当红髓充血时，如纤维充血性脾大患者，SMA 阳性细胞会变得更为明显（图 31.9）[8]。

大鼠脾的边缘窦在光镜下就可容易地观察到，边缘窦分隔套区和边缘区是淋巴细胞和抗原的入口，因此在脾免疫功能中发挥重要作用[37]。人类的边缘窦无法分辨，至少光镜检查做不到。最近的

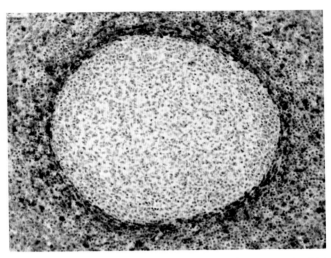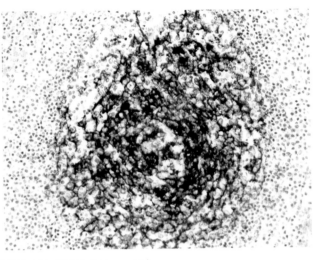

图 31.8　正常脾的套区 B 细胞表达 DBA.44（左，×40），树突状细胞表达 CD21（右，×40）

电镜研究中，描述了一种边缘窦样结构[38]，但令人惊讶的是，功能活跃的淋巴滤泡似乎没有此结构[39]。此结构的准确定位和功能特性均未知。

　　与啮齿类动物脾光镜表现的差异，导致了人类脾滤泡结构定义的混乱。术语"边缘区"被赋予不同的含义[7,9-12,40-41]。一些研究者将其定义为围绕套区外侧缘的由中等大小淋巴细胞构成的环形结构；少数人将套区也包括在内；还有少数人仅将红、白髓交界区定义为边缘区；有时甚至将 T 细胞区（PALS）周围的区域定义为边缘区。我们倾向于将边缘区定义为包绕（次级滤泡）套区或初级滤泡 IgD 和 IgM 阳性小淋巴细胞外侧的独特的脾结构。我们还倾向于将红、白髓之间的交界区称为 PFZ。关于人类组织学的大量日文

文献中，也采用了这样的定义。但日本研究者将我们所定义的边缘区称为边缘区内层，将 PFZ 称为边缘区外层。由于边缘区与 PFZ 的结构和细胞构成完全不同，我们认为最好使用不同的名称。

　　T 细胞区位于微动脉周围，但人类 T 细胞区的排列不如啮齿类动物的 PALS 规则（图 31.10）。这些微动脉并不总是被淋巴细胞呈圆筒状包绕，有时可"裸露"地穿过淋巴滤泡甚至生发中心[12,42]。

　　人类 PALS 中小的多形性 T 淋巴细胞很不规则地聚集，大多数表达 CD4。它们代表着不同 T 细胞亚群的复杂组织结构[43]。T 细胞区由滤泡周围区样的结构围绕。淋巴滤泡有时可与 T 细胞区邻接，此时两者共有一个 PFZ。

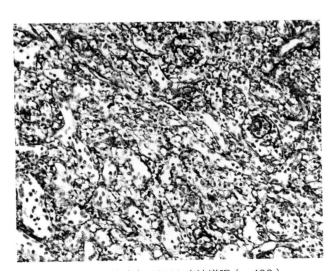

图 31.9　纤维充血性脾大。SMA 表达增强（×100）

图 31.10　正常脾，CD3 染色。脾脏内 T 细胞的排列较疏松（×40）

6.4 滤泡周围区

PFZ 是一个特化的红髓结构，与自身的网状间质有关。PFZ 可见于白髓边缘区（滤泡内）外侧和 T 细胞区（PALS）的周边。PFZ 内网状纤维的分布较红髓其余部分间距更宽（图31.3，图31.7）。在银染塑料切片中，PFZ 的识别特征包括：缺乏基底膜、血管模式不同于红髓其余部分。在 PFZ 的外侧缘处，红髓窦的间隔比其他任何部位都要宽，毛细血管网丰富，并可见鞘毛细血管。PFZ 含有相当数量的红细胞和白细胞[7,9-10]。

在银染切片中，白髓外侧的 PFZ 非常突出，但在常规 HE 染色切片中可能显示不清。PFZ 含大量红细胞，因此表现为致密排列的 T、B 细胞区域周围的显著充血区域，容易辨认（图31.2A）。PFZ 内的红细胞较红髓窦内的红细胞更规则。PFZ 外侧红髓窦内的红细胞通常没有脾窦内的多。

PFZ 约占脾体积的 8%，内含与外周血相似的混合性血细胞。约 10% 的脾血液由此通过，此处血流缓慢。人类脾的 PFZ 和红髓内存在唾液酸黏附蛋白弱阳性的巨噬细胞，但研究发现，一些散在分布于滤泡周围的巨噬细胞强阳性表达唾液酸黏附蛋白。有趣的是，人类的边缘区内没有唾液酸黏附蛋白阳性的巨噬细胞，也没有嗜金属巨噬细胞，这与大鼠脾形成鲜明对比。因此，唾液酸黏附蛋白阳性的巨噬细胞和 IgM+IgD- 的记忆性 B 淋巴细胞均位于边缘区，而人类脾中这些细胞分处不同位置[10]。

7 流式细胞术

很少采用流式细胞术对脾进行研究，但流式细胞术对判断正常和反应性脾的淋巴细胞有参考价值[44]。脾中淋巴细胞的构成与其他淋巴器官相似，但有一些差异（表31.2）。与胸腺和骨髓相比，脾内 TdT 阳性的淋巴细胞前体细胞非常少。B 淋巴细胞分类中，脾内 CD19$^+$/CD20$^-$ 的 B 细胞比例高于外周血和淋巴结，与之相符的发现是，脾内有相当大比例的早期浆细胞（CD138$^-$）和更为成熟的浆细胞。其他发现包括存在相当多的 CD20$^+$/CD5$^+$B 细胞，约

占 B 细胞的 10%；CD4$^+$CD8$^+$ 细胞为 1.2：1（比外周血低，但与淋巴结相似），γ/δ 阳性 T 细胞（均为 CD3$^+$ 细胞）所占比例在正常脾中为 6%，在反应性脾中为 10%。外周血中，NK/T 细胞所占比例不足循环 CD3$^+$ 淋巴细胞的 6%，但在脾内，这些细胞所占比例相对更高。

8 超微结构

电子显微镜术（特别是扫描电子显微镜术），包括血管结构的显微塑型（microcast），已经基本阐明了脾的功能性显微解剖结构。这些研究已经发现了血细胞在脾内的穿行路径，并清楚地阐明了脾窦的清除功能（去除红细胞内的包含物）。以诊断为目的的脾检查中，几乎没有必要进行电镜研究。

9 功能

人类脾有几个重要的功能。脾切除术后，由荚膜类细菌（如肺炎球菌）引起的致死性脾切除后感染的危险性升高，除此之外，一般不会带来健康问题，原因在于脾的许多功能可由其他器官代替，至少成人是如此。

人类的脾参与对血源性抗原和多糖抗原的初级免疫应答，并参与全身部位免疫反应的调节。脾的特殊内环境可促进抗体与抗原结合。与抗体结合的细胞或微生物，以及弹性和渗透阻力降低的红细胞，在脾内被捕获和破坏。上述功能均发生在脾特定的结构内，这些结构可迅速改变自身的大小和构成，即使在生理条件下也是如此。因此，脾的主要功能包括：血液滤过、免疫功能、造血和储备功能。

9.1 滤过功能

脾的位置和特殊的解剖特点特别适合滤过血液。正常血细胞能够穿过鞘毛细血管的巨噬细胞、红髓巨噬细胞和窦内皮细胞形成的屏障（统称脾的滤过单位），其速度相当于其他器官毛细血管床的血流速度。当红细胞弹性减低时（如老化、中毒或先天性缺陷），滤过单位的巨噬细胞可摄取并清除这些异常

表 31.2

人类脾内淋巴细胞的表面标记和细胞内标记

细胞标志物	正常（尸体）脾		反应性（非肿瘤性）脾		
	N	均值 ± 标准差（%）	N	均值 ± 标准差（%）	P 值
CD2	14	38±10	12	50±14	0.015
CD3		31±9		43±14	0.009
CD4		17±8		23±7	NS[a]
CD5		32±8		42±13	0.028
CD7		37±11		44±12	NS
CD8		14±5		19±7	0.028
CD4/CD8 比值		1.2±3		1.2±0.2	NS
CD10		1±1		1±1	NS
CD11c		28±10		25±10	NS
CD13		1±1		1±1	NS
CD16/56[+]CD3[-]		15±7		12±5	NS
CD16/56[+]CD3[+]		5±2		5±4	NS
CD19		55±11		45±14	0.04
CD20		49±9		42±12	NS
CD20[+]CD5[+]		8±6		11±7	NS
CD23		34±13		35±12	NS
CD30		1±1		1±1	NS

注：[a] 差异无显著性（$P>0.05$）。

细胞，此过程在动物模型中得以很好地显示[45]。滤过功能中包括剔除（pitting）过程，该术语用于描述核内含物的清除，例如在不破坏红细胞的情况下，Howell-Jolly 小体（H-J 小体）的红细胞残余核的清除。外周血中循环红细胞内出现 H-J 小体，提示脾功能减退（如脾切除患者）。

除红细胞之外，脾的巨噬细胞还可以捕获细菌、抗原和免疫复合物。脾能够从血液中滤过网织红细胞、血小板、造血干细胞、淋巴细胞和树突状细胞，并为其进一步分化提供适当的微环境。脾还可将血液中的单核细胞分离出来，并促进其转化为脾巨噬细胞。

9.2 免疫功能

脾在免疫系统的发育过程中具有重要作用，成年后的脾仍参与 B、T 淋巴细胞的产生和分化[4,43]。脾接收来自淋巴细胞再循环池的 B、T 细胞，并将其分配到专属的结构内，例如淋巴滤泡和 PALS，T、B 细胞在此与抗原和抗原提呈细胞相互作用，启动高效的免疫应答。

边缘区是 B 细胞滤泡的一部分，与其他部位（如扁桃体）相比，脾的边缘区要大很多。边缘区的确切生理功能尚不清楚，其主要的免疫作用与对血源性微生物的非胸腺依赖性快速免疫应答有关，这些微生物在脾内被迅速捕获，然后直接与大量免疫活性细胞接触。

9.3 造血功能

啮齿类动物的脾有很强的造血功能，但人类的脾并非如此。如上所述，人类脾的造血功能只存在于胎儿脾，成人脾无造血功能。成人脾中的造血细胞来自于循环的骨髓源性祖细胞/早期前体细胞，这些细胞进入脾后，可进一步分化。当这一"生理现象"引起病理性脾大时，称之为脾髓样化生或髓外造血。脾的髓样化生可见于多种不同疾病，最突出的例子见于原发性骨髓纤维化患者。

9.4 储备功能

人类脾约含有 300ml 血液，相对狗或猫而言，其占全身血液的比例很小。这些动物的脾是重要的储血器官，在全身需要更多血液时，脾的迅速收缩可使循环血量显著增加。人类脾的被膜内没有明显的平滑肌纤维，因此高度怀疑人类不具有储血功能。上文的"海洋游牧民族"是个例外 [22]。脾可储存凝血系统Ⅷ因子、血小板、粒细胞和铁。啮齿类动物的脾可充当"快速部署"单核细胞的贮备库，但尚不清楚人类脾是否具有这一功能（见红髓部分）。

10　年龄差异

婴儿和儿童的免疫系统尚未发育完全，这也可以从脾的组织学上反映出来 [46]。直到出生 4 个月后，边缘区才作为一个独立的结构被观察到。此外，与成人相比，婴儿边缘区 B 细胞具有不同的免疫表型（不表达 CD21，表达 IgD 和 IgM）。我们还发现了一个重要的年龄差异：20 岁以下患者的正常脾白髓内经常出现生发中心，而老年患者白髓内次级滤泡非常少 [30]。文献里经常提到的随年龄萎缩性改变仅见于 71~80 岁的患者 [30]。最近对小鼠研究显示，小鼠边缘区的微结构和功能可发生年龄相关性改变 [47]。尚不清楚人类脾的边缘区功能是否也可发生选择性丧失。

脾血管常发生玻璃样变，甚至可见于非常年幼的儿童，因此并不是一种病理性改变 [48]。

婴儿脾被膜内的弹性纤维与胶原纤维均匀混杂，这种排列方式有助于在脾生长和增大期间保持被膜稳定。随年龄增长，被膜外表面的胶原纤维显著多于弹性纤维，后者在被膜的深层更为明显。老年个体脾的弹性纤维缩短、破碎、增厚。随年龄增长，脾被膜内的弹性纤维进行性减少，可限制脾膨胀，这可能是导致老年人脾退化的原因之一 [49]。

11　鉴别诊断

脾内区域化的淋巴组织（白髓）与具有滤过功能的红髓相互交织。在不同的外界刺激下，脾各功能区的构成和组织学可发生相应的生理性改变。与淋巴结一样，病理性改变与显著的生理性反应之间没有明确界限。例如，正常脾中，白髓占脾总体积的 5%~22% [30]。

如前文所述，正常红细胞可穿过鞘毛细血管的巨噬细胞、红髓巨噬细胞和窦内皮细胞形成的屏障（即脾的滤过单位），其速度相当于其他器官毛细血管床的血流速度。但当红细胞的弹性减退时（如老化、中毒或先天性缺陷），红髓巨噬细胞可吞噬异常的红细胞。在此过程中，鞘毛细血管失去巨噬细胞，巨噬细胞进入红髓周围，或进入红髓窦并被运输至肝。在以滤过功能慢性刺激为特征的病例中，毛细血管的数量和长度的增加与红髓的肥大相当，但切片中不容易看到鞘毛细血管。在特发性血小板减少性紫癜（ITP）患者的髓索巨噬细胞内，可见到被吞噬的 PAS 染色阳性的血小板残余。如果血细胞表面结合有免疫球蛋白或免疫复合物，其部分细胞膜可被窦内皮细胞"剔除"，从而形成球形红细胞，此过程与前述的红细胞核残余物的清除方式相同。

而在败血症患者的脾中，滤过单位的形态学表现（巨噬细胞的活化和增生）与急性或慢性溶血难以区别，最可能引起这种改变的因素包括循环中的免疫复合物、细胞碎片或抗体包被的细胞。在这些因素作用下，活化巨噬细胞的死后自溶可导致红髓内细胞和间质的早期崩解。因此，尸检时发现的脾败血症样改变可能是一种假象，可见于败血症，但不具有诊断特异性，最重要的是不要诊断为脾炎。败血症脾，无论感染的细菌是哪种类型，均表现为 T 细胞区和 B 细胞区消耗显著，伴生发中心反应性增生。与革兰阴性鞭毛菌相比，肠球菌菌血症患者的脾 B 细胞区消耗更为显著 [50]。

真正的脾炎是指脾存在针对局部有害物质（如伤寒或热带病）的炎症反应，在西方国家中罕见。正常情况下，淋巴浆细胞样细胞和浆细胞环绕于动脉和微动脉周围，并沿红髓毛细血管分布。这种血管周围的细胞环内还可含有一些巨噬细胞或小的上皮样肉芽肿，但意义不明。血管周围出现浆细胞是正常的；此外，耗时长的脾切除术标本中，可见粒细胞弥漫性分布于整个红髓内，这两种情况均不能诊断为脾炎。

慢性静脉淤血对脾的影响尚不明确。我们对因慢性心脏病而死亡的患者进行了初步研究，结果显示，慢性心源性充血对脾脏淋巴组织和滤过单位的影响，更接近于感染的伴发效应，或是由治疗所致。因门脉高压所致的慢性静脉淤血中，髓窦的大小正常，但球形出芽减少，外形僵硬。髓索组织和毛细血管均减少；髓索内网状纤维增多（纤维充血性脾大）、网状细胞表达 SMA 增强。脾血管分布错综复杂，梗死灶的镜下表现比大体所见更加不规则，分界不清。三维重建研究显示，来自不同微动脉的毛细血管相互交叉、重叠。

脾原发性肿瘤很罕见。转移癌以神经内分泌肿瘤为主，特别是小细胞肺癌，转移灶多位于髓窦内。依据类型的不同，恶性淋巴瘤归巢至脾不同的淋巴细胞区域，此现象与其他淋巴器官相似[51]。当非淋巴瘤性造血系统恶性肿瘤累及脾时，其分布方式类似于骨髓病灶：这些髓外的红系和巨核系造血主要位于红髓窦内，并沿红髓窦分布，髓单核细胞造血主要分布于髓索内的毛细血管附近。急性白血病的母细胞浸润可见于脾的任何部位。

12 标本处理

脾非常脆弱，由于含有大量巨噬细胞和粒细胞，自溶非常迅速。适当而快速的标本固定非常重要，简单地将整个标本放入福尔马林并不能达到良好的固定效果。为了正确处理标本，应送检新鲜标本，处理过程要迅速。国际脾脏联合会推荐了一个合适方案[6]。先对标本进行称重和表面检查，之后间隔 0.5cm 书页状连续切开，仔细检查切面是否有大于正常白髓的结节。理想情况下，选取部分标本用于流式细胞术检查或冰冻切片，用于免疫组织化学检查或分子技术检查。如果大体检查没有发现明显异常，应至少随机取材 3 ~ 4 个蜡块进行常规处理，用于光镜检查。

13 组织学技术

常规石蜡包埋会导致标本收缩和细胞细节丢失。常规 HE 染色不能带来足够多的信息，因此需要结合六胺银 /HE 染色，或者至少是 PAS 染色和 Gomori 染色等，这些染色方法对脾微结构形态学分析十分必要（图 31.11）。

14 特殊处理

很少因诊断需要而行脾切除术，剖腹探查脾以明确分期也已经不再是霍奇金病诊断程序之一。因此，脾病理所接触到的大多是因其他疾病（如慢性特发性血小板减少症、创伤）而切除的标本。偶然发现脾淋巴瘤的情况并不少见。对于这样的病例，取材医师的高度警觉性非常重要，因为对于最佳的淋巴瘤诊断而言，需要新鲜标本或冰冻贮存一些标本来进行特殊检查，如流式细胞术、冰冻组织免疫组织化学、分子分析和（或）细胞遗传学检查（图 31.9）。

缺乏新鲜标本的情况下，可以用石蜡包埋标本来进行免疫组织化学分析，检测 B 细胞是否有免疫球蛋白的轻链限制性表达，评估其克隆性，这是常规实验室诊断应用中最重要的"特殊技术"手段之一。此外，也可采用 PCR 方法来检测免疫球蛋白基因重排，从而确定病变是否具有克隆性，此方法也成功适用于石蜡包埋组织[52]。

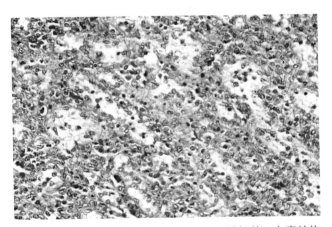

图 31.11　与图 31.1 为同一标本。显示红髓细节，血窦结构显得更为复杂（PAS 染色，石蜡包埋，×200）

免疫组织化学技术对于其他造血性肿瘤和非造血性肿瘤的诊断也非常重要。脾的非造血性肿瘤不常见，可为原发瘤或转移瘤。对于像戈谢病（Gaucher病）这样的贮积异常性疾病而言，大多数专家认为，生化分析是最实用、最特异的检查方法，电镜检查有辅助价值。

15   总结

人类脾一直是个有点神秘的器官，研究脾组织学必须挑选外科切除的"正常"脾，标本应立刻、适当处理，以获得理想效果。

采用多种组织学技术和连续切片重建技术，对大量脾进行研究，结果表明，脾是一个高度区域化的器官（表31.1）。各个区域均有其独特的结构、细胞组成，并常具有独特的功能。以前仅将脾分为红髓和白髓，可能过于简单化，应在此基础上进行细化和扩充。

人类和动物脾有许多重要的结构差异，因此，以动物脾的研究数据来推测人类脾的结构是有问题的，也往往是毫无根据的。

参考文献

[1] Paraskevas GK, Koutsouflianiotis KN, Nitsa Z, et al. Knowledge of the anatomy and physiology of the spleen throughout Antiquity and the Early Middle Ages. *Anat Sci Int* 2016;91: 43–55.

[2] Chen L, Weiss L. Electron microscopy of the red pulp of human spleen. *Am J Anat* 1972;134:425–458.

[3] Neely HR, Flajnik MF. Emergence and evolution of secondary lymphoid organs. *Annu Rev Cell Dev Biol* 2016;32:693–711.

[4] Rodríguez-Perea AL, Arcia ED, Rueda CM, et al. Phenotypical characterization of regulatory T cells in humans and rodents. *Clin Exp Immunol* 2016;185:281–291.

[5] Meng W, Zhang B, Schwartz GW, et al. An atlas of B-cell clonal distribution in the human body. *Nat Biotechnol* 2017; 35:879–884.

[6] O'Malley DP, Louissaint A Jr, Vasef MA, et al; International Spleen Consortium. Recommendations for gross examination and sampling of surgical specimens of the spleen. *Ann Diagn Pathol* 2015;19(5):288–295.

[7] van Krieken JH, Te Velde J, Hermans J, et al. The splenic red pulp; a histomorphometrical study in splenectomy specimens embedded in methylmethacrylate. *Histopathology* 1985; 9:401–416.

[8] Kraus MD. Splenic histology and histopathology: an update. *Semin Diagn Pathol* 2003;20:84–93.

[9] Steiniger B, Barth P, Hellinger A. The perifollicular and marginal zones of the human splenic white pulp: do fibroblasts guide

lymphocyte immigration? *Am J Pathol* 2001;159:501–512.

[10] Steiniger B, Barth P, Herbst B, et al. The species-specific structure of microanatomical compartments in the human spleen: strongly sialoadhesin-positive macrophages occur in the perifollicular zone, but not in the marginal zone. *Immunology* 1997;92:307–316.

[11] van Krieken JH, te Velde J, Kleiverda K, et al. The human spleen: a histological study in splenectomy specimens embedded in methylmethacrylate. *Histopathology* 1985;9:571–585.

[12] Wolf BC, Luevano E, Neiman RS. Evidence to suggest that the human fetal spleen is not a hematopoietic organ. *Am J Clin Pathol* 1983;80:140–144.

[13] Yamamoto K, Miwa Y, Abe-Suzuki S, et al. Extramedullary hematopoiesis: elucidating the function of the hematopoietic stem cell niche. *Mol Med Rep* 2016;13:587–591.

[14] Timens W, Rozeboom T, Poppema S. Fetal and neonatal development of human spleen: an immunohistological study. *Immunology* 1987;60:603–609.

[15] Jones JF. Development of the spleen. *Lymphology* 1983;16: 83–89.

[16] Namikawa R, Mizuno T, Matsuoka H, et al. Ontogenic development of T and B cells and non-lymphoid cells in the white pulp of human spleen. *Immunology* 1986;57:61–69.

[17] Varga I, Galfiova P, Adamkov M, et al. Congenital anomalies of the spleen from an embryological point of view. *Med Sci Monit* 2009;12:RA269–RA276.

[18] Moller JH, Nakib A, Anderson RC, et al. Congenital cardiac disease associated with polysplenia. A developmental complex of bilateral "left-sidedness." *Circulation* 1967;36:789–799.

[19] Khairat AB, Ismail AM. Splenogonadal fusion: case presentation and literature review. *J Pediatr Surg* 2005;40:1357–1360.

[20] Howard MT, Dufresne S, Swerdlow SH, et al. Follicular lymphoma of the spleen: multiparameter analysis of 16 cases. *Am J Clin Pathol* 2009;131:656–662.

[21] Oren H, Ozkal S, Gülen H, et al. Autoimmune lymphoproliferative syndrome: report of two cases and review of the literature. *Ann Hematol* 2002;81:651–653.

[22] Ilardo MA, Moltke I, Korneliussen TS, et al. Physiological and genetic adaptations to diving in sea nomads. *Cell* 2018;173: 569–580.e15.

[23] Myers J, Segal RJ. Weight of the spleen. I. Range of normal in a nonhospital population. *Arch Pathol* 1974;98:33–35.

[24] Vahidy FS, Parsha KN, Rahbar MH, et al. Acute splenic responses in patients with ischemic stroke and intracerebral hemorrhage. *J Cereb Blood Flow Metab* 2016;36:1012–1021.

[25] Jung WC, Levesque JP, Ruitenberg MJ. It takes nerve to fight back: the significance of neural innervation of the bone marrow and spleen for immune function. *Semin Cell Dev Biol* 2017; 61:60–70.

[26] Steiniger B, Stachniss V, Schwarzbach H, et al. Phenotypic differences between red pulp capillary and sinusoidal endothelia help localizing the open splenic circulation in humans. *Histochem Cell Biol* 2007;128:391–398.

[27] Cattoretti G, Schiro R, Orazi A, et al. Bone marrow stroma in humans: anti-nerve growth factor receptor antibodies selectively stain reticular cells in vivo and in vitro. *Blood* 1993; 81:1726–1738.

[28] Orazi A, O'Malley DP, Thomas JL, et al. Stromal changes in reactive and malignant disorders of the spleen. *Mod Pathol* 2004;17:264A.

[29] Pinkus GS, Warhol MJ, O'Connor EM, et al. Immunohistochemical localization of smooth muscle myosin in human spleen, lymph node, and other lymphoid tissues. Unique staining patterns in splenic white pulp and sinuses, lymphoid follicles, and certain

vasculature, with ultrastructural correlations. *Am J Pathol* 1986;123:440–453.

[30] van Krieken JH, te Velde J, Hermans J, et al. The amount of white pulp in the spleen: a morphometrical study done in methacrylate-embedded splenectomy specimens. *Histopathology* 1983;7:767–782.

[31] Kurotaki D, Kon S, Bae K, et al. CSF-1-dependent red pulp macrophages regulate CD4 T cell responses. *J Immunol* 2011;186:2229–2237.

[32] Swirski FK, Nahrendorf M, Etzrodt M, et al. Identification of splenic reservoir monocytes and their deployment to inflammatory sites. *Science* 2009;325:612–616.

[33] Potteaux S, Ait-Oufella H, Mallat Z. Role of splenic monocytes in atherosclerosis. *Curr Opin Lipidol* 2015;26:457–463.

[34] van Krieken JH, von Schilling C, Kluin PM, et al. Splenic marginal zone lymphocytes and related cells in the lymph node: a morphologic and immunohistochemical study. *Hum Pathol* 1989;20:320–325.

[35] Pillai S, Cariappa A, Moran ST. Marginal Zone B lymphocytes. *Annu Rev Immunol* 2005;23:161–196.

[36] Steiniger B, Timphus EM, Barth PJ. The splenic marginal zone in humans and rodents: an enigmatic compartment and its inhabitants. *Histochem Cell Biol* 2006;126:641–648.

[37] Sasou S, Satodate R, Katsura S. The marginal sinus in the perifollicular region of the rat spleen. *Cell Tissue Res* 1976;172:195–203.

[38] Schmidt EE, MacDonald IC, Groom AC. Microcirculatory pathways in normal human spleen, demonstrated by scanning electron microscopy of corrosion casts. *Am J Anat* 1988;181:253–266.

[39] Schmidt EE, MacDonald IC, Groom AC. Changes in splenic microcirculatory pathways in chronic idiopathic thrombocytopenic purpura. *Blood* 1991;78:1485–1489.

[40] Takasaki S. Light microscopic, scanning and transmission electron microscopic, and enzyme histochemical observations on the boundary zone between the red pulp and its surroundings in human spleens. *Tokyo Yikekai Med J* 1979;94:553–568.

[41] Kraal G. Cells in the marginal zone of the spleen. *Int Rec Cytol* 1992;132:31–74.

[42] Steiniger B, Ruttinger L, Barth PJ. The three-dimensional structure of human splenic white pulp compartments. *J Histoch Cytochem* 2003;51:655–663.

[43] Woon HG, Braun A, Li J, et al. Compartmentalization of total and virus-specific tissue-resident memory CD8+ T cells in human lymphoid organs. *PLoS Pathog* 2016;12:e1005799.

[44] Colovai AI, Giatzikis C, Ho EK, et al. Flow cytometric analysis of normal and reactive spleen. *Mod Pathol* 2004;17: 918–927.

[45] Pivkin IV, Peng Z, Karniadakis GE, et al. Biomechanics of red blood cells in human spleen and consequences for physiology and disease. *Proc Natl Acad Sci U S A* 2016;113: 7804–7809.

[46] Timens W, Boes A, Rozeboom-Uiterwijk T, et al. Immaturity of the human splenic marginal zone in infancy. Possible contribution to the deficient infant immune response. *J Immunol* 1989;143:3200–3206.

[47] Birjandi SZ, Ippolito JA, Ramadorai AK, et al. Alterations in marginal zone macrophages and marginal zone B cells in old mice. *J Immunol* 2011;186:3441–3451.

[48] Lindley RP. Splenic arteriolar hyalin in children. *J Pathol* 1986;148:321–325.

[49] Rodrigues CJ, Sacchetti JCL, Rodrigues AJ. Age-related changes in the elastic fiber network of the human splenic capsule. *Lymphology* 1999;32:64–69.

[50] Gunia S, Albrecht K, May M, et al. The white pulp in the setting of the septic spleen caused by different bacteria: a comparative morphometric study. *APMIS* 2005;113:675–682.

[51] van Krieken JH, Feller AC, te Velde J. The distribution of non-Hodgkin's lymphoma in the lymphoid compartments of the human spleen. *Am J Surg Pathol* 1989;13:757–765.

[52] van Krieken JH, Langerak AW, Macintyre EA, et al. Improved reliability of lymphoma diagnostics via PCR-based clonality testing: report of the BIOMED-2 Concerted Action BHM4-CT98-3936. *Leukemia* 2007;21:201–206.

第 32 章 　骨髓

■Steven H.Kroft 著　■王　强 译　■李国霞 校

骨髓是一个大而复杂的器官，遍布于全身骨骼的骨髓腔内。成人骨髓总重量约为 1600~3700g，超过肝脏重量。骨髓中约半数为造血不活跃的脂肪性骨髓（外观呈黄色），其余为造血活跃的骨髓（外观呈红色）。尽管脂肪性骨髓造血基本不活跃，但也仍含有少量镜下可见的造血细胞团。造血性骨髓的功能包括：①形成和释放多种血细胞（血细胞发生）、肥大细胞、破骨细胞和某些内皮祖细胞；②吞噬和降解血液循环中的颗粒物质，如微生物，异常或衰老的红细胞和白细胞；③产生抗体，除造血干细胞，骨髓也含有间充质干细胞，后者在适当条件下可分化成脂肪细胞、肝细胞、成骨细胞和骨细胞、软骨细胞、骨骼肌细胞、心肌细胞、肾细胞和神经细胞等谱系 [1]。非造血性骨髓是巨大的脂质储备库。造血性骨髓的各种功能取决于其结构的高度有序化。然而，这种有序化并非一成不变，多种刺激可以使其发生快速改变。

1　骨髓研究技术

骨髓细针穿刺涂片和骨髓环钻活检切片均是显微镜下全面评估骨髓所必需的。很多人认为外周血涂片也是骨髓全面评估中的重要组成部分；本章对外周血形态不做赘述。骨髓涂片的优点是造血细胞形态学细节清晰，而骨髓活检可以提供组织结构、骨髓细胞量、小灶性病变（如淋巴细胞聚集灶、肉芽肿、淀粉样变性）、纤维化或坏死方面的相关信息 [2-6]。

成人骨髓穿刺部位选择髂后上棘或髂前上棘 [2,4]。某些情况下也可以选择于胸骨处穿刺。儿童骨髓穿刺通常选择髂后上棘，1 岁以内婴儿也可从胫骨上端内侧面、紧邻胫骨粗隆的下内侧穿刺。骨髓穿刺涂片有多种制作方法，包括颗粒压片、直接涂片和棕黄层涂片，每种方法都有各自的优缺点 [4,6]。骨髓涂片风干后，可采用 Romanowsky 染色法中的任意一种，如

May-Grünwald-Giemsa 染色（MGG 染色）或 Wright-Giemsa 染色（WG 染色）[4,7]。骨髓涂片也常进行普鲁士蓝铁染色（Perls' 酸性氰亚铁酸盐染色法）。骨髓环钻活检切片也可风干后采取类似骨髓穿刺涂片的处理方法。

骨髓活检一般取自髂后上棘或髂前上棘，取得一条带骨髓的骨组织。活检标本通常在 10% 中性缓冲福尔马林中固定 6 小时，也可用其他固定液，但固定时间长短不同，包括 AZF 液（醋酸锌 – 福尔马林）、B5 液（含汞的酸性福尔马林）、Bouin 溶液（苦味酸、醋酸和福尔马林）或 Zenker 溶液（氯化汞、重铬酸钾、硫酸钠、水和醋酸）及其他方法。然后对固定标本脱钙，可采用乙二胺四乙酸、甲酸、苦味酸、硝酸或其他专门的商用脱钙试剂，然后进行石蜡包埋。脱钙和石蜡包埋会导致骨髓组织产生一定程度的皱缩、细胞酶活性丧失和细胞学细节不同程度丢失。此外，某些脱钙过程会造成贮存铁被浸出（如巨噬细胞内含铁血黄素中的铁析出）。脱钙也可能影响抗原的完整性，但骨髓环钻活检标本中许多抗原的免疫原性仍得以保留。骨髓穿刺标本（clot）也可制作凝块切片供组织学研究。简单说来，这一操作包括骨髓穿刺液中骨髓颗粒的收集、诱导凝集、固定和石蜡包埋[4,6]。凝块切片由于未经历脱钙而更好地保存了免疫反应性和核酸完整性，因此更适用于分子研究。甲基丙烯酸甲酯包埋的未脱钙骨髓环钻活检标本也适用于分子学研究，这种标本的半薄切片能提供非常清晰的细胞学细节，但这种塑料包埋方法的技术要求高，未被广泛应用[4]。

骨髓碎片或脱钙的骨髓穿刺条经石蜡包埋，切片最佳厚度为 2 ~ 3μm，常规 HE 染色。也可常规进行网状纤维染色（银染法）和吉姆萨染色，各地域采用的染色方法有所不同。特殊情况下，骨髓切片可进行其他多种细胞化学染色，如检测糖原和糖蛋白的 PAS 染色、检测氯醋酸酯酶的 Leder 染色、检测胶原纤维的三色染色。

近年来，适用于石蜡包埋组织学切片的商用免疫组织化学抗体数量显著增加。以往，标本的脱钙处理、固定液的多样性均限制了骨髓环钻活检标本中免疫组织化学的应用，如今商用试剂、抗原修复技术和脱钙技术都不断改进，使得免疫组织化学染色已常规用于骨髓活检，但免疫组织化学应用常需要调整，以获得最佳结果[8]。目前可用免疫组织化学方法来标记骨髓活检（和凝块切片）标本中的各种正常及异常骨髓细胞群[8-13]。本章没有详尽列举骨髓切片病理诊断所用的抗体，仅列举了确定不同细胞系的常用抗体，详见表 32.1。某些抗体也适用于固定的骨髓穿刺涂片免疫组织化学，但这种方法目前不再常规应用。需要指出的是，由于免疫组织化学检测前和检测中存在诸多影响因素，不同实验室间的结果可有显著不同，关于提高标准化，最近已有相关文章提出建议[14]。

由于免疫表型检测技术（包括流式细胞术和免疫组织化学）的进步，现代骨髓病理实践中已很少使用电镜检查，但特殊情况下仍然有用。如果需要做电镜研究，将骨髓穿刺液与等量肝素化 Hanks 液混合

表 32.1

常用于骨髓切片细胞谱系评估的免疫组织化学抗体

细胞谱系	抗体
白细胞	CD45
未成熟细胞（母细胞）	CD34，CD117（髓系），TdT（淋巴系）
B 细胞	CD10（未成熟细胞和生发中心），CD19，CD20，CD22，CD79a，Bcl-6（生发中心），Pax-5，MUM-1/4（生发中心后）
浆细胞	CD138，κ 和 λ 轻链
T 细胞	CD2，CD3，CD4，CD5，CD7，CD8
NK 细胞	CD2，CD7，CD56，CD57，TIA-1，颗粒酶 B
成熟过程中的粒细胞	CD10（成熟），CD15，CD33，CD117（早期早幼粒细胞），溶菌酶，MPO
单核细胞 / 巨噬细胞	CD4，CD15，CD33，CD68，CD163，溶菌酶
红细胞前体	CD71，CD117（原红细胞），E-cadherin（原红细胞），CD235a（血型糖蛋白 A），血红蛋白 A
巨核细胞	CD31，CD41，CD42，CD61，Ⅷ因子相关抗原（von Willebrand 因子）
肥大细胞	CD117，肥大细胞类胰蛋白酶
内皮细胞	CD31，CD34
成骨细胞	CD56

后，立即将少量骨髓颗粒取出，置入含有 2.5% ~ 4% 戊二醛的 0.1M 磷酸盐缓冲液中（pH7.3）；或取长 1mm 的环钻活检组织条，在戊二醛中固定 1 小时，之后用解剖显微镜轻轻将骨髓从骨组织里分离出来。

除非另作说明，本章所描述的骨髓穿刺涂片细胞学均为 Romanowsky 染色法。电镜检查相关的超薄切片用醋酸铀和柠檬酸铅染色。骨髓颗粒电镜标本的制备，先用戊二醛固定，再用四氧化锇固定。

2 血细胞生成的一般特征

人体在胚胎期、胎儿期和出生后的所有阶段都在产生血细胞。随着胎儿发育和儿童成长，造血细胞和血细胞的总量逐渐增多。相比之下，健康成人造血系统是稳态细胞更新系统的代表。在这一系统中，血液循环中成熟血细胞的丧失速率与新细胞的产生速率保持平衡，因此造血细胞和血细胞的数量保持恒定。

新的血细胞其实来自少量造血干细胞，据估计人体仅有 2×10^4 个造血干细胞[15]。造血干细胞有两个特性：①能够分化成熟为各种血细胞；②产生新的干细胞以维持自身数量（自我更新）。人类骨髓移植的成功，证实了具有以上两种特性的多能造血干细胞的存在。造血干细胞分化成为具有一种或多种谱系性的祖细胞，祖细胞则失去了自我更新或维持长期造血的能力。祖细胞进一步分化成熟，分化能力越来越有限。图 32.1 为一种假设的造血分化模式图，但也有其他模式被提出[16]。如该图所示，多能干细胞生成淋巴系祖细胞、髓系多向造血相细胞[17-20]，还可生成内皮细胞[21]。淋巴系祖细胞分化成熟为各种淋巴细胞。髓系多向造血相细胞分化成熟为中性粒细胞、嗜酸性粒细胞以及嗜碱性粒细胞、单核细胞、红细胞、血小板、肥大细胞和破骨细胞。

研究已经发现了多种造血祖细胞，其共同特征是体外培养时能形成含有一个或多个造血细胞系的集落（colony），因此称为集落生成单位（CFU）或集落生成细胞（CFC）。这些细胞产生的集落混有粒细胞、成红细胞、巨噬细胞和巨核细胞，称为粒细胞系 – 红细胞系 – 巨噬细胞系 – 巨核细胞系集落生成单

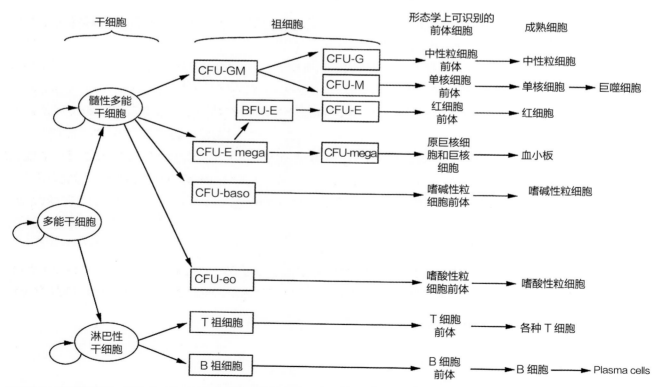

图 32.1 造血模式图，示各种干细胞、祖细胞和形态学上可识别的前体细胞之间的关系。BFU-E—红系爆式形成单位；CFU—集落生成单位；E—成红细胞；GM—粒细胞和单核细胞；eo—嗜酸性粒细胞；baso—嗜碱性粒细胞；mega—巨核细胞；G—中性粒细胞；M—巨噬细胞

位（CFU-GEMM）。具有双向分化潜能的造血祖细胞可以分化成为含有粒细胞和巨噬细胞的集落，称为粒细胞系－巨噬细胞系集落生成单位（CFU-GM）。也有分化为成红细胞和巨核细胞集落的双向分化潜能祖细胞，称为红细胞系－巨核细胞系集落生成单位（CFU-E mega）。形成中性粒细胞、嗜酸性粒细胞、嗜碱性粒细胞、巨噬细胞、成红细胞、巨核细胞的单能祖细胞分别称为中性粒系集落生成单位（CFU-G）、嗜酸性粒系集落生成单位（CFU-eo）、嗜碱性粒系集落生成单位（CFU-baso）、单核系集落生成单位（CFU-M）、红系集落生成单位（CFU-E）和巨核系集落生成单位（CFU-mega）。这些单能祖细胞在骨髓中发育为形态学上可识别的、最不成熟的血细胞前体，CFU-G 发育成原粒细胞，CFU-eo 发育成嗜酸性早幼粒细胞，CFU-baso 发育成嗜碱性早幼粒细胞，CFU-M 发育成原单核细胞，CFU-E 发育成原红细胞，CFU-mega 发育成原巨核细胞。血液和骨髓中均存在干细胞和祖细胞，但从形态学上不能识别。骨髓中发现的形态学上可识别的各类造血细胞特点将在本章后文描述。

所有类型血细胞的形成均涉及两个过程：逐渐获得某种特定细胞类型在生物化学、功能和形态学等方面的特征（分化）和细胞增殖。后者是单个细胞通过一个或多个分化途径产生大量成熟细胞。分化发生于血细胞生成过程的所有阶段；细胞增殖则发生于造血干细胞、祖细胞，以及除巨核细胞系外形态学可识别的最不成熟的前体细胞阶段。接近成熟的血细胞似乎主要通过骨髓血窦的内皮细胞进入血液循环。

3　造血调控

造血干细胞和早期祖细胞低水平表达数个造血细胞系所特有的转录因子和基因（多系启动）。定型为单一细胞系的过程包括两个方面：一是控制某系所特有基因表达程序的转录因子表达增强；二是向其他细胞系分化所需的转录因子保持静止[20]。

干细胞分化的机制尚未完全清楚[20,22]。一种分化模型认为，干细胞的自我更新或分化可能是一种随机的过程。特异性受体－配体相互作用所介导的环境信号（可溶性因子、细胞－细胞和细胞－细胞外基质之间的相互作用）仅仅通过影响干细胞和祖细胞的凋亡（从而影响存活）和增殖而发挥作用。另一种分化模型认为，干细胞和祖细胞所发生的分化过程都由环境信号调控。骨髓基质细胞（如巨噬细胞、非吞噬性网状细胞或成纤维细胞样细胞、脂肪细胞、内皮细胞）对这类信号的产生起主要作用，这些细胞为干细胞及其后代提供附着的微生态环境，产生参与这种附着的细胞外基质，并分泌各种膜结合性和可溶性造血生长刺激因子及抑制性细胞因子[23-24]。这两种机制因素可能都有作用[20]。

通过细胞表面特异性受体，干细胞和早期造血祖细胞与多系造血生长因子相互作用[20,22]。与多能干细胞分化有关者包括干细胞因子（Steel 因子、kit 配体）、FLT3 配体、IL-1 和 IL-6；与髓系多向祖细胞分化有关者包括干细胞因子、FLT3 配体、血小板生成素、IL-3（multi-CSF，多集落刺激因子）和粒系－巨噬系集落刺激因子。晚期祖细胞和形态学可识别的造血细胞调控取决于多系生长因子和细胞系特异性生长因子，如粒系集落刺激因子（G-CSF）、巨噬系集落刺激因子、IL-5（影响 CFU-eo）、血小板生成素和 IL-11（影响 CFU-mega），以及促红细胞生成素（EPO，主要影响晚期 BFU-E 和 CFU-E）。影响淋巴祖细胞和淋巴前体细胞的生长因子包括 IL-2、IL-4、IL-5、IL-6、IL-7 和 IL-11（B 细胞系），以及 IL-2、IL-3、IL-4、IL-7 和 IL-10（T 细胞系）。

造血生长因子是糖蛋白，通过第二信使影响靶细胞的存活、增殖和分化。若缺乏造血生长因子，靶细胞会发生程序性细胞死亡（凋亡）。某些生长因子如 G-CSF 和 GM-CSF 不仅调节造血，还能增强成熟细胞的功能。大部分造血生长因子由骨髓基质细胞和 T 细胞产生，这些生长因子的产生或为组成性激活（如成纤维细胞样细胞和内皮细胞产生 M-CSF），或被多种信号所激活。巨噬细胞来源的 IL-1 或 TNF 激活的成纤维细胞样细胞和内皮细胞，以及内毒素刺激的巨噬细胞，产生 M-CSF、GM-CSF、IL-6 和干细胞因子。抗原或 IL-1 激活的 T 细胞产生 IL-3、IL-5 和 GM-CSF。

孩子出生后，EPO 主要由肾脏产生，可能由肾小管周围细胞合成，仅约 10% 由肝脏产生，但肝脏是胎儿期 EPO 的主要合成器官。肾小管周围细胞存在氧感受器，EPO 的产量与肾组织氧合程度成反比例。有限的研究数据表明，骨髓内可能还存在旁分泌或自分泌的 EPO。BFU-E 后期和 CFU-E 期，EPO 受体上调，通过此受体传递的信号是阻止凋亡所必需的。

除上述刺激性细胞因子以外，巨噬细胞、成纤维细胞样细胞和内皮细胞还能产生造血抑制因子（负调节因子）。其中的转化生长因子 -β1（TGF-β1）可抑制多系祖细胞、早期红系祖细胞和巨核细胞；TNF-α 可抑制粒细胞前体增殖；干扰素 α 可抑制巨核细胞祖细胞；巨噬细胞炎症蛋白 -1α（MIP-1α）可抑制干细胞增殖。

理论上可用多种生长因子的重组体或其受体的选择性激动剂来治疗血细胞减少患者，这些措施可导致与其生理作用相关的骨髓形态学发生可预测的改变。

4　胚胎和胎儿期造血：骨髓发育

动物实验研究表明，负责胚胎性（原始）造血的造血干细胞在卵黄囊内发育形成。有研究认为，胎儿及其出生后（最终）造血的部位起源于主动脉 – 性腺 – 中肾区，但也有其他研究认为起源于卵黄囊[25-27]。干细胞经血流迁入，并在胎儿肝脏和胎儿其他组织中聚居。

受精后 19 天左右，人类胚胎的卵黄囊血岛中首次出现红细胞系造血细胞[28-29]。妊娠第 6~7 周，血岛内出现少量巨核细胞。卵黄囊红细胞发生产生巨幼细胞，并最终衍化成为有核红细胞（图 32.2），有核红细胞含有 3 种胚胎性血红蛋白（Hb）：Hb Gower I（$\zeta_2\varepsilon_2$）、Hb Gower II（$\alpha_2\varepsilon_2$）和 Hb Portland I（$\zeta_2\gamma_2$），并在胚胎晚期出现 Hb F（$\alpha_2\gamma_2$）[30]。

妊娠第 6 周，肝索内形成造血细胞灶；妊娠中期，肝脏为红细胞发生的主要场所[31-32]。在此期间，肝脏内大约一半的有核细胞为红系造血细胞（图 32.3）。肝脏也有少量粒系前体细胞和巨核细胞。胎儿肝脏红细胞发生产生定型的原红细胞，可分化成含

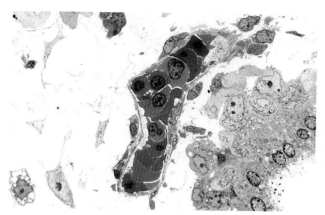

图 32.2　妊娠第 7 周的绒毛活检标本。塑料包埋半薄切片，血管中可见胚胎性有核红细胞（甲苯胺蓝染色）

有 Hb-F 的无核红细胞。这种红细胞比成人红细胞的体积大许多。妊娠第 7 个月后，肝脏红系造血细胞的数目逐渐减少，仅少量细胞可持续存在至出生后第 1 周末。

骨膜血管和细胞侵蚀骨组织或钙化软骨，形成骨髓腔[28]。大约在妊娠第 2 个月，锁骨最先形成骨髓腔。骨髓腔形成后，循环造血干细胞定植于其内的血管结缔组织中。在妊娠第 3~4 个月时，造血干细胞产生红系造血细胞，红系造血细胞的出现与骨髓腔的形成同步。妊娠 6 个月后，骨髓成为主要的造血场所[33]。胎儿骨髓中红细胞发生产生的幼红细胞是无核红细胞产生过程中的产物，其中含有 Hb-F 和 Hb-A（$\alpha_2\beta_2$），且比成人红细胞大。胎儿骨髓是胎儿期粒细

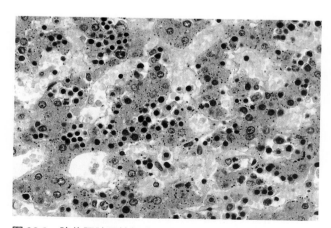

图 32.3　胎儿肝脏尸检标本，显示红细胞发生活性。血管外可见成红细胞（核深染，圆形），位于肝索内、肝索与血窦内皮细胞之间。肝细胞内的棕色物质是福尔马林色素，为尸检标本中常见的固定假象（HE 染色）

胞发生和巨核细胞发生的主要场所。妊娠 6 个半月以后，胎儿骨髓内粒系 / 红系比值（中性粒细胞及其前体与成红细胞的比值）仍维持在 1：4 左右[33]。

5 出生后红骨髓分布与血红蛋白类型的变化

出生时，所有骨髓腔内均为造血性的红骨髓，其中仅含有少量脂肪细胞。出生 4 年后，造血细胞之间的脂肪细胞数量逐渐增多，尤其某些区域的骨髓，最终会变成黄色，几乎没有造血细胞[34-35]。10 ~ 14 岁，脂肪性黄骨髓可见于紧邻长骨骨干中段的下方，之后从中间向两端延伸，且向远端延伸的速度比向近端快。25 岁左右，造血性骨髓局限于股骨干和肱骨干近端 1/4、头骨、肋骨、胸骨、肩胛骨、锁骨、椎骨、骨盆、骶骨上半部。虽然整个成年期造血性骨髓的分布基本保持不变，但脂肪细胞的数量会随着年龄增长而缓慢增多。70 岁后，随着骨髓腔体积逐渐增大，脂肪细胞显著增多。

足月新生儿血液中 Hb-F 与 Hb-A 的百分比分别是 50% ~ 85% 和 15% ~ 50%。虽然出生后 Hb-F 所占比例的下降速度具有个体差异，但成人 Hb-F 含量小于 1%，并且几乎所有儿童在 2 岁半时均达到此水平。

幼儿的骨髓腔内几乎均为红骨髓，仅有极少量脂肪细胞，因此，这个年龄段造血组织的迅速增多可能是由于骨髓腔中血窦所占比例的减少。如果造血速度增加显著且长期持续（如先天性溶血性贫血），则骨髓腔总容量随之增加，并且器官（如肝、脾和淋巴结）的髓外造血重新恢复[36]。骨髓腔增大导致骨骼异常（如额骨和顶骨隆起、牙齿畸形、错杂），也可导致骨皮质变薄，轻微外伤就会导致骨折。成人造血增强时，首先红骨髓中脂肪细胞被造血细胞取代，同时红骨髓蔓延至正常情况下为黄骨髓的骨髓腔中[36]。造血速度增加更为明显时可形成髓外造血。

6 造血骨髓的组织结构

大多数骨骼的骨髓腔含有骨小梁。骨皮质的内面和骨小梁的表面由骨内膜被覆，后者表面为单层细胞，其下由一层纤细的网状结缔组织支撑。骨内膜大部分区域由一层非常扁平的骨衬细胞（骨内膜内衬细胞）构成，但骨内膜的某些区域由成骨细胞或破骨细胞构成。骨髓位于骨小梁之间，其血供来自广泛的微血管系统，神经支配来自一些有髓和无髓神经纤维，但没有淋巴引流[37]。小血管之间的空隙内含有少量网状纤维和多种类型细胞，后者包括脂肪细胞、红细胞前体、粒细胞、单核细胞、血小板、淋巴细胞、浆细胞、巨噬细胞（吞噬性网状细胞）、非吞噬性网状细胞和肥大细胞[38-39]。

6.1 血供

长骨骨干有 1 条至多条斜行贯穿的营养通道，每条通道内含有 1 条营养动脉、1 ~ 2 条营养静脉。进入骨髓后，营养动脉分成升支和降支，缠绕在中央的纵行静脉周围，后者是骨髓的主要静脉通道。动脉升支和降支分出许多微动脉和毛细血管，呈放射状穿入骨内膜，常开口于血窦丛[19]。血窦经集合微静脉和较大静脉管道流入中央纵行静脉，然后主要流向营养静脉。长骨骨干含有脂肪性黄骨髓，营养动脉分支相对少，到达红骨髓边缘后，营养动脉分出大量血管，穿入造血组织。在扁骨和立方形骨中，骨髓的血供来自许多口径不同的血管，后者通过 1 个或多个大的营养管道，以及大量小管道进入骨髓腔。

骨髓与骨的血供通过骨内膜血管网相互连接。此血管网穿过骨组织的细静脉与骨膜血管相连，也与营养动脉的分支相连。此外，动物实验已表明，许多营养动脉分出的毛细血管进入中央管（又称 Haversian 管），但转而进入骨髓，并开口于血窦或微静脉[40-43]。流经骨到达骨髓的血液是否含有骨或骨内膜细胞产生的一种或多种造血因子，对此已有很多猜测。

人类骨髓的血窦壁很薄，内层为一层完整的扁平内皮细胞，其下方没有或很少有基底膜，外层是不完整的周细胞[44]。内皮细胞的特征是管腔面和近腔面有许多小的胞饮泡（图 32.4）。细胞核扁平，核膜下含有中等量的凝聚染色质。细胞质含有核糖体、粗面内质网、线粒体、部分微丝和少量溶酶体，偶有脂滴。相邻内皮细胞互相重叠，并可形成广泛的交错分布。这些接触区域的特征有：①相互接触的细胞膜呈严格的平行排列，相对的细胞膜之间仅有狭窄缝隙；②细胞膜融合处相互拉近，形成紧密连接（不是真的桥粒）。紧密连接的两侧及其紧邻部位，细胞质的电子密度增加（图 32.4）。部分内皮细胞显示碱性磷酸酶活性。除非储存铁增加，否则内皮细胞不含可染色铁。内皮细胞产生细胞外基质、干细胞因子、IL6、粒系－巨噬系集落刺激因子、IL-1α、IL-11 和粒系集落刺激因子，因此与造血调控密切相关。血窦的内皮细胞允许祖细胞和造血干细胞双向通过，其机制涉及特异性结合分子。

周细胞向外伸出长长的细胞质突起，可与部分细胞外网状纤维紧密相连。部分细胞质突起沿着血窦表面分布，部分细胞质突起向外延伸至造血细胞之间，因此周细胞是一种网状细胞（形成骨髓间质的细胞质网络或网状组织的一部分）。周细胞的细胞质中含有核糖体、粗面内质网、部分胞饮泡、少量电子致密的溶酶体，偶有脂滴，并有通常成束排列的大量微丝。微丝通常位于外周的细胞质突起中。一些周细胞的细胞质呈现电子透明。周细胞碱性磷酸酶染色呈强阳性。

6.2　神经分布

在长骨中，神经分布主要经由营养通道进入骨髓，但是也可由一些骨骺和干骺端的孔进入。神经纤维束与营养动脉及其分支伴行，支配这些血管的平滑肌，或偶尔终止于造血细胞之间[45]。

6.3　细胞外基质（结缔组织）

正常骨髓的实质细胞之间仅有不完整的纤细分支状网状纤维（Ⅲ型胶原）（图 32.5）。高密度的较粗纤维出现在较大动脉壁内及周围、骨内膜附近，这些纤维与实质中的纤维相连续。基质细胞产生的其他细胞外基质有纤维连接蛋白、VCAM-1、玻连蛋白、血小板应答蛋白和蛋白聚糖（如硫酸肝素和硫酸软骨素）。

6.4　基质细胞

基质细胞包括：①成骨细胞、骨髓细胞（脂肪细胞）和非吞噬性网状细胞（包括肌成纤维细胞），均起源于骨髓内的间充质干细胞；②破骨细胞、巨噬细胞和肥大细胞，起源于髓性造血干细胞；③内皮细胞（详见前文），起源于造血干细胞或更原始的骨髓细胞，后者也能产生造血干细胞[21]。部分基质细胞与造血调控密切相关。

6.4.1　成骨细胞和破骨细胞

成骨细胞位于骨基质（类骨质）沉积区的骨内膜

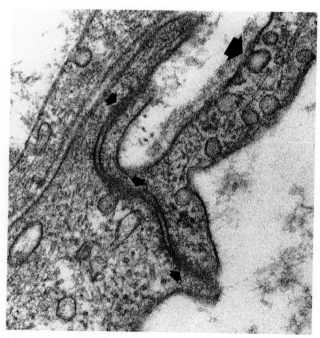

图 32.4　正常骨髓中部分血窦壁的电镜照片。2 个毗邻的内皮细胞接触部分有 3 个紧密连接（小箭头）。一个内皮细胞的腔面和近腔面有几个胞饮泡（大箭头），周细胞的外表面有一个胞饮泡

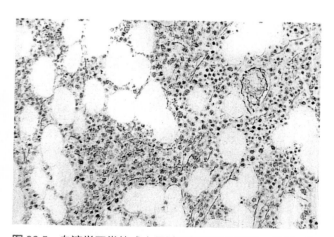

图 32.5　血液学正常的成人骨髓环钻活检组织条，脱钙、石蜡包埋切片，显示稀疏纤细的网状纤维。图右上方显示一处环形排列纤维，与血管伴行（网状纤维银染色）

内，通常形成一个连续的层，1~2 层细胞厚，类似于上皮区域。成骨细胞逐渐被自己产生的类骨质围绕，最终转变为骨细胞。破骨细胞是多核巨细胞，参与骨吸收。成骨细胞起源于与骨内膜被覆细胞密切相关的祖细胞。虽然通常认为成骨细胞祖细胞不是起源于造血干细胞，但是最近的小鼠研究提示，成骨细胞和造血细胞起源于共同的原始骨髓细胞[46]。成骨细胞产生 IL-6、G-CSF 和 GM-CSF 等细胞因子，从而影响造血[47]。破骨细胞起源于髓性造血干细胞。破骨细胞祖细胞与其他造血祖细胞（如 CFU-GEMM、CFU-GM 及 CFU-M）之间的关系尚未明确[48]。

Romanowsky 染色的正常骨髓穿刺涂片可能含有成团的成骨细胞或个别破骨细胞，这在儿童骨髓穿刺涂片中相对常见，但在成人骨髓穿刺涂片中一般仅出现于骨重建活跃时。骨髓穿刺涂片中，成骨细胞呈卵圆形或细长形，直径 20~50μm（图 32.6A），细胞质丰富，嗜碱性，细胞质边界一般不是特别清楚，核

小、偏位，看起来像是要从细胞质内被挤出去一样，染色质呈网状，有 1~3 个核仁。细胞质内有一圆形淡染区域，对应于高尔基体，与细胞核间常有一定距离。成骨细胞乍看貌似浆细胞，但相比之下，浆细胞更小，染色质深染、粗块状，一般无核仁，高尔基区紧邻细胞核（图 32.6B）。成骨细胞碱性磷酸酶染色阳性。组织学切片中成骨细胞呈立方形或锥形，核偏位，核仁清晰，细胞质致密、嗜酸性（图 32.6C）。破骨细胞在骨髓穿刺涂片中表现为多核巨细胞，细胞质丰富、淡蓝色，含有许多嗜天青（紫红色）颗粒（图 32.7A）。单个细胞核均为圆形，大小一致，有一个明显的核仁，细胞核之间不重叠。在骨髓切片中，破骨细胞特征性地位于骨小梁的凹陷处，后者称为吸收陷窝（又称 Howship 陷窝）（图 32.7B）。破骨细胞酸性磷酸酶染色强阳性。必须将破骨细胞与骨髓中的其他多倍体巨细胞相区分，如巨核细胞。巨核细胞通常不是多核，而是单个巨大的分叶状核。

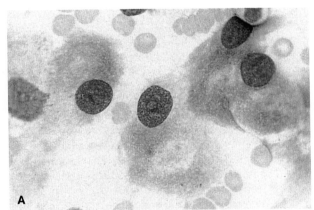

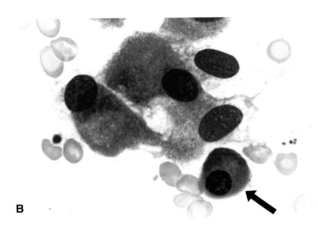

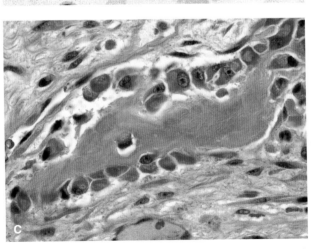

图 32.6　正常骨髓穿刺涂片。A. 成团的成骨细胞（MGG 染色）。B. 几个成骨细胞和邻近的一个浆细胞（箭头所示）进行比较（WG 染色）。C. 先前骨髓环钻活检部位，再次活检，因修复而导致成骨细胞活跃增殖（HE 染色）

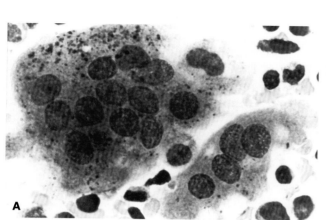
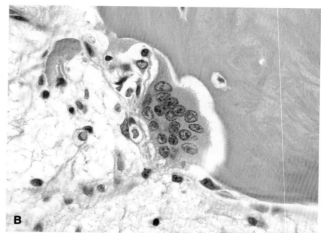

图 32.7 骨重建增强的正常骨髓，骨髓穿刺涂片。A. 2 个多核的破骨细胞（WG 染色）。B. 1 个多核的破骨细胞，位于骨小梁表面浅凹处（吸收陷窝）（HE 染色）

6.4.2 脂肪细胞

脂肪细胞在造血性骨髓中的数量随年龄而出现显著变化，一般来说，年龄越大，脂肪细胞越多[49-50]。正常成人组织学切片中，造血性骨髓 30%～70% 的区域由脂肪细胞组成（图 32.8）。脂肪细胞是骨髓中最大的细胞，在骨髓切片中平均直径约 85μm。超微结构研究表明，脂肪细胞中心有单个大的脂肪球，细胞周边有一圈薄薄的细胞质，此环状细胞质内有一个扁平的核、数个小脂滴、核糖体、条状内质网和数个线粒体。骨髓脂肪细胞周围只有少量网状纤维和胶原纤维。脂肪细胞与血管、巨噬细胞以及所有类型的造血细胞有密切联系。骨髓脂肪细胞似乎是由周细胞与其他非吞噬性网状细胞内脂质积聚而成，可能还包括窦内皮细胞。骨髓中造血细胞的增多或减少，总是伴随脂肪细胞相应的减少或增多，从而使骨髓腔的窦间隙中总是充满细胞。骨髓脂肪细胞和造血细胞数量呈负相关的机制尚不确定。在严重神经性厌食症或继发于慢性疾病（如结核或各种恶性肿瘤）的恶病质时，脂肪细胞明显减少，且常伴有造血组织减少。此时，正常情况下充满细胞的窦间隙由酸性糖胺聚糖组成的凝胶状细胞外物质所填充（图 32.9）[51]，称为"胶样转化"或"浆液性脂肪萎缩"，可能与外周血细胞计

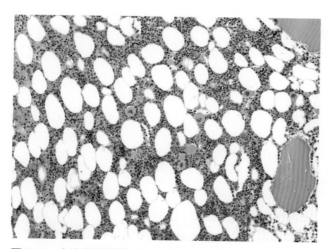

图 32.8 血液学正常的成人骨髓环钻活检，脱钙、石蜡包埋切片。显微镜下约 60% 的骨髓组织被脂肪细胞所占据。同一切片不同部位的细胞量可能明显不同（HE 染色）

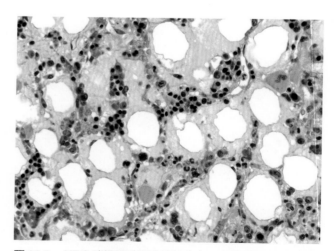

图 32.9 AIDS 晚期导致恶病质的患者，骨髓活检，见胶样转化或浆液性脂肪萎缩。间质内粉红色均质性糖胺聚糖积聚，优先出现在脂肪细胞周围

数减少有关。

6.4.3　巨噬细胞（吞噬性网状细胞）

骨髓含有许多巨噬细胞。用骨髓环钻活检切片染巨噬细胞标记物（如 CD68 或 CD163）（图 32.10），或用电镜检查骨髓颗粒超薄切片，最容易辨认巨噬细胞，而骨髓穿刺涂片不容易识别。骨髓活检的 HE 染色切片中，巨噬细胞中等大小，细胞质丰富。Romanowsky 染色涂片中，巨噬细胞形状不规则，直径 20～30μm，有一个圆形或卵圆形核，染色质淡染、花边状，含有一个或多个大核仁。细胞质丰富、淡蓝色，内含嗜天青颗粒、空泡和大小不一的含有吞噬物的包涵体（图 32.11）。巨噬细胞来自单核细胞，所以最初起源于造血干细胞。

未染色的正常骨髓涂片和切片、以及吉姆萨染色或 HE 染色的切片中，巨噬细胞的细胞质内可有含铁血黄素包涵体，呈黄褐色，有折光性，直径 0.5～4μm。普鲁士蓝染色中包涵体为蓝色或蓝黑色颗粒，有时整个细胞质也可呈弥漫性淡蓝色（图 32.12）。骨髓穿刺涂片中骨髓颗粒内的铁阳性颗粒数量（图 32.13）或其在骨髓环钻活检组织学切片中的数量，可以进行半定量分析，这是评估体内储存铁总量的有用指标[52]。铁缺乏（伴或不伴贫血）时，可染色的贮存铁数量缺乏，而遗传性血色素沉积症或输血导致的铁超载等情况下其数量增多。接受过肠外补铁治疗的患者铁沉积为特殊模式，即大小均一的颗粒

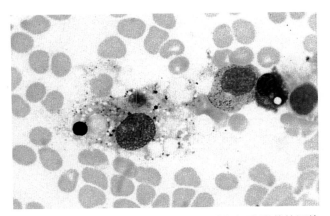

图 32.11　正常骨髓的巨噬细胞，含有幼红细胞脱落的深染核，细胞质内还有数个大小、形状和染色特性均不一致的内含物。大而圆的淡染内含物可能是退变的红细胞（MGG 染色）

呈曲线状排列（图 32.14）[53]。这种情况下的铁沉积可能并无生物相容性[54]。巨噬细胞含有 PAS 阳性物质，α- 醋酸萘酯酶（α-NAE）和酸性磷酸酶染色均呈强阳性，而 α- 萘酚 AS-D 氯乙酸酯酶（AS-D-AE）染色阴性[42]，苏丹黑染色大多数不着色。部分巨噬细胞呈碱性磷酸酶染色阳性。

骨髓颗粒超微结构研究表明，巨噬细胞周边有长的胞质突起，它们延伸相当长的距离，插入到各种类型的造血细胞之间（图 32.15）。部分胞质突起穿过内皮细胞层、进入血窦腔内（图 32.16），可能参与识别和吞噬血液循环内的微生物、衰老或受损的红细胞及粒细胞。细胞核形状通常不规则，含有少到中等

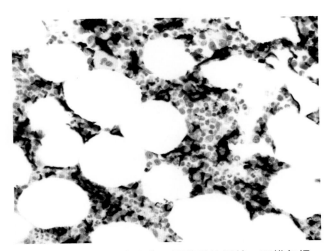

图 32.10　血液学正常个体，骨髓环钻活检、石蜡包埋，CD163 免疫组织化学染色显示巨噬细胞。注意免疫组织化学染色突出显示其丰富的树枝状突起

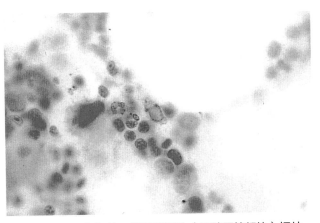

图 32.12　石蜡包埋的正常骨髓颗粒（骨髓颗粒凝块）切片。图中央的巨噬细胞内可见蓝色的含有含铁血黄素的细胞质内颗粒，整个细胞质呈蓝色（普鲁士蓝染色）

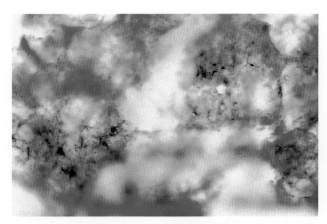

图 32.13 正常骨髓穿刺涂片中的骨髓颗粒（普鲁士蓝染色）。深蓝色颗粒为巨噬细胞内的含铁血黄素

量核膜下凝聚的染色质。细胞质内有许多条状粗面内质网、散在分布的铁蛋白分子、一个发育良好的高尔基体、数个线粒体，以及许多小或中等大小、电子密度均一致密、形状不一的初级溶酶体和许多大包涵体。有些大包涵体的超微结构复杂，兼有高电子密度和低电子密度区域、髓磷脂样结构，并可能含有大量铁蛋白和含铁血黄素分子，这些可能都来自于吞噬细胞残余物质和次级溶酶体（图 32.17）。其他大包涵体易于识别，如粒细胞、脱出的成红细胞核、不同退变阶段的红细胞。可见与细胞部分表面相接触的少量网状纤维。

巨噬细胞位于幼红细胞岛（图 32.18）、浆细胞岛和淋巴结内，也可见于骨髓实质的其他任何部位。

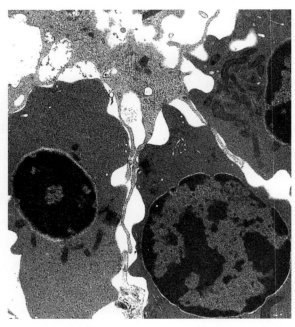

图 32.15 正常骨髓电镜照片。3 个成红细胞，巨噬细胞的细长胞质突起延伸至成红细胞之间

有些巨噬细胞紧邻血窦内皮细胞，构成周细胞层的一部分。骨髓巨噬细胞不仅发挥吞噬细胞功能，且还可产生多种造血生长因子（如 c-kit 配体或干细胞因子、M-CSF、IL-1、G-CSF），因此参与淋巴细胞发

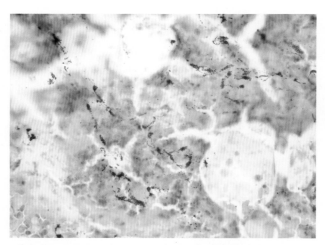

图 32.14 注射补铁后，铁染色可见铁颗粒呈独特的曲线状排列

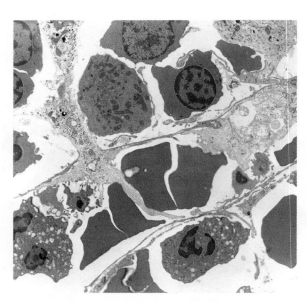

图 32.16 正常骨髓血窦电镜照片。巨噬细胞的胞质突起穿过内皮细胞，突入血窦腔内。血窦连续切片显示巨噬细胞的一团细胞质占据血窦腔的右侧部分，穿过血窦内皮并与血窦外第 2 个胞质突起相连。两个突起都来源于同一个巨噬细胞

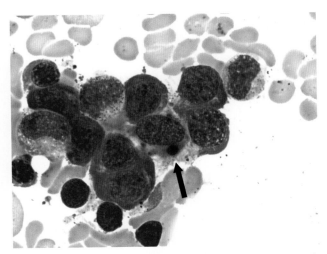

图 32.17 正常骨髓电镜照片。一个巨噬细胞毗邻一个早期中幼红细胞。巨噬细胞细胞核外形不规则，其细胞质含有数个包涵体和空泡。部分包涵体的超微结构复杂，可能是次级溶酶体。巨噬细胞附近有一些网状纤维（箭头）

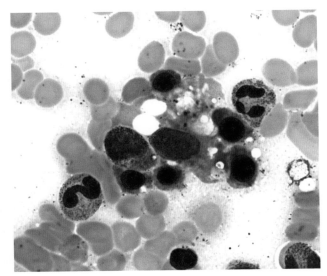

图 32.18 数个红细胞前体与巨噬细胞密切相关，巨噬细胞所含碎屑中包括脱出的成红细胞核

生和骨髓细胞发生的短距离（short-range）调节。巨噬细胞也可能参与抗原加工。

6.4.4 非吞噬性网状细胞

骨髓穿刺涂片 Romanowsky 染色中，非吞噬性网状细胞呈不规则形或梭形，类似巨噬细胞，但无细胞质内大的包涵体。光镜细胞化学和组织化学技术研究表明，这些细胞 PAS 染色阴性，碱性磷酸酶强阳性，酸性磷酸酶阴性，α-NAE 阴性或弱阳性，可染铁阴性。因此，非吞噬性网状细胞和巨噬细胞的细胞化学特征似乎有所重叠[42-43]。然而在对小鼠和大鼠的研究中，光镜和电镜细胞化学数据清晰地表明骨髓基质内有 2 种不同类型的网状细胞：①成纤维细胞样非吞噬性网状细胞，含膜相关性碱性磷酸酶，无酸性磷酸酶；②巨噬细胞样吞噬性网状细胞，酸性磷酸酶阳性，碱性磷酸酶阴性[55]。

人类骨髓非吞噬性网状细胞的电镜研究[44,56-57]表明，与巨噬细胞一样，这些细胞向造血细胞间伸出分支状细胞质突起，并与细胞外网状纤维相连（图 32.19）。然而与巨噬细胞不同的是，非吞噬性网状细胞没有次级溶酶体或仅偶见次级溶酶体。细胞质内可有数量不等的微丝或少量脂肪小球。细胞质内的微丝有时成束，因而其超微结构与周细胞无法区分。非吞噬性网状细胞可能包含许多不同细胞类型，包括成纤维细胞或肌成纤维细胞、周细胞和功能尚不确定的细胞。髓系细胞和 B 淋巴祖细胞毗邻肌成纤维细胞。

至少一部分非吞噬性网状细胞来源于间充质干细胞，后者在体外培养能形成成纤维细胞样细胞或肌成纤维细胞样细胞的集落。如前所述，非吞噬性网状细胞通过结合原始造血细胞[58]，且能自发产生或在单核因子刺激下产生造血生长因子[59]，从而对造血微环境的调控起重要作用。小鼠的非吞噬性网状细胞合成胶原（Ⅰ型和Ⅲ型）和纤维连接蛋白，人类可能有类似现象。

6.4.5 肥大细胞

肥大细胞一般出现在淋巴滤泡周围和小动脉外膜，毗邻骨小梁的骨内膜细胞和血窦内皮细胞。

在骨髓内，造血干细胞产生形态学无法识别的肥大细胞祖细胞[60]，成熟后进入血液[61-62]。进入血液循环的细胞仍然没有肥大细胞颗粒，随后迁徙到组织中增殖并进一步成熟，转变为肥大细胞。肥大细胞和嗜碱性粒细胞在形态学和功能上有一定重叠，但它们在骨髓发育通路中的关系仍有争议[63]。

嗜碱性粒细胞的颗粒易溶于水，但肥大细胞颗粒的水溶性较差。不过在 HE 染色的骨髓切片中，肥大细胞不容易辨认，颗粒淡染，有折光性（图 32.20A）。相比之下，吉姆萨染色中容易辨认肥大细胞颗粒。吉

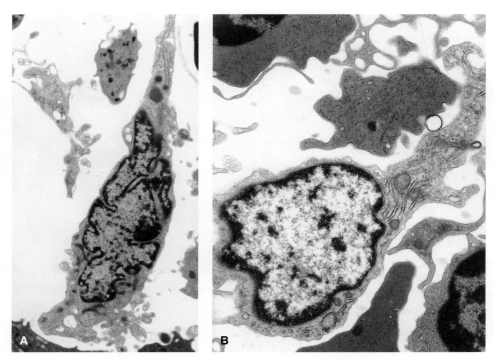

图 32.19   正常骨髓的 2 个非吞噬性网状细胞电镜照片。A. 细胞核轮廓有深裂隙。B. 细胞核则稍不规则（B）

姆萨染色切片中，肥大细胞呈圆形或卵圆形，有许多深紫色的细胞质颗粒。核通常为椭圆形，可偏位。少数正常的肥大细胞呈梭形。肥大细胞类胰蛋白酶（图32.20B）或 CD117 免疫组织化学染色可以突出显示肥大细胞，表现为单个散在阳性细胞。骨髓穿刺涂片中，肥大细胞主要聚集在骨髓颗粒内（图32.20C）。Romanowsky 染色的骨髓穿刺涂片中，肥大细胞长径为 5 ~ 25μm，一般呈圆形或卵圆形（图32.20D），细胞质内堆满均一的紫黑色粗糙颗粒；与嗜碱性粒细胞不同，肥大细胞颗粒一般不遮盖细胞核。肥大细胞核小，圆形或椭圆形，居中或偏位，其染色质不如嗜碱性粒细胞致密。肥大细胞颗粒富含肝素，甲苯胺蓝染色呈异染性。肥大细胞过氧化物酶（POX）阴性、PAS染色阳性、酸性磷酸酶阳性、AS-D-AE 阳性。与嗜碱粒细胞不同，肥大细胞可进行有丝分裂。

肥大细胞颗粒的超微结构形态变化很大。可以表现为电子密度均匀，也可有中央电子密度增高，或含有平行、螺旋或卷曲排列的晶体或原纤维结构（图32.21）。细胞核含有中等量的致密染色质。除大量颗粒外，细胞质还含有部分线粒体和少量短条状内质网，偶有脂滴和一些原纤维。

7   造血细胞

7.1   中性粒细胞前体

7.1.1   骨髓穿刺涂片

形态学可识别的最早期中性粒细胞前体称为原粒细胞。从原粒细胞成熟为血液循环的中性粒细胞是连续的细胞学过程，分为中性早幼粒细胞、中性中幼粒细胞、中性晚幼粒细胞、幼稚中性粒细胞和分叶核中性粒细胞（图32.22）。细胞分裂发生在原粒细胞、早幼粒细胞、中幼粒细胞，进一步成熟后不再分裂。

原粒细胞直径 10 ~ 20μm。细胞核大而圆，染色质细而分散，有 2 ~ 5 个核仁。核质比稍偏高，细胞质嗜碱性，无颗粒或有很少的细颗粒。可能仅一部分原粒细胞成熟分化成中性早幼粒细胞，其余部分成熟分化为嗜酸性早幼粒细胞或嗜碱性早幼粒细胞。

中性早幼粒细胞比原粒细胞大，嗜碱性细胞质更为丰富，其内含少量或多量紫红色（嗜天青）颗粒。早期早幼粒细胞类似原粒细胞，中等大小，核质比高，染色质细，不同之处在于有明显的颗粒状细胞

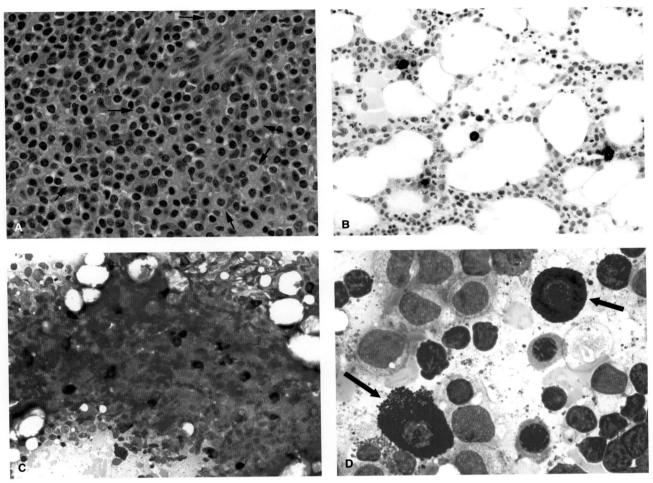

图 32.20　A. 骨髓环钻活检，淋巴细胞灶内有多个肥大细胞（箭头所示），这些多边形的细胞具有中等量细胞质，细胞质中有淡染的折光性颗粒。B. 正常骨髓类胰蛋白酶免疫染色，可见数个散在分布的肥大细胞。C. 肥大细胞增生的骨髓穿刺涂片，WG 染色，可见数个深染的肥大细胞。D.WG 染色的骨髓穿刺涂片，示 2 个肥大细胞（箭头）

质。进一步成熟的早幼粒细胞更大，细胞质更丰富，颗粒状表现更明显，常呈离心性分布。晚期早幼粒细胞可出现核旁透亮区，对应于高尔基体。可有明显核仁。中性中幼粒细胞的核质比低于早幼粒细胞，核圆形或椭圆形，偏位，细胞质出现淡粉红色或浅橙色（嗜中性或"特化"）的纤细颗粒。早期中幼粒细胞大，有显著的残余嗜天青颗粒，中性颗粒相对较少，染色质相对不成熟，一般核仁清晰。晚期中幼粒细胞体积变小，含有丰富的次级颗粒，很少或没有残余的嗜天青颗粒，染色质明显更为粗糙，核仁不明显或没有。中性晚幼粒细胞的核呈锯齿状，核凹陷的深度小于核直径的一半[64]。细胞质嗜酸性，有许多纤细的中性颗粒。正常情况下晚幼粒细胞阶段及此后的阶段无嗜天青颗粒，但在反应状态下可出现，如细菌感染

或应用重组粒细胞集落刺激因子的情况下。杆状核中性粒细胞（又称幼稚中性粒细胞）的核呈 U 形或细长杆状，常扭曲成各种形状。早期杆状核粒细胞与晚幼粒细胞不同，核凹陷程度大于核直径的一半。核染色质凝聚成粗块状，沿其长轴可有一处或多处缢痕。缢痕处仍然含有可识别的染色质结构。缢痕处逐渐变得更细，最后形成缺乏染色质结构的细条或细丝，此时称为分叶核中性粒细胞。大多数分叶核中性粒细胞有 2 ~ 5 个核片段（核叶），通过细丝相连。女性的一些分叶核粒细胞会有一个附着于一个核叶的鼓槌样附加物（代表失活的 X 染色体）。

7.1.2　细胞化学

PAS 染色中，原粒细胞的细胞质呈弥漫性淡紫红色，有时可见相同染色的纤细颗粒。苏丹黑染色中，

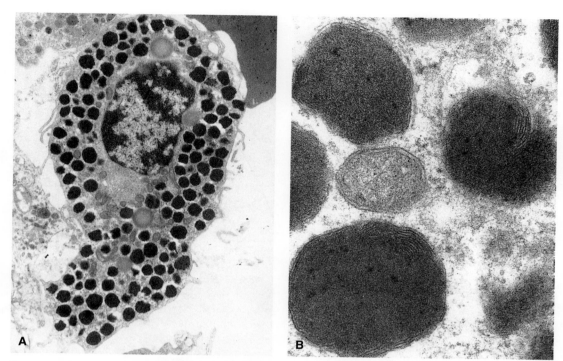

图 32.21 正常骨髓肥大细胞的电镜照片。A. 细胞质内堆满特征性颗粒，并有 4 个脂滴。B. 高倍放大，肥大细胞颗粒呈平行的板层状结构

原粒细胞可为阴性，也可在细胞核附近出现少量着色小颗粒。过氧化物酶阴性，AS-D-AE 通常阴性。中性早幼粒细胞和更成熟的中性粒细胞系细胞质 PAS 染色阳性，苏丹黑、过氧化物酶和 AS-D-AE 均阳性。所有上述细胞化学反应都呈颗粒状染色模式（图

32.23）。细胞越成熟，PAS 和苏丹黑反应染色越强，但苏丹黑染色的变化不如 PAS 染色明显。早幼粒细胞和中性中幼粒细胞 α- 乙酸萘酯酶和 α- 丁酸萘酚酯酶染色阳性，但 α- 丁酸萘酚酯酶染色较弱，而分叶核粒细胞均不着色。早幼粒细胞及其后期阶段酸性磷

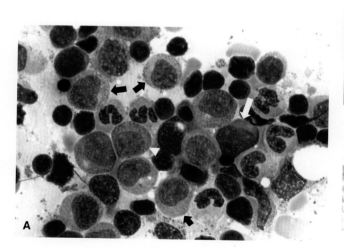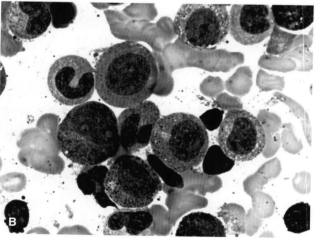

图 32.22 WG 染色的正常骨髓穿刺涂片，示中性粒细胞前体。A. 白色箭头示母细胞，紧邻该母细胞为 5 个中性粒细胞颗粒。从 3 点钟方向沿顺时针依次为：杆状核中性粒细胞、晚幼粒细胞、原粒细胞、原粒细胞、分叶核中性粒细胞。白色三角形示原粒细胞，周围有 4 个中性粒细胞颗粒；从 6 点钟方向沿顺时针依次为：晚幼粒细胞、原粒细胞、杆状核中性粒细胞、分叶核中性粒细胞。黑色箭头示其他几个晚幼粒细胞。同时注意左上方有一个原始造血细胞。B. 从左到右，从上到下：杆状核中性粒细胞，中幼粒细胞，早幼粒细胞，晚幼粒细胞，中幼粒细胞，早期晚幼粒细胞，中幼粒细胞

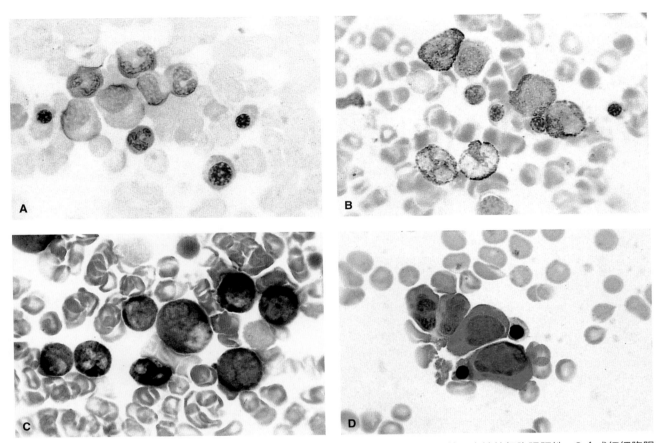

图 32.23 中性粒细胞及其前体的细胞化学反应。A.PAS 染色，中性中幼粒细胞弱阳性，中性粒细胞强阳性，3 个成红细胞阴性。B. 苏丹黑染色，2 个中性中幼粒细胞、1 个嗜酸性中幼粒细胞、1 个中性晚幼粒细胞和 1 个中性粒细胞均为阳性。淋巴细胞和成红细胞均为阳性。C. 过氧化物酶染色，中性中幼粒细胞和中性粒细胞呈强阳性，对苯二胺和儿茶酚用作底物。D. AS-D-AE 染色，3 个中性中幼粒细胞和 1 个中性粒细胞呈阳性，2 个成红细胞阴性。固紫红色 LB 重氮盐作为捕获剂

酸酶阳性；不成熟细胞中活性最强，而分叶核粒细胞活性弱。少数中性晚幼粒细胞碱性磷酸酶弱阳性，分叶核粒细胞不同程度阳性（由弱到强）[65-68]。免疫细胞化学研究表明，早幼粒细胞和所有更成熟的中性粒细胞系都表达溶菌酶（胞壁酸酶）和弹性蛋白酶，乳铁蛋白存在于中幼粒细胞、晚幼粒细胞和分叶核粒细胞。

7.1.3 骨髓活检切片

骨髓切片中，早期粒系细胞（原粒细胞和早幼粒细胞）主要位于骨小梁的骨内膜周围和小动脉外膜面（图 32.24A）。成熟过程中的粒细胞前体从这些部位向外呈放射状分布，中性粒细胞通常出现在小梁间区的中央（图 32.24B），毗邻血窦。少量早幼粒细胞和中幼粒细胞单个散在或呈小簇状出现在远离骨小梁和血管的区域（图 32.24C）。

正常骨髓的 HE 染色切片无法辨认原粒细胞。稍成熟的粒细胞前体细胞具有中等丰富的颗粒状嗜酸性细胞质（图 33.24）。早幼粒细胞呈圆形或椭圆形，核偏位，染色质呈纤细的斑点状，有一个或数个小而规则的核仁。中幼粒细胞的细胞学表现类似，但是核染色质呈粗块状，核仁不明显或消失。根据特征性核形态，容易辨认更成熟的粒细胞成分，但是在组织学切片中，连接核叶的染色质细丝难以辨认。髓过氧化物酶免疫组织化学染色可以标记成熟过程中的粒细胞成分（图 33.25）。

7.1.4 超微结构

原粒细胞的超微结构无特异性[69-72]。其细胞核有一个或多个发育良好的核仁，染色质呈轻微的周边凝聚。细胞质含有丰富的核糖体、少量内质网和发育不良的高尔基体。相比之下，早幼粒细胞的细胞质更

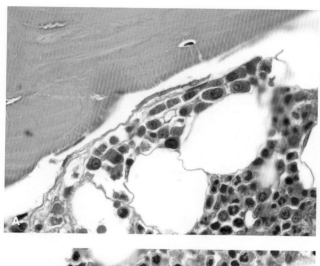
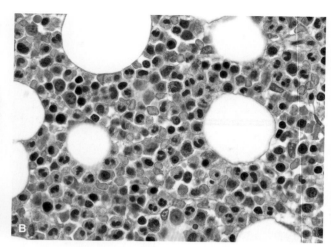
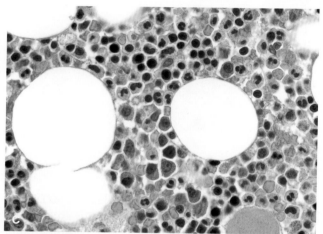

图 32.24　A. 骨髓环钻活检切片，早期粒细胞前体（早幼粒细胞和中幼粒细胞）紧邻骨小梁。B. 小梁间散在分布着较成熟阶段的中性粒细胞（晚幼粒细胞、杆状核中性粒细胞和分叶核中性粒细胞），并有散在分布的晚期红细胞前体（深染的圆核），数个嗜酸性粒细胞因亮红色细胞质颗粒而很容易识别。C. 这个小梁间的中央偏下方为数个早期粒细胞前体（早幼粒细胞和中幼粒细胞）（HE 染色）

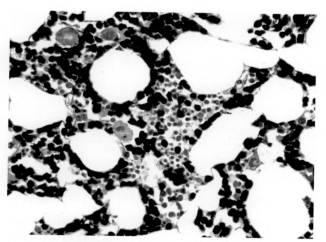

图 32.25　正常骨髓切片 MPO 免疫组织化学染色，成熟过程中的粒细胞呈深褐色

复杂，富含核糖体、粗面内质网和线粒体，同时有高度发达的高尔基体。早幼粒细胞向中性粒细胞成熟的过程中，染色质凝聚程度持续增强，核糖体、粗面内质网和线粒体的数量持续减少；在中幼粒细胞之后各发育阶段高尔基体减少；在晚幼粒细胞和粒细胞阶段糖原大量累积。早幼粒细胞的特征为细胞质含有数量不等的不成熟和成熟的初级颗粒。成熟的初级颗粒呈椭圆形，长径为 0.5 ~ 1.0μm，高电子密度，包含过氧化物酶、溶菌酶、弹性蛋白酶、α1- 抗胰蛋白酶和硫酸化黏液物质，部分颗粒有一个线性周期结构的核心。在中幼粒细胞阶段除了可见初级颗粒，还有超微结构不同的次级颗粒（图 32.26,

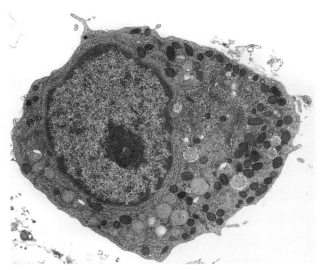

图 32.26　正常骨髓电镜照片，示中性中幼粒细胞。核仁明显，有少量核膜下凝聚的染色质。细胞质含有数个条状内质网、1 个明显的核旁高尔基体和 2 种超微结构不同的颗粒

图 32.27）。次级颗粒比初级颗粒大，电子密度低，轮廓呈圆形，容易被不同程度地破坏，如果在碱性条件下使用高浓度二氨基联苯胺，则仅有过氧化物酶阳性。次级颗粒含有溶菌酶和维生素 B_{12} 结合蛋白。另一种颗粒称为三级颗粒，出现在晚幼粒细胞及其以后阶段。三级颗粒体积小（长径为 0.2~0.5μm），形状多样（包括圆形、细长形或哑铃形），过氧化物酶阴

性，电子密度一般介于初级颗粒和次级颗粒之间（图 32.28）。电镜细胞化学研究表明，初级颗粒酸性磷酸酶染色阳性，而次级颗粒和三级颗粒为阴性，提示次级颗粒和三级颗粒不是来源于初级颗粒，而是分别在中幼粒细胞和晚幼粒细胞阶段重新合成[72]。免疫电镜检查显示，乳铁蛋白只出现于中幼粒细胞及其以后各阶段的部分颗粒中。中性粒细胞的碱性磷酸酶活性位于细胞质内有质膜包裹的小囊泡（磷脂小体，phosphosome）里。

电镜下的初级颗粒对应于涂片 Romanowsky 染色中的嗜天青颗粒，次级颗粒和三级颗粒对应于嗜中性或特殊颗粒。初级颗粒出现于所有含颗粒的中性粒系细胞内，但光镜下，晚幼粒细胞及其以后阶段均看不到初级颗粒，因为它们不再呈嗜天青染色。

7.2　嗜酸性粒细胞前体和嗜碱性粒细胞前体

7.2.1　骨髓穿刺涂片

嗜酸性粒细胞和嗜碱性粒细胞的发育过程基本上类似于中性粒细胞。形态学上可识别的最早期前体细胞含有少量嗜酸性或嗜碱性颗粒，分别为嗜酸性早幼粒细胞和嗜碱性早幼粒细胞。嗜酸性早幼粒细胞核圆形，染色质弥散，有核仁。细胞质含有两种颗粒：橙

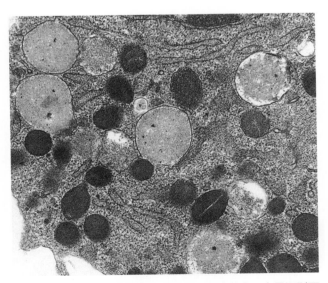

图 32.27　为图 32.26 的部分细胞质更高倍放大。容易识别两种颗粒。一种呈圆形或椭圆形，为电子密度高的初级颗粒（形成于早幼粒细胞阶段）。另一种大而圆，为电子密度低的次级颗粒（形成于中幼粒细胞阶段）

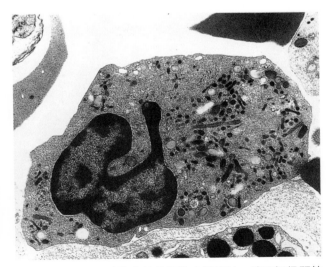

图 32.28　正常骨髓的中性粒细胞电镜照片。除了初级颗粒和次级颗粒，细胞质内还含有数个形状多样的小颗粒，为三级颗粒

红色大颗粒（嗜酸性颗粒）和深紫色大颗粒（嗜碱性颗粒）（图 32.29A）。嗜酸性中幼粒细胞核较小，染色质呈粗块状，核质比降低，以嗜酸性颗粒为主，嗜碱性颗粒少或无（图 32.29A）。嗜酸性晚幼粒细胞和嗜酸性粒细胞只有嗜酸性大颗粒（图 32.29B）。嗜碱性中幼粒细胞、嗜碱性晚幼粒细胞和嗜碱性粒细胞的共同特征是有圆形、深染的嗜碱性大颗粒，常覆盖在细胞核上（图 32.30），较成熟颗粒用甲苯胺蓝染色呈异染性。血液循环中的嗜酸性粒细胞和嗜碱性粒细胞大多数有 2 个核叶。

7.2.2   细胞化学

嗜酸性粒细胞和嗜碱性粒细胞及其前体细胞的颗粒 PAS 染色阴性[68,73]。然而，两类细胞的特殊颗粒之间均有 PAS 染色阳性的沉积物。嗜酸性粒细胞谱系的所有细胞嗜酸性颗粒周边部分均呈苏丹黑染色强阳性，而颗粒核心呈弱阳性或阴性。嗜碱性早幼粒细胞和嗜碱性中幼粒细胞的嗜碱性颗粒呈苏丹黑染色强阳性，但细胞越成熟其染色越弱，成熟的嗜碱性粒细胞呈阴性或异染性（淡红色）。所有嗜酸性粒细胞及其前体的嗜酸性颗粒呈过氧化物酶和酸性磷酸酶阳性，而溶菌酶阴性。人类嗜酸性粒细胞的过氧化物酶在生物化学和免疫组织化学方面均不同于髓过氧化物酶，后者出现在中性粒细胞系中。嗜碱性粒细胞系中，嗜碱性早幼粒细胞和嗜碱性中幼粒细胞的颗粒呈过氧化物酶强阳性，嗜碱性晚幼粒细胞呈弱阳性，而

嗜碱粒细胞呈阴性。酸性磷酸酶在嗜碱性颗粒中呈阳性。AS-D-AE 和 α- 丁酸萘酯酶在嗜碱性粒细胞和嗜酸性粒细胞中均呈阴性。

嗜酸性颗粒含有嗜酸性阳离子蛋白、富含精氨酸和锌的主要碱性蛋白，参与杀灭寄生虫。主要碱性蛋白也刺激嗜碱性粒细胞和肥大细胞释放组胺。嗜酸性颗粒的其他成分包括组胺酶和芳香硫酸酯酶，参与调节免疫介导的超敏反应。嗜碱性颗粒含有硫酸软骨素和硫酸肝素，因此甲苯胺蓝染色阳性（紫红色），还含有组胺，后者在嗜碱性粒细胞表面的 IgE 与特异性抗原起反应时释放。

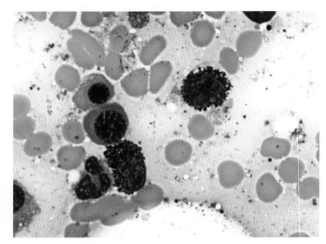

图 32.30   正常骨髓穿刺涂片，WG 染色，示 1 个嗜碱性晚幼粒细胞（右上）和 1 个晚期嗜酸性中幼粒细胞（左下）

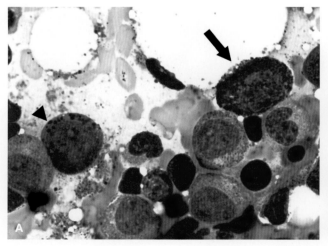

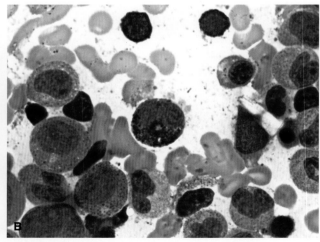

图 32.29   A. 正常骨髓穿刺涂片，WG 染色，示 1 个嗜酸性早幼粒细胞（箭头所示）和 1 个嗜酸性中幼粒细胞（三角箭头所示）。嗜酸性早幼粒细胞内既有嗜酸性颗粒又有深染嗜碱性颗粒。B. 嗜酸性晚幼粒细胞（图中央）

7.2.3　骨髓活检切片

HE 染色切片中，嗜酸性粒细胞及其前体由于含有亮红色折光性颗粒，故容易与其他细胞成分区别（图 32.24B）。嗜碱性颗粒为水溶性，在常规固定的组织学制片过程中被破坏，因此，常规组织学切片不见嗜碱性粒细胞。

7.2.4　超微结构

基于电镜特征，将两类嗜酸性颗粒分别命名为初级颗粒和次级颗粒[69,74]。初级颗粒大而圆，均一、电子密度高，次级颗粒中央区有电子密度高的晶体结构，大部分为主要碱性蛋白聚合而成。人们普遍认为初级颗粒发育成熟为次级颗粒。早期嗜酸性早幼粒细胞仅含有初级颗粒，进一步发育成熟，则含有许多初级颗粒和少量次级颗粒。嗜酸性中幼粒细胞含有一些初级颗粒和少许次级颗粒（图 32.31）。相比之下，嗜酸性晚幼粒细胞和嗜酸性粒细胞主要含有次级颗粒（图 32.32）。嗜酸性早幼粒细胞的初级颗粒比中性早幼粒细胞和幼单核细胞的更大、更圆。

嗜碱性细胞系列含特征性的嗜碱性颗粒，后者在电镜处理过程中易发生不同程度的丢失（图 32.33）。嗜碱性颗粒由大量紧密堆积的细圆颗粒组

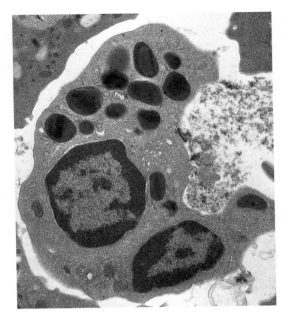

图 32.32　正常骨髓嗜酸性粒细胞电镜照片。细胞质颗粒大部分为含有晶体结构的次级颗粒。位于最上方的颗粒不常见，其中央的晶体染色比周围的颗粒基质浅

成（图 32.34），当发育为成熟的嗜碱性粒细胞后，颗粒直径约 20nm，比嗜碱性早幼粒细胞和原粒细胞要稍小些。

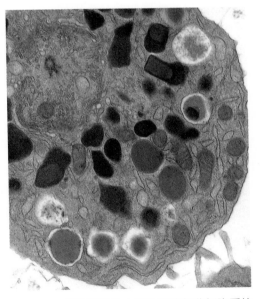

图 32.31　早期嗜酸性中幼粒细胞部分细胞质的电镜照片。可见围绕中心分布的成熟高尔基体、粗面内质网和许多大颗粒。均一、电子密度高的颗粒是初级颗粒，有中央晶体结构的是次级颗粒

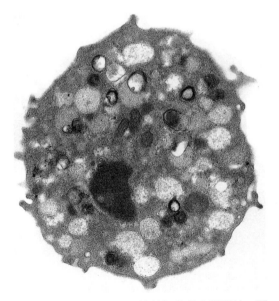

图 32.33　正常骨髓嗜碱性粒细胞的电镜照片。颗粒在组织处理过程中已被显著破坏，但仍有几个颗粒可以辨认出特征性的密集圆形微粒

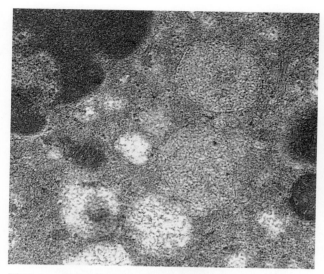

图 32.34 高倍电镜照片，显示嗜碱性颗粒中的微粒的超微结构

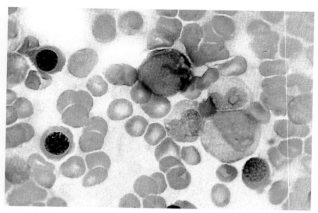

图 32.35 正常骨髓穿刺涂片，一个细胞呈 α-NAE 染色强阳性（固蓝 BB 重氮盐用作捕获剂）。细胞核轻微卷曲，细胞质相对稀少，很可能是单核细胞或早期幼单核细胞

7.3　单核细胞前体

7.3.1　骨髓穿刺涂片

不成熟的单核细胞常称为"原单核细胞"和"幼单核细胞"。但必须注意，急性髓系白血病所见的原单核细胞和幼单核细胞并非严格对应正常骨髓中的前体细胞，所以用这两个术语描述正常骨髓的单核细胞前体可能引起误解。血液中的单核细胞不是终末细胞，其在组织中进一步发育成巨噬细胞。有数据表明，巨噬细胞和破骨细胞有共同的祖细胞，所有这些细胞构成单核巨噬细胞系统。

正常骨髓中的单核细胞（和不成熟的单核细胞）不明显，但在反应性和再生性状态下其数量增加。Romanowsky 染色的骨髓穿刺涂片中不能可靠地辨认原单核细胞，但是细胞化学染色可以识别向单核细胞分化的原始细胞（图 32.35）。骨髓穿刺涂片中可以辨认的最早期不成熟单核细胞表现为细胞大，核外形略呈锯齿状，染色质稍粗糙，核仁小或不明显，细胞质少，中度嗜碱性，可辨认的颗粒少或无（图 32.36）。当它们分化成熟时，细胞核外形变成更明显的锯齿状，细胞质仍然嗜碱性，但更丰富，颗粒也更明显（图 32.36）。成熟的骨髓单核细胞体积变小，细胞核褶皱更深，染色质粗糙、黏丝状，核质比增大，细胞质呈浅灰色（图 32.36B、C）。与外周血中的单核细胞相比，成熟的骨髓单核细胞通常体积更

小、更致密，前者细胞更大，细胞质更丰富，有时呈空泡状、浅蓝灰色，核的致密皱褶减少，偏位，椭圆形、肾形或马蹄形（图 32.36B）。某些反应性状态下，单核细胞可增生和（或）核左移（图 32.36C）[75]。

7.3.2　细胞化学

有些正常单核细胞的细胞质内散在分布着数个纤细或稍粗糙的 PAS 染色阳性颗粒、苏丹黑阳性颗粒以及一些过氧化物酶阳性颗粒[65,68,76]。单核细胞碱性磷酸酶阴性，但酸性磷酸酶呈强阳性，其中含有溶菌酶。

单核细胞呈 AS-D-AE 阴性，但 α- 丁酸萘酯酶（非特异性酯酶）阳性。α- 丁酸萘酯酶不仅表达于单核细胞和巨噬细胞，还存在于其他的髓系细胞，包括中性早幼粒细胞和中幼粒细胞、巨核细胞和不成熟的红细胞前体。单核细胞和巨噬细胞的 α- 丁酸萘酯酶活性比 α- 乙酸萘酯酶活性强，而在上述其他类型的髓系细胞中活性却很弱。氟化物能抑制单核细胞的 α- 乙酸萘酯酶和 α- 丁酸萘酯酶活性，但粒细胞及其前体中，这些酶的活性对氟化物不敏感。

7.3.3　骨髓活检切片

正常骨髓活检切片中不能可靠地辨认单核细胞。

7.3.4　超微结构

根据超微结构标准能识别的最早期单核细胞前体为幼单核细胞[69,72]。该细胞的细胞核仅有少量核膜下凝聚的染色质，并有一个或多个核仁。细胞质含有许

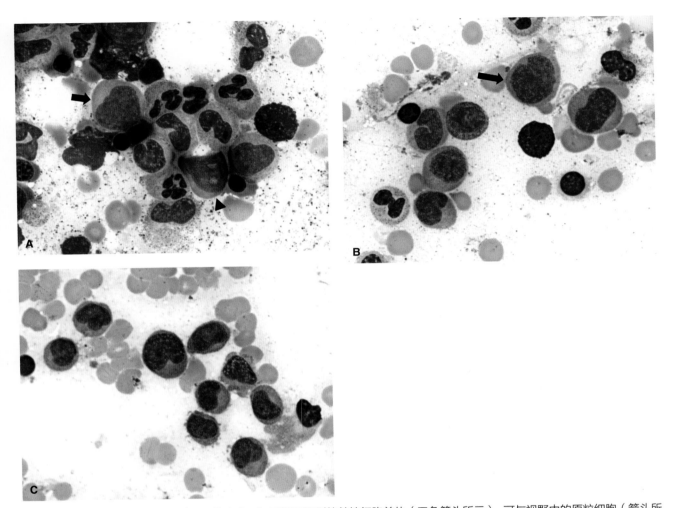

图 32.36　单核细胞的成熟过程（WG 染色）。A. 早期可识别的单核细胞前体（三角箭头所示），可与视野中的原粒细胞（箭头所示）相比较。B. 未成熟的单核细胞（箭头所示），与右侧及稍下方细胞相比，更为成熟。视野左侧也可见一组垂直排列的单核细胞，由上至下分别是骨髓单核细胞、未成熟单核细胞、血液单核细胞。C. 未成熟的单核细胞，本例为骨髓单核细胞增生，旁边有一排成熟的单核细胞

多核糖体、中等量线粒体、几条粗面内质网、纤维束、发达的高尔基体和少量特征性细胞质颗粒。条状内质网比在中性早幼粒细胞的内质网更短、更少。幼单核细胞有两种细胞质颗粒：①不成熟颗粒，中央区为絮状电子致密物质，边缘区透明；②成熟颗粒，较不成熟颗粒小，大小和形状很不一致，电子密度均匀。幼单核细胞成熟为骨髓单核细胞，然后成为血单核细胞，此过程中，凝聚染色质的数量增加，细胞质内核糖体、粗面内质网和纤维持续减少，细胞质颗粒逐渐增多。骨髓单核细胞中大多数甚至全部颗粒，以及血单核细胞中全部颗粒均为成熟型。超微细胞化学研究表明，一些大而圆的颗粒呈酸性磷酸酶阳性，与单核细胞相比，这些颗粒在幼单核细胞中更常见。全部幼单核细胞颗粒和部分单核细胞颗粒呈过氧化物酶阳性。

7.4　红细胞前体

7.4.1　骨髓穿刺涂片

本章使用"成红细胞（erythroblast）"这个术语描述有核的任何红细胞前体，不论其为正常或病理情况；使用"晚幼红细胞（normoblast）"描述正常骨髓里的具有成红细胞形态学特征的所有细胞。用于描述逐渐成熟的各种正常红细胞前体的术语分别是原红细胞、早幼红细胞、中幼红细胞、晚幼红细胞、骨髓网织红细胞和血网织红细胞（图 32.37）。细胞分裂仅发生在前 3 个细胞阶段。含有晚幼红细胞的骨髓样

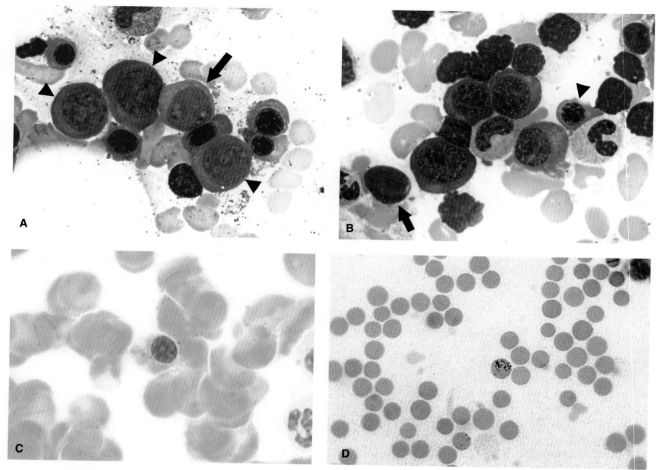

图 32.37   正常骨髓穿刺涂片，示红细胞前体（A～C），及正常外周血中的 1 个网织红细胞（D）。A.3 个原红细胞（箭头所示）和 5 个中幼红细胞，还有 1 个原粒细胞（三角箭头所示）。B.4 个早幼红细胞和一个晚幼红细胞（箭头所示），还有一个原血细胞（成熟过程中的 B 细胞前体，三角箭头所示）。C. 一个铁粒幼红细胞，有 2 个细小的蓝色铁颗粒（A 和 B.WG 染色；C. 普鲁士蓝染色；D. 亮甲酚蓝体外活体染色）

本称为晚幼红细胞发生。

原红细胞为大细胞，直径 12～20μm，核圆形，含有中等量强嗜碱性（深蓝色）、无颗粒的细胞质，呈均匀的环状分布在核周围。染色质呈细点状或细网状，有一个或多个明显的、不规则的核仁。早幼红细胞（嗜碱性幼红细胞）类似于原红细胞，但染色质稍凝聚，因而呈粗颗粒状。中幼红细胞（多染性幼红细胞）比早幼红细胞更小，核也更小，核质比更低，细胞质呈多色性、无颗粒，核含有几团中等大小凝聚的粗块状染色质，紧邻核膜。细胞质因为含有中等量 RNA（蓝色）和血红蛋白（红色）而呈多色性。晚幼红细胞（正色性幼红细胞）进一步变小，核质比进一步减少。细胞质主要呈正色性，但仍有细微浅灰色（弱多色性），细胞核小（小于6.5μm），偏位，含有

凝聚的大块染色质。成熟的晚幼红细胞排出细胞核后成为骨髓网织红细胞；排出的细胞核被邻近的巨噬细胞迅速吞噬和降解。骨髓网织红细胞外形不规则，细胞质呈弱多色性。多色性是由核糖体 RNA 产生的嗜碱性的网状物所致（因此称网织红细胞）。亮甲酚蓝体外活体染色，骨髓和血液中的网织红细胞均呈阳性。骨髓网织红细胞能够移动，很快进入髓窦。网织红细胞在血液中循环 1～2 天后成为成熟红细胞。血液中网织红细胞的平均体积比红细胞大 20%。红细胞呈双凹圆盘形，嗜酸性（红色），在风干涂片上平均直径为 7.2μm（6.7～7.7μm）。

7.4.2　细胞化学

正幼红细胞呈 PAS 染色阴性，苏丹黑染色和 POX 也呈阴性。大多数有核红细胞呈 AS-D-AE 阴

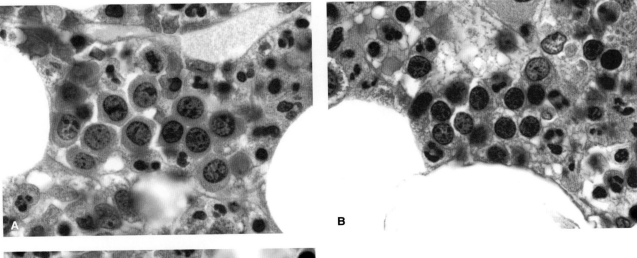

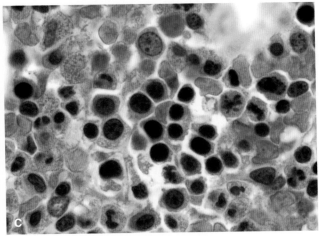

图 32.38　骨髓环钻切片中的红细胞系造血岛，示红细胞前体的早期（A）、中期（B）和中晚期（C）阶段

性，但是偶见含少数阳性颗粒的细胞。各种成熟程度的一部分有核红细胞呈 α-NBE 阳性，这些阳性颗粒有时位于核的边缘。所有成红细胞的核旁都可见酸性磷酸酶阳性的粗糙颗粒。

普鲁士蓝染色的正常骨髓穿刺涂片中，30%~50% 的中幼红细胞含有 1~5 个蓝色小颗粒，通常仅在高倍镜下可见（图 32.37C）。这些含铁（铁着色）颗粒随机分布在细胞质中，对应于电镜下的含铁小体。含有铁颗粒的成红细胞，称为铁粒幼红细胞。缺铁性贫血和慢性病贫血（炎症性贫血）时，铁粒幼红细胞百分比降低或完全消失。转铁蛋白饱和度增加的情况下（如溶血性贫血），铁粒幼红细胞百分比、每个细胞中铁颗粒数目和铁颗粒大小均增加。

7.4.3　骨髓活检切片

骨髓切片中，各种成熟程度的成红细胞形成聚集灶或血岛（图 32.38）。原红细胞和早幼红细胞体积大，细胞核呈圆形，核膜清晰，染色质呈清晰的点状，核仁不规则，细胞质双色性，而不像粒细胞前体的早期阶段那样呈嗜酸性颗粒状。成红细胞的晚期阶段具有深染的圆形核，几乎无法辨认核细节，并有中等量淡染的细胞质，细胞膜清晰。血型糖蛋白 A 或血红蛋白 A 免疫组织化学染色能可靠地识别中晚期阶段的成红细胞（表 32.1，图 32.39）。但正常的原红细胞缺乏这两种抗原[77]；CD71 可用于识别所有分化阶段的成红细胞[78]。

7.4.4　超微结构

全部有核红细胞前体的共同特征是表面具有微小内陷，并发展形成细胞质内的小囊泡（摄铁小泡）[69]（图 32.40）。原红细胞核含有少量核膜下凝聚的染色质（图 32.41）。细胞质电子密度低，有许

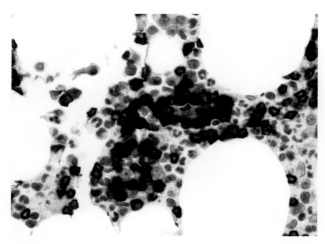

图 32.39 血型糖蛋白 A 免疫组织化学染色，正常成红细胞和成熟红细胞阳性

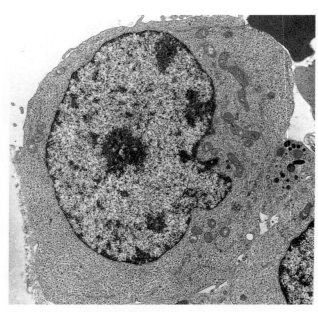

图 32.41 正常骨髓的原红细胞电镜照片。细胞核含有少量凝聚的染色质，核仁明显。细胞质的电子密度相对较低，含有大量多聚核糖体

多核糖体、一个中等发育的高尔基体、数个线粒体和内质网、少量散在分布的铁蛋白分子。细胞质内还含有多种形状的电子致密、酸性磷酸酶阳性的溶酶体颗粒，通常聚集于高尔基囊泡附近。原红细胞向晚幼红细胞成熟的过程中（图 32.42），可见如下变化：①凝聚的染色质数量逐渐增加；②因血红蛋白合成数量增加导致细胞质内基质电子密度逐渐增加；③细胞质中核糖体数量逐渐减少；④线粒体变小，数

量减少；⑤细胞质内部分铁蛋白分子聚集和形成含铁小体的趋势逐渐增多（图 32.43，图 32.44）。22%的成红细胞有自噬泡，12%的成红细胞有轻 – 重度髓鞘化的核膜[79]。红细胞系细胞电镜研究的其他数

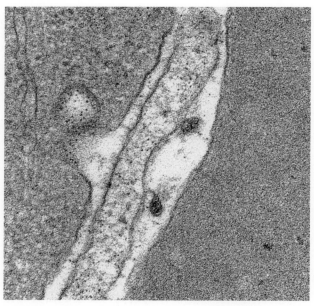

图 32.40 早期中幼红细胞的一部分，显示胞饮现象和一些铁蛋白分子。含有几个铁蛋白分子的摄铁小泡紧邻细胞膜内陷。巨噬细胞的细胞质含有铁蛋白，其狭长的胞质突起介于中幼红细胞及相邻细胞之间

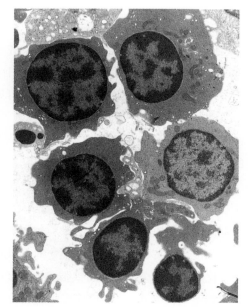

图 32.42 6 个不同成熟阶段的幼稚红细胞电镜照片。细胞成熟伴随细胞质电子密度增加。最下方的细胞是即将脱出细胞核的晚幼红细胞

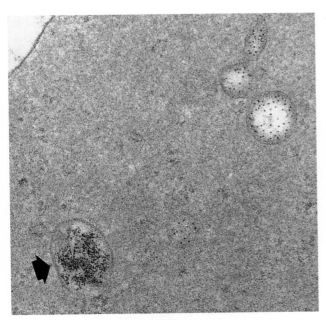

图 32.43　正常骨髓的中幼红细胞部分细胞质电镜照片。显示一个有质膜包绕的含有铁蛋白和含铁血黄素的聚集物（含铁小体，箭头所示）和数个含有铁蛋白的摄铁小泡

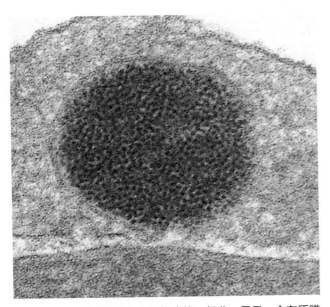

图 32.44　正常骨髓的中幼红细胞的一部分，显示一个有质膜包绕的含铁小体，与图 32.43 相比，铁蛋白和含铁血黄素分子排列更为致密

据表明：①脱出的成红细胞核有部分细胞膜和一圈含有血红蛋白的薄层细胞质完整地围绕（图 32.45）；②骨髓网织红细胞穿过内皮细胞进入（而不是在内皮细胞之间通过）血窦；③网织红细胞含有核糖体和线粒体，而成熟的红细胞没有。

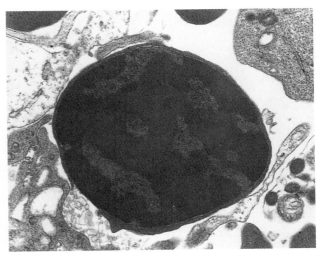

图 32.45　脱出的成红细胞核电镜照片。有一圈含有血红蛋白的细胞质围绕细胞核。细胞核与巨噬细胞的胞质突起紧密接触

7.4.5　异常红细胞发生和无效红细胞发生

正常骨髓中，绝大部分成红细胞只有一个核，形态学特征无任何异常。然而，对 10 名健康志愿者的正常骨髓穿刺涂片进行铁染色，连续观察 400 ~ 1000 个成红细胞（不包括分裂期），0 ~ 0.57%（平均 0.31%）为双核，0.7% ~ 4.8%（平均 2.4%）显示成红细胞之间的细胞质桥，0 ~ 0.9%（平均 0.24%）显示细胞质呈点彩状，0 ~ 0.7%（平均 0.39%）显示细胞质空泡形成，另有 0 ~ 0.55%（平均 0.22%）呈明显的核形不规则或核碎裂，0 ~ 0.39%（平均 0.18%）含有 H-J 小体（微核，提示染色体断裂）[80]（图 32.46）。另一项对 15 名健康男性的 5000 个红系细胞（包括分裂期）研究，发现 0.14% ± 0.04（SD）为双核、多核或多极核分裂象[81]。EPO（内源性或外源性）增加、加之红系前体数量增加的情况下可出现向不成熟方向的迁移、双核增加、巨幼细胞样改变（细胞核和胞质的成熟不同步）、晚期有核红细胞的细胞核不规则（终末期红细胞发生异常）（图 32.47）。

电镜观察骨髓成红细胞，还能发现许多异常形态：2% 具有短直的（250 ~ 910nm）核膜重复，1.7% 具有短的（260 ~ 520nm）核内裂隙，少于 0.2% 具有含铁线粒体[79]。上述光镜和电镜下特征有时称为异常红细胞发生改变，是受累细胞增殖或成熟轻微异常

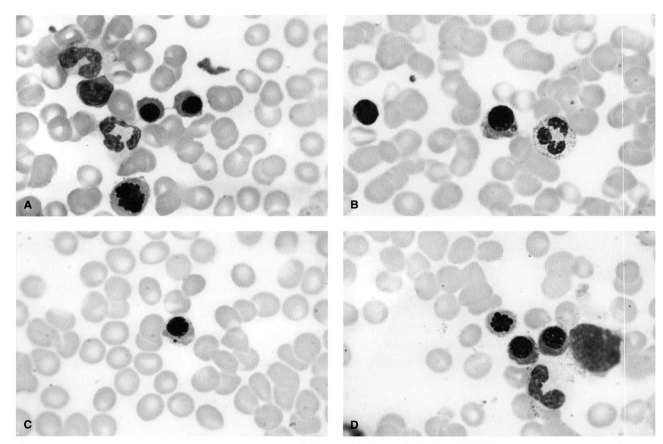

图 32.46 健康志愿者的骨髓穿刺涂片，显示红细胞发生异常的形态学证据。A. 成红细胞之间的细胞质桥。B. 早期中幼红细胞内大的 H-J 小体。C. 晚期中幼红细胞内 2 个小的 H-J 小体。D. 晚期中幼红细胞核碎裂

的形态学表现。以红细胞发生显著异常为特征的许多先天性或获得性疾病中，显示异常红细胞发生改变的成红细胞比例增高，有些成红细胞出现正常骨髓不存在的各种异常红细胞发生改变[36]，包括大的自噬泡

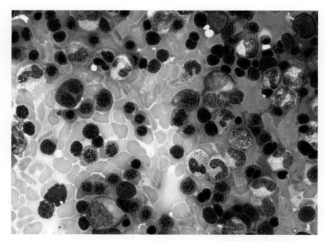

图 32.47 溶血性贫血患者的红系增生。图示多个双核的红细胞前体，其中一个细胞核不规则（中央处）

和广泛的核内裂缝等非特异性异常，以及某些疾病或某类疾病特有的异常。

无效红细胞发生这一术语用于描述骨髓内因成红细胞发育过程中被吞噬和破坏而导致的潜在红细胞缺失。正常骨髓内无效细胞发生很少[19]。许多情况如纯合型 β- 地中海贫血和巨幼细胞贫血，无效细胞发生明显增加；一些异常的成红细胞在被吞噬之前就已经凋亡了。在这些情况下，光镜和电镜检查均可见骨髓巨噬细胞中有不同退变阶段的成红细胞。发生在 BFU-E 和 CFU-E 的晚期阶段的细胞凋亡被认为是控制红细胞发生效率的主要因素。

7.5 巨核细胞前体

7.5.1 骨髓穿刺涂片

巨核细胞系的大多数细胞都比其他造血细胞体积大，并含有多倍体 DNA。原巨核细胞是形态学上可识别的最早期细胞，其直径为 20 ~ 30μm，含有单个

椭圆形、肾形或分叶形大核，核内有数个核仁。核周环绕薄层细胞质，呈深嗜碱性，无颗粒。原巨核细胞（巨核细胞Ⅰ组）成熟为幼巨核细胞（巨核细胞Ⅱ组），然后再发育成颗粒巨核细胞（巨核细胞Ⅲ组）。幼巨核细胞比原巨核细胞体积更大，相对核的大小而言，细胞质更多（图 32.48）。有单个分叶状大核，核叶重叠，排列成 C 形。细胞质嗜碱性程度比原巨核细胞弱，内含有少量嗜天青颗粒，聚集于核叶重叠形成的凹面内。颗粒巨核细胞（图 32.49）直径达 100μm，细胞质丰富淡染，有许多淡紫色颗粒。核呈多叶状，在血小板脱落之前，核叶非常紧密地结合在一起。染色质粗糙，似"铸铁"。成熟的颗粒巨核细胞的胞质突起碎裂后形成血小板。血小板形成后，裸核仍然存在。

成熟血小板直径为 2～3μm，外形不规则。细胞质淡蓝色，中央有许多嗜天青颗粒。新形成的血小板比成熟血小板略大。

大约 40% 的原巨核细胞、20% 的幼巨核细胞和 2% 的颗粒巨核细胞可合成 DNA[82]。然而，原巨核细胞少见细胞分裂，另外 2 种巨核细胞无细胞分裂。只有 DNA 复制周期却没有细胞质分裂，导致这些细胞形成特征性多倍体。原巨核细胞的 DNA 总含量为 4～32c（1c= 单倍体 DNA 含量），幼巨核细胞和颗粒巨核细胞的 DNA 总含量为 8～64c。巨核细胞的核面积与 DNA 含量呈正相关。

7.5.2 细胞化学

PAS 染色时，巨核细胞呈弥漫性细颗粒状阳性，阳性部位包括细胞核、细胞质的核周区和中间区[65-68]。细胞质边缘的狭窄区域通常呈 PAS 染色阴性，其周围附着的血小板呈粗块状阳性。血小板内 PAS 染色阳性表现为周边散在的淡染细颗粒和中央深染的粗颗粒。巨核细胞和血小板通常呈苏丹黑染色阴性，但是巨核细胞偶尔呈弥漫阳性，阳性细颗粒散在分布于细胞质内和细胞核上。巨核细胞和血小板呈酸性磷酸酶强阳性。

巨核细胞的过氧化物酶反应在光镜下观察不到，但是在电镜下其阳性着色呈特征性分布。

巨核细胞呈 AS-D-AE 阴性。然而，α-NAE 呈强阳性，α-NBE 呈弱阳性，后者在细胞质内和细胞核

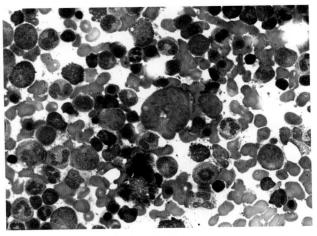

图 32.48　WG 染色的幼巨核细胞，核质比高，细胞核呈 C 形，细胞质嗜碱性

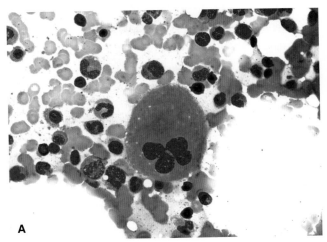
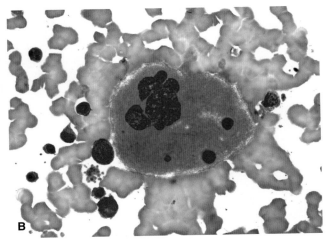

图 32.49　WG 染色的骨髓穿刺涂片，有 2 个颗粒巨核细胞。巨核细胞的细胞质内有 2 个淋巴细胞（伸入运动，见图 32.53）

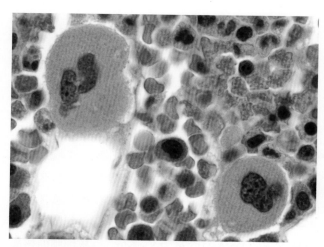

图 32.50　正常骨髓环钻切片，可见 2 个巨核细胞（HE 染色）

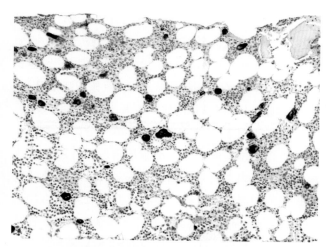

图 32.52　正常骨髓环钻切片，Ⅷ因子相关抗原（von Willebrand 因子）免疫组织化学染色

上产生许多或粗或细的阳性颗粒。

7.5.3　骨髓活检切片

HE 染色（图 32.50）或吉姆萨染色切片中易于辨认巨核细胞，体积大，细胞质致密，淡红或深红色，核呈分叶状。正常骨髓切片中，巨核细胞单个散在，或 2 ~ 5 个细胞松散地聚集成簇，在骨小梁旁区通常见不到巨核细胞。可见少量小巨核细胞，核紧密卷曲、深染，细胞质极少甚至没有（图 32.51）。不要把小巨核细胞误认为发育异常的巨核细胞。

免疫组织化学通过不同抗体可以识别巨核细胞和原巨核细胞，包括 CD31、CD41（血小板糖蛋白Ⅱb）、CD42（血小板糖蛋白Ⅰb）、CD61（血小板糖蛋白Ⅲa）和Ⅷ因子相关抗原（von Willebrand 因子）（图

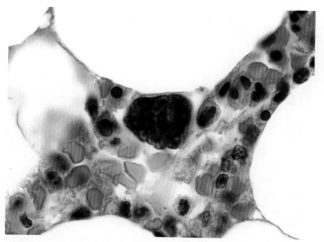

图 32.51　正常骨髓环钻切片，示深染的高度卷曲的巨核细胞核（HE 染色）

32.52）。15 名正常受试者应用 CD61 抗体检测，巨核细胞和原巨核细胞的总数平均值为 24 个 / 平方毫米（范围 14 ~ 38 个），原巨核细胞为 2.8 个 / 平方毫米（范围 1.2 ~ 4.9 个）[83]。

7.5.4　超微结构

巨核细胞的细胞核有 2 个或更多核叶，极少量凝聚的染色质，核仁明显[69,84-85]。细胞质含有大量核糖体、散在粗面内质网、数个线粒体，以及少量有质膜包裹的小囊泡，表明分界膜系统（DMS）开始形成。细胞质还有发达的高尔基体，位于核膜深陷区。高尔基体附近有少量不成熟的 α 颗粒和少量溶酶体囊泡，其中含有酸性磷酸酶和芳香硫酸酯酶。随着原巨核细胞逐渐成熟为幼巨核细胞和颗粒巨核细胞，核膜下凝聚的染色质逐渐增多，颗粒数量逐渐增加，分界膜系统逐渐发育，核糖体、粗面内质网和线粒体的数量逐渐减少（图 32.53）。巨核细胞的成熟过程还伴随着细胞质糖原增多；糖原颗粒常形成粗块。分界膜系统是广泛分布的有质膜包裹的囊泡，由细胞膜表面内陷而成，其所分割的特定的细胞质区域最终变成血小板（图 32.54）。

颗粒巨核细胞大部分细胞质有 3 个可以识别的区域（图 32.53）：①狭窄的核周区，含高尔基体和一些核糖体、粗面内质网和线粒体；②宽广的中间区，含许多电子致密的卵圆形颗粒，分界膜系统的大量囊泡、溶酶体囊泡、核糖体、粗面内质网和线粒体；③狭窄的外周区，无细胞器，成熟的颗粒巨核细胞伸

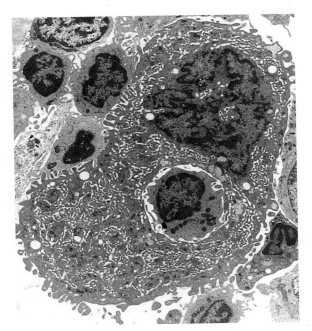

图 32.53 正常骨髓的颗粒巨核细胞电镜照片。细胞质内有 1 个淋巴细胞，似乎正在穿过巨核细胞（伸入运动）

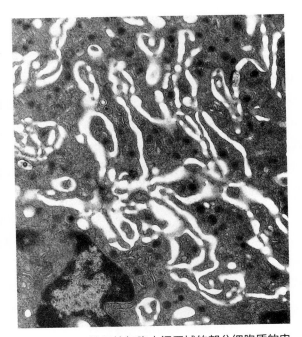

图 32.54 颗粒巨核细胞中间区域的部分细胞质的电镜照片，显示广泛分布的分界膜系统，它将含有颗粒的细胞质分割成很多小区，后者将形成血小板

出胞质突起，到达骨髓血窦内或其附近。这些胞质突起断裂后形成血小板，血小板膜由分界膜系统的膜构成。

使用氧化的 3,3'- 二氨基联苯胺进行电镜细胞化学研究，结果表明原巨核细胞和巨核细胞的内质网及核周隙内含有血小板过氧化物酶（PPO），而高尔基体没有 PPO，血小板的致密体和致密管道系统有 PPO[86]。正常骨髓中少量小圆细胞的内质网和核周间隙也呈 PPO 阳性，可确定这种细胞是原巨核细胞[87]。PPO 似乎不同于髓过氧化物酶。

有些正常巨核细胞也存在伸入运动现象[88-89]，这个术语用于描述一种细胞在另一种细胞的细胞质内运动。受累的巨核细胞细胞质内可含有一种或多种类型细胞，包括中性粒细胞和嗜酸性粒细胞及其前体、淋巴细胞、成红细胞和红细胞（图 32.49，图 32.53）。巨核细胞伸入运动现象的生理学意义不明，一种观点认为某些骨髓细胞可以通过巨核细胞伸入髓窦内的胞质突起而进入血液循环。

无活性的血小板为双凸面形，表面光滑。由位于细胞膜下赤道板的微管和各种细胞器之间的微丝来维持其形状。细胞质还有其他结构，包括多种类型的颗粒、线粒体、与表面相连的小管系统、致密管道系统和许多糖原颗粒，后者可以单个分布或聚集成块（图 32.55）。

细胞质颗粒有 4 种类型：α 颗粒、λ 颗粒（溶酶体颗粒）、δ 颗粒和过氧化物酶体[69,90-91]。α 颗粒和 λ 颗粒均为中等电子密度，只能通过超微细胞化学才能相互区分，例如 λ 颗粒呈酸性磷酸酶阳性，而 α 颗粒呈酸性磷酸酶阴性。α 颗粒中的物质包括 β- 血小板球蛋白，血小板因子 4、血小板衍生生长因子、纤维蛋白原、纤维连接蛋白、von Willebrand 因子和血小板应答蛋白。除了酸性磷酸酶，λ 颗粒还含有 β-葡糖醛酸糖苷酶和芳香硫酸酯酶。δ 颗粒（致密颗粒）比 α 颗粒小、电子密度高，常有一个位于周边的电子透明区，使之呈牛眼样。δ 颗粒含有血清素（5-羟色胺）、钙离子，以及 ADP 和 ATP 的储备池。过氧化物酶体比 α 颗粒和 λ 颗粒小，电子密度中等，含有过氧化氢酶。

与表面相连的小管系统是广泛分布的电子透明的细胞质内小管和小囊系统，在细胞膜外表面有多个开口。该系统扩大了细胞表面积，使得多种物质（包括颗粒内容物）能够向细胞外释放。与上述系统的小管

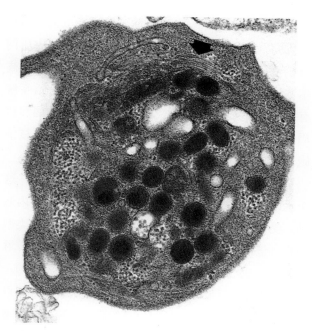

图 32.55 正常血液中血小板的电镜照片。所观察的切面位于赤道板附近、而非正好位于赤道板平面，因此只显示微管束（箭头）周围的一部分。图中还可见与表面相连小管系统的低电子密度囊泡、数个血小板颗粒、少量线粒体和大量聚集成块的糖原颗粒

相比，致密管道系统的通道更短、更窄，所包含的物质与细胞质的电子密度相似。致密管道系统含有PPO，可能来自巨核细胞的内质网。致密管道系统是合成血栓素 A_2 的重要部位，血栓素 A_2 与颗粒内容物的释放有关。致密管道系统还富含钙离子，可以调节各种钙依赖性可逆反应，如肌动球蛋白的激活和微管蛋白的聚合。

7.6 淋巴细胞和浆细胞

所有淋巴细胞均起源于骨髓内的淋巴系祖细胞，后者起源于多能造血干细胞。淋巴系祖细胞产生B祖细胞和T祖细胞。在骨髓微环境中，B祖细胞通过不依赖抗原的许多中间步骤发育成熟为B细胞。新生B细胞经血液转移到外周淋巴组织的B细胞区。淋巴系祖细胞或早期T祖细胞通过血液从骨髓迁移到胸腺。在胸腺，这些细胞经历不依赖抗原的成熟过程，成为T细胞，其中能够识别自身的T细胞被清除。成熟的T细胞经过血液到达外周淋巴器官的T细胞区。在适当辅助细胞的作用下，进入外周

淋巴组织的成熟B细胞和T细胞对特定抗原发生应答反应并分裂，所产生的子细胞发育成效应细胞或记忆细胞。B细胞的效应细胞是分泌抗体的浆细胞。依赖抗原的B细胞增殖发生于正常骨髓内，并导致骨髓内出现浆细胞。

免疫组织化学研究发现，正常成人骨髓T细胞和B细胞的比例大约为3:1。在光镜和电镜下，成熟的骨髓淋巴细胞与体内其他部位的淋巴细胞无法区分。PAS染色，一些T细胞和B细胞的核周有纤细或粗糙的阳性颗粒构成的1~4层（通常为1或2层）环状结构围绕，偶尔会出现大块PAS染色阳性物质。淋巴细胞呈过氧化物酶和AS-D-AE阴性，超过99%的淋巴细胞呈碱性磷酸酶阴性。α-NBE染色，部分淋巴细胞呈核周点状阳性，此染色结果不受氟化物影响。酸性磷酸酶染色中，大部分正常淋巴细胞呈核旁点状或弥漫的颗粒状阳性，T细胞和B细胞都有核旁点状阳性，但是T细胞更多见。

在大多数正常骨髓环钻切片中，成熟淋巴细胞不明显，分布于成熟过程中的造血成分之间的间隙中。少数情况下，正常骨髓的活检中可以出现孤立性淋巴细胞聚集灶，其出现率随着年龄增长而上升[92]。小灶良性淋巴细胞聚集灶通常小而圆，直径很少超过1mm，通常边界清楚，几乎不浸润到周围的间隙。其主要细胞成分是形态温和的小淋巴细胞，细胞核形状规则，形态温和，染色质呈粗块状，细胞质稀少（图 32.56）。常有少量组织细胞混杂其中，其内可有一条或多条小血管。小灶良性淋巴细胞聚集灶几乎从不见于骨小梁旁区，出现于骨小梁旁并与骨小梁关系密切的淋巴细胞聚集灶几乎总是淋巴瘤浸润。免疫组织化学染色，小灶良性淋巴细胞聚集灶显示为混杂的T细胞和B细胞，通常以T细胞为主（图 32.56）[93]。B细胞为主的淋巴细胞簇更可能是淋巴瘤浸润[94]。

通过流式细胞术，儿童和成人的骨髓大多数可检测到少量（通常少于1%）成熟B细胞的前体细胞（俗称原始血细胞）[95]。然而，在一些反应性和再生性状态下，尤其是年轻的患者，原始血细胞增生，其比例偶尔高达骨髓有核细胞的70%。Romanowsky染色涂片中，原始血细胞显示成熟过程的细胞学谱系（图

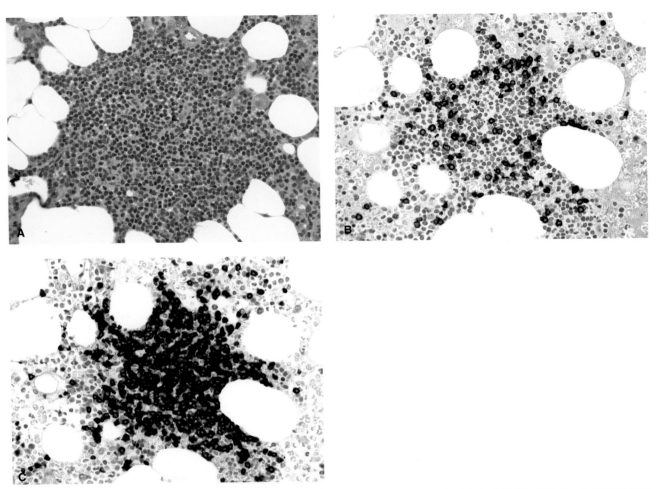

图 32.56　正常骨髓切片中小灶良性淋巴细胞聚集灶。A. HE 染色。B.CD20（标记 B 细胞）免疫组织化学染色。C.CD3（标记 T 细胞）免疫组织化学染色

32.57）。最不成熟的原始血细胞体积中等至较大，核形规则或略呈锯齿状，染色质致密、均匀分布，核仁不明显或无，有一圈薄层细胞质，呈弱嗜碱性、无颗粒。原始血细胞可能与原粒细胞混淆，但前者染色质更致密、核仁不明显以及细胞质更少。随着原始血细胞的成熟，细胞变小，染色质更致密但仍然均匀分布（不像成熟淋巴细胞那样呈粗块状）。较成熟的原始血细胞的细胞质也非常少，细胞核看起来像是构成了细胞边界的大部分。在骨髓切片中，增生的原始血细胞可形成间质内聚集物，但不破坏正常骨髓结构。细胞学上，原始血细胞类似成熟淋巴细胞，但染色质稍透亮、颗粒状。

7.6.1　浆细胞

正常骨髓穿刺涂片中，浆细胞的大小和形态有所变化（图 32.58）。大多数浆细胞直径为 14～20μm，细胞质深蓝色。细胞质有淡染的核旁区（对应于高尔基体），还可有一个或多个细胞质空泡。相对细胞质量而言，细胞核较小，偏位，含中等量凝聚的染色质。浆细胞多数为单核，但有少数浆细胞为双核（图 32.58B）或多核。某些正常浆细胞还有其他特征，例如：少数浆细胞含有一个或多个嗜酸性的 PAS 染色阳性的大圆形细胞质包涵体（Russell 小体）或含有多个弱嗜碱性的小圆形包涵体（Mott 细胞、葡萄状细胞或桑葚状细胞）（图 32.58C）。极少数浆细胞含有许多多形性细胞质包涵体，因而呈网状。还有一些浆细胞含嗜酸性细胞质，一般位于细胞质周边，但有时也可整个细胞质均为嗜酸性（火焰细胞），当嗜酸性细胞质局限于细胞边缘时，与其余的嗜碱性细胞质形成明显反差。偶有浆细胞含嗜天青杆状物，似急性髓系白血病的 Auer 小杆（Auer rod），但 PAS、苏丹

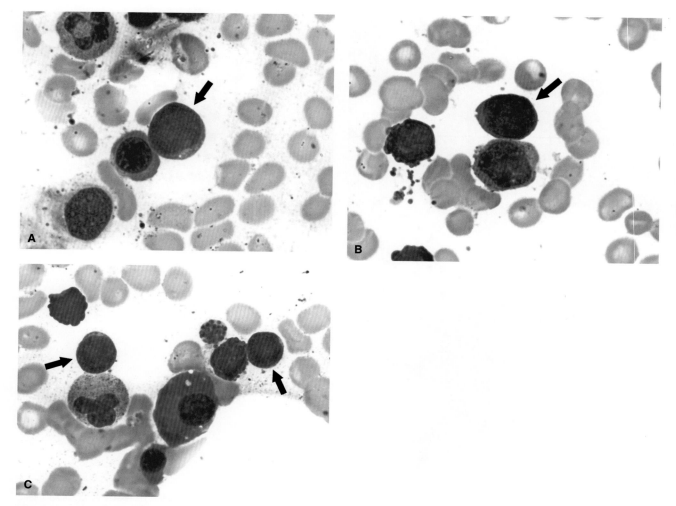

图 32.57　WG 染色的骨髓穿刺涂片，显示成熟过程中的原始血细胞（B 细胞前体）。图 A、B 和 C 分别为早期、中期和晚期原始血细胞（箭头）

黑和过氧化物酶染色均呈阴性。浆细胞酸性磷酸酶染色呈强阳性，阳性颗粒主要分布于核周和高尔基区。浆细胞呈 AS-D-AE 染色阴性。

骨髓环钻切片中，浆细胞的分布与无平滑肌层的小血管密切相关（图 32.59）[96]，但也可以单个散在分布于整个骨髓组织间隙内。骨髓穿刺涂片中，偶见附着有浆细胞的完整小血管（图 32.59B）。骨髓切片中，浆细胞的特征性形态表现为细胞核明显偏位，染色质粗块状，通常聚集于核膜下，细胞质中等，深染、双嗜性，有核旁透明区。κ 及 λ 免疫组织化学或原位杂交可见二者混杂表达的浆细胞，一般前者稍多（图 32.60）。

电镜下浆细胞中偏位的圆形细胞核含有数量不等的凝聚染色质（图 32.61）。组织学切片中出现中等

大小的核膜下凝聚粗块状染色质，使得成熟浆细胞核呈车辐状或钟面形（但此特征不见于骨髓穿刺涂片）。细胞质含有许多长而扁平的粗面内质网囊，呈平行、同心圆或螺旋状排列（图 32.61），囊呈不同程度地膨胀，囊内含有中等电子致密度的颗粒，主要为免疫球蛋白。细胞质也有线粒体，紧邻核膜的大高尔基体（图 32.62），以及少量小或中等大小的有质膜包裹的电子致密颗粒。这些电子致密颗粒通常位于高尔基体附近，内含酸性磷酸酶，似乎是初级溶酶体。少数浆细胞的细胞质含有大的包涵体，这些包涵体常与粗面内质网相连，其大小、电子密度和形状差异非常大。大多数包涵体为圆形、椭圆形或不规则形，少数呈菱形或针样并有晶体结构。因此，光镜下各种类型的细胞质包涵体通常是由粗面内质网区域的

[51] Bohm J. Gelatinous transformation of the bone marrow: The spectrum of underlying diseases. *Am J Surg Pathol* 2000;24: 56–65.

[52] Gale E, Torrance J, Bothwell T. The quantitative estimation of total iron stores in human bone marrow. *J Clin Invest* 1963; 42:1076–1082.

[53] Thomason RW, Lavelle J, Nelson D, et al. Parenteral iron therapy is associated with a characteristic pattern of iron staining on bone marrow aspirate smears. *Am J Clin Pathol* 2007;128:590–593.

[54] Thomason RW, Almiski MS. Evidence that stainable bone marrow iron following parenteral iron therapy does not correlate with serum iron studies and may not represent readily available storage iron. *Am J Clin Pathol* 2009;131: 580–585.

[55] Westen H, Bainton DF. Association of alkaline-phosphatasepositive reticulum cells in bone marrow with granulocytic precursors. *J Exp Med* 1979;150:919–937.

[56] Biermann A, Graf von Keyserlingk D. Ultrastructure of reticulum cells in the bone marrow. *Acta Anat (Basel)* 1978; 100:34–43.

[57] Tanaka Y. An electron microscopic study of non-phagocytic reticulum cells in human bone marrow. I. Cells with intracytoplasmic fibrils. *Nihon Ketsueki Gakkai Zasshi* 1969;32: 275–286.

[58] Tsai S, Patel V, Beaumont E, et al. Differential binding of erythroid and myeloid progenitors to fibroblasts and fibronectin. *Blood* 1987;69:1587–1594.

[59] Broudy VC, Zuckerman KS, Jetmalani S, et al. Monocytes stimulate fibroblastoid bone marrow stromal cells to produce multilineage hematopoietic growth factors. *Blood* 1986;68: 530–534.

[60] Kirshenbaum AS, Kessler SW, Goff JP, et al. Demonstration of the origin of human mast cells from CD34+ bone marrow progenitor cells. *J Immunol* 1991;146:1410–1415.

[61] Denburg JA, Richardson M, Telizyn S, et al. Basophil/mast cell precursors in human peripheral blood. *Blood* 1983;61: 775–780.

[62] Zucker-Franklin D, Grusky G, Hirayama N, et al. The presence of mast cell precursors in rat peripheral blood. *Blood* 1981; 58:544–551.

[63] Dahlin JS, Hallgren J. Mast cell progenitors: Origin, development and migration to tissues. *Mol Immunol* 2015;63: 9–17.

[64] Glassy EF. *Color Atlas of Hematology*. Northfield: College of American Pathologists; 1998. 80–85.

[65] Rozenszajn L, Leibovich M, Shoham D, et al. The esterase activity in megaloblasts, leukaemic and normal haemopoietic cells. *Br J Haematol* 1968;14:605–610.

[66] Gibb RP, Stowell RE. Glycogen in human blood cells. *Blood* 1949;4:569–579.

[67] Rheingold JJ, Wislocki GB. Histochemical methods applied to hematology. *Bull New Engl Med Cent* 1948;10: 133–137.

[68] Hayhoe FGJ, Quaglino D. *Haematological Cytochemistry*. Edinburgh: Churchill Livingstone; 1988.

[69] Bessis M. *Living Blood Cells and Their Ultrastructure*. Berlin: Springer-Verlag; 1973.

[70] Cawley JC, Hayhoe FGJ. *Ultrastructure of Haemic Cells. A Cytologic Atlas of Normal and Leukaemic Blood and Bone Marrow*. London: WB Saunders; 1973.

[71] Bainton DF, Ullyot JL, Farquhar MG. The development of neutrophilic polymorphonuclear leukocytes in human bone marrow. *J Exp Med* 1971;134:907–934.

[72] Scott RE, Horn RG. Ultrastructural aspects of neutrophil granulocyte development in humans. *Lab Invest* 1970;23: 202–215.

[73] Parwaresch MR. *The Human Blood Basophil*. Berlin: Springer-Verlag; 1976.

[74] Scott RE, Horn RG. Fine structural features of eosinophile granulocyte development in human bone marrow. Evidence for granule secretion. *J Ultrastruct Res* 1970;33:16–28.

[75] Hintzke M, Harrington AM, Olteanu H, et al. Bone marrow monocytosis: A survey of 150 cases. *Am J Clin Pathol* 2015; 144:A150.

[76] Leder LD. The origin of blood monocytes and macrophages. A review. *Blut* 1967;16:86–98.

[77] Ohgami RS, Chisholm KM, Ma L, et al. E-cadherin is a specific marker for erythroid differentiation and has utility, in combination with CD117 and CD34, for enumerating myeloblasts in hematopoietic neoplasms. *Am J Clin Pathol* 2014;141:656–664.

[78] Marsee DK, Pinkus GS, Yu H. CD71 (transferrin receptor): An effective marker for erythroid precursors in bone marrow biopsy specimens. *Am J Clin Pathol* 2010;134:429–435.

[79] Wickramasinghe SN, Hughes M. Globin chain precipitation, deranged iron metabolism and dyserythropoiesis in some thalassaemia syndromes. *Haematologia (Budap)* 1984;17:35–55.

[80] Wickramasinghe SN, Lee MJ, Furukawa T, et al. Composition of the intra-erythroblastic precipitates in thalassaemia and congenital dyserythropoietic anaemia (CDA): Identification of a new type of CDA with intra-erythroblastic precipitates not reacting with monoclonal antibodies to alpha- and beta-globin chains. *Br J Haematol* 1996;93:576–585.

[81] Nemec J, Polak H. Erythropoietic polyploidy. I. The morphology of polyploid erythroid elements and their incidence in healthy subjects. *Folia Haematol Int Mag Klin Morphol Blutforsch* 1965;84:24–40.

[82] Queisser U, Queisser W, Spiertz B. Polyploidization of megakaryocytes in normal humans, in patients with idiopathic thrombocytopenia and with pernicious anaemia. *Br J Haematol* 1971;20:489–501.

[83] Thiele J, Wagner S, Weuste R, et al. An immunomorphometric study on megakaryocyte precursor cells in bone marrow tissue from patients with chronic myeloid leukemia (CML). *Eur J Haematol* 1990;44:63–70.

[84] Jean G, Lambertenghi-Deliliers G, Ranzi T, Poirier-Bassetti M. The human bone marrow megakaryocyte. An ultrastructural study. *Haematologia (Budap)* 1971;5:253–264.

[85] Breton-Gorius J, Reyes F. Ultrastructure of human bone marrow cell maturation. *Int Rev Cytol* 1976;46:251–321.

[86] Breton-Gorius J. The value of cytochemical peroxidase reactions at the ultrastructural level in haematology. *Histochem J* 1980;12:127–137.

[87] Breton-Gorius J, Gourdin MF, Reyes F. Ultrastructure of the leukemic cell. In: Catovsky D, ed. *The Leukemic Cell (Methods in Hematology)*. Edinburgh: Churchill-Livingstone; 1981; 85–128.

[88] Rozman C, Vives-Corrons JL. On the alleged diagnostic significance of megakaryocytic 'phagocytosis' (emperipolesis). *Br J Haematol* 1981;48:510.

[89] Larsen TE. Emperipolesis of granular leukocytes within megakaryocytes in human hemopoietic bone marrow. *Am J Clin Pathol* 1970;53:485–489.

[90] Berndt MC, Castaldi PA, Gordon S, et al. Morphological and biochemical confirmation of gray platelet syndrome in two siblings. *Aust N Z J Med* 1983;13:387–390.

[91] White JG. Current concepts of platelet structure. *Am J Clin Pathol* 1979;71:363–378.

[92] Rywlin AM, Ortega RS, Dominguez CJ. Lymphoid nodules of bone marrow: Normal and abnormal. *Blood* 1974;43: 389–400.

[93] Thiele J, Zirbes TK, Kvasnicka HM, et al. Focal lymphoid aggregates (nodules) in bone marrow biopsies: Differentiation between benign hyperplasia and malignant lymphoma—a practical

guideline. *J Clin Pathol* 1999;52:294–300.

[94] Naemi K, Brynes RK, Reisian N, et al. Benign lymphoid aggregates in the bone marrow: Distribution patterns of B and T lymphocytes. *Hum Pathol* 2013;44:512–520.

[95] McKenna RW, Washington LT, Aquino DB, et al. Immunophenotypic analysis of hematogones (B-lymphocyte precursors) in 662 consecutive bone marrow specimens by 4-color flow cytometry. *Blood* 2001;98:2498–2507.

[96] Kass L, Kapadia IH. Perivascular plasmacytosis: A lightmicroscopic and immunohistochemical study of 93 bone marrow biopsies. *Acta Haematol* 2001;105:57–63.

[97] Al-Adhadh AN, Cavill I. Assessment of cellularity in bone marrow fragments. *J Clin Pathol* 1983;36:176–179.

[98] Kerndrup G, Pallesen G, Melsen F, et al. Histomorphometrical determination of bone marrow cellularity in iliac crest biopsies. *Scand J Haematol* 1980;24:110–114.

[99] Harrington AM, Hari P, Kroft SH. Utility of CD56 Immunohistochemical studies in follow-up of plasma cell myeloma. *Am J Clin Pathol* 2009;132:60–66.

[100] Gairdner D, Marks J, Roscoe JD. Blood formation in infancy. Part I. The normal bone marrow. *Arch Dis Child* 1952;27: 128–133.

[101] Rosse C, Kraemer MJ, Dillon TL, et al. Bone marrow cell populations of normal infants; the predominance of lymphocytes. *J Lab Clin Med* 1977;89:1225–1240.

[102] Diwany M. Sternal marrow puncture in children. *Arch Dis Child* 1940;15:159–170.

[103] Glaser K, Poncher HG, Limarzi LR. The cellular composition of the bone marrow in normal infants and children. *J Lab Clin Med* 1948;33:1639.

[104] Steiner ML, Pearson HA. Bone marrow plasmacyte values in childhood. *J Pediatr* 1966;68:562–568.

[105] Jacobsen KM. Untersuchungen uber das knochenmarkspunktat bei normalen individuen verschiedener altersklassen. *Acta Med Scand* 1941;106:417–446.

[106] Young RH, Osgood EE. Sternal marrow aspirated during life. Cytology in health and disease. *Arch Intern Med* 1935;55:186–203.

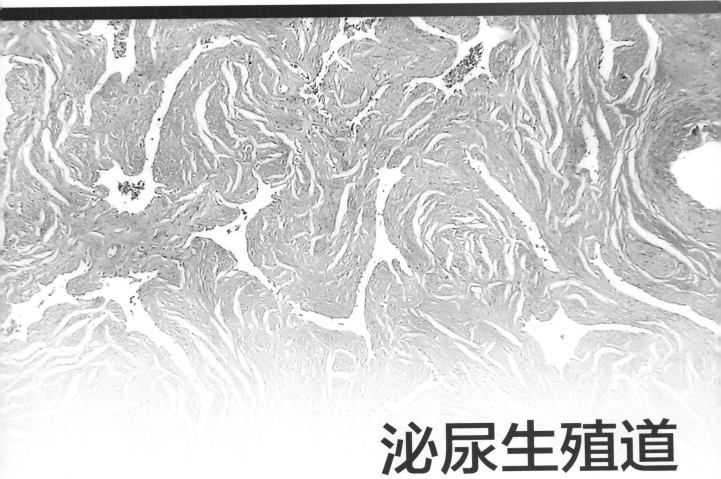

泌尿生殖道

第 33 章　肾脏

■ William L. Clapp 著　■ 陈健 译　■ 王巍伟 校

1 前言

肾脏具有复杂的结构，在废物排泄、体液平衡调节、血压调节和激素分泌等方面发挥着不同的作用。熟知肾脏基本结构有助于评估和理解累及肾脏的疾病和功能障碍。本章主要讨论正常的人体肾脏结构；必要时，也将涉及一些其他哺乳类动物的肾脏结构。

2 儿童肾脏

对肾脏感兴趣的人，特别是发育生物学家和病理学家，一直沉迷于研究肾脏是如何从原始中胚层发育到这样一个奇妙的复杂器官的。对肾脏发生的基本理解能够增强我们对先天性肾脏疾病的认识。在出生时，人类肾脏结构并未发育成熟，重要的形态学改变发生于婴儿期和儿童期。如果病理医师对儿童肾脏的组织学特征不熟悉，则有可能将正常的发现误认为是异常的，或未能发现明显的肾脏发育异常。下文主要讨论儿童肾脏，首先讨论出生前肾脏的发育，然后讨论出生后肾脏的发育过程。

3 肾脏的发育

在发育过程中，细胞经历增生、迁移、分化、死亡、与其他细胞相互作用，从而发育形成组织和器官。细胞的生物学行为受控于基因，后者的作用具有时间性和空间性。长期以来，肾脏一直被认为是研究器官发育的最佳模型。然而，考虑到肾脏的精细结构和细胞异质性，完全理解肾脏发育的机制仍然是一个巨大的挑战。目前，在肾脏发育的形态学和分子生物学方面已经有相关论述[1-12]。

4 胚肾

器官发生开始于胚胎发育的第3周，中枢神经系统和心血管系统最先形成。泌尿生殖系统最后形成。肾脏发育经历3个连续的阶段：前肾、中肾和后肾。中枢神经系统、心血管系统及泌尿生殖系统均起自位

于背侧节和侧中胚层（LPM）之间的间介中胚层，从颈部向尾侧延伸。前肾和中肾在哺乳动物的发育过程中属暂时性结构；然而，这3种结构都必不可少，后一结构的形成依赖前一结构的存在。中肾形成于前肾退化之前，同样，后肾形成于中肾消失之前（图33.1）。从颈部到尾侧穿过间介中胚层的肾脏发生路线为一条波纹样的曲线。一些调节后肾发育的基因可能在更早期就参与了胚肾的发育。

4.1 前肾

人类前肾出现于胚胎发育第3周末的颈部区域。然而，我们对前肾的大部分认识均来自对低等脊椎动物的研究。斑马鱼的前肾保留了哺乳动物的肾脏发育过程，因此它成为研究人类肾细胞发育和分子进程的相关模型[13]。前肾由一个血管球（肾小球样结构）、前肾小管和一个前肾管构成。血管球与前肾小管无直接连接，伸入体腔，具有过滤血液的作用。具有纤毛的小管（称为肾孔）开口于体腔，并收集滤液。肾孔与近端小管相连，再排入与前肾管相连的远端小管。人类前肾处于原始状态，不具有功能。前肾管向尾侧延伸的过程中，血管球和前肾小管逐渐退化。然而，前肾管持续存在，成为中肾管。

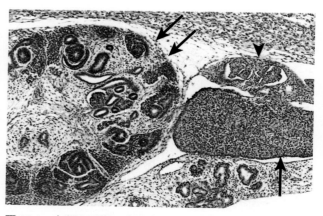

图 33.1 中肾和后肾。中肾（箭头）的体细胞系发育为生殖嵴（单箭号），后肾将发育为性腺，后肾（双箭号）内可见早期肾单位形成，后肾的发育有赖于中肾的存在（经允许引自: Murphy WM, Grignon DJ, Perlman EJ. Tumors of the kidney, bladder, and related urinary structures. In: Atlas of Tumor Pathology. 4th series, fascicle 1. Washington, DC: Armed Forces Institute of Pathology; 2004. ）

4.2 中肾

人类中肾从妊娠第 4 周中期开始发育成为一个胸部器官，位于前肾尾侧。人类中肾的结构和功能存在相当大的差异，甚至其他哺乳动物也是如此[14]。虽然人类中肾共可形成 40 ~ 42 个肾单位，但无论何时，仅有 30 ~ 32 个或更少的肾单位存在，这是由于尾侧形成的肾单位越多，头侧退化的肾单位就越多[2]。中肾肾单位的肾小球直接与近端和远端小管相连，部分直接与中肾管〔又称 wolffian 管或肾管（nephridium，ND）〕相连。中肾管远端与泄殖腔（膀胱前体）融合。一些哺乳动物（如小鼠）存在 2 组中肾小管。头侧小管与中肾管连接，靠近尾侧的小管占中肾小管的绝大部分，不与中肾管融合。原基分布图研究证实，中肾小管主要起自邻近中肾管的间质，由间质上皮转化形成[15]。此外，大量调控哺乳动物后肾形成的基因也表达于中肾小管[16]。例如，表达于后肾发育早期结构（如肾囊）的基因也表达于早期中肾小管，但并不表达于比较成熟的中肾小管；表达于分化程度更高的后肾结构（如早期近端小管）中的基因，则表达于更为成熟的中肾小管。这些发现支持中肾和后肾有一些相同的细胞和分子途径形成小管的观点。人类中肾的排泄功能非常有限。像前肾一样，中肾不断发生凋亡和退化。在男性中，一些中肾小管形成附睾输出小管，而中肾管形成附睾管、输精管和精囊；在女性中，中肾融解，残留遗迹形成卵巢冠、卵巢旁体和加特纳管（Gartner 管）。在男性和女性中，中肾管均参与形成中肾旁管〔又称米勒管（Müllerian 管）〕[17]。男性中，中肾旁管最终退化；女性中，中肾旁管形成输卵管、子宫角、子宫颈和上段阴道。

5 后肾

5.1 概述

后肾为永久肾，来自中肾管和后肾间充质的相互诱导。后肾间充质是指位于间介中胚层尾侧的间充质细胞密集区域，又称生后肾原基。虽然中肾管和后肾间充质均起自间介中胚层，但它们各自的上皮细胞和间充质细胞形成了彼此间复杂的分子信号联系。妊娠第 4 周前后，人类后肾开始发育。输尿管芽（ureteric bud，UB）是中肾管尾侧的一个分支，后肾间充质诱导输尿管芽沿背侧生长直至遇到后肾间充质才停止生长。输尿管芽反复分支，形成肾盂、肾盏和集合管。在输尿管芽的诱导下，后肾间充质分化形成肾小球、近端小管、远端肾小管及髓袢（Henle 袢）。因此，肾集合管和肾单位的起源不同。输尿管芽和后肾间充质之间的相互交叉诱导是肾发育的核心过程。详细信息可参阅相关典型的光镜所见[18-20]、显微解剖[2,3,21] 和实验[1,4] 研究结果。下文重点论述肾脏发生的形态学特征和相关分子生物学。

5.2 肾盂和肾盏的形成

长入后肾间充质后，输尿管芽不断伸长、分支，形成肾精细而复杂的三维立体结构。输尿管芽及其分支由一个延伸中的主干和生长中的壶腹状顶端构成。分支主要包括两种类型[2-3,21-24]。最常见的类型是壶腹顶部的终末分支。最常见的终末分支形式是末端一分两半形成 "T" 形结构。然而，终末分支可能呈不对称性分支，并形成 "L" 形结构，甚至分叉形成三个分支；也有可能从主干分出侧向分支，但不多见。实验证实，当输尿管芽茎秆顶部被移除后仍可继续分支并形成新的顶部[25]。因此，发育中的集合管系统存在相当大的可塑性。输尿管芽的第 3 至第 5 级分支形成肾盂，进一步的分支主要见于肾两极，肾中部相对较少（图 33.2）。胚胎发育第 11 ~ 12 周，输尿管芽的早期分支扩张、融合，形成早期的肾盂 – 肾盏系统，此时开始产生尿。后续的分支形成肾盏，开始肾盏系统广泛的组织重建过程。胚胎发育第 11 ~ 14 周，发育中的肾乳头内的集合管诱导肾单位聚集，后者与扩张的肾盂之间的肾盏被挤压。肾小盏从球形转变为最终的杯形，肾乳头变成圆锥形（图 33.3）。假如最早期的肾单位由最初形成肾盂肾盏的初级输尿管芽诱导形成，那么其结局仍是个问题。它们要么退化，要么延伸到最终能够到达近髓部皮质的下级输尿管芽分支。

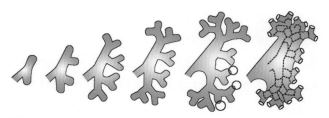

图 33.2 输尿管芽早期分支膨大融合，形成肾盂。圆圈所示为第 3、4、5 级分支（经允许引自：Potter EL. Normal and Abnormal Development of the Kidney. Chicago: Year Book；1972.）

5.3 集合系统形成

胚胎发育第 8 周，出现与输尿管芽分支相连的肾单位。集合管分支、延伸，与肾单位的形成同时发生。集合管的形态学发生可分为以下 4 个阶段[2]。

第 1 阶段：妊娠第 5 ~ 14 周，壶腹顶部开始出现分支，单个肾单位仍然与壶腹部相连。壶腹不断分支形成两个新的壶腹，其中一个仍与原有肾单位相连，另一个则诱导形成新的肾单位。

第 2 阶段：妊娠第 14 ~ 22 周，特征是形成弓形集合管，壶腹基本不再分支，仅是顶端延长，在与原有肾单位保持连接的同时，不断诱导形成新的肾单位。新的肾单位形成的同时，原有肾单位的连接小管（connecting tubule，CNT）将其附着点从壶腹移至新肾单位的连接小管；此过程反复发生的结果是在一个壶腹周围形成 3 ~ 7 个肾单位，通过各自的连接小管与同一个弓形集合管相连。在充分发育的肾组织内，弓形集合管与皮质内层近髓肾单位相连。

第 3 阶段：妊娠第 20 ~ 36 周，壶腹向外表面延伸并超过弓形集合管附着点。壶腹部此时不再分支，但可诱导形成 5 ~ 7 个肾单位，每一个肾单位均与发育中的集合管直接相连。成熟肾的外层皮质肾单位以这种连接方式为主（图 33.4）。由于肾单位与其起源的壶腹直接相连或通过弓形集合管相连，因此集合管的纵行生长方式决定着所附着肾单位在皮质的分布。

第 4 阶段：妊娠第 32 ~ 36 周，壶腹消失，不再形成新的肾单位。正常情况下，妊娠 36 周后，肾发生过程停止。最后形成的肾单位位于外层皮质，肾小球靠近肾被膜。

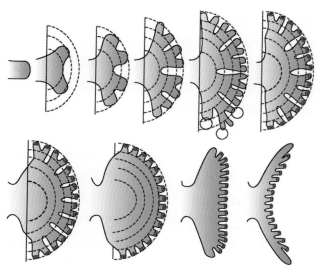

图 33.3 输尿管芽第 5 级以后分支形成肾小盏和肾乳头。圆圈所示分支若扩大，则形成小盏部分，若不扩大，则形成乳头管，扩大的肾盂和分化肾单位的外周区域挤压原有的囊腔，形成杯形的肾小盏和圆锥形的肾乳头（经允许引自：Potter EL. Normal and Abnormal Development of the Kidney. Chicago: Year Book；1972.）

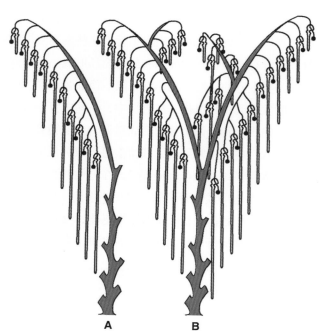

图 33.4 出生时肾单位和集合管的分布方式。A. 最常见为每条集合管形成一条弓形集合管，后者连有 3~5 个肾单位，还有 5~7 个肾单位与集合管直接相连。B. 根据壶腹顶端分支方式的不同，还可出现一些形态学变异（经允许引自：Potter EL. Normal and Abnormal Development of the Kidney. Chicago: Year Book；1972.）

发育过程的基因 （人类综合征）	功能	正常发育肾表达	突变肾表型（小鼠）
输尿管芽分支			
GDNF	生长因子	间介中胚层、中肾、诱导后的后肾间充质、小管前体聚集物	输尿管芽形成失败或异常分支，肾缺如或肾发育不全
c-ret	GF 受体（TK） （*GDNF* 受体）	中肾管、输尿管芽和输尿管芽顶	同 GDNF 缺陷小鼠
GFRα1	GF 辅助受体（与 *GDNF* 和 *c-ret* 形成信号复合物	诱导后的后肾间充质、小管前体聚集物、中肾管、输尿管芽及输尿管芽顶	同 GDNF 缺陷小鼠
GDF11	生长因子	中肾管、未诱导及诱导后的后肾间充质、输尿管芽及其分支	无输尿管芽形成，后肾间充质凋亡，肾发育不全或缺如
Sprouty1	受体（TK）拮抗剂	中肾管、输尿管芽及输尿管芽顶	多余输尿管芽，多重输尿管，多肾
Emx2	转录因子	间介中胚层、中肾管、中肾、输尿管芽、逗号形小体及 S 形小体	输尿管芽侵入后肾间充质，但扩张或分支失败，间充质无诱导反应，肾缺如
RARa、*RARb2*	转录因子	RARa：输尿管芽、后肾间充质、间质 RARb2：间质	*RARa/b2* 双突变小鼠输尿管芽分支减少（间质信号缺陷），肾发育不全
BMP4	骨形态生成蛋白	输尿管芽分支周围间质内的间充质细胞	输尿管芽分支减少和异位，输尿管膀胱连接点异位，输尿管积水，双集合管，肾发育不全/不良（杂合型 *BMP4* 缺失小鼠）
Foxc1/2	转录因子	间介中胚层、中肾、非诱导和诱导后的后肾间充质	双输尿管，其中一条输尿管积水，重复肾（*Foxc1/Foxc2* 混合的杂合性突变类似于 *Foxc1* 纯合性突变）
Slit2	分泌蛋白	中肾管、中间中胚层前体、输尿管芽顶	多余输尿管芽，输尿管积水，融合多肾
Robo2	*Slit2* 的跨膜受体	间介中胚层、诱导后的后肾间充质	多余输尿管芽，输尿管积水，融合多肾
Pod1	转录因子	诱导后的后肾间充质、间质细胞和足细胞	输尿管芽分支减少，肾小管和肾小球分化停止，肾发育不全
硫酸乙酰肝素 2-磺基转移酶	酶（合成硫酸乙酰肝素，是硫酸乙酰肝素蛋白聚糖的一部分）	中肾管、输尿管芽（暂时性表达）、后肾间充质	输尿管芽过度生长，但不分支，无浓缩的后肾间充质形成，肾缺如
整合素 α8	跨膜黏附受体	间介中胚层、诱导后的后肾间充质、小管前体聚集物	输尿管芽侵入后肾间充质受限，输尿管芽分支减少，肾发育不全或肾缺如
整合素 α3β1	跨膜黏附受体	输尿管芽、集合管、足细胞	髓质集合管分支减少，近端小管微囊形成，肾小球生成缺陷
Pbxl	转录因子	诱导后的后肾间充质、间质细胞	输尿管芽分支减少和不规则，巨大间充质浓缩物，肾发育不全或单侧肾缺如
Grem1	BMP 拮抗剂	间介中胚层、中肾管、后肾间充质	有输尿管芽形成，但侵入后肾间充质失败，后肾间充质凋亡，肾缺如
Wnt11	分泌糖蛋白	输尿管芽顶	输尿管顶缺失，输尿管芽分支减少，肾发育不全
Formin （小鼠的突变导致肢体畸形综合征）	调节细胞骨架功能的蛋白质	中肾管、中肾、输尿管芽、后肾间充质	输尿管芽生长减少，肾发育不全，单侧或双侧肾缺如

续表

发育过程的基因（人类综合征）	功能	正常发育肾表达	突变肾表型（小鼠）
血管紧张素原（Agt）	肾素底物	输尿管芽、间质、S 形小体、血管球、近端小管	肾乳头发育不全，肾积水，血管壁增厚，血压降低
肾素	酶（裂解 Agt 形成血管紧张素 I）	发育期的弓形动脉、小叶间动脉和入球小动脉、成熟的球旁器	肾乳头发育不全，肾积水，血管壁增厚，血压降低
血管紧张素转换酶（ACE）	酶（将血管紧张素 I 转换为血管紧张素 II）	肾小球、近端小管、集合管、小动脉	肾乳头发育不全，肾积水，血管壁增厚，血压降低
血管紧张素 II 受体 1 型（AT₁）	血管紧张素 II 受体	输尿管芽、间质、S 形小体、近端小管、集合管	肾乳头发育不全，肾积水，血管壁增厚，血压降低
血管紧张素 II 受体 2 型（AT₂）	血管紧张素 II 受体	邻近输尿管芽干的间质	3% 发生异常，包括集合系统重复和肾上极积水
间质 – 上皮转化			
Wnt4	分泌型糖蛋白	小管前体聚集物、逗号形小体、S 形小体远端	出现输尿管芽分支，无间质 – 上皮转化，肾缺如
Wnt9β	分泌型糖蛋白	中肾管、输尿管芽、集合管，但不表达于分支顶	无间质 – 上皮转化，肾缺如
Foxd1（BF2）	转录因子	间质细胞	输尿管芽分支减少，间充质浓缩物大，异常 RV，小而融合的盆腔肾
Pod1	转录因子	诱导后的后肾间充质、间质细胞、足细胞	诱导后形成间充质浓缩物体积增大，肾小管和肾小球分化停止，肾发育不全
Fras1（Fraser 综合征）	细胞外基质蛋白	输尿管底侧	输尿管芽侵入后肾间充质，但诱导减弱，间充质凋亡，肾发育不全或肾缺如
Grip1	细胞质蛋白（与 Fras1 相互作用）	输尿管底侧	同 Fras1 缺陷小鼠
钙黏着蛋白 –6（K-cadherin）	跨膜黏附蛋白	RV、逗号形小体和 S 形小体近端、发育中的近端小管和髓袢	一些逗号形小体与输尿管芽融合延迟，导致肾单位缺失
肾小球生成			
WT1（IIP 缺失综合征、德尼 – 德拉什综合征、Frasier 综合征）	转录因子	间介中胚层、中肾、未诱导及诱导后的后肾间充质、S 形小体、足细胞	足细胞分化被干扰，肾小球硬化
PDGF-β	生长因子	肾小球内皮细胞及足细胞	肾小球毛细血管扩张，无足细胞
PDGFR-β	生长因子受体（PDGF-β 受体）	肾小球系膜细胞	肾小球毛细血管扩张，无足细胞
Notch2	跨膜受体	发育中的集合管、逗号形小体及 S 形小体、足细胞	肾小球异常停止于毛细血管袢阶段，足细胞分布紊乱，无系膜细胞
VEGF-A	生长因子	S 形小体、足细胞、集合管	小肾小球，缺乏毛细血管袢，内皮细胞少
层粘连蛋白 α5	基底膜蛋白	输尿管芽基底膜、发育中的肾小管、肾小球基底膜	肾小球异常，伴内皮细胞和系膜细胞错位，足细胞簇状分布
层粘连蛋白 β2	基底膜蛋白	从毛细血管袢阶段开始的肾小球基底膜	足细胞足突消失，蛋白尿

发育过程的基因 （人类综合征）	功能	正常发育肾表达	突变肾表型（小鼠）
层粘连蛋白 α3b1	跨膜黏附受体	输尿管芽、集合管、足细胞	肾小球毛细血管袢扩张，数量减少，足细胞足突缺失，双肾小球基底膜（融合失败）
Ⅳ型胶原 α5 （奥尔波特综合征）	基底膜蛋白	从毛细血管阶段开始，在肾小球基底膜内与 α3（Ⅳ）和 α5（Ⅳ）形成异聚体	肾小球基底膜变薄，伴有"网篮状"增厚
Nephrin （Finnish 型先天性肾病综合征）	跨膜蛋白	足细胞滤过裂孔膜	足细胞足突消失，无滤过裂孔膜，蛋白尿
CD2AP	衔接蛋白（与 Nephrin 相互作用）	足细胞滤过裂孔膜区	足细胞足突不规则，无滤过裂孔膜，蛋白尿
Podocin （常染色体隐性遗传类固醇抵抗性肾病综合征）	膜蛋白（与 Nephrin 相互作用）	足细胞滤过裂孔膜区	足细胞足突不规则，无滤过裂孔膜，蛋白尿
α-辅肌动蛋白 （常染色体显性遗传局灶性节段性肾小球硬化症）	与肌动蛋白丝交联	足细胞滤过裂孔膜区	足细胞足突消失，肾小球基底膜重复，蛋白尿及局灶性节段性肾小球硬化症
TRPC6 （常染色体显性遗传局灶性节段性肾小球硬化症）	阳离子通道	足细胞滤过裂孔膜区	足细胞足突消失及局灶性节段性肾小球硬化症（人类）
Neph1	跨膜蛋白（与 Nephrin 相互作用）	足细胞滤过裂孔膜	足细胞足突消失，蛋白尿
FAT1	原钙黏蛋白	足细胞滤过裂孔膜	足细胞足突消失
Lmx1b（甲髌综合征）	转录因子	足细胞	足细胞足突异常，滤过裂孔膜消失
足萼糖蛋白	CD34 相关跨膜蛋白	足细胞顶部细胞膜区	足细胞异常，足突消失，无滤过裂孔膜，无尿
GLEPP1（Ptpro）	受体酪氨酸磷酸酶	足细胞顶部细胞膜区	足细胞足突短而宽，肾小球滤过率降低
Kreisler（Krml1/MafB）	转录因子	毛细血管袢起始阶段的足细胞	足细胞分化异常，无足突形成
小管分化			
PKD1（polycystin-1） （常染色体显性遗传多囊肾病）	跨膜蛋白（纤毛内钙通道，与 polycystin-2 相互作用）	发育中的肾单位节段和集合管	发育中的肾单位节段和集合管形成肾囊肿
PKD2（polycystin-2） （常染色体显性遗传多囊肾病）	跨膜蛋白（纤毛内钙通道，与 polycystin-1 相互作用）	发育中的肾单位节段和集合管	发育中的肾单位节段和集合管形成肾囊肿
Frem2（Fraser 综合征）	酶前列腺素合成	中肾、输尿管芽，特别是输尿管芽顶、小管衍生物	集合管囊肿，升支增厚
Cox-2（环氧化酶2）	细胞外基质蛋白	发育中的集合管，S 形小体，致密斑皮质厚升支，髓质内间质细胞	进行性皮质发育不良，小管囊肿，肾小球发育不全
EGFR	生长因子受体（TK）	中肾管，输尿管芽，集合管	集合管扩张，尿毒症

续表

发育过程的基因（人类综合征）	功能	正常发育肾表达	突变肾表型（小鼠）
Brnl	转录因子	RV，逗号形小体，S 形小体，发育中的髓袢，远曲小管，致密斑	髓袢、远曲小管及致密斑分化被打断
Psen1/Psen2	Presinilins-（具有 γ - 分泌酶活性的跨膜蛋白）	发育早期的肾单位结构	RV 和小管前体聚集物形成，但无逗号形小体和 S 形小体，近端小管和肾小球形成失败（人 *PSEN1* 转基因的 *Psen1/Psen2* 双 null 突变小鼠）
Tensin	黏着蛋白（与肌动蛋白结合的一种磷蛋白）	（成人肾）近端小管和远端小管	肾盂积水，近端小管囊性扩张
R-cadherin	跨膜黏着蛋白	诱导后的后肾间充质，RV，逗号形小体和 S 形小体	近端小管上皮细胞质空泡化，管腔囊性扩张

相似性和不同点[36]。它们在生肾带的结构、肾单位形成的时间以及分子特征（包括"锚"基因标记的表达）方面存在差异。例如，人类输尿管最初为双层上皮、第一个肾单位结构出现于排卵后 37 ~ 41 天或 Carneige 第 16 阶段（CS16）、3 ~ 14 天后出现第一个连接的 S 形小体、排卵后 48 ~ 51 天（CS19）开始形成肾叶、输尿管顶与其周围的祖细胞形成玫瑰花结样结构。

7　间介中胚层

中肾管和后肾间充质均起自间介中胚层。间介中胚层为早期胚胎中位于轴旁中胚层和侧中胚层之间的条状组织。目前，对于间介中胚层是如何依次分化为前肾、中肾和后肾，并最终分化为成熟肾组织的过程知之甚少。间介中胚层特异性地沿中外侧轴和前后轴生长。目前已知间介中胚层最早的标记基因包括 *Osr1*、*Lhx1*、*Pax2* 和 *Pax8*。沿着间介中胚层的中外侧轴和侧面，骨形态生成蛋白家族分泌因子（包括骨形态生成蛋白 2 及其同源受体 ALK3）活化间介中胚层内的标记基因[37-38]。激活素是 TGF-β 家族成员，包括激活素在内的信号从中轴传递到间介中胚层，并活化间介中胚层基因[39]。目前还不清楚这些分别从侧面和中轴向间介中胚层传递的信号是如何整合的。

从暂时肾（前肾和中肾）到永久肾（后肾）的发育过程是严格地以头 - 尾方向沿前后轴进行的。间介中胚层沿 AP 轴分化的过程中是否依据前肾、中肾或后肾中不同的基因表达顺序而进行？众所周知，*Hox* 基因可以决定 AP 轴不同区域内细胞发育命运。*Hox* 基因编码含同源结构域的转录因子，排列成 4 个染色体簇，再细分为 13 个同源基因集合。第 4 组 *Hox* 同源基因包括 *Hoxb4*、*Hoxc4* 和 *Hoxd4*，参与肾形态学前缘的形成[40]。Hox11 同源基因组包括 *Hoxa11*、*Hoxc11* 和 *Hoxd11*，仅表达于间介中胚层至后肾水平[15]。敲除 *Hox11* 同源基因组仅导致后肾不发育，不影响中肾的发育[40-41]。因此，*Hox* 基因的特殊表达模式有助于确定将要形成后肾间充质的间介中胚层的前缘和后缘。

8　中肾管

胚胎发育早期，前面讨论过的各种信号与 *Hox* 基因一起主要诱导间介中胚层形成中肾管。数个基因［包括 *Pax2*、*Pax8*、*Lhx1*、*Gata3* 和 β- 联蛋白（*Ctnnb1*）］形成的调节网络对中肾管正常发育必不可少[42-45]。在中肾管向尾侧延伸的过程中，逐渐从由间充质细胞构成的实性条索转化为上皮性管道。最终，与泄殖腔连接并与之融合。中肾管尾侧顶部细胞的延伸参与引导上皮性导管向泄殖腔生长。中肾管插入泄殖腔的过程受中肾管内 Ret 基因的调节，后者的表达有赖于 Gata3 和视黄酸信号[46]。中肾管与泄殖腔直接接触，可诱导泄殖腔内细胞凋亡，这是两者融合所必需的[47]。

9 输尿管芽形成

后肾发育的第一步是由中肾管分化形成输尿管芽。来自后肾间充质的信号诱导输尿管芽出芽；反过来，输尿管芽诱导后肾间充质形成肾单位的上皮（肾发生）。输尿管芽分化失败导致肾缺如，输尿管芽异常定位导致肾和泌尿道先天性异常[48-49]。Gdnf/Ret 信号通路是调节输尿管芽形成的主要途径[50]。后肾间充质分泌的神经胶质源性神经营养因子（GDNF）与 Ret（一种原癌基因受体酪胺酸磷酸酶和辅助受体 GFRα1，均表达于中肾管）相互作用诱导输尿管芽生长。

利用嵌合子小鼠描述了输尿管芽形态学发生的最初过程，荧光受体蛋白（如 GFP）特异性表达于中肾管-输尿管芽谱系[51]。基于不同的标记（如 GFP、CFP），这些设计完美的研究能够分析具有不同基因活性的早期输尿管芽细胞。在输尿管芽出现之前，中肾管尾侧段部分增厚。RET 活性增强的细胞迁入中肾管，浓缩形成一个富含 RET 的细胞区，此区将形成最初的输尿管芽顶部。同时，此段中肾管由立方形上皮转化为假复层上皮。与细胞迁移不同，这种上皮的重组与 RET 信号无关。

目前，多数观点认为输尿管芽的形成主要依赖 *Gdnf/Ret* 信号途径（图 33.11）。大多数肾缺如的胚胎是由于缺乏 *Gdnf* 基因或 *Ret* 基因而导致输尿管芽形成失败[48]。然而，一些活化因子和抑制因子可通过影响 *Gdnf/Ret* 信号通路参与正常输尿管芽生成的调节[52-53]。后肾间充质内 GDNF 表达的活化因子包括 *Pax2*、*Eya1*、*Hox11* 同源基因、*Sall1*、*Grem1*、肾柄蛋白和整合素 α8β1。这些基因突变导致输尿管芽形成缺陷，常可致肾缺如。相反，若限制 GDNF 表达的基因发生突变，可导致形成多余的输尿管芽和输尿管。这些抑制基因包括 *Spry1*、*Bmp4*、*Robo2*、*Slit2* 和 *Foxc2*。这些不同基因编码的蛋白经常形成调节网络。例如，*Pax2*、*Eya1* 和 *Hox11* 同源基因在形成的复合物内相互作用[54]，整合素 α8β1 与其配体肾柄蛋白相互作用，活化 *Gdnf* 表达[55]。中肾管内 SLIT2 及其位于后肾间充质内的受体 Robo2 相互作用可限

制 *Gdnf* 表达[56]。此外，一种活化因子还可与一种抑制因子相互作用，从而促进输尿管芽出芽。例如，*Grem1* 是 BMP 拮抗剂，在输尿管芽生长之前的中肾管周围间质中表达上调，降低 *Bmp4* 的活性（*Bmp4* 抑制 *Gdnf/Ret* 信号）[57]。换言之，*Bmp4* 对输尿管芽形成的负调节作用被其拮抗剂 *Grem1* 所抑制。

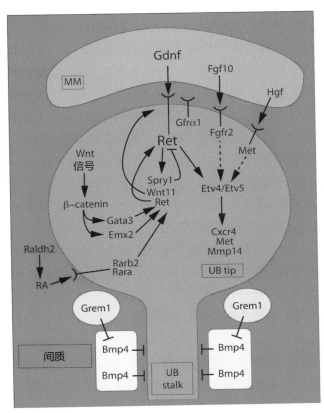

图 33.11　调控输尿管芽分支形态发生的基因信号网络示意图。*Gdnf/Ret* 信号通路局限于输尿管芽顶部，包括后肾间充质分泌的 GDNF 与 RET 受体和 GFRα1 辅助受体结合。*Gdnf/Ret* 信号通路活化 *Wnt11* 和 *Spry1* 的表达。反馈环内，*Spry1* 负调节 *Ret* 信号通路，*Wnt11* 上调 *Gdnf* 表达，*Ret* 上调自身表达。β-联蛋白依赖的经典 Wnt 信号通路通过 *Gata3* 和 *Emx2* 调控 *Ret* 表达，由间质内视黄醛脱氢酶 2 产生的视黄酸也可通过其受体 *Rarb2* 和 *Rara* 来 调 控 *Ret* 表 达。*Cxcr4*、*Met* 和 *Mmp14* 参与细胞迁移等过程，由 *Etv4/Etv5* 活化，而 *Etv4/Etv5* 又是 *Gdnf/Ret* 信号通路的下游靶点。*Etv4/Etv5* 还可能受 *Fgf10/Fgfr2* 和 *Hgf/Met* 信号调节（虚线箭头）。输尿管芽干，周围间质分泌的 *Bmp4* 对输尿管芽分支具有抑制作用，而 *Bmp4* 又受 *Grem1* 抑制（经允许引自：Costantini F. GDNF/RET signaling and renal branching morphogenesis. Organogenesis 2010; 6: 252-262.）

目前，对输尿管芽内 *Ret* 表达调控知之甚少。然而，一些研究显示，视黄酸、β-联蛋白和 Gata3 在 *Ret* 表达调节中发挥着重要作用。间充质与输尿管芽间的旁分泌视黄酸信号途径激活 *Ret* 在输尿管芽细胞内的表达[58]。其中，间质细胞内视黄醛脱氢酶 2 合成并分泌的视黄酸与输尿管芽细胞的视黄酸受体结合，进而诱导 *Ret* 表达。经典 Wnt/β-联蛋白通路参与 *Ret* 的正调控表达。输尿管内 β-联蛋白条件性失活导致 *Ret* 表达减少以及输尿管芽发育异常和异位，从而形成一系列肾脏发育异常（包括肾发育不良、重复肾和肾缺如）[44]。输尿管 Gata3 条件性失活可导致类似肾脏缺陷（β-联蛋白突变的基因表型）[45]。在 Gata3 突变体中，β-联蛋白的表达相对不受影响。这些数据表明：在信号级联通路中，Gata3 位于 β-联蛋白下游、*Ret* 上游。此外，目前认为这种级联信号系统有助于维持输尿管芽细胞的未成熟或前体状态，阻止输尿管芽不成熟分化和异位输尿管芽形成。

Spry1 是一种酪氨酸激酶受体信号抑制因子，在输尿管芽中由 *Gdnf/Ret* 信号诱导表达，通过反馈环负调节 *Gdnf/Ret* 的功能[59]。*Gdnf*、*Ret* 或 *Spry1* 缺陷小鼠出现肾或输尿管发育缺陷（或缺失）[52-53]。令人吃惊的是，在 *Gdnf* 缺陷或 *Ret* 缺陷小鼠敲除 *Spry1* 基因后创建的双突变肾脏模型中，输尿管芽的形成和肾脏发育得到很大程度的恢复[60]。换而言之，同时有 *Gdnf* 和 *Spry1* 缺陷或同时有 *Ret* 和 *Spry1* 缺陷的小鼠可发育形成基本正常的肾脏。因此，在缺失 Spry1 情况下，*Gdnf* 和 *Ret* 基因显得不再重要。这些结果强调了由 *Gdnf/Ret* 发出的正信号与 *Spry1* 负调节之间平衡的重要性。这一平衡的重要性甚至超过 *Gdnf/Ret* 信号本身。在缺乏 *Gdnf*、*Ret* 和 *Spry1* 的情况下，必定还存在其他维持输尿管芽形成的信号通路。成纤维细胞生长因子 10（FGF10）表达于后肾间充质，与输尿管芽内受体 FGFR2 结合，形成具有代表性的替代通路。研究显示，前述双突变模型（*Gdnf* 和 *Spry1* 缺失的小鼠）中敲除 *fgf10* 基因后，输尿管芽形成失败[60]。这些数据表明，当 Spry1 缺失情况下，FGF10 可替代 *Gdnf/Ret* 信号促进输尿管芽正常发育。上述研究证实了这样一个原则：与单一基因相比，不同基因所发出的活化与抑制信号之间的正确平衡对于正常

输尿管芽的形成和分支更为重要。

10   输尿管芽分支

10.1   *Gdnf/Ret* 信号

由于肾单位的形成始于输尿管芽壶腹顶部，所以输尿管芽分支的数量在很大程度上决定了成人肾脏组织中最终肾单位的数量。调节输尿管芽生长的分子信号通路在输尿管芽分支过程中仍发挥着重要作用。此外，后肾间充质内的 GDNF 与输尿管芽上皮内的 RET 相互作用仍是一个关键性的信号通路（图 33.11）。作为酪氨酸激酶受体，RET 与 GDNF 相互作用可激活下游信号，包括 Ras/Erk MAP 激酶、PI3-Akt 和蛋白激酶 C（PKC）[61]。这些通路的重要性已被多个研究证实。抑制磷脂酰肌醇 3-激酶（PI3K）活性可阻止输尿管芽生长和分支[62]。另一方面，*PTEN* 基因编码的磷酸酶是 PI3K 通路的拮抗剂，条件性敲除输尿管芽内 *PTEN* 基因，可干扰输尿管芽分支，出现特征性地异位出芽[63]。

RET 的激活导致 RET 细胞质区的一些关键性酪氨酸（Y）残基发生自发磷酸化[64]。这些残基是上述细胞内分子途径转接的对接位点。此外，RET 有 RET9 和 RET51 两种主要的选择性结合亚型，RET51 较长，并且含有一个额外的酪氨酸对接位点。这些不同的酪氨酸与其特定的细胞内对接位点结合，传递不同通路信号。例如：PLCγ 络合 Y1015 募集反应（RET9 和 RET51）激活 PKC 通路；RET Y1062（RET9 和 RET51）是多个转接分子的结合位点；GRB2-SOS 络合 Y1062 所产生的募集反应激活 Ras/Erk MAP 激酶信号通路，而 GRB2-GAB1 络合 Y1062 所产生的募集反应激活 PI3K-AKT 信号通路。在发生突变后，小鼠两种 RET 酪氨酸残基亚型显示出明显的器官特异性[65-67]。例如，RET51 Y1015 突变会导致形成类似肾和泌尿道先天性异常的多余的输尿管及发育低下，而 RET9 Y1015 突变不仅可导致肾和泌尿道先天性异常，还可导致结肠神经节细胞缺乏症，类似先天性巨结肠；RET51 Y1062 突变仅导致先天性巨结肠，而 RET9 Y1062 突变可导致先天性巨

结肠和肾缺如。有趣的是，作为一个大的复合物的一部分，酪氨酸磷酸酯酶 Shp2 可与 RET Y1062 结合，并激活下游 Ras/Erk MAP 激酶和 PI3K-AKT 通路。条件性敲除输尿管芽内 Shp2 基因可下调 RET 靶基因表达，导致严重的肾发育不良[68]。以上数据表明，这些关键性酪氨酸结合位点与 RET 下游不同信号通路结合，在器官发生中发挥不同作用，例如：调节肠神经发育和（或）肾分支形态的发生。然而，这种器官特异性的分子基础尚不清楚。

通过 GDNF 的干预培养输尿管芽，并进行 RNA 微阵列扫描，发现一些 GDNF/RET 信号的靶基因参与了输尿管芽生长和分支[69]（图 33.11）。这些基因除已知可由 Gdnf/Ret 上调的 Spry1 和 Wnt11 外，还包括其他一些基因（如 Etv4 和 Etv5）。Etv4 和 Etv5 为 ETS 家族编码的两个相关联的转录因子，共同高表达于输尿管芽顶部。同时缺失 Etv4 等位基因和一个 Etv5 等位基因（复合杂合子）的小鼠存在严重的输尿管芽分支缺陷，导致肾脏缺如或发育不全，而缺乏 Etv4 和 Etv5 等位基因（双纯合子）的小鼠无肾脏发育[69]。因此，Gdnf/Ret 信号通路的下游基因 Etv4/Etv5 对输尿管芽的分支形成必不可少。

受 RET 调节的基因包括 Cxcr4、Myb、Met 和 Mmp14，它们在 Etv4/Etv5 突变肾中的表达显著减少，提示它们是 Etv4/Etv5 的下游转录靶点[69]。Cxcr4 是 CXC 趋化因子配体 12（Cxcl12）的受体。抑制胚胎肾脏培养过程中 Cxcr4 的表达，结果使得输尿管芽分支减少[70]。此外，肾小球血管系统最后发育阶段需要 Cxcl 12-Cxcr4 间完整的相互作用过程[71]。Met 基因编码肝细胞生长因子（hepatocyte growth factor，HGF）酪氨酸激酶受体。条件性敲除小鼠输尿管上皮 Met 基因，可导致输尿管芽分支缺陷[72]。肾脏正常发育需要细胞外基质的合成和降解之间保持平衡。基质金属蛋白酶在细胞外基质（主要为胶原和层粘连蛋白）降解过程中具有重要作用。Mmp14 基因编码 MMP14（也称 MT1-MMP），是一种膜型 MMP。对 Mmp14 缺失小鼠研究显示，MMP14 在输尿管芽分支和细胞迁移过程中发挥重要作用[73]。因此，通过 Gdnf/Ret 信号的正向调控，Etv4/Etv5 及其下游靶基因 Cxcr4、Met 和 Mmp14 形成一个基因网络，调控输尿管芽分支形态发育。其他一些途径可能与这个基因网络也有交叉。例如，Sox9（编码一种转录调节子）是正常输尿管芽分支所必需[74]。虽然 Sox9 既不激活 Ret 基因，也不受 Gdnf/Ret 信号通路调节，但它是 Etv4/Etv5 激活所必需的，而 Etv4/Etv5 是 Gdnf/Ret 信号通路重要的效应基因。

10.2　其他信号通路

其他几个信号通路也参与了输尿管芽分支，对其中一些通路讨论如下。

10.2.1　成纤维细胞生长因子

成纤维细胞生长因子信号通路在肾脏发育整个过程中起关键性作用[75]。配体 Fgf7、Fgf8 和 Fgf10 以及 Fgf 受体 Fgfr1、Fgfr2 和 Fgfl1 均与肾脏发育密切相关。Fgfr1 和 Fgfr2 均为酪氨酸激酶受体，每个受体通过选择性剪切分别形成Ⅲb 和Ⅲc 亚型。虽然 Fgrl1 可与一些 Fgf 结合，但它缺乏酪氨酸激酶结构域，因此可能是一种诱饵受体，可与 Fgf 结合，使后者与其他 Fgfr 解离[76]。条件性基因敲除研究表明，后肾间充质内的 Fgrf1 和 Fgrf2 基因（主要为Ⅲc 亚型）对后肾间充质形成和输尿管芽分支极为重要[77-78]。Fgfr2 Ⅲb 亚型既是配体 Fgf7 的受体亚型，也是配体 Fgf10 的受体亚型，条件性敲除输尿管芽内 Fgfr 基因研究提示，Fgfr2 Ⅲb 亚型（而非 Fgfr1）是输尿管正常分支所必需的[79-80]。Fgfr 激活的一些下游信号通路也可被 RET 激活。Fgf 受体底物 2α（Frs2α）是一个具有特征性的转接分子，通过与 Fgfr 结合，介导这些信号通路的激活。然而，输尿管基因敲除研究发现，尽管 Fgfr2 和 Frs2α 对于调节输尿管芽分支非常重要，但二者均不能单独发挥作用，而且是以增量方式相互促进发挥作用[81]。

10.2.2　肾素－血管紧张素系统

肾素－血管紧张素系统在肾发育过程中发挥着关键性作用。血管紧张素原、肾素、血管紧张素转换酶及血管紧张素Ⅱ（angiotensin Ⅱ，Ang Ⅱ）的两个主要受体 AT_1R 和 AT_2R 在小鼠体内失活，可导致输尿管异常分支，出现严重的集合管系统缺陷[82]。AT_1R 和 AT_2R 是 G 蛋白偶联受体。然而，Ang Ⅱ 刺激 AT_1R 可增加表皮生长因子受体和 RET 酪氨酸磷酸化，促进输尿管上皮分支[83-84]。这些发现提示，G 蛋白与酪氨酸激酶受体信号通路间存在分子交流协作。此外，AT₁R 刺激可抑制 *Spry1* 表达，从而抑制 *Gdnf/Ret* 信号通路[85]。体外培养研究显示，Ang Ⅱ 对 AT₁R 和 AT₂R 的刺激可促进输尿管芽细胞增殖和迁移，而这恰恰是分支过程的重要步骤[86-87]。

10.2.3 整合素

整合素为由 α、β 亚单位构成的异二聚体跨膜受体[88]。它们是细胞外基质蛋白主要的细胞受体，可分为胶原结合整合素、层粘连蛋白结合整合素和精氨酸 – 甘氨酸 – 天冬氨酸结合整合素。一些整合素在肾小球发育中的作用大于在输尿管芽分支形成过程中的作用。然而，条件性敲除输尿管芽内整合素 β1 亚单位，可导致严重的输尿管芽分支缺陷并减少肾单位的形成[89-90]。整合素 β1 与肌动蛋白细胞骨架之间的交互作用是通过踝蛋白（一种细胞溶质蛋白）来完成的，而整合素 β1 胞质尾区的酪氨酸残基（Y783）是与踝蛋白结合的关键，这种交互作用被破坏，可导致输尿管芽分支缺陷[91]。整合素连接激酶（integrin-linked kinase，ILK）是一种细胞质蛋白，可与整合素 β1 和 β3 细胞质结构域结合，通过募集肌动蛋白结合蛋白（如 α-parvin 等），调节肌动蛋白细胞骨架。ILK 缺乏功能性激酶活性，因此是一种假激酶，其内 α-parvin 结合位点突变的小鼠由于肾缺如而无法存活[92]。条件性敲除输尿管上皮 ILK 基因，导致分支减少、p38 促分裂原活化的蛋白激酶（p38 mitogen-activated protein kinase，p38 MAPK）活性降低，由于集合管上皮持续增殖，还出现集合管系统管腔闭塞[93]。在正常管腔形成过程中，p38 MAPK 可诱导细胞循环停止，而 ILK 是 p38 MAPK 活化所必需的。

10.2.4 层粘连蛋白

层粘连蛋白是一个由 α、β、γ 链构成的三聚体，在肾发育过程中的不同区域发挥着关键性作用。层粘连蛋白 -111 和层粘连蛋白 -511 表达于输尿管芽的基底膜[94]。条件性敲除输尿管上皮内编码层粘连蛋白 γ1 亚单位的 *Lamc1* 基因，可导致输尿管芽生长失败或输尿管芽分支缺陷[95]。此外，培养研究显示，层粘连蛋白 γ1 缺陷的集合管细胞中，整合素 β1 信号通路的调节减弱[95]。由于一些整合素 β1 是层粘连蛋白受体，因此以上数据表明，层粘连蛋白 γ1 与整合素 β1 之间相互作用，在输尿管形态发生过程中发挥着重要作用。

10.2.5 骨形态生成蛋白

促进和抑制输尿管芽分支的因素之间保持精确的调节平衡。骨形态生成蛋白是生长因子 TGF-β 超家族内最大的组成部分，在肾发育过程中主要抑制输尿管的分支[96]。膜异聚受体复合物由两种丝氨酸 / 苏氨酸激酶受体（Ⅰ型 ALK 和Ⅱ型受体）构成，BMP 与该受体复合物结合，可激活经典的 Smad 蛋白信号通路，或激活非经典的促分裂原活化的蛋白激酶（MAPK）家族信号蛋白（如 p38）。BMP2、BMP4 和 BMP7 在肾脏发育中的研究较多。*BMP2* 表达于邻近输尿管芽分支顶部致密的后肾间充质。遗传学研究显示，BMP2 可抑制小鼠输尿管顶部分支[97]。*BMP4* 表达于输尿管周围的后肾间充质、早期输尿管芽及其邻近输尿管干的间充质内。遗传学研究显示，BMP4 在抑制输尿管芽分支的同时，还可促进输尿管干延伸[98-99]。BMP2 和 BMP4 均与 Ⅰ 型受体 ALK3 结合。条件性敲除输尿管芽中的 *Alk3* 发现，ALK3 在输尿管芽分支的早期发挥抑制作用[100]。*BMP7* 表达于后肾间充质和输尿管芽分支。近期研究显示，BMP7 可抑制输尿管芽生长和分支[101]。GREM1 通过拮抗 BMP7[101] 和 BMP4[57]，参与调节输尿管芽的生长和分支过程。

10.2.6 信号素

信号素是一个大的蛋白家族，可对细胞进程（如细胞迁移）发出指导信号[102]。该蛋白家族包括分泌蛋白、跨膜蛋白和糖基磷脂酰肌醇（glycosylphosphatidylinositol，GPI）连接蛋白，其中多数与 plexin 跨膜受体结合。一些分泌性信号素与跨膜辅助受体（如 neurophilin-1）结合，再与一个 plexin 一起形成完整的受体复合物。细胞内 semaphorin/plexin 信号通路下游分子包括 Ras 特异性 GTP 酶活化蛋白（GTPase-activating protein，GAP）、PI3-Akt、Rho-GTP 酶和 GSK-3β，这些分子参与调节整合素介导的黏附、肌动蛋白动力学及微管分布[102]。体内和体外研究均表明，*Sema3a-neuropilin1*（*Npn1*）和 *Sema4d-plexinB1* 信号均可抑制输尿管芽分支[103-104]。然而，其他一些信号素的功能可能正好相反，例如：*Sema4c-plexinB2* 信号通路可刺激输尿管芽分支[105]。

10.2.7　Hippo 信号通路

Hippo 信号通路是一种保守的控制果蝇和脊椎动物组织生长的激酶级联通路[106-107]。该信号通路上、下游均有多个相联系的通路，也与其他信号通路之间存在交联，包括 Wnt、BMP 和 TGF-β 信号通路。Hippo 激酶 Mst1/2 和 Lasts1/2 活化，导致转录辅激活物 Yap 和 Taz 磷酸化，使之从细胞核中被移出。Hippo 信号丢失（抑制 Mst1/2 或 Lasts1/2），导致 Yap 和 Taz 在核内积聚，从而促进细胞增生、抑制细胞凋亡。Yap 和 Taz 是正常输尿管芽分支所必需的[108]，也是 *Ret* 依赖性输尿管正确插入泄殖腔所必需的[109]。

11　输尿管芽分支的生长

输尿管芽经过分支、生长，最终形成精细的集合管系统。对小鼠肾脏发育的形态学研究表明，在后肾发育的前半时期，输尿管芽广泛分支，接着后半时期内输尿管芽主干部分延伸生长，并在出生之前完成最后几轮末端分支[110]。然而，输尿管芽分支存在结构上和时间上的不连续性，并非一个连续的重复过程[111-112]。

以 Wnt 信号通路为焦点的研究，使我们对源于输尿管芽的集合管生长的分子机制有了一定了解。

Wnt 信号通路已经大致归类为依赖 β- 联蛋白的经典通路，以及不依赖 β- 联蛋白的非经典通路[113]。控制平面细胞极性（Planar cell polarity，PCP）的信号属于非经典通路。PCP 是指细胞沿垂直于细胞顶底轴的平面进行分布；对肾小管而言，这个平面与沿长轴分布的基底膜平行[114]。PCP 信号通路中的基因参与调节集合管发育过程中的拉长和缩窄（汇聚延伸）。发育过程中的汇聚延伸具有多种机制，包括细胞定向分裂和细胞插入。研究发现，核有丝分裂纺锤体的极向与出生后集合管的长轴相同，反映出细胞内在的 PCP[115]。此外，一些集合管短而扩张的多囊肾疾病模型中，PCP 基因引导的细胞定向分裂被破坏[115-117]。因此，PCP 调节的细胞定向分裂主要影响出生后集合管的长度，而不影响其直径；换而言之，定向分裂所形成的两个子代细胞沿集合管长轴排列，可增加集合管的长度，但并不影响集合管的直径。*Wnt9b* 信号调节集合管内细胞的定向分裂[118]。

然而，胚胎发育时期的集合管细胞分裂不具有极向性。人们可能会猜测，假如集合管结构内细胞不具极向分裂，则可导致集合管壁内细胞数量增加，进而使得集合管直径增加。出乎意料的是，在胚胎发育期，集合管直径逐渐变小，同时管内细胞数量也减少。胚胎期集合管内细胞狭长，垂直于集合管长轴分布[118]。细胞极向与细胞插入方向相同，PCP 调节机制促进集合管的拉长和缩窄[119]。如果胚胎集合管伴 *Wnt9b* 基因缺乏，通常会失去这种拉长型的排列方式，变得短而扩张[118]。一种称为多细胞花结的细胞插入机制控制细胞的汇聚延伸[120]。因此，在胚胎发育过程中，集合管的拉长和收缩受 *Wnt9b* 介导的细胞插入机制调控。总之，通过不同的 PCP 相关机制（分别为细胞插入和细胞定向分裂），*Wnt9b* 可影响胚胎期和出生后集合管的生长。

Wnt7b 是另外一种 *Wnt* 基因，对肾内层髓质（肾乳头）的发育非常重要[121]。*Wnt7b* 信号通过经典的 β- 联蛋白依赖性 Wnt 途径传入间质，调节发育中的髓质集合管和髓袢延伸。若缺乏 *Wnt7b*，则这些结构发生扩张，无肾髓质形成。*Dkk1* 为 *Wnt7b* 拮抗剂，缺乏时则导致集合管肥大和肾乳头过度生长[122]。因此，*Wnt7b* 和 *Dkk1* 信号之间保持适度平衡，对于集合管和髓袢的形态发生，以及肾髓质的形成起着决定性作用。最后研究显示，整合素 α3β1（一种主要层粘连蛋白受体）与 c-Met（HGF 受体）联合，可增强 *Wnt7b* 对发育中肾髓质的调节作用[123]。

12　集合管系统分化

12.1　输尿管的顶和干

输尿管芽分支由延伸的输尿管干（或茎）和一个壶腹顶构成。其中，输尿管顶诱导邻近的后肾间充质形成肾单位。*Gdnf* 信号上调 *Ret* 的表达，从而促进上皮细胞增殖形成输尿管顶[124-125]。从输尿管顶部形成分支的细胞过程尚不完全清楚。在分离输尿管芽培养实验的基础上，有人提出了"荷包"机制：通过顶部细胞质内肌动蛋白微丝收缩，将柱状细胞的形态从立方形转变为三角形[126]。随后，单层三角形或楔形上皮细胞顶部表面积减少，细胞顶部突起而平滑，形成连续的管腔。功能性肌动蛋白细胞骨架[127]和肌动蛋白解聚因子（丝切蛋白1和消去蛋白）[128]是输尿管芽分支所必需的，这一发现支持上述机制的可能性。

顶部细胞的后代最终占据输尿管干上皮的大部分。因此，顶部沿输尿管干分化的细胞越来越多。例如，水通道蛋白-2是输尿管干上皮细胞标记物，也表达于成熟的集合管。输尿管顶部细胞标记物包括 *Ret*、*Vsnl1* 和 *Wnt11*。*Vsnl1*（视锥蛋白样蛋白-1）编码钙传感性蛋白质，是一种新发现的顶部细胞标记物[129]。*Wnt11* 表达于肾发育过程中每个阶段输尿管顶部细胞，是输尿管芽分支形态发生的必要条件[130]。*Wnt11* 在输尿管顶的表达依赖于 *Gdnf/Ret* 信号，与之相反，*Gdnf* 在后肾间充质的表达依赖于输尿管顶的 *Wnt11* 信号。因此，有观点认为 *Gdnf*、*Ret* 和 *Wnt11* 在功能上相互促进，形成自动调整的反馈环，共同驱动输尿管芽分支的形成[130]。小鼠及细胞培养遗传学研究均发现，Wnt 受体 frizzled 4（*Fz4*）和 frizzled 8（*Fz8*）可调节 *Wnt11* 功能[131]。输尿管芽分支顶部细胞还存在一种相对少见的细胞分裂机制[132]：在仍与下方基底膜相连的时候，顶部细胞即可分离入管腔并进行有丝分裂，随后，产生的一个子细胞仍与基底膜相连，被拉回上皮内，而另一个子细胞仍位于腔内，最终进入数个细胞直径之外的上皮内。这一过程称为"有丝分裂相关性细胞散布"，其意义尚不清楚。

12.2 细胞类型

由于不同节段集合管内存在多种细胞类型，这给研究发育中集合系统内特定细胞类型的形成过程带来很大困难。集合管系统上皮包括主细胞和闰细胞，主细胞在升压素调节下重吸收水分，在醛固酮调节下重吸收钠，闰细胞调节体内酸碱平衡。在整个集合管系统中，主细胞的数量显著多于闰细胞，特征性表达

水通道蛋白-2。闰细胞表达碳酸酐酶Ⅱ，有3种亚型：A型、B型、非A非B型。A型闰细胞顶部空泡表达 H^+-ATP 酶，底外侧表达交换分子 AE1，分泌 H^+ 离子入尿。B型闰细胞顶部表达阴离子交换分子潘蛋白（pendrin），底外侧表达 H^+-ATP 酶，分泌 HCO_3^- 入尿。非A非B型闰细胞顶部表达 H^+-ATP 酶和顶部潘蛋白（pendrin），其功能尚不清楚。在成熟（成人）集合管系统中，不同类型闰细胞具有不同的分布[133]。A型闰细胞分布于弓形集合小管、皮质集合管、外髓质层集合管（outer medullary collecting duct，OMCD）和内髓质层集合管（initial inner medullary collecting duct，IMCD）初始段，而B型和非A非B型主要分布于弓形集合小管和肾皮质集合管。

在胚胎期和出生后整个集合管系统的发育过程中，发生了相当大的细胞重构[134-135]。虽然存在一些种属区别，但人类和啮齿类动物各种类型细胞的分布存在很大程度的相似性。主细胞或称节段特异性细胞（如弓形集合小管细胞）仍然是所有节段中数量最多的细胞类型。在胎儿肾脏中，闰细胞最初出现于弓形集合小管和肾髓质集合管。在整个发育过程，A型闰细胞仍然是这些节段内最主要的亚型。出生以后，A型闰细胞数量显著增加，占每个集合管系统节段总细胞数量的1%。虽然胚胎外髓质层集合管内存在少量B型细胞，但它们在出生后因发生凋亡而消失[136]（图33.12，图34.13）。出生以后，肾皮质集合管内

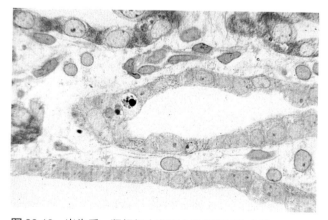

图 33.12 出生后，肾组织内发育中的肾髓质集合管。甲醇浸蚀后，正常核内甲苯胺蓝着色消失，图中着色部分为细胞凋亡形成的核碎片（×300）（经 Jin Kim 博士允许）

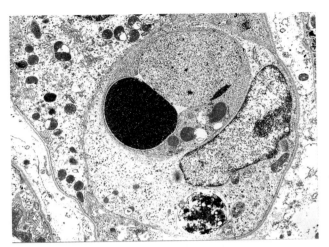

图 33.13 出生后，肾髓质集合管电镜照片。被吞噬的凋亡小体由致密的染色质和残余细胞器构成（×1200）（经 Jin Kim 允许）

闰细胞数量显著增加，B 型细胞成为肾皮质集合管内最主要的闰细胞亚型。出生后，一些非 A 非 B 型细胞分布于肾皮质集合管内，但更多分布于弓形集合小管，其数量与此处的 B 型细胞相近，但仍少于 A 型闰细胞。

集合管内细胞类型的分化仍是一个尚未完全阐明的问题。目前还不清楚特定细胞类型的定向是什么时间发生的。免疫定位、谱系追踪和基因敲除研究表明，输尿管芽顶的一部分细胞表达氨基端截短型 p63（ΔNp63），这些细胞是闰细胞的祖细胞[137]。ΔNp63 为暂时性表达，出生后消失。叉头基因 Foxi1 所编码的转录因子表达于 A 型和 B 型闰细胞，主细胞不表达[138]。缺乏 Foxi1 基因的小鼠不表达 A 型闰细胞标记物 AE1 和 B 型闰细胞标记物潘蛋白。在这些突变小鼠中，集合管内无主细胞和闰细胞分化，取而代之的是同时表达水通道蛋白 -2（主细胞标记）和碳酸酐酶 Ⅱ（闰细胞细胞标记）的单一类型的细胞。这些发现表明，主细胞和闰细胞起自同一祖细胞，Foxi1 基因活化是祖细胞分化为闰细胞的必要条件。Cp2l1 是粒头（grainy-head）基因家族的一种转录因子，有报道发现，缺乏 Cp2l1 的小鼠出现集合管成熟缺陷，伴有 A 型和 B 型闰细胞标记基因缺失[139]。闰细胞的祖细胞中，至少部分细胞表达水通道蛋白 -2[140]。转录因子 TFCP2L1 可诱导闰细胞特异性基因的表达[141]。

Notch 信号属细胞间信号通路，参与决定细胞的命运及其分化。发育中集合管内 Notch 信号条件性失活后，小鼠表现为尿量增加、尿渗透压测定降低、钠消耗减少及严重的尿浓缩缺陷，类似肾性尿崩症表现[142]。集合管内主细胞显著减少，闰细胞增加，以至于后者数量超过前者。采用转基因方法过表达 Notch 信号，可戏剧性地扭转集合管的细胞构成，使整个集合管完全由主细胞构成。Notch 信号对主细胞的影响也被其他研究证实[143]。因此，Notch 信号对于集合管内主细胞分化起决定性作用。据报道，转录因子 Elf5 可诱导主细胞特异性基因的表达[144]。

13 后肾间充质

13.1 构成

最近研究观察到后肾间充质内的早期细胞系构成。Osr1 基因编码一种转录调控因子，广泛表达于间介中胚层和侧中胚层。发育期后肾内的多种细胞，包括输尿管上皮、后肾间充质及其衍生的肾单位上皮、间质、脉管及平滑肌，均起源于表达 Osr1 的祖细胞[145]。在输尿管芽浸润后肾间充质前，Osr1 基因阳性细胞分化为上皮细胞系（Pax2/Six2⁺）和间质细胞系（Foxd1⁺）。然而，在输尿管芽浸润之后，Osr1 基因仅表达于帽间充质内的肾单位前体[145]。下述基因有助于区分早期肾单位祖细胞（图 33.14）。Osr1 是最先被发现的后肾间充质标记基因。Osr1 基因缺陷小鼠无后肾间充质形成，不表达其他肾形成所必需的基因，包括 Eya1、Six2、Pax2、Sall1 和 Gdnf，出现肾缺如[146]。Eya1 是另一个决定早期后肾间充质细胞系分化的因子。Eya1 调节 Six2、Pax2 和 Gdnf 表达，Eya1 缺失导致肾缺如[147-148]。Eya1 是一个具有磷酸酶活性的转录活化剂，与 Six1 相互作用，将后者转化为转录激活因子[149]。Six1 表达于后肾间充质，是输尿管芽浸润间充质的必要条件。在后肾间充质和肾缺如病例中，Six1 缺失可导致 Pax2、Sall1、Six2 和 Gdnf 表达减少[150]。研究表明，Six1 可上调后肾间充质内 Grem1 的表达，进而降低 BMP4 的活性（BMP4 具有抑制输尿管芽生长的功能），从而启动输

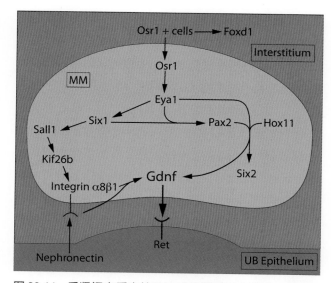

图 33.14 后肾间充质内转录因子的级联反应模式、早期肾单位祖细胞的确定和 GDNF 表达的调控。作为最早期的基因，*Osr1* 表达于肾单位祖细胞（*Pax2/Six2⁺*）或间质祖细胞（*Foxd1⁺*）。另一个早期因子 *Eya1* 调节 *Six1* 的表达，Eya1/Six1 复合物活化 *Pax2*。Eya1/Pax2/Hox11 复合物上调 *Six2* 表达，这是维持肾单位祖细胞的必要条件。Eya1/Pax2/Hox11 复合物也可活化 *Gdnf*。*Sall1* 是 *Six1* 的下游基因，可上调 Kif26b 的表达，后者维持整合素 α8β1 的表达。整合素 α8β1 与表达于输尿管芽上皮的肾连蛋白结合，所产生的交互作用对于维持 *Gdnf* 表达非常重要

尿管芽分支[151]。

　　Pax2 编码一种转录因子，表达于输尿管和诱导前的后肾间充质。*Pax2* 缺陷小鼠出现肾缺如，主要归因于 *Pax2* 在中肾管维持中的决定性作用[152]、以及后肾间充质中 *Gdnf* 表达的调节作用[153]。此外，Pax2 和 Eya1 与 Hox11 同源基因（Hoxa11、Hoxc11 和 Hoxd11）结合形成复合物，可激活后肾间充质内 *Gdnf* 和 *Six2*[54]。Sall1 编码的转录因子表达于后肾间充质，敲除 *Sall1* 基因可致肾缺如[154]。研究表明，若后肾间充质缺失 *Sall1* 基因，则正常情况下特异性表达于输尿管干的 *Wnt9b* 会异位地表达于输尿管顶部，从而干扰输尿管芽分支[155]。因此，后肾间充质内 Sall1 在正常情况下下调 *Wnt9b* 在输尿管顶部的表达，后者通常表达 *Wnt11*，使输尿管芽分支得以进行。*Six1* 缺陷小鼠的后肾间充质不表达 *Sall1*，说明 *Sall1* 是 Six1 的转录靶点[150]。*Kif26b* 基因属驱动蛋

白家族，表达于后肾间充质，是 *Sall1* 的下游靶点。敲除小鼠 *Kif26b* 基因，可致小鼠后肾间充质内整合素 α8β1 和 *Gdnf* 表达减少，出现肾缺如[156]。表达于后肾间充质的整合素 α8β1 与表达于输尿管芽上皮的肾连蛋白结合。这种相互作用对于维持后肾间充质内 *Gndf* 表达非常重要，因为敲除小鼠整合素 α8β1 或肾连蛋白基因，可致 *Gndf* 表达减少，出现肾缺如[55,157]。简而言之，*Osr1* 处于后肾间充质基因级联网络的最顶端，其下游基因包括 *Eya1*、*Six1*、*Pax2*、*Hox11* 同源基因、*Six2*、*Sall1*、*Kif26b*，整合素 α8β1，调节 *Gdnf* 的表达（图 33.14）。

13.2   肾单位祖细胞群

　　输尿管芽在浸润后肾间充质时，发出信号诱导输尿管芽分支周围的后肾间充质细胞浓聚，此浓聚体称为帽间充质，可分化为所有的肾单位上皮结构。这些细胞间的相互作用发生在"肾单位龛"内，其中包括输尿管壶腹、帽间充质、小管前体聚集物、肾囊、S 形小体、间质和上皮祖细胞[158]。近年来，我们对帽间充质内肾单位祖细胞群的认识有了很大提高[159-160]。

　　虽然 *Wnt11*（表达于输尿管芽顶部）是输尿管芽分支的必要条件并且可以刺激 *Gdnf* 表达[130]，但主要诱导帽间充质形成的 *Wnt* 基因却是 *Wnt9b*，它可表达于除输尿管芽最顶端外的所有输尿管芽上皮[161]。细胞谱系追踪研究显示，帽间充质内存在具有自我更新能力的细胞群。这些细胞表达 *Six2* 和 *Cited1*，具有祖细胞群特征性自我更新能力，使帽间充质体积增大，但是，当肾发生过程停止后，这种祖细胞群也会耗竭。在 *Six2* 基因敲除小鼠，表现为未成熟异位小管分化和帽间充质耗竭，导致肾发育不全[162]。因此，*Six2* 的功能包括抑制帽间充质过早分化为肾单位上皮，并使祖细胞保持未分化状态。在 *Six2* 杂合子小鼠中，我们预期它们的表型应处于 *Six2* 野生型与裸表型之间，但矛盾的是，实际却表现为输尿管芽分支增加、最终的肾单位数量增多，提示 Six2 水平存在独特的剂量效应[163]。Six2 阳性细胞为多潜能细胞，可分化为肾单位的所有上皮成分，包括足细胞和所有小管（除集合管系统外）[164]。研究表明，减少帽

间充质中祖细胞的数量可以导致肾单位数量减少，提示 Six2 阳性细胞对肾单位的形成极为重要[165]。除 Six2 之外，Six1 也对人类肾单位祖细胞具有调节作用[166]。Six2 阳性细胞中存在一个表达 Cited1 的亚群，进一步证实了上皮祖细胞群的存在[167]。Cited1 不是肾发生所必需的，但可能与祖细胞保持未分化状态有关[168]。然而，Six2 是此祖细胞群最特异、最具决定意义的标记。

基因表达研究表明，帽间充质并不是一个均质区域，它可分为 3 个区域：内层帽间充质（Six2+、Cited1+）、外层帽间充质（Six2+、Cited1+、Eya1+、Meox1+）和诱导间充质（Six2+、Eya1+、Wnt4+）（图 33.15）[169]。然而，由于帽间充质细胞类似间充质"原基"细胞，在光学显微镜下难以区分帽间充质的空间和分子复杂性。帽间充质的内层和外层含有 Six2+、Cited1+ 细胞群，它们可能是真正的干细胞。这 3 个区域并没有严格定义，因为时差成像研究显示细胞在各个区域内和区域间移动[170]。一些信号机制可阻止帽间充质耗竭。这些祖细胞的存活有赖于其他一些基因的维持，包括 Fgf9、Fgf10、Frs2a、Bmp7、Sall1 和 p53 等基因[171-176]。此外，Osr1 与 Six2 相互协同作用以维持祖细胞群[177]。

代谢程序也参与维持早期肾单位祖细胞。新生早期肾单位祖细胞的糖酵解率显著高于陈旧早期祖细胞；胚胎肾脏中，早期肾单位祖细胞糖酵解受抑制可导致分化加速、肾发生增强[178]。最近的研究正在探索表观遗传学在肾脏发育和肾脏疾病中的作用[179]。例如，组蛋白脱乙酰酶 1 和 2（histone deacetylases 1，HDAC1 和 histone deacetylases 2，HDAC2）与 Six2、Osr1 和 Sall1 相互作用，从而维持早期肾单位祖细胞自我更新与分化为肾单位之间的适当平衡[180]。

肾发生停止与生肾带外侧新肾单位形成加速波有关，同时伴有拓扑结构改变（如多个新生肾单位连接到同一个输尿管顶）[181-182]。同时伴有帽间充质消失。导致肾脏发生停止的分子机制尚不清楚。然而，研究表明，细胞增殖相关基因的激活早于细胞分化基因，后者激活早于 Six2 和 Cited1 表达下调[183]。帽间充质祖细胞群内的细胞衰老和细胞间接触的改变似乎参与了肾脏发生的停止[184]。错构瘤蛋白由结节性硬化症 1 基因（Tsc1）编码，是哺乳动物雷帕霉素靶蛋白（mTOR）的抑制因子，可调节小鼠的肾发生停止[185]。令人惊讶的是，敲除早期肾单位祖细胞的一个 Tsc1 等位基因会导致肾发生停止延迟，从而导致肾单位数量增多。Notch 信号下调 Six2，使肾单位祖细胞开始分化，是所有肾单位成分形成的必要条件[186-187]。因此，有多种分子途径参与了肾脏发生的终止。

另一项具有里程碑意义的研究比较了人类和小鼠肾脏中皮质肾单位生态镜的细胞类型[188]。虽然两个物种之间具有许多共有特征，但也存在一些差异。一个令人吃惊的发现是，人类 SIX2+ 早期肾单位祖细胞细胞群表达间质祖细胞基因标记，包括 FOXD1 和 MEIS1，此现象不见于小鼠肾脏。单细胞 RNA 测序研究发现，人类肾单位祖细胞存在多样性，并据此将人类早期肾单位祖细胞分为多个亚群。

在细胞从帽间充质到诱导间充质（Six2+、Wnt4+、Cited1-）的迁移过程中，逐渐发生上皮转化（图 33.15）。表达于输尿管上皮的 Wnt9b 通过经典途径（β-联蛋白依赖性）诱导帽间充质开始间质 - 上皮转化（MET）[161,189]。Wnt4 表达于诱导的间充质，它是此处的第一个分子反应，是上皮化进程得以进行的必要条件[190-191]。近来研究结果表明，非经典 Wnt 信号通路（非 β- 联蛋白依赖性）（例如钙 /NFAT 通路），在 Wnt4 诱导的间质 - 上皮转化中发挥着重要的调节作用[192-193]。

14　肾单位发育模式

14.1　早期事件：小管前体聚集物和 RV

诱导间充质内的一群细胞在输尿管芽顶部下方弯曲处（"腋部"）聚集形成小管前体聚集物。小管前体聚集物通过间质 - 上皮转化过程形成 RV，RV 发育形成中心管腔，外周有基底膜围绕。因此，小管前体聚集物是 RV 的前体。细胞在从帽间充质迁移至诱导间充质再发育形成小管前体聚集物和 RV 的过程中，基因表达谱有重叠（图 33.15）[194]。保持祖细胞未分化状态的信号与驱动上皮分化的信号之间存在一个平衡，帽间充质通过间质 - 上皮转化形成肾单位上

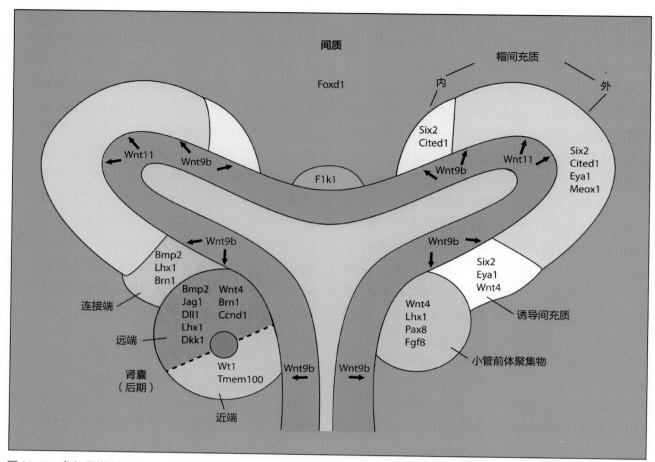

图 33.15 参与早期肾发生的结构和分子示意图。*Six2*[+]、*Cited1*[+] 细胞是可分化为肾单位所有上皮成分的祖细胞。帽间充质在输尿管芽顶部周围及其下方进行分化。*Wnt9b* 是小管前体聚集物（右侧）形成的必要条件，后者表达 *Wnt4*、*Lhx1*、*Pax8* 和 *Fgf8*。在 RV 内，表达 *Wt1* 和 *Tmem100* 的近端区域将分化为肾小球足细胞和远端小管。RV 远端区域表达多种基因（*Bmp2*、*Jag1*、*Dll1*、*Lhx1*、*Dkk1*、*Wnt4*、*Brn1* 和 *Ccnd1*），将分化产生髓袢和远端小管。RV 后端与输尿管芽顶之间的连接段（*BMP2*、*Lhx1*、*Brn1*[+]）源自远端 RV 内的细胞。间质细胞表达 Foxd1。血管内皮细胞祖细胞表达 Flk1（经允许引自：Mugford JW, Yu J, Kobayashi A, et al. High-resolution gene expression analysis of the developing mouse kidney defines novel cellular compartments within the nephron progenitor population. Dev Biol 2009；333：312-323；Georgas K, Rumballe B, Valerius MT, et al. Analysis of early nephron patterning reveals a role for distal RV proliferation in fusion to the ureteric tip via a cap mesenchymederived connecting segment. Dev Biol 2009；332：273-286.）

皮的过程受这一平衡的"基因开关"调节。敲除 *Six2* 基因导致祖细胞消耗伴帽间充质广泛分化[162,164]。源自输尿管芽的 *Wnt9b* 诱导帽间充质分化形成表达 *Wnt4* 的小管前体聚集物，若无 *Wnt9b*，则无小管前体聚集物形成[161]。*Wnt4* 在小管前体聚集物中的表达是上皮转化形成 RV 的必要条件[190-191]。工作模型研究显示，*Six2* 可通过拮抗 *Wnt9b* 活性来阻断间质 - 上皮转化进程。然而，研究证据表明，经典的 *Wnt9b* 信号可以通过促进 *Six2*[+] 细胞的增殖，从而增加祖细胞数量，同时还可诱导 *Six2* 表达水平降低的细胞发

生上皮分化[195]。这些数据表明，*Six2* 与 *Wnt9b* 的功能并非对立，而是共同促进祖细胞增殖。Wnt9b 在肾单位祖细胞的自我更新和分化方面具有双重作用，其需要 β- 联蛋白的参与。后肾间充质内不同的 β- 联蛋白活性水平控制这些细胞的命运，低活性水平促进祖细胞自我更新，高活性水平促进祖细胞分化[196]。

Hippo 信号通路不仅参与输尿管芽分支，对肾单位形成也十分重要。敲除 Six2[+] 祖细胞的转录效应因子 Yap，会导致肾单位诱导和形成缺陷[197]。然而，敲除 Lats1/2（Yap 和 Taz 的上游负调节调控因子），

会阻断早期肾单位祖细胞上皮化，导致所有祖细胞均分化为肌成纤维细胞[198]。Hippo 信号通路在肾发生中的调节作用还需要进一步研究。

诱导间充质内的细胞随着 *Six2* 表达的下调，激活 *Wnt4*、*Lhx1*、*Pax8* 和 *Fgf8* 的表达，形成小管前体聚集物。对激光显微切割标本进行大通量微阵列分析、结合双切面原位杂交 / 免疫组织化学检测及三维重建的结果显示，与其他区域相比，RV 内有超过 60 个基因高水平表达[194]。在 RV 的近端和远端，基因表达谱存在显著的极性（图 33.15）。

与近端 RV 相比，极性基因主要表达于远端 RV。RV 近端的标记基因包括 *Wt1* 和 *Tmem100*，这两个基因分别持续限制性表达于相应的后继结构：肾小球足细胞和近端小管。事实上，在小管前体聚集物和 RV 发育之前，整个帽间充质均表达抑癌基因 *Wt1*。*Wt1* 基因编码一种锌指转录因子，依据环境、细胞，甚或是启动子的不同，发挥激活或抑制靶基因转录的作用。*Wt1* 在多种发育中的组织均有表达，也常表达于间质 – 上皮转化过程中的细胞[199]。肾脏发育过程中，*Wt1* 在不同的结构内发挥不同的作用。*Wt1* 基因缺陷小鼠死于严重的发育缺陷，包括间皮、心脏及肾缺如[200]。在从肾单位前体到肾单位上皮形成的间质 – 上皮转化过程中，*Wt1* 具有非常重要的调节作用。当与野生型输尿管芽共同培养时，分离出来的 *Wt1* 突变型后肾间充质不能进一步分化[201]。染色质免疫沉淀结合微阵列分析研究显示，*Bmp7*、*Pax2* 和 *Sall1* 是肾单位祖细胞内 Wt1 的转录靶点，可能在 *Wt1* 调节间质 – 上皮转化过程中发挥重要作用[202]。*Wt1* 通过与 *Wnt4* 基因启动子结合，将其染色质改变为活化状态，从而激活 *Wnt4* 在肾间质内的表达[203]。在肾脏发生过程中，*Wt1* 通过与 *Wnt4* 启动子结合，使其染色质（"染色质触发器"）变为抑制状态，从而抑制 *Wnt4* 在其他类型细胞中的表达。

Wtx 是另外一个肾母细胞瘤抑制基因，在 Wilms 瘤中的突变率为 30%，比 *Wt1* 高 15 ~ 20%[204]。与 *Wt1* 相似，*Wtx* 也表达于后肾间充质和早期肾单位上皮。有趣的是，*Wtx* 具有双重作用，可活化或抑制 Wnt 信号途径[205-206]。敲除 *Wtx* 基因可致小鼠出现严重的肾脏发育缺陷（如肾缺如或肾发育过度），这与

后肾间充质中两种表型的改变有关[207]。

远端 RV 的基因标记包括 BMP（*Bmp2*）信号通路、Notch（*Jag1*、*Dll1*）信号通路和 Wnt（*Wnt4*、*Dkk1*、*Ccnd1*）信号通路内的基因[194]（图 33.15）。这些基因标记连续限制性表达于 S 型小体的中段和远段，以及随后出现的髓袢和远端小管；不表达于任何发育阶段的肾小球。后期 RV（或逗号形小体）与输尿管芽顶之间连接段的细胞起源问题存在争议。初期的连接段表达远端 RV 标记 *BMP2*、*Lhx1* 和 *Brn1*，不表达输尿管芽标记 *Calb1*（钙结合蛋白）。肾囊与输尿管芽"融合"形成连接段，此过程包括输尿管芽基底膜消失、起源于帽间充质但表达远端 RV 标记的细胞侵入输尿管芽顶部[194]。因此，这一研究结果支持连接段起源于帽间充质，而不是输尿管上皮。

14.2　后期事件：近端小管和远端小管

Notch 信号通路是一个进化保守的通路，使得邻近细胞之间进行短距离通信，从而决定细胞的发育命运[208]。在哺乳动物中，存在 4 种 Notch 受体（Notch1 ~ 4）和 5 种不同的配体（Dll1、Dll3、Dll4、Jagged1、Jagged2）。信号通过细胞上的配体与其邻近细胞上的受体结合而启动，之后受体发生一系列的蛋白水解裂解。Notch 受体的细胞外结构域被金属蛋白酶裂解，与配体结合的细胞外结构域随后被配体呈递细胞吞噬。残留受体的跨膜域被 γ- 分泌酶裂解，导致 Notch 细胞内结构域转移至细胞核，与转录复合物结合，活化 Notch 靶基因。

Notch1、*Notch2* 以及编码相应配体 *Jag1*、*Dll1* 的基因均表达于 RV。以往的研究表明，Notch 信号参与了近端小管分化并抑制肾单位其他节段（包括远端小管）[209-211]。然而，最近的研究发现，Notch 信号下调 Six2，是肾单位所有节段形成的必要条件[186-187]。

Brn1 是一种 POU 域转录因子，表达于 RV 远端区域和连接段。后期，它还表达于髓袢、远曲小管和致密斑，但不表达于肾小球、近端小管或集合管[212]。*Brn1* 基因缺陷小鼠出生后死于肾衰竭，这是由于出现髓袢发育紊乱、远曲小管和致密斑凋亡增加和分化缺陷。因此，Brn1 在远端小管形成中发挥重要作用。

Hox 基因是发育期间的主要调节因子。虽然它们最为人熟知的功能通常是决定体节特性以及确定前、后肾脏形态发生领域,但是还可能具有多种细胞功能。研究发现,Hox9、Hox10 和 Hox11 多发突变小鼠存在多种表型,包括输尿管芽分支减少、肾单位前体耗竭和间质发育缺陷[213-214]。然而,最令人吃惊的表型是肾小管内出现细胞水平的"谱系不贞",即一个小管内的细胞表达其他小管节段的基因标记或表达与多个小管节段相关的基因。例如,最常见的"谱系不贞"为近端小管(表达脂磷壁酸凝集素)内出现表达集合管标记(表达双花扁豆凝集素)的细胞。因此,Hox 基因在细胞水平还具有引导小管节段内特异性细胞分化的功能。

另一项里程碑式的研究比较了人类和鼠胚肾脏中肾单位的分布模式[215]。虽然这两种动物之间存在明显的相似性,但也存在显著差异。例如,Lef1(Wnt 的一个靶点)是肾脏发生初期的一个标记,表达于小鼠小管前体聚集物。在人类中,Lef1 还表达于早期肾单位祖细胞,提示所发生的诱导反应更早,其表达与肾发生相关。转录因子免疫染色研究显示,人、鼠的 RV(6 个)和 S 形小体(9 个)内存在一些子域。因此,发育中肾单位的细胞异质性比以前所认识的更高。对人类肾脏的详细研究表明,随着时间的推移,早期肾单位祖细胞逐渐从肾单位生态镜中被募集并形成肾单位,近端 – 远端细胞的命运存在时间依从性[216]。

15 间质

与肾实质成分相比,对于肾间质发育认知甚少[217]。一般认为后肾间充质起源于间介中胚层。传统观点认为,后肾间充质细胞最初起源于间介中胚层而非输尿管芽诱导,它们将分化为间质细胞。虽然 Osr1 在后肾间充质早期表达,但有证据表明,在输尿管芽浸润和诱导前,一些 Osr1 阳性细胞可分化为 Foxd1 阳性细胞,后者是已知最早的间质细胞标记[169]。肾内至少存在 3 个明确的 Foxd1 阳性间质区域:肾被膜、皮质和髓质。Foxd1 阳性皮质间质细胞通过自我更新来维持,如前文所述,其中部分细胞位于肾发

生早期的 Six2 阳性帽间充质内[218]。缺乏 Pax2 的早期肾单位祖细胞将分化为间质细胞,因此 Pax2 在维持早期肾单位祖细胞和抑制间质分化通路中发挥作用[219]。对髓质间质的认知较少。然而,有证据显示,β- 联蛋白是间质祖细胞分化形成髓质间质细胞的必要条件[220]。问题是这些间质前体细胞起源于哪里?细胞谱系示踪研究表明,多数后肾间充质细胞起源于轴旁中胚层,少数起源于间介中胚层[221]。这可能是为何肾发育不全或肾母细胞瘤组织内可见到如软骨和肌肉等的轴旁中胚层成分的原因。

新观点认为,除形成围绕其他成分的结构框架外,发育中的间质还在肾单位和集合管分化过程中起着至关重要的作用[217,222]。间质细胞标记 Foxd1 编码叉头状转录因子。敲除小鼠 Foxd1 基因,可致小肾畸形,伴异常肾单位分化和输尿管芽分支受损,表明间质在肾发生过程中具有重要作用[223]。Foxd1 缺失还导致肾被膜异常,包括出现 Bmp4 阳性细胞异位以及融合的肾脏不能从骨盆上升至腰区[224]。研究表明,Hox10 基因表达于发育中的肾间质和被膜,Hox10 三倍突变肾的表型与 Foxd1 突变肾非常类似[225]。饰胶蛋白聚糖(核心蛋白聚糖)可抑制 BMP-Smad 信号,而 Foxd1 可抑制饰胶蛋白聚糖表达,进而刺激肾单位前体分化[226]。从肾皮质间质和肾被膜分离得到的间质细胞是独特的间充质基质细胞[227-228]。

FAT4 是 Hippo 信号通路中由间质产生的一种非典型钙黏着蛋白,所产生的信号使 β- 联蛋白激活其靶基因,从而促进肾单位祖细胞分化[229]。敲除 FAT4 或其配体 DCHS1/2(Dachsous 1、2),可导致肾单位前体池扩大[230]。根据这些研究建立的模型表现,间质产生的 FAT4 与帽间充质内的 DCHS1/2 结合,限制肾单位祖细胞分化。

刺猬(Hedgehog,HH)信号参与发育生物学和细胞生物学的多个领域[231]。HH 与细胞表面受体 Patched(PTC)家族结合,减少 PTC 对 Smoothed(SMO)的抑制作用,进而激活 GLI 转录调控因子。在皮质间质内,HH-SMO-GLI 信号控制肾单位形成,TGF-β2 在这个信号级联中发挥一定作用[232]。

间质细胞表达视黄醛脱氢酶 2,Raldh2 合成的视黄酸与输尿管芽分支细胞内的受体结合,诱导 Ret

表达并促进分支[233]。此外，间质合成的视黄酸可活化 Ecm1 的表达，Ecm1 下调 RET 在输尿管芽分支的表达[234]。其他表达于间质细胞的分子还包括 *Rara*、*Rarb2*、*Pod1*、*Fgf7*、*Bmp4* 和 *Pbx1*。简而言之，肾间质和被膜产生的信号对肾单位和输尿管成分的正常分布非常关键。

早期输尿管芽分支和早期肾单位周围围绕着由梭形细胞构成的疏松间质，这种间质被称为原始间质（或透明细胞型间质）。随着肾脏发生的进展，形成皮质间质和髓质间质，每一种间质都具有不同的细胞表型。出生后，根据形态学和免疫表型分析，这些肾间质细胞可能为成纤维细胞、树突状细胞或巨噬细胞[235-237]。关于它们的起源和功能尚有待进一步研究。

16　肾小球发生

如果想了解肾小球疾病是如何发生的，或了解肾小球在损伤的情况下发生什么样的反应，那么必须先了解肾小球发育的相关知识。有关肾小球发生更详细的信息，读者可以参考一些优秀的综述性文章[238-241]。肾小球的发育过程经历了一系列的结构，包括 RV、逗号形小体、S 形小体、毛细血管袢及成熟肾小球。RV 和逗号形小体阶段的发育详见前述。S 形小体阶段，位于血管裂隙下方的下段分裂形成两层（唇），中间为狭窄的发育中的肾小囊间隙（图 33.6）。间隙上方（内唇）被覆的细胞为脏层上皮细胞，将分化为足细胞；肾小囊间隙对侧，外唇被覆的细胞将分化为肾小囊的壁层上皮细胞。

在 S 形小体阶段，S 形血管裂隙内常见微血管。由于这些血管裂隙是肾小球毛细血管出现的位置，因此对此处微血管起源的研究较多。一个长期存在的问题是肾小球内皮细胞是否是血管发生起源或血管生成起源。早期证据支持肾小球内皮细胞是血管发生起源，即外部血管的内皮细胞出芽并长入肾组织。而其他一些研究为"血管形成机制"提供了令人信服的证据，即早期肾小球毛细血管内皮细胞起源于内在的成血管细胞，后者可能起源于后肾间充质[242-243]。未成熟足细胞释放生长因子［如血管内皮生长因子

（vascular endothelial growth factor，VEGF）］，吸引表达 VEGF 受体（如 Flk1）的成血管细胞进入血管裂隙。其他一些信号系统［如血管生成素（配体）-Tie（受体）轴］也参与了内皮细胞和血管的发育[244]。在这一阶段，内皮细胞含有少量窗孔。早期足细胞呈立方形或柱状，而壁层上皮细胞已经变为扁平细胞。内皮细胞与足细胞之间有两层基底膜。与内皮细胞下基底膜相比，足细胞下基底膜更厚、更连续。

在毛细血管袢阶段，毛细血管开始填充扩张中的肾小囊间隙。内皮细胞变平，出现大量窗孔。成熟后，内皮细胞失去连接窗孔的隔膜[245]。内皮细胞的成熟依赖于可调节 Notch 信号的 ADAM10[246]。足细胞分化完成并停止分裂，形成一种复杂的细胞结构。足细胞变得扁平并形成初级胞质突起，然后形成精细的足突，这些足突与邻近足细胞的足突相互交织，并黏附于发育中的肾小球基底膜。细胞间连接复合体位于足细胞间细胞膜顶部。随着足突的发育进程，这些连接点迁移到新出现突起的侧面下方，当这些连接点被裂孔膜取代或转化为裂孔膜时，这些连接点消失。组织块表面扫描电镜已清楚地观察到这一细胞发育过程[247]。裂孔膜是一种特殊的细胞间连接，连接相邻足突间隙。裂孔膜与足细胞的细胞骨架连接，形成多功能蛋白复合物，包括裂隙素、CD2 相关蛋白（CD2-associcted protein，CD2AP）和促细胞素（podocin）[248]。Nephrin 由 *NPHS1* 基因编码，Finnish 型先天性肾病综合征患者的 *NPHS1* 基因发生突变，表现为裂孔膜消失、足突异常和大量蛋白尿[249]。因此，裂孔膜对于维持足细胞结构和肾小球滤过屏障起决定性作用。

由内皮细胞和足细胞分泌形成的双层基底膜结构仍然存在，但在一些区域两层膜之间发生了融合。从毛细血管袢阶段开始，肾小球基底膜内蛋白成分发生了一系列复杂的转变。在肾小球基底膜中，Ⅳ型胶原蛋白和层粘连蛋白亚型都发生了发育性转换，此过程对于正常肾小球毛细血管的形成非常重要。逗号形小体和 S 形小体肾单位的未成熟肾小球基底膜内为层粘连蛋白 α1β1γ1（层粘连蛋白 111）；之后的发育阶段及成人肾小球基底膜内为层粘连蛋白 α5β2γ1（层粘连蛋白 521）[239]。Ⅳ型胶原蛋白由 6 个不同的 α 链

构成（α1~α6），形成3种不同的三聚体（原聚体）：α1.α2.α1（Ⅳ）、α3.α4.α5（Ⅳ）和α5.α6.α5（Ⅳ）。逗号形小体、S形小体及早期毛细血管袢肾小球基底膜内含胶原α1.α2.α1（Ⅳ）。从毛细血管袢阶段开始，这种胶原网络由胶原α3.α4.α5（Ⅳ）取代，并最终成为成熟肾小球基底膜中唯一的胶原Ⅳ网络。层粘连蛋白和Ⅳ型胶原异构体在肾小球基底膜发展过程中的转换机制尚不清楚。层粘连蛋白亚型转换过程发生于Ⅳ型胶原亚型转换之前[250]。免疫电镜研究显示，内皮细胞、系膜细胞和足细胞均可合成胶原α1.α2.α1（Ⅳ），但仅足细胞可合成胶原α3.α4.α5（Ⅳ）[251]。

成熟期的肾小球组织学与成人肾相同，但直径稍小。成熟过程中的肾小球足细胞可能呈立方形。单融合肾小球基底膜占主导地位，双未融合基底膜区域少见。此时，肾小球基底膜成分绝大部分由足细胞分泌。在足细胞足突交错区域，足细胞下方可见基底膜不规则外翻。这些外翻或环状结构为新产生的肾小球基底膜，最终将融入原有肾小球基底膜。

肾小球生成过程中，系膜的发育相对较晚。虽然系膜细胞可能起源于后肾间充质，但并不确定。系膜细胞前体与表达VEGF受体（VEGF receptor，VEGFR）、可分化为肾小球内皮细胞的成血管细胞完全不同。然而，肾小球系膜细胞的出现依赖于由足细胞和内皮细胞分泌的血小板衍生生长因子（platelet-derived grouth factor，PDGF）-β，后者的受体PDGF-Rβ表达于系膜细胞[252-253]。缺乏PDGF-β或PDGF-Rβ的突变小鼠出现肾小球异常，无系膜细胞。

17 血管系统

与其他肾实质成分相比，目前对肾血管发育知之甚少。然而，最近已经开始进行这方面的研究工作[254-255]。肾血管发育与肾发生过程同时进行，最终形成由大小不等血管构成的复杂网络，其中涉及多种细胞类型。肾血管发育包括几个主要的形态发生过程：血管发生、血管生成和血前体血管发生。血管发生过程中，血管起源于固有细胞。例如，内皮细胞前体首先形成小管，然后由血管平滑肌细胞围绕。血管生成是指原有血管出芽形成新血管，包括肾动脉出芽分支

和近髓出球小动脉分支形成直小血管。血前体血管发生是指同时形成血细胞前体和血管，目前所知甚少。一种观点是，血管发生主要见于肾发生的早期，而血管分支和延长见于之后的肾发育阶段及出生后。早期人胚胎全组织三维分析研究发现，多个组织中的血管发生先于血管生成[256]。

间质内含有血管祖细胞。Foxd1阳性间质细胞可分化为血管平滑肌细胞、周细胞、肾素阳性细胞和系膜细胞[257]。表达转录因子Tbx18的Fodx1阳性细胞分化为血管平滑肌细胞、周细胞和系膜细胞[258]。血前体血管祖细胞表达干细胞白血病/T细胞急性淋巴母细胞蛋白1（SCL/Tal1），可分化为内皮细胞和血细胞前体[259]。这些研究还表明，SCL/Tal1来源血细胞和内皮细胞表达的鞘氨醇-1-磷酸（sphingosine-I-phosphate，S1P）及其受体SIPR1，在调节肾血管发育的信号通路中发挥作用。内皮细胞前体具有异质性。例如，CD146+细胞是肾微血管发育的必备条件，可分化为CD31+内皮细胞[260]。另一细胞群，肾皮质间质内表达Flk1（VEGFR2）的Foxd1+细胞是形成管周毛细血管的关键[261]。

详细的间断解剖研究表明，肾血管化为血管生成主要过程。最初，血管环绕输尿管芽，随后迁移至生肾带，形成围绕输尿管芽顶和早期肾单位祖细胞的多边形血管网[262]。新形成的血管网含有红细胞，有基底膜围绕，并与以前形成的血管连接。另一项研究不仅确认了肾血管的这种发育模式，还发现内皮细胞在分子水平存在显著异质性[263]。

18 球旁器发育

虽然人类中肾内可见肾素阳性细胞，但无完整球旁器形成[264]。早在妊娠第8周的后肾组织中即可检测到肾素表达，发育中的肾组织内肾素mRNA水平显著高于成人肾[264-265]。发育中的肾脏，肾内动脉（包括弓状动脉和小叶间动脉）可见肾素阳性细胞。随着肾脏发育的进行，肾素阳性细胞从大血管转移至球旁器，成熟肾组织中主要位于入球小动脉末端[266-267]。在入球小动脉处，肾素表达的模式也不同[268]。作为成熟球旁器的细胞成分，球旁细胞分布

于邻近肾小球的入球小动脉末端壁内。研究显示，球旁细胞起源于表达肾素的前体细胞[269]。肾素细胞的基因表型独特，不同于其他细胞类型[270]。球旁细胞具有内分泌细胞－收缩细胞的双重表型，球旁细胞的维持有赖于 RBP-J（Notch 通路的一种转录调节子）[271]。肾素细胞的基因使其具有相当大的可塑性，可沿不同途径进行分化，可以分化为不表达肾素的细胞（如血管平滑肌细胞和肾小球系膜细胞）[269]。

19 大体解剖学

19.1 肾脏位置和血供

后肾形成时，两者彼此相邻，位于骨盆内骶骨上缘水平。妊娠第 6 周至第 9 周，两肾逐渐分离并向腹部上方移动，直到到达最终的上腰区位置[272]。肾脏的这种位置"上升"很大程度上是胚胎尾侧部分向远离肾脏的方向生长的结果[273-274]。然而，也有观点认为肾脏向头侧运动是一个主动过程，与脊柱的生长无关[275]。随着这种迁移的进行，肾门（主要血管进入和输出的部位）发生旋转，方向由原来的指向腹侧变为指向前内侧。最初，肾血供来自髂总动脉分支，随着肾位置的上升，其供应动脉在主动脉远端分支水平也逐渐升高[272]。这些血管是否在主动脉周围丛中吻合的问题还没有得到很好的研究[276]。由于上升中的肾脏接受新的主动脉分支，其尾侧分支逐渐退化。这些原有血管的持续存在可形成肾副动脉。最靠近头侧的分支起自腹主动脉，并成为永久性肾主动脉。

19.2 肾脏重量和外形

尽管特定人群的社会、经济状况及卫生水平等因素可能存在差异，但文献报道关于胎儿和新生儿肾脏重量的各种参考值相对一致[277-282]。已有分别采用浸渍法或非浸渍法检测肾重量的报道[282]，以及肾脏固定前重量[255-256]和固定后重量数据[281-282]。妊娠中期和妊娠末期肾脏总重量（左肾和右肾）数据见图33.16。公布的新生儿期和儿童期肾脏总重量的不同参考值可供对比[277,283]。Emery 和 Mithal[277] 的研究数据见图 33.17。

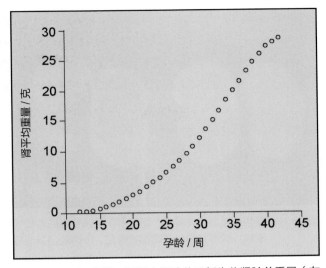

图 33.16　妊娠中期、妊娠末期胎儿及新生儿肾脏总重量（左肾和右肾）均值（经允许引自: Hansen K, Sung CJ, Huang C, et al. Reference values for second trimester fetal and neonatal organ weights and measurements. Pediatr Dev Pathol 2003; 6: 160-167.）

与成人肾脏相比，新生儿肾脏短而圆，肾脏上下极更靠近中间，因此婴儿的肾窦显得更深（图 33.18，图 33.19）[284]。与成人肾脏相比，婴儿肾窦内脂肪和结缔组织更少，集合管皮质间隔（柱状）更靠

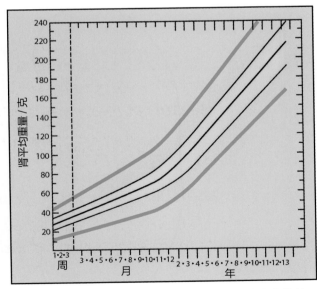

图 33.17　生后不同年龄段肾脏总重量（左肾和右肾）均值。中间黑线代表均值，黄色带代表第 50 百分位数，蓝线代表第 95 百分位数（经允许引自: Emery JL, Mithal A. The weights of kidneys in late intra-uterine life and childhood. J Clin Pathol 1960; 13: 490-493.）

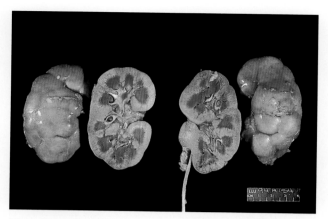

图 33.18   新生儿肾脏大体观察。切面可见婴儿肾脏的特征性表现：圆形外观，肾窦相对较深，外表面可见明显的胎儿肾叶

近肾盂 - 肾盏系统。图 33.19 显示儿童期肾极的"展开"过程，最终形成成人肾的狭长外形。这种形态的改变导致肾窦变浅，部分肾盂外置。肾盂 - 肾盏系统处于更靠外侧位置，在肾"展开"过程中，变得离衬附肾窦的肾实质更远。正常情况下，在肾盂 - 肾盏系统与集合管皮质柱之间形成的额外间隙内充满脂肪，随着肾脏的不断成熟，脂肪的含量增加。

19.3   胎儿肾小叶

肾小叶由一个髓质锥体及其周围的皮质构成（图 33.7，图 33.18）。小叶中心皮质被覆于锥体基底部，小叶间隔皮质围绕锥体侧面。因此，集合管间隔（柱

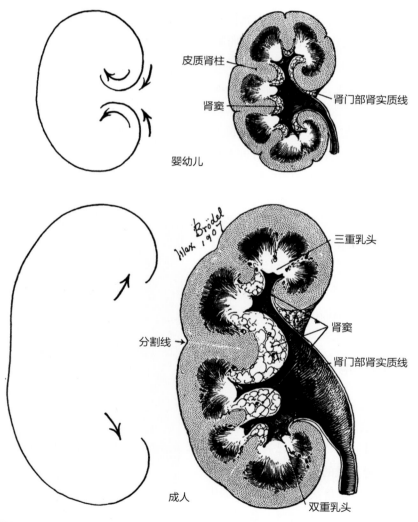

图 33.19   Max Brodel 经典示意图，显示出生后肾的展开过程。肾上下极岔开，肾盂 - 肾盏部分从原来的肾窦处外翻，肾外形由圆形变为狭长。肾窦内新形成的间隙由脂肪充填，成人肾脏脂肪含量远多于婴儿肾脏（经允许引自：Kelley HA，Burnam CF. Diseases of the Kidneys，Ureters，and Bladder. Vol.1. New York，NY：Appleton；1925.）

状）由相邻小叶的两层间隔皮质构成。虽然肾小叶并不代表一个功能性肾单位，但可视它为一个解剖学组织单位[285]。妊娠第 6～7 周时，人类肾开始有小叶形成；妊娠第 28 周时，小叶形成数量最多，平均有 14 个小叶[286-287]。这一阶段，通常有相应数量（14 个）的肾乳头和肾盏形成。肾表面有深的裂隙分隔小叶。妊娠 28 周后，小叶发生不同程度融合，导致肾表面裂隙、肾乳头及肾盏数量减少。肾盏的融合程度要大于肾乳头融合。足月儿肾脏中，平均有 9 个肾盏、11 个肾乳头[287]。小叶融合可致复合乳头的出现，上下极多于肾中部，肾中部的单一乳头更容易保留。

新生儿肾脏表面由明显的裂隙划分为多边形，这些裂隙与肾小叶外形大致相同，但并不十分精确（图 33.18）。随年龄的增长，这些胎儿小叶数量通常显著减少，其中器官腹侧面小叶的持续时间长于背侧面小叶。胎儿小叶的消失时间存在个体差异，一般在 4～5 岁时变得不明显[288]。唯一有效的概括为：胎儿小叶数量通常减少，出生后数年内明显，但是，它们在很大一部分成人肾脏中仍然明显，特别是肾脏腹侧面。一项研究显示，高达 50% 的成人肾脏可见 1 个或多个小叶间裂隙[287]。对年龄较大的儿童及成人而言，区分持续存在的胎儿小叶和皮质瘢痕非常重要。由于小叶是一种皮质结构特征（最初于组织学水平发现），因此命名为"胎儿肾小叶"较"胚胎期分叶状肾"更为准确。

20　组织学

20.1　皮质结构

发育中的肾皮质在组织结构上具有独特的时空性。每一代肾单位（通过组织学上的肾小球容易识别）位于前一代肾单位层上方。最早形成的肾单位位于内层皮质（近髓质处），靠近将要形成的髓质；生肾带位于皮质外层（表浅层），内含新形成的肾单位。妊娠第 32～36 周，肾单位形成停止，生肾带消失。早产儿肾脏中可见生肾带[289-290]。通过对存活数天至 2 个月以上的早产儿肾脏研究发现[291]，生肾带宽度变窄、未成熟肾小球比例减少、肾单位代数增多，提示出生后肾脏成熟加快。与胎儿肾相比，早产儿肾脏中肾小球直径增大，外层皮质内有很大一部分肾小球丛萎缩。这些发现表明早产儿在以后的人生中更易患肾脏疾病。

发育中的肾皮质组织学特征可作为胎儿的成熟指标[290]。随着出生体重的增加，生肾带宽度与残留肾皮质宽度的比率呈线性下降[279,292]。这一方法已经用于检测婴儿的宫内发育迟缓，因为此类婴儿的该比率低于出生体重预期值。以肾小球代表肾单位，通过计数从内层皮质到外层皮质肾小球的层（行）数来评价肾脏发生状况[292-295]。每一个连续的层代表新一"代"肾小球。这些评估需要沿肾皮质垂直方向切片，且皮髓质交界清晰可辨。关于妊娠 24～36 周肾小球层数（"肾单位代"）的研究结果较为一致：妊娠 24 周为 5～7 层、妊娠 28 周为 8～9 层、妊娠 32 周为 9～10 层、妊娠 36 周为 10～14 层。一项包括 71 例婴儿的综合性研究基本上证实了上述结论，且此研究发现肾小球层数与胎龄、婴儿体重及肾脏重量成正比[296]。然而，肾小球层的最终数量有相当大差异，每个肾脏为 8～12 层。肾脏发生停止的时间也存在差异。另一个有趣的研究发现是：从妊娠中期到末期，女性胚胎肾小球体积逐渐增大，而男性胚胎肾小球体积在此阶段保持不变。妊娠期间，成熟肾小球内的足细胞和内皮细胞数量相对恒定。

正常胎儿肾单位发育完成后，肾脏生长表现为肾单位的肥大和成熟。肾小管延长，直径增加，插入肾小球之间。新生儿外层皮质的肾小球拥挤（图 33.10），而位于深层皮质形成时间更长、更为成熟的肾小球间隔增宽。肾小管的生长过程不仅将肾小球彼此分开，而且还趋于将它们从其发生的皮质表面的位置分离。正常新生儿紧邻肾被膜处可见较多肾小球（图 33.10）。出生后 2 个月，随着肾单位的生长，开始分隔最外层肾小球，在肾被膜下形成一个缺乏肾小球的狭窄区域（图 33.20）。此区称为肾皮质外层[297]。儿童期，该层继续增宽（图 33.21）。在正常婴儿和儿童中，虽然邻近肾脏被膜处偶尔可见肾小球分布，但若出现较多位置表浅的肾小球，提示妊娠末期或出生后早期存在肾脏生长缺陷。异常拥挤的肾小球也是诊断肾单位生长和分化缺陷的一个重要线索，

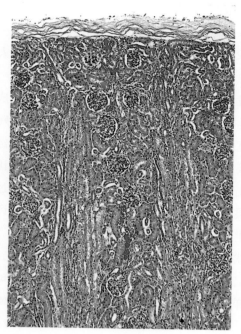

图 33.20   出生后 2 个月婴儿的肾皮质。由于肾小管拉长，外层皮质肾小球分布间距增宽，表浅肾小球与肾被膜分离，形成最初的肾皮质外层

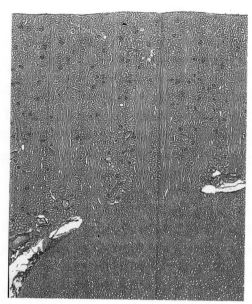

图 33.22   出生后 21 周肾。垂直切面显示数个完整的髓放线，从皮质 - 髓质交界处延伸至近肾皮质外层水平，每一髓放线均为皮质小叶中心

可仅见于外层皮质，也可见于整个皮质层。因此，皮质结构可视作肾脏的发育史的记录。

由肾锥体底部向上发出的放射状分布的肾小管群称为髓放线，将皮质划分为小叶（图 33.22）。因此，皮质小叶是指围绕髓放线的皮质区域。尽管它们

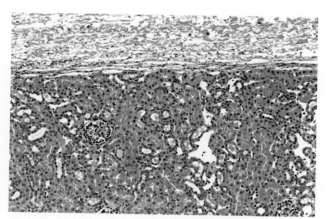

图 33.21   发育良好的肾皮质外层（经允许引自：Murphy WM, Grignon DJ, Perlman EJ. Tumors of the kidney, bladder, and related urinary structures. In: Atlas of Tumor Pathology. 4th series, fascicle 1. Washington, DC: Armed Forces Institute of Pathology; 2004.）

被称为髓放线，但实际上是肾皮质的一部分，内含近端小管直段、升支粗段和集合管。在婴儿肾中，髓放线通常可伸至近皮质表面处，但年龄较大的儿童中则没有。完整髓放线的存在是一个很好的标志，这表明所给切片的平面为垂直切面，可反映出皮质的真正厚度。髓放线结节是一种复杂缠绕的管状结构，通常见于婴幼儿早期髓放线内，特别是出生后 1 ~ 6 个月婴幼儿（图 33.23）[298]。这些结构是一种正常的、暂时性的发育现象，具有个体差异，仅在髓放线结节异常明显时才考虑为病理性改变。

20.2   肾单位数量

肾脏中肾单位的数量在宫内发育阶段即已确定。最终数量与胎龄和良好的宫内发育环境相关。采用客观的、精确的立体计量学方法所获肾小球数量可代表肾单位数量。一项关于人类宫内肾脏生长的研究显示，妊娠 15 周时肾小球数量为 15000 个，妊娠 40 周时增加至 740000 个[299]。妊娠 15 ~ 17 周，肾单位增加比例最高；然而，约 60% 的肾单位形成于妊娠晚期[299]。根据无肾脏疾病的儿童和成人肾小球数量可

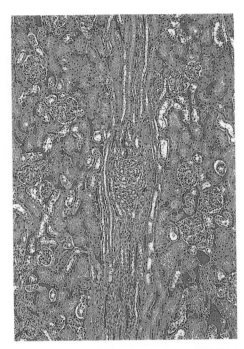

图 33.23　髓放线结节。图片中央，髓放线近中部可见缠结的簇状集合管所形成的结节，这种结构一般是暂时性，出生后第 1 个月罕见，而 1 岁以后则极为罕见

以推断其肾单位数量，而肾单位数量与出生体重显著相关[300]。对胎儿和 1 岁以内死亡婴儿研究发现，宫内发育迟缓可导致肾单位形成减少[301-302]。

很明显，肾单位数量异常（如肾单位数量减少）可能并不会形成组织学检查所能发现的肾空间结构的明显缺陷，然而，研究显示，肾小球数量与肾小球体积呈负相关，提示肾小球可通过增加其体积来弥补数量的不足[300,302]。大的肾小球可能与瘢痕形成有关。肾小球肥大是评价儿童肾病综合征进展风险的不利因素[303]。因此，肾小球（体积或面积）增大可能预示肾单位缺陷，肾病的风险增加。

直到几年前，人们仍然认为人类每个肾脏含有100 万个肾单位。目前才认识到，正常成人肾单位数量变化范围非常大，可少至 22.7 万个，也可超过 200万个[304-306]。个体一生中，肾单位的数量和功能取决于围产期。不久前，Brenner 等推测，肾单位先天性缺陷者易于发生获得性肾病（包括成人期高血压）[307]。一项研究显示，与年龄配对的非高血压对照组相比，高血压患者肾单位数量减少、肾小球体积增大[308]。

肾的发生学、肾病的病因学及二者之间的关系是值得深入探究的领域。

20.3　肾小球成熟和生长

新生肾小球结构独特，其向成熟形态的演变是一个渐进的过程。肾小球的发育期跨越胚胎发育中6～7 个月的时间，因此婴儿肾内可见不同成熟阶段的肾小球。如前所述，这一成熟过程在肾皮质呈明显的时间和空间分布。熟悉正常肾小球的成熟过程，有助于评估婴儿肾的发育状况。

出生后数月和数年内，肾小球结构和大小发生了巨大的变化。为方便学习，可将肾小球发育过程分为几个阶段[309-312]。图 33.24 显示了从出生到 9 岁时的中间层皮质肾小球的成熟改变。图 33.24A 显示了新生儿新生肾小球的特征。除体积小外，与成熟肾小球最明显的区别是毛细血管丛结构简单、毛细血管祥少、表面被覆的脏层上皮细胞呈立方状。这些立方形细胞为发育中的足细胞，通常连续被覆于大部分毛细血管丛周围。电镜观察，这些原始的足细胞彼此靠近，一般缺乏足突（图 33.25A）。肾小球基底膜为相互分离的、薄的双层致密板结构（代表一种基膜，在融合为单层板结构之前由内皮细胞和足细胞分泌），可有局灶性融合。随着年龄的增长，肾小球基底膜厚度逐渐增加（图 33.25）。儿童时期肾小球基底膜厚度大致如下：胎儿为 100～130nm、出生时为 170nm（±30nm）、1 岁 时 为 208nm（±24nm）、2 岁 时 为245nm（±49nm）、6 岁 时 为 268nm（±43nm）、10 岁 时 为 300nm（±42nm）[311,313-314]。2 岁前生长速度最快。与成人相比，儿童肾小球基底膜厚度无性别差异[301]。青春期肾小球基底膜继续生长（文献记载较少），最终达到成人厚度：成年男性为373nm±42nm，成年女性为 326nm±45nm[315]。

连续性立方形细胞层只是暂时性存在，这是由成熟的足细胞在发育中的毛细血管表面变为扁平所致。婴儿肾小球可见少量残留的簇状立方形足细胞（图33.24B、C）。肾小球存在超过 12 个月以后，正常发育的肾小球中通常见不到立方形足细胞残留。1940年，Gruenwald 和 Popper 认为，一些足细胞在肾小球成熟过程中可脱落进入肾小囊间隙[309]。事实上，

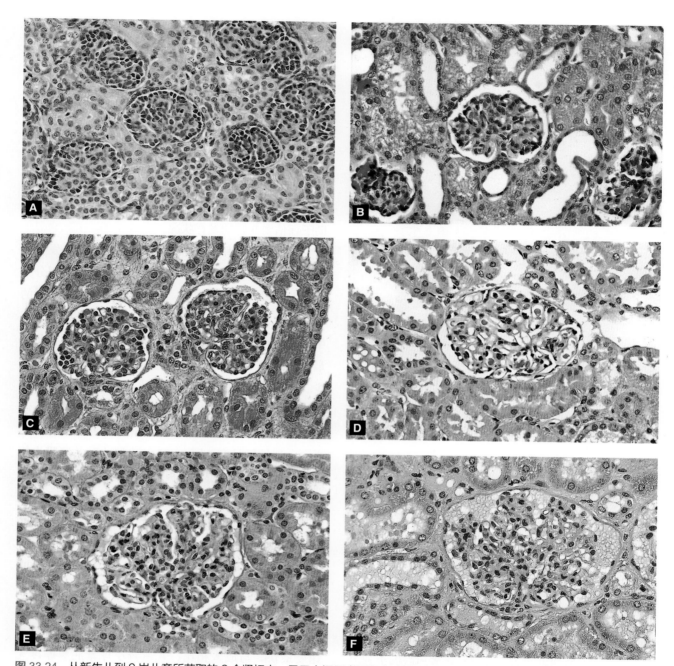

图 33.24 从新生儿到 9 岁儿童所获取的 6 个肾标本，显示中间层皮质肾小球的成熟改变，所有图片放大倍数相同。A. 新生儿。B.6 个月。C.11 个月。D.21 个月。E.5 岁。F.9 岁

一些研究表明，正常人及多种肾小球疾病患者中，足细胞均可从肾小球脱落并排入尿液中[316-317]。此外，多数尿液内的足细胞具有生存能力，可在体外培养环境中生长。正常新生儿和婴儿尿液是否可能出现足细胞仍有待确定。足细胞的上述改变随着越来越明显的毛细血管袢而出现（图 33.24C、D）。最终，毛细血管袢排列成小叶状（图 33.24E、F）。然而，偶尔在年龄大一些的婴儿中可见到小而不成熟的肾小球，特

别是皮质层的外 1/3 部分（图 33.26）。

一些研究评估了儿童期肾小球发育情况[318-322]。这些研究中，肾组织的来源（尸检或活检）、观察技术（组织学或显微切割）及测量手段均有所不同。然而，结果均显示肾小球从出生到青春期逐渐增大。Spouster 和 Emery 报道，妊娠第 12～20 周，胎儿中层皮质与近髓皮质平均肾小球面积实际是减少的[320]。之后，肾小球保持大小不变，直至出生，出生后才开

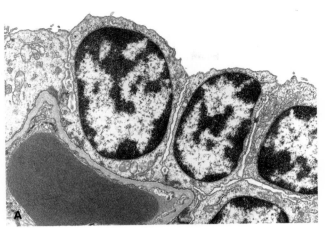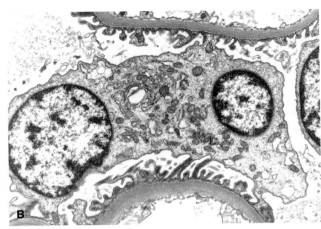

图 33.25　A. 两个月婴儿的正常肾小球电镜图片。注意连续的原始足细胞层，缺乏足突，肾小球基底膜薄。B.16 岁患者成熟的肾小球，放大倍数同 A，足突发育明显，肾小球基底膜明显较婴儿厚（经 Gary W. Mierau 博士允许）

始稳定生长。Moore 等研究发现，正常儿童从出生到 15 岁，肾小球直径从最初的 112μm 增大至 167μm，平均每年增加 3.6μm[321]。Akaoka 等发现，微小病变性肾病综合征伴反复性血尿的儿童，其肾小球丛面积从 2 岁时的 6600μm²，增加至 15 岁时的 11000μm²[322]。一项研究显示，肾小球毛细血管腔面积与肾小球丛面积无关，而肾小球内毛细血管数量与肾小球丛面积呈正相关。虽然该项研究中包含一些不正常的肾小球，但仍支持肾小球生长是由于毛细血管数量或长度的增加，而非血液灌注所致毛细血管扩张。

在出生时和婴儿期，近髓肾小球体积大于表浅肾小球。然而，在儿童后期和年轻人，不同区域肾小球的大小可能存在一些意外情况。一些研究者发现，出

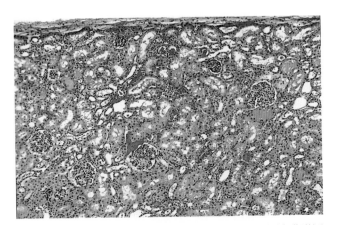

图 33.26　12 个月时持续存在的未成熟肾小球。肾被膜附近可见两个小肾小球，毛细血管丛周边可见立方形细胞。婴儿肾内可见少量缺陷肾小球，这些肾小球最终硬化和退化

生后 14～36 个月，近髓肾小球与表层皮质肾小球大小无差异[318,320]；而另一些研究者发现至少到 15 岁为止，这些区域的肾小球大小仍有区别[319,321]。造成这些认识上差别的原因可能是所采用的方法不同或个体间肾小球大小差异较大[323]。

立体计量学方法可用于评估肾小球内细胞数量。Steffes 等对 20 岁以下及 20 岁以上正常人群进行比较发现，随年龄增长，肾小球内细胞总数增多，平均肾小球体积增大[324]。随着年龄增长，内皮细胞和系膜细胞数量增加，而足细胞数量保持不变。这些结果与大量动物研究数据一致，表明成熟足细胞处于分化终末，不能继续复制。这一概念也与肾小球形成过程中细胞周期蛋白的表达模式一致[325-327]。增殖细胞标记 Ki-67 表达于逗号形小体和 S 形小体阶段的足细胞前体，但在肾小球毛细血管袢阶段的足细胞内表达显著减少。周期蛋白依赖性激酶抑制因子 p27 和 p57 在逗号形小体和 S 形小体不表达，但表达于毛细血管袢阶段和成熟肾小球的足细胞。这些发现表明，周期蛋白依赖性激酶抑制因子参与了阻止毛细血管袢阶段足细胞进入细胞周期，并使充分成熟的足细胞持续处于分化静止状态。

一项立体计量学研究采用免疫组织化学结合共焦显微术观察，对儿童和成人的足细胞数量进行评估[328]。儿童（包括 3 岁以下）每个肾小球内含 450～500 个足细胞，数量与成人的小和中等肾小球相当。然而，大的成人肾小球含 800 个足细胞。这些出生之

后增多的足细胞的起源尚不清楚。大的成人肾小球内的足细胞密度较低（每个肾小球丛内的足细胞数量），导致足细胞相对减少，更容易发生肾小球损伤。

20.3.1 早期近髓肾小球

最早期的肾小球成熟过程非常快，因为即使在非常早的胚胎内，其近髓肾小球内也罕见立方形细胞层，其体积也较邻近的表浅肾小球要大得多。Kampmeier 观察发现，这些体积大的近髓肾小球在肾脏发育过程中很快消失，说明它们是一种暂时性结构[329]。Tsuda 观察发现，妊娠3个月时近髓肾小球的直径差不多是表浅肾小球的2倍[293]。Emery 和 Macdonald 注意到，在出生后最初数月，这些大的肾小球消失后，在同一区域内会出现瘢痕性肾小球[330]，这些发现支持 Kampmeier 的观点。据推测，这些早期形成的肾小球在胎儿期具有重要功能，并可能在出生后早期发生退化。对这些有趣结构的相关研究相对较少。

20.3.2 婴儿肾小球硬化

婴儿肾小球硬化症非常常见。多数情况下是一种正常现象，必须与肾小球疾病的病理改变区别开来。1909年，Herxheimer 认为，正常肾脏内硬化性肾小球的出现仅表明某些肾小球的发育缺陷，而非疾病的表现[331]。另一些研究者认为，肾小球硬化症可能是由毒性物质排泄、肾脏感染或血管源性因素所致[332-333]。

Emery 和 Macdonald 对儿童肾小球硬化进行了更为深入的研究，认为肾小球硬化仍属于正常的形态学表现[330]。他们观察了475例从妊娠24周胎儿到15岁儿童的肾脏标本。结果显示，约65%的个体中单侧肾脏内硬化性肾小球占1%~2%，即使30%的个体硬化性肾小球比例高至3%~10%。伴有硬化性肾小球的婴儿的比例与年龄相关。25%~40%妊娠晚期胎儿和新生儿肾脏出现瘢痕性肾小球。出生后2个月时，约70%的肾脏可检见瘢痕性肾小球，出生后第1年内基本保持这一水平。之后，它们的发病率稳步下降；到6岁时，检出率约为10%。

Emery 和 Macdonald 研究发现，硬化性肾小球分布于两个区域：内层皮质深部（靠近弓形血管的近髓区）和外层皮质浅部（近肾被膜）。与年龄大一些的儿童相比，生后6个月婴儿的硬化性肾小球更常见于近髓区，外层皮质硬化性肾小球更常见于2岁以内。

如前所述，出生后数月内，在体积大的肾小球消失的同时，近髓区出现瘢痕性肾小球。因此，在肾脏发生过程中，近髓区硬化性肾小球的出现代表着体积大的肾小球的退化。外层皮质肾小球硬化代表另一种不同的病理过程，假如与肾发生相关，则其发生时间相对较晚。在对800例婴儿肾的研究中，Thomas 报告了皮质内硬化性肾小球的这种分布模式[334]。一般认为，这种改变是一种肾脏发育缺陷，但不具功能或临床意义。对病理医师而言，最重要的是不要把这种改变当作是肾小球疾病的诊断依据，除非硬化性肾小球的数量远远超过正常范围（20%）。尽管如此，此领域尚需要进一步研究。如前所述，在早产儿肾脏中，多达13%的外层皮质肾小球出现于肾小囊间隙内（表现为肾小球丛收缩），这可能代表肾小球硬化的早期阶段[291]。此外，值得注意的是，主要发生于外层皮质的肾小球退化被描述为一种特殊形式的球性硬化，与复发性微小病变性肾病综合征相关[335]。

图33.27是一例典型的婴儿肾小球硬化。瘢痕性肾小球可单独出现或呈小群状分布，通常体积小于正常、外观不成熟、伴有不同程度透明变性。常见入球小动脉增厚，有可能见到球旁纤维化及一些间质内慢性炎症细胞浸润。后期，硬化灶内仅残留小的球状透明基质，看不到毛细血管腔。与硬化性肾小球相连的肾小管内常可见蛋白性物质，最终与肾小球一起消失。

20.3.3 异位肾小球

胎儿和婴儿肾脏中，肾小球通常位于肾实质以外

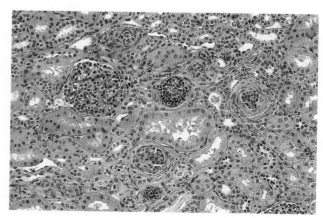

图33.27 9个月大时婴儿肾小球硬化。图中央可见一个小的处于发育中的未成熟肾小球，邻近的两个肾小球正在发生退化性硬化

区域，包括肾窦（图 33.28）或叶间血管周围的结缔组织内。在年轻人及一些哺乳动物中可见到异位肾小球[336]。这些肾小球在出生后逐渐退化，不出现于成人肾脏。一些研究者认为，供应肾盂黏膜和髓质的部分血管可能起源于退化的异位肾小球[336-337]。这些异位肾小球可能是 Kampmeier 所描述的早期体积大的近髓肾小球，可持续存在至幼儿期而不发生退化。

20.4 肾小管成熟和生长

与肾小球相比，我们对从出生到成人期间肾小管的成熟和生长过程了解甚少。尽管在生后的成熟过程中，所有肾小管节段大小均增加，但近曲小管的拉长和扭曲最为明显[2]。两个实验室报道的显微解剖研究结果非常相似[318,338]。近端小管平均长度如下：出生时约 2mm、3 个月时为 3.5mm、1 岁时为 6.5mm、2 岁时为 7.7mm、12 岁时为 12mm。成人近端小管平均长度为 20mm，表明在青春期和成年早期，近端小管仍继续生长。

出生时，近端小管长度不如肾小球的大小那样一致。新生儿外层皮质近端小管最短，中层皮质近端小

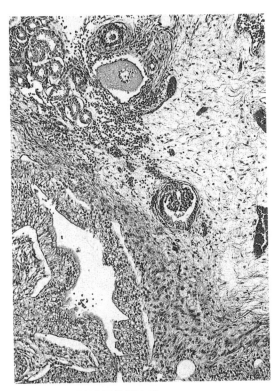

图 33.28　肾窦内异位肾小球

管中等长度，近髓皮质近端小管最长，与其离心性发育模式一致[318]。出生后 1 个月，这些区域间近端小管长度的差异减少，第 14 个月时长度基本相等。不同皮质区域中成熟近端小管的管状功能（如溶解再吸收）是否也遵循离心性成熟模式尚不清楚[339]。有趣的是，成人肾脏中，外层皮质近端小管要长于中层和近髓皮质近端小管[318]。球管平衡是指肾小球滤过能力与肾小管重吸收能力之间的平衡，据推测，肾小球表面积与近端小管容积的比率，在理论上与功能性球管平衡具有解剖学相关性[318]。不同时期肾小球表面积与近端小管容积的比率如下：新生儿为 28，3 个月婴儿为 13，6 个月婴儿为 6，成人为 3；以上数据表明，早期肾脏内以肾小球占形态学优势，直至近端小管"生长速度赶上肾小球"[318]。然而，很难将这些形态学比率与实验性功能数据联系起来，后者代表出生后肾小球滤过率与近端小管重吸收之间成比例增加，与出生后成熟过程中球管平衡相一致[340]。

在出生后成熟的过程中，髓袢显著拉长[2]。新生儿肾脏缺乏分化良好的内层肾髓质，髓袢相对较短[2,19,21]。出生时，新形成肾单位的髓袢最短，肾单位形成时间越早，其髓袢越长。出生后，随着肾脏体积的增大，髓袢相应拉长，髓质间质增多，髓质被分为内层和外层。从出生到完全成熟，髓袢长度增加 3 倍。成熟肾脏内，髓袢的顶部分布位置与相对应肾小球的形成时间有关。最后形成的肾单位（外层皮质）的髓袢到达内、外层髓质交界处，称为短髓袢。与之相反，最早形成肾单位的髓袢（近髓皮质）可深达内层髓质近肾乳头顶部，称为长髓袢。出生之前，仅长髓袢可见有细段。这些细段见于长髓袢的降支，出生后仍继续变长。直至出生后，短髓袢才可见到降支细段。只有长髓袢有升支细段形成，它可能通过凋亡重塑的上升过程由升支粗段分化而来[341-342]。

21　成人肾

21.1　大体解剖

成人肾脏位于腹膜后、第 12 胸椎与第 3 腰椎之间，右肾常稍靠下。肾脏随呼吸而做头尾向运动，其

幅度可达 4cm，直立位时肾的位置可比仰卧低 2.5cm。肾脏位居肾周间隙内，后者由大量脂肪构成，其间有纤细的纤维间隔穿过[343-345]。肾筋膜的前层和后层称为肾筋膜（又称肾筋膜），包绕肾脏。已有正常个体肾脏筋膜放射学可视化研究的报道[346-347]。男性单个肾重量为 125～170g，女性为 115～155g[348]。在考虑体格差异的前提下，肾重量与体表面积相关性较大，而受年龄、性别和种族因素的影响较小[349]。每个肾的长度为 11～12cm，宽度为 5～7.5cm，厚度为 2.5～3cm。MRI 研究显示，男性肾平均长度为 12.4±0.9cm，女性为 11.6±1.1cm；男性肾脏平均体积为 202±36ml，女性为 154±33ml[350]。然而，肾体积可能受血压和血管内容量的影响。肾上极稍向内侧倾斜，肾下极和肾门指向前内侧。肾后表面相对平滑，前表面显著凸起。左肾往往略大，多达 10% 的正常个体由于受脾脏压迫，侧面外形不规则[351]。肾周围有白色、质硬的纤维弹性囊包绕。

肾中部凹陷处为肾门，有血管、神经和输尿管穿行。在肾门处，肾主动脉分支形成前支和后支（图 33.29），再细分为节段动脉，分别供应肾实质的尖、上、中、下和后段区域[352-353]。然而，大多数节段动脉均起自前支。节段动脉间无侧支循环。因此，可将它们视为末梢动脉。一些所谓的副动脉，其实是更早从肾动脉主干或主动脉发出的节段动脉[353]。因此，若结扎这些所谓的副动脉会导致相应区域肾实质节段性坏死。肾内静脉不呈节段性分布，彼此间有大量吻合。有一些大的肾外静脉通过不同的回流模式汇入肾主静脉[354]。相对常见的是后位主静脉分支，位于肾盂后，在肾外科手术过程中应注意到这一点。

在沿长轴对剖的矢状肾切面上，可以区分位于外层的皮质和位于内层的髓质（条纹状区域）。由于肾小球和曲小管的存在，皮质区颗粒状外观更加明显。人肾是一种多乳头状哺乳动物肾[355]，将髓质分成 8～18 个有条纹的圆锥形区域，即肾锥体（图 33.30）。这些条纹是平行线状排列的髓袢和集合管。肾锥体的基底部位于皮髓质交界处，其顶端伸向肾盂，形成肾乳头。每个乳头表面（筛区）有 20～70 个小的开孔[3]，为肾集合管（贝利尼集合管）的远端末端。皮质厚约 1cm，环绕每个肾锥体的底部，并

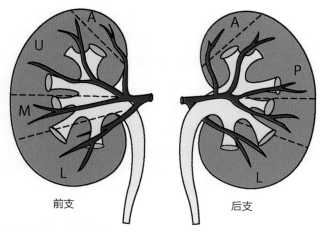

图 33.29　人肾血供示意图。肾动脉前支分为 3 个节段分支，分别供应肾前侧面的上段（U）和中段（M），以及下段（L）的大部分。一般情况下，小的尖段（A）也由前支分支供应。后支供应后段（P），包括肾后侧面的半数以上区域（经允许引自：Graves FT. The anatomy of the intrarenal arteries and its application to segmental resection of the kidney. Br J Surg 1954；42：132-139. Copyright © 1954 British Journal of Surgery Society Ltd.）

向下伸入相邻肾锥体间，形成集合管间隔（柱状结构）。尽管具有很好的影像学特征[356-357]，但临床上有时仍可能将增大的集合管间隔误诊为肾肿瘤。从肾锥体基底部向外发出的进入皮质的纵纹称为髓放线。无论其命名如何，这些髓放线是皮质的组成部分，包括近端小管直段、皮质升支粗段和皮质集合管。在肾小管积液情况下，通过排泄性尿路造影，有可能将髓放线显示出来[358]。

一个肾锥体与其周围的皮质构成一个肾小叶（图 33.31）[359]。人类的肾平均有 14 个小叶。发育过程中，肾小叶发生不同程度的融合，导致一些肾乳头融合，相应肾盏重建，使肾乳头和肾盏数量逐渐减少。肾盏和肾乳头的平均数量分别为 9 个和 11 个[287]。肾两极的小叶融合程度大于肾中部。虽然成熟肾的外表面光滑，但一些成人肾脏表面有可能见到一定程度持续存在的胎儿小叶。

肾乳头有两种主要类型[360]。单一乳头仅引流 1 个小叶，乳头顶部外凸，含小的、常为裂隙状的开孔。复合乳头引流 2 个或 2 个以上毗邻并融合的小叶，顶部平坦、山脊状或凹陷，开口圆形，常开放。

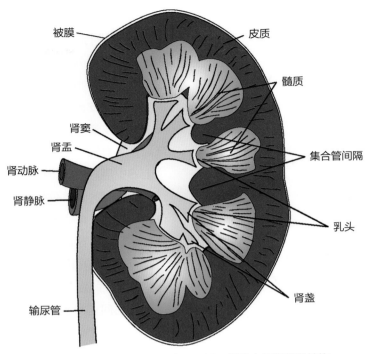

图 33.30　肾矢状对剖面示意图，显示肾的主要解剖学结构

肾乳头类型的分布与发育期小叶、乳头及肾盏的融合模式有关（图 33.32）。目前认为，复合性乳头开放的开孔越多，则阻止肾内反流的能力越低[361]，这可能与肾盂内压力升高有关。与肾内反流相关的肾盂瘢痕更常见于肾的两极，而复合性乳头主要分布于此区，这一发现支持上述观点。

肾盂是位于输尿管上部的囊状扩张区，发出 2 个或 3 个外囊或肾大盏（漏斗状），然后分为肾小盏，肾乳头凸入肾小盏。此外，肾小盏还发出纤细的叶状穹隆伸入髓质，这种二次分支形成的小囊增加了肾盂表面积[362]。肾盏、肾盂和输尿管壁内含有具备起搏功能的细胞，促进尿液流入膀胱。

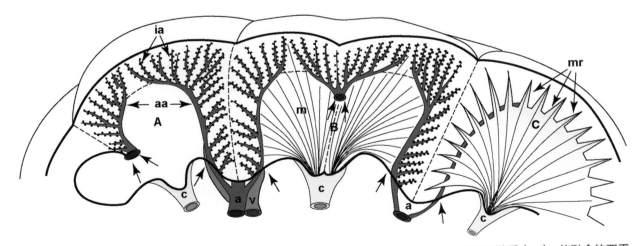

图 33.31　3 个肾小叶示意图。A. 弓状动脉（aa）和小叶间动脉（ia）。B. 双重小叶的皮质和髓质（m），伴融合的双重乳头。C. 小叶内的髓放线（mr）。集合管间隔由邻近小叶的两层隔部皮质构成。a—小叶间动脉；v—小叶间静脉；c—肾盏（图 A、B 内小的双箭头指示为隔动脉，单箭头指示处为弓状血管进入肾实质处）（经允许引自：Hodson CJ. The renal parenchyma and its blood supply. Curr Probl Diagn Radiol 1978; 7: 1–32. Copyright © 1978 Elsevier.）

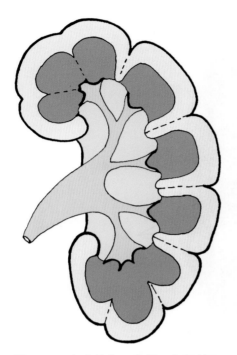

图 33.32 小叶结构示意图。在肾的两极，小叶融合程度更高，并导致复合性乳头和复合性肾盏的形成，间隔皮质缺失。肾中部保留单个小叶结构，位于锥体间的间隔皮质（集合管间隔），伸向肾窦（经允许引自：Hodson CJ. The renal parenchyma and its blood supply. Curr Probl Diagn Radiol 1978；7：1-32.）

肾窦位于肾中部或肾的表面凹陷处（图 33.33）[363-364]，内含肾盂、肾主动脉、肾主静脉、淋巴管及支配肾的神经。肾门是肾窦的入口。充填肾窦的脂肪与肾周脂肪相延续。肾窦内的皮质表面无肾被膜包绕。Beckwith 发现肾窦是肾母细胞瘤转移的重要途径[365]。此外，肾窦在肾细胞癌的转移中也非常重要[366-367]。肾大体解剖学在很多书籍中均有详细描述[5]。

21.2 肾单位

肾单位是肾脏的结构和功能的基本单位，由肾小体（肾小球和肾小囊）、近端小管、细段和远端小管构成，这些结构均起自后肾原基。正常个体间肾单位总数存在显著差异[368]。据报道，肾单位数量最低值与最高值间可相差 10 倍（20 万～250 万以上）。通常情况下，每个肾脏有 60 万～120 万个肾单位。

可依据肾小球在皮质中的位置或相应髓袢的长度对肾单位进行分类（图 33.34）。依据肾小球在皮质中的位置，可分为表层、中层及近髓皮质肾单位。表层肾单位的肾小球位于外层皮质，其出球小动脉一般向上延伸至皮质表面。近髓肾单位的肾小球位于内层皮质紧邻皮髓质交界的正上方，它们的出球小动脉形成降直小血管。中层皮质肾单位的肾小球位于近髓区之上的中层皮质内，表层肾单位的下方。

最常用的肾单位分类方法为两分法：短髓袢肾单位和长髓袢肾单位。髓袢的长度与皮质内肾小球的位置有关。短髓袢在外层髓质内条纹层不同水平形成弯曲，而长髓袢在内层髓质处进出。在人类的肾脏中，一些肾单位的短髓袢不进入髓质。虽然这两种主要的肾单位之间还可区分为多个级别，但在人类的肾脏中，短髓袢肾单位较长髓袢肾单位短 7 倍[369]。在部分哺乳动物的肾脏实验中已经证实，尿浓缩能力与髓质长度密切相关[370]。

连接小管起源于后肾原基，是肾单位与集合系统间的移行节段。集合管系统包括集合小管始段、皮质

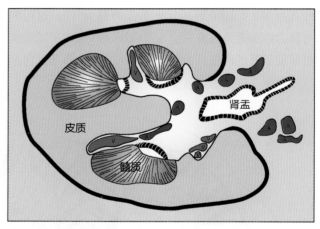

图 33.33 肾横断面示意图，显示肾窦内充满脂肪（黄色）。肾窦内有肾盂 - 肾盏系统和主要的肾血管。肾被膜（粗黑线）围绕肾表面，但肾窦内肾皮质表面无肾被膜。皮质肾窦面，包括集合管间隔的肾窦面缺乏被膜覆盖。围绕肾盂 - 肾盏系统的被膜用网状粗黑线表示。覆盖肾盏的被膜可延伸超过髓质锥体水平，此被膜还包绕肾盂（经允许引自：Murphy WM，Grignon DJ, Perlman EJ. Tumors of the kidney, bladder, and related urinary structures. In: Atlas of Tumor Pathology. 4th series, fascicle 1. Washington, DC: Armed Forces Institute of Pathology; 2004.）

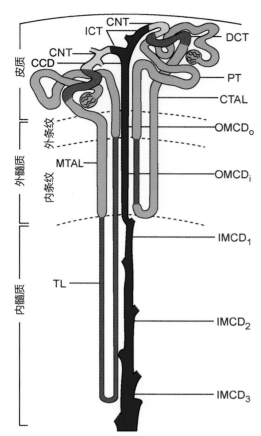

图 33.34 肾单位节段和肾分区示意图。PT—近端小管；TL—髓袢细段；MTAL—髓袢升支粗段；CTAL—皮质升支粗段；DCT—远曲小管；CNT—弓形集合小管；ICT—集合小管始段；CCD—皮质集合管；OMCD_o—外髓质外条纹层集合管；OMCD_i—外髓质内条纹层集合管；IMCD₁—内髓质集合管外1/3；IMCD₂—内髓质集合管中1/3；IMCD₃—内髓质集合管内1/3（经允许引自：Madsen KM, Tisher CC. Structural-functional relationships along the distal nephron. Am J Physiol 1986; 250（pt 2）: F1-F15. Copyright © 1986, The American Physiological Society.）

集合管、外层髓质集合管和内层髓质集合管（inner medullary collecting duct，IMCD）[371-372]。集合管系统具有不同的胚胎起源（来自输尿管芽），并收集来自不同肾单位的小管液，因此并不是经典的肾单位成分。虽然从解剖学角度来看并不完全正确，但从实际应用考虑，仍将连接段和整个集合管归入肾单位范畴内。

肾单位在结构和功能上均具异质性。肾单位间的异质性是指表浅肾单位与近髓肾单位相似部分之间的不同。肾单位内的异质性，或称轴向异质性，指同一肾单位内早期与后期形成部分间的不同。

21.3 结构

肾皮质可分为多个小叶。肾小叶由中央的髓放线及周围的皮质构成，皮质内肾单位排入髓放线内的集合管。与其他器官的小叶结构相比，肾小叶间无明确的纤维结缔组织间隔，因此，组织学检查难以辨认。此外，由于无明确的结构 – 功能意义，因此很少使用肾小叶这一概念。

皮髓质内肾单位节段和血管形成特殊的几何形排列[373]。这种复杂的结构可（轴向）整合某一特殊肾单位全长复杂的运输功能，也可（区域性）整合某一特定区域肾单位节段的功能[374]。

肾皮质内有两个可识别的结构区域：皮质迷路和髓放线（图 33.35）。皮质迷路是一个连续性实质区域，围绕规则分布的髓放线排列。皮质迷路内分布有

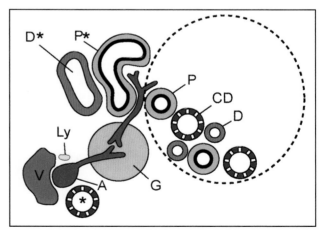

图 33.35 肾皮质结构分区示意图。虚线内为髓放线，虚线外为皮质迷路。近端小管直部（P）、远直小管升支（D）和集合管（CD）位于髓放线内。皮质迷路附近有小叶间脉管：动脉（A）、静脉（V）和淋巴管（Ly）；连接小管弓形管（*）；肾小球（G）；近端小管（P*）和远端小管（D*）（经允许引自：Kriz W, Kaissling B. Structural organization of the mammalian kidney. In: Seldin DW, Giebisch D, eds. The Kidney: Physiology and Pathophysiology. 3rd ed. Philadelphia, PA: Lippincott Williams & Wilkins; 2000: 587-654.）

肾小球、近曲小管和远曲小管、小叶间血管（也称皮质放射状血管）和丰富的毛细血管网。绝大多数曲管为近端小管。近髓肾单位的弓形集合小管融合形成所谓的弓形管，后者与皮质迷路内的小叶间血管毗邻。组织学上，很难从这样复杂的结构中区分出单个肾单位所属的小叶间血管、肾小球和相应的小管节段。定向的纵切面和（或）横切面可以观察到这种几何结构。髓放线内包括近直小管、远直小管和集合管，最终均进入髓质（图 33.36，图 33.37）。远直小管为升支粗段。单个髓放线内，表浅肾单位的直小管位于中央，皮质中层肾单位的直小管位于周围，集合管位于两者之间。近髓肾单位的直小管直接下降进入髓质，不进入髓放线。

皮质内小管背靠背排列，间质极少，十分紧密。罕见情况下，在以前活检部位可见不连续的皮质瘢痕（图 33.38）。肾活检标本中偶可发现肿瘤，包括良性和恶性肿瘤、原发性或转移性肿瘤（图 33.39）。

依据肾单位不同节段在髓质内的分布位置，将髓质分为外层和内层，外层髓质还可再分为内条纹层和外条纹层（图 33.34）。皮质、外层髓质和内层髓质

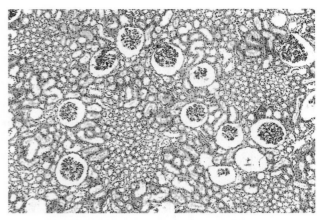

图 33.37　皮质横切面显示迷路内规则分布的髓放线（×50）

所占肾组织比例分别为 70%、27% 和 3%[372]。髓质内没有肾小球。

外髓质层的外条纹层相对较薄，内含近直小管末端、升支粗段和集合管。有助于识别外条纹层的另一特征是没有髓袢细段。内条纹层较外条纹层厚，内有升支细段、升支粗段和集合管。另一个特征是没有近端小管直部。降直小血管和升直小血管在外条纹层聚集成束，但主要分布于内条纹层。与一些具有高度尿浓缩能力的动物相比，人的肾髓质相对简单 [373]。与那些复杂的髓质结构相比，人类肾脏髓质内的血管束不会融合形成较大的血管结构，也不会与短环的降支细段合并（图 33.40）。内层髓质内有髓袢细段降支和细段升支及集合管，无升支粗段。

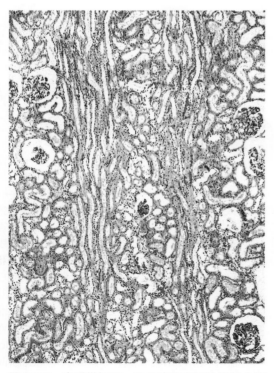

图 33.36　皮质纵切面，显示迷路内两处线状小管
聚集区，即髓放线（×50）

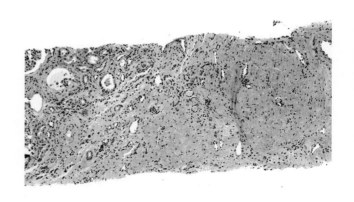

图 33.38　肾皮质中部曾经活检的区域，可见局灶性纤维瘢痕，其他未见明显异常（×100）

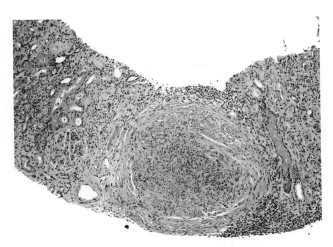

图 33.39 肾活检标本中可见一个边界清楚的平滑肌瘤（×100）

21.4 肾实质

对肾脏形态学的准确评价有赖于对实质内肾小球、肾小管、肾间质和血管的详细而系统的检查。目前已有肾结构的标准命名[375]、肾组织学评价方法[376]和肾活检处理技术指南[377-378]。后文重点讨论肾正常组织学结构及其与功能的关系。有需要的读者可参阅更多的相关文献[373,379]。

21.5 肾小球

21.5.1 概述

1666 年，Malpighi 首先描述了肾小球并证明其与肾血管结构相延续[380]。大约 175 年后，Bowman详细地描述了肾小球毛细血管结构以及肾小球囊与近端小管之间的延续性[381-382]。肾小体由相互连接的毛细血管网及周围包绕的囊（肾小囊）构成。虽然从严格的解剖学意义来讲，"肾小体"一词更为合适，但习惯上仍采用"肾小球"来描述由毛细血管网和肾小囊构成的这种结构。因此，习语所说的"肾小球"并不仅指球状的毛细血管网。毛细血管网的支持结构为中央的系膜，由系膜细胞和周围的系膜基质组成。毛细血管内衬薄层内皮细胞，其下有一层基底膜，外侧被覆上皮细胞（足细胞），后者形成肾小囊的脏层。血管极是入球小动脉和出球小动脉出入肾小球的部位，肾小囊脏层和壁层上皮在此延续。在某种程度上，肾小球类似于由近端小管盲袋状扩张（肾小囊），内套有毛细血管网（图 33.41）[383]。位于肾小囊壁层和脏层间的间隙称为肾小囊腔或尿间隙。在尿极，此间隙和肾小囊的壁层上皮分别与近端小管的腔和上皮相延续。肾小球丛起自入球小动脉，后者从血管极进入，分支形成数个小叶。这些小叶内和小叶间的毛细血管存在吻合[373,384-385]。出球小动脉由毛细血

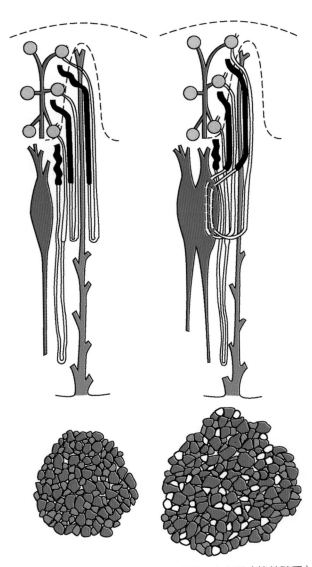

图 33.40 简单髓质和复杂髓质示意图。左上图（简单髓质）：髓袢与脉管束（紫色）分离。脉管束内（左下图）仅含降直小血管（红色）和升直小血管（蓝色）。右上图（复杂髓质）：短髓袢的降支细段在脉管束（紫色）内下行，两者有融合趋势。因此，复杂的束内（右下图）含有短髓袢的降支细段（白色）、降直小血管（红色）和升直小血管（蓝色）（经允许引自：Jamison RL, Kriz W. Urinary Concentrating Mechanism: Structure and Function. New York, NY: Oxford University Press; 1982.）

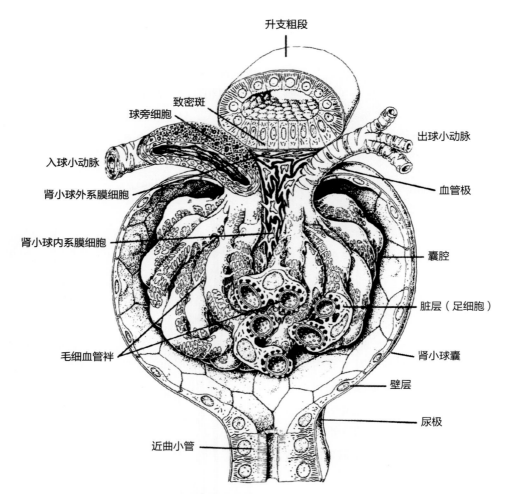

图 33.41 肾小球三维立体结构示意（经允许引自：Geneser F. Textbook of Histology. Philadelphia，PA：Lea & Febiger；1986.）

管重新汇合形成，从血管极离开肾小球。与入球小动脉相比，出球小动脉更为连续。肾小球的功能是滤过血浆。肾小球滤过屏障由有孔内皮、肾小球基底膜及足细胞足突间的裂孔膜构成。

肾小球呈圆形，平均直径约为 200μm[373,379]。一些报道认为，近髓肾小球直径比表层肾小球大20%~50%，特别是动物肾脏[373]，但另一些研究中未发现正常成人不同区域肾小球直径有显著差异[386]。有研究发现，孤立性功能肾的肾小球直径显著大于有双侧肾脏的肾小球直径[387]。50~70 岁成年个体中，形态正常的表层肾小球的体积比近髓肾小球大 20%[232]。这可能是由于老年个体的表层皮质球性肾小球硬化后，发生了代偿性肾小球肥大。尽管肾小球丛呈小叶状结构，但此结构在光镜水平并不明显。尸检标本中肾小球的分叶结构可能比活检标本明显。

切片厚度增加，则肾小球内细胞数量也明显增多。因此，要想准确评估肾小球内细胞数量，组织学切片厚度需为 2~4μm（图 33.42）。一般情况下，远离血管极的一个系膜区出现 3 个以上细胞表明有增生。纤细

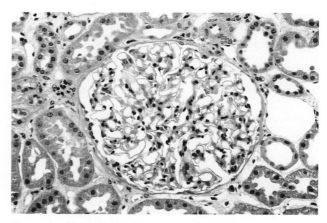

图 33.42 肾小球外观呈圆形，球内细胞数量正常（×250）

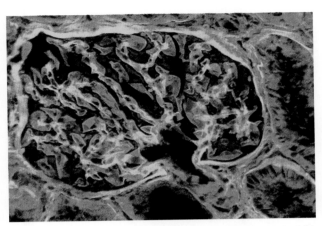

图 33.43　冰冻切片 HE 染色荧光照片。注意肾小球毛细血管的精细特征（经 Stephen M. Bonsib 博士允许）

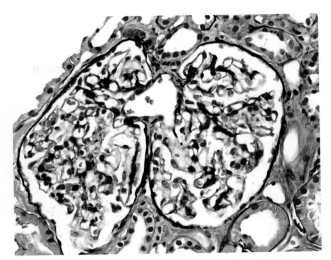

图 33.45　分叉肾小球，两个毛细血管丛共享一个门部小动脉和一个球旁器（Jones silver 染色，×400）

的肾小球毛细血管特征可通过薄的组织学切片和冰冻切片进行观察（图 33.43）[388]。切向切面有可能使肾小球门部小血管管腔变得非常明显，不要视为异常表现（图 33.44）。偶尔，可见由单个血管极和两个肾小球丛构成的分叉肾小球（图 33.45）。一些肾活检标本中的肾小球数目有限。此外，偶然情况下，肾小球从主要的异常扩张组织碎片中移位。经仔细观察后，单个孤立性肾小球位于空隙内或周围组织中（图 33.46A、B）。

在不伴肾脏疾病的情况下，随年龄增长，有可能出现球性肾小球硬化。正常肾脏球性肾小球硬化的平均比例如下：1~20 岁 <1%、20~40 岁为 2%、40~60 岁为 7%、60~80 岁为 11%[389-391]。研究表明，球性肾小球硬化的第 90 百分位数通常可以用年

龄的一半减去 10 的方法来估算[391]。最近有关于人类肾脏老化性改变的研究[392]。50 岁之后肾体积开始减小[393]，单纯性肾囊肿的发生率随年龄增长而增加[394]。通过对 2000 多例健康活体肾脏活检标本研究，确定了球性肾小球硬化的正常数值范围[395]。例如，当活检标本中含 17~32 个肾小球时，球性肾小球硬化的第 95 百分位数（正常上限）从 20 岁时的 1 个至 70 岁时的 5.5 个不等。另一项活体供肾研究发现，随着年龄的增长，完整的肾小球数量明显减少[396]。从最小年龄组（18~29 岁）到最大年龄组（70~75 岁），非硬化性肾小球的数量减少 48%，而球性肾小球硬化的数量仅增加 15%。

21.5.2　内皮细胞

肾小球毛细血管内衬薄的有孔内皮细胞。光镜观察，内皮细胞的细胞质淡嗜酸性，核略呈卵圆形。内皮细胞核给人以位于毛细血管腔的感觉。内皮细胞围绕管腔的细胞质部分非常薄，有核的部分增厚，核分布于邻近系膜区，远离尿腔。细胞质内含有微管、微丝和中间丝[397]。细胞质变薄部分有直径 70~100nm 的窗孔[384]。内皮细胞窗孔不仅仅是由质膜内陷（胞膜小窝）融合形成的，这点曾有争论[398]。如前文所述，大多数研究显示，成人肾小球内皮细胞的窗孔无隔膜，但在胚胎期肾小球内可以见到隔膜。

内皮细胞表面带负电荷，原因在于存在阴离子糖蛋白，包括足萼糖蛋白，足萼糖蛋白是肾小球内

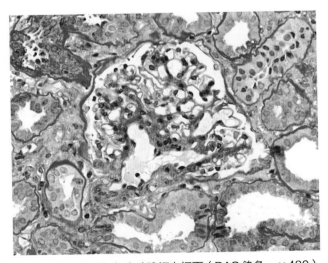

图 33.44　肾小球门部小动脉切向切面（PAS 染色，×400）

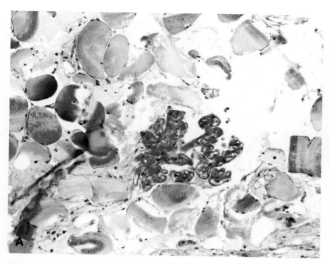
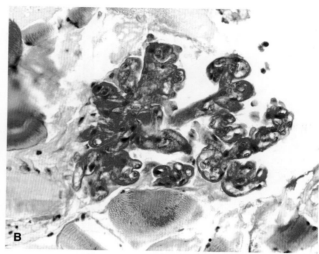

图 33.46 A. 孤立性肾小球，肾活检标本中唯一的肾小球位于骨骼肌之间（PAS 染色，×200）。B. 高倍放大，显示肾小球内细胞增多，毛细血管壁因内皮下沉积而增厚（白金耳样病变），此为狼疮肾炎的特征（PAS 染色，×400）

皮细胞和足细胞所含有的主要涎蛋白类型[399-400]。肾小球内皮细胞表面有一层糖萼，位于窗孔内，形成"筛孔"状结构[401-402]。采用阳离子染料、脂肪微滴或高压冰冻等特殊的电镜技术，能清楚地观察到糖萼[403-404]。糖萼含膜结合性蛋白聚糖（黏结蛋白聚糖和磷脂酰肌醇蛋白聚糖）、分泌性糖蛋白（串珠蛋白聚糖和多能蛋白聚糖）和分泌性氨基聚糖（糖胺多糖和透明质酸）。越来越多的证据表明，内皮细胞的糖萼可能是肾小球过滤屏障的重要组成部分[405-411]。

VEGF 是由足细胞产生的一种重要的肾小球内皮细胞功能调节因子。体内和体外试验均证实，VEGF 可诱导血管内皮窗孔形成，增加内皮细胞通透性[412-413]。VEGF-A 是足细胞及其主要受体产生的最具特征的生长因子，其主要受体 VEGFR2 表达于内皮细胞。敲除足细胞中 *VEGF-A* 基因或抑制其表达，会导致肾小球内皮细胞分化缺陷或受损[414-415]。因此，肾小球内皮细胞分化状态的保持有赖于足细胞分泌的VEGF[416-417]。肾小球内皮细胞可分泌一氧化氮和内皮素 -1（一种血管收缩因子）[418]。肾小球内皮细胞强阳性表达 CD34（图 33.47）。

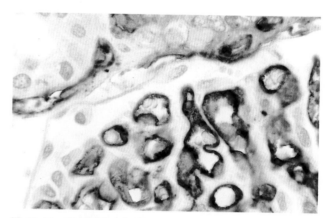

图 33.47 肾小球内皮细胞强阳性表达 CD34，图上部一些小管周围毛细血管也呈阳性（CD34 免疫组织化学染色，×630）

21.5.3 系膜细胞

系膜由系膜细胞和系膜基质构成，是肾小球毛细血管袢的支持结构，PAS 和六胺银染色阳性（图 33.48）。光镜下，系膜细胞通常位于系膜内，细胞核

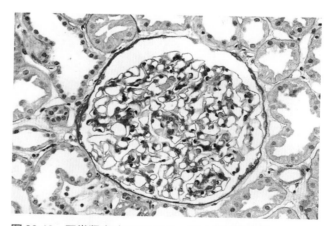

图 33.48 正常肾小球 PAS 染色，肾小球毛细血管网中心的系膜呈阳性（×250）

深染。超微结构上，它们的形状不规则，胞质突起细长，可伸入内皮细胞和肾小球基底膜间。系膜细胞的胞质突起内含有微丝，包括肌动蛋白、肌球蛋白和 α- 辅助动蛋白[419-420]。系膜细胞具有平滑肌收缩性质，被视为一种特殊的周细胞，可调节肾小球滤过功能[421]。肾小球毛细血管腔有连续的内皮细胞被覆，但基底膜和脏层上皮未完全包绕毛细血管，而是将系膜基质和细胞包裹在毛细血管之间（图 33.49）。

系膜细胞参与系膜基质的生成。系膜基质与肾小球基底膜相似，但不完全一致，内含多种胶原（Ⅳ型胶原的 α1 和 α2 链、Ⅴ型胶原）、多种层粘连蛋白以及纤维连接蛋白和蛋白聚糖（串珠蛋白聚糖）。基质内微纤维特别丰富，是一种无分支的非胶原性结构，内含原纤蛋白和微原纤维相关糖蛋白[422-423]。系膜细胞细胞突起与肾小球基底膜间存在微丝介导的连接，说明系膜细胞与肾小球基底膜构成一个生物学功能整体[424-426]。有研究者提出，系膜的收缩功能可抵消由毛细血管腔内液体压力造成的管腔扩张，从而保持毛细血管壁的结构[427]。一些分子介导系膜细胞与周围基质之间，以及其他肾小球细胞与肾小球基底膜之间的相互作用[428]。Afadin 是一种 F- 肌动蛋白结合蛋白，定位于系膜细胞与内皮细胞的细胞间连接处[429]。整合素 α3β1 和 Lu/BCAM 是系膜受体，可以调节系膜细胞与肾小球基底膜内的层粘连蛋白 α5 链之间的黏附作用[430]。系膜细胞产生的整合素 α8β1 与位于肾小球基底膜的配体肾连蛋白结合，这种相互作用可调节系膜细胞黏附[431]。系膜细胞还表达整合素 α4β1（纤维连接蛋白受体）[432]。这些相互作用在信号通路中发挥作用，不仅可以调节细胞外基质的产生，还可调节生长因子、血管活性介质和细胞因子的合成。

系膜细胞还具有吞噬能力，参与清除系膜内大分子和碎片[433]。系膜细胞可以对多种分子产生反应，包括白介素 -1、PDGF 和花生四烯酸代谢产物等，它们在肾小球损伤反应过程中发挥重要作用[434]。PDGF-β（PDGFR 的主要配体）促进系膜细胞分裂和增殖，同时敲除 PDGF-β 和 PDGFR 基因导致系膜细胞和系膜的缺失[435]。一些研究者认识到，系膜内一小部分细胞为骨髓源性巨噬细胞，这些细胞参与免疫应答（图 33.50）[436-438]。偶尔，正常肾小球内可见白细胞，白细胞共同抗原（CD45 和 CD45RB）免疫组织化学染色呈阳性。

肾小球系膜与球外系膜（球旁器的组成部分）相延续，沿肾小球柄分布。有趣的是，研究发现，在肾小球损伤的情况下，位于肾小球外系膜区的肾素细胞系可迁入并定居于球内系膜区[439-440]。

21.5.4　肾小球基底膜

在光学显微镜下，可通过 PAS 和六胺银染色方

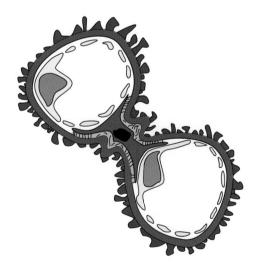

图 33.49　系膜与肾小球毛细血管关系示意图。脏层上皮细胞（足细胞）标记为红色，内皮细胞为黄色，肾小球基底膜（绿色）包绕系膜区及所属的毛细血管。中央的系膜细胞的细胞质显示为深棕色，核为黑色，系膜基质为浅棕色丝网区域。系膜细胞细胞突起与肾小球基底膜直接相连，或通过基质内微原纤维间接连接

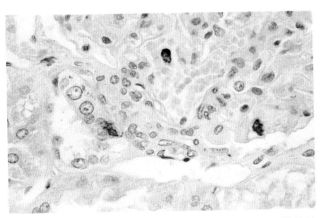

图 33.50　系膜区可见少量 Kp-1 免疫组织化学染色阳性的单核组织细胞（Kp-1 免疫组织化学染色，×630）

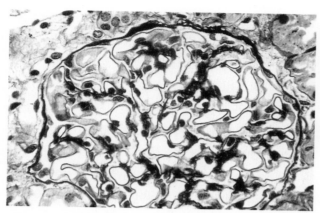

图 33.51　正常肾小球，肾小球基底膜和肾小囊基底膜呈阳性（六胺银染色，×500）

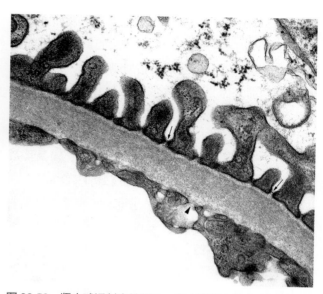

图 33.53　肾小球透射电镜照片。肾小囊位于肾小球毛细血管壁上方，毛细血管腔位于管壁下方。图中可见一个内皮细胞窗孔（箭头），注意排列规则的足细胞足突，滤过裂孔膜（箭尖）位于相邻足突间。肾小球基底膜主要由致密板构成，电子密度低的内层板和外层板不明显（×48000）

法将肾小球基底膜显示出来（图 33.51）。六胺银染色更具特异性，肾小球基底膜显示更清楚。正常外周毛细血管祥远离血管极和系膜区，可见一层细腻的基底膜（图 33.52）。HE 染色和 PAS 染色均可使毛细血管腔内物质、内皮细胞层和足细胞的细胞质着色，导致肾小球基底膜明显增厚。基底膜位于肾小球毛细血管壁内皮细胞和足细胞间。超微结构观察，肾小球基底膜完全围绕周边毛细血管祥的内皮细胞和祥间的系膜。肾小球基底膜由位于中心的致密板（分为中间致密层和两侧薄的电子透明层）和内层板、外层板构成。与实验动物相比，人类肾小球的电子透明层不明显（图 33.53）。

成人的肾小球基底膜平均厚度为 310～380nm[441-443]。男性肾小球基底膜（平均厚度为 373nm）显著厚于女性（平均厚度为 326nm），30 岁

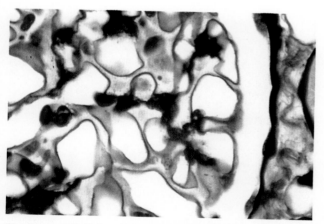

图 33.52　高倍放大，示周边毛细血管祥薄而规则的肾小球基底膜（六胺银染色，×1250）

以前，肾小球基底膜持续增厚[315]。正常成人肾小球毛细血管结构的定量数据包括：平均肾小球体积为 $1.38 \times 10^{6} \mu m^{3}$、平均毛细血管直径为 6.75μm、平均每个肾小球毛细血管滤过面积为 $200 \times 10^{3} \mu m^{2[444]}$。蛋白质组学研究发现，正常人肾小球细胞外基质中至少存在 212 种蛋白[445-446]。然而，肾小球基底膜的主要成分包括Ⅳ型胶原、层粘连蛋白、巢蛋白和硫酸乙酰肝素蛋白聚糖（heparan sulfate proteoglycan，HSPG）[447]，Ⅳ型胶原是肾小球基底膜的主要组成部分。Ⅳ型胶原家族包括 6 个链，α1（Ⅳ）～α6（Ⅳ）[448]。Ⅳ型胶原蛋白的 3 个链自结合形成三螺旋分子，称为原体。尽管可能存在多种组合，但Ⅳ型胶原仅可形成 3 种原体亚型，分别为 α1.α2.α1（Ⅳ）、α3.α4.α5（Ⅳ）和 α5.α6.α5（Ⅳ）。三聚螺旋原体通过羧基末端的非胶原结构域（NC1）结合形成六聚体，然后组合形成聚合网络，后者是整合其他肾小球基底膜成分的支架。3 种经典的六聚体在基底膜内形成 3 种不同的网络：α1.α2.α1-α1.α2.α1（Ⅳ）网络、α3.α4.α5-α3.α4.α5（Ⅳ）网络和 α1.α2.α1-α5.α6.α5（Ⅳ）网络[449]。成人肾小球基底膜内主要为 α3.α4.α5-α3.α4.α5（Ⅳ）网络，编码 α3、α4 和 α5（Ⅳ）的基因突变可导

致奥尔波特综合征[450]。肺出血肾炎综合征中，自身抗体的靶点是 α3（IV）链[450]。α1.α2.α1-α5.α6.α5（IV）网络见于肾小囊。内皮细胞和足细胞均可合成 α1.α2.α1（IV），但仅足细胞可合成 α5.α6.α5（IV）[251]。

层粘连蛋白是由 α、β 和 γ 链构成的异三聚体。层粘连蛋白 -521 是成人肾小球基底膜内主要的层粘连蛋白亚型，由 α5、β2 和 γ1 链构成[447]。肾小球内皮细胞和足细胞均可合成层粘连蛋白 α5 和 β2[451]。层粘连蛋白 β2 基因突变导致的先天性肾病综合征称为 Pierson 综合征[452]。

巢蛋白是一种糖蛋白，在肾小球基底膜内与 IV 型胶原和层粘连蛋白结合[453]，但似乎与肾小球基底膜形成的关系不大[454]。蛋白聚糖由糖胺聚糖与核心蛋白结合构成[455]。糖胺聚糖链含硫酸乙酰肝素或硫酸软骨素。硫酸乙酰肝素蛋白聚糖包括突触蛋白聚糖、串珠蛋白聚糖和 XVIII 型胶原。上述蛋白是肾小球基底膜带负电荷的主要原因[456-457]。聚集蛋白是肾小球基底膜中硫酸乙酰肝素蛋白聚糖的主要成分，而串珠蛋白聚糖和 XVIII 型胶原主要见于系膜基质[458-460]。随机光学重构显微术是一种先进的显微技术，可用于观察肾小球基底膜分子的纳米级分子构架[461]。α3α4α5（IV）网络位于肾小球基底膜中心，α1α2α1（IV）网络位于肾小球基底膜中靠近内皮细胞侧。层粘连蛋白 -521 不仅分布于肾小球基底膜的中心，还分布于靠近内皮细胞和足细胞的肾小球基底膜两侧。突触蛋白聚糖沿肾小球基底膜的内皮细胞和足细胞表面呈两层分布，足细胞侧更丰富。

21.5.5 足细胞

足细胞（脏层上皮细胞）是肾小球内最大的细胞，光镜下，位于肾小球毛细血管壁外侧，常凸入肾小囊腔，细胞核非常明显，细胞质丰富、弱嗜酸性。扫描电镜显示，足细胞的细胞体部分明显（内含细胞核和细胞器），并有较长的细胞质分支，初级分支环绕肾小球毛细血管，随后分支形成足突（图 33.54）[462]。足突覆盖毛细血管壁，与肾小球基底膜的外层板连接，不同足细胞的足突交错分布。采用先进的显微技术，包括序列块表面扫描电子显微术和聚集离子束扫描电镜，发现足突不仅可由长的胞质突起分支形成，还可直接从胞体发出[463-464]。这些研究还

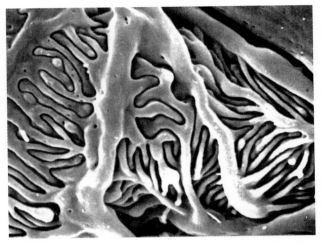

图 33.54　肾小球扫描电镜照片，显示环绕毛细血管袢的足细胞初级分支。注意交错分布的足突（×13000）（经 Jill W. Verlander 博士允许）

表明，沿足细胞胞体和初级分支底侧表面分布着弯曲的嵴状突起，足突由此发出。

电子显微三维重构研究发现，足细胞还存在其他复杂的结构特征。Neal 等证实，足突（称为锚定突起）正好位于足细胞胞体与肾小球基底膜之间[465]。此外，他们将肾小囊腔分为 3 个不同的区域。1950 年，Gautier 首先描述了"足细胞下间隙（subpodocyte spau，SPS）"[466]，将其严格地定义为足细胞胞体之下的区域，占肾小球滤过面积的 60%[465]。据报道，SPS 通过所谓的"足细胞下出口孔"这一狭窄通道与肾小囊主间隙连接。与屏障表面无 SPS 被覆的滤过途径相比，SPS 途径限制性更强[467]。此外，足细胞下出口孔改变可能调节 SPS 途径的限制性通过能力[468]。足细胞间隙是连接 SPS 与外周肾小囊间隙的狭窄吻合区[465]。序列块表面扫描电子显微术研究显示，SPS 和足细胞间隙属于非自由流动性尿间隙[469]。肾小囊腔依据足细胞划分为不同区域，这些区域的生理功能还有待于阐明。

透射电镜观察显示，足细胞的细胞质内含有丰富的粗面内质网、发达的高尔基体和明显的溶酶体。足细胞具有精细的细胞骨架，是其稳定性、外形、黏附性和应激反应的基础[470]。胞质内含大量中间丝、微管和微丝[397]。中间丝和微管主要分布于胞体和初级分支，而足突内分布有致密的微丝收缩装置[471-473]。微丝包括肌动蛋白、肌球蛋白、α- 辅肌动蛋白、踝

蛋白和黏着斑蛋白，与初级分支中的中间丝和微管接连[474]。电镜研究显示，足细胞足突内至少存在两种不同的肌动蛋白网络[475]。第一种是含α-辅肌动蛋白和特异性突触连接蛋白的肌动蛋白丝束，沿足突长轴分布；第二种是含皮层肌动蛋白的肌动蛋白网络，位于第一种网络与细胞质膜之间。肾小球疾病伴蛋白尿时，足细胞的细胞骨架断裂，导致足突消失。众所周知，大多数细胞同时含有收缩性和非收缩性肌动蛋白纤维（肌动蛋白丝束），前者一般同时含有α-辅肌动蛋白和肌球蛋白[476]。超分辨率显微镜研究揭示了足细胞细胞骨架的其他细节[477]。足突中心的肌动蛋白丝束含α-辅肌动蛋白和特异性突触连接蛋白，胞体和初级分支的肌动蛋白丝含肌球蛋白ⅡA，但缺乏特异性突触连接蛋白。这些研究结果表明，足突内的肌动蛋白丝不具有收缩性，而位于胞体和初级分支者具有收缩性。此外，在足细胞损伤导致足突消失的模型研究中，肌球蛋白ⅡA转移至毗邻肾小球基底膜的胞质处，并形成一个由微丝聚集构成的罩状结构。收缩蛋白的这些超微结构可能使足细胞具有调节肾小球滤过面积的功能。

采用序列块表面扫描电子显微术进行三维重建研究，证实足细胞及其足突具有复杂的几何分布特征[478]。足细胞胞体体积占细胞总体积的30%~50%，初级分支体积占细胞总体积的30%~50%。虽然足突体积仅占细胞体积的20%，但表面积却占细胞表面积的近60%。根据这些数据得出的结论是，足突本质上易碎。于是，研究者们建立了复杂的足细胞肌动蛋白细胞骨架动力学模型，进一步研究足细胞的功能及其对损伤的反应。

足突内存在两种与肌动蛋白细胞骨架相互作用并控制后者的结构：黏着斑和滤过裂孔膜[479]。黏着斑将足突锚定在肾小球基底膜上。黏着斑由跨膜蛋白复合体构成，内含整合素及其配体，可借此与肌动蛋白细胞骨架连接[480]。例如，整合素α3β1与肾小球基底膜内的层粘连蛋白形成黏着斑，再与踝蛋白、桩蛋白、黏着斑蛋白衔接蛋白胞质复合物互连，从而连接到肌动蛋白细胞骨架。人类整合素α3亚单位突变会导致严重蛋白尿[481]。部分GTP酶影响着黏着斑的成熟，具有控制肌动蛋白动力的功能，如小GTP酶（包括RhoA、Rac1、Cdc42）[482]和大GTP酶蛋白（发动蛋白）[483]。

肾小球基底膜附近相邻足突间被宽为30~40nm的空间（称为滤过孔或滤过裂隙）分隔，并通过一层薄的细胞外结构（称为滤过裂孔膜）桥接。滤过裂孔膜不仅是重要的滤过屏障，还可调节足突内肌动蛋白细胞骨架动力学[484]。超微结构检查时，裂孔膜常引起病理医师的注意。30年以前，在电子显微镜观察的基础上，Karnovsky与其同事共同提出了裂孔膜的拉链状结构模型[485-487]。在该模型中，拉链的中间线等同于横切面上隔膜的中心点，通过间隔排列的横桥与邻近足突连接，两者之间为直角孔。最近，通过电子断层成像术进行三维重建所获得结果与Karnovsky的模型基本一致[488]。研究结果显示，裂孔膜是一条长30~35nm的卷曲网络条带状，中央合并形成一个纵向的高密度区。这些条带形成5~10nm厚的裂孔膜，所围绕的孔径大小与白蛋白分子一致或稍小。这些孔的外形比预期的更不规则。基于冷冻蚀刻复型超微结构观察方法，以前有人认为裂孔膜是一种片状而非拉链状的亚结构[489]。增强扫描电子显微镜观察发现，裂孔膜中央观察到不同外形的孔，没有轴丝成分[490]。这一发现支持裂孔膜是一种异孔结构，而不是拉链样结构。高分辨氦离子扫描电子显微镜研究表明，在滤过裂孔的中央，裂孔膜由横桥状排列的微丝及其围绕的孔形成阶梯状结构，此研究也未观察到明确的中线结构，因此研究支持裂孔膜是异孔结构[491-492]。冷冻电镜技术进一步揭示了裂孔膜分子水平的复杂性[493]。裂孔膜下部分最靠近肾小球基底膜，其桥接带较短，由Neph1（一种类似肾病蛋白的蛋白）构成。裂孔膜顶端部分指向顶面，其桥接带较长，由裂隙素构成。该研究支持裂孔膜的分子组装具有双层特性。

裂孔膜是一种独特的结构，与紧密连接和黏着连接有一定的相似性[494-495]，将足细胞不同的细胞膜表面分隔开。与其他上皮细胞一样，足细胞具有极性和明确的膜（图33.55）[496]。基底部膜微区和顶部膜微区分别位于裂孔膜的下方和上方。裂孔膜区（包括桥接隔膜和邻近的足细胞足突的细胞膜和细胞质）被视作表面区，是一个非常特化的区域。

在我们对足细胞的认识中，最大进步是鉴定出裂

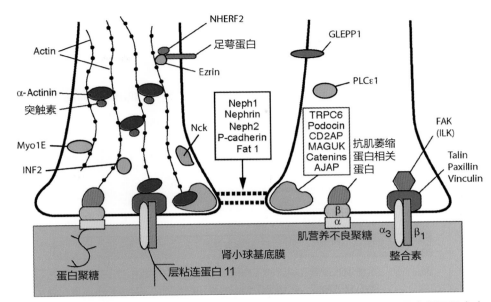

图 33.55　足细胞膜微区示意图。包括滤过裂孔膜、基底部膜和顶部膜微区。图中显示足突内不同区域间分子的相互作用。详细说明见正文相应描述（经允许引自：Pavenstadt H，Kriz W，Kretzler M. Cell biology of the glomerular podocyte. Physiol Rev 2003；83：253–307；Kerjaschki D. Caught flat-footed：podocyte damage and the molecular bases of focal glomerulosclerosis. J Clin Invest 2001；108：1583–1587.）

隙素，此蛋白由 *NPHS1* 基因编码，此基因突变可导致 Finnish 型先天性肾病综合征[248-249]。裂隙素是免疫球蛋白超家族中的一种跨膜黏附蛋白，分布于裂孔膜条带中[497]。在人或动物中，缺乏裂隙素会导致无裂孔膜形成、足突消失、出现大量蛋白尿[249-498]。滤过裂孔膜区检测到越来越多的其他蛋白分子，这些蛋白分子与肾病和其他成分相互作用，形成多功能复合物（图 33.56）[248,474,499]。部分蛋白是由裂孔膜自身产生的，例如，在裂孔膜内形成双分子层的裂隙素和 Neph1[493]。

其他蛋白分布于毗邻裂孔膜的足细胞胞质或质膜中。例如，支架蛋白的膜相关鸟苷酸激酶家族成员（包括：MAGI-1、MAGI-2、CASK 和 ZO-1）毗邻裂孔膜分布[500-501]。这些支架蛋白将膜连接蛋白与肌动蛋白细胞骨架连接起来，并产生信号级联效应。此外，多个黏着接合相关蛋白，包括 α- 辅肌动蛋白、IQGAP1、α Ⅱ 血影蛋白和 β Ⅱ 血影蛋白，也是裂隙素相关多蛋白复合物的组成部分[500-501]。

编码裂孔膜区域内组成蛋白的基因（包括裂隙素[249]、Neph1[502]、Fat1[503]、podocin[504]、CD2AP[505]、α- 辅肌动蛋白[506-507]、TRPC6[508-509]、PLCE1[510]、INF2[511]

和 MYO1E[512]）突变或缺陷（图 33.51），可导致人和动物肾小球疾病，特征性表现为裂孔膜缺陷或消失、足突消失及蛋白尿。其中，许多病例表现为局灶性节段性肾小球硬化症，常称为足细胞病。如前所述，裂孔膜是足突内肌动蛋白细胞骨架动力学调节的信号中心[513]。例如，α- 辅肌动蛋白是一种裂孔膜内重要的蛋白，与特异性突触连接蛋白（另一种肌动蛋白相关蛋白）相互作用，可促进分化型足细胞内长而不分支的平行排列的肌动蛋白丝形成[514]。裂隙素是信号传递的中枢。另一个将裂隙素与肌动蛋白细胞骨架连接起来的关键途径涉及到 Nck 衔接蛋白[515-516]。裂隙素细胞质的酪氨酸残基磷酸化引起 Nck 衔接蛋白［Nck1 和（或）Nck2］与裂隙素相互作用。随后，Nck 结合并活化神经元维斯科特 – 奥尔德里奇综合征蛋白，后者是一种肌动蛋白成核蛋白。神经元维斯科特 – 奥尔德里奇综合征蛋白结合并活化 Arp2/3 多蛋白复合物，从而诱导肌动蛋白聚合作用[517]。Nck 和神经元维斯科特 – 奥尔德里奇综合征蛋白是足突滤过屏障完整性和足突稳定性所必需的[518-520]。此外，裂隙素还参与了足细胞内的胞吞运输，对裂孔膜的更新

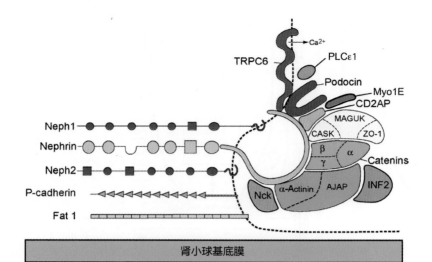

肾小球基底膜

图 33.56 足细胞滤过裂孔膜区的工作模式示意图。左侧是由位于足突间裂孔膜的分子构成，右侧是足突细胞膜和细胞质内裂隙素相关多蛋白复合物的相互作用。正文内有详细描述（经允许引自：Pavenstadt H，Kriz W，Kretzler M. Cell biology of the glomerular podocyte. Physiol Rev 2003; 83: 253-307; Kerjaschki D. Caught flat-footed: podocyte damage and the molecular bases of focal glomerulosclerosis. J Clin Invest 2001; 108: 1583-1587; Huber TB, Benzing T. The slit diaphragm: a signaling platform to regulate podocyte function. Curr Opin Nephrol Hypertens 2005; 14: 211-216; Lehtonen S, Ryan JJ, Kudlicka K, et al. Cell junction-associated proteins IQGAP 1, MA GI-2, CAS K, spectrins, and alpha-actinin are components of the nephrin multiprotein complex. Proc Natl Acad Sci USA 2005; 102: 9814-9819. ）

和维持非常重要[521]。

基底部膜微区指足细胞足突的"底部"，包埋于所被覆的肾小球基底膜内（图 33.55）。基底膜中含有 2 种表面受体（整合素和肌养蛋白聚糖），与肾小球基底膜上的配体结合，将足突固定在肾小球基底膜上[432,522]。整合素 α3β1 与 IV 型胶原、层粘连蛋白及巢蛋白结合，肌养蛋白聚糖与层粘连蛋白、突触蛋白聚糖及串联蛋白聚糖结合[474]。整合素和肌养蛋白聚糖均通过衔接分子与肌动蛋白细胞骨架偶联。整合素与踝蛋白、桩蛋白及黏着斑蛋白复合物结合[472]，肌养蛋白聚糖与肌营养相关蛋白结合[522]。整合素 - 配体相互作用诱导产生细胞应答，称为"外 - 内"联合信号，由黏着斑激酶和 ILK 调节[474,523]。与滤过裂孔膜一样，完整的基底细胞膜域是维持足突完整性所必需的。

顶部细胞膜域位于裂孔膜上方，有一个由阴离子糖蛋白构成的糖萼（图 33.55）[524]，其中包括足萼糖蛋白[525]和 GLEPP1[526]。由埃兹蛋白和 NHERF2（Na⁺/H⁺交换调节因子 2）构成的复合物先与足萼糖蛋白相互作用，之后与肌动蛋白细胞骨架连接[527-528]。遗传学证据表明，足萼糖蛋白对维持足突稳定性非常重要[529]。足细胞细胞器中的蛋白质对其功能和滤过屏障的完整性也非常重要。线粒体基因突变（包括 COQ2、COQ6、PDSS2、MT-TL1 和 ADCK4）及核蛋白缺陷（包括 WT1、PAX2、LMX1B 和 SMARCAL1 等）均与蛋白尿综合征相关[530]。

作为一个血管性结构，肾小球的发育与肾单位内其他结构有所不同，这一点可以从中间丝的分布方式体现出来。波形蛋白可见于肾小球内皮细胞、系膜细胞和足细胞（图 33.57，图 33.58）[473,531-534]。

人类足细胞通常不表达结蛋白，但大鼠足细胞可能表达，特别是存在肾损伤的情况下 [534-535]。肾小球丛不表达细胞角蛋白。足细胞常表达的其他免疫组织化学标记物包括 WT1、CD10、GLEPP1、足萼糖蛋白和裂隙素。

成熟足细胞为终末分化细胞，一般不会复制。它们表达 CDK 抑制剂 P27 和 p57，参与维持细胞静止 [536]。在早期肾发生过程中，肾母细胞瘤抑制基因 *WT1* 对细胞生长和分化的调节作用非常重要 [199]。有针对性地诱导胚胎发育期的小鼠，使 *WT1* 基因突变，小鼠无肾脏发育 [200]。一些强有力的证据显示，WT1 对于足细胞分化非常重要。肾脏发育过程中，在后肾间充质内可检测到 WT1 表达，RV 内表达增强，但最高水平的 WT1 表达则见于肾小球形成期的足细胞层 [537-538]。WT1 蛋白是一种转录因子，表达于足细胞的细胞核，不会随肾小球的成熟而消失，在成人肾脏足细胞内持续表达（图 33.59）。德尼-德拉什综合征［肾病综合征伴生殖器异常和（或）肾母细胞瘤］特征性地表现为肾小球萎缩伴足细胞肥大，超过 95% 的患者可检测到 WT1 锌指 DNA 结合域的点突变 [539]。这些研究发现，WT1 分子缺陷与足细胞病变间存在相关性，提示 WT1 在维持成熟肾脏足细胞的结构和功能方面发挥重要作用。WT1 是一种主要的调节因子，可以调控其他足细胞基因的表达，这些基因是维持完整肾小球滤过所必需的 [540-541]。采用综合组学研究方法研究足细胞基因，包括全外显子组测序和质谱蛋白质组学方法，将增强我们对健康和疾病状态下足细胞作用的理解 [542-543]。

21.5.6　肾小球滤过屏障

肾小球毛细血管壁像一个滤器，对要滤过的分子大小及其所带的电荷具有选择性 [544-546]。要穿过毛细血管壁，分子必须通过有孔内皮细胞、肾小球基底膜和过滤裂孔膜 3 层结构。

越来越多的证据显示，肾小球内皮细胞的糖萼是肾小球滤过屏障的重要组成部分 [403,406]。以前认为，肾小球基底膜是滤过过程中主要的屏障。但近年来，足细胞裂孔膜的作用逐渐受到重视。

肾小球毛细血管壁对水和小分子的通透性非常好，但对大小相当于白蛋白或更大的分子的通透性则非常低。数学模型研究显示，肾小球基底膜和滤过裂孔膜对水滤过所产生的阻力是相当的。数学模型结合超微结构研究显示，裂孔膜是大分子过滤屏障中限制性最强的结构 [547]。

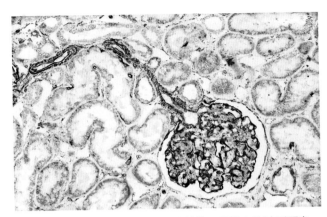

图 33.57　包括肾小球在内的血管结构强阳性表达波形蛋白，小管和间质成分散在弱阳性表达（波形蛋白免疫组织化学染色，×100）

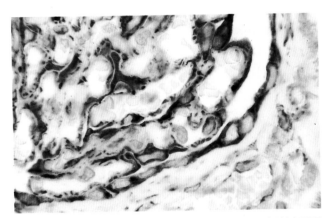

图 33.58　肾小球内皮细胞、足细胞及壁层上皮强表达波形蛋白。（波形蛋白免疫组织化学染色，×630）

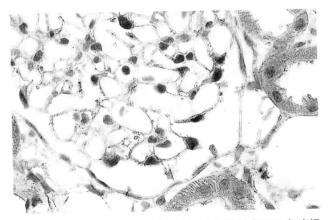

图 33.59　成人肾小球足细胞核表达 WT1 蛋白（WT1 免疫组织化学染色，×400）

编码滤过裂孔膜区域内蛋白的基因突变或缺陷，包括编码裂隙素和一些与之相互作用的蛋白的基因，可导致大量蛋白尿，从基因水平证实了裂孔膜在肾小球选择性滤过中具有决定性作用[499]。尽管肾小球基底膜内的蛋白网络也参与了滤过屏障对分子大小的选择，但裂孔膜可能是最重要的分子大小选择屏障。

一直认为肾小球基底膜是负责肾小球毛细血管壁电荷选择性渗透的主要结构[544-545]。在肾小球基底膜中，这种电荷选择性与多聚阴离子分子有关（如硫酸乙酰肝素蛋白聚糖）。然而，令人吃惊的是，串珠蛋白聚糖的硫酸肝素侧链缺陷小鼠没有形态学可见的肾小球基底膜缺陷，也没有表现出蛋白尿[548]。

突触蛋白是肾小球基底膜内主要的硫酸乙酰肝素蛋白聚糖，去除突触蛋白聚糖可导致肾小球基底膜失去负电荷，但不影响小鼠滤过屏障功能[549]。然而，有证据显示完整的肾小球基底膜是蛋白通透的主要屏障。敲除肾小球基底膜的层粘连蛋白β2链会导致小鼠蛋白尿（人类 Pierson 综合征疾病模型），且蛋白尿发生在裂孔膜异常和足突消失之前[550]。这些结果表明，肾小球基底膜确实是蛋白屏障，仅裂孔膜完整并不足以防止蛋白尿。

肾小球滤过屏障的"整体观点"为：内皮细胞、肾小球基底膜、足细胞及其裂孔膜并不是孤立的，而是相互关联形成一个功能性整体。这些成分中的每一部分对正常肾小球的滤过功能都非常重要。

21.5.7 壁层上皮细胞

肾小囊壁层被覆相对扁平的鳞状上皮细胞，称为壁层上皮细胞，它们具有很强的增殖潜能[551]。壁层上皮细胞表达细胞角蛋白、钙黏蛋白、密封蛋白-1和转录因子Pax-2（图33.60）[532-534,552]。壁层上皮细胞高 0.1 ~ 0.3μm，细胞核所处位置高 2 ~ 3.5μm。壁层上皮细胞位于肾小囊基底膜上，后者厚 1200 ~ 1500nm，呈板层状。与肾小球基底膜相比，肾小囊基底膜表达Ⅳ型胶原α6链，后者属于α1.α2.α1（Ⅳ）-α5.α6.α5（Ⅳ）网络[553]。壁层上皮细胞层是肾小球滤过中的物理屏障。实验性破坏此层结构，可导致大分子渗漏入肾小球周间隙[554]。有时候，平坦的壁层上皮细胞层被近端小管上皮取代。这种肾小囊的小管化生现象在小鼠中常见，但是，这种现象在人类中也可见于多种情况，特别是急性肾小管损伤（图33.61）。

壁层上皮细胞似乎存在不同的细胞类型[555]。"极周细胞"位于壁层上皮细胞与足细胞之间的血管极，含有显著的胞质颗粒，现在称为"移行细胞"[556]，免疫表型介于壁层上皮细胞与足细胞之间，功能尚不清楚。其他靠近血管极并表达足细胞标记的肾小囊被覆上皮称为壁内足细胞或异位足细胞[557-558]。在一些肾小球疾病中，如足细胞病，壁层上皮细胞活化并表达CD44，细胞的增殖活性升高、迁移能力增强、基质沉积增多[559-560]。

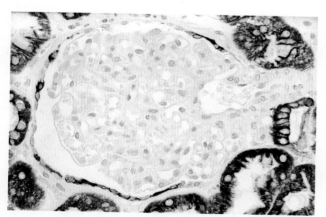

图 33.60 壁层上皮细胞表达角蛋白，肾小球丛不表达。血管极位于右侧，致密斑（最靠右侧中间位置）及其他小管节段性表达细胞角蛋白（CAM5.2 免疫组织化学染色，×400）

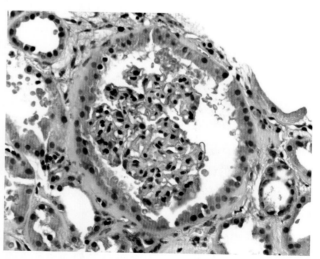

图 33.61 肾小囊出现环周分布的小管化生（HE 染色，×400）

壁层上皮细胞可能是足细胞更新的祖细胞[561]。在足细胞损伤实验模型中，壁层上皮细胞可分化为足细胞并进入肾小球丛[562-565]。另外，在其他肾小球损伤模型中，足细胞可迁移至肾小囊并表达壁层上皮细胞标记[566-568]。但是，还需要进一步研究足细胞与壁层上皮细胞双向移动的功能关联。

21.6　球旁器

球旁器由 Golgi 发现，位于肾小球血管极，由入球小动脉、出球小动脉、球外系膜区和致密斑构成（图 33.62）。正常肾小球内有可能见到明显的球旁器，不要误认为是异常表现（如节段性肾小球硬化症）（图 33.63）。球旁器是肾素－血管紧张素系统主要的结构单位。虽然光镜下即可观察到此解剖结构的大体轮廓（图 36.64），但肾小球旁的颗粒细胞需要组织化学或免疫组织化学方法才能清楚地显示。这些细胞通常呈簇状分布，入球小动脉壁内最丰富，出球小动脉壁及球外系膜区内也可见到[569-571]。超微结构分析显示，细胞质内有肌丝、连接小体、分化良好的内质网和高尔基体，以及大量膜结合颗粒（图

33.65），这些颗粒的大小和形状不一。目前认为，位于高尔基体内、体积更小的菱形晶体颗粒为成熟颗粒，称为"原始颗粒"。这些细胞内的颗粒表达肾素和血管紧张素 II [572-573]。肾素通过胞吐方式释放，由肾上腺素能神经活动调节[574-575]。

肾素细胞不仅具有经典的调节血压的作用，最近的研究表明，肾素细胞还具有相当大的可塑性，并参与再生和氧传感[576]。利用遗传标记技术和试验

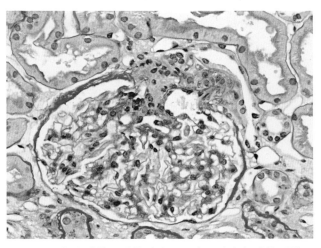

图 33.63　肾小球伴明显的球旁器。由于球内与球外系膜区相延续，在判读肾小球血管极的细胞结构时需要谨慎（PAS 染色，×400）

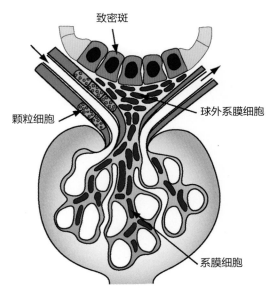

图 33.62　球旁器的基本组成部分（经允许引自：Kriz W, Kaissling B. Structural organization of the mammalian kidney. In: Seldin DW, Giebisch D, eds. The Kidney: Physiology and Pathophysiology. 3rd ed. Philadelphia, PA: Lippincott Williams & Wilkins; 2000: 587-654.）

（图中标注：致密斑、颗粒细胞、球外系膜细胞、系膜细胞）

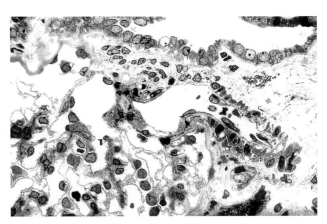

图 33.64　球旁器的光镜表现。从上至下依次为致密斑、球外系膜区、入球小动脉和肾小球（×750）（经允许引自：Barajas L, Salido EC, Smolens P, et al. Pathology of the juxtaglomerular apparatus including Bartter's syndrome. In: Tisher CC, Brenner BM, eds. Renal Pathology with Clinical and Functional Correlations. 2nd ed. Philadelphia, PA: JB Lippincott; 1994: 948-978.）

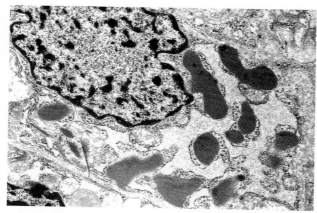

图 33.65 肾小球旁颗粒细胞电镜照片。注意其中明显的细胞质膜结合颗粒（×19000）（经允许引自：Barajas L, Bloodworth JMB Jr, Hartroft PM. Endocrine pathology of the kidney. In: Bloodworth JMB Jr, ed. Endocrine Pathology: General and Surgical. 2nd ed. Baltimore, MD: Williams & Wilkins; 1982: 723-766.)

性足细胞敲除所进行的几项研究发现，肾素谱系细胞（除了前面讨论的壁层上皮细胞）具有足细胞祖细胞的功能[577-581]。也有肾素细胞存在内分泌可塑性的证据。脑视网膜血管瘤可降解缺氧诱导因子-2（hgpoxia-inducible favtor 2，HIF-2），敲除球旁细胞的脑视网膜血管瘤基因，可将其由肾素细胞转化为促红素合成细胞，这可能是对 HIF-2 进行稳定的反应[582-584]。

　　球外系膜位于入球小动脉和出球小动脉间，与致密斑的底部接触面很广。球外系膜区与球内系膜区相延续，其内的细胞称为 Goormaghtigh 细胞或 Lacis 细胞，与球内系膜细胞有相似的超微结构。球外系膜细胞与球内系膜细胞及肾小球小动脉之间存在大量缝隙连接[585-586]。缝隙连接由连接蛋白组成，尤其是连接蛋白40[587-588]。这些球外系膜的形态学特征及其所处的特殊位置（球旁器中心）表明，这是一个将致密斑、肾小球小动脉和球内系膜结构和功能融为一体的结构。

　　致密斑是由皮质髓袢升支粗段邻近肾小球门部的细胞特化形成的斑块。这些细胞呈低柱状，细胞核位于顶部可凸入管腔（图 33.66）。电镜检查，细胞核位于顶部，细胞器多位于核的侧面和下方，底部细胞突起与球外系膜细胞交错分布。致密斑内细胞侧面间

隙宽度变化很大，但通常大于其他肾单位节段小管的细胞侧面间隙[589]。与髓袢升支粗段延续部分相比，致密斑缺乏表皮生长因子和 T-H 蛋白（Tamm-Horsfall protein），但具有水通透性（图 33.67）[590-592]。球旁器的解剖学排列便于毗邻结构的功能调节。致密斑在球管反馈调节中起重要作用，通过致密斑感应腔内 Na$^+$ 和（或）氯化物的浓度，并传递信号到肾小球微动脉，调节肾小球滤过率[593-594]。球管反馈调节的过程如下：致密斑处氯化钠浓度升高，导致 ATP 和

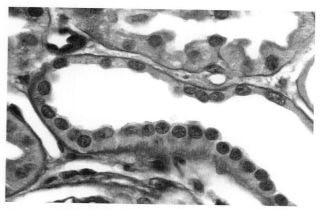

图 33.66 致密斑是由核位于顶部的低柱状细胞构成的斑块（PAS 染色，×750）

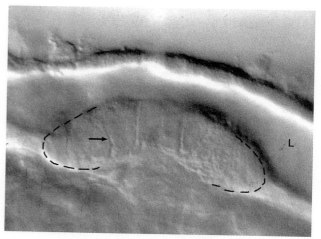

图 33.67 分离的髓袢升支粗段节段，体外灌注实验差动干扰对比图。可见小管腔（L）和致密斑（虚线勾画处为致密斑的两端）。小管腔内渗透浓度降低，导致致密斑内细胞侧面间隙（箭）增宽，提示水通过增加（×1250）（经允许引自：Kirk KL, Bell PD, Barfuss DW, et al. Direct visualization of the isolated and perfused macula densa. Am J Physiol 1985; 248（pt 2）: F890-F894.)

腺苷合成并释放；腺苷与球外系膜细胞的受体相互作用，导致胞质内钙浓度升高；缝隙连接将钙传递至毗邻的入球小动脉，导致血管收缩并抑制肾素释放，降低肾小球滤过率。神经元型一氧化氮合酶和环加氧酶COX-2 均定位于致密斑[595-597]。有证据显示，NO 和COX-2 诱导产生的前列腺素均参与了致密斑与入球小动脉内肾素分泌细胞间的信号传递[598-599]。

21.7　近端小管

近端小管分为卷曲的近端起始部（曲部）和直部。曲部在皮质内围绕所属肾小球形成数个线圈状结构，然后与位于髓放线的直部相连。人近端小管长约 14mm[600]。肾皮质组织学切片中，近曲小管剖面是主要的实质性部分。肾皮质（特别是近端小管）的外观受固定方法的影响很大。血压降低可以导致肾小球滤过和肾脏体积下降[601-602]。离体肾组织浸入固定液后，皮质更为均匀致密，近端小管腔塌陷（图33.68）[603]。近端小管腔内可能见到游离的细胞核和囊泡状膜性物质。

众所周知，肾实质（特别是肾小管）死后自溶非常明显，而且这些变化的发生速度比其他组织（如肝、心和骨骼肌等组织）快很多[604-605]。在肾脏内，近端小管的自溶改变一般更明显，包括细胞黏附性丧失和细胞核消失（图 33.69，图 33.70）。尸检标本中，很难区分急性肾小管损伤与自溶；在某些病例，两者可能同时存在。毒性急性肾小管损伤与自溶的鉴别可能极为困难。大多数缺血型急性肾小管损伤病例

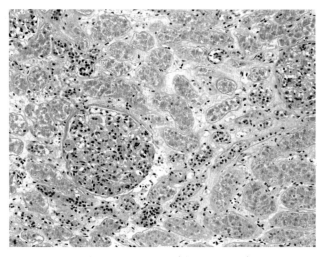

图 33.69　肾组织自溶，细胞学（包括细胞核）特征丢失，近端小管自溶表现最为明显。远端小管和肾小球也存在细胞退变表现，但细胞核仍明显（HE 染色，×200）

中，损伤小管的分布更加分散，管腔常扩张，上皮变扁平或脱落，腔内可见管型，偶见核分裂象。还需要进一步研究的是，尸检肾中特殊的小管上皮病变是否是急性肾小管损伤的特征[606]，以及免疫组织化学检查肾损伤分子 1（kidney injury molewle 1，KIM-1）表达的价值（KIM-1 是在急性肾损伤中上调表达的一种近端小管标记）[607-608]。

在不离体的情况下，对有功能的肾进行速冻、在肾表面滴加固定液或采用血管灌注的方法进行固

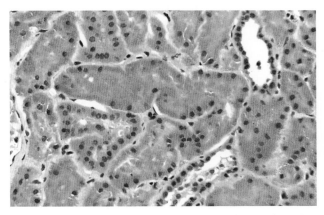

图 33.68　肾活检标本浸入固定液，示近端小管腔弥漫性塌陷。注意肾单位远端节段管腔开放（HE 染色，×250）

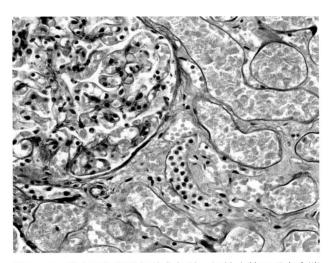

图 33.70　肾自溶组织的银染色切片。近端小管几乎完全消失，远端小管的特征是可见深染核，肾小囊和肾小管基底膜相对完整（六胺银染色，×400）

定，标本中小管间隙明显，近端小管管腔广泛开放。近端小管细胞立方至低柱状，细胞质嗜酸性，常呈颗粒状，细胞核圆形，位于中央或近基底部（图33.71）。体外灌注可以为供体器官提供氧气、营养物质，以及更为合适的储存时间，以转化器官移植。组织学检查中，活体灌注的供肾表现为肾小球、肾小管和管周毛细血管的管腔更明显，可有一定程度扩张（图33.72～33.74）。

由于与毗邻细胞存在交错的侧面细胞突起，因此近端小管细胞侧面分界不清（图33.75）。这些交错的细胞突起形成复杂的细胞间隙。细胞基底部有垂直的条纹，为大量狭长的线粒体。细胞质顶部的

空泡和颗粒是分化好的胞吞溶酶体。腔面刷状缘由大量致密排列的长的微绒毛构成，呈PAS染色阳性（图33.76）。每根微绒毛内含直径6nm的肌动蛋白细丝，延伸进入顶部胞质。近直小管的刷状缘、顶部细胞质空泡和基底纹不如曲部明显。终末网位于微绒毛下方的顶部胞质内，是含血影蛋白和肌球蛋白的微丝网络[609]。外源性凝集素可用作选择性探针显示肾小管节段[610-612]。虽然有一定程度的非特异性，但外源性凝集素Lotus tetragonolobus已用作近端小管上皮标记物（图33.77）。CD10、CD15和CD138（图33.78）是近端小管标记。

CK8和CK18在近曲小管和近直小管均表达，

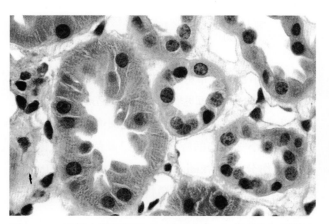

图33.71　近端小管横切面（中央偏左）。与肾单位远端节段（右侧）相比，近端小管细胞更高，细胞质嗜酸性更强（HE染色，×630）

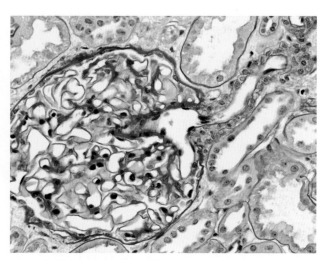

图33.73　体外灌注肾脏，示肾小球、门部小动脉、近端小管和远端小管清晰的细胞细节。近端小管的刷状缘稍变薄（PAS染色，×400）

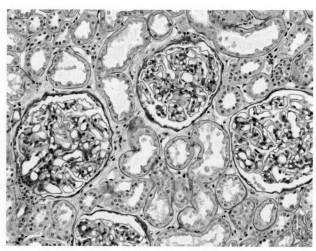

图33.72　体外灌注肾脏，示肾小球和肾小管结构完整，管腔明显，有一定程度扩张（PAS染色，×200）

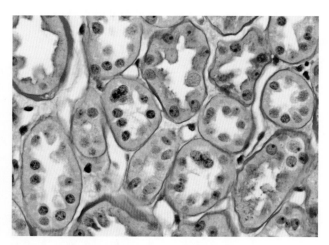

图33.74　体外灌注肾脏，示近端小管和远端小管。小管周围的毛细血管清晰可见，内皮细胞核扁平（PAS染色，×630）

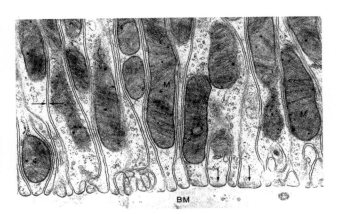

图 33.75　电镜照片，显示近端小管细胞底部广泛交错的细胞质突起。线粒体（M）拉长，细胞外间隙（相对箭头）大小一致，毗邻基底膜（BM）的细胞质内有束状微丝（单箭头）（×40000）（经允许引自：Maunsbach AB, Christensen EI. Functional ultrastructure of the proximal tubule. In: Windhager EE, ed. Handbook of Physiology. Renal Physiology. New York, NY: Oxford University Press; 1992: 41–107.）

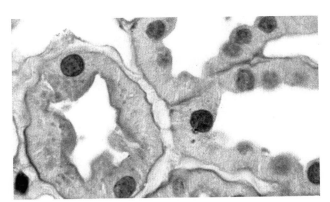

图 33.76　近端小管横切面 PAS 染色，位于图中央偏左位置。注意明显的 PAS 染色阳性的刷状缘（×1250）

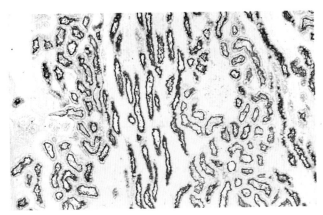

图 33.77　Lotus tetragonolobus 标记近端小管刷状缘，肾单位远端节段及肾小球阴性（经 Randolf A. Hennigar 博士允许）

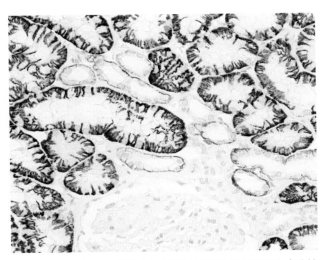

图 33.78　近端小管的基底外侧膜和细胞质呈强阳性（黏结蛋白聚糖 –1）；远端小管和集合管的基底侧呈弱阳性；肾小球呈阴性（CD138 免疫组织化学染色，×400）

但 CK19 仅在直部有灶性表达[532-533,613]。据报道，黏着蛋白质钙黏着蛋白 -6 特异性表达于近端小管[614]。近端小管不表达 CK7 和 34βE12。

在大多数哺乳动物中，肾单位不同节段的小管可以通过结构和功能进行区分。然而，也存在种属差异[615]。结构上的区别主要体现在超微结构水平[616]。然而，这些结构分布于肾的不同区域，因此通常也可从光镜水平进行分辨（图 33.34）。总而言之，对人肾脏中小管节段的描述还不够详尽。

在一些哺乳动物中，近端小管可分为 3 个完全不同的形态学节段（图 33.79）[616]。与大鼠和兔相比，小鼠肾内未发现明确的近端小管节段[617]。不同种属的近端小管总长度也存在差异[618]。S_1 段从肾小球发出，长度占近曲小管的 1/2～2/3；S_2 段由近曲小管剩余部分及近直小管的起始部分构成；S_3 段由剩下的近直小管构成，分布于内层皮质和外层髓质的外条纹层。虽然人肾的近端小管可分为近曲小管和近直小管[619]，但还没有仔细研究过是否可将近端小管分为 3 个节段。

S_1 段的细胞有高的刷状缘、分化良好的胞吞溶酶体、大量拉长的线粒体及广泛的基底外侧膜凹陷和凸起。S_2 段细胞与 S_1 段相似，但刷状缘要短一些，胞吞溶酶体、线粒体及基底外侧膜凹陷和凸起不如 S_1 段明显（图 33.80）。S_3 段细胞为更明显的立方形，

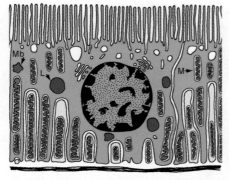

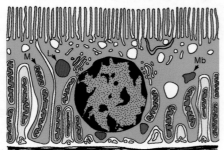

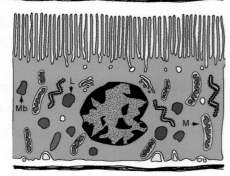

图 33.79　近端小管三分法示意图：上图为 S$_1$，中图为 S$_2$，下图为 S$_3$，基底外侧膜细胞突起内有线状排列的线粒体，来自毗邻细胞的细胞突起用浅色表示。Mb：微体；M：线粒体；L：溶酶体（经允许引自：Maunsbach AB，Christensen EI. Functional ultrastructure of the proximal tubule. In: Windhager EE, ed. Handbook of Physiology. Renal Physiology. New York, NY: Oxford University Press; 1992: 41-107.）

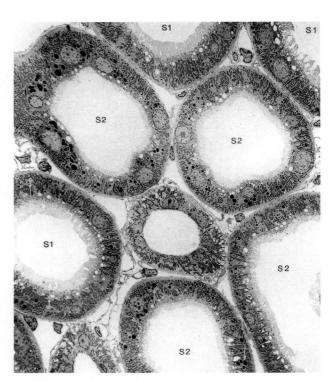

图 33.80　大鼠肾脏皮质电镜照片。S$_1$ 段细胞较 S$_2$ 段高，刷状缘更明显（×1870）（经允许引自：Maunsbach AB，Christensen EI. Functional ultrastructure of the proximal tubule. In: Windhager EE, ed. Handbook of Physiology. Renal Physiology. New York, NY: Oxford University Press; 1992: 41-107.）

胞吞溶酶体相对较少，线粒体小，基底外侧膜凹陷和凸起不明显。不同种属的 S$_3$ 段刷状缘的长度不同，人 S$_3$ 段刷状缘较短。

　　大约 65% 的滤过水、Na$^+$、氯化物、K$^+$ 及其他溶质由近端小管负责重吸收。氯化物、碳酸氢盐、葡萄糖、氨基酸及体液的重吸收通过钠耦合主动运输来完成[620]。结构精巧的基底外侧膜为重吸收的表面（图 33.81），其上具有高度活性的 Na$^+$/K$^+$-ATP 酶，该酶具有转运钠离子的功能，与整个近端小管的长度之间具有密切的相互关系[621-622]。肾内主要的 Na$^+$/K$^+$-ATP 同工酶亚型是 α1β2 异二聚体，但也检测到 α2 和 α3 亚型[623-624]。钠泵介导的主动运输通过基底外侧膜将 Na$^+$ 转运至细胞外，形成腔 – 细胞 Na$^+$ 浓度梯度。Na$^+$ 从管腔进入近端小管细胞内，浓度梯度降低，此过程受表达于刷状缘的 Na$^+$/H$^+$ 交换体（NHE3）的调节[625-626]。在血管紧张素 II 刺激后，NHE3 进入刷状缘微绒毛内，增加钠摄取量[627]。位于质膜附近的大量线粒体为主动运输提供能量。虽然线粒体看似一个孤立的细胞器，但三维电镜研究证实线粒体间通过广泛的分支相连[628]。一般来说，从近端小管 S$_1$ 段到 S$_3$ 段，水和溶质的运输效率逐渐降

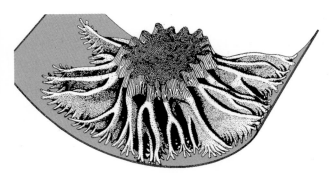

图 33.81　近曲小管三维结构示意图，显示与毗邻细胞交错分布的复杂的底部和侧面细胞突起（经允许引自：Welling LW, Welling DJ. Shape of epithelial cells and intercellular channels in the rabbit proximal nephron. Kidney Int 1976; 9: 385-394.）

低。水孔蛋白是水通道蛋白家族的成员，其发现使我们进一步认识到肾是调节水平衡的主要器官[629-630]。近端小管细胞顶部和基底外侧细胞膜均有丰富的水通道蛋白 -1，可调节此节段对水的通透性[631-632]。

近端小管内有发育良好的胞吞溶酶体（图33.82），在重吸收和降解由肾小球滤过的白蛋白和低分子量蛋白中发挥着重要作用[633]。胞吞溶酶体内含网格蛋白包被小窝、小囊泡、大小不一的内吞体、

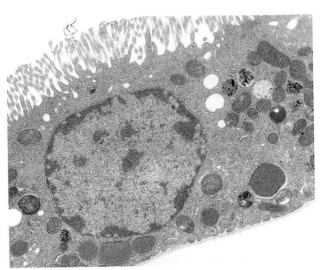

图 33.82　兔近端小管 S_2 段灌注电镜照片。胞吞物由包被小窝、囊泡、顶部小管、小的胞吞泡和大的胞内空泡组成。溶酶体为异质性表现，内含电子致密物，线粒体丰富（×15000）（经允许引自：Clapp WL, Park CH, Madsen KM, et al. Axial heterogeneity in the handling of albumin by the rabbit proximal tubule. Lab Invest 1988; 58: 549-558.）

顶部致密小管和溶酶体。蛋白质经胞吞作用进入细胞，形成胞内体形式并转运至溶酶体，最终在溶酶体被降解。这是一个依据蛋白分子的大小和所带电荷进行的选择性过程[634-636]。从 S_1 段到 S_3 段，蛋白质降解能力逐渐降低[637]。当暴露于内吞体的酸性环境时[638]，配体 - 受体复合物解离，受体通过顶部致密小管（一种小的空泡状结构）返回腔面细胞膜[639]。顶部致密小管在顶部胞质内形成复杂的网络状结构。巨蛋白和 cubilin 为多向配体，这些胞吞受体表达于近端小管的所有胞吞器[640]。受体可单独发挥作用，也可形成双重复合物，促进白蛋白[641]及其他配体（低分子量蛋白、维生素结合蛋白、激素、脂蛋白及药物）的摄取[642]。近端小管处理白蛋白的某些方面是存在争议的。这些相关研究表明，正常情况下，少量滤过的白蛋白经兆蛋白 / 吞饮受体介导的摄取途径转运至近端小管细胞溶酶体内被降解，而大量滤过的白蛋白经胞吞转运作用进入近端小管后，经此途径回到血中而不被降解[643-645]。

在自噬过程中，细胞质内物质被封入双层膜结构中，形成自噬体，后者与溶酶体融合。随后，自噬体内的物质被降解。

近端小管细胞中常见自噬结构，此结构对正常小管稳态很重要。此外，研究显示，近端小管内的自噬作用对急性肾损伤有保护作用[646]。

正常成人肾细胞更新率低，增殖细胞少[647-649]。然而，在生长期和损伤后，肾细胞增殖加速。组织学方面，可通过检测有丝分裂指数或免疫标记检测细胞周期蛋白的表达来评估细胞的增殖活性[650]。在小管损伤（如缺血或毒素暴露）修复时，小管细胞（特别是近端小管细胞）的增殖速度显著提高（图 33.83）[651-652]。最近的研究重点在于修复的小管细胞是否来自原有的小管内干细胞，以及充分分化的小管细胞是否可能反向分化并增生以取代邻近的受损细胞。整个近端小管内均散在分布着 CD24[+] 和 CD133[+] 细胞[653]。与周围细胞相比，这些散在的小管细胞不明显、体积更小、线粒体更少、没有刷状缘。基因标记研究显示，小管细胞并不是干细胞，而是终末分化细胞，发生去分化并表达（推定的）干细胞标记[654-656]。在多种类型的肾小管损伤（包括缺血、毒素损伤及肾积水等）修复过程

中，成人肾细胞可发生凋亡（图 33.84）[657-660]。

21.8 髓袢细段

髓袢细段与其他肾单位节段的移行，是肾内某些特定区域间交界的标志（图 33.34）。外层髓质的外条纹层和内条纹层间，近端小管与髓袢降支细段突然移行。短环肾单位仅有位于外层髓质内条纹层的短降支细段。在短环发夹形反折附近，降支细段与升支粗段相延续。长环肾单位含有长的降支细段和长的升支细段。长降支细段穿过外层髓质的内条纹层进入内层髓质，长升支细段完全位于内层髓质。在外层和内层髓质的交界处，长升支细段移行为长升支粗段。最外层皮质的肾单位所含的短环仅位于皮质内，不进入髓质。

光镜下，髓袢细段被覆扁平的单层上皮，厚

1~2μm（图 33.85）。细胞核呈扁豆状，略凸入管腔。一些哺乳动物的髓袢细段内有 4 种类型上皮（图 33.86）[372,661]。目前尚不清楚人类的髓袢细段是否也有

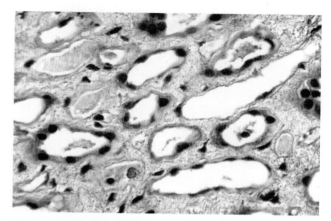

图 33.85　图中部有数条髓袢细段。被覆上皮非常不明显，核凸入管腔（HE 染色，×200）

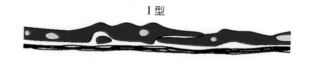

Ⅰ型

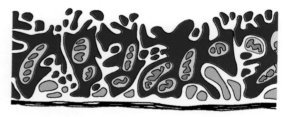

Ⅱ型

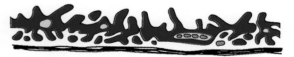

Ⅲ型

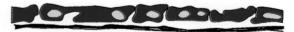

Ⅳ型

图 33.86　髓袢细段 4 种类型上皮示意图（从毗邻细胞发出的细胞突起用浅色表示）（经允许引自：Madsen KM, Tisher CC. Anatomy of the kidney. In：Brenner BM, ed. Brenner and Rector's The Kidney. 7th ed. Philadelphia, PA：WB Saunders；2004：3–72. Copyright © 2004 Elsevier.）

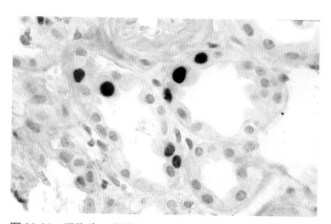

图 33.83　环孢素 A 损伤的同种异体移植肾活检标本。正常情况下，Ki-67 是表达于增殖细胞的核蛋白，仅散在阳性；此标本中，小管阳性细胞数显著增加（Ki-67 免疫组织化学染色，×210）

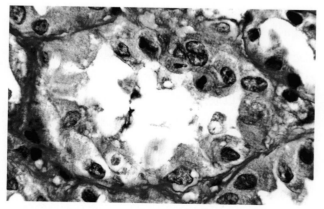

图 33.84　与图 33.83 为同一标本。小管上皮可见几个凋亡的细胞核（1~2 点位置）（PAS 染色，×400）

4 种类型的上皮，目前已知的类型有 2 种[662]。Ⅰ型上皮分布于短环肾单位的降支细段，为非常薄的单层上皮，细胞突起少，细胞器也很少。Ⅱ型上皮分布于外层髓质中长环肾单位的降支细段起始部分，此型上皮存在种属变异，相对其他类型上皮而言，其特征为细胞高、微绒毛短、细胞器更明显。大鼠和小鼠的Ⅱ型上皮结构复杂，有广泛的侧面细胞突起，而兔和人的Ⅱ型上皮的侧面细胞突起不如前者明显[372]。Ⅲ型上皮分布于髓质内长环肾单位的降支细段，为单层上皮，细胞器少，无侧面细胞突起。Ⅳ型上皮形成长环的弯曲，被覆于内层髓质的整个升支细段，细胞低而平坦，细胞器少，无微绒毛，但侧面细胞突起丰富。综上所述，这些细胞的分布如下：Ⅰ型分布于短环的降支细段，Ⅱ型和Ⅲ型分布于长环的降支细段，Ⅳ型分布于长环的升支细段。髓袢细段上皮表达 CK7、CK8、CK18 和 CK19[532-533]。

髓袢细段在尚未被完全理解的复杂的尿浓缩过程中发挥着重要作用。生理学研究显示，降支细段允许水自由通过，但对氯化钠的通透性很低，而升支细段基本不具有水通透性，但对氯化钠的通透性却很高[372,663]。免疫组织化学研究也证实了这一点[631,664-665]。水通道蛋白（aqnaporin，AQP）-1 介导水通透性，表达于降支细段（主要是长环），但在升支细段中不表达。尿素通道蛋白（urea transport，UT）-A2 介导尿素分泌入长环，在降支细段中的表达具有节段特异性。肾特异性氯离子通道 ClC-K1 仅表达于升支细段[666-667]。缺乏 AQP-1 的人和鼠[668-669] 以及 ClC-K1 缺陷的小鼠[670] 尿浓缩能力受损。Kokko、Rector[671] 和 Stephenson[672] 的被动模型实验研究显示，肾髓质间质内的高渗状态是通过抽取水分提高降支细段内氯化钠浓度所致。然后，含有高浓度氯化钠的体液进入升支细段内，导致氯化钠被动性吸收，升支细段内液体得以稀释。升支细段内的上皮细胞为单层，细胞器稀少，与此节段无主动运输能力相符。分泌入降支细段的尿素在集合管内被重吸收，使尿素得以再循环。因此，细段有助于维持肾髓质间质的高渗状态，并将被稀释的体液传递至更远节段的肾小管。

外层髓质的内条纹层和内层髓质的外侧可见复杂的肾小管血管结构[673-675]。外层髓质（内条纹层）和内层髓质（外层）均含有两个独特的局部解剖学区域：血管束区和集合管簇区。由降直小血管和升直小血管构成的血管束围绕集合管簇，后者含集合管、升支细段、部分 AQP-1 阴性的降支细段和管周毛细血管床。部分 AQP-1 阳性的降支细段进入内层髓质的血管束区，但此现象不见于外层髓质。皮质 - 髓质渗透梯度是尿浓缩过程所必需的，还需要进一步研究这种复杂结构在其中的作用。

21.9　远端小管

远端小管由 3 个不同的节段构成：髓袢升支粗段、致密斑和远曲小管（图 33.34）。不同种属中，这些节段的长度不同。致密斑是升支粗段内细胞特化形成的斑块（见球旁器）。皮质内的升支粗段在与远曲小管连接之前形成致密斑。"远端小管"一词的使用有时不规范，并不是精确的指髓袢细段之后的所有肾单位节段。

21.9.1　升支粗段

短环肾单位内，降支细段与升支粗段的移行出现于髓袢发夹形反折之前。长环肾单位内，升支细段与升支粗段的移行是内层髓质与外层髓质内条纹层交界的标志。升支粗段可分为髓质部（髓质升支粗段）和皮质部（皮质升支粗段）。每个肾单位髓质升支粗段与皮质升支粗段的比例取决于它们的起源。近髓肾单位主要含髓质升支粗段，而表层肾单位主要含皮质升支粗段。升支粗段细胞呈立方形，胞质嗜酸性，细胞核呈圆形，通常位于细胞顶部区域，使细胞质顶部凸入管腔（图 33.87）。与近端小管细胞相似，由于结构精巧的基底外侧面细胞膜凹陷和交错结合，升支粗段细胞的侧面界限不清，同样，也有由拉长的线粒体形成的基底部条纹。这是参与主动运输的细胞形态学特征。然而，与近端小管相比，升支粗段细胞较矮，着色较浅，无刷状缘。升支粗段向上进入皮质后，细胞高度逐渐变低，基底外侧面细胞膜面积减少，线粒体变小[676]。扫描电镜显示，升支粗段细胞存在 2 种腔面结构[677]：表面相对光滑的细胞主要见于髓质段，而表面粗糙（由于腔面有微突起）且顶部侧面细胞膜凹陷明显的细胞主要见于皮质段。这些结构的功能意义尚不清楚。皮质升支粗段与远曲小管在致密斑

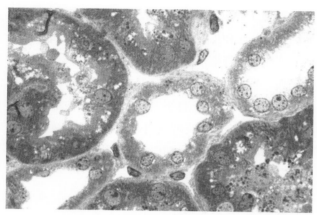

图 33.87 图中央可见一升支粗段横切面，无刷状缘，细胞比邻近的近端小管低（Epon 包埋，1μm 厚切片，甲苯胺蓝染色，×750）

边缘外延续。升支粗段细胞合成 T-H 蛋白并释放入管腔内[591]。此节段表达 CK8、CK18[531,533,613] 及肾特异性钙黏着蛋白[678]。

升支粗段的一个重要功能是主动重吸收氯化钠。升支的结构与功能之间存在相关性。与皮质升支粗段相比，髓质升支粗段的基底外侧面细胞膜表面积更大、线粒体密度更高且 Na^+/K^+-ATP 酶活性更强[620,676,679]。皮质段和髓质段的氯化钠重吸收由基底外侧面的 Na^+/K^+-ATP 酶驱动，从而形成有利的电化学梯度。升支粗段的氯化钠重吸收受 $Na^+/K^+/2Cl^-$ 共转运体（$Na^+-K^+-2Cl^-$ cotransporter，NKCC）2 调节，后者位于升支粗段细胞顶部细胞膜[680]。NKCC2 是祥利尿剂（如呋塞米）的作用靶点。升支粗段可重吸收盐且无水通透性，导致高渗性间质的形成，并将低渗性体液分配到更远端的小管节段。

21.9.2 远曲小管

远曲小管开始于致密斑的外侧，为远端小管的末端部分。远曲小管细胞与升支粗段细胞相似，含大量线粒体。远曲小管细胞含有明显的基底外侧面细胞膜凹陷。然而，远曲小管细胞更高，细胞核更靠近腔面，无毗邻细胞间顶部区域的侧面交错突起（图 33.88）。远曲小管细胞腔面有单根纤毛和小的微突起。与近端小管相比，远曲小管细胞较矮，嗜酸性较弱，顶部内吞器不那么明显，无刷状缘。横切面上，细胞核比近端小管多，管腔一般开放。远曲小管上皮免疫组织化学表达 CK8、CK18、CK19[532,613] 和 Ksp-

cadherin[678]。

远曲小管的 Na^+/K^+-ATP 酶活性比其他任何小管节段都要高很多[679]，这与其线粒体密度高的特征相符。位于基底外侧膜的 Na^+/K^+-ATP 酶驱动溶质和水重吸收。顶部细胞膜的 NaCl 转运由 Na^+/Cl^- 共转运体（Na^+-Cl^- cotransporter，NCC）介导，后者是噻嗪类利尿剂的作用靶点[681-682]。NCC 不同于对呋塞米敏感的协同转运蛋白 NKCC2，后者表达于升支粗段。与升支粗段一样，远曲小管参与 NaCl 重吸收，但不能使水通过[683-685]。上游小管（如升支粗段）转运活性改变可导致远曲小管中 NCC 表达增加、钠重吸收增多[686]。

21.10 弓形集合小管

弓形集合小管是连接远曲小管与集合管系统的移行部分。表浅肾单位中，弓形集合小管直接与集合小管始段连接（图 33.89），而近髓肾单位和许多中层皮质肾单位的弓形集合小管在与集合小管始段连接之前，先形成一个皮质内向上的弓形结构。在人类中，大多数肾单位有各自单独的集合小管始段[372]。14% 的肾单位与弓形管连接，每个弓形管连有 3 个肾单位[3]。每个皮质集合管平均连接 11 个肾单位[3]。在表浅肾单位中，弓形集合小管与其所属肾小球的入球小动脉毗邻[687]。生理学研究显示，弓形集合小管钠重吸收的增加与毗邻的入球小动脉扩张相关[688]。这种功能性联系称为"弓形集合小管–肾小球反馈"，可导致肾血液量增加，肾小球滤过率升高，促进钠排出。

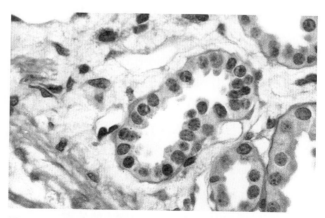

图 33.88 远曲小管光镜图。无刷状缘，核位于靠近腔面的位置（PAS 染色，×630）

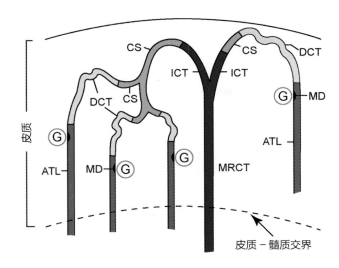

图 33.89　表层、中层及近髓肾单位远端小管与皮质集合管不同的连接方式示意图。G—肾小球；ATL—髓袢升支细段；MD—致密斑；DCT—远曲小管；CS—连接段；ICT—集合小管始段；MRCT—髓放线集合管

在大多数物种（包括人类）中，由于混合来自邻近的远曲小管和皮质集合管的细胞，弓形集合小管内存在多种不同的细胞类型[689]。然而，弓形集合小管细胞是移行段内最具特征性的细胞类型，仅见于此节段内，其超微结构特点介于远曲小管细胞和皮质集合管主细胞之间，底部有真正较深的质膜内褶[690]。与皮质集合管相似，连接段内也有不同类型的闰细胞，可能参与小管酸碱调节。弓形集合小管内发现有 A 型、B 型和非 A 非 B 型 3 种闰细胞。一些物种中，非 A 非 B 型闰细胞最为普遍。闰细胞将在"集合管"部分进一步详细介绍。弓形集合小管是钠重吸收、钾分泌、钙重吸收和水大量转运的重要部位。弓形集合小管中，介导这些转运功能的蛋白包括上皮钠通道（epithelial Na^+ channel，ENaC）、钾通道 ROMK、Na^+/Ca^{2+} 交换体、Ca^{2+}-ATP 酶、钙通道 TRPV5 和 AQP-2[691-695]。

21.11　集合管

集合管起始于皮质，下降至肾乳头顶部此区也称为筛区，髓内段在此终止，形成贝利尼集合管。这些终末集合管在被贝利尼集合发现前近 100 年，已被 Eustachio 清楚地描述过[696]。集合管在从皮质到末端的走行过程中，管腔逐渐增大。集合管可分为皮质集

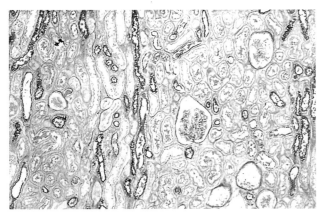

图 33.90　外源性凝集素 Arachis hypogaea 标记，显示集合管和升支粗段。近端小管和肾小球呈阴性。（经 Randolf A. Hennigar 博士允许）

合管、外层髓质集合管和内层髓质集合管。这些集合管存在明显的细胞异质性。虽然存在一定程度的非特异性，但目前仍将二花豆凝集素（Dolichos biflorus）和花生凝集素（Arachis hypogaea）作为集合管上皮的标记物（图 33.90）[611]。远端小管和集合管均不同程度表达细胞角蛋白，一般强于近端小管（图 33.91，图 33.92）。整个皮质集合管和髓质集合管强阳性表达 CK8、CK18 和 CK19[532-533,613]，也表达 CK7。散在分布的 CK7 和 CK19 阴性细胞为闰细胞[532]。CK5/6、CK17、CK20 和波形蛋白仅表达于髓质集合管[613]。GATA3 是一种转录因子，整个集合管系统呈强阳性表达（图 33.93）。与升支粗段和远曲小管相比，集合管中 Ksp-cadherin 的免疫反应性较差[678]。

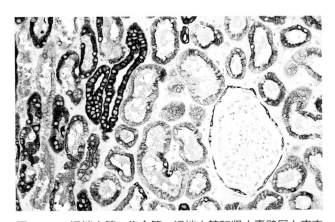

图 33.91　远端小管、集合管、近端小管和肾小囊壁层上皮表达细胞角蛋白。远端小管和集合管比近端小管着色更深（CAM5.2 免疫组织化学染色，×100）

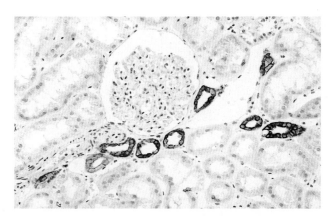

图 33.92 细胞角蛋白的表达与抗体的特异性和稀释度有关。该图中，细胞角蛋白阳性细胞主要见于远端小管和集合管（35βH11 免疫组织化学染色，×100）

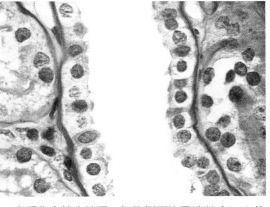

图 33.94 皮质集合管光镜图，细胞侧面边界清楚（PAS 染色，×500）

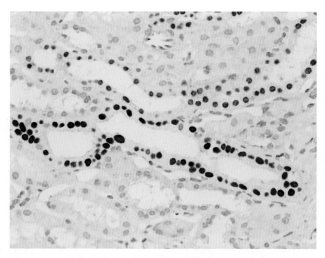

图 33.93 集合管拉长，细胞核呈阳性（GATA3 免疫组织化学染色，×400）

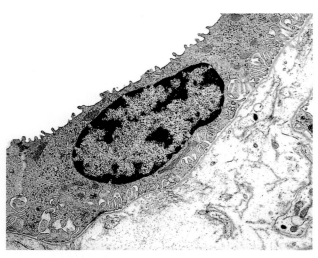

图 33.95 集合管主细胞电镜照片。注意基底部细胞膜相对明显的质膜内褶（×12500）

21.11.1 皮质集合管

皮质集合管可进一步分为集合小管始段和髓放线部。髓放线部是皮质集合管的主要部分，与皮质内近直小管和髓放线内升支粗段平行。光镜下，皮质集合管被覆立方上皮，细胞侧面边界清楚，细胞核位于中央（图 33.94）。管腔开放，无刷状缘。皮质集合管由主细胞和闰细胞构成。主细胞较丰富，主要负责盐和水的运输；闰细胞主要参与酸碱调节。虽然主细胞核比闰细胞核更靠近顶面，但在石蜡包埋的 HE 染色切片中，仍然很难区分这两种细胞。光镜下，主细胞的细胞质着色非常淡，甚至透明；电镜下，主细胞的细胞器相对较少，无侧面交错突起，所以光镜下侧面

边界清楚（图 33.95）。然而，在光镜下，基底部有明显的质膜内褶，后者使细胞基底部区域显得更加清晰[697]。扫描电镜观察，主细胞腔面平滑，有短的微绒毛和单独的纤毛（图 33.104）。

主细胞的功能包括重吸收钠及分泌钾。钠的重吸收由阿米洛利敏感的 ENaC 完成，此通道分布于整个集合管内主细胞的顶部细胞膜[698-699]。当增加膳食钾的摄入或盐皮质激素的刺激时，皮质集合管中钾分泌增多、Na^+/K^+-ATP 酶活性升高，主细胞底外侧细胞膜表面积也增大[700-704]。这些研究结果表明，主细胞参与皮质集合管钾分泌。钾分泌主要由顶部细胞膜的钾通道 ROMK 介导。由于升压素的存在，整个集合

管系统具有水通透性。在升压素与主细胞底外侧细胞膜的受体结合后[705]，含 AQP-2 的顶部细胞质管状囊泡往返穿梭于顶部细胞膜，从而显著增加了水通透性[706-707]。位于基底外侧细胞膜的 AQP-3 和 AQP-4 是促进水进入间质的通道[708-709]。

闰细胞散在分布于集合管被覆上皮间。虽然闰细胞通常仅占非常少的比例，但在一些哺乳动物皮质集合管内可占到 30%～40%[371]，此外，还可见于连接段、外层髓质集合管，以及内层髓质集合管的起始部位。在 Epon（一种环氧树脂）包埋的 1μm 厚的甲苯胺蓝染色的切片中，可将闰细胞区分出来，表现为细胞质深染，腔面凹凸不平并有大量微突起（图33.96）。细胞质深染的部分原因在于所含细胞器较多，特别是线粒体。哺乳动物皮质集合管内有 3 种主要的闰细胞类型：A 型、B 型和非 A 非 B 型[710-713]。

超微结构观察，A 型闰细胞顶部细胞膜有明显的微突起，顶部细胞质内管状囊泡结构丰富（图 33.97），与 A 型闰细胞相比，B 型闰细胞的细胞质致密、线粒体更多、顶部细胞膜区相对较小、顶部表面微突起少，整个细胞质内分布有更多的球状囊泡，但顶部细胞膜下方较少，且底外侧细胞膜表面积更大（图33.98）。扫描电镜显示，A 型闰细胞腔面面积大而凸起，被覆有大量复杂微突起或小的皱襞（称为微皱襞）（图 33.99）；B 型闰细胞腔面小而成角，有相对小的微绒毛（图 33.100）[711]。扫描电镜下，B 型闰

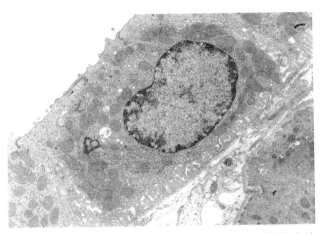

图 33.98　皮质集合管内 B 型闰细胞电镜照片。细胞质内遍布球状囊泡，底外侧细胞膜明显。腔面微突起少，与 A 型闰细胞相比，顶部细胞膜下小囊泡数量少（×11800）（经 Jill W. Verlander 博士允许）

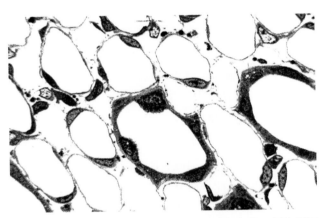

图 33.96　外层髓质光镜图，显示集合管内闰细胞。细胞质深染，胞体顶部凸出，被覆有微突起（Epon 包埋，1μm 厚切片，甲苯胺蓝染色，×160）

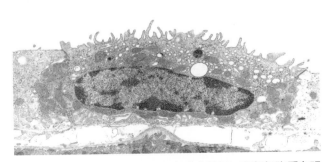

图 33.97　皮质集合管内 A 型闰细胞电镜图。顶部细胞质有明显的管状囊泡，腔面有大量微突起（×11800）（经 Jill W. Verlander 博士允许）

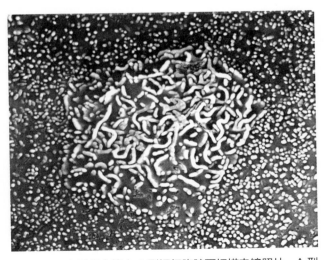

图 33.99　皮质集合管内 A 型闰细胞腔面扫描电镜照片。A 型闰细胞腔面面积大，主要被覆微皱襞，也可见微绒毛（×15000）（经 Jill W. Verlander 博士允许）

细胞可能不明显。

非 A 非 B 型闰细胞主要位于弓形集合小管和集合小管始段。例如，它们约占小鼠连接段和起始集合管闰细胞的 40%~50%。这种非 A 非 B 型闰细胞体积比 A 型和 B 型闰细胞大，富含线粒体，顶部微突起明显（与 A 型闰细胞相似）。与 A 型和 B 型闰细胞相比，对非 A 非 B 型闰细胞相关种属的研究较少，主要为鼠类。不同哺乳动物皮质集合管和连接段内这些不同类型闰细胞的分布差异非常明显[371]。

闰细胞的特征为含有高水平的 II 型碳酸酐酶，此酶可催化 CO_2 与 HCO_3^- 间的转换，表明闰细胞参与了液尿酸化[714]。生理学研究显示，酸负荷动物的皮质集合管可重吸收碳酸氢盐[715]，而在碱负荷动物的皮质集合管可分泌碳酸氢盐[716]。实验发现，在急性呼吸性酸中毒的情况下，A 型闰细胞顶部细胞膜面积显著增加，而 B 型闰细胞无此改变[711]。

免疫定位研究显示，空泡型质子泵 H^+-ATP 酶分布于 A 型闰细胞顶部细胞膜[717-719]，而 Cl^-/HCO_3^- 交换体 AE1 位于底外侧细胞膜[710,719-721]。AE1 是 A 型闰细胞的特异性标记。A 型闰细胞负责皮质集合管内 H^+ 的分泌。免疫定位研究显示，B 型闰细胞基底外侧膜上分布有 H^+-ATP 酶[718-719]，生理学研究显示这些细胞顶部有 Cl^-/HCO_3^- 交换体[722]，说明 B 型闰细胞参与了碳酸氢盐的分泌。B 型闰细胞顶部的

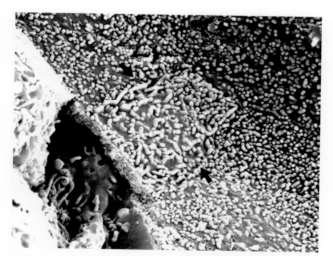

图 33.100 皮质集合管内 B 型闰闰细胞腔面扫描电镜照片。B 型闰细胞（箭头所示）腔面成角，被覆短的微突起，主要为微绒毛（×15000）（经 Jill W. Verlander 博士允许）

Cl^-/HCO_3^- 交换由 pendrin 调节，免疫定位显示后者位于 B 型闰细胞顶部细胞膜和顶部细胞质区的小囊泡[133,723-724]。此外，pendrin 在碱负荷动物肾皮质表达增加，而在酸负荷动物表达降低[725]。皮质集合管内的 B 型闰细胞数量最多。pendrin 与 AE1 不属同一蛋白家族[726]。编码彭德莱蛋白的基因突变可发生彭德英综合征，后者主要与甲状腺肿及耳聋相关[727]。细胞特异性超微结构、转运蛋白的分布以及细胞对生理改变的反应等特征表明，A 型闰细胞分泌酸，而 B 型闰细胞分泌碱。

非 A 非 B 型闰细胞的 pendrin 表达方式类似于 B 型闰细胞，见于顶部细胞膜和细胞质空泡，同时与 A 型闰细胞一样，其顶部细胞膜表达 H^+-ATP 酶[133,728]。因此，可根据 H^+-ATP 酶的分布以及有无阴离子交换蛋白（AE1 和 pendrin）来判断闰细胞的类型[729]。虽然非 A 非 B 型闰细胞的确切功能还不清楚，但它们似乎在 pendrin 介导的顶部 Cl^-/HCO_3^- 交换途径中的氯化物的重吸收中具有重要作用[730-731]。皮质集合管中 pendrin 的表达受 Nedd4-2 调节，Nedd4-2 是一种 E3 泛素-蛋白质连接酶，高表达于 B 型和非 A 非 B 型闰细胞[732]。

单细胞表达研究正在增强我们对特定细胞类型功能的了解。通过单细胞 RNA 测序，已经建立了哺乳动物集合管 A 型闰细胞、B 型闰细胞和主细胞的基因表达谱[733]。此项研究发现，受体酪氨酸激酶 c-Kit 在 A 型闰细胞呈强阳性。免疫组织化学检测也证实了 c-Kit 在这种细胞中的特异性表达（图 33.101）。此外，还发现少量杂交细胞，这些细胞在表达 AQP-2（主细胞标记）的同时，还表达 AE1（A 型闰细胞标记）或 pendrin（B 型闰细胞标记）。另一项单细胞表达研究也发现，在集合管中存在同时表达主胞和闰细胞标记的杂交细胞[734]。此外，在 Notch 信号调节下，细胞向主细胞分化增多，向闰细胞分化减少，提示这些杂交细胞存在表型转换。

21.11.2 外层髓质集合管

集合管在外层髓质内穿行过程中无支流汇入。与皮质集合管相似，外层髓质集合管被覆主细胞和闰细胞（图 33.102）。此节段内的主细胞与皮质集合管内相似，但更高，细胞器和基底侧细胞膜内褶更少。此

外，此节段的主细胞还表达 ENaC、AQP-2（顶部细胞膜）和 Na$^+$/K$^+$-ATP 酶（基底外侧细胞膜），符合其重吸收钠和水的功能。一些种属中，闰细胞约占外层髓质集合管细胞的 18% ~ 40%，并沿外层髓质集合管走行逐渐减少[735-736]。外层髓质集合管内的闰细胞与皮质集合管内的 A 型闰细胞相似，但更高，细胞质不那么致密。外层髓质集合管中没有 B 型和非 A 非 B 型闰细胞。

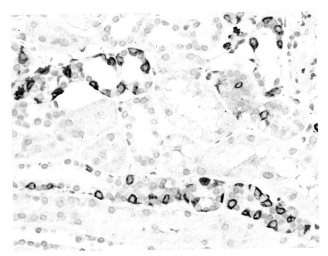

图 33.101　集合管内的 A 型闰细胞表达 c-Kit（c-Kit 免疫组织化学染色，×400）

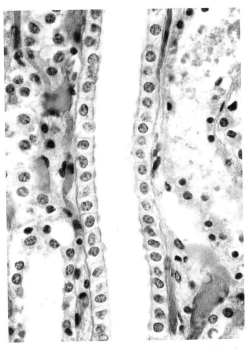

图 33.102　外层髓质集合管光镜图，示纵行切面（HE 染色，×250）

外层髓质集合管在尿液酸化中起着重要作用。氢离子刺激后，此节段 A 型闰细胞的顶部细胞膜面积增加[737-738]。这些 A 型闰细胞的顶部细胞膜和基底外侧细胞膜分别含有 H$^+$-ATP 酶和氯化物 / 碳酸氢盐交换蛋白 AE1，参与氢离子分泌[717-721]。此外，外层髓质集合管还是钾重吸收的重要部位，特别是在限制膳食钾期间。此过程由位于 A 型闰细胞顶部细胞膜的胃 α1 型 H$^+$/K$^+$-ATP 酶及结肠 α2 型 H$^+$/K$^+$-ATP 酶介导[739-743]。

氨代谢在酸碱平衡中具有重要作用。大部分氨的分泌由集合管完成[744]。恒河猴转运蛋白 Rhbg 和 Rhcg 调节肾内氨分泌，主要表达于整个集合管的 A 型闰细胞。B 型闰细胞不表达 Rh 转运蛋白。

21.11.3　内层髓质集合管

内层髓质集合管为集合管的终末部位。虽然内层髓质集合管经常被称为乳头集合管，但仅内 2/3 段位于肾乳头内。集合管在内层髓质的下降过程中，不断融合，形成树枝状结构，导管直径显著增大，上皮细胞高度显著增加[745]，细胞逐渐由立方形转变为柱状（图 33.103）。然而，在人类内层髓质集合管终末部，常发生集合管被覆立方上皮与贝利尼集合管的柱状上皮之间的突然转化。

内层髓质集合管各段的结构和功能不同[745]。内层髓质集合管可细分为 3 个部分：外 1/3（IMCD$_1$）、中 1/3（IMCD$_2$）和内 1/3（IMCD$_3$）。然而，生理学研究表明，内层髓质集合管可分为两个不同功能的节段：

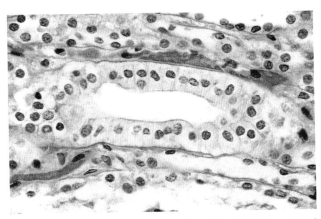

图 33.103　内层髓质集合管被覆柱状上皮（HE 染色，×500）

起始内层髓质集合管和终末内层髓质集合管[746-747]。起始内层髓质集合管为外侧节段,主要由 IMCD$_1$ 构成;终末内层髓质集合管由 IMCD$_2$ 的大部分及 IMCD$_3$ 构成。起始内层髓质集合管主要由主细胞构成,其结构与外层髓质集合管的主细胞相似。在大鼠中,闰细胞与外层髓质集合管内 A 型闰细胞相似,约占起始内层髓质集合管细胞的 10%(图 33.104)[748]。人[689] 和兔[735] 的起始内层髓质集合管内,闰细胞少或无。终末内层髓质集合管内的主要细胞类型只有一种,即内层髓质集合管细胞。与主细胞相比,内层髓质集合管细胞更高,顶部微突起小、粗、短,细胞质着色更浅,内含大量核糖体,底部细胞质内溶酶体较小,底侧质膜内褶少,但侧面质膜内褶明显(图 33.105)[749]。扫描电镜显示,内层髓质集合管细胞有更为丰富的小的微绒毛,缺乏主细胞所特有的中心纤毛(图 33.106)。实际上,肾内只有两种上皮细胞没有中心纤毛,即内层髓质集合管细胞和闰细胞。

内层髓质集合管有重要的尿浓缩功能。此节段重吸收尿素和水,形成浓缩尿。生理学研究显示,起始内层髓质集合管对尿素和水的通透性很低,而终末部的通透性相对高[746+747]。升压素可增加起始和终末内层髓质集合管对水的通透性,并受内层髓质集合管细胞顶部细胞膜的 AQP-2 调节[706]。升压素仅增加终末内层髓质集合管对尿素的通透性。尿素转运蛋白(urea transporter,UT)-A1 和 UT-A3 位于终末内层髓质集合管细胞(而非始段内层髓质集合管的主细胞),介导终末内层髓质集合管尿素的运输[750-752]。虽然相关研究较少,但有证据显示内层髓质集合管还参与尿液酸化。灌注实验证实此节段存在由 H$^+$/K$^+$-ATP 酶介导的酸分泌[753]。

21.12 肾乳头表面上皮

肾乳头外表面被覆一层立方上皮。这些细胞表面相对光滑,有一层糖萼,细胞质内可见胞质小泡和

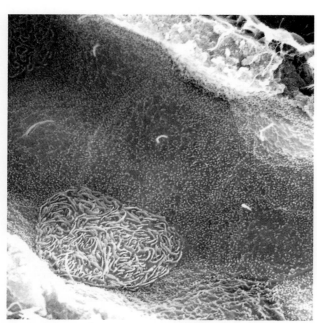

图 33.104 内层髓质集合管扫描电镜照片。闰细胞呈圆形,顶部细胞膜面凸起,被覆微绒毛,无纤毛。毗邻的主细胞特征性表现为腔面有短的微绒毛,以及单独位于中央的纤毛(×12000)(经允许引自:Clapp WL,Madsen KM,Verlander JW,et al. Morphologic heterogeneity along the rat inner medullary collecting duct. Lab Invest 1989;60:219–230.)

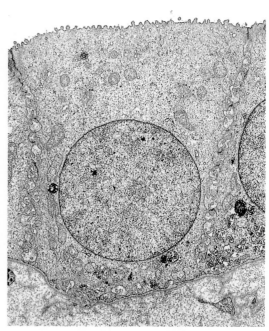

图 33.105 内层髓质集合管细胞电镜照片。细胞高,侧面细胞膜面积大,微绒毛小而粗短,底部细胞膜内褶不明显(×12500)(经允许引自:Clapp WL,Madsen KM,Verlander JW,et al. Morphologic heterogeneity along the rat inner medullary collecting duct. Lab Invest 1989;60:219–230.)

少量线粒体[754-755]。这些细胞缺乏变移上皮所特有的腔面不对称单位膜。乳头表面上皮细胞膜含多种蛋白质，包括 UT-B1、H^+/K^+-ATP 酶和骨桥蛋白，提示其具有尿素转运、酸分泌和抑制晶体沉积等功能[756-758]。使用抗利尿剂后，乳头上皮的细胞间隙增大，提示有明显的液体运动[759]。

21.13 间质

肾间质是指位于皮质和髓质实质成分之间的复杂间隙，包括细胞外基质、数种间质细胞、淋巴管和神经[760-761]。人肾皮质间质含量为 5%~20%，平均为 12%[390,762-763]。据报道，这一比例随年龄增长而显著增加[763]。从皮质到肾乳头顶部，间质含量逐渐增多。一些物种中，外层髓质的间质含量为 10%~20%，而乳头顶部为 30%~40%[764]。

皮质和髓质间质均可分为不同区域[760]。皮质间质包括动脉周围结缔组织和管周间质。动脉周围结缔组织是指围绕小动脉的疏松结缔组织套，内含淋巴管

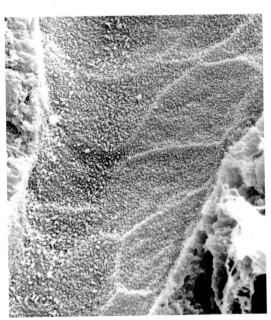

图 33.106　终末内层髓质集合管扫描电镜照片。内层髓质集合管细胞整个腔面均被覆有丰富的短的微绒毛，无纤毛（×12500）（经允许引自：Clapp WL, Madsen KM, Verlander JW, et al. Morphologic heterogeneity along the rat inner medullary collecting duct. Lab Invest 1989; 60: 219-230.）

和神经。动脉周围结缔组织与管周间质相延续。不要将这些间质成分误认为是局灶性皮质间质纤维化。管周间质包括肾小球、肾小管和管周毛细血管之间的间隙。正常皮质内，管周间质不明显，肾小管和毛细血管通常背靠背排列（图 33.107）。髓质间质包括外层髓质外条纹层内的一个狭窄区域、内条纹层的束间区域和膨胀的内层髓质。病理医师不应将明显的髓质间质误认为间质纤维化。间质的细胞外基质由基质内的原纤维构成[760-761,765]，内含硫化和非硫化糖胺聚糖、纤维连接蛋白、层粘连蛋白、间质胶原（I、III、VI型）和微原纤维。

间质内含多种类型的成纤维细胞、周围细胞和免疫细胞，包括树突状细胞、巨噬细胞和淋巴细胞[766-768]。皮质成纤维细胞呈梭形，也可呈星形；拉长的胞质突起富含肌动蛋白微丝，内质网丰富，细胞表达 5-核苷酸酶（5-NT）。位于内层皮质深部的成纤维细胞强阳性表达 5-NT。肾被膜或动脉周围结缔组织内的成纤维细胞仅少量表达 5-NT。内层皮质深部的（5-NT 阳性）成纤维细胞产生 EPO[769-770]。研究表明，一些产生 EPO 的间质细胞可能起源于迁移而来的神经嵴细胞[771]，也有人认为这些细胞起源于表达 FoxD-1 的间质细胞[772]。

在器官中，微血管周围区域含多种细胞类型，包括周细胞[773-774]。周细胞围绕毛细血管，具有特征性的超微结构特征。通过特殊的膜内陷与毛细血管内皮细胞紧密接触，这种含有黏着连接的内陷结构称为"销钉插座"[775]。它们存在于皮质和髓质内，特

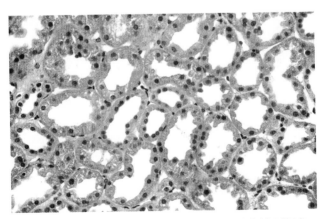

图 33.107　供体移植肾皮质活检标本。小管结构排列紧密，间质数量非常少（HE 染色，×250）

别是降直小血管周围，对肾功能至关重要[776]。大量研究显示，肾纤维化是固有肾细胞转化为肌成纤维细胞并发生增生的结果，而不是小管上皮－间质转化[777]。遗传命运追踪研究发现，周细胞是肾损伤过程中肌成纤维细胞的祖细胞[778]。据报道，表达 Gli1 的间充质干细胞样细胞位于周细胞生态龛内，被认为是肾损伤中肌成纤维细胞的来源之一[779]。

　　肾脏内存在复杂的免疫细胞（包括树突状细胞和巨噬细胞）网络[780]。此外，这些细胞可分为不同的亚群。这些细胞具有多重免疫作用，与先天性和适应性免疫反应相关。树突状细胞为抗原提呈细胞。区分肾内树突状细胞与巨噬细胞需要多个免疫标记。一项研究显示，树突状细胞的特征是 CD11c[+]、MHC-Ⅱ[+]、F4/80[-]、CD64[-] 和 ZBTB46[+]；巨噬细胞的特征是 CD11c[+]、MHC-II[+]、F4/80[+]、CD64[+] 和 ZBTB46[-][781]。在肾脏中，淋巴细胞和粒细胞不常见。

　　光镜观察，髓质间质呈胶样外观（图 33.108）。髓质内含多种类型间质细胞，其中最具特征的是脂质细胞，在内层髓质最明显。这些细胞称为"肾髓质间质细胞"，常在髓袢和直小血管间排列成排，细胞外形不规则，有长的细胞突起，细胞质内有脂质包涵体。这种细胞可通过 1μm 厚的甲苯胺蓝染色切片显示。脂滴内主要为甘油三酯类，富含不饱和脂肪酸，包括花生四烯酸、磷脂和胆固醇[760]。肾髓质间质细胞在髓质内发挥抗高血压功能，这主要与其产生的肾髓质素有关[782-783]。肾髓质间质细胞还表达 COX-2[784]。

21.14　脉管系统

　　肾脏微血管系统复杂，这与其复杂的血流动力学有关[373]。节段动脉起自肾主动脉前支和后支，然后分支形成叶间动脉，后者沿毗邻肾锥体间的 Berlin 隔向皮质方向走行。在皮髓质交界处，叶间动脉形成弓形动脉，沿锥体底部弯曲走行，与肾表面平行（图 33.109）。弓形动脉发出指向肾表面的放射状小叶间动脉，向上进入皮质。由于肾小叶分界不清，因此有建议将这些小叶间动脉称为皮质放射状动脉[373]。多数入球小动脉起自小叶间动脉，每一条入球小动脉供应一个肾小球。当小叶间动脉进入外层皮质后，分支形成入球小动脉的角度变大（图 33.110）[785]。入球小动脉的长度不定，平均为 170～280μm（图 33.111）[786-787]。肾内动脉一些罕见的分支不终止于肾

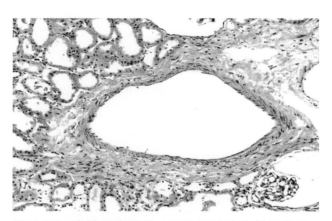

图 33.109　皮髓质交界处，显示弓形动脉（HE 染色，×125）

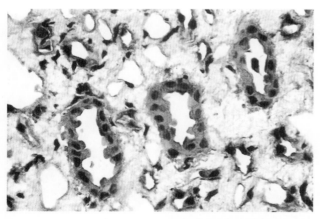

图 33.108　肾活检标本，示内层髓质。小管周围有明显的间质成分（HE 染色，×500）

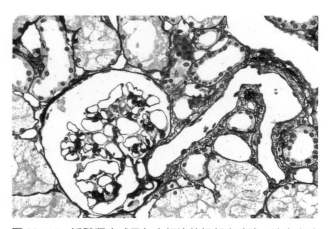

图 33.110　近髓肾小球及与之相连的门部小动脉，注意小动脉的返回角度（六胺银染色，×250）

小球，即所谓的无肾小球血管，可能是由于所连接肾小球退化而形成的[785]。研究发现，位于皮髓质交界处的无肾小球血管可进入髓质，也有入球小动脉和出球小动脉间存在分流血管的报道[788-790]。肾内动脉和入球小动脉近端的管壁结构与身体其他部位同样大小的血管壁相似。内皮细胞表达 F Ⅷ因子相关抗原（图 33.112）[791-792]和 CD34（图 33.113）[793-794]，肌层表达 SMA（图 33.114）[795]和波形蛋白。

　　肾小球分支的出球小动脉分支形成复杂的球后微循环（图 33.115）。虽然存在分级，但出球小动脉存在 3 种基本类型[796-797]。表浅或外层皮质出球小动脉长而一致，分支形成广泛的毛细血管网络，供应皮质迷路内的曲小管。这些毛细血管可通过 CD34 和 SMA 免疫组织化学标记显示出来（图 33.114，图 34.116，图 34.117）。

中层皮质出球小动脉长短不定，供应皮质迷路和髓放线内直小管。除外层皮质外，小管节段与相应肾小球的出球小动脉分离。在中层皮质和内层皮质，小管节段由其他肾小球的出球小动脉分支形成的毛细血管供应[798-799]。近髓肾单位的出球小动脉向下走行，供应整个髓质。与表层和中层皮质肾小球的出球小动脉相比（图 33.118），近髓肾小球的出球小动脉直径更大，平滑肌层次更多，横切面显示有更多的内皮细胞[373]。在外层髓质的外条纹层，近髓肾单位的出球小动脉分支形成降直小血管，沿着血管束下降，但每隔一定距离就离开血管束形成毛细血管丛。

　　升直（或静脉性）小血管负责引流髓质。由内层髓质发出的升直小血管加入血管束，而多数起自外层髓质内条纹层的升直小血管在血管束之间走行[373]。这样的结构排列在外层和内层髓质血流间形

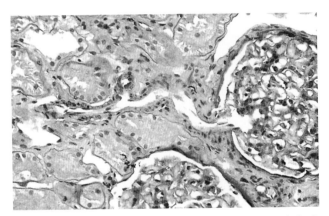

图 33.111　横切面显示，一条入球小动脉供应一个肾小球（PAS 染色，×250）

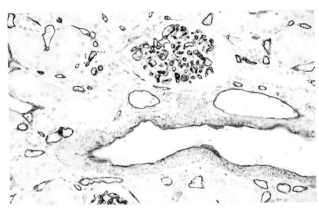

图 33.113　CD34 免疫组织化学标记显示大量血管结构，着色强于 F Ⅷ因子。图中动脉、静脉、肾小球及管周毛细血管均呈阳性（×100）

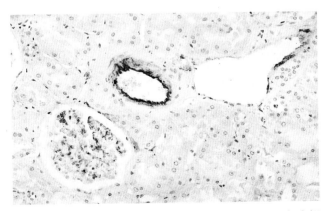

图 33.112　F Ⅷ因子由内皮细胞产生。图中 F Ⅷ因子免疫组织化学染色阳性部位分别为中等动脉（中央）、静脉（右侧）和肾小球（左侧）（×100）

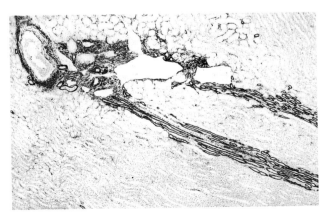

图 33.114　SMA 免疫组织化学标记，图中有一条大动脉（左上）、皮髓质交界处的小动脉及穿透髓质的两条直小血管（右中）。上部中央为两条静脉，肌层非常薄（×40）

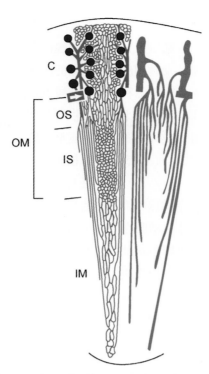

图 33.115 肾微血管系统。左侧（红色）为动脉血管、肾小球和毛细血管。小叶间动脉起自弓形动脉（白色箭头），发出入球小动脉供应肾小球（深棕色）。表浅层和中层皮质出球小动脉分支供应皮质迷路和髓放线内毛细血管丛。近髓肾单位的出球小动脉向下进入髓质，形成降直小血管，供应邻近毛细血管丛。外层髓质内条纹层内有发达的毛细血管丛。右侧（蓝色）代表静脉系统，可与左侧重叠。升直小血管引流髓质静脉，排入弓形静脉和小叶间静脉，后者引流皮质内静脉。内层髓质升直小血管位于血管束内，而多数内条纹层升直小血管位于血管束之间。C—皮质；OM—外层髓质；OS—外条纹层；IS—内条纹层；IM—内层髓质（经允许引自：Kriz W, Kaissling B. Structural organization of the mammalian kidney. In: Seldin DW, Giebisch D, eds. The Kidney: Physiology and Pathophysiology. 3rd ed. Philadelphia, PA: Lippincott Williams & Wilkins; 2000: 587–654.）

成一个功能性分隔。在血管束内，动脉性降支与静脉性升支小血管非常靠近，形成有效的对流交换[373]。皮 – 髓质交界处的升直小血管排入弓形静脉和小叶间静脉（图 33.114），与弓形动脉相比，此处形成广泛的吻合。小叶间静脉与小叶间动脉伴行，引流皮质并汇入弓形静脉。在节段中，肾间静脉肌层不如其他器官相同大小的静脉发达（图 33.114）。弓形静脉汇入叶间静脉，后者汇聚形成肾门处单独的肾静脉。

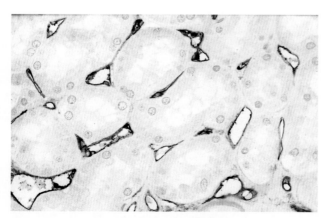

图 33.116 皮质内小管周围有发达的毛细血管网，CD34 免疫组织化学染色呈阳性（×400）

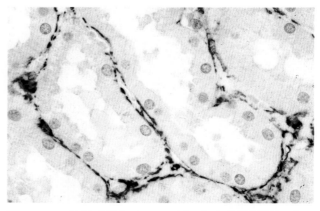

图 33.117 SMA 表达与 CD34 一致，证实皮质小管周围有毛细血管存在（SMA 免疫组织化学染色，×400）

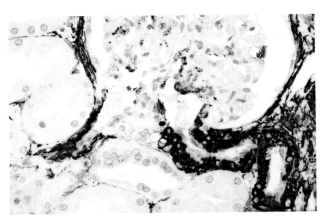

图 33.118 表浅肾单位 SMA 标记，显示入球小动脉（右侧）肌层明显厚于出球小动脉（左侧）（SMA 免疫组织化学染色，×400）

21.15 淋巴管

　　肾脏的淋巴网络包括深部的皮质淋巴网络和较稀疏的被膜及被膜下淋巴网络[800-802]。被膜内的淋巴管不明显，汇入被膜下淋巴管，然后与皮质内的较大的淋巴管相连。较大的淋巴管位于小叶间动脉周围，排入弓形淋巴管和叶间淋巴管，最终汇入肾门部的大淋巴管（图 33.119）。小叶间动脉周围的淋巴管不如小叶间静脉周围的淋巴管明显，但肾小球周围和肾小管间的淋巴管稀疏分布[803]。叶间和门部淋巴管有瓣膜。健康肾脏的髓质中，没有淋巴管或淋巴管极少[802-803]。在皮质内，淋巴管位于疏松的小动脉周围结缔组织中，常规组织学切片中不明显。它们的内皮层很薄。据推测，动脉周围间隙与淋巴管是一个功能整体，允许与静脉系统间的物质交换，同时也是肾内激素和炎症细胞分布的一个途径[804]。淋巴管内皮细胞标记包括 VEGFR-3（VEGF-C 的受体）、LYVE-1（透明质酸受体）、Prox-1（淋巴管转录因子）、肾小球足突细胞膜黏蛋白和 D2-40（淋巴管内皮特异性蛋白）[805-806]。有趣的是，有孔升直小血管同时表达内皮细胞和淋巴管标记，提示其是一种特殊的杂交脉管[807]。

21.16 神经

　　肾脏的支配神经来自神经节后纤维，主要来自腹腔神经丛[808]。神经纤维主要伴随皮质和外层髓质内动脉和小动脉分布[809]，通常位于管周间质内，但

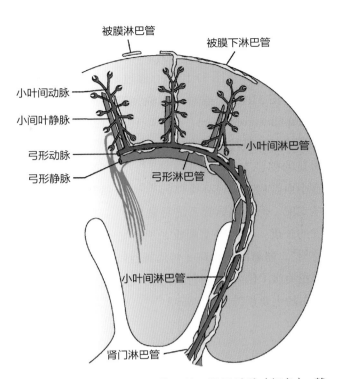

图 33.119 肾脏淋巴管血管系统。图示动脉（红色）、静脉（蓝色）和淋巴管（黄色）。淋巴管主要分布于皮质，被膜下有淋巴网络分布。髓质内无淋巴管（经允许引自: Madsen KM, Tisher CC. Anatomy of the kidney. In: Brenner BM, ed. Brenner and Rector's The Kidney. 7th ed. Philadelphia, PA : WB Saunders; 2004: 3-72. Copyright © 2004 Elsevier.）

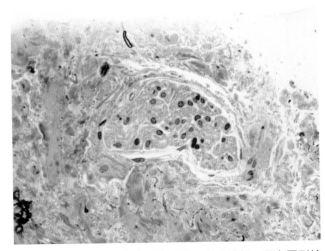

图 33.120 光镜下，肾皮质内可见一条小神经，具有圆形轮廓，但与肾小管相反，缺乏毛细血管及管腔，也没有肾小囊（Epon 包埋，1μm 厚甲苯胺蓝染色，×630）

也可穿入血管壁并支配平滑肌。1μm 厚甲苯胺蓝染色切片中，神经通常表现为小圆形结构，不要将其误认为肾小球（图 33.120）。通过对髓鞘进行 S-100 蛋白（图 33.121）或对周围轴突进行抗磷脂神经丝（phosphoneurofilament，pNF）（图 33.122）免疫组织化学染色可将神经纤维显示出来[810-813]。球旁器内有明显的神经支配（图 33.123）[814]。出球小动脉和降直小血管均有神经纤维伴行[815]。虽然肾小管也有神经支配，但不如脉管系统明显[816-817]。相对于升支粗段的长度，其神经支配也是所有肾小管节段中最多的[818]。酪氨酸羟化酶（传出神经纤维标记）和降钙素相关肽（传入神经纤维标记）研究显示，沿肾动脉分布的主要是传出神经纤维[819]。

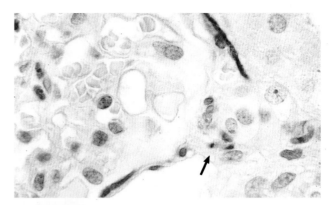

图 33.123　肾小球的血管极（中央）有两个轴突。其中一个轴突纵行分布（右上），另一个在横切面呈点状外观（箭头）（pNF 免疫组织化学染色，×630）

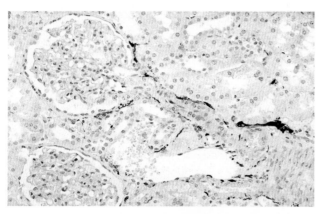

图 33.121　S-100 蛋白免疫组织化学染色，显示从入球小动脉到肾小球血管极均有神经分布（×100）

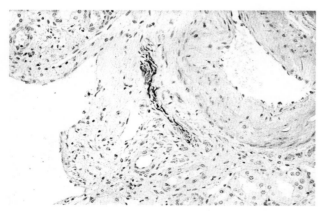

图 33.122　pNF 免疫组织化学染色，显示位于动脉（右侧）和静脉（左侧）间的神经（×100）

22　致谢

本章部分内容改编自 Bruce Beckwith 博士和 Byron Croker 博士之前的版本。

参考文献

[1] Grobstein C. Inductive interaction in the development of the mouse metanephros. *J Exp Zool* 1955;130:319–340.

[2] Potter EL. *Normal and Abnormal Development of the Kidney.* Chicago: Year Book Medical Publishers, Inc; 1972.

[3] Oliver J. *Nephrons and Kidneys: A Quantitative Study of Development and Evolutionary Mammalian Renal Architectonics.* New York: Hoeber Medical Division, Harper & Row; 1968.

[4] Saxen L. *Organogenesis of the Kidney.* Cambridge: Cambridge University Press; 1987.

[5] Clapp WL, Abrahamson DR. Development and gross anatomy of the kidney. In: Tisher CC, Brenner BM, eds. *Renal Pathology.* 2nd ed. Philadelphia, PA: JB Lippincott; 1994;3–59.

[6] Vize PD, Woolf AS, Bard JBL. *The Kidney: From Normal Development to Congenital Disease.* San Diego: Academic Press; 2003.

[7] Dressler GR. Advances in early kidney specification, development and patterning. *Development* 2009;136:3863–3874.

[8] Costantini F, Kopan R. Patterning a complex organ: Branching morphogenesis and nephron segmentation in kidney development. *Dev Cell* 2010;18:698–712.

[9] Little MH, McMahon AP. Mammalian kidney development: Principles, progress, and projections. *Cold Spring Harb Perspect Biol* 2012;4:a008300.

[10] Little MH, ed. *Kidney Development, Disease, Repair and Regeneration.* London: Elsevier Inc; 2016.

[11] McMahon AP. Development of the mammalian kidney. *Curr Topics in Dev Biol* 2016;117:31–64.

[12] Oxburgh L, Carroll TJ, Cleaver O, et al. (Re)Building a kidney. *J*

Am Soc Nephrol 2017;28:1370–1378.

[13] Swanhart LM, Cosentino CC, Diep CQ, et al. Zebrafish kidney development: Basic science to translational research. *Birth Defects Res C Embryo Today* 2011;93:141–156.

[14] Vazquez MD, Bouchet P, Vize PD. Three-dimensional anatomy of mammalian mesonephroi. In: Vize PD, Woolf AS, Bard JBL, eds. *The Kidney. From Normal Development to Congenital Disease.* San Diego: Academic Press; 2003:87–92.

[15] Mugford JW, Sipila P, Kobayashi A, et al. Hoxd11 specifies a program of metanephric kidney development within the intermediate mesoderm of the mouse kidney. *Dev Biol* 2008;319:396–405.

[16] Georgas KM, Chiu HS, Rumballe BA, et al. Expression of metanephric nephron-patterning genes in differentiating mesonephric tubule. *Dev Dyn* 2011;240:1600–1612.

[17] Masse J, Watrin T, Laurent A, et al. The developing female genital tract: From genetics to epigenetics. *Int J Dev Biol* 2009; 53:411–424.

[18] Herring PT. The development of the Malpighian bodies of the kidney, and its relation to pathological changes which occur in them. *J Pathol Bacteriol* 1900;6:459–496.

[19] Huber GC. On the development and shape of uriniferous tubules of certain of the higher mammals. *Am J Anat* 1905; 4(Suppl):1–98.

[20] Felix W. The development of the urogenital organs. In: Kiebel F, Mall FP, eds. *Manual of Human Embryology.* Vol. 2. Philadelphia, PA: JB Lippincott; 1912:752–979.

[21] Peter K. *Untersuchungen ueber Bau und Entwicklung der Niere.* Jena, Germany: Gustav Fischer; 1927.

[22] Davies J. Development of the ureteric bud. In: Vize PD, Woolf AS, Bard JB, eds. *The Kidney: From Normal Development to Congenital Disease.* San Diego: Academic Press; 2003: 165–179.

[23] Al-Awqati Q, Goldberg MR. Architectural patterns in branching morphogenesis in the kidney. *Kidney Int* 1998;54:1832–1842.

[24] Watanabe T, Costantini F. Real-time analysis of ureteric bud branching morphogenesis in vitro. *Dev Biol* 2004;271:98–108.

[25] Sweeny D, Lindstrom N, Davies JA. Developmental plasticity and regenerative capacity in the renal ureteric/collecting duct system. *Development* 2008;135:2505–2510.

[26] Bard J. The metanephros. In: Vize PD, Woolf AS, Bard JB, eds. *The Kidney: From Normal Development to Congenital Disease.* San Diego: Academic Press; 2003:139–148.

[27] Sariola H, Sainio K, Bard J. Fates of the metanephric mesenchyme. In: Vize PD, Woolf AS, Bard JB, eds. *The Kidney: From Normal Development to Congenital Disease.* San Diego: Academic Press; 2003:181–193.

[28] Gawlik A, Quaggin SE. Conditional gene targeting in the kidney. *Curr Mol Med* 2005;5:527–536.

[29] Ly JP, Onay T, Quaggin SE. Mouse models to study kidney development, function and disease. *Curr Opin Nephrol Hypertens* 2011;20:382–390.

[30] Brunskill EW, Aronow BJ, Georgas K, et al. Atlas of gene expression in the developing kidney at microanatomic resolution. *Dev Cell* 2008;15:781–791.

[31] Harding SD, Armit C, Armstrong J, et al. The GUDMAP database -an online resource for genitourinary research. *Development* 2011;138:2845–2853.

[32] Potter SS, Brunskill EW, Patterson LT. Defining the genetic blueprint of kidney development. *Pediatr Nephrol* 2011;26: 1469–1478.

[33] Brunskill EW, Park JS, Chung E, et al. Single cell-dissection of early kidney development: Multilineage priming. *Development* 2014;141:3093–3101.

[34] Potter SS. Single-cell RNA sequencing for the study of development, physiology and disease. *Nat Rev Nephrol* 2018;14: 479–492.

[35] Thiagarajan RD, Georgas KM, Rumballe BA, et al. Identification of anchor genes during kidney development defines ontological relationships, molecular subcompartments and regulatory pathways. *PLoS ONE* 2011;6:e17286.

[36] Lindstrom NO, McMahon JA, Guo J, et al. Conserved and divergent features of human and mouse kidney organogenesis. *J Am Soc Nephrol* 2018;29:785–805.

[37] James RG, Schultheiss TM. BMP signaling promotes intermediate mesoderm gene expression in a dose-dependent, cell-autonomous and translation-dependent manner. *Dev Biol* 2005;288:113–125.

[38] Giovanni VD, Alday A, Chi L, et al. ALK3 controls nephron number and androgen production via lineage-specific effects in intermediate mesoderm. *Development* 2011;138:2717–2727.

[39] Preger-Ben Noon E, Brak H, Guttmann-Raviv N, et al. Interplay between activin and Hox genes determines the formation of the kidney morphogenetic field. *Development* 2009;136:1995–2004.

[40] Patterson LT, Pembaur M, Potter SS. Hoxa11 and Hoxd11 regulate branching morphogenesis of the ureteric bud in the developing kidney. *Development* 2001;128:2153–2161.

[41] Wellik DM, Hawkes PJ, Capecchi MR. Hox11 paralogous genes are essential for metanephric kidney induction. *Genes Dev* 2002;16:1423–1432.

[42] Bouchard M, Souabni A, Mandler M, et al. Nephric lineage specification by Pax2 and Pax8. *Genes Dev* 2002;16: 2958–2970.

[43] Grote D, Souabni A, Busslinger M, et al. Pax2/8-regulated Gata 3 expression is necessary for morphogenesis and guidance of the nephric duct in the developing kidney. *Development* 2006;133:53–61.

[44] Marose TD, Merkel CE, McMahon AP, et al. Beta-catenin is necessary to keep cells of ureteric bud/Wolffian duct epithelium in a precursor state. *Dev Biol* 2008;314:112–126.

[45] Grote D, Boualia SK, Souabni A, et al. Gata3 acts downstream of beta-catenin signaling to prevent ectopic metanephric kidney induction. *PLoS Genet* 2008;4:e1000316.

[46] Chia I, Grote D, Marcotte M, et al. Nephric duct insertion is a crucial step in urinary tract maturation that is regulated by a Gata3-Raldh2-Ret molecular network in mice. *Development* 2011;138:2089–2097.

[47] Hoshi M, Reginensi A, Joens MS, et al. Reciprocal spatiotemporally controlled apoptosis regulates Wolffian duct cloaca fusion. *J Am Soc Nephrol* 2018;29:775–783.

[48] Schedl A. Renal abnormalities and their developmental origin. *Nat Rev Genet* 2007;8:791–802.

[49] Uetani N, Bouchard M. Plumbing in the embryo: Developmental defects of the urinary tract. *Clin Genet* 2009;75: 307–317.

[50] Costantini F. GDNF/Ret signaling and renal branching morphogenesis: From mesenchymal signals to epithelial cell behaviors. *Organogenesis* 2010;6:252–262.

[51] Chi X, Michos O, Shakya R, et al. Ret-dependent cell rearrangements in the Wolffian duct epithelium initiate ureteric bud morphogenesis. *Dev Cell* 2009;17:199–209.

[52] Costantini F, Shakya R. GDNF/ret signaling and the development of the kidney. *Bioessays* 2006;28:117–127.

[53] Boyle S, deCaestecker M. Role of transcriptional networks in coordinating early events during kidney development. *Am J Physiol Renal Physiol* 2006;291:F1–F8.

[54] Gong KQ, Yallowitz AR, Sun H, et al. A Hox-Eya-Pax complex regulates early kidney developmental gene expression. *Mol Cell Biol* 2007;27:7661–7668.

[55] Linton JM, Martin GR, Reichardt LF. The ECM protein nephronectin promotes kidney development via integrin α8β1-mediated stimulation of Gdnf expression. *Development*

2007;134:2501–2509.

[56] Grieshammer U, Ma L, Plump AS, et al. SLIT2-mediated ROBO2 signaling restricts kidney induction to a single site. *Dev Cell* 2004;6:709–717.

[57] Michos O, Goncalves A, Lopez-Rios J, et al. Reduction of BMP4 activity by gremlin1 enables ureteric bud outgrowth and GDNF/WNT11 feedback signaling during kidney branching morphogenesis. *Development* 2007;134:2397–2405.

[58] Rosselot C, Spraggon L, Chia I, et al. Non-cell-autonomous retinoid signaling is crucial for renal development. *Development* 2010;137:283–292.

[59] Basson MA, Akbulut S, Watson-Johnson J, et al. Sprouty 1 is a critical regulator of GDNF/RET-mediated kidney induction. *Dev Cell* 2005;8:229–239.

[60] Michos O, Cebrian C, Hyink D, et al. Kidney development in the absence of Gdnf and Spry1 requires Fgf10. *PLoS Genet* 2010;6:e1000809.

[61] Takahashi M. The GDNF/RET signaling pathway and human disease. *Cytokine Growth Factor Rev* 2001;12:361–373.

[62] Tang MJ, Cai Y, Tsai SJ, et al. Ureteric bud outgrowth in response to RET activation is mediated by phophatidylinositol 3-kinase. *Dev Biol* 2002;243:128–136.

[63] Kim D, Dressler GR. PTEN modulates GDNF/RET mediated chemotaxis and branching morphogenesis in the developing kidney. *Dev Biol* 2007;307:290–299.

[64] Jain S. The many faces of RET dysfunction in the kidney. *Organogenesis* 2009;5:177–190.

[65] Wong A, Bogni S, Kotka P, et al. Phosphotyrosine 1062 is critical for the in vivo activity of the Ret9 receptor tyrosine kinase isoform. *Mol Cell Biol* 2005;25:9661–9673.

[66] Jain S, Encinas M, Johnson EM, et al. Critical and distinct roles for key RET tyrosine docking sites in renal development. *Genes Dev* 2006;20:321–333.

[67] Jain S, Knoten A, Hoshi M, et al. Organotypic specificity of key RET adaptor-docking sites in the pathogenesis of neurocristopathies and renal malformations in mice. *J Clin Invest* 2010;120:778–790.

[68] Willecke R, Heuberger J, Grossmann K, et al. The tyrosine phophatase Shp2 acts downstream of GDNF/Ret in branching morphogenesis of the developing mouse kidney. *Dev Biol* 2011;360:310–317.

[69] Lu BC, Cebrian C, Chi X, et al. Etv4 and Etv5 are required downstream of GDNF and Ret for kidney branching morphogenesis. *Nat Genet* 2009;41:1295–1302.

[70] Ueland J, Yuan A, Marlier A, et al. A novel role for the chemokine receptor Cxcr4 in kidney morphogenesis: An in vitro study. *Dev Dyn* 2009;238:1083–1091.

[71] Takabatake Y, Sugiyama T, Kohara H, et al. The CXCL12 (SDF-1)/CXCR4 axis is essential for the development of renal vasculature. *J Am Soc Nephrol* 2009;20:1714–1723.

[72] Ishibe S, Karihaloo A, Ma H, et al. Met and the epidermal growth factor receptor act cooperatively to regulate final nephron number and maintain collecting duct morphology. *Development* 2009;136:337–345.

[73] Riggins KS, Mernaugh G, Su Y, et al. MT1-MMP-mediated basement membrane remodeling modulates renal development. *Exp Cell Res* 2010;316:2993–3005.

[74] Reginensi A, Clarkson M, Neirijnck Y, et al. SOX9 controls epithelial branching by activating RET effector genes during kidney development. *Hum Mol Genet* 2011;20:1143–1153.

[75] Bates CM. Role of fibroblast growth factor receptor signaling in kidney development. *Am J Physiol Renal Physiol* 2011;301: F245–F251.

[76] Trueb B. Biology of FGFRL1, the fifth fibroblast growth factor receptor. *Cell Mol Life Sci* 2011;68:951–964.

[77] Poladia DP, Kish K, Kutay B, et al. Role of fibroblast growth factor receptors 1 and 2 in the metanephric mesenchyme. *Dev Biol* 2006;291:325–339.

[78] Sims-Lucas S, Cusack B, Baust J, et al. Fgfr1 and the IIIc isoform of Fgfr2 play critical roles in the metanephric mesenchyme mediating early inductive events in kidney development. *Dev Dyn* 2011;240:240–249.

[79] Zhao H, Kegg H, Grady S, et al. Role of fibroblast growth factor receptors 1 and 2 in the ureteric bud. *Dev Biol* 2004; 276:403–415.

[80] Sims-Lucas S, Argyropoulos C, Kish K, et al. Three-dimensional imaging reveals ureteric and mesenchymal defects in Fgfr2-mutant kidneys. *J Am Soc Nephrol* 2009;20:2525–2533.

[81] Sims-Lucas S, Cusack B, Eswarakumar VP, et al. Independent roles of Fgfr2 and Frs2α in ureteric epithelium. *Development* 2011;138:1275–1280.

[82] Yosypiv IV. Renin-angiotensin system in ureteric bud branching morphogenesis: Insights into the mechanism. *Pediatr Nephrol* 2011;26:1499–1512.

[83] Yosypiv IV, Schroeder M, El-Dahr SS. Angiotensin II type I receptor-EGF receptor cross-talk regulates ureteric bud branching morphogenesis. *J Am Soc Nephrol* 2006;17:1005–1014.

[84] Song R, Spera M, Garrett C, et al. Angiotensin II-induced activation of c-Ret signaling is critical in ureteric bud branching morphogenesis. *Mech Dev* 2010;127:21–27.

[85] Yosypiv IV, Boh MK, Spera MA, et al. Downregulation of Spry-1, an inhibitor of GDNF/Ret, causes angiotensin II-induced ureteric bud branching. *Kidney Int* 2008;74:1287–1293.

[86] Song R, Spera M, Garrett C, et al. Angiotensin II AT2 receptor regulates ureteric bud morphogenesis. *Am J Physiol Renal Physiol* 2010;298:F807–F817.

[87] Song R, Preston G, Yosypiv IV. Angiotensin II stimulates in vitro branching morphogenesis of the isolated ureteric bud. *Mech Dev* 2011;128:359–367.

[88] Matthew S, Chen X, Pozzi A, et al. Integrins in renal development. *Pediatr Nephrol* 2012;27:891–900.

[89] Wu W, Kitamura S, Truong DM, et al. β1-integrin is required for kidney collecting duct morphogenesis and maintenance of renal function. *Am J Physiol Renal Physiol* 2009;297: F210–F217.

[90] Zhang X, Mernaugh G, Yang DH, et al. β1 integrin is necessary for ureteric bud branching morphogenesis and maintenance of collecting duct structural integrity. *Development* 2009;136:3357–3366.

[91] Mathew S, Palamuttam RJ, Mernaugh G, et al. Talin regulates integrin β1-dependent and –independent cell functions in ureteric bud development. *Development* 2017;144:4148–4158.

[92] Lange A, Wickstrom SA, Jakobson M, et al. Integrin-linked kinase is an adaptor with essential functions during mouse development. *Nature* 2009;461:1002–1006.

[93] Smeeton J, Zhang X, Bulus N, et al. Integrin-linked kinase regulates p38 MAPK-dependent cell cycle arrest in ureteric bud development. *Development* 2010;137:3233–3243.

[94] Miner JH, Yurchenco PD. Laminin functions in tissue morphogenesis. *Annu Rev Cell Dev Biol* 2004;20:255–284.

[95] Yang DH, McKee KK, Chen ZL, et al. Renal collecting system growth and function depend upon embryonic γ1 laminin expression. *Development* 2011;138:4535–4544.

[96] Cain JE, Hartwig S, Bertram JF, et al. Bone morphogenetic protein signaling in the developing kidney: Present and future. *Differentiation* 2008;76:831–842.

[97] Hartwig S, Hu MC, Cella C, et al. Glypican-3 modulates inhibitory Bmp2-Smad signaling to control renal development in vivo. *Mech Dev* 2005;122:928–938.

[98] Miyazaki Y, Oshima K, Fogo A, et al. Bone morphogenetic protein 4 regulates the budding site and elongation of the mouse ureter. *J Clin Invest* 2000;105:863–873.

[99] Cain JE, Bertram JF. Ureteric branching morphogenesis in BMP4 heterozygous mutant mice. *J Anat* 2006;209:745–755.

[100] Hartwig S, Bridgewater D, Di Giovanni V, et al. BMP receptor ALK3 controls collecting system development. *J Am Soc Nephrol* 2008;19:117–124.

[101] Goncalves A, Zeller R. Genetic analysis reveals an unexpected role of BMP7 in initiation of ureteric bud outgrowth in mouse embryos. *PLoS ONE* 2011;6:e19370.

[102] Tran TS, Kolodkin AL, Bharadwaj R. Semaphorin regulation of cellular morphology. *Annu Rev Cell Dev Biol* 2007;23:263–292.

[103] Tufro A, Teichman J, Woda C, et al. Semaphorin3a inhibits ureteric bud branching morphogenesis. *Mech Dev* 2008;125: 558–568.

[104] Korostylev A, Worzfeld T, Deng S, et al. A functional role for semaphorin 4D/plexin B1 interactions in epithelial branching morphogenesis during organogenesis. *Development* 2008;135: 3333–3343.

[105] Perala N, Jakobson M, Ola R, et al. Sema4C-Plexin B2 signaling modulates ureteric branching in developing kidney. *Differentiation* 2011;81:81–91.

[106] Halder G, Johnson RL. Hippo signaling: Growth control and beyond. *Development* 2011;138:9–22.

[107] Varelas X. The Hippo pathway effectors TAZ and YAP in development, homeostasis and disease. *Development* 2014;141: 1614–1626.

[108] Reginensi A, Enderle L, Gregorieff A, et al. A critical role for NF2 and the Hippo pathway in branching morphogenesis. *Nat Commun* 2017;7:12309.

[109] Reginensi A, Hoshi M, Boualia SK, et al. Yap and Taz are required for Ret-dependent urinary tract morphogenesis. *Development* 2015;142:2696–2703.

[110] Cebrian C, Borodo K, Charles N, et al. Morphometric index of the developing murine kidney. *Dev Dyn* 2004;231:601–608.

[111] Short KM, Combes AN, Lefevre J, et al. Global quantification of tissue dynamics in the developing mouse kidney. *Dev Cell* 2014;29:188–202.

[112] Sampogna RV, Schneider L, Al-Awqati Q. Developmental programming of branching morphogenesis in the kidney. *J Am Soc Nephrol* 2015;26:2414–2422.

[113] McNeill H, Woodgett JR. When pathways collide: Collaboration and connivance among signaling proteins in development. *Nat Rev Mol Cell Biol* 2010;11:404–413.

[114] McNeill H. Planar cell polarity and the kidney. *J Am Soc Nephrol* 2009;20:2104–2111.

[115] Fischer E, Legue E, Doyen A, et al. Defective planar cell polarity in polycystic disease. *Nat Genet* 2006;38:21–23.

[116] Saburi S, Hester I, Fischer E, et al. Loss of Fat4 disrupts PCP signaling and oriented cell division and leads to cystic kidney disease. *Nat Genet* 2008;40:1010–1015.

[117] Luyten A, Su X, Gondela S, et al. Aberrant regulation of planar cell polarity in polycystic kidney disease. *J Am Soc Nephrol* 2010;21:1521–1532.

[118] Karner CM, Chirumamilla R, Aoki S, et al. Wnt9b signaling regulates planar cell polarity and kidney tubule morphogenesis. *Nat Genet* 2009;41:793–799.

[119] Keller R. Mechanisms of elongation in embryogenesis. *Development* 2006;133:2291–2302.

[120] Lienkamp SS, Liu K, Karner CM, et al. Vertebrate kidney tubules elongate using a planar cell polarity-dependent, rosette-based mechanism of convergent extension. *Nat Genet* 2012;44:1382–1387.

[121] Yu J, Carroll TJ, Rajagopal J, et al. A Wnt7b-dependent pathway regulates the orientation of epithelial cell division and establishes the cortico-medullary axis of the mammalian kidney. *Development* 2009;136:161–171.

[122] Pietila I, Ellwanger K, Railo A, et al. Secreted Wnt antagonist Dickkopf-1 controls kidney papilla development coordinated by Wnt-7b signaling. *Dev Biol* 2011;353:50–60.

[123] Liu Y, Chattopadhyay N, Qin S, et al. Coordinate integrin and c-Met signaling regulate Wnt gene expression during epithelial morphogenesis. *Development* 2009;136:843–853.

[124] Michael L, Davies JA. Pattern and regulation of cell proliferation during murine ureteric bud development. *J Anat* 2004; 204:241–255.

[125] Shakya R, Watanabe T, Costantini F. The role of GDNF/Ret signaling in ureteric bud cell fate and branching morphogenesis. *Dev Cell* 2005;8:65–74.

[126] Meyer TN, Schwesinger C, Bush KT, et al. Spatiotemporal regulation of morphogenetic molecules during in vitro branching of the isolated ureteric bud; toward a model of branching through budding in the developing kidney. *Dev Biol* 2004;275:44–67.

[127] Michael L, Sweeney DE, Davies JA. A role for microfilament-based contraction in branching morphogenesis of the ureteric bud. *Kidney Int* 2005;68:2010–2018.

[128] Kuure S, Cebrian C, Machingo Q, et al. Actin depolymerizing factors cofilin1 and destrin are required for ureteric bud branching morphogenesis. *PLoS Genet* 2010;6:e1001176.

[129] Ola R, Jakobson M, Kvist J, et al. The GDNF target Vsnl1 marks the ureteric tip. *J Am Soc Nephrol* 2011;22:274–284.

[130] Majumdar A, Vainio S, Kispert A, et al. Wnt11 and Ret/Gdnf pathways cooperate in regulating ureteric branching during metanephric kidney development. *Development* 2003;130: 3175–3185.

[131] Ye X, Wang Y, Rattner A, et al. Genetic mosaic analysis reveals a major role for frizzled 4 and frizzled 8 in controlling ureteric growth in the developing kidney. *Development* 2011;138:1161–1172.

[132] Packard A, Georgas K, Michos O, et al. Luminal mitosis drives epithelial dispersal within the branching ureteric bud. *Dev Cell* 2013;27:319–330.

[133] Kim YH, Kwon TH, Frische S, et al. Immunocytochemical localization of pendrin in intercalated cell subtypes in rat and mouse kidney. *Am J Physiol Renal Physiol* 2002;283:F744–F754.

[134] Song HK, Kim WY, Lee HW, et al. Origin and fate of pendrin-positive intercalated cells in developing mouse kidney. *J Am Soc Nephrol* 2007;18:2672–2682.

[135] Hiatt MJ, Ivanova L, Toran N, et al. Remodeling of the fetal collecting duct epithelium. *Am J Pathol* 2010;176:630–637.

[136] Kim J, Cha H, Tisher CC, et al. Role of apoptotic and nonapoptotic cell death in removal of intercalated cells from developing rat kidney. *Am J Physiol Renal Physiol* 1996;270: F575–F592.

[137] El-Dahr SS, Li Y, Gutierrez E, et al. p63+ ureteric bud tip cells are progenitors of intercalated cells. *JCI Insight* 2017;2: e89996.

[138] Blomqvist SR, Vidarsson H, Fitzgerald S, et al. Distal renal tubular acidosis in mice that lack the forkhead transcription factor Foxi1. *J Clin Invest* 2004;113:1560–1570.

[139] Yamaguchi Y, Yonemura S, Takada S. Grainyhead-related transcription factor is required for duct maturation in the salivary gland and the kidney of the mouse. *Development* 2006;133: 4737–4748.

[140] Wu H, Chen L, Zhou Q, et al. Aqp2-expressing cells give rise to renal intercalated cells. *J Am Soc Nephrol* 2013;24:243–252.

[141] Werth M, Schmidtt-Ott KM, Leete T, et al. Transcription factor *TFCP2L1* patterns cells in the mouse kidney collecting duct. *ELife*

2017;6:e24265.

[142] Jeong HW, Jeon US, Koo BK, et al. Inactivation of Notch signaling in the renal collecting duct causes nephrogenic diabetes insipidus in mice. *J Clin Invest* 2009;119:3290–3300.

[143] Guo Q, Wang Y, Tripathi P, et al. Adam10 mediates the choice between principal cells and intercalated cells in the kidney. *J Am Soc Nephrol* 2015;26:149–159.

[144] Grassmeyer J, Mukherjee M, deRiso J, et al. Elf5 is a principal lineage specific transcription factor in the kidney that contributes to Aqp2 and Avpr2 gene expression. *Dev Biol* 2017;424:77–89.

[145] Mugford JW, Sipila P, McMahon JA, et al. Osr1 expression demarcates a multi-potent population of intermediate mesoderm that undergoes progressive restriction to an Osr1-dependent nephron progenitor compartment within the mammalian kidney. *Dev Biol* 2008;324:88–98.

[146] James RG, Kamel CN, Wang Q, et al. Odd-skipped related 1 is required for development of the metanephric kidney and regulates formation and differentiation of kidney precursor cells. *Development* 2006;133:2995–3004.

[147] Sajithlal G, Zou D, Silvius D, et al. Eya1 acta as a critical regulator for specifying the metanephric mesenchyme. *Dev Biol* 2005;284:323–336.

[148] Xu PX, Adams J, Peters H, et al. Eya1-deficient mice lack ears and kidneys and show abnormal apoptosis of organ primordial. *Nat Genet* 1999;23:113–117.

[149] Li X, Oghi KA, Zhang J, et al. Eya protein phosphatase activity regulates Six1-Dach-Eya transcriptional effects in mammalian organogenesis. *Nature* 2003;426:247–254.

[150] Xu PX, Zhang W, Huang L, et al. Six1 is required for the early organogenesis of mammalian kidney. *Development* 2003;130:3085–3094.

[151] Nie X, Xu J, El-Hashash A, et al. Six1 regulates Grem1 expression in the metanephric mesenchyme to initiate branching morphogenesis. *Dev Biol* 2011;352:141–151.

[152] Torres M, Gomex-Pardo E, Dressler GR, et al. Pax-2 controls multiple steps of urogenital development. *Development* 1995;121:4057–4065.

[153] Brophy PD, Ostrom L, Lang KM, et al. Regulation of ureteric bud outgrowth by Pax2-dependent activation of the glial derived neurotrophic factor gene. *Development* 2001;128:4747–4756.

[154] Nishinakamura R, Matsumoto Y, Nakao K, et al. Murine homolog of SALL1 is essential for ureteric bud invasion in kidney development. *Development* 2001;128:3105–3115.

[155] Kiefer SM, Robbins L, Stumpff KM, et al. Sall1-dependent signals affect Wnt signaling and ureter tip fate to initiate kidney development. *Development* 2010;137:3099–3106.

[156] Uchiyama Y, Sakaguchi M, Terabayashi T, et al. Kif26b, a kinesin family gene, regulates adhesion of the embryonic kidney mesenchyme. *Proc Natl Acad Sci USA* 2010;107:9240–9245.

[157] Muller U, Wang D, Denda S, et al. Integrin α8β1 is critically important for epithelial-mesenchymal interactions during kidney development. *Cell* 1997;88:603–613.

[158] Carroll TJ, Das A. Defining the signals that constitute the nephron progenitor niche. *J Am Soc Nephrol* 2013;24:873–876.

[159] Kopan R, Chen S, Little N. Nephron progenitor cells: Shifting the balance of self-renewal and differentiation. *Curr Top Dev Biol* 2014;107:293–331.

[160] O'Brien LL, McMahon AP. Induction and patterning of the metanephric nephron. *Semin Cell Dev Biol* 2014;36:31–38.

[161] Carroll TJ, Park JS, Hayashi S, et al. Wnt9b plays a central role in the regulation of mesenchymal to epithelial transitions underlying organogenesis of the mammalian urogenital system. *Dev Cell* 2005;9:283–292.

[162] Self M, Lagutin OV, Bowling B, et al. Six2 is required for suppression of nephrogenesis and progenitor renewal in the developing kidney. *EMBO J* 2006;25:5214–5228.

[163] Combes AN, Wilson S, Phipson B, et al. Haploinsufficiency for the Six2 gene increases nephron progenitor proliferation promoting branching and nephron number. *Kidney Int* 2018;93:589–598.

[164] Kobayashi A, Valerius MT, Mugford JW, et al. Six2 defines and regulates a multipotent self-renewing nephron progenitor population throughout mammalian kidney development. *Cell Stem Cell* 2008;3:169–181.

[165] Cebrian C, Asai N, D'Agati VD, et al. The number of fetal nephron progenitor cells limits ureteric branching and adult nephron endowment. *Cell Reports* 2014;7:127–137.

[166] O'Brien LL, Guo Q, Lee Y, et al. Differential regulation of mouse and human nephron progenitors by the Six family of transcriptional regulators. *Development* 2016;143:595–608.

[167] Boyle S, Misfeldt A, Chandler KJ, et al. Fate mapping using Cited1-CreERT2 mice demonstrates that the cap mesenchyme contains self-renewing progenitor cells and gives rise exclusively to nephronic epithelia. *Dev Biol* 2008;313:234–245.

[168] Boyle S, Shioda T, Perantoni AO, et al. Cited1 and Cited2 are differentially expressed in the developing kidney but are not required for nephrogenesis. *Dev Dyn* 2007;236:2321–2330.

[169] Mugford JW, Yu J, Kobayashi A, et al. High-resolution gene expression analysis of the developing mouse kidney defines novel cellular compartments within the nephron progenitor population. *Dev Biol* 2009;333:312–323.

[170] Combes AN, Lefevre JG, Wilson S, et al. Cap mesenchyme cell swarming during kidney development is influenced by attraction, repulsion and adhesion to the ureteric tip. *Dev Biol* 2016;418:297–306.

[171] Barak H, Huh SH, Chen S, et al. FGF9 and FGF10 maintain the stemness of nephron progenitors in mice and man. *Dev Cell* 2012;22:1191–1207.

[172] Giovanni VD, Walker KA, Bushnell D, et al. Fibroblast growth factor receptor-Frs2α signaling is critical for nephron progenitors. *Dev Biol* 2015;400:82–93.

[173] Tomita M, Asada M, Asada N, et al. Bmp7 maintains undifferentiated kidney progenitor population and determines nephron numbers at birth. *PLOS ONE* 2013;8:e73554.

[174] Brown AC, Muthukrishnan SD, Guay JA, et al. Role for compartmentalization in nephron progenitor differentiation. *Proc Natl Acad Sci USA* 2013;110:4640–4645.

[175] Kanda S, Tanigawa S, Ohmori T, et al. Sall1 maintains nephron progenitors and nascent nephrons by acting as both an activator and a repressor. *J Am Soc Nephrol* 2014;25:2584–2595.

[176] Li Y, Liu J, Li W, et al. p53 enables metabolic fitness and self renewal of nephron progenitors. *Development* 2015;142:1228–1241.

[177] Xu J, Liu H, Park JS, et al. Osr1 acts downstream of and interacts synergistically with Six2 to maintain nephron progenitor cells during kidney organogenesis. *Development* 2014;141:1442–1452.

[178] Liu J, Edgington-Giordano F, Dugas C, et al. Regulation of nephron progenitor cell self-renewal by intermediary metabolism. *J Am Soc Nephrol* 2017;28:3323–3335.

[179] Hilliard SA, El-Dahr SS. Epigenetics of renal development and disease. *Yale J Biol Med* 2016;89:565–573.

[180] Liu H, Chen S, Yao X, et al. Histone deacetylases 1 and 2 regulate the transcriptional programs of nephron progenitors and renal vesicles. *Development* 2018;145:dev153619.

[181] Hartman HA, Lai HL, Patterson LT. Cessation of renal morphogenesis in mice. *Dev Biol* 2007;310:379–387.

[182] Rumballe BA, Georgas KM, Combes AN, et al. Nephron

formation adopts a novel spatial topology at cessation of nephrogenesis. *Dev Biol* 2011;360:110–122.

[183] Brunskill EW, Lai HL, Jamison DC, et al. Microarrays and RNA-Seq identify molecular mechanisms driving the end of nephron production. *BMC Dev Biol* 2011;11:15.

[184] Chen S, Brunskill EW, Potter SS, et al. Intrinsic age-dependent changes and cell-cell contacts regulate nephron progenitor lifespan. *Dev Cell* 2015;35:49–62.

[185] Volovelsky O, Nguyen T, Jarmas AE, et al. Hamartin regulates cessation of mouse nephrogenesis independently of mTOR. *Proc Natl Acad Sci USA* 2018;115:5998–6003.

[186] Chung E, Deacon P, Marable S, et al. Notch signaling promotes nephrogenesis by downregulating Six2. *Development* 2016;143:3907–3913.

[187] Chung E, Deacon P, Park JS. Notch is required for the formation of all nephron segments and primes nephron progenitors for differentiation. *Development* 2017;144:4530–4539.

[188] Linstrom NO, Guo J, Kim AD, et al. Conserved and divergent features of mesenchymal progenitor cell types within the cortical nephrogenic niche of the human and mouse kidney. *J Am Soc Nephrol* 2018;29:806–824.

[189] Park JS, Valerius MT, McMahon AP. Wnt/(beta)-catenin signaling regulates nephron induction during mouse kidney development. *Development* 2007;134:1103–1108.

[190] Stark K, Vainio S, Vasslleva G, et al. Epithelial transformation of metanephric mesenchyme in the developing kidney regulated by Wnt-4. *Nature* 1994;372:679–683.

[191] Kispert A, Vainio S, McMahon AP. Wnt-4 is a mesenchymal signal for epithelial transformation of metanephric mesenchyme in the developing kidney. *Development* 1998;125: 4225–4234.

[192] Tanigawa S, Wang H, Yang Y, et al. Wnt4 induces nephronic tubules in metanephric mesenchyme by a non-canonical mechanism. *Dev Biol* 2011;352:58–69.

[193] Burn SF, Webb A, Berry RL, et al. Calcium/NFAT signaling promotes early nephrogenesis. *Dev Biol* 2011;352:288–298.

[194] Georgas K, Rumballe B, Valerius MT, et al. Analysis of early nephron patterning reveals a role for distal RV proliferation in fusion to the ureteric tip via a cap mesenchyme-derived connecting segment. *Dev Biol* 2009;332:273–286.

[195] Karner CM, Das A, Ma Z, et al. Canonical Wnt9b signaling balances progenitor cell expansion and differentiation during kidney development. *Development* 2011;138:1247–1257.

[196] Ramalingam H, Fessler AR, Das A, et al. Disparate levels of beta-catenin activity determine nephron progenitor cell fate. *Dev Biol* 2018;440:13–21.

[197] Reginensi A, Scott RP, Gregorieff A, et al. Yap- and Cdc42-dependent nephrogenesis and morphogenesis during mouse kidney development. *PLoS Genet* 2013;9:e1003380.

[198] McNeill H, Reginensi A. Lats1/2 regulate Yap/Taz to control nephron progenitor epithelization and inhibit myofibroblast formation. *J Am Soc Nephrol* 2017;28:852–861.

[199] Hastie ND. Wilms tumor 1(WT1) in development, homeostasis and disease. *Development* 2017;144:2862–2872.

[200] Kreidburg JA, Sariola H, Loring JM, et al. WT-1 is required for early kidney development. *Cell* 1993;74:679–691.

[201] Donovan MJ, Natoli TA, Sainio K, et al. Initial differentiation of the metanephric mesenchyme is independent of WT1 and the ureteric bud. *Dev Genet* 1999;24:252–262.

[202] Hartwig S, Ho J, Pandey P, et al. Genomic characterization of Wilms tumor suppressor 1 targets in nephron progenitor cells during kidney development. *Development* 2010;137: 1189–1203.

[203] Essafi A, Webb A, Berry RL, et al. A Wt1-controlled chromatin switching mechanism underpins tissue-specific Wnt4 activation and repression. *Dev Cell* 2011;21:559–574.

[204] Rivera MN, Kim WJ, Wells J, et al. An X chromosome gene, WTX, is commonly inactivated in Wilms tumor. *Science* 2007;315: 642–645.

[205] Tannberger K, Pfister AS, Brauburger K, et al. Amer1/WTX couples Wnt-induced formation of Ptdins (4,5)P2 to LRP6 phosphorylation. *EMBO J* 2011;30:1433–1443.

[206] Major MB, Camp ND, Berndt JD, et al. Wilms tumor suppressor WTX negatively regulates WNT/β-catenin signaling. *Science* 2007;316:1043–1046.

[207] Moisan A, Rivera MN, Lotinun S, et al. The WTX tumor suppressor regulates mesenchymal progenitor cell fate specification. *Dev Cell* 2011;20:583–596.

[208] Kopan R, Ilagan MX. The canonical notch signaling pathway: Unfolding the activation mechanism. *Cell* 2009;137: 216–233.

[209] Cheng HT, Miner JH, Lin M, et al. Gamma-secretase activity is dispensable for mesenchyme-to-epithelium transition but required for podocyte and proximal tubule formation in developing mouse kidney. *Development* 2003;130:5031–5042.

[210] Cheng HT, Kim M, Valerius MT, et al. Notch2, but not Notch1, is required for proximal fate acquisition in the mammalian nephron. *Development* 2007;134:801–811.

[211] Surendran K, Botle S, Barak H, et al. The contribution of Notch1 to nephron segmentation in the developing kidney is revealed in a sensitized Notch2 background and can be augmented by reducing Mint dosage. *Dev Biol* 2010;337:386–395.

[212] Nakai S, Sugitani Y, Sato H, et al. Crucial roles of Brn1 in distal tubule formation and function in mouse kidney. *Development* 2003;130:4751–4759.

[213] Drake KA, Adam M, Mahoney R, et al. Disruption of Hox9, 10, 11 function results in cellular level lineage infidelity in the kidney. *Sci Rep* 2018;8:6306.

[214] Magella B, Mahoney R, Adam M, et al. Reduced Abd-B Hox function during kidney development results in lineage infidelity. *Dev Biol* 2018;438:84–93.

[215] Lindstrom NO, Tran T, Guo J, et al. Conserved and divergent molecular and anatomic features of human and mouse nephron patterning. *J Am Soc Nephrol* 2018;29:825–840.

[216] Lindstrom NO, Brandine GD, Tran T, et al. Progressive recruitment of mesenchymal progenitors reveals a time-dependent process of cell fate acquisition in mouse and human nephrogenesis. *Dev Cell* 2018;45:651–660.

[217] Li W, Hartwig S, Rosenblum ND. Developmental origins and functions of stromal cells in the normal and diseased mammalian kidney. *Dev Dyn* 2014;243:853–863.

[218] Kobayashi A, Mugford JW, Krautzberger AM, et al. Identification of a multipotent self-renewing stromal progenitor population during mammalian kidney organogenesis. *Stem Cell Reports* 2014;3:650–662.

[219] Naiman N, Fujioka K, Fujino M, et al. Repression of interstitial identity in nephron progenitor cells by Pax2 establishes the nephron-interstitium boundary during kidney development. *Dev Cell* 2017;41:349–365.

[220] Boivin FJ, Bridgewater D. β-Catenin in stromal progenitors controls medullary stromal development. *Am J Physiol Renal Physiol* 2018;314:F1177–F1187.

[221] Guillaume R, Bressan M, Herzlinger D. Paraxial mesoderm contributes stromal cells to the developing kidney. *Dev Biol* 2009;329:169–175.

[222] Levinson R, Mendelsohn C. Stromal progenitors are important for patterning epithelial and mesenchymal cell types in the embryonic kidney. *Sem Dev Biol* 2003;14:225–231.

[223] Hatini V, Huh SO, Herzlinger D, et al. Essential role of stromal

mesenchyme in kidney morphogenesis revealed by targeted disruption of winged helix transcription factor BF-2. *Genes Dev* 1996;10:1467–1478.

[224] Levinson RS, Batourina E, Choi C, et al. Foxd1-dependent signals control cellularity in the renal capsule, a structure required for normal renal development. *Development* 2005; 132:529–539.

[225] Yallowitz AR, Hrycaj SM, Short KM, et al. Hox10 genes function in kidney development in the differentiation and integration of the cortical stroma. *PLoS ONE* 2011;6: e23410.

[226] Fetting JL, Guay JA, Karolak MJ, et al. FOXD1 promotes nephron progenitor differentiation by repressing decorin in the embryonic kidney. *Development* 2014;141:17–27.

[227] Leuning DG, Reinders ME, Li J, et al. Clinical-grade isolated human kidney perivascular stromal cells as an organotypic cell source for kidney regenerative medicine. *Stem Cells Transl Med* 2017;6:405–418.

[228] Leuning DG, Engelse MA, Lievers E, et al. The human kidney capsule contains a functionally distinct mesenchymal stromal cell population. *PLoS One* 2017;12:e0187118.

[229] Das A, Tangigawa S, Karner CM, et al. Stromal-epithelial crosstalk regulates kidney progenitor cell differentiation. *Nature Cell Biol* 2013;15:1035–1044.

[230] Bagherie-Lachidan M, Reginensi A, Pan Q, et al. Stromal Fat4 acts non-autonomously with Dchs1/2 to restrict the nephron progenitor pool. *Development* 2015;142:2564–2573.

[231] Briscoe J, Therond PP. The mechanisms of Hedgehog signaling and its roles in development and disease. *Nat Rev Mol Cell Biol* 2013;14:416–429.

[232] Rowan CJ, Li W, Martirosyan H, et al. Hedgehog-GLI signaling in *Foxd1*-positive stromal cells promotes nephrogenesis via TGFβ signaling. *Development* 2018;145:dev159947.

[233] Rosselot C, Spraggon L, Chia I, et al. Non-cell-autonomous retinoid signaling is crucial for renal development. *Development* 2010;137:283–292.

[234] Paroly SS, Wang F, Spraggon L, et al. Stromal protein Ecm1 regulates ureteric bud patterning and branching. *PLOS ONE* 2013;9:e84155.

[235] Sundelin B, Bohman SO. Postnatal development of the interstitial tissue of the rat kidney. *Anat Embryol (Berl)* 1990;182: 307–317.

[236] Maric C, Ryan GB, Alcorn D. Embryonic and postnatal development of the rat renal interstitium. *Anat Embryol (Berl)* 1997;195:503–514.

[237] Marxer-Meier A, Hegyi I, Loffing J, et al. Postnatal maturation of renal cortical peritubular fibroblasts in the rat. *Anat Embryol (Berl)* 1998;197:143–153.

[238] Abrahamson DR, Wang R. Development of the glomerular capillary and its basement membrane. In: Vize PD, Woolf AS, Bard JBL, eds. *The Kidney: From Normal Development to Congenital Disease*. San Diego: Academic Press; 2003:221–249.

[239] Miner JH, Abrahamson DR. Molecular and cellular mechanisms of glomerular capillary development. In: Alpern RJ, Moe OW, Caplan M, eds. *Seldin and Giebisch's The kidney: Physiology and Pathophysiology*. 5th ed. Amsterdam: Elsevier, Inc; 2013:891–910.

[240] Quaggin SE, Kreidberg JA. Development of the renal glomerulus:good neighbors and good fences. *Development* 2008;135:609–620.

[241] Miner JH. Organogenesis of the kidney glomerulus. *Organogenesis* 2011;7:75–82.

[242] Robert B, St. John PL, Hyink DP, et al. Evidence that embryonic kidney cells expressing flk-1 are intrinsic, vasculogenic angioblasts. *Am J Physiol* 1996;271:F744–F753.

[243] Robert B, St. John PL, Abrahamson DR. Direct visualization of

renal vascular morphogenesis in Flk1 heterozygous mutant mice. *Am J Physiol* 1998;275:F164–F172.

[244] Woolf AS, Yuan HT. Development of kidney blood vessels. In: Vize PD, Woolf AS, Bard JBL, eds. *The Kidney: From Normal Development to Congenital Disease*. San Diego: Academic Press; 2003:251–266.

[245] Ichimura K, Stan RV, Kurihara H, et al. Glomerular endothelial cells form diaphragms during development and pathologic conditions. *J Am Soc Nephrol* 2008;19:1463–1471.

[246] Farber G, Hurtado R, Loh S, et al. Glomerular endothelial maturation depends on ADAM10, a key regulator of notch signaling. *Angiogenesis* 2018;21:335–347.

[247] Ichimura K, Kakuta S, Kawasaki Y, et al. Morphological process of podocyte development revealed by block-face scanning electron microscopy. *J Cell Sci* 2017;130:132–142.

[248] Patrakka J, Tryggvason K. Nephrin—a unique structural and signaling protein of the kidney filter. *Trends Mol Med* 2007;13: 396–403.

[249] Kestila M, Lenkkeri U, Mannikko M, et al. Positionally cloned gene for a novel glomerular protein—nephrin—is mutated in congenital nephrotic syndrome. *Mol Cell* 1998;1:575–582.

[250] Abrahamson DR, St. John PL, Stroganova L, et al. Laminin and type IV collagen isoform substitutions occur in temporally and spatially distinct patterns in developing kidney glomerular basement membranes. *J Histochem Cytochem* 2013;61:706–718.

[251] Abrahamson DR, Hudson BG, Stroganova L, et al. Cellular origins of type IV collagen networks in developing glomeruli. *J Am Soc Nephrol* 2009;20:1471–1479.

[252] Leveen P, Pekny M, Gebre-Medhin S, et al. Mice deficient for PDGF B show renal, cardiovascular, and hematological abnormalities. *Genes Dev* 1994;8:1875–1887.

[253] Soriano P. Abnormal kidney development and hematological disorders in PDGF beta-receptor mutant mice. *Genes Dev* 1994;8:1888–1896.

[254] Sequeira-Lopez MLS, Gomez RA. Development of the renal arterioles. *J Am Soc Nephrol* 2011;22:2156–2165.

[255] Mohamed T, Sequeira-Lopez MLS. Development of the renal vasculature. *Semin Cell Dev Biol* 2018; pii: S1084-9521(17)30450-0.

[256] Belle M, Godefroy D, Couly G, et al. Tridimensional visualization and analysis of early human development. *Cell* 2017; 169:161–173.

[257] Sequeira-Lopez MLS, Lin EE, Li M, et al. The earliest metanephric arteriolar progenitors and their role in kidney vascular development. *Am J Physiol Regul Integr Comp Physiol* 2015; 308:R138–R149.

[258] Xu, J, Nie X, Cai X, et al. Tbx18 is essential for normal development of vasculature network and glomerular mesangium in the mammalian kidney. *Dev Biol* 2014;391:17–31.

[259] Hu Y, Li M, Gothert JR, et al. Hemovascular progenitors in the kidney require sphingosine-1-phosphate receptor for vascular development. *J Am Soc Nephrol* 2016;27: 1984–1995.

[260] Halt KJ, Parssinen HE, Junttila SM, et al. CD146+ cells are essential for kidney vasculature development. *Kidney Int* 2016;90:311–324.

[261] Muherjee E, Maringer K, Papke E, et al. Endothelial markerexpressing stromal cells are critical for kidney formation. *Am J Physiol Renal Physiol* 2017;313:F611–F620.

[262] Munro ADA, Hohenstein P, Davies JA. Cycles of vascular plexus formation within the nephrogenic zone of the developing mouse kidney. *Sci Rep* 2017;7;3273.

[263] Daniel E, Azizoglu DB, Ryan AR, et al. Spatiotemporal heterogeneity and patterning of developing renal blood vessels.

Angiogenesis 2018;21:617–634.

[264] Celio MR, Groscurth P, Inagami T. Ontogeny of renin immunoreactive cells in the human kidney. *Anat Embryol (Berl)* 1985;173:149–155.

[265] Gomez RA, Lynch KR, Chevalier RL, et al. Renin and angiotensinogen gene expression in maturing rat kidney. *Am J Physiol* 1988;254:F582–F587.

[266] Minuth M, Hackenthal E, Poulsen K, et al. Renin immunocytochemistry of the differentiating juxtaglomerular apparatus. *Anat Embryol (Berl)* 1981;162:173–181.

[267] Gomez RA, Lynch KR, Sturgill BC, et al. Distribution of renin mRNA and its protein in the developing kidney. *Am J Physiol* 1989;257:F850–F858.

[268] Reddi V, Zaglul A, Pentz ES, et al. Renin-expressing cells are associated with branching of the developing kidney vasculature. *J Am Soc Nephrol* 1998;9:63–71.

[269] Sequeira Lopez ML, Pentz ES, Nomasa T, et al. Renin cells are precursors for multiple cell types that switch to the renin phenotype when homeostasis is threatened. *Dev Cell* 2004;6:719–728.

[270] Brunskill EW, Sequeira-Lopez MLS, Pentz ES, et al. Genes that confer the identity of the renincell. *J Am Soc Nephrol* 2011;22:2213–2225.

[271] Castellanos-Rivera RM, Pentz ES, Lin E, et al. Recombination signal binding protein for Ig-κJ region regulates juxtaglomerular cell phenotype by activating the myo-endocrine program and suppressing ectopic gene expression. *J Am Soc Nephrol* 2015;26:67–80.

[272] Moore KL, Persaud TVN. *The Developing Human; Clinically Oriented Embryology.* 7th ed. Philadelphia, PA: Saunders; 2003.

[273] Gruenwald P. The normal changes in the position of the embryonic kidney. *Anat Rec* 1943;85:163–176.

[274] Friedland GW, De Vries P. Renal ectopia and fusion. Embryologic basis. *Urology* 1975;5:698–706.

[275] Muller F, O'Rahilly R. Somitic-vertebral correlation and vertebral levels in the human embryo. *Am J Anat* 1986;177: 3–19.

[276] Bremer JL. The origin of the renal artery in mammals and its anomalies. *Am J Anat* 1915;18:179–200.

[277] Emery JL, Mithal A. The weights of kidneys in late intrauterine life and childhood. *J Clin Pathol* 1960;13:490–493.

[278] Gruenwald P, Minh HN. Evaluation of body and organ weights in perinatal pathology. *Am J Clin Pathol* 1960;34:247–253.

[279] Singer DB, Sung CR, Wigglesworth JS. Fetal growth and maturation: With standards for body and organ development. In: Wigglesworth JS, Singer DB, eds. *Textbook of Fetal and Perinatal Pathology.* 2nd ed. Oxford: Blackwell; 1998:8–40.

[280] Guihard-Costa AM, Menez F, Delezoide AL. Organ weights in human fetuses after formalin fixation: Standards by gestational age and body weight. *Pediatr Dev Pathol* 2002;5:559–578.

[281] Hansen K, Sung CJ, Huang C, et al. Reference values for second trimester fetal and neonatal organ weights and measurements. *Pediatr Dev Pathol* 2003;6:160–167.

[282] Maroun LL, Graem N. Autopsy standards of body parameters and fresh organ weights in nonmacerated and macerated human fetuses. *Pediatr Dev Pathol* 2005;8:204–217.

[283] Coppoletta JM, Wolbach SB. Body length and organ weights of infants and children. *Am J Pathol* 1933;9:55–70.

[284] Kelley HA, Burnam CF. *Diseases of the Kidneys, Ureters, and Bladder.* Vol. 1. New York: Appleton; 1925.

[285] Hodson J. The lobar structure of the kidney. *Br J Urol* 1972;44:246–261.

[286] Lofgren F. *Das Topographische System der Malpighischen Pyramiden der Menschenniere.* Lund: Hakan Ohlssons Boktryckeri; 1949.

[287] Sykes D. The morphology of renal lobulations and calices, and their relationship to partial nephrectomy. *Br J Surg* 1964;51:294–304.

[288] Crelin ES. *Functional Anatomy of the Newborn.* New Haven: Yale University Press; 1973.

[289] Campos ES. Pathological changes in the kidney in congenital syphilis. *Johns Hopkins Hosp Bull* 1923;34:253–263.

[290] Potter EL, Thierstein ST. Glomerular development in the kidney as an index of fetal maturity. *J Pediatr* 1943;22:695–706.

[291] Sutherland MR, Gubhaju L, Moore L, et al. Accelerated maturation and abnormal morphology in the preterm neonatal kidney. *J Am Soc Nephrol* 2011;22:1365–1374.

[292] Singer DB, Klish W. Morphometric studies of the renal glomerulogenic zone. *Am J Pathol* 1970;59:32a.

[293] Tsuda S. Histologic investigation of the foetal kidney. *Jap J Obstet Gynecol* 1934;17:337–341.

[294] Dorovini-Zis K, Dolman CL. Gestational development of brain. *Arch Pathol Lab Med* 1977;101:192–195.

[295] Hinchliffe SA, Sargent PH, Chan YF, et al. "Medullary ray glomerular counting" as a method of assessment of human nephrogenesis. *Path Res Pract* 1992;188:775–782.

[296] Ryan D, Sutherland MR, Flores TJ, et al. Development of the human fetal kidney from mid to late gestation in male and female infants. *EBioMedicine* 2018;27:275–283.

[297] Peter K. Harnorgane. Organe Uropoietica. In: Peter K, Wetzel G, Heiderich F, eds. *Handbuch der Anatomie des Kindes.* Vol. 2. Munich: JF Bergmann; 1938:1–41.

[298] Benjamin DR, Beckwith JB. Medullary ray nodules in infancy and childhood. *Arch Pathol* 1973;96:33–35.

[299] Hinchliffe SA, Sargent PH, Howard CV, et al. Human intrauterine renal growth expressed in absolute number of glomeruli assessed by the disector method and Cavalieri principle. *Lab Invest* 1991;64:777–784.

[300] Hughson M, Farris AB, Douglas-Denton R, et al. Glomerular number and size in autopsy kidneys: The relationship to birth weight. *Kidney Int* 2003;63:2113–2122.

[301] Hinchliffe SA, Lynch MRJ, Sargent PH, et al. The effect of intrauterine growth retardation on the development of nephrons. *Br J Obstet Gynaecol* 1992;99:296–301.

[302] Manalich R, Reyes L, Herrera M, et al. Relationship between weight at birth and the number and size of renal glomeruli in humans: A histomorphometric study. *Kidney Int* 2000;58:770–773.

[303] Fogo A, Hawkins EP, Berry PL, et al. Glomerular hypertrophy in minimal change disease predicts subsequent progression to focal glomerulosclerosis. *Kidney Int* 1990;38:115–123.

[304] Nyengaard JR, Bendtsen TF. Glomerular number and size in relation to age, kidney weight, and body surface in normal man. *Anat Rec* 1992;232:194–201.

[305] Merlet-Benichou C, Gilbert T, Vilar J, et al. Nephron number: Variability is the rule. Causes and consequences. *Lab Invest* 1999;79:515–527.

[306] Hoy WE, Hughson MD, Bertram JF, et al. Nephron number, hypertension, renal disease, and renal failure. *J Am Soc Nephrol* 2005;16:2557–2564.

[307] Brenner BM, Garcia DL, Anderson S. Glomeruli and blood pressure: Less of one, more of the other? *Am J Hypertens* 1988;1:335–347.

[308] Keller G, Zimmer G, Mall G, et al. Nephron number in patients with primary hypertension. *N Eng J Med* 2003;348:101–108.

[309] Gruenwald P, Popper H. The histogenesis and physiology of the renal glomerulus in early postnatal life: Histological examinations. *J Urol* 1940;43:452–459.

[310] Macdonald MS, Emery JL. The late intrauterine and postnatal development of human renal glomeruli. *J Anat* 1959;93: 331–340.

[311] Vernier RL, Birch-Andersen A. Studies of the human fetal kidney. I. Development of the glomerulus. *J Pediatr* 1962; 60:754–768.

[312] Thony HC, Luethy CM, Zimmermann A, et al. Histological features of glomerular immaturity in infants and small children with normal or altered tubular function. *Eur J Pediatr* 1995; 154(Suppl 3):S65–S68.

[313] Volger C, McAdams J, Homan SM. Glomerular basement membrane and lamina densa in infants and children: An ultrastructural evaluation. *Pediatr Pathol* 1987;7:527–534.

[314] Ramage IJ, Howatson AG, McColl JH, et al. Glomerular basement membrane thickness in children: A stereologic assessment. *Kidney Int* 2002;62:895–900.

[315] Steffes MW, Barbosa J, Basgen JM, et al. Quantitative glomerular morphology of the normal human kidney. *Lab Invest* 1983;49:82–86.

[316] Vogelmann SU, Nelson WJ, Myers BD, et al. Urinary excretion of viable podocytes in health and renal disease. *Am J Physiol* 2003;285:F40–F48.

[317] Petermann AT, Krofft R, Blonski M, et al. Podocytes that detach in experimental membranous nephropathy are viable. *Kidney Int* 2003;64:1222–1231.

[318] Fetterman GH, Shuplock NA, Philipp FJ, et al. The growth and maturation of human glomeruli and proximal convolutions from term to adulthood. *Pediatrics* 1965;35:601–619.

[319] Zolnai B, Palkovits M. Glomerulometrics III. Data referring to the growth of the glomeruli in man. *Acta Biol Hung* 1965;15:409–423.

[320] Souster LP, Emery JL. The sizes of renal glomeruli in fetuses and infants. *J Anat* 1980;130:595–602.

[321] Moore L, Williams R, Staples A. Glomerular dimensions in children under 16 years of age. *J Pathol* 1993;171:145–150.

[322] Akaoka K, White RHR, Raafat F. Human glomerular growth during childhood: A morphometric study. *J Pathol* 1994; 173:261–268.

[323] Samuel T, Hoy WE, Douglas-Denton R, et al. Determinants of glomerular volume in different cortical zones of the human kidney. *J Am Soc Nephrol* 2005;16:3102–3109.

[324] Steffes MW, Schmidt D, McCrery R, et al. Glomerular cell number in normal subjects and in type 1 diabetic patients. *Kidney Int* 2001;59:2104–2113.

[325] Combs HL, Shankland SJ, Setzer SV, et al. Expression of the cyclin kinase inhibitor, p27kip1, in developing and mature human kidney. *Kidney Int* 1998;53:892–896.

[326] Nagata M, Nakayama K, Terada Y, et al. Cell cycle regulation and differentiation in the human podocyte lineage. *Am J Pathol* 1998;153:1511–1520.

[327] Hiromura K, Haseley LA, Zhang P, et al. Podocyte expression of the CDK-inhibitor p57 during development and disease. *Kidney Int* 2001;60:2235–2246.

[328] Puelles VG, Douglas-Denton RN, Cullen-McEwen LA, et al. Podocyte number in children and adults: Associations with glomerular size and numbers of other glomerular resident cells. *J Am Soc Nephrol* 2015;26:2277–2288.

[329] Kampmeier OF. The metanephros or so-called permanent kidney in part provisional and vestigial. *Anat Rec* 1926;33:115–120.

[330] Emery JL, Macdonald MS. Involuting and scarred glomeruli in the kidneys of infants. *Am J Pathol* 1960;36:713–723.

[331] Herxheimer G. Uber hyaline Glomeruli der Neugeborenen und Sauglinge. *Frankfurt Ztschr Path* 1909;2:138–152.

[332] Schwarz L. Weitere Beitrage zur Kenntnis der anatomischen Nierenveranderungen der nNeugeborenen und sauglinge. *Virchows Arch Path Anat* 1928;267:654–689.

[333] Friedman HH, Grayzel DM, Lederer M. Kidney lesions in stillborn and newborn infants. "Congenital glomerulosclerosis." *Am J Pathol* 1942;18:699–713.

[334] Thomas MA. Congenital glomerulosclerosis. *Pathology* 1969;1: 105–112.

[335] Dijkman HBPM, Wetzels JFM, Gemmink JH. Glomerular involution in children with frequently relapsing minimal change nephrotic syndrome: An unrecognized form of glomerulosclerosis? *Kidney Int* 2007;71:44–52.

[336] Moffat DB, Fourman J. Ectopic glomeruli in the human and animal kidney. *Anat Rec* 1964;149:1–11.

[337] MacCallum DB. The bearing of degenerating glomeruli on the problem of the vascular supply of the mammalian kidney. *Am J Anat* 1939;65:69–103.

[338] Darmady EM, Offer J, Prince J, et al. The proximal convoluted tubule in the renal handling of water. *Lancet* 1964;2: 1254–1257.

[339] Evan AP, Larsson L. Morphologic development of the nephron. In: Edelmann CM Jr, Bernstein J, Meadow SR, et al., eds. *Pediatric Kidney Disease*. 2nd ed. Boston, MA: Little Brown & Co; 1992:19–48.

[340] Satlin LM, Woda CB, Schwartz GJ. Development of function in the metanephric kidney. In: Vize PD, Woolf AS, Bard JBL, eds. *The Kidney: From Normal Development to Congenital Disease*. San Diego: Academic Press; 2003:267–325.

[341] Kim J, Lee GS, Tisher CC, et al. Role of apoptosis in development of the ascending thin limb of Henle in rat kidney. *Am J Phsiol Renal Physiol* 1996;271:F831–F845.

[342] Neiss WF. Histogenesis of the loop of Henle in the rat kidney. *Anat Embryol (Berl)* 1982;164:315–330.

[343] Raptopoulos V, Kleinman PK, Mark S, et al. Renal fascial pathway; posterior extension of pancreatic effusions within the anterior pararenal space. *Radiology* 1986;158:367–374.

[344] Tobin CE. The renal fascia and its relation to the transversalis fascia. *Anat Rec* 1944;89:295–311.

[345] Kunin M. Bridging septa of the perinephric space: anatomic, pathologic, and diagnostic considerations. *Radiology* 1986;158: 361–365.

[346] Kochkodan EJ, Hagger AM. Visualization of the renal fascia: A normal finding in urography. *AJR Am J Roentgenol* 1983;140: 1243–1244.

[347] Parienty RA, Pradel J, Picard JD, et al. Visibility and thickening of the renal fascia on computed tomograms. *Radiology* 1981;139:119–124.

[348] Wald H. The weight of normal adult human kidneys and its variability. *Arch Pathol Lab Med* 1937;23:493–500.

[349] Kaisiske BL, Umen AJ. The influence of age, sex, race, and body habitus on kidney weight in humans. *Arch Pathol Lab Med* 1986;110:55–60.

[350] Cheong B, Muthupillai R, Rubin MF. Normal values for renal length and volume as measured by magnetic resonance imaging. *Clin J Am Soc Nephrol* 2007;2:38–45.

[351] Frimann-Dahl J. Normal variations of the left kidney. An anatomical and radiologic study. *Acta Radiol* 1961;55: 207–216.

[352] Graves FT. The anatomy of the intrarenal arteries and its application to segmental resection of the kidney. *Br J Surg* 1954;42:132–139.

[353] Graves FT. *Anatomical Studies for Renal and Intrarenal Surgery*. Bristol, England: Wright; 1986.

[354] Satyapal KS. Classification of the drainage patterns of the renal veins. *J Anat* 1995;186:329–333.

[355] Sperber I. Studies on the mammalian kidney. *Zool Bidrag Uppsala* 1944;22:249–431.

[356] Hodson CJ, Mariani S. Large cloisons. *AJR Am J Roentgenol*

1982;139:327–332.

[357] Lafortune M, Constantin A, Breton G, et al. Sonography of the hypertrophied column of Bertin. *AJR Am J Roentgenol* 1986;146:53–56.

[358] Bigongiari LR, Patel SK, Appelman H, et al. Medullary rays. Visualization during excretory urography. *AJR Am J Roentgenol* 1975;125:795–803.

[359] Hodson CJ. The renal parenchyma and its blood supply. *Curr Probl Diagn Radiol* 1978;7:5–32.

[360] Ransley PG, Risdon RA. Renal papillary morphology in infants and young children. *Urol Res* 1975;3:111–113.

[361] Ransley PG. Intrarenal reflux. Anatomical, dynamic and radiologic studies–part I. *Urol Res* 1977;5:61–69.

[362] Schmidt-Nielsen B. The renal pelvis. *Kidney Int* 1987;31: 621–628.

[363] Murphy WM, Grignon DJ, Perlman EJ. Tumors of the kidney, bladder, and related urinary structures. In: Silverberg SG, Sobin LH, eds. *Atlas of Tumor Pathology. 4th series 4, Fascicle 1.* Washington, DC: Armed Forces Institute of Pathology; 2004.

[364] Amis ES, Cronan JJ. The renal sinus: An imaging review and proposed nomenclature for sinus cysts. *J Urol* 1988;139: 1151–1159.

[365] Beckwith JB. National Wilms tumor study: An update for pathologists. *Pediatr Dev Pathol* 1998;1:79–84.

[366] Bonsib SM, Gibson D, Mhoon M, et al. Renal sinus involvement in renal cell carcinomas. *Am J Surg Pathol* 2000;24: 451–458.

[367] Bonsib SM. The renal sinus is the principal invasive pathway. A prospective study of 100 renal cell carcinomas. *Am J Surg Pathol* 2004;28:1594–1600.

[368] Bertram JF, Douglas-Denton RN, Diouf B, et al. Human nephron number: Implications for health and disease. *Pediatr Nephrol* 2011; 26(9):1529–1533.

[369] Oliver J. *Architecture of the Kidney in Chronic Bright's Disease.* New York: Harper & Row. Hoeber Medical Division; 1939.

[370] Schmidt-Nielsen B, O'Dell R. Structure and concentrating mechanism in the mammalian kidney. *Am J Physiol* 1961;200: 1119–1124.

[371] Madsen KM, Tisher CC. Structural-functional relationships along the distal nephron. *Am J Physiol* 1986;250:F1–F15.

[372] Jamison RL, Kriz W. *Urinary Concentrating Mechanism: Structure and Function.* New York: Oxford University Press; 1982.

[373] Kriz W, Kaissling B. Structural organization of the mammalian kidney. In: Alpern RJ, Caplan MJ, Moe OW eds. *Seldin and Giebisch's The Kidney: Physiology and Pathophysiology.* 5th ed. Philadelphia, PA: Elsevier, Inc; 2013:595–691.

[374] Knepper M, Burg M. Organization of nephron function. *Am J Physiol* 1983;244:F579–F589.

[375] Kriz W, Bankir L. A standard nomenclature for structures of the kidney. *Kidney Int* 1988;33:1–7.

[376] Zhou XJ, Laszik Z, Nadasdy T, et al., (eds). Algorithmic approach to the interpretation of renal biopsy. *Silva's Diagnostic Renal Pathology.* 2nd ed. Cambridge: Cambridge University Press; 2017: 69–91.

[377] Pirani CL, Croker BP. Handling and processing of renal biopsy and nephrectomy specimens. In: Tisher CC, Brenner BM, eds. *Renal Pathology.* 2nd ed. Philadelphia, PA: JB Lippincott; 1994:1683–1694.

[378] Walker PD, Cavallo T, Bonsib SM, et al. Practice guidelines for the renal biopsy. *Mod Pathol* 2004;17:1555–1563.

[379] Fenton RA, Praetorius J. Anatomy of the kidney. In: Skorecki K, Chertow GM, Marsden PA, et al., eds. *Brenner and Rector's The Kidney.* 10th ed. Philadelphia, PA: Elsevier; 2016: 42–82.

[380] Haymann JM Jr. Malpighi's "Concerning the structure of the kidneys." *Ann Med Hist* 1925;7:242–263.

[381] Bowman W. On the structure and use of the Malpighian bodies of the kidney, with observations on the circulation through that gland. *Philos Trans R Soc Lond* 1842;132:57–80.

[382] Fine LG. William Bowman's description of the glomerulus. *Am J Nephrol* 1985;5:437–440.

[383] Geneser F. *Textbook of Histology.* Philadelphia, PA: Lea & Febiger; 1986.

[384] Jorgensen F. *The Ultrastructure of the Normal Human Glomerulus.* Copenhagen: Munksgaard; 1966.

[385] Tisher CC, Brenner BM. Structure and function of the glomerulus. In: Tisher CC, Brenner BM, eds. *Renal Pathology.* 2nd ed. Philadelphia, PA: JB Lippincott; 1994:143–161.

[386] Newbold KM, Sandison A, Howie AJ. Comparison of size of juxtaglomerular and outer cortical glomeruli in normal adult kidney. *Virchows Archiv A Pathol Anat* 1992;420:127–129.

[387] Newbold KM, Howie AJ, Koram A, et al. Assessment of glomerular size in renal biopsies including minimal change nephropathy and single kidneys. *J Pathol* 1990;160:255–258.

[388] Bonsib SM, Reznicek MJ. A fluorescent study of hematoxylin and eosin-stained sections. *Mod Pathol* 1990;3:204–210.

[389] Kaplan C, Pasternak B, Shah H, et al. Age-related incidence of sclerotic glomeruli in human kidneys. *Am J Pathol* 1975; 80:227–234.

[390] Kappel B, Olsen S. Cortical interstitial tissue and sclerosed glomeruli in the normal human kidney, related to age and sex. *Virchows Arch A Pathol Anat Histol* 1980;387:271–277.

[391] Smith SM, Hoy WE, Cobb L. Low incidence of glomerulosclerosis in normal kidneys. *Arch Pathol Lab Med* 1989;113: 1253–1255.

[392] Hommos MS, Glassock RJ, Rule AD. Structural and functional changes in human kidneys with healthy aging. *J Am Soc Nephrol* 2017;28:2838–2844.

[393] Wang X, Vrtiska TJ, Avula RT, et al. Age, kidney function, and risk factors associate differently with cortical and medullary volumes of the kidney. *Kidney Int* 2014;85:677–685.

[394] Rule AD, Sasiwimonphan K, Lieske JC, et al. Characteristics of renal cystic and solid lesions based on contrast-enhanced computed tomography of potential kidney donors. *Am J Kidney Dis* 2012;59:611–618.

[395] Kremers WK, Denic A, Lieske JC, et al. Distinguishing age-related from disease-related glomerulosclerosis on kidney biopsy: The Aging Kidney Anatomy study. *Nephrol Dail Transplant* 2015;30:2034–2039.

[396] Denic A, Lieske JC, Chakkera HA, et al. The substantial loss of nephrons in healthy kidneys with aging. *J Am Soc Nephrol* 2017;28:313–320.

[397] Vasmant D, Maurice M, Feldmann G. Cytoskeletal ultrastructure of podocytes and glomerular endothelial cells in man and in the rat. *Anat Rec* 1984;210:17–24.

[398] Sorensson J, Fierlbeck W, Heider T, et al. Glomerular endothelial fenestrae in vivo are not formed from caveolae. *J Am Soc Nephrol* 2002;13:2639–2647.

[399] Horvat R, Hovoka A, Dekan G, et al. Endothelial cell membranes contain podocalyxin—the major sialoprotein of visceral glomerular epithelial cells. *J Cell Biol* 1986;102:484–491.

[400] Kerjaschki D, Sharkey DJ, Farquhar MG. Identification and characterization of podocalyxin—the major sialoprotein of the renal glomerular epithelial cell. *J Cell Biol* 1984;98: 1591–1596.

[401] Rostgaard J, Qvortrup K. Electron microscopic demonstrations of filamentous sieve plugs in capillary fenestrae. *Microvasc Res* 1997;53:1–13.

[402] Rostgaard J, Qvortrup K. Sieve plugs in fenestrae of glomerular

capillaries—site of the filtration barrier? *Cells Tissues Organs* 2002;170:132–138.

[403] Dane MJC, van den Berg BM, Lee DH, et al. A microscopic view on the renal endothelial glycocalyx. *Am J Physiol Renal Physiol* 2015;308:F956–F966.

[404] Hegermann J, Lunsdorf H, Ochs M, et al. Visualization of the glomerular endothelial glycocalyx by electron microscopy using cationic colloidal thorium dioxide. *Histochem Cell Biol* 2016;145:41–51.

[405] Hjalmarsson C, Johansson BR, Haraldsson B. Electron microscopic evaluation of the endothelial surface layer of glomerular capillaries. *Microvas Res* 2004;67:9–17.

[406] Satchell S. The role of the glomerular endothelium in albumin handling. *Nat Rev Nephrol* 2013;9:717–725.

[407] Friden V, Oveland E, Tenstad O, et al. The glomerular endothelial coat is essential for glomerular filtration. *Kidney Int* 2011;79:1322–1330.

[408] Dane MJ, Khairoun M, Lee DH, et al. Glomerular endothelial surface layer acts as a barrier against albumin filtration. *Am J Pathol* 2013;182:1532–1540.

[409] Desideri S, Onions KL, Qiu Y, et al. A novel assay provides sensitive measurement of physiologically relevant changes in albumin permeability in isolated human and rodent glomeruli. *Kidney Int* 2018;93:1086–1097.

[410] Ciarimboli G, Hjalmarsson C, Bokenkamp A, et al. Dynamic alterations of glomerular charge density in fixed rat kidneys suggest involvement of endothelial cell coat. *Am J Physiol* 2003;285:F722–F730.

[411] Jeansson M, Haraldsson B. Morphological and functional evidence for an important role of the endothelial cell glycocalyx in the glomerular barrier. *Am J Physiol Renal Physiol* 2006;290:F111–F116.

[412] Roberts WG, Palade GE. Increased microvascular permeability and endothelial fenestration induced by vascular endothelial growth factor. *J Cell Sci* 1995;108:2369–2379.

[413] Esser S, Wolburg K, Wolburg H, et al. Vascular endothelial growth factor induces endothelial fenestrations in vitro. *J Cell Biol* 1998;140:947–959.

[414] Ermina V, Sood M, Haigh J, et al. Glomerular-specific alterations of VEGF-A lead to distinct congenital and acquired renal diseases. *J Clin Invest* 2003;111:707–716.

[415] Ermina V, Jefferson JA, Kowalewska J, et al. VEGF inhibition and renal thrombotic microangiopathy. *N Eng J Med* 2008;358:1129–1136.

[416] Bartlett CS, Jeansson M, Quaggin SE. Vascular growth factors in glomerular disease. *Ann Rev Physiol* 2016;78:437–461.

[417] Ballerman BJ. Glomerular endothelial cell differentiation. *Kidney Int* 2005;67:1668–1671.

[418] Ballerman BJ, Marsden PA. Endothelium-derived vasoactive mediators and renal glomerular function. *Clin Invest Med* 1991;14:508–517.

[419] Becker CG. Demonstration of actomyosin in mesangial cells of the renal glomerulus. *Am J Pathol* 1972;66:97–110.

[420] Drenckhahn D, Schnittler H, Nobiling R, et al. Ultrastructural organization of contractile proteins in rat glomerular mesangial cells. *Am J Pathol* 1990;137:1343–1351.

[421] Schlondorff D. The glomerular mesangial cell: An expanding role for a specialized pericyte. *FASEB J* 1987;1:272–281.

[422] Sterzel RB, Hartner A, Schlotzer-Schrehardt U, et al. Elastic fiber proteins in the glomerular mesangium in vivo and in cell culture. *Kidney Int* 2000;58:1588–1602.

[423] Schaefer L, Mihalik D, Babelova A, et al. Regulation of fibrillin-1 by biglycan and decorin is important for tissue preservation

in the kidney during pressure-induced injury. *Am J Pathol* 2004;165:383–396.

[424] Mundel P, Elger M, Sakai T, et al. Microfibrils are a major component of the mesangial matrix in the glomerulus of the rat kidney. *Cell Tissue Res* 1988;254:183–187.

[425] Sakai T, Kriz W. The structural relationship between mesangial cells and basement membrane of the renal glomerulus. *Anat Embryol (Berl)* 1987;176:373–386.

[426] Kriz W, Elger M, Lemley K, et al. Structure of the glomerular mesangium: A biomechanical interpretation. *Kidney Int* 1990;38(suppl 30):2–9.

[427] Kriz W, Elger M, Mundel P, et al. Structure-stabilizing forces in the glomerular tuft. *J Am Soc Nephol* 1995;5:1731–1739.

[428] Kurihara H, Sakai T. Cell biology of mesangial cells: The third cell that maintains the glomerular capillary. *Ana Sci Int* 2017;92:173–186.

[429] Tsurumi H, Kurihara H, Miura K, et al. Afadin is localized at cell-cell contacts in mesangial cells and regulates migratory polarity. *Lab Invest* 2016;96:49–59.

[430] Kikkawa Y, Virtanen I, Miner JH. Mesangial cells organize the glomerular capillaries by adhering to the G domain of laminin alpha5 in the glomerular basement membrane. *J Cell Biol* 2003;161:187–196.

[431] Zimmerman SE, Hiremath C, Tsunezumi J, et al. Nephronectin regulates mesangial cell adhesion and behavior in glomeruli. *J Am Soc Nephrol* 2018;29:1128–1140.

[432] Kerjaschki D, Ojha PP, Susani M, et al. A beta-1-integrin receptor for fibronectin in human kidney glomeruli. *Am J Pathol* 1989;134:481–489.

[433] Michael AF, Keane WF, Raij L, et al. The glomerular mesangium. *Kidney Int* 1980;17:141–154.

[434] Sterzel RB, Lovett DH. Interactions of inflammatory and glomerular cells in the response to glomerular injury. In: Wilson CB, Brenner BM, Stein JH, eds. *Immunopathology of Renal Disease*. New York: Churchill Livingstone; 1988:137–173.

[435] Floege J, Eitner F, Alpers CE. A new look at platelet-derived growth factor in renal disease. *J Am Soc Nephrol* 2008;19: 12–23.

[436] Schreiner GF, Kiely JM, Cotran RS. Characterization of resident glomerular cells in the rat expressing Ia determinants and manifesting genetically restricted interactions with lymphocytes. *J Clin Invest* 1981;68:920–937.

[437] Falini B, Flenghi L, Pileri S, et al. PG-M1: A new monoclonal antibody directed against a fixative-resistant epitope on the macrophage-restricted form of the CD689 molecule. *Am J Pathol* 1993;142:1359–1372.

[438] Imasawa T, Utsunomiya Y, Kawamura T, et al. The potential of bone marrow-derived cells to differentiate to glomerular mesangial cells. *J Am Soc Nephrol* 2001;12:1401–1409.

[439] Hugo C, Shankland SJ, Bowen-Pope DF, et al. Extraglomerular origin of the mesangial cell after injury. *J Clin Invest* 1997;100:786–794.

[440] Starke C, Betz H, Hickmann L, et al. Renin lineage cells repopulate the glomerular mesangium after injury. *J Am Soc Nephrol* 2015;26:48–54.

[441] Jorgensen F, Bentzon MW. The ultrastructure of the normal human glomerulus. Thickness of glomerular basement membranes. *Lab Invest* 1968;18:42–48.

[442] Osawa G, Kimmelstiel P, Seling V. Thickness of glomerular basement membranes. *Am J Clin Pathol* 1966;45:7–20.

[443] Osterby R. Morphometric studies of the peripheral glomerular basement membrane in early juvenile diabetes. Development of initial basement membrane thickening. *Diabetologica* 1972;8:84–92.

[444] Ellis EN, Mauer M, Sutherland DER. Glomerular capillary morphology in normal humans. *Lab Invest* 1989;60:231–236.

[445] Lennon R, Byron A, Humphries JD, et al. Global analysis reveals the complexity of the human glomerular extracellular matrix. *J Am Soc Nephrol* 2014;25:939–951.

[446] Hobeika L, Barati MT, Caster DJ, et al. Characterization of glomerular extracellular matrix by proteomic analysis of laser-captured microdissected glomeruli. *Kidney Int* 2017;91:501–511.

[447] Miner JH. The glomerular basement membrane. *Exp Cell Res* 2012;318:973–978.

[448] Hudson BG, Reeders SI, Tryggvason K. Type IV collagen: Structure, gene organization and role in human diseases. *J Biol Chem* 1993;268:26033–26036.

[449] Hudson BG. The molecular basis of Goodpasture and Alport syndromes: Beacons for the discovery of the collagen IV family. *J Am Soc Nephrol* 2004;15:2514–2527.

[450] Hudson BG, Tryggvason K, Sundaramoorthy M, et al. Alport's syndrome, Goodpasture's syndrome, and type IV collagen. *N Eng J Med* 2003;348:2543–2556.

[451] St. John PL, Abrahamson DR. Glomerular endothelial cells and podocytes jointly synthesize laminin-1 and -11 chains. *Kidney Int* 2001;60:1037–1046.

[452] Zenker M, Aigner T, Wendler O, et al. Human laminin beta2 deficiency causes congenital nephrosis with mesangial sclerosis and distinct eye abnormalities. *Hum Mol Genet* 2004;13:2625–2632.

[453] Katz A, Fish AJ, Kleppel MM, et al. Renal entactin (nidogen): Isolation, characterization and tissue distribution. *Kidney Int* 1991;40:643–652.

[454] Murshed M, Smyth N, Miosge N, et al. The absence of nidogen 1 does not affect murine basement membrane formation. *Mol Cell Biol* 2000;20:7007–7012.

[455] Iozzo RV. Basement membrane proteoglycans: From cellar to ceiling. *Nature Rev Mol Cell Biol* 2005;6:646–656.

[456] Fraquhar MG. The glomerular basement membrane. A selective macromolecular filter. In: Hay ED, ed. *Cell Biology of Extracellular Matrix*. 2nd ed. New York: Plenum; 1991:365–418.

[457] Mahan JD, Sisson-Ross SS, Vernier RC. Anionic sites in the human kidney: Ex vivo perfusion studies. *Mod Pathol* 1989;2:117–124.

[458] Groffen A, Ruegg MA, Dijkman H, et al. Agrin is a major heparan sulfate proteoglycan in the human glomerular basement membrane. *J Histochem Cytochem* 1998;46:19–27.

[459] Groffen AJ, Hop FW, Tryggvason K, et al. Evidence for the existence of multiple heparan sulfate proteoglycans in the human glomerular basement membrane and mesangial matrix. *Eur J Biochem* 1997;247:175–182.

[460] McCarthy KJ, Wassenhove-McCarthy DJ. The glomerular basement membrane as a model system to study the bioactivity of heparan sulfate glycosaminoglycans. *Microsc Microanal* 2012;18:3–21.

[461] Suleiman H, Zhang L, Roth R, et al. Nanoscale protein architecture of the kidney glomerular basement membrane. *eLife* 2013;2:e01149.

[462] Arakawa M. A scanning electron microscopy of the human glomerulus. *Am J Pathol* 1971;64:457–466.

[463] Ichimura K, Miyazaki N, Sadayama S, et al. Three-dimensional architecture of podocytes revealed by block-face scanning electron microscopy. *Sci Rep* 2015;5:8993.

[464] Burghardt T, Hochapfel F, Salecker B, et al. Advanced electron microscopic techniques provide a deeper insight into the peculiar features of podocytes. *Am J Physiol Renal Physiol* 2015;309:F1082–F1089.

[465] Neal CR, Crook H, Bell E, et al. Three-dimensional reconstruction of glomeruli by electron microscopy reveals a distinct restrictive urinary subpodocyte space. *J Am Soc Nephrol* 2005;16:1223–1235.

[466] Gautier A, Bernhard W, Oberling C. [The existence of a pericapillary lacunar apparatus in the malpighian glomeruli revealed by electronic microscopy]. *C R Seances Soc Biol Fil* 1950;144:1605–1607.

[467] Salmon AHJ, Toma I, Sipos A, et al. Evidence for restriction of fluid and solute movement across the glomerular capillary wall by the subpodocyte space. *Am J Physiol Renal Physiol* 2007;293:F1777–F1786.

[468] Neal CR, Muston PR, Njegovan D, et al. Glomerular filtration into the subpodocyte space is highly restricted under physiological perfusion conditions. *Am J Physiol Renal Physiol* 2007;293:F1787–F1798.

[469] Arkill KP, Qvortrup K, Starborg T, et al. Resolution of the three dimensional structure of components of the glomerular filtration barrier. *BMC Nephrology* 2014;15:24.

[470] Schell C, Huber TB. The evolving complexity of the podocyte cytoskeleton. *J Am Soc Nephrol* 2017;28:3166–3174.

[471] Andrews PM, Bates SB. Filamentous actin bundles in the kidney. *Anat Rec* 1984;210:1–9.

[472] Drenckhahn D, Franke R. Ultrastructural organization of contractile and cytoskeletal proteins in glomerular podocytes of chicken, rat and man. *Lab Invest* 1988;59:673–682.

[473] Holthofer H, Miettinen A, Lehto V, et al. Expression of vimentin and cytokeratin types of intermediate filament proteins in developing and adult human kidneys. *Lab Invest* 1984;50:552–559.

[474] Pavenstadt H, Kriz W, Kretzler M. Cell biology of the glomerular podocytes. *Physiol Rev* 2003;83:253–307.

[475] Ichimura K, Kurihara H, Sakai T. Actin filament organization of foot processes in vertebrate glomerular podocytes. *Cell Tissue Res* 2007;329:541–557.

[476] Pellegrin S, Mellor H. Actin stress fibers. *J Cell Sci* 2007;120:3491–3499.

[477] Suleiman HY, Roth R, Jain S, et al. Injury-induced actin cytoskeleton reorganization in podocytes revealed by superresolution microscopy. *JCI Insight* 2017;2:e94137.

[478] Falkenberg CV, Azeloglu EU, Stothers M, et al. Fargility of foot process morphology in kidney podocytes arises from chaotic spatial propagation of cytoskeletal instability. *PLoS Comput Biol* 2017;13:e1005433.

[479] Perico L, Conti S, Benigni A, et al. Podocyte-actin dynamics in health and disease. *Nat Rev Nephrol* 2016;12:692–710.

[480] Sever S, Schiffer M. Actin dynamics at focal adhesions: A common endpoint and putative therapeutic target for proteinuria diseases. *Kidney Int* 2018;93:1298–1307.

[481] Has C, Sparta G, Kiritsi D, et al. Integrin α3 mutations with kidney, lung and skin disease. *New Eng J Med* 2012;366:1508–1514.

[482] Mouawad F, Tsui H, Takano T. Role of Rho-GTPases and their regulatory proteins in glomerular podocyte function. *Can J Physiol Pharmacol* 2013;91:773–782.

[483] Gu C, Lee HW, Garborcauskas G, et al. Dynamin autonomously regulates podocyte focal adhesion maturation. *Am J Soc Nephrol* 2017;28:446–451.

[484] Grahammer F, Schell C, Huber TB. The podocyte slit diaphragm - from a thin grey line to a complex signaling hub. *Nat Rev Nephrol* 2013;9:587–598.

[485] Rodewald R, Karnovsky MJ. Porous substructure of the glomerular slit diaphragm in the rat and mouse. *J Cell Biol* 1974;60:423–433.

[486] Karnovsky MJ, Ryan GB. Substructure of the glomerular slit diaphragm in freeze-fractured normal rat kidney. *J Cell Biol* 1975;65:233–236.

[487] Schneeberger EE, Levey RH, McCluskey RI, et al. The isoporous substructure of the human glomerular slit diaphragm. *Kidney Int* 1975;8:48–52.

[488] Wartiovaara J, Ofverstedt LG, Khoshnoodi J, et al. Nephrin strands contribute to a porous slit diaphragm scaffold as revealed by electron tomography. *J Clin Invest* 2004;114:1475–1483.

[489] Hora K, Ohno S, Oguchi H, et al. Three-dimensional study of glomerular slit diaphragm by the quick-freezing and deepetching replica method. *Eur J Cell Biol* 1990;53:402–406.

[490] Gagliardini E, Conti S, Benigni A, et al. Imaging the porous ultrastructure of the glomerular epithelial filtration slit. *J Am Soc Nephrol* 2010;21:2081–2089.

[491] Rice WL, van Hoek AN, Paunescu TG, et al. High resolution helium ion scanning microscopy of the rat kidney. *PLoS One* 2013;8:e57051.

[492] Tsuji K, Paunescu TG, Suleiman H, et al. Re-characterization of the glomerulopathy in CD2AP deficient mice by high-resolution helium ion scanning microscopy. *Sci Rep* 2017;7:8321.

[493] Grahammer F, Wigge C, Schell C, et al. A flexible, multilayered protein scaffold maintains the slit in between glomerular podocytes. *JCI Insight* 2017;1:e86177.

[494] Schnabel E, Anderson JM, Farquhar MG. The tight junction protein ZO-1 is concentrated along slit diaphragms of the glomerular epithelium. *J Cell Biol* 1990;111:1255–1263.

[495] Reiser J, Kriz W, Kretzler M, et al. The glomerular slit diaphragm is a modified adherens junction. *J Am Soc Nephrol* 2000;11:1–8.

[496] Kerjaschki D. Caught flat-footed: Podocyte damage and the molecular bases of focal glomerulosclerosis. *J Clin Invest* 2001;108:1583–1587.

[497] Ruotsalainen V, Ljungberg P, Wartiovaara J, et al. Nephrin is specifically located at the slit diaphragm of glomerular podocytes. *Proc Natl Acad Sci USA* 1999;96:7962–7967.

[498] Putaala H, Soininen R, Kilelainen P, et al. The murine nephrin gene is specifically expressed in kidney, brain and pancreas:inactivation of the gene leads to massive proteinuria and neonatal death. *Hum Mol Genet* 2001;10:1–8.

[499] Huber TB, Benzing T. The slit diaphragm: A signaling platform to regulate podocyte function. *Curr Opin Nephrol Hypertens* 2005;14:211–216.

[500] Lehtonen S, Ryan JJ, Kudlicka K, et al. Cell junction-associated proteins IQGAP1, MAG1-2, CASK, spectrins, and α-actinin are components of the nephrin multiprotein complex. *Proc Natl Acad Sci USA* 2005;102:9814–9819.

[501] Hirabayashi S, Mori H, Kansaku A, et al. MAGI-1 is a component of the glomerular slit diaphragm that is tightly associated with nephrin. *Lab Invest* 2005;85:1528–1543.

[502] Donoviel DB, Freed DD, Vogel H, et al. Proteinuria and perinatal lethality in mice lacking NEPH1, a novel protein with homology to NEPHRIN. *Mol Cell Biol* 2001;21:4829–4836.

[503] Ciana L, Patel A, Allen ND, et al. Mice lacking the giant protocadherin mFAT1 exhibit renal slit junction abnormalities and a partially penetrant cyclopia and anophthalmia phenotype. *Mol Cell Biol* 2003;23:3575–3582.

[504] Roselli S, Heidet L, Sich M, et al. Early glomerular filtration defect and severe renal disease in podocin-deficient mice. *Mol Cell Biol* 2004;24:550–560.

[505] Shih NY, Li J, Karpitskii V, et al. Congenital nephrotic syndrome in mice lacking CD2-associated protein. *Science* 1999;286: 312–315.

[506] Kaplan JM, Kim SH, North KN, et al. Mutations in ACTN4, encoding α-actinin-4, cause familial focal segmental glomerulosclerosis. *Nat Genet* 2000;24:251–256.

[507] Kos CH, Le TC, Sinha S, et al. Mice deficient in α-actinin-4 have severe glomerular disease. *J Clin Invest* 2003;111: 1683–1690.

[508] Winn MP, Conlon PJ, Lynn KL, et al. A mutation in the TRPC6 cation channel causes familial focal segmental glomerulosclerosis. *Science* 2005;308:1801–1804.

[509] Reiser J, Polu KR, Moller CC, et al. TRPC6 is a glomerular slit diaphragm-associated channel required for normal renal function. *Nat Genet* 2005;37:739–744.

[510] Hinkes B, Wiggins RC, Gbadegesin R, et al. Positional cloning uncovers mutations in PLCE1 responsible for a nephritic syndrome variant that may be reversible. *Nat Genet* 2006;38:1397–1405.

[511] Brown EJ, Schondorff JS, Becker DJ, et al. Mutations in the forming gene INF2 cause focal segmental glomerulosclerosis. *Nat Genet* 2010;42:72–77.

[512] Mele C, Iatropoulos P, Donadelli R, et al. MYO1E mutations and childhood familial focal segmental glomerulosclerosis. *New Eng J Med* 2011;365:295–306.

[513] New LA, Martin CE, Jones N. Advances in slit diaphragm signaling. *Curr Opin Nephrol Hypertens* 2014;23:420–430.

[514] Asanuma K, Kim K, Oh J, et al. Synaptopodin regulates the actin-bundling activity of α-actinin in an isoform-specific manner. *J Clin Invest* 2005;115:1188–1198.

[515] Jones N, Blasutig IM, Eremina V, et al. Nck adaptor proteins link nephrin to the actin cytoskeleton of kidney podocytes. *Nature* 2006;440:818–823.

[516] Verma R, Kovari I, Soofi A, et al. Nephrin ectodomain engagement results in Src kinase activation, nephrin phosphorylation, Nck recruitment and actin polymerization. *J Clin Invest* 2006;116: 1346–1359.

[517] Okrut J, Prakash S, Wu Q, et al. Allosteric N-WASP activation by an inter-SH3 domain linker in Nck. *Proc Nat Acad Sci USA* 2015;112:E6436–E6445.

[518] New LA, Martin CE, Scott RP, et al. Nephrin tyrosine phosphorylation is required to stabilize and restore podocyte foot process architecture. *J Am Soc Nephrol* 2016;27:2422–2435.

[519] Jones N, New LA, Fortino MA, et al. Nck proteins maintain the adult glomerular filtration barrier. *J Am Soc Nephrol* 2009;20:1533–1543.

[520] Schell C, Baumhakl L, Salou S, et al. N-WASP is required for stabilization of podocyte foot processes. *J Am Soc Nephrol* 2013;24:713–721.

[521] Martin CE, Peterson KA, Aoudjit L, et al. ShcA adaptor protein promotes nephrin endocytosis and is upregulated in proteinuric nephropathies. *J Am Soc Nephrol* 2018;29:92–103.

[522] Regele HM, Fillipovic E, Langer B, et al. Glomerular expression of dystroglycans is reduced in minimal change nephrosis but not in focal segmental glomerulosclerosis. *J Am Soc Nephrol* 2000;11:403–412.

[523] Hannigan GE, Leung-Hagesteijn C, Fitz-Gibbon L, et al. Regulation of cell adhesion and anchorage-dependent growth by a new β1-integrin-linked protein kinase. *Nature* 1996; 379:91–96.

[524] Barisoni L, Mundel P. Podocyte biology and the emerging understanding of podocyte diseases. *Am J Nephrol* 2003;23: 353–360.

[525] Sawada H, Stukenbrok H, Kerjaschki D, et al. Epithelial polyanion (podocalyxin) is found on the sides but not the soles of the foot processes of the glomerular epithelium. *Am J Pathol* 1986;125:309–318.

[526] Wiggins RC, Wiggins JE, Goyal M, et al. Molecular cloning of cDNAs encoding human GLEPP1, a membrane protein tyrosine phosphatase. *Genomics* 1995;27:174–181.

[527] Takeda T, McQuistan T, Orlando RA, et al. Loss of glomerular foot processes is associated with uncoupling of podocalyxin from the actin cytoskeleton. *J Clin Invest* 2001;108:289–301.

[528] Orlando RA, Takeda T, Zak B, et al. The glomerular epithelial cell anti-adhesion podocalyxin associates with the actin cytoskeleton through interactions with ezrin. *J Am Soc Nephrol* 2001;12:1589–1598.

[529] Doyonnas R, Kershaw DB, Duhme C, et al. Anuria, omphalocele and perinatal lethality in mice lacking the CD34-related protein podocalyxin. *J Exp Med* 2001;194:13–27.

[530] Akchurin O, Reidy KJ. Genetic causes of proteinuria and nephrotic syndrome: Impact on podocyte pathobiology. *Pediatr Nephrol* 2015;30:221–233.

[531] Stamenkovic I, Skalli O, Gabliani G. Distribution of intermediate filament proteins in normal and diseased human glomeruli. *Am J Pathol* 1986;125:465–475.

[532] Moll R, Hage C, Thoenes W. Expression of intermediate filament proteins in fetal and adult human kidney: Modulation of intermediate filament patterns during development and in damaged tissue. *Lab Invest* 1991;65:74–86.

[533] Oosterwijk E, van Muijen GNP, Oosterwijk-Wakka JC, et al. Expression of intermediate-sized filaments in developing and adult human kidney and in renal cell carcinoma. *J Histochem Cytochem* 1990;38:385–392.

[534] Yaoita E, Franke WW, Yamamoto T, et al. Identification of renal podocytes in multiple species: Higher vertebrates are vimentin positive/lower vertebrates are desmin positive. *Histochem Cell Biol* 1999;111:107–115.

[535] Floege J, Alpers CE, Sage EH, et al. Markers of complementdependent and complement-independent glomerular visceral epithelial injury in vivo. *Lab Invest* 1992;67:486–497.

[536] Shankland SJ, Eitner F, Hudkins KL, et al. Differential expression of cyclin-dependent kinase inhibitors in human glomerular disease: role in podocyte proliferation and maturation. *Kidney Int* 2000;58:674–683.

[537] Pritchard-Jones K, Fleming S, Davidson D, et al. The candidate Wilms tumor gene is involved in genitourinary development. *Nature* 1990;346:194–197.

[538] Mundlos S, Pelletier J, Darveau A, et al. Nuclear localization of the protein encoded by the Wilms tumor gene WT1 in embryonic and adult tissues. *Development* 1993;119:1329–1341.

[539] Pelletier J, Bruening W, Kashatn CE. Germline mutations in the Wilms tumor suppressor gene are associated with abnormal urogenital development in Denys-Drash syndrome. *Cell* 1991;67:437–447.

[540] Schumacher VA, Schlotzer-Schrehardt U, Karumanchi SA, et al. WT1-dependent sulfatase expression maintains the normal glomerular filtration barrier. *J Am Soc Nephrol* 2011; 22:1286–1296.

[541] Kann M, Ettou S, Jung YL, et al. Genome-wide analysis of Wilms tumor 1-controlled gene expression in podocytes reveals key regulatory mechanisms. *J Am Soc Nephrol* 2015;26:2097–2104.

[542] Warejko JK, Tan W, Dga A, et al. Whole exome sequencing of ptainets with steroid-resistant nephrotic syndrome. *Clin J Am Soc Nephrol* 2018;13:53–62.

[543] Rinschen MM, Godel M, Grahammer F, et al. A multilayered quantitative *in vivo* expression atlas of the podocyte unravels kidney disease candidate genes. *Cell Reports* 2018;23:2495–2508.

[544] Deen WM. What determines glomerular capillary permeability? *J Clin Invest* 2004;114:1412–1414.

[545] Haraldsson B, Nystrom J, Deen WM. Properties of the glomerular barrier and mechanisms of proteinuria. *Physiol Rev* 2008;88:451–487.

[546] Kanwar YS. Continuum of historical controversies regarding structural-functional relationship of the glomerular ultrafiltration unit (GUU). *Am J Physiol Renal Physiol* 2015;308:F420–F424.

[547] Edwards A, Daniels BS, Deen WM. Ultrastructural model for size selectivity in glomerular filtration. *Am J Physiol* 1999;276: F892–F902.

[548] Rossi M, Morita H, Sormunen R, et al. Heparan sulfate chains of perlecan are indispensable in the lens capsule but not in the kidney. *EMBO J* 2003;22:236–245.

[549] Harvey SJ, Jarad G, Cunningham J, et al. Disruption of glomerular basement membrane charge through podocyte-specific mutation of agrin does not alter glomerular permeability. *Am J Pathol* 2007;171:39–52.

[550] Jarad G, Cunningham J, Shaw AS, et al. Proteinuria precedes podocyte abnormalities in Lamb2 -/- mice, implicating the glomerular basement membrane as an albumin filter. *J Clin Invest* 2006;116:2272–2279.

[551] Dijkman H, Smeets B, van der Laak J, et al. The parietal epithelial cell is crucially involved in human idiopathic focal segmental glomerulosclerosis. *Kidney Int* 2005;68:1562–1572.

[552] Ohtaka A, Ootaka T, Sato H, et al. Phenotypic change of glomerular podocytes in primary focal segmental glomerulosclerosis: Developmental paradigm? *Nephrol Dial Transplant* 2002;17(Suppl 9):11–15.

[553] Peissel B, Geng L, Kalluri R, et al. Comparative distribution of the alpha 1(IV), alpha 5(IV), and alpha 6(IV) collagen chains in normal human adult and fetal tissues and in kidneys from X-linked Alport syndrome patients. *J Clin Invest* 1995;96:1948–1957.

[554] Ohse T, Chang AM, Pippin JW, et al. A new function for parietal epithelial cells: A second glomerular barrier. *Am J Physiol Renal Physiol* 2009;297:F1566–F1574.

[555] Shankland SJ, Smeets B, Pippin JW, et al. The emergence of the glomerular parietal epithelial cell. *Nat Rev Nephrol* 2014;10:158–173.

[556] Alcorn D, Ryan GB. The glomerular peripolar cell. *Kidney Int Suppl* 1993;42:S35–S39.

[557] Gibson IW, Downie I, Downie TT, et al. The parietal podocyte: A study of the vascular pole of the human glomerulus. *Kidney Int* 1992;41:211–214.

[558] Bariety J, Mandet C, Hill GS, et al. Parietal podocytes in normal human glomeruli. *J Am Soc Nephrol* 2006;17:2770–2780.

[559] Smeets B, Stucker F, Wetzels J, et al. Detection of activated parietal epithelial cells on the glomerular tuft distinguishes early focal segmental glomerulosclerosis from minimal change disease. *Am J Pathol* 2014;184:3239–3248.

[560] Miesen L, Steenbergen E, Smeets B. Parietal cells-new perspectives in glomerular disease. *Cell Tissue Res* 2017;369: 237–244.

[561] Shankland SJ, Freedman BS, Pippin JW. Can podocytes be regenerated in adults? *Curr Opin Nephrol Hypertens* 2017; 26:154–164.

[562] Appel D, Kershaw DB, Smeets B, et al. Recruitment of podocytes from glomerular parietal epithelial cells. *J Am Soc Nephrol* 2009;20:333–343.

[563] Berger K, Schulte K, Boor P, et al. The regenerative potential of parietal epithelial cells in adult mice. *J Am Soc Nephrol* 2014;25:693–705.

[564] Wanner N, Hartleben B, Herbach N, et al. Unraveling the role of podocyte turnover in glomerular aging and injury. *J Am Soc Nephrol* 2014;25:707–716.

[565] Lasagni L, Angelotti ML, Ronconi E, et al, Podocyte regeneration driven by renal progenitors determines glomerular disease remission and can be pharmacologically enhanced. *Stem Cell*

Reports 2015;5:248–263.

[566] Hackl MJ, Burford JL, Villanueva K, et al. Tracking the fate of glomerular epithelial cells in vivo using serial multiphoton imaging in new mouse models with fluorescent lineage tags. *Nat Med* 2013;19:1661–1666.

[567] Schulte K, Berger K, Boor P, et al. Origin of parietal podocytes in atubular glomeruli mapped by lineage tracing. *J Am Soc Nephrol* 2014;25:129–141.

[568] Kaverina NV, Eng DG, Schneider RRS, et al. Partial podocyte replenishment in experimental: FSGS derives from nonpodocyte sources. *Am J Physiol Renal Physiol* 2016;310: F1397–F1413.

[569] Barajas L. Anatomy of the juxtaglomerular apparatus. *Am J Physiol* 1979;237:F333–F343.

[570] Barajas L, Bloodworth JMB Jr, Hartroft PM. Endocrine pathology of the kidney. In: Bloodworth JMB Jr, ed. *Endocrine Pathology.* 2nd ed. Baltimore, MD: Williams & Wilkins; 1982:723–766.

[571] Barajas L, Salido EC, Smolens P, et al. Pathology of the juxtaglomerular apparatus including Bartter's syndrome. In: Tisher CC, Brenner BM, eds. *Renal Pathology.* 2nd ed. Philadelphia, PA: JB Lippincott; 1994:948–978.

[572] Cantin M, Gutkowska J, Lacasse J, et al. Ultrastructural immunocytochemical localization of renin and angiotensin II in the juxtaglomerular cells of the ischemic kidney. *Am J Pathol* 1984;115:212–224.

[573] Taugner R, Mannek E, Nobiling R, et al. Coexistence of renin and angiotensin II in epithelioid cell secretory granules of rat kidney. *Histochemistry* 1984;81:39–45.

[574] Barajas L, Wang P. Localization of tritiated norepinephrine in the renal arteriolar nerves. *Anat Rec* 1979;195:525–534.

[575] Kopp UC, DiBona GF. Neural regulation of renin secretion. *Semin Nephrol* 1993;13:543–551.

[576] Gomez RA, Sequeira-Lopez MLS. Renin cells in homeostasis, regeneration and immune defense mechanisms. *Nat Rev Nephrol* 2018;14:231–245

[577] Pippin JW, Sparks MA, Glenn ST, et al. Cells of renin lineage are progenitors of podocytes and parietal epithelial cells in experimental glomerular disease. *Am J Pathol* 2013;183: 542–557.

[578] Pippin JW, Kaverina NV, Eng DG, et al. Cells of renin lineage are adult pluripotent progenitors in experimental glomerular disease. *Am J Physiol Renal Physiol* 2015;309:F341–F358.

[579] Lichtnekert J, Kaverina NV, Eng DG. Renin-angiotensin-aldosterone system inhibition increases podocyte derivation from cells of renin lineage. *J Am Soc Nephrol* 2016;27:3611–3627.

[580] Kaverina NV, Kadoya H, Eng DG, et al. Tracking the stochastic fate of cells of the renin lineage after podocyte depletion using multicolor reporters and intravital imaging. *PLoS One* 2017;12:e0173891.

[581] Eng DG, Kaverina NV, Scneider RRS, et al. Detection of renin lineage cell transdifferentiation to podocytes in the kidney glomerulus with dual lineage tracing. *Kidney Int* 2018; 93:1240–1246.

[582] Kurt B, Paliege A, Schwarzensteiner I, et al. Deletion of von Hippel-Lindau protein converts renin-producing cells into erythropoietin-producing cells. *J Am Soc Nephrol* 2013;24:433–444.

[583] Kurt B, Gerl K, Karger C, et al. Chronic hypoxia-inducible transcription factor-2 activation stably transforms juxtaglomerular renin cells into fibroblast-like cells in vivo. *J Am Soc Nephrol* 2015;26:587–596.

[584] Gerl K, Miqwerol L, Todorov VT, et al. Inducible glomerular erythropoietin production in the adult kidney. *Kidney Int* 2015;88:1345–1355.

[585] Pricam C, Humbert F, Perrelet A, et al. Gap junctions in mesangial and lacis cells. *J Cell Biol* 1974;63:349–354.

[586] Taugner R, Schiller A, Kaissling B, et al. Gap junctional coupling between the JGA and the glomerular tuft. *Cell Tissue Res* 1978;186:279–285.

[587] Wagner C, Kurtz A. Distribution and functional relevance of connexins in renin-producing cells. *Pflugers Arch-Eur J Physiol* 2013;465:71–77.

[588] Yao J, Oite T, Kitamura M. Gap junctional intercellular communication in the juxtaglomerular apparatus. *Am J Physiol Renal Physiol* 2009;296:F939–F946.

[589] Kaissling B, Kriz W. Variability of intercellular spaces between macula densa cells: A transmission electron microscopic study in rabbits and rats. *Kidney Int* 1982;22(suppl):9–17.

[590] Salido EC, Barajas L, Lechago J, et al. Immunocytochemical localization of epidermal growth factor in mouse kidney. *J Histochem Cytochem* 1986;34:1155–1160.

[591] Sikri KL, Foster CL, MacHugh N, et al. Localization of Tamm-Horsfall glycoprotein in the human kidney using immunofluorescence and immunoelectron microscopical techniques. *J Anat* 1981;132:597–605.

[592] Kirk KL, Bell PD, Barfuss DW, et al. Direct visualization of the isolated and perfused macula densa. *Am J Physiol* 1985;248:F890–F894.

[593] Schnermann J. The juxtaglomerular apparatus: From anatomical peculiarity to physiological relevance. *J Am Soc Nephrol* 2003;14:1681–1694.

[594] Schnermann J. Concurrent activation of multiple vasoactive signaling pathways in vasoconstriction by tubuloglomerular feedback: A quantitative assessment. *Annu Rev Physiol* 2015;77:301–322.

[595] Wilcox CS, Welch WJ, Murad F, et al. Nitric oxide synthase in macula densa regulates glomerular capillary pressure. *Proc Natl Acad Sci USA* 1992;89:11993–11997.

[596] Mundel P, Bachmann S, Bader M, et al. Expression of nitric oxide synthase in kidney macula densa cells. *Kidney Int* 1992;42:1017–1019.

[597] Harris RC, McKanna JA, Akai Y, et al. Cyclooxygenase-2 is associated with the macula densa of rat kidney and increases with salt restriction. *J Clin Invest.* 1994;94:2504–2510.

[598] Welch WJ, Wilcox CS, Thomson SC. Nitric oxide and tubuloglomerular feedback. *Semin Nephrol* 1999;19:251–262.

[599] Harris RC, Breyer MD. Physiological regulation of cyclooxygenase-2 in the kidney. *Am J Physiol* 2001;281:F1–F11.

[600] Rouillier C. General anatomy and histology of the kidney. In: Rouillier C, Muller AF, eds. *The Kidney: Morphology, Biochemistry, Physiology.* New York: Academic Press; 1969:61–156.

[601] Swann HG. The functional distention of the kidney: A review. *Tex Rep Biol Med.* 1960;18:566–596.

[602] Hodson CJ. Physiological change in size of the human kidney. *Clin Radiol.* 1961;12:91–94.

[603] Parker MV, Swann HG, Sinclair JG. The functional morphology of the kidney. *Tex Rep Biol Med* 1962;20:424–458.

[604] Genest DR, Williams MA, Greene MF. Estimating the time of death in stillborn fetuses: I. Histologic evaluation of fetal organs; an autopsy study of 150 stillborns. *Obstet Gynecol* 1992;80:575–584.

[605] Tomita Y, Nihira M, Ohno Y, et al. Ultrastructural changes during in situ early postmortem autolysis in kidney, pancreas, liver, heart and skeletal muscle of rats. *Legal Medicine* 2004;6: 25–31.

[606] Kocovski L, Duflou J. Can acute tubular necrosis be differentiated from autolysis at autopsy? *J Forensic Sc* 2009;54:439–442.

[607] Ichimura T, Bonventre JV, Bailly V, et al. Kidney injury

molecule-1 (KIM-1), a putative epithelial cell adhesion molecule containing a novel immunoglobulin domain, is upregulated in renal cells after injury. *J Biol Chem* 1998;273:4135–4142.

[608] Han WK, Bailly V, Abichandani R, et al. Kidney injury molecule-1 (KIM-1): A novel biomarker for human renal proximal tubule injury. *Kidney Int* 2002;62:237–244.

[609] Rodman JS, Mooseker M, Faruhar MG. Cytoskelatal proteins of the rat kidney proximal tubule brush border. *Eur J Cell Biol* 1986;42:319–327.

[610] Farraggiana F, Malchiodi F, Prado A, et al. Lectin-peroxidase conjugate reactivity in normal kidney. *J Histochem Cytochem.* 1982;30:451–458.

[611] Hennigar RA, Schulte BA, Spicer SS. Heterogeneous distribution of glycoconjugates in human kidney tubules. *Anat Rec* 1985;211:376–390.

[612] Silva FG, Nadasdy T, Laszik Z. Immunohistochemical and lectin dissection of the human nephron in health and disease. *Arch Pathol Lab Med* 1993;117:1233–1239.

[613] Skinnider BF, Folpe AL, Hennigar RA, et al. Distribution of cytokeratins and vimentin in adult renal neoplasms and normal renal tissue. *Am J Surg Pathol* 2005;29:747–754.

[614] Paul R, Ewing CM, Robinson JC, et al. Cadherin-6, a cell adhesion molecule specifically expressed in the proximal renal tubule and renal cell carcinomas. *Cancer Res* 1997;57:2741–2748.

[615] Letts RFR, Zhai XY, Bhikka C, et al. Nephron morphometry in mice and rats using tomographic microscopy. *Am J Physiol Renal Physiol* 2017;312:F210–F229.

[616] Maunsbach AB, Christensen EI. Functional ultrastructure of the proximal tubule. In: Windhager EE, ed. *Handbook of Physiology. Section 8: Renal Physiology.* New York: Oxford University Press; 1992:41–107.

[617] Zhai XY, Birn H, Jensen KB, et al. Digital three-dimensional reconstruction and ultrastructure of the mouse nephron. *J Am Soc Nephrol* 2003;14:611–619.

[618] Christensen EI, Grann B, Kristoffersen IB, et al. Threedimensional reconstruction of the rat nephron. *Am J Physiol Renal Physiol* 2014;306:F664–F671.

[619] Tisher CC, Bulger RE, Trump BF. Human renal ultrastructure. I. Proximal tubule of healthy individuals. *Lab Invest* 1966;15:1357–1394.

[620] Mount DB, Yu ASL. Transport of sodium, chloride, potassium. In: Brenner BM, ed. *Brenner & Rector's The Kidney.* 10th ed. Philadelphia, PA: Elsevier; 2016:144–184.

[621] Welling LW, Welling DJ. Shape of epithelial cells and intercellular channels in the rabbit proximal nephron. *Kidney Int* 1976;9:385–394.

[622] Welling LW, Welling DJ. Relationship between structure and function in renal proximal tubule. *J Electron Microsc Tech* 1988;9:171–185.

[623] Ahn KY, Madsen KM, Tisher CC, et al. Differential expression and cellular distribution of mRNAs encoding α- and β-isoforms of Na+-K+-ATPase in rat kidney. *Am J Physiol* 1993;265:F792–F801.

[624] Clapp WL, Bowman P, Shaw GS, et al. Segmental localization of mRNAs encoding Na+-K+-ATPase α- and β-subunit isoforms in rat kidney using RT-PCR. *Kidney Int* 1994;46:627–638.

[625] Biemesderfer D, Pizzonia J, Abu-Alfa A, et al. NHE3: A Na+/H+exchanger isoform of renal brush border. *Am J Physiol* 1993;265:F736–F742.

[626] Amemiya M, Loffing J, Lotscher M, et al. Expression of NHE-3 in the apical membrane of rat proximal tubule and thick ascending limb. *Kidney Int* 1995;48:1206–1215.

[627] Riquier-Brison AD, Leong PK, Pihakaski-Maunsbach K, et al. Angiotensin II stimulates trafficking of NHE3, NaPi2 and associated proteins into the proximal tubule microvilli. *Am J Physiol Renal Physiol* 2010;298:F177–F186.

[628] Bergeron M, Guerette D, Forget J, et al. Three-dimensional characteristics of the mitochondrial of the rat nephron. *Kidney Int* 1980;17:175–185.

[629] Agre P, King LS, Yasui M, et al. Aquaporin water channelsfrom atomic structure to clinical medicine. *J Physiol* 2002; 542:3–16.

[630] King LS, Kozono D, Agre P. From structure to disease: The evolving tale of aquaporin biology. *Nat Rev Mol Cell Biol* 2004;5:687–698.

[631] Nielsen S, Smith BL, Christensen EI, et al. CHIP28 water channels are localized in constitutively water-permeable segments of the nephron. *J Cell Biol* 1993;120:371–383.

[632] Maunsbach AB, Marples D, Chin E, et al. Aquaporin-1 water channel expression in human kidney. *J Am Soc Nephrol* 1997;8:1–14.

[633] Christensen EI, Nielsen R, Birn H. Renal filtration, transport and metabolism of albumin and albuminuria. In: Alpern RJ, Moe OW, Caplan M, eds. *Seldin and Giebisch's The Kidney: Physiology and Pathophysiology.* 5th ed. Amsterdam; Elsevier, Inc; 2013:2457–2474.

[634] Christensen EI, Rennke HG, Carone FA. Renal tubular uptake of protein: Effect of molecular charge. *Am J Physiol* 1983;244:F436–F441.

[635] Park CH, Maack T. Albumin absorption and catabolism by isolated perfused proximal convoluted tubules of the rabbit. *J Clin Invest* 1984;73:767–777.

[636] Park CH. Time course and vectorial nature of albumin metabolism in isolated perfused rabbit PCT. *Am J Physiol* 1988;255:F520–F528.

[637] Clapp WL, Park CH, Madsen KM, et al. Axial heterogeneity in the handling of albumin by the rabbit proximal tubule. *Lab Invest* 1988;58:549–558.

[638] Larsson L, Clapp WL, Park CH, et al. Ultrastructural localization of acidic compartments in cells of isolated rabbit proximal convoluted tubule. *Am J Physiol* 1987;253:F95–F103.

[639] Christensen EI. Rapid membrane recycling in renal proximal tubule cells. *Eur J Cell Biol* 1982;29:43–49.

[640] Christensen EI, Birn H. Megalin and cubilin: Synergistic endocytic receptors in renal proximal tubule. *Am J Physiol* 2001;280:F562–F573.

[641] Birn H, Fyfe JC, Jacobsen C, et al. Cubilin is an albumin binding protein important for renal tubular albumin reabsorption. *J Clin Invest* 2000;105:1353–1361.

[642] Nielsen R, Christesen EI, Birn H. Megalin and cubilin in proximal tubule protein reabsorption: From experimental models to human disease. *Kidney Int* 2016;89:58–67.

[643] Russo LM, Sandoval RM, McKee M, et al. The normal kidney filters nephrotic levels of albumin retrieved by proximal tubules cells: Retrieval is disrupted in nephrotic states. *Kidney Int* 2007;71:504–513.

[644] Sandoval RM, Wagner MC, Patel M, et al. Multiple factors influence glomerular albumin permeability in rats. *J Am Soc Nephrol* 2012;23:447–457.

[645] Weyer K, Andersen PK, Schmidt K, et al. Abolishment of proximal tubule albumin endocytosis does not affect plasma albumin during nephrotic syndrome in mice. *Kidney Int* 2018; 93:335–342.

[646] Jiang M, Wei Q, Dong G, et al. Autophagy in proximal tubules protects against acute tubular injury. *Kidney Int* 2012;82: 1271–1283.

[647] Olsen S, Solez K. Acute tubular necrosis and toxic renal injury. In: Tisher CC, Brenner BM, eds. *Renal Pathology.* 2nd ed.

Philadelphia, PA: JB Lippincott; 1994:769–809.

[648] Nadasdy NT, Laszik Z, Blick KE, et al. Proliferative activity of intrinsic cell populations in the normal human kidney. *J Am Soc Nephrol* 1994;4:2032–2039.

[649] Droz D, Zachar D, Charbit L, et al. Expression of the human nephron differentiation molecules in renal cell carcinomas. *Am J Pathol* 1990;137:895–905.

[650] Gerdes J, Becker MHG, Key G, et al. Immunohistochemical detection of tumor growth fraction (Ki-67 antigen) in formalin fixed and routinely processed tissues. *J Pathol* 1992;168:85–87.

[651] Witzgall R, Brown D, Schwarz C, et al. Localization of proliferating cell nuclear antigen, vimentin, c-fos, and clusterin in the postischemic kidney. *J Clin Invest* 1994;93:2175–2188.

[652] Kliem V, Johnson RJ, Alpers CE, et al. Mechanisms involved in the pathogenesis of tubulointerstitial fibrosis in 5/6-nephrectomized rats. *Kidney Int* 1996;49:666–678.

[653] Hansson J, Hultenby K, Cramnert C, et al.. Evidence for a morphologically distinct and functionally robust cell type in the proximal tubules of human kidney. *Hum Pathol* 2014;45:382–393.

[654] Smeets B, Boor P, Dijkman H, et al. Proximal tubular cells contain a phenotypically distinct, scattered cell population involved in tubular regeneration. *J Pathol* 2013;229:645–659.

[655] Kusaba T, Lalli M, Kramann R, et al. Differentiated kidney epithelial cells repair injured proximal tubule. *Proc Natl Acad Sci USA* 2014;111:1527–1532.

[656] Berger K, Bangen J-M, Hammerich L, et al. Origin of regenerating tubular cells after acute kidney injury. *Proc Natl Acad Sci USA* 2014;111:1533–1538.

[657] Gobe GC, Axelsen RA, Searle JW. Genesis of renal tubular atrophy in experimental hydronephrosis in the rat. Role of apoptosis. *Lab Invest* 1987;56:273–281.

[658] Gobe GC, Axelsen RA, Searle JW. Cellular events in experimental unilateral ischemic renal atrophy and in regeneration after contralateral nephrectomy. *Lab Invest* 1990;63:770–779.

[659] Schumer M, Colombel MC, Sawczuk IS, et al. Morphologic, biochemical and molecular evidence of apoptosis during the reperfusion phase after brief periods of renal ischemia. *Am J Pathol* 1992;140:831–838.

[660] Schimizu A, Yamanaka N. Apoptosis and cell desquamation in repair process of ischemic tubular necrosis. *Virchows Arch B Cell Pathol Incl Mol Pathol* 1993;64:171–180.

[661] Dieterich HJ, Barrett JM, Kriz W, et al. The ultrastructure of the thin limbs of the mouse kidney. *Anat Embryol (Berl)* 1975;147:1–13.

[662] Bulger RE, Tisher CC, Myers CH, et al. Human renal ultrastructure. II. The thin limb of Henle's loop and the interstitium in healthy individuals. *Lab Invest* 1967;16:124–141.

[663] Sands JM, Layton HE, Fenton RA. Urine concentration and dilution. In: Skorecki K, Chertow GM, Marsden PA, et al, eds. *Brenner & Rector's The Kidney*. 10th ed. Philadelphia, PA: Elsevier; 2016:258–280.

[664] Nielsen S, Pallone T, Snith BL, et al. Aquaporin-1 water channels in short and long loop descending thin limbs and in descending vasa recta in rat kidney. *Am J Physiol* 1995;268: F1023–F1037.

[665] Zhai XY, Fenton RA, Andeason A, et al. Aquporin-1 is not expressed in descending thin limbs of short-loop nephrons. *J Am Soc Nephrol* 2007;18:2937–2944.

[666] Uchida S, Sasaki S, Nitta K, et al. Localization and functional characterization of rat kidney-specific chloride channel, ClC-K1. *J Clin Invest* 1995;95:104–113.

[667] Takeuchi Y, Uchida S, Marumo F, et al. Cloning, tissue distribution, and intrarenal localization of ClC chloride channels in human kidney. *Kidney Int* 1995;48:1497–1503.

[668] Ma T, Yang B, Gillespie A, et al. Severely impaired urinary concentrating ability in transgenic mice lacking aquaporin-1 water channels. *J Biol Chem* 1998;273:4296–4299.

[669] King LS, Choi M, Fernandez PC, et al. Defective urinaryconcentrating ability due to a complete deficiency of aquaporin-1. *New Eng J Med* 2001;345:175–179.

[670] Matsumura Y, Uchida S, Kondo Y, et al. Overt nephrogenic diabetes insipidus in mice lacking the ClC-K1 chloride channel. *Nat Genet* 1999;21:95–98.

[671] Kokko JP, Rector FC Jr. Countercurrent multiplication system without active transport in inner medulla. *Kidney Int* 1972;2: 214–223.

[672] Stephenson JL. Concentration of urine in a central core model of the renal counterflow system. *Kidney Int* 1972;2: 85–94.

[673] Pannbecker TL, Layton AT. Targeted delivery of solutes and oxygen in the renal medulla: Role of microvessel architecture. *Am J Physiol Renal Physiol* 2014;307:F649–F655.

[674] Dantzler WH, Layton AT, Layton HE, et al. Urine-concentrating mechanism in the inner medulla: Function of the thin limbs of the loops of Henle. *Clin J Am Soc Nephrol* 2014;9: 1781–1789.

[675] Wei G, Rosen S, Dantzler WH, et al. Architecture of the human renal inner medulla and functional implications. *Am J Physiol Renal Physiol* 2015;309:F626–F637.

[676] Kone BC, Madsen KM, Tisher CC. Ultrastructure of the thick ascending limb of Henle in the rat kidney. *Am J Anat* 1984;171:217–226.

[677] Allen F, Tisher CC. Morphology of the ascending thick limb of Henle. *Kidney Int* 1976;9:8–22.

[678] Shen SS, Krishna B, Chirala R, et al. Kidney-specific cadherin, a specific marker for the distal portion of the nephron and related renal neoplsams. *Mod Pathol* 2005;18:933–940.

[679] Garg LC, Knepper MA, Burg MB. Mineralocorticoid effects on Na-K-ATPase in individual nephron segments. *Am J Physiol* 1981;240:F536–F544.

[680] Nielsen S, Maunsbach AB, Ecelbarger CA, et al. Ultrastructural localization of Na-K-2Cl cotransporter in thick ascending limb and macula densa of rat kidney. *Am J Physiol* 1998;275:F885–F893.

[681] Bachmann S, Velazquez H, Obermuller N, et al. Expression of the thiazide-sensitive Na-Cl cotransporter by rabbit distal convoluted tubule cells. *J Clin Invest* 1995;96:2510–2514.

[682] Plotkin MD, Kaplan MR, Verlander JW, et al. Localization of the thiazide-sensitive Na-Cl cotransporter, rTSC1, in the rat kidney. *Kidney Int* 1996;50:174–183.

[683] Woodhall PB, Tisher CC. Response of the distal tubule and cortical collecting duct to vasopressin in the rat. *J Clin Invest* 1973;52:3095–3108.

[684] Gross JB, Imai M, Kokko JP. A functional comparison of the cortical collecting tubule and the distal convoluted tubule. *J Clin Invest* 1975;55:1284–1294.

[685] Kaissling B. Structural aspects of adaptive changes in renal electrolyte excretion. *Am J Physiol* 1982;243:F211–F226.

[686] Kaissling B, Bachmann S, Kriz W. Structural adaptation of the distal convoluted tubule to prolonged furosemide treatment. *Am J Physiol Renal Physiol* 1985;248:F374–F381.

[687] Dorup J, Morsing P, Rasch R. Tubule-tubule and tubule-arteriole contacts in rat distal kidney distal nephrons. A morphologic study based on computer-assisted three-dimensional reconstructions. *Lab Invest* 1992;67:761–769.

[688] Ren Y, Garvin JL, Liu R, et al. Crosstalk between the connecting tubule and the afferent arteriole regulates renal microcirculation. *Kidney Int* 2007;71:1116–1121.

[689] Myers CH, Bulger RE, Tisher CC, et al. Human renal ultrastructure. IV. Collecting duct of healthy individuals. *Lab*

Invest 1966;15:1921–1950.

[690] Kaissling B, Kriz W. Structural analysis of the rabbit kidney. *Adv Anat Embryol Cell Biol* 1979;56:1–123.

[691] Loffing J, Korbmacher C. Regulated sodium transport in the renal connecting tubule (CNT) via the epithelial sodium channel (ENaC). *Pflugers Arch* 2009;458:111–135.

[692] Wade JB, Fang L, Coleman RA, et al. Differential regulation of ROMK (Kir1.1) in distal nephron segments by dietary potassium. *Am J Physiol Renal Physiol* 2011;300:F1385–F1393.

[693] Boros S, Bindels RJ, Hoenderop JG. Active Ca(2+) reabsorption in the connecting tubule. *Pflugers Arch* 2009;458: 99–109.

[694] Coleman RA, Wu DC, Liu J, et al. Expression of aquaporins in the renal connecting tubule. *Am J Physiol Renal Physiol* 2000;279:F874–F883.

[695] Kortenoeven ML, Pedersen NB, Miller RL, et al. Genetic ablation of aquaporin-2 in the mouse connecting tubules results in defective renal water handling. *J Physiol* 2013;591:2205–2219.

[696] Fine LG. Eustachio's discovery of the renal tubule. *Am J Nephrol* 1986;6:47–50.

[697] Welling LW, Evan AP, Welling DJ. Shape of cells and extracellular channels in rabbit cortical collecting ducts. *Kidney Int* 1981;20:211–222.

[698] Duc C, Farman N, Canessa CM, et al. Cell-specific expression of epithelial sodium channel alpha, beta, and gamma subunits in aldosterone-responsive epithelia from the rat: Localization by in situ hybridization and immunocytochemistry. *J Cell Biol* 1994;127:1907–1921.

[699] Hager H, Kwon TH, Vinnikova AK, et al. Immunocytochemical and immunoelectron microscopic localization of alpha-, bata-, and gamma-ENaC in rat kidney. *Am J Physiol* 2001;280: F1093–F1096.

[700] Stanton BA, Biemesderfer D, Wade JB, et al. Structural and functional study of the rat nephron. Effects of potassium adaptation and depletion. *Kidney Int* 1981;19:36–48.

[701] Petty KJ, Kokko JP, Marver D. Secondary effect of aldosterone on Na-K-ATPase activity in the rabbit cortical collecting tubule. *J Clin Invest* 1981;68:1514–1521.

[702] Mujais SK, Chekal MA, Jones WJ, et al. Regulation of renal Na-K-ATPase in the rat: Role of the natural mineralo- and glucocorticoid hormones. *J Clin Invest* 1984;73:13–19.

[703] Kaissling B, Le Hir M. Distal tubular segments of the rabbit kidney after adaptation to altered Na- and K-intake. I. Structural changes. *Cell Tissue Res* 1982;224:469–492.

[704] Wade JB, O'Neil RG, Pryor JL, et al. Modulation of cell membrane area in renal collecting tubules by corticosteroid hormones. *J Cell Biol* 1979;81:439–445.

[705] Kirk KL, Buku A, Eggena P. Cell specificity of vasopressin binding in renal collecting duct: Computer-enhanced imaging of a fluorescent hormone analog. *Proc Natl Acad Sci USA* 1987;84:6000–6004.

[706] Nielsen S, Digiovanni SR, Christensen EI, et al. Cellular and subcellular immunolocalization of vasopressin-regulated water channel in rat kidney. *Proc Natl Acad Sci USA* 1993;90:11663–11667.

[707] Nielsen C, Chou CL, Marples D, et al. Vasopressin increases water permeability of kidney collecting duct by inducing translocation of aquaporin-CD water channels to plasma membrane. *Proc Natl Acad Sci USA* 1995;92:1013–1017.

[708] Ecelbarger CA, Terriis J, Frindt G, et al. Aquaporin-3 water channel localization and regulation in rat kidney. *Am J Physiol* 1995;269:F663–F672.

[709] Hasegawa H, Ma T, Skach W, et al. Molecular cloning of a mercurial-insensitive water channel expressed in selected water-transporting tissues. *J Biol Chem* 1994;269:5497–5500.

[710] Schuster VL, Bonsib SM, Jennings ML. Two types of collecting duct mitochondria-rich (intercalated) cells: Lectin and band 3 cytochemistry. *Am J Physiol* 1986;251:C347–C355.

[711] Verlander JW, Madsen KM, Tisher CC. Effect of acute respiratory acidosis on two populations of intercalated cells in the rat cortical collecting duct. *Am J Physiol* 1987;253: F1142–F1156.

[712] Teng-umnuay P, Verlander JW, Yuan W, et al. Identification of distinct subpopulations of intercalated cells in the mouse collecting duct. *J Am Soc Nephrol* 1996;7:260–274.

[713] Kim J, Kim YH, Cha JH, et al. Intercalated cell subtypes in connecting tubule and cortical collecting duct of rat and mouse. *J Am Soc Nephrol* 1999;10:1–12.

[714] Lonnerholm G. Histochemical demonstration of carbonic anhydrase activity in the human kidney. *Acta Physiol Scand* 1973;88:455–468.

[715] McKinney TD, Burg MB. Bicarbonate absorption by rabbit cortical collecting tubules in vitro. *Am J Physiol* 1978;234: F141–F145.

[716] McKinney TD, Burg MB. Bicarbonate secretion by rabbit cortical collecting tubules in vitro. *J Clin Invest* 1978;61:1421–1427.

[717] Brown D, Gluck S, Hartwig J. Structure of the novel membrane-coating material in proton-secreting epithelial cells and identification as an H+ATPase. *J Cell Biol* 1987;105: 1637–1648.

[718] Brown D, Hirsh S, Gluck S. An H+-ATPase in opposite plasma membrane domains in kidney epithelial cell subpopulations. *Nature* 1988;331:622–624.

[719] Alper SL, Natale J, Gluck S, et al. Subtypes of intercalated cells in rat kidney collecting duct defined by antibodies against erythroid band 3 and renal vacuolar H+ ATPase. *Proc Natl Acad Sci USA* 1989;86:5429–5433.

[720] Drenckhahn D, Schluter K, Allen DP, et al. Colocalization of band 3 with ankyrin and spectrin at the basal membrane of intercalated cells in the rat kidney. *Science* 1985;230:1287–1289.

[721] Verlander JW, Madsen KM, Low PS, et al. Immunocytochemical localization of band 3 protein in the rat collecting duct. *Am J Physiol* 1988;255:F115–F125.

[722] Weiner ID, Hamm LL. Regulation of intracellular pH in the rabbit cortical collecting tubule. *J Clin Invest* 1990;85: 274–281.

[723] Royaux IE, Wall SM, Karniski LP, et al. Pendrin, encoded by the Pendred syndrome gene, resides in the apical region of renal intercalated cells and mediates bicarbonate secretion. *Proc Natl Acad Sci USA* 2001;98:4221–4226.

[724] Soleimani M, Greeley T, Petrovic S, et al. Pendrin:an apical Cl–/OH–/HCO3 – exchanger in the kidney cortex. *Am J Physiol.* 2001;280:F356–F364.

[725] Frische S, Kwon TH, Frokiaer J, et al. Regulated expression of pendrin in rat kidney in response to chronic NH4Cl or NAHCO3 loading. *Am J Physiol* 2003;284:F584–F593.

[726] Romero MF. Molecular pathophysiology of SLC4 bicarbonate transporters. *Curr Opin Nephrol Hypertens* 2005;14:495–501.

[727] Everett LA, Glaser B, Beck JC, et al. Pendred syndrome is caused by mutations in a putative sulphate transporter gene (PDS). *Nat Genet* 1997;17:411–422.

[728] Wall SM, Hassell KA, Royaux IE, et al. Localization of pendrin in mouse kidney. *Am J Physiol* 2003;284:F229–F241.

[729] Wall SM. Recent advances in our understanding of intercalated cells. *Curr Opin Nephrol Hypertens* 2005;14: 480–484.

[730] Verlander JW, Kim YH, Shin W, et al. Dietary Cl(-) restriction upregulates pendrin expression within the apical plasma membrane of type B intercalated cells. *Am J Physiol Renal Physiol* 2006;291:F833–F939.

[731] Wall SM, Weinstein AM. Cortical distal nephron Cl transport in

volume homeostasis and blood pressure regulation. *Am J Physiol Renal Physiol* 2013;305:F427–F438.

[732] Nanami M, Pham TD, Kim YH, et al. The role of intercalated cell *Nedd4-2* in BP regulation, ion transport and transporter expression. *J Am Soc Nephrol* 2018;29:1706–1719.

[733] Chen L, Lee JW, Chou CL, et al. Transcriptomes of major renal collecting duct cell types in mouse identified by single-cell RNA-seq. *Proc Natl Acad Sci USA* 2017;114: E9989–E9998.

[734] Park J, Shrestha R, Qiu C, et al. Single-cell transcriptomics of the mouse kidney reveals potential cellular targets of kidney disease. *Science* 2018;360:758–763.

[735] LeFurgey A, Tisher CC. Morphology of rabbit collecting duct. *Am J Anat* 1979;115:111–124.

[736] Hansen GP, Tisher CC, Robinson RR. Response of the collecting duct to disturbances of acid-base and potassium balance. *Kidney Int* 1980;17:326–337.

[737] Madsen KM, Tisher CC. Cellular response to acute respiratory acidosis in rat medullary collecting ducts. *Am J Physiol* 1983;245:F670–F679.

[738] Madsen KM, Tisher CC. Response of intercalated cells of rat outer medullary collecting duct to chronic metabolic acidosis. *Lab Invest* 1984;51:268–276.

[739] Garg LC, Narang N. Ouabain-insensitive K+ adenosine triphosphatase in distal nephron segments of the rabbit. *J Clin Invest* 1988;81:1204–1208.

[740] Wingo CS. Active proton secretion and potassium absorption in the rabbit outer medullary collecting duct: Functional evidence of H+ K+ ATPase. *J Clin Invest* 1989;84: 361–365.

[741] Wingo CS, Madsen KM, Smolka A, et al. H+ K+ ATPase immunoreactivity in cortical and outer medullary collecting duct. *Kidney Int* 1990;38:985–990.

[742] Ahn KY, Kone BC. Expression and cellular localization of mRNA encoding the "gastric" isoform of H+-K+-ATPase α-subunit in rat kidney. *Am J Physiol* 1995;268:F99–F109.

[743] Campbell-Thomson ML, Verlander JW, Curran KA, et al. In situ hybridization of H-K-ATPase β-subunit mRNA in rat and rabbit kidney. *Am J Physiol* 1995;269:F345–F354.

[744] Weiner ID, Verlander JW. Ammonia transport in the kidney by Rhesus glycoproteins. *Am J Physiol Renal Physiol* 2014;306: F1107–F1120.

[745] Madsen KM, Clapp WL, Verlander JW. Structure and function of the inner medullary collecting duct. *Kidney Int* 1988;34:441–454.

[746] Sands JM, Knepper MA. Urea permeability of mammalian inner medullary collecting duct system and papillary surface epithelium. *J Clin Invest* 1987;79:138–147.

[747] Sands JM, Nonoguchi H, Knepper MA. Vasopressin effects on urea and H2O transport in inner medullary collecting duct subsegments. *Am J Physiol* 1987;253:F823–F832.

[748] Clapp WL, Madsen KM, Verlander JM, et al. Intercalated cells of the rat inner medullary collecting duct. *Kidney Int* 1987;31:1080–1087.

[749] Clapp WL, Madsen KM, Verlander JW, et al. Morphologic heterogeneity along the rat inner medullary collecting duct. *Lab Invest* 1989;60:219–230.

[750] Nielsen S, Terris J, Smith CP, et al. Cellular and subcellular localization of the vasopressin-regulated urea transporter in rat kidney. *Proc Natl Acad Sci USA* 1996;93:5495–5500.

[751] Shayakul C, Knepper MA, Smith CP, et al. Segmental localization of urea transporter mRNAs in rat kidney. *Am J Physiol* 1997;272:F654–F660.

[752] Terris JM, Knepper MA, Wade JB. UT-A3; localization and characterization of an additional urea transporter isoform in the IMCD. *Am J Physiol* 2001;280:F325–F332.

[753] Wall SM, Truong AV, DuBose TD Jr. H+-K+-ATPase mediates net acid secretion in rat terminal inner medullary collecting duct. *Am J Physiol* 1996;271:F1037–F1044.

[754] Silverblatt FJ. Ultrastructure of the renal pelvic epithelium of the rat. *Kidney Int* 1974;5:214–220.

[755] Khorshid MR, Moffat DB. The epithelia lining the renal pelvis in the rat. *J Anat* 1974;118:561–569.

[756] Lucien N, Bruneval P, Lasbennes F, et al. UT-B1 urea transporter is expressed along the urinary and gastrointestinal tracts of the mouse. *Am J Physiol Regul Integr Comp Physiol* 2005;288:R1046–R1056.

[757] Verlander JW, Moudy RM, Cambell WG, et al. Immunohistochemical localization of H-K-ATPase a2 subunit in rabbit kidney. *Am J Physiol Renal Physiol* 2001;281:F357–F365.

[758] Madsen KM, Zhang L, Shamat AR, et al. Ultrastructural localization of osteopontin in the kidney: Induction by lipopolysaccharide. *J Am Soc Nephrol* 1997;8:1043–1053.

[759] Bonventre JV, Karnovsky MJ, Lechene CP. Renal papillary epithelial morphology in antidiuresis and water diuresis. *Am J Physiol Renal Fluid Electrolyr Physiol* 1978;235:F69–F76.

[760] Lemley KV, Kriz W. Anatomy of the interstitium. *Kidney Int* 1991;39:370–381.

[761] Bohman SO. The ultrastructure of the renal medulla and the interstitial cells. In: Cotran RS, ed. *Tubulo-Interstitial Nephropathies*. New York: Churchill Livingstone; 1983:1–34.

[762] Hestbech J, Hansen HE, Amdisen A, et al. Chronic renal lesions following long-term treatment with lithium. *Kidney Int* 1977;12:205–213.

[763] Bohle A, Grund KE, MacKensen S, et al. Correlations between renal interstitium and level of serum creatinine. *Virchows Arch A Pathol Anat Histol* 1977;373:15–22.

[764] Pfaller W. Structure function correlation in rat kidney. Quantitative correlation of structure and function in normal and injured rat kidney. *Adv Anat Embryol Cell Biol* 1982;70:1–106.

[765] Mounier F, Foidart JM, Gubler MC. Distribution of extracellular matrix glycoproteins during normal development of human kidney: An immunohistochemical study. *Lab Invest* 1986;54:394–401.

[766] Zeisberg M, Kalluri R. Physiology of the interstitium. *Clin J Am Soc Nephrol* 2015;10:1831–1840.

[767] Kaissling B, Hegyi I, Loffing J, et al. Morphology of interstitial cells in the healthy kidney. *Anat Embryol (Berl)* 1996;193: 303–318.

[768] Kaissling B, Lr Hir M. The renal interstitium: Morphological and functional aspects. *Histochem Cell Biol* 2008;130:247–262.

[769] Bachmann S, LeHir M, Eckardt KU. Colocalization of erythropoietin mRNA and ecto-5-nucleotidase immunoreactivity in peritubular cells of the rat renal cortex suggests that fibroblasts produce erythropoietin. *J Histochem Cytochem* 1993;41: 335–341.

[770] Maxwell PH, Osmond MK, Pugh CW, et al. Identification of the renal erythropoietin-producing cells using transgenic mice. *Kidney Int* 1993;44:1149–1162.

[771] Asada N, Takase M, Nakamura J, et al. Dysfunction of fibroblasts of extrarenal origin underlies renal fibrosis and renal anemia in mice. *J Clin Invest* 2011;121:3981–3990.

[772] Kobayashi H, Liu Q, Binns TC, et al. Distinct subpopulations of FOXD1 stroma-derived cells regulate renal erythropoietin. *J Clin Invest* 2016;126:1926–1938.

[773] Di Carlo SE, Peduto L. The perivascular origin of pathological fibroblasts. *J Clin Invest* 2018;128:54–63.

[774] Humphreys BD. Mechanisms of renal fibrosis. *Annu Rev Physiol* 2018;80:309–326.

[775] Sims DE. The pericyte-A review. *Tissue Cell* 1986;18:153–174.

[776] Lemos DR, Marsh G, Huang A, et al. Maintenance of vascular integrity by pericytes is essential for normal kidney function. *Am J Physiol Renal Physiol* 2016;311:F1230–F1242.

[777] Kriz W, Kaissling B, Le Hir M. Epithelial-mesenchymal transition (EMT) in kidney fibrosis: Fact and fantasy?. *J Clin Invest* 2011;121:468–474.

[778] Humphreys BD, Lin SL, Kobayashi A, et al. Fate tracing reveals the pericyte and not epithelial origin of myofibroblast in kidney fibrosis. *Am J Pathol* 2010;176:85–97.

[779] Kramann R, Schneider RK, DiRocco DP, et al. Perivascular Gli1 progenitors are key contributors to injury-induced organ fibrosis. *Cell Stem Cell* 2015;16:51–66.

[780] Viehmann SF, Bohner AMC, Kurts C, et al. The multifaceted role of the renal mononuclear phagocyte system. *Cell Immunol* 2018;pii:S0008-8749(18)30180-1.

[781] Brahler S, Zinselmeyer BH, Raju S, et al. Opposing roles of dendritic cell subsets in experimental glomerulonephritis. *J Am Soc Nephrol* 2018;29:138–154.

[782] Muirhead EE. The medullipin system of blood pressure control. *Am J Hypertens* 1991;4:556s–568s.

[783] Folkow B. Incretory renal functions-Tigerstedt, renin and its neglected antagonist medullipin. *Acta Physiol* 2007;190:99–102.

[784] Kurtz A. Endocrine functions of the renal interstitium. *Pflgers Arch Eur J Physiol* 2017;469:869–876.

[785] Fourman J, Moffat DB. *The Blood Vessels of the Kidney*. Oxford: Blackwell Scientific; 1971.

[786] More RH, Duff GL. The renal arterial vasculature in man. *Am J Pathol* 1951;27:95–117.

[787] Edwards JG. Efferent arterioles of glomeruli in the juxtamedullary zone of the human kidney. *Anat Rec* 1956;125:521–529.

[788] Casellas D, Mimran A. Shunts in renal microvasculature of the rat. A scanning electron microscopic study of corrosion casts. *Anat Rec* 1981;201:237–248.

[789] Ljungqvist A. Ultrastructural connection between afferent and efferent arterioles in juxtamedullary glomerular units. *Kidney Int* 1975;8:239–244.

[790] Ljungqvist A. Fetal and postnatal development of the intrarenal arterial pattern in man. *Acta Paediatr* 1963;52:443–464.

[791] Mukai K, Rosai J, Burgdorf WH. Localization of factor VIII related antigen in vascular endothelial cells using an immunoperoxidase technique. *Am J Surg Pathol* 1980;4:273–276.

[792] Sanfilippo F, Pizzo SV, Croker BP. Immunohistochemical studies of cell differentiation in a juxtaglomerular tumor. *Arch Pathol Lab Med* 1982;106:604–607.

[793] Fina L, Molgard HV, Robertson D, et al. Expression of the CD34 gene in vascular endothelial cells. *Blood* 1990;75: 2417–2425.

[794] Civin CL, Trischmann TM, Fackler MJ, et al. Summary of CD34 cluster workshop section. In: Knapp W, ed. *Leucocyte Typing IV*. London: Academic Press; 1989:818–825.

[795] Gabbiani G, Schmid E, Winter S, et al. Vascular smooth muscle cells differ from other smooth muscle cells: Predominance of vimentin filaments and a specific α-type actin. *Proc Natl Acad Sci USA* 1981;78:298–302.

[796] Rollhauser H, Kriz W, Heinke W. Das gefass–system der rattenniere. *Z Zellforsch* 1964;64:381–403.

[797] Kriz W, Barrett JM, Peter S. The renal vasculature: Anatomical–functional aspects. In: Thurau K, ed. *Kidney and Urinary Tract Physiology II*. Baltimore, MD: University Park Press; 1976:1–21.

[798] Beeuwkes R, Bonventre JV. Tubular organization and vascular-tubular relations in the dog kidney. *Am J Physiol* 1975;229:695–713.

[799] Beeuwkes R. Vascular-tubular relationships in the human kidney. In: Leaf A, Giebisch G, Bolis L, et al, eds. *Renal Pathophysiology*. New York: Raven Press; 1980:155–163.

[800] Pierce EC. Renal lymphatics. *Anat Rec* 1944;90:315–335.

[801] Bell RD, Keyl MJ, Shrader FR, et al. Renal lymphatics: The internal distribution. *Nephron* 1968;3:454–463.

[802] Kriz W, Dieterich HJ. Das lymphagefass system der niere bei einigen saugetieren: Licht-und elektronenmikroskipische untersuchungen. *Z Anat Entwickl Gesch* 1970;131:111–147.

[803] Ishikawa Y, Akasaka Y, Kiguchi H, et al. The human renal lymphatics under normal and pathological conditions. *Histopathology* 2006;49:265–273.

[804] Kriz W. A periarterial pathway for intrarenal distribution of renin. *Kidney Int* 1987;31(suppl 20):551–556.

[805] Yang Y, Oliver G. Development of the mammalian lymphatic vasculature. *J Clin Invest* 2015;124:888–897.

[806] Zheng W, Aspelund A, Alitalo K. Lymphangiogenic factors, mechanisms and applications. *J Clin Invest* 2015;124:878–887.

[807] Kenig-Kozlovsky Y, Scott RP, Onay T, et al. Ascending vasa recta are angiopoietin/Tie2-dependent lymphatic-like vessels. *J Am Soc Nephrol* 2018;29:1097–1107.

[808] Mitchell GAG. The nerve supply of the kidneys. *Acta Anat (Basel)* 1950;10:1–37.

[809] Gosling JA. Observations on the distribution of intrarenal nervous tissue. *Anat Rec* 1969;163:81–88.

[810] Stefansson K, Wollmann RL, Jerkovic M. S-100 protein in soft tissue tumors derived from Schwann cells and melanocytes. *Am J Pathol* 1982;106:261–268.

[811] Nakajima T, Uatanabe S, Sato Y, et al. An immunoperoxidase study of S-100 protein distribution in normal and neoplastic human tissues. *Am J Surg Pathol*. 1982;6:715–727.

[812] Trojanowski JQ, Lee VMY, Schlaepfer WW. An immunohistochemical study of human central and peripheral nervous system tumors, using monoclonal antibodies against neurofilaments and glial filaments. *Hum Pathol* 1984;15: 248–257.

[813] Lee VMY, Carden MJ, Schlaepfer WW. Structural similarities and differences between neurofilament proteins from five different species as revealed using monoclonal antibodies. *J Neurosci* 1986;6:2179–2186.

[814] Barajas L. Innervation of the renal cortex. *Fed Proc* 1978;37: 1192–2001.

[815] Fourman J. The adrenergic innervation of the efferent arterioles and the vasa recta in the mammalian kidney. *Experientia* 1970;26:293–294.

[816] Barajas L, Powers K, Wang P. Innervation of the renal cortical tubules: A quantitative study. *Am J Physiol* 1984;247: F50–F60.

[817] Barajas L, Powers K. Innervation of the thick ascending limb of Henle. *Am J Physiol* 1988;255:F340–F348.

[818] Barajas L, Liu L, Poers K. Anatomy of the renal innervation: Intrarenal aspects and ganglia of origin. *Can J Physiol Pharmacol* 1992;70:735–749.

[819] Sakakura K, Ladich E, Cheng Q, et al. Anatomic assessment of sympathetic peri-arterial renal nerves in man. *J Am Coll Cardiol* 2014;64:635–643.

第 34 章　膀胱、输尿管和肾盂

■ Victor E.Reuter / Hikmat Al-Ahmadie / Satish K.Tickoo 著　■张　宏译　■王巍伟 校

膀胱是一个内衬上皮的肌性空腔脏器，在腔内压力不变的情况下，可扩张并容纳多达 400～500ml 尿液。此外，膀胱还可以启动和维持收缩，直至排空。有趣的是，尽管膀胱本质上不是意识控制性器官，但是可通过控制骨盆骨骼肌自主排尿。输尿管为内衬上皮的肌性管道，通过蠕动将尿液从肾脏运送到膀胱。肾盂为输尿管的近端膨大，负责收集肾脏形成的尿液，并将其运送到输尿管。

1　胚胎学

尿直肠隔将泄殖腔分隔为背侧的直肠和腹侧的尿生殖窦[1-2]。大部分膀胱起源于尿生殖窦，其形成过程有赖于泄殖腔膜向尾侧迁移，泄殖脑膜的迁移将腹壁的脐下部分堵住。中肾管尾侧部分扩张，最终在背侧中线处与尿生殖窦融合，形成膀胱三角区。这些中肾管形成了最初的三角区黏膜，但随后完全被尿生殖窦的内胚层上皮所取代。随着中肾管被逐渐吸收，两侧输尿管分别在三角区开口与膀胱相通。在胚胎发育的过程中，尿囊完全退化并形成一个厚的、有上皮衬覆的管状结构（即脐尿管），它从脐部延伸至膀胱顶

部[1]。在出生之前或之后不久，脐尿管进一步退化为纤维条索。病理医师通常将这一从膀胱顶部延伸至脐部的纤维条索称为脐尿管残余，但应该叫作脐正中韧带，因为脐尿管残余是指脐尿管上皮层的残余（偶可持续存在于脐正中韧带中）（图 34.1）。与膀胱和输尿管类似，脐尿管上皮层为尿路上皮，但这些上皮经常发生化生性改变，多数为腺性化生。

膀胱上皮属于内胚层的起源，来自尿生殖窦的头侧部分，与尿囊相延续。固有层、固有肌层和外膜

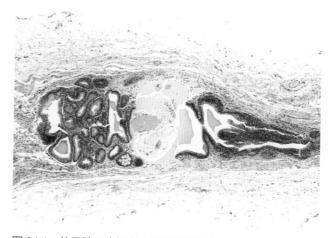

图 34.1　位于脐正中韧带中的脐尿管残余

层由邻近内脏间质发育而来。这些知识有助于理解起源于膀胱表面和膀胱壁病变的组织发生和组织命名。例如，具有腺性特征的良性尿路上皮病变（腺性膀胱炎、肾源性腺瘤／化生）或恶性尿路上皮病变（腺癌）并非起源于中胚层或膀胱三角区内的副中肾管残余，而是来自上皮化生，这是尿路上皮组织可塑性（多向分化潜能）的反映。由于在胚胎发育过程中，中肾管完全退化，因此，不能将膀胱上皮中出现的具有上皮和肉瘤样特征的混合性肿瘤称为中胚层混合性肿瘤。事实上，它们是内胚层混合性肿瘤，通常称为肉瘤样癌[3]。非常罕见的情况下，副中肾管残余可出现在膀胱和输尿管壁内，或以子宫内膜异位症、子宫颈内膜异位症或输卵管内膜异位症的形式出现于周围软组织内（所谓的副中肾管异位症）（图 34.2）[4-7]。偶尔，膀胱内可出现中肾管残余。

中肾管一个背侧芽形成输尿管芽，输尿管芽进一步分支并伸长形成输尿管[1-2]。输尿管芽的主体形成输尿管，头侧末端部分形成肾盂、肾盏和集合管。输尿管和肾盂上皮的组织学表现与膀胱一致，但起源于中胚层。

2　解剖学

2.1　膀胱

在成人中，排空的膀胱位于小骨盆前下部，腹膜下方。在婴儿和儿童中，即便在排空状态下，也有部分膀胱位于腹腔[8]。6 岁左右，膀胱开始进入大骨盆，一直到青春期之后，膀胱才会完全位于小骨盆内。然而，在成人中，膀胱可因充盈膨胀而向上进入腹部，甚至可到达脐水平。

膀胱在盆腔纤维脂肪组织中的活动相对自由，但膀胱颈除外，女性膀胱颈由耻骨膀胱韧带固定，男性膀胱颈由耻骨前列腺韧带固定[8-9]。膀胱其余部分具有相对自由的活动度，这使得膀胱在尿液充盈时可向上膨胀。

成人排空的膀胱呈倒置的金字塔状，由膀胱筋膜包绕[8]。上表面朝上，由盆腔壁层腹膜覆盖（图 34.3，图 34.4）。后表面又称为膀胱底部，朝向后下方。女性的膀胱底部与直肠间隔有子宫颈和阴道近端部分，男性则由精囊腺和输精管壶腹分隔。膀胱后方的这些解剖学关系具有重要的临床意义。因为大多数肿瘤发生于膀胱后壁输尿管口附近，浸润性肿瘤可浸润至邻近的软组织和器官（图 34.5A）。如上所述，这些器官之间存在密切关系，因此，女性患者在进行根治性膀胱切除术时，通常须同时行子宫切除术和部分阴道切除术。同样，对于男性膀胱癌患者而言，膀胱周围和精囊腺受累者病理学分期高，提示预后不良[10-12]。需要注意的是，精囊可能含有癌性成分但无浸润，这种情况见于原位尿路上皮癌累及前列腺和射精管，并延伸进入精囊腺上皮。后者情况很罕见，但是这些患者似乎没有不良的预后，除非患者出现了前

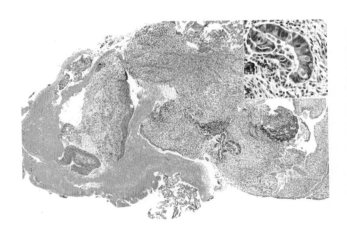

图 34.2　子宫内膜异位症累及输尿管壁。女性患者，临床表现为血尿，考虑原发性输尿管肿瘤。插图为高倍镜图像，示子宫内膜腺体

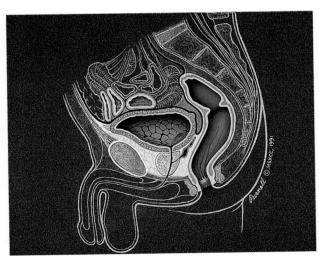

图 34.3　男性膀胱的解剖学关系

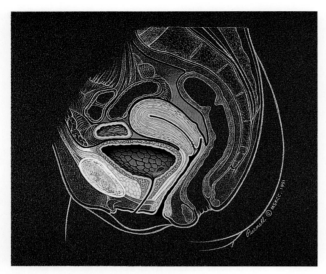

图 34.4 女性膀胱的解剖学关系

列腺间质浸润。膀胱两侧的下外侧面朝向侧下前方，与肛提肌筋膜相接触。膀胱最前上部称为膀胱尖，位于上表面与两侧下外侧面交汇点。膀胱尖（顶部）是脐正中韧带插入点的标志，脐尿管癌就发生于此（图 34.3，图 34.4）。

三角区是一个复杂的解剖学结构，位于膀胱底部并向后延伸至膀胱颈。输尿管口位于三角区近端外侧，输尿管斜行经此与膀胱相通。三角区黏膜下肌层由输尿管壁内部的纵行肌层和逼尿肌混合构成 [13-17]。输尿管壁内部有纤维肌鞘包绕，后者与输尿管肌层融合。该纤维肌性组织在三角区呈扇形展开并混入逼尿

肌，从而将输尿管壁内部固定于膀胱内。当膀胱充盈时，周围肌肉组织对斜行走向的输尿管壁内部施加压力，导致其管腔关闭，从而避免尿液反流。膀胱最远端部分称为膀胱颈，是膀胱后壁和下侧壁交汇并开放进入尿道的区域。男性的膀胱颈与前列腺相融合。重要的是，要认识到这一区域偶尔可以出现前列腺导管；当尿路上皮癌累及这些导管时，不要将其误诊为浸润性癌。膀胱颈的肌层由三角肌（输尿管壁内部的纵行肌层和纤维肌鞘）、逼尿肌和尿道肌构成 [13-18]。内括约肌位于这一区域，主要由逼尿肌的中间环形肌层构成（图 34.5B）。

膀胱床是指位于膀胱后方，膀胱颈所依附的一些结构，男性由直肠构成，女性由阴道构成（图 34.3，图 34.4）。它的前侧方由闭孔内肌、肛提肌和耻骨构成。膀胱前壁、侧壁或颈部进展期肿瘤可能累及这些结构，致使患者失去手术机会。

膀胱的血供主要来自髂内动脉分支形成的膀胱下动脉 [19-20]。其他供应动脉包括脐动脉分支（膀胱上脉）、闭孔动脉和臀下动脉，女性还包括子宫动脉和阴道动脉。膀胱静脉引流至髂内静脉并形成膀胱静脉丛。男性膀胱静脉丛包绕膀胱底部、前列腺和精囊腺，并与前列腺静脉丛相连。女性膀胱静脉丛则覆盖膀胱颈和尿道，并与阴道静脉丛相通。膀胱淋巴引流由髂外和髂内淋巴结完成，部分膀胱颈部的淋巴管可引流至骶骨或髂总淋巴结。

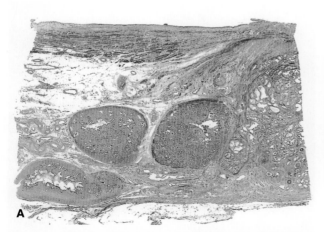
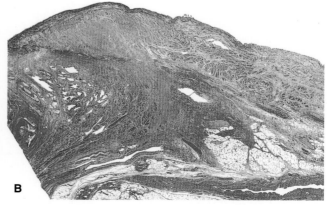

图 34.5 膀胱颈和远端三角区。A. 精囊腺与三角区固有肌层之间有少量软组织分隔。B. 膀胱颈固有肌层融入前列腺。此区的中间环肌层占优势，形成内括约肌。外侧的纵行肌层延续并形成部分前列腺肌肉组织

膀胱的神经支配来自交感神经和副交感神经共同构成的膀胱神经丛[19-20]。交感神经起自 $T_{11} \sim L_2$，不参与排尿。副交感神经起自 $S_2 \sim S_4$，经骨盆神经和下腹下丛到达膀胱。副交感神经对排尿调控非常重要，因为它们可以使固有肌层纤维收缩，而固有肌层反过来在膀胱颈产生牵引力，使膀胱内括约肌开放。实际上，排尿是由两组肌肉的自主收缩完成的，这两组肌肉分别是会阴肌和位于尿道外括约肌内的横纹肌。这种自主收缩使尿道阻力降低，并触发三角区及膀胱其余部分平滑肌收缩，导致输尿管口关闭、膀胱内压力升高[9,21]。膀胱还含有来自骨盆神经和腹下神经的感觉神经，当膀胱过度充盈时可传递痛觉。

2.2 输尿管

输尿管长度约为 30cm，腹段（腹膜后腔）与盆段几乎等长[22-27]。腹段输尿管在腰肌前表面内侧垂直下行，被覆的外膜为肾筋膜的延伸。盆段输尿管可细分为较长的盆壁段和较短的膀胱壁内段。盆壁段与腹膜密切相关，向后外侧下行，当其接近膀胱底部时，从中间直接进入膀胱。膀胱壁内段输尿管斜行进入膀胱底部，通过输尿管口与膀胱相通。输尿管盆壁段远端部分和膀胱壁内段均有纤维肌鞘包绕，并借此固定于膀胱（见"三角区"部分）。

输尿管血供存在较大变异[19,22]。血供来自不同解剖学水平分支，包括肾动脉、腹主动脉、生殖腺动脉、腹下动脉、膀胱动脉和子宫动脉，这些动脉在输尿管周围形成丰富的相互连接的血管丛。静脉引流方式多样，但基本与动脉分布相似。淋巴管回流也相当复杂，上部淋巴回流至主动脉外侧淋巴结，中部回流至髂总淋巴结，下部回流至髂总、髂外或髂内淋巴结。

2.3 肾盂

如前所述，肾盂、肾盏和集合管均起源于输尿管芽头部。肾盂主要位于肾门内，通过肾上、下极的内侧做垂直面，两垂直面之间的腔隙即为肾盂（图 34.6）。肾门内为肾窦（肾脏内侧的窦状结构），内含肾盂、肾盏、肾血管、神经和脂肪。肾的纤维囊从肾门的唇部上方经过，覆盖肾窦，并与肾盏相连。在肾

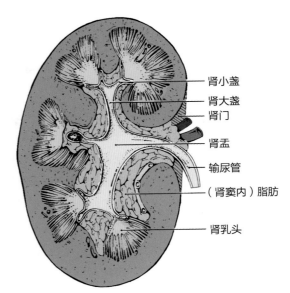

肾小盏
肾大盏
肾门
肾盂
输尿管
（肾窦内）脂肪
肾乳头

图 34.6　肾盂的解剖学关系。注意肾盂主要位于肾门（中间阴影区域）和肾窦内

窦内，肾盂一般形成 2 个肾大盏，罕见情况下为 3 个肾大盏，而肾大盏再形成 7 ~ 14 个肾小盏。尿液从肾髓质内的贝利尼集合管流向肾乳头顶部肾小盏内（筛区）（图 34.7）。肾盂血供来自肾动脉分支，静脉引流与动脉分布相似。淋巴引流注入肾门淋巴结。

3　显微解剖学

膀胱、输尿管和肾盂的显微解剖学构成基本相似，由内向外依次为上皮层、固有层（或称上皮下结缔组织层）、固有肌层（平滑肌层）和外膜层。膀胱上表面与腹膜壁层相连，因此存在浆膜层。这些解剖学标记应用于尿路上皮癌患者的临床和病理分期，

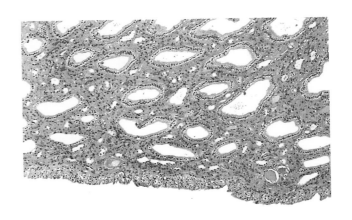

图 34.7　肾乳头。远端集合管开口于肾乳头的尿路上皮中

并以此来选择治疗方案和评估生存期（图34.8）。因此，在镜下对这些结构的准确识别显得尤为重要。

3.1　尿路上皮

　　膀胱、输尿管和肾盂被覆尿路上皮（以前称为移行上皮）。尿路上皮的厚度取决于扩张程度和解剖部位。肾小盏上皮可能仅有2~3层细胞。未充盈膀胱的上皮一般为6~7层细胞，而输尿管则为3~5层细胞。尿路上皮分为3层：与尿道腔面接触的表层细胞；中间层细胞；位于基底膜之上的基底细胞（图34.9）[28-29]。在充盈的膀胱中，尿路上皮可能仅有2~3层细胞，细胞呈扁平状，长轴与基底膜平行。而在实际工作中，尿路上皮的厚度不仅取决于扩张程度，而且还与组织切面有关。如果为基底膜切向切面，则可造成黏膜增厚的假象。正是由于这些或其他的一些原因，我们认为尿路上皮的厚度对于评估尿路上皮肿瘤的意义很小，或不实用。

　　表层细胞与尿道腔隙接触，细胞较大，呈椭圆形，呈伞状覆盖于较小的中间层细胞之上[28-31]。部分可为双核，并具有丰富嗜酸性细胞质（图34.10）。膀胱充盈时，表层细胞呈扁平状，很难被看到。虽然这些细胞的存在被认为是正常尿路上皮的标志，但必须注意，医疗器械检查或组织处理过程可导致表面糜烂，进而使得表层细胞从表面脱落。相反，真正的癌组织表面也可以见到伞细胞。因此，伞细胞的存在与否不能作为评估病变良恶性的决定因素。超微

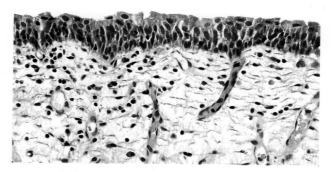

图34.9　正常尿路上皮。膀胱黏膜可达7层细胞原，但其厚度受充盈程度和其他一些因素影响。表层细胞（伞细胞）含有丰富嗜酸性细胞质

结构研究表明，伞细胞具有独特特征，腔表面的质膜可分为3层：上下两层电子致密层和中间的电子透明层。这两层致密层厚度不同，因此称为"不对称单位膜"[30-34]。实际上，很容易观察到质膜这种3层结构排列方式，但难以识别致密层不对称性。质膜有很多内褶，因此呈扇贝样外观。表层（腔侧）细胞质内含有小囊泡，后者也被覆不对称单位膜。在充盈过程中，这些质膜内褶和小囊泡融入表面质膜，使表面积增加，从而维持尿路上皮的完整性。

　　在不充盈的膀胱中，中间层细胞可达5层，细胞长轴方向垂直于基底膜。细胞核呈卵圆形，染色质细腻、点状，核仁小或无。常见纵向核沟。细胞质丰富，空泡状。细胞膜清楚，细胞之间通过桥粒相互连

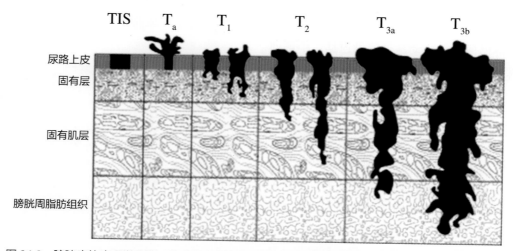

图34.8　膀胱癌的病理学分期。此分期遵循美国癌症联合会的推荐指南。此外，前列腺间质浸润属于pT4期

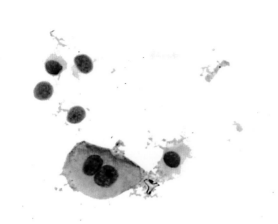

图 34.10　尿液细胞学涂片，BG-7 单克隆抗体（Signet 实验室提供）染色。一个大的、双核伞细胞呈阳性，其他正常尿路上皮细胞呈阴性

接。在充盈状态下，中间层细胞呈扁平状，中间层可能不明显或仅有 1 层细胞。基底层由立方状细胞组成，仅在不充盈的膀胱内可见，基底层位于薄而连续的基底膜（由透明板、致密板和锚定性原纤维组成）上[35]。所有正常尿路上皮细胞均可含有糖原，但伞细胞偶可含有黏蛋白样物质（嗜黏液卡红）。

3.2　尿路上皮变异和良性尿路上皮增生

上文描述了正常尿路上皮的光镜和超微结构特征，此外，尿路上皮还存在许多良性形态学变异。Koss 等研究了 100 例大体检查正常的膀胱标本（尸检获取）[36]；其中，93% 的标本伴有布鲁恩巢、囊性膀胱炎或鳞状上皮化生。

最常见的尿路上皮变异就是布鲁恩巢的形成，这是尿路上皮由表面内陷至下方的固有层形成的（图 34.11）。一些情况下，这些具有良性尿路上皮表现的实性细胞巢可能会与表面上皮失去连续性。由于细胞碎片或黏液的堆积，它们可能会发生囊性变，人们用"囊性膀胱炎"来描述这种改变。这些小囊腔内衬一层或数层扁平尿路上皮或立方上皮。在一些情况下，上皮层发生腺上皮化生，形成所谓的"腺性膀胱炎"（图 34.11）。此时，细胞呈立方形或柱状，可分泌黏液，部分细胞可转化为杯状细胞。上述改变也可见于肾盂和输尿管，分别称为囊 / 腺性肾盂炎和囊 / 腺性输尿管炎（图 34.12）。

布鲁恩巢、囊性膀胱炎和腺性膀胱炎属于一种连续的增生性或反应性改变，可见于整个尿道，且这 3 种病变常同时出现在同一组织标本中（图 34.11）。大多数学者认为，这些改变是局部炎症刺激的结果[36-38]。然而，这些增生性改变同样见于无局部炎症刺激尿路上皮的患者，因此，这些改变可能是正常组织学变异或者是先前炎症残存效应[39-40]。这些增生性改变在正常膀胱内出现的频率非常高，提示它们不可能为癌前病变，它们的存在与膀胱癌的发生之间没有因果关系。诚然，膀胱（包括膀胱癌）活检标本中通常可见到这些改变中的一种或全部，但这种共存现象可能是巧合，或由肿瘤本身所致的局部炎症刺激引起。特殊情况下，这些反应性病变的上皮内可能发生明显的癌变，但这与上述观点并不矛盾[41-42]。

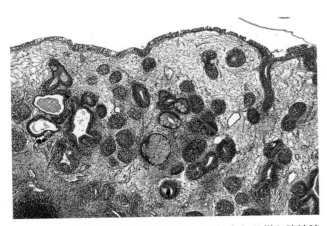

图 34.11　膀胱尿路上皮增生性改变，包括布鲁恩巢和腺性膀胱炎

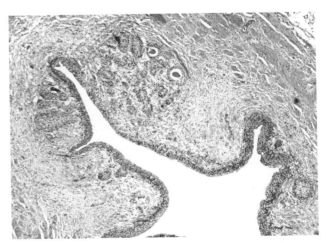

图 34.12　输尿管布鲁恩巢。与膀胱常见改变相比，这些巢数量更多，且定向不规则

化生是指一种细胞类型转化为另一种细胞类型的形态学改变，这种改变属于异常改变（相对于该部位而言）。尿路上皮经常发生鳞状上皮化生或腺上皮化生，这可能是对慢性炎症刺激（如尿路感染、结石、憩室或频繁置管）的反应 [37,40]。

女性膀胱三角区常见鳞状上皮，特征性表现为细胞质内富含糖原且无角化，组织学类似于阴道或宫颈鳞状上皮（图 34.13）。在这种特殊情况下，大多数人认为鳞状上皮应该属于尿路上皮的正常变异，而不是鳞状上皮化生。鳞状上皮化生可发生于三角区以外的部位，有时可能发生角化，甚至角化不全和出现颗粒层。鳞状上皮化生本身并非癌前病变，但发生角化型鳞状上皮化生的患者必须密切随访，因为有些可能发展为鳞状细胞癌 [43]。

尿路上皮的腺上皮化生最常见于膀胱，表现为腺性膀胱炎。然而，腺上皮化生还可见于尿路其他部位表面的尿路上皮，通常是对慢性炎症或刺激的反应，也可见于膀胱外翻的病例中 [44-45]。上皮细胞由高柱状细胞和分泌黏液的杯状细胞组成（图 34.14），与结肠或小肠上皮细胞非常相似，在其中甚至可以见到 Paneth 细胞。与鳞状上皮化生一样，腺上皮化生本身并非癌前病变，但在特殊情况下，最终可能发生肿瘤转化 [45]。因此，患者需要进行随访。

所谓的肾源性腺瘤是一种明显的化生性病变，特征为立方形或鞋钉样细胞聚集，细胞质透明或嗜酸性，细胞核小而离散，核仁不明显 [46]。这些细胞在膀胱表面形成小的乳头状结构，或在膀胱固有层内形

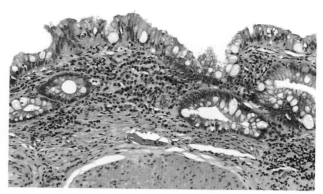

图 34.14　肠上皮化生。单个细胞形态学表现与肠型上皮相同，甚至在超微结构水平也是如此

成管状结构（图 34.15）。管状结构周围常有厚而透明的基底膜围绕。膀胱壁内常见数量不等的急性和慢性炎症细胞浸润，这与间质水肿有关。

肾源性腺瘤 / 化生被认为是因炎症刺激或局部损伤而引起的继发性改变 [46-50]，最早在膀胱三角区被发现并予以命名，因为认为其起源于中肾残余组织。我们现在知道肾源性腺瘤可能发生于尿路任何部位，但最常见于膀胱。该肿瘤大体上可以表现为外生性肿物，大体上类似于恶性上皮肿瘤，显微镜下提示为腺癌。肿瘤细胞呈特征性小管状排列，周围有明显的基底膜包绕，这些良性的组织学表现应该可以提供正确的诊断思路。一非常有趣的报道中，一位肾移植患者的膀胱发生了肾源性腺瘤 [51]，作者发现腺瘤样病变组织与供者肾脏同源，认为病变是供者肾小管细胞脱落并植入膀胱后发生增殖而形成的。其他研究者发现，肾源性腺瘤免疫组织化学表达肾小管抗原 PAX-2，进

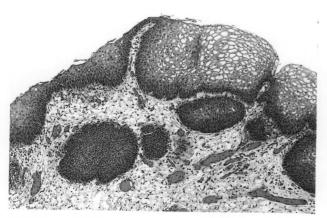

图 34.13　女性膀胱三角区鳞状上皮。正常情况下，鳞状上皮非常常见，被认为是一种正常尿路上皮的变异

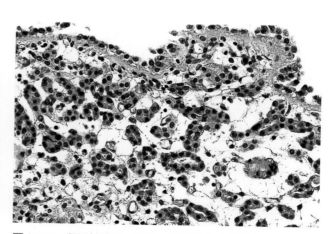

图 34.15　肾源性腺瘤。这是一种尿路上皮的增生性病变，细胞呈立方形，细胞质稀少、嗜酸性，在固有层内聚集形成管状结构。有可能出现外生性或乳头状生长

一步支持上述报道[52-53]。虽然这非常有趣，但这并不可能是肾源性腺瘤发生的唯一机制。在这种情况下，PAX-2 或 PAX-8 表达的真正特异性仍有待确定，因为它很可能是分化的结果，而不是组织发生的结果。

内翻性乳头状瘤是一种相对罕见的病变，可发生于尿路任何部位，在临床和病理上均易与移行细胞癌混淆[54-55]。按照发生率递减的顺序，内翻性乳头状瘤出现在膀胱、肾盂、输尿管和尿道[56-62]。患者通常表现为血尿。膀胱镜下，病变呈息肉状，广基或带蒂。黏膜表面光滑或呈结节状，无绒毛或乳头状突起。镜下观察，表面变移上皮受挤压，但其他方面不明显。内陷的移行上皮条索和上皮巢破坏并占据固有层（图34.16）。这些内生性上皮的聚集使得病变形成大体上特征性的息肉状外观。形成条索的尿路上皮细胞的形态学呈良性，存在正常成熟现象，很少有核分裂象。它们与膀胱乳头状瘤细胞相似，不同之处仅在于上皮条索呈内生性生长，因而排列更致密。细胞通常呈卵圆形或梭形。上皮巢中央可发生囊性变、扩张，甚至被覆立方上皮。

固有层内的这些变移上皮条索是陷入，而非侵入，因此，间质内无纤维反应性改变。虽然可以看到核分裂象，但是其较为罕见且规则，位于或接近上皮基底层。内翻性乳头状瘤为离散性病变，没有浸润性边界及纤维间质反应[56-57]。必须小心的是，不要将存在固有层浸润的巢状型尿路上皮癌与内翻性乳头状瘤混淆。

内翻性乳头状瘤病因尚不清楚。大多数研究者认为，与其他增生性病变（如布鲁恩巢及囊性膀胱炎）一样，内翻性乳头状瘤是一种继发于有害刺激的反应性增生性病变。它们本身并不是癌前病变，尽管在一些特殊情况下可与癌共存[58-60]。这种共存很罕见，因此我们认为是偶然现象。尽管如此，它们的病因仍然存在争议。最近有研究表明，虽然内翻性乳头状瘤是一种良性病变，但是反复出现的基因异常支持它们为肿瘤性病变[63-64]。

3.3　固有层

固有层位于黏膜基底膜与固有肌层之间，由致密的结缔组织构成，富含血管网、淋巴管、感觉神经末梢和少量弹性纤维[20,28,32]。膀胱和输尿管固有层深部结缔组织较疏松，当器官收缩时，可以形成厚的黏膜皱褶（图 34.17，图 34.18）。固有层厚度随充盈程度而变化，三角区和膀胱颈通常较薄。实际上，在尿道梗阻（即前列腺增生）患者膀胱颈，固有肌层直接位于黏膜层下方，因此难以识别位于两者之间的固有层（图 34.5B）。肾盂内肾乳头的尿路上皮层下方也没有固有层，肾小盏固有层非常薄（图 34.19）。膀胱固有层中部可见中等大小的动脉和静脉。尤其是膀胱内，固有层还常见平滑肌束，通常与这些血管相关（图 34.20A、B）[65-66]。这些平滑肌束与固有肌层不相连，呈孤立分布，但可形成薄而不连续的肌层。炎症或先前治疗（经尿道切除术）可能严重破坏这些肌束与上皮之间的组织学关系，导致肌束与基底膜紧邻（图 34.20C）。罕见情况下，这些肌纤维可在固有

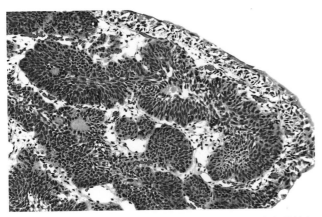

图 34.16　内翻性乳头状瘤。这种增生性尿路上皮病变的特征为固有层中内陷的移行上皮条索和巢团

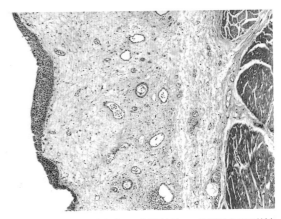

图 34.17　固有层。由结缔组织、血管结构、感觉神经和弹性纤维组成。注意表层结缔组织比深层致密

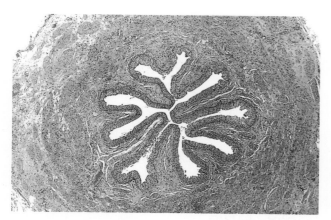

图 34.18 中段输尿管横断面。固有层内的弹性纤维和疏松结缔组织使尿路上皮呈现花瓣样外观。注意固有肌层的层次无法辨认

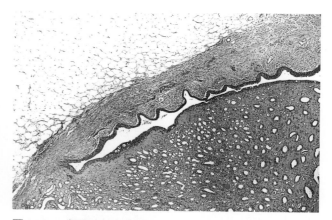

图 34.19 肾乳头与肾小盏汇合处。注意肾乳头无固有层，肾小盏可见非常薄的固有层和固有肌层

层内连续分布从而形成真正的黏膜肌层[66]。在评估手术切除标本和活检标本时，应仔细区分这些表浅肌纤维与固有肌层，否则就会影响肿瘤的病理学分期和

治疗。在对活检标本进行诊断时，病理医师不要签发"移行细胞癌浸润肌组织"之类的报告，因为并没有给出关于浸润深度的有用信息。实际上，许多泌尿科

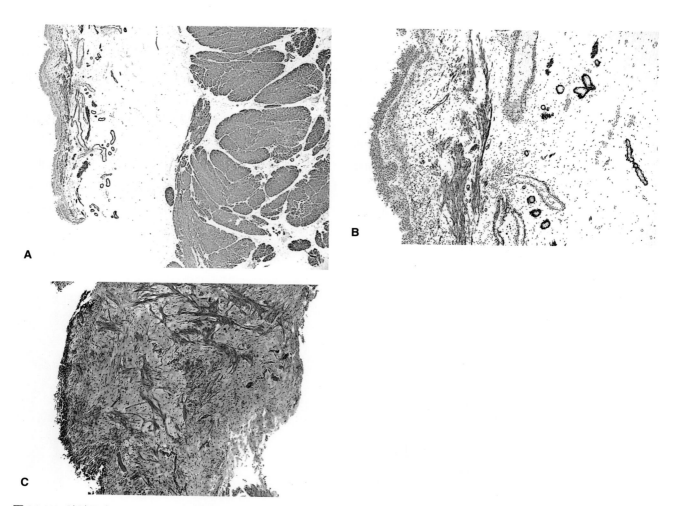

图 34.20 膀胱固有层。A 和 B. 固有层内中等大小血管附近有不连续的平滑肌束（抗肌动蛋白单克隆抗体）。C. 在先前活检部位，紊乱的浅表平滑肌束直接位于尿路上皮下方（TURB 标本）

医师并没有意识到浅表平滑肌层（或黏膜肌层）的存在，因此，这种诊断会使泌尿科医师按深部浸润性肿瘤（pT2 期或更高）来治疗，而患者实际上是浅表浸润性肿瘤（pT1 期）。

　　smoothlin 是一种平滑肌特异性收缩蛋白，最近一些研究报道评估了该抗体在鉴别固有层平滑肌与固有肌层中的价值（图 34.21）。在这一点上，其实用性仍然存在争议，因为一些研究者发现它是非常有用的，而其他人则不然[67-68]。固有层和肌层内偶可见到脂肪（图 34.22）[69]。目前尚不清楚这是否与患者的体质有关，但病理医师不应将其误认为是膀胱周围脂肪。因为肾盂和输尿管周围从未见过黏膜肌层，所以该解剖部位的首选术语为"上皮下结缔组织"，而非固有层。

　　在评估预后和治疗方面，泌尿科医师和泌尿肿瘤科医师将非浸润性（T$_a$）和浅表浸润性（T$_1$）肿瘤归

入同一类别，这可能让病理医师难以理解。在我们看来，这在很大程度上都归因于这样一个事实，即病理医师关于"什么构成固有层浸润"这一问题的认识还存在较大的差异。许多 pT1 病例的诊断是明确的，

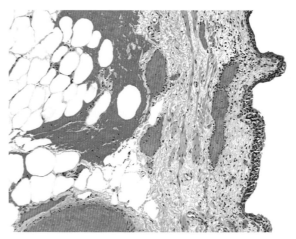

图 34.22　膀胱固有层内的成熟脂肪组织

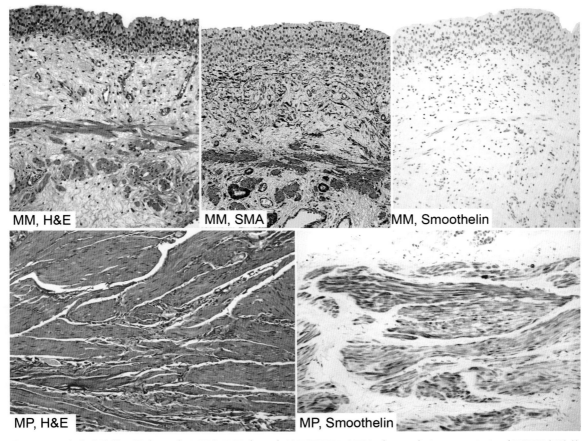

图 34.21　膀胱壁黏膜肌层（MM）和固有肌层（MP）的平滑肌肌动蛋白（SMA）和 smoothelin（平滑肌细胞终末分化标记）免疫组织化学染色特征。MM 和 MP 均表达 SMA，而 MP 仅表达 smoothelin

但也有同等数量的病例存在疑问，存在疑问最多的就是浸润问题。对后一组病例，病理医师的判读并不一致，并且可重复性低。虽然这种不一致性部分是由于缺乏对尿道活检标本的定向以及肿瘤或之前的治疗破坏了正常组织学结构，但显然必须使用严格的参数来诊断固有层/上皮下结缔组织浸润。

3.4 固有肌层

固有肌层由3层平滑肌构成，内层和外层为纵行肌，中间为环行肌。实际上，这些层次仅见于膀胱颈区域。在其他区域，纵行肌和环行肌随意混合，没有明确定向。输尿管远端固有肌层较厚，近端部分仅含2层平滑肌[70]。肾盂、肾大盏、肾小盏中的固有肌层越来越薄，肌纤维没有明确定向（图34.23）。在肾乳头水平，尿路上皮与肾髓质之间没有明显的肌纤维（图34.7）。在肾窦内，固有肌层由数量不等的脂肪组织包绕（图34.6，图34.23）。在评估肾盂起源的尿路上皮肿瘤时，病理医师很少提及这些脂肪。许多诊断为"浸润肾门脂肪"或者"浸润肾周脂肪"的病例，实际上是浸润肾窦内脂肪。这一现象的意义仍需要进一步明确[71]。

在不充盈的膀胱中，平滑肌纤维排列成相对粗大的束状结构，肌束间由中等至丰富的结缔组织分隔，内含血管、淋巴管和神经。还可见成熟脂肪组织。副神经节巢很少见，通常与神经或血管结构相关（图34.24A）。细胞呈散在巢状或索状排列，细胞质透明或颗粒状，细胞核圆形或泡状。不应该将其与浸润癌

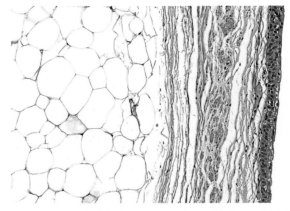

图34.23　肾小盏壁。固有层和固有肌层较薄，在肾窦内由脂肪组织包绕

相混淆。免疫组织化学染色，细胞角蛋白呈阴性，而嗜铬粒蛋白呈阳性（图34.24B）。

与其他肌层相似，固有肌层的厚度也存在个体差异，受患者年龄和充盈程度的影响（图34.25A、B）。实际上，Jequire等[72]对泌尿系统正常的410个儿童和10个成人的膀胱壁进行超声测量，发现膀胱壁厚度主要受充盈程度的影响，而年龄和性别对其影响非常小。膀胱排空时，膀胱壁平均厚度为2.76mm，充盈时为1.55mm。

为了便于分期，固有肌层可以分为浅层和深层（分别对应pT2a和pT2b期）（图34.8）。没有任何解剖学标志可用于区分这两层肌组织，因此必须于切除膀胱后在显微镜下观察、区分。先前的经尿道切除术将改变该部位的解剖结构，并掩盖正常的解剖标志，使得分期困难，甚至无法分期。

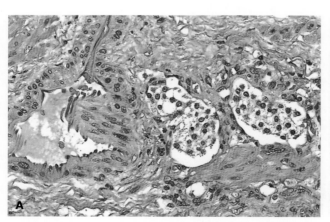
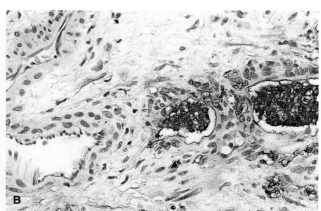

图34.24　膀胱壁内的副神经节巢。A.细胞体积小，核呈空泡状，细胞质透明，靠近神经或血管结构。不要误认为浸润癌。B.CgA免疫组织化学染色呈阳性

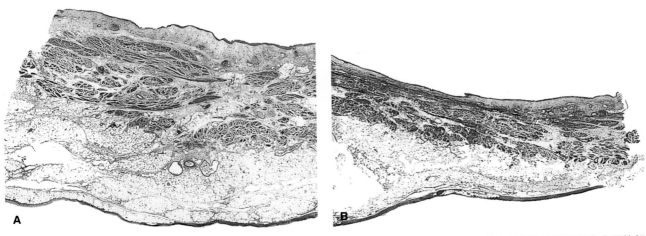

图 34.25　膀胱全层切片。A. 固有层厚度不规则。固有肌层的 3 层结构不清楚。与肠道不同，膀胱固有肌层肌束间有大量软组织。B. 充盈膀胱横断面。与不充盈膀胱相比，全层厚度减少，固有层和固有肌层更加致密

膀胱憩室较为常见，但病因仍存在争议。大多数学者认为，憩室发生部位远端梗阻导致膀胱内压力升高，继而形成憩室[73-75]。梗阻可导致平滑肌代偿性肥厚，并最终导致薄弱区域黏膜疝出。另一些学者认为，至少部分膀胱憩室是由于膀胱肌肉系统先天缺陷所致，因为无梗阻表现的年轻患者也可形成憩室[75-76]。憩室最常见的部位包括：①邻近输尿管开口处；②膀胱顶部（可能与脐尿管残余有关）；③尿道内口区域。大体检查，可见膀胱外表面变形。憩室的开口可以比较大，但有症状患者的开口一般狭窄。憩室周围的黏膜通常有充血或溃疡形成。膀胱憩室口可伴有上皮增生和固有肌层肥厚（图 34.26）。固有肌层炎症浸润很常见。憩室壁由尿路上皮和上皮下结缔组织构成，与膀胱黏膜的固有层相似。在这个部位，我们通常会遇到黏膜肌层增生，但几乎无固有肌层（因为很少），在获得性憩室病例中，任何肌束都可以被识别出来（图 34.27）。真正的"先天性"憩室有薄的外层平滑肌。罕见情况下，由于尿液淤积、感染或结石局部刺激，憩室上皮可发生鳞状上皮化生或腺上皮化生。在这些病例中，憩室壁广泛纤维化并不罕见（图 34.27）。

膀胱憩室的主要并发症包括感染、结石和癌。2% ~ 7% 的膀胱憩室会进展为肿瘤，可能是继发于上述慢性刺激[77-78]。输尿管憩室罕见，在无并发症的情况下一般没有症状[79]。肾盂憩室未见报道。

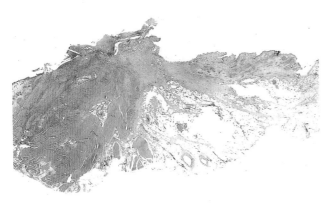

图 34.26　膀胱憩室。左侧为解剖结构正常的膀胱壁，伴炎症反应，中央和右侧固有肌层完全缺失。膀胱周围软组织与增厚的炎性纤维化固有层直接接触

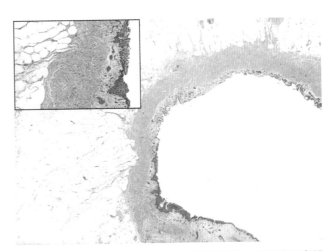

图 34.27　膀胱憩室壁固有层内肌性黏膜增生，但没有固有肌层。插图示高倍放大

参考文献

[1] Moore K. The urinary system. In: Moore K, ed. *The developing human*. Philadelphia, PA: WB Saunders; 1982.

[2] Kissane JM. Development and structure of the urogenital system. In: Murphy WM, ed. *Urological Pathology*. Philadelphia, PA: WB Saunders; 1989.

[3] Eble J, Sauter G, Epstein J, et al. *Pathology and Genetics of Tumours of the Urinary System and Male Genital Organs*. Lyon: IARC Press; 2004.

[4] Clement PB, Young RH. Endocervicosis of the urinary bladder. A report of six cases of a benign mullerian lesion that may mimic adenocarcinoma. *Am J Surg Pathol* 1992;16:533–542.

[5] Young RH, Clement PB. Mullerianosis of the urinary bladder. *Mod Pathol* 1996;9:731–737.

[6] Comiter CV. Endometriosis of the urinary tract. *Urol Clin North Am* 2002;29:625–635.

[7] Chapron C, Boucher E, Fauconnier A, et al. Anatomopathological lesions of bladder endometriosis are heterogeneous. *Fertil Steril* 2002;78:740–742.

[8] Moore KL. The pelvis and perineum. In: Moore KL, ed. *Clinically Oriented Anatomy*. Baltimore, MD: Williams & Wilkins; 1985.

[9] Tanagho E. Campbell's urology. In: Walsh PC, Retik AB, Stamey TA, eds. *Anatomy of the Lower Urinary Tract*. Philadelphia, PA: WB Saunders; 1992.

[10] Mahadevia PS, Koss LG, Tar IJ. Prostatic involvement in bladder cancer. Prostate mapping in 20 cystoprostatectomy specimens. *Cancer* 1986;58:2096–2102.

[11] Utz DC, Farrow GM, Rife CC, et al. Carcinoma in situ of the bladder. *Cancer* 1980;45:1842–1848.

[12] Ro JY, Ayala AG, el-Naggar A, et al. Seminal vesicle involvement by in situ and invasive transitional cell carcinoma of the bladder. *Am J Surg Pathol* 1987;11:951–958.

[13] Tanagho EA, Smith DR, Meyers FH. The trigone: Anatomical and physiological considerations. 2. In relation to the bladder neck. *J Urol* 1968;100:633–639.

[14] Tanagho EA, Meyers FH, Smith DR. The trigone: Anatomical and physiological considerations. I. In relation to the ureterovesical junction. *J Urol* 1968;100:623–632.

[15] Shehata R. A comparative study of the urinary bladder and the intramural portion of the ureter. *Acta Anat (Basel)* 1977;98:380–395.

[16] Politano VA. Ureterovesical junction. *J Urol* 1972;107:239–242.

[17] Elbadawi A. Anatomy and function of the ureteral sheath. *J Urol* 1972;107:224–229.

[18] Tanagho EA, Smith DR. The anatomy and function of the bladder neck. *Br J Urol* 1966;38:54–71.

[19] Moore KL, Dalley AF, Agur AMR. *Clinically Oriented Anatomy*. Baltimore, MD: Lippincott Williams & Wilkins; 2006.

[20] Weiss L. *Cell and Tissue Biology: A Textbook of Histology*. Baltimore, MD: Urban & Schwarzenberg; 1988.

[21] Fletcher TF, Bradley WE. Neuroanatomy of the bladder-urethra. *J Urol* 1978;119:153–160.

[22] Olson CA. Anatomy of the upper urinary tract. In: Walsh PC, Gittes RE, Perlmutter AD, et al., eds. *Campbell's Urology*. Philadelphia, PA: WB Saunders; 1986.

[23] Hanna MK, Jeffs RD, Sturgess JM, et al. Ureteral structure and ultrastructure. Part I. The normal human ureter. *J Urol* 1976;116:718–724.

[24] Kaye KW, Goldberg ME. Applied anatomy of the kidney and ureter. *Urol Clin North Am* 1982;9:3–13.

[25] Motola JA, Shahon RS, Smith AD. Anatomy of the ureter. *Urol Clin North Am* 1988;15:295–299.

[26] Notley RG. Ureteral morphology: Anatomic and clinical considerations. *Urology* 1978;12:8–14.

[27] Crelin ES. Normal and abnormal development of ureter. *Urology* 1978;12:2–7.

[28] Koss LG. *Tumors of the Urinary Bladder. Fascicle 11*. Washington, DC: Armed Forces Institute of Pathology; 1975.

[29] Fawcett DW. *Bloom and Fawcett: A Textbook of Histology*. Philadelphia, PA: WB Saunders; 1986.

[30] Hicks RM. The function of the golgi complex in transitional epithelium. Synthesis of the thick cell membrane. *J Cell Biol* 1966;30:623–643.

[31] Battifora H, Eisenstein R, McDonald JH. The human urinary bladder mucosa. An electron microscopic study. *Invest Urol* 1964;12:354–361.

[32] Fawcett DW, Bloom W, Raviola E. *A Textbook of Histology*. New York: Chapman & Hall; 1994.

[33] Koss LG. The asymmetric unit membranes of the epithelium of the urinary bladder of the rat. An electron microscopic study of a mechanism of epithelial maturation and function. *Lab Invest* 1969;21:154–168.

[34] Newman J, Antonakopoulos GN. The fine structure of the human fetal urinary bladder. Development and maturation. A light, transmission and scanning electron microscopic study. *J Anat* 1989;166:135–150.

[35] Alroy J, Gould VE. Epithelial-stromal interface in normal and neoplastic human bladder epithelium. *Ultrastruct Pathol* 1980;1:201–210.

[36] Koss LG. Mapping of the urinary bladder: Its impact on the concepts of bladder cancer. *Hum Pathol* 1979;10:533–548.

[37] Mostofi FK. Potentialities of bladder epithelium. *J Urol* 1954;71:705–714.

[38] Morse HD. The etiology and pathology of pyelitis cystica, ureteritis cystica and cystitis cystica. *Am J Pathol* 1928;4:33–50.

[39] Goldstein AM, Fauer RB, Chinn M, et al. New concepts on formation of Brunn's nests and cysts in urinary tract mucosa. *Urology* 1978;11:513–517.

[40] Wiener DP, Koss LG, Sablay B, et al. The prevalence and significance of Brunn's nests, cystitis cystica and squamous metaplasia in normal bladders. *J Urol* 1979;122:317–321.

[41] Edwards PD, Hurm RA, Jaeschke WH. Conversion of cystitis glandularis to adenocarcinoma. *J Urol* 1972;108:568–570.

[42] Lin JI, Yong HS, Tseng CH, et al. Diffuse cystitis glandularis. Associated with adenocarcinomatous change. *Urology* 1980;15:411–415.

[43] Tannenbaum M. Inflammatory proliferative lesion of urinary bladder: Squamous metaplasia. *Urology* 1976;7:428–429.

[44] Engel RM, Wilkinson HA. Bladder exstrophy. *J Urol* 1970;104:699–704.

[45] Nielsen K, Nielsen KK. Adenocarcinoma in exstrophy of the bladder—the last case in Scandinavia? A case report and review of literature. *J Urol* 1983;130:1180–1182.

[46] Bhagavan BS, Tiamson EM, Wenk RE, et al. Nephrogenic adenoma of the urinary bladder and urethra. *Hum Pathol* 1981;12:907–916.

[47] Navarre RJ Jr, Loening SA, Platz C, et al. Nephrogenic adenoma: A report of 9 cases and review of the literature. *J Urol* 1982;127:775–779.

[48] Molland EA, Trott PA, Paris AM, et al. Nephrogenic adenoma: A form of adenomatous metaplasia of the bladder. A clinical and electron microscopical study. *Br J Urol* 1976;48:453–462.

[49] Ford TF, Watson GM, Cameron KM. Adenomatous metaplasia (nephrogenic adenoma) of urothelium. An analysis of 70 cases. *Br J Urol* 1985;57:427–433.

[50] Satodate R, Koike H, Sasou S, et al. Nephrogenic adenoma of the ureter. *J Urol* 1984;131:332–334.

[51] Mazal PR, Schaufler R, Altenhuber-Muller R, et al. Derivation of nephrogenic adenomas from renal tubular cells in kidney-transplant recipients. *N Engl J Med* 2002;347: 653–659.

[52] Fromont G, Barcat L, Gaudin J, et al. Revisiting the immunophenotype of nephrogenic adenoma. *Am J Surg Pathol* 2009; 33:1654–1658.

[53] Tong GX, Melamed J, Mansukhani M, et al. PAX2: A reliable marker for nephrogenic adenoma. *Mod Pathol* 2006;19: 356–363.

[54] DeMeester LJ, Farrow GM, Utz DC. Inverted papillomas of the urinary bladder. *Cancer* 1975;36:505–513.

[55] Henderson DW, Allen PW, Bourne AJ. Inverted urinary papilloma: Report of five cases and review of the literature. *Virchows Arch A Pathol Anat Histol* 1975;366:177–186.

[56] Caro DJ, Tessler A. Inverted papilloma of the bladder: A distinct urological lesion. *Cancer* 1978;42:708–713.

[57] Anderstrom C, Johansson S, Pettersson S. Inverted papilloma of the urinary tract. *J Urol* 1982;127:1132–1134.

[58] Lazarevic B, Garret R. Inverted papilloma and papillary transitional cell carcinoma of urinary bladder: Report of four cases of inverted papilloma, one showing papillary malignant transformation and review of the literature. *Cancer* 1978;42: 1904–1911.

[59] Whitesel JA. Inverted papilloma of the urinary tract: Malignant potential. *J Urol* 1982;127:539–540.

[60] Stein BS, Rosen S, Kendall AR. The association of inverted papilloma and transitional cell carcinoma of the urothelium. *J Urol* 1984;131:751–752.

[61] Assor D. Inverted papilloma of the renal pelvis. *J Urol* 1976; 116:654.

[62] Lausten GS, Anagnostaki L, Thomsen OF. Inverted papilloma of the upper urinary tract. *Eur Urol* 1984;10:67–70.

[63] Cheng L, Davidson DD, Wang M, et al. Telomerase reverse transcriptase (TERT) promoter mutation analysis of benign, malignant and reactive urothelial lesions reveals a subpopulation of inverted papilloma with immortalizing genetic change. *Histopathology* 2016;69(1):107–113.

[64] Jørgensen PH, Vainer B, Hermann GG. A clinical and molecular review of inverted papilloma of the urinary tract: how to handle?

[65] Dixon JS, Gosling JA. Histology and fine structure of the muscularis mucosae of the human urinary bladder. *J Anat* 1983;136:265–271.

[66] Ro JY, Ayala AG, el-Naggar A. Muscularis mucosa of urinary bladder. Importance for staging and treatment. *Am J Surg Pathol* 1987;11:668–673.

[67] Paner GP, Shen SS, Lapetino S, et al. Diagnostic utility of antibody to smoothelin in the distinction of muscularis propria from muscularis mucosae of the urinary bladder: A potential ancillary tool in the pathologic staging of invasive urothelial carcinoma. *Am J Surg Pathol* 2009;33:91–98.

[68] Miyamoto H, Sharma RB, Illei PB, et al. Pitfalls in the use of smoothelin to identify muscularis propria invasion by urothelial carcinoma. *Am J Surg Pathol* 2010;34:418–422.

[69] Philip AT, Amin MB, Tamboli P, et al. Intravesical adipose tissue: A quantitative study of its presence and location with implications for therapy and prognosis. *Am J Surg Pathol* 2000; 24:1286–1290.

[70] Notley RG. The musculature of the human ureter. *Br J Urol* 1970;42:724–727.

[71] Olgac S, Mazumdar M, Dalbagni G, et al. Urothelial carcinoma of the renal pelvis: A clinicopathologic study of 130 cases. *Am J Surg Pathol* 2004;28:1545–1552.

[72] Jequier S, Rousseau O. Sonographic measurements of the normal bladder wall in children. *AJR Am J Roentgenol* 1987;149:563–566.

[73] Miller A. The aetiology and treatment of diverticulum of the bladder. *Br J Urol* 1958;30:43–56.

[74] Kertsschmer HL. Diverticula of the urinary bladder: A clinical study of 236 cases. *Surg Gynecol Obstet* 1940;71:491–503.

[75] Fox M, Power RF, Bruce AW. Diverticulum of the bladder: Presentation and evaluation of treatment of 115 cases. *Br J Urol* 1962;34:286–298.

[76] Barrett DM, Malek RS, Kelalis PP. Observations on vesical diverticulum in childhood. *J Urol* 1976;116:234–236.

[77] Abeshouse BS. Primary carcinoma in a diverticulum of the bladder: A report of four cases and a review of the literature. *J Urol* 1943;49:534–547.

[78] Faysal MH, Freiha FS. Primary neoplasm in vesical diverticula. A report of 12 cases. *Br J Urol* 1981;53:141–143.

[79] Cochran ST, Waisman J, Barbaric ZL. Radiographic and microscopic findings in multiple ureteral diverticula. *Radiology* 1980;137:631–636.

APMIS 2015;123(11):920–929.

第 35 章　前列腺

■ Samson W.Fine / Jesse K.McKenney 著　■张　睿译　■陈　健校

1　胚胎学与发育

前列腺出现于胚胎发育的早期阶段，由间充质沿骨盆尿道浓集而成。胚胎发育第 9 周左右，尿道后侧（直肠侧）和远端侧（尖侧）的间充质浓集物更为致密（图 35.1），并在这些部位与尿路上皮接触[1]。尿道中点与膀胱颈之间的近端尿道形成一个突然向前的转角，而高度浓缩的间充质继续向圆顶状的前列腺底部靠近，从而在浓缩的前列腺间充质与近端尿道之间留下一个缝隙。射精管穿过前列腺间充质走向将要形成的精阜，后者位于尿道中部。射精管为中肾管结构，但在胚胎时期，其周围的间质很难与前列腺间质区分，后者主要来源于尿生殖窦[2]。围绕射精管并向近端扩展，且几乎占据整个前列腺底部的间充质部分称为中央区，成人的中央区可以辨认。与精囊一样，中央区也可能起源于中肾管[1]。从这一点来看，前列

腺由两个胚层发育而来。

大约在胚胎发育第 10 周，上皮芽开始分支，主要是从远端（尖部至中部）尿道壁向后侧和外侧进入浓缩的间充质，其模式与成人所见基本一致。

出生后，前列腺生长缓慢，到青春期时其直径尚不到 2cm。在此期间，导管和腺泡的内衬上皮细胞与新生儿期时相比变化不大。腺泡腔的内衬上皮拥挤，可见多层深染的核（图 35.2）。

青春期时，前列腺生长加速，但至少到 20 岁时才能完全成熟，此时前列腺平均宽约 4.5cm，长 3.5~4.0cm，厚 3cm。大多数 50 岁以上男性的前列腺会出现灶性生长恢复，称为良性前列腺增生（benign prostatic hyperplasia，BPH），其结果是前列腺厚度显著增加。典型的 BPH 仅表现为单一区域增大（成人的移行区）。实际上，直至 70 岁或以后，在去除 BPH 好发区后，其余部分腺体的体积几乎保持恒定。

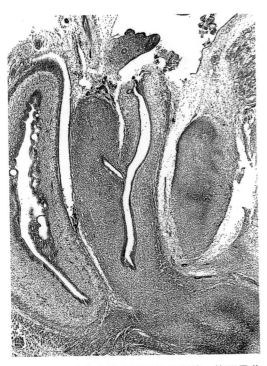

图 35.1　胚胎发育第 9 周时的前列腺，位于骨盆的矢状面。尿道（狭窄的中央管腔）在前列腺中点处向右侧成角，射精管也在此处从左上部接近尿道。高度浓缩的前列腺间质仅与射精管远端的尿道后壁接触。前列腺的两侧分别是直肠（左）和耻骨（右）。导管芽尚未形成

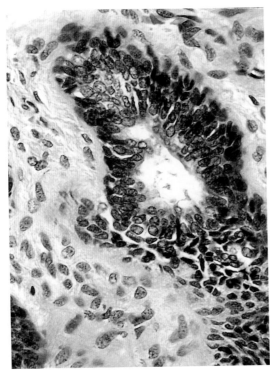

图 35.2　青春期前的前列腺导管，内衬复层上皮，未见细胞质分化

2　局部解剖关系：解剖分区

　　人类前列腺是一种复合性器官，包含腺体和非腺体成分。这些不同的"区域"位于一个共同的纤维肌性组织鞘（"被膜"）内，相互紧密融合在一起，因此，对这些区域进行大体剥离是不可能的。对尸检标本进行一系列仔细解剖后，McNeal 博士发现，通过观察矢状面、冠状面以及斜冠状面，我们可以很好地了解前列腺的解剖关系[3-4]。这些研究得出如下结论：①前列腺有 3 个不同的腺体区，即外周区、中央区和移行区；②前列腺主要的非腺体组织为前纤维肌性间质，集中在前列腺的前内侧，构成前列腺前凸的大部分。

　　尿道是描述前列腺解剖关系的主要参照点。从矢状切面观察（图 35.3），尿道前列腺部为几乎等长的远端和近端两部分，分界点位于前列腺尖（远端）和

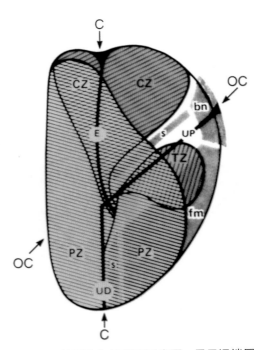

图 35.3　前列腺矢状切面示意图。显示远端尿道（UD）、近端尿道（UP）、射精管（E），以及它们与前内侧非腺性组织［包括膀胱颈（bn）、前纤维肌性间质（fm）、前列腺前括约肌（s），远端半环形括约肌（有条纹处）（s）］的关系。腺性前列腺组织分为中央区（CZ）、外周区（PZ）、移行区（TZ）。箭头所示的冠状切面（C）和斜冠状切面（OC）将分别在图 35.4 和图 35.5 中描述

膀胱颈（近端）的中点，此处的尿道形成一个向前的角[1-5]。精阜在该成角点处从尿道后壁突出，射精管经精阜排入尿道前列腺部。射精管从精阜（前列腺中部）向前延伸至前列腺底部，其走行方向几乎与尿道远端（前列腺尖部至中部）的长轴一致，但一般偏后数毫米。

沿射精管和远端（尖部到中点）尿道的冠状切面（图35.4）腺性前列腺组织的两个主要部分（外周区和中央区）的解剖关系显示最清楚[6]。外周区包括大约65%的正常前列腺腺体组织。外周区的导管从尿道壁后外侧发出，成两列从精阜延伸至前列腺尖部。从冠状面观察，导管主要是向侧方延伸，其分支向前方和后方弯曲。

中央区大约占腺性前列腺组织的30%，其导管起自精阜上的一小片区域，紧密围绕射精管开口。中央区导管沿射精管呈扇形直接走向前列腺底部，形成一个倒置的锥形结构，此结构在前-后切面上扁平。此圆锥的底部构成整个前列腺底部的绝大部分。中央区导管的最外侧部分与外周区导管的最近端部分（底部）平行排列，两者仅有狭窄的间质带分隔，这种分隔在临床标本中一般不明显。

沿尿道前列腺部的近端节段（前列腺中部至底部）从精阜到膀胱颈做一斜冠状切面（图35.5），可更好地显示腺性前列腺区域之间的关系。正常情况下，近端尿道仅与约5%的腺性前列腺组织关系密切，其中大部分为移行区[7]。此区由两个小叶构成，这两个小叶的导管从位于尿道壁后外侧的同一壁凹处离开。移行区的主导管向侧面延伸，并突然向前弯曲，呈树枝状走向膀胱颈。

前列腺非腺体组织主要是前纤维肌性间质，覆盖位于前列腺前内侧的尿道。从前列腺尖部到底部，前纤维肌性间质的体积和质地差异很大，这将在后文中进一步描述。

3   根治性前列腺切除术标本

根治性前列腺切除术包含精囊的切除，是前列腺癌患者的标准手术方式。目前提倡用不同颜色墨水标记新鲜标本中的前列腺和精囊，以便后续评估。在前列腺的最尖端部分（约5mm）横向切断，这样组织含有尿道远端开口，然后垂直于墨水标记表面矢状切开（图35.6），所获得的组织块用于包埋。这样获得

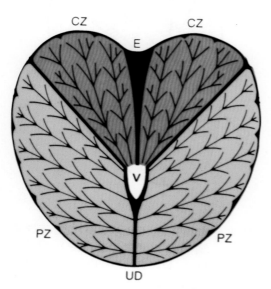

图35.4　前列腺冠状面示意图。显示中央区（CZ）和外周区（PZ）的位置与尿道远端（UD）、精阜（V）和射精管（E）的关系。图中还显示前列腺导管的分支模式，次级导管沿主导管的走行过程发出均匀分布的腺泡

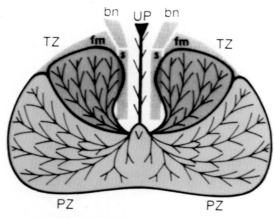

图35.5　前列腺斜冠状切面示意图。显示外周区（PZ）和移行区（TZ）的位置及其与尿道近端（UP）、精阜（V）、前列腺前括约肌（s）、膀胱颈（bn）、前纤维肌性间质（fm）、尿道周围及腺体的分布关系。前列腺导管的分支方式：位于移行区内侧的导管穿入括约肌

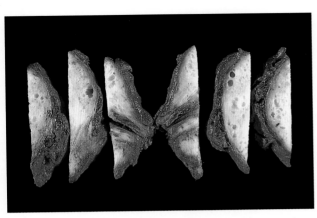

图 35.6　在前列腺尖部切取 5mm 厚标本，然后经旁矢状面间隔 3mm 连续切开。这样的切开方式可方便观察组织定向和病变部位，所获得的前列腺尖部组织学切片接近垂直于尖部表面

的尖部组织学切片接近垂直于真正的尖部表面，可以更为准确地评估癌组织浸润程度和边缘状态。对膀胱颈切缘的处理最好也以这种方式进行，但一些医疗机构会在尿道前列腺部的近端切取最表面的肌肉组织作为切缘送检[8]。精囊与前列腺的连接处应取材检查，这一点已成为共识，但精囊切取的范围尚无规范标准[9]。比较合理的方法是两侧精囊各取两块组织，一块位于与前列腺交界处，另一块则为精囊中部的组织，原因是前列腺底部的肿瘤可以连续性扩散到精囊，同时，精囊受累属于前列腺外肿瘤扩散的范畴。余下的前列腺主体从尖部到底部以 3mm 的间隔做矢状切面取材[10-11]，所获得的横向完整大切面组织可用于全标本包埋，或两分或四分后置于常规组织盒内。关于最佳的取材数量尚有争议[8]，但一般推荐至少应每次间隔一个大切面取材。

4　前列腺外科病理标本的解剖学

4.1　大体解剖学

　　手术直视下，前列腺是一个圆锥形器官，其底部围绕尿道近端、邻接膀胱颈，其尖部变窄，在邻近尿生殖膈处围绕尿道远端。手术后将前列腺从固有结缔组织中分离的过程导致远端尿道回缩，使前列腺大致

呈球形。福尔马林的固定以及后续组织的处理也会使组织明显收缩[12-13]，人为地缩短了前列腺尖部到精阜的距离，并使后方的尿道周围组织翻转进入尿道。这些因素造成腺体尖部形成人为的"突起"假象（图 35.7）[14]。

4.2　解剖分区的组织学变化

4.2.1　前列腺的尖部三分之一（尖部）

　　在矢状切面的外科病理切片中，远端（尖部）尿道位于靠近切片中央的位置（图 35.8），被薄层间质和数量不等的尿道周腺包绕。这些尿道周腺与前内侧的半环形肌肉组织带混合，后者由中等大小的肌纤维构成，肌纤维排列致密，垂直定向。后方的肌带不完整，表现为从尿道后方延伸出的致密嗜酸性肌性柱状结构，无腺体成分（图 35.7），这与位于前列腺中部的精阜完全不同。一些学者将这种致密结构称为"横纹肌样括约肌"[5,10,15]，但组织病理学检查证实，这是一种完全由平滑肌构成的结构。肌节性肌动蛋白是成熟横纹肌的一种标记物，此区的肌纤维不表达，也证实了上述发现[14]。

　　前纤维肌性间质的纤维从半环形肌肉组织带的前面水平和侧向穿过，延伸至前列腺的尖部最前端。前列腺内压力升高会导致移行区肥大的腺泡膨胀，正常情况下，前列腺尖部不含有移行区组织。位于两侧的外周区构成前列腺的整个尖部、后侧、侧面和前外侧

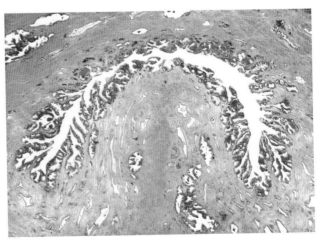

图 35.7　近前列腺尖部的尿道远端组织。后方的尿道周围组织外翻或"凸入"尿道腔（尿道嵴）。中央的肌性柱状结构为半环形括约肌（图 35.8）的后部

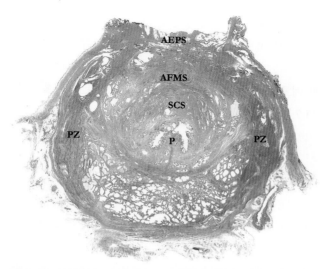

图 35.8　前列腺尖部的全组织包埋切片。尿道和尿道嵴（P）位于中央并向前延伸，半环形括约肌（SCS）和前纤维肌性间质（AFMS）位于图上方。前列腺尖部的后面、侧面和前外侧部分由外周区（PZ）构成。位于最前方的前列腺外前间隙（AEPS）含有背侧血管复合体的血管和脂肪残余

组织，内侧邻接前纤维肌性间质，在组织学切片上形成一个近乎完整的环。

4.2.2　前列腺的中部三分之一（中部）

McNeal 的研究发现，在前列腺中部，尿道形成

一个 35° 的锐角，并据此将尿道分为近端（靠近前列腺底部）和远端（靠近前列腺尖部）（图 35.9A、B）。前列腺中部的主要解剖标志为精阜，这是一个由腺体和间质构成的扩张区域，位于尿道后壁下方，射精管开口于此，腺性前列腺区域由此开始[16]。组织学观察，精阜位于前列腺尿道部的尿路上皮之下，由拥挤的前列腺腺体聚集而成，内衬分泌上皮，腺腔内常有丰富的淀粉样小体。当腺体增生明显时，称为精阜腺黏膜增生（图 35.10）[17]。在前列腺中部，移行区开始出现，表现为前列腺前内侧的两个叶状结构。移行区导管从尿道周围间隙的后界发出，向前外侧走行，可作为移行区与外周区的分界。这两个区之间还存在间质性边界[7]，但某些病例的间质性边界可能难以识别。

在正常前列腺中部，外周区仍然构成后侧、侧面和大部分前外侧部分的前列腺组织（图 35.9A）。在BPH 患者中，前列腺中部组织被挤压至腺体的最外侧（图 35.9B）。由于该区的腺体密度高，且处理过程导致组织收缩，该区域内的前纤维肌性间质可能变得不明显[14]。

4.2.3　前列腺的底部三分之一（底部）

从前列腺中部到底部，尿道逐渐由一层厚而短

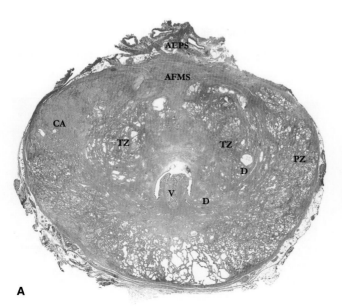

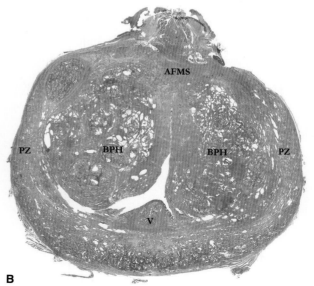

图 35.9　A. 精阜（V）水平的前列腺中部全组织包埋切片。长导管（D）向前外侧走行，形成两片移行区（TZ）组织。外周区（PZ）仍然占据前列腺的后面、侧面和前外侧部分，在外周区的右前部有一个癌结节（CA）。前列腺中部的前纤维肌性间质（AFMS）非常致密，前列腺外前间隙（AEPS）基本保持不变。B. 伴有 BPH 的前列腺，精阜（V）水平的前列腺中部全组织包埋切片。扩大的移行区向侧面挤压外周区（PZ）的前外侧"角"，AFMS 面积减小

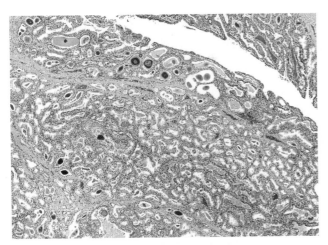

图 35.10　精阜，常表现为前列腺腺体致密排列，内衬良性分泌上皮，腺腔内常见淀粉样小体

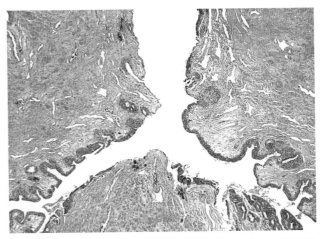

图 35.12　前列腺底部切片，显示前列腺前括约肌包绕近端尿道，其内平滑肌纤维短而致密，不同于前列腺内平滑肌。前列腺前括约肌表现为外周区内的浅染部分（图 35.11）

的平滑肌纤维包绕，后者构成前列腺前括约肌（图35.11，图 35.12），其最外侧部分可紧邻移行区的腺体和腺泡[5,7]。前列腺前括约肌的功能被认为是在射精期间阻止精液从远端尿道反流，并具有维持近端尿道闭合状态的静息张力[18]。在前列腺底部，移行区的腺体逐渐减少，由剩余的外周区腺泡构成前方的腺体组织。但与其在尖部的表现相比，由于此区间质丰

富，这里的外周区很少向前内侧延伸。此区的间质呈宽大的条带状，由前列腺前括约肌和前纤维肌性间质构成，后者常与位于前方的前列腺外前间隙内较大的平滑肌束融合。随着角度逐渐增大，在组织学切片上观察到的尿道前列腺部进一步前移，最终在膀胱颈水平突破组织切片的最前界限。中央区位于后部和后外侧，围绕射精管，后者由富含淋巴管的疏松纤维组织鞘紧密包绕（图 35.13）。在前列腺的最底部，从精囊底部发出的分化好的平滑肌套分隔前列腺，并形成一个纤维脂肪组织隔膜。剩余中央区位于精囊的最外侧面[14]。

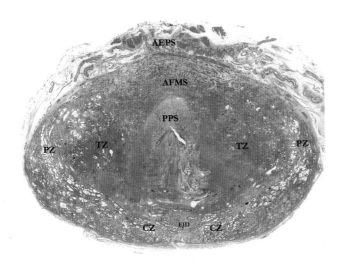

图 35.11　前列腺底部全组织包埋切片。图中浅染区域为前列腺前括约肌（PPS），包绕近端尿道。移行区（TZ）可见流产型小腺体，前方有大量前纤维肌性间质（AFMS），后者融入前列腺外前间隙（AEPS）内的平滑肌束。后面是扩大的中央区（CZ），围绕射精管复合体（EJD），后外侧仍可见部分外周区（PZ）

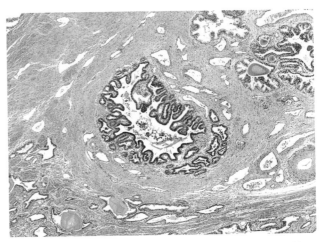

图 35.13　包绕射精管的纤维结缔组织鞘内含大量淋巴管和血管

4.3　前列腺的非腺体成分和前列腺外组织

4.3.1　前列腺被膜和前纤维肌性间质

前列腺被膜为致密的纤维肌性组织（图 35.14），从理论上讲，由内层的平滑肌纤维和外层的胶原膜构成，但不同区域内纤维组织与平滑肌组织的相对和绝对含量及排列方式均有较大差异[19-20]。在被膜内侧边界，横向的被膜平滑肌与前列腺腺体周围的平滑肌组织混合，两者间没有显微镜下可区分的明确分界[19]。外周区和中央区的终末腺泡到前列腺表面的距离不定[7,21]，胶原组织的比例和排列也不恒定。因此，前列腺被膜不具有恒定特征，其解剖学定义不明确。

虽然被膜包裹了前列腺外表面的大部分，但前列腺尖部的前方和前外侧有一个大小不定的无被膜区，这导致前纤维肌性间质的最远端（尖部）纤维常与尿道的前方和前侧面的前列腺腺体组织混合。因此，如果癌组织位于前列腺前方的尖部 1/3 内，可能难以确

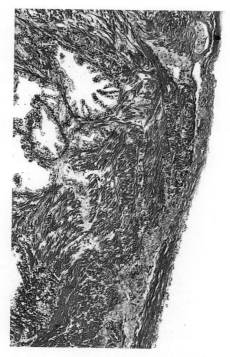

图 35.14　前列腺被膜由一层厚薄不均的平滑肌束（红色）构成，主要呈横向排列。被膜的内侧面（左）分界不清，被膜内平滑肌在此处混入腺泡周围平滑肌。总是可以见到胶原纤维（蓝色），后者一般在被膜的外侧面（右）形成薄而致密的胶原膜（三色染色）

定是否已浸润超过前列腺的边界。接近膀胱颈部的尿道最近端部分处没有明确的被膜，因此也会遇到同样的问题。

前纤维肌性间质是一个围裙样的组织，从膀胱颈发出，向下覆盖前列腺的前内侧面，然后逐渐变窄，在前列腺尖部与尿道相连[7]（图 35.3）。前列腺被膜覆盖至外周区最前方的突出缘，然后与前纤维肌性间质的侧缘融合。前纤维肌性间质深面的近端（朝向底部）与前列腺前括约肌和移行区相接，远端（朝向尖部）与半环形括约肌相接。前纤维肌性间质由大量平滑肌束组成，肌束间可有致密的纤维组织分隔，排列较膀胱颈部的肌束更不规则，其近端（前列腺底部）与膀胱颈部肌束融合。

与后外侧不同，在组织病理切片中，前列腺的最前面部分没有明确的"被膜"[19]。相反，从尖部到底部，前纤维肌性间质与从尿生殖膈（尖部）（图 35.15）或肛提肌（中部）发出的骨骼肌纤维不同程度地交织在一起，并可与逼尿肌的平滑肌成分（中部到底部）融合。此外，前纤维肌性间质还含有前列腺前部组织的供应/引流血管。由于前列腺的前侧和前外侧组织构成复杂并缺乏明确的界限，在此处分离前列腺与前列腺外组织极具挑战性。

4.3.2　前列腺外组织、前列腺的神经支配和血供

紧邻前列腺前方的结构为背侧静脉复合体或血管复合体，这是一系列位于纤维脂肪组织内的动脉和静

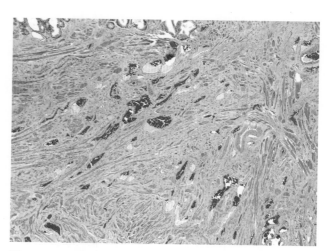

图 35.15　前纤维肌性间质。平滑肌束与来自前列腺尖部尿生殖膈的骨骼肌纤维混合

脉，在前列腺前方走行，其远端负责阴茎的血供和引流[22]。根治性前列腺切除时，背侧的血管复合体被结扎和离断，送检的前列腺标本中附着有部分血管和纤维脂肪组织，大体检查时可作为从前列腺尖部到经过中部的前方前列腺外组织。前列腺最近端（底部）的 2 ~ 3 张切片中通常可见中等和大的平滑肌束与脂肪组织混合（图 35.16）。这些平滑肌纤维在形态学上与逼尿肌纤维相同，可能代表膀胱颈部的下缘[23]。

　　前列腺后表面（直肠面）中部以上的被膜增厚，这是由于其与直肠前筋膜发生融合（图 35.17，图 35.18）。直肠前筋膜是一层薄而致密的胶原膜，其光滑的后表面直接贴附于直肠的肌壁之上[24]。被膜与直肠前筋膜融合，两者间偶尔有插入的脂肪层残余。在成人中，仅在镜下能够看见此区含有脂肪岛和数量不等的平滑肌纤维。

　　直肠前筋膜向上延伸（朝向底部），疏松地覆盖在精囊的后表面（图 35.17）。在前列腺开始向前凸

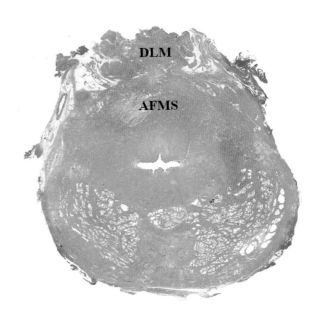

图 35.16　从前列腺中部到底部，前列腺前间隙内可见大量中等和大的孤立的（逼尿肌样）平滑肌束（DLM），并混有脂肪组织。前列腺前间隙的平滑肌束与前纤维肌性间质（AFMS）融合

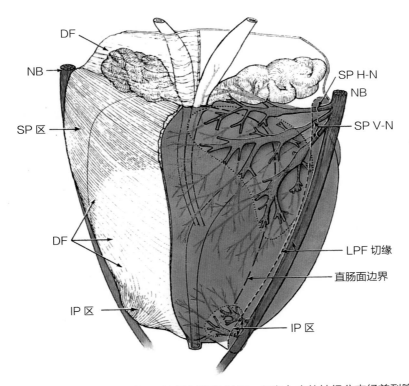

图 35.17　前列腺的神经分布示意图，右后外侧观。神经血管束（NB，红色）内的神经分支经前列腺底部大的上蒂（SP 区）和尖部小的下蒂（IP 区）进入并支配前列腺（棕色）。神经分支（橙色）离开盆筋膜（未显示）后，走行于直肠前筋膜（DF）之内（图中未显示右侧的 DF）。来自上蒂的神经分支呈扇形发出并支配广阔的区域。上蒂又分为从底部至中线的小的水平区域（H-N）和包括前列腺表面大部分在内的垂直区域（V-N），后者远至前列腺中部。神经分支穿入被膜后形成一个大的神经穿透区（绿色），然后在前列腺内继续走行。下蒂小，神经分支少，神经穿透区（绿色）也小。LPF—盆侧筋膜

出的位置，直肠前筋膜侧向离开被膜，横向固定于骨盆侧壁。因此，前列腺和精囊悬挂在直肠前筋膜前方，此方式类似于女性子宫悬挂在阔韧带上。

精囊在前列腺底部表面向侧面延伸，两者之间一般没有被膜，至少精囊内侧的数厘米或更长的部分是如此。前列腺与精囊间肌壁的融合程度存在个体差异，一般不形成明确的边界，前列腺最底侧中央区腺腔与精囊腺腔间有少量共有肌壁分隔（图 35.18，图 35.19）。

直肠前筋膜在后外侧与前列腺被膜分离，由直肠前筋膜的前表面和前列腺被膜的后外侧面围成的间隙内充满厚层脂肪组织。盆腔神经丛向精囊、前列腺、阴茎海绵体发出的自主神经在此层脂肪中走行。双侧神经血管束发出的神经和血管沿骨盆侧壁垂直走行，进入前列腺（图 35.17）[25]。进入前列腺的神经分支大多从紧邻前列腺底部的上方离开神经血管束，然后向内侧走行，形成上蒂。这些神经分支呈扇形发出，穿过被膜的"上蒂插入区"，此区的中心位于前列腺底部的后外侧面[25-26]，这些神经分支最远可延伸至前列腺中部。一些神经干向内侧穿过前列腺底部，发出一些进入中央区的分支，但主要的神经分支由神经干远端扇形发出，并斜行穿过被膜。据报道，可于高达

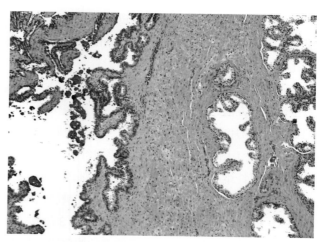

图 35.19　前列腺底部，少量肌肉组织分隔前列腺中央区（右）与精囊（左）

8% 根治性前列腺切除术标本中见到与前列腺外神经和神经节相伴的微小副神经节[27]，其表现为小灶性圆形细胞聚集，胞质透明或嫌色性，常见小的胞质颗粒和与之相伴的毛细血管（图 35.20）。副神经节可有一定程度的细胞学非典型性，可能与癌混淆，特别是位于前列腺内的罕见病例。

血管神经束在前列腺尖部形成非常小的下蒂，神经分支离开下蒂后，直接穿过位于被膜侧面和后外侧面的小的"尖部插入区"[26]，此处的血管神经束与前列腺被膜间的距离非常短，仅数毫米，因此，为保留参与勃起功能的神经，此区的剥离操作要非常靠近被膜[28-29]。

动脉分支伴随着神经分支走行，广泛分布在前列

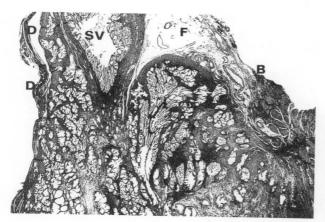

图 35.18　近中线处前列腺底部的旁矢状面。右侧小的色深区域（B）是膀胱颈腔面水平以上的颈部平滑肌。中央区前部（上中）的圆顶形表面覆盖有一层脂肪组织（F）。所有的腺体组织均属于中央区。一条主导管（中）呈喇叭样走向前列腺底部，沿途发出精细的腺泡结构。在精囊（SV）的后方，中央区的后部呈狭窄的板状向上延伸。直肠前筋膜（D）没有在精囊后方与被膜黏附，但在之下的部位与被膜融合

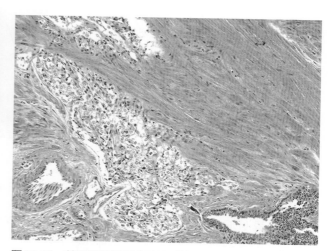

图 35.20　前列腺外组织内可见副神经节，一般与外周神经和神经节相伴，极罕见病例可位于前列腺内

腺表面，穿过被膜后，向位于中央区和外周区放射状导管系统间的远端（尖部至中部）尿道走行[30-31]。一条主要的动脉分支从膀胱颈的两侧进入前列腺，与近端（中部至底部）尿道平行，走向精阜，此动脉供应尿道周围区和内侧移行区。

5　前列腺腺体的结构和细胞学特征

5.1　结构

前列腺是一种分泌能力低但存储容量大的肌性器官，前列腺细胞分泌缓慢，偶可迅速排出少量分泌物。前列腺导管与腺泡除了外形不同之外，其他形态学表现非常相似，两者均是可扩张的分泌和储存结构。除靠近尿道的主导管外，每个前列腺区的整个导管–腺泡系统均内衬形态一致的柱状分泌细胞，其表现介于导管细胞与腺泡细胞之间。所有导管细胞和腺泡细胞均呈一致性颗粒状阳性表达前列腺特异抗原（prostate specific antigen，PSA）和前列腺酸性磷酸酶（prostatic acid phosphatase，PAP）（图 35.21）。

移行区的主导管终止于前纤维肌性间质，除此之外的主导管从尿道发出，终止于被膜附近[3,6-7]（图 35.4，图 35.5）。由于各区的导管和腺泡具有相似的口径、分布和组织学表现，所以从显微镜下难以区分导管、小导管和腺泡。因此，在判断腺病、前列腺上皮内瘤（prostatic intraepithelial neoplasia，PIN）和前列腺癌等病变是否存在结构异常时，主要依靠评估腺性结构的大小和分布情况与正常组织的差异。

远端（尖部至中部）尿道的两侧每隔 2mm 发出一个外周区的主导管。在主导管从尿道走向被膜的过程中，每隔 2mm 发出 3 ~ 4 条簇状分布的次级导管。这些次级导管分支并走行非常短的距离后，再次分支形成群集的腺泡（图 35.22）。因此，在主导管从尿道至被膜的走行过程中，腺泡的分布密度较为均匀。紧邻尿道的区域内没有腺泡。

在外周区和移行区，导管和腺泡呈圆形，但由于上皮缘呈显著的波浪状，腺体的腔缘不规则[4,6]，这种波浪状腔缘使腺体具有可扩张性，从而更好地发挥其分泌和存储功能。

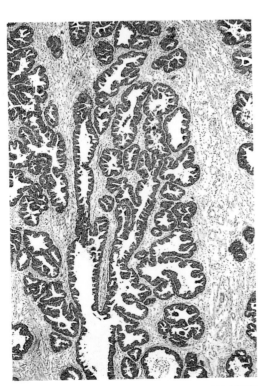

图 35.21　免疫组织化学染色，外周区的导管和腺泡一致性表达 PSA

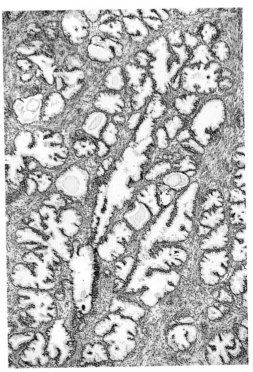

图 35.22　外周区的次级导管和分支终止于小圆形腺泡，后者腔缘呈波浪形。导管和腺泡的口径和组织学表现均相似

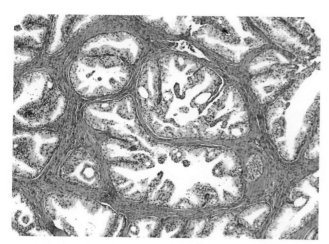

图 35.23   低倍镜观察前列腺中央区的结构。腺体大，腔内皱褶复杂，有独特的腔内嵴状隆起（"罗马拱门"）

中央区的导管和腺泡均明显大于外周区和移行区（图 35.23）。在向前列腺底部被膜走行的过程中，中央区的腺泡和导管逐渐增大，横切面显示，精阜水平仅有小灶性中央区组织，然后中央区逐渐扩大，直至占据几乎整个前列腺底部。中央区导管和腺泡腔内的波浪形突起也更为显著，形成独特的腔内嵴状隆起，即所谓的"罗马拱门"。

一些标本中，外周区和移行区的间质在形态学上有明显差别，可据此识别两个区的分界[21]。移行区间质由致密交错排列的平滑肌束组成，而邻近的周边区间质疏松，两者差异显著。移行区间质与前列腺前括约肌间质和前纤维肌性间质难以区分。在老年人群中，这种间质区别不太明显，且可能被疾病所掩盖[32-33]。

5.2   细胞学特征

与其他腺性器官一样，前列腺腺泡和导管由双层上皮（分泌细胞、基底细胞）构成，并通过基底膜与间质分隔。典型的基底细胞为狭长的扁平细胞，平行于基底膜排列，核细长深染，细胞质少或不明显（图 35.24）[34]。基底细胞一般不明显，常规切片中，单个腺泡或导管周围的基底细胞看起来可能不完整，甚至缺如。免疫标记高分子量细胞角蛋白和（或）p63 抗体可用于显示基底细胞（图 35.25）[35-37]。浸润性恶性腺体不含有基底细胞，因此这些抗体标记阴性[36]。基底细胞并不是肌上皮细胞，电镜观察不含有肌丝[34]。

前列腺所有区域的上皮内均散在随机分布有少量内分泌-旁分泌细胞[38]，这些细胞富含 5-羟色胺和神经元特异性烯醇化酶。这些细胞的亚群还含有多种肽类激素，如生长抑素、降钙素和铃蟾肽。这些细胞位于基底细胞之上、分泌细胞之间，常可见侧向发出的树枝状突起。这些细胞在光镜水平难以识别，需要借助免疫组织化学染色或其他特殊染色方法。这些细胞在前列腺内的生物学作用尚不清楚，但推测其具有旁分泌的功能。

前列腺分泌细胞可分泌多种物质到精液中。前列腺整个导管和腺泡系统的分泌细胞均可分泌 PSA 和 PAP。正常情况下，仅中央区的导管和腺泡分泌胃蛋白酶原 Ⅱ[39]、组织血纤维蛋白溶解原激活物[40]和乳

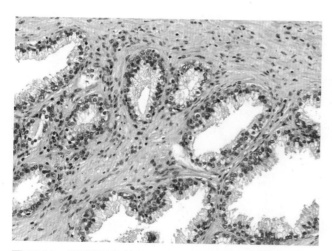

图 35.24   前列腺腺泡的基底细胞与基底膜平行排列，细胞质少或无

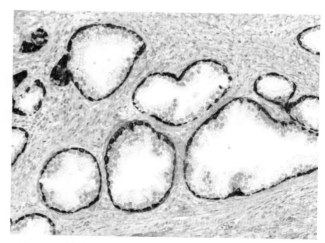

图 35.25   与图 35.24 为同一腺泡。基底细胞免疫组织化学双重标记，34βE12（细胞质）和 p63（核）阳性

铁蛋白。PSA 和 PAP 是常用的前列腺上皮标记，可用于证实转移癌的前列腺起源，新抗体 NKX3.1 也经常用于诊断[41]。

　　所有区域内正常分泌细胞的细胞质均相似，富含小而透明的分泌空泡。外周区和移行区细胞质内的空泡非常致密[42]，而在中央区，空泡的间距更大一些，分布密度更低一些，因此细胞质显得更丰富、更致密。在常规光镜检查时，分泌空泡呈透明表现，因此，外周区和移行区的细胞一般淡染至透明，而中央区细胞着色要深一些（图 35.26，图 35.27）。

　　组织学切片中，染色技术和固定液类型对正常细胞质表现的影响非常大。福尔马林固定、HE 染色浅的切片中，外周区和移行区的正常细胞表现为"透明细胞"，高倍镜仔细观察时，空泡间可见淡染的细胞质分隔网。仅偶见含有大量完整空泡的细胞，但同一组织中 PAS 或 PAP 免疫组织化学染色发现，所有细胞质内空泡的轮廓均非常清楚，且空泡内没有蛋白成分（图 35.28）。HE 染色深的切片中，包括细胞质分隔部分在内的所有细胞质均弥漫深染，导致细胞的透明改变消失，也看不到空泡结构。

　　外周区腺体的上皮排列规则，为单层柱状上皮，核位于基底部。但大多数腺体内上皮细胞的表现差异非常大，表现为相邻细胞的高宽比和细胞体积的随机变化。细胞核也可以位于从细胞底部至中部的任意位置。腺体的腔缘常凹凸不平，这与细胞的腔面常受磨损有关。

　　与外周区 / 移行区上皮的轻度不规则相比，中央区上皮的排列更加紊乱（图 35.23，图 35.27）。此处

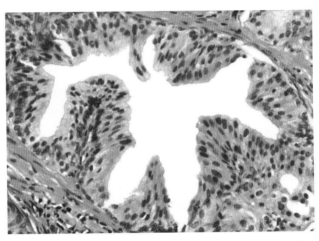

图 35.27　中央区上皮的细胞胞质嗜酸性，基底细胞层明显

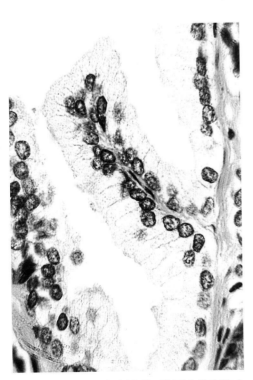

图 35.26　外周区上皮透明，胞质由排空的小空泡和纤细淡染的分隔构成，仅模糊可见

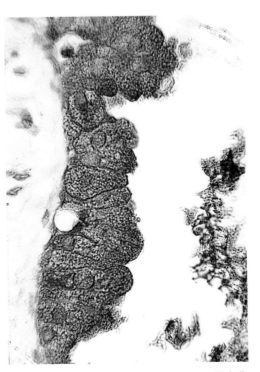

图 35.28　外周区上皮表达 PSA。PSA 蛋白集中于分隔空泡腔的间隔部分，使空泡的轮廓变得明显

上皮细胞明显拥挤，使得上皮不同程度的增厚，与外周区的细胞核相比，此区的细胞核更大，距离基底部更远，形似假复层排列。

中央区结构复杂、细胞胞质深染、上皮不同程度增厚，因此在穿刺活检时易被误诊为前列腺上皮内瘤变。中央区腺体不会出现核拉长、核仁或核深染，且一般可见明显的基底细胞层，这不同于 PIN。

6 正常组织学的演变

许多个体的前列腺从 30 岁之后开始出现一些不同于正常形态的变化[3,6,32-33]。随年龄增长，这些变化的发生率和累及范围逐渐增加，这导致 60 岁左右人群的前列腺组织学构成表现出非常明显的异质性。这些组织学模式一般没有临床意义，但有时容易与癌混淆。

早期的形态学研究认为，灶性萎缩是一种老化性表现，最早可见于 40 岁左右男性。但前列腺的灶性萎缩实际上常是炎症的继发改变，与老化无关[3,6]。年龄越大，前列腺萎缩灶的数量和范围越大，但其组织学表现与 30 岁时的萎缩灶相同。

萎缩是一种极为常见的病变，主要发生于外周区，此区的萎缩灶沿导管分支呈典型的节段性分布[3,6]。最近发表的工作组分类[43]中，将灶性萎缩分为组织学表现独特的 4 种类型。单纯性萎缩是最常见的类型，低倍镜下表现为嗜碱性腺泡形态不规则或成角。可有一定程度的腺泡减少。腺泡细胞的细胞质减少，但核仍为正常大小（图 35.29）。单纯性萎缩常与慢性炎症有关，这种炎症可累及前列腺间质或上皮。萎缩腺体的上皮内有时可能见到小核仁，特别是炎症背景中的腺体。同时出现成角小腺体、不同程度的结构扭曲和核仁，这些特征类似于癌，可导致诊断困难。

单纯性萎缩伴囊肿形成的特征是出现直径非常大的圆形腺泡，大体检查时呈筛状，镜下观察时腺泡呈囊状。腺体间插入间质少，呈背靠背排列（图 35.30）。囊样腺泡内衬细胞的细胞质少或不明显。与单纯性萎缩不同，此型萎缩一般与慢性炎症无关。

萎缩后增生在低倍镜下呈嗜碱性表现（类似于单纯性萎缩），此型由小圆形腺泡构成，排列成模糊的小叶状。在根治性前列腺切除标本中，可以看到这些腺泡围绕扩张的导管分布（图 35.31），因此有的学者称其为小叶性萎缩。这些小腺泡排列紧密，很像增生的腺体，但尚不清楚这是否是一种真正的增生性改变。萎缩的腺泡常埋入不同程度纤维化或硬化的间质内。萎缩后增生的细胞呈低立方形，细胞质稀少，可见小至中等大小的核仁。与单纯性萎缩一样，常伴有慢性炎症，需要与腺癌鉴别，特别是穿刺活检标本。

不完全性萎缩与其他萎缩类型的不同之处在于：虽然二者细胞质都减少，但程度不同，前者低倍镜下不呈嗜碱性表现。不完全性萎缩的特征表现为细胞核侧面的细胞质更丰富，导致核间距增加，低倍镜下为淡染（而非嗜碱性）外观（图 35.32）。与癌容易混

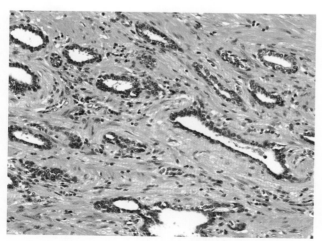

图 35.29 单纯性萎缩。显示成角的嗜碱性腺体，上皮细胞的细胞质少或无，核深染，还可见散在的慢性炎症细胞

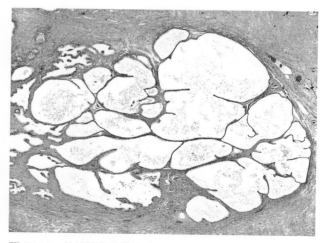

图 35.30 单纯性萎缩伴囊肿形成的特征性表现：腺泡圆形，直径大，背靠背排列，细胞质少或无

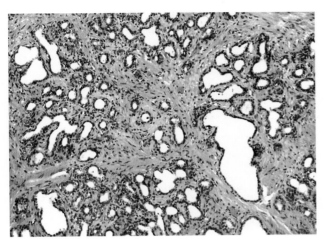

图 35.31　萎缩后增生。萎缩的腺泡围绕扩张的导管呈小叶状排列

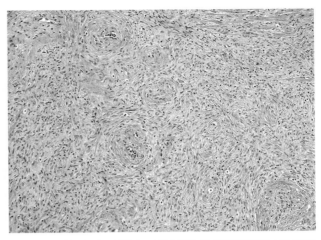

图 35.33　前列腺间质增生。形态温和的梭形细胞呈小叶状或结节状增生，可见丰富的小圆形血管

涴的特征包括小至中等大小核仁、腔内致密的粉染碎片 / 结晶体。不完全性萎缩常混有灶性单纯性萎缩，提示两者属于萎缩性改变的同一谱系。

与萎缩相比，BPH 的组织学特征是膨胀性结节的形成，它是由导管–腺泡结构出芽和分支和（或）间质的灶性增生产生[3-4,7,44]（图 35.33，图 35.34）。BPH 主要发生在移行区。

大体检查，BPH 表现为取代两侧移行区的球形肿块，肿块由许多小结节构成。这些结节是组织学上唯一可识别的不同于正常模式的成分，而结节间组织，即使数量增加，其镜下表现也与正常移行区无法区分。

移行区所发生的 BPH 导致整个前列腺轮廓出现特征性的进行性变形。这种扩大主要发生于前部，指向尖部，导致前纤维肌性间质伸展和变薄，前列腺增厚（前后径增加）。随前列腺总体宽度增加，外周区的前外侧"角"相应受挤压和变薄（图 35.9B）。

基底细胞增生常是 BPH 或炎症的继发改变[45]。导管和腺泡的基底细胞变为圆形，核卵圆形，细胞呈多层排列（图 35.35），这些细胞表达基底细胞特异

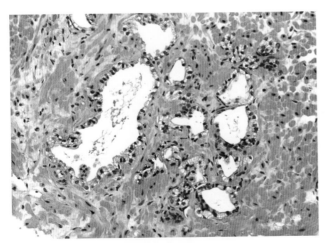

图 35.32　不完全性萎缩。细胞质减少，淡染，腔内可见稀薄的嗜酸性分泌物。由于侧面细胞质得以保留，细胞核的分布相对均匀

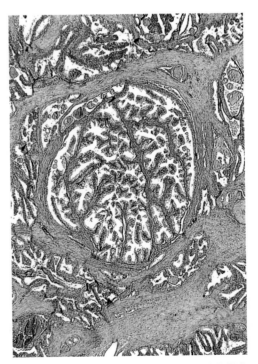

图 35.34　发生于移行区的良性腺体结节状增生

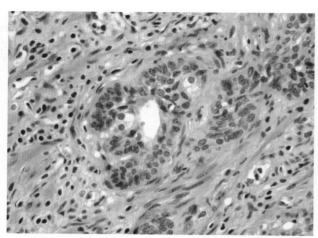

图 35.35　基底细胞增生。中央为一层扁平的嗜酸性分泌细胞，周围有多层圆形基底细胞。基底细胞常含有小而明显的核仁

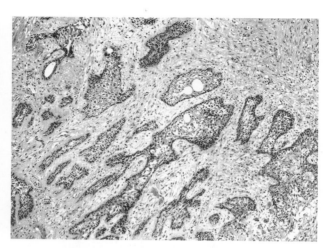

图 35.36　在局部缺血或梗阻区域通常可见明显的鳞状上皮化生

性高分子量细胞角蛋白。腔面的柱状分泌细胞一般仍为单层，表达 PSA。当出现缺血或明显梗死时（一般见于 BPH），可有显著的鳞状化生，这是一种良性的化生性改变，但有时类似尿路上皮癌（图 35.36）[46]。

许多前列腺癌患者接受过放疗，病理医师必须熟悉放疗对良性腺体的影响。放疗后，正常腺体常萎缩，胞质呈"鳞样"的嗜酸性外观，散在增大深染的核，染色质也有退变表现（"污秽"染色质）（图 35.37）。受累腺体内的许多细胞具有基底细胞表型，常表达基底细胞标记，包括 GATA3。由于具有细胞学非典型性，且表达 GATA3，因此可能与尿路上皮癌混淆[47-48]。

7　经尿道切除术标本和穿刺活检标本

经尿道前列腺切除（transurethral resection，TUR）标本的组织碎片边缘常因烧灼而变形，这会给诊断带来困难，有时甚至无法做出诊断。在未行免疫组织化学染色的情况下，基底细胞增生、腺瘤样增生、萎缩以及 BPH 中的小腺体很难与癌区分。整张组织学切片中，细胞核细节的一致性丧失比细胞变形更多见。由于人为因素导致核仁缺失，使微小癌灶的诊断更困难。

细针穿刺活检也存在同样的问题，但假象的产生

是由于组织挤压而非烧灼。假象也仅限于核细节的丢失，且程度更轻，原因在于这种活检方法一般不会造成组织更大的破坏。

TUR 和穿刺活检所获得的标本所处区域也有很大的差异。大多数穿刺标本来自后方外周区组织。除非采用特殊方法，如移行区定向穿刺活检[49]，否则很难穿刺到更靠前方的前列腺组织。

在大多数情况下，TUR 标本包含了移行区、尿道及尿道周围、膀胱颈、前纤维肌性间质[44]，以及数量不等的外周区组织。在极少数情况下，可取到中央区组织，从而可见到与上述区域不同的结构和细胞学特征。TUR 标本中还可能见到射精管/精囊组

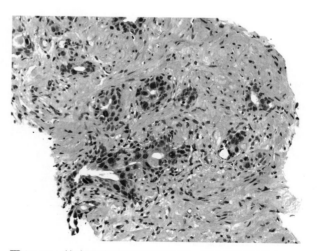

图 35.37　放疗所致良性萎缩性改变，常出现细胞质嗜酸性和核的多形性

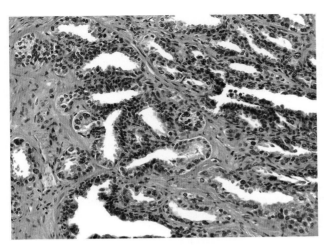

图 35.38 射精管壁中内陷的良性管状结构，其结构特征（小而拥挤的腺泡）和细胞学特征（灶性明显的核仁）均易与癌混淆。右上部细胞质内可见金黄色色素，这是射精管上皮的特征

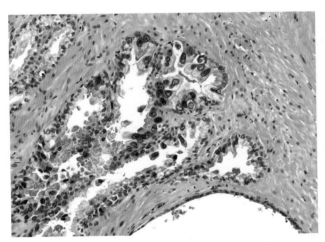

图 35.39 良性射精管／精囊型上皮细胞可出现不规则增大的深染核

织，当没有见到这些结构的主体，而是仅见到从壁内向外生长的细小导管时，可能会被误诊为癌（图35.38）。精囊和射精管上皮的细胞核常拉长、轮廓不规则，这导致更易误诊为癌（图35.39）。细胞质中出现金黄色颗粒有助于对良性病变的判断，但这种颗粒可能因数量很少而不容易被发现。

参考文献

[1] McNeal JE. Developmental and comparative anatomy of the prostate. In: Grayhack J, Wilson J, Scherbenske M, eds. *Benign Prostatic Hyperplasia. DHEW Publication No. (NIH) 76–1113*. Washington, DC: Department of Health, Education and Welfare; 1975:1–10.

[2] Cunha GR, Donjacour AA. Mesenchymal–epithelial interactions in the growth development of the prostate. In: Lepor H, Ratliff TL, eds. *Urologic Oncology*. Boston: Kluwer Academic; 1989:159–175.

[3] McNeal JE, Stamey TA, Hodge KK. The prostate gland: Morphology, pathology, ultrasound anatomy. *Monogr Urol* 1988;9:36–54.

[4] McNeal JE. Anatomy of the prostate and morphogenesis of BPH. *Prog Clin Biol Res* 1984;145:27–53.

[5] McNeal JE. The prostate and prostatic urethra: A morphologic synthesis. *J Urol* 1972;107:1008–1016.

[6] McNeal JE. Regional morphology and pathology of the prostate. *Am J Clin Pathol* 1968;49:347–357.

[7] McNeal JE. Origin and evolution of benign prostatic enlargement. *Invest Urol* 1978;15:340–345.

[8] Samaratunga H, Montironi R, True L, et al; ISUP Prostate Cancer Group. International Society of Urological Pathology (ISUP) Consensus Conference on Handling and Staging of Radical Prostatectomy Specimens. Working group 1: Specimen handling. *Mod Pathol* 2011;24:6–15.

[9] Berney D, Wheeler TM, Grignon DJ, et al; ISUP Prostate Cancer Group. International Society of Urological Pathology (ISUP) Consensus Conference on Handling and Staging of Radical Prostatectomy Specimens. Working group 4: Seminal vesicles and lymph nodes. *Mod Pathol* 2011;24:39–47.

[10] McNeal JE. Normal histology of the prostate. *Am J Surg Pathol* 1988;12(8):619–633.

[11] Wheeler TM. Anatomic considerations in carcinoma of the prostate. *Urol Clin North Am* 1989;16:623–634.

[12] McNeal JE, Bostwick DG, Kindrachuk RA, et al. Patterns of progression in prostate cancer. *Lancet* 1986;1:60–63.

[13] Partin AW, Epstein JI, Cho KR, et al. Morphometric measurement of tumor volume and percent of gland involvement as predictors of pathological stage in clinical stage B prostate cancer. *J Urol* 1989;141:341–345.

[14] Fine SW, Al-Ahmadie HA, Gopalan A, et al. Anatomy of the anterior prostate and extraprostatic space: A contemporary surgical pathology analysis. *Adv Anat Pathol* 2007;14:401–407.

[15] Myers RP, Goellner JR, Cahill DR. Prostate shape, external striated urethral sphincter and radical prostatectomy: The apical dissection. *J Urol* 1987;138:543–550.

[16] McNeal JE. The zonal anatomy of the prostate. *Prostate* 1981;2:35–49.

[17] Gagukas RJ, Brown RW, Wheeler TM. Verumontanum mucosal gland hyperplasia. *Am J Surg Pathol* 1995;19:30–36.

[18] Greene DR, Wheeler TM, Egawa S, et al. Relationship between clinical stage and histological zone of origin in early prostate cancer: Morphometric analysis. *Br J Urol* 1991;68:499–509.

[19] Ayala AG, Ro JY, Babaian R, et al. The prostatic capsule: Does it exist? Its importance in the staging and treatment of prostatic carcinoma. *Am J Surg Pathol* 1989;13:21–27.

[20] McNeal JE, Villers AA, Redwine EA, et al. Capsular penetration in prostate cancer: Significance for natural history and treatment. *Am J Surg Pathol* 1990;14:240–247.

[21] McNeal JE, Redwine EA, Freiha FS, et al. Zonal distribution of prostatic adenocarcinoma: Correlation with histologic patterns and direction of spread. *Am J Surg Pathol* 1988;12:897–906.

[22] Walsh PC. Radical retropubic prostatectomy with reduced morbidity: An anatomic approach. *NCI Monogr* 1988;7: 133–137.

[23] Tanagho EA, Smith DR. The anatomy and function of the bladder neck. *Br J Urol* 1966;38:54–71.

[24] Villers A, McNeal JE, Freiha FS, et al. Invasion of Denonvilliers' fascia in radical prostatectomy specimens. *J Urol* 1993;149:793–

798.

[25] Lepor H, Gregerman M, Crosby R, et al. Precise localization of the autonomic nerves from the pelvic plexus to the corpora cavernosa: A detailed anatomical study of the adult male pelvis. *J Urol* 1985;133:207–212.

[26] Villers A, McNeal JE, Redwine EA, et al. The role of perineural space invasion in the local spread of prostatic adenocarcinoma. *J Urol* 1989;142:763–768.

[27] Ostrowski ML, Wheeler TM. Paraganglia of the prostate. Location, frequency, and differentiation from prostatic adenocarcinoma. *Am J Surg Pathol* 1994;18:412–420.

[28] Catalona WJ, Dresner SM. Nerve-sparing radical prostatectomy: Extraprostatic tumor extension and preservation of erectile function. *J Urol* 1985;134:1149–1151.

[29] Eggleston JC, Walsh PC. Radical prostatectomy with preservation of sexual function: Pathological findings in the first 100 cases. *J Urol* 1985;134:1146–1148.

[30] Flocks RH. The arterial distribution within the prostate gland: its role in transurethral prostatic resection. *J Urol* 1937;37: 524–525.

[31] Clegg EV. The vascular arrangements within the human prostate gland. *Br J Urol* 1956;28:428–435.

[32] McNeal JE. Age-related changes in the prostatic epithelium associated with carcinoma. In: Griffiths K, Pierrepoint CG, eds. *Some Aspects of the Aetiology and Biochemistry of Prostatic Cancer*. Cardiff, Wales: Tenovus; 1970:23–32.

[33] McNeal JE. Aging and the prostate. In: Brocklehurst JC, ed. *Urology in the Elderly*. Edinburgh: Churchill Livingstone; 1984:193–202.

[34] Mao P, Angrist A. The fine structure of the basal cell of human prostate. *Lab Invest* 1966;15:1768–1782.

[35] Brawer MK, Peehl DM, Stamey TA, et al. Keratin immunoreactivity in the benign and neoplastic human prostate. *Cancer Res* 1985;45:3663–3667.

[36] Hedrick L, Epstein JI. Use of keratin 903 as an adjunct in the diagnosis of prostate carcinoma. *Am J Surg Pathol* 1989;13: 389–396.

[37] Weinstein MH, Signoretti S, Loda M. Diagnostic utility of immunohistochemical staining for p63, a sensitive marker of prostatic basal cells. *Mod Pathol* 2002;15:1302–1308.

[38] di Sant'Agnese PA. Neuroendocrine differentiation in prostatic carcinoma. *Cancer* 1995;75:1850–1859.

[39] Reese JH, McNeal JE, Redwine EA, et al. Differential distribution of pepsinogen II between the zones of the human prostate and the seminal vesicle. *J Urol* 1986;136:1148–1152.

[40] Reese JH, McNeal JE, Redwine EA, et al. Tissue type plasminogen activator as a marker for functional zones, within the human prostate gland. *Prostate* 1988;12:47–53.

[41] Gelmann EP, Bowen C, Bubendorf L. Expression of NKX3.1 in normal and malignant tissues. *Prostate* 2003;55:111–117.

[42] deVries CR, McNeal JE, Bensch K. The prostatic epithelial cell in dysplasia: An ultrastructural perspective. *Prostate* 1992;21:209–221.

[43] De Marzo AM, Platz EA, Epstein JI, et al. A working group classification of focal prostate atrophy lesions. *Am J Surg Pathol* 2006;30:1281–1291.

[44] Price H, McNeal JE, Stamey TA. Evolving patterns of tissue composition in benign prostatic hyperplasia as a function of specimen size. *Hum Pathol* 1990;21:578–585.

[45] Cleary KR, Choi HY, Ayala AG. Basal cell hyperplasia of the prostate. *Am J Clin Pathol* 1983;80:850–854.

[46] Milord RA, Kahane H, Epstein JI. Infarct of the prostate gland: Experience on needle biopsy specimens. *Am J Surg Pathol* 2000;24:1378–1384.

[47] Wobker SE, Khararjian A, Epstein JI. GATA3 positivity in benign radiated prostate glands: A potential diagnostic pitfall. *Am J Surg Pathol* 2017;41:557–563.

[48] Tian W, Dorn D, Wei S, et al. GATA3 expression in benign glands with radiation atypia: A diagnostic pitfall. *Histopathol* 2017;71:150–155.

[49] Haarer CF, Gopalan A, Tickoo SK, et al. Prostatic transition zone directed needle biopsies uncommonly sample clinically relevant transition zone tumors. *J Urol* 2009;182:1337–1341.

第36章　睾丸及其排泄系统

■ Muhammad T. Idrees / Thomas M. Ulbright 著　■李　旻译　■陈　健校

成人睾丸是由精索悬吊于阴囊内的成对器官（图36.1）。单个睾丸的平均重量为15～19g，右侧睾丸一般比左侧重10%[1]。站立位时，左侧睾丸稍低于右侧[2,3]。阴囊结构由外至内依次为：皮肤、肉膜肌、会阴浅筋膜（精索外筋膜）和睾丸鞘膜壁层（图36.2）。肉膜肌为非横纹型肌组织，与皮肤黏附紧密，但可在其下疏松的筋膜层上自由滑动。

1　支持结构

睾丸的支持性结构包括坚实的睾丸被膜（睾丸鞘膜），以及由被膜内侧面向睾丸实质内发出的纤维性间隔，后者将睾丸实质分隔为约250个小叶。睾丸纵隔（门部）位于睾丸后侧，无被膜覆盖，内含血管、淋巴管、神经和睾丸网的睾丸外部分。睾丸被膜由3层不同的结构组成：位于外侧的浆膜层（脏层鞘膜）、非常厚的胶原性白膜和内侧的血管膜。鞘膜由一层扁平间皮细胞和其下发育良好的基底膜构成。两层睾丸鞘膜围成鞘膜囊：脏层鞘膜覆盖睾丸和附睾头，然后在睾丸纵隔和附睾处向后、向上反折，形成壁层鞘膜，覆盖精索内筋膜。正常情况下，两层鞘膜之间的间隙内含有少量浆液。少数情况下，鞘膜表面的间皮可能出现移行细胞化生或鳞状化生。移行细胞化生表现为瓦尔沙骨氏细胞巢（Walthard细胞巢），后者更常见于输卵管浆膜层。白膜是一层胶原纤维层，内含成纤维细胞、肌细胞、肥大细胞和神经纤维。肌细胞主要集中于睾丸后部，可规律性收缩并导致睾丸内压力短暂性升高。血管膜为含有血管和淋巴管的疏松结缔组织，血管膜生长带动纤维性间隔长入睾丸实质，将后者分隔成小叶结构。血管膜是生殖细胞肿瘤侵犯淋巴血管的常见部位。随着年龄的增长，睾丸被膜的厚度发生显著性变化，出生时平均为300μm，年轻人为400～450μm，65岁之后为900～950μm[4]。

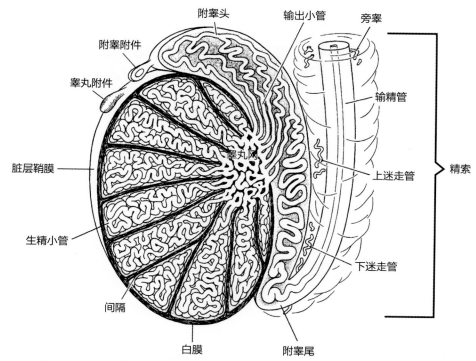

图 36.1　睾丸、附睾和部分输精管示意图

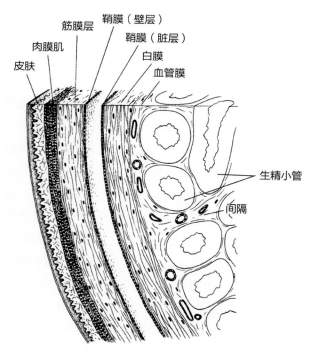

图 36.2　睾丸被膜和阴囊

2　生精小管

每个睾丸小叶含1~4条生精小管（图36.1）。生精小管是高度卷曲的闭合袢状结构，袢内管道之间有大量交通，但不形成盲端或分支。小管结构缺乏分支这个特点有助于鉴别小管内肿瘤与血管内肿瘤，因为血管常表现为分支状结构模式。生精小管汇入睾丸网的间隔部。每个睾丸内生精小管的总长度为299~981m，平均长540m[5]。年轻人生精小管的平均直径为180μm（±30μm）。睾丸开放活检标本中可能含有5个以上小叶和相应的间隔组织，不要将其中的间隔成分误认为灶性纤维化。生精小管内有不同分化阶段的生精细胞和支持细胞。每个小管都有明显的基底膜和薄层固有层（图36.3）。青春期时，相邻支持细胞形成紧密连接复合体，将小管分为基底室和近腔室。基底室（或精子发生龛）含精原细胞和前细线期精母细胞，近腔室含分化更成熟的细胞。原位生殖细胞肿瘤（曾被命名为未分类的管内生殖细胞肿瘤）发生于精子发生龛。

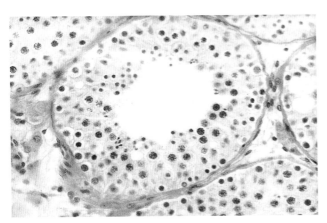

图 36.3　生精小管和间质的横切面。小管内可见不同分化阶段的生精细胞

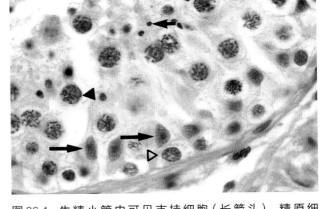

图 36.4　生精小管内可见支持细胞（长箭头）、精原细胞（△）、初级精母细胞（▲）和精子细胞（短箭头）

3　支持细胞

　　支持细胞具有重要功能，且在胎儿和成人睾丸内的功能有很大不同，这体现在成人和儿童支持细胞在增殖活性、细胞蛋白标志物和中间丝的性质方面均有差异。成人支持细胞无分裂活性。支持细胞是精子发生所必需的。研究发现，特异性敲除支持细胞的 Dicer（RNase Ⅲ 家族成员之一，是由微小非编码 RNA 生成的一种关键内切酶），会导致成年小鼠睾丸内缺乏所有类型的生殖细胞[6]。支持细胞的数量很重要，原因在于每个细胞只能营养有限数量的生殖细胞。决定成人睾丸支持细胞最终数量的重要因素包括遗传、激素和环境[7]。支持细胞为不规则的高柱状细胞，底部附着于其下的基底膜上，细胞质丰富，但相对不明显，细胞膜不清楚。支持细胞发出复杂的胞质突起围绕生精细胞，并持续改变自身形状，以适应所营养的生殖细胞的大小和形状变化。成人支持细胞的核为圆形或稍不规则，核膜皱褶，染色质分布均匀，含单个显著的圆形核仁（图 36.4，图 36.5）。胎儿及青春期前的支持细胞与之明显不同，表现为核卵圆形或长形，核膜光滑，核仁不明显。在正常成人生精小管的横切面中，约 10% 为支持细胞核，这些核位于小管的基底侧、精原细胞和前细线期精母细胞的腔面侧。细胞质内可能含有脂质空泡和（或）嗜酸性颗粒状碎片，这些物质多数是精子残体或退变后早期生精细胞的吞噬残余。vimentin 是成人支持细胞

的主要中间丝成分，而胚胎期支持细胞还含有 CK8 和 CK18[8-9]。CK 在胎盘期一过性表达，而恶性支持细胞瘤可同时表达 CK 和 vimentin[10-11]。支持细胞表达低分子量 CK 的情况还见于：成人睾丸中萎缩的小管[12]、含原位生殖细胞肿瘤的小管[13]、生殖细胞肿瘤患者对侧睾丸的小管，这些支持细胞的形态不成熟。后两种情况中的支持细胞异常可能属于睾丸发育不良综合征（testicular dysgenesis syndrome，TDS）的一部分[14]。与胎儿或青春期前支持细胞不同，成人支持细胞核表达雄激素受体，同时细胞质丢失表达抗米勒管激素（anti-müllerian hormone，AMH），AMH 表达于不成熟支持细胞[7,15]。支持细胞还分泌许多其他分子，可以通过免疫组织化学来检测，但部分结果不确定。这些分泌产物包括：抑制素（inhibin）/激活素、胰岛素样生长因子、血小板源性生长因子、

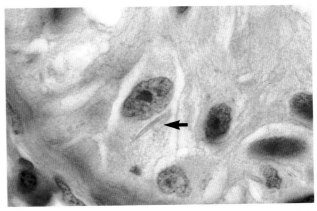

图 36.5　支持细胞核仁明显，核膜有轻微皱褶，细胞质内有 Charcot-Bottcher 结晶（箭头）。标本来自一位生殖细胞不发育的患者

转化生长因子、白介素 -1 和白介素 -6、神经微丝蛋白、WT1（核）及类固醇生成因子 -1（steroidogenic factor-1，SF-1，核）[16-20]。胎儿支持细胞的细胞质内有 CYP26B1 酶（一种 P450 酶），该酶来自中肾小管，参与分解维 A 酸（RA）。免疫组织化学研究显示，支持细胞表达抑制素、钙视网膜蛋白、WT1、S100、CD99、SOX9、抗米勒管激素及 vimentin。一些实验显示，不同标志物的表达存在差异[21-23]。RA 是引导胎儿生殖细胞进入减数分裂期的关键物质，因此，CYP26B1 是减数分裂的抑制物。男性 RA 水平降低，也可能导致雄性胚胎生殖细胞分裂停滞[24]。Charcot-Bottcher 结晶是成人支持细胞的胞质标志[25]，这是一种微丝束，主要位于细胞的基底部，超微结构观察显示最清晰，但偶可因体积非常大而在光镜下见到（图 36.5）。超微结构观察，这些丝状结构与 vimentin 阳性中间丝融合在一起，隐睾和唯支持细胞综合征时，支持细胞内的这两种成分均增多[13]。

青春期时，支持细胞形成细胞间连接复合体，将生精小管分为两个独立的部分：基底室和近腔室。基底室含不同时期的精原细胞和前细线期精母细胞，近腔室含初级、次级精母细胞和精子细胞。连接复合体构成真正的血睾屏障（blood–testis barrier，BTB）。当前细线期精母细胞从基底室向近腔室移动时，连接复合体分解，当其移入近腔室后，立即形成一个新的复合体。在新旧连接复合体之间有一个短暂存在的中间室，供前细线期精母细胞向近腔室移动时临时居住。这些过程使睾丸的 BTB 保持完整，这在免疫学屏障方面具有重要作用[26-27]。在 BTB 形成的同时，支持细胞与基底膜之间形成半桥粒样连接，并与发育中的生精细胞之间形成多种连接，包括桥粒样连接、黏着连接和胞质外特化区（一种与肌动蛋白相关的细胞间连接）。在成熟的生精细胞向管腔移动的过程中，支持细胞和生精细胞进行连接，并不断发生组装和解离[28]。促进生殖细胞由基底室向近腔室移动的机制尚不清楚。

4　生殖细胞

生殖细胞起源于近端外胚层的一个细胞亚群。这些原始细胞迁入位于尿囊底部的胚外组织、靠近发育中的后肠，然后穿过后肠系膜，到达性腺嵴。生殖细胞迁移路线的偏移可能是异常部位生殖细胞肿瘤的起源（图 36.6），但也可能存在另一种可能性，至少部分性腺外生殖细胞肿瘤起源于干细胞。决定生殖细胞命运的不是自身染色体的构成，而是所处环境。如果发育中的性腺定向发育为睾丸，则生殖细胞将发育为精原细胞，而如果定向发育为卵巢，则生殖细胞将发育为卵母细胞[29]。生殖细胞是成人生精小管中的主要细胞成分（图 36.3，图 36.4）。包括精原细胞增殖在内的精子发生过程历时约 74 天，没有证据显示此过程的长短会受年龄或病理状态的影响[30]。在此过程中，生精细胞的形态会发生显著变化，如图 36.7 所示。

成人睾丸中，未分化的精原细胞位于基底室，核呈卵圆形或圆形，可有 1~2 个容易识别的核仁（与切面有关）（图 36.8）。核旁区细胞质内可见 Lubarsch 结晶，电镜观察时更容易见到，表现为核糖体样颗粒，由平行排列的原纤维混合构成，长度可达 3μm，厚 80~100Å[31]。Lubarsch 结晶也可见于初级精母细胞，类似于支持细胞中的 Charcot-Bottcher 结晶[32]。采用特殊固定液固定（如 Zenker- 福尔马林固定液）精原细胞时，精原细胞核的染色质呈现不同着色模式，并可据此将其分为 A$_{暗}$细胞和 A$_{明}$细胞。应该指出的是，使用普通固定液时（如 Bouin 固定液），这种染色质着色模式的差别变得不明显，而是表现为所有精原细胞的核染色质均呈团块状着色，因此不能区分两种类型[33]。A$_{暗}$细胞被认为是真正的精原干细胞（SCC）或储备细胞，有丝分裂活性非常低。啮齿类动物的未分化精原细胞可分为 3 种，分别为 A$_{单个}$、A$_{成对}$和 A$_{线型}$，这是一种识别不同干细胞、祖细胞和

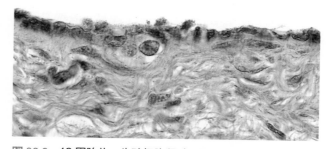

图 36.6　16 周胎儿，生殖细胞紧贴于鞘膜间皮细胞下方

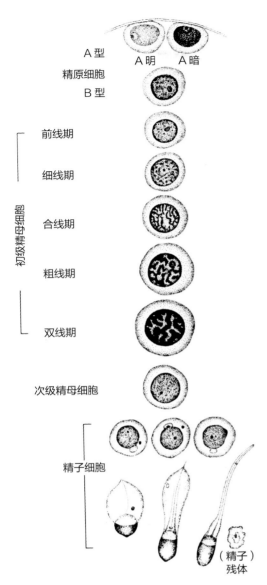

图 36.7　精子发生的步骤

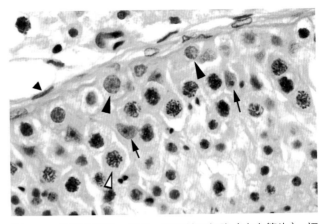

图 36.8　生精小管的一部分，可见精原细胞（实心箭头）、初级精母细胞（空心箭头）、支持细胞（箭头）和固有层中的纤维肌细胞（实心三角）。右下方的小细胞主要是次级精母细胞和早期精子细胞

分化中精原细胞的方法，但尚不清楚是否可用于灵长类动物的研究。

　　分化更低的 A 型精原细胞表达 OCT3/4、GFRA1、PLZF、CDF1（E-cadherin）、ID4、RET 和 NEUROG3。CD117（KIT）最先表达于 A 型精原细胞后期[34-40]。可在不同分化阶段表达的其他标志物包括 SOX3、STRA8、SOHLH1 和 SOHLH2[41]。但大部分实验数据均来自小鼠，人类的相关研究甚少。这些祖细胞位于所谓的 SSC 龛内。由于没有明确的 SCC 标记物，因此睾丸内的 SCC 龛缺乏准确定义，但已确定其与生精小管基底膜、睾丸间质细胞和间质血管关系密切[42]。一些 SSC 进入精子发生过程，这些细胞进一

步分化，并与所有子代细胞间仍保留狭窄的细胞间桥接，桥接的存在使得所有相互连接的细胞可以同时成熟。有趣的是，精原细胞瘤和原位生殖细胞肿瘤中缺乏这种连接，但偶可见于精母细胞肿瘤（即以前的精母细胞性精原细胞瘤）[43]。

　　A明型精原细胞的分化模式尚不明确。其中一些增殖并产生更多的 A明型精原细胞，而另一些产生 B 型精原细胞，后者很快转化为前细线期初级精母细胞。在人类中，每一对原始的 A明型精原细胞可以产生 8 个前细线期精母细胞[30]。随后，前细线期精母细胞移入近腔室，开始第一次减数分裂。这些互相连接的细胞是怎样从一个小室移动到另一个小室的，目前仍不清楚。

　　早期的精子发生研究中，依据形态学变化，人为的将生精上皮循环分为 6 个阶段，但几乎不可能从光镜水平来进行区分，导致形态学水平识别困难的原因包括标本保存差、生精上皮循环中的生精细胞随机分布、小管任意切面中均见到多个阶段的生精细胞。最近的高分辨率光学显微镜研究表明，一些新发现的生精细胞特征可能与这 6 个阶段相对应[44]。

　　初级精母细胞依据核染色质模式来分类[33-44]。初级精母细胞的独有特征是核内含双倍 DNA，这是由于每条染色体均复制形成一对染色单体，准备进行第一次减数分裂。细线期初级精母细胞的特征是染色质模式变为细串珠样的线状排列。合线期精母细胞的染

色质丝呈均匀的粗颗粒状，并有在核内呈离心性聚积
的倾向。粗线期和双线期精母细胞最容易识别，原因
在于这两种细胞体积大、核明显、染色质丝粗短（图
36.8）。初级精母细胞期为24天[45]。在这个相对持
续时间较长的配子形成期后，第一次减数分裂发生，
次级精母细胞形成。

次级精母细胞的存在时间极短，在生精小管横切
面中所占比例极少。次级精母细胞的核明显小于初级
精母细胞，染色质细颗粒状，染色体为单倍型，但因
成对染色单体的存在，染色质的数量为双倍体型。这
些细胞位于小管近腔缘，形态与极早期的精子细胞仅
有细微差别（图36.4，图36.8）。次级精母细胞发生
第二次减数分裂，产生精子细胞。根据精子的形态学
表现，特别是核和胞体的形状，以及顶体的发育，可
将其分为多种类型。Heller和Clermont的6型分类
法最常用，分为Sa、Sb1、Sb2、Sc、Sd1和Sd2[46]。
较早期的精子细胞核圆形，类似于次级精母细胞，
但染色体为单倍体型，DNA含量仅为正常细胞的一
半（图36.7，图36.8）。晚期精子细胞的特征是核变
为卵圆形，然后拉长，染色质显著浓缩。同时，多余
的细胞质被精子细胞丢弃，然后被支持细胞吞噬。之
后，支持细胞-生殖细胞间的连接被去除，连接早期
生殖细胞的细胞间桥被溶解，失去连接的精子细胞进
入管腔。异常脱落的不成熟生殖细胞常伴有持续存在
的细胞间连接，可见于精索静脉曲张或其他疾病患
者，提示支持细胞对精子成熟过程的调节失败。精子
成熟失败可表现为精液内出现多头精子。开放活检可
导致精子细胞人为脱落，需要与这种病理性脱落鉴别
（图36.9）。

生精细胞的成熟过程沿生精小管以有序的、非随
机的方式进行。在生精小管的任一点，均可发现相
邻而发育水平不同的生精细胞群。Clermont[33]观察发
现，大鼠睾丸中存在14种细胞相邻模式，而人类睾
丸为6种。从单个小管横切面观察，大鼠仅见1种
细胞相邻模式，而人类有2~4种[30]。临床实践中应
该认识到，人类生精小管的任何切面都不可能见到所
有分化阶段的生精细胞。小管横切面的某一部分可能
见到成熟的精子和晚期精子细胞，而对侧壁可能只
发育到早期精子细胞阶段（图36.3）。很多年前人们

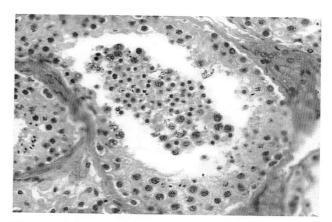

图36.9　生精小管，人为导致的生殖细胞成分脱入管腔

已经认识到，并不是所有的精原细胞均会分化成熟为
精子，这些前体细胞的凋亡和退化在生精小管内规律
出现[47]，这是正常的生理过程，不能误认为成熟停
滞。生精细胞分为精原细胞、初级精母细胞、次级精
母细胞和精子，采用标准固定液（如福尔马林/Bouin
固定液）和染色方法时容易识别，病理医师应该具备
这样的能力。

现已有量化评估生精细胞成熟度及精子发生与精
液内精子密度之间关系的详细方法[48-51]。一项研究提
出的半定量分析内容包括组织学特征的一致性（或者
缺乏一致性）、小管直径、有无管腔、支持细胞成熟
度、有无生精细胞成分、精子发生过少的程度、生殖
细胞成熟停滞及停滞所处阶段。作者强调，即使仅少
量小管内可见晚期精子细胞，也应排除"生精细胞停
滞"的诊断[52]。

外科病理医师可采用两种相对简单的方法。第
一种方法[53]是计数至少30个小管横切面，并评估生
精细胞与支持细胞的比值。年轻健康男性的比值约为
13∶1。正常情况下，单个小管横切面中有10~12个
支持细胞，约半数生精细胞处于精子细胞阶段。据推
测，整个成人阶段，支持细胞的数量保持稳定，因此
采用这种方法来评估精子发生过少或成熟停滞是非常
合理的。第二种方法是计数每个小管横切面中精子细
胞的平均值[54]。只计数较成熟的精子细胞（核卵圆
形或长形、染色质致密），最少应统计20个小管横
切面。该项指标与精液内精子计数结果的相关性非常
好。当精子细胞/小管横切面平均值为45时，对应
的精液内精子计数为85×10^6/ml，平均值为40、20、

或 6 ~ 10 时，对应的精子计数分别为 $45 \times 10^6/ml$、$10 \times 10^6/ml$ 或 $3 \times 10^6/ml$。

5　间质

睾丸间质占睾丸体积的 25% ~ 30%，可大致分为间质区和管周区域。间质内复杂的细胞及分子间相互作用，为 SSC 的阶段性分化提供了适宜环境，确保精子发生及形成。小管内外的细胞，包括间质细胞和管周细胞，辅助调节 SSC 分化，对维持及提高男性生育能力十分关键[55]。固有层（小管膜）是围绕每个生精小管的鞘状结构，分为两层，内层为基底膜，其外是由多层梭形细胞（管周肌样细胞）构成的薄层结构，内混有 I 型胶原和弹性纤维（图 36.8），该层的最外侧细胞表达 vimentin、calponin、CD34 和肌动蛋白，内侧细胞还表达 desmin，提示具有纤维肌细胞的特征[56]。除了提供结构支撑，这些细胞还会收缩，挤压生精小管，使其内的精子进入睾丸网。成人和胎儿睾丸的这些细胞核内均含有雄激素受体[15]。雄激素受体与其他分泌分子协同，在成人和胎儿支持细胞功能的调节中发挥重要作用[57-58]。越来越多的证据提示，管周肌样细胞通过雄激素和胶质细胞源性神经营养因子信号途径来促进 SSC 自我更新[59-60]。

基板（或基底膜）内含 IV 型胶原、层粘连蛋白、纤连蛋白、巢蛋白和硫酸乙酰肝素蛋白多糖。基底膜对于支持细胞的功能十分重要，与后者的基底部连接。基底膜还可影响睾丸间质细胞的增生和睾酮的产生[61]。间质区内含有睾丸间质细胞、血管、淋巴管、神经、肥大细胞和巨噬细胞。巨噬细胞常与睾丸间质细胞关系密切[62]，两者间形成复杂的细胞间连接。巨噬细胞释放的细胞因子（如肿瘤坏死因子 α）和活性氧可影响睾丸间质细胞的类固醇激素生成[63]，也可能影响管周肌样细胞的功能。有人提出，这些细胞因子可通过 CSF1 和 RA 途径直接作用于 SSC[64]。肥大细胞也被认为对这些结构有影响[57]。弹性纤维最早在青春期时出现于固有层的最外层[65]。克氏综合征患者中，硬化小管固有层的弹性纤维显著缺乏，而其他原因引起的青春期后硬化患者中，固有层内有丰富的弹性纤维[66]。

因原发性睾丸衰竭而导致的少精症或无精症患者，其固有层内常可见到不含细胞成分的嗜酸性物质，后者由增多的胶原纤维、弹性纤维和基底膜样物质混合构成[51]。低促性腺激素性性腺功能减退症患者的管周组织发育不良，仅有 1 ~ 2 层肌样细胞和少量胶原纤维。相反，成人隐睾症患者的一些小管固有层内含有大量胶原纤维。

6　睾丸间质细胞

成人睾丸间质细胞是睾丸雄激素和胰岛素样因子 3（INSL3）的来源，睾丸间质细胞很少发生有丝分裂[67-68]。睾丸间质细胞单个或成簇分布于睾丸间质内，一些紧邻毛细血管，另一些位于管周纤维肌细胞附近（图 36.10）。其他一些部位也可见到睾丸间质细胞，包括硬化性生精小管的腔内、白膜、附睾、精索和睾丸纵隔内[69]。睾丸间质细胞常紧邻神经纤维，有时在神经附近形成大的细胞簇（图 36.11），但更常见的是随机分布在神经纤维之间[66,70]。胎儿睾丸间质细胞的分布与成人相同。睾丸间质细胞的核为单个、圆形、泡状，有 1 ~ 2 个偏位核仁，偶见双核细胞。核可呈毛玻璃样（图 36.12）。细胞质丰富，强嗜酸性。细胞质内脂质小滴和脂褐素最早出现于青春期，以后随年龄增长而增多。脂质极为丰富的细胞可类似异位肾上腺细胞。偶见相似表现的细胞簇出现在睾丸网附近，称为"结节性类固醇细胞巢"[71]。这

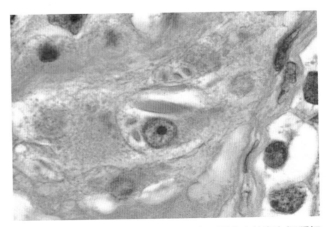

图 36.10　睾丸间质内的睾丸间质细胞。图中央的睾丸间质细胞的细胞质内可见特征性的嗜酸性 Reinke 结晶和丰富的脂褐素。右侧为小管周纤维肌细胞

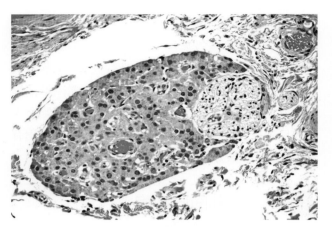

图 36.11　睾丸门部，睾丸间质细胞与神经关系密切

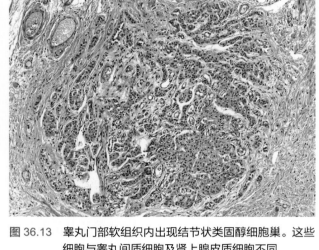

图 36.13　睾丸门部软组织内出现结节状类固醇细胞巢。这些细胞与睾丸间质细胞及肾上腺皮质细胞不同

些细胞巢没有被膜，细胞排列成窦状和小梁状结构。这些细胞为类固醇生成细胞，形态类似睾丸间质细胞（但缺乏 Reinke 结晶），还具有与肾上腺皮质细胞相似的特征，但不具有肾上腺皮质细胞巢常见的致密排列和分区结构。（异位的）肾上腺皮质细胞巢多见于精索，而不是睾丸门部（图 36.13）。

　　Reinke 结晶具有特征性，但仅在青春期后出现（图 36.10）。正常睾丸内 Reinke 结晶的数量多少不等，睾丸间质细胞瘤中常见不到或很难发现（出现于约 30% 的病例中）（图 36.14）。Reinke 结晶常伴有胞质内球状嗜酸性物质，后者被认为是 Reinke 结晶的前体（图 36.15）。Reinke 结晶的性质不明，推测可能是睾丸间质细胞的一种蛋白产物[72]。Reinke 结

晶 PAS 染色阳性，三色染色为红色，不表达肌动蛋白、vimentin 和 desmin（图 36.16）。

　　黄体生成素与细胞表面的黄体生长素受体相互作用，刺激睾丸间质细胞分泌睾酮。该过程通过上调表达 17-β- 羟类固醇脱氢酶（一种类固醇生成酶）来完成。睾酮可与雄激素受体相互作用而发挥局部效应，也可通过与雄激素结合蛋白（ardrogen binding protein，ABP）结合，从而升高生精小管和附睾内的睾酮水平[73]。雄激素受体表达于支持细胞、管周肌样细胞、睾丸间质细胞和精子细胞。在成人睾丸中，睾酮还可通过其他方式发挥作用，包括间接参与支持细胞调节的附着过程，以及通过管周肌样细胞所分泌的因子[74-75]。

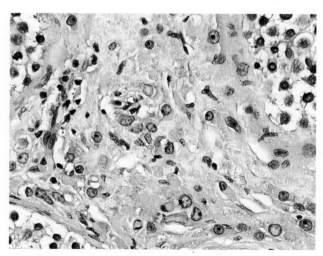

图 36.12　睾丸间质细胞核呈毛玻璃样

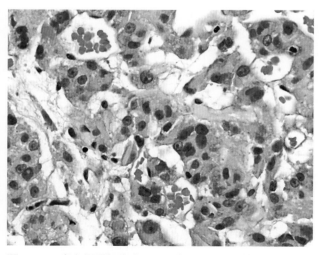

图 36.14　睾丸间质细胞瘤，可见大量 Reinke 结晶

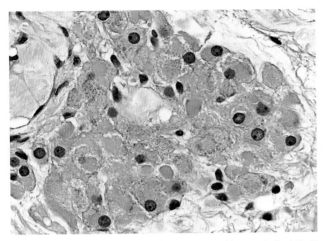

图 36.15 睾丸间质细胞瘤，可见 Reinke 结晶和胞内球状嗜酸性物质，并可见大量脂褐素

睾丸间质细胞的定量很困难。Heller 等[76]采用的方法是计算睾丸间质细胞与支持细胞的比值，结果发现正常值为 0.39（0.19～0.72）。作者同时发现，单个成人生精小管横切面中，支持细胞的平均数量为 10.13±0.6。他们假设在成人睾丸中支持细胞的数量恒定，此观点已被证实[77]。因此，正常成人睾丸中，每个小管横切面对应 4～5 个睾丸间质细胞。每个生精小管横切面对应的睾丸间质细胞平均数被定义为"睾丸间质细胞指数"。在少精症及无精症人群中，睾丸间质细胞指数均显著高于正常人，该现象提示在不育睾丸中存在睾丸间质细胞增生[78]。睾丸间质细胞微结节 / 增生在精子发育不良及 TDS 患者中常见，并与睾酮和 LH 的比值下降相关[79-80]。

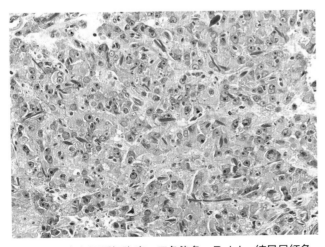

图 36.16 睾丸间质细胞瘤，三色染色，Reinke 结晶呈红色

Vimentin 是睾丸间质细胞最主要的中间丝，但在睾丸间质细胞和支持细胞中也发现了肌动蛋白丝和神经微丝三联体蛋白[17]。睾丸间质细胞强阳性表达 α- 抑制素和 calretinin。calretinin 还表达于间皮细胞及睾丸网细胞，但不表达于支持细胞[81]。INSL3 是胎儿和成人功能性睾丸间质细胞的特异性标志物[82]。睾丸间质细胞还表达 S-100、GFAP、Syn、CgA/B、CD99、melan A、CSF-1 和 NSE，这样的表达谱表明睾丸间质细胞具有神经内分泌功能[83-85]。睾丸间质细胞表达 GFAP，提示具有与中枢神经系统星形细胞相似的作用（诱导和维持睾丸毛细血管的屏障特征）[86]。睾丸间质细胞的一个亚群强阳性表达神经上皮干细胞蛋白（一种主要见于神经和肌祖细胞的中间丝）[87]。毫无疑问，上述免疫表型提示睾丸间质细胞具有旁分泌功能，可对支持细胞、内皮细胞、管周细胞、巨噬细胞和神经发挥作用。

7 血供

睾丸的血供主要来自精索内（睾丸）动脉，小部分来自输精管动脉（膀胱下动脉的一条分支）和提睾肌动脉（腹壁下动脉的一条分支）[88]。睾丸动脉在进入睾丸之前，与这两条动脉规则吻合[89]。睾丸动脉和输精管动脉在实质内的分支间也可能存在少量吻合。睾丸动脉在肾动脉起始处稍下方从腹主动脉发出，高度卷曲，相对其直径而言，睾丸动脉非常长。睾丸动脉在进入睾丸时，脉压较低[90]。睾丸动脉可与蔓状静脉丛进行热对流交换，因此具有调节睾丸温度的重要功能。这种血管间的热交换和通过薄层阴囊的热丢失，使睾丸温度维持在比体温低 2～3℃的水平。睾丸动脉从睾丸后方进入血管膜，然后向下极走行，之后反折，沿前表面上行，发出向心性分支进入间隔，然后到达睾丸纵隔，并在此形成致密的血管簇。这些向心性动脉分支仅少部分进入睾丸小叶。睾丸纵隔内的这些小的动脉节段称为"返动脉"，以离心性方式进入睾丸实质，然后分支形成微动脉和毛细血管。每条返动脉仅供应一个小叶[91]。静脉向心性走向睾丸纵隔或离心性走向被膜，最后吻合形成睾丸静脉的蔓状静脉丛。精索静脉曲张患者的睾丸活检常见显著的动、静脉管壁硬化[92]，尚不清楚这种血管改变对生精小管功能的影响。

青春期时，睾丸内微血管系统广泛发育，最明显的特征是动脉显著卷曲和管周毛细血管网扩大。与身体其他部位的毛细血管不同，睾丸毛细血管壁的基底膜非常明显，其外有不完整的周细胞层[93]。

毛细血管网围绕睾丸间质细胞和生精小管形成高度结构化的排列。毛细血管从微动脉发出后，首先与睾丸间质细胞交织在一起（动脉侧睾丸间质细胞间毛细血管），然后进入生精小管的固有层（壁内毛细血管），随后又返回间质，重新被睾丸间质细胞围绕（静脉侧睾丸间质细胞间毛细血管）。在固有层内走行过程中的某一点，毛细血管基底膜与生精小管基底膜紧密接触，该点是睾丸毛细血管唯一有明确窗孔的位置[94]，窗孔的存在使得微血管系统与生精小管之间可以进行多种物质交换。睾丸毛细血管与脑组织中的毛细血管有一些相似之处，具有某种类型的生物屏障。这两个部位的毛细血管床均有高密度的GLUT-1亚型葡萄糖载体，并表达 P 糖蛋白。与神经组织的毛细血管床不同，睾丸毛细血管可见局灶性窗孔[86]。血管及血管周细胞对睾丸干细胞的发育和定位具有重要作用[95]。睾丸间质细胞和支持细胞分泌的 VEGFA 对于内皮的增殖、存活、渗透性及迁移至关重要，对胎儿发育过程中的睾丸特异性血管重塑型也有重要作用[96]。

睾丸中淋巴管的分布具有明显的种属差异[97]。人类睾丸中，仅间质内有少量淋巴管，没有管周淋巴管网。淋巴管进入间隔，再到被膜或睾丸纵隔，之后汇聚到睾丸后侧，在此与附睾淋巴管吻合，经精索引流至腹膜后淋巴结。

8 胎儿和青春期前睾丸

胎儿睾丸最早于妊娠 7~8 周可被识别，睾丸的形成主要受 Y 染色体上的 *SRY* 基因影响。体腔表面的原始细胞可以向支持细胞或颗粒细胞转化，该细胞在 *SRY* 基因的作用下向支持细胞转化。支持细胞簇开始形成可识别的细胞索，生殖细胞迁入此细胞索内。妊娠第 3 周，尿囊底部附近的卵黄囊后壁中的胚外上胚层细胞衍化出生殖细胞[98]。随后，这些原始生殖细胞迁入发育中的后肠，并在妊娠第 4~5 周时穿过背侧肠系膜根部到达性腺嵴，此时改称生殖母细胞。KIT 和干细胞因子（SCF）的相互作用是完成此迁移过程的关键因素[99]。生殖母细胞在到达性腺嵴时数量增至 1000 个，在妊娠第 9 周时可多达到 3 万个[100]。这些细胞的绝大部分只能单向发育成精子，小部分可以保持多能性，经培养可具有成为胚胎性生殖细胞前体的潜能[101]。

妊娠早期，生殖母细胞具有很高的有丝分裂活性，核圆形，单个明显的核仁，细胞质相对较少。生殖母细胞主要位于无腔的生精小管基底部和基底上部，周围有不成熟的支持细胞（图 36.17，图 36.18）。在宫内发育的后半段时期，以及出生后前 6 个月内，生殖母细胞经历一个成熟过程，进入分裂停滞期。出生后早期阶段仍可能存在一些 Ki-67 阳性细胞。分裂停滞期的细胞变大，细胞质更丰富，染色质更粗糙，称为初级精原细胞（图 36.19）。应该注意的是，大约在妊娠 20 周后，就可能出现不同成熟阶段的生殖母细胞和初级精原细胞。这些处于成熟过程中的生殖母细胞称为"原精原细胞"[102]、"胎儿精原细胞"[103]、"中间细胞"或"前精原细胞"[104]。在出生后 6 个月内，实际上所有的生殖细胞都是精原细胞。成熟过程的第一步是从胎儿干细胞池到成人干细胞池的转变，非常重要，TDS 患者的该步骤有缺陷，以后易发展为生殖细胞肿瘤[105]。胎儿出生时，每个小管横切面平均有 2~4 个生殖细胞。1~4 岁时平均为 1~2 个，生

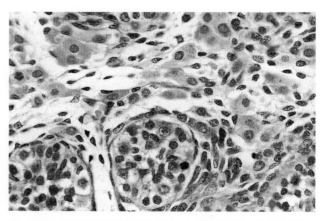

图 36.17　妊娠 20 周的胎儿睾丸，间质中有许多睾丸间质细胞

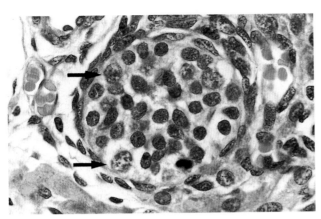

图 36.18　与图 36.17 所示为同一睾丸。注意核分裂象，可能是支持细胞。大细胞（箭头）是未分化的生殖细胞。其余细胞是未成熟的支持细胞

图 36.20　双侧隐睾症，13 岁男孩。间质中缺乏成熟的睾丸间质细胞。小管无明确管腔。支持细胞不成熟，生殖细胞罕见

殖细胞数量倍增出现于 5～8 岁[106]。

　　在青春期早期，会反复出现不完全的精子发生过程，直到青春期末才会出现规律的完全成熟过程[107]。数项研究证实，在青春期前，睾丸未降至阴囊，生殖细胞数量明显减少（图 36.20），异位睾丸组织中生殖细胞减少的程度低于预期[31,108]。早期原始生殖细胞在迁移过程中经历明显的表观遗传重排，包括广泛的 DNA 去甲基化、组蛋白修饰、RNA 相关基因表达沉默和亲代印迹基因去除，女性的生殖母细胞还会发生失活 X 染色体的再激活。在随后的配子发生阶段，以性别特异性模式异时性发生表观遗传基因再甲基化和印迹基因重建。人类重获得印迹的确切时间仍未明晰，男性大概发生在减数分裂开始前。但其他表观遗传基因重排可能在精子细胞释放入附睾

时发生[109-111]。在许多源自生殖母细胞的生殖细胞瘤中，也有去甲基化和印迹丢失现象[112]。低生育能力的患者精子中也存在表观遗传错误[113]。原始生殖细胞和生殖母细胞具有大量标志物，可用于识别自身和源自这些细胞的生殖细胞肿瘤，这些标志物包括表达于细胞膜的胎盘碱性磷酸酶（placental alkaline phosphatase，PLAP）和 CD117（KIT），以及表达于细胞核的标志物 OCT3/4、NANOG、SALL4、SOX2，SOX17、MAGE-A4 和 VASA。PLAP 是最早应用于识别早期迁移性原始生殖细胞的标志物之一。妊娠早期的生殖细胞阳性表达 PLAP，但到 19 周左右，仅部分细胞保持阳性。近年来，多已采用 CD117、NANOG 和 OCT3/4 来代替 PLAP 作为生殖母细胞的标记。CD117 是 SCF 配体的酪氨酸激酶受体，表达于生殖母细胞的细胞膜及细胞质。SCF 通常表达于支持细胞。CD117 出现于早期迁移中的生殖细胞，比其他标志物持续的时间稍长。但采用传统免疫学组织检查方法在成人睾丸内不易检测到 CD117，更敏感的新技术可提高其检出率[114]。

　　OCT3/4（也称 POU5F1）、SALL4 和 NANOG（一种同源框结构域蛋白，调节自我更新）的表达模式一致，均定位于细胞核，原始生殖细胞和生殖母细胞均阳性表达。在受精后第 7 周，NANOG 或 OCT3/4 阳性细胞数量是 CD117 阳性生殖细胞的两倍，第 8～10 周，这些标志物阳性的细胞数大致相等（图 36.21），到第 15 周，CD117 阳性细胞比 OCT3/4 或 NANOG

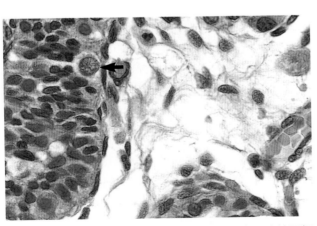

图 36.19　11 个月的婴儿的睾丸。紧邻基底膜有一个精原细胞（箭头）。间质含未分化的梭形细胞

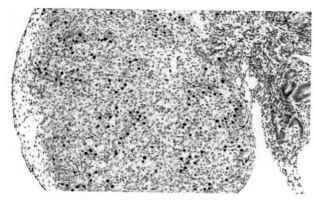

图 36.21　妊娠 10 周的胎儿睾丸。生殖母细胞表达 OCT3/4。此期的 CD117（KIT）阳性模式与之相同

阳性细胞多 16 倍。出生时，仅有少许 OCT3/4 或 NANOG 阳性细胞[100]。出生后第 4 周左右，NANOG 阳性细胞消失，但在出生后 6 个月时，仍能找到极少量 OCT3/4 阳性细胞[115]。在出生 12 个月后，没有表达 OCT3/4 的生殖细胞。有证据显示，在精子发生龛内，生殖母细胞 OCT3/4 表达转换失败导致了睾丸特异性 Y 编码蛋白的共表达。该共表达及支持细胞 KIT 配体（SCF）的表达，可诱导未成熟（延迟成熟的）生殖母细胞向原位生殖细胞肿瘤转化[116-120]。出生 12 个月之后仍表达 OCT3/4 被认为是成熟停滞，并有发展成生殖细胞肿瘤的倾向（图 36.22）。

VASA 和 MAGE-A4 表达于更为成熟的生殖母细胞和初级精原细胞。一些生殖母细胞同时表达 MAGE-A4 和 CD117[104]，一些 VASA 与 OCT3/4 共表

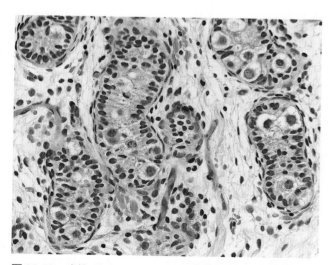

图 36.22　成熟延迟，OCT3/4 阳性的非典型生殖细胞出现于小管内

达[121]。正常生殖母细胞不表达 CD30，此抗体可用于鉴别精原细胞瘤（阴性）和胚胎性癌（阳性）[122]。在出生之后、分裂停滞之前，生殖母细胞和精原细胞的核强阳性表达 Ki-67，这与其分裂活性相对应。

免疫组织化学染色对于睾丸生殖细胞肿瘤的诊断非常有用。精原细胞瘤表达 PLAP、c-kit（CD117）、OCT3/4 和 D2-40。OCT3/4 在精原细胞瘤及胚胎癌中均阳性。但 CD30 仅在胚胎癌中表达，此特征有助于诊断。卵黄囊瘤有一些敏感且相对特异的标记物，包括 AFP、磷脂酰肌醇蛋白聚糖 -3、ZBTB16 和 CDX2。绒毛膜癌的标志物包括合体滋养细胞表达人绒毛膜促性腺激素、人胎盘催乳素、inhibin、磷脂酰肌醇蛋白聚糖 -3，细胞滋养细胞表达 GDF3、p63 和 GATA3。SALL4 是一种敏感的广谱生殖细胞标志物，但特异性稍差。多种生殖细胞肿瘤可不同程度表达 CK，在判读时需要谨慎[123-125]。

睾丸间质细胞的发育被描述为三相模式，第一相出现于妊娠第 7 周，并于第 14 ~ 20 周达到峰值。这些最早期的睾丸间质细胞为梭形，随后，逐渐被形态更典型的细胞取代，后者表现为核圆形，细胞质丰富，嗜酸性。到 20 周左右，间质内充满大量发育良好的睾丸间质细胞（图 36.12），之后逐渐退化，在出生时仅残留少量可识别的细胞。第一相睾丸间质细胞的起源未明[126]，可能包括微血管周细胞、毗邻中肾的上皮成分、体腔上皮或甚至神经嵴细胞。有确凿证据显示，肾上腺生殖器原基是所有泌尿生殖系统的类固醇细胞的共同起源[127]。这些细胞在胎儿晚期退化的机制尚未明确[128]。第二相睾丸间质细胞出现于出生后 2 ~ 3 个月（即所谓的小青春期，mini-puberty）时，相当于下丘脑 / 垂体 / 性腺轴活化的时间[129]。尚不清楚第二相细胞的起源是否与第一相相同，或来自于独立的间充质前体细胞[130]。第二相细胞群由 3 种表现的细胞混合组成，第一种是具有成熟表现的睾丸间质细胞，第二种细胞小，核圆形，有单个清楚的核仁，但没有成熟细胞所具有的嗜酸性细胞质，第三种细胞为小梭形细胞。第二相细胞的活性终止于出生后 6 个月左右，之后仅残留一些不成熟梭形细胞（图 36.14），直至青春期前，第三相睾丸间质细胞开始出现。

支持细胞是最早期胎儿睾丸内可识别的第一种细胞，其关键作用包括影响睾丸间质细胞的分化、抑制生殖母细胞进入减数分裂及产生 AMH[7]。传统观点认为支持细胞来自增厚的体腔上皮，但也有一项研究认为，支持细胞与睾丸间质细胞一样，也可能来自生类固醇祖细胞[127]。胎儿支持细胞数量远远超过生殖细胞，两者比值为 7∶1[131]，在这个时期内，支持细胞进行活跃的有丝分裂。胎儿早期支持细胞的核呈椭圆形，随后圆形及卵圆形核混合出现，并保持到青春期。它们与成人支持细胞形成强烈对比，后者的核不规则，核膜高度皱褶。胎儿和婴儿支持细胞的核仁不明显，而成人的细胞核仁明显。

α-Inhibin 和 vimentin 是成熟及不成熟支持细胞的可靠标志物（虽然不特异）。从妊娠第 7 周直到青春期，支持细胞内含 AMH，但成熟细胞内 AMH 消失。妊娠前 20 周，细胞内含 CK18，但之后完全消失，这很有意思，因为 TDS 患者的部分支持细胞也含有 CK18。雄激素受体仅表达于青春期和成人支持细胞[7,132]。

支持细胞结节或管状聚集常见于隐睾内，但也可见于下降后的睾丸（图 36.23）。结节内的不成熟支持细胞排列成小管样巢状结构，缺乏包膜，周边有显著的透明变性基底膜，结节中央也可见基底膜样物质沉积。结节内常见到板层状微结晶，偶可见精原细胞。这是一种增生性改变，细胞表达 AMH 和 SOX9，仅灶性表达 CK18，不同程度表达雄激素受体[132-133]。

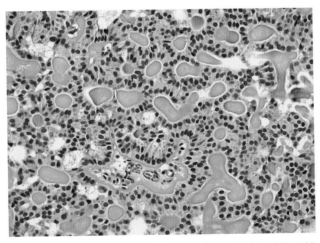

图 36.23　支持细胞结节（或管状汇集）。小管由不成熟支持细胞组成，缺乏生殖细胞，并有明显的基底膜沉积

胎儿支持细胞分裂活跃，出生后的前几个月内数量持续增加。在新生儿增殖期之后，支持细胞群保持相对稳定，直至青春期，其数量再次增加。青春期末，支持细胞分裂不再活跃，此后一直保持这种不活跃状态。体视学研究结果显示，支持细胞总量在妊娠末期为 2.6 亿，在出生后 3 个月至 10 岁为 15 亿，在成年时为 37 亿[134]。出生后第 1 年内，睾丸大小增加 6 倍，这主要是由于支持细胞增生和生精小管显著延长（而非直径增大）[107]。妊娠 20 周胎儿睾丸中，每个小管横切面的支持细胞平均为 30 个，出生后第 4 个月增至 42 个，13 岁时减至 26 个，成年时为 12 ~ 15 个[31,135]。青春期时，支持细胞体积增大 5 倍，同时，细胞质内开始出现 Charcot-Böttcher 结晶。妊娠 20 周的胎儿生精小管直径为 45 ~ 50μm，由支持细胞和生殖细胞以 7∶1 的比例填充，管腔不明显[135]。出生之后，管腔直径缓慢增大，青春期前达 64μm（43 ~ 70μm），此时管腔开始出现[131]。

9　老化睾丸

随着年龄增长，睾丸体积逐渐进行性缩小。20 ~ 30 岁男性睾丸的体积为 16.5cm³，而 80 ~ 90 岁时减至 14cm³[136]。组织学改变包括斑片状分布的精子发生过少、管周围纤维化和生精小管透明变性。基本正常的睾丸内偶可见硬化小管[137]。一定数量的生精小管内仍可见所有阶段的生精细胞，包括成熟精子。老年人管周细胞的总量保持不变，但 desmin 和肌动蛋白阳性细胞的比例明显下降[56]。

睾丸内如有大面积的小管纤维化区，90% 以上会有睾丸动脉及微动脉管壁增厚伴透明变性。老化睾丸的毛细血管床变得稀疏，排列紊乱[138]。这些血管改变可能是管周硬化和小管透明变性的诱因。

老化睾丸中的睾丸间质细胞是一个存在重大争议的话题[139-140]。根据 Neaves 等人的研究，睾丸间质细胞数量从青春期后开始进行性减少，之后该过程持续发生，在青春期后的 30 年内，睾丸间质细胞数量减少近 50%[141]。虽然细胞数量减少，但睾丸间质细胞的睾酮产量保持相对稳定，这可能是由于成人睾丸中储备有大量睾丸间质细胞。当细胞数量减少到一个临界点后，精液的日产量也会下降。老化的睾丸间质细胞内含大量脂褐素和空泡，胞质内 Reinke 结晶增多。

老化睾丸的常见表现包括精子成熟异常、生精细胞脱落入小管腔内、生精细胞退变，以及支持细胞脂质积聚和细胞质空泡化。早期研究认为，整个成年期内支持细胞数量保持稳定[142-143]。但 Johnson 等[48]发现，与 50 ~ 85 岁年龄组相比，20 ~ 48 岁年龄组的小管横切面中支持细胞的平均数量明显更多，此外，在这两个年龄组中，支持细胞和未成熟生殖细胞的数量之间具有相对稳定的关系。精子发生过少的小管中，支持细胞含有更多的 vimentin，并且重新表达 CK8 和 CK18，提示中间丝逆转为胎儿 / 青春期前睾丸的模式，这可能与生精过程的改变相关[144]。

10 睾丸网

睾丸网是睾丸门部的小管网络，接收生精小管的腔内容物（图 36.1）。睾丸网分为三部分：含直精小管的间隔部、纵隔部和睾丸外部分（也称为泡状网）[145-146]。直精小管很短，仅长 0.5 ~ 1mm，连接生精小管袢与纵隔部的两端。生精小管末端常仅由支持细胞组成，后者"凸"进直精小管腔内，形成上皮栓样结构（图 36.24）。大约有 1500 条生精小管与直精小管相连，少数生精小管不与直精小管相连而直接接入纵隔部。纵隔部是由小管相互连接形成的海绵状小管网，延伸出睾丸后形成数个扩张的囊状管腔或腔室样结构，后者即泡状网。这些囊状腔隙宽度可达 3.0mm，相互吻合后形成输出小管。睾丸网上皮为单层低柱状上皮，常有核沟，腔面可见微绒毛（图 36.24）。每个细胞含有单根中央鞭毛，光镜下不明显。上皮下有相对较厚的基底膜，基底膜之下为少量成纤维细胞和肌样细胞，其间混有胶原和弹性纤维。网索是一种跨越纵隔部和睾丸外部网的柱状或带状结构，有上皮被覆。睾丸网横切面中，网索呈岛状（图 36.25），长度（15 ~ 100μm）和厚度（5 ~ 40μm）不定，其作用在于连接管腔相对的两侧壁。睾丸网上皮细胞的细胞质含有角蛋白和 vimentin，前者主要位于细胞顶部，后者主要位于底部。角蛋白主要为低分子量型，最早可在妊娠第 10 周的胎儿中检测到，比 vimentin 的出现早 2 ~ 3 周[147]。睾丸网癌或增生性病变均罕见，这两种病变均应同时表达 CK 和 vimentin。近来的研究显示，良性睾丸网表达 AR、PAX8、WT1、CK7 和 CK20，不同程度表达 calretinin 和 PR[21]。我们的经验是，睾丸网癌常表达 CK7、AE1/AE3、EMA、CK5/6、WT1 和 vimentin，呈斑片状阳性。据报道，睾丸网癌还表达 Caltetinin、WT1 和 PAX-8[21,148]。一篇报道中的 9 例睾丸网增生病例强表达 CK 和 EMA，但不表达 vimentin[149]。睾丸网细胞或腔内有时可见具有折射性的透明变性嗜酸性小球，PAS 染色阳性，有时表达 α1- 抗胰蛋白酶，但从不表达 AFP[150]。这种小球在睾丸网增生时特别明显，需要注意的是，睾丸网增生最常见的原因是生殖细胞肿瘤

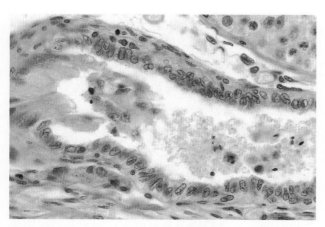

图 36.24 睾丸网间隔部与生精小管末端的连接处。注意支持细胞"凸"进睾丸网的管腔。睾丸网上皮为矮柱状，核沟常见

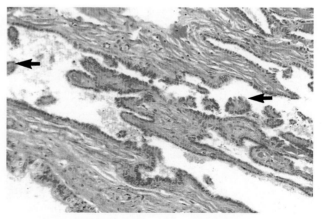

图 36.25 睾丸网，纵隔部分，可见不规则海绵样管道和管腔内网索（箭头）的横切面

侵犯睾丸网，因此，在伴有睾丸生殖细胞肿瘤时，不要因睾丸网中的嗜酸性小球而诊断卵黄囊瘤。睾丸网上皮、输出小管上皮和附睾头部上皮均表达 ER、PR 和 AR[151]。变性手术患者的睾丸网和输出小管增生可能与 ER 的存在有关[152]。

睾丸网具有多种功能：①混合生精小管内容物；②形成生精小管和附睾之间的压力梯度；③合成精液中的某些未知成分；④腔内容物中蛋白成分的重吸收部位[153]。

11　输出小管

输出小管起自睾丸网的睾丸外部分，含 10 ~ 12 条小管（图 36.1）[154]。输出小管主要参与液体重吸收，无储存功能，精子不在此停留。附睾头部大部分由输出小管聚集构成（图 36.26）。与附睾体部不同，输出小管的腔面呈波浪形，内衬细胞包括有纤毛和无纤毛的柱状上皮细胞、基底细胞，偶可见散在的上皮内淋巴细胞，形似假复层上皮（图 36.27）。偶见 Paneth 细胞样细胞（图 36.28），内含大量嗜酸性小球，后者耐淀粉酶 PAS 染色阳性，不表达 CgA，可能是溶酶体，在附睾其余部分出现的频率较低，罕见情况下，也可见于良性睾丸网病变。这种小球最常见于附睾阻塞患者[155]。输出小管上皮的细胞质内常见黄棕色的脂褐素颗粒。上皮细胞的基底膜较厚，其下有一层平滑肌和成纤维细胞，散在分布少量的巨噬细胞。管腔内偶见巨噬细胞，可活跃吞噬精子，特别

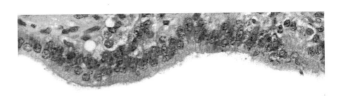

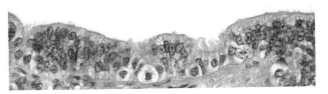

图 36.27　输出小管上皮由柱状上皮细胞和基底细胞构成，偶可见上皮内淋巴细胞，形似假复层上皮

是管腔堵塞时。上皮细胞胞质同时表达低分子量细胞角蛋白、vimentin 和 EMA[147]，还可表达 AR、ER、PR、PAX-8、CK7 和 CK20[21]。

12　附睾

附睾连接输出小管和输精管，是一种高度卷曲的小管结构，解剖学上可分为头部、体部和尾部（图 36.1）。附睾的重要作用包括精子转运、精子成熟（包括获能）、精液浓缩和精子储存。人类精子在附睾内的整个传送过程平均耗时 12 天[156]。附睾管有厚层肌套围绕，肌套收缩促进精子运输。附睾内存在广泛的腔内液体重吸收，特别是附睾头部。大部分精液被储存在尾部，直至射精，此处也是人类精子最终成熟的部位[157]。许多精子在附睾尾部衰老和退变，但机

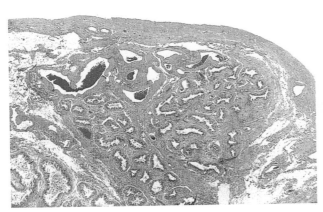

图 36.26　附睾头部，显示输出小管远端（右上）和附睾（左下）的横断面

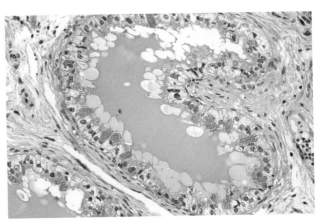

图 36.28　输出小管上皮细胞有明显的 Paneth 细胞样胞质颗粒

制未知。

附睾上皮包括高柱状细胞（或称主细胞）、基底细胞、透明细胞、富于线粒体的瘦高细胞或顶端细胞（顶端富于线粒体细胞），以及散在的上皮内淋巴细胞和巨噬细胞[158]。主细胞所形成的紧密连接负责在附睾不同区域调节腔内容物成分[159]。偶见含有非典型性核的大细胞，类似精囊中所见，不具有临床意义。超过95%的柱状细胞为主细胞，有直的静纤毛（图36.29），附睾头部的静纤毛很长，几乎占据整个管腔，越靠近尾部，静纤毛越短。柱状细胞常有嗜酸性核内包涵体（图36.29）。主细胞强阳性表达vimentin、EMA及酸性磷酸酶。基底细胞和主细胞均表达低分子量CK，体部和尾部比头部着色更强[160]。隐睾内低分子量CK的着色强度明显降低，特别是CK18[161]。尾部切片中，vimentin着色强度逐渐降低[160]。附睾和输精管上皮的顶部细胞膜强阳性表达CD10，该发现已经用于研究附睾或输精管附近腺体结构的可能性起源（中肾管起源为阳性，副中肾管起源为阴性）[162]。其他免疫组织化学标志物还包括AR、PAX8和CK20[21]。顶端富于线粒体细胞主要位于附睾头部，强阳性表达CK和酸性磷酸酶，而EMA和vimentin的表达稍弱。这种细胞的外形变化很大，可为从基底膜延伸至管腔的细长细胞，也可以为仅位于导管底部的细胞（图36.30）。罕见情况下，可出现小灶性前列腺样上皮，这些上皮表达PSA（前列腺特异性抗原），但不清楚这是化生还是异位[163]。

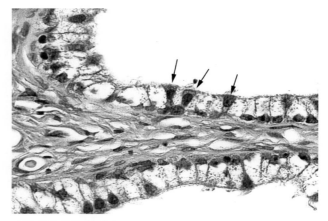

图36.30　附睾头部上皮，可见透明细胞和顶端富于线粒体细胞（箭头）

附睾细胞可含有脂褐素，头部最明显，此现象最多见于附睾阻塞患者[164]。附睾的管腔一般呈规则的圆形。50%以上人群可见局灶性筛状结构（图36.29），被视为一种正常变异，常伴有胞质空泡化和核非典型性[156,165]，重要的是，不要将其误认为是睾丸生殖细胞肿瘤或原发性附睾癌的附睾内扩散。支持良性诊断的特征包括非典型性核分布局限，缺乏核分裂象。

成人附睾、整个输精管和精囊的柱状细胞存在一种核内包涵体，嗜酸性，耐淀粉酶PAS染色阳性（图36.31），长1~14μm。电镜观察表现为单层膜包裹的电子致密小球，缺乏任何提示为病毒的结构特征[166]。这种包涵体最常见于附睾远端和邻近的输精管，少见于输精管壶腹部和精囊。

附睾管的基底膜较厚，外周有界限清晰的肌套。

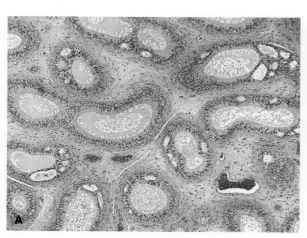
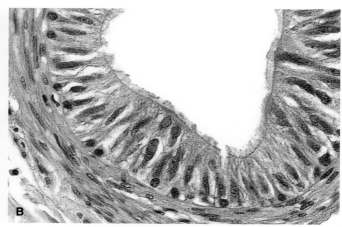

图36.29　附睾上皮。A. 部分小管具有筛状结构。B. 附睾管高倍放大。对比附睾的高柱状上皮与输出小管的假复层上皮，可见少量上皮内淋巴细胞。静纤毛有些短，提示此为附睾尾部。有一层平滑肌围绕管壁。注意核内嗜酸性包涵体

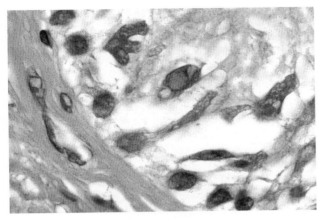

图 36.31　附睾上皮出现核内包涵体。相似的包涵体还可出现于输精管上皮中

肌套对于精子在附睾内的运动起着重要作用。青春期之后，在输出小管和附睾管中均可见散在的弹性纤维。整个附睾的结缔组织内均可见肥大细胞，与睾丸被膜和间质内的分布模式类似[167]。婴儿时期有大量肥大细胞，儿童期减少，在青春期又增多。成年后，肥大细胞数量进行性减少。附睾罕见发生癌，但可发生散发性或希佩尔 – 林道综合征相关的乳头状囊腺瘤[168-170]。

13　输精管

输精管是从附睾尾部发出的管状结构，长约40cm，其远端 4 ~ 7cm 扩张形成壶腹部。输精管壶腹部与精囊的排泄管汇合形成射精管（图 36.32）。成人输精管衬覆假复层柱状上皮，光镜下由柱状细胞和基底细胞组成。超微结构研究显示含有 4 种细胞：主细胞、闰细胞、富于线粒体细胞和基底细胞。大部分输精管柱状细胞的腔缘面有长的静纤毛[171]。壶腹部的静纤毛短而稀少。也可见到常出现于附睾的核内包涵体[166]。此外，细胞质内偶可见脂质空泡。输精管上皮有皱襞形成，近端部分的皱襞相对简单（图36.33），而在壶腹部更为复杂（图 36.34）。壶腹部形成高度复杂的内折，同时形成伸入肌套的大量外翻或憩室样结构。成人输精管上皮下为疏松的结缔组织间质，内有一层明确的环形弹性纤维[172]。婴儿和儿童没有此层弹性纤维，而在老化输精管内，弹性纤维层退变并破碎。肌套非常厚，分为 3 层：内层和外层为纵行肌层，中间层为斜行或环形肌层。在向壶腹部走

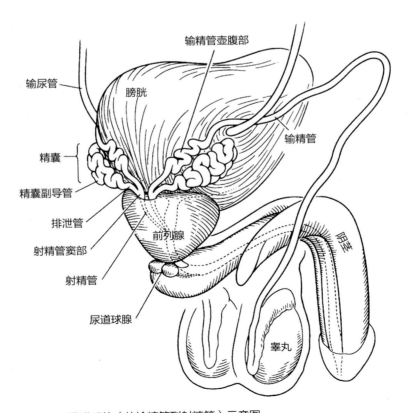

图 36.32　排泄系统（从输精管到射精管）示意图

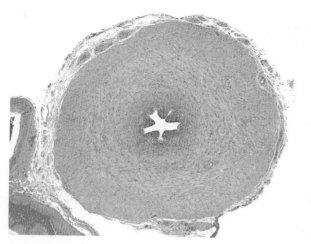

图 36.33   输精管近端横切面，肌套厚，管腔小，黏膜轻微皱褶

行过程中，肌套逐渐变薄，但远端的内纵肌层稍增厚[171]。壶腹部上皮有大量脂褐素，和精囊腺上皮很相似。许多种哺乳动物的壶腹部可见活跃的吞噬退化精子现象[173]。输精管上皮免疫组织化学表达 AR、PAX8 和 CK7，偶表达 ER 和 PR[21]。

14   精囊

精囊为成对的高度卷曲的管状结构，位于膀胱底部的后外侧，与输精管壶腹部平行（图 36.26）。成人每个精囊长 3.5 ~ 7.5cm，厚 1.2 ~ 2.4cm。主导管长 10 ~ 15cm，约 10% 的个体有两条主导管。主导管发出 6 ~ 8 条一级副导管，后者又分别发出数条二级副导管。主导管的上部呈钩形反折。精囊发

出一条短的排泄管与输精管的壶腹部汇合形成射精管（图 36.32）。精囊壁含薄的外纵肌层和厚的内环肌层。婴儿和儿童的黏膜皱襞相对简单和表浅，生育期时变得高度复杂，呈腺泡样（图 36.35），老年人的皱襞变钝。管腔内可能有少量脱落的上皮细胞和碎片。腔内常见嗜酸性分泌物，常伴有晶体结构，后者一般呈盘状排列，但有时类似于高分化前列腺癌腺腔中更小的晶体。这些晶体的意义不明，一些无意中取到的精囊组织中可能见到这种晶体，要注意鉴别[174]。精囊不是精子的正常储存部位，但偶可见到从射精管逆流而来的精子。

精囊上皮由柱状细胞和基底细胞组成。柱状细胞表面有短的微绒毛，胞质含有大量脂褐素，在前列腺穿刺标本或针吸细胞学标本中，可作为其识别特征。输精管壶腹和射精管上皮内也含有脂褐素。脂褐素依据外观分为 2 种类型：1 型颗粒粗糙，大小一致（1 ~ 2μm），折光性强，棕黄色；2 型颗粒大小不一（0.25 ~ 4μm），进一步分为 2A 和 2B 型。2A 型折光性弱或无，棕黄色至灰棕色。2B 型无折光性，黑色、亮紫色或粉色。精囊、输精管和射精管含 1 型和 2 型颗粒，而前列腺上皮仅含 2 型颗粒[175]。

精囊上皮的一个不寻常特征是出现巨大怪异性上皮细胞（图 36.36），可见于 3/4 的成人精囊内。细胞核增大、深染，核形常不规则。相似的细胞还可见于输精管壶腹部，少数情况下还可见于输精管的近端或附睾。常有明显的核内胞质包涵体（图 36.36）。婴儿或儿童无巨大怪异性上皮细胞。这种细胞的形成原

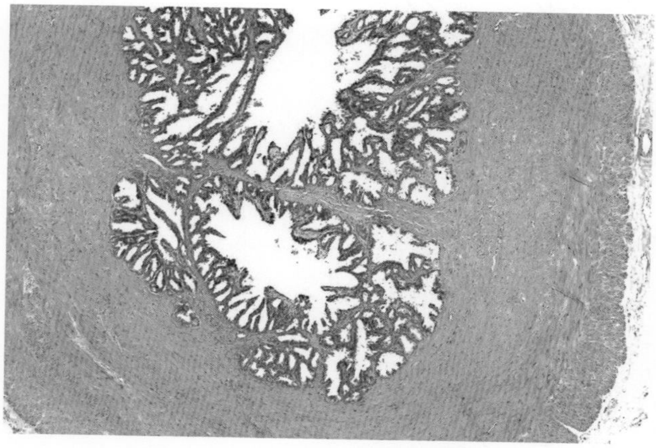

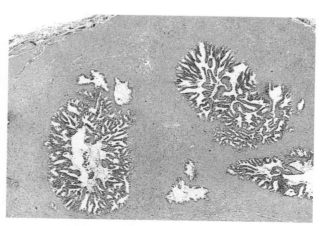

图 36.34   输精管壶腹部，注意复杂的黏膜皱襞和伸入肌套的外翻

图 36.35   精囊的黏膜皱襞呈腺泡样排列。图中还可见副导管横切面

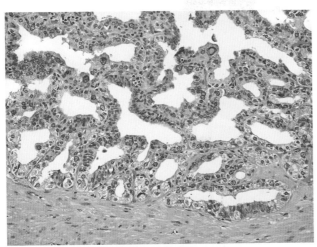

图 36.36　精囊上皮。精囊管腔内衬高柱状或立方细胞。可见深染的巨大怪异性细胞。一个大细胞内可见核内包涵体。不要将这些细胞误认为是恶性细胞，辅助鉴别点是胞质内有脂褐素

因未知，但可能与内分泌的影响有关，类似于妊娠期子宫内膜的 Arias-Stella 细胞。穿刺活检和针吸活检标本中均可能见到这种细胞，注意不要误认为恶性细胞[176]。存在退变型非典型性及脂褐素时，提示为正常的精囊上皮；存在基底细胞时，则可进一步排除前列腺癌。

　　精囊腺的肌层也可见到透明变的粉染小球（图 36.37），被认为是退变的平滑肌细胞，偶也见于输精管肌层和前列腺实质内[177]。正常情况下，老年人的精囊上皮下可有无定形粉染物质沉积，并可不同程度

替代肌层。该情况属于老年性淀粉样变性，也可以累及输精管和射精管，与系统性淀粉样变没有关系，也没有任何临床后遗症（图 36.38）。该粉染物质内含精液凝固蛋白 1（精囊的主要分泌物）和乳铁蛋白[178-179]。

15　射精管

　　射精管是成对的短管道，长 1.5cm，由精囊排泄管和输精管壶腹部汇合形成，很快进入前列腺（图 36.39）。射精管穿过前列腺实质的中央区，从精阜处进入尿道前列腺部远端的后面[180]。射精管的外部有一层很薄的肌套，随导管在前列腺内的穿行过程而逐渐变得更不明显。射精管上皮类似于精囊和输精管壶腹上皮（图 36.40）。前列腺穿刺标本中偶可见到射精管组织，所以外科病理医师必须熟知这些细胞的特征。细胞质内脂褐素的出现具有特征性。免疫组织化学标记 PSA 有助于鉴别，前列腺上皮为阳性，射精管上皮阴性（图 36.41）。PAX8 和 PAX2 着色模式与此相反，射精管上皮阳性，前列腺上皮（包括前列腺癌细胞）为阴性[181]。

16　中肾管和副中肾管残余

　　睾丸、附睾或输精管附近常见中肾管残余或副中肾管残余[146]，包括睾丸附件（Morgagni 小泡）、附

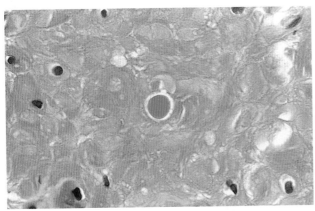

图 36.37　精囊的肌套内可见一透明小球，可能是退变的平滑肌细胞

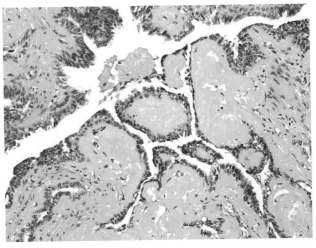

图 36.38　精囊内老年性淀粉样变性。上皮下无定形嗜酸性淀粉沉积

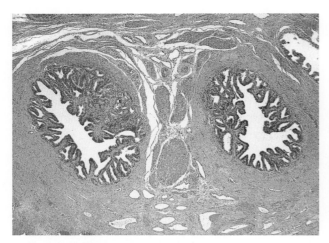

图 36.39　前列腺实质内成对的射精管

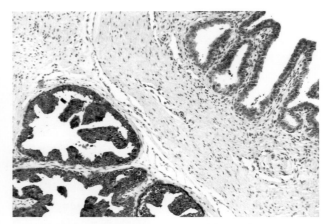

图 36.41　前列腺内射精管（右）和附近的前列腺组织（左）。
　　　　　PSA 染色，前列腺分泌细胞胞质强阳性，射精管
　　　　　上皮阴性

睾附件、迷走管（Haller 器）和旁睾（Giraldes 器）（图 36.1）。

睾丸附件是副中肾管头部的残余，附着于睾丸前上部的血管膜，恰好位于附睾头部下方，偶也可同时与睾丸和附睾相连。睾丸附件最大径为 0.5～2.5cm，多数（约 90%）没有蒂，呈卵圆形或扇形，少数有蒂（约 10%）（图 36.42）。睾丸附件有时仅表现为血管膜的轻度粗糙或钙化增厚区[182-183]。约 80% 的个体可见睾丸附件，其中约 1/3 为双侧发生。睾丸附件衬覆立方或柱状上皮，可有纤毛（图 36.43）。该结构有高度血管化的纤维轴心，内含数量不等的平滑肌细胞，间质内还可能见到内陷的导管和小的腺样结构。罕见病例表现为肉眼可见的囊肿。有蒂的睾丸附件可发生扭转，导致出血性梗死和睾丸剧烈疼痛[184]，该情况最常见于青春期前或青春期男性，可能是因为睾

丸附件上皮含有 AR 和 ER，该年龄段内雄激素和雌激素刺激导致睾丸附件生长[185]。

附睾附件（图 36.44）是中肾管最靠头侧部分的残余，见于约 25% 的睾丸[183]。附睾附件几乎全部为囊性，囊内充满无定形蛋白分泌物，囊壁内衬柱状上皮，常有纤毛（图 36.45）。外表面被覆扁平或矮立方间皮细胞。附睾附件可能有蒂，因此也易于发生扭转和梗死。睾丸附件和附睾附件表达 AR、PR、PAX-8、WT1 和 CK7[21]。

其他附件结构来源于中肾管或副中肾管残余，有时可于脂肪组织中见到，常为显微镜下偶然发现。这些结构包括下迷走管、上迷走管和旁睾，均具有某些相似的组织学特征，如衬覆矮柱状上皮的小囊腔，周围有薄层平滑肌环绕。有些研究者把这些结构统称为旁睾[186]。下迷走管为管状结构（图 36.46），位于输

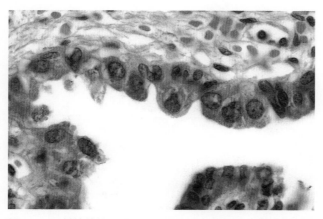

图 36.40　射精管前列腺部的上皮。该上皮可以在前列腺的粗
　　　　　针活检或针吸标本中见到，不要误认为是恶性特征

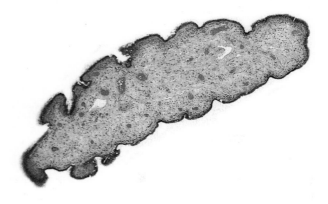

图 36.42　睾丸附件。该标本是手术切除睾丸的意外发现。有
　　　　　蒂，最大径为 0.9cm

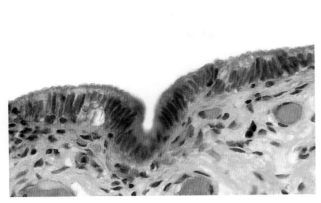

图 36.43　睾丸附件，衬覆矮柱状无纤毛上皮

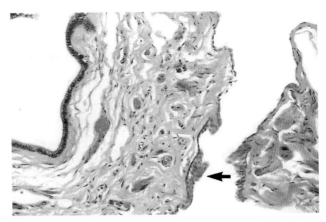

图 36.45　附睾附件，囊腔衬覆矮柱状上皮。表面的间皮局灶性增厚（箭头）

精管和附睾尾部连接处附近，可与这些结构相通或不相通。上迷走管是位于附睾头部或体部附近的小管聚集灶，可与附睾或睾丸网相通。精索囊肿可能起源于迷走管残余，可为散发，或见于母亲有二乙基己烯雌酚（diethylstil-bestrd，DES）治疗史的患者[187]，或希佩尔 – 林道综合征患者[188]。

　　旁睾表现为一条或多条小管，包埋于精索内，毗邻输精管，位于附睾头部附近。这些小管可以在腹股沟疝壁组织学切片中见到，不要误认为是输精管或附睾[189]。部分结构类似附睾（图 36.47），部分类似输精管。输精管上皮表达 CD10，且有相对较厚的肌套，这有助于与输精管样小管鉴别，但这两个特征对于附睾与附睾样残余的鉴别价值稍低[162]。罕见的情况下，精索内可形成肉眼可见的囊肿[190]。

　　肾上腺皮质残余不是旁睾的一部分，但偶尔可出现于精索脂肪内，毗邻输精管、附睾或睾丸网。肾上

腺皮质残余比较小，有部分或完整包膜，并可有类似正常肾上腺的区带分布（图 36.48）。极为罕见的情况下，还可能见到肾上腺髓质组织。脾性腺融合更为少见，这是脾和性腺原基在胚胎早期发生融合的结果，几乎总是发生于左侧，常为隐睾症患者的偶然发

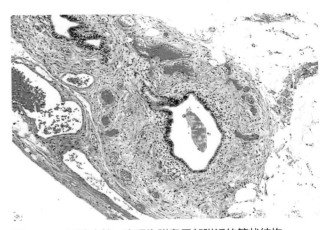

图 36.46　下迷走管，表现为附睾尾部附近的管状结构

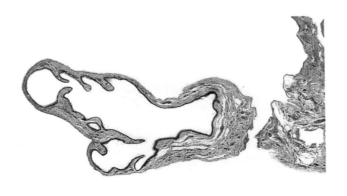

图 36.44　附睾附件，表现为附着于附睾头部的有蒂囊性结构

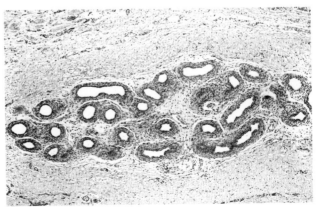

图 36.47　一位 6 岁男孩疝囊中的附睾样小管

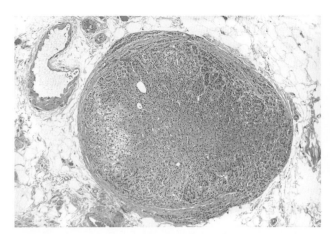

图 36.48 附睾附近脂肪组织内的肾上腺皮质残余。有部分包膜，类似正常肾上腺的区带结构

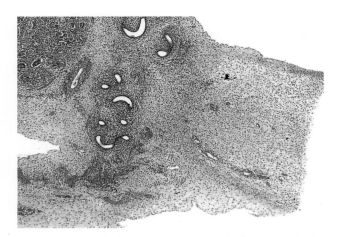

图 36.50 妊娠 26 周胎儿的引带，其头侧与睾丸和附睾相连

现（图 36.49），偶可表现为阴囊内或腹股沟管内肿块，可能与脾大相关性疾病有关。脾性腺融合分为两型：连续型有纤维性条索将睾丸脾组织连接到脾脏，非连续型没有此连接。前者常伴先天性异常，特别是肢体缺陷[191]。

老年患者的睾丸内偶可见附睾样小管或微囊性结构[192]，最常见于睾丸纵隔网附近。上皮为假复层，阳性表达 CK8、CK18、CK19 和 CD10。基底细胞和部分柱状细胞表达 vimentin。这些结构最可能源自中肾管。

17 引带

引带，即睾丸的尾部韧带，由 John Hunte 于 1762年首次描述，此后一直是睾丸下降研究的重点，到目

前为止，引带的特殊作用仍是争论的话题。胎儿的引带为圆柱形凝胶状结构，其头侧与睾丸和附睾相连（图 36.50），尾侧在腹股沟管处附着于前腹壁。在睾丸即将通过腹股沟管下降之前，引带净重的增加与睾丸不成比例，此发现支持该结构在睾丸进入阴囊的过程中发挥关键性作用。

组织学观察发现，胎儿引带由类似脐带胶质的疏松的未分化间叶组织构成。大量葡糖氨基聚糖填充细胞外间隙，并将单个梭形细胞分开，后者大部分为成纤维细胞。成纤维细胞数量随着妊娠时间增加而减少。在引带远端周边与腹股沟壁相连的地方，可见到少量横纹肌细胞，可能来自提睾肌。早期胎儿引带的头侧部分完全没有横纹肌。平滑肌细胞仅见于血管壁。妊娠后期，胶原和弹性纤维数量增多[193]。睾丸下降入阴囊之后，引带发生退行性改变，失去大部分细胞间基质，血管、胶原纤维和横纹肌进入引带。

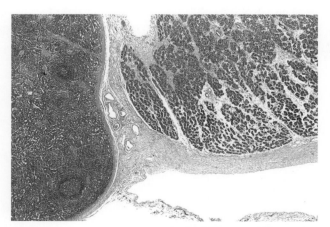

图 36.49 一位 3 岁男童隐睾中的脾性腺融合。脾在左侧，性腺在右侧

参考文献

[1] Handelsman DJ, Staraj S. Testicular size: The effects of aging, malnutrition, and illness. *J Androl* 1985;6(3):144–151.

[2] Nayak BS. Why the left testis hangs at a lower level than the right? *Med Hypotheses* 2009;73(2):269–270.

[3] Kumar A, Kumar CJ. Swinging high and low: Why do the testes hang at different levels? A theory on surface area and thermoregulation. *Med Hypotheses* 2008;70(3):698.

[4] Sosnik H, Studies on the participation of tunica albuginea and rete testis (TA and RT) in the quantitative structure of human testis. *Gegenbaurs Morphol Jahrb* 1985;131(3):347–356.

[5] Lennox B, Ahmad KN, Mack WS. A method for determining the relative total length of the tubules in the testis. *J Pathol*

1970;102(4):229–238.

[6] Papaioannou MD, Pitetti JL, Ro S. Sertoli cell Dicer is essential for spermatogenesis in mice. *Dev Biol* 2009;326(1):250–259.

[7] Sharpe RM, McKinnell C, Kivlin C, et al. Proliferation and functional maturation of Sertoli cells, and their relevance to disorders of testis function in adulthood. *Reproduction* 2003;125(6):769–784.

[8] Franke FE, Pauls K, Rey R, et al. Differentiation markers of Sertoli cells and germ cells in fetal and early postnatal human testis. *Anat Embryol (Berl)* 2004;209(2):169–177.

[9] Vogl A, Vaid K, Guttman J. The Sertoli cell cytoskeleton. In: Cheng C, ed. *Molecular Mechanisms in Spermatogenesis*. Austin: Landes Bioscience and Springer Science; 2008.

[10] Nielsen K, Jacobsen GK. Malignant Sertoli cell tumour of the testis. An immunohistochemical study and a review of the literature. *Apmis* 1988. 96(8):755–60.

[11] Henley JD, Young RH, Ulbright TM. Malignant Sertoli cell tumors of the testis: A study of 13 examples of a neoplasm frequently misinterpreted as seminoma. *Am J Surg Pathol* 2002;26(5):541–550.

[12] Stosiek P, Kasper M, Karsten U. Expression of cytokeratins 8 and 18 in human Sertoli cells of immature and atrophic seminiferous tubules. *Differentiation* 1990;43(1):66–70.

[13] Rogatsch H, Jezek D, Hittmair A, et al. Expression of vimentin, cytokeratin, and desmin in Sertoli cells of human fetal, cryptorchid, and tumour-adjacent testicular tissue. *Virchows Arch* 1996;427(5):497–502.

[14] Hoei-Hansen CE, Holm M, Rajpert-De Meyts E, et al. Histological evidence of testicular dysgenesis in contralateral biopsies from 218 patients with testicular germ cell cancer. *J Pathol* 2003;200(3):370–374.

[15] Suarez-Quian CA, Martínez-García F, Nistal M, et al. Androgen receptor distribution in adult human testis. *J Clin Endocrinol Metab* 1999;84(1):350–358.

[16] Emerich DF, Hemendinger R, Halberstadt C R. The testicularderived Sertoli cell: Cellular immunoscience to enable transplantation. *Cell Transplant* 2003;12(4):335–349.

[17] Davidoff MS, Middendorff R, Pusch W, et al. Sertoli and Leydig cells of the human testis express neurofilament triplet proteins. *Histochem Cell Biol* 1999;111(3):173–187.

[18] Comperat E, Tissier F, Boyé K, et al. Non-Leydig sex-cord tumors of the testis. The place of immunohistochemistry in diagnosis and prognosis. A study of twenty cases. *Virchows Arch* 2004;444(6):567–571.

[19] Fisher JS, Macpherson S, Marchetti N. et al. Human 'testicular dysgenesis syndrome': A possible model using in-utero exposure of the rat to dibutyl phthalate. *Hum Reprod* 2003;18(7): 1383–1394.

[20] Sangoi AR, McKenney JK, Brooks JD, et al. Evaluation of SF-1 expression in testicular germ cell tumors: A tissue microarray study of 127 cases. *Appl Immunohistochem Mol Morphol* 2013;21(4):318–321.

[21] Magers MJ, Udager AM, Chinnaiyan AM, et al. Comprehensive immunophenotypic characterization of adult and fetal testes, the excretory duct system, and testicular and epididymal appendages. *Appl Immunohistochem Mol Morphol* 2016; 24(7):e50–e68.

[22] Mesa H, Gilles S, Datta MW, et al. Comparative immunomorphology of testicular Sertoli and sertoliform tumors. *Hum Pathol* 2017;61:181–189.

[23] Banco B, Palmieri C, Sironi G, et al. Immunohistochemical expression of SOX9 protein in immature, mature, and neoplastic canine Sertoli cells. *Theriogenology* 2016;85(8): 1408–1414.e1.

[24] Bowles J, Koopman P. Sex determination in mammalian germ cells: Extrinsic versus intrinsic factors. *Reproduction* 2010;

[25] Schulze C. Sertoli cells and Leydig cells in man. *Adv Anat Embryol Cell Biol* 1984;88:1–104.

[26] Mruk DD, Cheng CY. Tight junctions in the testis: New perspectives. *Philos Trans R Soc Lond B Biol Sci* 2010; 365(1546):1621–1635.

[27] Lui WY, et al. Sertoli cell tight junction dynamics: Their regulation during spermatogenesis. *Biol Reprod* 2003;68(4): 1087–1097.

[28] Kopera IA, Bilinska B, Yan Cheng C, et al. Sertoli-germ cell junctions in the testis: A review of recent data. *Philos Trans R Soc Lond B Biol Sci* 2010;365(1546):1593–1605.

[29] Wilhelm D, Palmer S, Koopman P. Sex determination and gonadal development in mammals. *Physiol Rev* 2007;87(1): 1–28.

[30] Amann RP, The cycle of the seminiferous epithelium in humans: A need to revisit? *J Androl* 2008. 29(5):469–487.

[31] Hadziselimovic F. Cryptorchidism. Ultrastructure of normal and cryptorchid testis development. *Adv Anat Embryol Cell Biol* 1977;53(3):3–71.

[32] Nagano T. The crystalloid of Lubarsch in the human spermatogonium. *Z Zellforsch Mikrosk Anat* 1969;97(4):491–501.

[33] Clermont Y. Kinetics of spermatogenesis in mammals: Seminiferous epithelium cycle and spermatogonial renewal. *Physiol Rev* 1972;52(1):198–236.

[34] Hermann BP, Sukhwani M, Hansel MC, et al. Spermatogonial stem cells in higher primates: Are there differences from those in rodents? *Reproduction* 2010;139(3):479–493.

[35] Tokuda M, Kadokawa Y, Kurahashi H, et al. CDH1 is a specific marker for undifferentiated spermatogonia in mouse testes. *Biol Reprod* 2007;76(1):130–141.

[36] Niedenberger BA, Busada JT, Geyer CB, Marker expression reveals heterogeneity of spermatogonia in the neonatal mouse testis. *Reproduction* 2015;149(4):329–338.

[37] Oatley MJ, Kaucher AV, Racicot KE, et al. Inhibitor of DNA binding 4 is expressed selectively by single spermatogonia in the male germline and regulates the self-renewal of spermatogonial stem cells in mice. *Biol Reprod* 2011;85(2):347–356.

[38] Song HW, Wilkinson MF. Transcriptional control of spermatogonial maintenance and differentiation. *Semin Cell Dev Biol* 2014;30:14–26.

[39] Wu X, Schmidt JA, Avarbock MR, et al. Prepubertal human spermatogonia and mouse gonocytes share conserved gene expression of germline stem cell regulatory molecules. *Proc Natl Acad Sci U S A* 2009;106(51):21672–21677.

[40] Kaucher AV, Oatley MJ, Oatley JM, NEUROG3 is a critical downstream effector for STAT3-regulated differentiation of mammalian stem and progenitor spermatogonia. *Biol Reprod* 2012;86(5):164, 1–11.

[41] Suzuki H, Ahn HW, Chu T, et al. SOHLH1 and SOHLH2 coordinate spermatogonial differentiation. *Dev Biol* 2012; 361(2):301–312.

[42] Caires K, Broady J, McLean D. Maintaining the male germline: Regulation of spermatogonial stem cells. *J Endocrinol* 2010; 205(2):133–145.

[43] Gondos B Ultrastructure of developing and malignant germ cells. *Eur Urol* 1993;23(1):68–74; discussion 75.

[44] Nihi F, Gomes MLM, Carvalho FAR, et al. Revisiting the human seminiferous epithelium cycle. *Hum Reprod* 2017; 32(6):1170–1182.

[45] Kerr JB, de Kretser D. The cytology of the human testis. In: Burger M, de Kretser D, eds. *The Testis*. New York: Raven Press; 1981.

[46] Heller CH, Clermont Y. Kinetics of the germinal epithelium in

139(6):943–958.

man. *Recent Prog Horm Res* 1964;20:545–575.

[47] Bartke A. Apoptosis of male germ cells, a generalized or a cell type-specific phenomenon? *Endocrinology* 1995;136(1): 3–4.

[48] Johnson L, Zane RS, Petty CS, et al. Quantification of the human Sertoli cell population: Its distribution, relation to germ cell numbers, and age-related decline. *Biol Reprod* 1984; 31(4):785–795.

[49] Weissbach L, Ibach B. Quantitative parameters for light microscopic assessment of the tubuli seminiferi. *Fertil Steril* 1976;27(7):836–847.

[50] Zukerman Z, Rodriguez-Rigau LJ, Weiss DB, et al. Quantitative analysis of the seminiferous epithelium in human testicular biopsies, and the relation of spermatogenesis to sperm density. *Fertil Steril* 1978;30(4):448–455.

[51] de Kretser DM, Kerr JB, Paulsen CA, The peritubular tissue in the normal and pathological human testis. An ultrastructural study. *Biol Reprod* 1975. 12(3):317–24.

[52] McLachlan RI, Rajpert-De Meyts E, Hoei-Hansen CE, et al. Histological evaluation of the human testis–approaches to optimizing the clinical value of the assessment: Mini review. *Hum Reprod* 2007;22(1):2–16.

[53] Skakkebaek NE, Heller CG. Quantification of human seminiferous epithelium. I. Histological studies in twenty-one fertile men with normal chromosome complements. *J Reprod Fertil* 1973;32(3):379–389.

[54] Silber SJ, Rodriguez-Rigau LJ. Quantitative analysis of testicle biopsy: Determination of partial obstruction and prediction of sperm count after surgery for obstruction. *Fertil Steril* 1981;36(4):480–485.

[55] Potter SJ, DeFalco T. Role of the testis interstitial compartment in spermatogonial stem cell function. *Reproduction* 2017;153(4):R151–R162.

[56] Arenas MI, Bethencourt FR, De Miguel MP, et al. Immunocytochemical and quantitative study of actin, desmin and vimentin in the peritubular cells of the testes from elderly men. *J Reprod Fertil* 1997. 110(1):183–193.

[57] Albrecht M. Insights into the nature of human testicular peritubular cells. *Ann Anat* 2009;191(6):532–540.

[58] Welsh M, Saunders PT, Atanassova N, et al. Androgen action via testicular peritubular myoid cells is essential for male fertility. *FASEB J* 2009;23(12):4218–4230.

[59] Spinnler K, Köhn FM, Schwarzer U, et al. Glial cell linederived neurotrophic factor is constitutively produced by human testicular peritubular cells and may contribute to the spermatogonial stem cell niche in man. *Hum Reprod* 2010;25(9):2181–2187.

[60] Chen LY, Willis WD, Eddy EM, Targeting the Gdnf Gene in peritubular myoid cells disrupts undifferentiated spermatogonial cell development. *Proc Natl Acad Sci U S A* 2016; 113(7):1829–1834.

[61] Siu MK, Cheng CY, Extracellular matrix: Recent advances on its role in junction dynamics in the seminiferous epithelium during spermatogenesis. *Biol Reprod* 2004;71(2):375–391.

[62] Miller SC, Bowman BM, Rowland HG. Structure, cytochemistry, endocytic activity, and immunoglobulin (Fc) receptors of rat testicular interstitial-tissue macrophages. *Am J Anat* 1983;168(1):1–13.

[63] Cheng CY, Wong EW, Yan HH, et al. Regulation of spermatogenesis in the microenvironment of the seminiferous epithelium: New insights and advances. *Mol Cell Endocrinol* 2010;315(1-2):49–56.

[64] DeFalco T, Potter SJ, Williams AV, et al. Macrophages contribute to the spermatogonial niche in the adult testis. *Cell Rep* 2015. 12(7):1107–1119.

[65] De Menezes AP. Elastic tissue in the limiting membrane of the human seminiferous tubule. *Am J Anat* 1977;150(2):349–373.

[66] Nistal M, Paniagua R. Non-neoplastic disease of the testis. In: Bostwick D, Eble J, eds. *Urologic Surgical Pathology*. St. Louis, MO: Mosby; 1997.

[67] Amat P, Paniagua R, Nistal M, et al. Mitosis in adult human Leydig cells. *Cell Tissue Res* 1986;243(1):219–221.

[68] Tanaka T, Kanatsu-Shinohara M, Lei Z, et al. The luteinizing hormone-testosterone pathway regulates mouse spermatogonial stem cell self-renewal by suppressing WNT5A expression in Sertoli cells. *Stem Cell Reports* 2016;7(2):279–291.

[69] Jun SY, Ro JY, Park YW, et al. Ectopic Leydig cells of testis: An immunohistochemical study on tissue microarray. *Ann Diagn Pathol* 2008;12(1):29–32.

[70] Nistal M, Paniagua R. Histogenesis of human extraparenchymal Leydig cells. *Acta Anat (Basel)* 1979;105(2):188–197.

[71] Paner GP, Kristiansen G, McKenney JK, et al. Rete testisassociated nodular steroid cell nests: Description of putative pluripotential testicular hilus steroid cells. *Am J Surg Pathol* 2011;35(4):505–511.

[72] Nagano T, Otsuki I. Reinvestigation of the fine structure of Reinke's crystal in the human testicular interstitial cell. *J Cell Biol* 1971;51(1):148–161.

[73] Smith LB, Walker WH. The regulation of spermatogenesis by androgens. *Semin Cell Dev Biol* 2014;30:2–13.

[74] Schlatt S, Ehmcke J. Regulation of spermatogenesis: An evolutionary biologist's perspective. *Semin Cell Dev Biol* 2014;29:2–16.

[75] Wen Q, Cheng CY, Liu YX. Development, function and fate of fetal Leydig cells. *Semin Cell Dev Biol* 2016;59:89–98.

[76] Heller CG, Lalli MF, Pearson JE, et al. A method for the quantification of Leydig cells in man. *J Reprod Fertil* 1971; 25(2):177–184.

[77] Weiss DB, Rodriguez-Rigau L, Smith KD, et al. Quantitation of Leydig cells in testicular biopsies of oligospermic men with varicocele. *Fertil Steril* 1978;30(3):305–312.

[78] Hashimoto J, Yamamoto M, Miyake K, et al. A morphological study of the testis in patients with idiopathic male infertility—quantification and ultrastructure of Leydig cells. *Hinyokika Kiyo* 1988;34(11):1995–2011.

[79] Soerensen RR, Johannsen TH, Skakkebaek NE, et al. Leydig cell clustering and Reinke crystal distribution in relation to hormonal function in adult patients with testicular dysgenesis syndrome (TDS) including cryptorchidism. *Hormones (Athens)* 2016;15(4):518–526.

[80] Holm M, Rajpert-De Meyts E, Andersson AM, et al. Leydig cell micronodules are a common finding in testicular biopsies from men with impaired spermatogenesis and are associated with decreased testosterone/LH ratio. *J Pathol* 2003;199(3): 378–386.

[81] Cao QJ, Jones JG, Li M. Expression of calretinin in human ovary, testis, and ovarian sex cord-stromal tumors. *Int J Gynecol Pathol* 2001;20(4):346–352.

[82] Anand-Ivell RJ, Relan V, Balvers M, et al. Expression of the insulin-like peptide 3 (INSL3) hormone-receptor (LGR8) system in the testis. *Biol Reprod* 2006;74(5):945–953.

[83] Davidoff MS, Middendorff R, Köfüncü E, et al. Leydig cells of the human testis possess astrocyte and oligodendrocyte marker molecules. *Acta Histochem* 2002;104(1):39–49.

[84] Davidoff MS, Middendorff R, Müller D, et al. The neuroendocrine Leydig cells and their stem cell progenitors, the pericytes. *Adv Anat Embryol Cell Biol* 2009;205:1–107.

[85] Ulbright TM, Srigley JR, Hatzianastassiou DK, et al. Leydig cell tumors of the testis with unusual features: Adipose differentiation, calcification with ossification, and spindle-shaped tumor cells. *Am*

J Surg Pathol 2002;26(11):1424–1433.

[86] Holash JA, Harik SI, Perry G, et al. Barrier properties of testis microvessels. *Proc Natl Acad Sci U S A* 1993;90(23): 11069–11073.

[87] Lobo MV, Arenas MI, Alonso FJ, et al. Nestin, a neuroectodermal stem cell marker molecule, is expressed in Leydig cells of the human testis and in some specific cell types from human testicular tumours. *Cell Tissue Res* 2004;316(3):369–376.

[88] Mostafa T, Labib I, El-Khayat Y, et al. Human testicular arterial supply: Gross anatomy, corrosion cast, and radiologic study. *Fertil Steril* 2008;90(6):2226–2230.

[89] Jarow JP. Intratesticular arterial anatomy. *J Androl* 1990; 11(3):255–259.

[90] Kormano M, Suoranta H, Reijonen K. Blood supply to testis and excurrent ducts. In: Raspe G, ed. *Advances in Biosciences*. Vol. 10. Oxford, England: Pergamon Press; 1972.

[91] Ergun S, Stingl J, Holstein AF. Segmental angioarchitecture of the testicular lobule in man. *Andrologia* 1994;26(3): 143–150.

[92] Andres TL, Trainer TD, Lapenas DJ. Small vessel alterations in the testes of infertile men with varicocele. *Am J Clin Pathol* 1981;76(4):378–384.

[93] Fawcett DW, Leak LV, Heidger PM, Jr., Electron microscopic observations on the structural components of the blood-testis barrier. *J Reprod Fertil Suppl* 1970;10:105–122.

[94] Ergun S, Davidoff M, Holstein AF. Capillaries in the lamina propria of human seminiferous tubules are partly fenestrated. *Cell Tissue Res* 1996;286(1):93–102.

[95] Chan F, Oatley MJ, Kaucher AV, et al. Functional and molecular features of the Id4+ germline stem cell population in mouse testes. *Genes Dev* 2014;28(12):1351–1362.

[96] Nowak DG, Woolard J, Amin EM, et al. Expression of pro- and anti-angiogenic isoforms of VEGF is differentially regulated by splicing and growth factors. *J Cell Sci* 2008;121(Pt 20): 3487–3495.

[97] Holstein AF, Orlandini GE, Moller R. Distribution and fine structure of the lymphatic system in the human testis. *Cell Tissue Res* 1979;200(1):15–27.

[98] McLaren A. Primordial germ cells in the mouse. *Dev Biol* 2003;262(1):1–15.

[99] Figueira MI, Cardoso HJ, Correia S, et al. Hormonal regulation of c-KIT receptor and its ligand: Implications for human infertility? *Prog Histochem Cytochem* 2014;49(1-3):1–19.

[100] Kerr CL, Hill CM, Blumenthal PD, et al. Expression of pluripotent stem cell markers in the human fetal testis. *Stem Cells* 2008;26(2):412–421.

[101] Culty M. Gonocytes, the forgotten cells of the germ cell lineage. *Birth Defects Res C Embryo Today* 2009;87(1):1–26.

[102] Wartenberg H. Comparative cytomorphologic aspects of the male germ cells, especially of the "Gonia". *Andrologia* 1976; 8(2):117–130.

[103] Fukuda T, Hedinger C, Groscurth P. Ultrastructure of developing germ cells in the fetal human testis. *Cell Tissue Res* 1975;161(1):55–70.

[104] Gaskell TL, Esnal A, Robinson LL, et al. Immunohistochemical profiling of germ cells within the human fetal testis: Identification of three subpopulations. *Biol Reprod* 2004;71(6):2012–2021.

[105] Sharpe RM, Environmental/lifestyle effects on spermatogenesis. *Philos Trans R Soc Lond B Biol Sci* 2010;365(1546): 1697–1712.

[106] Hadziselimovic F, Thommen L, Girard J, et al. The significance of postnatal gonadotropin surge for testicular development in normal and cryptorchid testes. *J Urol* 1986;136(1 Pt 2): 274–276.

[107] Chemes HE. Infancy is not a quiescent period of testicular development. *Int J Androl* 2001;24(1):2–7.

[108] Nistal M, Paniagua R, Queizan A. Histologic lesions in undescended ectopic obstructed testes. *Fertil Steril* 1985;43(3): 455–462.

[109] Weaver JR, Susiarjo M, Bartolomei MS. Imprinting and epigenetic changes in the early embryo. *Mamm Genome* 2009;20(9-10):532–543.

[110] Kerjean A, Dupont JM, Vasseur C, et al. Establishment of the paternal methylation imprint of the human H19 and MEST/PEG1 genes during spermatogenesis. *Hum Mol Genet* 2000;9(14):2183–2187.

[111] Laprise SL. Implications of epigenetics and genomic imprinting in assisted reproductive technologies. *Mol Reprod Dev* 2009;76(11):1006–1018.

[112] Furukawa S, Haruta M, Arai Y, et al. Yolk sac tumor but not seminoma or teratoma is associated with abnormal epigenetic reprogramming pathway and shows frequent hypermethylation of various tumor suppressor genes. *Cancer Sci* 2009;100(4):698–708.

[113] Boissonnas CC, Abdalaoui HE, Haelewyn V, et al. Specific epigenetic alterations of IGF2-H19 locus in spermatozoa from infertile men. *Eur J Hum Genet* 2010;18(1):73–80.

[114] Aflatoonian B, Moore H. Germ cells from mouse and human embryonic stem cells. *Reproduction* 2006;132(5):699–707.

[115] Mitchell RT, Cowan G, Morris KD, et al. Germ cell differentiation in the marmoset (Callithrix jacchus) during fetal and neonatal life closely parallels that in the human. *Hum Reprod* 2008;23(12):2755–2765.

[116] Stoop H, Honecker F, van de Geijn GJ, et al. Stem cell factor as a novel diagnostic marker for early malignant germ cells. *J Pathol* 2008;216(1):43–54.

[117] Kaprova-Pleskacova J, Stoop H, Brüggenwirth H, et al. Complete androgen insensitivity syndrome: Factors influencing gonadal histology including germ cell pathology. *Mod Pathol* 2014;27(5):721–730.

[118] Oram SW, Liu XX, Lee TL, et al. TSPY potentiates cell proliferation and tumorigenesis by promoting cell cycle progression in HeLa and NIH3T3 cells. *BMC Cancer* 2006;6(1):154.

[119] Oosterhuis JW, Stoop H, Dohle G, et al. A pathologist's view on the testis biopsy. *Int J Androl* 2011;34(4 Pt 2):e14–e19; discussion e20.

[120] Honecker F, Stoop H, de Krijger RR, et al. Pathobiological implications of the expression of markers of testicular carcinoma in situ by fetal germ cells. *J Pathol* 2004;203(3): 849–857.

[121] Mitchell RT, Saunders PT, Childs AJ, et al. Xenografting of human fetal testis tissue: a new approach to study fetal testis development and germ cell differentiation. *Hum Reprod* 2010;25(10):2405–2414.

[122] Berney DM, Lee A, Randle SJ, et al. The frequency of intratubular embryonal carcinoma: Implications for the pathogenesis of germ cell tumours. *Histopathology* 2004;45(2):155–161.

[123] Emerson RE, Ulbright TM. Intratubular germ cell neoplasia of the testis and its associated cancers: The use of novel biomarkers. *Pathology* 2010;42(4):344–355.

[124] Xiao GQ, Priemer DS, Wei C, et al. ZBTB16 is a sensitive and specific marker in detection of metastatic and extragonadal yolk sac tumour. *Histopathology* 2017;71(4):562–569.

[125] Osman H, Cheng L, Ulbright TM, et al. The utility of CDX2, GATA3, and DOG1 in the diagnosis of testicular neoplasms: An immunohistochemical study of 109 cases. *Hum Pathol* 2016;48:18–24.

[126] Svechnikov K, Landreh L, Weisser J, et al. Origin, development

and regulation of human Leydig cells. *Horm Res Paediatr* 2010;73(2):93–101.

[127] Griswold SL, Behringer RR. Fetal Leydig cell origin and development. *Sex Dev* 2009;3(1):1–15.

[128] O'Shaughnessy PJ, Baker PJ, Johnston H. The foetal Leydig cell—differentiation, function and regulation. *Int J Androl* 2006;29(1):90–95; discussion 105–108.

[129] Nistal M, Paniagua R, Regadera J, et al. A quantitative morphological study of human Leydig cells from birth to adulthood. *Cell Tissue Res* 1986;246(2):229–236.

[130] Wu X, Wan S, Lee MM. Key factors in the regulation of fetal and postnatal Leydig cell development. *J Cell Physiol* 2007;213(2):429–433.

[131] Muller J, Skakkebaek NE. Quantification of germ cells and seminiferous tubules by stereological examination of testicles from 50 boys who suffered from sudden death. *Int J Androl* 1983;6(2):143–156.

[132] Brehm R, Rey R, Kliesch S, et al. Mitotic activity of Sertoli cells in adult human testis: An immunohistochemical study to characterize Sertoli cells in testicular cords from patients showing testicular dysgenesis syndrome. *Anat Embryol (Berl)* 2006;211(3):223–236.

[133] Kao CS, Idrees MT, Young RH, et al. "Dissecting Gonadoblastoma" of Scully: A Morphologic Variant That Often Mimics Germinoma. *Am J Surg Pathol* 2016;40(10):1417–1423.

[134] Cortes D, Muller J, Skakkebaek NE. Proliferation of Sertoli cells during development of the human testis assessed by stereological methods. *Int J Androl* 1987;10(4):589–596.

[135] Waters BL, Trainer TD. Development of the human fetal testis. *Pediatr Pathol Lab Med* 1996;16(1):9–23.

[136] Well D, Yang H, Houseni M, et al. Age-related structural and metabolic changes in the pelvic reproductive end organs. *Semin Nucl Med* 2007;37(3):173–184.

[137] Paniagua R, Nistal M, Amat P, et al. Seminiferous tubule involution in elderly men. *Biol Reprod* 1987;36(4):939–947.

[138] Suoranta H. Changes in the small blood vessels of the adult human testis in relation to age and to some pathological conditions. *Virchows Arch A Pathol Pathol Anat* 1971;352(2):165–181.

[139] Kothari LK, Gupta AS. Effect of ageing on the volume, structure and total Leydig cell content of the human testis. *Int J Fertil* 1974;19(3):140–146.

[140] Kaler LW, Neaves WB. Attrition of the human Leydig cell population with advancing age. *Anat Rec* 1978;192(4):513–518.

[141] Neaves WB, Johnson L, Petty CS. Seminiferous tubules and daily sperm production in older adult men with varied numbers of Leydig cells. *Biol Reprod* 1987;36(2):301–308.

[142] Rowley MJ, Heller CG. Quantitation of the cells of the seminiferous epithelium of the human testis employing the sertoli cell as a constant. *Z Zellforsch Mikrosk Anat* 1971;115(4):461–472.

[143] Steinberger A, Steinberger E. Replication pattern of Sertoli cells in maturing rat testis in vivo and in organ culture. *Biol Reprod* 1971;4(1):84–87.

[144] de Miguel MP, Bethencourt FR, Arenas MI, et al. Intermediate filaments in the Sertoli cells of the ageing human testis. *Virchows Arch* 1997;431(2):131–138.

[145] Roosen-Runge EC, Holstein AF. The human rete testis. *Cell Tissue Res* 1978;189(3):409–433.

[146] Srigley JR. The paratesticular region: Histoanatomic and general considerations. *Semin Diagn Pathol* 2000;17(4):258–269.

[147] Dinges HP, Zatloukal K, Schmid C, et al. Co-expression of cytokeratin and vimentin filaments in rete testis and epididymis.

An immunohistochemical study. *Virchows Arch A Pathol Anat Histopathol* 1991;418(2):119–127.

[148] Rubegni P, Poggiali S, De Santi M, et al. Cutaneous metastases from adenocarcinoma of the rete testis. *J Cutan Pathol* 2006;33(2):181–184.

[149] Hartwick RW, Ro JY, Srigley JR, et al. Adenomatous hyperplasia of the rete testis. A clinicopathologic study of nine cases. *Am J Surg Pathol* 1991;15(4):350–357.

[150] Jones EC, Murray SK, Young RH, Cysts and epithelial proliferations of the testicular collecting system (including rete testis). *Semin Diagn Pathol* 2000;17(4):270–293.

[151] Hittmair A, Zelger BG, Obrist P, et al. Ovarian Sertoli-Leydig cell tumor: A SRY gene-independent pathway of pseudomale gonadal differentiation. *Hum Pathol* 1997;28(10):1206–1210.

[152] Sapino A, Pagani A, Godano A, et al. Effects of estrogens on the testis of transsexuals: A pathological and immunocytochemical study. *Virchows Arch A Pathol Anat Histopathol* 1987;411(5):409–414.

[153] Hinton BT, Keefer DA. Evidence for protein absorption from the lumen of the seminiferous tubule and rete of the rat testis. *Cell Tissue Res* 1983;230(2):367–375.

[154] Saitoh K, Terada T, Hatakeyama S. A morphological study of the efferent ducts of the human epididymis. *Int J Androl* 1990;13(5):369–376.

[155] Shah VI, Ro JY, Amin MB, et al. Histologic variations in the epididymis: Findings in 167 orchiectomy specimens. *Am J Surg Pathol* 1998;22(8):990–996.

[156] Rowley MJ, Teshima F, Heller CG. Duration of transit of spermatozoa through the human male ductular system. *Fertil Steril* 1970;21(5):390–396.

[157] Hinrichsen MJ, Blaquier JA. Evidence supporting the existence of sperm maturation in the human epididymis. *J Reprod Fertil* 1980;60(2):291–294.

[158] Regadera J, Cobo P, Paniagua R, et al. Immunohistochemical and semiquantitative study of the apical mitochondria-rich cells of the human prepubertal and adult epididymis. *J Anat* 1993;183(Pt 3):507–514.

[159] Dube E, Dufresne J, Chan PT, et al. Assessing the role of claudins in maintaining the integrity of epididymal tight junctions using novel human epididymal cell lines. *Biol Reprod* 2010;82(6):1119–1128.

[160] Kasper M, Stosiek P. Immunohistochemical investigation of different cytokeratins and vimentin in the human epididymis from the fetal period up to adulthood. *Cell Tissue Res* 1989;257(3):661–664.

[161] De Miguel MP, Mariño JM, Gonzalez-Peramato P, et al. Epididymal growth and differentiation are altered in human cryptorchidism. *J Androl* 2001;22(2):212–225.

[162] Cerilli LA, Sotelo-Avila C, Mills SE. Glandular inclusions in inguinal hernia sacs: Morphologic and immunohistochemical distinction from epididymis and vas deferens. *Am J Surg Pathol* 2003;27(4):469–476.

[163] Lee LY, Tzeng J, Grosman M, et al. Prostate gland-like epithelium in the epididymis: A case report and review of the literature. *Arch Pathol Lab Med* 2004;128(4):e60–e62.

[164] Rajalakshmi M, Kumar BV, Kapur MM, et al. Ultrastructural changes in the efferent duct and epididymis of men with obstructive infertility. *Anat Rec* 1993;237(2):199–207.

[165] Oliva E, Young RH. Paratesticular tumor-like lesions. *Semin Diagn Pathol* 2000;17(4):340–358.

[166] Madara JL, Haggitt RC, Federman M. Intranuclear inclusions of the human vas deferens. *Arch Pathol Lab Med* 1978; 102(12):648–650.

[167] Nistal M, Santamaria L, Paniagua R. Mast cells in the human testis and epididymis from birth to adulthood. *Acta Anat (Basel)* 1984;119(3):155–160.

[168] Nozawa T, Konda R, Ohsawa T, et al. Clear cell papillary cystadenocarcinoma of the epididymis: A case report and immunohistochemistry of markers for renal cell carcinoma. *Histol Histopathol* 2013;28(3):321–326.

[169] Yu CC, Huang JK, Chiang H, et al. Papillary cystadenocarcinoma of the epididymis: A case report and review of the literature. *J Urol* 1992:147(1):162–165.

[170] Soria Gondek A, Julià Masip V, Jou Muñoz C, et al. Adolescent hydrocele carrying a surprise: A case of papillary cystadenoma of the epididymis. *Urology* 2017.

[171] Paniagua R, Regadera J, Nistal M, et al. Histological, histochemical and ultrastructural variations along the length of the human vas deferens before and after puberty. *Acta Anat (Basel)* 1982;111(3):190–203.

[172] Paniagua R, Regadera J, Nistal M, et al. Elastic fibres of the human ductus deferens. *J Anat* 1983;137(Pt 3):467–476.

[173] Murakami M, Nishida T, Shiromoto M, et al. Scanning and transmission electron microscopic study of the ampullary region of the dog vas deferens, with special reference to epithelial phagocytosis of spermatozoa and latex beads. *Anat Anz* 1986;162(4):289–296.

[174] Shah RB, Lee MW, Giraldo AA, et al. Histologic and histochemical characterization of seminal vesicle intraluminal secretions. *Arch Pathol Lab Med* 2001;125(1):141–145.

[175] Shidham VB, Lindholm PF, Kajdacsy-Balla A, et al. Prostatespecific antigen expression and lipochrome pigment granules in the differential diagnosis of prostatic adenocarcinoma versus seminal vesicle-ejaculatory duct epithelium. *Arch Pathol Lab Med* 1999;123(11):1093–1097.

[176] Kuo T, Gomez LG. Monstrous epithelial cells in human epididymis and seminal vesicles. A pseudomalignant change. *Am J Surg Pathol* 1981;5(5):483–490.

[177] Kovi J, Jackson MA, Akberzie ME. Unusual smooth muscle change in the prostate. *Arch Pathol Lab Med* 1979;103(4): 204–205.

[178] Linke RP, Joswig R, Murphy CL, et al. Senile seminal vesicle amyloid is derived from semenogelin I. *J Lab Clin Med* 2005;145(4):187–193.

[179] Rath-Wolfson L, Bubis G, Shtrasburg S, et al. Seminal tract amyloidosis: Synchronous amyloidosis of the seminal vesicles, deferent ducts and ejaculatory ducts. *Pathol Oncol Res* 2017;23(4):811–814.

[180] McNeal JE. Normal histology of the prostate. *Am J Surg Pathol* 1988;12(8):619–633.

[181] Tong GX, Memeo L, Colarossi C, et al. PAX8 and PAX2 immunostaining facilitates the diagnosis of primary epithelial neoplasms of the male genital tract. *Am J Surg Pathol* 2011;35(10):1473–1483.

[182] Rolnick D, Kawanoue S, Szanto P, et al. Anatomical incidence of testicular appendages. *J Urol* 1968;100(6): 755–756.

[183] Sahni D, Jit I, Joshi K, et al. Incidence and structure of the appendices of the testis and epididymis. *J Anat* 1996; 189(Pt 2):341–348.

[184] Skoglund RW, McRoberts JW, Ragde H. Torsion of testicular appendages: Presentation of 43 new cases and a collective review. *J Urol* 1970;104(4):598–600.

[185] Samnakay N, Cohen RJ, Orford J, et al. Androgen and oestrogen receptor status of the human appendix testis. *Pediatr Surg Int* 2003;19(7):520–524.

[186] Sadler T. *Langman's medical embryology*. 7th ed. Baltimore, MD: Williams & Wilkins; 1995.

[187] Whitehead ED, Leiter E. Genital abnormalities and abnormal semen analyses in male patients exposed to diethylstilbestrol in utero. *J Urol* 1981;125(1):47–50.

[188] Bernstein J, Gardner K. Renal cystic disease and renal dysplasia. In: Walsh P, ed. *Campbell's Urology*. 5th ed. Vol. 2. Philadelphia, PA: WB Saunders; 1986.

[189] Popek EJ. Embryonal remnants in inguinal hernia sacs. *Hum Pathol* 1990;21(3):339–349.

[190] Wollin M, Marshall FF, Fink MP, et al. Aberrant epididymal tissue: A significant clinical entity. *J Urol* 1987;138(5): 1247–1250.

[191] McPherson F, Frias JL, Spicer D, et al. Splenogonadal fusionlimb defect "syndrome" and associated malformations. *Am J Med Genet A* 2003;120a(4):518–522.

[192] Nistal M, Frias JL, Spicer D, et al. Age-related epididymislike intratesticular structures: Benign lesions of Wolffian origin that can be misdiagnosed as testicular tumors. *J Androl* 2006;27(1):79–85.

[193] Costa WS, Sampaio FJ, Favorito LA, et al. Testicular migration: Remodeling of connective tissue and muscle cells in human gubernaculum testis. *J Urol* 2002; 167(5):2171–2176.

37

第 37 章　阴茎和远端尿道

■ Elsa F. Velazquez / José E. Barreto / Sofía Cañete-Portillo / Antonio L. Cubilla 著
■ 王巍伟 译　■ 付　勇 校

阴茎主要由三个牢固附着的圆柱形管状勃起组织［阴茎海绵体（corpora cavernosa，CC）和尿道海绵体］和尿道下垂部构成，可以细分为远端部分（包括龟头、冠状沟、包皮）和近端部分（即海绵体或阴茎体）[1]（图 37.1）。大多数阴茎癌发生于阴茎远端（图 37.2）。

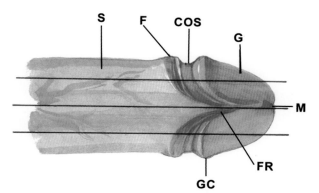

图 37.1　阴茎可以被细分为远端部分和近端部分：远端部分包括龟头（G）、冠状沟（COS）及包皮（F）；近端部分即海绵体或阴茎体（S）。M—尿道口；GC—龟头冠；FR—包皮系带

1　远端阴茎

1.1　龟头

龟头的解剖层次
上皮
固有层
尿道海绵体
白膜 [a]
阴茎海绵体 [a]

a：77% 的病例中，白膜包绕的阴茎海绵体远端部分为龟头的一部分。这部分白膜为尿道海绵体的一部分。

1.1.1　解剖特征

龟头呈圆锥形，被覆粉红色、光滑的黏膜，位于阴茎最远端，中央腹侧区有尿道口。尿道海绵体前端膨大（钝性圆锥体结构，类似于蘑菇帽），形成龟头的中心和主体。它形成并附着于阴茎海绵体钝性末端，进一步延伸至背侧而非腹侧表面[1]。圆锥体边缘

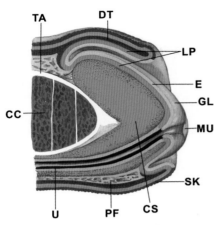

图 37.2　阴茎远端部分示意图，包括龟头（GL），冠状沟和包皮。E—上皮；LP—固有层；CS—尿道海绵体；TA—白膜；CC—阴茎海绵体；DT—肉膜；SK—皮肤；U—尿道；MU—尿道口；PF—阴茎筋膜或阴茎深筋膜

隆起形成阴茎冠，占龟头头部圆周 80%；龟头阴茎冠腹侧部分被阴茎系带黏膜褶层阻断（图 37.1）。阴茎冠的直径比阴茎体和龟头其他部分要宽。尿道海绵体内部为尿道远端部分，龟头顶点处存在一矢状位、裂隙样开口，称为"尿道口"（图 37.1，图 37.2）。在性活跃的男性中，一些解剖学结构（称为珍珠状阴茎丘疹、多毛状乳头状瘤或阴茎冠乳头状瘤病）经常发生于龟头近端[2-5]。大体观察，这些丘疹大小为 1 ~ 3mm，与皮肤颜色相近、半球形，均匀分布于阴

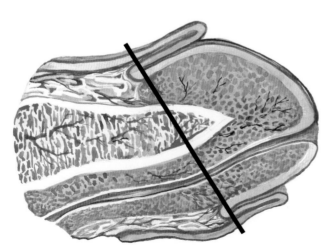

图 37.3　大多数情况下，被白膜包绕的阴茎海绵体远端是龟头的一部分。通过冠状沟的连线可将龟头与阴茎体分开

茎冠周围，并延伸至系带两侧近端。它们可能会被误认为是疣，并导致青少年担忧和焦虑[2]。

通过冠状沟作一连线，龟头是阴茎远端组织，约 77% 的病例中，被白膜包绕的阴茎海绵体远端部分延伸进入龟头（图 37.3）[6]。然而，由于它们是阴茎体的主要组成部分，因此将在本节中详细讨论。

对于外科病理医师来说，从大体上识别龟头切面的解剖学层次是非常重要的。上皮组织薄、柔软，呈灰白色。当发生增生性改变时，白色鲜明，与下面较暗组织形成对比。固有层为白色 – 粉红色，厚度为 1 ~ 4mm，与深红色、富于血管的尿道海绵体形成对比。白膜是一种较厚的白色纤维组织，将尿道海绵体和阴茎海绵体分开。肿瘤区域性扩散与龟头和阴茎海绵体不同解剖层次累及有一定相关性。仅累及固有层的肿瘤中，淋巴结转移非常少见，然而，在侵犯阴茎海绵体的肿瘤中较为常见[7-8]。

1.1.2　光镜及免疫组织化学特征

1.1.2.1　上皮

行和未行包皮环切术的男性，龟头都有部分角化复层状鳞状上皮，厚度 5 ~ 6 层（图 37.4）。一些教科书认为，与未行包皮环切术的男性相比，行包皮环切术的男性龟头的鳞状上皮更厚、角化也更明显，但此观点缺乏良好的对照性研究支持。正常鳞状上皮，细胞角蛋白 AE1/AE3 和 34βE12 通常呈阳性。细胞角蛋白 CAM5.2、CK7 和 CK20 呈阴性。基底 / 副基底层细胞表达 p63。Langerhans 细胞散在分布于角质形成细胞之间，在不同炎性改变中数量增加。Langerhans 细胞表达 S-100 蛋白、CD4、CD1a 和胰岛蛋白（图 37.5）。罕见情况下，也可以存在 Merkel 细胞，常规切片或免疫组织化学技术均难以发现。通常情况下，Merkel 细胞 CgA 呈阴性、CK20 呈阳性[9]。龟头上皮和包皮的黏膜上皮不含黑色素细胞[10-11]。罕见情况下，尿道口周围区域龟头上皮中可见黏液分泌细胞[12]。它们可能是阴茎腺鳞癌的组织来源。近上皮表面的上皮内可见游离神经末梢[13]。龟头内无附属器或腺样结构。组织学上，珍珠状阴茎丘疹表现为被覆鳞状上皮的纤维血管乳头状突起（图 37.6）[2]。这些结构中未见挖空细胞。

1.1.2.2　固有层

龟头固有层是包皮固有层的延续，其将尿道海绵

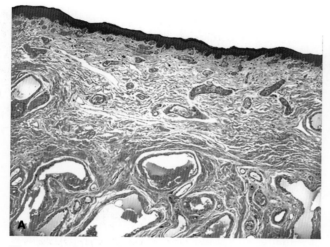
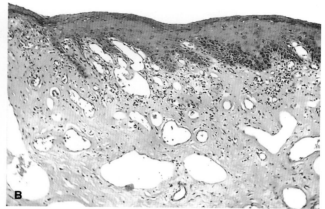

图 37.4　龟头的低倍（A）和高倍（B）图像。龟头的三层结构：部分角化的复层鳞状上皮、固有层和尿道海绵体

体与龟头上皮分隔。在龟头中，阴茎筋膜和纤维性白膜缺乏疏松结缔组织，因此，固有层牢牢附着于下方的尿道海绵体上（图 37.4）[14]。虽然固有层结缔组织比勃起组织更加致密且含有较少外周神经束和弹性纤维，但固有层结缔组织与尿道海绵体结缔组织也有一定的相似之处。中倍或高倍镜下，固有层和尿道海绵体之间的过渡有时很难确定。然而，在低倍镜下，甚至在大体检查或使用放大镜时，这种界限明显，同时，与尿道海绵体静脉窦延伸的区域界线相对应。龟头不同区域的固有层厚度不同，冠状沟处为 1mm，尿道口附近为 2.5mm。鳞状上皮下固有层内可见散在特化的生殖小体。这些生殖小体主要存在于冠状沟和系带处，与包皮相比，龟头内的生殖小体数量较少。需要更多的定量研究来证实或否定这一观点。已

有报道显示，龟头生殖小体上有明显游离的神经末梢[10,15]。已发现在游离神经末梢处存在少量真皮 Merkel 细胞。

1.1.2.3　尿道海绵体

尿道海绵体是阴茎龟头的主要组织成分，由特化的静脉窦组成（图 37.7）。在龟头，勃起组织的特点是具有致密的静脉丛（图 37.8）[14]。与阴茎海绵体相比，尿道海绵体间质纤维结缔组织更加丰富，弹力纤维较多，而平滑肌束较少（图 37.9，图 37.10）[16-17]。血管之间的间质为疏松纤维组织，含有一些神经末梢和淋巴管。这一勃起组织中，我们也发现了营养性静脉和动脉（图 37.9）。

在定向较差的活检标本或样本中，可能很难区分尿道海绵体和阴茎海绵体的组织学特征。尿道海绵体

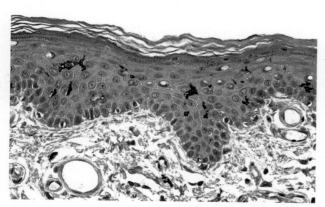

图 37.5　CD1a 免疫组织化学染色，示龟头上皮内散在分布的 Langerhans 细胞

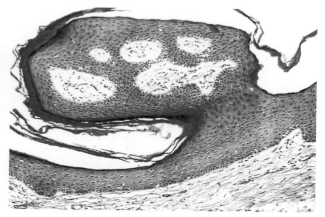

图 37.6　组织学上，珍珠状阴茎丘疹为具有纤维血管轴心的乳头状结构，被覆鳞状上皮，无挖空细胞

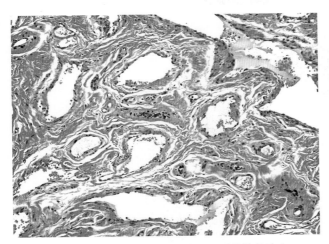

图 37.7　龟头。高倍镜示尿道海绵体具有特化的静脉窦

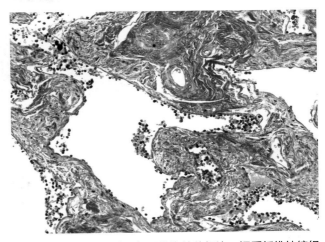

图 37.10　尿道海绵体。与阴茎海绵体相比，间质纤维结缔组织的平滑肌纤维较少（Masson 染色）

血管腔分离较宽（图 37.8），而阴茎海绵体血管腔很少或没有分离，这一现象有助于鉴别。尿道海绵体血管较薄且较圆；阴茎海绵体血管较厚、不规则或卷曲状（大量平滑肌纤维所致）（图 37.11）。

1.2　冠状沟

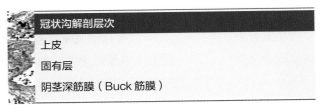

冠状沟解剖层次
上皮
固有层
阴茎深筋膜（Buck 筋膜）

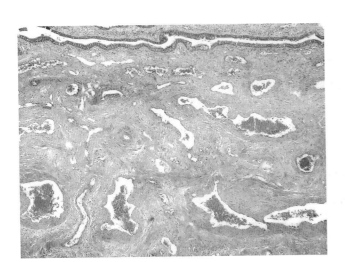

图 37.8　尿道海绵体。注意尿道周围的尿道海绵体内含有致密的静脉丛

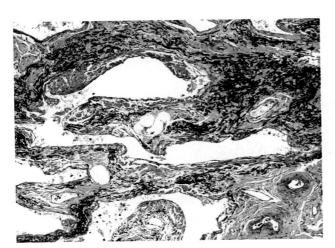

图 37.9　尿道海绵体。与阴茎海绵体相比，间质纤维结缔组织更加丰富，含有较多弹性纤维。注意勃起组织间隙中存在营养性静脉和动脉（弹性纤维 Van Gieson 染色）

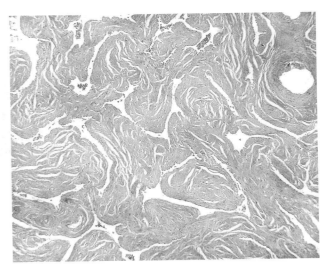

图 37.11　阴茎海绵体。注意较厚的平滑肌纤维

1.2.1　解剖特征

冠状沟位于龟头冠附近，是一狭窄但不相通的环状凹陷（图 37.1，图 37.2），存在于阴茎的侧面和背侧，但在腹侧区域消失，该区域由包皮系带占据（该系带是一种黏膜褶皱，将包皮固定于龟头下部，恰好位于尿道口下方）。龟头部黏膜延伸并覆盖冠状沟和包皮的内表面。

1.2.2　光镜及免疫组织化学特征

组织学上，冠状沟分为以下三层结构：①鳞状上皮，与龟头上皮相同；②薄的固有层或浆膜，为包皮和龟头固有层的延伸；③ Buck 筋膜和一些来自阴茎体肉膜平滑肌纤维的插入部分（图 37.12）。

显微镜下，鳞状上皮呈复层（5 ~ 12 个细胞层厚度），上覆薄层角化层（轻度角化），固有层厚 2 ~ 6mm，由疏松结缔组织构成，内含大量毛细血管和淋巴管，以及外周神经和少量环层小体，Buck 筋膜由弹性纤维结缔组织构成，内含中小血管和神经。据我们统计，50% 以上的样本中存在第四层结构，即 "肉膜"（图 37.13），该层结构位于冠状沟周围，厚 6 ~ 15mm，宽而松散，由纤维结缔组织和不规则平滑肌束组成。这一层与阴茎体和包皮肉膜相连续。内含小血管和淋巴管。冠状沟起源的原发性阴茎癌（罕见）中[18]，肉膜的缺失可以促进冠状沟肿瘤的扩散（更快、更深解剖层次浸润，如 Buck 筋膜的疏松结缔组织和血管组织），使得肿瘤更容易进展，从而导致预后更差。

据报道，冠状沟是所谓系带旁腺（Tyson 腺）的最常见部位[1,3,16-17,19-22]，该腺体为变异的皮脂腺，可产生包皮垢。包皮垢为这一空间内上皮碎屑和分泌物的聚集物[23]。关于 Tyson 腺的存在一直存在一些疑问[10,23-24]。许多组织学切片研究均未发现这些腺体[23,25]。在 67 例因阴茎癌行阴茎全切标本的研究中，我们也未发现 Tyson 腺。显然，Tyson[26] 最初基于灵长类动物的研究并不能在人类中得到证实。包皮环切术后，有时可在皮肤附近的黏膜中发现一些皮脂腺。它们可能是手术后异位的皮脂腺。阴茎体和包皮的皮肤面存在伴或不伴有毛囊的皮脂腺。我们已经观察到与毛囊无关的皮脂腺的存在，位于包皮和邻近黏膜的黏膜－皮肤交界处，但不见于冠状沟。皮脂腺增

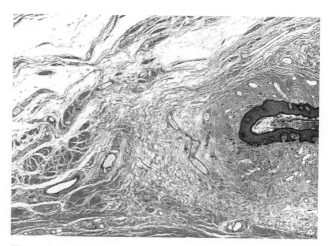

图 37.12　冠状沟切面。可见龟头和阴茎体的组织成分。这个标本来自于未行包皮环切术男性（上部可见部分包皮），可见鳞状上皮（右侧），下方为固有层，固有层之下可见 Buck 筋膜和肉膜平滑肌束（左侧）

生或异位皮脂腺（福代斯病）常发生于阴茎体和包皮，但也可发生于龟头[2]。

1.3　包皮

包皮解剖层次
表皮
真皮
肉膜
固有层
上皮

1.3.1　解剖特征和包皮环切术

阴茎包皮是阴茎体皮肤的延伸，通常覆盖大部分龟头，并反折形成黏膜内表面。黏膜内表面的被覆上皮与冠状沟及龟头表面上皮相连续（图 37.1，图 37.2）。大体检查，成人包皮皮肤面（与阴茎体的皮肤连续）色深，有褶皱，而黏膜面（与冠状沟连续）呈粉红色到棕褐色（图 37.14）。

男性包皮环切术（circumcision）指从阴茎上切除部分或全部包皮。"circumcision" 这一词来自拉丁语 circum（意为 "环绕"）和 cædere（意为 "切"）。男性包皮环切术通常是出于宗教、文化和医学原因而实施的。从很早的时候到现在，关于包皮的作用和包皮环切术的必要性一直存在争议[27-32]。包皮的功能

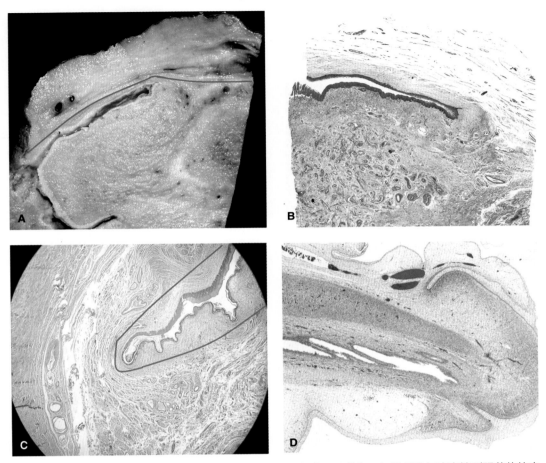

图 37.13 A. 部分阴茎切除标本切面，示龟头上皮间隔、包皮和冠状沟。红线示从包皮直接到阴茎体的肉膜层解剖位置。B. 低倍镜下的冠状沟。C. 冠状沟解剖层次：角化鳞状上皮，固有层和肉膜。红线示肉膜包绕冠状沟的模式。D. 胎儿阴茎。注意与 Buck 筋膜相关冠状沟的形成。龟头和包皮内表面牢固附着

是保护龟头免受外界刺激或污染，同时包皮是一种正常的性敏感组织 [10,30,33]。此外，在阴茎胚胎发育过程中，龟头、冠状沟和包皮的鳞状上皮黏膜融合（图 37.15），可将它们视为同一组织成分。随着时间推移，龟头和包皮内壁融合的黏膜逐渐分离 [10]。大多数新生男婴在分娩时均表现为包皮未回缩 [34]。大多数情况下，在男孩 5 ~ 6 岁时，包皮可完全回缩超过龟头冠状沟水平。根据这些观察，包皮口过紧是由不

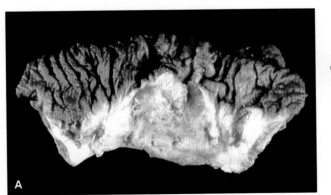
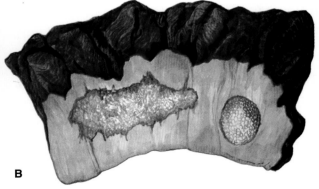

图 37.14 成人阴茎包皮多中心性癌的大体形态及对应示意图（A 和 B）。皮肤面（上部）色深、褶皱较多；黏膜面（底部）呈浅米色，略不规则。黏膜面可见两处鳞状细胞癌病灶（示意图中为黄色和淡蓝色），此处为包皮癌最常发生部位

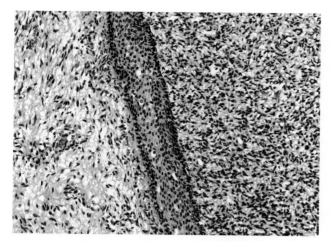

图 37.15 阴茎胚胎发育过程中，龟头、冠状沟和包皮的融合性鳞状黏膜。注意不成熟的上皮板（中间）。龟头的致密间质细胞将形成尿道海绵体（右侧）。龟头的固有层尚未形成。左侧为包皮

成熟的包皮板造成，这并不代表包皮粘连，而是阴茎发育的正常阶段。因此，包皮自然分离前行新生儿包皮环切术可导致常见的包皮/龟头黏膜撕裂，可能出现龟头表皮脱落与损伤、系带动脉切除和尿道口狭窄等并发症[10]。

另一方面，不同研究表明，包皮环切术可降低尿路感染、常见的性传播疾病（sexually transmitled disease，STD）和阴茎癌的风险[27,35-43]。已有研究表明，有菌毛细菌多聚集于新生儿包皮黏膜内表面，继而发生严重的尿路感染[37]。研究表明，男性包皮环切术可降低男性阴茎HPV感染的风险，而有多个性伴侣史的男性，可降低当前女性伴侣患宫颈癌的风险[41-43]。此外，随机对照试验表明，成人包皮环切术降低了感染HIV的风险[44-45]。显然，包括HPV和HIV感染在内的性传播疾病的风险与性行为相关，而行为因素比包皮环切术更为重要。此外，使用干净的水，注意卫生清洁，可以降低未行包皮环切术人群中阴茎鳞状细胞癌的发病率[43]。然而，在没有严格遵守安全性行为和卫生习惯的地区，包皮环切术可以对STD（包括HIV）的传播起到相对的保护作用，并可降低阴茎癌的发病率[36]。一般而言，包皮环切术的并发症轻微且可治愈，尤其是年轻人。手术者无经验、没有无菌设备或设备和用品不足时，包皮环切术可频发并发症，且可出现严重并发症[29]。现有的

科学证据表明，男性新生儿包皮环切术具有潜在的医疗获益，然而，这些数据并不足以支持对新生儿进行常规包皮环切术。应当向父母提供准确和公正的信息，以让家长们确定哪种方法符合儿童的最大利益。在一份政策声明中，美国儿科学会表示：虽然出于对健康的益处还不足以支持对所有男性新生儿进行常规包皮环切术，但包皮环切术的益处足以证明每个家庭都可以选择这种方法，并且保证对行包皮环切术男性新生儿提供第三方支付，重要的是，临床医师应以公正和准确的方式常规告知父母新生儿包皮环切术的健康益处和风险。但是，父母应该最终决定包皮环切术是否符合他们的男孩的最大利益。他们需要在他们自己的宗教、伦理、文化信仰和实践背景下权衡医疗信息。单就医学益处而言，可能无法超过每个家庭的其他考虑[46]。

在成年人群中，包皮长度的变化引发了一些研究，特别是关于包皮长度与龟头包皮沟内包皮垢量的关系研究[27,47]。6～17岁男孩包茎发生率为4%，但发病率随年龄增长而降低[47]。非包茎男孩可进行包皮间隙检查，包皮垢的检出率为5%。16～17岁男孩包皮垢增多[47]。最近一项针对高危人群的前瞻性研究中，我们发现包皮长度存在差异（图37.16）：与普通人群相比，包皮过长的包茎患者更易患阴茎

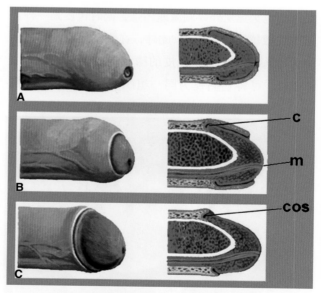

图 37.16 包皮的长度差异。A.最常见类型。包皮过长。B.包皮中等长度。C.包皮过短，罕见。c和cos—冠状沟；m—尿道口

癌 [27]。包皮过长和包茎共存可能解释了某些地区阴茎癌的高发病率，而生活在高危区域的包皮过长和包茎患者可能需要行包皮环切术 [27]。

包皮经常被癌组织侵犯，通常为龟头起源肿瘤（阴茎癌最常见部位）的继发性浸润。然而，也存在不累及包皮的癌。鉴别这些原发性包皮肿瘤非常重要，因为它们比发生于阴茎其他部位的肿瘤预后更好 [48]。与发生于龟头的肿瘤相比，原发性包皮鳞状细胞癌倾向于低级别癌变，且为多中心性（图 37.14）[49]。

与龟头类似，包皮的解剖学浸润程度与局部癌症扩散相关。局限于固有层的侵袭性肿瘤很少发生转移。与之相反，透壁性肿瘤侵犯了所有组织层次（固有层、肉膜和皮肤），这通常与淋巴结转移相关 [49]。

1.3.2　光镜及免疫组织化学特点

阴茎包皮由外胚层、神经外胚层和间叶细胞在中线碰撞形成 5 层结构 [10]。组织学上，包皮分为以下 5 层（图 37.17）。

（1）表皮由角化复层状鳞状细胞上皮组成，类似于皮肤表皮。可以存在黑色素细胞、Langerhans 细胞和 Merkel 细胞。与黏膜上皮相比，表皮较薄，表皮突发育较好，基底层通常有色素沉着（图 37.18）。可见毫毛、皮脂腺和汗腺与表皮相连。

（2）包皮真皮由结缔组织构成，内含血管和神经束。真皮乳头处可见触觉小体，深层区域可见一些环层小体。可见散在的毫毛、皮脂腺和汗腺，它们通常局限于真皮层，不会延伸到肉膜之外。真皮层弹力纤

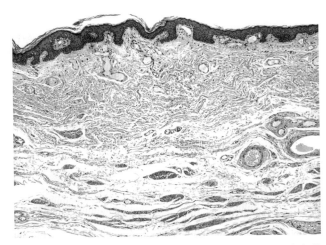

图 37.18　包皮表皮。与黏膜上皮相比，表皮较薄，表皮突发育较好，基底层通常有色素沉着。真皮下可见肉膜平滑肌束

维似乎比固有层多。

（3）肉膜由平滑肌纤维及位于其间的弹力纤维构成，形成包皮的中轴（图 37.19）。肉膜从包皮处即包绕阴茎体，与阴囊肉膜相延续。与阴茎体肉膜相似，包皮中肉膜的平滑肌纤维分布也各不相同。在包皮边缘，平滑肌纤维横向排列形成括约肌，在龟头远端闭合这一边缘。有大量神经末梢与平滑肌纤维密切相关（图 37.20）。包皮腹侧组织神经束密度（平均17.9 束 / 纳米）最高，而侧面组织或背侧组织分别为8.6 束 / 纳米和 6.2 束 / 纳米 [50]。少量环层小体散在分布于这些神经束之间（图 37.21）。

（4）固有层（或称"浆膜"）由血管结缔组织构

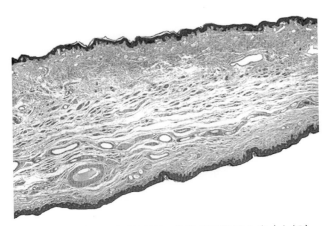

图 37.17　包皮全层包括 5 层：角化复层鳞状上皮（上部）、真皮、肉膜、黏膜下层和黏膜鳞状上皮（底部）

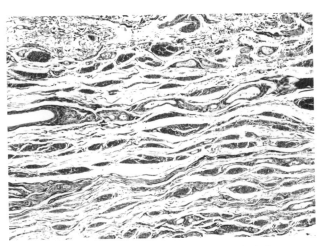

图 37.19　平滑肌束是包皮肉膜的主要成分，呈红色（Masson 染色）

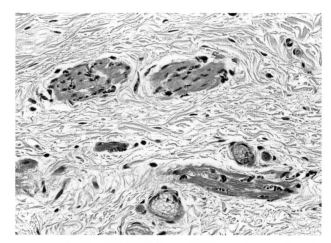

图 37.20　神经丝蛋白免疫组织化学染色，突显了许多与包皮肉膜内平滑肌束相关的游离神经末梢

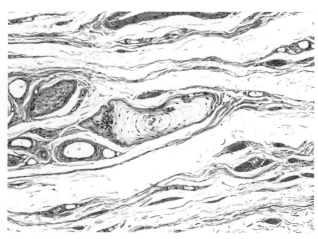

图 37.21　包皮肉膜深层可见一环层小体

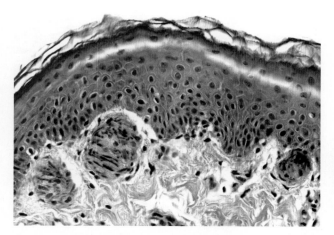

图 37.22　生殖小体通常三五成群聚集于包皮黏膜上皮下固有层中（神经丝蛋白免疫组织化学染色）

成，比龟头固有层更加疏松。上皮下固有层中可见散在的生殖小体和游离神经末梢。生殖小体通常三五成群（图 37.22）。一些学者认为，包皮皮肤 – 黏膜交界处小体受体较多，然而，这一论断需要进一步研究 [10,30]。黏膜固有层缺乏毛囊、汗腺和皮脂腺。我们已经在一些标本中的皮肤 – 黏膜交界处和紧邻包皮黏膜的位置观察到少量皮脂腺，其与毛囊无关，但尚不清楚这些皮脂腺是异位腺体还是正常解剖结构的变异。

（5）黏膜鳞状上皮（图 37.23）与龟头、冠状沟上皮相同，是鳞状上皮的一种延伸。在向包皮游离缘和皮肤 – 黏膜交界处的移行过程中，基底层呈现渐进性色素沉着，与包皮表皮部分更为相似（图 37.24）。这种上皮的免疫组织化学特点与龟头鳞状上皮相同。黏膜鳞状上皮内存在 Langerhans 细胞和 Merkel 细胞，但无黑色素细胞。上皮内神经已有描述 [10,13]。

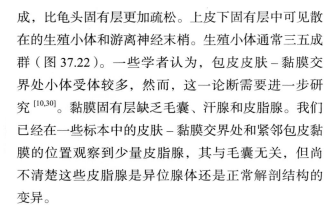

图 37.23　包皮黏膜部分鳞状上皮通常比表皮部分厚，表皮突更加不规则且宽大。附属器结构缺如

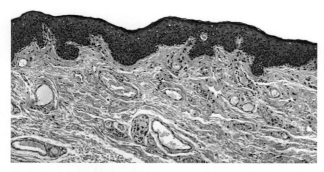

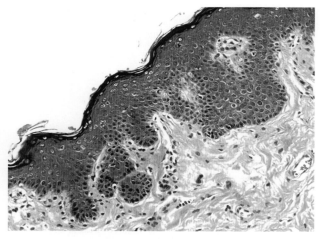

图 37.24　包皮。显示鳞状上皮和基底层色素沉着

1.3.3　癌症扩散相关性解剖学特征

　　龟头的解剖学层次（上皮、固有层、尿道海绵体和阴茎海绵体）是评价和预测肿瘤进展的重要标志。它是构建 TNM 分期系统的基础[51]，对于预后指标和诺模图的设计至关重要，同时也是评估癌症扩散情况和预后的有用工具[52-54]。图解中显示了这种相关性。在 51 例阴茎鳞状细胞癌患者中，浸润阴茎海绵体的肿瘤有较多淋巴结转移（图 37.25A）。同样，在 20 例不累及包皮的阴茎癌中，大多数转移病例为浸润至深部肉膜或外侧真皮的肿瘤（图 37.25B）。

2　近端阴茎（或阴茎体）

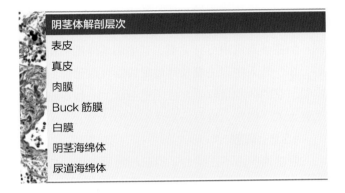

阴茎体解剖层次
表皮
真皮
肉膜
Buck 筋膜
白膜
阴茎海绵体
尿道海绵体

2.1　解剖特征

　　阴茎体主要由三个圆柱状的勃起组织构成，包括两个阴茎海绵体和一个尿道海绵体，尿道位于尿道海绵体中央（图 37.26）。阴茎海绵体的后部是两个分叉状且逐渐变细的结构（称为阴茎脚），在耻骨联合下部聚合且插入耻骨。两个阴茎海绵体远端 3/4 紧密结合在一起，构成阴茎体的大部分。阴茎体内的阴茎海绵体直径保持一致，向前终止于一个钝圆形末端，嵌入由尿道海绵体形成的帽状结构内[1]。阴茎海绵体勃起组织是一个巨大的海绵状系统，其内为不规则血管腔隙，血供来自输入动脉，输出静脉负责引流。器官处于松弛状态时，海绵状腔隙内几乎没有血液，形似塌陷的不规则裂隙。当阴茎勃起时，它们会在血压作用下形成充满血液的大腔隙[16]。

　　阴茎海绵体被一层坚固而厚实的纤维包膜（即白膜）包绕。松弛状态下，白膜厚 2～3mm，勃起时，厚度变薄（约 0.5mm）。阴茎纵切面观，覆盖于阴茎海绵体的白膜呈">"形终止，位于或超出冠状沟水平，终止于冠状沟后方的情况较少见（图 37.27）[6]。与尿道海绵体周围白膜相比，阴茎海绵体周围白膜较厚且弹性更小[16-17]。白膜表面纵行纤维形成一个单管状结构，包绕两条阴茎海绵体，而深部的纤维呈环形排列，分别包绕每一条阴茎海绵体，在中间平面连接处形成阴茎隔膜（图 37.26）[1]。阴茎体近端，隔膜厚而完整，远端不连续。白膜连接处上表面存在一个浅凹槽，其内有阴茎背深静脉。

　　尿道海绵体和中间部位的尿道位于两条阴茎海绵体下面的凹陷处（图 37.26）。位于阴茎体内的尿道海绵体中间部分是均匀一致的圆柱体，比阴茎海绵体

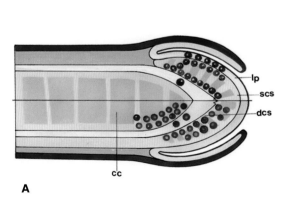
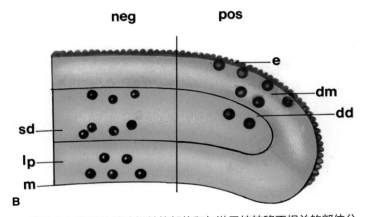

图 37.25　癌症扩散相关性解剖学特征。A. 该图示龟头切面。横线将与淋巴结转移相关的部位和与淋巴结转移不相关的部位分隔。绿点代表阴性淋巴结，红点代表有淋巴结转移。绝大多数侵及阴茎海绵体的肿瘤伴有区域性扩散。B. 该图示包皮切面。伴淋巴结转移的肿瘤是那些侵及深部肉膜或外侧皮肤的肿瘤。m—黏膜上皮；lp—固有层；sd—浅层肉膜；dd—深层肉膜；dm—真皮；e—表皮；scs—浅表尿道海绵体；dcs—深部尿道海绵体；cc—阴茎海绵体；pos—阳性；neg—阴性

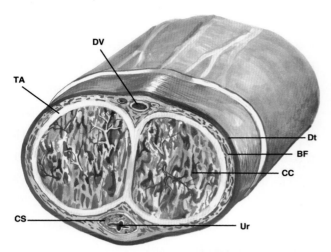

图 37.26　阴茎横切面示意图，显示两条阴茎海绵体（CC）均被白膜（TA）包绕，它们在中间平面连接处形成阴茎隔膜。白膜连接处上表面存在一个浅凹槽，其内有阴茎背深静脉（DV）。阴茎背动脉位于阴茎背深静脉的两侧。注意：尿道海绵体（CS）和中央的尿道（Ur）（位于两个阴茎海绵体下方的凹陷内）、Buck 筋膜（BF）及肉膜（Dt）

体，称为 Buck 筋膜（经典描述称为阴茎深筋膜）（图37.26，图 37.27）。筋膜所形成的隔膜向内延伸至阴茎海绵体和尿道海绵体间，呈管状分隔这些圆柱形勃起组织，并将阴茎分为背部（阴茎海绵体）和腹部（尿道海绵体），通过 CT 或 MRI 可看到这种结构[55]。当本章中使用"筋膜"或"阴茎筋膜"这些术语时，我们指的是"Buck 筋膜"，因为浅筋膜仅仅是肉膜周围部分结缔组织。HE 染色切片很难区分浅筋膜和深筋膜。实际上，最好将它们视为一种筋膜。

2.2　光镜特征

2.2.1　皮肤

覆盖在阴茎体表面的皮肤有皱褶且有弹性。表皮较薄，由几层细胞组成，伴轻度角化。表皮显示有发育完好的表皮突，基底层色素沉着。真皮乳头薄而深。阴茎体真皮中可见毛囊，其中阴茎体近端相对较多。在一些人中，毛囊及其他附属器可以延伸到包皮皮肤。它们的数量较少，且无竖毛肌。一些皮脂腺与毛囊无关。偶尔，也可见发育不良的汗腺。

2.2.2　肉膜

阴茎肉膜由不连续的平滑肌纤维层构成，排列方向不一（横向或纵向分支）。一些平滑肌束终止于龟头包皮沟，而其他平滑肌束走行更远，延续成为包皮肉膜。肉膜嵌于疏松的纤维血管结缔组织内，同时伴有许多神经束，与经典解剖学描述的阴茎浅筋膜相对应，相当于阴茎皮肤的皮下组织，但无脂肪组

略小。尿道海绵体末端膨大，远端形成龟头，近端形成尿道球。尿道球长 1 ~ 2cm，尿道从尿道球后方背侧表面穿入。尿道球正好位于尿生殖膈表面，它的后部向后凸向肛门，超出尿道的入口。

三个圆柱形结构形成阴茎体，被覆薄而精细且富有弹性的皮肤。真皮下方有一不连续的平滑肌层（称为肉膜）（图 37.26），埋于薄层结缔组织（经典描述称为浅筋膜）。在肉膜和白膜之间，存在一弹性极好的淡黄色管状鞘膜，包裹着阴茎海绵体和尿道海绵

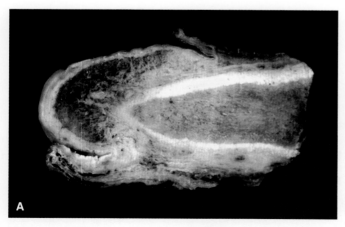
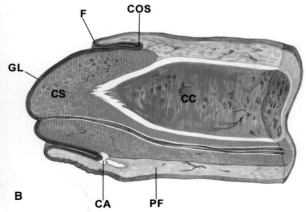

图 37.27　冠状沟（COS）小灶鳞状细胞癌（CA）局部阴茎切除标本纵切面大体图片（A）和示意图（B）。白膜（白色）包绕阴茎海绵体。示意图为与大体标本相对应但更接近中心的纵切面，显示尿道在尿道海绵体内走行。F—包皮；GL—龟头；PF—Buck 筋膜；CS—尿道海绵体；CC—阴茎海绵体

织[1]。与阴囊平滑肌纤维相似，当外部温度下降时，阴茎肉膜可使生殖器结构回缩。

2.2.3　Buck 筋膜

Buck 筋膜是一个发育良好的连续的纤维血管鞘，包绕阴茎海绵体和尿道海绵体，由疏松结缔组织构成，其内部和下方有丰富的血管和外周神经束[56]。Buck 筋膜内常见环层小体。由于存在脂肪组织和丰富的弹力纤维，所以 Buck 筋膜呈黄色（图 37.28）。皮肤和肉膜可以在筋膜上滑动。从外科病理学角度来看，Buck 筋膜十分重要，因为它是阴茎癌进展过程中肿瘤浸润的一个常见途径[57]。这很可能是由于该组织疏松，存在大量淋巴管、血管和神经结构。一些研究者指出，Buck 筋膜是阴茎海绵体硬结症（Peyronie 病）的原发部位[56]。

2.2.4　白膜

白膜是一层较厚的部分透明的胶原纤维鞘，覆盖于阴茎海绵体和尿道海绵体表面。血管结构稀少，只有极少数旋支血管分支穿过，FV Ⅲ 和 CD31 免疫组织化学染色可以证实。它主要由外侧纵行、内侧环行的胶原纤维组成[16-17]。白膜外层胶原纤维似乎决定了其厚度和强度变化，尿道海绵体的腹侧部分缺少外层，从而使这部分膜成为穿孔的易发部位。这一解剖现象或许可以解释为什么大多数假体往往从该区域挤出[58]。白膜形成一个不完整的纤维隔膜，将两条阴茎海绵体隔离。松弛状态下，胶原纤维呈波浪状，勃起时变直。胶原纤维的这种排列方式可以为勃起提供

所需的弹性。阴茎海绵体白膜罕见弹性纤维。与阴茎海绵体白膜相比，尿道海绵体周围的白膜较薄，且含有较多弹性纤维。罕见情况下，下尿路感染可以蔓延至尿道海绵体，导致富尼埃坏疽[59]，最终可能穿透白膜；同时，当累及 Buck 筋膜时，感染可迅速蔓延至肉膜，并可直接蔓延至 Colles 阴囊筋膜和前腹壁 Scarpa 筋膜。这一感染可扩散到臀部、大腿及坐骨直肠间隙。白膜可能是鳞状细胞癌浸润的真正屏障，这与之前认为 Buck 筋膜是癌症扩散屏障的观点相反[57]。

2.2.5　阴茎海绵体

阴茎海绵体是勃起过程中主要的解剖结构，由呈三维网状结构的小梁构成。这些小梁状结构由结缔组织和平滑肌构成，被覆内皮细胞，彼此之间形成一个相互吻合的血管空间网络。每条阴茎海绵体的中央部分腔隙往往较大而周边部分较小[16-17]。平滑肌束似乎是阴茎海绵体小梁的主要组成部分（图 37.29）。阴茎海绵体形成高度结构化的相互连接的纤维和间隙，勃起时该结构紧张，使阴茎呈圆柱形膨胀[60-61]。所产生的内部强度和硬度可能远远大于填充等效压力的中空管。这种特化的网状结构似乎是勃起时所必需的[61]。在松弛状态下，血管间隙直径为 1mm，但勃起时它们的直径可以增加数倍。静脉窦之间的互相连接非常广泛，在任意一点注射时，两条阴茎海绵体均可立即完全显现。阴茎海绵体和尿道海绵体之间血管连接的确切本质仍存在争议。不同研究者描述了尿道海绵体的动脉吻合，但是，它们在勃起时的生理作用尚不清

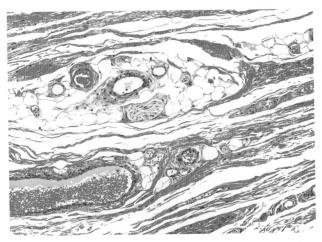

图 37.28　Buck 筋膜由疏松结缔组织构成，内有脂肪细胞和大量血管及外周神经束

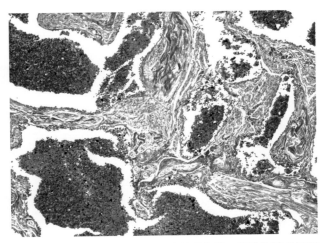

图 37.29　阴茎海绵体。与尿道海绵体相比，阴茎海绵体间质纤维结缔组织中含有更多的平滑肌纤维（Masson 染色）

楚[62]。这些动脉吻合可以解释药物经尿道扩散后，如何通过尿道海绵体进入阴茎海绵体[62-63]。阴茎海绵体和尿道海绵体之间没有发现动静脉分流或静脉连接[63]。

　　随着年龄的增长，阴茎海绵体小梁的胶原纤维逐渐增加，平滑肌和弹性纤维逐渐减少[64]。

2.2.6　阴茎海绵体内脂肪组织

　　脂肪组织以及动脉、静脉和外周神经是阴茎筋膜间质组织的正常组成部分，它在阴茎体层面包绕阴茎海绵体。最近有报道，在一项对 63 例鳞状细胞癌连续部分阴茎切除标本的研究中，发现阴茎海绵体中存在脂肪组织，19% 的病例存在于白膜内，52% 的病例存在于阴茎海绵体内[65]。脂肪组织呈局灶性或多灶性分布，数量少，位于白膜与阴茎海绵体交界处周边。在一些病例中，它们可以伴有少量纤维组织、小血管和神经。脂肪组织可能同小营养血管和神经一起穿过筋膜，脂肪组织通常可以穿过白膜到达阴茎海绵体（图 37.30）。在以往对肿瘤局部扩散途径的研究中，我们发现这一途径是肿瘤从阴茎筋膜浸润到阴茎体的机制之一（图 37.31）[66]。

2.2.7　尿道海绵体

　　阴茎尿道海绵体中，存在广泛的相互连接的由小梁分隔的分支血管腔隙。这些血管腔隙口径大小不一，内衬内皮细胞，周围有一薄层平滑肌纤维环绕。这些纤维在血管腔外不同部位结合，形成内皮下膨出部分。血管腔隙与通向尿道的黏膜静脉丛相连，在外周，它们与白膜的静脉丛相连[14]。与阴茎尿道海绵体相比，龟头部分尿道海绵体由大的回旋静脉构成，而非小梁分隔的间隙[17]。在阴茎体部，尿道海绵体

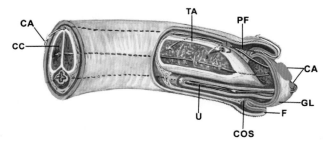

图 37.31　肿瘤扩散图示。肿瘤（CA）位于龟头（GL）。蓝线示沿阴茎筋膜（PF）浸润途径和假设通过白膜（TA）浸润阴茎海绵体（CC）的途径。（1）Buck 筋膜内脂肪组织；（2）白膜内脂肪组织；（3）阴茎海绵体内脂肪组织。F—包皮；COS—冠状沟；U—尿道

和阴茎海绵体的主要区别：尿道海绵体周边和中央区域内血管间隙大小相同（与阴茎海绵体不同），并且它们之间的小梁状结构含有较多的弹性纤维，而平滑肌束相对较少（与阴茎海绵体中小梁状结构相比）（图 37.32）[16-17]。然而，这些表现并不恒定，有时单凭组织学表现难以区分阴茎海绵体和尿道海绵体。

3　远端尿道

尿道及尿道周围组织解剖层次
尿道上皮
固有层
尿道海绵体
白膜
阴茎筋膜

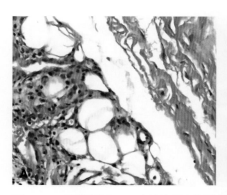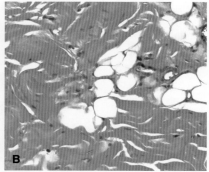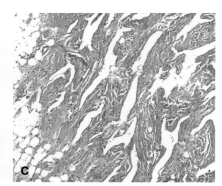

图 37.30　脂肪组织。A. 高倍镜显示脂肪组织是阴茎筋膜的一部分，它包围着被膜。B. 高倍镜显示白膜内有一簇脂肪组织细胞。C. 高倍镜显示尿道海绵体内的脂肪组织细胞

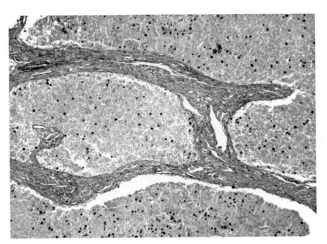

图 37.32　阴茎海绵体。与尿道海绵体相比，阴茎海绵体间质纤维结缔组织包含更少的弹性纤维（弹性纤维 Van Gieson 染色）

3.1　解剖特征

远端（前）尿道由尿道球部和阴茎（下垂）段组成。尿道球部长 3～4cm，位于尿生殖膈下缘和阴茎阴囊交界处之间，走行于阴茎根部的尿道海绵体球部内。从阴茎阴囊交界处至尿道外口为尿道海绵体部，长约 15cm，其与尿道海绵体密切相关，在尿道海绵体周围形成一个保护性的圆柱形鞘[1,12,22]。尿道海绵体部远端 4～6mm 与舟状窝相对应，是尿道远端的

囊状膨大，与尿道口相连续。尿道海绵体内，尿道海绵体部处于中心位置的部分较多，与之相比，尿道球部处于背侧位置的部分较多。远端尿道黏膜有大量凹陷（称为尿道陷窝，Morgagni 陷窝），其向深部延伸进入分泌黏液的尿道腺（位于尿道海绵体部和尿道球部侧壁）。由于尿道海绵体部的上皮和固有层形成皱褶，管腔横切面呈星芒状（图 37.33A）。从外科病理学角度来看，阴茎癌部分阴茎切除标本应仔细检查尿道及其周围组织，因为尿道及其周围组织是非常重要的切缘。在一项关于阴茎癌阴茎切除术的研究中，发现尿道和尿道周围圆柱形结构是最常受累的切缘[57]。尿道 / 尿道周围切缘在解剖水平上分为上皮、固有层、尿道周围尿道海绵体、白膜和 Buck 筋膜（图 37.33A、B）。

3.2　光镜及免疫组织化学特点

3.2.1　尿道上皮

关于远端尿道分化的胚胎发育过程有两种存在争议的解释：外胚层向内生长理论（远端尿道起源于外胚层，从龟头长入尿道）和内胚层分化理论（远端尿道由内胚层分化形成，方向为由尿道至龟头）[67-68]。无论胚胎发育如何，前尿道上皮与后尿道和泌尿道移行上皮之间存在组织学差异。尿道舟状窝内衬非角化

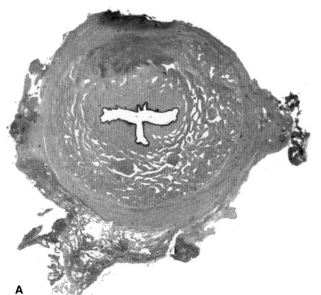

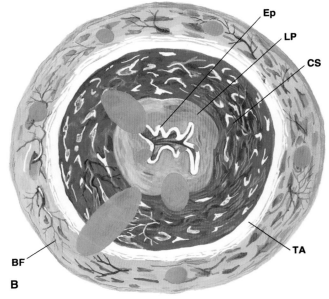

图 37.33　A. 尿道海绵体部和尿道周围组织的横切面。注意中心位置星芒状管腔。B. 尿道海绵体部和尿道周围组织的横切面示意图。尿道切缘的解剖层次是上皮（Ep）、固有层（LP），尿道周围的尿道海绵体（CS）、白膜（TA）和 Buck 筋膜（BF）

性鳞状上皮，与阴茎龟头表面覆盖的鳞状上皮相似并连续。尿道下垂部和尿道球部表面被覆柱状上皮，无膀胱尿路上皮和尿道前列腺部所具有的"伞细胞"。除柱状细胞外，前尿道上皮由 4～15 层小而一致的细胞构成，通常被划归为复层或假复层柱状上皮（图37.34）。这种特殊的上皮似乎与鳞状上皮有关，而与移行性尿路上皮无关。这就可以解释为什么前尿道有很高的鳞状上皮化生发生率以及前尿道肿瘤以鳞癌为主，与之相比，尿道前列腺部的尿路上皮癌发病率较高。后尿道膜部肿瘤与尿道球部肿瘤更为相似。腺癌主要发生于尿道球膜部，然而，在这些部位鳞状细胞癌明显比腺癌更为常见[12]。阴茎鳞状细胞癌患者的尿道海绵体部经常可发现上皮内癌前病变，这是一个值得注意的现象，因为这种现象表明：尿道可作为一个阴茎癌进展的机械通道，与阴茎癌相延续，也可作为原发肿瘤生长的独立部位，与阴茎癌不连续[68]。

免疫组织化学研究表明，阴茎尿道上皮细胞表达CK7、34βE12 和 p63，但不表达 CK20。上皮细胞的上层（包括柱状细胞）CK7 免疫组织化学染色呈阳性（图 37.35），与其不同，p63 和 34βE12 的表达主要见于基底和副基底层细胞，而柱状细胞表层并不表达（图 37.36，图 37.37）。偶尔，靠近基底膜处可见嗜铬粒蛋白免疫组织化学染色阳性细胞。

3.2.2 尿道及尿道周围腺体

前尿道有两种不同类型的腺体：上皮内或近上皮腺体，腺上皮细胞质致密，嗜酸性，细胞核呈圆形，

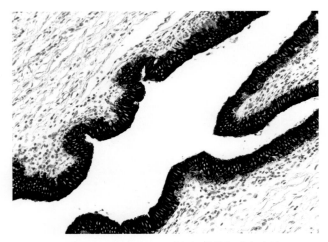

图 37.35 尿道上皮细胞的上层（包括柱状细胞）表达 CK7

位于基底部，经典的黏液性尿道腺，腺上皮细胞质透明，细胞核位于基底部，受挤压，类似于胃肠道的幽门腺（图 37.38）。这两种类型的腺体之间存在组织学过渡。

尿道陷窝衬覆尿道旁黏液性尿道腺。尿道腺是沿尿道海绵体全长分布的黏液性管泡状结构，与勃起组织密切相关（图 37.39）。尿道腺终止于尿道上皮内凹陷水平。一些囊肿起源于尿道口周围尿道腺[69]。尿道腺的炎症的临床表现类似于肿瘤[70]。Cohen 等注意到，沿尿道海绵体分布的尿道周围腺体内存在前列腺上皮细胞。这些"微小前列腺腺体"可以全部由前列腺细胞构成，但更常见的是由前列腺上皮与黏液上皮混合构成[71]（图 37.40）。Cohen 等认为，某些

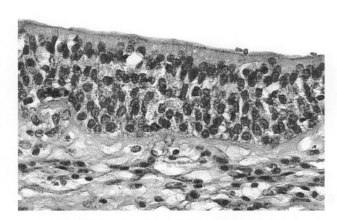

图 37.34 前尿道上皮通常归类为复层或假复层柱状上皮，表层为柱状细胞，其下为 4～15 层均匀一致的小细胞

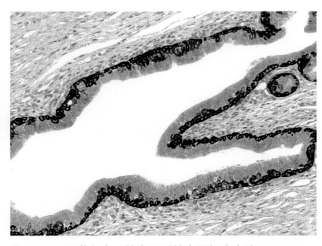

图 37.36 尿道上皮。基底和副基底层细胞表达 34βE12。表层不表达

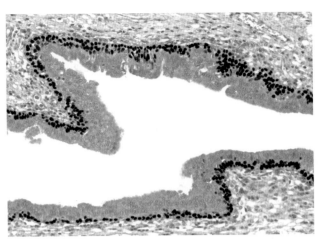

图 37.37 尿道上皮。与表浅层相反，尿道上皮基底和副基底层细胞 p63 细胞核呈阳性

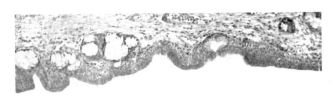

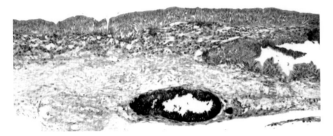

图 37.40 部分尿道周围腺体 PSA（前列腺特异性抗原）免疫组织化学染色呈阳性

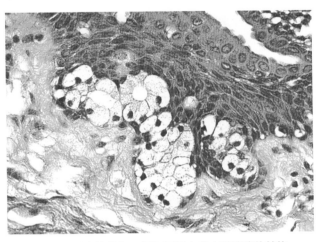

图 37.38 尿道海绵体部。切面显示上皮内黏液腺体结构

成功行根治性前列腺切除术患者的血清 PSA（前列腺特异性抗原）水平持续性升高，部分可能与这些腺体有关[71]。

尿道球腺（Cowper 腺）是尿道膜部（或球部）深处的两个小腺体，呈黏液腺泡状结构，终止于两个小导管[72]（图 37.41）。穿刺活检时，这些腺体的透明细胞可能会与前列腺癌相混淆。

3.2.3 固有层

尿道固有层是由疏松的纤维和弹力组织构成的薄层结构。尿道最远端固有层中可见生殖小体，内覆鳞状上皮，然而，在尿道海绵体部的其他部位无该结

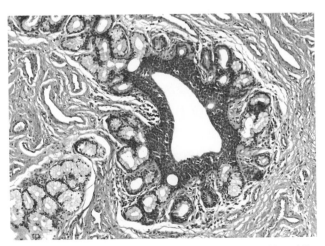

图 37.39 尿道海绵体部。镜下示一群尿道黏液腺导管和腺泡

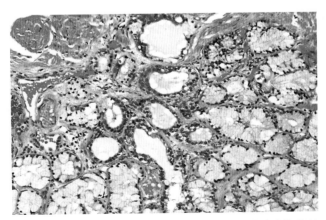

图 37.41 尿道球腺。标本来自于尸检，显示黏液腺泡状结构，位于尿道膜部深部（经 Sloan-Kettering 纪念癌症中心 Victor Reuter 博士允许）

构。我们见过一些硬化性苔藓累及龟头并延伸到前尿道固有层的病例[68]。

前文已经讨论过尿道海绵体、白膜和Buck筋膜。

4　动脉

阴茎动脉是阴部内动脉（髂动脉的一个分支）的分支。阴茎动脉有两个系统：阴茎背动脉和海绵体动脉。阴茎背动脉位于阴茎根部（Buck筋膜内阴茎背深静脉附近和两侧），走行于阴茎海绵体上面所形成的沟内（图37.26）。小口径分支动脉（或称回旋动脉）滋养阴茎海绵体和尿道周围的尿道海绵体，它们也穿过白膜到达海绵体。末端分支滋养龟头，侧支为皮肤提供营养。海绵状动脉在阴茎海绵体连接处穿入，并在分隔阴茎海绵体的中隔附近处纵向走行。海绵体动脉发出滋养血管、小动脉，滋养勃起组织。螺旋支也起源于海绵体动脉，负责填充勃起过程中的血管间隙，当阴茎松弛时，螺旋支沿着小梁盘绕在一起[73-74]。这些动脉有厚厚的肌壁，此外，许多动脉有内部增厚的纵行肌束凸入管腔。许多螺旋动脉末端分支直接开口于勃起组织间隙。

5　静脉

浅静脉分布不规则，皮下易见，止于背浅静脉，这种血管结构直接从包皮走行至阴茎根部，负责回流包皮静脉和皮肤的血液，位于真皮和Buck筋膜间的间隙内。深静脉系统的主干为背深静脉，沿着背浅静脉走行，但与背浅静脉之间由Buck筋膜隔开（图37.26）。回旋静脉起源于尿道周围的尿道海绵体，止于背深静脉系统。同样，也有静脉起源于阴茎海绵体，在阴茎根部形成小静脉丛后，止于阴部内静脉。与阴茎龟头的静脉回流不同，海绵体的静脉系统的静脉回流延迟，这样有助于维持勃起[75]。

阴茎勃起是由小梁平滑肌松弛、动脉扩张和静脉限制引起的血管现象。进一步支持流出限制观点的是观察到回旋静脉管壁平滑肌异常发达。此外，这些静脉管腔内存在独特的特化结构（即小膨出）。这些结构为内皮下成纤维细胞和平滑肌细胞局部聚集，形成明显的纵行增厚区或脊骨状突起，可以通过数百个连续切片观察到这种现象。这一结构在勃起时有收缩管腔、延迟静脉流出的作用[16]。然而，阴茎静脉和动脉的小膨出是否存在及其意义仍存在争议，部分作者认为这种结构代表退行性变[76]。

阴茎背深静脉与椎静脉连接，因此，肿瘤有可能在不通过心脏和肺的情况下，通过阴茎背深静脉转移到脊椎，甚至到达颅骨和脑。化脓菌可以通过相同的路径传播[1]。

6　淋巴管

包皮的淋巴管来自于覆盖内、外部表面的淋巴管网，它们起源于侧面，与阴茎体背侧皮肤的淋巴管汇聚形成4~10个管腔，向耻骨方向走行，在耻骨位置分流到左、右腹股沟表浅淋巴结。龟头的淋巴管回流为丰富的网状结构，始于固有层，回流至包皮系带，在此处与远端尿道的2~3个淋巴干融合，形成冠状沟后的几个集合干。环状分布的淋巴管完全围绕阴茎冠，形成2~3个淋巴干，沿着阴茎背侧向深部走行至筋膜，与深背静脉伴行。在耻骨联合前区域形成丰富的吻合丛进入腹股沟表浅和深部淋巴结[77]。男性尿道黏膜内有致密的淋巴管丛。舟状窝周围毛细淋巴管尤为丰富[1]。尿道、尿道海绵体和阴茎海绵体的淋巴管走向阴茎体的腹面，到达背部，与背部静脉并行，止于腹股沟表浅和深部淋巴结。

7　神经

神经起源于骶神经丛和腰神经丛。外周神经沿动脉走行。背神经位于动脉外侧，发出回旋支至阴茎海绵体[78-79]。终末分支止于龟头和包皮。阴茎背神经为主要支配阴茎的躯体感觉神经，由两个轴突群组成：一个支配阴茎体和尿道，另一个支配龟头。尿道由阴茎背神经支配，这支持尿道传入冲动是反射性射精活动的一个组成部分的观点。阴茎背神经的神经支配模式证实，龟头是性反射的感觉末梢器官。阴茎背神经的特点是可调节阴茎勃起长度，使其发生显著变

化 [78]。大多数男性的阴茎背神经支配龟头，但部分男性会阴神经分支支配阴茎腹侧、包皮系带和尿道周围区域。

参考文献

[1] Susan Standring S, ed. *Gray's Anatomy: The Anatomical Basis of Clinical Practice*. 40th ed. Churchill Livingstone, Elsevier; 2008.

[2] Bunker CB. *Male Genital Skin Disease*. Philadelphia, PA: Elsevier Saunders; 2004.

[3] Hyman AB, Brownstein MH. Tyson's "glands." Ectopic sebaceous glands and papillomatosis penis. *Arch Dermatol* 1969;99:31–36.

[4] Tanenbaum MH, Becker SW. Papillae of the corona of the glans penis. *J Urol* 1965;93:391–395.

[5] Winer JH, Winer LH. Hirsutoid papillomas of the coronal margin of glans penis. *J Urol* 1955;74:375–378.

[6] Cubilla AL, Piris A, Pfannl R, et al. Anatomic levels: Important landmarks in penectomy specimens: A detailed anatomic and histologic study based on examination of 44 cases. *Am J Surg Pathol* 2001;25:1091–1094.

[7] Ornellas AA, Nóbrega BL, Wei Kin Chin E, et al. Prognostic factors in invasive squamous cell carcinoma of the penis: Analysis of 196 patients treated at the Brazilian National Cancer Institute. *J Urol* 2008; 180(4):1354–1359.

[8] Ficarra V, Martignoni G, Maffei N, et al. Predictive pathological factors of lymph nodes involvement in the squamous cell carcinoma of the penis. *Int Urol Nephrol* 2002;34(2): 245–250.

[9] Moll I, Kuhn C, Moll R. Cytokeratin 20 is a general marker of cutaneous Merkel cells while certain neuronal proteins are absent. *J Invest Dermatol* 1995;104:910–915.

[10] Cold CJ, Taylor JR. The prepuce. *BJU Int* 1999;83(Suppl 1): 34–44.

[11] Tuncali D, Bingul F, Talim B, et al. Histologic characteristics of the human prepuce pertaining to its clinical behavior as a dual graft. *Ann Plast Surg* 2005;54:191–195.

[12] Young RH, Srigley JR, Amin MB, et al. Tumors of the prostate gland, seminal vesicles, male urethra and penis. In: Young RH, Srigley JR, Amin MB, et al., eds. *Atlas of Tumor Pathology: Third Series, Fascicle*. Washington, DC: Armed Forces Institute of Pathology; 2000.

[13] Montagna W, Kligman AM, Carlisle KS. *Atlas of Normal Human Skin*. New York: Springer-Verlag; 1992.

[14] Kelly DE, Wood RL, Enders AC. *Bailey's Textbook of Microscopic Anatomy*. 18th ed. Baltimore, MD: Williams & Wilkins; 1984.

[15] Halata Z, Munger BL. The neuroanatomical basis for the protopathic sensibility of the human glans penis. *Brain Res* 1986;371:205–230.

[16] Fawcett DW. *Bloom and Fawcett: A Textbook of Histology*. 11th ed. Philadelphia, PA: WB Saunders; 1986.

[17] Ham AW, Cormack DH. *Histology*. 8th ed. Philadelphia, PA: JB Lippincott Company; 1979.

[18] Cubilla AL, Barreto J, Caballero C, et al. Pathologic features of epidermoid carcinoma of the penis. A prospective study of 66 cases. *Am J Surg Pathol* 1993;17(8):753–763.

[19] Poirier P, Charpy A. *Traité d'Anatomie humaine*. Paris: Masson et Cie; 1901:183.

[20] Saalfeld E. Ueber die Tyson'schen drüsen. *Arch Mikr Anat* 1899;53:212–218.

[21] Tandler J, Dömeny P. Ueber Tyson'schen drüsen. *Wiener Klin Wochen* 1898;23:555–556.

[22] Testut L, Latarjet A. *Tratado de Anatomía Humana*. Vol. 4. 9th ed. Barcelona: Salvat; 1959.

[23] Parkash S, Jeyakumar S, Subramanyan K, et al. Human subpreputial collection: Its nature and formation. *J Urol* 1973;110:211–212.

[24] Keith A, Shillitoe A. The preputial or odoriferous glands of man. *Lancet* 1904;1:146–148.

[25] Sprunk H. *Ueber die vermeintlichen Tyson'schen draüsen [dissertation]*. Germany: University of Königsberg; 1897.

[26] Tyson E. *The anatomy of a pygmy compared with that of a monkey, an ape and a man*. London: University of London Press; 1699.

[27] Velazquez EF, Bock A, Soskin A, et al. Preputial variability and preferential association of long phimotic foreskins with penile cancer: An anatomic comparative study of types of foreskin in a general population and cancer patients. *Am J Surg Pathol* 2003;27:994–998.

[28] Winberg J, Bollgren I, Gothefors L, et al. The prepuce: A mistake of nature? *Lancet* 1989;1:598–599.

[29] Weiss HA, Larke N, Halperin D, et al. Complications of circumcision in male neonates, infants and children: A systematic review. *BMC Urol* 2010;10:2.

[30] Taylor JR, Lockwood AP, Taylor AJ. The prepuce: Specialized mucosa of the penis and its loss to circumcision. *Br J Urol* 1996;77:291–295.

[31] Lukong CS. Circumcision: Controversies and prospects. *J Surg Tech Case Rep* 2011;3(2):65–66.

[32] Pinto K. Circumcision controversies. *Pediatr Clin North Am* 2012;59(4):977–986.

[33] Winkelmann RK. The erogenous zones: Their nerve supply and its significance. *Mayo Clin Proc* 1959;34:39–47.

[34] Ben-Ari J, Merlob P, Mimouni F, et al. Characteristics of the male genitalia in the newborn: Penis. *J Urol* 1985;134: 521–522.

[35] Dillner J, von Krogh G, Horenblas S, et al. Etiology of squamous cell carcinoma of the penis. *Scand J Urol Nephrol Suppl* 2000;205:189–193.

[36] Lerman SE, Liao JC. Neonatal circumcision. *Pediatr Clin North Am* 2001;48:1539–1557.

[37] Fussell EN, Kaack MB, Cherry R, et al. Adherence of bacteria to human foreskins. *J Urol* 1988;140:997–1001.

[38] Castellsague X, Bosch FX, Munoz N, et al. Male circumcision, penile human papillomavirus infection, and cervical cancer in female partners. *N Engl J Med* 2002;346: 1105–1112.

[39] Tobian AA, Serwadda D, Quinn TC, et al. Male circumcision for the prevention of HSV-2 and HPV infections and syphilis. *N Engl J Med* 2009;360(13):1298–1309.

[40] Wawer MJ, Tobian AA, Kigozi G, et al. Effect of circumcision of HIV-negative men on transmission of human papillomavirus to HIV-negative women: A randomised trial in Rakai, Uganda. *Lancet* 2011;377(9761):209–218.

[41] Bailey RC, Moses S, Parker CB, et al. Male circumcision for HIV prevention in young men in Kisumu, Kenya: A randomised controlled trial. *Lancet* 2007;369:643–656.

[42] Gray RH, Kigozi G, Serwadda D, et al. Male circumcision for HIV prevention in men in Rakai, Uganda: A randomised trial. *Lancet* 2007;369:657–666.

[43] Frisch M, Friis S, Kjear SK, et al. Falling incidence of penis cancer in an uncircumcised population (Denmark 1943–90). *BMJ* 1995;311:1471.

[44] Hines JZ, Ntsuape OC, Malaba K, et al. Scale-Up of Voluntary Medical Male Circumcision Services for HIV Prevention—12 Countries in Southern and Eastern Africa, 2013–2016. *MMWR Morb Mortal Wkly Rep* 2017;66(47):1285–1290.

[45] Kalichman S, Mathews C, Kalichman M, et al. Male circumcision for HIV prevention: Awareness, risk compensation, and risk perceptions among South African women. *Glob Public Health* 2018;25:1–9.

[46] American Academy of Pediatrics Task Force on Circumcision. Circumcision policy statement. *Pediatrics* 2012;130(3): 585–586.

[47] Oster J. Further fate of the foreskin: Incidence of preputial adhesions, phimosis, and smegma among Danish schoolboys. *Arch Dis Child* 1968;43:200–203.

[48] Oertell J, Caballero C, Iglesias M, et al. Differentiated precursor lesions and low-grade variants of squamous cell carcinomas are frequent findings in foreskins of patients from a region of high penile cancer incidence. *Histopathology* 2011;58(6): 925–933.

[49] Epstein JH, Cubilla AL, Humphrey PA. Tumors of the prostate gland, seminal vesicles, male urethra, penis and scrotum. In: Epstein JH, Cubilla AL, Humphrey PA, eds. *Atlas of Tumor Pathology. 4th Series, Fascicle.* Washington, DC: Armed Forces Institute of Pathology; 2011.

[50] Modwing R, Valderrama E. Immunohistochemical analysis of nerve distributions pattern within preputial tissues. *J Urol* 1989;141(Suppl 1):489A.

[51] Brierly JD, Gospodarowicz MK, Wittekind C, eds. *TNM Classification of Malignant Tumours.* 8th ed. Oxford, UK; Hoboken, NJ: John Wiley & Sons, Inc.; 2017.

[52] Chaux A, Caballero C, Soares F, et al. The prognostic index: a useful pathologic guide for prediction of nodal metastases and survival in penile squamous cell carcinoma. *Am J Surg Pathol* 2009;33(7):1049–1057.

[53] Kattan MW, Ficarra V, Artibani W, et al. Nomogram predictive of cancer specific survival in patients undergoing partial or total amputation for squamous cell carcinoma of the penis. *J Urol* 2006;175(6):2103–2108.

[54] Ficarra V, Zattoni F, Artibani W, et al. Nomogram predictive of pathological inguinal lymph node involvement in patients with squamous cell carcinoma of the penis. *J Urol* 2006;175(5):1700–1704.

[55] Hricak H, Marotti M, Gilbert TJ, et al. Normal penile anatomy and abnormal penile condition: Evaluation with MR imaging. *Radiology* 1988;169:683–690.

[56] Mostofi FK, Davis C Jr. Male reproductive system and prostate. In: Kissane JM, ed. *Anderson's Pathology.* Vol. 1. 8th ed. St. Louis, MO: CV Mosby; 1985.

[57] Velazquez EF, Soskin A, Bock A, et al. Positive resection margins in partial penectomies: Sites of involvement and proposal of local routes of spread of penile squamous cell carcinoma. *Am J Surg Pathol* 2004;28:384–389.

[58] Hsu GL, Brock G, Martínez-Pineiro L, et al. Anatomy and strength of the tunica albuginea: Its relevance to penile prosthesis extrusion. *J Urol* 1994;151:1205–1208.

[59] Spirnack JP, Resnick MI, Hampel N, et al. Fournier's gangrene: Report of 20 patients. *J Urol* 1984;131:289–291.

[60] Goldstein AMB, Meehan JP, Zakhary R, et al. New observations on microarchitecture of corpora cavernosa in man and possible relationship to mechanism of erection. *Urology* 1982; 20:259–266.

[61] Zinner NR, Sterling AM, Coleman RV, et al. The role of internal structure in human penile rigidity. *J Urol* 1989;141:221A.

[62] Droupy S, Giuliano F, Jardin A, et al. Cavernospongious shunts: Anatomical study of intrapenile vascular pathways. *Eur Urol* 1999;36:123–128.

[63] Vardi Y, Saenz de Tejada I. Functional and radiologic evidence of vascular communication between the spongiosal and cavernosal compartments of the penis. *Urology* 1997;49: 749–752.

[64] Fontana D, Rolle L, Lacivita A, et al. Modificazioni anatomofunzionali dei corpi cavernosi nell'anziano. *Arch Ital Urol Androl* 1993;65:483–486.

[65] Rodriguez IM, Cuevas M, Silvero A, et al. Novel histologic finding: Adipose tissue is prevalent within penile tunica albuginea and corpora cavernosa: An anatomic study of 63 specimens and considerations for cancer invasion. *Am J Surg Pathol* 2017;41(11):1542–1546.

[66] Moch H, Humphrey PA, Ulbright TM, et al. *WHO Classification of Tumours of the Urinary System and Male Genital Organs,* 4th ed. Lyon: IARC Press; 2016.

[67] Kurzrock EA, Baskin LS, Cunha GR. Ontogeny of the male urethra: Theory of endodermal differentiation. *Differentiation* 1999;64:115–122.

[68] Velazquez EF, Soskin A, Bock A, et al. Epithelial abnormalities and precancerous lesions of anterior urethra in patients with penile carcinoma. A report of 89 cases. *Mod Pathol* 2005;18: 917–923.

[69] Shiraki IW. Parameatal cysts of the glans penis: A report of 9 cases. *J Urol* 1975;114:544–548.

[70] Krawitt LN, Schechterman L. Inflammation of the periurethral glands of Littre simulating tumor. *J Urol* 1977;118:685.

[71] Cohen RJ, Garrett K, Golding JL, et al. Epithelial differentiation of the lower urinary tract with recognition of the minor prostatic glands. *Hum Pathol* 2002;33:905–909.

[72] Bourne CW, Kilcoyne RF, Kraenzler EJ. Prominent lateral mucosal folds in the bulbous urethra. *J Urol* 1981;126: 326–330.

[73] Breza J, Aboseif SR, Orvis BR, et al. Detailed anatomy of penile neurovascular structures: Surgical significance. *J Urol* 1989;141:437–443.

[74] Krane RJ. Sexual function and dysfunction. In: Walsh PC, Gittes R, Perlmutter AD, Stamey TA, eds. *Campbell's Urology.* Vol. 1. 5th ed. Philadelphia, PA: WB Saunders; 1986:700–735.

[75] Fitzpatrick T. The corpus cavernosum intercommunicating venous drainage system. *J Urol* 1975;113:494–496.

[76] Benson GS, McConnell JA, Schmidt WA. Penile polsters: Functional structures or atherosclerotic changes? *J Urol* 1981;125:800–803.

[77] Cunéo B, Marcille M. Note sur les lymphatiques du gland. *Bull Soc Anat Paris* 1901;76:671–674.

[78] Yang CC, Bradley WE. Peripheral distribution of the human dorsal nerve of the penis. *J Urol* 1998;159:1912–1916.

[79] Lepor H, Gregerman M, Crosby R, et al. Precise localization of the autonomic nerves from the pelvic plexus to the corpora cavernosa: A detailed anatomical study of the adult male pelvis. *J Urol* 1985;133:207–212.

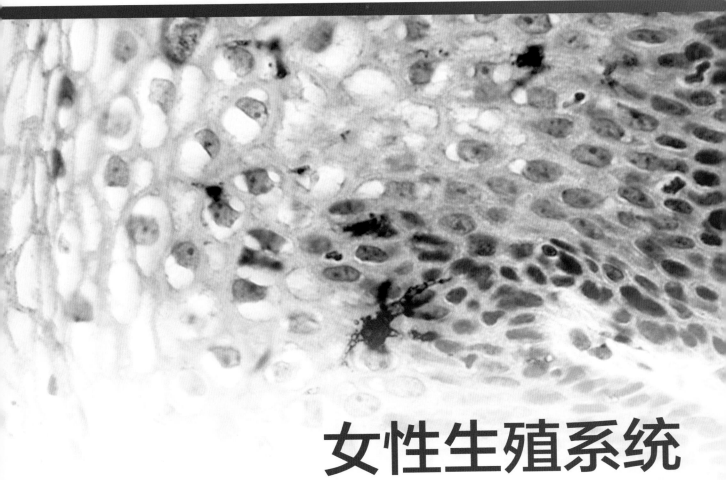

女性生殖系统

第 38 章　外阴

■Krisztina Z.Hanley 著　■廖林虹 译　■付　勇　陈　健 校

1　临床视角

　　外阴症状是女性患者就诊的常见原因之一。普通人群中，8%～15% 的育龄期女性患有外阴疾病 [1-3]，主诉包括瘙痒、烧灼感、疼痛、外部性交困难、可见或可触及肿块 [4]。外阴痛（vulvodynia）是指病因不明的外阴疼痛或烧灼感，持续至少 3 个月 [5]。绝经后女性外阴疼痛主要是由于雌激素水平过低所导致的外阴和阴道上皮萎缩。持续性外阴疼痛可影响生活质量，患者四处求医，各个医疗机构的诊断和治疗均可能不同。

　　大多数性传播疾病、肉芽肿和肿瘤性皮肤疾病均可累及外阴 [6-10]。移植物抗宿主病 [11] 和接触性皮炎 [12] 也可累及外阴和阴道。外阴（女阴）是强奸、性虐待或女性割礼案件中需要着重检查的部位 [13]。性器官特征不明和生殖器异常会给临床医师带来挑战，需要对患者外生殖器进行仔细检查 [14-15]。导致新生儿阴蒂肥大的原因很多，包括肾上腺性征综合征、母亲暴露于外源性雄激素、阴蒂发育不良、良性肿瘤

和其他疾病，例如 Lawrence-Seip 综合征 [8,16]。阴蒂肥大可导致外生殖器性征模糊。良、恶性肿瘤或内分泌疾病可导致成人阴蒂肥大 [14,16-17]。

　　随着对外阴解剖学、性功能和肿瘤生物学的深入了解，外阴疾病的外科手术方法也在不断发展。阴蒂活检可能导致功能和感觉的永久丧失，因此已经很少用于性征模糊患儿的检查 [15,18-20]。在外阴癌扩大切除术中，如果临床检查未发现肿瘤累及阴蒂，可行外阴部分切除术（partial vulvectomy），在切除部分外阴深部组织的同时，保留阴蒂 [15]。前哨淋巴结活检已经用于外阴癌的评估，从而允许在淋巴结引流区内切除更少的正常组织 [21-23]。

　　一些特殊的外阴疾病可通过细胞学检查得以诊断，如乳房外佩吉特病，此方法也可用于佩吉特病与其他类似疾病的鉴别诊断 [24]。

2　临床评估的特殊技术

　　外阴直接检查需要足够的光源，环形灯或放大镜可以增强检查效果 [25]。有些医师常规使用阴道镜

或外阴镜检查，以便更好地识别色素减退、疤痕、裂隙、小的尖锐湿疣、前庭乳头和外阴上皮内瘤变（VIN）[25]。如怀疑尖锐湿疣或 VIN，可以使用 3%的醋酸（白醋）。用浸泡于 3% 的醋酸的纱布海绵敷约 5 分钟，随后立即检查。这一技术的原理是异常上皮（尤其是尖锐湿疣和 VIN）暴露于醋酸后会立即变成白色（醋酸白），这是由于正常上皮与人乳头状瘤病毒相关病变之间存在差异，但机制仍不清楚，稀释醋酸后颜色变为白色的异常上皮称醋酸白上皮。此方法在使用阴道镜对宫颈移行带的评估中得到了广泛应用，这提高了对宫颈上皮内病变和癌的识别能力。但这种方法在外阴检查中的应用存在两个严重的局限性。首先，当外阴有溃疡或裂伤时，应用 3% 的醋酸可能会伴有疼痛，患者难以接受；其次，正常的外阴前庭上皮也可能会出现醋酸白试验阳性，没有经验的临床医师可能误认为异常或尖锐湿疣，并因怀疑尖锐湿疣而行前庭上皮活检。育龄女性的前庭上皮通常富含糖原（见外阴前庭部分），粗心的病理医师会误认为是尖锐湿疣的挖空细胞，从而导致不恰当的诊断和治疗。前庭炎症可能伴有棘层水肿，也可能类似于挖空细胞病。

过去怀疑浸润性癌时，为识别病变区域，曾使用 1% 甲苯胺蓝 O 加 1% 醋酸进行涂抹[7]。溃疡、角化不全和无角化表面的癌灶区域保持蓝染[6-7]。由于良性的表浅溃疡和裂伤区域呈假阳性结果，且当癌或上皮内病变的表面角化时可呈假阴性。因此本检测方法不再常规使用。

外阴疼痛的诊断检查包括感觉检测，即所谓的"棉签试验"，是指用湿棉签在整个前庭区轻柔地滚动以确定前庭疼痛区域[26]。因为子宫内膜炎、盆腔炎症疾病或盆底肌肉张力增加也可导致外阴疼痛，所以通常还会进行盆腔检查（盆底肌、子宫和附件）。

儿童或成人性侵案中的外阴创伤评估非常重要，也很有挑战性。阴道镜检查和外阴阴道镜检查有助于识别相关损伤[25]。许多案例中，可起诉性侵者的身体证据很少或没有[27]，这是因为多数生殖器损伤会很快痊愈，且不遗留肉眼可见的明显瘢痕，所以在侵害发生后应当尽快检查。瘀斑于 2 ~ 18 天消退，黏膜下出血于 2 ~ 14 天消退，瘀点于 24 小时内消失。表浅撕裂伤几天内可痊愈，仅深度撕裂伤会留下瘢痕[28]。

外阴疾病诊断常用的门诊实验室技术包括湿涂片、氢氧化钾检测和阴道 pH 值评估，这些方法用于排除感染性疾病，如念珠菌阴道炎、滴虫阴道炎或细菌性阴道炎。

除了直接的可视化技术，影像学技术也越来越多地应用于女性性反应的外阴评估中，并增加了我们对于该区域三维解剖学的理解。这些技术包括双功能多普勒超声[28] 和 MRI[29]。

从病理医师的角度来看，外阴标本主要包括诊断性活检、切除活检，或用以治疗 VIN、佩吉特病、癌、黑色素瘤和其他疾病而进行的部分性表浅或深部外阴切除标本，或根治性表浅或深部外阴切除标本[9-10]。对外阴正常组织学的理解可提高病理医师的判读能力，从而做出恰当诊断。

3 解剖学

女性外生殖器是指女性处女膜外侧的解剖学部分，向前包括阴阜，向后到达肛门，两侧到达腹股沟 - 臀皱襞，包括阴阜、阴蒂、小阴唇、大阴唇、外阴前庭和阴道前庭球、尿道口、处女膜、前庭大腺和尿道旁腺（Skene 腺）的腺体和导管，以及阴道口（图 38.1）。阴蒂的前方包括阴蒂包皮和阴蒂系带。阴蒂包皮由小阴唇融合而成，覆盖于阴蒂前部，阴蒂系带向后延伸并中止于阴蒂后方平坦处。小阴唇向后中止于阴唇系带。大阴唇位于唇间沟的外侧、腹股沟 - 臀皱襞的内侧。外阴前部，毛发覆盖的大阴唇外侧面与阴阜混合，外阴后部，大阴唇中止于会阴体。大阴唇内侧缺乏毛囊，但在与 Hart 线上小阴唇和外阴前庭连接处的内侧和后部仍然存留有皮脂腺[6-7,10,30]（图 38.2）。皮脂腺直接开口于该区域的外阴上皮表面，肉眼可见高于上皮的黄白色小突起，称为 Fordyce 斑。

随着包括 MRI 和数字技术在内的影像学技术进展，学者们在以前研究的基础上，再次对外阴解剖结构，尤其是远端的解剖结构进行了研究。MRI 常用于盆腔疾病、外阴恶性肿瘤分期和副中肾管异常的诊断[31]。外阴在 T1 加权成像上显示低 - 中等信号强

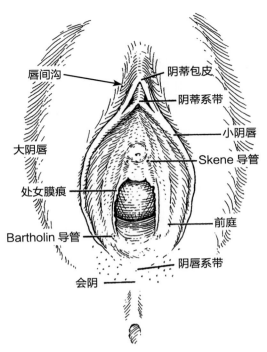

图 38.1 外阴示意图

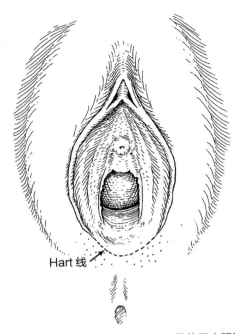

图 38.2 外阴前庭和 Hart 线位置。Hart 线位于大阴唇内侧，从小阴唇最后下方处呈曲线状延伸至阴道的阴唇系带

度，在 T2 加权成像上显示稍高信号强度[32]。

3.1 外阴活检

标本类型取决于病变类型和解剖位置[33]。钻取活检是非常有用的检测手段，可用于评估黑色素细胞病变、溃疡、肿瘤或炎症。肿瘤标本必须包括肿瘤最深处以下组织，原因在于肿瘤的深度决定了肿瘤的分期、预后和处理。变异黏膜（如小阴唇）和特殊部位黏膜（如阴道口）的取材较为困难，需要特殊技术支持。此外，外阴的许多区域缺乏皮肤附属器（毛囊），因此上皮和黏膜下组织黏附不紧密，导致在取材时表面上皮容易"滑脱"，这会给免疫性大疱性疾病的诊断带来巨大挑战。在获取用于免疫性大疱性疾病诊断的标本时，要求使用宽而长的器械，而不是窄而深的器械，以确保组织的完整性[33]。

刮取活检主要用于毛发覆盖的角化性皮肤区域（如大阴唇）。表浅的外生性病变常采用刮取活检[33]。常规标本采用 10% 的缓冲福尔马林固定，固定液体积为标本体积的 10 ~ 20 倍。用于直接免疫荧光检测的标本用 Zeus 液或 Michel 液固定，培养所用标本置于无菌器皿中。临床病史对外阴疾病的诊断帮助极大，特别是炎症和非肿瘤性疾病。小标本申请单应包括如下信息：病变分布、大小、外观、临床鉴别诊断和取材部位。患者的电子健康记录中可能含有病变的数字图像，这对诊断很有帮助。外阴活检标本的组织学评估包括多个方面：逐步评估所有组织层面，识别和定位组织学改变，包括其分布方式，鉴别相似病变，最后通过临床病理联系来做出诊断。熟知正常组织学结构是诊断的关键。

组织学评估取自阴阜、阴唇、外阴前庭和会阴的 118 例正常皮肤和黏膜标本发现，角质层形态、角化不全和皮肤黏膜均存在部位特异性差异[34]。阴阜的角质层呈网篮状（角蛋白编织状排列，其间为透明空隙），而阴唇的角质层可致密（实性嗜酸性角蛋白带）、网篮状或呈中间形态。会阴活检组织很少见到网篮状角质层。

正常外阴上皮厚度为（0.27 ± 0.14）mm。正常外阴上皮厚度由内至外逐渐变薄，角质层形态也随之发生变化[34-35]。当 VIN 累及外阴时，VIN 上皮厚度为（0.52 ± 0.23）mm[36]。外阴上皮内可见沿基底细胞分布的黑色素细胞，与基底细胞的比例为 1∶10 ~ 1∶5，黑色素细胞在小阴唇外侧、大阴唇和会阴体上皮中更丰富[37]。妊娠期间，受妊娠激素影响，这些区域的黑色素合成增多，色素沉着加重。

外阴上皮中 Langerhans 细胞相对丰富，显著多于阴道和宫颈。Langerhans 细胞主要位于副基底层，中位数量为 18.7 个 /100 个基底鳞状细胞[38]。Langerhans 细胞可见于角化、非角化上皮和皮肤附属器内。Langerhans 细胞为骨髓源性细胞，可表达 HLA-DR 抗原、Fc 受体和 C3 受体，在外阴上皮免疫应答中，通过呈递抗原而活化 T 淋巴细胞[39]。以前认为，Langerhans 细胞与角质形成细胞的成熟控制相关，近来观察发现，外阴鳞状细胞癌患者的 Langerhans 细胞数量减少，此结果支持这一假说[40]。

硬化性苔癣（LS）是一种 T 淋巴细胞介导的皮肤病。常用且有效的治疗手段是局部使用皮质类固醇激素，包括高效皮质类固醇激素[7-8]。

外阴真皮和黏膜下常见少量淋巴细胞，主要位于固有层的血管周围。这种散在分布的淋巴细胞是皮肤和黏膜相关淋巴组织的正常成分。正常外阴上皮少见上皮内淋巴细胞[38]。

Merkel 细胞属于神经内分泌细胞，与其他许多部位的皮肤一样，在外阴上皮也可见到。这些细胞参与了皮肤的旁分泌调节[41]。外阴的 Merkel 细胞肿瘤已有报道。

3.2 外阴前庭

外阴前庭指从处女膜外表面向前至阴蒂系带、向后至阴唇系带、前外侧至小阴唇、后外侧至 Hart 线

的大阴唇内侧的外阴部分（图 38.1，图 38.2）[6-7,10,30]。前庭窝（舟状窝）是前庭的后侧部分，从处女膜到阴唇系带，相对于前庭的其他部分而言，前庭窝呈一定程度的凹陷。外阴其他部分上皮起源于外胚层，而外阴前庭部分上皮起源于内胚层，但有人认为尿道前方的外阴前庭上皮起源于外胚层。外阴前庭主要被覆非角化复层鳞状上皮，周边处融入小阴唇、Hart 线上大阴唇内侧、阴蒂包皮和阴唇系带的薄层角化鳞状上皮。尽管前庭上皮与男性远端尿道的胚胎学起源类似，但前庭上皮不是典型的表面有伞细胞的变移上皮。育龄女性的外阴前庭上皮为富含糖原的复层鳞状上皮，与阴道和宫颈阴道部黏膜相似（图 38.3）。

外阴前庭内有阴道和尿道开口，同时还有前庭大腺和前庭小腺的开口，以及成对的尿道旁 Skene 管开口。Skene 管类似男性前列腺。前庭大腺，对称分布于阴道口后外侧，位于处女膜、小阴唇和大阴唇下，其主要作用是分泌黏液润滑阴道。前庭大腺起源于外胚层，为双侧分布的管泡状腺，相当于男性的尿道球腺。前庭大腺内衬多种类型上皮。腺泡上皮为分泌黏液的柱状上皮（图 38.4）[6-7,10]，腺泡分泌物排入 Bartholin 导管，后者长约 2.5cm，直接开口于前庭外表面、处女膜的后外侧。Bartholin 导管内衬变移上皮，但有时也可见鳞状上皮细胞或黏液上皮细胞（图 38.5）。导管开口衬覆鳞状上皮，与外阴前庭的非角化复层鳞状上皮相接（图 38.6）[6,10]。Bartholin 导管上皮内可见亲银细胞，主要集中在变移上皮细胞区，分泌区无亲银细胞[42]。前庭大腺区域的囊肿主要是

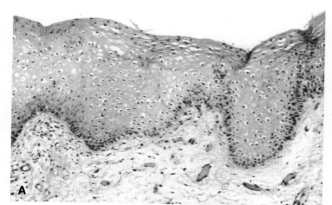
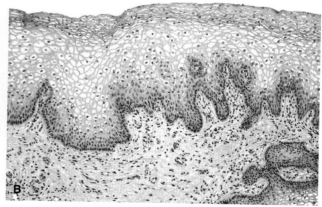

图 38.3　A. 外阴前庭的黏膜下层血管丰富。纤细的纤维间质中可见许多表浅分布的薄壁血管。黏膜下层表浅处见少量淋巴细胞散在分布。B. 一位 27 岁女性的外阴前庭上皮。上皮为复层鳞状上皮，表面细胞的细胞质透亮，是上皮富含糖原的表现

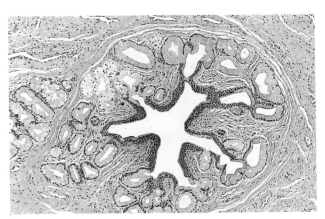

图 38.4　前庭大腺腺泡内衬柱状上皮。腺体旁可见分支状 Bartholin 导管

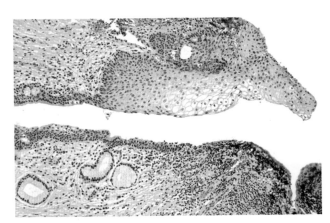

图 38.6　近外阴前庭开口的 Bartholin 导管。该处导管内衬复层鳞状上皮，表面没有柱状细胞

Bartholin 导管扩张的结果，继发于远端导管阻塞[6]。前庭大腺的各种类型上皮均可癌变。

　　Skene 腺为成对腺体，其开口紧邻尿道后外侧。腺体及其导管总长度一般为 1.5cm。尿道旁腺类似于男性前列腺，内衬分泌黏液的假复层柱状上皮。其导管内衬变移上皮，在开口处与前庭的复层鳞状上皮相接。导管堵塞可形成 Skene 导管囊肿。

　　前庭小腺为单管状腺，类似男性尿道的 Littré 腺体，直接开口于前庭黏膜表面（图 38.7）。前庭小腺小而表浅，最大深度为 2.27mm[43]。腺体衬覆分泌黏液的柱状上皮，与前庭的复层鳞状上皮相接[43-45]。在因前庭炎行外阴前庭切除术的标本中，66% 的病例可见前庭小腺[43]。尸检相关系列研究中，42% 的女性

存在前庭小腺[45]。当前庭小腺存在时，其数量可从 1 至 100 个以上，绝大多数个体为 2~10 个。前庭小腺可分布于整个前庭，但大多数位于前庭后部、阴唇系带前方。曾有观点认为，前庭小腺有内衬变移上皮的导管，但该上皮与相邻的前庭上皮相同，并与之相接，均为没有表面伞细胞的复层鳞状上皮。前庭小腺中有数种类型的神经内分泌细胞，前庭炎时，这些细胞的血清素和 *CXCR2* 表达增多[46]。前庭小腺可发生鳞状化生，表现为腺体内衬的黏液分泌上皮被复层鳞状上皮取代，与子宫颈管中所见类似（图 38.8）。这种化生上皮可完全取代腺上皮，从而形成前庭裂（图 38.9）[43]。化生改变可阻塞前庭小腺，黏液分泌物在腺体内聚集，进而形成外阴黏液囊肿[43-44]。前庭小腺

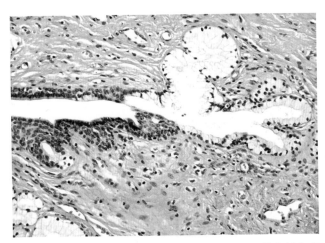

图 38.5　腺体旁的 Bartholin 导管。Bartholin 导管内衬上皮类似变移上皮，靠近表面处为柱状细胞，与腺泡内衬的柱状细胞类似

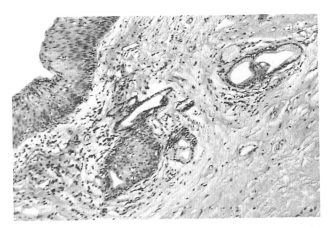

图 38.7　前庭小腺。前庭小腺位置表浅，为单管状腺，内衬分泌黏液的柱状上皮。腺体在近前庭表面的开口处内衬复层鳞状上皮。腺体周围有血管性间质围绕

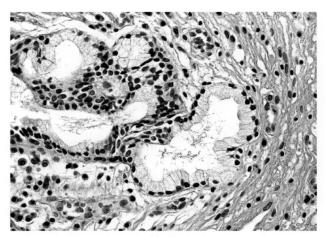

图 38.8 近前庭表面的前庭腺体鳞状化生。腺体附近有中度慢性炎症，以淋巴细胞浸润为主，符合外阴前庭炎

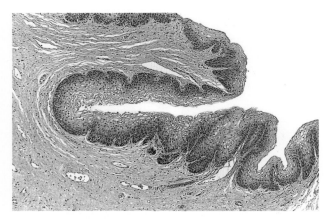

图 38.9 外阴前庭裂。外阴前庭裂内衬与外阴前庭相同的复层鳞状上皮。前庭裂是前庭小腺鳞状化生的结果

发生的前庭腺瘤已有描述 [47]。外阴痛是指不伴有前庭炎的严重外阴敏感和触痛，常伴性交困难 [4]。外阴痛相对常见，是外阴疾病患者就诊的常见原因，但机制不明 [4]。前庭炎综合征患者的前庭活检标本中，常见外周神经束增生，伴神经内分泌细胞增生 [48]。

包皮腺由 van der Putte 描述，位于包皮沟①内，紧邻阴蒂的两侧。尽管这些腺体非常小，但在妊娠 17 周后的胎儿和成年女性的阴蒂基底部均可见到。包皮腺是外分泌腺，有外分泌性筛状分泌圈。腺体的分泌导管迂曲，排入包皮沟开放的头部。其主要功能是润湿包皮沟 [49]。

3.3 尿道口（尿道外口）

尿道被覆变移上皮，与尿道口复层鳞状上皮相接。尿道全长的大部分均有 Huffman 尿道旁腺接入 [10,50]。尿道旁腺堵塞或炎症可形成尿道憩室或尿道周围脓肿。尿道部分脱垂形成息肉样肿块，常称为尿道肉阜。脱垂的黏膜可形成溃疡，其下间质可有炎性改变，伴血管扩张充血，但基本保持尿道的正常组织学结构。

3.4 处女膜

处女膜是阴道最远端和外阴前庭最近端边界的标志。处女膜可以是闭锁的、圆形的、环形的、有隔膜

的、筛状的或多孔状的。处女膜的阴道面被覆非角化复层鳞状上皮，在雌激素暴露下富含糖原，此现象见于育龄女性、新生女婴和接受雌激素治疗的绝经后女性。育龄女性的处女膜外阴面上皮类似阴道上皮（图 38.3，图 38.10）。处女膜环含一些感受触觉的 Merkel 触盘，以及中等数量的游离神经末梢，后者感受痛觉，处女膜环缺乏大阴唇所具有的其他感受器 [51]。

处女膜闭锁罕见，表现为处女膜缺乏正常开口，月经排出物在阴道内积聚，导致阴道扩张，称为阴道积血。性交或常规使用阴道内卫生棉条可导致处女膜撕裂，形成小而软的处女膜赘，称为处女膜痕。在处

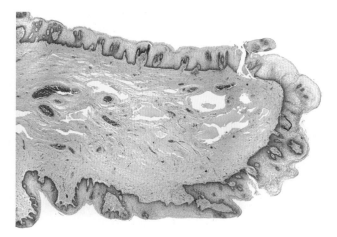

图 38.10 一位 26 岁女性的处女膜横切面。处女膜阴道面（上方）和前庭面（下方）表面被覆富含糖原的非角化复层鳞状上皮。上皮下有纤维血管组织支撑

① 译者注：包皮沟是阴蒂头与包皮之间的狭窄结构，因其呈腺形开口而得名，男性对应结构较大，称为包皮囊 (preputial sac)。

女膜外侧和外阴前庭可见小的乳头，称前庭乳头，当乳头多发时，称为前庭乳头状瘤病[6-7]，这些乳头通常呈线性对称分布，质软而纤细，容易与尖锐湿疣乳头鉴别。前庭乳头通常认为是正常的解剖学变异，与人乳头状瘤病毒不相关[52]。处女膜上单发或孤立的无症状性乳头通常是正常的解剖学变异（图 38.11）[52]。

在青春期前，阴道下段的黏膜冗余可在处女膜附近形成一个皱褶。组织学观察，黏膜冗余缺乏纤维轴心，在受到性侵后行体格检查时会因此造成困扰。目前认为，在青春期阴道开始扩张后，黏膜冗余会消失[53]。

3.5　阴蒂

阴蒂由胚胎性阴蒂原基发育而来，与男性阴茎海绵体同源。人类胚胎在妊娠约 8 周时开始出现性别分化。生殖器结节是形成不同性别的基础，睾丸决定因子蛋白是 Y 染色体性别决定基因产物，使男性生殖器结节发育成阴茎。成人阴蒂长约 2cm，但阴蒂的大小与阴唇一样，存在很大的个体差异。

阴蒂的外部结构包括无勃起组织的顶端和阴蒂头，内部结构包括 1 个阴蒂体、2 个阴蒂脚和 2 个前庭球。阴蒂脚由类似男性海绵体的勃起组织构成[10,39]，包括被纵行平滑肌围绕的海绵体静脉和位于中心的肌性小动脉，包绕以白膜。白膜由波浪样的胶原纤维和直的弹性纤维构成。白膜外为疏松结缔组织，内含该区的支配神经和感受器。阴蒂头被覆鳞状上皮黏膜，没有腺体、表皮突和真皮乳头[54]。男性尿道海绵体在阴蒂内无对应组织，而是对应于小阴唇的血管勃起组织（图 38.12）。尽管阴蒂含有丰富的环层小体，但其所含神经末梢数量比大阴唇少。阴蒂虽缺乏感受触觉的外周神经末梢，但存在其他类型感受器，且分布差异很大[51]。阴蒂中存在的其他触觉感受器包括触觉小体和梅克尔触盘，其数量少于大阴唇或阴阜。作为压力感受器的环层小体数量众多[51]。整个外阴均有感受痛觉的游离神经末梢，其中阴蒂、大阴唇和阴阜处尤为丰富[51]。鲁菲尼小体和 Dogiel-Krause 小体可能与温度觉或性刺激有关，分布在除处女膜环以外的整个外阴[51]。阴蒂血供丰富，包括外阴动脉、阴蒂背侧动脉和会阴动脉。

3.6　小阴唇

双侧小阴唇源自胚胎的内侧褶（生殖褶），位于外阴前庭外侧、大阴唇内侧，以唇间沟为界。两性外生殖器的发育是一个复杂过程，由调节基因顺序表达驱动。研究发现，在外生殖器发育过程的上皮与毗邻间充质相互作用中，hedgehog、Wnt 和成纤维细胞生长因子信号通路起着重要作用[55]。小阴唇对应的男性胚胎成分为阴茎尿道海绵体[39]。成年女性的小阴

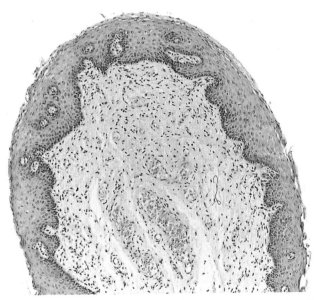

图 38.11　外阴前庭乳头。乳头被覆复层鳞状上皮，内为纤维血管轴心

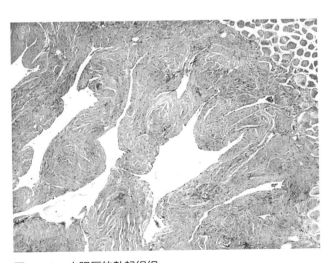

图 38.12　小阴唇的勃起组织

唇长约 5cm，厚约 0.5cm，但两侧小阴唇的长度和厚度存在显著的个体间和个体内差异[30]。小阴唇增大或肥大仍然是一个定义不明的临床诊断，因为这可能是一种正常的解剖变异，所谓"正常"外阴的定义也是非常主观的。增大的小阴唇可导致功能、美容和心理社会问题[56]。小阴唇上皮起源于外胚层，其前庭面为非角化复层鳞状上皮，但在 Hart 线外侧有较薄的角化层。

大部分小阴唇上皮不含皮肤附属器，但在某些个体的小阴唇外侧可分布有汗腺和（或）皮脂腺[54]。小阴唇上皮可有一定程度色素沉着，尤其在外侧和后侧区（图 38.13）。上皮下为高度血管化的疏松结缔组织，富含弹力纤维。前庭球位于小阴唇后方深部，由勃起组织构成，埋于球海绵体肌内。小阴唇含勃起组织，因此血管丰富，但缺乏脂肪组织。血管和勃起组织由丰富的弹性纤维支撑。小阴唇内的神经末梢与阴蒂内相似，但触觉小体和梅克尔触盘的数量更多[51]。最近的研究确定了小阴唇内游离神经末梢、触觉小体和环层小体的特征性分布模式[57]，它们位于表皮基底层、棘层和颗粒层。

小阴唇发育异常罕见，一般见于先天性肾上腺增生患者，罕见情况下可能是畸形综合征的表现之一。已报道与 CHARGE 综合征和 Cenani-Lenz 综合征相关的生殖器发育不全[16]。

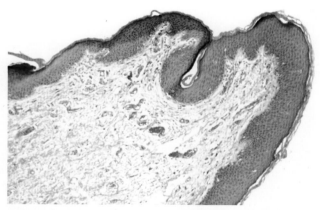

图 38.13　一位 27 岁白人女性的小阴唇外侧活检。在该区域内，小阴唇不含皮肤附属器。上皮有色素沉着，基底层可见黑色素细胞和色素性基底上皮细胞。复层鳞状上皮表层有薄层角化。上皮下间质富含弹性纤维，无脂肪或皮肤附属器。可见中等数量的小血管。更深层的组织见图 38.12

小阴唇可发生先天性增大，并可能不对称。小阴唇增大也可继发于刺激、慢性水肿或轻度外伤。小阴唇缩减术或治疗性局部切除不会妨碍正常的性功能或性反应，但女性割礼中的小阴唇切除可导致阴道口狭窄、外阴角质囊肿和性交及泌尿功能障碍[13]。

3.7　大阴唇

大阴唇起源于胚胎外侧褶（生殖褶、阴唇褶），在泄殖腔板外侧发生，且不融合[10]。其上皮起源于外胚层的尿生殖窦。内胚层起源的前庭上皮与外胚层起源的大阴唇内侧上皮相接。这一连接在 Hart 线上很明显，大阴唇的内侧上皮在此处与前庭的非角化鳞状上皮相接[6-7,30]。男性的阴唇（阴囊）褶融合形成阴囊，通常发生在妊娠的第 74 天左右（顶臀长约 71mm）[45]。女性大阴唇在前方与阴阜融合，后方与会阴体融合。大阴唇紧邻小阴唇外侧并与之平行，二者以唇间沟为分隔。大阴唇中后部以外阴前庭为界，外侧与腹股沟 - 臀皱襞融合，该皱襞将大阴唇与大腿的内侧面相分隔。左右侧大阴唇的长度存在显著的个体间和个体内差异[30]。尽管正常情况下大阴唇可有一定程度的不对称，但明显的不对称可能是神经纤维瘤病的早期表现[58]。慢性炎症、静脉曲张、水肿、Bartholin 囊肿、良性或恶性肿瘤也可能导致大阴唇不对称。

大阴唇的年龄相关性改变包括青春期阴唇增大，主要与阴唇内脂肪增加相关。此外，青春期内大阴唇毛发生长的改变非常明显（参见阴阜部分）[59]。绝经后，大阴唇毛囊进行性减少，毛发随之减少[60]，大阴唇收缩，主要是由于阴唇内脂肪减少[38]。

除年龄相关性改变外，大阴唇还可发生与产次相关的改变。妊娠期间，在妊娠激素（特别是孕酮）的影响下，大阴唇血管扩张充血[51]。这些妊娠改变可能导致外阴静脉曲张[61]。

与其他部位的毛囊一样，外阴的每个毛囊均含毛根及毛根周围的内毛根鞘，外毛根鞘包绕毛囊。内毛根鞘由外侧透明上皮细胞层和内侧颗粒上皮细胞层（Huxley 层）构成。毛基质成熟为毛干的成形毛发，毛发外层是角质层，内为皮质和髓质。毛乳头位于毛根基底，突入毛基质并被其部分包绕。毛乳头由外毛

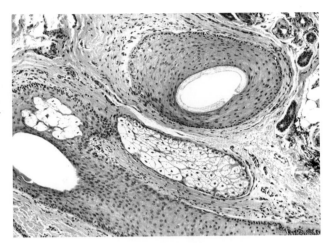

图 38.14　毛囊皮脂腺单位，由毛囊和相邻皮脂腺构成

根鞘支撑[54]。毛囊皮脂腺单位由毛囊和皮脂腺构成（图 38.14）。

大阴唇内的皮脂腺可伴或不伴有联合的毛囊。皮脂腺腺泡呈小叶状排列，周围有胶原纤维包绕。皮脂腺为全浆分泌，皮脂聚集于分化成熟的细胞内，细胞坏死后，分泌物排出。毛囊皮脂腺单位中的皮脂腺分泌物释放到毛干旁，其余皮脂腺的分泌物直接释放到表面。大阴唇有两种类型汗腺：大汗腺和小汗腺[54]。大汗腺呈管状，内衬柱状分泌上皮，显著的嗜酸性颗粒状胞质为其特征（图 38.15A、B）。大汗腺通过释放胞质分泌物来完成分泌过程，并与气味产生相关。气味的产生是由于分泌物有利于细菌生长[54]。肌上皮位于分泌上皮之下，沿腺体周边排

列，肌上皮收缩可促进分泌物排出。小汗腺的导管与大汗腺相似，但在毛发覆盖处，分泌物进入毛囊上部而非皮肤表面。

小汗腺为外分泌腺，其分泌物为透明的水样汗液。分泌细胞胞质淡染，稍呈颗粒状，导管外层可见肌上皮细胞。腺体位于真皮网状层深部，为结构简单的卷曲小管。汗管被覆两层立方上皮细胞，在与复层上皮表面相连处，双层导管上皮细胞消失。与皮脂腺和大汗腺不同，小汗腺对性激素刺激不敏感（需要更详细地了解皮肤组织学的读者可参阅本书第 1 章及其他组织学专著[54]）。

大阴唇后外侧、Hart 线外周的上皮为薄层角化上皮，伴有色素沉着（图 38.16）。与大阴唇后外侧相比，阴唇系带后侧的真皮网状层更深（图 38.17）。基底层可见色素细胞，在上皮间质交界处可见少量胞质透明的小细胞（Toker 细胞）（图 38.18）。角质层下方可能见到颗粒层。复层鳞状上皮的颗粒层来自下方的棘细胞层。表皮生发层（Malpighii 层）位于基底层上方，基底层（生发层）紧邻基底膜[62]。大阴唇内侧面无毛发，皮脂腺丰富，但其分布止于 Hart 线。大阴唇内侧面的皮脂腺不形成毛囊皮脂腺单位，直接开口于上皮表面，导管较短，内衬非角化上皮，并与角化上皮表面相连（图 38.19）。大阴唇内的皮脂腺可深达 2.03mm[63]。部分角化（上皮性）囊肿可能来自皮脂腺导管[6]。Hart 线内侧无皮脂腺（图 38.2）。大

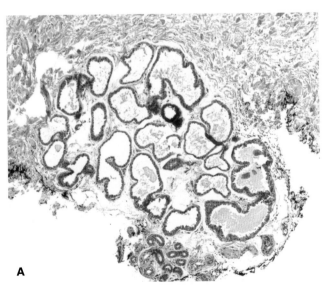

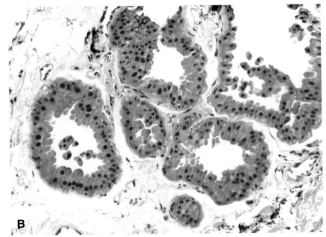

图 38.15　A. 管状大汗腺（低倍放大）。B. 腺体内衬柱状细胞，胞质含嗜酸性颗粒。常可见"鼻样"顶浆突起（高倍放大）

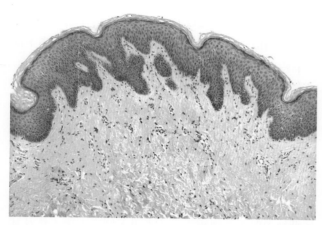

图 38.16 一位 27 岁白人女性 Hart 线外周的大阴唇后内侧组织。大阴唇色素沉着的部分被覆的复层鳞状上皮有薄层角化表面。大阴唇上皮相比小阴唇上皮可见更深的表皮突。真皮富含弹性纤维和中等量的血管。带有皮脂腺的皮肤紧邻这一区域，真皮内见中等量血管

阴唇中部可见毛囊皮脂腺单位。大阴唇内的毛囊可深达 2.38mm（图 38.14，图 38.20）[63]。大汗腺和小汗腺分布于外阴毛发覆盖区，而在前庭和大阴唇内侧的无毛发覆盖区域一般见不到（图 38.21）。大阴唇真皮深部可见纤细的肌层（阴唇肉膜），其下为含显著弹性纤维成分的筋膜层[51]，育龄女性的筋膜层富含脂肪组织。

在大阴唇前侧深部紧邻腹股沟管处，圆韧带与大阴唇深部的纵行平滑肌层（提睾肌）相接[51]。圆韧带内可能含有内陷的腹膜（鞘突），内陷腹膜可发生

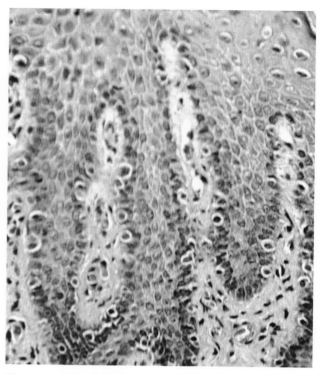

图 38.18 一位 27 岁白人女性的会阴体后侧。会阴体皮肤有色素沉着，基底层可见黑色素细胞和色素沉着的角质细胞。复层鳞状上皮有薄角质层。上皮细胞内的核旁空晕属于正常表现，不应与挖空细胞病混淆。许多表皮突起内的上皮间质交界处可见小而透亮的细胞

囊性扩张而形成 Nuck 管囊肿[6]。Nuck 管囊肿内衬腹膜，一般位于大阴唇前部，与腹股沟管相邻或位于其内。

大阴唇的皮肤富含神经末梢和触觉感受器，包括

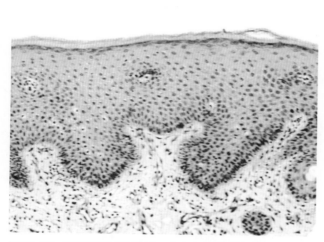

图 38.17 外阴阴唇系带后侧。上皮有薄层角化表面，中等深度的表皮突，基底细胞内见一些黑色素沉着

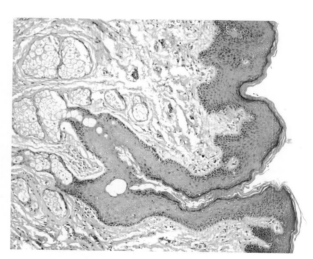

图 38.19 大阴唇内侧，皮脂腺直接开口于皮肤表面。大阴唇内侧上皮有薄的角质层和颗粒层。临床所见的皮脂腺称为 Fordyce 斑

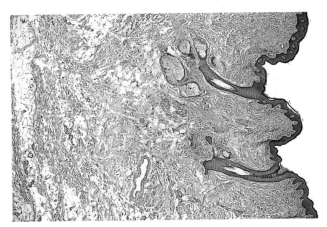

图 38.20 大阴唇中部，图中包括真皮层和深部的脂肪组织。可以看到大阴唇的真皮厚度。富含弹性纤维的真皮内可见一些深部的毛囊。真皮与深部脂肪组织的连接处不规则

触觉小体、梅克尔触盘和外周神经末梢[51]。环层小体为压力感受器，分布于大阴唇、小阴唇、阴蒂和阴阜的脂肪层内。感受痛觉的游离神经末梢分布于大阴唇及其相应的肌细胞和血管壁内[51]。鲁菲尼小体可见于大阴唇、小阴唇、阴蒂和阴阜的整个皮下组织，但处女膜内无鲁菲尼小体。外阴鲁菲尼小体的确切功能尚不确定，可能是温度感受器和（或）性刺激感受器[51]。Dogiel-Krause 感受器的分布类似鲁菲尼小体，但在阴阜和大阴唇内数量相对较少[51]。

大阴唇内侧、大小阴唇间的沟（唇间沟）内可见肛门生殖器区乳腺样腺体。这种腺体由 Hartung 于 1872 年首次描述，曾被认为是来源于乳线尾部残余的异位乳腺组织。Later Van der Putte 认为这些腺体是肛门生殖器区的正常成分。目前的研究证据也支持人类"乳线"不会延伸至外阴，此区的乳腺样组织是组织学独特的肛门生殖器区乳腺样腺体（而不是异位组织）[64-65]。肛门生殖器区乳腺样腺体可由简单的小腺体构成，也可表现为类似乳腺小叶的复杂小叶单位，小叶周边的间质疏松或纤维化。分泌导管内衬顶浆分泌的柱状上皮，其下为肌上皮层。当导管进入皮肤表面时，内衬上皮转变为鳞状上皮，肌上皮层消失。导管开口附近偶可见 Toker 细胞。肌上皮细胞表达 SMA、S-100 蛋白和低分子量 CK。表面的腔上皮细胞为顶浆分泌型细胞，可见呈"鼻样"的顶浆突起（图 38.22），这些细胞表达低分子量 CK、人乳脂肪球抗原、ER 和 PR，个别细胞表达 CEA 和 S-100 蛋白。肛门生殖器区乳腺样腺体缺乏黏液细胞或纤毛细胞，其所发生的囊肿也是如此，可借此与前庭黏液囊肿、米勒相关囊肿、纤毛囊肿及前庭大腺相鉴别。腺体缺乏复层鳞状上皮或变移上皮，可与 Bartholin 导管囊肿、角质囊肿和鳞状化生的前庭腺囊肿相鉴别[64]。肛门生殖器乳腺样腺体和乳腺组织可发生一些组织学相似的病变，分子发病机制的比较研究发现，两者均出现 *PIK3CA*、*AKT1*、*MET*、*ABL1* 和 *Tp53* 基因突变，提

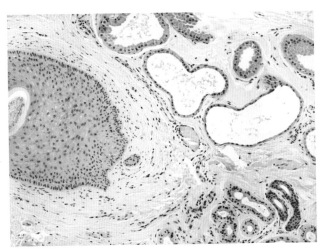

图 38.21 大阴唇近毛囊处可见大汗腺和汗管。大阴唇内包绕汗腺的真皮组织富含胶原，可见中等数量的血管

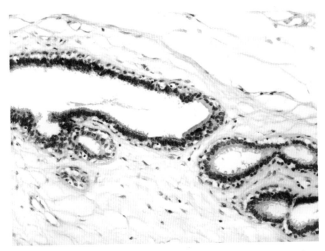

图 38.22 肛门生殖器区乳腺样腺体，由导管和小腺泡构成。衬覆双层上皮，内层为低柱状腺上皮，外层为肌上皮细胞

示 PI3K-AKT 信号级联参与两个部位肿瘤的发生[66]。

3.7.1　外阴 Toker 细胞

Toker 细胞位于乳腺乳头上皮的下半部分，尤其是乳窦开口处。肛门生殖器区上皮内也可见到相似的透明细胞。Toker 细胞常单个、成簇或小管状分布于角质细胞间。妊娠第 15 ~ 16.5 周时，在外阴的唇间沟处可见 Toker 细胞前体[67]。妊娠第 24 ~ 39 周时，Toker 细胞容易识别，表现为不规则分布于上皮下半部的成簇透明细胞，核圆形，胞质少，唇沟间处密度最高。成人的乳腺型腺体开口处 Toker 细胞最丰富。Toker 细胞被认为是原发性乳腺外佩吉特病的前体细胞[68]。免疫组织化学研究发现，Toker 细胞与佩吉特细胞和梅克尔细胞均表达 CK7，但 Toker 细胞不表达 CK20。此外，Toker 细胞表达 ER，不表达 HER2，这也不同于佩吉特细胞（表 38.1）[69-70]。在小活检标本中，当 Toker 细胞成簇排列时，很难与乳腺外佩吉特病相鉴别。

3.8　阴阜

阴阜起源于胚胎生殖褶内侧头端的隆起。青春期，阴阜下的脂肪组织逐渐增加，导致阴阜皮下组织变得更加明显。阴阜和大阴唇的毛发生长也明显增加。

阴阜的年龄相关性变化包括毛发生长的改变，Tanner 对其进行了总结和分期[59]。第 1 期，没有可见的阴毛生长。第 2 期，阴阜的中央部分可见少量阴毛型毛发，大阴唇也可见一些相似的毛发。第 3 期，阴阜毛发生长更加明显，表现为数量增多、毛发变粗。第 4 期，阴阜的毛发生长接近成人，但阴阜外上角缺乏毛发。第 5 期，呈现成人的阴毛分布特征[59]。成人型毛发生长和分布在 12 ~ 17 岁完成[39]。阴毛数量和特征（盾式分布）的差异很大，与种族和遗传因素相关，但阴毛的毛发生长通常不会超出生殖股褶最高处水平连线之上 2cm[60-71]。外阴所有区域中，阴阜的毛囊最深，可深达 2.72mm[63]。前文中描述的位于大阴唇的各种神经感受器，在阴阜内都非常丰富[51]。一些专家认为，阴阜的功能是在性交过程中缓冲耻骨所受到的撞击。此外，阴阜富含油脂分泌性腺体（皮脂腺），其分泌物与性吸引有关（信息素）。

3.9　淋巴引流

女性外生殖器的淋巴引流构成复杂的淋巴网络，覆盖整个小阴唇、阴唇系带、包皮和处女膜下方的阴道远端。较大淋巴管沿阴蒂侧面走行，与阴阜和大阴唇的淋巴管汇合。外阴各部位淋巴引流的放射示踪剂研究显示，会阴、阴蒂和小阴唇前部为双侧淋巴引流，但主要是流向同侧腹股沟。次级淋巴引流从腹股沟浅淋巴结开始，经筛筋膜引流至腹股沟深淋巴结或股淋巴结，然后经位于腹股沟韧带下的第三级淋巴引流，到达位于盆腔的深部淋巴结（髂外和闭孔淋巴结）。Cloquet 淋巴结又称 Rosenmuller 淋巴结，是股淋巴结起始端淋巴结，常位于 Poupart（腹股沟）韧带下的股管内[72-73]。

一些个体的一侧淋巴管可引流至对侧淋巴结组，此发现对外阴恶性肿瘤患者的治疗策略有显著影响。外阴恶性肿瘤最常转移至腹股沟浅淋巴结，此区一般可找到 8 ~ 10 个淋巴结，并可再分为斜上（Poupart 韧带上方）和腹下（Poupart 韧带、大隐静脉和阔筋膜之间）两个区域。中线结构（如阴蒂和会阴中线）为双侧引流。阴蒂淋巴引流的第二个途径是尿道淋巴

表 38.1

外阴上皮各种类型的细胞和 Paget 细胞的免疫组织化学特征

标记物	Toker 细胞	黑色素细胞	鳞状细胞	佩吉特细胞
LMWCK	+	−	+/−	+
HMWCK	−	−	+	−
EMA	+/−	−	+	+
S-100	+/−	+	−	+/−
mCEA	−	−	−	+/−
HER2	−	−	−	+/−
Melan-A	−	+	−	−
GCDFP-15	−	−	−	+/−
Mucin	+/−	−	−	+/−

注：LMWCK—低分子量角蛋白（CK7、CAM5.2）；HMWCK—高分子量角蛋白（CK5/6、34βE12、CK14、CK17）；EMA—上皮膜抗原；S-100—S-100 蛋白；mCEA—单克隆癌胚抗原；HER2—人表皮生长因子受体 2；Melan-A—黑色素瘤抗原；GCDFP-15—大囊肿病液体蛋白 -15；Mucin—黏蛋白；+ 表示阳性；− 表示阴性；+/− 表示可能阳性。

管和阴蒂背静脉的引流淋巴管。这些淋巴管下行至耻骨联合，经肛门生殖膈与位于膀胱前表面的淋巴管丛相连，最终达到髂间和闭孔淋巴结，或向上达到股淋巴结和髂内淋巴结。深部的盆腔淋巴结一般不被累及，除非腹股沟浅淋巴结已经受累。

前哨淋巴结成像已用于外阴癌和黑色素瘤患者的评估，临床医师可采用术中淋巴系闪烁造影（锝 -99m 标记的纳米胶体）来评估腹股沟淋巴结状态。Azulfidine 蓝活体染料（蓝色染料）可单独或与胶体共同使用，但由于罕见病例在使用染料后发生不良反应，少数临床医师已经停用这种方法。手术切除放射性同位素标记的胶体 / 蓝色染料定位的淋巴结（前哨淋巴结），其组织学评估结果有助于在外阴手术中确定淋巴结切除范围。当前哨淋巴结阴性时，患者可避免根治性腹股沟 – 股淋巴结清扫 [21-23]。

与外科手术阻断、放疗或慢性炎症（如继发于 Crohn 病、化脓性汗腺炎等）相关的外阴淋巴管闭塞可能导致外阴淋巴管扩张。外阴淋巴管闭塞可能表现为外阴有清亮液渗漏，并可形成局限性淋巴管瘤，后者表现为外阴皮肤可见多发性小而有光泽的表浅簇集囊泡，形似蛙卵 [74]。外阴淋巴管闭塞常伴有一定程度的表皮和真皮水肿 [75]。巨大外阴水肿可能发生于不能行动和肥胖的女性，伴双侧阴唇增大，据报道阴唇直径可达 45cm，本病与慢性淋巴管阻塞有关 [76]。

3.10 血供

外阴主要的血供来自阴部内动脉分支，后者为髂内（腹下）动脉的一条分支。阴部内动脉分支通过会阴动脉为阴唇供血（阴唇动脉），通过阴蒂深动脉为海绵体和前庭供血，通过阴蒂背动脉和深动脉为阴蒂头和包皮供血。其他血供来自由股动脉分支形成的阴部外动脉深支和浅支，后者与会阴动脉的阴唇前支和后支吻合。阴道动脉向前供应前庭和前庭大腺区域 [6,10,73]。

3.11 静脉回流

外阴的大部分静脉通过双侧髂内静脉汇入髂外静脉系统。髂内静脉引流体壁和内脏静脉系统。髂内静脉体壁分支包括闭孔内静脉、阴部内静脉、臀上和臀下静脉、坐骨静脉和腰升静脉。内脏分支引流盆腔器官，包括子宫、卵巢和阴道静脉系统。一项包括 79 例样本的外阴静脉回流相关研究中，73% 的病例研究侧为单条髂内静脉，29% 的病例有两条独立的髂静脉汇入髂外静脉，1 例髂内静脉直接汇入下腔静脉 [10,77]。静脉曲张与髂内静脉系统不充分有关，可累及髂内静脉分支和隐静脉 [77]。约 4% 的女性外阴和外阴周围区域存在静脉曲张，在孕妇中更加常见。骨肥大静脉曲张综合征（Klippel-Trenaunary-Weber syndrome）和 Parks 综合征患者可有外阴动静脉畸形，可能与静脉曲张的发生相关 [61]。外阴静脉曲张的临床表现通常很明显，但偶可表现为浅层真皮的"囊肿"或"结节"，从而进行活检。组织学表现为静脉扩张伴机化血栓形成，静脉周围可见中性粒细胞浸润 [61]。

3.12 神经支配

外阴主要的神经来自阴唇前、后神经。阴唇前神经为髂腹股沟神经分支，阴唇后神经来自阴部神经。阴蒂的神经包括阴蒂背神经和海绵体神经。海绵体神经来自阴道神经丛，在阴蒂体的门部与阴蒂背神经相接 [78]。阴蒂背神经束为阴部神经分支。位于耻骨弓下方的两个阴蒂体形成两个独立的阴蒂脚。免疫组织化学研究显示，阴蒂背神经形成两束，在 11 点和 1 点方向广泛分布于阴蒂体的外侧，在 12 点方向分布稀少。阴蒂脚远端融合形成一个阴蒂体。阴蒂背侧有最密集的神经群进入阴蒂头，并在阴蒂头上皮下聚集 [79]。前庭与阴蒂受同一神经支配 [51]。

参考文献

[1] Reed BD, Harlow SD, Sen A, et al. Prevalence and demographic characteristics of vulvodynia in a population based sample. *Am J Obstet Gynecol* 2012;206(2):170.e1–170.e9

[2] Harlow BL, Stewart EG. Population-based assessment of chronic unexplained vulvar pain: Have we underestimated the prevalence of vulvodynia? *J Am Med Womens Assoc* 2003; 58(2):82–88.

[3] Arnold LD, Bachman GA, Rosen R, et al. Assessment of vulvodynia symptoms in a sample of US women: A prevalence survey with nested case control study. *Am J Obstet Gynecol* 2007;196(2): 128.e1–128.e6.

[4] Haefner HK, Collins ME, Davis GD, et al. The vulvodynia guideline. *J Low Genit Tract Dis* 2005;9:40–51.

[5] Vieira-Baptista P, Donders G, Margesson L, et al. Diagnosis and management of vulvodynia in postmenopausal women. *Maturitas* 2018;108:84–94.

[6] Wilkinson EJ, Massoll N. Benign diseases of the vulva. In: Kurman RJ, ed. *Blaustein's Pathology of the Female Genital Tract*. 6th ed. New York: Springer-Verlag; 2011:3–46.

[7] Wilkinson EJ, Stone IK. *Atlas of Vulvar Disease*. 3rd ed. Philadelphia, PA: Wolters Kluwer/Lippincott Williams & Wilkins; 2012.

[8] Neill S, Lewis F. *Ridley's The Vulva*. 3rd ed. Wiley-Blackwell; 2009.

[9] Wilkinson EJ. Premalignant and malignant tumors of the vulva. In: Kurman RJ, Ellenson LH, Ronnett BM, eds. *Blaustein's Pathology of the Female Genital Tract*. 6th ed. New York: Springer-Verlag; 2011:56–103.

[10] Kurman RJ, Ronnett BM, Sherman ME, et al. Tumors of the cervix, vagina, and vulva. In: Rosai J, ed. *AFIP Atlas of Tumor Pathology. Series 4*. Washington, DC: American Registry of Pathology; 2010:1–22.

[11] Spiryda LB, Laufer MR, Soiffer RJ, et al. Graft-versus-host disease of the vulva and/or vagina: Diagnosis and treatment. *Biol Blood Marrow Transplant* 2003;9:760–765.

[12] Nardelli A, Degreef H, Goossens A. Contact allergic reactions of the vulva: A 14-year review. *Dermatitis* 2004;15:131–136.

[13] Thabet SM, Thabet AS. Defective sexuality and female circumcision: The cause and the possible management. *J Obstet Gynaecol Res* 2003;29:12–19.

[14] Creighton SM, Minto CL, Steele SJ. Objective cosmetic and anatomical outcomes at adolescence of feminizing surgery for ambiguous genitalia done in childhood. *Lancet* 2001;358: 124–125.

[15] Baskin LS. Anatomical studies of the female genitalia: Surgical reconstructive implications. *J Pediatr Endocrinol Metab* 2004;17:581–587.

[16] Seely JR, Seely BL, Bley R Jr, et al. Localized chromosomal mosaicism as a cause of dysmorphic development. *Am J Hum Genet* 1984;36:899–903.

[17] Hanna SJ, Kaiser L, Muneer A, et al. Squamous cell carcinoma of the bladder presenting as vulvitis and cliteromegaly. *Gynecol Oncol* 2004;95:722–723.

[18] Lee PA, Witchel SF. Genital surgery among females with congenital adrenal hyperplasia: Changes over the past five decades. *J Pediatr Endocrinol Metab* 2002;15:1473–1477.

[19] Crouch NS, Minto CL, Laio LM, et al. Genital sensation after feminizing genitoplasty for congenital adrenal hyperplasia: A pilot study. *BJU Int* 2004;93:135–138.

[20] Minto CL, Liao LM, Woodhouse CR, et al. The effect of clitoral surgery on sexual outcome in individuals who have intersex conditions with ambiguous genitalia: A cross-sectional study. *Lancet* 2003;361:1252–1257.

[21] Hakam A, Nasir A, Raghuwanshi R, et al. Value of multilevel sectioning for improved detection of micrometastases in sentinel lymph nodes in invasive squamous cell carcinoma of the vulva. *Anticancer Res* 2004;24:1281–1286.

[22] Moore RG, Granai CO, Gajewski W, et al. Pathologic evaluation of inguinal sentinel lymph nodes in vulvar cancer patients: A comparison of immunohistochemical staining versus ultrastaging with hematoxylin and eosin staining. *Gynecol Oncol* 2003;91:378–382.

[23] Moore RG, DePasquale SE, Steinhoff MM, et al. Sentinel node identification and the ability to detect metastatic tumor to inguinal lymph nodes in squamous cell cancer of the vulva. *Gynecol Oncol* 2003;89:475–479.

[24] Brown HM, Wilkinson EJ. Cytology of secondary vulvar Paget's disease of urothelial origin: A case report. *Acta Cytol* 2005;49:71–74.

[25] Mancino P, Parlavecchio E, Melluso J, et al. Introducing colposcopy and vulvovaginoscopy as routine examinations for victims of sexual assault. *Clin Exp Obstet Gynecol* 2003;30:40–42.

[26] Stenson AL. Vulvodynia. Diagnosis and management. *Obstet Gynecol Clin N Am* 2017 44; 493–508.

[27] Pillai M. Genital findings in prepubertal girls: What can be concluded from an examination? *J Pediatr Adolesc Gynecol* 2008;21(4):177–185.

[28] McCann J, Miyamoto S, Boyle C, et al. Healing of nonhymenal genital injuries in prepubertal and adolescent girls: A descriptive study. *Pediatrics* 2007;120(5):1000–1011.

[29] Bechara A, Bertolino MV, Casabe A, et al. Duplex Doppler ultrasound assessment of clitoral hemodynamics after topical administration of alprostadil in women with arousal and orgasmic disorders. *J Sex Marital Ther* 2003;29(Suppl 1):1–10.

[30] Hart DB. *Selected Papers in Gynaecology and Obstetrics*. Edinburgh, Scotland: W&AK Johnston; 1893.

[31] Grant LA, Sala E, Griffin N. Congenital and acquired conditions of the vulva and vagina on magnetic resonance imaging: A pictorial review. *Semin Ultrasound CT MR* 2010;31(5): 347–362.

[32] Griffin N, Grant LA, Sala E. Magnetic resonance imaging of vaginal and vulval pathology. *Eur Radiol* 2008;18(6):1269–1280.

[33] Reuter JC. High-yield vulvar histopathology for the clinician. *Obstet Gynecol Clin North Am* 2017;44(3):329–333.

[34] Day T, Holland SM, Scurry J. Normal vulvar histology: Variation by site. *J Low Genit Tract Dis* 2016;20(1):64–69.

[35] Jones IS. A histological assessment of normal vulval skin. *Clin Exp Dermatol* 1983;8(5):513–521.

[36] Benedet JL, Wilson PS, Matisic J. Epidermal thickness and skin appendage involvement in vulvar intraepithelial neoplasia. *J Reprod Med* 1991;366:608–612.

[37] Hu F. Melanocyte cytology in normal skin. In: Ackerman AB, ed. *Masson Monographs in Dermatology-1*. New York: Masson; 1981.

[38] Edwards JN, Morris HB. Langerhans' cells and lymphocyte subsets in the female genital tract. *Br J Obstet Gynaecol* 1985; 92:974–982.

[39] McLean JM. Anatomy and physiology of the vulva. In: Ridley CM, ed. *The Vulva*. New York: Churchill Livingstone; 1988:39–65.

[40] Rotsztejn H, Trznadel-Budzko E, Jesionek-Kupnicka D. Do Langerhans cells play a role in vulvar epithelium resistance to squamous cell carcinoma? *Arch Immunol Ther Exp (Warsz)* 2007;55(2):127–130.

[41] Gould VE, Moll R, Moll I, et al. Biology of disease. Neuroendocrine (Merkel) cells of the skin: Hyperplasias, dysplasias, and neoplasms. *Lab Invest* 1985;52:334–352.

[42] Fetissof F, Berger G, Dubois MP, et al. Endocrine cells in the female genital tract. *Histopathology* 1985;9:133–145.

[43] Pyka RE, Wilkinson EJ, Friedrich EG Jr, et al. The histology of vulvar vestibulitis syndrome. *Int J Gynecol Oncol* 1988;7: 249–257.

[44] Friedrich EG Jr, Wilkinson EJ. Mucous cysts of the vulvar vestibule. *Obstet Gynecol* 1973;42:407–414.

[45] Robboy SJ, Ross JS, Prat J, et al. Urogenital sinus origin of mucinous and ciliated cysts of the vulva. *Obstet Gynecol* 1978; 51:347–351.

[46] Slone S, Reynolds L, Gall S, et al. Localization of chromogranin, synaptophysin, serotonin, and CXCR2 in neuroendocrine cells of

the minor vestibular glands: An immunohistochemical study. *Int J Gynecol Pathol* 1999;18(4):360–365.

[47] Axe S, Parmley T, Woodruff JD, et al. Adenomas in minor vestibular glands. *Obstet Gynecol* 1986;68:16–18.

[48] Halperin R, Zehavi S, Vaknin Z, et al. The major histopathologic characteristics in the vulvar vestibulitis syndrome. *Gynecol Obstet Invest* 2005;59(2):75–79.

[49] van der Putte S. Development and structure of glandopreputial sulcus of the human clitoris with a special reference to glandopreputial glands. *Anat Rec* 2011;294:156–164.

[50] Huffman JW. The detailed anatomy of the paraurethral ducts in the adult human female. *Am J Obstet Gynecol* 1948;55: 86–101.

[51] Krantz KE. The anatomy and physiology of the vulva and vagina and the anatomy of the urethra and bladder. In: Philipp EE, Barnes J, Newton M, eds. *Scientific Foundations of Obstetrics and Gynaecology*. Chicago: Year Book; 1977:65–78.

[52] Bergeron C, Ferenczy A, Richart RM, et al. Micropapillomatosis labialis appears unrelated to human papillomavirus. *Obstet Gynecol* 1990;76:281–286.

[53] Altcheck A, Wasserman B, Deligdisch L. Prepubertal distal longitudinal vaginal folds. *J Pediatr Adolesc Gynecol* 2008; 21(6):351–354.

[54] Amenta PS. *Elias-Pauly's Histology and Human Microanatomy*. 5th ed. New York: John Wiley & Sons; 1987:502–503.

[55] Miyagawa S, Monn A, Haraguchi R, et al. Dosage-dependent hedgehog signals integrated with *Wnt*/β;-catenin signaling regulate external genitalia formation as an appendicular program. *Development* 2009;136:3969–3978.

[56] Clerico C, Lari A, Mojallal A, et al. Anatomy and aesthetics of the labia minora: The ideal vulva? *Aesthetic Plast Surg* 2017;41(3):714–719.

[57] Schober J, Aardsma N, Mayoglou L, et al: Terminal innervation of female genital, cutaneous sensory receptors of the epithelium of the labia minora. *Clin Anat* 2015;28(3): 392–398.

[58] Friedrich EG Jr, Wilkinson EJ. Vulvar surgery for neurofibromatosis. *Obstet Gynecol* 1985;65:135–138.

[59] Tanner JM. *Growth at Adolescence*. 2nd ed. Oxford: Blackwell; 1962.

[60] Barman JM, Astore J, Pecoraro V. The normal trichogram of people over 50 years. In: Montagna W, Dobson RL, eds. *Advances in Biology of Skin*. Vol. IX. Hair Growth. Oxford, England: Pergamon Press; 1969.

[61] Bell D, Kane PB, Liang S, et al. Vulvar varicies: An uncommon entity in surgical pathology. *Int J Gynecol Pathol* 2006;26: 99–101.

[62] Zelickson AS. *Electron Microscopy of Skin and Mucous Membranes*. Springfield, IL: Charles C Thomas; 1963.

[63] Shatz P, Bergeron C, Wilkinson EJ, et al. Vulvar intraepithelial

[64] van der Putte SC, van Gorp LH. Cysts of mammary-like glands in the vulva. *Int J Gynecol Pathol* 1995;14:184–188.

[65] van der Putte SC. Mammary-like glands of the vulva and their disorders. *Int J Gynecol Pathol* 1994;13:150–160.

[66] Konstantinova AM, Vanecek T, Martinek P, et al: Molecular alterations in lesions of anogenital mammary-like glands and their mammary counterparts including hidradenoma papilliferum, intraductal papilloma, fibroadenoma and phyllodes tumor. *Ann Diagn Pathol* 2017;28:12–18.

[67] van der Putte SC. Clear cells of Toker in the developing anogenital region of male and female fetuses. *Am J Dermatopathol* 2011;33(8):811–818.

[68] Willman JH, Golitz LE, Fitzpatrick JE. Vulvar clear cells of Toker: Precursors of extramammary Paget's disease. *Am J Dermatopathol* 2005;27:185–188.

[69] Park S, Suh YL. Useful immunohistochemical markers for distinguishing Paget cells from Toker cells. *Pathology* 2009; 41(7):640–644.

[70] Lundquist K, Kohler S, Rouse RV. Intraedermal cytokeratin 7 expression is not restricted to Paget cells but is also seen in Toker cells and Merkel cells. *Am J Surg Pathol* 1999;23(2): 212–219.

[71] Lunde O. A study of body hair density and distribution in normal women. *Am J Phys Anthropol* 1984;64:179–184.

[72] Parry-Jones E. Lymphatics of the vulva. *J Obstet Gynaecol Br Commonw* 1963;70:751–765.

[73] Russel AH, Duska LR. *Cancer of Vulva in Liebel and Phillip: Textbook on Radiation Oncology*. 3rd ed. Philadelphia, PA: Elsevier Saunders; 2010, Chapter 52:1085.

[74] Sims SM, McLean FW, Davis JD, et al. Vulvar lymphangioma circumscriptum: A report of 3 cases, 2 associated with squamous cell carcinoma and 1 with hidradenitis supprativa. *J Low Genit Tract Dis* 2010;14(3):234–238.

[75] Handfield-Jones SE, Prendiville WJ, Norman S. Vulval lymphangiectasia. *Genitourin Med* 1989;65:335–337.

[76] McCluggage WG, Nielsen GP, Young RH. Massive vulval edema secondary to obesity and immobilization: A potential mimic of aggressive angiomyxoma. *Int J Gynecol Pathol* 2008;27(3): 447–452.

[77] LaPage PA, Villavicencio JL, Gomez ER, et al. The valvular anatomy of the iliac venous system and its clinical implications. *J Vasc Surg* 1991;14:678–683.

[78] Yucel S, De Souza A Jr, Baskin LS. Neuroanatomy of the human female lower urogenital tract. *J Urol* 2004;172:191–195.

[79] Rekthman N, Bishop JA. *Quick Reference Handbook for Surgical Pathologists*. Germany: Springer-Verlag Berlin Heidelberg; 2011:43–45.

第 39 章　阴道

■ Stanley J. Robboy / Gerald R. Cunha / Takeshi Kurita / Kyle C. Strickland 著　■ 王　毅 译　■ 廖林虹 校

阴道组织较少进行活检，因为阴道的原发疾病非常罕见。除了因宫颈疾病切除的阴道断端外，多数活检和外科手术与感染、小的阴道壁内新生物、子宫暴露于己烯雌酚、老年女性的鳞状细胞癌及其癌前病变相关。最近，与阴道网片（用于治疗压力性尿失禁的假体[1]）相关的病理导致了外科手术切除阴道组织的数量增加。

本章将讨论正常阴道的大体、镜下和超微结构解剖学。胚胎学讨论着重于发育性异常，这有助于理解阴道的正常大体和显微解剖学。

1　胚胎学发展

成对的副中肾管（Müllerian 管，米勒管）于受孕后约第 37 天出现，表现为体腔上皮的漏斗状开口[2]，之后发育形成未分化的成对管状结构，并以先前形成的中肾管为引导，向尾侧生长，直至尿生殖窦水平（图 39.1）。约有 1/5000 个新生女婴无副中肾管形成，孩子在出生时就缺乏所有的副中肾管衍生物，或者最多只剩管样残余，即女性生殖道畸形综合征（Mayer-Rokitansky-Kuster-Hauser syndrome）[3-4]。女性生殖道畸形综合征通常为散发，但也可以常染色体显性遗传[5]。

在受孕后第 54 天左右，成对的副中肾管尾端融合，变成直的子宫阴道原基（子宫体、子宫颈和阴道的原基），被覆不成熟的柱状上皮（米勒上皮）（图 39.2）[6]。女性和男性胚胎均发生上述发育过程。如果胎儿为男性，未分化的性腺约在受孕后第 44 天变为解剖学上明确的睾丸。睾丸所产生的两种产物非常重要，一种是米勒管抑制物质（MIS），引起副中肾管的退变；另一种是睾酮，防止中肾管的退变并刺激它们随后的发育。在睾丸变得明显之后，支持细胞促使 MIS 分泌，MIS 是 TGF-β 家族的一种蛋白，通过程序性细胞死亡过程有效地使副中肾管退化[7]。如果胚胎为女性，则睾丸不发育，随后无 MIS 分泌，故副中肾管的发展不受抑制，可以无阻碍地生长，最终

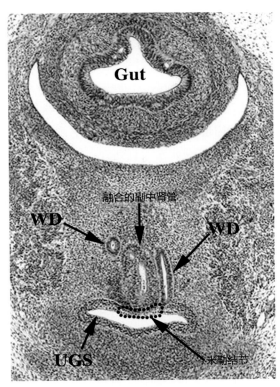

图 39.1 卡耐基胚胎 23 期（受孕后第 56 天）的盆腔切面显示融合的副中肾管（MD）与尿生殖窦（UGS）的接触。副中肾管与尿生殖窦的接触点称为米勒结节。中肾管（WD）也在米勒结节的两侧与尿生殖窦相连接

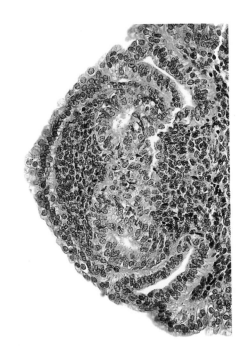

图 39.2 尿生殖窦区域，显示两条中央副中肾管的顶端，沿（外侧）成对中肾管向下生长（受孕后第 54 天左右）[8]。在发育的早期阶段，光镜下不能区分这两种管的组成细胞的细胞学特征

融合形成输卵管、子宫和阴道。如果副中肾管未能融合，则会产生阴道隔膜和双子宫（如双阴道和双子宫）。

与作为抑制物的 MIS 不同，睾酮刺激中肾管生长，为中肾管生长发育的必需因素。在男性中，睾酮刺激的关键阶段始于妊娠第 10 周早期，使胚胎中肾管分化为附睾、精囊、射精管和输精管。如果缺少睾丸（如在女性中），则在关键的窗口期末（第 84 天前后）无睾酮刺激，中肾管因此萎缩，形成退化的残余，在成人的阴道壁深部和阔韧带可见到这种残余。

在妊娠第 10 周末，子宫阴道原基由于原基的生长而与尿生殖窦相接触，在与尿生殖窦的接触点处，管状子宫阴道原基的柱状上皮增殖，封闭内腔形成实性阴道板。妊娠第 12 周时，实性阴道板由头侧 PAX2 阳性的米勒上皮和尾侧 FOXA1 阳性的尿生殖窦上皮组成（图 39.3）。随后，FOXA1 阳性的尿生殖窦上皮向头侧生长，于宫颈口水平完全取代 PAX2 阳性的米勒上皮[2]。向鳞状上皮转变，即尿生殖窦上皮向头侧生长以取代原来的苗勒柱状上皮，这一转变发生于阴道间质内出现雌激素受体时[9-10]。

妊娠第 13 周（91 天）时，宫颈腺体开始发育，表现为波浪状结构，但细胞学上分化程度低。在妊娠第 14 周，尾侧的阴道的大小显著增加。妊娠第 15 周，阴道前、后穹隆出现实性上皮原基。从妊娠第 16 周开始，阴道和外子宫颈被覆的鳞状上皮开始成熟，类似于成人阴道所被覆的上皮，可能由内源性雌激素水平升高引起。上皮增厚并糖原化，这可能与来自于母亲和胎儿的雌激素水平升高有关。随着上皮细胞的成熟，细胞失去黏附性并脱落，预示着阴道板管腔化的开始，最终形成阴道的大体结构。妊娠第 18～20 周，阴道发育完成。

为什么具有胚胎外观的柱状上皮会最初被覆于米勒系统，之后会被鳞状上皮取代？这仍是一个有趣的研究课题。有可能从阴道壁的间质中找到这一机制的答案。之前对小鼠所做的研究显示，下生殖道上皮的分化依赖于上皮下的间质。换句话说，间质决定了被覆上皮的分化方向。例如，把小鼠子宫上皮与新生的阴道间质混合培养时，可发展出阴道的组织型特征

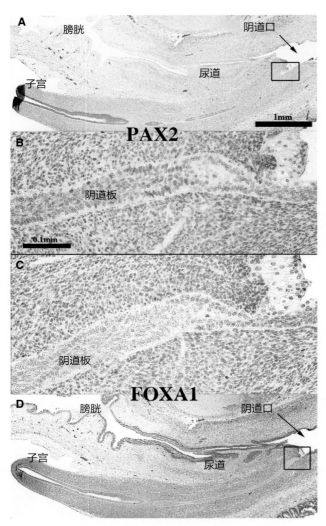

图 39.3 一位妊娠 12 周女性胎儿生殖系统的矢状切面 PAX-2（A、B）和 FOXA1（C、D）免疫组织化学染色。A 和 B. PAX2 阳性上皮细胞延伸至与尿道阴道口连接点附近。C 和 D. FOXA1 阳性上皮细胞仅向实性阴道板延伸一小段距离。A 的比例尺也适用于 D，D 的比例尺也适用于 C（文献来源：Robboy SJ, Kurita T, Baskin L, et al. New insights into human female reproductive tract development. Differentiation 2017;97:9-22.）（文献来源：Robboy SJ, Kurita T, Baskin L, et al. New insights into human female reproductive tract development. Differentiation 2017;97:9-22.）

征[11]，并表达 p63（阴道上皮识别标记物）、CK14 和其他阴道标记物[12]。相反，把阴道上皮与新生的子宫间质混合培养，可发展出子宫的表型，不表达 p63，而表达子宫上皮标记物[13-15]。

阴道黏膜的发育形态学和支持阴道黏膜的间质的诱导性能很复杂。例如，成熟女性从宫颈内膜延伸至

外阴的上皮下间质带（固有层），厚度为 0.5 ~ 5.0mm。该间质带在宫颈内膜下最显著。纤维上皮性息肉似乎正是从这个区域发生的，纤维上皮性息肉没有明显生理学功能，临床上不应与恶性肿瘤相混淆。

如果上述的鳞状上皮在胚胎生命的关键周数时未能成功取代阴道被覆的原始柱状细胞，那么柱状细胞仍然处于发育停滞状态，直到青春期前后的某个时候，进一步分化为活检中常见的成人型上皮。据推测，阴道间充质细胞向被覆细胞发出信号，使其发育为输卵管子宫内膜型上皮细胞。事实上，可能是遍布整个副中肾管的间充质细胞负责发育程序，使被覆细胞形成纤毛，表现为输卵管的浆液性细胞、子宫体的子宫内膜样细胞以及阴道的输卵管子宫内膜细胞，这些细胞在组织学上都非常类似。在子宫颈，上皮的输卵管子宫内膜细胞层也位于黏液性上皮的腺腔深部，并呈袖套样将其围绕[16]。输卵管子宫内膜层与子宫体衬覆上皮延续，很容易在子宫切除标本中观察到，但其位置较深，活检时不易发现。在阴道被覆上皮变为鳞状上皮的婴儿（超过 10 周），内部间质带在输卵管、子宫内膜和子宫颈管及其峡部较明显，终止于子宫颈和阴道的鳞柱交界处。该层的一部分可能对应于上述成人阴道最表浅的间质层。原始的输卵管子宫内膜层是成人阴道腺样残余（腺病）的起源。

2 大体特征

阴道（源自拉丁语的叶鞘）从外阴前庭延伸到子宫，位于膀胱后方（背侧）、直肠前方（腹侧），其长轴与垂直方向夹角平均为 30°，顶后部稍呈弓形，与子宫夹角超过 90°（图 39.4）。当女性站立时，阴道长轴下部方向垂直并向后延伸，阴道长轴上部在盆膈水平变为水平方向[17]。阴道长度可变，范围为 6.5 ~ 12.5cm，测量方法也有所不同[17-19]。前壁长度为 8cm，后壁长度为 11cm，两者长度差异为 3cm，由子宫颈补充。之前做过子宫切除术或骨盆重建的女性的阴道长度常轻微变短，此外，每增加 10 岁阴道长度也可略微减少[20]。在早期，阴道远端于前庭处收缩，中部扩张，近端邻近外子宫颈处狭窄。阴道顶端围绕外子宫颈，在其与子宫颈连接处和阴道环形壁形成拱

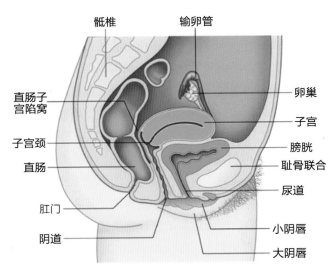

图 39.4　阴道的结构关系[25]。其长轴与子宫的夹角超过 90°

样穹隆。在成人中，阴道前壁和后壁松弛并保持相互接触，而侧壁保持相当的紧张度并相互分离，因此阴道腔的横切面成 H 形外观[21]，使用 MRI 的三维成像观察发现阴道腔还可呈 "W" 形[22]。在性交过程中，子宫和膀胱相对于阴道的位置可发生改变[23-24]。

在后方，阴道的上 1/4 与直肠子宫间隙（即 Douglas 盲管或陷窝）有关，后者由腹膜覆盖。阴道的中间 1/2 紧邻直肠，两者间仅由纤维脂肪性外膜和直肠阴道隔分隔。阴道的下 1/4 通过肛门直肠括约肌和插入的会阴体与肛管相分隔，会阴体是球海绵体和会阴浅横肌的起源。

膀胱和尿道位于阴道前方。尿道约 1/3 长度走行于阴道上方，然后进入阴道壁，成为其不可分割的一部分，通常在阴道口终止于其外部开口。尿道开口（开口就在阴道开口的前面）通常直接向外，但偶尔尿道开口直接进入最外面的阴道（在阴道壁内）。输尿管沿阴道上 1/3 的两侧走行，直至进入膀胱壁。

阴道开口于由尿生殖窦形成的阴道前庭，并且在许多方面（包括血液和神经供应）与阴道前庭（而不是阴道的其他部分）有更多的共同特征[26]。阴道、尿道和 Bartholin 导管均开口于前庭。阴道口的大小和形状与处女膜的状态有关。在靠近处女膜的内缘处，阴道开口似一条裂缝。当拉伸时，处女膜保持环状结构，很容易识别出阴道开口（见第 38 章处女膜区域的解剖学）。

3　解剖学

3.1　韧带

阴道的结构性支撑（韧带）与子宫、尿道、膀胱和直肠密切相关，分为 3 个水平：子宫骶 / 主韧带复合体、阴道旁附属结构、会阴膜及肌肉。侧方的支持结构叫作主韧带，前方的支持结构叫作子宫骶韧带，它们源自子宫颈峡部和子宫体交界处并向外走行，呈扇型延伸至盆腔侧壁及后壁，悬挂着子宫和上部阴道，维持阴道长度。峡部纤维向上达子宫上，向下达阴道上。阴道旁附属结构支撑阴道中前部，而会阴膜及肌肉支撑尿道和阴道远端 1/3[21]。这些韧带、围绕阴道侧壁血管的结缔组织以及邻近的直肠、膀胱和尿道都对盆腔内的阴道起着支撑作用。

3.2　血供

阴道的血供较为复杂，通过广泛的吻合来维持阴道所有区域的充足血供。髂内（腹下）动脉是最重要的血液来源，头侧发出子宫动脉分支，尾侧发出直肠肛门中动脉和阴部动脉。子宫动脉从头侧发出一条降支，即阴道动脉，后者的几条分支供应子宫颈，下部分支供应阴道。阴道动脉位于阴道侧面，发出分支至阴道前后表面。下部阴道接受来自直肠肛门中动脉升支和阴部动脉的供应，这些动脉也会发出分支到阴道的前后壁。总的来说，位于阴道前后壁的正中动脉和不成对的阴道动脉发出广泛分支，并吻合形成围绕阴道的血管丛。阴道也有丰富的静脉丛围绕，后者与膀胱、会阴及直肠肛门等部位的静脉丛相交通，汇入髂内静脉。

3.3　神经

盆腔的自主神经系统源自腹下上丛，输入自脊髓骶神经丛（节前副交感神经支配），输出胸脊髓下段和腰脊髓段上部（节前交感神经支配）及脊髓下段前脚（由 α- 运动神经元的躯体运动神经支配）[27]。它的功能是协调交感神经、副交感神经和躯体神经支配活动，调控阴蒂勃起、阴道分泌物、阴道平滑肌收缩和性高潮时的躯体骨盆肌肉。腹下中丛进入盆腔，在 S_1（骶）椎骨水平分支，进入盆腔两侧，形成腹下下丛。解剖学关系依次为骶前神经、腹下上丛、腹下中丛和腹下下丛，腹下下丛从髂总动脉后方和骶丛前方下行进入盆腔，之后向侧方弯曲，最终进入子宫骶韧带。骶神经初始分支的中段（$S_2 \sim S_5$）可能包含交感神经（腹下下丛）和副交感神经（勃起神经）成分，发出神经纤维进入位于子宫骶皱襞内的盆腔丛。该丛的延伸部分位于阔韧带的底部，由膀胱中动脉供给，包括很多神经节。多数神经于近峡部处进入子宫。少数神经沿阴道侧方下降，与阴道的供应动脉走行类似。感觉纤维来自阴部神经，疼痛纤维来自骶神经根。整个器官所有区域的神经密度相对均匀[28]。

3.4　淋巴引流

阴道的淋巴系统高度多变。淋巴管始于遍及整个黏膜和固有层的小管道形成的纤细的淋巴丛，然后引流进入深层的肌肉内网络，终止于阴道旁丛，发出集合干，最终汇入几条大的淋巴管中。几乎所有的淋巴管都位于阴道壁表面 5mm 内[29]。

淋巴引流的模式与不同区域的功能有关。前上壁的淋巴管汇入子宫颈的淋巴管，在此随着子宫颈的脉管到达子宫动脉，并随之终止于髂外淋巴结的中链。来自阴道后壁的淋巴引流入深部的盆腔、直肠和主动脉淋巴结。阴道下部包括处女膜区域的淋巴管有两条不同的通路，一条汇入髂内淋巴结，另一条跨过膀胱周围间隙，到达盆腔最深的部分，引流至靠近阴道或阴部内动脉起源的臀下淋巴结。这些通路与外阴的通道相吻合，引流至浅表髂淋巴结。总之从实用的角度来看，阴道上部的淋巴像子宫颈淋巴一样引流至闭孔和髂内、外淋巴结，而阴道下部的淋巴引流至浅表髂（腹股沟）淋巴结和深部盆腔淋巴结，类似于外阴的淋巴。

4　光镜

4.1　上皮

阴道壁主要分为 3 层：黏膜层（上皮和黏膜下间

质）、肌层和外膜层。上皮厚约 0.4mm，大体检查可见特征性的被不同深度的沟槽所分隔的折叠或皱褶。阴道壁有 2 条纵沟（前纵沟和后纵沟）和多条横沟。阴道黏膜的皱褶使得阴道富于弹性，在显微镜检查时黏膜面呈波浪状，这与子宫颈的平坦表面明显不同。皱褶在未产妇中比在多产妇中更明显，在性交过程中，这些皱褶可增强肛提肌和阴道括约肌的收缩效果。被覆于腔面的非角化性糖原化的鳞状上皮类似于子宫颈上皮。正常阴道黏膜缺乏腺体，其表面的润滑由直接流经阴道的液体和子宫颈黏液完成。

像身体其他部位的典型的鳞状上皮一样，阴道成熟的复层鳞状上皮可细分为数层（图 39.5）。从底层到表面分为深层（基底层）、中层和浅层。深层区域包括基底细胞层及其上方的副基底层，均为增殖活性区或生发层，可通过 Ki-67 抗原显示，Ki-67 表达于处于细胞周期中 G1 期末、G2 期和 M 期的细胞（图 39.6）。基底细胞层由单层柱状细胞组成，厚约 10μm，其长轴垂直排列，细胞质嗜碱性，核相对较大，卵圆形，可见核分裂象。基底层内偶尔也可见黑色素细胞。

副基底层与毗邻上层细胞分界不清。副基底层通

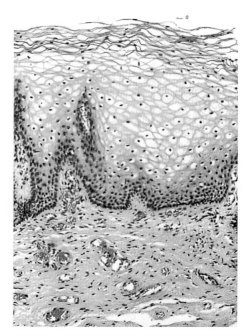

图 39.5　成人阴道黏膜。成熟细胞的细胞质内富含糖原，核固缩，占据上皮厚度的绝大部分。可见单层深染的基底细胞和 3~4 层中间细胞

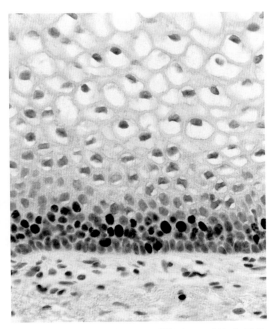

图 39.6 正常阴道黏膜的基底层和副基底层的 Ki-67 标记，显示处于细胞周期的 G1 期末、G2 期和 M 期的细胞

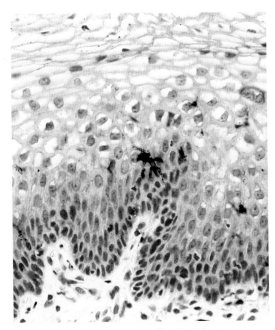

图 39.7 Langerhans 细胞的树枝状突起

常由两层小的多边形细胞组成，厚约 14μm，常有细胞间桥，细胞质嗜碱性，细胞核相对较大，圆形，居中，偶见核分裂象。

中层细胞厚度多变。细胞有明显的细胞间桥，呈舟形，长轴与表面平行，细胞质嗜碱性，但部分细胞内可有糖原。细胞核圆形、卵圆形或不规则形，染色质细颗粒状。细胞约有 10 层，约 100μm 厚。

浅层细胞厚度也多变，通常包括约 10 层鳞状细胞。从上往下观察，细胞呈多角形，横切面观察呈扁平形，细胞质嗜酸性，可能含有角质颗粒。细胞核位于中央，小而圆，且致密。

目前关于阴道正常上皮的其他组成了解甚少。免疫组织化学方法显示，黏膜下层包括多种单核细胞[30]。Langerhans 细胞（约 4 个 /HPF）的树枝状突起遍布整个黏膜[31]，我们发现大部分 Langerhans 细胞位于较深层，但其可以延伸至浅表层内（图 39.7）。T8 和少量 T4 淋巴细胞也很常见，巨噬细胞和 B 淋巴细胞相对少见。

4.2 上皮反应与功能

除了简单地充当性交和分娩的管道外，阴道还有其他功能。作为宿主与外界环境的交界，其菌群能有效防御入侵微生物的感染[32-35]。它通过维持内源性乳酸菌的微环境来促进阴道健康，保留了获得性免疫和先天免疫的关键介质[36]。

卵巢或外源性雌激素的刺激能使阴道上皮细胞增生、成熟。但是，对于鳞状细胞的层数在正常月经周期中是否改变，以及在女性生命周期的不同阶段（即出生、童年期、生育期和绝经后）发生了什么改变，仍然存在争议。之前有报道[37]增殖期的上皮增长缓慢，排卵期的上皮最厚（平均 45 层）。排卵后，第 19 天时数量下降到 33 层，第 24 天时下降到 23 层。在谱系的另一端，细胞层数略有减少，从增殖期的约 28 层到分泌早期的 26 层[31]。

没有激素刺激时，阴道上皮发生萎缩（图 39.8）。他莫昔芬（tamoxifen）治疗有促成熟作用[38]。育龄期女性在雌激素活性达高峰时（即排卵前），在组织学切片和阴道涂片中，阴道上皮均以细胞质内含大量糖原的表层细胞为主（图 39.9）。乳酸菌将正常存在于阴道的糖原代谢为乳酸，以维持阴道的酸性 pH 值（增殖晚期和分泌期 pH 约为 4.4）[39]。

孕激素抑制阴道上皮的成熟。因此，当血液内孕

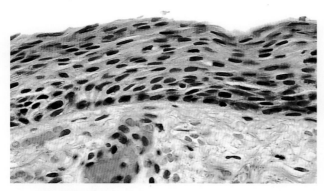

图 39.8 萎缩的阴道

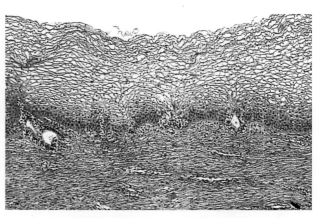

图 39.10 一例接近发育终末斯的胎儿的阴道黏膜。成熟细胞占优势，无法与成人阴道黏膜相区分（对比图39.5）。此外，可见 2 个胚胎型腺体

激素含量较高时（如在黄体期或妊娠时），阴道上皮以中间层细胞占优势。在青春期前或绝经后，雌激素活性较低或缺乏，阴道上皮无法成熟，因而较薄，阴道涂片中以副基底层细胞和中间层细胞为主。在新生儿中，由于受到母体雌激素的影响，阴道上皮常常是成熟的（图 39.10）。对婴儿阴道上皮从出生到萎缩阶段的成熟指数改变率的定量研究发现，阴道上皮在不到 2 周的时间内即完成了自身替换过程，这也是基底细胞向上生长形成表层细胞并脱落所需要的时

间。对外子宫颈的研究发现，此处上皮更新也非常迅速[40]。

黏膜下层或称固有层，直接位于鳞状上皮基底层的下方。内含弹性纤维和胶原纤维，弹性纤维平均宽度 1.8μm[41]，胶原纤维在疾病状态（如盆腔器官脱垂）时，和正常状态比较有相当大的变化[42-46]。固有层还含有丰富的静脉及淋巴管网。

有时浅表固有层可见一条疏松结缔组织的带状区域，内含不典型多角形至星形的胞质稀少的间质细胞。其中许多细胞可见多个细胞核或具有多叶深染的细胞核，极少数为单个核细胞，间质细胞无核分裂象。这些非典型性间质细胞认为是纤维上皮性息肉的起源，后者偶见于子宫颈、阴道和外阴，已证实这些细胞是成纤维细胞起源。

4.3 阴道壁和外膜

阴道的平滑肌组织与子宫平滑肌组织相连续。子宫和阴道的外层肌肉纵行至盆腔侧壁，分别形成主韧带的上、下表面。纵行肌纤维继续沿阴道长轴走行直至处女膜环处，并在此处逐渐消失在结缔组织中。在阴道前壁，纵行肌纤维是被尿道取代，而非数量减少。阴道的内侧肌层呈螺旋样走行，镜下切片中略呈环形走向。

外膜为紧贴着肌层的薄的致密结缔组织层。外膜结缔组织与间质融合，连接阴道及其邻近结构。该层包括许多静脉、淋巴管、神经束和小簇神经细胞。

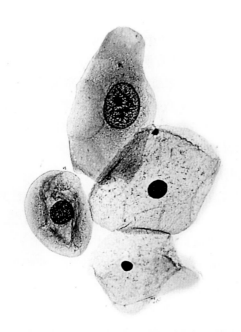

图 39.9 阴道涂片，显示 1 个基底细胞，2 个中间细胞和 1 个表层细胞（巴氏染色）

5　超微结构

超微结构示阴道上皮各层无明显分界。由于每层的界限不清，且在结构上逐渐发生变化，实际上较难区分。

扫描电镜见表层上皮细胞较大（最大径 50μm），呈多角形[47]。细胞间边缘狭窄，密度高，且轻微突起。非角化鳞状上皮以纤细的网状结构及吻合的细胞间桥为特征，如颊黏膜鳞状上皮。细胞表面的重要结构为微嵴（或实际上为无数的微嵴），是质膜的相互吻合的纵行隆起，长 0.2nm，高 0.1nm，排列呈密集的回旋状，将细胞连接在一起，类似拉链的工作原理，这种结构提供表面黏附力。该区域明显可见桥粒。

表层细胞微嵴的形成依赖于富含二硫键的角蛋白或角蛋白前体的空间构型，在不成熟的前体细胞（中间层细胞和早期化生的鳞状细胞）中无微嵴。黄体期的中期和早期，细胞间的沟槽加宽。细胞间裂缝的孔样增宽（孔隙）发生于数个细胞的相互连接处。这些孔隙提高了阴道上皮和阴道表面细胞间隙系统的连续性，这样可允许阴道润滑液的自由通过。

目前对阴道被覆细胞的生化和免疫水平变化的相关信息了解不多，但大家都很清楚不同层次的细胞存在明显差异。在这些差异中，部分反映细胞成熟的程度，部分反映亚细胞的特性。与其他鳞状上皮和腺上皮一样，角蛋白的表达模式是上皮细胞分化的状态和本质的反应。阴道黏膜具有非角化的鳞状上皮特征，角蛋白 14（CK14）表达于基底层，CK13 表达于副基底层，副基底层中还含有 CK10 阳性的亚细胞群。分化细胞通过某些不确定的方式，可能呈现出具有其他作用的相应改变。其中一种是对细菌结合力的影响，在分化细胞中的细胞受体提高了致病菌的黏附性。例如，分化的阴道黏膜细胞表达大肠杆菌 1 型菌毛受体[48]，后者是一种表面黏附性细胞器。排泄的大肠杆菌在阴道口定植，可能是导致急性泌尿感染的关键始发事件。人阴道上皮细胞分泌的表面活性蛋白（SP-A）具有重要的宿主防御功能，可促进对微生物的吞噬[49-51]。

6　鉴别诊断和解剖学各论

6.1　中肾管

中肾管，也称 Wolffian 管或 Gartner 管，在成年女性中退化（图 39.11）。如果在受精后第 13 周之前

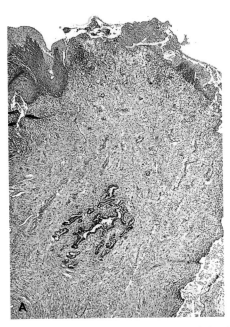
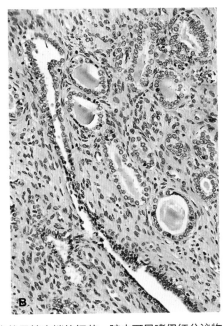

图 39.11　A. 退化的中肾管残存于阴道壁深处。B. 中央导管和分支状导管末端的细节，腔内可见嗜伊红分泌物

没有受到睾酮刺激而发育，即开始不可逆转的退化。我们在所有区域都见过中肾管，但这种成对的双侧中肾管通常位于阴道侧壁。实际上中肾管在大体检查时通常见不到，但在根治性阴道切除术标本中可偶然发现。中肾管缺乏核分裂象，通常表现为一个小导管或一个导管周围有成簇小腺体。管腔常充满深染嗜伊红透明样变的分泌物。导管被覆单层上皮，仅见细胞核，细胞质稀少，相对半透明，缺乏纤毛。细胞核常重叠，染色质非常温和。临床检查因个别导管偶尔呈囊性，从而肉眼可见。罕见情况下，这些导管可弥漫分布于整个子宫颈壁内，形成中肾管增生，甚至腺瘤[52]。偶尔可发生真正的中肾管癌（中肾管腺癌和恶性混合性中肾管癌）[53]。转录因子 GATA3 在女性下生殖道的良性和恶性中肾管病变中是一个具有高敏感性和特异性的标志物[54]。

6.2　尿道旁腺

尿道旁腺，又称 Skene 腺、前庭小腺或尿道周腺，位于尿道下端阴道前壁。虽然它们引流入尿道或外阴，但也可能在阴道活检或切除标本中见到。

尿道旁腺与男性的前列腺腺体同源，在组织学和生化上都有类似前列腺的分泌物[55-57]。相应疾病包括

囊肿形成、细菌感染和阴道滴虫病（此时腺体是作为微生物阴道滴虫的宿主）[56-58]。Skene 腺的腺癌在组织学和免疫表型上类似于前列腺腺癌[59]。

6.3　G 点

G 点又称 Gräfenberg 点，其存在尚有争议[60-61]。G 点是位于阴道前壁的一个性感受区域，当受到刺激时，可能引起强烈的性高潮和女性射液，但明显的形态学实体尚未被发现。有些人认为它可能代表血管勃起组织[62-63]和一些尿道旁腺体（即与男性前列腺相似的女性同源体）。

6.4　副中肾管上皮残余（腺病）

DES 为非甾体类雌激素，于 1938 年成功合成，之后广泛应用于高危妊娠的治疗。到 1971 年为止，已有多达两百万女性服用了该药，在当时，发现服用 DES 与年轻女性后代中极其罕见的阴道和子宫颈透明细胞腺癌有关。长期的随访研究强有力地证实了 DES 与生殖系统癌症的关联，但也有一些意见认为 DES 与乳腺癌的关联较小[64-65]。

后来发现，在 DES 暴露的年轻女性中，约有 1/3 的女性发生腺病（阴道中存在腺体组织）。回顾性和

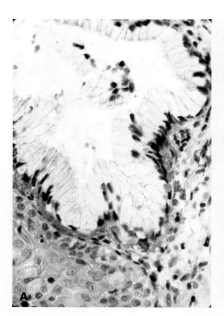
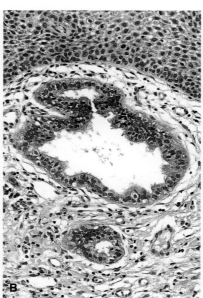
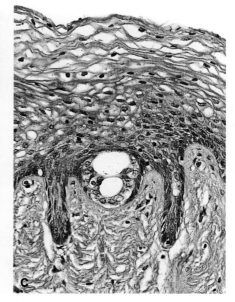

图 39.12　阴道腺病，腺上皮可为黏液型（A）、输卵管子宫内膜样型（B）或不成熟胚胎型（C）

前瞻性研究表明，腺病也可见于无 DES 暴露史的女性，但很少。在 DES 暴露或非暴露的女性中，腺病皆与胚胎性米勒组织相关，该组织在胚胎期内陷于阴道壁，并且不被鳞状上皮取代。暴露于 DES 的小鼠，p63 表达受到抑制，至少为短暂性抑制，这与缺乏鳞状分化有关，小鼠不表达 p63，阴道腺病持续至成年期 [12,66-68]。

腺病以 3 种形式出现。一种类型为胚胎型腺病，极其罕见，另两种为输卵管子宫内膜样型和黏液型腺病。胚胎型腺病见于胎儿和死胎中，罕见于成人，腺体表现为胚胎性特征（图 39.10，图 39.12）。腺体较小，通常位于上皮 - 间质交界处，内衬细胞核位于基底的小的单个细胞，细胞质丰富而温和，PAS 或黏液卡红染色均不着色。

成人型腺病很可能发生在女性青春期的某个时段 [16,69]。构成腺病中最常见的腺上皮为黏液柱状细胞（阴道腺病活检标本的 62%），在光镜和电镜下均类似正常子宫颈黏膜。因这种上皮常被覆于阴道表面，是阴道镜检查中最常见类型，表现为与正常阴道黏膜不同的红色颗粒区域。固有层内的腺体也可内衬黏液柱状上皮。此型上皮可发生孕酮刺激病变，即阴道微腺体增生。

暗细胞和亮细胞常有纤毛，类似于输卵管和子宫内膜的被覆细胞，见于 21% 的阴道上段腺病标本中，这型腺病称为输卵管子宫内膜样型腺病，又称为浆液型腺病。该细胞常见于固有层腺体中，而不见于阴道表面。尽管阴道下段腺病在绝对数量上相当罕见，但与阴道近头端相比，输卵管子宫内膜样型腺病而非黏液细胞型腺病活检标本的比例显著增加。输卵管子宫内膜细胞为良性细胞，我们认为它与透明细胞腺癌相关，可能是通过非典型腺病这一过渡类型，再转为透明细胞腺癌 [70-71]。黏液腺体和黏液池或黏液滴常见于同一活检标本，黏液性和输卵管子宫内膜样细胞仅偶尔同时见于同一活检标本中。输卵管子宫内膜型腺病是输卵管、子宫或阴道腺上皮细胞的主要类型。相比之下，黏液细胞一般仅见于子宫颈，或 DES 暴露后子宫颈的变形区，表现为包括阴道上部在内的子宫颈界限不清。

7 致谢

本研究由美国国立卫生研究院 DK058105 资助 Baskin 博士，R01 CA154358 资助 Kurita 博士。

参考文献

[1] Li L, Wang X, Park JY, et al. Pathological findings in explanted vaginal mesh. *Hum Pathol* 2017;69:46–54.

[2] Robboy SJ, Kurita T, Baskin L, et al. New insights into human female reproductive tract development. *Differentiation* 2017;97:9–22.

[3] Watanabe K, Kobayashi Y, Banno K, et al. Recent advances in the molecular mechanisms of Mayer-Rokitansky-Kuster-Hauser syndrome. *Biomed Rep* 2017;7(2):123–127.

[4] Bombard DS 2nd, Mousa SA. Mayer-Rokitansky-Kuster-Hauser syndrome: Complications, diagnosis and possible treatment options: A review. *Gynecol Endocrinol* 2014;30(9): 618–623.

[5] Herlin M, Hojland AT, Petersen MB. Familial occurrence of Mayer-Rokitansky-Kuster-Hauser syndrome: A case report and review of the literature. *Am J Med Genet A* 2014;164A(9): 2276–2286.

[6] Lawrence WD, Shingleton HM, Gore H, et al. Ultrastructural and morphometric study of diethylstilbestrol-associated lesions diagnosed as cervical intraepithelial neoplasia III. *Cancer Res* 1980;40(5):1558–1567.

[7] MacLaughlin DT, Donahoe PK. Sex determination and differentiation. *N Engl J Med* 2004;350(4):367–378.

[8] Robboy SJ, Ellington KS. *Pathology of the Female Genital Tract in Kodachrome Slides*. Chapel Hill, NC: Robboy Associates, LLC; 1996.

[9] Taguchi O, Cunha GR, Robboy SJ. Expression of nuclear estrogen-binding sites within developing human fetal vagina and urogenital sinus. *Am J Anat* 1986;177(4):473–480.

[10] Cunha GR, Kurita T, Cao M, et al. Molecular mechanisms of development of the human fetal female reproductive tract. *Differentiation* 2017;97:54–72.

[11] Kurita T, Cooke PS, Cunha GR. Epithelial-stromal tissue interaction in paramesonephric (Mullerian) epithelial differentiation. *Dev Biol* 2001;240(1):194–211.

[12] Kurita T, Mills AA, Cunha GR. Roles of p63 in the diethylstilbestrol-induced cervicovaginal adenosis. *Development* 2004;131(7):1639–1649.

[13] Kurita T, Cunha GR, Robboy SJ, et al. Differential expression of p63 isoforms in female reproductive organs. *Mech Dev* 2005;122(9):1043–1055.

[14] Terakawa J, Rocchi A, Serna VA, et al. FGFR2IIIb-MAPK activity is required for epithelial cell fate decision in the lower mullerian duct. *Mol Endocrinol* 2016;30(7):783–795.

[15] Laronda MM, Unno K, Ishi K, et al. Diethylstilbestrol induces vaginal adenosis by disrupting SMAD/RUNX1-mediated cell fate decision in the Mullerian duct epithelium. *Dev Biol* 2013; 381(1):5–16.

[16] Robboy SJ. A hypothetic mechanism of diethylstilbestrol (DES)-induced anomalies in exposed progeny. *Hum Pathol* 1983;14(10):831–833.

[17] Barnhart KT, Izquierdo A, Pretorius ES, et al. Baseline dimensions

of the human vagina. *Hum Reprod* 2006;21(6): 1618–1622.

[18] Lloyd J, Crouch NS, Minto CL, et al. Female genital appearance: "normality" unfolds. *BJOG* 2005;112(5):643–646.

[19] Luo J, Betschart C, Ashton-Miller JA, et al. Quantitative analyses of variability in normal vaginal shape and dimension on MR images. *Int Urogynecol J* 2016;27(7):1087–1095.

[20] Tan JS, Lukacz ES, Menefee SA, et al. Determinants of vaginal length. *Am J Obstet Gynecol* 2006;195(6):1846–1850.

[21] Barber MD. Contemporary views on female pelvic anatomy. *Cleve Clin J Med* 2005;72(Suppl 4):S3–S11.

[22] Barnhart KT, Pretorius ES, Malamud D. Lesson learned and dispelled myths: Three-dimensional imaging of the human vagina. *Fertil Steril* 2004;81(5):1383–1384.

[23] Faix A, Lapray JF, Callede O, et al. Magnetic resonance imaging (MRI) of sexual intercourse: Second experience in missionary position and initial experience in posterior position. *J Sex Marital Ther* 2002;28(Suppl 1):63–76.

[24] Faix A, Lapray JF, Courtieu C, et al. Magnetic resonance imaging of sexual intercourse: Initial experience. *J Sex Marital Ther* 2001;27(5):475–482.

[25] Bean S, Prat J, Robboy SJ. Vagina. In: Mutter GL, Prat J, eds. *Pathology of the Female Reproductive Tract.* London: Churchill Livingstone/Elsevier; 2014:132–159.

[26] O'Connell HE, Eizenberg N, Rahman M, et al. The anatomy of the distal vagina: Towards unity. *J Sex Med* 2008;5(8): 1883–1891.

[27] Purves D, Augustine GJ, Fitzpatrick D, et al. *Neuroscience.* 5th ed. Sunderland, MA: Sinauer Associates; 2012: 472–474.

[28] Pauls R, Mutema G, Segal J, et al. A prospective study examining the anatomic distribution of nerve density in the human vagina. *J Sex Med* 2006;3(6):979–987.

[29] Choo JJ, Scudiere J, Bitterman P, et al. Vaginal lymphatic channel location and its implication for intracavitary brachytherapy radiation treatment. *Brachytherapy* 2005;4(3):236–240.

[30] Soloff AC, Barratt-Boyes SM. Enemy at the gates: Dendritic cells and immunity to mucosal pathogens. *Cell Res* 2010;20(8): 872–885.

[31] Patton DL, Thwin SS, Meier A, et al. Epithelial cell layer thickness and immune cell populations in the normal human vagina at different stages of the menstrual cycle. *Am J Obstet Gynecol* 2000;183(4):967–973.

[32] Smith SB, Ravel J. The vaginal microbiota, host defence and reproductive physiology. *J Physiol* 2017;595(2):451–463.

[33] Shannon B, Gajer P, Yi TJ, et al. Distinct effects of the cervicovaginal microbiota and herpes simplex type 2 infection on female genital tract immunology. *J Infect Dis* 2017;215(9): 1366–1375.

[34] Lewis FM, Bernstein KT, Aral SO. Vaginal microbiome and its relationship to behavior, sexual health, and sexually transmitted diseases. *Obstet Gynecol* 2017;129(4):643–654.

[35] Martin DH, Marrazzo JM. The vaginal microbiome: current understanding and future directions. *J Infect Dis* 2016; 214(Suppl 1):S36–S41.

[36] Anderson DJ, Marathe J, Pudney J. The structure of the human vaginal stratum corneum and its role in immune defense. *Am J Reprod Immunol* 2014;71(6):618–623.

[37] Burgos MH, de Vargas-Linares R. Ultrastructure of the vaginal mucosa. In: Hafez ESE, Evans TN, eds. *The Human Vagina.* Amsterdam: Elsevier/North-Holland Biomedical Press; 1978: 63–93.

[38] Love RR, Kurtycz DF, Dumesic DA, et al. The effects of tamoxifen on the vaginal epithelium in postmenopausal women. *J Womens Health Gend Based Med* 2000;9(5): 559–563.

[39] Eschenbach DA, Thwin SS, Patton DL, et al. Influence of the normal menstrual cycle on vaginal tissue, discharge, and microflora. *Clin Infect Dis* 2000;30(6):901–907.

[40] Linhartova A. Extent of columnar epithelium on the ectocervix between the ages of 1 and 13 years. *Obstet Gynecol* 1978;52(4): 451–456.

[41] Karam JA, Vazquez DV, Lin VK, et al. Elastin expression and elastic fibre width in the anterior vaginal wall of postmenopausal women with and without prolapse. *BJU Int* 2007;100(2):346–350.

[42] Sridharan I, Ma Y, Kim T, et al. Structural and mechanical profiles of native collagen fibers in vaginal wall connective tissues. *Biomaterials* 2012;33(5):1520–1527.

[43] Kerkhof MH, Ruiz-Zapata AM, Bril H, et al. Changes in tissue composition of the vaginal wall of premenopausal women with prolapse. *Am J Obstet Gynecol* 2014;210(2): 168.e1–168.e9.

[44] Ruiz-Zapata AM, Kerkhof MH, Zandieh-Doulabi B, et al. Fibroblasts from women with pelvic organ prolapse show differential mechanoresponses depending on surface substrates. *Int Urogynecol J* 2013;24(9):1567–1575.

[45] Meijerink AM, van Rijssel RH, van der Linden PJ. Tissue composition of the vaginal wall in women with pelvic organ prolapse. *Gynecol Obstet Invest* 2013;75(1):21–27.

[46] De Landsheere L, Munaut C, Nusgens B, et al. Histology of the vaginal wall in women with pelvic organ prolapse: A literature review. *Int Urogynecol J* 2013;24(12):2011–2020.

[47] Ferenczy A, Richart RM. *Female Reproductive System: Dynamics of Scan and Transmission Electron Microscopy.* New York: John Wiley; 1974.

[48] Klumpp DJ, Forrestal SG, Karr JE, et al. Epithelial differentiation promotes the adherence of type 1-piliated Escherichia coli to human vaginal cells. *J Infect Dis* 2002;186(11):1631–1638.

[49] Macneill C, de Guzman G, Sousa GE, et al. Cyclic changes in the level of the innate immune molecule, surfactant protein-a, and cytokines in vaginal fluid. *Am J Reprod Immunol* 2012; 68(3):244–250.

[50] Wira CR, Grant-Tschudy KS, Crane-Godreau MA. Epithelial cells in the female reproductive tract: A central role as sentinels of immune protection. *Am J Reprod Immunol* 2005; 53(2):65–76.

[51] Wira CR, Fahey JV. The innate immune system: gatekeeper to the female reproductive tract. *Immunology* 2004;111(1): 13–15.

[52] Ferry JA, Scully RE. Mesonephric remnants, hyperplasia, and neoplasia in the uterine cervix. A study of 49 cases. *Am J Surg Pathol* 1990;14(12):1100–1111.

[53] Ferry JA, Scully RE. Carcinoma in mesonephric remnants. *Am J Surg Pathol* 1995;19(10):1218–1219.

[54] Howitt BE, Emori MM, Drapkin R, et al. GATA3 Is a sensitive and specific marker of benign and malignant mesonephric lesions in the lower female genital tract. *Am J Surg Pathol* 2015;39(10):1411–1419.

[55] Kelly P, McBride HA, Kennedy K, et al. Misplaced Skene's glands: Glandular elements in the lower female genital tract that are variably immunoreactive with prostate markers and that encompass vaginal tubulosquamous polyp and cervical ectopic prostatic tissue. *Int J Gynecol Pathol* 2011;30(6): 605–612.

[56] Kazakov DV, Stewart CJ, Kacerovska D, et al. Prostatictype tissue in the lower female genital tract: A morphologic spectrum, including vaginal tubulosquamous polyp, adenomyomatous hyperplasia of paraurethral Skene glands (female prostate), and ectopic lesion in the vulva. *Am J Surg Pathol* 2010;34(7):950–955.

[57] McCluggage WG, Ganesan R, Hirschowitz L, et al. Ectopic prostatic tissue in the uterine cervix and vagina: Report of a series with a detailed immunohistochemical analysis. *Am J Surg Pathol* 2006;30(2):209–215.

[58] Heller DS. Lesions of Skene glands and periurethral region: A

review. *J Low Genit Tract Dis* 2015;19(2):170–174.

[59] Pongtippan A, Malpica A, Levenback C, et al. Skene's gland adenocarcinoma resembling prostatic adenocarcinoma. *Int J Gynecol Pathol* 2004;23(1):71–74.

[60] Jannini EA, Buisson O, Rubio-Casillas A. Beyond the G-spot: Clitourethrovaginal complex anatomy in female orgasm. *Nat Rev Urol* 2014;11(9):531–538.

[61] Ostrzenski A, Krajewski P, Ganjei-Azar P, et al. Verification of the anatomy and newly discovered histology of the G-spot complex. *BJOG* 2014;121(11):1333–1339.

[62] Ostrzenski A. G-spot anatomy: A new discovery. *J Sex Med* 2012;9(5):1355–1359.

[63] Kilchevsky A, Vardi Y, Lowenstein L, et al. Is the female G-spot truly a distinct anatomic entity? *J Sex Med* 2012;9(3): 719–726.

[64] Troisi R, Hatch EE, Titus L, et al. Prenatal diethylstilbestrol exposure and cancer risk in women. *Environ Mol Mutagen* 2017. https://www.ncbi.nlm.nih.gov/pubmed/?term=Troisi+R%2C+Hatch+EE%2C+Titus+L%2C+et+al.+Prenatal +diethylstilbestrol +exposure+and+cancer+risk+in+women.+Environ+Mol+Mutagen+2017.

[65] Hoover RN, Hyer M, Pfeiffer RM, et al. Adverse health outcomes in women exposed in utero to diethylstilbestrol. *N Engl J Med* 2011;365(14):1304–1314.

[66] Kurita T. Normal and abnormal epithelial differentiation in the female reproductive tract. *Differentiation* 2011;82(3):117–126.

[67] Cunha GR, Kurita T, Cao M, et al. Response of xenografts of developing human female reproductive tracts to the synthetic estrogen, diethylstilbestrol. *Differentiation*. 2017;98:35–54.

[68] Laronda MM, Unno K, Butler LM, et al. The development of cervical and vaginal adenosis as a result of diethylstilbestrol exposure in utero. *Differentiation* 2012;84(3):252–260.

[69] Robboy SJ, Kaufman RH, Prat J, et al. Pathologic findings in young women enrolled in the National Cooperative Diethylstilbestrol Adenosis (DESAD) project. *Obstet Gynecol* 1979; 53(3):309–317.

[70] Robboy SJ, Young RH, Welch WR, et al. Atypical vaginal adenosis and cervical ectropion. Association with clear cell adenocarcinoma in diethylstilbestrol-exposed offspring. *Cancer* 1984;54(5):869–875.

[71] Robboy SJ, Welch WR, Young RH, et al. Topographic relation of cervical ectropion and vaginal adenosis to clear cell adenocarcinoma. *Obstet Gynecol* 1982;60(5):546–551.

40

第 40 章　子宫和输卵管的正常组织学

■ Kristen A.Atkins 著　■ 田卫华 译　■ 廖林虹 校

1　胚胎学

广义的米勒系统包括子宫、输卵管和卵巢表面上皮（OSE）[1-2]，该系统可以发生一系列常见的肿瘤和非肿瘤性化生性上皮改变。

子宫和输卵管的发育过程相当复杂[3-11]。男性和女性内生殖器在胚胎早期就已确定，此期称为生殖器发育的中性期。中性期完成后，女性分化确定，伴随男性原基退化，同样，若确定为男性分化，则伴随女性原基退化。从分布来看，这两种生殖系统均与发育中的泌尿道关系密切，因此内生殖器异常大多伴有泌尿道异常。胎儿性别分化完成于妊娠前半期，后半期主要完成新形成生殖器的生长。Ramsey 对相应的关键事件进行了总结（表 40.1）[12]。

2　中性期

妊娠第 6 周左右，尿生殖窦和中肾管完全形成，同时成对的副中肾管开始发育。副中肾管由包埋双侧发育中卵巢的体腔上皮内陷形成。副中肾管与中肾管关系密切，其正常形成似乎也依赖于中肾管的存在。

随着两侧副中肾管向尾部生长并达到中线，其远端部分相互融合。融合之后不久，两条管道相邻的内侧壁消失，两个管腔连接形成单个腔隙。这个融合的副中肾管结构改称为子宫阴道原基，继续向下生长，最终与尿生殖窦相连接。此阶段的胎儿同时拥有中肾管和副中肾管。

年龄	性腺	泌尿道		导管	外生殖器
表 40.1					
泌尿生殖系统发育的事件时序和相互关系					
3 ~ 4 周	原始生殖细胞	前肾（无功能性）小管和导管	前肾		
4 ~ 9 周		中肾或 Woffian 小体（暂时功能）小管和导管	中肾管		泄殖腔
第 5 周	泌尿生殖脊				
第 6 周	未分化性腺：原始上皮和核心上皮	后肾或肾小管和导管	中肾旁管或副中肾管生殖结节		泄殖腔再次分裂
第 7 周	男性型性索				肛门和尿道隔膜破裂
第 8 周	睾丸和卵巢				泌尿和阴唇阴囊褶，阴茎和龟头
第 9 周			副中肾管在结节处融合		
第 10 周			男孩：副中肾管退化	女孩：中肾管退化	
第 11 周			男孩：精囊，附睾，输精管		
第 12 周	卵巢完全下降			女孩：壁形成	可辨认性别
5 个月	睾丸位于腹股沟环			女孩：阴道裂内上皮窦生长	
8 个月	睾丸完全下降			女孩：子宫快速生长	
足月					

2.1　女性分化

中性内生殖器向男性或女性结构的分化取决于胎儿的性腺（睾丸或卵巢）。男性胎儿发育中的睾丸内的睾丸间质细胞分泌睾酮，支持细胞分泌非甾体类副中肾管抑制物质[13]。这种分泌活性的净效应保证了中肾管的持续存在、分化和生长，以形成男性生殖系统，并确保米勒系统退化。缺乏分泌型睾丸（如有卵巢的正常女性胎儿，或性腺无功能的胎儿），会导致副中肾管持续存在，而中肾管退化。副中肾管的未融合部分形成输卵管，融合部分发育成子宫，阴道上1/3 段也可能由此形成。如果副中肾管远端未完全融合，会导致一系列的子宫和阴道异常[14]。

第 21 周左右，胎儿子宫和阴道完全形成。出生前的子宫颈与子宫体的比例与成人不同，占子宫全长的 2/3。妊娠后半期，子宫增长明显，从第 28 周至出生，胎儿子宫大小增加一倍。这种子宫颈与子宫体的比例会一直保持到儿童期。

上述事件至少部分由 *Wnt*（wingless）基因家族的分泌型配体和 *HOX*（homebox）基因家族的转录调节子的表达驱动[13,15]。

3　大体解剖

3.1　初潮前子宫和输卵管

3.1.1　新生儿期

出生时，子宫平均长度为 4cm，其大小和外形主要取决于子宫颈的比例［子宫颈与子宫体的比例约为（3 ~ 5）∶1］。母体激素环境导致胎儿阴道黏膜皱襞显著增厚，子宫内膜可有增生或微弱的分泌。母体雌激素也促使胎儿宫颈鳞状细胞成熟并伴有糖原贮积。胎儿这些黏膜变化在出生后不久消退[16-18]。

3.1.2　婴儿期

子宫的生长会持续到出生后的第 2 年，然后保持稳定，直至 9 岁左右，发生初潮前的加速生长。大约到 13 岁，子宫颈仍然占子宫长度的一半以上。

3.2　成人子宫和输卵管

3.2.1　大体关系和附属结构

子宫位于直肠前方，膀胱后方（图 40.1）。盆腔腹膜覆盖子宫的前后表面，并向两侧延伸形成阔韧带

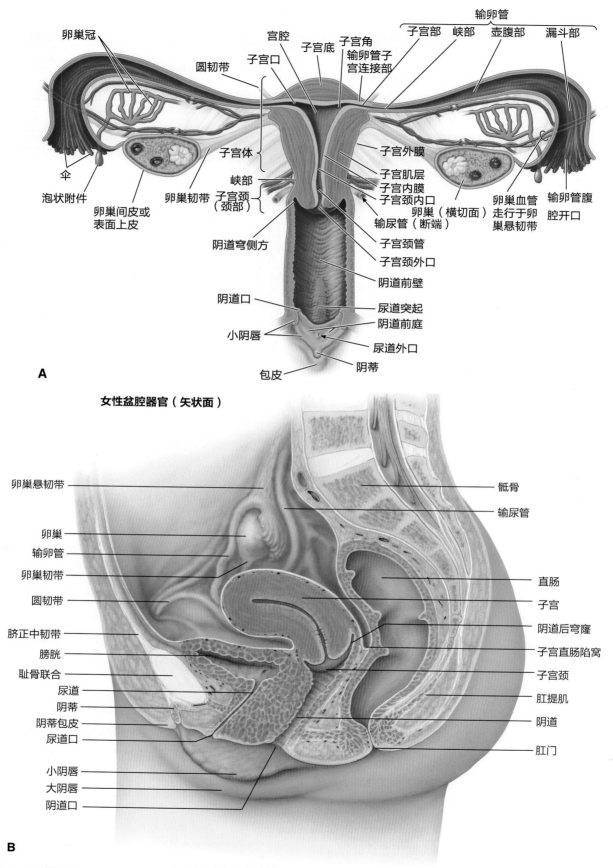

图 40.1 正常女性的内生殖器。A. 内生殖器与其他盆腔结构的关系。B. 横截面

的前后叶。子宫后方的腹膜反折形成直肠子宫陷凹的子宫壁，所覆盖的子宫峡部长度大于前方的腹膜反折。阔韧带呈幕状，内有主要的子宫血管、输出淋巴管和输卵管的起始部分。卵巢固有韧带位于输卵管子宫连接点后外侧的下方，卵巢借此附着于同侧子宫角。圆韧带的起点位于输卵管子宫连接点前外侧的下方，向前方走行，插入 Nuck 管。这些解剖关系有助于子宫切除标本的定向。子宫前表面的特征是有更长的"裸区"（即无腹膜覆盖区），圆韧带的断端也指向前方。子宫后表面的腹膜覆盖范围更广泛，卵巢固有韧带附着于子宫角的后面。子宫通过大量结缔组织带与周围组织相连，其中最重要的解剖结构包括主韧带、子宫骶韧带和子宫颈耻骨韧带 [11,18-20]。

3.3　子宫的大体解剖学特征

成年未经产的子宫是中空的梨形肌性器官，重 40 ~ 80g，长轴长度为 7.0 ~ 8.0cm，宽 5.0cm（子宫角到子宫角），前后径 2.5cm，这些测量值随年龄、月经周期所处阶段和产次而出现相当大的变化。一般多产妇和年轻女性的子宫测量值较大 [21]。成人子宫由膨大的子宫体和较小的子宫颈组成。两侧输卵管起始处连线水平之上的头侧子宫体部分称为子宫底。子宫底部与两侧输卵管子宫壁内部分相关的外侧区域为子宫角。其余部分宫体自宫底部到峡部（或子宫下段）逐渐缩小，峡部是子宫体与子宫颈之间的过渡区域，同时具有两者的组织学特征。对于子宫下段存在的解剖学和功能意义尚有一些争议 [22]。子宫腔的形态与子宫体大致相同，但内径更小，这与宫壁的实际厚度有关。子宫腔为三角形，在此三角形的 3 个顶点处分别与 2 个子宫角处的输卵管开口和子宫颈管的内口相连。宫腔长约 6.0cm，但存在非常大的年龄和产次相关性差异 [23]。子宫颈及其内的子宫颈管大致呈圆柱形，正常长度为 3.0 ~ 4.0cm[24]。传统上将子宫颈管两端分别描述为子宫外口（外子宫颈处的开口）和子宫内口（分隔子宫颈管与子宫腔）。子宫颈管外口是一个合理的解剖学标志，但内口则不然，因为从大体解剖学来看，子宫腔与子宫颈管腔是逐渐过渡的，在组织学上表现为黏膜从子宫内膜型逐渐过渡为子宫颈管内膜型。子宫颈管黏膜表面有深的裂隙，形成棕桐叶样的结构。子宫旁组织是附着在子宫侧面的结缔组织，内含血管、神经、淋巴管和淋巴结。

正常肌层分为 2 层：外层为纵行肌层，覆盖子宫底；内层为环形肌层，位于黏膜下，延伸并包绕子宫颈内口和输卵管口。内外肌层间还有厚的中间层，由随机交错排列的肌纤维构成，血管丰富 [25]，磁共振成像检查时表现为外周区与黏膜下区域之间的低密度的空晕样"交界区" [26-27]。从功能上来看，交界区似乎与月经关系更大，而外周区可能主要参与妊娠和分娩。

Toth 描述的宫颈宫角束是位于子宫体两侧浆膜下的纵行肌纤维带 [28-29]。此束内有时可见到上皮成分，其免疫表型和组织学特征均类似于子宫颈中肾管残余，提示为中肾管残迹。中肾管残迹更常见于子宫颈间质内（中肾管残余）和阴道侧面（Gardner 管及其衍生的囊肿）。

整个成年期内，未经产子宫会自然发生明显的变化。月经周期内，子宫大小会发生小幅度变化，分泌期时达到最大体积 [27]。妊娠期间，为适应胎儿生长，子宫体积显著增大，子宫的净重增加 10 倍，子宫增大主要是由于肌细胞肥大和增生，子宫血管和细胞外基质增多。分娩后，子宫体积迅速缩小，随后数周，结缔组织显著重吸收，这与单个肌细胞的体积缩小有关 [30]。但子宫一般不会完全恢复到未经产时的大小和重量。可从如下大体特征中推断妊娠史（产次）：①多产妇的非妊娠子宫由于肌壁更厚，分层更明显，导致子宫重量增加，这种重量的增加与产次成正比 [21]；②多产子宫的血管更加明显；③子宫颈的改变对妊娠史的诊断更有意义，未产妇子宫颈外口圆而小，而在妊娠后变为裂隙状，形成明显的前后唇。此外，子宫颈裂伤后愈合的改变可能非常明显，大量子宫颈组织出现在外子宫颈，导致子宫颈外口处附近呈红色颗粒样外观。绝经期，随着卵巢激素合成减弱，子宫复旧和萎缩，表现为重量减轻和体积减小，有时子宫颈管几乎完全闭塞。绝经后的子宫失去卵巢激素的支持，但外源性雌激素的使用有时可人为地维持子宫重量。

3.4　输卵管的大体解剖学特征

输卵管是内衬上皮的中空肌性结构，长 11 ~ 12cm，从子宫角发出，经阔韧带顶部到达卵巢侧面。输卵管分为 4 个解剖节段。壁内段起自子宫角最上部的漏斗样凹陷处，止于输卵管穿出子宫壁处，全长 8mm，管腔极小，可直或高度卷曲[31]。子宫壁外为输卵管峡部，长 2.0~3.0cm，壁厚，管腔狭窄；之后是管壁相对较薄的扩张区域，即壶腹部；之后为漏斗部，呈喇叭形，开口于腹腔，有约 25 个输卵管伞，其中一个附在卵巢上，称为卵巢伞。排卵时，漏斗部呈杯状覆盖在卵巢表面形成卵巢囊。输卵管黏膜和其下的输卵管内膜间质向腔内形成纵行的分支状皱褶（皱襞），从峡部到漏斗部，这些皱襞的分支逐渐变得更加复杂，皱襞终止于伞端。排卵时，输卵管伞扫过卵巢表面，捕获卵子[13,32-35]。

3.5　子宫和输卵管的血管系统

子宫的主要血供来自左右子宫动脉，二者由相对应的腹下（髂内）动脉发出。子宫动脉在子宫侧面峡部水平分为升支和降支。子宫动脉升支在输卵管系膜内与卵巢动脉（主动脉的一支）游离端吻合，而子宫动脉降支与阴道供应动脉吻合。子宫动脉升支和降支形成复杂的浆膜下环形动脉网，即弓形动脉，弓形动脉再发出一系列穿过肌壁的放射状动脉。在肌壁的内 1/3 处，每一条放射状动脉分支形成直动脉（供应基底层）

和螺旋动脉，后者最后成为子宫内膜的螺旋动脉[36-38]。

成人子宫肌壁内动脉的一个显著特征是高度迂曲，这使得血管可以适应生育期子宫大小的变化。绝经后的子宫动脉可出现明显的退行性改变，包括内膜增生、纤维化和中膜钙化，这些改变的严重程度与非子宫动脉完全不成比例。子宫的静脉回流与其供应动脉伴行。

3.6　子宫和输卵管的淋巴管

子宫颈和子宫体都有淋巴管。子宫内膜内的淋巴管与功能层腺体关系密切。子宫肌壁和子宫颈间质有复杂的淋巴管迷路，流向浆膜下淋巴丛。整个子宫表面均分布有淋巴管分支，这些分支汇合形成子宫的主要输出淋巴干。淋巴道转移是癌的主要转移途径，这也是病理学家对淋巴引流的主要关注点。子宫颈和子宫内膜癌主要的引流淋巴结见图 40.2。

子宫颈和子宫体的黏膜层和肌层均存在淋巴管吻合，宫颈癌有时会经此途径扩散到子宫体，但尚不清楚子宫内膜癌是否可以经此途径逆向扩散到子宫颈。此外，不管是不是子宫内膜癌，一旦侵犯子宫颈，那么它是否就会像临床通常假设的那样，以宫颈癌淋巴道转移的方式那样扩散，这也尚不清楚。事实上，子宫内膜癌累及"子宫颈回流淋巴结"，并不一定提示

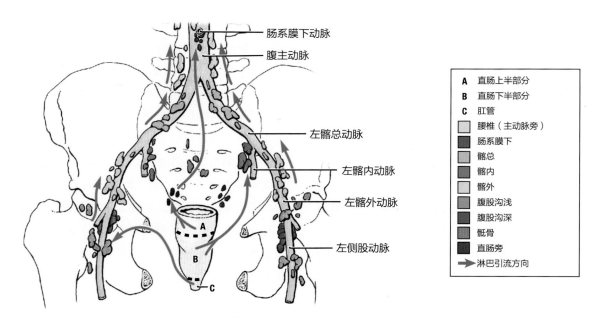

图 40.2　盆腔淋巴引流。绿色箭头示淋巴引流方向。此图有助于病理学家根据肿瘤的位置判断转移癌最可能累及的淋巴结（和前哨淋巴结）

子宫颈受累。更详细的内容可以参考妇科肿瘤专著和相关文献[39-41]。

输卵管的淋巴管与卵巢血管伴行，汇入左、右肾静脉旁淋巴结、骶前淋巴结和髂总淋巴结。输卵管恶性病变可早期扩散到盆腔以外的部位[42-43]。

4　子宫颈

子宫颈或者称为"宫颈"，是子宫延长的纤维肌性部分，长 2.5 ~ 3.0cm。子宫颈的一部分凸入阴道上部（子宫颈阴道部），其余部分位于阴道穹的上方（阴道上部）。子宫颈阴道部的外表面至少部分被覆复层鳞状上皮，组织学表现与阴道穹隆部黏膜一致并与之相延续。与子宫颈管相关的宫颈部分称为解剖学子宫颈管。子宫颈管大部分衬覆黏液分泌上皮，是连接子宫腔与阴道的管腔，下末端与外子宫颈的鳞状上皮相接，上末端与子宫体下段相接。子宫颈管在外子宫颈的解剖学开口称为外口，经产妇的外口常呈裂隙样结构，将外子宫颈分为前唇和后唇[18,44]。这种特别的几何形态对妊娠期的子宫功能有重要作用[45]。子宫颈管的上界称为子宫颈内口，此处并不形成明确的开孔，而是子宫颈管呈漏斗状逐渐扩大，子宫颈管上皮逐渐过渡为子宫体下段的子宫内膜。子宫颈管上皮与外子宫颈鳞状上皮连接处称为鳞柱交界区，该连接处并不是总是位于子宫颈外口。事实上，鳞柱交界区一般位于外子宫颈，阴道镜检查时很容易识别。后文中将单独讨论此鳞柱交界区。

很显然，子宫颈对内生殖器具有重要的解剖学支撑作用，在阵痛和分娩中也起着重要作用，但将分泌黏液作为其主要功能的观点尚有争议。子宫颈黏液是一种功能性屏障，可阻止阴道微生物经子宫颈管进入上生殖道，并可阻止精子进入子宫和输卵管（月经中期、排卵之前的一个短暂的窗口期除外）。子宫颈黏液的化学构成在月经中期发生改变，导致黏稠度下降，此时精子可通过子宫颈管进入上生殖道。这些变化是 Spinnbarkeit 和 Fern 试验（子宫颈黏液成丝现象）的基础。此外，子宫颈黏膜的重要作用还包括去除精浆（阻止精子吞噬）和提供精子储存、获能和迁移所需要的环境[46-47]。

下文将讨论外子宫颈、子宫颈管和移行区上皮，以及子宫颈间质和妊娠期子宫颈的变化。

4.1　外子宫颈上皮

正常子宫颈表面被覆非角化鳞状上皮，在雌激素（主要是雌二醇）的循环刺激下，外子宫颈上皮生长、成熟，上层细胞蓄积糖原（图 40.3）。儿童期和绝经之后，血中雌激素水平低，子宫颈的鳞状细胞不会增生或成熟，上层细胞也没有糖原蓄积，但接受雌激素治疗或卵巢功能性肿瘤患者除外[18]。刚出生的婴儿由于受母体雌激素的影响，宫颈鳞状上皮可完全成熟，但随雌激素水平下降，上皮迅速萎缩，糖原消失。

性成熟女性受雌激素刺激的宫颈鳞状上皮可分为 3 层：基底 / 副基底细胞层、中间层（或海绵层）和表层（图 40.3）。基底细胞层细胞的细胞质稀少，核卵圆形或立方形，染色质致密，有丝分裂活性低，不表达增殖标记物，如 Ki-67 或增殖细胞核抗原（PCNA）等[48]。基底细胞层之上、构成中间层下部的细胞称为副基底细胞，此术语常用于描述细胞周期。副基底细胞比基底细胞层稍大，细胞质增多，核染色质稍不如基底细胞层细胞致密，常可见到有丝分裂，但正常上皮内不会出现异常核分裂象或大量核分裂象，该层表达增殖标记物[48]。中间层细胞的细胞质更丰富，核空泡状，较小，这些细胞称为中间细胞，多数有糖原蓄积，因此细胞质呈细颗粒状或透明。表层细胞含规则的小圆形固缩核，由于糖原蓄积

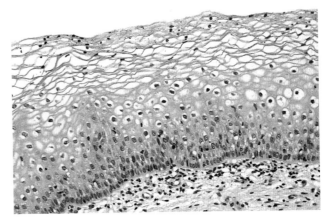

图 40.3　外子宫颈成熟的鳞状上皮，显示从基底细胞到表层细胞的正常成熟顺序。细胞质因糖原蓄积而透明，不要与挖空细胞相混淆

更多，细胞质丰富透明。表层和中间层细胞都可以角化，因此在切片上呈扁平的板层状结构。正常中间层和表层细胞的细胞质透明区通常位于核周。由于核周空晕（挖空细胞）也是 HPV 感染的一个特征，因此有可能将含糖原的正常细胞误认为异常。注意，诊断挖空细胞（有时称为葡萄干样细胞）必须具备核的异常，如核增大、核膜不规则等。正常子宫颈鳞状细胞的染色质均匀，而挖空细胞的染色质呈黏丝状。子宫颈鳞状上皮随月经周期而发生周期性变化，类似于阴道黏膜所发生的雌激素 - 孕酮诱导性改变，但后者所发生的改变对激素状态的提示意义更可靠。黄体期和妊娠期内，由于孕酮水平很高，子宫颈鳞状上皮以中间层细胞为主。

未接受雌激素替代治疗的绝经后妇女的外子宫颈上皮主要由基底细胞和副基底细胞组成，细胞质稀少，细胞质内糖原少或无（图 40.4），核质比倒置，类似于宫颈鳞状上皮内病变（SIL）细胞。因此，高级别鳞状上皮内病变（HSIL）需要与萎缩性上皮鉴别，绝经后女性的 HSIL 诊断需要十分谨慎。萎缩性上皮的基底和副基底细胞无核的异型性，此外，HSIL 的肿瘤性上皮一般具有较高的核分裂指数。免疫组织化学检测 p16 有助于鉴别诊断，HSIL 常常 p16 阳性而萎缩性上皮 p16 为阴性[49]，另外，采用高危型 HPV 原位杂交法可以检测到 HSIL 中有 HPV，而萎缩性上皮没有[50]。

免疫组织化学技术已证实，外子宫颈鳞状上皮内含有内分泌细胞，其功能不明，但罕见的宫颈癌可能

起源于这些细胞[49-56]。外子宫颈和移行区上皮内可见 Langerhans 细胞[57-60]，这些细胞负责将抗原呈递给 T 淋巴细胞。已有报道子宫颈上皮中有含黑色素的细胞，这些细胞可能是少见的子宫颈黑色素瘤和蓝痣的起源[61]。

4.2 子宫颈管上皮

解剖学中的子宫颈管是指从外口到内口的区域，但是宫颈腺上皮并非仅局限于这个解剖学区域，特别是在生育期。儿童期和月经初潮后，解剖学的外子宫颈处可见到明显的子宫颈管上皮区域。子宫颈管上皮外翻到外子宫颈，相关内容将在"移行区"部分详细讨论。

子宫颈管衬覆单层黏液分泌上皮，上皮细胞核一般较小而长，深染，常位于基底部，核上方为充满黏液的细胞质，整体呈栅栏状排列（图 40.5），有时可见杯状细胞（图 40.6）。细胞核通常小而长、深染。当子宫颈管上皮受损时，再生的细胞核可变大、变圆，但在非肿瘤性子宫颈管细胞中很难看到核分裂象[62]。如果子宫颈管上皮中易见核分裂象，尤其是核增大、核仁明显时，应当考虑高分化腺癌或原位腺癌。静止期子宫颈管上皮细胞的核仁通常不明显，但是再生、妊娠和肿瘤转化时，核仁可变得明显。子宫颈出现子宫内膜异位症时，其组成的腺细胞中可见核分裂象。

在子宫颈管上皮中也可见到其他类型的细胞。最常见的是纤毛细胞，当怀疑高分化腺癌时，纤毛细胞的出现提示为良性，这是一个非常有用的特征[63]。

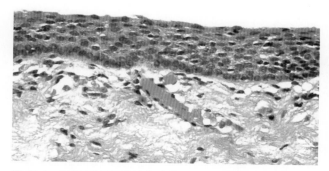

图 40.4 绝经后宫颈鳞状上皮萎缩。不成熟细胞类似 HSIL 细胞

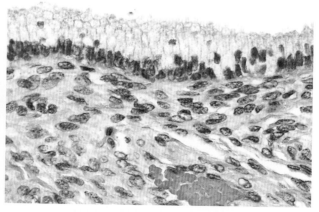

图 40.5 正常的子宫颈管黏膜，大多数核特征性地位于基底部。当出现核增大和顶部黏液消失时，应仔细检查以排除肿瘤性转化

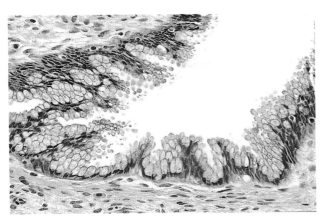

图 40.6　子宫颈黏膜内的杯状细胞。细胞质黏液将细胞核挤压到底部，形成杯状细胞，这种情况并不少见。正常子宫颈黏膜中存在杯状细胞和神经内分泌细胞，卵巢病理中米勒型（即子宫颈型）黏液与肠型黏液的传统鉴别方法因此而受到质疑

当出现大量纤毛细胞时，称为"纤毛（或输卵管）细胞化生"（图 40.7A ~ C）[62-68]。纤毛细胞本身可以

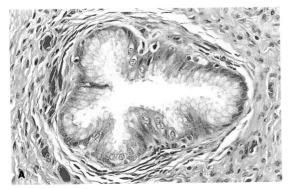

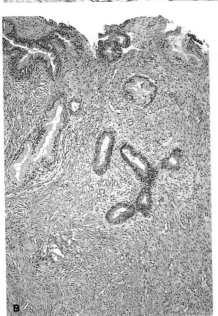

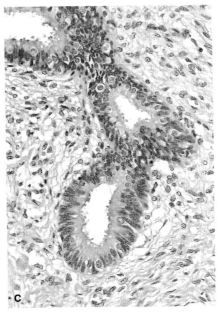

形成大而深染的细胞核，类似肿瘤细胞。因此，在诊断子宫颈管原位肿瘤之前要仔细寻找纤毛细胞。Marques 等人发现，联合检测 vimentin 和 CEA 有助于鉴别：原位腺癌常常 CEA 阳性，vimentin 阴性；而输卵管化生则刚好相反[69]。另外，大多数原位腺癌继发于 HPV 感染，因此可以利用 p16 和 HPV 原位杂交鉴别纤毛化生与肿瘤性病变[49-50]。

据报道，子宫颈管上皮内存在储备细胞，位于柱状上皮之下，具有分化为纤毛细胞和黏液分泌细胞的能力，但有证据表明，在储备细胞不存在的情况下，分化型黏液细胞仍具有分裂能力[62-63]。位于上皮内的淋巴细胞易与储备细胞相混淆[70]。

子宫颈管上皮中也有内分泌细胞，其正常功能尚不清楚，但一般认为子宫颈偶见的内分泌肿瘤可能起源于此，如类癌和神经内分泌癌[51,56]。

子宫颈管上皮不仅被覆在子宫颈管表面，还不同程度地向下方延伸，形成狭长的裂隙（图 40.8A）。组织学切片上，这些裂隙一般被横切，从而类似于间质内真正的子宫颈管腺体，但这只是一个假象。对于一个真正的腺体而言，其导管和分泌部内衬不同的上皮，而子宫颈管黏膜的表面部分和内陷部分被覆基本相似的上皮。40 年前，Fluhmann 的研究进一步证实这些裂隙并非真正的腺体[71-72]，作者通过连续切片和三维重建发现，这些间质内的腺样结构实际上是子

图 40.7　A. 子宫颈管纤毛细胞。正常子宫颈黏液上皮由含黏液的细胞和少量纤毛细胞混合构成。纤毛细胞的数量随着月经周期而发生周期性变化。B 和 C. 子宫颈的输卵管化生。B. 纤毛细胞显著时，可类似于子宫颈腺体不典型增生或者原位腺癌。低倍镜下可见明显核仁，与腺体不典型增生相同。C. 高倍镜下清晰的纤毛证明是纤毛细胞化生

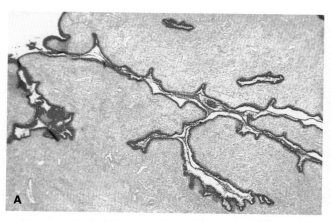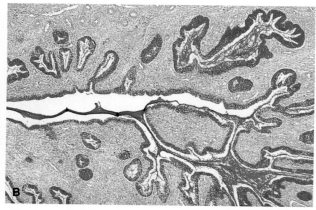

图 40.8　A.子宫颈切向切片的 PAS 染色，显示腺体裂隙延伸进入间质，分支形成管道。B.当子宫颈黏膜增生并导致表面积增加时（如妊娠），裂隙的分支增生并形成更多的管道（"隧道样腺丛"）

宫颈管上皮突入其下间质所形成的复杂的裂隙。当间质裂隙所内衬的子宫颈管上皮增生时，从裂隙延伸出侧向管道，从而形成类似于腺泡的组织学模式（图40.8B）。这些侧向管道被 Fluhmann 命名为"隧道样腺丛"，有时也被称为"Fluhmann 腔"。当流出道阻塞或分泌物黏稠度增加导致隧道样腺丛中分泌物浓缩时，这些分泌物呈亮嗜酸性外观，形态学表现类似于甲状腺（图 40.13）。目前，我们暂不管解剖学的准确性，仍然延用子宫颈"腺体"和"裂隙"这两个可互换的名称。

良性子宫颈腺体深入子宫颈间质的深度存在个体差异，可深达 1cm，但一般深度不超过 5mm[73-75]。在考虑诊断"微偏腺癌（MDC）"时，这种解剖学差异显得非常重要[76-77]。微偏腺癌的细胞学特征与正常子宫颈管上皮的差异很小，诊断在很大程度上依靠对子宫颈间质中非正常深度的外形异常腺体的识别。诊断技巧是比较问题腺体与毗邻的确定为正常的腺体之间的深度。其他有助于恶性诊断的特征包括：神经或血管周围腺体、不规则的"蟹爪"样腺体、宿主间质的肉芽组织反应。在子宫颈腺体恶性增生性病变中纤毛细胞极为罕见，因此，发现纤毛细胞应当否定癌的诊断。

子宫颈管细胞在月经周期内仅发生轻微的形态学改变，即使在增殖期时，也仅表现为细胞核从基底部迁移至细胞中部。这些变化与月经周期中子宫内膜的变化相比，显得微不足道[46]。整个增殖期内，子宫颈管细胞分泌黏液的黏稠度低于其他任何阶段，这有助于精子通过子宫颈管[46]。在黄体期，当孕酮水平

到达顶点时，子宫颈管的分泌物变得浓稠和稀少，组织学切片上更易见到浓稠的分泌物。妊娠期间，隧道样腺丛数量增加，当此现象极为显著时，称为"宫颈腺体增生"[78]。妊娠也使子宫颈管细胞的分泌物变浓稠，形成堵塞子宫颈管的黏液栓[47,79]。

4.3　移行区上皮

在女性的一生中，子宫颈黏膜的转换在解剖学子宫颈的不同区域不断发生[18,44,80]。出生时，2/3 婴儿的外子宫颈处可见子宫颈管黏膜，但很快缩回解剖学子宫颈管内，大多数女孩的子宫颈管黏膜会保持这个位置，直到将要发生月经初潮时。青春期开始后，子宫颈黏膜再一次移出到外子宫颈，前部通常较后部更明显（图 40.9）。子宫颈黏膜位置变化的机制明显是一种机械原理，是由于子宫颈间质对激素刺激的反应性膨胀所致。随着子宫颈唇部膨胀，子宫颈间质向前和向后卷曲，从而将子宫颈管黏膜从子宫颈管内拉出到外子宫颈上。这些暴露于外子宫颈上的子宫颈管黏膜称为宫颈外翻，肉眼观察时类似于红色的溃疡面，因此也称为宫颈糜烂，但实际上并没有黏膜糜烂发生，而是一种生理性异位现象。生育期内，这些月经初潮后外翻至外子宫颈的子宫颈管组织逐渐被鳞状上皮取代。这些腺上皮逐渐被鳞状上皮取代的区域称为移行区，两种类型上皮的连接处称为鳞柱交界区[44,81]。通常可以识别的鳞柱交界区有 2 个（图 40.9B）。原始鳞柱交界区是固有（原始）外子宫颈鳞状上皮与子宫颈管腺上皮的交界处，整个生育期均位于外子宫颈

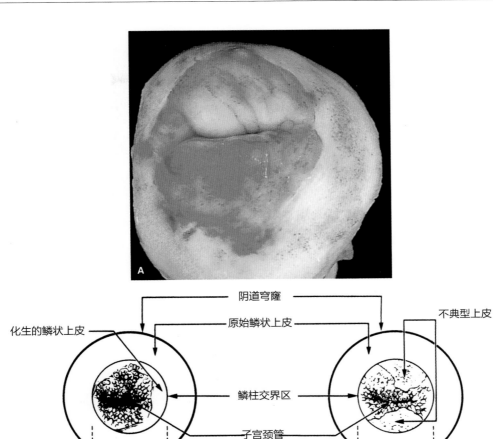

图 40.9 A. 多产次的生育期子宫颈。注意子宫颈外口的裂隙样结构和解剖学外子宫颈外表面的红色子宫颈管组织。此处的子宫颈管组织在整个生育期都在持续向鳞状上皮转化。鳞柱交界区肉眼可见，为白色的鳞状上皮和红色的腺上皮之间一条明显的线。B. 子宫颈示意图，显示移行区。左图为正常的移行区，化生的鳞状上皮取代子宫颈柱状上皮。"鳞柱交界区"是指原始鳞柱交界区。右图中的化生过程由异型增生的鳞状上皮构成，因此属于子宫颈上皮内瘤变（复制许可：Fox H. Haines and Taylor Obstetrical and Gynaecological Pathology. 3rd ed. Philadelphia, PA: WB Saunders; 1987.）（复制许可：Fox H. Haines and Taylor Obstetrical and Gynaecological Pathology. 3rd ed. Philadelphia, PA: WB Saunders; 1987.）

上 [80]。此交界区一般很清楚，解剖学位置恒定。当子宫颈管组织被鳞状上皮取代后，原始鳞柱交界区位于移行区新形成的鳞状上皮与固有鳞状上皮的融合点（图 40.10）。功能性鳞柱交界区是子宫颈管柱状上皮被鳞状上皮取代的位置，此交界区通常不规则，呈斑片状，其轮廓和位置在整个生育期内不断变化。如果没有特殊说明，术语"鳞柱交界区"是指功能性鳞柱交界区，而"移行区"是指两个鳞柱交界区之间的区域。妊娠期间，特别是首次妊娠期间，会有更多的子宫颈管组织移至外子宫颈，使异位的子宫颈管上皮区域增大。孕激素治疗期间也可以发生这种现象。

由于宫颈腺上皮出现在外子宫颈，所以在阴道镜

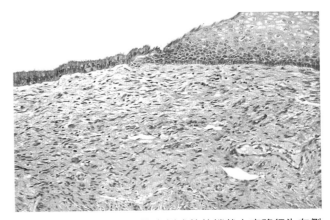

图 40.10 鳞柱交界区，从右侧成熟的鳞状上皮移行为左侧的子宫颈管腺上皮。这种清楚的移行过程可见于原始鳞柱交界区，也可见于鳞状上皮成熟后的鳞状上皮－子宫颈管腺上皮连接处

下可以看见移行区。这一点很重要，因为肿瘤性改变最常发生于移行区，并且肿瘤性转化所伴发的结构改变可以在阴道镜下被识别。联合 HPV 检测、细胞学筛查、阴道镜检查、活检，以及阴道镜下可见的移行区上皮局部异常，这些是早期发现和成功治疗子宫颈原位肿瘤的有效手段。

在生育期最后几年，功能性鳞柱交界区到达解剖学的外口附近，然后表现为初潮时的逆向过程，开始向上退回到解剖学子宫颈管内。到围绝经期，鳞柱交界区通常隐藏于子宫颈外口之上的子宫颈管内。

目前认为子宫颈黏膜上皮转换成鳞状上皮存在 2 种机制：鳞状上皮形成和鳞状化生[3]。第一种机制涉及成熟的固有鳞状上皮从外子宫颈直接向内生长，此过程通常称为"鳞状上皮形成"，表现为成熟的鳞状上皮长入子宫颈管腺细胞之下，将后者推离基底膜，导致柱状细胞逐渐退变和脱落。鳞状上皮形成的最初阶段会绕过下方宫颈腺的开口，因此阴道镜检查时，此阶段腺体的开口呈小孔样外观。向内生长的鳞状上皮最终会累及腺性裂隙的开口，并可向下延伸入裂隙内不同深度（图 40.11，图 40.12）。当这一过程累及并堵塞腺体开口时，若之下黏液上皮继续分泌黏液，则会形成黏液囊肿（Nabothian 囊肿），或形成充满嗜酸性分泌物的隧道样腺丛（图 40.13）。如果鳞状上皮形成累及子宫颈裂隙及其分支管道时，这些鳞状上皮被子宫颈间质包绕。因此，鳞状上皮形成区域的组织学切片可表现为 Nabothian 囊肿、含黏液的隧道样腺丛和（或）表面上皮下间质内的良性鳞状上皮岛。

子宫颈裂隙发生鳞状上皮形成时，注意不要把位于深部的良性鳞状细胞误认为浸润癌。尽管鳞状上皮形成的细胞可表现为核增大，核仁明显，但是这些细胞并没有浸润癌的间变特征，包括多形性、染色质异常或者异常核分裂象等。此外，这些良性细胞巢的外形与之前裂隙所形成的圆形结构一致，没有不规则的间质浸润。虽然可以伴有慢性炎症，但鳞状上皮形成不会出现宿主的肉芽组织反应。当鳞状上皮形成类似隧道样腺丛时，子宫颈间质深部可出现小团鳞状细胞，其结构模式更类似于浸润性鳞状细胞癌。鳞状上皮形成可能与慢性炎症和局部创伤（包括烧灼或激光手术治疗）的刺激有关。

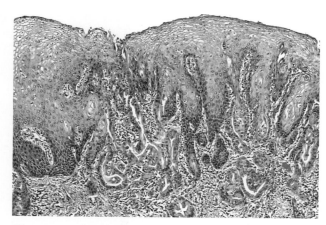

图 40.11 子宫颈鳞状上皮形成。注意成熟的鳞状上皮延伸入子宫颈腺体裂隙中，其组织学表现可类似浸润性癌

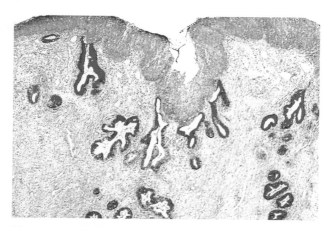

图 40.12 与裂隙内上皮相比，子宫颈表面上皮向鳞状上皮转化的速度更快，导致鳞状上皮覆盖在腺体裂隙的上方。当新形成的鳞状上皮阻塞裂隙开口时，可形成 Nabothian 囊肿或含黏液的隧道样腺丛（见图 40.13）

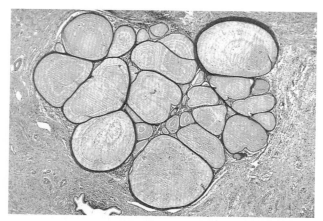

图 40.13 当移行区新生的鳞状上皮覆盖了子宫颈腺体裂隙开口，而黏液分泌继续发生时，隧道样腺丛将充满黏液，这些黏液可发生浓缩（"黏液化"）

第二种机制是子宫颈黏液上皮转化为鳞状上皮。首先是子宫颈储备细胞增生，然后分化为鳞状细胞而不是黏液分泌细胞[82]。此过程称为鳞状化生或鳞状细胞异常分化，与鳞状细胞形成的不同之处在于，最初的储备细胞不具有鳞状上皮的特征，而是表现为立方形细胞，核圆形，位于黏液上皮下方（图 40.14）。实际上，储备细胞类似于鳞状上皮的基底 / 副基底细胞。储备细胞增生并复层化后，分化所形成的鳞状细胞在最初仅表现为细胞质量轻微增多（不成熟鳞状化生），之后，这些细胞可完全成熟为含糖原的鳞状细胞，与外子宫颈的表层细胞无法区分（图 40.10）。通常所称的"鳞状化生"包含了化生和鳞状上皮形成这两种形式，因此容易使人混淆。

不成熟鳞状化生是指化生细胞不完全具备成熟鳞状细胞的所有特征，或不含有糖原，这种细胞可占据上皮大部分或全层（图 40.15）[83-84]。由于上皮表面没有完全成熟的鳞状细胞，且不成熟细胞的细胞质相对稀少，核常拉长，因此，不成熟鳞状化生可能非常类似于高级别异型增生。但不成熟鳞状化生的细胞核表现一致，大多数核染色质的异常表现非常轻微，核轮廓一般较光滑。有可能见到核分裂象，但总是位于基底部，且无异常核分裂象。所有拟诊上皮内瘤变的病例均应考虑到不成熟鳞化的可能性。

鳞状化生常呈斑片状分布，从而形成特征性的不规则的功能性鳞柱交界区（图 40.16）。在鳞化过程中，鳞状细胞岛间形成桥接，最终形成大片鳞状上皮区域。

无论鳞状上皮取代子宫颈黏液上皮的机制如何，

这是一个正常过程，必须同原位或浸润性肿瘤相鉴别。常见于肿瘤而不见于化生或鳞状上皮形成的特征包括：中度到明显的多形性、缺乏成熟的连续性（此特征可见于不成熟鳞状化生）、核形不规则、基底层上核分裂象和异常核分裂象。HSIL 中核仁一般不明显，而化生、上皮形成（除了不成熟鳞状化生）和宫颈炎的反应性改变中核仁常较明显。

近来，发现了一组位于移行区的鳞柱交界细胞胚胎细胞群，这些细胞与子宫颈和鳞状细胞不同，具有独特的基因表达谱[85]，表现为 CK7 强阳性表达并且可以鳞化。由于宫颈鳞癌和腺癌有部分免疫表型重叠的情况，因此可以假定，这些鳞柱交界细胞可能是 HPV 感染和 HPV 相关宫颈肿瘤的初始细胞[86]。

4.4　子宫颈间质

与子宫体壁明显的肌性结构相比，外子宫颈间质主要为混有弹性纤维的纤维组织，其间分布有少量平滑肌束[87-90]。间质中含大量血管。上皮间质交界处有丰富的毛细血管网。上皮间质交界面不规则，表现为含血管的结缔组织呈指状突起，上覆不同厚度的鳞状黏膜。子宫颈管间质也主要为纤维弹力组织，其上末端的表浅层纤维间质逐渐融入宫体下段的内膜间质。因此，子宫颈管上末端的表浅层间质和子宫体下段的内膜间质均为混合性子宫内膜 – 子宫颈间质。在需要确定刮除标本中的肿瘤是累及子宫内膜、子宫颈内膜，或两者均受累时，这会造成定位问题。与子宫颈间质相比，子宫内膜间质高度富含细胞（细胞核排列

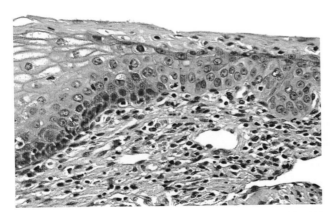

图 40.14　功能性鳞柱交界区，右侧为化生上皮，表现为副基底层细胞突然角化，左侧可见从基底细胞到表面细胞正常的成熟过程

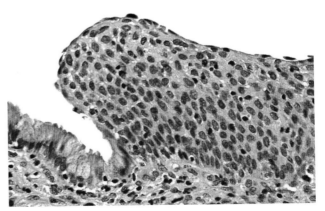

图 40.15　右侧为不成熟的鳞状化生。细胞没有成熟的证据，类似于鳞状上皮的基底层细胞。此型化生可与高级别鳞状上皮内瘤变混淆

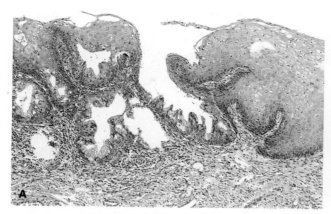
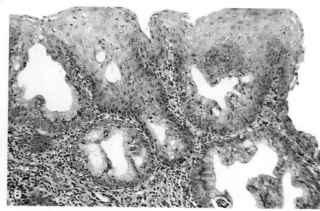

图 40.16　A. 功能性鳞柱交界处移行区内化生的鳞状上皮岛最终融合。B. 图 A 中鳞状化生区域的高倍图像

致密），在仅见间质成分的情况下，可通过这一特征来确定组织来源。当然，如果可以见到正常的子宫颈或子宫内膜腺体，也可确定组织来源，但在子宫颈与子宫体下段之间的移行区内，可以同时见到这两种腺体，甚至其杂交性腺体。与外子宫颈相比，子宫颈管的深层间质内含有大量平滑肌纤维，这些肌纤维在子宫体下段融入子宫肌壁。

子宫腔为无菌环境，下生殖道富含微生物，子宫颈是两者之间的连接通道。子宫颈含有显著的淋巴组织成分，提示其具有重要的免疫功能（包括体液和细胞免疫）[44]。正常情况下，子宫颈间质含大量 T 淋巴细胞[91]。B 淋巴细胞也常以浆细胞或生发中心的形式出现。

此外，子宫颈中可见较多树突状细胞，其中包括 Langerhans 细胞（不成熟树突状细胞表达 MHC Ⅱ 型抗原和 CD4 受体），负责摄取抗原并将其呈递给区域淋巴结内的 T 淋巴细胞[92-95]。

与小肠一样，子宫颈内淋巴组织的存在是正常现象，外科病理医师需要认识到这一点，不要过度使用"慢性宫颈炎"这一诊断。我们认为，除非出现非常严重的淋巴细胞浸润和（或）大量淋巴滤泡，否则不应诊断慢性宫颈炎。尤其重要的是，诊断慢性宫颈炎应当见到大量浆细胞。正常子宫颈中可见散在浆细胞。急性宫颈炎并不少见，但是子宫颈中真正的炎性糜烂或微脓肿却很罕见。

淋巴细胞也可以迁移到子宫颈上皮内，此时可类似于"透明细胞"，过去常把这种细胞误认为是"储备细胞"[70]。

大约 1/3 女性子宫颈侧面的间质中可见中肾管残余[96]（图 40.17）。一般位于间质深部，但偶尔也可

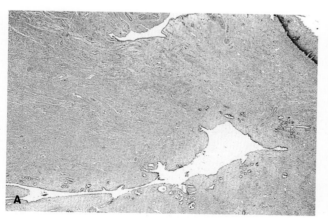
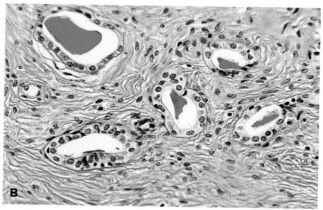

图 40.17　A. 子宫颈的中肾管残余。典型者表现为位于子宫颈间质深部的长的裂隙样腔隙，周围有小管围绕。B. 导管被覆温和的立方细胞，腔内有 PAS 染色阳性的嗜酸性分泌物，这是中肾管残余的重要特征。细胞学表现温和、围绕中央裂隙的结构化排列，这两点是与高分化腺癌鉴别最有用的特征

靠近表面，甚至与子宫颈的腺性裂隙融合。中肾管残余为管状结构，内衬单层立方上皮，细胞核温和、圆形和居中。典型病例有管腔形成，内含玻璃样嗜酸性分泌物。从结构来看，病变中央为一条拉长的导管，周围分布有一些较小的导管。当具备如下 3 个特征时，可以确定为中肾管残余：位于间质深部、玻璃样分泌物、立方细胞。虽然隧道样腺丛也可以从中央裂隙分支，并含有嗜酸性分泌物，但是它们内衬上皮为子宫颈黏液分泌细胞。识别这种残余结构的重要性在于其与高分化腺癌相似。中肾管残余通常缺乏核分裂象，染色质温和，即使位于间质深部，中肾管残余也不会出现不规则浸润生长。罕见情况下，中肾管残余也可发生非典型增生和肿瘤[78,96-97]。良性或恶性中肾管增生性病变均表达 CD10[98-99]。

　　罕见情况下，正常子宫颈的浅表层间质中可出现多核巨细胞。这些细胞核增大，有时核形怪异，染色质模糊不清，类似于纤维上皮性息肉的间质中所见[100]，不要误认为肿瘤[101-103]。

4.5　妊娠期子宫颈

　　妊娠期间，子宫颈管上皮增生导致黏液分泌性表面增大。这种上皮增生不仅导致子宫颈管上皮在子宫颈管内形成息肉样突起，还导致子宫颈间质内隧道样腺丛的分支数量增加。给人的整体印象是子宫颈组织的总量增多，因此，这种正常改变常被称为"宫颈管腺体增生"，当出现大量排列致密的小腺体时，称为"微腺性增生"。孕激素治疗也可以产生相同的变

化。妊娠期间，子宫颈黏液非常厚，像栓子一样封闭子宫腔，使之与阴道隔离[22,104]。子宫颈管腺体中可见 Arias-Stella（AS）反应[105]，大细胞有非常明显的核仁，这与子宫内膜中所见相似，容易使人联想到透明细胞癌，但缺乏核分裂象和妊娠环境，可排除这种可能性。

　　妊娠和分娩期间，子宫颈间质经历一系列复杂的生物化学和生物力学改变，这些改变统称为子宫颈"成熟"[105]。最初的改变表现为胶原纤维被各种胶原酶广泛破坏，伴随凝胶样酸性糖胺聚糖积聚，此过程的结果是子宫颈变软，并在分娩之前达到顶峰，分娩时，胎儿先露部分很容易使宫颈结构消失，子宫颈的圆柱形结构变为薄的囊状结构。妊娠期间，子宫颈间质内液体增加，导致宫颈唇部进一步向外卷入阴道，外翻至子宫颈外口的子宫颈管黏膜更多。鳞状上皮形成和鳞状化生随之迅速发生，至分娩时，移行区常可见明显的未成熟鳞状上皮。如前所述，不成熟鳞状化生的细胞与上皮内瘤变非常相似，所以在检测妊娠期子宫颈样本时需要谨慎。

　　子宫颈间质细胞，特别是靠近子宫颈管表面的间质细胞，在妊娠期间可发生蜕膜样变（图 40.18）。子宫颈的蜕膜反应一般呈斑片状分布，低倍镜下观察时，表现为灶性子宫颈间质被上皮样细胞团取代，形似大细胞非角化性鳞癌的浸润灶。结合患者处于妊娠期，以及仔细观察细胞的特征，可避免误诊[106]。

　　子宫颈的正常表现与相应的组织病理学鉴别诊断见表 40.2。

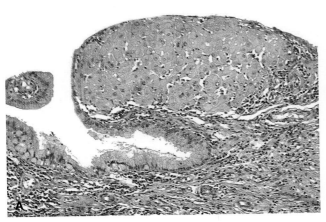
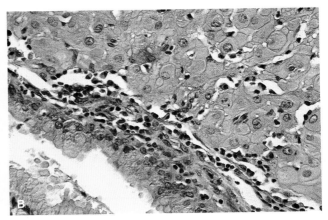

图 40.18　A 和 B. 子宫颈蜕膜反应，细胞片状排列，与鳞状细胞癌相似，但是细胞核温和

表 40.2			
子宫颈的正常表现与相应的组织病理学鉴别诊断			
表现	**鉴别诊断**	**诊断建议**	**参考文献**
位于宫颈深部的正常腺性裂隙或 Nabothian 囊肿	微偏腺癌	MDC 中有蟹足样结构 良性增生中可见纤毛细胞，而恶性增生性病变中几乎总是没有纤毛细胞	（69，76-77）
宫颈管上皮易见核分裂象；正常子宫颈管上皮中核分裂象罕见，鳞状化生和再生的宫颈上皮核分裂象多见，但是没有异常核分裂象	浸润性腺癌或原位癌	比较有疑问的上皮和其他区域的正常上皮 p16 免疫组织化学和（或）高危型 HPV 原位杂交	（49-50）
中肾管残余	微偏腺癌 中肾管癌	MDC 通常可见浅表的 ACIS 成分 中肾管残余腺体呈圆形、平滑波浪状；癌性腺体通常为锯齿状并具有浸润性，中肾管残余表现为中央拉长的导管结构发出的分支，而浸润性腺癌的腺体分布杂乱，缺乏中央的起源导管	（96）
蜕膜反应	大细胞非角化型鳞状细胞癌	癌中可见核分裂象，细胞非典型性 蜕膜细胞角蛋白阴性；鳞癌角蛋白阳性	（107）
Arias-Stella 反应	子宫颈 / 阴道透明细胞癌	Arias-Stella 反应通常没有核分裂象，透明细胞癌中核分裂象易见	（108-109）
子宫下段与子宫颈管内膜碎片：刮除标本中腺癌来源的鉴别（子宫内膜腺癌与子宫颈管腺癌）		分段诊刮、影像学检查 CEA、p16 和 vimentin 免疫组织化学检测有助于诊断，但判读结果时要小心	（107）
鳞状化生和子宫颈腺体裂隙的鳞状上皮形成	侵袭性癌	评估核的特征和有无浸润	
子宫内膜异位症：良性子宫内膜腺体和间质	腺癌：间质不显著时 腺肉瘤：寻找间质核分裂象	考虑到子宫内膜异位症的可能性 多切片以寻找可能存在的其他成分 子宫内膜异位症中的细胞学非典型性非常小，但有可能见到核分裂	（100）
微腺性腺病和宫颈腺体增生	腺癌	癌的特征是显著的核仁和异常核分裂象，核分裂象易见是腺癌的特征	（110，69，75）
不成熟鳞化	HSIL；混淆的原因在于细胞核大，细胞质相对稀少	寻找核仁（化生上皮中可见，CIN 中常不明显）、异常核分裂和异常的染色质模式。不成熟鳞化中的核仁可能不明显。 p16 免疫组织化学或高危型 HPV 原位杂交	（49-50）
浅表鳞状细胞中糖原堆积	挖空细胞（HPV 感染）	挖空细胞的核：①增大；②核膜不规则；③致密的黏稠染色质 高危型和低危型 HPV 原位杂交	（49-50）
输卵管化生：子宫颈管上皮被覆显著增多的纤毛细胞，可能类似于原位腺癌或子宫内膜样癌	子宫颈原位腺癌	大量的核分裂象和异常核分裂象是原位腺癌的特征，输卵管化生中缺乏；寻找纤毛细胞，如果大量出现，几乎可以确定是良性改变 p16 免疫组织化学或高危型 HPV 原位杂交	（66-69，73，110）
间质多核巨细胞：这是正常表现，可能是肌成纤维细胞	肿瘤，特别是肉瘤 肉芽肿性炎	寻找异常核分裂象、高细胞密度、肉芽肿	

注：其他鉴别诊断的线索见正文[67]。

5　子宫内膜

5.1　组织取样及相关问题

临床医师可选用的子宫内膜取材方法有多种，这些技术有各自的适应证、局限性和并发症[104-106,108,111-119]。子宫内膜刮除术（扩张子宫颈并刮除子宫内膜——DC 法）是用锋利的刮匙刮除绝大部分子宫内膜。理想状态下，这种刮除术可将子宫内膜完全或近似完全地刮除。子宫内膜活检术（EMB）使用的刮匙更小，与完全刮除术相比，所得的组织样本更有限，一般从子宫体的前后壁分别取得单条子宫内膜组织。虽然组织量有限，但诊断的准确性接近于 DC 法。EMB 的主要优点是无须扩张子宫颈（因此也不需要麻醉），便利、成本低，并且基本不影响诊断准确性；主要缺点是有可能漏诊局灶性病变，如息肉和局灶性癌。因此，若临床怀疑为子宫内膜癌而 EMB 结果为阴性，必须行 DC 法活检，因为只有这种方法才能确定没有将癌遗漏掉。一些人认为，结合宫腔镜所进行的活检可在一定程度上增加子宫异常的检出率[120]，但也有人并不赞同此观点[121]。如果 EMB 的目的是检查不孕症（参见"月经周期时间与外科病理诊断的关系"部分），则应在推定的分泌期内取材，即根据临床和实验室数据所估计的进入下一个月经周期之前的 2~3 天取材。从理论上讲，在黄体后期进行的活检可能会破坏早期妊娠，但实际情况可能并非如此[122]。

在组织制备及切片过程中，可产生 3 种人为假象。"嵌套"腺体是子宫刮除标本中常见的假象，其特征是在正常构型的腺体腔内出现一个"内外翻转"的腺体。此假象是（因组织刮除损伤所导致的）陷入或嵌入腺体被横切而产生的，最常见于外形较直的腺体。"假的腺中腺"假象是在切片过程中造成的，见于腺体的切向切面，以下几个方面有助于与癌的鉴别：细胞学细节、与周围腺体进行比较、癌性腺中腺模式一般分布广泛、对这种假象有充分认识。子宫内膜表面的切向切面可出现假囊性腺体或腺体出芽假象。固定不良有时会导致腺体收缩，与周围间质分离。此外，细胞可因自溶而出现细胞质空泡化，可类似于早期分泌期的上皮空泡。

5.2　子宫内膜正常组织学

受卵巢激素刺激的性质和强度的影响，正常子宫内膜持续发生复杂的变化。本章节旨在探讨正常非妊娠子宫内膜的形态学表现，并从以下 3 个方面进行详细描述：首先讨论区域性变化，然后分别讨论子宫内膜的各个组织部分，最后在前两个方面的基础上，讨论一生中子宫内膜所发生的时相性组织学改变。

5.2.1　区域性变化

从形态学上，可将子宫的黏膜层分为 2 个区域：子宫下段黏膜和子宫体黏膜。子宫下段黏膜（峡部）一般比子宫体黏膜薄，腺体和间质对激素刺激的反应

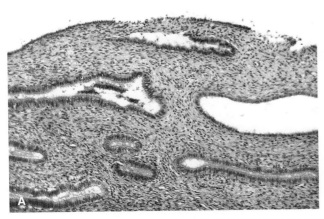
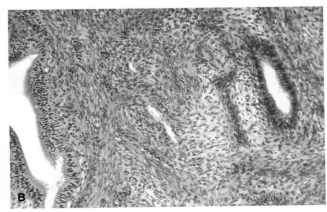

图 40.19　子宫下段的腺体和间质，可为子宫颈管和子宫体的杂交性表现，或由两者的腺体和间质混合构成。A. 子宫下段的间质有纤维化表现，但细胞比典型的子宫颈间质更丰富。B. 在子宫下段的一个区域内可见相邻的一个子宫内膜腺体和一个子宫颈管腺体

缓慢，其发育水平也落后于子宫体黏膜。子宫颈管黏膜逐渐过渡为子宫下段黏膜，在子宫内膜刮除标本中，子宫下段的腺体和间质均出现子宫颈管内膜 – 子宫内膜杂交性表现，这是识别该区域的特征（图40.19）。

子宫体黏膜是子宫内膜的主要部分，正常情况下对激素刺激具有完全反应。此区的黏膜可分为 2 层：最底层为基底层，其上为功能层。基底层紧邻肌壁，腺体增殖活性弱，间质由致密的梭形细胞构成（图40.20）。基底层与肌壁的交界面不规则，平滑肌与内膜间质相互交错、融合（图 40.21）。当这种不规则交错非常明显时，会使人误认为内膜组织病理性定位于肌壁内，这种假象在评估子宫内膜癌是否存在表浅层肌壁浸润时尤其需要注意，相比之下，是否混淆为腺肌病则显得不是那么重要。尽管基底层不明显、活性低、呈未分化表现，但对于内膜的整体功能至关重要，这是因为基底层是子宫内膜的"储备细胞层"。大部分功能层在月经期间脱落后，或因刮除术而丢失后，基底层和残余的深部功能层负责内膜的再生。子宫下段剩余的上皮也参与此再生过程 [123]。

在整个月经周期中，基底层的形态相对稳定。具体来说，腺体一般表现出较弱的增殖活性，核拉长、假复层、致密深染，核分裂象罕见。更重要的是腺体无分泌性改变（图 40.20），间质细胞为梭形，无蜕膜样变。但在妊娠后半期，基底层也会出现相应的改变，包括腺体的分泌性改变和间质蜕膜化。在刮除标本中，不要将基底层误认为功能层，这一点非常重要，否则会做出子宫内膜增殖活性低的判断。

功能层的不断变化是正常子宫内膜的特征。依据在月经周期的黄体后期和妊娠期内不同的形态学表现，将功能层分为致密层和海绵层。除非有特别说明，在后文中，"子宫内膜"这一术语专指功能层。

5.2.2 子宫内膜的组成成分

正常子宫内膜由上皮成分（表面上皮和腺上皮）和间质成分（间质和脉管）组成，在生育期内，大致以月为周期，这些成分同步顺序发生增殖、分化和崩解。

上皮成分 子宫内膜腺体和表面上皮均由 4 种不同形态的细胞构成，其中 2 种形态为同一细胞的不同功能亚型。

增殖细胞和基底型细胞 功能层的基底型细胞和增殖细胞形态相似。细胞都有高核质比，拉长的"腊肠样"深染核，核仁不明显。细胞质稀少，一般为嗜碱性至双染性（图 40.20，图 40.32）。处于增殖期时，功能层腺体的构成细胞常见有丝分裂。当上皮以增殖细胞为主时（如增殖期子宫内膜），核呈假复层排列。

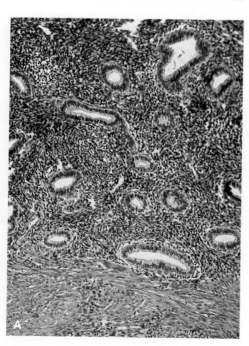
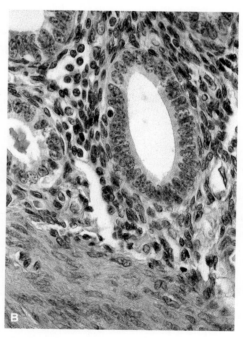

图 40.20　A 和 B. 子宫内膜基底层。整个月经周期中，基底层增殖活性弱。因此，用于分期的内膜碎片必须含有表面上皮

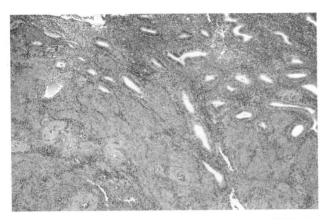

图 40.21　子宫内膜 – 子宫肌层交界面不规则。在评估腺癌是否浸润表浅肌层时，此现象是必须考虑的问题

分泌细胞　子宫内膜的细胞质分化特征是无黏液分泌。排卵后不久，增殖细胞的核下出现分泌物聚集，这些分泌物逐渐向核上移动，最终释放入腺腔。此连续性变化过程形成 2 种容易识别的分泌细胞类型：空泡分泌细胞和无空泡分泌细胞（图 40.32B，图 40.33C）。空泡分泌细胞的核可能与增殖期细胞相似，而无空泡分泌细胞的核与未分化的增殖期细胞有明显差异。增殖期细胞的核拉长、致密深染，而无空泡分泌细胞的核为圆形，空泡状，染色质分布均匀，有时可见明显的核仁，其细胞质均匀一致，嗜酸性强度中等，腔缘面常破碎（见图 40.33C）。

还存在另一种分泌细胞类型，其形态非常类似于输卵管的分泌细胞，核拉长，染色质粗糙，有中等量的致密嗜酸性细胞质，腔面侧细胞质内可见类似大汗

腺的圆形空泡。这种细胞常见于表面上皮，偶也可见到完全由这种细胞构成的子宫内膜腺体。实际上，其中一些可能是"耗竭"的纤毛细胞。

纤毛细胞　子宫内膜标本中总会有纤毛细胞，推测可能由基底型细胞分化而来。子宫峡部的纤毛细胞更明显，此外，在增殖期内纤毛细胞也会变得更明显[124-125]。

纤毛细胞的胞核圆形、核形光滑、空泡状，染色质细颗粒状（图 40.22）。尽管在整个纤毛细胞的发育过程中，细胞核的特征保持相对恒定，但是纤毛细胞的形态和位置随着纤毛形成阶段的功能变化而变化。最早能辨认的纤毛细胞邻接腺体基底膜，大致呈锥形，细胞质透明，核圆形，居中。常规染色时，细胞质内可见含有嗜酸性原纤维性物质的圆形细胞质区；电镜观察，此区域为细胞质内纤毛。当纤毛细胞生长到达腔表面时，纤毛暴露于腺腔内。最初，纤毛细胞的腔面凹陷，但随着细胞继续发育，表面开始凸起，最后，纤毛可像局浆分泌一样断裂。此期的纤毛细胞呈梭形至梨形。当纤毛细胞成分为腺体的优势细胞时，曾称为"纤毛细胞化生"和"纤毛细胞变"。

整体腺体　正常子宫内膜腺体的衬覆细胞（见上文）排列形成单层立方状和柱状上皮，增殖期时呈假复层。增殖早期，腺体直、腺腔窄（图 40.23）。从增殖中期开始一直到整个周期结束，腺体弯曲程度不断增加，但并不形成分支。最终形成分泌晚期和月经期的锯齿状腺体。表面上皮主要由顶浆分泌样分泌细

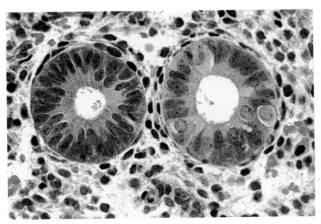

图 40.22　增殖期，右侧腺体中可见纤毛细胞。3 点处见典型的纤毛细胞，细胞圆形，细胞质透明，纤毛尚未伸向腺腔。其他的纤毛细胞呈锥形

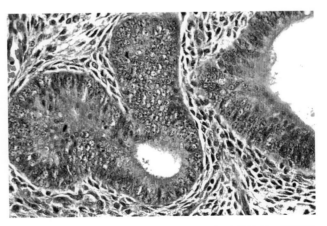

图 40.23　增殖期腺体和间质。注意间质细胞核拉长，而不是圆形，这种拉长的间质细胞核并不少见

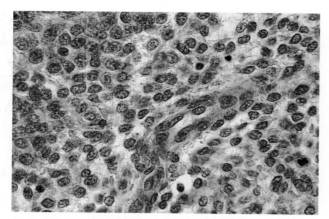

图 40.24 增殖期子宫内膜间质细胞，细胞质稀少，难以辨认，核常为圆形（与图 40.25 比较）。间质中可见管状薄壁血管

胞和纤毛细胞组成，在整个周期中的表现相对稳定。

间质成分

细胞成分

子宫内膜间质 子宫内膜间质细胞是间质的主要细胞成分，在月经周期的不同阶段，其形态表现有很大变化。增殖早期，间质细胞较小（大小与中性粒细胞相似），细胞质少而不明显，核卵圆形至梭形，深染（图 40.24）。随着月经周期的进行，间质细胞逐渐变长，细胞质增多。从增殖晚期到完全进入分泌期这一阶段，电镜显示细胞内粗面内质网增多，细胞质内和细胞质外胶原均增多。到接近分泌末期时，血管周的间质细胞变圆，细胞质更加丰富，形成空泡状核，偶见明显的核仁，胞界更加明显，整个子宫内膜间质逐渐变为成片的多角形细胞，这些细胞边界清楚、细胞质丰富、核居中，呈泡状（图 40.25）。

这是一种特殊的米勒型间质转化，充分发育时称为蜕膜化（如妊娠期），部分发育时称为前蜕膜化（如月经期的分泌晚期）[126]。超微结构观察，蜕膜细胞的细胞质丰富，其内充满扩张的粗面内质网、高尔基体和明显的小线粒体。蜕膜细胞形成基板，有复杂的细胞间交错突起和紧密连接。由于细胞间基质聚集，细胞间可见明显的边界[127]。

蜕膜是特化的妊娠期子宫内膜，对孕卵着床、以及调节胎儿胎盘单位与母体之间的关系具有重要作用。蜕膜可分泌多种产物，包括催乳素、松弛素、肾素、胰岛素样生长因子和胰岛素样生长因子结合蛋白，这些产物参与母体胎儿界面的旁分泌和自分泌调节[13,128]。简而言之，妊娠期子宫内膜的功能类似于内分泌器官。此外，蜕膜细胞具有吞噬能力，参与了种植部位胶原骨架的分解[112]。

淋巴造血细胞 子宫自然杀伤细胞（uNK）以前称为"间质粒细胞"，是子宫间质细胞成分中占第2位的细胞成分，在分泌晚期和妊娠期最明显[129]。uNK 为圆形细胞，两叶核，细胞质淡染，内含嗜酸性颗粒，其免疫表型不同于血中的 NK 细胞。uNK 细胞的数量似乎与周围间质的前蜕膜化或蜕膜化程度成正相关，因此，Noyes 将 uNK 细胞的数量用于月经周期所处时间的诊断。正是由于存在这种密切的相关性，一些研究者认为，uNK 细胞参与了人类妊娠过程中的滋养层浸润和螺旋动脉改建的调控，这种密切的相关性也表明，在分泌晚期和蜕膜化的早期，uNK 细胞对于蜕膜化的发生和维持均具有重要作用。另一方面，uNK 细胞的死亡可能是月经期子

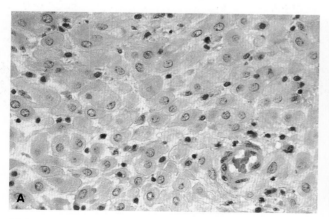
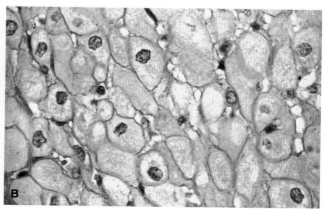

图 40.25 A 和 B. 显示妊娠期内的典型间质蜕膜反应，有丰富粉染的细胞质和清晰的细胞边界

宫内膜崩解的早期事件[130-133]。

子宫内膜还含有其他白细胞成分，其确切构成取决于月经周期时相，包括中性粒细胞和嗜酸性粒细胞（月经期之前这两种细胞都非常少）、巨噬细胞、肥大细胞和 T 淋巴细胞（存在于整个月经周期，但在月经期前数量增多）[13,133-134]。正常子宫内膜的基底层常可见淋巴滤泡（图 40.26）。

浆细胞恒定出现于产后子宫内膜标本中，同时也是多种疾病的相关特征（如子宫内膜息肉、子宫内膜癌等）。传统观点认为，除上述疾病外，子宫内膜中正常情况下不会出现浆细胞，如果出现，则提示为（常为亚临床型）子宫内膜炎。当浆细胞大量出现时，这种考虑是合理的，但有些研究对浆细胞散在出现的临床意义提出了质疑[135-136]。事实上，流式细胞术研究发现，子宫内膜标本中可以存在少量 B 淋巴细胞和浆细胞[133]。

在受雌激素刺激后，子宫内膜间质内偶可见到核为豆形、细胞质含有丰富脂质空泡的细胞，这些细胞称为间质泡沫细胞，可能属于变异的子宫内膜间质细胞（图 40.27）。在炎症浸润时，尤其是由外源性物质（如角质）引起的炎症时，可以见到具有相似形态的泡沫细胞。

网硬蛋白支架　子宫内膜间质细胞合成网硬蛋白支架，月经周期中，随着子宫内膜的发育，网硬蛋白支架越来越致密；到分泌晚期，每个子宫内膜间质细胞都陷入网硬蛋白中；到月经期，网硬蛋白支架溶解。增殖中期和分泌晚期，间质细胞的间隙内富于高分子量糖胺聚糖。

血管成分　子宫内膜放射状动脉来自子宫肌层的弓形动脉系统。在放射状动脉向宫腔走行的过程中发出基底动脉，然后发出子宫内膜的螺旋动脉。基底动脉对类固醇激素无反应。受激素水平变化的刺激，螺旋动脉发生增生，在月经周期的黄体期时发生间歇性收缩[137-138]。

血管生成即新血管形成，是月经周期、胎盘植入和随后妊娠过程的关键事件。就月经周期而言，月经期破坏的血管需要修复，随后在增殖期内血管快速生长，分泌期内螺旋动脉进一步发育，为完成整个周期，血管系统崩解，从而进入月经期[13]。所有这些阶段都受到激活因子和抑制因子的密切调控[139-142]。

胎盘植入和妊娠期间，血管生成过程负责构建胎儿胎盘单位与母体血液循环之间的联系。此过程涉及胎盘床处广泛的螺旋动脉改建，最终形成子宫 – 胎盘血管[142,144]。

超微结构特征和免疫组织化学　子宫内膜的透射电镜和扫描电镜相关研究文献很多[115,145-146]。需要提到的是，分泌早期腺细胞有两个明显的超微结构特征：巨大的线粒体复合体[142]和核仁管道系统[147]。这两个特征似乎是子宫内膜腺细胞在排卵后最早出现的形态学变化。

正常子宫内膜和子宫颈管上皮的免疫组织化学特征有所不同。子宫内膜腺体表达高、低分子量角蛋白

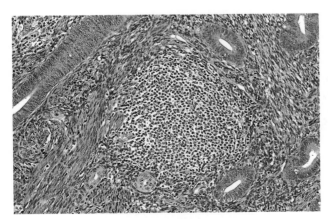

图 40.26　淋巴滤泡。无其他明显异常表现的子宫内膜中有可能见到淋巴滤泡。只有淋巴滤泡大量出现，并伴有浆细胞时，才具有病理意义

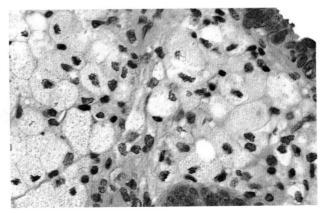

图 40.27　间质泡沫细胞。这些细胞最可能是变异的间质细胞。炎症背景中的间质泡沫细胞可能是巨噬细胞

和 vimentin，偶可表达 CEA；而子宫颈管上皮表达 CEA，不表达 vimentin 和低分子量角蛋白[99]。CD10 在子宫内膜间质和中肾管残余组织中呈典型的强阳性表达，而在子宫内膜腺体和子宫颈管腺体中为阴性表达。正常平滑肌细胞偶可表达 CD10，约 40% 的平滑肌瘤含有 CD10 阳性细胞，但一般为灶性表达。内膜间质细胞和平滑肌细胞均表达 vimentin、MSA、SMA 和 Bcl-2。平滑肌细胞特征性表达 desmin 和钙调蛋白结合蛋白，而子宫内膜间质细胞不表达。desmin（或钙调蛋白结合蛋白）和 CD10 联合检测有助于鉴别平滑肌肿瘤和子宫内膜间质肿瘤。

子宫内膜产生多种分泌性蛋白，这些蛋白所具有的局部细胞信号功能对于子宫内膜和胚胎的发育具有重要作用。相关的研究文献非常多，并在持续更新中，这方面的内容已超出本章的范畴，有兴趣的读者可参阅相关文献[13,113,148-151]。

5.2.3 时相变化

一些部位的上皮形态不会发生改变，如阴道或胃肠道黏膜，这些部位的上皮形态在整个细胞生命周期内基本保持不变，但子宫内膜的形态存在显著的时相性变化。生育期内的子宫内膜变化呈周期性，与其他年龄段相比，也更为显著。女性的生命周期可分为新生儿期、初潮前期、围初潮期、生育期、围绝经期和绝经后期等 6 个阶段，各个阶段内子宫内膜的变化有所不同[113,152-153]。

新生儿期 由于出生时循环内存在高水平的母体和胎盘激素，新生女婴的生殖器官会出现暂时性的早熟发育。子宫内膜可出现较好的发育状态，具有增殖期表现，少数会有分泌期表现。这些改变在 2 周内消退，并在初潮前期开始之前一直保持激素静止状态。静止阶段内的子宫内膜薄，腺体和梭形间质均处于静止状态。罕见情况下，卵巢发生的雌激素分泌性病变（滤泡囊肿、性索 – 间质肿瘤）可导致内膜异常生长，并可导致子宫异常出血，这属于假早熟综合征的范畴，此时的子宫内膜表现为增生状态。这种现象表明，此阶段子宫内膜的无活性状态是缺乏激素刺激的继发表现[10]。

初潮期 子宫的首次出血（初潮）是标志着生殖系统成熟的诸多变化之一。在美国，初潮年龄一般发生于 12 ~ 15 岁。与生育期相比，围初潮期有两个特征，一是单次月经周期的时长变化更大，二是可出现无排卵周期[153]。此期常表现为紊乱增殖性子宫内膜（参见"紊乱增殖性子宫内膜"部分）。

生育期 生育期的特征是大约每月发生一次规律的月经周期，以月经出血为结束标志[154-155]。在月经周期的前半段内，卵巢分泌的 E2 占优势，诱导子宫内膜增殖。月经周期的后半段（始于排卵后），孕酮和雌二醇均占有优势，两者共同作用，诱导子宫内膜腺体分泌和间质前蜕膜化。随黄体激素支持的撤退，内膜脱落，进入下一个周期。妊娠时，规则的月经周期中断，妊娠结束后，月经周期很快恢复。

与月经周期形态学显著变化相关的类固醇分子及其受体的生物化学特性曾是研究的热点[156-158]。类固醇分子具有疏水性，很容易通过细胞膜弥散并自由进入所有细胞。子宫内膜、阴道黏膜和其他类固醇敏感组织具有亲和力高、特异性高、饱和度低的 E2 受体（ER）和 PR，因此它们均是这些激素的靶器官。核内没有 ER 和 PR 的细胞对这 2 种激素无反应。子宫内膜除了对循环激素具有高度反应性外，还可合成一些特殊的物质，如糖蛋白，这些物质可作用于下丘脑 – 垂体 – 卵巢轴和子宫内膜本身。本章不会对激素的调节进行详细描述，本章末尾的参考文献中包括了几篇非常优秀的综述，供有兴趣的读者参阅。激素调节的大致过程如下：类固醇分子与相应的受体结合形成类固醇 – 受体复合物，后者与非组蛋白性核蛋白结合，这种结合所产生的净效应导致 DNA 依赖性 RNA 转录发生质和量的改变，进而改变蛋白质生物合成的类型。此外，特定靶细胞所发生的反应取决于类固醇信号所激发的特异性生长和分化途径。子宫内膜是这种持续性激素刺激信号的主要靶器官。在激素刺激下，子宫内膜在正常月经周期内发生明显的形态学改变，同时还合成蛋白质，参与下丘脑的反馈调节、胎盘激素的分泌调节、巨噬细胞的调节，并在月经之后再生。

5.2.4 正常月经周期子宫内膜形态学

月经周期第 1 天通常以月经来潮的第 1 天作为标志。月经期一般不超过 5 天，随后进入增殖期，增殖期的时长差异很大（9 ~ 20 天），平均 10 天。排卵之后进入分泌期，此期的时长较为一致，具有可预测性、腺体和间质的改变具有特征性。传统观点认为，分泌期持续时间恒定（14 天），这也成为子宫内膜分期的基础。由于血清激素测定具有很高的敏感性和特异性，目前很少因不孕症检查而要求外科病理医师对子宫内膜进行分期。但由于多囊卵巢综合征、功能性

子宫出血和医源性激素的使用非常普遍，所以，对外科病理医师而言，识别排卵的发生时间，以及子宫内膜对不同激素刺激的正常反应，仍然非常重要。下文中将对正常月经周期内子宫内膜的改变进行简要描述，更为详细的信息请参见配图（图 40.28，图 40.29，表 40.3）[112-113,123,159-161]。

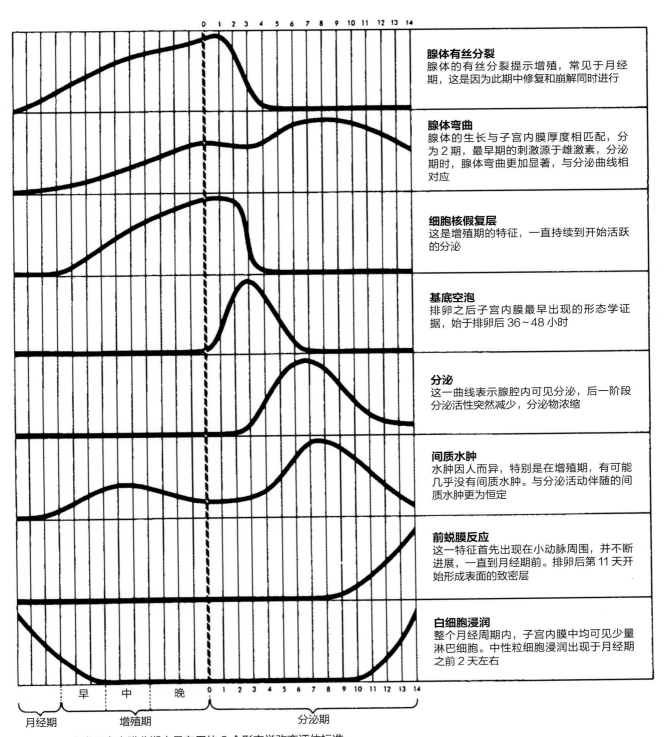

图 40.28　人类子宫内膜分期中最有用的 8 个形态学改变评估标准

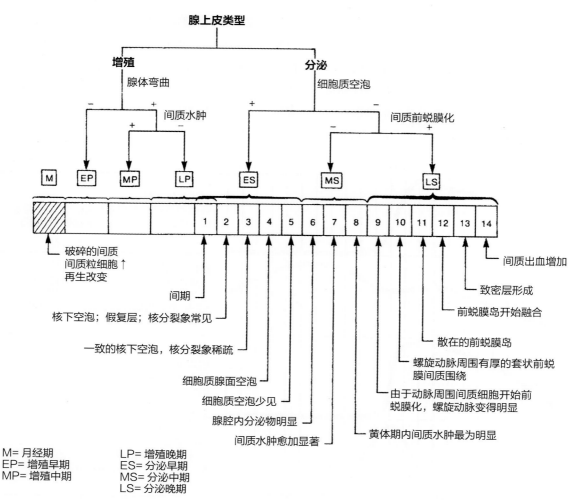

腺上皮类型

增殖 — 腺体弯曲 — 间质水肿

分泌 — 细胞质空泡 — 间质前蜕膜化

M EP MP LP ES MS LS

1 2 3 4 5 6 7 8 9 10 11 12 13 14

破碎的间质
间质粒细胞↑
再生改变

间期

核下空泡；假复层；核分裂象常见

一致的核下空泡，核分裂象稀疏

细胞质腺面空泡

细胞质空泡少见

腺腔内分泌物明显

间质水肿愈加显著

黄体期内间质水肿最为明显

由于动脉周围间质细胞开始前
蜕膜化，螺旋动脉变得明显

螺旋动脉周围有厚的套状前蜕
膜间质围绕

散在的前蜕膜岛

前蜕膜岛开始融合

致密层形成

间质出血增加

M= 月经期
EP= 增殖早期
MP= 增殖中期
LP= 增殖晚期
ES= 分泌早期
MS= 分泌中期
LS= 分泌晚期

图 40.29 子宫内膜分期的决策树

增殖期（卵巢的卵泡期） 增殖期是指从上次月经期末直到排卵。雌激素水平升高，导致子宫内膜的腺体、间质和血管同步增生。增殖期的前 1/3 阶段（增殖早期），这 3 种成分生长速率协调一致，因此血管和腺体没有弯曲。几天后，腺体和血管的生长超过了间质，管状结构变得弯曲（增殖中－晚期）（图 40.30）。

腺体内衬核分裂活跃的假复层柱状细胞。细胞核质比高，染色质致密（图 40.31），核分裂象易见。整个增殖期（甚至分泌早期）均可见到这种细胞。10~11 天后，开始出现不规则的核下空泡。增殖期的最后 2 天内，有丝分裂活性降低，腺体弯曲更加明显，空泡易见。

间期是指从排卵到出现均匀的空泡细胞之间的 48 小时。均匀的空泡细胞是排卵后（POD）2 天的指

征。此期可见核分裂象，细胞核保持增殖期的特征。

分泌期（卵巢的黄体期） LH 的大量释放促使排卵，在 28 天的月经周期中，FSH 和 LH 的同步释放于第 14 天达到峰值。大约在此峰值后的第 10~12 小时排卵。从上次月经到本次排卵的间隔时间取决于滤泡期的持续时间。垂体激素的释放引发一系列复杂事件，导致成熟的三级卵泡释放卵母细胞，残余的卵泡转化为黄体，并分泌雌二醇和大量孕激素。黄体期即卵巢黄体生物合成的持续时间，相当于子宫内膜分泌期的时间。卵巢和子宫内膜的黄体期平均持续 14 天，但个体间差异可非常明显（参阅后文"月经周期时间与外科病理诊断的关系"的相关章节）。

子宫内膜在经雌激素预处理并发生增殖的基础上，受雌激素和孕激素的协同作用影响而出现特征性的反应。分泌期子宫内膜的形态学改变可分为 4 个

表 40.3	

子宫内膜分期的决策树

当前是什么类型的腺体？

A. 增殖期（增殖早期、增殖中期、增殖晚期、间期）
　腺体是直的还是弯曲的？
　　直的：增殖早期
　　弯曲的：增殖中期，增殖晚期，间期
　有无间质水肿？
　　有：增殖中期
　　无：增殖晚期，间期
　有无散在的核下空泡，且出现均匀的核下空泡的腺体少于 50%？
　　无：增殖晚期
　　有：间期—符合 POD 1，但不具有诊断意义
B. 分泌的腺体—空泡形成（分泌早期）
　POD 2：出现一致的核下空泡，导致核的假复层更明显（超过 50% 的腺体出现核下空泡）；核分裂象常见
　POD 3：核下空泡和核均匀排列；散在核分裂象
　POD 4：空泡朝向腺腔；核分裂象稀少
　POD 5：空泡稀少；腺体向腺腔分泌；细胞呈现无空泡性分泌外观
C. 无空泡的分泌腺体（分泌中期、分泌晚期、月经期）
　间质有无前蜕膜反应？
　　没有：分泌中期
　　POD 6：分泌显著
　　POD 7：开始出现间质水肿
　　POD 8：间质高度水肿
　　有：分泌晚期，月经期
　　有无间质破碎？
　　　没有：分泌晚期
　　　POD 9：螺旋动脉开始明显
　　　POD 10：螺旋动脉周围有厚的套状前蜕膜间质围绕
　　　POD 11：浅表的致密层出现前蜕膜岛
　　　POD 12：前蜕膜岛开始融合
　　　POD 13：表面前蜕膜岛融合；间质粒细胞明显
　　　POD 14：间质红细胞外渗；间质粒细胞明显
　　　有：月经期
　　　间质破碎，出血
　　　血管内纤维素血栓形成
　　　间质粒细胞明显
　　　多形性表现
　　　月经晚期：再生改变明显

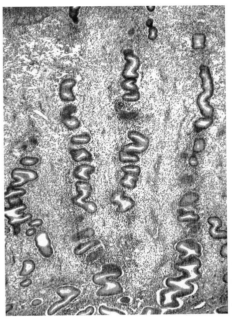

图 40.30　增殖中期子宫内膜。腺体发育同步，出现早期弯曲

　　分泌中期是排卵后第 5~9 天，此期的子宫内膜表现为分泌性腺体显著扭曲，细胞质内没有空泡，背景为水肿的梭形细胞间质。这是腔内分泌物最为明显的阶段，整体表现为腺体拥挤[162]，不要误诊为单纯性增生。分泌细胞的核为圆形，略呈空泡状，这不同于分泌早期的细胞（图 40.33）。分泌晚期（排

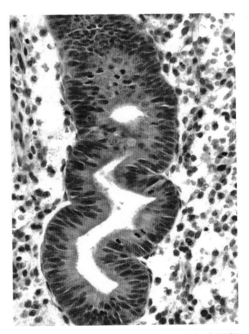

图 40.31　高倍镜观察增殖期腺体。细胞呈假复层排列，具有特征性的核拉长和染色质致密

阶段：间期、分泌早期、分泌中期和分泌晚期（图 40.29）。分泌期最初的 24~36 小时，尽管有散在的、不一致的核下空泡出现，但是大部分子宫内膜仍然保持增殖晚期的静止形态。这种在形态学上不能确定所处时期的子宫内膜称为"间期"内膜。光镜水平可以确定为已经发生排卵的第 1 个形态学表现是 50% 以上的内膜腺体出现一致的核下空泡，当子宫内膜标本中出现这一特征时，可以除外无排卵周期。之后的数天内，这些空泡从核下迁移至核上。排卵后第 5 天，大多数分泌物已排入腺腔，因此，分泌早期（排卵后 2~5 天）的形态学标志是空泡化的腺体（图 40.32）。

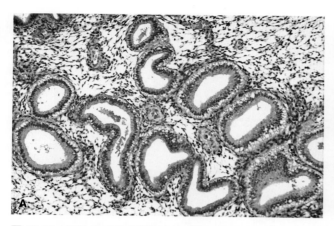
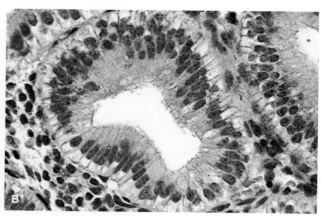

图 40.32　A 和 B. 分泌早期子宫内膜，见核下空泡。核染色质仍较致密，与增殖期相同，均匀的细胞质空泡是识别分泌早期最有用的标志

卵后 10~14 天）最明显的特征是间质前蜕膜化。具有诊断意义的间质改变是螺旋动脉变得更加明显。排卵后第 10 天，螺旋动脉周围出现袖套状的前蜕膜细胞，此现象最先出现于靠近内膜表面的血管周围（图 40.34），之后，表浅的致密层内出现岛状前蜕膜细胞。排卵后第 13 天，这些前蜕膜细胞岛开始融合。一些研究者认为，uNK 细胞的浸润密度与月经开始

时间的关系更为密切[163]，但前蜕膜化的范围与间质 uNK 细胞的浸润程度大致成正比。分泌晚期与分泌中期的腺体没有明显区别，内衬无空泡的分泌细胞，核圆形、泡状。在分泌晚期的最后几天内，腺体呈锯齿状外观，有时称为分泌耗竭现象。随分泌晚期继续发展，细胞开始发生凋亡，间质巨噬细胞内出现凋亡小体聚集。

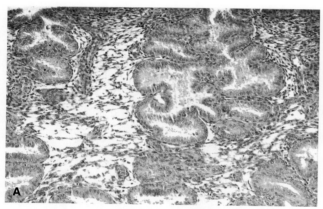
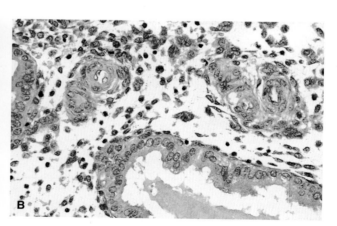
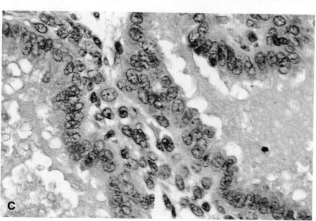

图 40.33　分泌中期子宫内膜，显示此期的标志。A. 腺体极度弯曲，间质水肿。B. 较 A 图放大倍数稍高，水肿的间质内可见弯曲的螺旋动脉。血管周围无前蜕膜反应。C. 高倍放大。可见分泌中期特征性的圆形空泡状核（与图 40.22 中的增殖期核对比）

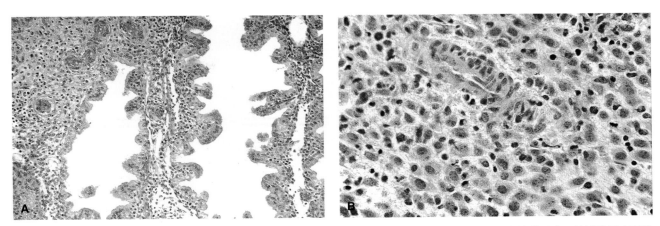

图 40.34　分泌晚期子宫内膜。A. 低倍放大。腺体的锯齿状外观反映其弯曲程度。B. 间质细胞发生前蜕膜反应。前蜕膜反应开始于螺旋动脉周围，这种反应可以鉴别分泌中期和分泌晚期的子宫内膜

月经

月经期（月经周期第 1～4 天）　伴随黄体退化，雌激素和孕激素突然撤退，引发月经出血。引发和控制月经出血的分子事件非常复杂，而光镜表现相对简单[164]。月经出血的第 1 天（月经周期第 1 天），子宫内膜薄而致密，由基底层（相对于充分发育的分泌性子宫内膜而言）和明显皱缩且致密的功能层构成。在整个月经周期中，基底层的组织学形态保持相对稳定。功能层变薄的主要原因在于细胞外液减少。功能层腺体和间质的断裂和破碎被描述为间质崩解。血管和间质内出现纤维素性血栓。由于间质的崩解和塌陷，腺体彼此靠近，形成类似增生的假象，同时，腺体退变具有非典型性，背景中可见到坏死物，这些表现可能类似恶性肿瘤（图 40.35）。这种情况下要注意一个原则：当缺乏保存完好的腺体和间质时，不要作出恶性诊断（图 40.36）。

月经期的第 2～3 天，子宫内膜开始修复，第 4～5 天修复完成。一些人认为，这种早期的修复不依赖雌激素，类似于血管系统最初阶段的再生[165-166]。绝大多数女性月经第 1 天的血流量约为总经量的 50%[108,161-162]。

受孕月经周期中子宫内膜的黄体期形态　胚泡植入发生于分泌中期（排卵后 6～8 天）。胚泡的植入会导致腺体分泌重新出现，间质水肿持续存在。此期之后的活检标本表现为显著的腺体分泌（非受孕周期的腺体分泌减弱）、间质水肿和间质前蜕膜化[167-168]。

受孕黄体期的排卵 14 天之后，发育中的前蜕膜逐渐转变为蜕膜，并于妊娠第 1 个月末完成。完全成熟的蜕膜反应具有鲜明的特征，表现为呈铺路石样片状排列的上皮样细胞，这些细胞边界清楚，核居中，空泡状（图 40.25）。功能层表浅部分的腺体受挤压，内衬上皮变扁平，类似于内皮细胞，这个致密的片状区域为致密层，其下的海绵层内含锯齿状腺体，仍具有分泌特征。海绵层的许多腺上皮细胞核增大，并常有非典型性核特征，接近于 AS 反应中所见（图 40.37）。uNK 细胞散在分布。蜕膜细胞可存在明显的核多形性和细胞学非典型性，这种表现在胎

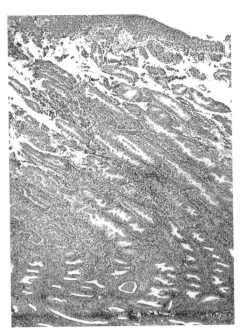

图 40.35　月经期子宫内膜，低倍放大。图下方为无反应的基底层，靠近表面的功能层正在崩解

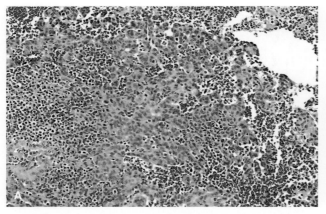

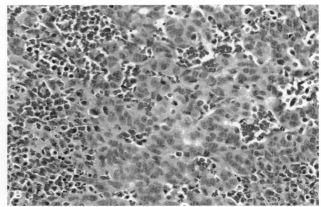

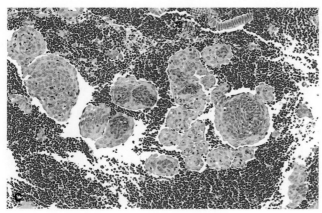

图 40.36　间质崩解，崩解的子宫内膜可能类似于子宫内膜恶性病变。A. 崩解的间质细胞碎片可能类似于子宫内膜间质肿瘤。B. 高倍镜下如果发现单个细胞坏死和炎症，则可能是崩解的非肿瘤性子宫内膜。C. 通过寻找与退变间质细胞有关的炎性上皮可以肯定这一推测。本例可见特征性的上皮包被小球

盘植入部位特别明显，此区还有中间滋养层细胞浸润。中间滋养层细胞的形态怪异，阳性表达细胞角蛋白和 hPL。过去将滋养层细胞浸润蜕膜及其下方肌壁称为"合体细胞性子宫内膜炎"，此名称并不恰当，因为这个过程与炎症无关（图 40.38）。"植入部位反应"对于宫内妊娠有诊断意义 [169]。胎盘部位反应和蜕膜的非典型性会使人联想到恶性病变，但是通过了解

临床病史，以及注意分泌性背景，可与腺癌相鉴别。

蜕膜反应的发生是高水平孕激素刺激导致，因此也可见于宫外（异位）妊娠、孕激素药物治疗以及与妊娠无关的持续性黄体（如黄体囊肿）。所以，宫内妊娠的诊断需要满足如下 2 个条件中至少 1 个：①见到绒毛；②中间滋养层细胞伴有增大的玻璃样变的血管或纤维素样基质碎片 [169]。

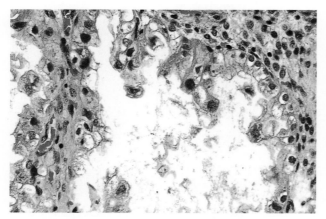

图 40.37　妊娠期子宫内膜。腺体内衬细胞核增大，深染，具有 Arias-Stella 反应特征

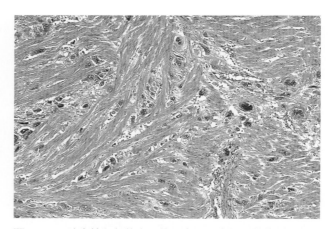

图 40.38　胎盘植入部位之下的子宫肌层内可见滋养层细胞浸润，不要误认为妊娠滋养细胞疾病

罕见情况下，在刮宫组织中见到滋养层组织也不能排除异位妊娠，这是一件非常麻烦的事情，因此，如果临床高度怀疑异位妊娠，即使检见绒毛膜绒毛或植入部位反应，也不能完全除外异位妊娠的可能[170]。

在子宫内膜标本中，若出现透明变的蜕膜呈袖套样围绕在硬化扩张的螺旋动脉周围时，高度提示曾有宫内妊娠。这些蜕膜细胞的核常退变、深染、模糊不清，血管内常有血栓形成。这种表现称为胎盘部位复旧不全，可导致产后出血[171]，出血原因可能是这些有重度改变的血管失去收缩能力。经过一段时间之后，透明变性灶收缩，细胞核可消失，残留一个小的粉色瘢痕，类似于卵巢的闭锁卵泡。这种独特的改变曾称为"孕斑"，可在基底层存在许多年。具有中间滋养层细胞特征的相似病变还包括胎盘部位结节（PSN）和胎盘部位斑块[171]。PSN 或胎盘部位超常反应偶可与胎盘部位滋养细胞肿瘤（PSTT）或上皮样滋养细胞肿瘤（ETT）等妊娠滋养细胞肿瘤（GTT）相混淆。常规 HE 染色的形态学表现有助于 PSN 与各种斑块性病变的鉴别，免疫组织化学检查对诊断也很有帮助。近 20 年的研究发现，中间滋养层细胞不仅参与胎盘植入过程，还参与建立胎儿与母体的血流连接。中间滋养层细胞有独特的免疫表型，其中部分与 GTT 细胞有重叠。胎盘部位超常反应的特征是单个细胞浸润、正常结构保存、无核分裂象。PSTT 的特征是瘤细胞融合成片、核分裂活跃、破坏正常结构。所有滋养层细胞均表达广谱细胞角蛋白，因此，这种标记仅能显示滋养层细胞，而不能预测病变的侵袭潜能。Kurman 等建立了一种用 hPL、p63 和 Ki-67 联合检测来评估 PSN 和滋养细胞肿瘤的方法，简述如下，胎盘部位超常反应的中间滋养细胞 hPL 阳性、p63 阴性、Ki-67 指数低于 1%，PTT 除了 Ki-67 指数更高以外，具有相同的免疫组织化学特征。PSN 的中间滋养细胞 hPL 阴性、p63 阳性、Ki-67 指数低于 10%。ETT 有时会与 PSN 混淆，但是其 Ki-67 指数高于 10%。PSN 有时与鳞癌难以区分，PSN 表达 inhibin 和 CK18，鳞癌均阴性，此特征有助于鉴别[172-174]。

高孕激素状态（特别是妊娠时）有时会导致一种特殊的腺体改变，此现象最早由 Arias-Stella 于 1954 年描述，现在这种改变以他的名字命名[175-176]。这种改变最常见于子宫内膜腺体，偶尔也见于子宫内膜异位症和子宫腺肌病组织内，此外还可见于子宫颈管腺体、输卵管上皮、或息肉内腺体。AS 现象特征性表现为灶性致密排列的腺体极度扭曲和塌陷，导致内衬上皮形成明显的乳头状皱褶，上皮细胞核表现为明显的多形性和深染，典型的核明显模糊不清，细胞质可显著空泡化和透明（透明细胞），或强嗜酸性（暗细胞）（图 40.37），不同区域内可以其中一种细胞类型占优势。有时腺体内衬的嗜酸性细胞可呈鞋钉样。AS 反应中，核分裂象罕见。其他区域的子宫内膜常存在提示孕激素刺激的改变，如分泌性腺体和间质的蜕膜反应。

子宫内膜的 AS 反应可见多种临床状态，包括正常宫内妊娠、宫外妊娠、妊娠滋养细胞疾病和持续性黄体。一项对伴有 AS 反应患者的回顾性分析显示，其中 16% 为宫外妊娠患者。促排卵药物和孕激素药物也能导致 AS 反应[175]。

AS 反应中，腺体密集，并伴有上皮细胞显著的核非典型性，因此可能会与腺癌混淆。AS 反应的结构和细胞学特征与透明细胞癌非常相似，但很少会被误诊，原因在于 AS 反应发生于分泌性背景中，标本的其他区域可见典型的分泌性腺体和蜕膜样或前蜕膜样间质，且患者处于绝经期之前。偶可见到核分裂象，但数量非常少[177]。透明细胞癌（与其他任何癌一样）从根本上来说是一个增殖过程，其组成细胞不仅具有恶性特征，而且核分裂活跃。最重要的是子宫内膜透明细胞癌几乎只发生在绝经后女性。免疫组织化学有助于区分两者：透明细胞癌阳性表达 p53 和 Ki-67，AS 现象为阴性[178]。

妊娠期腺体的细胞核偶可显著透明，形似疱疹病毒感染（图 40.39）[179]。

子宫内膜的脉管系统　子宫内膜由妊娠早期形态向完全成熟的妊娠期状态转化的标志是内膜血管系统的发育加速，导致螺旋动脉管壁增厚（表现为横切面平均直径增加）[180-181]。

围绝经期和绝经后期　50 岁之后，随着激素功能减退，女性进入围绝经期，月经出血再次变得不规

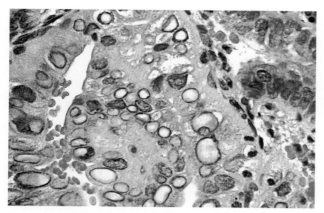

图 40.39　妊娠期子宫内膜的腺细胞核变得透明，不要误认为疱疹病毒感染

律，两次月经出血的间隔时间延长。因此，围绝经期和围初潮期的显著特征均表现为卵巢功能不稳定，并导致功能失调性（异常）子宫出血[182]。

卵巢卵泡发育和排卵的终止导致月经周期终止，女性绝经。子宫进入第 2 个不活跃期，子宫内膜的腺上皮与初潮前期一样，一般呈萎缩表现。但腺体结构和内膜的厚度存在非常大的差异。围绝经期和绝经后期的子宫内膜可有几种不同的表现形式，这一部分内容将在后文中描述。

萎缩性子宫内膜　萎缩上皮由单层扁平或立方细胞组成。无核分裂象，核质比高。虽然可见纤毛，但一般没有特异性细胞质分化。子宫内膜腺体内衬的上皮萎缩，是萎缩性子宫内膜具有诊断意义且唯一恒定出现的特征，而腺体本身可以任何形式出现，包括囊性扩张和腺体拥挤。背景为梭形细胞间质，无任何前蜕膜化或蜕膜化改变。细胞核可表现为深染固缩（如绝经后子宫内或内膜息肉）或圆胖状（如口服避孕药物时的子宫内膜）。有可能见到间质破碎（图40.40）[183-185]。

萎缩性子宫内膜见于多种临床情况。初潮前期和绝经后出现者为正常现象。生育期内出现的萎缩性子宫内膜可能与卵巢功能早衰有关，但更常见于使用激素类避孕药的患者。

弱增殖性子宫内膜　弱增殖性上皮为非复层上皮，但可出现一定程度的核假复层排列，其构成细胞体积小。与增殖活性正常的子宫内膜相比，萎缩的子宫内膜细胞缺乏核分裂象，核染色质致密，腺体排列更加杂乱。腺体外形多变，但腺体 - 间质比例几乎总保持一致，或间质所占比例稍多。间质细胞梭形，核深染固缩或圆胖。

弱增殖性子宫内膜的形态学变化与萎缩性子宫内膜相近。两者之间的不同之处仅在于上皮细胞的形态：弱增殖性子宫内膜的上皮细胞不是扁平或立方上皮。这两种子宫内膜变化发生的临床背景有很大重叠，弱增殖性子宫内膜的组织学表现介于正常增殖性子宫内膜与萎缩性子宫内膜之间。弱增殖性子宫内膜最常见于围绝经期或绝经后女性，患者的内膜仅受低水平内源性或外源性雌激素的刺激。子宫下段对激素的反应性低下，在正常月经周期的绝经前女性中，此处内膜的弱增殖活性为正常表现。

一些围绝经期女性易发生慢性间质崩解，这与不协调的激素环境和无排卵周期有关。这种情况可能导致表面上皮化生，如嗜酸性化生或乳头状化生。嗜酸性化生的特征表现为细胞增大，细胞质丰富粉染，核仁明显。乳头状化生常形成小的乳头状聚集，可导致表面上皮分层，也可脱落并漂浮于子宫内膜标本中。若细胞有非典型性表现，易被误诊为浆液性乳头状癌或与其相应的子宫内膜上皮内瘤变。免疫组织化学检测 Ki-67 和 p53 有助于鉴别，嗜酸性化生的 Ki-67 指数很低，且一般仅弱表达或局灶阳性表达 p53，而子宫内膜上皮内癌常弥漫强阳性表达这两种抗体。当从标记结果不能得出肯定诊断时，进一步观察病变的组织学表现对诊断很有帮助[186]。

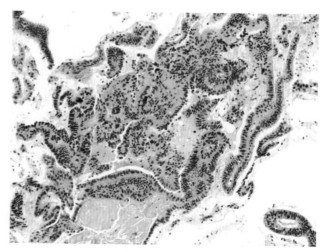

图 40.40　子宫内膜萎缩。萎缩的表面上皮有时可形成弯曲的团块，由于团块内腺体排列致密，很像增生性改变

紊乱增殖性子宫内膜　其形态学表现介于正常的增殖性子宫内膜和子宫内膜增生症之间。这种情况见于偶发无排卵周期的女性，因此最常发生于围初潮期和围绝经期的女性，在接受雌激素治疗的女性中也很常。与正常增殖相比，增生紊乱的腺体发育不同步，一些腺体呈管状，而另一些腺体或囊性扩张，或外形复杂。有可能见到腺体出芽，因此，腺体 – 间质比可增大，但一般仅为灶性改变，且不会超过 2∶1。增生紊乱的子宫内膜常见灶性腺体拥挤，但当腺体增多的区域非常弥漫，腺体 – 间质比达 3∶1 时，应诊断为子宫内膜增生症（图 40.41）。

组织学上，尽管腺体外观不同，但均内衬正常增生性细胞，核拉长、深染，大部分成假复层排列，核分裂象常可见到，有时数量很多。间质细胞呈梭形，核圆胖。没有证据表明增生紊乱会增加子宫内膜腺癌的风险。

5.3　月经周期时间与外科病理诊断的关系

当前对血清类固醇和尿促性素水平的测定技术已非常精确，因此，EMB 法不再是不孕症患者评估的主要手段。除器质性病变所导致的不孕外，作为一种检测手段，EMB 对于女性有无生育能力的鉴定并不可靠，这主要是由于功能正常的子宫内膜的形态学表现具有非常大的异质性[187-192]。

极少数情况下，EMB 仍被用于不孕症的评估，

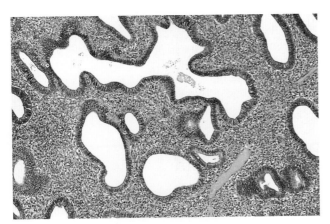

图 40.41　无排卵周期导致的紊乱增殖性子宫内膜，常见于围绝经期和正在接受雌激素治疗的女性。增生紊乱的特征为包括出芽在内的腺体非同步生长，但腺体 – 间质比例一致，或腺体所占比例稍高。这种子宫内膜生长模式介于正常增殖与增生症之间

但主要是用于确定有无排卵和证实无排卵周期（确定患者不孕是否因卵巢因素所致）。EMB 也可用于生殖道器质性疾病的检测，如子宫内膜息肉，子宫平滑肌瘤，子宫内膜炎、增生或癌[192-194]。

以下是子宫内膜分期的简化版本，当病理医师被要求对子宫内膜进行更为详细的分期时（即比增殖期、分泌早期、分泌中期或分泌晚期更为精确的月经周期时间），可以此作为参考。与形态学表现相对应的标准月经周期时间详见表 40.3 和图 40.28，图 40.29。

应用这些标准时，还应牢记一些要点。

5.3.1　形态学分期和按时间顺序分期

评估子宫内膜时，要仔细区分形态学上的排卵后日期（正常子宫内膜的形态学表现）与按时间顺序的 POD 日期，这一点很重要[112,152,195-196]。形态学分期是以评估腺体和间质的特征为基础，对子宫内膜的组织学发育过程所进行的简要划分。子宫内膜的形态学发现可用 POD 日期、月经周期时间或月经周期所处阶段来描述。例如，与特别"标准"的 POD 相对应的形态学模式被标注上日期，比如，POD 12 是指见于"标准"月经周期中 POD 第 12 天时的形态学模式。同样地，这种形态学信息也可以用周期的天数或时相来表示（如分泌晚期）。

5.3.2　子宫内膜分期的报告范围应当在 2 天以内

目前已知女性卵泡期和黄体期均存在个体差异，并非所有女性的月经周期都是标准的 28 天[197]。此外，传统的 Noyes 分期在观察者之间的重复性很低，导致这种个体差异更加明显。

Noyes 和 Haman 及随后的学者报道，当时间范围缩短为 1 天时，观察者之间形态学分期的一致性很差，而当范围扩大至 2 天时，可获得较好的一致性[154,198-201]。因此，为体现这种差异，子宫内膜分期报告应以 2 天为范围。

5.3.3　确定患者是否已经排卵

黄体晚期出现分泌晚期子宫内膜提示有排卵。但在黄体早期判断有无排卵比较困难。至少在排卵 1 天之后才会出现光镜水平可以观察到的排卵后特征性的分泌性改变。排卵后第 2 天的子宫内膜活检标本中，

功能层浅部的大多数腺体可见核下空泡，但空泡的分布可能不规则（间隔模式）。这种空泡化改变可见于增殖晚期子宫内膜和其他无分泌活性的内膜，因此不能据此诊断为有排卵。正是由于排卵后早期的子宫内膜形态学不具有诊断意义，因此一般要求在完全进入推测的黄体期后再进行子宫内膜活检，最好是在排卵后第 11～13 天。排卵的最早期形态学证据是 50% 的腺体出现一致的核下空泡，一般出现于排卵后第 3 天。

5.3.4 一些实践中需要注意的细节

在对子宫内膜进行精确分期时，有许多需要注意的细节[195]。与子宫内膜分期有关的特征存在于功能层内，因此要从被覆表面上皮的内膜组织中寻找，同时应排除基底层和子宫下段黏膜的干扰。应以发育程度最高的区域为标准来进行分期，这些区域位于表面上皮附近[195]。

对子宫内膜进行形态学分期需要具备一些必要的条件。存在如下情况时不可能进行分期：标本量不足、非月经周期性内膜（如非增殖期的无分泌性内膜）、正在接受可改变内膜形态的药物治疗的患者、子宫内膜炎患者或放置有宫内节育器的患者。也就是说，分期标准只适用于基本正常的子宫内膜。低倍镜下，子宫内膜形态应当一致（除外可预见的内膜因切片定向而产生的变化，以及不能用于分期的其他部位组织，如子宫下段黏膜、子宫颈上皮和内膜基底层），腺体没有明显的分支及出芽，也没有炎症和坏死。高倍镜下若存在明显的上皮细胞核非典型性或间

表 40.4

不孕症子宫内膜活检的病理报告内容

活检标本是否充足
　如果出现下述情况，建议重新活检：
　　标本不足
　　子宫内膜崩解和不明确的月经期（即排卵后）
　　子宫内膜崩解，已排卵但不能确定时间，临床主要考虑的问题是黄体期是否充分
描述排卵相关的证据
描述形态的一致性
子宫内膜形态分期的评估（2 天间隔）
与按时间顺序分期信息的关系
描述有无器质性疾病
　炎症
　子宫内膜息肉
　黏膜下平滑肌瘤

质内大量浆细胞浸润，也不能进行分期。

子宫内膜活检标本的病理报告内容见表 40.4。

5.4 子宫内膜－子宫肌层交界区

子宫内膜－子宫肌层交界区一般不规则，在评估子宫内膜样腺癌是否有肌层浸润，以及诊断浅表子宫内膜异位症时，应当注意此现象（图 40.21）。

5.5 凋亡与子宫内膜

程序性细胞死亡或凋亡在子宫内膜重建过程中具有重要作用（见前文）。人类和动物子宫内膜的凋亡及其激素调控是许多研究小组积极探索的内容[202-205]。

家兔子宫内膜孕激素撤退与凋亡的发生相关[206-209]。

Bcl-2 是原癌基因，最早描述于滤泡性淋巴瘤（14，18）易位。现在已经证实 *Bcl-2* 是通过抑制凋亡来延长细胞存活时间。Gompel 等通过免疫组织化学方法来检测 *Bcl-2* 在正常子宫内膜中表达[210]，他们发现 *Bcl-2* 主要在腺细胞中表达，在卵泡末期表达最高，而在分泌活性出现时消失。Maia 等发现，排卵后 *Bcl-2* 水平迅速降低，进一步证实雌激素促使 *Bcl-2* 升高，而孕激素使其降低，此外，还发现 p53 在增生期表达升高而在黄体晚期下降[211]。这些结果强烈支持子宫内膜的 *Bcl-2* 表达和细胞周期均受激素依赖性调节。

Tabibzadeh 等人探讨了 TNF-α 在凋亡诱导中所起的作用[212]。他们发现在整个月经周期中，子宫内膜上皮中不但表达 TNF 受体，还表达 Fas 蛋白，并且在基底层表达最显著。他们认为，子宫内膜上皮通过表达 TNF-α 受体和 Fas 蛋白，从而与调节凋亡的配体发生反应。

与子宫内膜正常发现相关的组织病理鉴别诊断见表 40.5。

6 子宫肌层

子宫肌层大部分由平滑肌细胞构成，但细胞外成分（如胶原和弹力纤维）也是重要的组成成分。与子宫颈或子宫体下段相比，子宫体肌层内平滑肌更丰富，而胶原和弹力纤维相对更少。这种平滑肌的分布特点与分娩时子宫颈的被动扩张相符合，分娩时，子

表 40.5			
与子宫内膜正常发现相关的组织病理鉴别诊断			
表现	**鉴别诊断**	**诊断建议**	**参考文献**
"腺中腺"是由于 DC 法的操作损伤和切向切面所产生	子宫内膜增生：卷毯效应可产生类似增生或癌的复杂结构	这种人为假象一般为局灶性，而且通常位于外周或者没有其他异常的子宫内膜功能层碎片中。注意这些上皮与正常子宫内膜腺体相同	
正常的表面上皮组织条。常见于萎缩的子宫内膜	子宫内膜增生／癌：卷毯效应可产生类似增生或癌的复杂结构	与增生和癌不同，卷曲性的萎缩子宫内膜细胞温和，核分裂不活跃	（165，185）
子宫下段	分期问题：腺体对激素的反应微弱，间质通常纤维化	仔细寻找黏液上皮，除非样本不足以进行子宫内膜分期，否则周围总会有更加典型的功能层碎片	（189）
正常基底层	分期问题：腺体对激素的反应微弱，间质处于静止状态	对子宫内膜碎片进行形态学分期时，只能以靠近表面上皮的腺体为标准	
纤毛细胞	腺癌：上皮内的纤毛细胞圆形和梨形，细胞核圆形，染色质开放，可见核仁	寻找纤毛 子宫内膜内的纤毛细胞形态多样，但每种亚群的细胞学特征保持一致	
泡沫细胞	子宫内膜炎：雌激素水平过低时，子宫内膜常可见泡沫细胞，被认为是子宫内膜间质细胞的一种分化形式	寻找浆细胞以确立慢性子宫内膜炎的诊断。子宫内膜中出现伴有泡沫状细胞质的巨噬细胞（黄瘤细胞）是慢性炎症过程的组成部分，通常是对异物或角蛋白的反应（如增殖脱落的角蛋白）	（135，213）
Arias-Stella 反应	腺癌：特别是透明细胞癌	透明细胞癌更常见于绝经后妇女 Arias-Stella 反应通常没有核分裂象，而透明细胞癌中核分裂象易见。绝经后妇女服用孕激素药物时，两者的鉴别更加困难	（174，176-177）
胎盘植入部位	妊娠滋养细胞疾病：早期妊娠与绒毛膜癌相似。出现怪异形状的滋养细胞常需要除外绒毛膜癌、葡萄胎或 PSTT 的可能性 具有临床意义的子宫内膜炎：胎盘植入部位正常可见浆细胞 – 淋巴细胞混合浸润	根据临床病史建立妊娠时间过程 绒毛膜癌由细胞滋养层细胞和合体滋养细胞混合构成，没有绒毛（PSTT 的特征） 可以发生具有临床意义的妊娠期子宫内膜炎，但以子宫内膜标本为初诊的情况罕见。在实际工作中见到的绝大多数"慢性子宫内膜炎"都是无临床意义的"生理性"表现	（135-136，213）
不规则的子宫内膜和子宫肌层连接处	子宫内膜异位症：平滑肌环绕腺体和间质	子宫内膜异位症常伴有平滑肌肥大，而不规则的交界处不出现此改变。可疑病灶内的表浅肌层倾向于不规则交界	
	癌浸润肌层：当增生性病变或癌组织使这种不规则的连接处变得更加明显时，常类似于癌组织浸润肌层。切向切面时更容易误诊	不规则交界处缺乏癌组织浸润所特有的宿主间质反应。存在子宫内膜间质或正常腺体提示为不规则交界（或者腺肌病）	
月经期子宫内膜	腺癌：腺体退变和腺体成分保存不佳，可出现"细胞学非典型" 子宫内膜间质肿瘤：变性的间质可类似伴或不伴性索间质成分的间质肉瘤	了解病史，月经期子宫内膜碎片是退变组织，无肿瘤性细胞核	
淋巴小结	子宫内膜炎	散在的淋巴小结没有临床意义。大量淋巴小结和生发中心常伴有浆细胞的出现，后者是诊断"慢性子宫内膜炎"的必备条件	

续表

表现	鉴别诊断	诊断建议	参考文献
"间质粒细胞"	急性或慢性子宫内膜炎	"间质粒细胞"或 uNK 细胞是分泌晚期子宫内膜的正常特征，最初作为 Noyes 分期的一个标准（见正文） 有临床意义的炎症特征是浆细胞易见，常伴有表面上皮的急性炎症和坏死 子宫内膜间质细胞或正常淋巴成分有时类似于浆细胞，表现为核稍偏位，细胞质嗜双染。当一个碎片中出现 1～2 个这样的细胞时，会给诊断带来困难。只有在非常容易找到浆细胞的情况下才有意义	（135）
妊娠期和孕激素治疗中的上皮细胞出现圆形毛玻璃样细胞核	疱疹性子宫内膜炎	疱疹性子宫内膜炎罕见；了解病史；免疫组织化学有助于鉴别	（175）

注：其他鉴别诊断的线索参见正文。

宫肌层的功能性收缩将子宫内容物推入子宫颈，已因胶原酶作用而软化的子宫颈发生被动性扩张。子宫平滑肌细胞呈梭形，核为两端钝圆的纺锤形，细胞质量的多少因月经周期和是否妊娠而不同[214-217]。偶见正常有丝分裂象，尤其是在分泌期[217-218]。平滑肌的超微结构特征包括：①细胞质内充满大量致密的长度为 60～80A 的肌丝，没有横纹；②沿着细丝排列的小圆形致密体；③沿着质膜内面排列的致密斑；④质膜相关囊泡，此结构可能参与了收缩期间离子钙的跨膜运输过程。此外还有一些常见的细胞器，包括滑面和粗面内质网、线粒体和高尔基体。这些细胞器常围绕细胞核排列，细胞核的外形常不规则。这些超微结构特征表明子宫肌细胞具有双重功能：肌性收缩、合成胶原和弹力纤维。子宫肌细胞的超微结构表现受月经周期类固醇激素水平变化的影响，特别是雌激素，可使肌细胞的蛋白合成突然增加，形态学上表现为粗面内质网容积增加、细胞质内收缩元件数量增加。子宫肌层的生物化学和电生理学见相关文献[217,219-220]。平滑肌细胞的组织学和超微结构表现与子宫内膜间质细胞差异非常大，详见表 40.6。但要注意，在子宫内膜 - 肌层交界处，常可见到具有平滑肌细胞 - 间质细胞杂交表型的细胞，子宫体部的一些梭形细胞肿瘤有时也具有这种杂交表型[221]。一些子宫平滑肌细胞可表达部分类型的角蛋白[222-225]。子宫内膜间质细胞和平滑肌细胞分化特征比较见表 40.6。

6.1 妊娠相关性改变

为适应胎儿生长及胎儿娩出的需要，子宫的大小和重量在妊娠期间可增加 10 倍，以肥大为主，其次是增生。正常有丝分裂常增加，有时数量非常多。妊娠期间的子宫生长似乎主要依赖雌二醇作用，而孕酮的作用可能是在妊娠期间抑制子宫收缩。妊娠期间肥大的子宫平滑肌细胞的光镜表现很特殊，细胞体积增大，细胞质丰富，稍呈毛玻璃样，核拉长，空泡状，偶可见明显核仁。平滑肌细胞的超微结构也发生变化，除肌丝的大小和数量增加外，缝隙连接的数量也显著增加[109,226]。这种细胞间连接的建立是子宫协调收缩以娩出足月胎儿所必需的[227]。子宫肌层的这些改变与子宫颈的结构改变（子宫颈消失）协调一致（参阅子宫颈部分）。分娩之后 3 周内，子宫重量减轻 85%[25]，这主要是由于单个细胞体积减小，而不是细胞数量减少。此期内，大量胶原被降解。如果超过了妊娠中期，子宫就不可能恢复到未经产时的重量。

7 输卵管

7.1 输卵管组织学

输卵管内衬单层上皮，通过基底膜与输卵管间质分隔。输卵管上皮由 3 种基本细胞类型混合构成：纤

表 40.6

子宫内膜间质细胞和平滑肌细胞分化特征比较

技术	子宫内膜间质细胞	普通平滑肌细胞	上皮样平滑肌细胞	伴有上皮样或腺样区域的子宫内膜间质
光镜下结构特征	细胞杂乱排列，类似增殖期子宫内膜间质细胞	细胞排列成环形交错的束状	圆形或多边形细胞，中等量的细胞质	双向分化模式 间质成分（子宫内膜间质或成纤维细胞特征）+ 上皮样成分 • 梁状上皮 或 • 巢状 或 • 岛状 或 • Sertoli 样管状 或 • 腺样
	复杂的丛状血管模式	血管成分不复杂	肿瘤局部常见典型平滑肌特征	如果肿瘤全部都是这种双向分化的表现，称为"类似于卵巢性索肿瘤的子宫肿瘤" 双向分化为灶性改变，其他区域为典型的子宫内膜间质肿瘤（间质结节或间质肉瘤），此时诊断为"伴上皮样或腺样区域"
	透明变有时很丰富，伴有毛玻璃样变的趋势			
细胞核特征	钝圆、圆形到梭形形态一致而温和	拉长，雪茄状	圆形，有皱褶	小圆形、规则的细胞核 核多形性不明显 罕见核分裂象
细胞质	稀少（HE 染色和三色染色）	中等量（HE 染色和三色染色），典型的原纤维样	细胞质可透明，包括核周透明区、周边透明区或整个细胞质均透明	细胞质稀少 或 可有大量嗜酸性或泡沫样（富于脂质）细胞质
免疫组织化学	正常子宫内膜间质细胞表达 CD10，有可能表达 desmin，CK 和 EMA 阴性	子宫平滑肌细胞表达 desmin 和钙调蛋白结合蛋白，也表达 CD10（约 40%）、CD34（约 1/3）、角蛋白（约 20%）和 EMA（约 50%）	40% 的病例 AE1 阳性，80%desmin 阳性，10%CD34 阳性	上皮样区域 肌特异性肌动蛋白（HHF-35）阳性 Vimentin 阳性 CK 阳性
免疫组织化学参考文献:	（221, 223）	（222, 225）	（223, 225）	（219）

毛细胞、分泌细胞和插入（钉）细胞（图 40.42，图 40.43）。近年来人们已明确分泌细胞的形态随月经周期而出现周期性变化，而钉细胞实际上是分泌细胞的一个变化阶段的表现[228]。不同输卵管解剖节段内这 3 种细胞所占比例不同，并由此形成了不同的组织学表现。此外，许多研究者认为，即使在同一节段内，不同类型细胞的数量也随月经周期而发生规律性变化[109,224-234]。纤毛细胞在输卵管的卵巢末端（远末端）最明显，尤其是输卵管伞端黏膜内，在月经周期的中期成为优势细胞，之后逐渐减少，在月经期时数

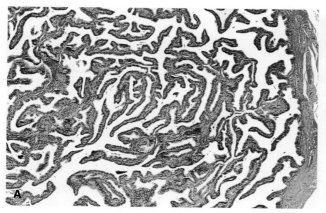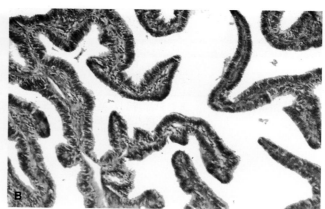

图 40.42　A 和 B. 输卵管壶腹部。注意肌层上狭长的皱襞

量最少（图 40.43）。受孕周期内，纤毛细胞数量继续减少。卵子向受精部位（输卵管壶腹 – 峡部连接处）移动主要依靠纤毛运动而不是肌肉收缩。

越靠近输卵管的子宫末端，分泌细胞越明显。在月经周期中，分泌细胞合成、积聚和释放分泌物，其高度和外观也随之发生周期性改变。多数情况下，分泌细胞为卵圆形，核稍致密，有可能见顶部细胞质空泡（图 40.44）。分泌细胞所释放的输卵管液具有许多重要功能，详见相关文献[235]。

插入细胞被认为是衰老的分泌细胞或某种形式的储备细胞。核小而致密，细胞质很少。已在输卵管内发现有内分泌细胞，与子宫内的内分泌细胞一样，其功能仍不清楚[236]。早期文献所报道的“基底细胞”现已证明是淋巴细胞，属于黏膜相关淋巴系统的一部分[237-241]。散在的淋巴细胞和偶见的淋巴滤泡应视为正常现象，也属于黏膜相关淋巴系统的一部分[242]。

雌激素促进纤毛形成，而孕激素抑制其形成。延长孕激素（妊娠时的内源性激素或外源性激素）暴露时间或雌激素撤退（如绝经后）都可以导致上皮萎缩。绝经后应用雌激素药物可使纤毛再生。

输卵管上皮内核分裂象少见，因此不会发生类似子宫内膜的循环性再生。在过去的 30 年里，已采用透射电镜和扫描电镜对输卵管正常黏膜的表现进行了大量研究。绝经之后，由于内衬上皮萎缩和上皮细胞减少，黏膜皱襞变钝。

输卵管可发生多种类型化生，如黏液化生、子宫内膜样化生、移行细胞（Walthard 细胞巢）化生，都属于良性表现。

卡塔格内综合征（支气管扩张 – 鼻窦炎 – 内脏转位综合征）患者纤毛形成异常是病理诊断学者颇感兴趣的研究内容[243-244]。

随着 BRCA-1 和 BRCA-2 基因突变检测的进展，以及人们逐渐认识到卵巢和腹膜的浆液性乳头状癌起源于输卵管，现在已开始施行预防性输卵管卵巢切除术。虽然具有 BRCA-1 或 BRCA-2 基因突变的女性输卵管上皮没有内在的形态学改变，但是患原位癌或浸润性癌的风险增加。有卵巢癌家族史或有已知遗传倾向（如 BRCA-1 或 BRCA-2 基因突变）的患者，均推荐 SE-FIM 方案或行伞端切片和全面检查。从距离输卵管伞末端 2cm 处切断，放射状 / 纵向取材，其余输卵管组织以 3mm 的间隔做横切面全部取材[245]。

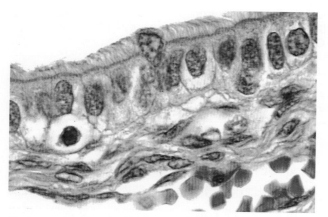

图 40.43　高倍镜观察，输卵管上皮内有大量纤毛细胞，一个分泌细胞的核被挤压到纤毛细胞核水平之上。细胞质透明的细胞可能是淋巴细胞

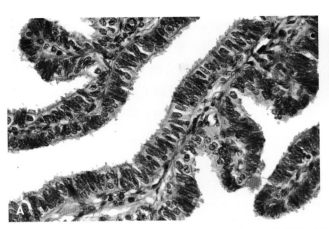
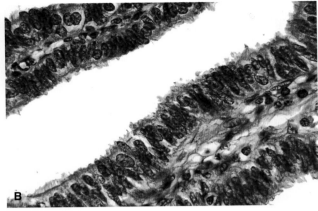

图 40.44 A 和 B. 输卵管上皮细胞拥挤，这是纤毛细胞数量不多时输卵管的常见形态

一些正常输卵管也可以发生浆液性输卵管上皮内癌（STIC）、可能的 STIC 的前驱病变、意义不明的 p53 信号表达和浆液性上皮增生（病变），并且这些病变和反应性非典型特征有部分重叠。认识到这些情况对正确管理患者至关重要。有几篇优秀综述提供了详细的证据和分类（图 40.45）[246-247]。此外，还可能见到不足以诊断上皮内癌的灶性非典型增生，表现为核增大，p53 表达局灶性增加，但仍具有一些良性特征，如假复层排列、细胞具有极性、与明确为良性的细胞交错排列等。必须谨记，不要把反应性非典型性过度解释为输卵管原位癌，尤其是存在急性或慢性输卵管炎时。支持为反应性改变的表现包括存在纤毛和细胞保持正常极性[242]。

7.1.1 输卵管肌层

输卵管肌层由内环肌和外纵肌组成。峡部邻近子宫输卵管连接处还有内纵肌。在鉴别输卵管 – 卵巢复合性肿瘤与卵巢浆液性肿瘤时，肌层的存在对诊断特别有帮助。

7.2 妊娠期输卵管

当受精卵植入子宫内膜时，输卵管就已完成其相应功能。输卵管在整个妊娠期处于静止状态。在妊娠后半期内，输卵管内膜间质常发生轻微的蜕膜样改变，而输卵管上皮萎缩[246]（图 40.46）。偶尔也会出现 AS 反应。输卵管是异位妊娠的最常见部位。相关文献分析了输卵管异位妊娠形成的生理学因素[248]。

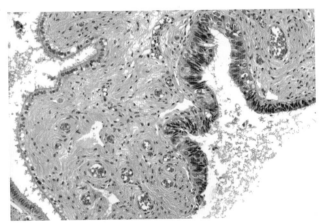

图 40.45 输卵管的非典型增生区域。p16 染色仅见很少的阳性细胞，Ki-67 轻度增高。目前尚不清楚这种病灶的意义

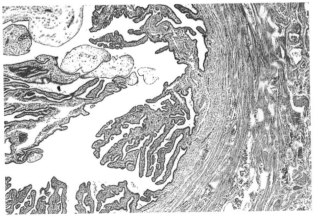

图 40.46 含有蜕膜细胞的输卵管。妊娠期间，输卵管皱襞的间质细胞常发生蜕膜变

输卵管结扎和避孕药可以引起输卵管形态学的变化[249-251]。

与组织病理鉴别诊断有关的输卵管和子宫浆膜的正常表现见表 40.7。

7.3 卵巢旁和输卵管旁结构

阔韧带、圆韧带和输卵管系膜属于盆腔器官的支持网络（图 40.47），这些结构周围常见各种囊状和管状结构，并易于形成临床及外科可见的囊肿[38,253]。大部分囊肿内衬副中肾管型上皮。Walthard 细胞巢见于输卵管浆膜面，内衬变移上皮。在输卵管周围组织的切片中，常可见到扭曲的中肾管残余，内衬立方上皮，并有纤维肌性血管套围绕。

表 40.7 与组织病理鉴别诊断相关的输卵管和子宫浆膜的正常表现			
表现	**鉴别诊断**	**诊断建议**	**相关参考文献**
蜕膜反应（一般见于产后输卵管结扎术的标本中，也见于孕激素治疗的病例）	不要误认为癌	蜕膜反应中的细胞核温和	（251-252）
输卵管内膜异位症	与子宫内膜异位症及卵巢低度恶性潜能的浆液性肿瘤鉴别（交界性肿瘤）	寻找子宫内膜间质以明确子宫内膜异位症；寻找伴有微乳头的复杂性乳头以证实浆液性 LMP	
细胞拥挤和核深染	原位癌	原位癌的特征为明显的核仁及异常的核分裂象。细胞核非典型性和腺体结构复杂在慢性输卵管炎时非常明显	
黏液和嗜酸性化生（可能与 Peutz-Jeghers 综合征有关）	癌	化生性病变无复杂性的结构；癌的细胞核有非典型性，核分裂活跃	
鳞状化生 Walthard 细胞巢	癌	化生性病变无复杂性的结构；癌的细胞核有非典型性，核分裂活跃。免疫组织化学检测 p16 和 Ki-67 有助于鉴别	

注：其他鉴别诊断的线索参见正文。

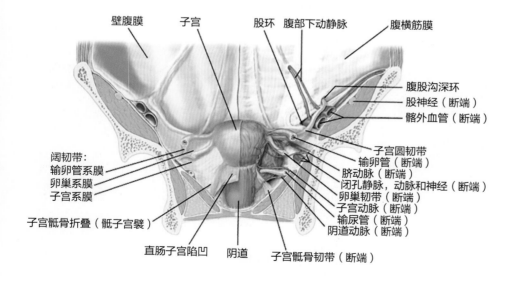

图 40.47 子宫、输卵管和卵巢的网络支持系统的标志

参考文献

[1] Lauchlan SC. Metaplasias and neoplasias of Müllerian epithelium. *Histopathology* 1984;8:543–557.

[2] Lauchlan SC. The secondary müllerian system revisited. *Int J Gynecol Pathol* 1994;13:73–79.

[3] Moore K. *The Developing Human. Clinically Oriented Embryology*. Philadelphia, PA: W.B. Saunders Company; 2003:207–221.

[4] Acién P. Embryological observations on the female genital tract. *Hum Reprod* 1992:7:437–445.

[5] O'Rahilly R. *Prenatal Human Development*. New York: Plenum Medical Book Company; 1989:35–56.

[6] Jost A, Vigier B, Prépin J, et al. Studies on sex differentiation in mammals. *Recent Prog Horm Res* 1973:29:1–41.

[7] Gondos B. Development of the reproductive organs. *Ann Clin Lab Sci* 1985:15:363–373.

[8] Szamborski J, Laskowska H. Some observations on the developmental histology of the human foetal uterus. *Biol Neonat* 1968;13:298–314.

[9] Gray CA, Bartol FF, Tarleton BJ, et al. Developmental biology of uterine glands. *Biol Reprod* 2001;65:1311–1323.

[10] Ramsey E. Development of the human uterus and relevance to the adult condition. In: Chard T, Grudzinskas J, eds. *The Uterus*. New York: Cambridge; 1994:41–53.

[11] McLean J. Embryology and anatomy of the female genital tract. In: Fox H, Wells M, eds. *Haines and Taylor Obstetrical and Gynaecological Pathology*. Edinburgh, UK: Churchill Livingstone; 2002:1–40.

[12] Ramsey E. Embryology and developmental defects of the female reproductive tract. In: Danforth D, Scott J, eds. *Obstetrics and Gynecology*. New York: JB Lippincott; 1986: 106–119.

[13] Strauss JF III, Barbieri RL. The structure, function, and evaluation of the female reproductive tract. In: Strauss JF III, Barbieri RL, eds. *Yen and Jaffe's Reproductive Endocrinology. Physiology, Pathophysiology, and Clinical Management*. Philadelphia, PA: Elsevier Saunders; 2004:255–306.

[14] Patton G, Kistner R. *Atlas of Infertility Surgery*. Boston, MA: Little, Brown and Company; 1984.

[15] Tulac S, Nayak NR, Kao LC, et al. Identification, characterization, and regulation of the canonical Wnt signaling pathway in human endometrium. *J Clin Endocrinol Metab* 2003;88:3860–3866.

[16] Haber HP, Mayer EI. Ultrasound evaluation of uterine and ovarian size from birth to puberty. *Pediatr Radiol* 1994;24: 11–13.

[17] Nussbaum A, Sanders R, Jones M. Neonatal uterine morphology as seen on real-time US. *Radiology* 1986;160: 641–643.

[18] Singer A, Chow C. Anatomy of the cervix and physiological changes in cervical epithelium. In: Fox H, Wells M, eds. *Haines and Taylor Obstetrical and Gynaecological Pathology*. Edinburgh, UK: Churchill Livingstone; 2002:247–272.

[19] Eddy CA, Pauerstein CJ. Anatomy and physiology of the fallopian tube. *Clin Obstet Gynecol* 1980;23:1177–1193.

[20] Gray H, Williams PL, Warwick R, et al. *Grays Anatomy*. Churchill Livingstone; 1989.

[21] Langlois P. The size of the normal uterus. *J Reprod Med* 1970;4:220–228.

[22] Calder A. The cervix during pregnancy. In: Chard T, Grudzinskas J, eds. *The Uterus*. New York: Cambridge; 1994: 288–307.

[23] Kurz K, Tadesse E, Haspels A. In vivo measurements of uterine cavities in 795 women of fertile age. *Contraception* 1984;29:495–510.

[24] Zemlyn S. The length of the uterine cervix and its significance. *Clin Ultrasound* 1981;9:267–269.

[25] Finn C, Porter D. *The Uterus*. Acton, MA: Publishing Sciences Group; 1975.

[26] Togashi K, Nakai A, Sugimura K. Anatomy and physiology of the female pelvis. MR imaging revisited. *J Magn Reson Imaging* 2001;13:842–849.

[27] Hoad CL, Raine-Fenning NJ, Fulford J, et al. Uterine tissue development in healthy women during the normal menstrual cycle and investigations with magnetic resonance imaging. *Am J Obstet Gynecol* 2005;192:648–654.

[28] Toth A. Studies on the muscular structure of the human uterus. II. Fasciculi cervicoangulares: Vestigial or functional remnant of the mesonephric duct? *Obstet Gynecol* 1977;49: 190–196.

[29] Toth S, Toth A. Undescribed muscle bundle of the human uterus: Fasciculus cervicoangularis. *Am J Obstet Gynecol* 1974; 118:979–984.

[30] Huszar G, Naftolin F. The myometrium and uterine cervix in normal and preterm labor. *N Engl J Med* 1984;311:571–581.

[31] Merchant RN, Prabhu SR, Chougale A. Uterotubal junction–morphology and clinical aspects. *Int J Fertil* 1983;28: 199–205.

[32] Vizza E, Correr S, Muglia U, et al. The three-dimensional organization of the smooth musculature in the ampulla of the human fallopian tube: A new morpho-functional model. *Hum Reprod* 1995;10:2400–2405.

[33] Croxatto HB. Physiology of gamete and embryo transport through the fallopian tube. *Reprod Biomed Online* 2002;4: 160–169.

[34] Talbot P, Geiske C, Knoll M. Oocyte pickup by the mammalian oviduct. *Mol Biol Cell* 1999;10:5–8.

[35] Gordts S, Campo R, Rombauts L, et al. Endoscopic visualization of the process of fimbrial ovum retrieval in the human. *Hum Reprod* 1998;13:1425–1428.

[36] Greiss FJ, Rose J. Vascular physiology of the nonpregnant uterus. In: Wynn R, Jollie W, eds. *Biology of the Uterus*. New York: Plenum; 1989:69–88.

[37] Ramsey E. Vascular anatomy. In: Wynn R, Jollie W, eds. *Biology of the Uterus*. New York: Plenum; 1989:58–68.

[38] Aqur A, Dalley A. *Grant's Atlas of Anatomy* 12th ed. Philadelphia, PA: Lippincott Williams and Wilkins; 2009:244.

[39] DiSaia PJ, Creasman WT. *Clinical Gynecologic Oncology*. St. Louis, MO: Mosby; 1997:viii, 657.

[40] Major FJ, Blessing JA, Silverberg SG, et al. Prognostic factors in early-stage uterine sarcoma. A Gynecologic Oncology Group study. *Cancer* 1992;71(4 suppl):1702–1709.

[41] Plentl A, Friedman E. *Lymphatic System of the Female Genitalia. The Morphologic Basis of Oncologic Diagnosis and Therapy*. Philadelphia, PA: WB Saunders; 1971.

[42] Klein M, Rosen A, Lahousen M, et al. Lymphogenous metastasis in the primary carcinoma of the fallopian tube. *Gynecol Oncol* 1994;55:336–338.

[43] Klein M, Rosen AC, Lahousen M, et al. Lymphadenectomy in primary carcinoma of the Fallopian tube. *Cancer Lett* 1999; 147:63–66.

[44] Wright TC, Ferenczy A. Anatomy and histology of the uterine cervix. In: Kurman RJ, ed. *Blaustein's Pathology of the Female Genital Tract*. New York: Springer-Verlag; 2002:207–224.

[45] Aspden RM. The importance of a slit-like lumen cross-section for the mechanical function of the cervix. *Br J Obstet Gynaecol* 1987;94:915–916.

[46] Gorodeski G. The cervical cycle. In: Adashi E, Rock J, Rosenwaks Z, eds. *Reproductive Endocrinology, Surgery, and Technology*. Philadelphia, PA: Lippincott-Raven; 1996:302–324.

[47] Gipson IK. Mucins of the human endocervix. *Front Biosci*

2001;6:D1245–D1255.

[48] Konishi I, Fujii S, Nonogaki H, et al. Immunohistochemical analysis of estrogen receptors, progesterone receptors, Ki-67 antigen, and human papillomavirus DNA in normal and neoplastic epithelium of the uterine cervix. *Cancer* 1991;68:1340–1350.

[49] Darragh TM, Colgan TJ, Cox TJ, et al. The Lower Anogenital squamous terminology standardization project for HPV-associated lesions: background and consensus recommendations from the College of American Pathologists and the American Society for Colposcopy and Cervical Pathology. *Int J Gynecol Pathol* 2013;32(1):76–115.

[50] Mills AM, Dirks DC, Poulter MD, et al. HR-HPV E6/E7mRNA In Situ Hybridization: Validation against PCR, DNA in situ hybridization and p16 immunohistochemistry in 102 samples of cervical vulvar, anal, and head and neck neoplasia. *AM J Surg Pathol* 2017;41(5):607–615.

[51] Albores-Saavedra J, Gersell D, Gilks CB, et al. Terminology of endocrine tumors of the uterine cervix: Results of a workshop sponsored by the College of American Pathologists and the National Cancer Institute. *Arch Pathol Lab Med* 1997; 121:34–39.

[52] Fetisof F, Arbeille B, Boivin F, et al. Endocrine cells in ectocervical epithelium. An immunohistochemical and ultrastructural analysis. *Virchows Arch A Pathol Anat Histopathol* 1987;411:293–298.

[53] Fetissof F, Berger G, Dubois MP, et al. Endocrine cells in the female genital tract. *Histopathology* 1985;9:133–145.

[54] Fetissof F, Dubois MP, Heitz PU, et al. Endocrine cells in the female genital tract. *Int J Gynecol Pathol* 1986;5:75–87.

[55] Fetissof F, Heitzman A, Machet MC, et al. Unusual endocervical lesions with endocrine cells. *Pathol Res Pract* 1993;189: 928–939.

[56] Fetissof F, Serres G, Arbeille B, et al. Argyrophilic cells and ectocervical epithelium. *Int J Gynecol Pathol* 1991;10: 177–190.

[57] Scully R, Aguirre P, DeLellis R. Argyrophilia, serotonin, and peptide hormones in the female genital tract and its tumors. *Int J Gynecol Pathol* 1984;3:51–70.

[58] Chan JK, Tsui WM, Tung SY, et al. Endocrine cell hyperplasia of the uterine cervix. A precursor of neuroendocrine carcinoma of the cervix? *Am J Clin Pathol* 1989;92:825–830.

[59] Hussain LA, Kelly CG, Fellowes R, et al. Expression and gene transcript of Fc receptors for IgG, HLA class II antigens and Langerhans cells in human cervico-vaginal epithelium. *Clin Exp Immunol* 1992;90:530–538.

[60] Morelli AE, di Paola G, Fainboim L. Density and distribution of Langerhans cells in the human uterine cervix. *Arch Gynecol Obstet* 1992;252:65–71.

[61] Osamura RY, Watanabe K, Oh M. Melanin-containing cells in the uterine cervix: Histochemical and electron-microscopic studies of two cases. *Am J Clin Pathol* 1980;74:239–242.

[62] Hiersche HD, Nagl W. Regeneration of secretory epithelium in the human endocervix. *Arch Gynecol* 1980;229:83–90.

[63] Gould PR, Barter RA, Papadimitriou JM. An ultrastructural, cytochemical, and autoradiographic study of the mucous membrane of the human cervical canal with reference to subcolumnar basal cells. *Am J Pathol* 1979;95:1–16.

[64] Ismail SM. Cone biopsy causes cervical endometriosis and tuboendometrioid metaplasia. *Histopathology* 1991;18:107–114.

[65] Jonasson JG, Wang HH, Antonioli DA, et al. Tubal metaplasia of the uterine cervix: A prevalence study in patients with gynecologic pathologic findings. *Int J Gynecol Pathol* 1992;11: 89–95.

[66] Novotny DB, Maygarden SJ, Johnson DE, et al. Tubal metaplasia. A frequent potential pitfall in the cytologic diagnosis of endocervical glandular dysplasia on cervical smears. *Acta Cytol* 1992;36:1–10.

[67] Pacey F, Ayer B, Greenberg M. The cytologic diagnosis of adenocarcinoma in situ of the cervix uteri and related lesions. III. Pitfalls in diagnosis. *Acta Cytol* 1988;32:325–330.

[68] Suh KS, Silverberg SG. Tubal metaplasia of the uterine cervix. *Int J Gynecol Pathol* 1990, 9:122–128.

[69] Marques T, Andrade LA, Vassallo J. Endocervical tubal metaplasia and adenocarcinoma in situ: Role of immunohis-tochemistry for carcinoembryonic antigen and vimentin in differential diagnosis. *Histopathology* 1996;28:549–550.

[70] Peters WM. Nature of "basal" and "reserve" cells in oviductal and cervical epithelium in man. *J Clin Pathol* 1986;39: 306–312.

[71] Fluhmann C. *The Cervix Uteri and Its Diseases*. Philadelphia, PA: WB Saunders; 1961.

[72] Fluhmann CF. The nature and development of the so-called glands of the cervix uteri. *Am J Obstet Gynecol* 1957;74: 753–766; discussion 766–768.

[73] Young RH, Clement PB. Pseudoneoplastic glandular lesions of the uterine cervix. *Semin Diagn Pathol* 1991;8:234–249.

[74] Clement PB, Young RH. Deep nabothian cysts of the uterine cervix. A possible source of confusion with minimal-deviation adenocarcinoma (adenoma malignum). *Int J Gynecol Pathol* 1989;8:340–348.

[75] Teshima S, Shimosato Y, Kishi K, et al. Early stage adenocarcinoma of the uterine cervix. Histopathologic analysis with consideration of histogenesis. *Cancer* 1985;56:167–172.

[76] Bertrand M, Lickrish GM, Colgan TJ. The anatomic distribution of cervical adenocarcinoma in situ: implications for treatment. *Am J Obstet Gynecol* 1987;157:21–25.

[77] Gilks CB, Reid PE, Clement PB, et al. Histochemical changes in cervical mucus-secreting epithelium during the normal menstrual cycle. *Fertil Steril* 1989;51:286–291.

[78] Nucci MR. Symposium part III: tumor-like glandular lesions of the uterine cervix. *Int J Gynecol Pathol* 2002;21:347–359.

[79] Lagow E, DeSouza MM, Carson DD. Mammalian reproductive tract mucins. *Hum Reprod Update* 1999;5:280–292.

[80] McDonnell JM, Emens JM, Jordan JA. The congenital cervicovaginal transformation zone in sexually active young women. *Br J Obstet Gynaecol* 1984;91:580–584.

[81] Burch DJ, Spowart KJ, Jesinger DK, et al. A dose-ranging study of the use of cyclical dydrogesterone with continuous 17 beta oestradiol. *Br J Obstet Gynaecol* 1995;102:243–248.

[82] Forsberg J. Cervicovaginal epithelium: Its origin and development. *Am J Obstet Gynecol* 1973;115:1025–1043.

[83] Crum CP, Egawa K, Fu YS, et al. Atypical immature metaplasia (AIM). A subset of human papilloma virus infection of the cervix. *Cancer* 1983;51:2214–2219.

[84] Duggan MA. Cytologic and histologic diagnosis and significance of controversial squamous lesions of the uterine cervix. *Mod Pathol* 2000;13:252–260.

[85] Herfs M, Yamamoto Y, Laury Y, et al. A discrete population of squamocolumnar junction cells implicated in the pathogenesis of cervical cancer. *Proc Natl Acad Sci USA* 2012; 109(26):10516–10521.

[86] Yang E, Quick M, Hanamornroongruang S, et al. Microanatomy of the cervical and anorectal squamocolumnar junctions; a proposed model for anatomical differences in HPV-related cancer risk. *Mod Pathol* 2015;28(7):994–1000.

[87] Aspden RM. Collagen organisation in the cervix and its relation to mechanical function. *Coll Relat Res* 1988;8:103–112.

[88] Kiwi R, Neuman MR, Merkatz IR, et al. Determination of the elastic properties of the cervix. *Obstet Gynecol* 1988;71: 568–574.

[89] Leppert PC, Cerreta JM, Mandl I. Orientation of elastic fibers in the human cervix. *Am J Obstet Gynecol* 1986;155:219–224.

[90] Leppert PC, Yu SY. Three-dimensional structures of uterine elastic fibers: Scanning electron microscopic studies. *Connect Tissue Res* 1991;27:15–31.

[91] Johansson EL, Rudin A, Wassen L, et al. Distribution of lymphocytes and adhesion molecules in human cervix and vagina. *Immunology* 1999;96:272–277.

[92] Miller CJ, McChesney M, Moore PF. Langerhans cells, macrophages and lymphocyte subsets in the cervix and vagina of rhesus macaques. *Lab Invest* 1992;67:628–634.

[93] Edwards JN, Morris HB. Langerhans' cells and lymphocyte subsets in the female genital tract. *Br J Obstet Gynaecol* 1985; 92:974–982.

[94] Hughes RG, Norval M, Howie SE. Expression of major histocompatibility class II antigens by Langerhans' cells in cervical intraepithelial neoplasia. *J Clin Pathol* 1988;41: 253–259.

[95] Roncalli M, Sideri M, Gie P, et al. Immunophenotypic analysis of the transformation zone of human cervix. *Lab Invest* 1988;58:141–149.

[96] Ferry JA, Scully RE. Mesonephric remnants, hyperplasia, and neoplasia in the uterine cervix. A study of 49 cases. *Am J Surg Pathol* 1990;14:1100–1111.

[97] Seidman JD, Tavassoli FA. Mesonephric hyperplasia of the uterine cervix: A clinicopathologic study of 51 cases. *Int J Gynecol Pathol* 1995;14:293–299.

[98] Oliva E. CD10 expression in the female genital tract: does it have useful diagnostic applications? *Adv Anat Pathol* 2004;11: 310–315.

[99] McCluggage WG, Oliva E, Herrington CS, et al. CD10 and calretinin staining of endocervical glandular lesions, endocervical stroma and endometrioid adenocarcinomas of the uterine corpus: CD10 positivity is characteristic of, but not specific for, mesonephric lesions and is not specific for endometrial stroma. *Histopathology* 2003;43:144–150.

[100] Nucci MR, Young RH, Fletcher CD. Cellular pseudosarcomatous fibroepithelial stromal polyps of the lower female genital tract: an underrecognized lesion often misdiagnosed as sarcoma. *Am J Surg Pathol* 2000;24:231–240.

[101] Abdul-Karim FW, Cohen RE. Atypical stromal cells of lower female genital tract. *Histopathology* 1990;17:249–253.

[102] Clement PB. Multinucleated stromal giant cells of the uterine cervix. *Arch Pathol Lab Med* 1985;109:200–202.

[103] Metze K, Andrade LA. Atypical stromal giant cells of cervix uteri–evidence of Schwann cell origin. *Pathol Res Pract* 1991; 187:1031–1035; discussion 1036–1038.

[104] Ledger WL, Anderson AB. The influence of steroid hormones on the uterine cervix during pregnancy. *J Steroid Biochem* 1987;27:1029–1034.

[105] Leppert PC. Anatomy and physiology of cervical ripening. *Clin Obstet Gynecol* 1995;38:267–279.

[106] Pisharodi LR, Jovanoska S. Spectrum of cytologic changes in pregnancy. A review of 100 abnormal cervicovaginal smears, with emphasis on diagnostic pitfalls. *Acta Cytol* 1995;39: 905–908.

[107] Kaspar HG, Crum CP. The utility of immunohistochemistry in the differential diagnosis of gynecologic disorders. *Arch Pathol Lab Med* 2015;139: 39–54.

[108] Nucci MR, Young RH. Arias-Stella reaction of the endocervix: a report of 18 cases with emphasis on its varied histology and differential diagnosis. *Am J Surg Pathol* 2004;28: 608–612.

[109] Clement PB, Young RH, Scully RE. Nontrophoblastic pathology of the female genital tract and peritoneum associated with pregnancy. *Semin Diagn Pathol* 1989;6:372–406.

[110] Oliva E, Clement PB, Young RH. Tubal and tubo-endometrioid metaplasia of the uterine cervix. Unemphasized features that may cause problems in differential diagnosis: A report of 25 cases. *Am J Clin Pathol* 1995;103:618–623.

[111] Manganiello PD, Burrows LJ, Dain BJ, et al. Vabra aspirator and pipelle endometrial suction curette. A comparison. *J Reprod Med* 1998;43:889–892.

[112] Mutter GL, Ferenczy A. Anatomy and histology of the uterine corpus. In: Kurman RJ, ed. *Blaustein's Pathology of the Female Genital Tract*. New York: Springer-Verlag; 2002:383–420.

[113] Giudice LC, Ferenczy A. The endometrial cycle. In: Adashi EY, Rock JA, Rosenwaks Z, eds. *Reproductive Endocrinology, Surgery, and Technology*. Philadelphia, PA: Lippincott-Raven; 1996:272–300.

[114] Buckley CH. Normal endometrium and non-proliferative conditions of the endometrium. In: Fox H, Wells M, eds. *Haines and Taylor Obstetrical and Gynaecological Pathology*. Edinburgh, UK: Churchill Livingstone; 2002:391–442.

[115] Warren M, Li T, Klentzeris L. Cell biology of the endometrium: Histology, cell types and menstrual changes. In: Chard T, Grudzinskas J, eds. *The Uterus*. New York: Cambridge; 1994: 94–124.

[116] Cooper JM, Erickson ML. Endometrial sampling techniques in the diagnosis of abnormal uterine bleeding. *Obstet Gynecol Clin North Am* 2000;27:235–244.

[117] Chambers JT, Chambers SK. Endometrial sampling: When? Where? Why? With what? *Clin Obstet Gynecol* 1992;35: 28–39.

[118] Mihm LM, Quick VA, Brumfield JA, et al. The accuracy of endometrial biopsy and saline sonohysterography in the determination of the cause of abnormal uterine bleeding. *Am J Obstet Gynecol* 2002;186:858–860.

[119] Revel A, Shushan A. Investigation of the infertile couple: Hysteroscopy with endometrial biopsy is the gold standard investigation for abnormal uterine bleeding. *Hum Reprod* 2002;17:1947–1949.

[120] Tahir MM, Bigrigg MA, Browning JJ, et al. A randomised controlled trial comparing transvaginal ultrasound, outpatient hysteroscopy and endometrial biopsy with inpatient hysteroscopy and curettage. *Br J Obstet Gynaecol* 1999;106: 1259–1264.

[121] Ben-Yehuda OM, Kim YB, Leuchter RS. Does hysteroscopy improve upon the sensitivity of dilatation and curettage in the diagnosis of endometrial hyperplasia or carcinoma? *Gynecol Oncol* 1998;68:4–7.

[122] Hill GA, Herbert CM III, Parker RA, et al. Comparison of late luteal phase endometrial biopsies using the Novak curette or PIPELLE endometrial suction curette. *Obstet Gynecol* 1989;73:443–445.

[123] Ferenczy A, Bergeron C. Histology of the human endometrium: From birth to senescence. *Ann N Y Acad Sci* 1991;622: 6–27.

[124] Denholm R, More I. Atypical cilia of the human endometrial epithelium. *J Anat* 1980;131:309–315.

[125] Comer MT, Andrew AC, Leese HJ, et al. Application of a marker of ciliated epithelial cells to gynaecological pathology. *J Clin Pathol* 1999;52:355–357.

[126] Kearns M, Lala P. Life history of decidual cells: A review. *Am J Reprod Immunol* 1983;3:78–82.

[127] Iwahashi M, Muragaki Y, Ooshima A, et al. Alterations in distribution and composition of the extracellular matrix during decidualization of the human endometrium. *J Reprod Fertil* 1996;108:147–155.

[128] Speroff L, Fritz MA. The uterus. In: Speroff L, Fritz MA, eds. *Clinical Gynecologic Endocrinology and Infertility*. Philadelphia, PA: Lippincott Williams & Wilkins; 2004:113–144.

[129] Whitelaw PF, Croy BA. Granulated lymphocytes of pregnancy.

Placenta 1996;17:533–543.

[130] Bulmer JN, Lash GE. Human uterine natural killer cells: A reappraisal. *Mol Immunol* 2005;42:511–521.

[131] King A. Uterine leukocytes and decidualization. *Hum Reprod Update* 2000;6:28–36.

[132] Kayisli UA, Guzeloglu-Kayisli O, Arici A. Endocrine-immune interactions in human endometrium. *Ann N Y Acad Sci* 2004; 1034:50–63.

[133] Gaynor LM, Colucci F. Uterine natural killer cells: Functional distinctions and influence on pregnancy in humans and mice. *Front Immunol* 2017;8:467.

[134] Givan AL, White HD, Stern JE, et al. Flow cytometric analysis of leukocytes in the human female reproductive tract: Comparison of fallopian tube, uterus, cervix, and vagina. *Am J Reprod Immunol* 1997;38:350–359.

[135] Tabibzadeh S. Proliferative activity of lymphoid cells in human endometrium throughout the menstrual cycle. *J Clin Endocrinol Metab* 1990;70:437–443.

[136] Kiviat N, WolnerHanssen P, Eschenbach D, et al. Endometrial histopathology in patients with culture-proved upper genital tract infection and laparoscopically diagnosed acute salpingitis. *Am J Surg Pathol* 1990;14:167–175.

[137] Ramsey E. *Vascular Anatomy*. New York: Plenum Press; 1977: 59–76.

[138] Ramsey E. Anatomy of the uterus. In: Chard T, Grudzinskas J, eds. *The Uterus*. New York: Cambridge University Press; 1994:18–40.

[139] Gargett CE, Rogers PA. Human endometrial angiogenesis. *Reproduction* 2001;121:181–186.

[140] Taylor RN, Lebovic DI, Hornung D, et al. Endocrine and paracrine regulation of endometrial angiogenesis. *Ann N Y Acad Sci* 2001;943:109–121.

[141] Rees MC, Bicknell R. Angiogenesis in the endometrium. *Angiogenesis* 1998;2:29–35.

[142] Albrecht ED, Pepe GJ. Steroid hormone regulation of angiogenesis in the primate endometrium. *Front Biosci* 2003;8:416–429.

[143] Anin SA, Vince G, Quenby S. Trophoblast invasion. *Hum Fertil Camb* 2004;7:169–174.

[144] Lyall F. Priming and remodelling of human placental bed spiral arteries during pregnancy–a review. *Placenta* 2005; 26(suppl A):S31–S36.

[145] Spornitz UM. The functional morphology of the human endometrium and decidua. *Adv Anat Embryol Cell Biol* 1992; 124:1–99.

[146] Cornillie FJ, Lauweryns JM, Brosens IA. Normal human endometrium. An ultrastructural survey. *Gynecol Obstet Invest* 1985;20:113–129.

[147] Dockery P, Pritchard K, Warren MA, et al. Changes in nuclear morphology in the human endometrial glandular epithelium in women with unexplained infertility. *Hum Reprod* 1996;11:2251–2256.

[148] Paria BC, Reese J, Das SK, et al. Deciphering the cross-talk of implantation: Advances and challenges. *Science* 2002;296: 2185–2188.

[149] Tazuke SI, Giudice LC. Growth factors and cytokines in endometrium, embryonic development, and maternal: Embryonic interactions. *Semin Reprod Endocrinol* 1996;14:231–245.

[150] Mylonas I, Jeschke U, Wiest I, et al. Inhibin/activin subunits alpha, beta-A and beta-B are differentially expressed in normal human endometrium throughout the menstrual cycle. *Histochem Cell Biol* 2004;122:461–471.

[151] Stavreus-Evers A, Koraen L, Scott JE, et al. Distribution of cyclooxygenase-1, cyclooxygenase-2, and cytosolic phospholipase A2 in the luteal phase human endometrium and ovary. *Fertil Steril* 2005;83:156–162.

[152] Speroff L, Fritz MA. *Clinical Gynecologic Endocrinology and Infertility*. Philadelphia, PA: Lippincott Williams & Wilkins; 2004.

[153] Treloar A, Boynton R, Behn B, et al. Variation of the human menstrual cycle through reproductive life. *Int J Fertil* 1970;12: 77–126.

[154] Hall J. Neuroendocrine control of the menstrual cycle. Yen and Jaffe's Reproductive Endocrinology. In: Strauss J, Barbieri R, eds. *Physiology, Pathophysiology, and Clinical Management*. Philadelphia, PA: Elsevier Saunders; 2004:195–212.

[155] Hodgen G. Neuroendocrinology of the normal menstrual cycle. *J Reprod Med* 1989;34:68–75.

[156] Koehler KF, Helguero LA, Haldosen LA, et al. Reflections on the discovery and significance of estrogen receptor beta. *Endocr Rev* 2005;26:465–478.

[157] Alberts B, Johnson A, Lewis J, et al. Cell communication. In: Alberts B, Johnson A, Lewis J, et al., eds. *Molecular Biology of the Cell*. New York: Garland Science; 2002:831–906.

[158] Rhen T, Cidlowski JA. Steroid hormone action. In: Strauss J, Barbieri R, eds. *Yen and Jaffe's Reproductive Endocrinology. Physiology, Pathophysiology, and Clinical Management*. Philadelphia, PA: Elsevier Saunders; 2004:155–174.

[159] Li T, Dockery P, Rogers A, et al. How precise is histologic dating of endometrium using the standard dating criteria? *Fertil Steril* 1989a;51:759–763.

[160] Strauss JI, Gurpide E. The endometrium: Regulation and dysfunction (Chapter 9). In: Yen S, Jaffe R, eds. *Reproductive Endocrinology: Physiology, Pathophysiology and Clinical Management*. Philadelphia, PA, London, Toronto: WB Saunders Company; 1991:309–356.

[161] Wynn RM. The human endometrium: Cyclic and gestational changes. In: Wynn R, Jollie W, eds. *Biology of the Uterus*. New York: Plenum Medical Book Company; 1989:289–332.

[162] Milwidsky A, Palti Z, Gutman A. Glycogen metabolism of the human endometrium. *J Clin Endocrinol Metab* 1980;51: 765–770.

[163] Daly D, Tohan N, Doney T, et al. The significance of lymphocytic-leukocytic infiltrates in interpreting late luteal phase endometrial biopsies. *Fertil Steril* 1982;37:786–791.

[164] Critchley HO, Kelly RW, Brenner RM, et al. The endocrinology of menstruation–a role for the immune system. *Clin Endocrinol Oxf* 2001;55:701–710.

[165] Rogers PA, Lederman F, Taylor N. Endometrial microvascular growth in normal and dysfunctional states. *Hum Reprod Update* 1998;4:503–508.

[166] Salamonsen LA. Tissue injury and repair in the female human reproductive tract. *Reproduction* 2003;125:301–311.

[167] Hertig A. Gestational hyperplasia of endometrium: A morphologic correlation of ova, endometrium, and corpora lutea during early pregnancy. *Lab Invest* 1964;13:1153–1191.

[168] Parr M, Parr E. *The Implantation Reaction*. New York: Plenum Medical Book Company; 1989:233–288.

[169] O'Connor D, Kurman R. Intermediate trophoblast in uterine curettings in the diagnosis of ectopic pregnancy. *Obstet Gynecol* 1988;72:665–670.

[170] Gruber K, Gelven PL, Austin RM. Chorionic villi or trophoblastic tissue in uterine samples of four women with ectopic pregnancies. *Int J Gynecol Pathol* 1997;16:28–32.

[171] Young RH, Kurman RJ, Scully RE. Placental site nodules and plaques. A clinicopathologic analysis of 20 cases. *Am J Surg*

Pathol 1990;14:1001–1009.

[172] Shih IM, Seidman JD, Kurman RJ. Placental site nodule and characterization of distinctive types of intermediate trophoblast. *Hum Pathol* 1999;30:687–694.

[173] Shih IM, Kurman RJ. Ki-67 labeling index in the differential diagnosis of exaggerated placental site, placental site trophoblastic tumor, and choriocarcinoma: A double immunohistochemical staining technique using Ki-67 and Mel-CAM antibodies. *Hum Pathol* 1998;29:27–33.

[174] Shih IM, Kurman RJ. p63 expression is useful in the distinction of epithelioid trophoblastic and placental site trophoblastic tumors by profiling trophoblastic subpopulations. *Am J Surg Pathol* 2004;28:1177–1183.

[175] Arias-Stella J. The Arias-Stella reaction: facts and fancies four decades after. *Adv Anat Pathol* 2002;9:12–23.

[176] Huettner PC, Gersell DJ. Arias-Stella reaction in nonpregnant women: A clinicopathologic study of nine cases. *Int J Gynecol Pathol* 1994;13:241–247.

[177] Arias-Stella J Jr. Arias-Velasquez A, Arias-Stella J. Normal and abnormal mitoses in the atypical endometrial change associated with chorionic tissue effect [corrected]. *Am J Surg Pathol* 1994;18:694–701.

[178] Vang R, Barner R, Wheeler DT, et al. Immunohistochemical staining for Ki-67 and p53 helps distinguish endometrial Arias-Stella reaction from high-grade carcinoma, including clear cell carcinoma. *Int J Gynecol Pathol* 2004;23: 223–233.

[179] Mazur M, Hendrickson M, Kempson R. Optically clear nuclei. An alteration of endometrial epithelium in the presence of trophoblast. *Am J Surg Pathol* 1983;7:415–423.

[180] Lichtig C, Deutch M, Brandes J. Vascular changes of endometrium in early pregnancy. *Am J Clin Pathol* 1984;81: 702–707.

[181] Hustin J, Wells M. Pathology of the pregnant uterus. In: Fox H, Wells M, eds. *Haines and Taylor Obstetrical and Gynaecological Pathology*. Edinburgh, UK: Churchill Livingstone; 2002:1327–1357.

[182] Taffe JR, Dennerstein L. Menstrual patterns leading to the final menstrual period. *Menopause* 2002;9:32–40.

[183] Archer D, Mcintyreseltman K, Wilborn W, et al. Endometrial morphology in asymptomatic postmenopausal women. *Am J Obstet Gynecol* 1991;165.

[184] Choo YC, Mak KC, Hsu C, et al. Postmenopausal uterine bleeding of nonorganic cause. *Obstet Gynecol* 1985;66: 225–228.

[185] Moodley M, Roberts C. Clinical pathway for the evaluation of postmenopausal bleeding with an emphasis on endometrial cancer detection. *J Obstet Gynaecol* 2004;24:736–741.

[186] Quddus MR, Sung CJ, Zheng W, et al. p53 immunoreactivity in endometrial metaplasia with dysfunctional uterine bleeding. *Histopathology* 1999;35:44–49.

[187] Haney AF. Endometrial biopsy: a test whose time has come and gone. *Fertil Steril* 2004;82:1295–1296; discussion 301–302.

[188] Coutifaris C, Myers ER, Guzick DS, et al. Histological dating of timed endometrial biopsy tissue is not related to fertility status. *Fertil Steril* 2004;82:1264–1272.

[189] Murray MJ, Meyer WR, Zaino RJ, et al. A critical analysis of the accuracy, reproducibility, and clinical utility of histologic endometrial dating in fertile women. *Fertil Steril* 2004;81:1333–1343.

[190] Myers ER, Silva S, Barnhart K, et al. Interobserver and intraobserver variability in the histological dating of the endometrium in fertile and infertile women. *Fertil Steril* 2004; 82:1278–1282.

[191] Glatstein IZ, Harlow BL, Hornstein MD. Practice patterns among reproductive endocrinologists: the infertility evaluation. *Fertil*

Steril 1997;67:443–451.

[192] Balasch J. Investigation of the infertile couple: investigation of the infertile couple in the era of assisted reproductive technology: a time for reappraisal. *Hum Reprod* 2000;15: 2251–2257.

[193] Balasch J, Fabregues F, Creus M, et al. The usefulness of endometrial biopsy for luteal phase evaluation in infertility. *Hum Reprod* 1992;7:973–977.

[194] Peters AJ, Lloyd RP, Coulam CB. Prevalence of out-ofphase endometrial biopsy specimens. *Am J Obstet Gynecol* 1992;166:1738–1745; discussion 1745–1746.

[195] Noyes R. Normal phases of the endometrium. In: Hertig A, Norris H, Abell M, eds. *The Uterus*. Baltimore, MD: Williams & Wilkins; 1973:110–135.

[196] Noyes R, Hertig A, Rock J. Dating the endometrial biopsy. *Fertil Steril* 1950;1:3–25.

[197] McNeely MJ, Soules MR. The diagnosis of luteal phase deficiency: A critical review [see comments]. *Fertil Steril* 1988;50:1–15.

[198] Noyes R, Haman J. Accuracy of endometrial dating. *Fertil Steril* 1953;4:504–517.

[199] Li TC, Rogers AW, Lenton EA, et al. A comparison between two methods of chronological dating of human endometrial biopsies during the luteal phase, and their correlation with histologic dating. *Fertil Steril* 1987;48:928–932.

[200] Gibson M, Badger GJ, Byrn F, et al. Error in histologic dating of secretory endometrium: Variance component analysis. *Fertil Steril* 1991;56:242–247.

[201] Scott RT, Snyder RR, Strickland DM, et al. The effect of interobserver variation in dating endometrial histology on the diagnosis of luteal phase defects. *Fertil Steril* 1988;50: 888–892.

[202] Otsuki Y. Apoptosis in human endometrium: Apoptotic detection methods and signaling. *Med Electron Microsc* 2001;34: 166–173.

[203] Kokawa K, Shikone T, Nakano R. Apoptosis in the human uterine endometrium during the menstrual cycle. *J Clin Endocrinol Metab* 1996;81:4144–4147.

[204] Konno R, Igarashi T, Okamoto S, et al. Apoptosis of human endometrium mediated by perforin and granzyme B of NK cells and cytotoxic T lymphocytes. *Tohoku J Exp Med* 1999;187:149–155.

[205] Sivridis E, Giatromanolaki A. New insights into the normal menstrual cycle-regulatory molecules. *Histol Histopathol* 2004;19:511–516.

[206] Rotello RJ, Lieberman RC, Purchio AF, et al. Coordinated regulation of apoptosis and cell proliferation by transforming growth factor beta 1 in cultured uterine epithelial cells. *Proc Natl Acad Sci U S A* 1991;88:3412–3415.

[207] Gerschenson LE, Rotello RJ. Apoptosis: a different type of cell death. *Faseb J* 1992;6:2450–2455.

[208] Rotello RJ, Hocker MB, Gerschenson LE. Biochemical evidence for programmed cell death in rabbit uterine epithelium. *Am J Pathol* 1989;134:491–495.

[209] Rotello RJ, Lieberman RC, Lepoff RB, et al. Characterization of uterine epithelium apoptotic cell death kinetics and regulation by progesterone and RU 486. *Am J Pathol* 1992; 140:449–456.

[210] Gompel A, Sabourin JC, Martin A, et al. Bcl-2 expression in normal endometrium during the menstrual cycle. *Am J Pathol* 1994;144:1195–1202.

[211] Maia H Jr, Maltez A, Studart E, et al. Ki-67, Bcl-2 and p53 expression in endometrial polyps and in the normal endometrium during the menstrual cycle. *Bjog* 2004;111: 1242–1247.

[212] Tabibzadeh S, Zupi E, Babaknia A, et al. Site and menstrual cycle-dependent expression of proteins of the tumour necrosis factor (TNF) receptor family, and BCL-2 oncoprotein and phase-

specific production of TNF alpha in human endometrium. *Hum Reprod* 1995;10:277–286.

[213] Achilles SL, Amortegui AJ, Wiesenfeld HC. Endometrial plasma cells: Do they indicate subclinical pelvic inflammatory disease? *Sex Transm Dis* 2005;32:185–188.

[214] Cole W, Garfield R. Ultrastructure of the myometrium. In: Wynn R, Jollie W, eds. *Biology of the Uterus*. New York: Plenum; 1989:455–504.

[215] Garfield R, Yallampalli C. Structure and function of uterine muscle. In: Chard T, Grudzinskas J, eds. *The Uterus*. New York: Cambridge; 1994:54–93.

[216] Huszar G, Walsh M. Biochemistry of the myometrium and cervix. In: Wynn R, Jollie W, eds. *Biology of the Uterus*. New York: Plenum; 1989:355–402.

[217] Kao C. Electrophysiological properties of uterine smooth muscle. In: Wynn R, Jollie W, eds. *Biology of the Uterus*. New York: Plenum; 1989:403–454.

[218] Kawaguchi K, Fujii S, Konishi I, et al. Mitotic activity in uterine leiomyomas during the menstrual cycle. *Am J Obstet Gynecol* 1989;160:637–641.

[219] Pradhan N, Mohatny SK. Uterine tumors resembling ovarian sex cord tumors. *Arch Pathol Lab Med* 2013:137(12); 1832–1836.

[220] Marshall J. The physiology of the myometrium. In: Hertig A, Norris H, Abell M, eds. *The uterus*. Baltimore, MD: Williams & Wilkins; 1973:89–109.

[221] Oliva E, Clement PB, Young RH, et al. Mixed endometrial stromal and smooth muscle tumors of the uterus: a clinicopathologic study of 15 cases. *Am J Surg Pathol* 1998;22: 997–1005.

[222] Azumi N, Ben-Ezra J, Battifora H. Immunophenotypic diagnosis of leiomyosarcomas and rhabdomyosarcomas with monoclonal antibodies to muscle-specific actin and desmin in formalin-fixed tissue. *Mod Pathol* 1988;1: 469–474.

[223] Brown D, Theaker J, Banks P, et al. Cytokeratin expression in smooth muscle and smooth muscle tumours. *Histopathology* 1987;11:477–486.

[224] Gown A, Boyd H, Chang Y, et al. Smooth muscle cells can express cytokeratins of "simple" epithelium. *Am J Pathol* 1988; 132(2):223–232.

[225] Norton AJ, Thomas JA, Isaacson PG. Cytokeratin-specific monoclonal antibodies are reactive with tumours of smooth muscle derivation. An immunocytochemical and biochemical study using antibodies to intermediate filament cytoskeletal proteins. *Histopathology* 1987;11:487–499.

[226] Silverberg S, Kurman R. *Tumors of the Uterine Corpus and Gestational Trophoblastic Disease*. Washington, DC: AFIP; 1992.

[227] Garfield RE, Hayashi RH. Appearance of gap junctions in the myometrium of women during labor. *Am J Obstet Gynecol* 1981;140:254–260.

[228] Brenner R, Slayden O. The fallopian tube cycle. In: Adashi E, Rock J, Rosenwaks Z, eds. *Reproductive Endocrinology, Surgery, and Technology*. Philadelphia, PA: Lippincott-Raven; 1996:326–339.

[229] Bonilla-Musoles F, Ferrer-Barriendos J, Pellicer A. Cyclical changes in the epithelium of the fallopian tube. Studies with scanner electron microscopy (SEM). *Clin Exp Obstet Gynecol* 1983;10:79–86.

[230] Donnez J, Casanas-Roux F, Caprasse J, et al. Cyclic changes in ciliation, cell height, and mitotic activity in human tubal epithelium during reproductive life. *Fertil Steril* 1985;43: 554–559.

[231] Jansen RP. Endocrine response in the fallopian tube. *Endocr Rev* 1984;5:525–551.

[232] Lindenbaum ES, Peretz BA, Beach D. Menstrual-cycledependent and -independent features of the human Fallopian tube fimbrial

epithelium: An ultrastructural and cytochemical study. *Gynecol Obstet Invest* 1983;16:76–85.

[233] Verhage HG, Bareither ML, Jaffe RC, et al. Cyclic changes in ciliation, secretion and cell height of the oviductal epithelium in women. *Am J Anat* 1979;156:505–521.

[234] Menezo Y, Guerin P. The mammalian oviduct: Biochemistry and physiology. *Eur J Obstet Gynecol Reprod Biol* 1997;73: 99–104.

[235] Leese HJ. The formation and function of oviduct fluid. *J Reprod Fertil* 1988;82:843–856.

[236] Sivridis E, Buckley C, Fox H. Argyrophil cells in normal, hyperplastic, and neoplastic endometrium. *J Clin Pathol* 1984; 37:378–381.

[237] Constant O, Cooke J, Parsons CA. Reformatted computed tomography of the female pelvis: normal anatomy. *Br J Obstet Gynaecol* 1989;96:1047–1053.

[238] de Castro A, Yebra C, Aznar F, et al. Measurement of the endometrial cavity length using Wing Sound I. *Adv Contracept* 1987;3:133–137.

[239] Hricak H. MRI of the female pelvis: a review. *AJR Am J Roentgenol* 1986;146:1115–1122.

[240] Morris H, Emms M, Visser T, et al. Lymphoid tissue of the normal fallopian tube–a form of mucosal-associated lymphoid tissue (MALT)? *Int J Gynecol Pathol* 1986;5:11–22.

[241] Boehme M, Donat H. Identification of lymphocyte subsets in the human fallopian tube. *Am J Reprod Immunol* 1992;28:81–84.

[242] Kutteh WH, Blackwell RE, Gore H, et al. Secretory immune system of the female reproductive tract. II. Local immune system in normal and infected fallopian tube. *Fertil Steril* 1990;54:51–55.

[243] Lurie M, Tur-Kaspa I, Weill S, et al. Ciliary ultrastructure of respiratory and fallopian tube epithelium in a sterile woman with Kartagener's syndrome. A quantitative estimation. *Chest* 1989;95:578–581.

[244] Halbert SA, Patton DL, Zarutskie PW, et al. Function and structure of cilia in the fallopian tube of an infertile woman with Kartagener's syndrome. *Hum Reprod* 1997;12: 55–58.

[245] Gwin K, Wilcox R, Montag A. Insights into selected genetic diseases affecting female reproductive tract and their implication for pathologic evaluation of gynecologic specimens. *Arch Pathol Lab Med* 2009; 133(7): 1041–1052.

[246] Meserve E, Brouwer J, Crum CP. Serous tubal intraepithelial neoplasia: the concept and its application. *Mod Pathol* 2017; 30(5):710–721.

[247] Mehrad M, Ning G, Chen E, et al: A pathologist's road map to benign, precancerous, and malignant intraepithelial proliferations of the fallopian tube. *Adv Anatom Pathol* 2010;17(5):293–302.

[248] Pulkkinen MO, Talo A. Tubal physiologic consideration in ectopic pregnancy. *Clin Obstet Gynecol* 1987;30:164–172.

[249] Donnez J, Casanas-Roux F, Ferin J. Macroscopic and microscopic studies of fallopian tube after laparoscopic sterilization. *Contraception* 1979;20:497–509.

[250] Donnez J, Casanas-Roux F, Ferin J, et al. Tubal polyps, epithelial inclusions, and endometriosis after tubal sterilization. *Fertil Steril* 1984;41:564–568.

[251] Mills SE, Fechner RE. Stromal and epithelial changes in the fallopian tube following hormonal therapy. *Hum Pathol* 1980;11:583–585.

[252] Lindblom B, Wilhelmsson L, Wikland M, et al. Prostaglandins and oviductal function. *Acta Obstet Gynecol Scand Suppl* 1983;113:43–46.

[253] Moyle P, Kataoka M, Nakai A, et al. Nonovarian cystic lesions of the pelvis. *Radiographics* 2010;30(4):921–938.

第 41 章　卵巢

■ C. Blake Gilks 著　■ 赵　纲 译　■ 廖林虹 校

1　胚胎学

体腔上皮（间皮）在大约受精后 5 周，沿着中肾的中间及腹侧缘增厚，形成生殖嵴。上皮及下方的间充质持续增殖，形成生殖腺原基[1]。与此同时，原始生殖细胞从卵黄囊内胚层向生殖腺迁移，并在胚胎期第 5~6 周时到达生殖嵴[2]。这些细胞（卵原细胞）

有丝分裂活跃，在妊娠中期达到最大数量，期间 2/3 的细胞闭锁[1,3]。在妊娠第 12~15 周，卵原细胞开始减数分裂，在减数分裂前期停止，成为初级卵母细胞[3-5]。

在妊娠 2 个月时，由于原始生殖腺保持了基本的结构，已可确定其为卵巢，这与睾丸不同。妊娠第 7~9 周，卵巢的外带扩大形成最终的卵巢皮质，皮质是由融合成片的原始生殖细胞与少量小的前粒层

细胞随机混合构成 [4,6]。妊娠第 12 ~ 15 周，血管性结缔组织间隔开始从卵巢髓质内的间质向皮质内部呈放射状生长，并在妊娠第 20 周之前到达浅层皮质 [5-6]。此时，卵巢皮质分为卵母细胞群和前粒层细胞群（性索）。同时，前粒层细胞开始围绕单个生殖细胞并形成原始卵泡。妊娠第 14 ~ 20 周，皮质内层的卵泡开始发育 [2-3,5,7]，并在新生儿早期之前逐渐扩展到皮质外层 [8]。在妊娠晚期，偶有一些卵泡发育为窦前期卵泡和囊状卵泡，包绕着致密的间质细胞，后者将发育为卵泡膜内层 [4,7]。早在妊娠第 12 周，卵巢门部开始出现卵巢网 [5]。

生殖腺性索（包括卵巢的前粒层细胞和睾丸的支持细胞）的起源存在争议 [2,4,8,9-12]，最近的研究认为性索可能是中肾起源 [13-16]。Hummitzsch 等认为粒层细胞来源于性腺嵴原基的性腺嵴上皮样（gonadal-ridge epithelial like，GREL）细胞，这种细胞被认为是卵巢表面上皮细胞前体 [16]。

2 大体解剖

卵巢是成对的盆腔内器官，位于子宫两侧，靠近盆壁外侧、阔韧带后方和直肠前方。卵巢前缘（门部）通过腹膜反折（即卵巢系膜）连接至阔韧带后方，卵巢中极通过卵巢韧带（或子宫 – 卵巢韧带）连接至同侧的子宫角，卵巢外侧上部通过骨盆漏斗韧带（或悬韧带）连接至盆壁外侧。卵巢位于阔韧带后方，卵巢韧带位于同侧输卵管后方，这种解剖关系有助于确定输卵管卵巢切除标本是属于哪一侧。

2.1 青春期前卵巢

新生儿的卵巢为黄褐色的狭长扁平结构，位于真骨盆的上方。有时呈小叶状，边缘不规则（图 41.1A）。大小约为 1.3cm × 0.5cm × 0.3cm，重量不足 0.3g [17-19]。在婴儿期及幼儿期，卵巢增大，重量增加 30 倍，形状随之变化，在青春期时达到成人卵巢的大小、重量和形状，并位于真骨盆内 [18-19]。在检查卵巢的表面及切面时，可见明显的囊性卵泡，特别是出生后数月内和青春期卵巢 [20]，类似多囊卵巢综合征（图 41.1B）。

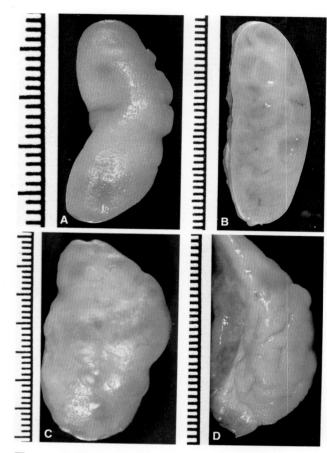

图 41.1 卵巢的大体所见。A. 新生儿，外表面。B. 青春期（15 岁），切面，外形细长，可见多个囊状卵泡。C. 成人（30 岁），外表面。D. 绝经后，外表面。皱缩的沟回样外观

2.2 成人卵巢

成人卵巢呈卵圆形，大小（3.0 ~ 5.0）cm ×（1.5 ~ 3.0）cm ×（0.6 ~ 1.5）cm，重 5 ~ 8g。卵巢的大小和重量变化较大，这取决于卵泡内容物的变化。卵巢表面呈粉白色，在育龄早期常较光滑（图 41.1C），之后卷曲度逐渐增加。卵巢切面可以识别出 3 个界限不清的区域：位于外层的皮质、位于内层的髓质和门部。在皮质和髓质中可见到明显的卵泡结构（囊性卵泡、黄体、白体）。

2.3 绝经后卵巢

绝经后，卵巢发生明显皱缩，体积较育龄期减小近一半 [21]。绝经后卵巢的大小变化相当大，这取决于卵巢间质细胞和未吸收白体的数量 [22]。大多数绝经后卵巢外观皱缩、呈脑回状（图 41.1D），但有些

卵巢表面却更为平滑、均匀。绝经后卵巢质地较硬，切面实性、灰白色，皮质区偶可见直径数毫米的囊肿（包涵囊肿）。髓质内常明显可见小的白色瘢痕（白体）。髓质和门部可见厚壁血管。

2.4 血供

卵巢动脉是腹主动脉的一个分支，沿卵巢悬韧带和卵巢系膜边缘走行，并在此与子宫动脉的卵巢支相吻合。所形成的拱形结构至少发出 10 条分支穿入卵巢门部，后者在穿过髓质的过程中明显卷曲和分支[23]。这些螺旋动脉具有沿其长轴方向的、由内膜平滑肌构成的纵嵴。在皮髓质连接处，髓质动脉和小动脉形成动脉丛，并由此发出更小的直行皮质小动脉，后者呈放射状进入皮质，并与皮质表面垂直。皮质小动脉多次分支和吻合，形成一系列相互连接的血管弓[23]。卵泡膜层的致密毛细血管网来自这些弓形血管。卵巢内静脉与动脉伴行，在髓质内变得大而迂曲，于门部形成静脉丛，汇入卵巢静脉，后者穿过卵巢系膜并沿卵巢悬韧带走行[23]。卵巢静脉与子宫静脉分支间存在吻合。左、右卵巢静脉分别汇入左肾静脉和下腔静脉。

绝经后卵巢的髓质血管可能特别多，排列也更紧密（图 41.2），因此镜检时不要误认为是血管瘤。此外，由于中膜层出现透明淀粉样物质沉积，血管可发生钙化，或管壁增厚和管腔狭窄。

2.5 淋巴管

卵巢的淋巴管主要起源于卵泡的卵泡膜层。成熟卵泡的颗粒细胞层缺乏淋巴管，而黄体内的淋巴管却非常丰富[24]。淋巴管在卵巢间质内的走行与血管无关，汇入较大的淋巴干，并在卵巢门部形成淋巴丛。在门部，淋巴管和血管汇合，前者呈螺旋状围绕静脉。4~8 个输出淋巴管进入卵巢系膜并在此汇聚形成卵巢下淋巴丛，后者与输卵管和子宫底的淋巴管分支相连接[24]。离开淋巴丛之后，引流干的数量和大小都有所减少，并与子宫静脉一起沿着卵巢悬韧带的游离缘走行。此后淋巴管与卵巢血管相伴行，与腰大肌并行，在肾下极水平汇入腹主动脉旁淋巴结[24-25]。因此，卵巢主要的淋巴引流是向头侧引流至腹主动脉

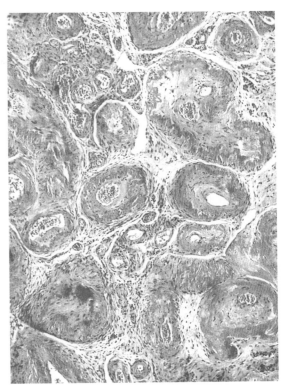

图 41.2　绝经后女性卵巢髓质内大量拥挤的厚壁血管，其中一些管壁内有嗜酸性淀粉样物质沉积

旁淋巴结。但有一些附属淋巴管可能绕过卵巢下淋巴丛，从阔韧带到达髂内、髂外和腹主动脉间淋巴结，或穿过圆韧带到达髂淋巴结和腹股沟淋巴结[24-25]。当肿瘤广泛累及盆腔和腹主动脉旁淋巴结时，逆向淋巴引流可能是一种非常罕见的肿瘤播散进入卵巢的机制。

2.6 神经支配

卵巢的神经支配来自卵巢悬韧带内卵巢血管旁的交感神经丛[26]。神经纤维主要是无髓神经纤维，与卵巢动脉相伴随，由卵巢门部进入卵巢。许多神经末梢围绕在小动脉和微动脉周围，进入髓质和皮质，末端在卵泡周围形成神经丛[26-27]。肾上腺素能神经纤维及末梢与卵巢皮质间质及卵泡外膜内的平滑肌细胞紧密连接。卵巢交感神经神经支配的生理学意义并不明确，但有人认为它可能参与了卵泡成熟和（或）卵泡破裂[26,28-29]。此外，体外实验表明，儿茶酚胺可刺激卵泡分泌孕激素，刺激卵巢间质分泌雄激素[30]。

3　表面上皮

3.1　组织学

卵巢表面上皮由单层的局灶为复层的特化腹膜细胞构成。这些细胞可为扁平细胞、立方细胞或柱状细胞，同一卵巢的不同区域可见到多种类型的细胞（图41.3）。表面上皮与间质之间有明确的基底膜分隔。此层上皮非常脆弱，在卵巢摘除标本中常脱落，这是由于外科医师或病理学家在操作时不经意地碰到卵巢表面，若固定不及时，还会导致上皮风干。唯一被保留的上皮常仅限于上皮粘连区域，或是凹陷的内衬区域。

组织化学研究表明，表面上皮细胞内含有糖原、酸性和中性糖胺聚糖[31-32]，还具有卵巢外间皮细胞所不存在的 17β 羟类固醇脱氢酶活性[31]。

上皮包涵性腺体（EIG）被认为有两种来源：表面上皮和分离的伞状上皮（输卵管子宫内膜异位）。前者是由于部分表面上皮与卵巢表面失去连接并内陷入皮质所致。常常表现为囊性，形成上皮性包涵囊肿（EIC），可以肉眼看见。直径 1cm 是区分上皮性

包涵囊肿和最小的囊腺瘤的一个分界线。另外，EIC也可以来源于分离的伞状上皮。这些囊肿常为多发，单个散在或小簇状分布，可见于整个浅层皮质（图41.4），发生于深层皮质或髓质间质的情况要少见一些。包涵性腺体和囊肿（EIGC）内衬单层有纤毛的输卵管型柱状上皮，偶尔在腔内或邻近间质内见到砂砾体。不管有无砂砾体，只要腺体在卵巢表面，或位于卵巢周围粘连组织内，或卵巢外腹膜和网膜上，则称为输卵管子宫内膜异位[33]。显微镜观察发现，EIGC 可见于任何年龄段的卵巢，包括胎儿期、幼儿及青少年[34-35]。随着年龄的增长，EIGC 会变得越来越多，是育龄后期和绝经期女性一个常见的意外发现。少数情况下，EIGC 可能被覆其他副中肾管上皮（子宫内膜型、黏液型），或非特异性的柱状或扁平上皮[36-37]。

EIGC 曾被认为是大多数表面上皮性肿瘤的起源[38]，但最近有研究发现，大多数高级别浆液性癌来自输卵管，大多数透明细胞癌和子宫内膜样癌来自子宫内膜异位[39-41]。

OSE 和 EIGC 内衬上皮的免疫表型依据其上皮类型而有所不同，包括扁平或立方的间皮样型上皮，

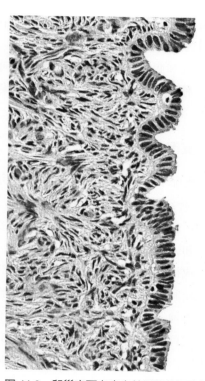

图 41.3　卵巢表面上皮由单层柱状细胞组成

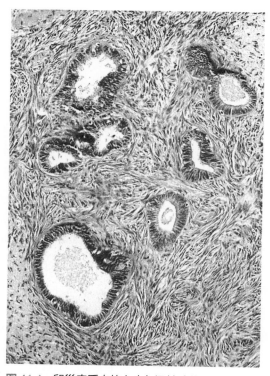

图 41.4　卵巢皮质内的上皮包涵性腺体

或伴输卵管化生的柱状上皮，前者表达间皮标记，如钙视网膜蛋白和 mesothelin，而后者仅为灶性阳性或完全不表达（图 41.5）[42]。卵巢表面被覆或 EIGC 内衬的输卵管化生柱状细胞表达输卵管特异性糖蛋白 -1 和上皮钙黏素，而扁平的 OSE 细胞不表达上述标记物（图 41.5C ~ F）。EIGC 内衬的扁平或柱状细

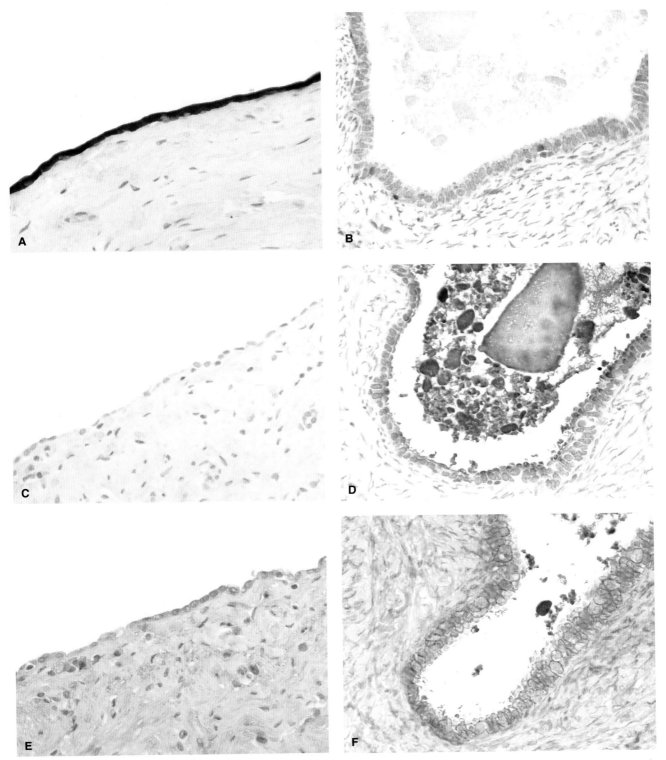

图 41.5　正常的卵巢表面上皮和上皮包涵性腺体内衬细胞的免疫表型。卵巢表面扁平及立方上皮细胞表达间皮标记钙视网膜蛋白（A），不表达输卵管特异性糖蛋白 -1（C）和上皮钙黏素（E），上皮包涵性腺体内衬的伴输卵管化生的柱状上皮不表达钙视网膜蛋白（B），但表达输卵管特异性糖蛋白 -1（D）和上皮钙黏素（F）

胞表达 PAX8，而卵巢表面大多数 OSE 细胞不表达 PAX8^[42-43]。

OSE 和盆腔腹膜还可发生尿路上皮样化生或变移上皮化生，主要以移行细胞的 Walthard 细胞巢形式出现，常见的部位包括输卵管浆膜层或紧邻其下的间质、输卵管系膜和卵巢系膜，发生于卵巢门部者略少见（图 41.6）^[44-47]。当这些化生巢体积很大时，常发生囊性变，并可能内衬黏液柱状上皮细胞。Brenner 瘤具有尿路上皮分化的特征，病理工作中遇到的 Brenner 瘤中，半数仅为镜下可见。有人提出，大多数情况下，Brenner 瘤和"卵巢"黏液性肿瘤（两者常共存）均起源于 Walthard 细胞巢^[48]。

作为对慢性盆腔炎症刺激的反应，间皮细胞常发生增生，有可能累及卵巢表面，并灶性取代 OSE。旺炽性增生的病例可见管状乳头状结构（图 41.7）和假性浸润，以及不同程度的核异型性，必须与恶性间皮瘤、原发性卵巢癌和转移癌鉴别。

3.2　超微结构

OSE 的超微结构与卵巢外腹膜间皮相似^[49-51]。

扫描电镜和透射电镜观察发现，细胞表面顶部呈圆顶状，被覆大量微绒毛，微绒毛常有分支，偶为单根纤毛，还能见到微胞饮小泡（图 41.8）。细胞质内含有丰富的多核糖体、游离核糖体、丰富的线粒体，以及成束的中间丝和张力丝。底部细胞质内偶可见脂滴。核膜锯齿状，核仁位于周边。侧面质膜（PM）直或卷曲，有腔面连接复合体、散在的桥粒和桥粒 – 张力丝复合体连接。细胞膜的某些区域可能彼此分隔较远，从而形成扩大的细胞间隙^[50]。表面上皮与间质之间由发育良好的基板分隔。

4　卵巢间质

4.1　组织学

皮质、髓质的间质相互延续，形态相似，并无明确界限，通常是人为将二者相区分。间质细胞为梭形，细胞质稀少，排列成旋涡或席纹状（图 41.9）。特殊染色时细胞质内可见小的脂滴，特别是在育龄后期和绝经后女性中常见^[52]。免疫组织化学染色显示

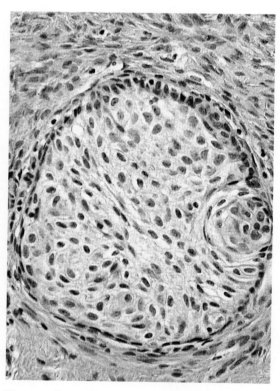

图 41.6　位于卵巢门部、邻近髓质间质的 Walthard 细胞巢

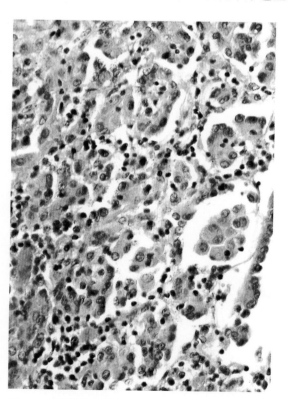

图 41.7　卵巢表面增生的间皮细胞。注意混杂有炎症细胞

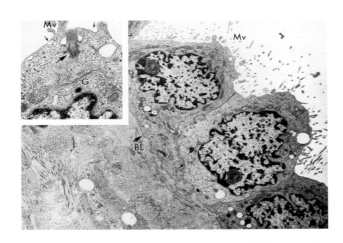

图 41.8　卵巢表面上皮的电镜图。细胞有大量微绒毛（Mv），核周有许多分化良好的细胞器。核膜呈锯齿状，核仁位于周边。侧面质膜有腔面连接复合体和散在的桥粒，偶有扩大的细胞间隙分隔相邻质膜。上皮细胞与间质由分化良好的基板（BL）分隔（×6400）。插图：表面微绒毛与微胞饮小泡（短箭头）相关，偶见单纤毛（长箭头）。还可见高尔基体（G）（×22000）

细胞质表达波形蛋白、肌动蛋白和结蛋白[53-57]。间质细胞被致密的网状纤维网（图 41.9）和不同数量的胶原分隔，后者在浅层皮质最丰富。尽管后者也常称为白膜，但与睾丸白膜并不相同，睾丸白膜具有致密的

胶原，几乎没有细胞，轮廓清晰。

卵巢间质内还可见多种其他类型的细胞，其中大多数可能来自成纤维细胞型的细胞。黄素化间质细胞位于远离卵泡的间质内，单个散在或小巢状分布，多见于髓质，细胞多角形，细胞质丰富，嗜酸性或透明，细胞质内可见不同数量的脂质，细胞核圆形，居中，可见一个明显的核仁（图 41.10）。免疫组织化学显示细胞表达抑制素[58-60]、钙视网膜蛋白[61]、melan-A[62]和 CD10[63]，偶尔表达睾酮[64]。在妊娠期间及绝经后，黄素化间质细胞数量增加，可能是该时期循环内促性腺激素水平升高的继发性改变[22,52]。一项尸检研究证实，黄素化间质细胞可见于 13% 的 55岁以下女性，以及 1/3 的 55 岁以上女性，检出率随间质增生程度而增加[22]。更为全面的取材有可能提示黄素化间质细胞是卵巢的一种正常表现，特别是在老年人中。老年人群的黄素化间质细胞通常不伴有激素紊乱的临床证据。在一些老年女性中，更为显著的间质黄素化（间质卵泡膜细胞增殖症）常伴有雄激素和雌激素相关性表现，但这种情况更常见于年轻患者，在检查这种病例时，偶可在低倍镜下观察到黄素化间

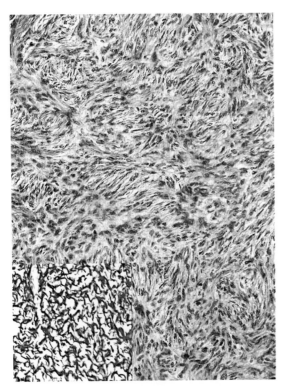

图 41.9　卵巢间质，成纤维细胞型的肥胖梭形细胞呈旋涡状排列。插图：可见密集的网状纤维网（网状纤维染色）

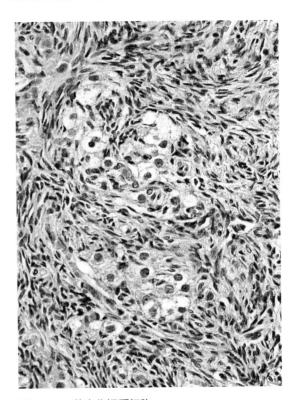

图 41.10　黄素化间质细胞

质细胞结节（结节性卵泡膜细胞增殖症）。

酶活性间质细胞具有氧化酶活性和其他酶活性[52,65-66]，检出率和数量随着年龄的增长而增加，见于 80% 以上的绝经后女性，一般位于髓质内[65-66]。一些酶活性间质细胞相当于黄素化间质细胞，但在常规切片中，大多数与邻近的无酶活性的间质细胞无法区分[65]。

蜕膜细胞可单个散在、形成小结节或连续成片排列，分布于浅层皮质的间质内，或卵巢周围的粘连组织中（图 41.11）。蜕膜细胞的外观一般与正常蜕膜相同，但偶尔见细胞异型性，组织学类似转移癌[67-72]。这些蜕膜样区域内可见毛细血管网和散在的淋巴细胞。卵巢蜕膜反应是卵巢间质细胞对循环内或局部孕激素水平升高的一种反应，在妊娠期最常见，最早可见于妊娠第 9 周，蜕膜反应见于整个卵巢。少见情况下，卵巢蜕膜反应与滋养细胞疾病有关，或是见于孕酮治疗患者，或是位于黄体附近，或是与激素活性、卵巢增生性及肿瘤性疾病有关[22,67,69]。先前的盆腔放疗可能导致间质细胞对激素刺激的敏感性升高[69]。已有报道，在无任何明确诱因的情况下，在绝经前、后的女性卵巢内均可偶见灶性蜕膜反应[22,69]。

卵巢间质内可见到灶性平滑肌（图 41.12），以围绝经期和绝经期女性最为常见[73]。25% 的病例中，平滑肌可见于双侧卵巢，一般仅局限于几个低倍视野内。平滑肌的出现常伴有其他卵巢改变，包括与间质卵泡膜细胞增殖症或多囊卵巢综合征相关的间质增生[74]，或是平滑肌位于间质内，围绕非肿瘤性和肿瘤性囊肿（包括子宫内膜异位性囊肿）。罕见情况下，子宫内膜异位囊肿可出现明显的平滑肌，称为子宫内膜平滑肌异位症（endomyometriosis）[75]。一项研究[73]发现，卵巢中出现平滑肌的女性中，大约 90% 患有子宫平滑肌瘤。

卵巢内可见类似子宫内膜间质的细胞巢（子宫内膜间质异位症，一般不伴有典型的子宫内膜异位症（图 41.13）[76-77]。卵巢被膜下间质内偶可见灶性成熟脂肪细胞[78-79]，一项研究提示这可能与肥胖有关[79]。细胞质内罕见含有 Reinke 结晶的睾丸间质细胞，这可能是转化的间质细胞，一般与间质卵泡膜细胞增殖症有关，或是位于卵巢非肿瘤性间质或卵巢肿瘤邻近的非肿瘤性间质内[80-82]。一项研究证实[83]，在

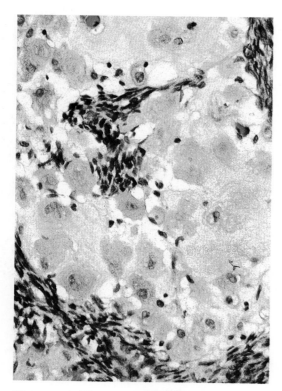

图 41.11 卵巢间质内的蜕膜细胞巢

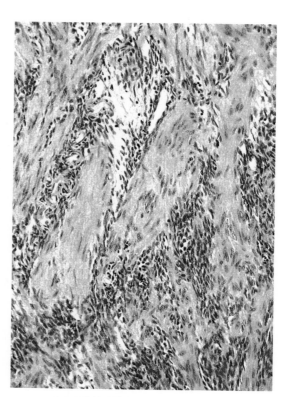

图 41.12 卵巢间质内的平滑肌细胞

大约 6% 的正常女性卵巢间质中能够见到所谓的神经内分泌细胞或 APUD 细胞，这些细胞小群状分布于皮髓质间质的交界处，具有嗜银性和亲银性，其临床意义和激素功能尚不清楚，但有人提出它们可能是罕见的原发性卵巢类癌的起源，与畸胎瘤或黏液成分无关。

4.2　老化相关改变

30～60 岁，卵巢体积逐渐增大[21,84]，绝经后卵巢间质差异很大[22,50,68]。极端情况下，间质萎缩使得卵巢仅剩薄层皮质和微量髓质间质（图 41.14），而另一个极端的老化相关改变则表现为间质显著增多，足以诊断为"间质增生"。但对于大多数绝经后女性而言，均存在不同程度的皮髓质间质细胞结节性或弥漫性增生，其改变介于上述两个极端之间（图 41.15）[22,65]，因此很难界定什么是"正常"卵巢。围绝经期和绝经后卵巢内有可能见到宽大且不规则的皮质纤维化区域[22]，界限清楚的病变类似于小的纤维瘤，但纤维瘤的诊断要求病变区域直径 1cm 以上。这一年龄组中常见的表面间质局灶性乳头状增生（图 41.16），浆液性表面乳头状瘤也以 1cm 为界。在育

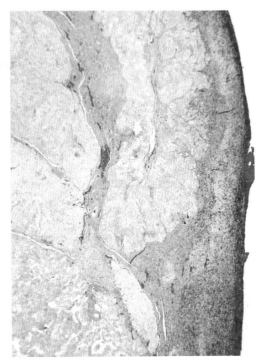

图 41.14　萎缩的绝经后卵巢。皮质薄，髓质内可见多个白体

龄后期和绝经期女性中，皮质"肉芽肿"是常见的意外发现，见于 45% 的 40 岁以上女性[22,76-77,85-87]。皮

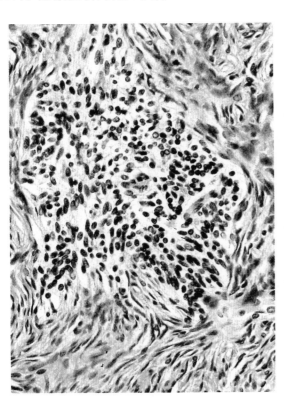

图 41.13　卵巢皮质内的局灶性子宫内膜间质细胞（子宫内膜间质异位症）

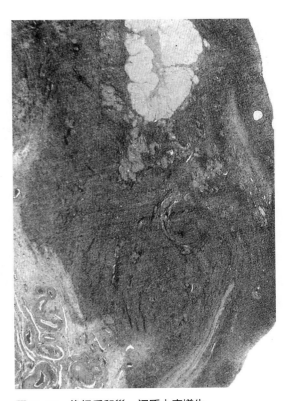

图 41.15　绝经后卵巢，间质中度增生

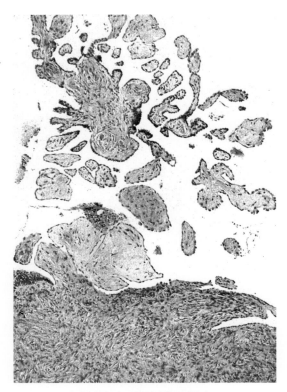

图 41.16　卵巢表面可见乳头状间质突起

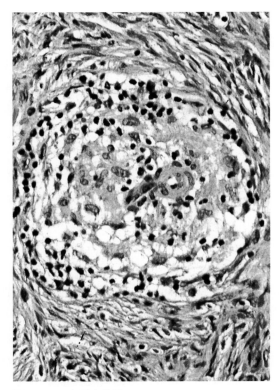

图 41.17　皮质肉芽肿

质 "肉芽肿" 呈圆形，可见上皮样细胞、淋巴细胞，偶可见多核巨细胞和非均质性脂肪晶体（图 41.17）。几乎所有的绝经后卵巢浅层皮质内均可见到皮质肉芽肿和球形云雾状透明瘢痕（图 41.18），这两种改变的组织发生尚不清楚，有人认为它们可能是退变的局灶性子宫内膜间质异位、异位蜕膜或黄素化间质细胞。

4.3　超微结构

典型的卵巢间质细胞核为纤细的纺锤形，有复杂的细胞质突起[50,65]，稀少的细胞质内富于合成胶原所需要的细胞器，包括游离核糖体及线粒体。原胶原在细胞质周边区域经过浓缩后，沉积于细胞外间隙内，最终转化为胶原。沿细胞膜有成排的微胞饮小泡，细胞间有可能见到桥粒样连接[65]。黄素化间质细胞的细胞质丰富，内含脂滴和与类固醇生成有关的细胞器，包括滑面内质网、有管状嵴的线粒体及高尔基体[50,65-66,88]。

4.4　激素特点

大量研究表明，绝经前与绝经后的卵巢间质均

具有分泌类固醇激素的潜能，并接受促性腺激素的调节[89-101]。卵巢间质组织的体外培养证实，间质细

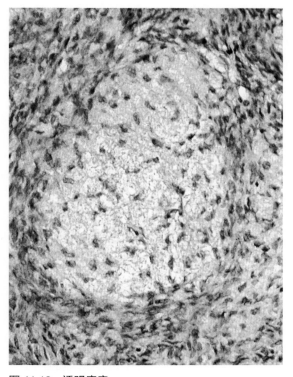

图 41.18　透明瘢痕

胞的主要激素产物是雄烯二酮，其次是少量的睾酮和脱氢表雄酮[102]。在体外实验中，人类绒毛膜促性腺激素、垂体促性腺激素及胰岛素均能促进间质细胞合成雄激素，这与间质细胞表达这些激素受体相一致[63,66,103]。目前尚不清楚正常绝经前女性的雄激素有多大比例是由卵巢间质分泌的，但似乎少量的睾酮是来源于此。在更年期，随着卵泡活动的终止，卵巢间质和肾上腺成为雄激素的主要来源。绝经后，卵巢间质分泌的雄激素主要是睾酮和雄烯二酮[89-91,93,101]，体内和体外实验均证实，与正常卵巢相比，发生间质增生的卵巢能分泌更多的雄烯二酮、雌酮及雌二醇[94,96]。但绝经后女性循环内的雄烯二酮 80% 来自肾上腺[90]。绝经后，卵泡停止合成雌二醇，但循环内仍有少量雌二醇存在（可能来自肾上腺），这些雌二醇由雌酮转化而来[90,104]，或是来自于卵巢间质本身[89,91,105]。更年期之后，雌酮成为循环中主要的雌激素类型，主要来自于外周组织中雄烯二酮的芳香化，这一过程可发生在脂肪、肌肉、肝、肾、脑，以及肾上腺组织中[90,105-106]。绝经后女性中芳香化作用增强，很可能是由于这些人群中内源性 LH 水平较高，导致雌酮的日分泌量是绝经前女性的 2 倍，芳香化作用在肥胖人群中也较高。在一些绝经后女性中，这一机制能够保证有足够的雌激素来防止雌激素撤退所导致的临床表现，此机制也参与了子宫内膜癌的发生[84,90]。人们注意到间质增生与绝经后子宫内膜腺癌之间的关系[84]，与未患子宫内膜腺癌的对照组相比，患子宫内膜腺癌的绝经后女性的卵巢间质在体外能够分泌更多的雄激素[107]。绝经后女性卵巢的类固醇合成量存在个体差异，可能与此年龄组卵巢间质的形态学差异有关，但尚无功能和结构的相关性研究。

5 原始卵泡

5.1 组织学

出生时，卵巢皮质中大约有 400 000 个原始卵泡（图 41.19）。之后，经过不断的闭锁和卵泡生成，数量逐渐减少直至消失，卵泡的消失标志着绝经期

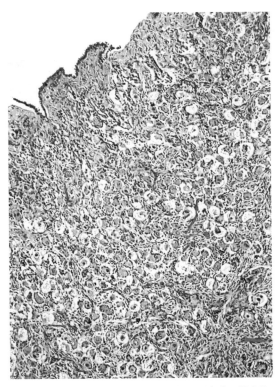

图 41.19 新生儿卵巢。卵巢皮质内可见许多原始卵泡

的结束。但在绝经数年后可仍然存在少数卵泡，出现绝经后偶有排卵，有时还会导致绝经后出血[108]。在育龄期，原始卵泡呈簇状不规则散在分布于浅层皮质的狭窄带内。原始卵泡中央为一个卵母细胞，直径 40 ~ 70μm，围绕以单层无有丝分裂活性的扁平粒层细胞，其外有一层薄的基底膜（图 41.20）。罕见情况下，原始（和成熟）卵泡内可能有多个卵母细胞，特别是 20 岁以下人群[19,109-111]。出生时，卵母细胞停滞于减数分裂的网系期，直到排卵前的卵泡成熟，才进入分裂间期，或者在闭锁过程中逐渐退化[112]。卵母细胞核大、球形、染色质呈细颗粒状，分布均匀，有一至多个致密的线状核仁[112]，少数卵母细胞含有多个核[110-111]。细胞质内有一个位于核旁的嗜酸性新月形区域，是由相关细胞器组成的复合体，称为 Balbiani 卵黄核（BVB）[113-114]。在卵黄核中央有一个深色点（中心体），周围有空晕，空晕外是深染的 PAS 染色阳性的富含线粒体的颗粒区[113-114]。卵母细胞的细胞质中没有丰富的糖原和较高的碱性磷酸酶活性，这些是原始生殖细胞和胚胎性腺内卵原细胞的特征。

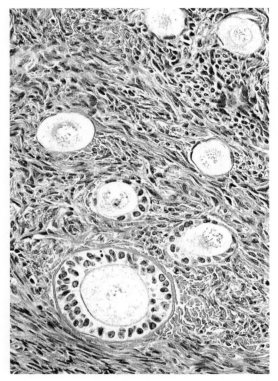

图 41.20 原始卵泡（图顶部的 4 个卵泡）和初级卵泡（图底部的 3 个卵泡）

5.2 超微结构

原始卵泡的粒层细胞内细胞器散在分布，细胞间偶见桥粒连接，粒层细胞的微绒毛通过紧密连接附着于卵母细胞上[50]。卵母细胞内，BVB（图41.21A）的核旁中心体由致密颗粒、紧密排列的囊泡和致密的纤维构成，这些纤维在中心体周边形成一个网篮状结构（图 41.21B）[113-114]。滑面内质网区围绕中心体，即光镜所见的空晕区。BVB 更靠近外周的部分聚集有大多数卵母细胞器，包括多个高尔基体、明显的复合性集合物、与散在颗粒性内质网关系密切的大量线粒体和环孔板（图 41.21B）[113-114]。环孔板可与核黏附或直接相邻，也可能游离在 BVB之内，这种结构会一直存在于原始卵母细胞及其他生长迅速的胚胎细胞或肿瘤细胞内。环孔板成堆分布，或由高达 100 个平行、光滑、成对的膜状结构向心性排列，形成扁平的小泡，宽 30～50μm。

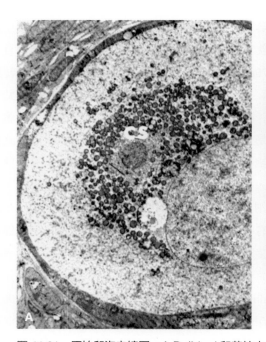
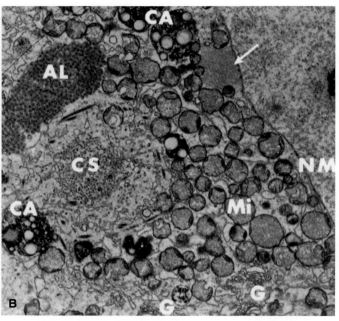

图 41.21 原始卵泡电镜图。A.Balbiani 卵黄核由一个中心体（CS）及其周围聚集的高尔基体、内质网和溶酶体构成（×2400）。B.Balbiani 卵黄核的细节图像。一簇致密排列的螺旋形原纤维（箭头）附着于核膜（NM）上。中心体（CS）由致密颗粒（部分呈周期性排列于纤细的纤维上）和小的囊泡构成，还包括内质网和致密纤维的周边区域。中心体周围有大量线粒体（Mi）和复合性集合物（CA）。可见一堆与中心体无关的环孔板（AL）。注意 BVB 周边处的多个高尔基体和显著的内质网，二者关系密切

6　成熟卵泡

6.1　组织学和超微结构

6.1.1　卵泡生成

卵泡生成是贯穿整个育龄阶段的连续过程，每个月经周期内均有原始卵泡成熟。卵泡成熟开始于黄体期，并在下一个周期的卵泡期内持续进行。每个月均只有一个排卵前（或优势）卵泡能够完全成熟，并释放卵母细胞（排卵）。其他已开始成熟过程的卵泡在发育的早期阶段即发生闭锁。卵泡形成和卵泡闭锁也会发生在产前、整个儿童期及妊娠期，但这些时期的卵泡成熟过程很少能够达到排卵前卵泡阶段[19,115-123]。

卵泡成熟的第一个形态学指征是粒层细胞由立方形变成柱状，伴有卵母细胞的增大（初级卵泡）（图 41.20）。粒层细胞发生有丝分裂，形成围绕卵母细胞排列的 3 ~ 5 个同心层结构（次级或窦前期卵泡）（图 41.22）。此阶段出现呈套状围绕卵母细胞的透明带，后者为嗜酸性、PAS 染色阳性的均质性无细胞层。透明带主要由粒层细胞形成，卵母细胞也可能参与其中。在卵泡成熟末期，透明带厚 20 ~ 25μm，富于酸性糖胺聚糖及糖蛋白（图 41.22-图 41.25）[50]。窦前期卵泡直径 50 ~ 400μm，随着体积的增加，它们会迁移到更深的皮质和髓质中。与此同时，周围的卵巢间质细胞转变成数层卵泡膜内层细胞，以及其外的一层边界不清的卵泡膜外层细胞。粒层细胞分泌的富含糖胺聚糖的液体形成液性裂隙，并最终融合形成单个大的腔或窦，内衬数层粒层细胞（三级卵泡、窦状卵泡或囊状卵泡）。卵泡内最初的窦腔直径为 200 ~ 400μm，随后，由于持续有液体分泌入窦腔，使得卵泡不断增大。同时，卵母细胞发育至最终的大小，在卵泡的一极离心性分布，此处的粒层细胞增生形成卵丘并突入窦腔内，卵母细胞位于卵丘的中心（成熟卵泡或赫拉夫卵泡）（图 41.23）。

6.1.2　排卵

在每次月经周期中，仅有少数成熟卵泡（< 4 个 / 卵巢）能在黄体期的中晚期阶段直径达到 4 ~

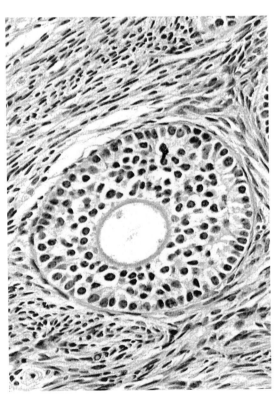

图 41.22　窦前期卵泡。卵母细胞由数层粒层细胞包绕，卵泡膜内层不明显

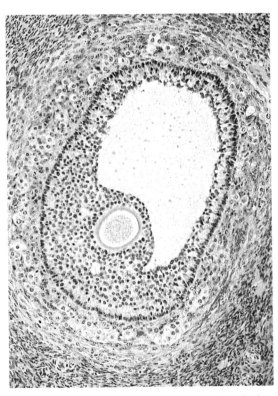

图 41.23　成熟卵泡。含卵母细胞的卵丘突入窦腔，卵泡膜层发育完好

5mm，其中一个将会成为下一周期的排卵前卵泡[124-125]。在卵泡生长晚期，卵母细胞和周围的透明带，以及一层呈放射状排列的柱状粒层细胞（放射冠）会脱离卵丘，并漂浮在窦腔的液体中。即将排卵时，排卵前卵泡的直径达 15~25mm[28,125]，部分从最终的破裂点（或孔）处突出于卵巢表面，此处被覆的上皮细胞逐步扁平、退化和脱落。该区域的间质疏松且几乎没有血管，同时伴随间质细胞退化，胶原纤维断裂，以及细胞间液体积聚[28]。这些排卵之前所发生的表面上皮和间质改变，可能是局部缺血、蛋白水解酶和前列腺素释放入间质的继发性改变。之后，排卵前卵泡破裂，将其内的液体和卵母细胞（及其周围的各层）排入腹腔。排卵之后，卵泡内液、纤维素、血液、粒层细胞和结缔组织细胞共同形成的凝固团块闭塞破裂口，最终转变为瘢痕组织。

在即将排卵时，排卵前卵泡内的卵母细胞进入到第一次减数分裂的末期。卵母细胞的一半染色体迁移到与细胞分离的一部分细胞质内，形成第一极体，从而导致细胞染色体减半，至此，从胎儿期即开始的第一次减数分裂完成，此时的卵母细胞称为次级卵母细胞。第一极体分离后，次级卵母细胞立即进入第二次减数分裂，并停滞于中期，直到受精。

6.1.3 颗粒细胞层

出生时，粒层细胞几乎已完全形成[19]。已成熟或处于成熟过程中的卵泡内的粒层细胞为多角形细胞，直径 5~7μm，紧邻基底膜的细胞常为柱状。粒层细胞的细胞质稀少、淡染、细胞界限不清，细胞核小、圆形或卵圆形、深染，一般没有核沟（图41.24A）[126]。处于成熟过程中的卵泡内的粒层细胞常可见大量有丝分裂，但在排卵前，有丝分裂明显减少。直到黄体化开始，排卵的数小时前，粒层细胞仍表现为类固醇分泌细胞的组化模式，细胞质内没有（或仅很少的）脂质[127-128]。初级、次级及成熟卵泡中，粒层细胞的细胞质均表达 CK、波形蛋白、抑制素、CD99、melan-A、米勒抑制物和桥粒斑蛋白，细胞核表达 WT-1 和 FOXL2[53-55,58,62,129]。

粒层细胞常可见围绕小腔排列的结构，称为Call-Exner 小体（图 41.24A），是粒层细胞最特征性的表现之一，见于正常组织和肿瘤中。Call-Exner 小体与粒层细胞间由一层基板分隔，腔内含有深嗜伊红色 PAS 染色阳性的由过多基板构成的丝状物质[50]。与卵泡膜层不同，成熟卵泡和赫拉夫卵泡的颗粒层内无血管和网状纤维网（图 41.24B）。

在卵泡成熟过程中，粒层细胞内有层状嵴的线粒体、颗粒内质网、游离核糖体和高尔基体的数量逐渐增多，表明细胞内蛋白合成活跃。组织化学和超微结构（丰富的滑面内质网和具有管状嵴的线粒体）表明，直到排卵前不久才出现类固醇激素的合

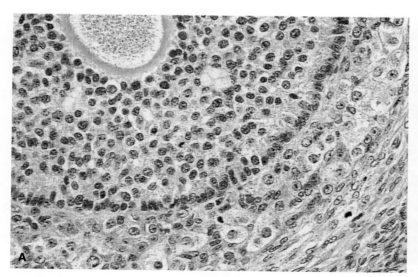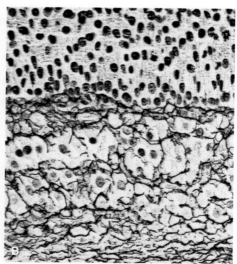

图 41.24　A. 成熟卵泡，高倍镜。颗粒细胞层内可见数个 Call-Exner 小体，颗粒细胞层内侧为卵母细胞的透明带，外侧为黄素化的卵泡膜内层。粒层细胞和卵泡膜细胞可见有丝分裂象。B. 卵泡膜内层有网状纤维网，而颗粒细胞层无网状纤维网

成[52,65,127-128,130]。不同阶段卵泡内，相邻的粒层细胞之间为黏着连接、缝隙连接和桥粒连接[50,54,112]。放射冠处，粒层细胞细长的细胞质突起穿过透明带，与卵母细胞膜形成缝隙连接和点状的黏着连接（图41.25）。

6.1.4 卵泡膜层

与粒层细胞不同，卵泡膜细胞由发育过程中的卵泡周围的间质细胞不断分化而来，此过程从胎儿期开始，持续到绝经期末。囊状卵泡的卵泡膜层的特征表现为：具有发育良好的卵泡膜内层和边界不清的卵泡膜外层，内层由3~4层细胞构成，位于颗粒细胞层外（图41.24A），两者间有基底膜分隔。与发育中或成熟卵泡的粒层细胞不同，卵泡膜内层细胞可见黄素化或部分黄素化（图41.24A），且表现为类固醇激素分泌的组织化学模式[52,127-128]。在妊娠期，成熟卵泡的卵泡膜内层出现特别明显的黄素化，细胞圆形、多边形，直径12~20μm，细胞质丰富、嗜酸性至透明，细胞质空泡内含不同数量的脂质，细胞核空泡状、圆形、居中，常可见单个显著的核仁（图41.24A）。细胞表达波形蛋白，不表达CK，表达模式不同于粒层细胞，但与间质细胞相似[55]，此外，卵泡膜细胞还表达抑制素、钙视网膜蛋白、melan-A 和 FOXL2[62,129]。成熟卵泡的卵泡膜细胞明显可见核分裂象。卵泡膜层有丰富的管腔扩张的毛细血管丛，以及围绕每个细胞的致密网状纤维网（图

41.24B）。在卵泡膜内层的切向切面中，有时会仅见孤立的黄素化卵泡膜细胞结节，偶会误认为是灶性间质黄素化。

卵泡膜外层围绕内层，边界不清，厚度不均，逐渐融入周围卵巢间质。卵泡膜外层含有环状排列的胶原束、血管和淋巴管，以及不具有类固醇分泌的组织化学特征的圆胖梭形细胞[131]，这些梭形细胞有丝分裂活跃，有可能被误认为是纤维肉瘤，特别是当镜下仅见到卵泡边缘部分时（图41.26）。

超微结构观察，卵泡膜内层细胞含与类固醇分泌有关的细胞器，与粒层黄体细胞中的细胞器相似。外层细胞不具有这些细胞器。一些外层细胞存在平滑肌分化[132]。

6.2 激素特点

卵泡生成的开始阶段和窦前期卵泡发育的早期是不受促性腺激素影响的，但卵泡成熟的后期受其调控。当小的囊状卵泡发育为排卵前卵泡后，其窦内液的内分泌事件不同于同一卵巢中其他绝大多数（即

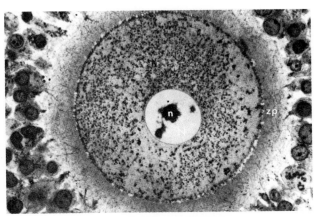

图41.25 成熟卵母细胞。卵母细胞内的细胞器均匀分布，紧邻细胞膜处可见成排分布的致密颗粒。一条连续的透明带（zp）围绕卵母细胞并把它与粒层细胞分隔开。透明带内可见粒层细胞发出的大量细胞质突起。n—核仁（厚切片，OsO₄固定，环氧树脂包埋，甲苯胺蓝染色）

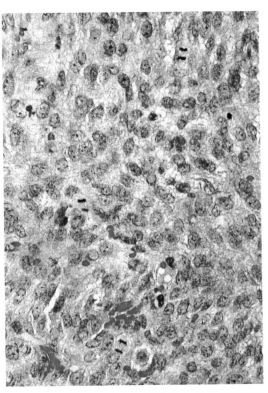

图41.26 成熟卵泡的卵泡膜外层由圆胖的梭形细胞组成，可见有丝分裂

使不是全部）囊状卵泡[133-134]。在排卵前卵泡发育的早期阶段，其内的 FSH 受体水平和 FSH 水平均升高[133-136]，同时伴有粒层细胞内 E2 受体水平升高，以及卵泡液内 E2 水平升高。后者在增殖中、晚期达到峰值（10000 倍循环水平），此时血浆 FSH 降至基础水平。在这一阶段中，排卵前卵泡通过自我维持，在卵泡内 FSH 和 E2 的影响下继续发育成熟[98]。增殖晚期，血浆 LH 水平升高，排卵前卵泡（而非其他卵泡）的粒层细胞明显表达 LH 受体[136]。而在整个卵泡期内，所有卵泡的卵泡膜细胞均表达 LH 受体。

虽然循环内的 E2 可能来自粒层细胞和受 LH 作用的卵泡膜细胞，但卵泡内 E2 几乎全部来自粒层细胞，可为从头合成，也可以是对卵泡膜细胞合成的雄烯二酮进行 FSH 依赖的芳香化[98,137]。排卵前卵泡内芳香化酶的活性最高，并借此维持较高的 E2 和雄烯二酮的比值[133-134,138]。相比之下，发生闭锁的卵泡中，卵泡液内缺乏 FSH 和芳香化酶，E2 和雄烯二酮的比值低。循环内高水平的雌激素诱使排卵前血浆 LH 水平急剧上升[139-140]，后者导致粒层细胞黄素化，卵泡内孕激素浓度升高，循环内孕激素水平也小幅升高[133-134,141]。血浆孕激素水平的升高及雌激素水平达到峰值能够进一步刺激 LH 的升高，并诱发 FSH 小幅度升高，触发排卵。排卵大约发生在 LH 开始升高的 36 ～ 38 小时后、雌二醇到达峰值的 24 ～ 36 小时后和 LH 到达峰值的 10 ～ 12 小时后[141]。

卵泡也会分泌非类固醇激素。抑制素是一种由粒层细胞合成的糖蛋白，分泌后进入卵泡液和卵巢静脉流出道内，其数量与类固醇的水平有关[141-143]。抑制素主要受 LH 的调控[144]，并通过负反馈降低下丘脑 – 垂体系统的 FSH 分泌。成熟卵泡的卵泡液内含高浓度的肾素[145]，其内的粒层细胞、卵泡膜细胞和间质细胞均表达肾素和血管紧张素 II[146]。卵巢内的肾素 – 血管紧张素系统与怀孕期间的循环支持有关[147]。

7   月经黄体

典型的月经周期为 28 天，排卵发生在第 14 天，如果未受精，塌陷的排卵卵泡形成月经黄体（CLM）。

发育成熟的 CLM 的直径为 1.5 ～ 2.5cm，为圆形的黄色结构，边缘呈花彩状，中央为囊性，囊内充满灰色伴局部出血的凝固物。

7.1   组织学

在排卵之后的 14 天内，CLM 会发生有序的组织学改变，并可据此来估计其存在的时间。Corner 详细地描述了这些阶段，并使用子宫内膜组织学和月经数据来确定 CLM 存在的时间[148-149]。之后，一项 CLM 组织学形态（使用 Corner 标准）与 LH 峰值和 CLM 活检时间间隔的关系研究发现，因为每一阶段持续时间不同，且存在明显的个体差异，所以采用 CLM 组织学表现来回顾性确定排卵时间的方法常受各种因素的影响而出现误差[150]。

与成熟中和排卵前卵泡中的粒层细胞不同，成熟 CLM 中的黄素化粒层细胞（粒层黄体细胞）较大，大小为 30 ～ 35μm，多角形，细胞质丰富，淡染或嗜酸性，内含大量小脂滴（图 41.27，图 41.28）[131]。细胞核呈球形，内含 1 ～ 2 个大核仁。这些细胞的组织化学模式依据 CLM 存在时间而不同，但均为典型

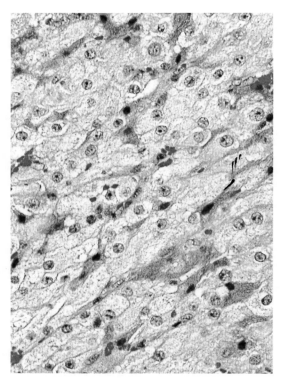

图 41.27   成熟的月经黄体。K 细胞散在分布于粒层黄体细胞之间，细胞质深染，核固缩

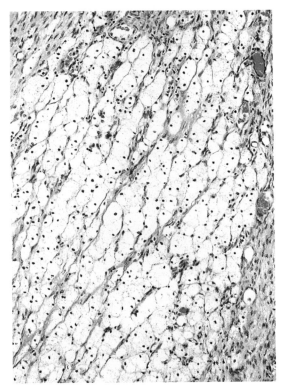

图 41.28　退化的月经黄体。粒层黄体细胞核固缩，细胞质内含丰富的脂质

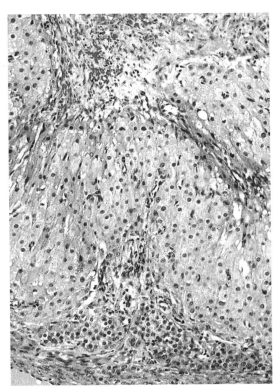

图 41.29　成熟的月经黄体。中央腔内（顶部）含有红细胞和纤维素，囊壁内层厚，由大的粒层黄体细胞构成，外层薄，由小的膜黄体细胞构成

的类固醇分泌细胞模式[52,128,151]。粒层黄体细胞的细胞质含有波形蛋白，但是与成熟中或已成熟卵泡中的粒层细胞不同，含有很少或者不含 CK[54]。粒层黄体细胞还表达抑制素和钙视网膜蛋白[152-153]。

CLM 周围的卵泡膜内层由数层细胞构成，不规则，常断裂（图 41.29），呈鞘状包绕延伸入 CLM 中心的血管性间隔[131]。在通过这些间隔的横切面中，整个颗粒细胞层内可见到间断出现的三角形卵泡膜细胞巢。除了最早期的 CLM 之外，膜黄体细胞的大小接近粒层黄体细胞的一半，核圆形至卵圆形，有单个、显著的核仁，细胞质稍少，但着色更深，所含的脂滴一般大于粒层黄体细胞，也表现为类固醇分泌细胞的组织化学模式[128]，并表达抑制素、钙视网膜蛋白和 Melan-A[62,152-153]。

第 3 种类型细胞即所谓的 K 细胞，在成熟卵泡的卵泡膜内层有少量的 K 细胞，在早期 CLM 的颗粒细胞层内数量很多[126]。K 细胞持续存在，直到月经期，然后退化。K 细胞呈星形，细胞质深嗜酸性，细胞核不规则、深染或固缩（图 41.27）。细胞质内含磷脂，苏丹染色呈均匀一致着色[126]。现已证实，K 细胞是 T 淋巴细胞，不具有类固醇分泌细胞的组织化学模式[154]。

在 CLM 的成熟过程中，来自卵泡膜内层的毛细血管穿过颗粒细胞层，最终到达位于中央的腔内。与血管相伴的成纤维细胞形成颗粒细胞层内密度更高的网状纤维网，并衬覆中央腔的内纤维层（图 41.28）[32]。

在排卵后的第 8~9 天，CLM 开始退化[148]。粒层黄体细胞变小，细胞核固缩，细胞质内大量脂质聚集（图 41.28）。组织化学染色显示，与类固醇激素合成相关的酶的数量减少，而水解酶的数量增加[129]，最终细胞溶解并被吞噬[155]，经过持续数月的进行性纤维化和皱缩，最终转变为白体。

7.2　超微结构

在超微水平，黄素化以类固醇激素分泌的细胞器逐渐增加为特征，尤其是滑面内质网和丰富的含有管状嵴的线粒体（图 41.30）[131,155-158]。这些滑面内质网有区域性特化结构，即褶膜复合体，后者由高度折叠的放射状管状池构成，管状池与毗邻的池连接，交错分布[157]。还可见分化好的、散在分布的核周高尔基体、游离核糖体或者附着核糖体、脂滴和脂褐素（图 41.30）[131,155-157]。有许多不规则的微绒毛样细胞质突起伸入毛细血管周隙和细胞外隙[50,131,155,157]。膜黄体细胞的超微结构与粒层黄体细胞相似，但高尔基体仅位于核周区，没有褶膜复合体、微绒毛和纤细的丝状网络[131,157]。退变 CLM 中的黄体细胞中可见滑面内质网结构破坏和碎裂、线粒体改变、细胞溶酶体增加[50]，以及脂滴数量增加，大小不一，嗜铱性增强[155]。

7.3　激素特点

CLM 的形成和功能受 LH 调控，表现为粒层黄体细胞内有高水平的 LH 受体[136,142]。FSH 受体[120]和生长激素受体[138]同样存在于黄体中，但它们在黄体功能中的作用未知。体内和体外实验证实，CLM 合成的主要类固醇激素为孕激素，还可（体内和体外）合成雌酮和 E2，以及以雄烯二酮为主的雄激素[159]。

排卵后，LH、FSH 及 E2 的水平下降，但是 LH 的浓度足以维持 CLM，后者在黄体中期形成孕激素和 E2 的峰值。如果未受精，孕激素和雌激素的水平增加，负反馈调节 LH 和 FSH 水平下降至基础水平，CLM 内 LH 和 FSH 受体减少，在月经周期第 22 天后孕激素和 E2 的合成显著减少[135-136,142,160-161]。CLM 形态学退变及月经期的开始都能够反映出这些改变。黄体溶解似乎与雌激素有关，可能继发于雌激素诱导的 LH 受体减少，或者是由 CLM 合成的前列腺素的黄体溶解作用增强所致[142,162]。在黄体期内，一种非类固醇性 LH 受体结合抑制剂的浓度增加，也可能参与了黄体溶解[142]。

8　妊娠黄体

8.1　大体表现

大体检查时，妊娠黄体（CLP）可能难以与 CLM 区别，但 CLP 一般更大，颜色为亮黄色，而晚期 CLM 为橙黄色[163]。CLP 体积可达卵巢体积的一半，这主要是由于中央囊腔的存在，腔内充满液体，或由纤维素和血液组成的凝固物[71,121,164]。囊腔的大小变化非常大。当中央囊腔增大，使黄体的直径超过 3cm 时，CLP（有时也可为 CLM）称为黄体囊肿，如果直径小于 3cm，则称为囊性黄体。当 CLP 的中央腔足够大时，其囊壁可能不再是弯曲的，而是变得直而薄，灶性区域甚至仅见内纤维层，此现象主要见于妊娠早期。中央腔闭塞一般开始于妊娠第 5 个月，直至妊娠期末完全闭塞[122]。CLP 逐渐变小，至妊娠晚期结构不明显，产褥期内，CLP 退变成白体。

8.2　组织学

CLM 的成熟按照一定顺序进行，可据此估计其存在时间，而 CLP 并不是这样，但可通过组织学检查来识别其早期和晚期阶段。

8.2.1　颗粒细胞层

黄体内的第一个受孕相关形态学证据表现为不出现见于正常 CLM 的在排卵后第 8~9 天发生的退行性变。妊娠第 8~9 周时，粒层黄体细胞达到最大，直径 50~60μm，圆形或多角形，细胞质丰富、嗜酸性，细胞核空泡状、圆形或卵圆形，1~2 个显著核仁[122]（图 41.31A）。早期 CLP 的粒层细胞以细胞质空泡为

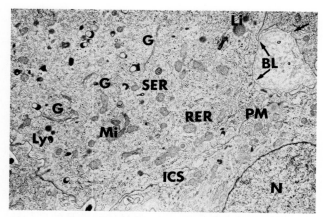

图 41.30　电子显微图像显示一个成熟的月经黄体的粒层黄体细胞。注意丰富的滑面内质网（SER），线粒体（Mi），高尔基体（G），粗面内质网（RER），脂滴（Li）和细胞间隙（ICS）。BL—基板；N—粒层黄体细胞核；Ly—溶酶体；PM—质膜；箭头—微胞饮小泡（×3600）

特点，这些空泡最初很小，但最终增大到几乎占据整个细胞，常使核移位和变得扁平（图 41.31A）。随着妊娠进行，这些空泡数量减少，体积变小，一般在妊娠第 4 个月后消失。细胞质内还常可见到弥漫散在分布的细小脂滴，特别是在早期 CLP 内。随着 CLP 存在时间延长，脂滴数量减少，体积增大[122]。

CLP 粒层细胞内有嗜酸性胶样或玻璃样小滴，早至排卵后第 15 天即可识别，玻璃样小滴的出现基本可以确定妊娠的诊断，但需要注意的是，罕见情况下，这些小滴可见于 CLM 内[122]。这些包涵体最初很小，圆形或不规则形，常为多个，通过相互融合最终形成充满整个细胞的一个或多个大的包涵体（图 41.31A）。随着妊娠进行，小滴越来越多[164]，虽然在分娩后，一些小滴因钙化而导致数量减少，但小滴总数仍持续增多，并持续至产褥期（图 41.31B）。这些钙化小滴最终被再吸收，故在白体内见不到这些钙化小滴。

早期 CLP 颗粒细胞层内也分布有 CLM 中所见的 K 细胞，在妊娠的第 2 ~ 4 个月时数量最多，之后便很少见到 K 细胞[121-122,164]。

8.2.2　卵泡膜层

早期 CLP 中的卵泡膜内层最厚，与同期 CLM 类似，围绕颗粒黄体层分布，呈三角形，血管性间隔伸入颗粒黄体层。CLP 内的卵泡膜细胞呈多边形或圆形，大小约为粒层黄体细胞的 1/4（图 41.31A），但与后者相比，细胞质着色更深、颗粒状更明显，一般没有空泡。细胞核居中、圆形、着色深于粒层细胞，常见 1 ~ 2 个明显的核仁。粒层细胞所特有的胶样包涵体在卵泡膜细胞内罕见，甚至没有。在妊娠早期，卵泡膜层内有可能见到 K 细胞，但数量明显少于颗粒细胞层[126,164]。在第 4 个月之后，卵泡膜内层及其所形成的小梁变得越来越薄，卵泡膜细胞体积变小，数量减少，细胞核椭圆形或梭形，着色更深，更不规则，类似成纤维细胞[164]。妊娠末期，卵泡膜内层几乎完全消失。

8.2.3　结缔组织

与成熟 CLM 一样，CLP 的中央囊腔衬覆单层纤维组织，主要由数量不定的成纤维细胞、胶原、网状纤维和血管组成[106]。此层厚度变化非常大，同一 CLP 的不同区域、不同的 CLP 和妊娠的不同阶段

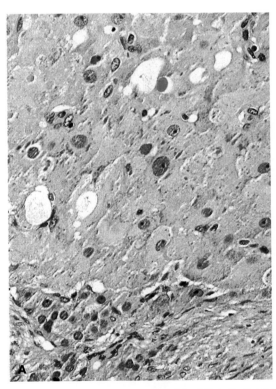
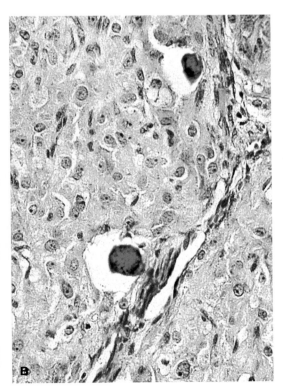

图 41.31　妊娠黄体。A. 粒层黄体细胞的细胞质内可见大而不规则的空泡和致密的嗜酸性透明小体。左下方可见卵泡膜细胞巢。B. 晚期 CLP 内可见灶性钙化

中，厚度均不相同[164]。在一些囊腔巨大的 CLP 中，颗粒细胞层局灶缺失，囊壁完全由纤维层构成。随妊娠进展，中央囊腔或凝固物最终被结缔组织取代，后者可能存在局灶性透明变性和钙化[121]。

网状纤维染色表现类似于成熟 CLM 中所见，卵泡膜内层和内纤维层的网状纤维网致密，而颗粒细胞层的网状纤维网稀疏[122]。在早期 CLP 中，卵泡膜内、外层内均可见许多血管，管腔较大，这些血管发出更小的血管穿入颗粒细胞层和内纤维层。在晚期 CLP 中，血管硬化、管腔狭窄或闭塞[122,164]。卵泡膜内层复旧和血管减少，血管与其周围的结缔组织成比例增加。

8.3 超微结构

CLP 的超微结构表现与 CLM 相似，虽然代谢活动减弱，但在整个妊娠期间保持完整[165-167]。胶样或透明包涵体由均质性电子不透明的物质构成，包涵体内偶可见针样结晶。虽然偶可见一些更小的透明小体包绕粗面内质网，但这些包涵体与任何细胞器均没有关系。

8.4 激素特点

在受精后，胎盘 hCG 刺激粒层黄体细胞分泌孕激素。排卵后黄体内孕激素水平升高 6 倍，而 E2 水平降至排卵前卵泡的 10%[133-134]。hCG 仅能维持 CLP 分泌孕激素数天，之后的孕激素调节机制尚不清楚。妊娠第 2 个月末，CLP 分泌孕激素减少，伴随胎盘孕激素分泌增加。体内和体外实验均证实，在之后的妊娠阶段，CLP 持续分泌少量孕激素，直到足月时，CLP 的结构仍保持完整，这与此功能的保持相符合[120,165-166,168-169]。产褥期内，CLP 功能迅速下降，这反映出此期内 hCG 水平的下降。

在妊娠期和产褥期，CLP 还分泌松弛素（一种多肽类激素），并受 hCG 调控[170-173]。妊娠期间，卵巢静脉内的松弛素血浆浓度与孕激素水平相关。胎盘和子宫也可产生额外的松弛素，但这并不是松弛素的主要来源。松弛素的功能包括扩张和松弛子宫颈，抑制宫缩，松弛耻骨联合及其他骨盆关节[170-173]。与排卵前卵泡一样，CLP 也表达肾素和血管紧张素 II[147]，

研究显示，受孕后，孕妇肾素水平在短时间内升高 10 倍，这些肾素可能来自卵巢[146]。

9 白体

退化的 CLM 被结缔组织取代，逐渐转化为瘢痕组织，即白体。退化中的黄体和新形成的白体中可含有巨噬细胞，细胞内吞噬有蜡样脂和含铁血黄素[174-175]。成熟的白体边界清楚，边缘卷曲，几乎完全由致密排列的胶原纤维构成，仅含有少量成纤维细胞（图 41.14，图 41.32）。偶见灶性钙化和骨化。大多数白体最终被重吸收，由卵巢间质取代。在绝经后卵巢的髓质内常见持续存在的白体（图 41.14），表明在绝经之前这种重吸收过程变慢或停止。

10 闭锁卵泡

10.1 组织学

出生时约有 400 000 个原始卵泡，但仅约 400

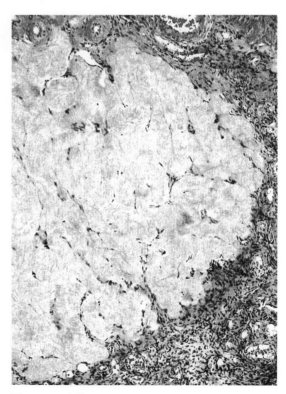

图 41.32 白体

个原始卵泡能发育成熟并排卵，其余 99.9% 的卵泡均发生闭锁。闭锁过程从出生前即开始，在整个育龄期持续发生，在出生时、青春期和妊娠期，闭锁过程最活跃 [115-119,121-123]。发生闭锁的诱因，以及决定哪个卵泡最终发生闭锁的因素尚不清楚。闭锁过程因卵泡所处成熟阶段而有所不同。早期卵泡（原始卵泡和窦前期卵泡）的闭锁过程开始于卵母细胞的退化，表现为细胞核的改变（染色质凝集、固缩和碎裂）和细胞质空泡化，之后很快发生颗粒细胞退变，卵泡毫无痕迹地消失。达到窦状卵泡阶段后，闭锁更加复杂和多变，并且闭锁过程会遗留瘢痕，即白体。该过程最早的证据是粒层细胞有丝分裂活性低下，细胞数量减少，表现为颗粒细胞层变薄及局灶脱落。一些卵泡以闭锁囊性卵泡的形式存在一段（不固定的）时间（图 41.33），当其直径 > 3cm 时，称为滤泡囊肿。闭锁卵泡和滤泡囊肿可在绝经后持续存在数年 [176-177]。最后，血管性结缔组织进入闭锁卵泡，并最终充满中央腔（图 41.34）。卵母细胞可持续存在一段（不固定的）时间，最终退化。上述改变发生的同时，位于颗粒细胞层和卵泡膜内层之间的基底膜变厚，形成

一条波浪状嗜酸性透明带，即所谓的"玻璃膜"（图 41.34，图 41.35）。卵泡膜内层持续存在，常伴有显著的黄素化（图 41.34，图 41.35），直至在卵泡闭锁的最后阶段，变成由增生的结缔组织包绕的卵泡膜细胞索和细胞巢（图 41.35）。在婴儿期、儿童期 [178] 和妊娠期 [122] 的闭锁卵泡中，卵泡膜和颗粒细胞层的黄素化非常明显（图 41.36）[122]。

显微镜观察，妊娠女性的闭锁卵泡中心持续存在的颗粒细胞增生可类似微小颗粒细胞瘤（图 41.36），罕见情况下类似支持细胞瘤，在非妊娠女性中也可见到，但稍少见一些 [179]。同样，闭锁卵泡内可见到类似性腺母细胞瘤和性索肿瘤结构，这种情况见于多达 35% 的正常胎儿和婴儿 [111,180-181]。目前尚无证据表明这些肿瘤样的增生是肿瘤形成的早期阶段。

闭锁卵泡持续皱缩和透明变性，形成一条波浪形透明带，称为纤维体或闭锁体（图 41.37）。与白体一样，大多数纤维体可被卵巢间质重吸收。

10.2　激素特点

与排卵前卵泡不同，发生闭锁的卵泡的微环境主

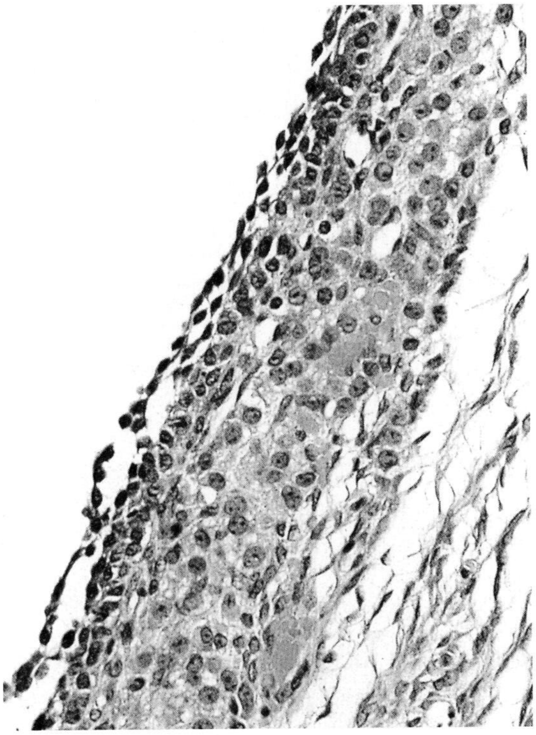

图 41.33　闭锁囊性卵泡内衬小的粒层细胞，表面有片状脱落，其外为黄素化的卵泡膜内层

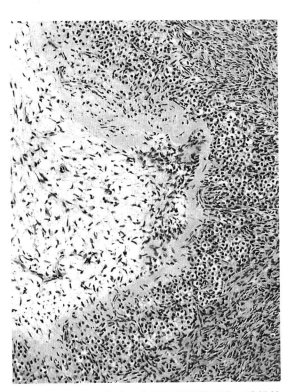

图 41.34　处于闭塞过程中的闭锁囊性卵泡。疏松结缔组织取代中央腔。波浪形基底膜（"玻璃膜"）增厚和玻璃样变。黄素化的卵泡膜内层明显

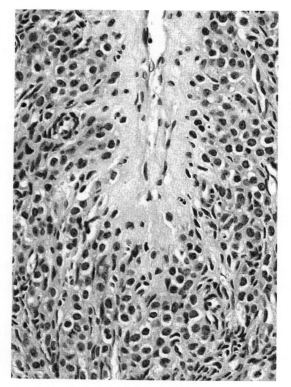

图 41.35 卵泡闭锁后期的卵泡边缘。玻璃样变的纤维组织填充中央腔，并向外延伸，进入持续存在的黄素化卵泡膜内层

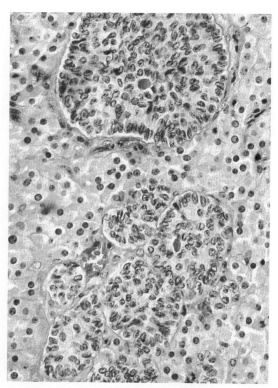

图 41.36 妊娠时的闭锁卵泡。卵泡中心为持续存在的增生的粒层细胞，周围是黄素化的卵泡膜内层细胞

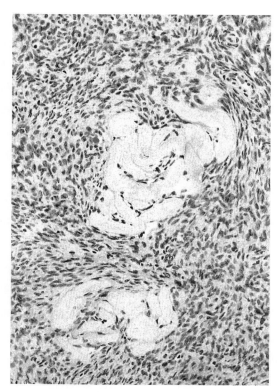

图 41.37 两个纤维体

要是以雄激素为主，卵泡内含有高浓度的雄烯二酮以及低浓度的 FSH 和 E2[17,99,133-134,182]。卵泡内粒层细胞很少，体外实验证实，这些残留的粒层细胞对 FSH 刺激无反应[125]，FSH 受体和 LH 受体水平均低于非闭锁卵泡[136]。闭锁卵泡中的卵母细胞不能完成第一次减数分裂[125]。卵泡内的雄激素环境有可能是阻止卵泡成熟并诱发卵泡闭锁的主要因素。

11 卵巢门细胞

11.1 组织学

卵巢门细胞的形态学与睾丸间质细胞相同（但染色质为女性模式），存在于胎儿期，但儿童期见不到，而在青春期时再次出现，并可见于大多数绝经后妇女[183-185]。细胞数量和位置变化非常大，妊娠期间数量增多，绝经后随年龄增长而增多，卵巢间质增生程度和间质黄素化程度增加时，门细胞数量也增多[22]。在绝经后女性中常可见到卵巢门细胞轻度增生[66]。

在卵巢门部和相邻的卵巢系膜内可见大小和形状各异的卵巢门细胞聚集（图 41.38，图 41.39）。在卵巢门的侧方和中部，以及卵巢韧带与卵巢连接处附近，细胞数量更多，特别是在卵巢门部与髓质连接处附近（图 41.39）[183]。卵巢门细胞聚集与大的卵巢门静脉和淋巴窦关系密切，并可呈结节状突入其腔内。卵巢门细胞可呈鞘状包绕无髓神经纤维，有时还可位于神经纤维内（图 41.40），偶尔分布于卵巢网周围[183]。靠近门部的髓质内可见到门细胞巢，可能是门部延伸进入髓质的部分。罕见情况下，远离门部的卵巢间质内偶可见到门细胞型的细胞（睾丸间质细胞）。在极少数情况下，输卵管腹膜和伞端内膜也可见到门细胞[186]。

门细胞巢没有包膜，一般位于门部疏松结缔组织内，罕见情况下位于门部卵巢样间质内[81]。细胞直径 15 ~ 25μm，圆形或卵圆形，少数情况下为梭形，细胞质丰富、嗜酸性，细胞核圆形、空泡状，可见 1 ~ 2 个明显的核仁（图 41.41）。细胞核可深染且不规则（奇异核），特别见于绝经后女性。卵巢门细胞

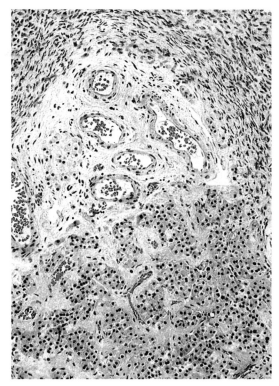

图 41.39　与髓质间质（顶部）邻接的门细胞巢，夹杂着小血管

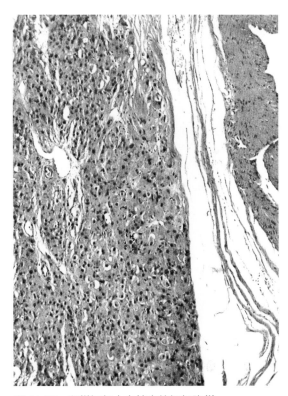

图 41.38　卵巢门部大血管旁的门细胞巢

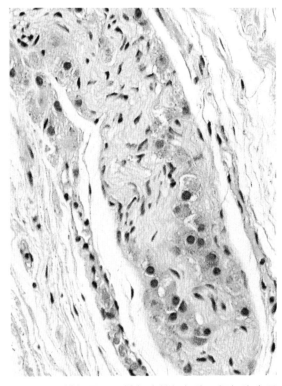

图 41.40　神经周围及神经内的门细胞。门细胞内见呈褐色细颗粒状的脂褐素

强阳性表达抑制素、钙视网膜蛋白和 Melan-A[62,153]。

门细胞含有特殊的 Reinke 结晶，为均质性、嗜酸性、无折光性、杆状结构，长 10~35μm，末端钝圆，偶尔末端尖细（图 41.41）。细胞内的 Reinke 结晶平行排列或聚集成堆，周围常可见透明空晕。结晶偶可穿过细胞膜或位于细胞膜上。结晶分布不均，一般仅在少数细胞中可见，因此常被忽略[187]。特殊染色法有助于显示 Reinke 结晶，Masson 染色呈红紫色，铁苏木素染色呈黑色。紫外光观察 HE 染色切片时，晶体的自发荧光呈黄色[188]。门细胞内还可见到圆形或椭圆形透明结构，与 Reinke 结晶相似，但数量非常多，这可能是 Reinke 结晶前体。不要将毛细血管内被挤压而拉长的红细胞误认为是晶体或其前体。睾丸间质细胞的细胞质中还可含有核旁嗜酸性颗粒及位于周边的脂质空泡和金褐色的脂褐素（图 41.40）。每个细胞均有纤细的胶原纤维包绕。与门细胞混合存在的细胞还包括成纤维细胞，以及介于门细胞和成纤维细胞形态之间的中间型细胞[189]。门细胞和中间型细胞与神经直接接触，包括真正的突触连接，这表明门细胞可能起源于卵巢门部的成纤维细

胞，可能是在卵巢门部神经诱导下形成[183,189]。

门细胞应该与肾上腺皮质残余鉴别，后者在卵巢内罕见[190]，但在近 1/4 女性的卵巢系膜内可见，偶位于卵巢门部内[191]，组织学形态类似正常肾上腺皮质，大多数细胞含有大量的脂质空泡。

11.2　超微结构

门细胞含有分泌类固醇激素的超微结构，包括明显的滑面内质网和含有管状嵴的线粒体，此外，还可见发育完好的高尔基体、大的溶酶体和嗜锇性脂质包涵体[189]。Reinke 结晶呈真正的晶体表现，由致密平行排列的六角形微管构成，微管的平均厚度为 12nm，彼此间有 15nm 宽的透明空隙分隔，形成"针织物"样外观（图 41.42）[189]。

11.3　激素特点

门细胞的光镜和电镜形态，以及所含酶类均具有固醇分泌类细胞的特点，但门细胞分泌的激素对于正常女性的作用尚不清楚[32,183]。体外培养研究表明，卵巢门细胞主要分泌的类固醇激素为雄烯二酮，分泌水平高于卵巢间质[192]。体外培养的门细胞也会分泌较少量 E2 和孕激素。在体内，门细胞对外源性和内源性 hCG 刺激均产生反应，表现为数量增加、体积增大、有丝分裂活性升高[193]。

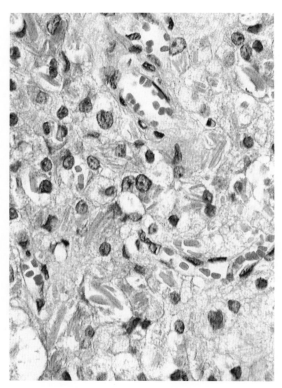

图 41.41　门细胞内的 Reinke 晶体

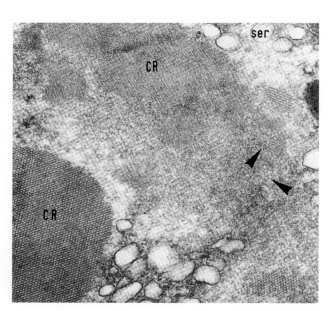

图 41.42　Reinke 晶体的六角形内部模式（CR），由前晶体单位（箭头）形成。ser—滑面内质网（×25000）

12　卵巢网

　　卵巢网是卵巢中类似于睾丸网的结构，位于卵巢门部。卵巢网是由不规则的裂隙、小管、囊腔和腔内乳头构成的网状结构，内衬上皮可为扁平、立方和柱状细胞（图 41.43）[193-194]。也可见由上述细胞形成的实性条索。可见特征性的套状分布的梭形细胞间质包绕卵巢网，前者类似卵巢间质，但两者并不相延续（图 41.43）。

　　卵巢网细胞的细胞质表达 CK、EMA、波形蛋白和桥粒斑蛋白[54-55,195]。超微结构观察可见两种细胞，一种是纤毛细胞，另一种为无纤毛的细胞，顶端可见微绒毛[54]。细胞质中含有许多线粒体、中等量的粗面内质网、许多游离核糖体和一些糖原。细胞之间通过大量的桥粒及张力原纤维束相连接。基板明显。

　　在卵巢系膜内，卵巢网与中肾小管并存且相通[193]。罕见起源于卵巢网的卵巢门部囊肿和卵巢网小的瘤样增生（称卵巢网腺瘤）[193,196]。卵巢网上皮可发生移行细胞化生，这可以解释卵巢门部偶见的小 Brenner

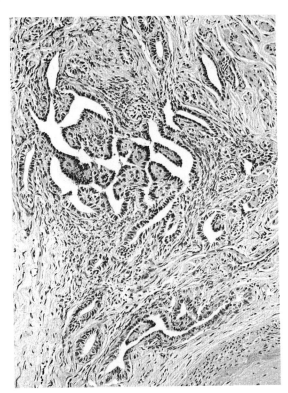

图 41.43　卵巢网

瘤的起源，肿瘤与卵巢网相延续，可能起源于卵巢网[194]。

参考文献

[1] Baker TG, Sum W. Development of the ovary and oogenesis. *Clin Obstet Gynecol* 1976;3:3–26.

[2] Hoang-Ngoc Minh, Smadja A, Herve de Sigalony JP, et al. Etude histologique de la gonade à différenciation ovarienne au cours de l'organogenèse. *Arch Anat Cytol Pathol* 1989;37: 201–207.

[3] Gondos B, Bhiraleus P, Hobel CJ. Ultrastructural observations on germ cells in human fetal ovaries. *Am J Obstet Gynecol* 1971; 110:644–652.

[4] Gondos B. Cellular interrelationships in the human fetal ovary and testis. In: Federoff S, ed. *Prog Clin Biol Res. Volume 59B. Eleventh International Congress of Anatomy: Advances in the Morphology of Cells and Tissues*. New York: Alan R. Liss Inc; 1981:373–381.

[5] Konishi I, Fujii S, Okamura H, et al. Development of interstitial cells and ovigerous cords in the human fetal ovary: An ultrastructural study. *J Anat* 1986;148:121–135.

[6] Gondos B. Surface epithelium of the developing ovary. Possible correlation with ovarian neoplasia. *Am J Pathol* 1975;81: 303–321.

[7] Rabinovici J, Jaffe RB. Development and regulation of growth and differentiated function in human and subhuman primate fetal gonads. *Endocr Rev* 1990;11:532–557.

[8] Van Wagenen G, Simpson ME. *Embryology of the Ovary and Testis in Homo Sapiens and Macaca Mulatta*. New Haven: Yale University Press; 1965.

[9] Fukuda O, Miyayama Y, Fujimoto T, et al. Electron microscopic study of the gonadal development in early human embryos. *Prog Clin Biol Res* 1989;296:23–29.

[10] Pinkerton JH, McKay DG, Adams EC, et al. Development of the human ovary—a study using histochemical techniques. *Obstet Gynecol* 1961;18:152–181.

[11] Gruenwald P. The development of the sex cords in the gonads of man and mammals. *Am J Anat* 1942;70:359–389.

[12] Jirasek JE. Development of the genital system in human embryos and fetuses. In: Jirasek J, ed. *Development of the Genital System and Male Pseudohermaphroditism*. Baltimore, MD: Johns Hopkins Press; 1971:3–41.

[13] Byskov AG. Differentiation of mammalian embryonic gonad. *Physiol Rev* 1986;66:71–117.

[14] Satoh M. Histogenesis and organogenesis of the gonad in human embryos. *J Anat* 1991;177:85–107.

[15] Wartenberg H. Development of the early human ovary and role of the mesonephros in the differentiation of the cortex. *Anat Embryol (Berl)* 1982;165:253–280.

[16] Hummitzsch K, Irving-Rodgers HF, Hatzirodos N, et al. A new model of development of the mammalian ovary and follicles. *PLoS One* 2013;8:e55578.

[17] Nicosia SV. Morphological changes in the human ovary throughout life. In: Serra GB, ed. *The Ovary*. New York: Raven Press; 1983:57–81.

[18] Pryse-Davies J. The development, structure and function of the female pelvic organs in childhood. *Clin Obstet Gynecol* 1974;1:483–508.

[19] Valdes-Dapena MA. The normal ovary of childhood. *Ann N Y Acad Sci* 1967;142:597–613.

[20] Merrill JA. The morphology of the prepubertal ovary: Relationship to the polycystic ovary syndrome. *South Med J* 1963;56:225–231.

[21] Pavlik EJ, DePriest PD, Gallion HH, et al. Ovarian volume related

to age. *Gynecol Oncol* 2000;77:410–412.

[22] Boss JH, Scully RE, Wegner KH, et al. Structural variations in the adult ovary. Clinical significance. *Obstet Gynecol* 1965;25:747–764.

[23] Reeves G. Specific stroma in the cortex and medulla of the ovary. Cell types and vascular supply in relation to follicular apparatus and ovulation. *Obstet Gynecol* 1971;37:832–844.

[24] Plentl AA, Friedman EA. *Lymphatic System of the Female Genitalia*. Philadelphia, PA: WB Saunders; 1971.

[25] Eichner E, Bove ER. In vivo studies on the lymphatic drainage of the human ovary. *Obstet Gynecol* 1954;3:287–297.

[26] Jacobowitz D, Wallach EE. Histochemical and chemical studies of the autonomic innervation of the ovary. *Endocrinology* 1967;81:1132–1139.

[27] Owman C, Rosenbren E, Sjoberg N. Adrenergic innervation of the human female reproductive organs: A histochemical and chemical investigation. *Obstet Gynecol* 1967;30: 763–773.

[28] Balboni GC. Structural changes: Ovulation and luteal phase. In: Serra GB, ed. *The Ovary*. New York: Raven Press; 1983:123–141.

[29] Mohsin S. The sympathetic innervation of the mammalian ovary. A review of pharmacological and histochemical studies. *Clin Exp Pharmacol Physiol* 1979;6:335–354.

[30] Dyer CA, Erickson GF. Norepinephrine amplifies human chorionic gonadotropin-stimulated androgen biosynthesis by ovarian theca-interstitial cells. *Endocrinology* 1985;116: 1645–1652.

[31] Blaustein A, Lee H. Surface cells of the ovary and pelvic peritoneum: A histochemical and ultrastructural comparison. *Gynecol Oncol* 1979;8:34–43.

[32] McKay DG, Pinkerton JH, Hertig AT, et al. The adult human ovary: A histochemical study. *Obstet Gynecol* 1961;18:13–39.

[33] Zinsser KR, Wheeler JE. Endosalpingiosis in the omentum: A study of autopsy and surgical material. *Am J Surg Pathol* 1982;6:109–117.

[34] Blaustein A. Surface cells and inclusion cysts in fetal ovaries. *Gynecol Oncol* 1981;12(pt 1):222–233.

[35] Blaustein A, Kantius M, Kaganowicz A, et al. Inclusions in ovaries of females aged day 1–30 years. *Int J Gynecol Pathol* 1982;1:145–153.

[36] Mulligan RM. A survey of epithelial inclusions in the ovarian cortex of 470 patients. *J Surg Oncol* 1976;8:61–66.

[37] Von Numers C. Observations on metaplastic changes in the germinal epithelium of the ovary and on the aetiology of ovarian endometriosis. *Acta Obstet Gynecol Scand* 1965;44: 107–116.

[38] Scully RE. Ovary. In: Henson DE, Albores-Saavedra J, eds. *The Pathology of Incipient Neoplasia. Major Problems in Pathology Series. Vol 28.* 2nd ed. Philadelphia, PA: WB Saunders; 1993:279–300.

[39] Piek JM, Kenemans P, Zweemer RP, et al. Ovarian carcinogenesis: An alternative theory. *Gynecol Oncol* 2007;107:355.

[40] Crum CP, Drapkin R, Miron A, et al. The distal fallopian tube: A new model for pelvic serous carcinogenesis. *Curr Opin Obstet Gynecol* 2007;19:3–9.

[41] Singh N, Gilks CB, Wilkinson N, et al. The secondary Mullerian system, field effect, BRCA, and tubal fimbria: our evolving understanding of the origin of tubo-ovarian highgrade serous carcinoma and why assignment of primary site matters. *Pathology* 2015;47:423–431.

[42] Auersperg N. The origin of ovarian carcinomas: A unifying hypothesis. *Int J Gynecol Pathol* 2011;30:12–21.

[43] Bowen NJ, Logani S, Dickerson EB, et al. Emerging roles for Pax8 in ovarian cancer and endosalpingeal development. *Gynecol Oncol* 2007;104:331–337.

[44] Bransilver BR, Ferenczy A, Richart RM. Brenner tumors and Walthard cell nests. *Arch Pathol* 1974;98:76–86.

[45] Danforth DN. Cytologic relationship of Walthard cell rest to Brenner tumor of ovary and the pseudomucinous cystadenoma. *Am J Obstet Gynecol* 1942;43:984–996.

[46] Roth LM. The Brenner tumor and the Walthard cell nest. An

electron microscopic study. *Lab Invest* 1974;31:15–23.

[47] Teoh TB. The structure and development of Walthard nests. *J Pathol Bacteriol* 1953;66:433–439.

[48] Seidman JD, Khedmati F. Exploring the histogenesis of ovarian mucinous and transitional cell (Brenner) neoplasms, and their relationship with Walthard cell nests: A study of 120 tumors. *Arch Pathol Lab Med* 2008;132:1753–1760.

[49] Papadaki L, Beilby JO. The fine structure of the surface epithelium of the human ovary. *J Cell Sci* 1971;8:445–465.

[50] Ferenczy A, Richart RM. *Female Reproductive System: Dynamics of Scan and Transmission Electron Microscopy*. New York: John Wiley & Sons; 1974.

[51] Blaustein A. Peritoneal mesothelium and ovarian surface cells–shared characteristics. *Int J Gynecol Pathol* 1984;3: 361–375.

[52] Fienberg R, Cohen RB. A comparative histochemical study of the ovarian stromal lipid band, stromal theca cell, and normal ovarian follicular apparatus. *Am J Obstet Gynecol* 1965;92:958–969.

[53] Miettinen M, Lehto V, Virtanen I. Expression of intermediate filaments in normal ovaries and ovarian epithelial, sex cordstromal, and germinal tumors. *Int J Gynecol Pathol* 1983;2: 64–71.

[54] Czernobilsky B, Moll R, Levy R, et al. Co-expression of cytokeratin and vimentin filaments in mesothelial, granulosa and rete ovarii cells of the human ovary. *Eur J Cell Biol* 1985;37: 175–190.

[55] Benjamin E, Law S, Bobrow LG. Intermediate filaments cytokeratin and vimentin in ovarian sex cord-stromal tumours with correlative studies in adult and fetal ovaries. *J Pathol* 1987;152:253–263.

[56] Czernobilsky B, Shezen E, Lifschitz-Mercer B, et al. Alpha smooth muscle actin (alpha-SM actin) in normal human ovaries, in ovarian stromal hyperplasia and in ovarian neoplasms. *Virchows Arch B Cell Pathol Incl Mol Pathol* 1989;57:55–61.

[57] Lastarria D, Sachdev RK, Babury RA, et al. Immunohistochemical analysis for desmin in normal and neoplastic ovarian stromal tissue. *Arch Pathol Lab Med* 1990;114:502–505.

[58] Matias-Guiu X, Pons C, Prat J. Mullerian inhibiting substance, alpha-inhibin, and CD99 expression in sex cord-stromal tumors and endometrioid ovarian carcinomas resembling sex cord-stromal tumors. *Hum Pathol* 1998;29:840–845.

[59] Rishi M, Howard LN, Bratthauer GL, et al. Use of monoclonal antibody against human inhibin as a marker for sex cord-stromal tumors of the ovary. *Am J Surg Pathol* 1997;21: 583–589.

[60] Hildebrandt RH, Rouse RV, Longacre TA. Value of inhibin in the identification of granulosa cell tumors of the ovary. *Hum Pathol* 1997;28:1387–1395.

[61] McCluggage WG, Maxwell P. Immunohistochemical staining for calretinin is useful in the diagnosis of ovarian sex cord-stromal tumours. *Histopathology* 2001;38:403–408.

[62] Jungbluth AA, Busam KJ, Gerald WL, et al. A103: An antimelan-a monoclonal antibody for the detection of malignant melanoma in paraffin-embedded tissues. *Am J Surg Pathol* 1998;22:595–602.

[63] Oliva E, Vu Q, Young RH. CD10 expression in sex cord-stromal tumors (SCTs) and steroid cell tumors (StCTs) of the ovary. *Mod Pathol* 2002;15:204A.

[64] Nagamani M, Hannigan EV, Dinh TV, et al. Hyperinsulinemia and stromal luteinization of the ovaries in postmenopausal women with endometrial cancer. *J Clin Endocrinol Metab* 1988;67:144–148.

[65] Scully RE, Cohen RB. Oxidative-enzyme activity in normal and pathologic human ovaries. *Obstet Gynecol* 1964;24: 667–681.

[66] Loubet R, Loubet A, Leboutet MJ. The ovarian stroma after the menopause: Activity and ageing. In: de Brux J, Gautray JP, eds. *Clinical Pathology of the Ovary*. Boston, MA: MTP Press Ltd; 1984:119–141.

[67] Bassis ML. Pseudodeciduosis. *Am J Obstet Gynecol* 1956; 72:1029–1037.

[68] Israel SL, Rubenstone A, Meranze DR. The ovary at term. I. Decidua-like reaction and surface cell proliferation. *Obstet Gynecol* 1954;3:399–407.

[69] Ober WB, Grady HG, Schoenbucher AK. Ectopic ovarian decidua without pregnancy. *Am J Pathol* 1957;33:199–217.

[70] Bersch W, Alexy E, Heuser HP, et al. Ectopic decidua formation in the ovary (so-called deciduoma). *Virchows Arch A Pathol Pathol Anat* 1973;360:173–177.

[71] Starup J, Visfeldt J. Ovarian morphology in early and late human pregnancy. *Acta Obstet Gynecol Scand* 1974;53: 211–218.

[72] Herr JC, Heidger PM Jr, Scott JR, et al. Decidual cells in the human ovary at term. I. Incidence, gross anatomy and ultrastructural features of merocrine secretion. *Am J Anat* 1978;152:7–27.

[73] Doss BJ, Wanek SM, Jacques SM, et al. Ovarian smooth muscle metaplasia: An uncommon and possibly underrecognized entity. *Int J Gynecol Pathol* 1999;18:58–62.

[74] Hughesdon PE. Morphology and morphogenesis of the Stein–Leventhal ovary and of so-called "hyperthecosis." *Obstet Gynecol Surv* 1982;37:59–77.

[75] Scully RE. Smooth-muscle differentiation in genital tract disorders. *Arch Pathol Lab Med* 1981;105:505–507.

[76] Hughesdon PE. The origin and development of benign stromatosis of the ovary. *J Obstet Gynaecol Br Commonw* 1972;79: 348–359.

[77] Hughesdon PE. The endometrial identity of benign stromatosis of the ovary and its relation to other forms of endometriosis. *J Pathol* 1976;119:201–209.

[78] Hart WR, Abell MR. Adipose prosoplasia of ovary. *Am J Obstet Gynecol* 1970;106:929–931.

[79] Honoré LH, O'Hara KE. Subcapsular adipocytic infiltration of the human ovary: A clinicopathological study of eight cases. *Eur J Obstet Gynecol Reprod Biol* 1980;10:13–20.

[80] Sternberg WH, Roth LM. Ovarian stromal tumors containing Leydig cells. I. Stromal–Leydig cell tumor and nonneoplastic transformation of ovarian stroma to Leydig cells. *Cancer* 1973;32:940–951.

[81] Zhang J, Young RH, Arseneau J, et al. Ovarian stromal tumors containing lutein or Leydig cells (luteinized thecomas and stromal Leydig cell tumors)–a clinicopathological analysis of fifty cases. *Int J Gynecol Pathol* 1982;1:270–285.

[82] Rutgers JL, Scully RE. Functioning ovarian tumors with peripheral steroid cell proliferation: A report of twenty-four cases. *Int J Gynecol Pathol* 1986;5:319–337.

[83] Hidvegi D, Cibils LA, Sorensen K, et al. Ultrastructural and histochemical observations of neuroendocrine granules in nonneoplastic ovaries. *Am J Obstet Gynecol* 1982;143: 590–594.

[84] Snowden JA, Harkin PJ, Thornton JG, et al. Morphometric assessment of ovarian stromal proliferation–a clinicopathological study. *Histopathology* 1989;14:369–379.

[85] Bigelow B. Comparison of ovarian and endometrial morphology spanning the menopause. *Obstet Gynecol* 1958;11:487–513.

[86] Roddick JW Jr, Greene RR. Relation of ovarian stromal hyperplasia to endometrial carcinoma. *Am J Obstet Gynecol* 1957;73:843–852.

[87] Woll E, Hertig AT, Smith GVS, et al. The ovary in endometrial carcinoma: With notes on the morphological history of the aging ovary. *Am J Obstet Gynecol* 1948;56:617–633.

[88] Laffargue P, Adechy-Benkoel L, Valette C. Ultrastructure of the ovarian stroma. (Functional significance). *Ann Anat Pathol (Paris)* 1968;13:381–402.

[89] Aiman J, Forney JP, Parker CR Jr. Secretion of androgens and estrogens by normal and neoplastic ovaries in postmenopausal women. *Obstet Gynecol* 1986;68:1–5.

[90] Chang RJ, Judd HL. The ovary after menopause. *Clin Obstet Gynacol* 1981;24:181–191.

[91] Dennefors BL, Janson PO, Knutson F, et al. Steroid production and responsiveness to gonadotropin in isolated stromal tissue of human postmenopausal ovaries. *Am J Obstet Gynecol* 1980;136:997–1002.

[92] Greenblatt RB, Colle ML, Mahesh VB. Ovarian and adrenal steroid production in the postmenopausal woman. *Obstet Gynecol* 1976;47:383–387.

[93] Judd HL, Judd GE, Lucas WE, et al. Endocrine function of the postmenopausal ovary: Concentration of androgens and estrogens in ovarian and peripheral vein blood. *J Clin Endocrinol Metab* 1974;39:1020–1024.

[94] Judd HL, Lucas WE, Yen SSC. Effect of oophorectomy on circulating testosterone and androstenedione levels in patients with endometrial cancer. *Am J Obstet Gynecol* 1974; 118:793–798.

[95] Longcope C, Hunter R, Franz C. Steroid secretion by the postmenopausal ovary. *Am J Obstet Gynecol* 1980;138: 564–568.

[96] Lucisano A, Russo N, Acampora MG, et al. Ovarian and peripheral androgen and oestrogen levels in post-menopausal women: Correlations with ovarian histology. *Maturitas* 1986;8: 57–65.

[97] Mattingly RF, Huang WY. Steroidogenesis of the menopausal and postmenopausal ovary. *Am J Obstet Gynecol* 1969;103: 679–693.

[98] McNatty KP, Makris A, DeGrazia C, et al. The production of progesterone, androgens, and estrogens by granulosa cells, thecal tissue, and stromal tissue from human ovaries in vitro. *J Clin Endocrinol Metab* 1979;49:687–699.

[99] McNatty KP, Smith DM, Makris A, et al. The intraovarian sites of androgen and estrogen formation in women with normal and hyperandrogenic ovaries as judged by in vitro experiments. *J Clin Endocrinol Metab* 1980;50:755–763.

[100] Plotz EJ, Wiener M, Stein AA, et al. Enzymatic activities related to steroidogenesis in postmenopausal ovaries of patients with and without endometrial carcinoma. *Am J Obstet Gynecol* 1967;99:182–197.

[101] Vermeulen A. The hormonal activity of the postmenopausal ovary. *J Clin Endocrinol Metab* 1976;42:247–253.

[102] Rice BF, Savard K. Steroid hormone formation in the human ovary. IV. Ovarian stromal compartment; formation of radioactive steroids from acetate-1–14C and action of gonadotropins. *J Clin Endocrinol Metab* 1966;26:593–609.

[103] Barbieri RL, Makris A, Randall RW, et al. Insulin stimulates androgen accumulation in incubations of ovarian stroma obtained from women with hyperandrogenism. *J Clin Endocrinol Metab* 1986;62:904–910.

[104] Reed MJ, Beranek PA, Ghilchik MW, et al. Conversion of estrone to estradiol and estradiol to estrone in postmenopausal women. *Obstet Gynecol* 1985;66:361–365.

[105] Longcope C. Metabolic clearance and blood production rates of estrogens in postmenopausal women. *Am J Obstet Gynecol* 1971;111:778–781.

[106] Grodin JM, Siiteri PK, MacDonald PC. Source of estrogen production in postmenopausal women. *J Clin Endocrinol Metab* 1973;36:207–214.

[107] Nagamani M, Stuart CA, Doherty MG. Increased steroid production by the ovarian stromal tissue of postmenopausal women with endometrial cancer. *J Clin Endocrinol Metab* 1992;74:172–176.

[108] Dawood MY, Strongin M, Kramer EE, et al. Recent ovulation in a postmenopausal woman. *Int J Gynaecol Obstet* 1980;18: 192–194.

[109] Sherrer C, Gerson B, Woodruff JD. The incidence and significance of polynuclear follicles. *Am J Obstet Gynecol* 1977;128:6–12.

[110] Gougeon A. Frequent occurrence of multiovular follicles and multinuclear oocytes in the adult human ovary. *Fertil Steril*

1981;35:417–422.

[111] Manivel JC, Dehner LP, Burke B. Ovarian tumorlike structures, biovular follicles, and binucleated oocytes in children: Their frequency and possible pathologic significance. *Pediatr Pathol* 1988;8:283–292.

[112] Baca M, Zamboni L. The fine structure of the human follicular oocytes. *J Ultrastruct Res* 1967;19:354–381.

[113] Hertig AT. The primary human oocyte: Some observations on the fine structure of Balbiani's vitelline body and the origin of the annulate lamellae. *Am J Anat* 1968;122:107–137.

[114] Hertig AT, Adams EC. Studies on the human oocyte and its follicle. I. Ultrastructural and histochemical observations on the primordial follicle stage. *J Cell Biol* 1967;34:647–675.

[115] Curtis EM. Normal ovarian histology in infancy and childhood. *Obstet Gynecol* 1962;19:444–454.

[116] Dekel N, David MP, Yedwab GA, et al. Follicular development during late pregnancy. *Int J Fertil* 1977;22:24–29.

[117] Govan AD. Ovarian follicular activity in late pregnancy. *J Endocrinol* 1970;48:235–241.

[118] Himelstein-Braw R, Byskov AG, Peters H, et al. Follicular atresia in the infant human ovary. *J Reprod Fertil* 1976;46: 55–59.

[119] Maqueo M, Goldzieher JW. Hormone-induced alterations of ovarian morphology. *Fertil Steril* 1966;17:676–683.

[120] Mikhail G, Allen WM. Ovarian function in human pregnancy. *Am J Obstet Gynecol* 1967;99:308–312.

[121] Nelson WW, Greene RR. The human ovary in pregnancy. *Int Abstr Surg* 1953;97:1–22.

[122] Nelson WW, Greene RR. Some observations on the histology of the human ovary during pregnancy. *Am J Obstet Gynecol* 1958;76:66–90.

[123] Peters H, Himelstein-Braw R, Faber M. The normal development of the ovary in childhood. *Acta Endocrinol (Copenh)* 1976;82:617–630.

[124] McNatty KP, Hillier SG, van den Boogaard AM, et al. Follicular development during the luteal phase of the human menstrual cycle. *J Clin Endocrinol Metab* 1983;56: 1022–1031.

[125] McNatty KP, Smith DM, Makris A, et al. The microenvironment of the human antral follicle: Interrelationships among the steroid levels in antral fluid, the population of granulosa cells, and the status of the oocyte in vivo and in vitro. *J Clin Endocrinol Metab* 1979;49:851–860.

[126] White RF, Hertig AT, Rock J, et al. Histological and histochemical observations on the corpus luteum of human pregnancy with special reference to corpora lutea associated with early normal and abnormal ova. *Contrib Embryol* 1951;34:55–74.

[127] Jones GE, Goldberg B, Woodruff JD. Histochemistry as a guide for interpretation of cell function. *Am J Obstet Gynecol* 1968;100:76–83.

[128] Sasano H, Mori T, Sasano N, et al. Immunolocalization of 3 beta-hydroxysteroid dehydrogenase in human ovary. *J Reprod Fertil* 1990;89:743–751.

[129] Shah SP, Kobel M, Senz J, et al. Mutation of FOXL2 in granulose-cell tumors of the ovary. *N Engl J Med* 2009;360: 2719–2729.

[130] Mestwerdt W, Muller O, Brandau H. Structural analysis of granulosa cells from human ovaries in correlation with function. In: Channing CP, Marsh JM, Sadler WA, eds. *Ovarian Follicular and Corpus Luteum Function: Advances in Experimental Medicine and Biology. Vol 112*. New York: Plenum Press; 1978.

[131] Gillim SW, Christensen AK, McLennan CE. Fine structure of the human menstrual corpus luteum at its stage of maximum secretory activity. *Am J Anat* 1969;126:409–427.

[132] Okamura H, Virutamasen P, Wright KH, et al. Ovarian smooth muscle in the human being, rabbit, and cat. Histochemical and electron microscopic study. *Am J Obstet Gynecol* 1972;112:183–191.

[133] McNatty KP. Follicular determinants of corpus luteum function in the human ovary. In: Channing CP, Marsh JM, Sadler WA, eds. *Ovarian Follicular and Corpus Luteum Function: Advances in Experimental Medicine and Biology. Vol 112*. New York: Plenum Press; 1978:465–477.

[134] McNatty KP. Cyclic changes in antral fluid hormone concentrations in humans. *Clin Endocrinol Metab* 1978;7:577–600.

[135] Erickson GF. Normal ovarian function. *Clin Obstet Gynecol* 1978;21:31–52.

[136] Shima K, Kitayama S, Nakano R. Gonadotropin binding sites in human ovarian follicles and corpora lutea during the menstrual cycle. *Obstet Gynecol* 1987;69:800–806.

[137] McNatty KP, Makris A, De Grazia C, et al. The production of progesterone, androgens and oestrogens by human granulosa cells in vitro and in vivo. *J Steroid Biochem* 1979;11:775–779.

[138] Hillier SG. Intrafollicular paracrine function of ovarian androgen. *J Steroid Biochem* 1987;27:351–357.

[139] Pauerstein CJ, Eddy CA, Croxatto HD, et al. Temporal relationships of estrogen, progesterone, and luteinizing hormone levels to ovulation in women and infrahuman primates. *Am J Obstet Gynecol* 1978;130:876–886.

[140] Yussman MA, Taymor ML. Serum levels of follicle stimulating hormone and luteinizing hormone and of plasma progesterone related to ovulation by corpus luteum biopsy. *J Clin Endocrinol Metab* 1970;30:396–399.

[141] Futterweit W. *Polycystic Ovarian Disease: Clinical Perspectives in Obstetrics and Gynecology*. New York: Springer-Verlag; 1985.

[142] Tanabe K, Gagliano P, Channing CP, et al. Levels of inhibin-F activity and steroids in human follicular fluid from normal women and women with polycystic ovarian disease. *J Clin Endocrinol Metab* 1983;57:24–31.

[143] Tsonis CG, Messinis IE, Templeton AA, et al. Gonadotropic stimulation of inhibin secretion by the human ovary during the follicular and early luteal phase of the cycle. *J Clin Endocrinol Metab* 1988;66:915–921.

[144] McLachlan RI, Cohen NL, Vale WW, et al. The importance of luteinizing hormone in the control of inhibin and progesterone secretion by the human corpus luteum. *J Clin Endocrinol Metab* 1989;68:1078–1085.

[145] Sealey JE, Glorioso N, Itskovitz J, et al. Prorenin as a reproductive hormone. New form of the renin system. *Am J Med* 1986;81:1041–1046.

[146] Palumbo A, Jones C, Lightman A, et al. Immunohistochemical localization of renin and angiotensin II in human ovaries. *Am J Obstet Gynecol* 1989;160:8–14.

[147] Lumbers ER, Pringle KG. Roles of the circulating reninangiotensin-aldosterone system in human pregnancy. *Am J Physiol Regul Integr Comp Physiol* 2014;306:R91–R101.

[148] Corner GW Jr. The histological dating of the human corpus luteum of menstruation. *Am J Anat* 1956;98:377–401.

[149] Visfeldt J, Starup J. Dating of the human corpus luteum of menstruation using histological parameters. *Acta Pathol Microbiol Scand A* 1974;82:137–144.

[150] Croxatto HD, Ortiz ME, Croxatto HB. Correlation between histologic dating of human corpus luteum and the luteinizing hormone peak—biopsy interval. *Am J Obstet Gynecol* 1980; 136:667–670.

[151] Wiley CA, Esterly JR. Observations on the human corpus luteum: Histochemical changes during development and involution. *Am J Obstet Gynecol* 1976;125:514–519.

[152] Cao QJ, Jones JG, Li M. Expression of calretinin in human ovary, testis, and ovarian sex cord-stromal tumors. *Int J Gynecol Pathol* 2001;20:346–352.

[153] Pelkey TJ, Frierson HF Jr, Mills SE, et al. The diagnostic utility of inhibin staining in ovarian neoplasms. *Int J Gynecol Pathol* 1998;17:97–105.

[154] Hameed A, Fox WM, Kurman RJ, et al. Perforin expression in human cell-mediated luteolysis. *Int J Gynecol Pathol* 1995;14:151–157.

[155] Adams EC, Hertig AT. Studies on the human corpus luteum. I. Observations on the ultrastructure of development and regression of the luteal cells during the menstrual cycle. *J Cell Biol* 1969;41:696–715.

[156] Tamura M, Sasano H, Suzuki T, et al. Immunohistochemical localization of growth hormone receptor in cyclic human ovaries. *Hum Reprod* 1994;9:2259–2262.

[157] Crisp TM, Dessouky DA, Denys FR. The fine structure of the human corpus luteum of early pregnancy and during the progestational phase of the menstrual cycle. *Am J Anat* 1970;127:37–69.

[158] Green JA, Maqueo M. Ultrastructure of the human ovary. I. The luteal cell during the menstrual cycle. *Am J Obstet Gynecol* 1965;92:946–957.

[159] LeMaire WJ, Conly PW, Moffett A, et al. Function of the human corpus luteum during the puerperium: Its maintenance by exogenous human chorionic gonadotropin. *Am J Obstet Gynecol* 1971;110:612–618.

[160] Centola GM. Structural changes: Follicular development and hormonal requirements. In: Serra GB, ed. *The Ovary*. New York: Raven Press; 1983:95–111.

[161] Rao CV. Receptors for gonadotropins in human ovaries. In: Muldoon T, Mahesh V, Perez-Ballester B, eds. *Recent Advances in Fertility Research Part A: Developments in Reproductive Endocrinology*. New York: Alan R. Liss; 1982:123–135.

[162] Vijayakumar R, Walters WA. Ovarian stromal and luteal tissue prostaglandins, 17 beta-estradiol and progesterone in relation to the phases of the menstrual cycle in woman. *Am J Obstet Gynecol* 1987;156:947–951.

[163] Hertig AT. Gestational hyperplasia of endometrium. A morphologic correlation ova, endometrium, and corpora lutea during early pregnancy. *Lab Invest* 1964;13:1153–1191.

[164] Visfeldt J, Starup J. Histology of the human corpus luteum of early and late pregnancy. *Acta Pathol Microbiol Scand A* 1975;83:669–677.

[165] Adams EC, Hertig AT. Studies on the human corpus luteum. II. Observations on the ultrastructure of luteal cells during pregnancy. *J Cell Biol* 1969;41:716–735.

[166] Green JA, Garcilazo JA, Maqueo M. Ultrastructure of the human ovary. II. The luteal cell at term. *Am J Obstet Gynecol* 1967;99:855–863.

[167] Pedersen PH, Larsen JF. The ultrastructure of the human granulosa lutein cell of the first trimester of gestation. *Acta Endocrinol (Copenh)* 1968;58:481–496.

[168] Le Maire WJ, Rice BF, Savard K. Steroid hormone formation in the human ovary: V. Synthesis of progesterone in vitro in corpora lutea during the reproductive cycle. *J Clin Endocrinol Metab* 1968;28:1249–1256.

[169] Weiss G, Rifkin I. Progesterone and estrogen secretion by puerperal human ovaries. *Obstet Gynecol* 1975;46:557–559.

[170] Weiss G, O'Byrne M, Hochman JA, et al. Secretion of progesterone and relaxin by the human corpus luteum at midpregnancy and at term. *Obstet Gynecol* 1977;50:679–681.

[171] Weiss G, O'Byrne EM, Steinetz BG. Relaxin: A product of human corpus luteum of pregnancy. *Science* 1976;194: 948–949.

[172] Schmidt CL, Black VH, Sarosi P, et al. Progesterone and relaxin secretion in relation to the ultrastructure of human luteal cells in culture: Effects of human chorionic gonadotropin. *Am J Obstet Gynecol* 1986;155:1209–1219.

[173] Quagliarello J, Goldsmith L, Steinetz B, et al. Induction of relaxin secretion in nonpregnant women by human chorionic gonadotropin. *J Clin Endocrinol Metab* 1980;51:74–77.

[174] Joel RV, Foraker AG. Fate of the corpus albicans: A morphologic approach. *Am J Obstet Gynecol* 1960;80:314–316.

[175] Reagan JW. Ceroid pigment in the human ovary. *Am J Obstet Gynecol* 1950;59:433–436.

[176] Centola GM. Structural changes: Atresia. In: Serra GB, ed. *The Ovary*. New York: Raven Press; 1983:113–122.

[177] Strickler RC, Kelly RW, Askin FB. Postmenopausal ovarian follicle cyst: An unusual cause of estrogen excess. *Int J Gynecol Pathol* 1984;3:318–322.

[178] Kraus FT, Neubecker RD. Luteinization of the ovarian theca in infants and children. *Am J Clin Pathol* 1962;37: 389–397.

[179] Clement PB, Young RH, Scully RE. Ovarian granulosa cell proliferations of pregnancy: A report of nine cases. *Hum Pathol* 1988;19:657–662.

[180] Kedzia H. Gonadoblastoma: Structures and background of development. *Am J Obstet Gynecol* 1983;147:81–85.

[181] Safneck JR, de Sa DJ. Structures mimicking sex cord-stromal tumours and gonadoblastomas in the ovaries of normal infants and children. *Histopathology* 1986;10:909–920.

[182] Bomsel-Helmreich O, Gougeon A, Thebault A, et al. Healthy and atretic human follicles in the preovulatory phase: Differences in evolution of follicular morphology and steroid content of follicular fluid. *J Clin Endocrinol Metab* 1979;48:686–694.

[183] Sternberg WH. The morphology, androgenic function, hyperplasia, and tumors of the human ovarian hilus cells. *Am J Pathol* 1949;25:493–521.

[184] Sternberg WH, Segaloff A, Gaskill CJ. Influence of chorionic gonadotropin on human ovarian hilus cells, Leydig-like cells. *J Clin Endocrinol Metab* 1953;13:139–153.

[185] Merrill JA. Ovarian hilus cells. *Am J Obstet Gynecol* 1959; 78:1258–1271.

[186] Honoré LH, O'Hara KE. Ovarian hilus cell heterotopia. *Obstet Gynecol* 1979;53:461–464.

[187] Janko AB, Sandberg EC. Histochemical evidence for the protein nature of the Reinke crystalloid. *Obstet Gynecol* 1970; 35:493–503.

[188] Schmidt WA. Eosin-induced fluorescence of Reinke crystals. *Int J Gynecol Pathol* 1986;5:88–89.

[189] Laffargue P, Benkoel L, Laffargue F, et al. Ultrastructural and enzyme histochemical study of ovarian hilar cells in women and their relationships with sympathetic nerves. *Hum Pathol* 1978;9:649–659.

[190] Symonds DA, Driscoll SG. An adrenal cortical rest within the fetal ovary: Report of a case. *Am J Clin Pathol* 1973;60: 562–564.

[191] Falls JL. Accessory adrenal cortex in the broad ligament: Incidence and functional significance. *Cancer* 1955;8:143–150.

[192] Dennefors BL, Janson PO, Hamberger L, et al. Hilus cells from human postmenopausal ovaries: Gonadotrophin sensitivity, steroid and cyclic AMP production. *Acta Obstet Gynecol Scand* 1982;61:413–416.

[193] Rutgers JL, Scully RE. Cysts (cystadenomas) and tumors of the rete ovarii. *Int J Gynecol Pathol* 1988;7:330–342.

[194] Sauramo H. Development, occurrence, function and pathology of the rete ovarii. *Acta Obstet Gynecol Scand Suppl* 1954; 33:29–46.

[195] Woolnough E, Russo L, Khan MS, et al. An immunohistochemical study of the rete ovarii and epoophoron. *Pathology* 2000;32:77–83.

[196] Gardner GH, Greene RR, Peckham B. Tumors of the broad ligament. *Am J Obstet Gynecol* 1957;73:536–555.

第 42 章　胎盘

■ Steven H.Lewis / Miriam D.Post / Kurt Benirschke 著　■ 王巍伟 译　■ 廖林虹 校

时至今日，胎盘对病理医师而言在诊断上仍存在许多疑问。许多正常组织学变化可能被误认为是病理性改变，与之相反，一些重要的病理性改变可能很难识别。30 年的多学科教育使这一问题得以改观[1-2]。

胎盘标本在病理学中独一无二，它可以提供两位患者的数据信息，并且具有 3 种解剖来源。胎盘隶属于胎儿部分，但以胚胎外分化为主，此外也含有母体附属结构。胎盘在母体和新生儿护理中发挥着重要作用，大多数情况下，可以通过胎盘来识别影响新生儿和母体的疾病的病因[1-11]。值得注意的是，胎盘是判断不良妊娠结局的病因的关键"物证"，特别是在分娩时处理不当的情况下，这可能导致诉讼[1,3,10,12-13]。有趣的是，宫腔诊刮术所获取的标本也可用于诊断胎儿死亡后胎盘的病理学改变[14]。

毫无疑问，对胎盘进行客观、全面、完善的分析可以为患者的临床处理提供重要数据，否则，在没有大体和（或）组织病理学分析的情况下，这些数据可能模糊不清。认识到胎盘诸多组织学和病理学变异的、复杂的衍化过程，在患者临床处理中的重要性及在法律案件中的作用，病理医师应该习惯于从儿科和产科医师那里获取相关信息，以便更好地认识这些变异和改变之间的关联。在新生儿重症监护室（NICU），病理医师应陪同新生儿医师查房[1]。

从 16 世纪 Fabricius 所描述的"胎盘为类似吸盘状成分附着于子宫"到当代的理解，胎盘已有几个世纪的历史[15]。德国内科医师、数学家 Nicholas von Hoboken 出色地绘制出了各种胎盘形成（包括人类）和功能示意的正确解剖学图案，并于 1669 年在荷兰 Utrecht 发表[16]（图 42.20）。

尽管各种各样的困难造成了对胎盘的忽视（如不向病理实验室送检胎盘标本），但近几十年来，对病理医师及相关专业医师大规模的教育培训使这种困境得以缓解。随着新术语的出现，多释义的病理报告可能会给临床医师带来困惑。作为"妊娠日记"（Shirly Driscoll 的一句话），教育必须继续下去。最近，Driscoll 博士的去世让很多人感到悲伤。她启发了无数的病理医师和临床医师。1967 年，她与 Benirschke 和 Strauss 共同撰写了德语文章"Handbuch Der Speziellen ie and Histologie"，这是一篇被广泛引用的较为准确的参考文献，文中称胎盘学是对患者进行临床处理时所必需的内容[17]。

从组织学方面来讲，读者需要的参考资料是关于胎盘病理学和病理变化的详细描述，而并不局限于在这里简短列出的那些资料（作为这里引用的代表性文献，第一篇是关于胎盘的百科全书式讨论，第二篇将作为入门文献）[1,3-4]。最近发表了许多其他文献，包括共识和科学论文[2,5-6,10-11,18-24]。

美国妇产科协会（ACOG）关于胎盘评估的"一致性意见"已不复存在[22]。值得注意的是，许多"ACOG 临床意见"涉及诸多临床情况（如死胎、胎盘早剥、胎盘植入）和其他一些妊娠相关情况，这些意见包括对胎盘评估的相关信息，尤其是临床处理和随访的组成部分[19]。最近，Ray Redline 撰写的一篇"专家综述"已成为 ACOG 教学材料之一[5]。一部新版"Amsterdam"共识小组文本（附有术语附录）已出版[18]，其遵循上述文献的初步描述[25]。临床医师的继续教育是必要的。由于病理学术语的不断变化而导致临床医师产生混淆并不罕见。病理学科的巨大进步需要不断更新术语。这种进步有时让临床医师难以理解如何更好地管理病人。最近一项对 1500 份解剖病理学报告的研究中，76 名临床医师对 35% 的病理报告存在判读方面的疑问[26]。最近另外一项研究显示，仅 21% 的临床医师理解胎盘报告中所使用术语[27]。

令人愤怒的是，产房并没有按照要求将所有胎盘（复杂大样本）送往病理实验室，而指南的要求是必须送检，以防止不必要的处置[1-3,5,7,18]。胎盘送检这一过程要求手术室和产房的工作人员熟悉必要的妊娠和分娩并发症，认为有必要进行胎盘检查。分娩区域通常会贴出一些基本疾病列表作为提醒[1,5,7,18]。下面将从胎盘存贮、检查和处理方面描述关于产后胎

的注意事项及如何处理胎盘的数据信息。

尽管已经有很多关于胎盘病理学在患者临床处理中的重要性的文章和经验，但如果没有对胎盘正常结构的全面了解，这些复杂的问题将无法解决，本章节就是以此为目的。对病理性疾病进行讨论，以更好地展示正常解剖学和组织学（因为许多大体和显微镜下的罕见现象只是一些正常变异，相反，微小的病理学变化需要从正常变异中排除）。

本章的讨论顺序如下：胚胎学、大体正常形态、组织学及需要讨论的类似病理变化。由于本章的性质是描述组织学，请注意：与可识别的及有时很难区分所存在的病理学变化相关的新术语（正如医学上所有的进步一样，争议存在的同时旧术语也适用）[28]。本质上，这些变化增加了"灌注不良"的类型和病理性疾病的"分级"。在这里，我们建议读者进一步了解这些变化，并参考相关参考文献[5-7,10,18-19,25,28-31]。

这里对胎盘每一组成部分的正常组织学及组织病理学进行描述。所谓的胎盘组成部分包括：脐带、胎膜、绒毛实质和蜕膜，这有助于对胎盘进行直接评估，并使这个复杂的器官在胚胎学、解剖学和功能上更容易被理解。此外，本章还将讨论一些共性问题，如病理报告书写及标本存贮等。对胎盘进行功能单位划分，使报告更为简洁。

1　标本的常规存贮、检查和处理

在产科分娩后必须对胎盘进行评估，这点是非常重要的[1,6,18]。在大多数医院，并不是所有胎盘都会做病理检查。由于新生儿常在出生后的最初几天内出现问题，在分娩后保存胎盘 1 周非常重要。学术机构通常仅对 10%～20% 的胎盘进行组织学检查[1]，这是由多种原因（包括所考虑到的成本问题）造成的，并且这仅仅是那些应该送检胎盘的一小部分[2]。没有送病理检查的胎盘通常被丢弃掉，这是一件非常令人遗憾的事情，因为之后当发现一些与妊娠、分娩及新生儿期相关的问题时，已经无法收集有用的信息。

检查之前，胎盘可以保鲜存放于 4℃ 的冰箱中，但是时间不能超过 1 周。检查评估之前，胎盘不能冰

冻，因为冰冻可导致大体检查困难且使组织学特征变得模糊。一些人提倡将胎盘立即放入 10% 的缓冲福尔马林中固定，然后再进行检查[1,3,5-6,32-33]。应该注意的是，此方法可导致胎盘重量增加约 10%[34]。福尔马林固定可以提供胎盘实质梗死时胎龄的相关信息，新鲜标本采用一定标准也容易获得这一信息。这样一来，对新鲜大体标本进行检查就变得容易得多[1]。

值得注意的是，虽然对胎盘的评估被认为是病理医师的工作范围，但产科医师是第一个看到标本的人。一位受过培训的产科医师可以先帮助病理医师记录相关的临床和大体病理发现，进而送至病理科检查。因此，病理医师有必要向产科医师传授一些重要的大体发现和标志知识，以用于评估胎盘。如果胎盘不送检，临床医师进行常规大体评估时可以记录下必要数据（如脐带长度）。无菌分娩包内通常含有一次性胶纸带。受过良好培训的产科医师对标本进行分类和大体评估，并作为分娩记录内容之一，这样即便在产后丢弃标本，记录的内容也会非常有帮助。

实验室对胎盘进行大体形态学评估应该采取一种彻底、常规的方式。我们对胎盘进行大体评估和切片的操作程序见表 42.1。也有其他替代和有意义的方法，重要的是要完成整个过程[1-3,5,18,27]。

将胎盘从容器中取出，首先描述其形状。胎盘通常呈盘状，但可能存在副叶。其次，可以记录脐带的插入位置，描述其长度（可能含有以下几个部分：止血钳夹住部分、切断部分、HE 及脐带血储存部分。如下所述，脐带全长可以为病理性。）和直径，注意其轮廓和质地有无不规则、表面有无异常，描述其颜色及所含血管的数量。然后，在脐带基部（胎盘位置）切断，将具有代表性的部分浸入固定液中。

接下来注意胎膜（羊膜和绒毛膜），检查其完整性。当胎盘经阴道分娩时，胎膜通常包绕于母体面。一小部分与上述情况相反，可见胎盘实质，胎膜朝向胎儿端覆盖于脐带表面。然后，用手将胎膜复位至正常解剖位置（再现解剖学羊膜囊），测量破裂点与胎盘边缘的最短距离（胎膜的最小宽度）。当这个测量值等于零（阴道分娩者），提示为低位胎盘或边缘性前置胎盘[1]。评估胎膜的颜色、透明度、光泽度和表面不规则性，以及是否存在胎膜血管或副叶。应该

制作一个"胎膜卷"，方法如下：用有齿镊夹住破裂点[3,35]（图 42.1），然后以向心性形式滚动，直到包括了胎盘的最边缘部分。当胎膜以这种方式滚动时，可以从组织学上确定破裂点。如果该区域存在局限性炎症细胞浸润，则提示为早期轻度绒毛膜羊膜炎。将具有代表性的部分胎膜浸入固定液中（胎膜卷的优点是固定后更容易将选取组织置入包埋盒内，便于组织处理，用少量包埋盒就能最大限度地观察到组织表面积）。然后，将剩余胎膜从胎盘边缘移除。

接下来检查胎盘胎儿面。如果存在绒毛膜血管血栓及羊膜和绒毛膜结节或不规则区域，则予以记录。考虑"灌注不良"的原因时，血栓的存在非常重要[1,5-7]。它们非常脆弱，使人难以辨认，因此，应该小心谨慎地检查这一表面。检查胎盘母体面，移除沉积于容器内及与胎盘附着的部分血凝块。如果血凝块区域与胎盘黏着或变为棕色（提示为慢性凝血），且此区对母体面造成压迫，则提示为胎盘后出血（临床认定为胎盘早剥或"灌注不良"的另一原因）。一定要注意这些表现，记录母体面受累部分的大小或比例。接下来，记录去除脐带和胎膜后的胎盘重量。足月胎盘平均重量为 400 ~ 600g。胎盘重量随新生儿体重的变化而变化，不同孕龄胎盘的正常重量已有记载[1]。足月胎盘的三维大小平均约为 18cm × 16cm × 2.3cm。

间隔 1 ~ 2cm 切开胎盘，检查绒毛实质有无异常，包括梗死、血栓或其他病变。胎盘通常有 16 ~ 20 个子叶单位，这些子叶单位没有明确的功能联系。缺少一个子叶可能提示有一部分胎盘滞留于子宫内。异常区域内取数块具有代表性的组织，同正常胎盘实质区域组织块（一般取 3 块）、前面所取的膜卷和脐带

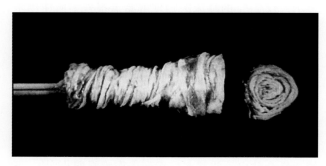

图 42.1　对胎膜进行适当取样，这是一种可以为显微镜观察提供最大表面积的技术

表 42.1 记录格式 a		
	系统编号:	
	姓名:	
	出生日期:	性别:
	家庭住址:	
	病理号:	
临床信息	分娩日期:	
	接收日期	
	送检医师:	
	新生儿编号:	

曾送检标本

标本:胎盘

临床信息(圈写相关信息):

NSVD	剖腹产	孕龄:_____ 周	DM 类型:_____
绒毛膜羊膜炎		先兆子痫	胎儿窘迫
新生儿体重:_____ g		5 分钟阿氏评分 <7	其他:_____

大体记录:

(数字影像)

脐带	_____ × _____ cm	插入:
	脐带取材数:_____	血管取材数:_____
胎膜	完整 / 不完整	最窄宽度:_____ cm
	透明 / 不透明	胎粪:陈旧 / 新 / 无
	血管内血栓:有 / 无	其他:在下方描述
胎盘实质	红 / 色浅 / 脆	分离:_____ %
	梗死:_____ %	重量:_____ g
	旧 / 新 大小	____ cm × ____ cm × ____ cm
其他		

镜下描述:共评估(____)张切片

临床诊断(ES):

(包括必要的镜下图片)

脐带:

胎膜:

绒毛:

蜕膜:

诊断:

审核医师:

描述日期:

填写日期:

打印日期:

注: a——此格式可容易地转化为包含最终镜下诊断的计算机报告。

组织一起放入固定液中固定。

研究样本需要常规固定，大多数实验室使用福尔马林固定。过去，许多胎盘专家把从标本中选取的组织固定于 Bouin 液中 8～24 小时，然后进行修整并提交最终处理。在过去，它的优势在于具有良好的组织穿透性和硬化能力，以便于切片和突显细胞学细节。现在很少使用 Bouin 液，因为可能会干扰免疫组织化学（固定超过 8 小时），但如果省略最后一步碳酸锂的处理，会导致外源性色素形成增多[1,36]。

对于大多数组织的固定，病理学家都习惯于使用 10% 的福尔马林缓冲溶液，此固定液也可用于胎盘的固定[33]。

我们使用 HE 或 HPS（苏木素、焰红和藏红花）对组织切片进行染色。还可结合其他一些标准的特殊染色检测特殊的病原体、分泌活性或结构成分（银染、PAS 染色、Masson 染色等）。此外，许多免疫组织化学染色已用于阐明特定胎盘细胞类型的功能、可能的恶性肿瘤和灌注不良[28-30,37]。

2　脐带

2.1　胚胎学

胚胎发育过程中的一些特定注意事项与对正常脐带结构的理解密切相关（包括其经常存在胚胎残余）。发育过程中，胚胎腹侧面的开放区域变小，形成早期的脐，卵黄蒂、体蒂和尿囊由此穿过。此圆柱形结构拉长，其表面被覆延伸的羊膜。羊膜为结缔组织层上方的单层上皮。因此，发育中的脐带中包含卵黄囊、一对卵黄血管、尿囊和尿囊血管（2 条动脉和 1 条静脉），表面被覆羊膜上皮。这些解剖关系就解释了卵黄管（发育中的内胚层和卵黄囊之间的联系）和尿囊管（在妊娠早期与脐尿管沟通）为什么会存在于近端（胎儿）脐带内[1,3]。

2.2　大体形态学

脐带重要的大体解剖学特征包括其插入胎盘的位置、长度和血管数量。脐带有可能出现真结（图 42.2），若无不良后果，可视为正常改变，但当真结太紧时可能导致胎儿死亡[1]。血管迂曲（假结）常见，一般没有临床意义（图 42.3）。出现胎粪染色和表面斑块均为明确异常改变，详见下文。

正常脐带呈珍珠白色，略半透明状。脐带的长度具有重要意义，主要是当其过长或过短时。脐带长度会随着孕龄的变化而变化，测量结果表明，随着孕龄的增加，脐带会增长。妊娠约 20 周时，平均长度为 32cm[1]。正常足月脐带的平均长度为 55～65cm[1,7]（图 42.4）。脐带直径与孕龄有关[35]。脐带长度异常与宫内胎儿活动力和新生儿结局之间相关性的文献报道很多，有兴趣的读者可查阅大量相关文献[1,38-40]。

2.3　组织学

组织学上，脐带可分为数个不同的层次。表面是界限清楚的单层羊膜上皮。羊膜上皮为鳞片状，但在胎儿脐带插入区域常变为复层上皮，类似胎儿表皮并与之相连续。电镜研究显示，脐带羊膜上皮细胞具有维持液体平衡的功能[1-2]。脐带真正的鳞状上皮化生是一种正常变化，对该上皮细胞的超微结构研究表明，其与胎儿表皮在形态学上具有相似之处[41]。

脐带表面羊膜上皮之下的基质称为 Wharton 胶。这种基质主要由糖胺聚糖（透明质酸和硫酸软骨素）构成。超微结构检查显示，该基质内含有精细交错的微纤维和散在分布的胶原蛋白。脐带内可以有明显的肥大细胞，多聚集于血管周围[42]。一般而言，脐带同一区域内罕见巨噬细胞。

脐带血管包埋于 Wharton 胶中。血管滋养管和血管神经支配的识别一直是人们关注和讨论的焦点。虽

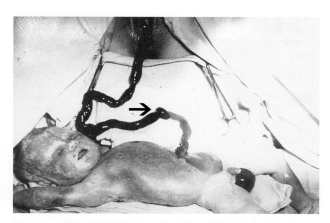

图 42.2　真结（箭头所示）。本例中，真结导致宫内胎儿死亡

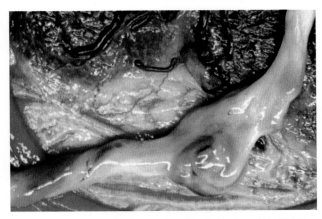

图 42.3 假结，由血管迂曲所致，表现为脐带不对称性扩张

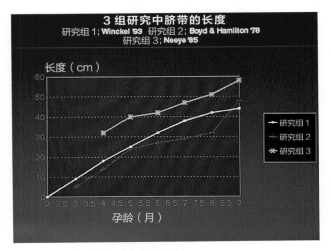

图 42.4 正常脐带长度与孕龄相关

然脐带血管系统的管径很大，但在这一结构中没有血管滋养管或淋巴管。血管神经支配的相关研究发现，脐带内无神经分布，电镜研究也证实了这一点[43]。然而，应用乙酰胆碱酯酶硫代技术，偶尔可以在脐带的近（胎儿）末端发现自主神经[43-45]。这些发现与外周迷走神经元的存在相一致，这些迷走神经元与陷入脐带近端的静脉导管有关，而脐带内的任何神经元残迹最好被视作胚胎性残余，到目前为止，尚未证实其具有功能意义[1,45]。

发育早期阶段，卵黄囊通过体蒂与原始的中肠相连，因此，在脐带中常见这种有上皮被覆的导管残迹。持续存在的卵黄管特征性表现为 Wharton 胶内的导管结构，内衬单层低立方形至柱状的黏液分泌上皮细胞（图 42.5）。卵黄管残余可能形成囊性结构，其中含有内胚层起源的上皮成分，包括胰腺、肠道（大

肠和小肠）和胃的上皮成分。Blanc 和 Allan 曾报道一例胃源性分泌产物导致脐带血管溃疡、出血和胎儿死亡的病例[46]，但卵黄管残余一般没有临床意义。

尿囊是由卵黄囊突入体蒂而形成的，其对于脐带血管的发育至关重要。尿囊与后肠的前面融合，从而与脐尿管相通。脐带近端切片中常见尿囊管残余。尿囊与脐带血管的形成有密切关系，因为发现尿囊管残余时，其位于两条脐动脉之间。尿囊管残余一般没有临床意义。尿囊管残余由鳞状至移行细胞样的上皮细胞聚集而成，通常不形成管腔（图 42.6）。

脐带的血管系统由两条动脉和一条静脉组成。动脉没有内弹性膜，肌壁为双层。每一层肌壁的平滑肌束交错成网状。静脉有一层内弹力膜。脐静脉一般直径较大，肌层较薄，由单层环形平滑肌构成（图 42.7）。如前所述，没有血管滋养管。有时在脐带近端部分取材的切片中可能看到卵黄囊脉管残余。羊膜内出血和胎儿死亡已有报道[46]。

更令人感兴趣的是，与其他系统的血管不同，脐带血管没有真正的外膜。在胎盘插入点附近，常见两条脐动脉之间的吻合通路，切面中看起来像是一条多余血管，或是单一脐动脉[47-48]（图 42.8）。

横断面连续切片证实，两条脐动脉呈螺旋状平行围绕脐静脉。脐动脉常形成多个螺旋。关于螺旋的形成原因已有广泛讨论，但是，其真正的功能意义和形成原因仍待进一步阐明[1]。当螺旋过度时，可出现围产期不良事件[49]。

2.4 组织病理学

正确认识脐带的正常解剖学和组织学是区分正常解剖和病理性改变的关键。大部分脐带病理性改变在大体检查时即可发现。组织学检查可以证实。一个伴有凹迹的死结提示存在血管狭窄，同时伴有近端血管扩张，这些改变可导致胎儿死亡。有趣的是，虽然真结很常见，且与脐带过长有关，但罕见引发不良事件；因此，大多数情况下，真结可被视为正常变体。脐带可缺如其中一条脐动脉，大体检查或组织学检查都可以很轻松地确定这种改变（图 42.9）。约 1% 的新生儿可发现这种现象。脐动脉缺如与先天性异常之间的关系众所周知，这种畸形往往以尿路畸形的形式

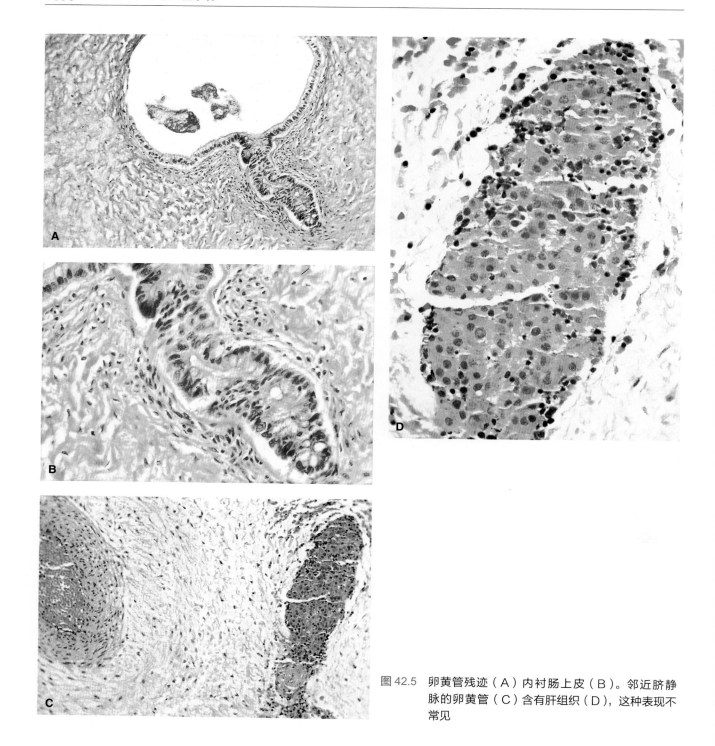

图 42.5 卵黄管残迹（A）内衬肠上皮（B）。邻近脐静脉的卵黄管（C）含有肝组织（D），这种表现不常见

出现[1]。

第 2 条（右侧）脐静脉持续存在的情况罕见。病理医师要注意到这一点。在脐带切片中发现 3 条以上血管的情况并不少见。这一发现与常见的血管扭曲有关，称为"假结"（图 42.3），没有明显的临床意义。但是，罕见情况下，这些血管易于形成血栓[1]。

脐带血管中存在血栓是真正的病理现象。妊娠

早期血栓形成可能与单脐动脉形成有关。异常脐带插入也可能是血栓形成的危险因素。

帆状脐带插入是异常改变，特征为脐带血管植入胎膜，完全不同于盘状胎盘（图 42.10）。这些血管独立走行于绒毛膜内，没有脐带保护性物质（Wharton胶）保护。因此，血栓形成可能是由于胎儿部位压迫这些未受保护的血管所致。此外，在自然破膜或人工

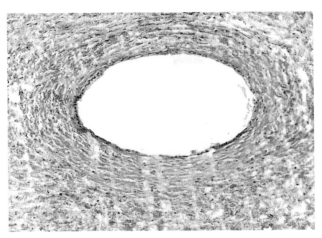

图 42.6　内衬变移上皮的尿囊管残余（HE 染色）

破膜（更常见）时，这些血管容易受到损伤。

　　脐带具有临床意义的其他异常和病理性改变还包括：脐带血管破裂、Wharton 胶完全缺如（图 42.11）和脐带肿瘤［血管瘤（图 42.12）和畸胎瘤，均不

常见］。

　　当血管周围出现出血性物质时，容易使人想到脐带血管破裂，但这仍属于正常组织学改变，认识到这一点非常有意义。虽然有时确实会发生真正的脐带血肿（图 42.13），但该区域内出血很常见，一般与胎盘的分娩方式有关，这种人为假象是脐带的牵拉或钳夹造成的（图 42.14）。

　　脐带扭转与胎儿活动过度有关，脐带狭窄与 Wharton 胶灶性缺失有关，两者均可导致不良事件[1]。脐带扭转表现为正常的迂曲或盘绕变为过度扭曲，与脐带过长有关。此外，脐带扭转还与胎儿活动增加、滥用可卡因、胎儿心率异常和早产有关[49]。对脐带狭窄的了解较少，但有时可能是扭曲的一种功能性表现（图 42.15）。因此，脐带异常与新生儿脐带直径大小密切相关。虽然已有数据显示，一些异常与脐带过粗和过细有关[35,39]（图 42.16），但很少有文献真

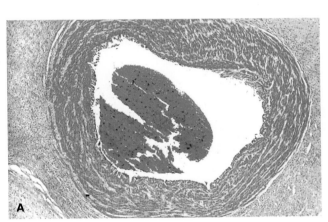

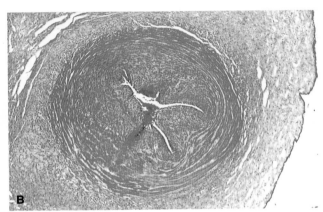

图 42.7　脐静脉（A）和动脉（B）（HPS 染色）

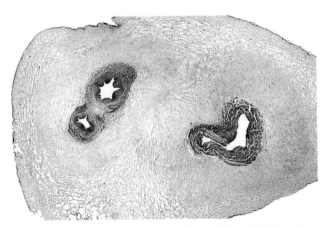

图 42.8　脐动脉近端的吻合使之看起来像是单脐动脉，这是一种正常表现（HPS 染色）

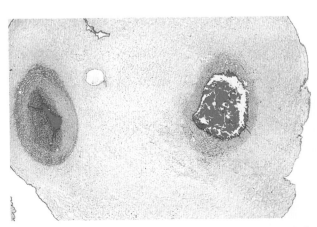

图 42.9　单脐动脉，常伴有新生儿泌尿道畸形（HPS 染色）

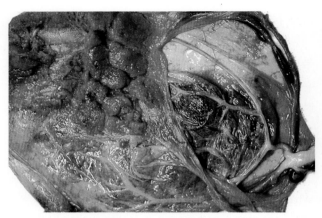

图 42.10 帆状脐带插入。脐带血管插入绒毛板附近的胎膜内。本例胎儿在羊膜穿刺术和胎膜血管破裂后发生失血

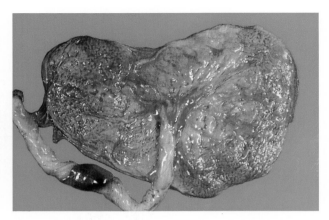

图 42.13 脐带血肿。此胎盘是剖宫产娩出的，因此病变部分没有受到牵拉或者钳夹

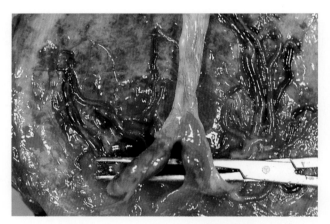

图 42.11 脐带分叉插入。脐带血管分别插入胎盘实质（左，脐动脉；右，脐动脉和脐静脉），无 Wharton 胶包绕

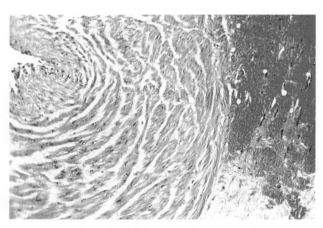

图 42.14 钳夹区域脐动脉周围出血（HPS 染色）

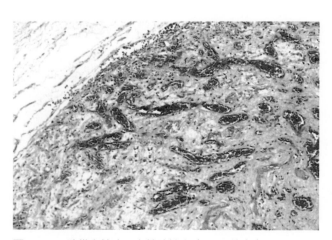

图 42.12 脐带血管瘤，血管腔扩张（HPS 染色）

正定义脐带正常直径大小。

脐带实质内存在白细胞是另外一种明确的病理改变，必须与正常组织学进行区分。白细胞的存在提示

为脐带炎，是对传染性抗原的炎性反应，这些白细胞经炎症途径募集而来（图 42.17）。最近的研究趋势是对影响胎膜和脐带的炎性疾病进行分级。在过去的研究中，炎症细胞数量的分级可能更多地与感染因子的性质有关（例如：B 组链球菌可能与少量炎症细胞浸润有关，然而，最近一个共识小组在描述中增加了量化）[1,3,18]。当炎症明显（重度）并伴有钙化时，可称为"坏死性脐带炎"。这种严重的病理性改变表现为慢性炎症，可见于梅毒和其他感染[1]（图 42.18）。储存不当可导致真菌过度生长，而脐带的真菌感染通常不伴有炎性浸润，因此识别困难。脐带真菌感染时，常形成白色表面斑块，真菌成分周围表面可见楔形急性炎症细胞聚集。真菌成分（即白色念珠菌）通过 HE 染色即可识别，如对 HE 染色存有疑

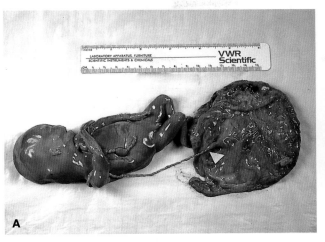

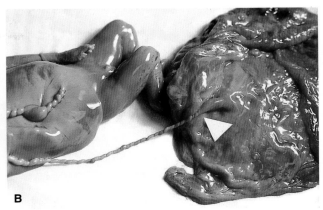

图 42.15　脐带盘绕过度（A）导致扭转（B）和狭窄，最终导致胎儿死亡

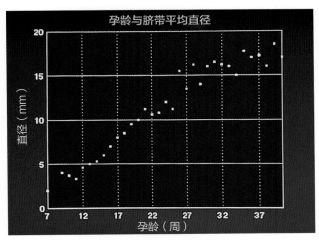

图 42.16　脐带直径的平均值（超声测量脐带插入位置上方 2cm 处）与胎龄的比较（$n=100$，$P<0.05$）

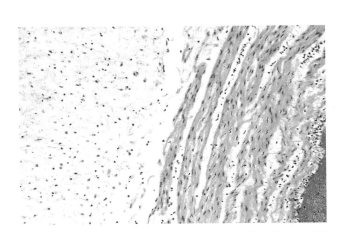

图 42.17　急性脐带炎。在脐静脉肌层和周围的 Wharton 胶中存在中性粒细胞浸润（HE 染色）

问，也可使用特殊染色辅助诊断[1]。

最后，胎粪诱导的血管中膜破坏是一种非常显著的脐带病理改变（图 42.19），表现为由胎粪毒性直接引起的血管中膜渐进性坏死[50]。伴发的血管痉挛和中膜变性可能对脐带和绒毛膜血管的血流动力学产生负面影响。这一改变发生于受影响的血管壁边缘，通常在最接近脐带表面和接近吞噬有胎粪的巨噬细胞方向，可见浓缩的高嗜酸性细胞。

3　绒毛膜血管分支

在这里讨论脐血管在绒毛膜板内的分支较为方便。在胎盘中心或偏心位插入的脐带均为正常。脐带异常插入存在两种形式：一种是从胎盘边缘插入（球

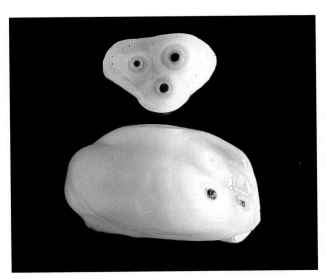

图 42.18　坏死性脐带炎。大体检查，可见血管周围同心性的致密的炎症细胞浸润带，伴有钙化（周围白色环状带）

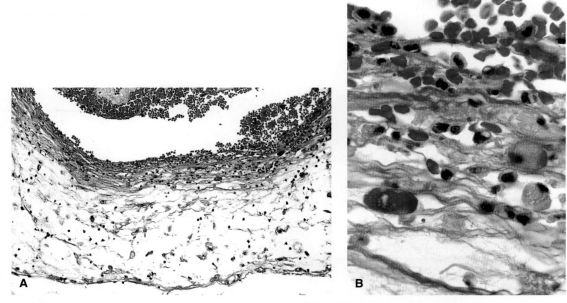

图 42.19　球形退变坏死的中膜细胞，继发于胎粪暴露。此改变为局灶性，与毗邻的正常肌细胞形成对比（Luna Ishak 染色）（A）。高倍镜显示吞噬色素的巨噬细胞（B）

拍状胎盘），另一种是从胎膜插入（帆状胎盘）；虽然这两种脐带的异常插入仅占很少一部分，但二者均属病理性改变而非正常变异，大量分析显示其可导致不良事件发生 [1,3,48]。

绒毛膜内血管分支的模式可为主导性（特征：中央为大直径血管，在向胎盘周边放射状走行的过程中，直径逐渐变小）或为分散性（特征：从脐带插入位置直接发散出多个小血管）。令人感兴趣的是，在绒毛膜血管系统中，无法用组织学标准来区分脐静脉和脐动脉分支（与前面描述的脐静脉和脐动脉的区别相反）。只能依据大体的解剖分布来辨别哪些是动脉分支、哪些是静脉分支。从胎儿面观察，动脉横跨静脉之上（图 42.20）。当考虑血管吻合时，这种血管关系的标志非常重要，血管吻合可见于一些双胎妊娠 [1-2]。脐带血管的主要分支周期性穿过绒毛膜板，在其下方形成主要的血管分支循环，终止于绒毛末端。

4　绒毛膜血管病理性改变

脐带异常插入形成帆状血管和膜内血管，这些血管与多叶胎盘相连，有因胎儿表皮剥脱或病原体感染而导致破裂和出血的风险（图 42.21）。此外，这些血管未受胎盘实质的保护，因此其受胎儿压迫的风险性升高，进而容易发生阻塞和（或）血栓形成 [1]。绒毛膜血管的其他异常与脐带血管所见相似，其中最有临床意义的是绒毛膜血管内血栓形成。对受累胎盘进

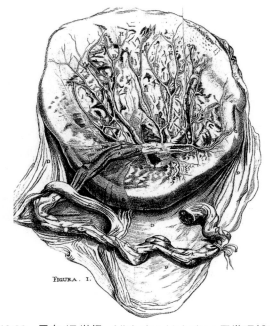

图 42.20　早在 17 世纪，Nicholas Hoboken 已发现绒毛膜动脉覆在静脉上面，此图为他所描绘的绒毛膜血管图片，非常美观。这是现存最早的关于人类胎盘的准确描绘

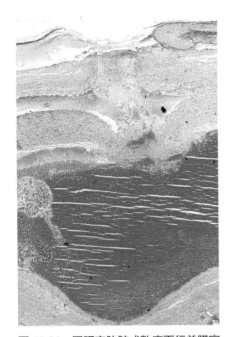

图 42.21　因研究胎肺成熟度而行羊膜穿刺术所导致的医源性绒毛膜血管破裂。距离胎盘主体数厘米的副叶并不罕见，副叶和血管模糊不清。本例因血性穿刺液和胎儿心率异常而实施急诊剖宫产术

别是绒毛膜炎和脐带炎的特征性标志。绒毛膜炎的组织学表现类似于前文所述的急性脐带炎（图42.17）[1,3,5,32]。前面所提到的较新的量化标准，考虑到了炎症细胞的数量和分布[5-7]。

5　胎膜

5.1　胚胎学

　　胎膜由羊膜和绒毛膜组成。羊膜由胚盘的边缘发育而来，构成胚胎腔的最内层。当胚盘开始变为管状时，羊膜周边也向内折叠，并建立与胚胎腹侧面的连接。随后经空化过程而形成羊膜腔。体蒂伸长，胚胎随之下降到羊膜腔内。随着进一步发育，羊膜腔不断扩大，到末次月经之后第 12 周时，羊膜腔完全占据绒毛膜囊。此时，绒毛膜壁发生融合。临床医师常常通过孕期常规超声分析证实这一事件的发生。在妊娠期这一阶段，绒毛膜与羊膜之间的潜在腔隙明显消失。羊膜腔内仍充满羊水，妊娠末期羊水总量约为 1L[1]。

　　绒毛膜构成周围放射状绒毛的基底，并包裹胚胎和发育中的羊膜。随着早期植入胚胎的发育，胚胎组织（滋养层和中胚层埋入成分）继续呈球形膨胀。中胚层浓集的内面也称绒毛膜，形成深达周边滋养层的内侧囊性结构。在将要形成固有胎盘的区域，这些结构之下的绒毛膜绒毛继续发育，形成固有胎盘，或称丛密绒毛膜。覆盖扩张羊膜腔的绒毛膜区域形成所谓

　　行大体检查时，注意扩张血管内所含的质硬的血栓性物质，可以很容易明确是否存在血栓。另外，血管内的血栓也可能非常小，仅表现为与受累血管边缘平行的不太明显的白色线状条纹（图 42.22A）。组织学检查能证实这一发现（图 42.22B）[1]。

　　从绒毛膜血管和脐带血管迁移来的中性粒细胞分

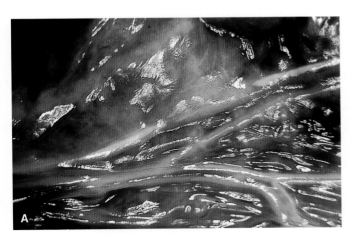
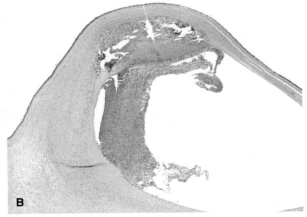

图 42.22　A. 绒毛膜血管血栓形成的特征是出现与受累血管走向平行的线状条纹（本例是绒毛膜的静脉）。B. 纤维蛋白和血液黏附于绒毛膜板血管壁。这些血栓可闭塞（本例）或不闭塞血管，陈旧血栓可发生钙化（HE 染色）

的无绒毛绒毛膜（平滑绒毛膜）。平滑绒毛膜构成绒毛膜反折部分，不同于覆盖在绒毛板之上的绒毛膜。平滑绒毛膜区域（构成羊水囊腔的边界）的绒毛膜绒毛受压萎缩，但有时可见与此结构有关的绒毛残迹。在丛密绒毛膜区域，胎儿血管陷入绒毛膜板内。这种血管仅存在于绒毛膜中，羊膜是一种无血管结构。

5.2 羊膜和绒毛膜

5.2.1 大体形态学

正常分娩时，胎膜具有特殊的特征。从胎儿面观察，羊膜囊透明，常呈淡蓝色，羊膜没有血管。上覆绒毛膜内可见萎缩血管的残迹，表现为丝状条纹。绒毛膜板也具有特征性蓝色光泽，如前所述，绒毛膜血管的分布具有特征性。丛密绒毛膜与平滑绒毛膜的区别如前所述。胎膜表面出现周边结节的情况并不少见。该结节是胎儿卵黄囊的残余，为正常表现（图42.23）。

5.2.2 大体形态学改变

虽然胎盘上覆盖的绒毛膜板区域的绒毛膜内存在血管是正常的，但平滑绒毛膜中功能性血管的持续存在是一种异常改变，等同于胎膜血管。这些血管可与胎盘的多个小叶相连，或与脐带的膜性插入有关（如前文所述的帆状插入）。

有时候，绒毛膜板上可以出现纤维蛋白环，在脐带插入位置与胎盘边缘之间形成一个同心嵴。这一纤维蛋白环深达羊膜，提示绒毛膜外胎盘形成。这种胎

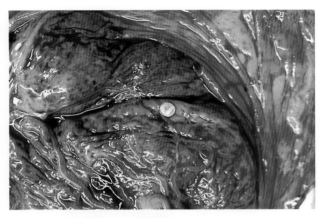

图 42.23　白色结节是胎儿卵黄囊的残余

盘有 2 种表现形式：轮廓胎盘和环状胎盘。轮廓胎盘表现为羊膜从纤维蛋白沉积所形成嵴的位置反折到自身上方。然后，疏松地覆盖于胎盘剩余边缘部分（图42.24）。在环状胎盘中，纤维蛋白环位于绒毛膜上，而覆盖在绒毛膜上的羊膜在纤维环上没有反折（图42.25）。因此，羊膜延伸到胎盘的边缘，其分离形成的羊膜囊也位于胎盘边缘。目前认为，这个纤维蛋白环代表妊娠中期随子宫增大而发生的胎盘迁移（所谓的向营养性）[1]。

大体检查对常见的鳞状上皮化生的识别非常重要，这是一种正常表现，除非范围非常广泛。区分正常的鳞状上皮化生与大体可见的病理性羊膜结节很重要。将胎膜浸入水中就可明确是否为鳞状上皮化生，因为与周围正常羊膜相比，鳞化区域不会被浸湿。病

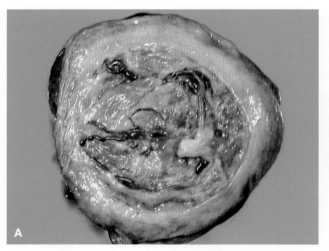

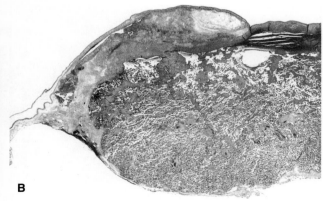

图 42.24　A. 轮廓胎盘。B. 注意羊膜周边有疏松附着的羊膜下纤维蛋白沉积物的边缘部分

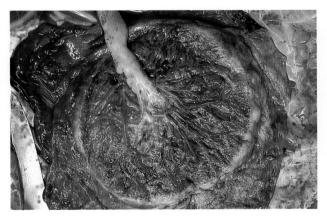

图 42.25　环状胎盘。注意羊膜与胎盘边缘纤维蛋白环的密切关系

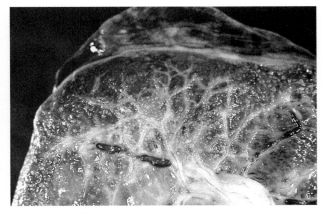

图 42.27　羊膜结节中，该胎盘羊膜表面出现多发性小丘疹，此为羊水过少的特征

理性情况下，这些区域鳞状上皮化生可以非常显著，形成大的斑块和结节（图 42.26）。这些结节与真正病理状态下的羊膜结节不同，因为使用轻微的机械压力不容易将它们从羊膜表面剥离。羊膜结节的特征：大体观察时，羊膜表面存在多发性小丘疹（图 42.27）。临床病史具有提示作用，这些为羊水过少特征。小丘疹很容易从羊膜表面剥落下来，组织学证实，这些丘疹含有碎屑和退变的鳞屑。这些细胞起源于胎儿表皮，当羊水减少时，这些细胞出现在与胎儿皮肤相对的羊膜上。显微镜观察最有助于进一步区分鳞状上皮化生和羊膜结节（见后文）。

羊膜带罕见。这种情况是造成宫内胎儿部分肢体缺如和创伤的原因，发生率约为 0.01%。这一现象很重要，因为它显示了羊膜发育异常的潜在困难[51-52]。

大多数病例的确切发病机制尚不清楚，但羊膜破裂（最可能发生于妊娠早期）可导致胎儿进入绒毛膜囊。羊膜残余形成羊膜带。足月时，这些胎盘绒毛膜表面高度不透明，提示无羊膜覆盖的绒毛膜层发生了增生。剩余的羊膜上皮与脐带底部紧密地包裹在一起，不易剥离。这种情况下，只有少量羊膜存在，这与分娩过程中人为破坏羊膜和绒毛膜板的情况不同[1,3,41,53-54]。偶尔，在脐带插入位置的根部可见异常的羊膜"网"，其可限制脐带的正常活动[1,50]（图 42.28）。

5.2.3　羊膜组织学

羊膜是羊膜腔最内层，由位于基底膜上的单层上皮细胞构成。基底膜之下为薄层结缔组织[55-59]（图 42.29）。虽然羊膜与绒毛膜相邻，但并不与之真正融

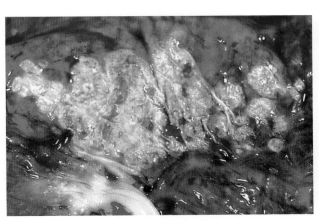

图 42.26　脑膨出胎儿胎盘，羊膜表面存在广泛性鳞状上皮化生。有人认为，这种广泛的化生是由于脑膨出对该区域的刺激

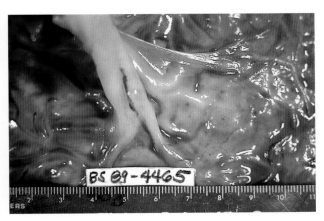

图 42.28　羊膜"网"限制脐带根部运动，导致脐带部分运动受限

合，两者很容易分离。这两层膜的并列排列出现于妊娠第 12 周[59]（图 42.30）。在这之前，随着羊膜的发育，绒毛膜间存在的所谓网状黏质（一种黏稠的触变性凝胶状液体）将其分隔[1,60]。这种网状黏质中可见星状间充质细胞。这些细胞也具有上皮细胞特征，免疫组织化学染色显示细胞角蛋白和波形蛋白阳性[53]。

羊膜上皮由一种独特的细胞学类型组成[57-58]。上皮为单层，鳞状至立方形，无分泌活性。超微结构研究显示广泛的微绒毛突起[55,58,61-64]。这些上皮细胞底部可见多个囊泡结构。推测这些囊泡代表细胞具有胞饮活性[65]。这一发现非常重要，因为前文已经提到，羊膜没有血管系统。因此，羊膜上皮从邻近的羊

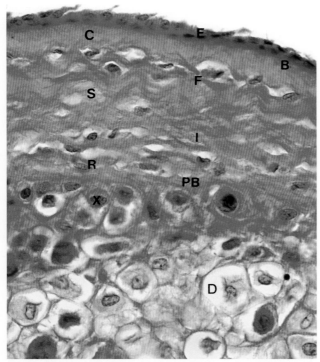

图 42.29　扁平至立方形羊膜上皮细胞（E）附着于基底膜（B）。基底膜下方为羊膜致密层（C），无细胞成分，可能构成中性粒细胞的屏障。致密层很少发生水肿，可能是羊膜最坚固的层。致密层之下为成纤维细胞层（F），其内可能见到巨噬细胞。海绵层（S）相对缺乏成纤维细胞，其将羊膜和绒毛膜分开，两者看似逐渐融合。在真正的融合区域附近常可见到人为分离假象。羊膜厚度一般为0.2～0.5mm（I）。绒毛膜的最表层一般是不完整的细胞带（I），其下为厚的网状层（R）。网状层由成纤维细胞和巨噬细胞组成。网状层下方为假基底膜（PB），下面依次为绒毛外滋养层（X）和母体蜕膜（D）（HPS 染色）

水中获得营养，而羊水的营养来自胎儿血管的渗透液和胎儿的排泄产物。妊娠早期，羊膜上皮的营养来自于网状黏质。

冷冻断裂实验发现，羊膜上皮细胞之间通过桥粒相互连接[66]。此外，羊膜上皮细胞通过半桥粒附着于下方的基底膜[67]。羊膜上皮细胞通过有丝分裂进行增殖[57,68]。偶尔，可见多核细胞。形态学研究表明，这一层中存在多倍体细胞[62]，也可能出现其他核型异常，因为当羊膜腔穿刺标本被羊膜上皮污染后，可出现染色体缺陷的假阳性结果[68,71]。虽然羊膜上皮细胞没有分泌活性，但在这些细胞中存在脂滴，随着孕龄的增长，发现的概率增加[62]。在羊膜细胞中也发现有糖原[72]。

羊膜上皮常发生鳞状上皮化生，特别是脐带插入位置附近（图 42.31）。这些上皮可以发生角化，并出现可识别的透明角质颗粒。虽然这可能是羊膜上皮表面受到刺激的结果，但这些变化可见于超过半数的足月胎盘[1,67]。

在羊膜上皮的基底膜下方，发现了羊膜的另一个组成部分。这一层主要分为致密区和成纤维细胞区。已有报道，妊娠早期的该层组织内可以存在巨噬细胞[73]。

5.2.4　羊膜组织病理学

羊膜大体外观异常提示存在组织学异常。例如：羊膜被染成绿色或棕色是胎粪沉积的表现；羊膜呈白色可能提示中性粒细胞浸润和急性绒毛膜羊膜炎[74]，并且可以量化（图 42.32）[18]。

虽然大体检查能够提示羊膜上皮细胞异常，但是只能通过组织学检查来确定。退行性改变相关异常的特征性表现为细胞质空泡化和细胞拉长成柱状。一种极为罕见且不寻常的发现与腹裂畸形有关，其羊膜具有特征性组织病理学改变，表现为羊膜上皮细胞内出现大量空泡[1]（图 42.33）。

羊膜上皮退变是胎粪污染时的特征性表现（图42.34）。当羊膜层巨噬细胞中出现胎粪（一种粗糙的棕色色素）并且铁染色阴性时，可明确诊断（图42.35）。另外，羊膜层巨噬细胞中还可以出现含铁血黄素沉积，铁染色（即普鲁士蓝染色）能够证实其存在。

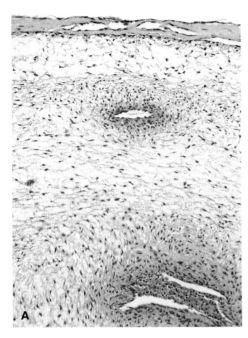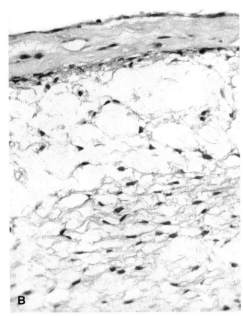

图 42.30 A. 羊膜和绒毛膜之间的分隔在妊娠早期更明显（右上），本例为妊娠 10~12 周时胎盘的绒毛膜板切片。B. 羊膜与其下方的绒毛膜很容易区分，因为绒毛膜含有容易辨认的绒毛膜血管。间质成分很显著（HE 染色）

羊膜不会发生真正的肿瘤，但偶尔可以出现水肿性囊肿。虽然大体检查时囊肿可以非常显著，但必须认识到这种改变无临床意义。羊膜层深部偶尔可出现外胚层或中胚层组织囊肿，但这些改变也不属于真正的肿瘤。畸胎瘤已有报道[75]。这些病变可能代表无心双胎的退行性变[1]，但其机制更可能是多能干细胞缺乏定向分化。

羊膜结节性丘疹具有明显的病理特征，大多数情况下提示羊水减少。这种情况下，特征性表现为胎脂（胎儿脱落的表皮细胞）在羊膜表面形成小结节（图 42.36）。该病变由无细胞的碎屑和表皮细胞残余物构成[76]。这些丘疹内的物质 PAS 染色和 AB 染色呈阳性。

5.2.5 绒毛膜组织学

绒毛膜是含有胎儿血管系统的结缔组织膜。它的内侧面与羊膜外层相连，外侧面与羊膜表面萌发的滋养层绒毛直接相关。绒毛膜有 2 种不同的类型：丛密绒毛膜和平滑绒毛膜。平滑绒毛膜由内向外分为 4 层：内侧细胞层、"网状"层、"假基底膜"层和外层滋养层[58,60]（图 42.29）。绒毛膜间充质成分的确切起源尚不清楚，但人们认为这种结缔组织来自原始条纹，而非滋养层[61,71,77]（图 42.30）。电镜研究显示，邻近羊膜的结缔组织细胞富含内质网[60]。巨噬细胞

和退化内皮细胞也是该层的细胞学组成部分[60,78]。绒毛膜结缔组织基质中含有大量酸性糖胺聚糖[72]。IV 型胶原不仅分布于胎盘其他区域，还是绒毛膜的重要组成部分[79]。丛密绒毛膜与平滑绒毛膜的构成相似，但其含有功能性绒毛膜血管，并被功能性绒毛深深包围。

5.2.6 绒毛膜组织病理学

绒毛膜血管系统的病理改变包括绒毛膜炎和血栓形成，相关内容在脐带部分已有描述。在羊膜内细菌抗原的刺激下，PMN 可穿过胎儿绒毛膜血管。平滑绒毛膜内也可见母源性 PMN。在这两种情况下，羊

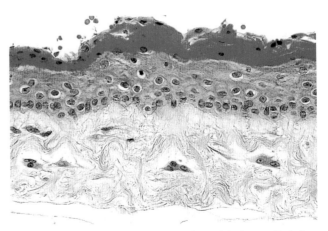

图 42.31 羊膜上皮鳞状上皮化生伴角化过度（HPS 染色）

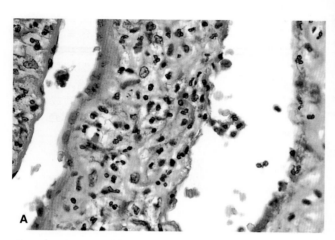

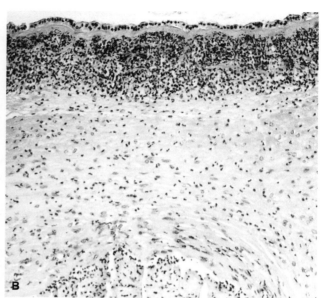

图 42.32　急性绒毛膜羊膜炎。A. 膜卷切片（HPS 染色）。B. 绒毛膜板切片（HE 染色）

膜随后都会受到累及（图 42.32）。现在推荐进行炎症分级和分期。

　　从历史观点上说（与临床发现一致），绒毛膜囊肿一直被认为是正常的大体变异和组织学发现。当绒毛膜囊肿为多发性时[18]（图 42.37），可以描述其显著的大体表现，同时，向临床医师解释其为正常，即使大体表现经常让人感到困惑。绒毛膜囊肿内衬 "X 细胞"（绒毛外滋养层细胞），与 "主要碱性蛋白" 的产生有关，这种物质也存在于嗜酸性粒细胞。正常移植引起组织损伤的原因尚未明确。这种囊肿很常见，不仅存在于绒毛膜板，也存在于胎盘间隔内，下面将进一步讨论这一话题。当考虑为胎盘部位巨细胞和胎盘部位滋养细胞瘤时，相关性巨细胞与正常浸润性绒毛膜外滋养层细胞有很大不同，且人胎盘催乳素（HPL）免疫组织化学染色具有更好的特征。其中，生物化学相关内容很大程度上超出了本章所述胎盘组织学的范围[1]。

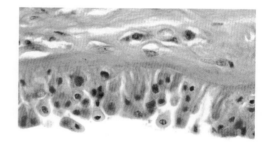

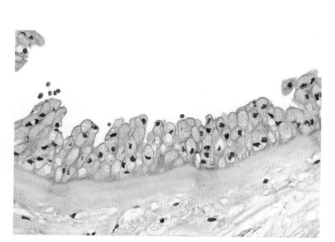

图 42.33　羊膜上皮细胞空泡化并拉长，这种改变不常见，是腹裂畸形的特征性改变。病理生理学意义不明（HE 染色）

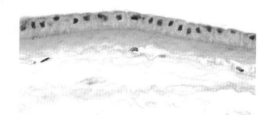

图 42.34　一张扭曲的膜卷切片，示退变（上）和正常（下）的羊膜上皮（HPS 染色）

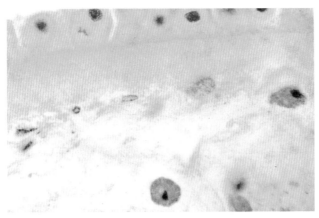

图 42.35 羊膜上皮退变，其下可见含有胎粪的着色巨噬细胞（HPS 染色）

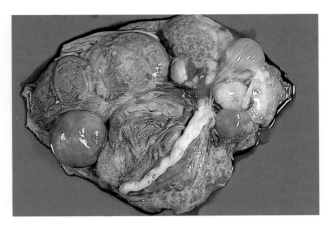

图 42.37 多发性绒毛膜囊肿

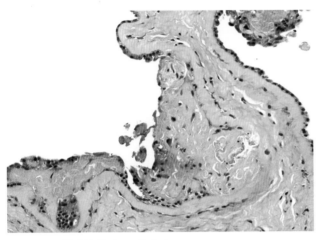

图 43.36 羊膜结节（HE 染色）

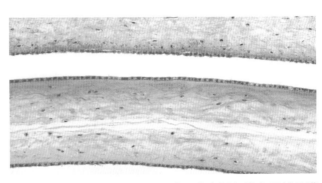

图 42.38 DiMo 双胎胎盘插入膜。注意插入膜内无绒毛膜层（HPS 染色）

6 多胎妊娠

了解胎盘膜的正常关系有助于理解双胎或多胎妊娠。本章对这些关系的描述比较简洁，但为了更加全面地讨论双胎妊娠及其相关病理情况，读者可以参阅关于该议题更加广泛和详细的文献[1]。

大多数双胎胎盘为异卵妊娠，发生率与地理位置和种族因素有关。异卵双胎胎盘可完全分离，也可融合。对于发生融合的胎盘，应该检查插入的胎膜，以确定双胎胎盘是双绒毛膜还是单绒毛膜。约 70% 的单卵双生胎盘的插入膜缺乏绒毛膜，称为"双羊膜单绒毛膜"（DiMo）（图 42.38）。几乎所有 DiMo 胎盘都是单卵双生。在这些妊娠（DiMo）中，共有绒毛膜只覆盖于绒毛膜板，而不存在于中间插入的胎膜中。DiMo 胎盘中，可能存在共有血管区域，其中静脉 – 静脉吻合和动脉 – 动脉吻合最为常见。动脉 – 静脉吻合相对罕见，并且是双胎输血综合征的病因（图 42.39A ~ D）。

通过检查插入的胎膜，注意在两层羊膜层之下存在两层融合的绒毛膜，进而可以从形态学上确定双羊膜双绒毛膜（DiDi）胎盘（图 42.40）。这种胎盘大多数为双卵双胎，然而，大约 30% 的双胎胎盘是单卵双胎植入的结果，也是受精后 3 天内分裂的结果。这种情况下需要报告血管吻合情况[1]。

双胎妊娠中，插入膜完全缺失（单羊膜单绒毛膜）可诊断单卵双胎妊娠[1,3]。这种情况下，胚胎分裂发生于妊娠后期（约受精后第 7 天），尽管可以发生双胎输血，但不如 DiMo 胎盘常见。这些胎盘的病理改变主要是脐带缠绕，且常导致胎儿死亡[1]。甚至，更晚的胎儿分离可导致双胎融合（连体双胎）。

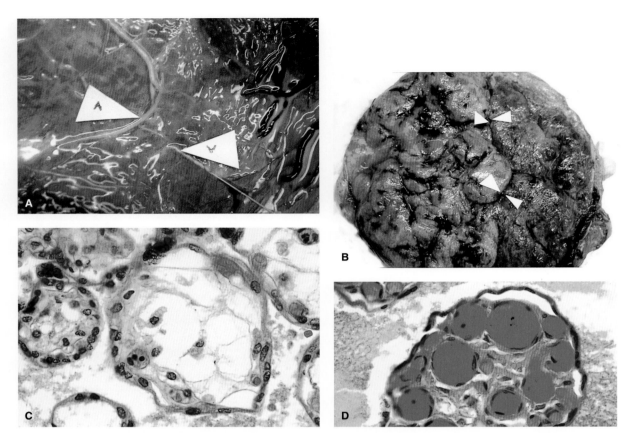

图 42.39　A. 双胎之间吻合的特征是动脉至静脉输血。B. 供者（左）胎盘实质色浅，含血少，并发生水肿；受者（右）胎盘实质呈充血性改变，色深。箭头所标记的是胎盘母体面的血管赤道线。C. 供者胎盘绒毛水肿，含有大量巨噬细胞，提示高输出性心力衰竭，血管腔隙内含有核造血前体细胞，提示红细胞生成增加。D. 受者胎盘绒毛显著充血（HPS 染色）。并不一定会发生"经典"双胎输血综合征。尽管双胞胎中的一个可能较小，但血红蛋白可能以一种矛盾的方式增加，这表明在分析之前血液流动发生了变化

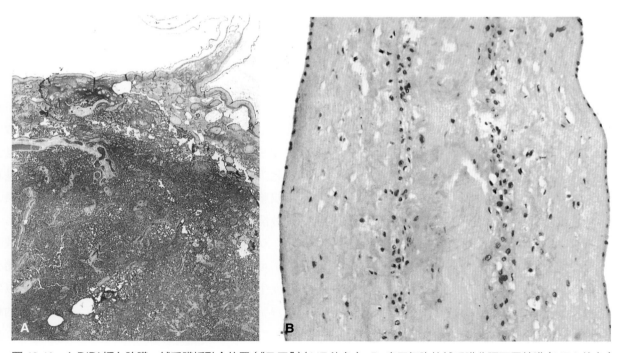

图 42.40　A.DiDi 插入胎膜，绒毛膜板融合位置（"T 区"）（HE 染色）。B. 富于细胞的绒毛膜分隔两层羊膜（HPS 染色）

7　绒毛

7.1. 胚胎学

胚泡形成之后，其外壁（或称滋养层）黏附于子宫内膜表面，形成胎盘绒毛和绒毛膜。内侧细胞团（或称成胚细胞）将形成胚体、脐带和羊膜。绒毛是胎盘的功能单位，最初是由细胞滋养层侵入合体滋养层小梁形成。整个妊娠早期阶段，滋养层绒毛由外层的合体滋养层和内侧的细胞滋养层构成，中心包绕有绒毛间质，间质内存在胎儿血管系统分化。虽然大部分绒毛均由 2 层滋养层围绕，但滋养层相对绒毛而言还是有极性的，胎盘基底侧植入区域由绒毛外滋养层构成，后者形成滋养细胞柱并侵入肌层（图 42.41）。以前，使用"X 细胞"来描述这一群绒毛外滋养层细胞，因为它们的起源不确定，最近，将其命名为"中间滋养层细胞"。值得注意的是，这两种命名均没有表现出关于这类细胞生物学发育的足够信息，目前，胎盘学者支持"绒毛外滋养层细胞"这一命名，而许多病理学者将"中间滋养层细胞"作为同义词来使用[1,18,80]。

随着妊娠的进展，滋养层绒毛的特征性成分开始分化，发育形成更加有效的功能单位。这一过程中，外周的绒毛分支逐渐变小。三级绒毛起源于二级绒毛，二级绒毛又来自于绒毛干，具有特征性外观（图42.42）。先前提到的绒毛 2 层细胞结构不太明显，并

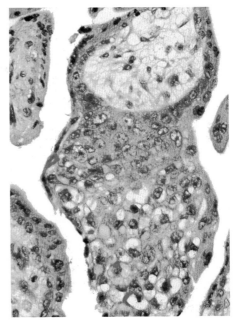

图 42.41　滋养层细胞增殖具有极性，形成滋养细胞柱。许多含有空泡的绒毛外滋养层细胞延伸到蜕膜着床部位（HE 染色）

且细胞滋养层变得更加难以识别。绒毛表面合体滋养层变薄，血管 – 合体膜形成，后者是绒毛与绒毛间母体血液交换的部位。血管 – 合体膜将胎儿与母体血液分隔，其由绒毛周围滋养层、滋养层下部基底膜、绒毛间质和胎儿血管（内皮细胞及其周围的基底膜）构成。血管 – 合体膜的厚度对胎儿发育至关重要，因为胎儿所必需的营养物质和代谢废物的运输均需通过它来完成。

发育过程对绒毛间质也有一定影响。发育早期，

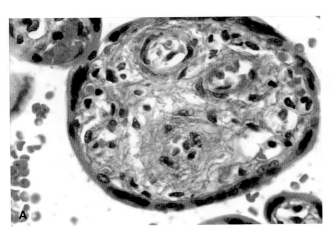
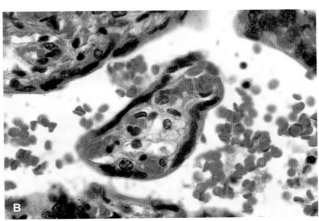

图 42.42　妊娠晚期绒毛。二级绒毛（A）和三级绒毛（B）。注意：三级绒毛的毛细血管腔更靠近周边，此外，绒毛间质也更不明显（HPS 染色）

绒毛的双层滋养细胞层比较明显时，绒毛间质也比较显著，末次月经之后的 6 周内，间质内无明显毛细血管腔（图 42.43）。在此之后，绒毛组织内血管化的发展变得更加明显。绒毛内的血管起自绒毛干血管分支，绒毛干血管与绒毛膜板血管相连。妊娠第 8 周左右（从末次月经算起），这些绒毛毛细血管腔内仅含有明显的有核血细胞前体（图 42.44）。这些原始血细胞前体起源于卵黄囊。随着妊娠进展，有核血细胞前体数量减少，妊娠第 10 ~ 12 周时（从末次月经算起），绒毛毛细血管腔内的有核血细胞前体仅占约 10%；妊娠约 20 周时，几乎完全消失（图 42.45）。除血管之外，绒毛间质内还含有原始成纤维细胞（约 50%）和巨噬细胞。这些细胞特征性表达 CD4、LeuM3 及其他多种巨噬细胞标记物 [1,73]。

随着妊娠进展，绒毛内巨噬细胞（或称 Hofbauer 细胞）失去了其重要性。虽然成熟的三级绒毛内仍含有这种细胞，但在妊娠终末时数量较少。Hofbauer 细胞的功能尚不完全清楚，但其在调节水分、运输营养物质和代谢废物、稳定绒毛内环境（通过旁分泌与间质成纤维细胞相互作用）等方面具有重要作用。Hofbauer 细胞还可能具有重要的免疫调节功能，可介导血源性传染性病原体的处理过程 [1,73,81]。

绒毛膜绒毛可能有助于产前诊断。可在妊娠第 10 ~ 12 周时通过绒毛膜绒毛取样（CVS）进行核型分析。应当指出的是，虽然这种早期诊断通常优于后期羊膜腔穿刺术，但仍存在几个问题。曾有关于 CVS 是否可造成短肢畸形的争论，但绝大多数证据不支持

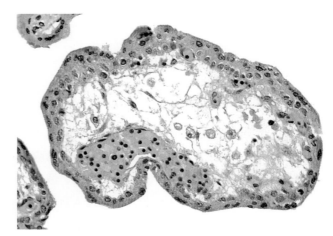

图 42.44　妊娠第 8 周绒毛。注意：绒毛毛细血管腔中可见有核血细胞前体（HE 染色）

这一不良后果，尤其是当由经验丰富的人来操作时。真正需要关注的是，CVS 对于神经管缺陷和脆性 X 染色体综合征的诊断没有帮助，前者需要进行羊水 α 甲胎蛋白检测，后者需要对比羊水中滋养层细胞与胎儿鳞屑的甲基化模式的改变 [82]。从母体循环中分离胎儿细胞的研究的进展提高了检测水平。

7.2　大体形态学

绒毛实质呈盘状，位于绒毛膜板下方空间，呈红色的"牛肉样"。绒毛实质的切面轮廓和质地相对一致，因此，切面显著不规则提示为绒毛实质异常。然而，许多异常是常见的，若为局灶性改变或数量很少，可视为正常变异，例如，小的梗死和绒毛周围纤维素沉积。

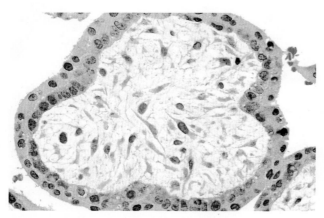

图 42.43　妊娠不足 6 周的绒毛。无毛细血管腔存在，无胎儿红细胞生成（HE 染色）

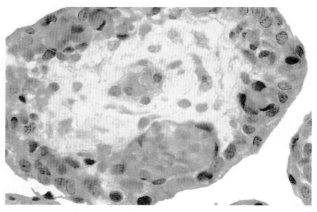

图 42.45　妊娠第 12 ~ 20 周之后，绒毛毛细血管腔中几乎无有核血细胞前体（HE 染色）

纤维素除可沉积于绒毛周围之外，还常见沉积于胎盘其他部位，一般认为也是正常的。绒毛膜下纤维素沉积（Langhans 纹），位于绒毛膜板下方，可能与母体绒毛间血流的改变有关。由于 Langhans 纹与蜕膜血管距离较远，其分布相对恒定。Nitabuch 纤维素位于胎盘底部与母体蜕膜之间。曾有观点认为，Nitabuch 纤维素可以防止发生同种异体移植排斥反应，但是目前尚不清楚这种纤维素沉积的确切性质和功能意义。

偶尔，胎盘实质可见球形缺损（最大直径通常为 1～2cm），即所谓的"喷射损伤"。绒毛间质中的这些缺损区域代表承受来自母体蜕膜血流压力的部位。组织学检查时，这些区域周边出现小灶性急性梗死的情况并不少见。

钙化是成熟胎盘中普遍存在的现象。妊娠过程中，通过超声评估胎盘钙化程度来诊断胎盘成熟度。妊娠晚期，胎盘中钙含量增加，当钙化显著时诊断为 3 级胎盘。超声诊断为胎盘成熟并不一定代表胎儿成熟。大体检查时，钙盐沉积表现为细小的针尖大小的黄白色砂砾样物。胎盘钙化是发育、衰老过程中的一种正常生理反应[83-84]。

7.3　大体形态学改变

正常情况下，许多胎盘都存在不同程度的梗死，然而，当梗死区域超过胎盘体积的 10%～15%，或梗死灶以中心分布为主而非以周边分布为主时，应视为病理改变。根据大体表现，梗死可分为急性梗死和陈旧性梗死两种。急性梗死表现为颜色苍白、界限不清，触摸时有轻微颗粒感。陈旧性梗死呈白色，通常为三角形，触摸时也有颗粒感（图 42.46）。

梗死的大体表现不同于绒毛周围纤维素沉积。触摸时，梗死灶呈颗粒状，质实，然而，绒毛周围纤维素沉积呈结节状，光滑。进一步区分需要进行组织学检查，详见后文。

胎盘大体检查过程中，可能发现绒毛间血栓。这些为胎盘实质内的三角形或菱形病变，由血液凝固形成的松软的红色至白色（取决于存在时间）的凝胶样物。大体检查时，血栓内的纤维素存在分层现象，这不同于梗死或绒毛周围纤维素沉积。这些病变与胎儿

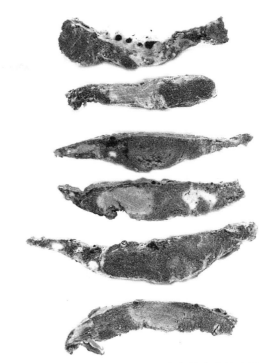

图 42.46　妊娠高血压患者胎盘的多发性陈旧性梗死

绒毛毛细血管渗漏有关，可能导致母体和胎儿的血液混合，有时导致同种免疫作用[1,3]。

7.4　组织学

胎盘结构组织学变化很大程度上取决于观察时胎盘所处发育阶段。下面将要描述的是直接参与绒毛植入的各个细胞类型的组织学。

植入部位的最深层结构成分为细胞柱，而细胞柱主要由绒毛外滋养层细胞构成。绒毛外滋养层细胞呈圆形至多边形，单个散在或群集分布，周围常伴有纤维素样细胞外基质。这些细胞的细胞核往往具有多形性且深染，细胞质呈双嗜性到嗜酸性。虽然绒毛外滋养层细胞主要为单核，但也可以为多核。绒毛外滋养层细胞为上皮起源，因此表达细胞角蛋白，与周围蜕膜细胞形成对照。绒毛外滋养层细胞可以分泌 HPL 和主要碱性蛋白，电镜观察可见大量具有管状嵴的线粒体[78,85-87]。

这些细胞是诊刮标本中仅有的滋养层细胞，因此很难将它们与蜕膜组织分开，从而导致难以诊断宫内妊娠。多核滋养层细胞与周围蜕膜组织较容易区分，因此，在没有绒毛的情况下，大多数病理医师依

据这种细胞的存在来确定宫内妊娠的诊断（并排除输卵管妊娠可能）。当单核细胞的形态学评估出现困难时，免疫组织化学标记 HPL 或者 HLA-G 有助于诊断[78,86]。绒毛外滋养层细胞具有重要的免疫功能，因为它们产生的因子可调节蜕膜内的母体免疫细胞[8]。此外，过量的未成熟中间滋养层细胞与先兆子痫和子痫的发生相关[87]。

所谓"绒毛膜囊肿"是胎盘内一个有趣的发现，这是一种正常改变。这些囊肿发生于胎盘间隔，主要由蜕膜和绒毛外滋养层细胞（内覆于囊壁）构成。如上所述，这种囊肿也可以发生于绒毛膜板上（图42.37）。切开后，囊肿内含胶样液体，其主要成分是绒毛外滋养层细胞分泌的主要碱性蛋白。绒毛膜囊肿的功能尚不清楚。出现时不要将其视为病理改变[1]。

合体滋养层细胞位于绒毛周围的外层，具有刷状缘。构成刷状缘的微绒毛可能参与胞饮活动。细胞质内空泡提示合体滋养层细胞具有吸收和分泌活性。合体滋养层细胞核固缩（常为多个）、深染。这种细胞类型中除了存在多个空泡外，超微结构检查显示细胞质中还含有丰富的内质网、线粒体、脂滴和高尔基体[88]。

细胞滋养层细胞的细胞核更圆，染色质更开放。氚化胸腺嘧啶掺入实验证实，氚化胸腺嘧啶的摄取和掺入仅发生于细胞滋养层细胞，而不发生于合体滋养层细胞[89]。偶尔，细胞滋养层可见核分裂象（图42.47）。超微结构显示，细胞滋养层细胞的细胞器少于合体滋养层细胞。细胞滋养层细胞最显著的细胞器是大的线粒体，数量可非常多。

不同抗原表达模式有助于区分不同的细胞类型，当遇到滋养细胞肿瘤或者明显的非典型植入部位时，免疫组织化学检测有助于诊断。HPL 表达于绒毛外滋养层细胞和合体滋养层细胞。hCG 可在合体滋养层细胞表达，但不表达于细胞滋养层细胞[85,90]。β-catenin 在早期细胞滋养层细胞的细胞核中表达，而绒毛外滋养层细胞呈膜阳性，Mel-CAM 仅表达于绒毛外滋养层细胞[91]。

7.5 组织病理学

对胎盘实质内绒毛的各种病理改变的学习，有助

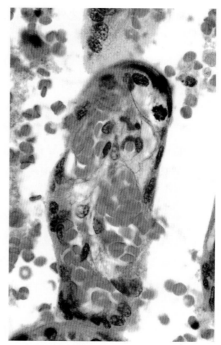

图42.47 妊娠晚期胎盘的终末绒毛，细胞滋养层细胞稀疏，核分裂象罕见（HPS染色）

于更好地理解胎盘正常组织学。

梗死常发生于胎盘实质，具有特征性的大体表现。急性梗死的组织学特征是绒毛淡染、相互聚集、挤压或者彼此黏附，绒毛间隙内散在分布中性粒细胞（图42.48）。如下所述，区分这种炎症与发生在绒毛内的炎症至关重要。梗死早期的特征可以为绒毛黏着、充血，同时伴有绒毛间母体血液溶解（图42.49）。晚期（陈旧性）梗死中，绒毛结构完全消失，可见残存绒毛成分的模糊轮廓（图42.50）。无可识别的细胞，急性炎症浸润可持续存在。胎盘很少

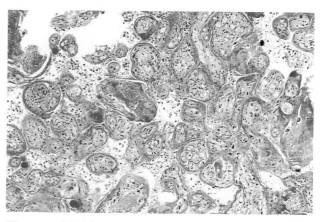

图42.48 急性梗死（构成"广泛性灌注不良"）（HPS染色）

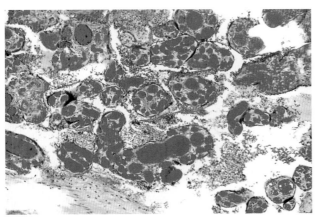

图 42.49　绒毛血管充血，可能提示早期梗死或需要更进一步检查以排除绒毛膜血管病。同时，目前也认为胎盘后出血是"绒毛内出血"（HPS 染色）

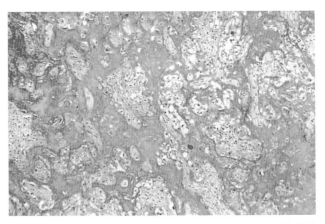

图 42.51　绒毛周围纤维素增多。注意纤维素包绕的细胞滋养层细胞核残迹（构成"广泛性灌注不良"）（HPS 染色）

发生"机化"或纤维化。当急性梗死消退并且转变为陈旧性梗死时，常缺乏成纤维细胞。正是由于这一原因，"机化"这一术语并不适用于胎盘。其他器官系统出现缺血性改变时所发生的典型的机化，不会发生于胎盘。这种差异的发生可能与胎盘有两套血供有关（母体和胎儿）。母体血流障碍可导致胎盘梗死。

梗死与绒毛周围纤维素沉积在组织学方面存在差异，后者可见明显的细胞滋养层细胞核残迹（图 42.51）。绒毛间血栓的组织学特征是有层状血栓物质取代邻近绒毛（图 42.52）。

绒毛实质异常还包括绒毛水肿，表现为绒毛内的细胞学结构被水肿液取代，这是一种病理性改变，特别是当其出现于未成熟妊娠时（图 42.53），据报道是胎儿缺血或灌注不良所致[18]。Tenney-Parker 改变是先兆子痫妊娠胎盘的特征性改变[32]。这种变化的特征

是绒毛上的合胞体结数量增多（图 42.54）。一些研究提供了与胎盘凋亡相关的详细分子信息，如高血压、胎盘正常寿命等。胎盘绒毛在免疫上不同于母体宿主并有侵袭性，这些方面是肿瘤生物学的研究领域[92-94]。

这些合胞体结被认为是对绒毛间隙内低氧张力适应失败的结果。合胞体结被运送到母体肺部并在那里凋亡，细胞核 DNA 转变为母体血液中的细胞外 DNA（cfDNA）。cfDNA 在分娩后 2 天内消失。如上所述，绒毛外滋养层细胞也可能增加[87]。梗死并不少见[1]，先兆子痫 / 子痫妊娠中也能遇到蜕膜血管病

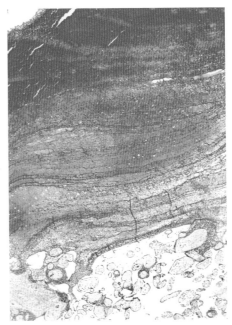

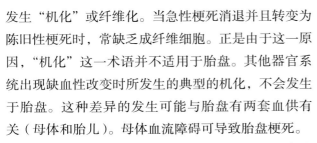

图 42.50　陈旧性梗死（构成"广泛性灌注不良"）（HPS 染色）

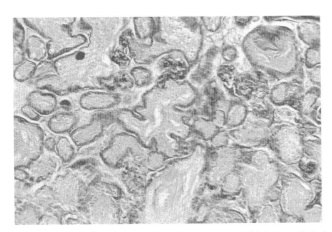

图 42.52　绒毛间血栓。注意板层状的 Zahn 线（HPS 染色）

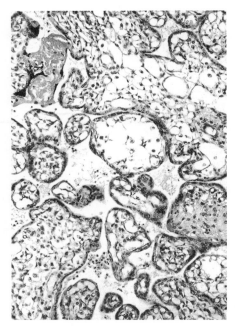

图 42.53 局灶水肿（HE 染色）

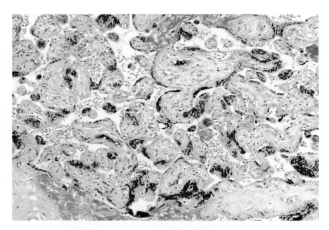

图 42.54 妊娠高血压，合胞体结增多（构成"广泛性灌注不良"），并认为其为细胞凋亡的一种表现[98]（HPS 染色）

变，这将在下面讨论。

绒毛状血管系统的异常表现有 3 种互不相关的形式：①绒毛状血管系统可能充血（图 42.50），这可能没有病理意义，或提示早期梗死和（或）灌注不良；②绒毛毛细血管数量增加，即所谓的绒毛膜血管病（chorangiosis），提示为慢性缺氧性改变。其定义很明确，在组织学方面必须满足如下标准：10 倍物镜下观察 10 个不同的视野，至少有 10 个绒毛具有 10 个或以上的血管横断面[1,74]；③胎盘中绒毛状血管异常增生形成组织学上的血管瘤样结节，称为"绒毛膜血管瘤"（图 42.55）。这些病变突出时具有病理学意义，可导致胎儿高输出性心力衰竭或微血管病溶血现象。

绒毛成熟障碍属于病理改变。妊娠早期，绒毛显示特征性的双层细胞结构，但当这种结构出现于妊娠晚期时，则属于发育异常。据报道，这种变化可以发生于糖尿病孕妇。

妊娠早期阶段，胎儿循环内常见有核红细胞，但随着妊娠的进行，特别是在妊娠末期，不应该出现有核红细胞。若妊娠末期的胎儿循环内出现有核红细胞，应怀疑胎儿贫血伴红细胞生成增加的可能。

此外，最近的研究显示，有核红细胞的存在（妊娠晚期胎盘）与胎儿促红细胞生成素的分泌和伴随的胎儿缺氧或灌注不良相关[1,18]（图 42.56）。

在母体患有镰状细胞疾病或具有疾病相关特征的情况下，在绒毛间隙中发现母体镰状红细胞的情况并不罕见。这是由于母体血红蛋白 S 异常时氧张力降低所致。结合临床信息来分析组织病理发现是明智的选择，因为胎盘剥离期间和之后发生的缺氧可导致正

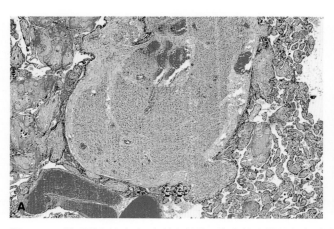

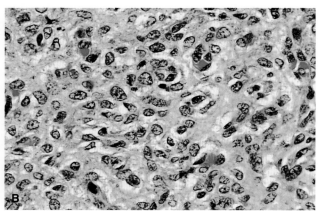

图 42.55 绒毛膜血管瘤（A）特征性表现为血管瘤样增生（B）（HPS 染色）

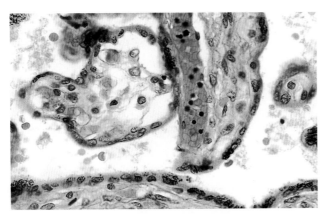

图 42.56　足月胎盘中出现胎儿有核红细胞为异常改变。伴局灶性绒毛水肿（HE 染色）

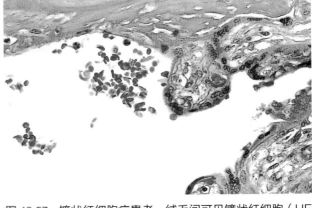

图 42.57　镰状红细胞病患者，绒毛间可见镰状红细胞（HE 染色）

常红细胞变为镰状红细胞[95]（图 42.57）。

　　绒毛中的炎性改变可能是胎盘病理学中最有趣的方面之一。许多情况下，炎性改变提示存在感染性病原体。当在滋养层绒毛内发现浸润性淋巴细胞和浆细胞时，应该考虑梅毒和巨细胞病毒（CMV）感染。特殊染色可以证实。区分这种慢性炎症和伴有急性梗死的急性炎症浸润（绒毛周围）十分重要。绒毛内的急性炎症浸润可能提示为李斯特菌（Listeria）感染，整个胎盘伴广泛的微脓肿形成。大体检查时，经常可见无数白色小点，闻之有"甜味"[1]。许多情况下，绒毛内的炎性改变仅限于绒毛内细胞数量增多（Hofbauer 细胞增多），而且无法确定具体的感染性病原体。炎症细胞数量增加（无浆细胞）提示慢性绒毛炎，然而，大多数情况下检测不到具体的病原体。胎盘内的这种炎性改变称为"病因不明的绒毛炎

（VUE）"[32,96-97]（图 42.58）。这种炎症浸润被认为是母源性浸润[97]。

　　感染并不总是存在炎症表现。例如，细小病毒 B19 感染时，虽然仅表现为绒毛水肿和绒毛血管内存在有核红细胞（偶伴有污秽的双嗜性核内包涵体），但可能提示存在严重的先天性感染，即使母体没有症状[1]（图 42.59）。免疫组织化学染色或 PCR 技术可用于检测细小病毒 DNA[98]。妊娠期间，可以通过羊膜穿刺术羊水 PCR 检测评估其他感染存在与否[11]。

　　常规检查结果为完全正常的胎盘也不能除外胎盘和新生儿感染。例如，HIV-1 感染胎盘可能没有特殊的病理改变，仅能通过特殊的分子学研究才能确诊[99]（图 42.60）。大多数情况下，分子技术已逐渐成为胎盘和胎儿组织病理学检查必要的辅助手段，否则无法解释宫内或新生儿死亡[31]。

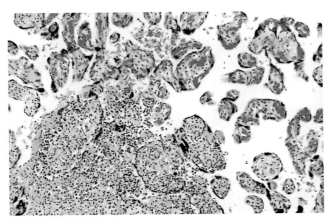

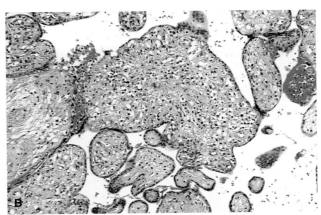

图 42.58　VUE 中的慢性炎症浸润，无浆细胞（A），而由梅毒感染引起的慢性马蹄绒毛组织炎的特征是含有浆细胞的单核细胞浸润（B）（HPS 染色）

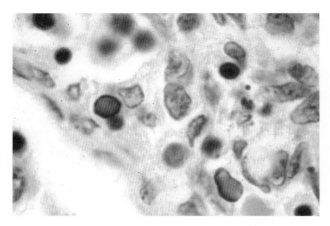

图 42.59 细小病毒 B19 感染，伴有绒毛水肿和具有特征性包涵体的胎儿有核红细胞（HE 染色）

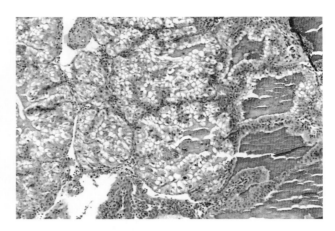

图 42.61 Arias-Stella 反应（HE 染色）

8 蜕膜

8.1 组织学

子宫内膜高分泌性腺上皮由孕激素诱导，其为卵泡植入提供了合适的环境。有时，这些高分泌腺体可以出现 Arias-Stella 反应，细胞异型性显著（图 42.61）。这种情况下，细胞核通常为多倍体。然而，核浆比仍然很低，与肿瘤不同，这是正常发现。在持续的孕激素影响下，子宫内膜腺体开始出现分泌衰竭。子宫内膜间质发生特征性"蜕膜化"，子宫内膜

蜕膜细胞特征性表现为上皮样、多边形。细胞核小而圆，一般位于中央，细胞质丰富、淡嗜酸性，常呈空泡状（图 42.62）。细胞质富含糖原和糖蛋白。在无滋养层细胞的蜕膜区域，蜕膜细胞核为二倍体[100]。超微结构观察，蜕膜细胞间存在紧密连接[101]。

除蜕膜细胞外，蜕膜组织内还混有成纤维细胞和淋巴细胞。另一种细胞类型为"颗粒细胞"，可产生松弛素[102]。细胞间基质中含有大量的Ⅳ型胶原和层粘连蛋白。同时，含有纤连蛋白和硫酸肝素蛋白[103]。其他一些类型胶原也存在于蜕膜基质中，包括Ⅰ型、Ⅲ型和Ⅴ型[1]。

虽然以前的报道认为蜕膜可分泌催乳素和 HPL，

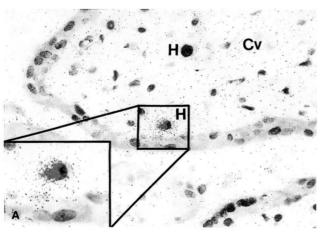

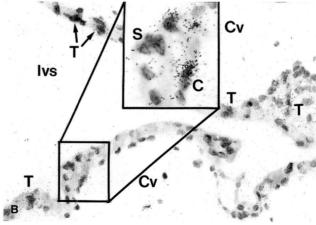

图 42.60 S³⁵ 探针原位杂交检测未成熟绒毛（Cv）中的 HIV-1 核酸。A. Hofbauer（H）细胞。B. 滋养层细胞（T）。C—细胞滋养细胞；S—合体滋养细胞；Ivs—绒毛间隙（复制许可：Lewis SH, Reynolds-Kohler C, Fox HE, et al. HIV-1 in trophoblastic and villous Hofbauer cells, and hematologic precursors in eight-week fetuses. Lancet 1990;355:565-568. Reproduced with permission of THE/LANCET PUBLISHING GROUP in the format Journal via Copyright Clearance Center.)

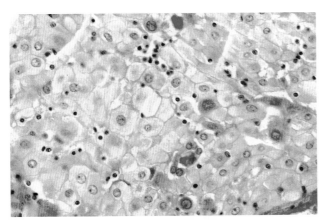

图 42.62　蜕膜细胞核位于中央，染色质开放，细胞质丰富、淡染，细胞界限清楚。可见散在性正常淋巴细胞浸润，偶见绒毛外滋养层细胞，后者细胞质着色比蜕膜细胞深（HPS 染色）

但现已知激素是由侵入的滋养层细胞分泌，而非蜕膜细胞[85]。蜕膜组织及其激素产物的研究存在一定困难，主要是因为许多研究人员无法区分蜕膜成分与侵入的滋养层[1]。

胎盘植入部位蜕膜成分的血管化是妊娠得以进行的关键事件。子宫动脉的主要分支深入肌层，形成弓形动脉，然后分支形成放射状动脉。这些放射状动脉转变成螺旋动脉，形成子宫内膜血管的终末部分。灌注研究显示，这些螺旋血管负责胎盘小叶内的绒毛间血流[104]。用于胎盘灌注的螺旋动脉的确切数量存在争议，估计有 25~300 条开放血管[9,105]。

滋养层细胞侵入蜕膜下血管系统是一种众所周知的现象。这种现象可见于底蜕膜和全身性母体血管管腔，以肺部血管最显著[106]。重要的是需要区分发生这些变化的蜕膜血管与异常蜕膜血管，而后者提示为病理改变。

蜕膜的大体检查一般不能发现任何异常，必须通过组织学检查确定其特征和诊断。胎盘的全层切片包括绒毛膜板和绒毛实质，而底蜕膜一般在分娩过程中从胎盘植入部位剥离。因此，这样的切片中一般见不到蜕膜组织。蜕膜活检已经成为历史，一般见不到这样的标本。平滑绒毛膜区域的蜕膜很明显。膜卷切片中包括羊膜和绒毛膜，通常也包含黏附的蜕膜部分，后者为发育过程中融合的包蜕膜和壁蜕膜，这样的切片中可以发现蜕膜异常。可见近端血管（放射状动脉和基底部动脉）的异常血管关系。近端血管的血管

壁较厚，银染显示这些血管含有内弹力层。远端动脉（螺旋动脉）管壁薄，无内弹力层。

8.2　组织病理学

蜕膜病理学中最主要的是蜕膜血管床动脉粥样硬化，伴发于先兆子痫和妊娠高血压[96]，病变以血管壁纤维素样坏死和透明变性为特征，伴有泡沫样巨噬细胞沉积，与正常的滋养层细胞浸润血管容易区分。妊娠高血压的另一特征性改变是小动脉壁同心性肥厚（图 42.63）。这些发现都是胎盘异常的一部分，提示母体灌注不良[25]。

（胎盘后）出血是导致未成熟胎盘分离或胎盘早剥的原因。这与母体以下 2 种病变有关：母体血压升高和蜕膜血管坏死（由于血管病变或炎性细菌引起的蜕膜感染），两者均提示灌注不良（图 42.64）[18]。

当滋养层绒毛直接植入肌层组织而中间缺乏蜕膜分隔时，称为植入性胎盘（图 42.65）。这一现象更常发生于低位胎盘植入（胎盘前置），特别是先前进行过剖宫产手术的孕妇。植入性胎盘有多种表现形式，其中最严重的是绒毛组织从子宫浆膜面穿出（穿透性胎盘）。一般情况下，如果分娩时不能将所有胎盘组织从子宫中取出，随后会出现严重出血。优质的产科手术和药理学措施可能挽救子宫，但是，在许多情况下，因持续出血（和后期细菌感染）而延误最佳治疗（即子宫切除术），进而导致产妇死亡率增加。偶尔，可通过观察平滑绒毛膜中的蜕膜来确定植入性胎盘。在胎囊膨大期间，若绒毛消退失败，可导致绒毛直接植入肌层，两者间没有蜕膜分隔。有时，可见肌层与多个胎盘小叶粘连，两者间没有蜕膜分隔。在上述两种表现情况下，即使没有子宫切除标本，病理医师也可做出植入性胎盘的诊断。

娩出胎盘上附着的蜕膜中罕见白细胞。如果这些细胞学成分是浆细胞，则应考虑梅毒或巨细胞病毒感染。在（胎儿、母体或新生儿）没有病理性改变的情况下，蜕膜内这些罕见的淋巴细胞可能是生理性或非特异性的。累及蜕膜更为独特的炎症过程（主要为中性粒细胞和浆细胞）提示为蜕膜炎，可伴有其他任何部位的炎症。存在蜕膜炎时，应进一步检查确定是否伴有急性绒毛膜羊膜炎和急/慢性绒毛炎。

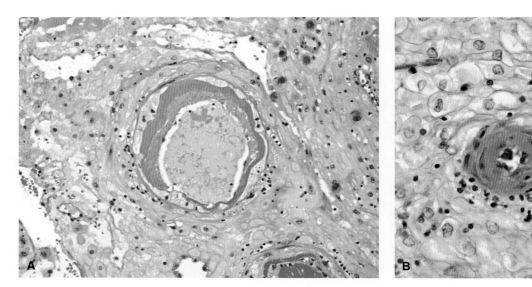

图 42.63 妊娠高血压患者蜕膜血管床动脉粥样硬化（最近称为完全/部分胎儿血管灌注不良）（A）和中膜同心性肥大（B）（A，HE 染色；B，HPS 染色）

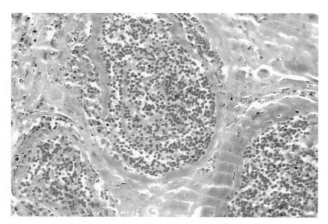

图 42.64 蜕膜血管坏死，为严重的急性蜕膜炎所致。注意血管壁的透明变性和坏死，导致其与邻近组织分离，因此出现灌注不良（HE 染色）

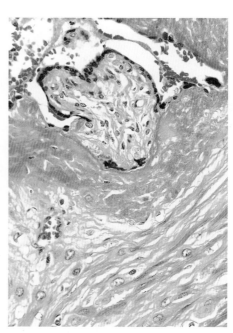

图 42.65 植入性胎盘。在植入的滋养层绒毛和子宫肌层之间没有蜕膜存在。少量纤维素的存在不能否定诊断（HPS 染色）

9 妊娠滋养层细胞疾病

虽然肿瘤性滋养层细胞疾病的内容超出了本章范畴，但在这里我们讨论了植入部位或胎盘中可能见到的一些正常或令人担忧的发现，目的是将它们与一些更为重要的病变区分开来。

早期滋养层绒毛的退行性改变并不少见，尤其是在流产不全的情况下。这种妊娠滋养层绒毛在组织学上常表现为肿胀（水肿）。这种改变与妊娠滋养层细胞肿瘤（完全性葡萄胎）之间存在几点不同。这些显著特征中，最主要的是绒毛表面滋养层细胞无异型性或增殖（图 42.66）。当发生退行性改变，胎儿成分损毁后，绒毛内可能无绒毛膜血管。然而，如果这些血管残余仍然存在，则基本可以排除完全性葡萄胎。易于识别的有核红细胞前体有助于明确诊断。此外，如果存在胎儿的任何部分，也可排除完全性葡萄胎。此外伴有胎儿组织的水肿绒毛可能提示遗传表型异常的妊娠。这种类型为部分性葡萄胎，这是一种罕见的肿瘤，特征为扇贝形滋养层边缘，偶见滋养层细胞岛包涵体（即正切面时，绒毛间质内出现扇贝形滋养层边缘）（图 42.67）。

植入部位病灶内可见大量的良性滋养层细胞衍生组织，其需要与绒毛膜癌和其他滋养层细胞肿瘤（中间滋养层细胞起源）相鉴别。所谓的合体细胞性子宫内膜炎是一个错误名称，因为这并不是一种炎症

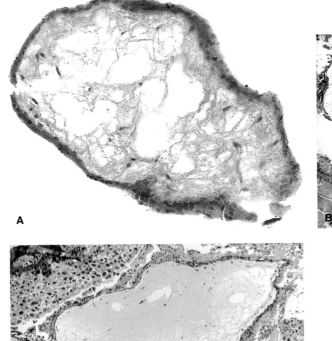

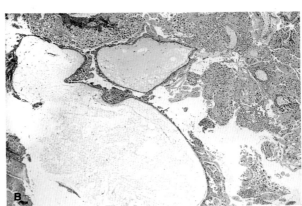

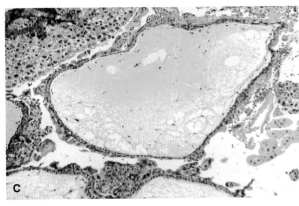

图 42.66　A. 水肿变性（非肿瘤性）。B 和 C. 完全性葡萄胎（肿瘤性），滋养层细胞增生并具有异型性（HE 染色）

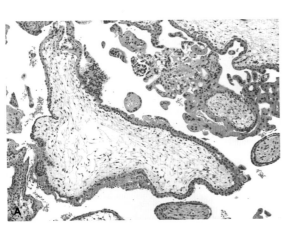

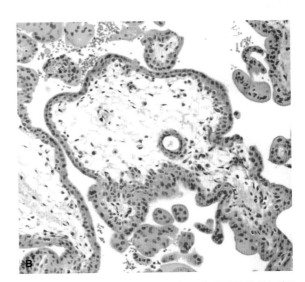

图 42.67　三倍体部分性葡萄胎，滋养层边缘呈扇贝形（A），并可见滋养层包涵体（B），实际上是扇贝形边缘的正切面（HE 染色）

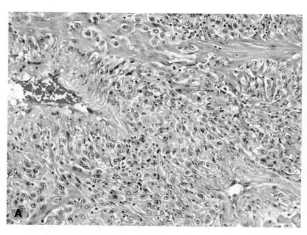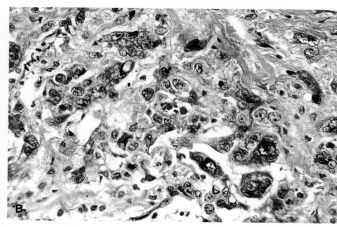

图 42.68 胎盘部位过度反应（EPSR）为局限性病变，由胎盘型中间滋养层细胞局灶性浸润构成（A）。小标本中，EPSR 与 PSTT 鉴别困难。相比之下，绒毛膜癌由多形性合体滋养层细胞和细胞滋养层细胞混合构成（B）（HE 染色）

或感染性病变，诊断为胎盘部位过度反应（EPSR）更为恰当，这是一种良性病变。EPSR 特征为胎盘部位型中间滋养层细胞的局灶性、浅表性肌层浸润。与绒毛膜癌的区别在于缺乏明显的细胞异型性和出血。此外，绒毛膜癌由多形性合体滋养层细胞和细胞滋养层细胞混合构成（图 42.68A、B）。与 PSTT 的鉴别比较困难，主要差别在于 EPSR 的浸润局限而表浅，不融合，不形成肿块。EPSR 无核分裂象，可见绒毛，Ki-67 指数为 0。PSTT 可能存在核分裂象，无绒毛，免疫组织化学标记 Ki-67 指数通常大于 10%。与 EPSR 不同的是，PSTT 浸润更深，呈融合性片状浸润，并形成结节或肿块。约 1/4 的 PSTT 患者发生转移并导致死亡[37]。

另一种常见的非肿瘤性滋养层病变是 PSN。PSN

为绒毛膜型中间滋养层细胞病变，边界清楚，细胞稀少，间质透明变性，无坏死。PSN 为前次妊娠的残留物，通常是在子宫内膜诊刮标本中偶然发现（图 42.69）。PSN 应与 ETT 相鉴别，后者中的 10% 可能发生转移进而导致死亡。ETT 的不同之处在于，它的特征是可见灶性浸润性结节状肿块，结节内可见大的细胞巢、片和条索，细胞通常有多形性和非典型性[37]。

参考文献

[1] Benirschke K, Burton GJ, Baergen RN. *Pathology of the Human Placenta*. 6th ed. New York: Springer-Verlag; 2011 and 2012.

[2] Langston C, Kaplan C, MacPherson T, et al. Practice guidelines for examination of the placenta developed by the placenta practice guidelines task force of the College of American Pathologists. *Arch Pathol Lab Med*. 1997;112:449–476.

[3] Lewis SH, Perrin VDK. *Pathology of the Placenta. Vol. 23, Contemporary Issues in Surgical Pathology*. 2nd ed. New York: Churchill Livingstone; Elsevier; 1999.

[4] McPherson, T. (Adjudicating the text). Review of Pathology of the Placenta. In: Lewis SH, ed. *Contemporary Issues of Surgical Pathology*. Vol. 23, 2nd ed. New York: Churchill Livingstone; Elsevier; 1999.

[5] Redline RW. *Classification for Placental Lesions, Expert Reviews Classification*. ACOG.org; 2015.

[6] Khong TY, Mooney EE, Ariel I, et al. Sampling and definitions of placental lesions: Amsterdam placental workshop group consensus statement. *Arch Pathol Lab Med* 2016;140(7):698–713.

[7] Khong TY, Mooney E, Nikkels PJK, et al. *Pathology of the Placenta – A Practical Guide* Springer-Verlag, Berlin, Heidelber, Germany; 2017.

[8] Warning JC, McCracken SA, Morris JM. A balancing act: Mechanisms by which the fetus avoids rejection by the maternal immune system. *Reproduction* 2011;141(6):715–724.

[9] Borell U, Fernstrom I, Ohlson L, et al. The influence of uterine contractions on the uteroplacental blood flow at term. *Am J Obstet Gynecol* 1965;93:44–57.

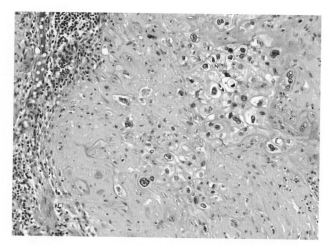

图 42.69 PSN 为前次妊娠的残留物，表现为透明变性的背景中分布着一些中间滋养层细胞，部分为多核（HE 染色）

[10] Ornoy A, Crone K, Altshuler G. Pathological features of the placenta in fetal death. *Arch Pathol Lab Med* 1976;100(7): 367–371.

[11] Stanek J. Hypoxic Patterns of Placental Injury: A review. 2013;137(5):706–720.

[12] Naeye RL. *Disorders of the Placenta, Fetus and Neonate: Diagnosis and Clinical Significance*. St. Louis, MO: Mosby Year Book; 1992.

[13] Werth B. *Damages*. Simon and Schuster; New York: 1998.

[14] Gawron LM, Hammond C, Ernst LM. Perinatal pathologic examination of nonintact, second-trimester fetal demise specimens: The value of standardization. *Arch Pathol Lab Med* 2013;137(8):1083–1087.

[15] Hieronymus Fabricus. *The Embryological Treatises of Hieronymus Fabricus of Aquapendente*. New York: Cornell University Press; 1942.

[16] Nicholas von Hoboken. Anatomia secundince humance, quindecim figuris ad vivum propria authoris manu delineatis illustrata. *Utrecht* 1669.

[17] Strauss F, Benirschke K, Driscoll SG. *Handbuch Der Speziellen Pathologischen Anatomie und Histologie*. New York: Springer-Verlag. Berlin-Heidelberg;1967.

[18] Khong TY, Mooney EE, Ariel I , et al. Sampling and Definitions of Placental Lesions: Amsterdam Placental Workshop Group Consensus Statement. *Arch Pathol Lab Med* 2016;140(7): 698–713.

[19] *Pathology of the Placenta. A List of Current Texts*. © Amazon. com; 2018.

[20] American College of Obstetricians and Gynecologists. Practice bulletin no 151: Cytomegalovirus, parvovirus B19, varicella zoster, and toxoplasmosis in pregnancy. *Obstet Gynecol* 2015; 125(6):1510–1525.

[21] ACOG Committee Opinions. *The American College of Obstetrics and Gynecology*. Washington, DC; 1998–2018.

[22] Placental pathology. ACOG committee opinion: Committee on obstetrics: Maternal and fetal medicine. Number 125-July 1993 (No longer in print as an opinion reproduced in: International. *J Obstet Gynecol*. 1993; 42(3): 318–319.

[23] Klebanoff MA. The collaborative perinatal project: a 50 year retrospective. *Paediatr Perinat Epidemiol* 2009;23(1):2–8.

[24] Gershell DJ, Kraus FT. Diseases of the Placenta In: *Blaustein's Pathology of the Female Genital Tract*. Boston, MA: Springer; 2011:999–1073.

[25] Khong TY, Mooney EE, Ariel I, et al. Sampling and definitions of placental lesions: Amsterdam Placental Workshop Group Consensus Statement. *Arch Pathol Lab Med* 2016; 140(7):698–713.

[26] Lindley SW, Gillies EM, Hassell LA, et al. Pathology –research and practice communicating diagnostic uncertainty in surgical pathology reports: Disparities between sender and receiver. *Pathology Res Practice* 2014;:210: 628–633.

[27] Odibo I, Gehlot A, Ounpraseuth T, et al. Pathology Examination of the Placenta and it clinical utility: A survey of Obstetrics and Gynecology Providers. *J Matern Fetal Neonatal Med* 2016;29(2):197–201.

[28] Stanek J. Fetal vascular malperfusion (Letter to the Editor). *Arch Pathol Lab Med* 2018;142(6):679–680.

[29] Heider A. Fetal vascular malperfusion. *Arch Pathol Lab Med* 2017;141(11):1484–1489.

[30] Johnson SL, Stanek J. E-Calherin/CD34 dual immunohistochemical stain in search for placental focal fetal vascular malperfusion. *Lab Invest* 2017;97:291A–292A.

[31] Stanek J. Placental examination in non-macerated stillbirth versus neonatal mortality [published online ahead of print September 15, 2017]. *J Perinat Med*. 2018;25;46(3):323–331.

[32] Bartholomew RA, Colvin ED, Grimes WH Jr, et al. Criteria by which toxemia of pregnancy may be diagnosed from unlabeled formalin-fixed placentas. *Am J Obstet Gynecol* 1961;82: 277–290.

[33] Schremmer BN. Gewichtsveränderungen verschiedener gewebe nach formalinfixierung. *Frank Z Pathol* 1967;77: 299–305.

[34] Moghimi A, Prakash S, Dow C, et al. The effect of immersion formaldehyde fixation on placental weight. *Pathology* 2014;46:S75.

[35] Lewis SH, Gilbert E. In: Barness LA, ed. *Advances in Pediatrics Vol. 45*. St. Louis, MO: Mosby; 1998.

[36] Nuovo G, Richart RM. Buffered in situ hybridization analysis. *AM J Pathol* 1989;34:83723.

[37] Shih IM, Kurman RJ. The pathology of intermediate trophoblastic tumors and tumor-like lesions. *Int J Gyn Pathol* 2001;20:31–47.

[38] Kowalski PJ. *Long Umbilical cords*. PathologyOutlines.com, Inc; 2017, 39. Naeye RL. Umbilical cord length: Clinical significance. *J Pediatr* 1985;107:278–281.

[40] Gardiner JP. The umbilical cord: Normal length; length in cord complications; etiology and frequency of coiling. *Surg Gynecol Obstet* 1922;34:252–256.

[41] Hoyes AD. Ultrastructure of the epithelium of the human umbilical cord. *J Anat* 1969;105(pt 1):145–162.

[42] Moore RD. Mast cells of the human umbilical cord. *Am J Pathol* 1956;32:1179–1183.

[43] Nadkarni BB. Innervation of the human umbilical artery: an electron microscope study. *Am J Obstet Gynecol* 1970;107: 303–312.

[44] Ellison JP. The nerves of the umbilical cord in man and the rat. *Am J Anat* 1971;132:53–60.

[45] Lauweryns JM, De Bruyn M, Peuskens J, et al. Absence of intrinsic innervation of the human placenta. *Experientia* 1969;25:432.

[46] Blanc WA, Allan GW. Intrafunicular ulceration of the persistent omphalomesenteric duct with intra-amniotic hemorrhage and fetal death. *Am J Obstet Gynecol* 1961;82:1392–1396.

[47] Priman J. A note on the anastomosis of the umbilical arteries. *Anat Rec* 1959;134:1–5.

[48] Arts NF. Investigations on the vascular system of the placenta. I. General introduction and the fetal vascular system. *Am J Obstet Gynecol* 1961;82:147–158.

[49] Rana J, Ebert GA, Kappy KA. Adverse perinatal outcome with an abnormal umbilical coiling index. *Obstet Gynecol* 1995;85:573–578.

[50] Altshuler G, Hyde S. Meconium-induced vasocontraction: A potential cause of cerebral and other hypoperfusion and of poor pregnancy outcome. *J Child Neurol* 1989;4:137–142.

[51] Garza A, Cordero JF, Mulinare J. Epidemiology of the early amnion rupture spectrum of defects. *Am J Dis Child* 1988; 142:541–544.

[52] Torpin R. *Fetal Malformations Caused by Amnion Rupture During Gestation*. Springfield, IL: Charles C Thomas; 1968.

[53] Michael H, Ulbright TM, Brodhecker C. Magma reticularelike differentiation in yolk sac tumor and its pluripotential nature [Abstract]. *Mod Pathol* 1988;1:63.

[54] Wynn RM, French GL. Comparative ultrastructure of the mammalian amnion. *Obstet Gynecol* 1968;31:759–774.

[55] Danforth D, Hull RW. The microscopic anatomy of the fetal membranes with particular reference to the detailed structure of amnion. *Am J Obstet Gynecol* 1958;75:536–550.

[56] Boyd JD, Hamilton WJ. *The Human Placenta*. Cambridge, MA: Heffer & Sons; 1970.

[57] King BF. Developmental changes in the fine structure of rhesus monkey amnion. *Am J Anat* 1980;157:285–307.

[58] Bourne GL. *The Human Amnion and Chorion*. London: Lloyd-Luke; 1962.

[59] Hoyes AD. Ultrastructure of the mesenchymal layers of the human amnion in early pregnancy. *Am J Obstet Gynecol* 1970;106:557–566.

[60] Hoyes AD. Ultrastructure of the mesenchymal layers of the human chorion laeve. *J Anat* 1971;109(pt 1):17–30.

[61] Mukaida T, Yoshida K, Kikyokawa T, et al. Surface structure of the placental membranes. *J Clin Electron Microsc* 1977; 10:447–448.

[62] Bautzmann H, Hertenstein C. Zur Histogenese und Histologie des menschlichen fetalen und Neugeborenen-Amnions. *Z Zellforsch Mikrosk Anat* 1957;45:589–611.

[63] Schmidt W. Struktur und Funktion des Amnionepithels von Mensch und Huhn. *Z Zellforsch Mikrosk Anat* 1963;61: 642–660.

[64] Schwarzacher HG. Beitrag zur histogenese des menschilichen amnion. *Acta Anat (Basel)* 1960;43:303–311.

[65] Wynn RM. Cytotrophoblastic specializations: an ultrastructural study of the human placenta. *Am J Obstet Gynecol* 1972; 114:339–355.

[66] Bartels H, Wang T. Intercellular junctions in the human fetal membranes. A freeze-fracture study. *Anat Embryol (Berl)* 1983;166:103–120.

[67] Robinson HN, Anhalt GJ, Patel HP, et al. Pemphigus and pemphigoid antigens are expressed in human amnion epithelium. *J Invest Dermatol* 1984;83:234–237.

[68] Schwarzacher HG, Klinger HP. Die Entstehung mehrkerniger zellen durch amitose im amnionepithel des menschen und die aufteilung des chromosomalen materials auf deren einzelne zellkerne. *Z Zellforsch Mikrosk Anat* 1963;60:741–754.

[69] Schindler PD. Nuclear deoxyribonucleic acid (DNA) content, nuclear size and cell size in the human amnion epithelium. *Acta Anat (Basel)* 1961;44:273–285.

[70] Kalousek DK, Fill FJ. Chromosomal mosaicism confined to the placenta in human conceptions. *Science* 1983;221: 665–667.

[71] Rossant J, Croy BA. Genetic identification of tissue of origin of cellular populations within the mouse placenta. *J Embryol Exp Morphol* 1985;86:177–189.

[72] Sala MA, Matheus M. Histochemical study of the fetal membranes in the human term pregnancy. *Gegenbaurs Morphol Jahrb* 1984;130:699–705.

[73] Goldstein J, Braverman M, Salafia C, et al. The phenotype of human placental macrophages and its variation with gestational age. *Am J Pathol* 1988;133:648–659.

[74] Altshuler G. Placental infection and inflammation. In: Lewis, ed. *Pathology of the Placenta*. New York: Churchill Livingstone; 1999.

[75] Nickell KA, Stocker JT. Placental teratoma: A case report. *Pediatr Pathol* 1987;7:645–650.

[76] Salazar H, Kanbour AI. Amnion nodosum: Ultrastructure and histopathogenesis. *Arch Pathol* 1974;98:39–46.

[77] Luckett WP. The origin of extraembryonic mesoderm in the early human and rhesus monkey embryos [abstract]. *Anat Rec* 1971;169:369–370.

[78] O'Connor DM, Kurman RJ. Intermediate trophoblast in uterine curettings in the diagnosis of ectopic pregnancy. *Obstet Gynecol* 1988;72(4):665–670.

[79] Hessle H, Engvall E. Type VI collagen. Studies on its localization, structure, and biosynthetic form with monoclonal antibodies. *J Biol Chem* 1984;259:3955–3961.

[80] Wasmoen TL, Benirschke K, Gleich GJ. Demonstration of immunoreactive eosinophil granule major basic protein in the plasma and placentae of non-human primates. *Placenta* 1987;8:283–292.

[81] Ingman K, Cookson VJ, Jones CJ, et al. Characterisation of Hofbauer cells in first and second trimester placenta: incidence, phenotype, survival in vitro and motility. *Placenta* 2010;31:535–544.

[82] American College of Obstetricians and Gynecologists. *ACOG Committee Opinion (Committee on Genetics) no. 160: Chorionic Villus Sampling*; 1995.

[83] Pitkin RM, Reynolds WA, Williams GA, et al. Calcium metabolism in normal pregnancy: A longitudinal study. *Am J Obstet Gynecol* 1979;133:781–790.

[84] Tsang RC, Donovan EF, Steichen JJ. Calcium physiology and pathology in the neonate. *Pediatr Clin North Am* 1976;23:611–626.

[85] Kurman RJ, Main CS, Chen HC. Intermediate trophoblast: A distinctive form of trophoblast with specific morphological, biochemical and functional features. *Placenta* 1984;5: 349–370.

[86] Lunghi L, Ferretti ME, Medici S, et al. Control of human trophoblast function. *Reprod Biol Endocrinol* 2007;5:6.

[87] Redline RW, Patterson P. Pre-eclampsia is associated with an excess of proliferative immature intermediate trophoblast. *Hum Pathol* 1995;26:594–600.

[88] Wislocki GB, Dempsey EW. Electron microscopy of the human placenta. *Anat Rec* 1955;123:133–167.

[89] Richart R. Studies of placental morphogenesis. I. Radioautographic studies of human placenta utilizing tritiated thymidine. *Proc Soc Exp Biol Med* 1961;106:829–831.

[90] Pierce GB Jr, Midgley AR Jr. The origin and function of human syncytiotrophoblast giant cells. *Am J Pathol* 1963; 43:153–173.

[91] Mao TL, Kurman RJ, Huang CC, et al. Immunohistochemistry of choriocarcinoma: An aid in differential diagnosis and in elucidating pathogenesis. *Am J Surg Pathol* 2007; 31(11):1726–1732.

[92] Allaire AD, Ballenger KA, Wells SR, et.al. Placental apoptosis in preeclampsia. *Obstet Gynecol* 2000;96:(2);271–276.

[93] Louwen F, Muschol-Steinmetz C, Reinhard J, et al. A lesson for cancer research: Placental microarray gene analysis in preeclampsia. *Oncotarget* 2012;3(8):759–773.

[94] Sharp AN, Alexander EP. Heazell AE, et al. Placental apoptosis in health and disease. *Am J Reprod Immunol* 2010; 64(3):159–169.

[95] Fujikura T, Froehlich L. Diagnosis of sickling by placental examination. Geographic differences in incidence. *Am J Obstet Gynecol* 1968;100:1122–1124.

[96] Knox WF, Fox H. Villitis of unknown aetiology: Its incidence and significance in placentae from a British population. *Placenta* 1984;5:395–402.

[97] Redline RW, Patterson P. Villitis of unknown etiology is associated with major infiltration of fetal tissue by maternal inflammatory cells. *Am J Pathol* 1993;143:473–479.

[98] Al-Adnani M, Sebire NJ. The role of perinatal pathological examination in subclinical infection in obstetrics. *Best Pract Res Clin Obstet Gynaecol* 2007;21(3):505–521.

[99] Lewis SH, Reynolds-Kohler C, Fox HE, et al. HIV-1 in trophoblastic and villous Hofbauer cells, and hematologic precursors in eight-week fetuses. *Lancet* 1990;355: 565–568.

[100] Sachs H. *Quantitativ histochemische Untersuchung des Endometrium in der Schwangerschaft und der Placenta (Cytophotometrische Messungen)*. *Arch Gynecol Obstet* 1968;205: 93–104.

[101] Lawn AM, Wilson EW, Finn CA. The ultrastructure of human decidual and predecidual cells. *J Reprod Fertil* 1971; 26:85–90.

[102] Dallenbach FD, Dallenbach-Hellweg G. Immunohistologische Untersuchungen zur Lokalisation des Relaxins in menschlicher Placenta und Decidua. *Virchows Arch Pathol Anat Physiol Klin Med* 1964;337:301–316.

[103] Wewer UM, Faber M, Liotta LA, et al. Immunochemical and ultrastructural assessment of the nature of pericellular basement membrane of human decidual cells. *Lab Invest* 1985;53:624–633.

[104] Freese UE. The uteroplacental vascular relationship in the human. *Am J Obstet Gynecol* 1968;101:8–16.

[105] Haller U. Beitrag zur Morphologie der Utero-placentargefaesse. *Arch Gynaekol* 1968;205:185–202.

[106] Attwood HD, Park WW. Embolism to the lungs by trophoblast. *J Obstet Gynaecol Br Commonw* 1961;68:611–617.

内分泌系统

第 43 章　甲状腺

■Maria Luisa Carcangiu 著　■陈　健 译　■薛德彬 校

1　胚胎学

　　人类甲状腺最初由一个中央始基和两个侧面始基构成。中央始基起自位于盲孔（舌根部的一个酒窝样凹陷）的原咽底部，为一个沿正中向尾端生长的管状反折，此结构即为甲状舌管，其基底部包含发育中的甲状腺，后者最初为球形，在母体妊娠第 7 周甲状舌管退化后，到达气管前的最终位置，发育形成两个甲状腺侧叶[1]。

　　在向下迁徙的过程中，甲状舌管逐渐萎缩，在约 40% 的个体内可见甲状腺锥状叶残迹。中央始基迁徙错误或部分甲状舌管持续存在，可形成异位甲状腺、甲状舌管囊肿或颈部瘘管。妊娠 9 周时，最初的

实性甲状腺始基开始形成由滤泡细胞构成的细胞束和板。妊娠 10 周时可见小的滤泡结构。在这些初级滤泡内，细小的颗粒状物质开始聚集，到妊娠 20 周时形成胶质。妊娠 14 周，滤泡发育较为成熟，形成内含胶质的中央管腔（图 43.1A）。初级滤泡出芽形成次级滤泡，后者数量持续增多，直至胎儿身长约 160mm，之后滤泡体积增大，但数量不变。在强烈刺激下，成人甲状腺可形成新的滤泡。滤泡细胞的细胞质和腔内胶质均表达甲状腺球蛋白（thyroglobulin, TG）（图 43.1B）。氨基酸示踪研究显示，在更早期阶段，在甲状腺尚位于舌根部、呈实性团块、无形态学可见的滤泡结构及胶质形成时，已有 TG 分泌[2-5]。在宫内生长的第 4 个月之前（顶臀长 18mm），胎儿甲状腺发育迅速，出生之后，甲状腺的发育速度与身

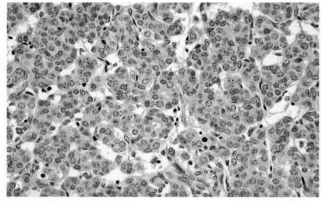

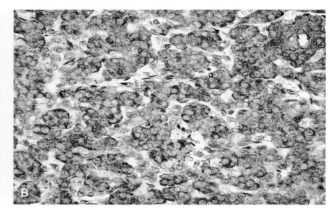

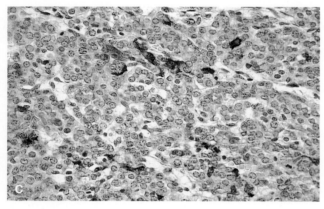

图 43.1　14 周胎儿甲状腺发育情况。A. 滤泡细胞实性增生，罕见初级滤泡。B. 滤泡细胞的细胞质及初级滤泡腔内物质 TG 呈阳性。C. 散在分布于滤泡间的 C 细胞阳性表达降钙素

体平行，约 15 岁时达到正常成人的甲状腺重量。

　　许多内在性或细胞自主性转录因子参与了甲状腺的形态发生和滤泡细胞分化[6-7]，而促甲状腺激素（TSH）仅在甲状腺的解剖学轮廓完全建立之后，才参与甲状腺分化。

　　甲状腺发育最重要的转录因子包括 Hhex、TTF-1（Nkx2-1）、Pax8 和 TTF-2（Foxe1），这四者作为一个整体，可被视为前肠内胚层内甲状腺发育的标记[8]。虽然这些因子也表达于其他发育中的组织，并影响其分化，但四者只在甲状腺原基共同表达并形成一个相互依赖的交互性转录网络[9]。这四种转录因子还可调节甲状腺特异性基因的表达，如甲状腺过氧化物酶和 TG 的合成，因此，其重要性不仅体现在甲状腺的器官发生，还包括宫内发育后期以及出生后的甲状腺功能分化[4,10-12]。

　　Pax8 表达于人甲状腺中央始基、甲状舌管和后鳃体（UBB）[13]。甲状腺中央始基还表达甲状腺转录因子 1（TTF-1）[14]。饥饿素（ghrelin，一种生长激素释放激素）表达于胎儿甲状腺滤泡细胞（8～38 周胎儿）[15]，胎儿甲状腺间质组织表达半乳糖凝集素–1

（galectin-1），不表达半乳糖凝集素–3（galectin-3）[16]。

　　第Ⅳ～Ⅴ咽囊复合体在与甲状腺融合之前，先发育形成 UBB，后者再形成甲状腺的两个侧面始基。UBB 在尚与咽相连时即在颈两侧伴随甲状旁腺Ⅳ始基向下迁徙（咽囊阶段，顶臀长 3～12mm，妊娠 5～7 周）；妊娠 7～8 周与咽和甲状旁腺分离（分离阶段，顶臀长 13～17mm，妊娠 7～8 周），管腔逐渐被增生的细胞所取代，在 8～9 周形成实性团块，并与甲状腺中央始基背外侧面融合，共同形成发育中的甲状腺侧叶（融合阶段，顶臀长 18～27mm，妊娠 8～9 周）。在与中央始基融合后（妊娠 9 周至妊娠末），UBB 进入分解期，形成位于中央的上皮性囊肿（壁厚，被覆复层上皮）和外周位于滤泡细胞间的细胞群，即 C 细胞（分解阶段，顶臀长 28～520mm，妊娠 9 周至妊娠末）（图 43.1C）。中央部分表现为被覆复层上皮的囊肿，而外周部分分散形成由少量细胞构成的团巢，后者最终囊性变。出生后，位于中央的上皮囊肿多数消失，偶见残余，形成所谓的实性细胞巢（SCN）[17-18]。

　　许多胚胎学、组织化学和免疫组织化学研究认

为，哺乳动物和鸟类的 C 细胞起源于神经嵴，在 UBB 与中央始基融合前迁入 UBB[19-23]，但目前，甲状腺 C 细胞起源于神经嵴的这个结论正受到人们的质疑。最近从小鼠遗传学研究中获得的谱系示踪数据显示，C 细胞起源于内胚层，与 UBB 中全部细胞有共同的起源细胞。依据此假说，与其他含内胚层起源神经内分泌细胞的器官（例如肺、胆囊和胰腺）一样，UBB 可能是 C 细胞前体的胚胎学起源，而非仅仅是其中转站。已发现数个参与 C 细胞发育的转录因子和信号分子，这些基因表达于咽囊内胚层（咽弓内的神经嵴衍生间充质），证实 UBB 在 C 细胞发育过程中发挥关键性作用。上皮钙黏合素（E-cadherin）是一种上皮细胞标记物，与降钙素共表达于甲状腺 C 细胞，也存在于 C 细胞前体，如第四咽囊和 UBB[24-28]。

有观点认为，甲状腺滤泡细胞和 C 细胞有共同的起源（虽然可能来自内胚层的不同区域），这可以解释混合性甲状腺肿瘤的组织发生[28]。此外，证实 C 细胞起源于内胚层，还可能为 C 细胞肿瘤的靶向治疗研究提供新思路[29]。

2　大体解剖

正常成人甲状腺位于颈中部、喉和气管正前方，通过疏松结缔组织附着于气管前表面。两侧叶围绕喉和气管的前部和侧面，上起甲状软骨下半部，覆盖第二、第三、第四气管软骨环。甲状旁腺通常位于甲状腺叶的前表面附近。喉返神经在甲状腺叶两侧穿行于气管与食管之间的裂隙。

正常甲状腺外形似蝴蝶，两侧叶较大，由中间较细的峡部连接，每个侧叶宽 2~2.5cm，长 5~6cm，厚约 2cm，侧叶上下端（上端外形尖利，下端圆钝）分别称为甲状腺上、下极。两侧叶可大小不一（一般右叶较大），峡部亦可特别宽。锥状叶为甲状舌管发育残件，可见于约 40% 的甲状腺，为由峡部向上发出的狭窄突起，被覆于甲状软骨表面。弥漫性甲状腺疾病可导致锥状叶显著增大，例如增生或桥本甲状腺炎。

非甲状腺肿好发地区的正常成人甲状腺重 15~ 25g，个体差异显著，与性别、年龄、体重、激素状态、甲状腺功能状态及碘摄入情况相关[30]。例如，女性甲状腺比男性更大、更重，妊娠期和月经周期的分泌期体积更大[31]。

甲状腺包被一层薄的纤维囊，大量的纤维性间隔与之相连并伸入甲状腺实质内，将甲状腺分隔成多个小叶（所谓的甲状腺小叶）。Komorowski 和 Hanson[32] 观察 138 例成人（20~40 岁）尸检甲状腺标本发现，虽然大体检查时所有甲状腺的纤维囊均完整，但镜下观察 62% 的病例出现纤维囊灶性不完整。此外，甲状腺滤泡可见于 14% 的纤维囊壁内和 88% 的囊周结缔组织中，位于囊周者的甲状腺滤泡多呈结节状聚集。

正常甲状腺呈棕红色，罕见情况下，正常老年人的甲状腺的滤泡细胞内黑色素样色素聚集，导致滤泡呈黑炭样，大体检查时很容易发现，这种现象称为甲状腺黑变病或黑色甲状腺，其发生机制与见于长期接受米诺环素治疗的患者甲状腺呈鲜红色改变相同[33]。电镜观察，部分颗粒含有脂褐素样色素，多数同时含有胶质，形成双关溶酶体[34]。黑色甲状腺与甲状腺癌具有相关性，Kandil 观察发现，65% 的黑色甲状腺患者伴有甲状腺癌，主要为乳头状癌[35,36]。与周围甲状腺组织相比，黑色甲状腺背景中发生的乳头状癌的癌细胞内色素沉着减少，此现象可能与癌细胞内甲状腺过氧化物酶的异常有关[37]。

约有 10% 的内分泌正常个体甲状腺内可见结节状改变，且在老年患者中的发生率更高[38]。

甲状腺的血供依赖甲状腺下动脉（起自锁骨下动脉的甲状颈干）和甲状腺上动脉（起自颈外动脉）。可能还存在甲状腺中动脉，其管径变化较大，可能不明显，亦可与甲状腺下动脉管径相当。甲状腺上、中静脉和甲状腺下静脉（通过位于纤维囊内的静脉丛）分别注入颈内静脉和头臂静脉[39-40]。

甲状腺滤泡周围分布着错综复杂的淋巴网络，两侧叶内淋巴网络通过峡部相连，新生儿和儿童的淋巴管为拉长扭曲的空腔，类似人工收缩裂隙，但免疫组织化学检测显示其被覆 D2-40 阳性的淋巴管内皮细胞[41]。甲状腺内淋巴网络先汇入纤维囊下淋巴管，再注入纤维囊内紧邻静脉的集合干，最终进入如下区域淋巴结。

- 纤维囊周淋巴结：甲状腺全器官切片证实，甲状腺内淋巴管穿过纤维囊，汇入囊周淋巴结，形成一个环绕甲状腺的淋巴丛[42]。
- 颈内静脉链淋巴结（包括二腹肌下淋巴结）收集甲状腺侧叶上部和峡部淋巴液。
- 气管前、气管旁和喉前淋巴结收集甲状腺下部淋巴液，邻近甲状腺峡部的气管前淋巴结有时也称为喉前淋巴结（Delphian 淋巴结）[43]。
- 喉返神经链淋巴结。
- 咽后和食管后淋巴结。

喉返神经链和气管前群引流至前上纵隔淋巴结，但注入实验发现，注入峡部的染料可直接进入纵隔淋巴结[44]。甲状腺原发瘤所在部位与最早转移淋巴结部位之间存在一定的关联，但由于各组淋巴结之间存在丰富的吻合，因此无论原发瘤的位置在哪里，任何一组淋巴结均可能见到瘤转移。因此，在乳头状癌这一最常见的甲状腺恶性肿瘤中，最常见的淋巴结转移模式是首先转移至中央淋巴结（第 Ⅵ 组），然后转移至侧颈部淋巴结。一项针对颈部淋巴结呈临床阳性的回顾性研究发现，95% 的患者有第 Ⅵ 组淋巴结转移，54%～68% 的患者有第 Ⅱ～Ⅳ 组淋巴结转移[45]。

发自上部和中部颈交感神经节的节后无髓神经纤维具有调节血管舒缩的功能，可通过对血管的调节，间接影响甲状腺的分泌活动。此外，研究发现滤泡细胞存在肾上腺素受体，滤泡基底膜附近存在肾上腺素能神经纤维网络[46]，因此有这样一种假说，甲状腺的分泌受神经信号的直接调节和血管神经信号的间接调节[47-49]。研究发现，鸡甲状腺组织内 C 细胞周围有丰富的胆碱能神经纤维网络，这证明神经信号可直接影响降钙素和其他 C 细胞源激素的分泌[50]。

甲状腺邻近部位常可见到小的副神经节，偶尔也可见于甲状腺纤维囊下[51]，这即是偶可见到甲状腺周和甲状腺内副神经节瘤的原因[52-53]。

3 组织学

滤泡是甲状腺的基本单位，为由单层上皮细胞围绕形成的圆形或稍成卵圆形的结构，周围有基底膜。

滤泡腔内含胶质，较黏稠，主要成分为由滤泡细胞分泌的蛋白，包括甲状腺球蛋白（TG）。滤泡平均直径为 200μm，滤泡间由疏松纤维结缔组织分隔，依据甲状腺的功能状态和个体年龄的不同，滤泡直径变化较大，甚至同一甲状腺内的不同区域其也不同。滤泡外形可有一定变化，但拉长的滤泡常预示增生或肿瘤的可能，或是由于邻近膨大的肿块挤压。Sanderson 小膨出具有特征性，可见于正常甲状腺，但更常见于增生状态（见后文）。

功能活跃的滤泡内胶质呈弱嗜酸性，而在静止期滤泡内胶质则呈强嗜酸性。静止期滤泡腔内的胶质常呈大量形状不一的团块状，这是一种人为凝固现象（图 43.2）。部分滤泡腔内的胶质可呈嗜双色性或嗜碱性染色，这可能是 TG 分子内酸性基团增多的结果（图 43.3），极端情况下，这些胶质可呈明显的黏液样（图 43.4）。滤泡内糖蛋白 PAS 和阿尔新蓝染色阳性，表达 TG。功能活跃的滤泡内，滤泡上皮与胶

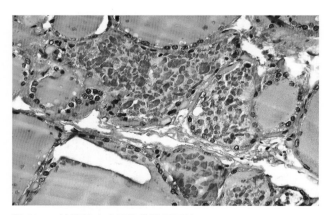

图 43.2 滤泡腔内含致密的胶质团块

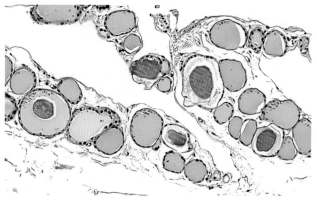

图 43.3 滤泡内不同密度和染色性质（从嗜酸性到嗜碱性）的胶质

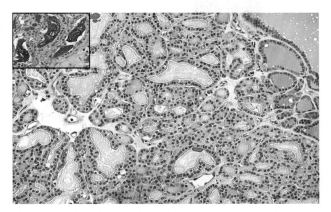

图 43.4　与右上角典型的嗜酸性胶质相比，多数滤泡内胶质呈嗜碱性。左上角插图：阿尔新蓝 -PAS 染色清楚显示嗜碱性胶质的黏液特质

质之间可见一排小空泡，称为重吸收空泡，此外，胶质内大的圆形或椭圆形透亮区域并不少见，这些区域多数情况似乎不含任何物质，但可能含有双折射性草酸钙结晶（见后文）。另一个可见于胶质的形态学变异是滤泡的一端可见圆形嗜碱性小体簇状聚集。

　　滤泡被覆上皮称为滤泡细胞或甲状腺细胞，其间可见第二种细胞成分，即 C 细胞。

4　滤泡细胞

　　滤泡细胞（或称甲状腺细胞）的形态和大小依据甲状腺的功能状态可出现 3 种变化：平坦形（内皮细胞样）、立方形和柱状（圆柱状）（图 43.5A）。平坦形细胞相对不活跃；立方形细胞（高宽相等）数量最多，其主要功能为分泌胶质；柱状细胞少见，功能包

括重吸收含有 TG 的胶质，解离这些活性激素并释放入血，可能的表现包括顶部角化样改变、顶部脂滴及一个或多个底部空泡（Bensley 空泡）。

　　滤泡细胞及滤泡均表现出功能极向，同一滤泡内可表现为一端被覆平坦形细胞，而另一端滤泡细胞为立方形或低柱状细胞（图 43.5B），前面提到的 Sanderson 小膨出即是此现象最明显的表现。所有的滤泡细胞均有明显的极性，底部与基底膜相连，顶端朝向滤泡腔，细胞核及细胞质内一些组成部分的大小及位置变化可非常大。处于静止期的甲状腺，滤泡细胞核呈圆形或卵圆形，位于细胞中部，常有一个偏心位的核仁，核染色质细颗粒状或团块状；分泌活跃的细胞，核增大，由于细胞顶端细胞质增多，核位于基底部，细胞质通常呈弱嗜酸性，少数情况下可为强嗜酸性的颗粒状细胞质，称为嗜酸性细胞（即所谓的 Hurthle 细胞）。与甲状旁腺细胞相比，滤泡细胞的细胞质内少或无糖原。滤泡细胞内偶可见脂褐素样金褐色颗粒（图 43.6A），需与前面提到的黑色素样颗粒相鉴别（图 43.6B）。

　　电镜观察，滤泡细胞围绕胶质单层排列，并附着于基底膜上，后者厚 35 ~ 40nm，将滤泡细胞与间质分隔开。滤泡细胞表面可见微绒毛，在功能活跃的细胞中，微绒毛数量增多、变长。相邻细胞膜复杂交错，彼此间形成朝向顶部的连接复合体 [54-55]。细胞质内含数量不等的内质网、线粒体（通常较小）和溶酶体，当线粒体数量显著增加时，细胞质呈光镜下可见的强嗜酸性颗粒状外观（如前述的 Hurthle 细胞）。

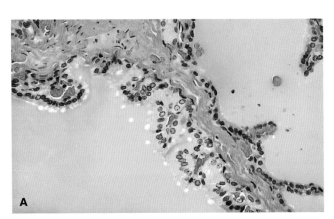
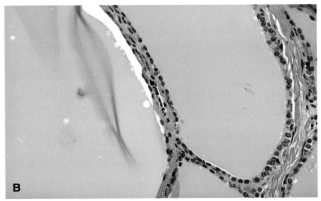

图 43.5　A. 右上角滤泡处于静止期，细胞呈低立方形，左下角滤泡功能活跃，上皮细胞更高，并可见重吸收空泡。B. 同一滤泡内，一端滤泡细胞为平坦形，另一端滤泡细胞为立方形，显示滤泡的功能有极向性

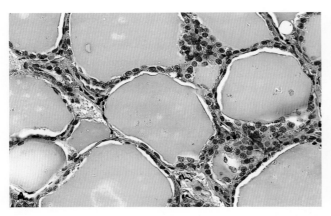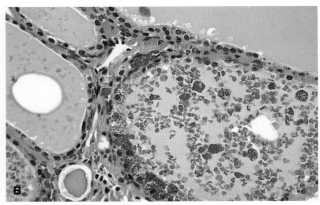

图 43.6 A. 滤泡细胞内可见脂褐素。B.73 岁男性，未接受米诺环素治疗，滤泡上皮和胶质内可见黑色素样颗粒

4.1 免疫组织化学

正常成人滤泡细胞可表达多种标记物，这些标记物具有不同程度的特异性和诊断价值。

4.1.1 甲状腺球蛋白（Thyroglobulin，TG）

为滤泡细胞及其起源肿瘤最特异的免疫组织化学标记物，单克隆或多克隆抗体均可使用，表达于滤泡细胞的胞质和胶质[56-57]。嗜酸性粒细胞阳性强度要差一些。尽管 TG 具有高度特异性，但也有一些常见的诊断陷阱，例如，TG 有从滤泡细胞渗出并弥散到相邻组织中的趋势，因此其有可能与其他类型细胞（如转移癌）的细胞质混在一起，从而出现假阳性[58]。

4.1.2 甲状腺转录因子 –1（thyroid transcription factor–1，TTF–1）

为另一个甲状腺滤泡细胞及其起源肿瘤非常有用的标记物。TTF-1 是一个核转录因子，最初发现于甲状腺滤泡细胞，此后发现肺上皮细胞（肺泡细胞）亦可表达。TTF-1、TTF-2 和 Pax8 的协同作用，是甲状腺器官发生和分化所必需的[6-8]。TTF-1 在正常成人甲状腺组织内的分布情况与 TG 和甲状腺过氧化物酶相关[6-8,59]。除间变性癌以外，其他所有的原发性或转移性甲状腺癌（包括髓样癌）均表达TTF-1[59]。

4.1.3 角蛋白（Keratins）

正常甲状腺滤泡细胞强阳性表达单层上皮型角蛋白 CK7 和 CK18，CK8 和 CK19 在滤泡细胞中阳性表达强度较弱，不表达复层上皮型角蛋白[60]。乳头状癌和滤泡癌均表达单层上皮型角蛋白 CK7、CK8、CK18、CK19。CK19 在乳头状癌中阳性表达强度最大，此外，乳头状癌还表达复层上皮型角蛋白 CK5/6 和 CK13。这些特性有助于识别常规组织学检查不易发现的微小癌灶，转移性乳头状癌的表达模式也相同。不幸的是，在桥本甲状腺炎中，至少灶性滤泡可出现类似乳头状癌的表达模式[61]。

4.1.4 波形蛋白（vimentin）

一些正常的滤泡细胞偶可同时表达 vimentin 和角蛋白，但这种情况更常见于肿瘤[62-63]。

4.1.5 上皮细胞膜抗原（Epithelial Membrane Antigen，EMA）

滤泡细胞膜不同程度地表达 EMA。

4.1.6 半乳糖凝集素（Galectin）

Galectin 为可溶性乳糖结合凝集素家族，对 β- 半乳糖苷残基具有较高亲和性，家族内成员的糖结合位点序列高度相似。目前认为其参与了细胞增殖、分化，以及细胞间的识别和黏附。Galectin 家族中被研究得最多的是 galectin-1 和 galectin-3，其中 galectin-3 在甲状腺中的研究较多，结果显示，与在腺瘤中表达相比，galectin-3 在癌中（特别是在乳头状癌中）表达更强、更弥漫[64]，淋巴细胞性 / 桥本甲状腺炎、结节性增生及滤泡性腺瘤的滤泡上皮也可有灶性galectin-3 表达[65]。

4.1.7 三碘甲状腺原氨酸（T_3）和甲状腺素（T_4）

这两种激素表达于滤泡细胞质及腔内胶质，但很少用于诊断，其诊断作用已被 TG 取代。

4.1.8 雌激素受体（ER）和孕激素受体（PR）

ER、PR 表达于滤泡细胞核，与个体年龄及性别

有一定相关性 [66-67]。

4.1.9　S-100 蛋白

主要表达于炎症 / 增生及肿瘤状态，在正常滤泡细胞中仅灶性弱阳性表达 [68]。

4.1.10　闭合蛋白（Claudins）

闭合蛋白和闭合素（occludin）构成紧密连接，在多种恶性肿瘤中，两者解离。两者表达于正常甲状腺，在多数肿瘤中也有不同程度表达 [69]。

4.1.11　表皮生长因子受体（Epidermal Growth Factor Receptor，EGFR）

表达于正常滤泡上皮的底部或底外侧，这与滤泡细胞的功能极性有关 [70]。

4.1.12　甲状腺过氧化物酶（Thyroid Peroxidase）

此酶的作用是将碘化物氧化成碘。其表达模式与个体年龄有关，儿童和青少年为细胞质阳性，顶部细胞膜最强，而在老年人中则为核周环状分布 [71]。

4.1.13　钠碘转运体（Sodium Iodide Symporter）

其作用是将碘化物摄入滤泡细胞，其阳性定位于滤泡细胞基底侧 [72-73]。

4.2　生理学

甲状腺的主要功能是分泌甲状腺激素，其中以 T_4 和 T_3 最为重要，可调节新陈代谢，促进人体所有组织器官内的蛋白合成，增加耗氧量，甲状腺激素对人体发育及中枢和外周神经系统成熟尤为重要。

甲状腺激素的生物合成步骤包括：从食物和水中摄取碘离子，以碘化物的形式吸收和转运到细胞外液，在甲状腺内被浓缩，甲状腺滤泡细胞内的碘的浓度是外周血的 30 倍。在人钠碘转运体（hNIS）的作用下，活性碘与钠一起通过基底膜被摄取 [72]，之后，细胞内碘化物被氧化成碘，此步骤依赖于碘过氧化物酶，此酶可将碘离子氧化成具有高度活性的碘，后者再与酪氨酸结合，形成结合有一个碘离子的一碘酪氨酸（MIT）或结合有两个碘离子的二碘酪氨酸（DIT），这些碘化酪氨酸残基浓缩形成具有生物学活性的 T_4 和 T_3，T_4 由两个 DIT 分子构成，T_3 由一个 MIT 和 DIT 分子构成 [73]。甲状腺激素储存于 TG 内，其内有大量碘化酪氨酸残基，包括具有生物学活性的 T_3 和 T_4。TG 是这些激素的载体蛋白，其作用

非常关键。

TG 是一个大分子蛋白，分子量为 670 000，沉降系数为 19S，由两个相同的沉降系数为 12S 的亚单位构成，两者间有较多寡糖连接。通过分析与不同外源性凝集素的反应性发现，TG 蛋白分子的糖链存在变异，表现为在正常甲状腺与不同的病理状态（包括肿瘤）中，TG 分子结构有所不同 [74]。

牛 TG 基因长度超过 200kb [75]，通过滤泡细胞原代培养和细胞系实验方法，已对 TG 基因的组织特异性表达和激素依赖性表达的机制进行了研究 [76-77]。TG 储存于滤泡腔内，是胶质的主要组成部分。

超微结构研究显示，甲状腺激素的合成和分泌与形态学改变之间存在相关性。TG 首先在内质网中合成，然后进入高尔基体，组装上糖位点末端，最后形成顶部细胞质微泡，微泡与滤泡细胞顶部细胞膜融合，将微泡内容物排入滤泡腔。

TG 重吸收过程包括：滤泡细胞的细胞质形成伪足包绕小部分胶质，形成由膜包绕的胶质小滴并将其拉入细胞内，后者与溶酶体融合，其内容物被溶酶体酶消化，包括 T_3 和 T_4 的分解产物经细胞膜和基底膜弥散入毗邻毛细血管，多数与特异性载体蛋白 TBG 结合 [77-79]。正常情况下，超过 70% 的甲状腺激素由 TG 转运 [78-80]，约 20% 的循环内甲状腺激素由转甲状腺素蛋白（前白蛋白）和白蛋白转运 [81]。

仅一小部分甲状腺激素（约 0.05% 的 T_3 及 0.015% 的 T_4）以游离形式存在于循环内，这些游离的激素具有生物学活性。循环内游离的具有生物学活性的 T_3、T_4 与载体结合的 T_3、T_4 保持平衡。循环内 T_4 的含量远高于 T_3，但 T_3 的生物学活性是 T_4 的 4 倍，因此，最终组织内分布的 T_3 和 T_4 的生物学作用相当 [80]。

特异性甲状腺激素受体几乎分布于所有组织，甲状腺激素通过与之结合来发挥作用。甲状腺激素刺激新陈代谢，增加耗氧量，导致产热增加、心排量增加、心率加快。甲状腺激素是正常发育、生长和成熟所必需的。促进生长的机制可能包括直接增加细胞分裂速率、与其他激素协同作用，或诱导多种促进生长的激素合成 [78,80,82-87]。

甲状腺的生物合成和分泌受血中促甲状腺激素（TSH）的水平调控，TSH 是一种由垂体前叶合成和

分泌的糖蛋白[88]，可与滤泡细胞膜底外侧的促甲状腺激素受体结合，并通过腺苷酸环化酶旁路调节 T_3 和 T_4 合成[81,89-90]。

TSH 可增强甲状腺的分泌活性，增加血供，导致滤泡细胞增生肥大，胶质贮积减少，功能上体现为碘化物浓度升高、器官内结合增多、激素合成及分泌增加[80,91,92]。

TSH 的释放受由下丘脑分泌的促甲状腺激素释放激素（TRH）的调节，TRH 是一种三肽，由下丘脑中底部的神经元合成，经垂体门脉血管运输至垂体。

TSH 和 TRH 的释放又受循环内游离 T_3、T_4 浓度对垂体和下丘脑的负反馈的调节，低水平游离的 T_3、T_4 刺激 TSH 和 TRH 释放，而高水平游离的 T_3、T_4 则抑制 TSH 和 TRH 释放[88,91-92]。

4.3　镜下变异

4.3.1　Sanderson 小膨出

Sanderson 小膨出可见于正常甲状腺，但更常见于增生状态，具有特征性（图 43.7），表现为被覆平坦形上皮的小滤泡群突入大滤泡内，小滤泡群的表面被覆波纹形排列的柱状上皮。这是一种完全良性的形态学表现，在某种程度上可认为是生理性改变，可能是甲状腺滤泡功能极性的一种表现，不能与微小乳头状癌混淆。

4.3.2　肉芽肿

在基本正常的手术切除标本及尸检标本中，肉芽肿很常见，异物或胶质均可导致肉芽肿的发生。甲状腺全切标本中，缝合材料是导致肉芽肿最常见的原因。较大的异物肉芽肿在临床上可似甲状腺结节，此现象见于接受喉部注射聚四氟乙烯（Polytef）的患者[93-94]，Polytef 可通过淋巴管道进入邻近组织，引发炎症过程。

罕见情况下，滤泡破裂后释放的草酸钙结晶亦可形成间质肉芽肿[95]。

甲状腺切除术后，常见由于滤泡破裂，其内胶质排出，引发巨噬细胞和淋巴细胞浸润，并形成肉芽肿。Carney 等人[96]称这种现象为触摸性甲状腺炎，或称多灶性肉芽肿性滤泡炎，并认为其可能与物理检查造成的小创伤有关。支持这一观点的发现包括肉芽

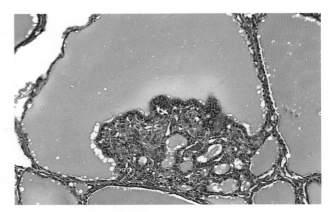

图 43.7　Sanderson 小膨出伸入一个滤泡腔内

肿的数量和大小与触摸力量的大小相关，以及相似改变可见于练习武术的人群（被生动地描述为武术甲状腺炎）[96-97]。

大体观察，触摸性甲状腺炎可表现正常，或仅有很小的灶性出血。组织学表现为多发小的、以破裂的甲状腺滤泡为中心的肉芽肿，由组织细胞、淋巴细胞和浆细胞组成，散在分布于甲状腺组织内（图 43.8A）。部分组织细胞呈泡沫状，部分为多核巨细胞，其表现与病程有关，最常表现为一群泡沫状巨噬细胞突破滤泡上皮进入滤泡腔内（图 43.8B）。罕见坏死、含铁血黄素和铁沉积，有时单个肉芽肿内可见 4～5 个被卷入的滤泡。免疫组织化学检查表明，肉芽肿内浸润的淋巴细胞以 T 细胞为主，浆细胞中以表达 κ 链细胞为主[98]。

触摸性甲状腺炎可能是胶体吞噬（colloidophagy）的表现之一，"胶体吞噬"的描述出现于许多年前，是指胶质所引发的肉芽肿反应，其胶质源于甲状腺肿或甲状腺炎所导致的滤泡自发破裂[99]。

触摸性甲状腺炎需与间质巨细胞性甲状腺炎（肉芽肿中心为间质而非滤泡）、手术造成的坏死性肉芽肿（与常见于膀胱及前列腺的病变相似，特征性表现为中央为坏死区，周围为栅栏状上皮样细胞）及 C 细胞聚集（免疫组织化学检查降钙素呈阳性）鉴别[100-101]。

4.3.3　结晶

在正常成人甲状腺中，特别是在老年人和（或）活动性较弱的甲状腺中，胶质内有可能见到非均质性草酸钙结晶。普通光镜下即可见到，但偏振光显微镜

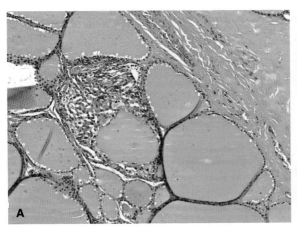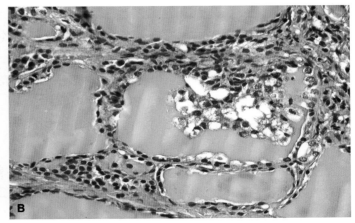

图 43.8 触摸性甲状腺炎。A. 中央滤泡腔内充满组织细胞和其他炎症细胞,中央残留胶质,滤泡上皮很难分辨。B. 滤泡仅部分受累,炎症细胞及脱落的滤泡细胞突入滤泡腔内

下更明显(图 43.9),这些结晶从菱形到不规则形,大小各异[102]。

Katoh 等人的尸检研究发现,在 88% 的结节性甲状腺肿、60% 的滤泡性腺瘤、33% 的滤泡癌和仅 5% 乳头状癌中可见到滤泡腔内结晶[103]。良性结节内结晶的总体检出率为 69.4%,恶性结节内为 7.6%。结晶的大量出现几乎仅见于良性病变。同一研究还发现,多达 85% 的甲状腺可检出结晶[103]。结晶数量随年龄的增大而增加,且多见于 TG 低表达的胶质内,因此有观点认为,结晶的出现主要与继发于甲状腺低功能能状态所致胶质和钙浓度变化有关[102-104]。

一项研究发现,结晶在亚急性甲状腺炎的腺体中的数量明显增加,巨细胞、残留胶质和甲状腺间质内均可见到结晶,而在慢性甲状腺炎或腺体增生性疾病的腺体中很少见到结晶[105]。

在肾衰竭透析患者甲状腺中亦可见大量草酸钙结晶,在这种情况下,甲状腺仅是草酸盐沉积的部位之一,草酸盐还可沉积于肾、心肌及其他部位[106]。罕见情况下,滤泡破裂后排出的结晶可引起周围组织的肉芽肿反应[95]。冰冻切片中,滤泡样结构内检出结晶可有助于甲状腺与甲状旁腺的鉴别[107-108]。

4.3.4 鳞状化生

良性鳞状上皮的出现常是滤泡细胞鳞化的表现,可见于多种良恶性甲状腺疾病,罕见情况下,正常甲状腺内亦可见到(图 43.10)[109-111]。鳞状化生需与滤泡横切假象及 UBB 残余形成的 SCN 相鉴别,此外还应注意到,甲状舌管囊肿常被覆鳞状上皮。在超声引导下的细针抽吸活检标本中,鳞状化生可能是甲状腺结节性病变鉴别诊断的诊断陷阱,特别是可能伴有良性囊性改变的疾病[112]。

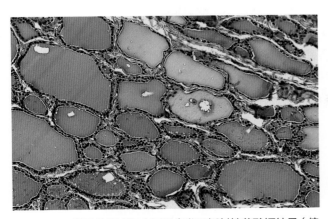

图 43.9 正常甲状腺滤泡内可见多发双折射性草酸钙结晶(偏振光显微镜)

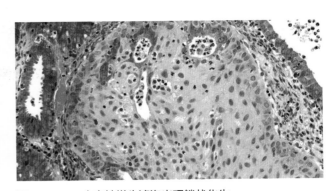

图 43.10 一个良性增生滤泡出现鳞状化生

5 C 细胞

C 细胞（滤泡旁细胞）仅占甲状腺的一小部分，所占比例不超过甲状腺实质细胞的 0.1%。C 细胞具有内分泌功能，可分泌降钙素。Pearse[113] 将其命名为"C 细胞"，以强调其分泌和储存降钙素的功能。

降钙素免疫组织化学染色是目前识别 C 细胞最可靠的方法。在 HE 染色切片中，C 细胞很难辨别，细胞多角形，细胞质颗粒状，弱嗜酸性，与滤泡细胞相比，体积更大，着色更浅。C 细胞核圆形至卵圆形，苍白，可见一个中位核仁。

C 细胞在甲状腺滤泡内呈单个或小群状分布，多数位于滤泡细胞底部（因此又称为滤泡旁细胞），不接触滤泡腔。电镜观察发现 C 细胞分布于滤泡内（而不是滤泡间），由滤泡基底膜与间质分隔，超微结构研究从未发现有位于滤泡间质的 C 细胞[114]。偶尔一些 C 细胞有明显的细胞质突起伸到毗邻滤泡细胞上方。

正常成人及新生儿的 C 细胞分布局限于甲状腺侧叶的中上部和上 1/3 区域，此区是 UBB 与甲状腺中央始基融合的部位。在甲状腺发育过程中，C 细胞数量会发生变化，早期数量较多。一项研究发现，在新生儿和儿童甲状腺中，每个低倍视野（LPF）中可见多达 100 个 C 细胞，而在成人甲状腺中，每个 LPF 则至多有 10 个[115]。另一项研究发现，青年人和中年人 C 细胞数量无差异，但老年人 C 细胞数量差异较大，有时每个低倍视野可观察到 20 个或更多的 C 细胞[116]，但不同年龄组成人 C 细胞数量无统计学差异。后来还有一些研究结果证实正常成人甲状腺中含有大量 C 细胞，有时可形成大结节（图 43.11）[117]。Gibson 等人认为，这种常见于男性（特别是 50 岁以后）的 C 细胞结节，在不伴有钙代谢失调及髓样癌家族史的病例中，并不是髓样癌的前驱病变，而是胚胎发育时期 C 细胞随甲状腺迁徙和弥散部分失败的结果，或是年龄相关性增生的一种表现[117]。正如前文已经提到的，C 细胞倾向于聚集在 SCN 附近。

C 细胞增生可见于 MEN2A 和 MEN2B 综合征患者（原发性或"肿瘤性"C 细胞增生），并与其他多

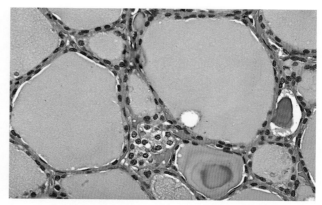

图 43.11 老年人甲状腺的 C 细胞簇，患者不伴有临床或实验检查可检测到的钙代谢异常

种疾病相关（继发性或"生理性"C 细胞增生）。

原发性（肿瘤性）C 细胞增生与原癌基因 RET 突变有关（外显子 10、11、16），是家族性疾病的一部分，例如 MEN2。

继发性（生理性）C 细胞增生见于紧邻非髓样癌性甲状腺肿瘤（乳头状癌、滤泡癌、淋巴瘤）的周边区域和散发性髓样癌、桥本甲状腺炎、继发性甲状旁腺功能亢进、伴高胃泌素血症的其他高血钙状态、甲状腺肿性甲状腺功能减退症、PTEN 相关肿瘤综合征患者服用一些药物如甲氰咪胍和雌激素之后，以及甲状腺部分切除术后[118-123]。继发性（生理性）C 细胞增生患者的病灶虽然有 918 密码子突变，但不发生 RET 点突变，显微切割研究发现，散发性髓样癌周围的 C 细胞增生病灶也是如此[124]。生理性 C 细胞增生的特征是每个低倍视野（100×）中可见多于或等于 50 个 C 细胞，这些细胞形态正常，仅在降钙素免疫染色的辅助下才能识别[125-126]。

原发性（肿瘤性）C 细胞增生患者的血清中钙和 CEA 水平升高。肿瘤性 C 细胞增生主要发生于甲状腺侧叶的上 2/3 区域，其他区域少见。依据最新标准，原发性（肿瘤性）C 细胞增生被定义为：多灶性病变中的每个细胞簇含超过 6 个 C 细胞，且每个低倍视野可见到多于 50 个 C 细胞[126]。可为弥漫性或结节状增生。C 细胞表现为群集的大细胞，核中位、圆形至卵圆形，细胞质透明。随病变发展，增生的 C 细胞可占据整个滤泡（结节状 C 细胞增生）。超微结构观察，结节状增生更容易见到基底膜缺失。

由于增生的 C 细胞存在非典型性，Perry 提出"肿瘤性"增生一词[125]。另一些学者认为，MEN2 相关性 C 细胞增生是真正的浸润前病变，代表甲状腺滤泡旁细胞的原位癌[127]。MEN2A 患者的显微切割分子研究发现，C 细胞增生为单克隆性病变，甲状腺两侧叶均有相同的等位基因失活，但二次基因改变有所不同，所涉及的肿瘤抑制基因包括 *p53*、*RB1*、*WT1* 和 *NF1*，此项研究成果支持 MEN2A 相关性 C 细胞增生为肿瘤性病变[128]。

C 细胞的癌前病变与小髓样癌（微癌）的鉴别要点包括：细胞巢的生长方式、滤泡基底膜破坏（PAS 染色或标记Ⅳ型胶原蛋白可以显示）、侵入间质的 C 细胞间出现早期纤维化、降钙素阳性强度降低。

结节状 C 细胞增生有时与其他一些病变很难鉴别，如鳞状化生、SCN、甲状腺内胸腺或甲状旁腺、触摸性甲状腺炎、滤泡正切面及转移癌等。

C 细胞主要的超微结构特征是细胞质内的神经内分泌型分泌颗粒，直径为 60~550nm[129]，包括两种颗粒，Ⅰ型颗粒平均直径为 280nm，中等电子致密度，内含沿颗粒界膜分布的精细微粒；Ⅱ型颗粒较小（平均直径为 130nm），内含较多电子致密物，与界膜间有小的电子透亮区分隔。多数正常 C 细胞含丰富的Ⅰ型分泌颗粒，不含或含少量的Ⅱ型分泌颗粒，免疫电镜研究结果显示两种分泌颗粒均表达降钙素[129]。

5.1 组织化学及免疫组织化学

正常 C 细胞的组织化学特征为嗜银性[130]、铅苏木素[131]、甲苯胺蓝和柯里膦[131]、荆豆凝集素[132]。在过去，这些方法广泛用于鉴定 C 细胞，但目前基本已被免疫组织化学技术所取代。

C 细胞的免疫组织化学标记物包括降钙素（图43.12）[130-131,133-134]、降钙素基因相关肽（CGRP）[135]、钙抑肽[136]、生长抑素[137-139]、P 物质[140]、毒蜥素[141]、胃泌素释放肽[142-143]、促甲状腺激素释放激素[144]、5- 羟色胺及其他生物活性胺[145]、低分子量角蛋白[146]、CgA 和 Syn[146]、CEA[130]、vimentin[146]、TTF-1（正常、增生及肿瘤性 C 细胞不同程度表达 TTF-1，而滤泡细胞阳性表达更为一致）[147-148]、galectin-3（增生的 C 细胞不表达，而 MEN2A 和 2B

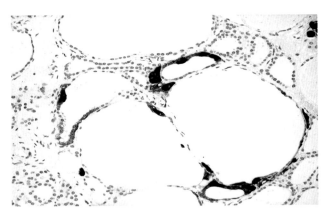

图 43.12　免疫组织化学标记降钙素，滤泡内 C 细胞单个散在或小群状排列

家族性髓样癌通常呈阳性）[149]。

罕见的甲状腺"神经内分泌癌"可能起源于神经内分泌细胞，而不是 C 细胞，其组织学形态和免疫表型特征均与髓样癌不同。

5.2 生理学

降钙素是一个由 32 个氨基酸组成的多肽，通过负反馈机制，抑制破骨活性，完成调节血钙浓度的功能。当血钙浓度升高时，甲状腺释放降钙素。降钙素还可促进肾内维生素 D 的合成。

降钙素的主要作用是在钙应激期（如生长期、妊娠期或哺乳期）保护骨组织[150]。然而，降钙素缺乏与高钙血症并无关联，降钙素明显过剩（如髓样癌患者）也不会导致低钙血症。除钙以外，与长期使用雌激素一样，胃泌素和胆囊收缩素均可增加降钙素分泌。

降钙素基因定位于 11 号染色体短臂，由 6 个编码钙抑肽（C 末端侧肽）和降钙素基因相关肽（CGRP）的外显子组成[136,150-151]。降钙素基因的原始转录产物通过组织特异性选择性剪切，形成两个不同的 mRNA：降钙素 mRNA 和 CGRP mRNA。甲状腺和神经组织均表达降钙素 -*CGRP* 基因，但仅甲状腺大量合成降钙素。

正常成年男性的降钙素基础水平为 3~36pg/ml（0.9~10.5pmol/l），女性血清浓度为 3~17pg/ml（0.9~5.0pmol/l）。在五肽胃泌素刺激后，男性血清浓度低于 106pg/ml（30.9pmol/l），女性血清浓度低于 29pg/ml（8.5pmol/l）。

钙抑肽功能不明，为降钙素的 C 末端侧翼多肽，由 21 个氨基酸组成，与降钙素以等摩尔量共同释放[136]。CGRP 由 37 个氨基酸组成，是一种高效的血管舒张剂，并具有神经调质或神经递质功能[150]。

6 间质

6.1 淋巴细胞

在尸检或甲状腺肿物切除标本中，正常甲状腺组织内可有小灶性淋巴细胞聚集，这种情况并不少见，有时还混有极少量浆细胞，可将其称为单纯性慢性甲状腺炎，或局灶性淋巴细胞性甲状腺炎，多见于女性，但这可能并不是一种病变实体，而是不同病因条件下的一种附带改变。相似的改变可见于肿瘤附近的甲状腺组织内，以及摄入锂或接受低剂量外部照射患者的甲状腺[152]。

6.2 纤维组织

甲状腺小叶间的纤维性分隔可出现一些变异。Komorowski 和 Hanson[32] 观察年轻人尸检标本发现，8% 的正常甲状腺组织中可出现明显纤维化，表现为粗大致密的无细胞胶原纤维将甲状腺分隔成小结节状，形成类似小结节性肝硬化样的改变。

所谓的多灶性纤维性/硬化性甲状腺炎是一种虽然罕见，但的确可以发生于甲状腺间质的病变，组织学上表现为大量星芒状纤维化的微小病灶，由富含成纤维细胞的纤维组织构成，病变中心常可见到少量陷入的甲状腺滤泡，低倍镜下非常类似于乳头状微小癌，但其上皮成分不具备乳头状癌的细胞结构特征（图 43.13A，B）[153]。此外，多灶性硬化性甲状腺炎镜下病灶数量也多于乳头状微小癌。本病的病因及发病机制尚不清楚。由于部分病例的病灶边缘可伴有乳头状微小癌，曾有人认为多灶性硬化性甲状腺炎是乳头状癌的前驱病变，但研究发现，乳头状癌伴多灶性硬化性甲状腺炎患者的甲状腺炎病灶和正常甲状腺组织均缺乏 BRAF 突变，因此作者认为，这些病例中的多灶性硬化性甲状腺炎只是一种偶然发现的伴随病变，是甲状腺炎背景的一种表现[154]。

6.3 脂肪组织及横纹肌

甲状腺间质可出现脂肪化生，表现为滤泡间出现岛状成熟脂肪组织（图 43.14）。甲状腺近被膜处偶可见成熟脂肪，其发生可能与胎儿时期甲状腺与脂肪组织关系相近有关[155]。在非常罕见的情况下，可形成明显的肿块（"局限性肥胖"），需要与脂肪腺瘤（lipoadenoma）相鉴别[156]。

其他在发育期与甲状腺邻近，并可出现于成人甲状腺被膜内的组织还包括软骨和横纹肌。一项研究发现，19 例甲状腺实质内可见横纹肌，多见于峡部或锥状叶，与之相对应，10 例标本中同一区域的横纹肌束内可见甲状腺滤泡（图 43.15）[32]。

胰腺为具有代表性的前肠残余，据 Langlois 等人[157] 报道，可出现于甲状腺周围的上皮性囊肿壁内。

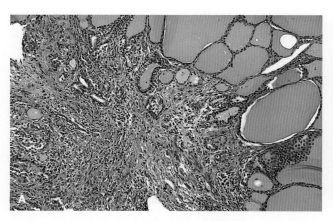
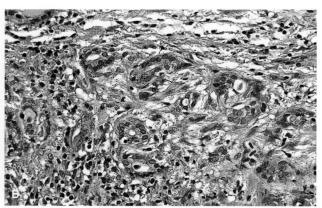

图 43.13 A. 多灶性硬化性甲状腺炎，低倍镜下似乳头状微小癌。B. 高倍镜下，纤维化组织中陷入的滤泡形态不规则，但缺乏乳头状癌的细胞学特征

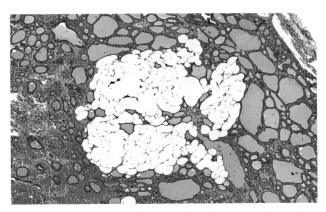

图 43.14　甲状腺间质脂肪化生，滤泡间可见成熟脂肪细胞

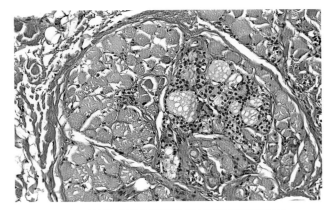

图 43.15　与甲状腺毗邻的横纹肌束内可见甲状腺组织

6.4　钙化

老年人正常甲状腺组织中可见营养不良性钙化，特别是血管附近。由于营养不良性钙化外形不规则，缺乏板层结构，因此其很容易与砂砾体区分开（图 43.16）。

砂砾体偶见于良性甲状腺病变，但从不出现于正常甲状腺组织中[158-160]。正常甲状腺或颈部淋巴结中砂砾体的出现，常提示需要仔细检查，以寻找可能存在的隐匿性甲状腺癌（图 43.17）。

7　咽囊起源结构及其他异位组织

甲状腺内咽囊起源的结构可有多种表现形式：实性细胞巢（UBB 或第 Ⅳ ~ Ⅴ 咽囊复合体残余）、上皮性囊肿、甲状旁腺、胸腺、唾液腺型组织及异位软骨。

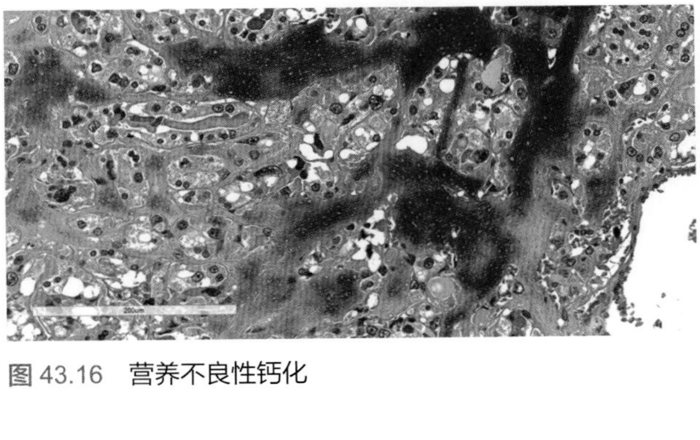

7.1　实性细胞巢

所谓的实性细胞巢一般被认为是 UBB 的胚胎性残余，表现为散在分布于滤泡间的上皮性细胞簇，内含两种细胞，分别称为"主细胞"和"C 细胞"。

Erdheim（1904 年）和 Getzowa（1907 年）先后描述了一种见于甲状腺不发育个体的上皮细胞巢，多为实性，罕见病例为囊性，这些细胞巢被认为起源于 UBB[161-162]。其他支持这一观点的证据还包括：人 SCN 与小鼠正常 UBB 及公牛 UBB 残余发生的增生或肿瘤性病变之间存在显著的相似性[163-165]。SCN 在正常甲状腺中相对常见，几乎在 90% 的新生儿甲状腺中都能检出，增加取材数量可提高检出的可能性。一项研究发现，常规甲状腺检查仅 3% 的病例可检出 SCN，但间隔 2 ~ 3mm 连续取材检查，SCN 的检出率达 61%[166]。尚不清楚为何男性 SCN 发生率远高于女性。多数 SCN 平均直径为 0.1mm，但偶尔可更大（图

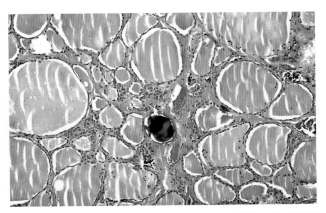

图 43.17　乳头状癌（图内未显示）旁的非肿瘤性甲状腺组织内可见砂砾体

图 43.16　营养不良性钙化

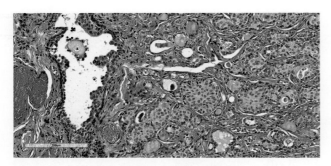

图 43.18 一个囊性结构附近可见增生的实性细胞巢

43.18）[167]。SCN 可以是单个的，也可以是多个的，常被间质包绕，彼此间有或多或少的滤泡分隔，其附近有时可见脂肪组织、软骨岛或罕见的唾液腺组织（图 43.19A ~ C）。

多数 SCN 位于甲状腺侧叶中上 1/3 的中轴线处（即 C 细胞常出现的部位），正如 SCN 周围 C 细胞数量增多一样，这种分布进一步证明了 SCN 起源于 UBB[168-169]。

SCN 常在甲状腺间质内群集分布，低倍镜下呈多个小叶状（图 43.20A），由两种类型的细胞构成，以上皮细胞为主。上皮细胞呈多角形至卵圆形，细胞核拉长，染色质细颗粒状，常见核沟，细胞质嗜酸性。此种细胞可表现出鳞状分化，因此有时被误认为是滤泡鳞状化生的病灶。超微结构观察，这些细胞含张力丝、桥粒和腔内细胞质突起，也可能形成被覆纤毛细胞的微滤泡结构[170]。一些 SCN 与甲状腺滤泡细胞混合，形成混合性滤泡。一些 SCN 可形成含酸性黏液（阿尔新蓝染色呈阳性）的小囊。

SCN 的主要细胞成分表达高分子量和低分子量角蛋白、TTF-1（SPT24）、p63 和 p40，不表达单克隆 Pax8（图 43.20B）[171-172]。41 例（73.2%）表达 GATA3，36 例（64.3%）表达单克隆 CEA。此外，混合性滤泡中的少数细胞表达 TTF-1[171,173]。p63 呈阳性，且表达基底细胞型角蛋白（如 34βE12）、端粒酶和 bcl-2，与此细胞的基底/干细胞表型相一致[174-175]。

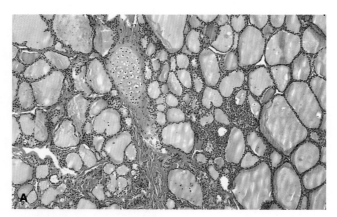

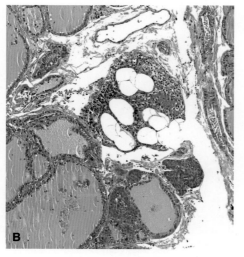

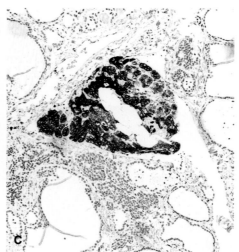

图 43.19 A. SCN 旁可见软骨岛。B. SCN 旁可见甲状旁腺。C. 甲状旁腺 PTH 呈强阳性

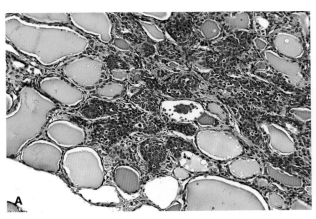
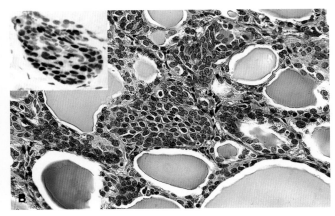

图 43.20　A. 群集的 SCN 形成多个小叶状外观（低倍镜）。B. 正常甲状腺内的 SCN，注意上皮细胞外观的一致性。左上插图显示细胞核强阳性表达 p63

第二种细胞数量非常少，为含降钙素的透明细胞[22]，光镜下表现为细胞质透明、核圆形，超微结构特征为含有致密核心分泌颗粒，细胞表达降钙素、CGRF 和嗜铬素[168,170,173,176]。

SCN 的一种代表性变异表现为 SCN（单纯型或伴有囊性成分）与被覆 TG 阳性小立方上皮的滤泡群混合，形成所谓的混合性滤泡（图 43.21）。由于混合性髓样癌 - 滤泡癌内可见相似的混合结构，因此一些研究者认为，这种罕见的肿瘤可能起源于 UBB 中的未定型干细胞，这些细胞可向不同方向分化，形成 C 细胞和（或）滤泡细胞[177]。SCN 需与滤泡鳞状化生、结节状 C 细胞增生、乳头状微小癌和正常滤泡的正切面相鉴别（图 43.22）。已报道一例卵巢甲状腺肿内存在甲状腺型 SCN，此发现支持 SCN 的主要细胞与甲状腺组织在组织学发生上存在密切关系的这一观点[178]。

7.2　囊性 UBB 残余

UBB 残余也可形成囊性结构，一般发生于邻近甲状腺的颈部软组织内。实际上，一些临床表现明显的非常靠近甲状腺的鳃裂囊肿，或一些临床上难以区分是淋巴结还是甲状腺病灶的病变都是 UBB 起源的。囊性 UBB 残余还可发生于甲状腺内[171]，可单独发生或与 SCN 毗邻，或混合存在（图 43.23）。囊腔常被覆类似鳞状上皮的多层扁平上皮，少见情况下可为纤毛柱状上皮，腔内常有团块状嗜酸性物质（图 43.24A，B）。囊性 UBB 残余特别常见于新生儿。囊性 UBB 残余可伴有淋巴成分（淋巴上皮囊肿），此现象更常见于桥本甲状腺炎[179-182]。

已报道一例 7 岁女童的甲状腺内鳃裂样囊肿伴

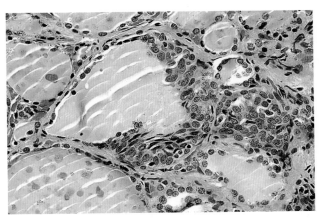

图 43.21　所谓的混合性滤泡。一个 SCN 与一个滤泡融合，滤泡被覆单层平坦型上皮，腔内可见胶质

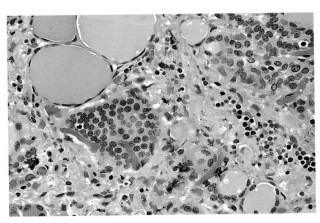

图 43.22　滤泡正切面，不应与 SCN 混淆

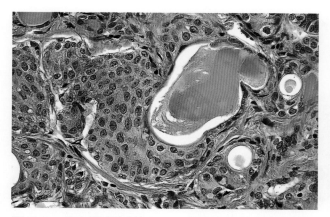

图 43.23 伴有囊腔形成的 SCN，囊腔充满致密嗜酸性物质

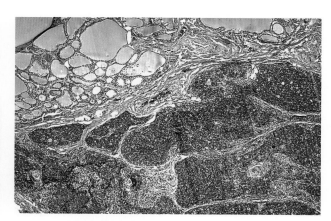

图 43.25 甲状腺内的胸腺组织

有少见的异位组织，包括唾液腺型组织、脂肪和软骨。组织学观察，囊腔内衬鳞状或呼吸型上皮，囊肿与 SCN 和异位组织（包括浆黏液型唾液腺腺体）紧邻[183]。

7.3 甲状旁腺组织

由咽囊发育而来的甲状旁腺及胸腺组织与甲状腺非常接近，这就是偶尔可发现这些组织异位于甲状腺被膜旁甚至甲状腺内的原因。

成人甲状腺内罕见真正的甲状旁腺，然而一项针对 58 例胎儿尸检甲状腺标本的研究发现，12 个病例（22.4%）中 13 个甲状腺叶内可见甲状旁腺组织，其中 9 例（15.5%）位于被膜下，4 例（6.8%）位于甲状腺组织内[184]。甲状腺内或甲状腺周围的甲状旁腺组织可发生原发性或继发性主细胞增生、腺瘤或腺癌，并是常被忽视的导致原发性甲状旁腺功能亢进手术治疗失败的原因[185-186]。

7.4 胸腺组织

大部分胸腺与下面一对甲状旁腺一样，起源于第三咽囊，一小部分胸腺（但非恒定出现）与上面一对甲状旁腺和 UBB（形成甲状腺侧叶始基）一同起源于第四咽囊，后者可能是甲状腺内或甲状腺周围胸腺岛的起源（图 43.25）[187]，异位胸腺组织多见于婴幼儿的事实支持这一假说。Harach 和 Vujanic[188] 系统地检查了 58 例具有胸骨后胸腺组织的胎儿，在尸检提供的甲状腺组织中，2 例（3.4%）可见被膜下胸腺组织，1 例（1.7%）可见甲状腺内胸腺组织。Neill[189] 报道一例胸腺完全位于甲状腺内的新生儿。在 Damiani 等人[190] 检查的 2575 个成人甲状腺组织中，1.4% 可见到胸腺巢。Mizukami 等人[191] 报道一例胸腺组织位于格雷夫斯病患者甲状腺小叶间隔内。在一例 23 岁女性因格雷夫斯病治疗无效而切除甲状腺的标本中，发现同时存在甲状腺内胸腺异位和胸腺

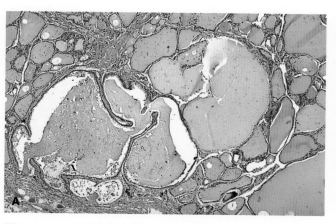

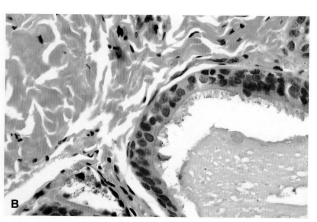

图 43.24 A. 可能来自咽囊的甲状腺内囊肿。B. 高倍镜下可见囊腔被覆纤毛上皮

内甲状旁腺异位[192]。

异位胸腺组织可呈囊性，临床表现为颈部囊性肿块。异位胸腺也可发生甲状腺内或甲状腺周胸腺瘤[193-194]。

7.5　唾液腺型组织

罕见情况下，甲状腺内可见唾液腺型组织，多数已报道的病例与良性甲状腺病变有关，如结节性甲状腺肿等[195]。

7.6　异位软骨

多数甲状腺内的成熟软骨岛可能由咽囊残余发展而来[196,198]。

8　甲状腺组织位置异常

导致甲状腺组织定位于非正常解剖位置并与甲状腺解剖学分离的机制有很多，从先天畸形到后天获得均有可能，认识这一点的实际意义在于不要将其误诊为转移性甲状腺癌。甲状腺可异位至如下部位。

8.1　中线部位

多数异位甲状腺的发生源自中央始基迁徙异常，因此常发生于颈部正中，可见于甲状舌管从盲孔到下颈部下降过程的任何部位[197-199]。据报道，异位甲状腺的发生率为 0.17/1000，其中 90% 为舌甲状腺[200-201]。在多数情况下，仅部分甲状腺组织发生异位，无临床意义，仅偶然发现。异位最常发生于：①舌根部（舌甲状腺）；②舌下（舌下甲状腺）；③舌骨周围（作为甲状舌管囊肿的一部分）。

相对少见的是中央始基下降过度，进入纵隔，此时异位甲状腺可位于主动脉前、心包腔内或心脏实质内[202-204]。然而，多数所谓的纵隔甲状腺肿，实际上是原有处于正常位置的甲状腺，在发生增生性改变后，向下突进纵隔而形成的。

舌甲状腺在临床上是不常见的，但作为一种偶然的镜检发现相对常见。在尸检病例中，10% 的舌内可检出甲状腺组织[205]。舌甲状腺体积增大可导致吞咽困难、出血和呼吸困难[199,206]。舌甲状腺多于青春

期时发现，女性多见[205,207]。超过 75% 病例的甲状腺组织完全迁徙失败，在舌骨区可以发现正常区域缺失的甲状腺组织[208-210]。在这种情况下，异位甲状腺常功能不足，并发生代偿性增生，可导致呼吸困难或吞咽困难。切除异位组织可发生急性甲状腺功能减退。

异位甲状腺滤泡形态正常，但由于其与周围横纹肌直接相邻，因此可能需要与癌相鉴别[211]。舌甲状腺罕见发生恶性肿瘤，估计发病率低于 1%，与正常位置的甲状腺恶性肿瘤的发病率相似，乳头状癌最常见[212]。已报道一例舌甲状腺发生的低分化 Hurthle 细胞癌[213]。

甲状舌管囊肿壁是另一个较常见到的甲状腺异位部位。甲状舌管囊肿位于颈部中线位置，且壁内可见甲状腺组织，可与更为罕见的鳃裂囊肿相鉴别。

甲状舌管囊肿是颈部最常见的先天性异常，多数患者表现为颈部中线的无痛性肿块，仅少数病例有吞咽困难或呼吸困难。甲状舌管囊肿与舌骨相连，并随舌骨上下移动，是甲状舌管囊肿的特征之一[215]。多数囊肿直径为 1～2cm，被覆立方形（移行）或常带有纤毛的柱状上皮，继发炎症者可被覆鳞状上皮，或上皮消失[216]。被覆上皮表达 TTF-1，不表达 TG[217]。异位甲状腺组织常见于甲状舌管囊肿。甲状舌管囊肿以不规则小滤泡群的形式出现，存在于 25%～65% 的组织学检查囊肿中，其检出率与组织学取材数量有关[214]。

甲状舌管囊肿壁内的甲状腺可为正常表现，或伴有炎症和增生性结节样改变，也可发生恶性肿瘤，几乎所有报道病例均为乳头状癌，其他类型很少见，包括滤泡癌、未分化癌和鳞状细胞癌[214,218-221]。

源自中央始基迁徙异常的异位甲状腺内一般没有 C 细胞。一项针对中央始基异常的研究中，包括 23 例邻近甲状腺组织的甲状舌管囊肿标本和 1 例舌甲状腺标本，甲状腺组织及囊腔被覆上皮内均未见 C 细胞[222]。

甲状舌管囊肿的治疗需要切除舌骨中 1/3 段和上段，直至盲孔[223]。

需要强调的是，与甲状舌管囊肿相关的异位甲状腺均表现为中线病变，沿中央始基的下降路径分布（见上文）。位于颈外侧的甲状腺组织也可能是良性病变（寄生结节），但不属于此节描述的发育异常。

8.2 被膜周围软组织和横纹肌

这些部位的甲状腺异位并不罕见，可能是在胚胎发育时期甲状腺与这些中胚层结构关系非常密切的结果。

8.3 颈外侧

这种现象常被称为侧向迷走甲状腺，发生机制有所不同。有观点认为甲状腺手术或创伤可导致甲状腺种植于颈外侧，典型者表现为位于颈外侧淋巴结附近的数个由正常甲状腺组织构成的结节，结节仅镜下可见，且常有纤维囊包绕[224-226]。与转移癌的鉴别点包括：有颈部外伤或手术史、可见缝合材料（见于有手术史者）及异位甲状腺的良性表现等。必须注意到，镜下检查时转移癌亦可呈现出具有迷惑性的良性表现。结节性甲状腺肿或桥本甲状腺炎患者的甲状腺结节可自发分离，并种植于颈外侧[227-228]。这种情况下，甲状腺结节从甲状腺表面分离，迁入甲状腺外软组织，并可获得独立血供（所谓的寄生结节）。这种结节与淋巴结转移的鉴别可能很困难，特别是伴有桥本甲状腺炎时更难鉴别。

8.4 颈部淋巴结

颈中部淋巴结内出现正常甲状腺组织是一种很罕见的发育异常[229]。镜下表现为淋巴结内紧邻被膜的区域出现少量小滤泡（图 43.26），滤泡细胞缺乏乳头状癌的所有典型细胞学特征[230]，亦无砂砾体和乳头状结构。在颈部淋巴结内的甲状腺组织中最常发生

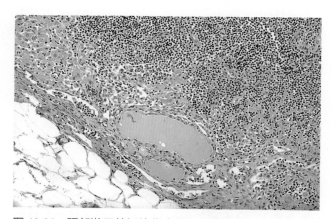

图 43.26 颈部淋巴结近边缘窦处可见良性外观的甲状腺滤泡，不伴有甲状腺癌

的疾病是为转移性乳头状癌，且甲状腺内乳头状微小癌在尚未形成明显结节时即可发生转移，因此有时可能需要广泛取材以排除乳头状微小癌的转移。此外，转移灶的镜下表现可能与非肿瘤性甲状腺组织非常相似。淋巴结内良性甲状腺包涵体的诊断标准极为严格，当出现如下特征时，应诊断为转移癌：甲状腺组织位于淋巴结实质内（而不是被膜内 / 被膜下区域）；甲状腺组织占据淋巴结 1/3 或更大面积；累及多个淋巴结。此外，当淋巴结内甲状腺组织出现乳头状癌的任何细胞结构特征（例如流产乳头或毛玻璃核），或可见砂砾体时，也应被诊断为转移癌。分子检测（特别是 BRAF 突变检测）可用于疑难病例的诊断。免疫组织化学染色表达 CD19、HBME-1 和 galectin-3 则可诊断为乳头状癌。

淋巴结内良性异位组织中，目前认识较为清楚的包括唾液腺组织、苗勒上皮（"输卵管内膜异位症"）、乳腺组织、痣细胞和间皮细胞。

8.5 其他部位

罕见情况下，甲状腺异位可见于胚胎正常发育以外的部位，偶可见于非常远离的部位，包括喉[231]、气管[232]、颌下区[233]、主动脉弓[234]、心脏和心包[235]、肺[236-237]、纵隔内食管[238]、胃、十二指肠[239-240]、膈、胆囊 / 胆总管 / 肝门区[241-243]、胰腺[244-245]、肝[246]、脾[247]、肾上腺[248]、腹膜后[249]、阴道[250]、子宫[251] 和蝶鞍[252]。

甲状腺组织是卵巢畸胎瘤中相对常见的成分，极罕见情况下还可见于睾丸或性腺外畸胎瘤中。甲状腺组织有时可成为畸胎瘤的主要成分，甚至是唯一成分，后者是一种单胚层畸胎瘤，称为卵巢甲状腺肿[253]。畸胎瘤中的甲状腺组织可为正常表现，也可表现为弥漫性或结节状增生，罕见情况下可导致甲状腺功能亢进。肿瘤细胞表达 TG 和 TTF-1。

在卵巢甲状腺肿中滤泡细胞发生的恶性肿瘤是罕见的[252,254-256]，以乳头状癌最常见，其次是滤泡癌。以前文献报道中的多数卵巢甲状腺肿发生的甲状腺滤泡癌，依据当前诊断标准，应诊断为滤泡性乳头状癌[257-258]。卵巢的甲状腺滤泡性病变缺乏包膜，因此高分化滤泡癌的诊断非常困难，浸润周围卵巢组织、

浸润血管、转移可作为恶性肿瘤的诊断依据。分化较低的滤泡癌有显著的结构异常和核异型性，核分裂象多见。卵巢甲状腺肿发生的甲状腺癌总体预后良好，仅少数致死[256-257,259-261]。卵巢甲状腺肿可发生腹膜种植，可以很广泛，镜下表现类似非肿瘤性甲状腺组织，类似病例的诊断还有争议，过去被诊断为"高分化滤泡癌"，但现在认为其是一种良性病变（腹膜播散性卵巢甲状腺肿）[262-263]。卵巢甲状腺肿所发生的甲状腺癌与原位甲状腺癌具有相同的特征，包括相同的分子改变、*BRAF* 突变和 *RET/PTC* 重排[264-265]。

参考文献

[1] Hoyes AD, Kershaw DR. Anatomy and development of the thyroid gland. *Ear Nose Throat J* 1985;64:318–333.

[2] Shepard TH. Onset of function in the human fetal thyroid: Biochemical and radioautographic studies from organ culture. *J Clin Endocrinol Metab* 1967;27:945–958.

[3] Gitlin D, Biasucci A. Ontogenesis of immunoreactive thyroglobulin in the human conceptus. *J Clin Endocrinol Metab* 1969;29:849–853.

[4] Fagman H, Nilsson M. Morphogenesis of the thyroid gland. *Mol Cell Endocrinol* 2010;323:35–54.

[5] Nilsson M, Fagman H. Mechanisms of thyroid development and dysgenesis: An analysis based on developmental stages and concurrent embryonic anatomy. *Curr Top Dev Biol* 2013;106:123–170.

[6] Trueba SS, Auge J, Mattei G, et al. PAX8, TITF1, and FOXE1 gene expression patterns during human development: New insights into human thyroid development and thyroid dysgenesis-associated malformations. *J Clin Endocrinol Metab* 2005;90:455–462.

[7] Fernandez LP, Lopez-Marquez A, Santisteban P. Thyroid transcription factors in development, differentiation and disease. *Nat Rev Endocrinol* 2015;11:29–42.

[8] Fernandez LP, Lopez-Marquez A, Gomez-Lopez G, et al. New insights into FoxE1 functions: Identification of direct FoxE1 targets in thyroid cells. *PLoS ONE* 2013;8:e62849.

[9] Parlato R, Rosica A, Rodriguez-Mallon A, et al. An integrated regulatory network controlling survival and migration in thyroid organogenesis. *Dev Biol* 2004;276:464–475.

[10] Meeus L, Gilbert B, Rydlewski C, et al. Characterization of a novel loss of function mutation of Psx8 in a familial case of congenital hypothyroidism with in-place, normal-sized thyroid. *J Clin Endocrinol Metab* 2004;89:4285–4291.

[11] De Felice M, Di Lauro R. Thyroid development and its disorders: Genetics and molecular mechanisms. *Endocr Rev* 2004; 25:722–746.

[12] Nilsson M, Fagman H. Development of the thyroid gland. *Development* 2017;144:2123–2140.

[13] Pasca di Magliano M, Di Lauro R, Zannini M. Pax8 has a key role in thyroid cell differentiation. *Proc Natl Acad Sci U S A* 2000;97:13144–13149.

[14] Lau SK, Luthringer DJ, Eisen RN. Thyroid transcription factor-1: A review. *Appl Immunohistochem Mol Morphol* 2002;10:97–102.

[15] Volante M, Allia E, Fulcheri E, et al. Ghrelin in fetal thyroid and follicular tumors and cell lines: Expression and effects on tumor growth. *Am J Pathol* 2003;162:645–654.

[16] Savin SB, Cvejic DS, Jankovic MM. Expression of galectin-1 and galectin-3 in human fetal thyroid gland. *J Histochem Cytochem*

2003;51:479–483.

[17] Norris EH. The parathyroid glands and the lateral thyroid in man: Their morphogenesis, histogenesis, topographic anatomy and prenatal growth. *Contrib Embryol Carnegie Inst* 1937;159:249–294.

[18] Sugiyama S. The embryology of the human thyroid gland including ultimobranchial body and others related. *Ergeb Anat Entwicklungsgesch* 1971;44:3–111.

[19] Pearse AG, Polak JM. Cytochemical evidence for the neural crest origin of mammalian ultimobranchial C cells. *Histochemie.* 1971;27:96–102.

[20] Le Douarin NM, Teillet MA. The migration of neural crest cells to the wall of the digestive tract in avian embryo. *J Embryol Exp Morphol* 1973;30:31–48.

[21] Le Douarin N, Fontaine J, Le Lievre C. New studies on the neural crest origin of the avian ultimobranchial glandular cells–interspecific combinations and cytochemical characterization of C cells based on the uptake of biogenic amine precursors. *Histochemistry* 1974;38:297–305.

[22] Nadig J, Weber E, Hedinger C. C-cell in vestiges of the ultimobranchial body in human thyroid glands. *Virchows Arch B Cell Pathol* 1978;27:189–191.

[23] Ito M, Kameda Y, Tagawa T. An ultrastructural study of the cysts in chicken ultimobranchial glands, with special reference to C-cells. *Cell Tissue Res* 1986;246:39–44.

[24] Kameda Y, Nishimaki T, Chisaka O, et al. Expression of the epithelial marker E-cadherin by thyroid C cells and their precursors during murine development. *J Histochem Cytochem* 2007;55:1075–1088.

[25] Johansson E, Andersson L, Örnros J et al. Revising the embryonic origin of thyroid C cells in mice and humans. *Development* 2015;142:3519–3528.

[26] Schmid KW. Histopathology of C Cells and medullary thyroid carcinoma. *Recent Results Cancer Res* 2015;204: 41–60.

[27] Kameda Y. Cellular and molecular events on the development of mammalian thyroid C cells. *Dev Dyn* 2016;245:323–341.

[28] Nilsson M, Williams D. On the origin of cells and derivation of thyroid cancer: C cell story revisited. *Eur Thyroid J* 2016;5:79–93.

[29] Andersson L, Westerlund J, Liang S, et al. Role of EphA4 receptor signaling in thyroid development: Regulation of folliculogenesis and propagation of the C-cell lineage. *Endocrinology* 2011;152:1154–1164.

[30] Hegedus L, Perrild H, Poulsen LR, et al. The determination of thyroid volume by ultrasound and its relationship to body weight, age, and sex in normal subjects. *J Clin Endocrinol Metab* 1983;56:260–263.

[31] Hegedus L, Karstrup S, Rasmussen N. Evidence of cyclic alterations of thyroid size during the menstrual cycle in healthy women. *Am J Obstet Gynecol* 1986;155:142–145.

[32] Komorowski RA, Hanson GA. Occult thyroid pathology in the young adult: An autopsy study of 138 patients without clinical thyroid disease. *Hum Pathol* 1988;19:689–696.

[33] Bell CD, Kovacs K, Horvath E, et al. Histologic, immunohistochemical, and ultrastructural findings in a case of minocycline-associated "black thyroid." *Endocr Pathol* 2001;12: 443–451.

[34] Veinot JP, Ghadially FN. Melanosis thyroidi. *Ultrastruct Pathol* 1998;22:401–406.

[35] Kandil E, Khalek MA, Ibrahim WG, et al. Papillary thyroid carcinoma in black thyroids. *Head Neck* 2011;33:1735–1738.

[36] Bann DV, Goyal N, Crist H, et al. Black thyroid. *Ear Nose Throat J* 2014;93:E54–E55.

[37] Thompson AD, Pasieka JL, Kneafsey P, et al. Hypopigmentation of a papillary carcinoma arising in a black thyroid. *Mod Pathol* 1999;12:1181–1185.

[38] Brown RA, Al-Moussa M, Beck J. Histometry of normal thyroid in man. *J Clin Pathol* 1986;39:475–482.

[39] Imada M, Kurosumi M, Fujita H. Three-dimensional imaging of blood vessels in thyroids from normal and levothyroxine sodium-treated rats. *Arch Histol Jpn* 1986;49: 359–367.

[40] Imada M, Kurosumi M, Fujita H. Three-dimensional aspects of blood vessels in thyroids from normal, low iodine diettreated, TSH-treated and PTU-treated rats. *Cell Tissue Res* 1986;245:291–296.

[41] Drut R, Altamirano E, Ollano AM. Lymphatic vessels in the thyroid gland of children. *Rev Esp Patol* 2009;42:159–160.

[42] Russell WO, Ibanez ML, Clark RL, et al. Thyroid carcinoma. Classification, intraglandular dissemination, and clinicopathological study based upon whole organ sections of 80 glands. *Cancer* 1963;16:1425–1460.

[43] Feind C. The head and neck. In: Haagensen CD, Feind C, Herter FP, et al. *The Lymphatics in Cancer*. Philadelphia, PA: WB Saunders; 1972:59–222.

[44] Crile G Jr. The fallacy of the conventional radical neck dissection for papillary carcinoma of the thyroid. *Ann Surg* 1957;145:317–320.

[45] Yanir Y, Doweck I. Regional metastases in well-differentiated thyroid carcinoma: Pattern of spread. *Laryngoscope* 2008;118: 433–436.

[46] Uchiyama Y, Murakami G, Ohno Y. The fine structure of nerve endings on rat thyroid follicular cells. *Cell Tissue Res* 1985;242:457–460.

[47] Melander A, Ericson LD, Sundler F, et al. Sympathetic innervation of the mouse thyroid and its significance in thyroid hormone secretion. *Endocrinology* 1974;94:959–966.

[48] Tice LW, Creveling CR. Electron microscopic identification of adrenergic nerve endings on thyroid epithelial cells. *Endocrinology* 1975;97:1123–1129.

[49] Ingbar SH. The thyroid gland. In: Wilson JD, Foster DW, eds. *Williams Textbook of Endocrinology*. 7th ed. Philadelphia, PA: WB Saunders; 1985:682–815.

[50] Kameda Y, Okamoto K, Ito M, et al. Innervation of the C cells of chicken ultimobranchial glands studied by immunohistochemistry, fluorescence microscopy, and electron microscopy. *Am J Anat* 1988;182:353–368.

[51] Zak FG, Lawson W. Glomic (paraganglionic) tissue in the larynx and capsule of the thyroid gland. *Mt Sinai J Med* 1972;39:82–90.

[52] LaGuette J, Matias-Guiu X, Rosai J. Thyroid paraganglioma: A clinicopathologic and immunohistochemical study of three cases. *Am J Surg Pathol* 1997;21:748–753.

[53] Lee SM, Policarpio-Nicolas ML. Thyroid Paraganglioma. *Arch Pathol Lab Med* 2015;139:1062–1067.

[54] Heimann P. Ultrastructure of human thyroid. A study of normal thyroid, untreated and treated diffuse goiter. *Acta Endocrinol (Copenh)* 1966;53(suppl 110):1–102.

[55] Klinck GH, Oertel JE, Winship T. Ultrastructure of normal human thyroid. *Lab Invest* 1970;22:2–22.

[56] Kurata A, Ohta K, Mine M, et al. Monoclonal antihuman thyroglobulin antibodies. *J Clin Endocrinol Metab* 1984;59: 573–579.

[57] Stanta G, Carcangiu ML, Rosai J. The biochemical and immunohistochemical profile of thyroid neoplasia. *Pathol Annu* 1988;23(Pt 1):129–157.

[58] Rosai J, Carcangiu ML. Pitfalls in the diagnosis of thyroid neoplasms. *Pathol Res Pract* 1987;182:169–179.

[59] Katoh R, Kawaoi A, Miyagi E, et al. Thyroid transcription factor-1 in normal, hyperplastic, and neoplastic follicular thyroid cells examined by immunohistochemistry and nonradioactive in situ hybridization. *Mod Pathol* 2000;13: 570–576.

[60] Henzen-Logmans SC, Mullink H, Ramaekers FC, et al. Expression of cytokeratins and vimentin in epithelial cells of normal and pathologic thyroid tissue. *Virchows Arch A Pathol Anat Histopathol* 1987;410:347–354.

[61] Fonseca E, Nesland JM, Hoie J, et al. Pattern of expression of intermediate cytokeratin filaments in the thyroid gland: An immunohistochemical study of simple and stratified epithelial-type cytokeratins. *Virchows Arch* 1997;430: 239–245.

[62] Coclet J, Lamy F, Rickaert F, et al. Intermediate filaments in normal thyrocytes: Modulation of vimentin expression in primary cultures. *Mol Cell Endocrinol* 1991;76:135–148.

[63] Viale G, Dell'Orto P, Coggi G, et al. Coexpression of cytokeratins and vimentin in normal and diseased thyroid glands. Lack of diagnostic utility of vimentin immunostaining. *Am J Surg Pathol* 1989;13:1034–1040.

[64] Xu XC, El-Naggar AK, Lotan R. Differential expression of galectin-1 and galectin-3 in thyroid tumors. Potential diagnostic implications. *Am J Pathol* 1995;147:815–822.

[65] Herrmann ME, LiVolsi VA, Pasha TL, et al. Immunohistochemical expression of galectin-3 in benign and malignant thyroid lesions. *Arch Pathol Lab Med* 2002;126:710–713.

[66] Bur M, Shiraki W, Masood S. Estrogen and progesterone receptor detection in neoplastic and non-neoplastic thyroid tissues. *Mod Pathol* 1993;6:469–472.

[67] Kawabata W, Suzuki T, Moriya T, et al. Estrogen receptors (alpha and beta) and 17beta-hydroxysteroid dehydrogenase type 1 and 2 in thyroid disorders: Possible in situ estrogen synthesis and actions. *Mod Pathol* 2003;16:437–444.

[68] Nishimura R, Yokose T, Mukai K. S-100 protein is a differentiation marker in thyroid carcinoma of follicular cell origin: An immunohistochemical study. *Pathol Int* 1997;47:673–679.

[69] Tzelepi VN, Tsamandas AC, Vlotinou HD, et al. Tight junctions in thyroid carcinogenesis: Diverse expression of claudin-1, claudin-4, claudin-7 and occludin in thyroid neoplasms. *Mod Pathol* 2008;21:22–30.

[70] Westermark K, Lundqvist M, Wallin G. EGF-receptors in human normal and pathological thyroid tissue. *Histopathology* 1996;28:221–227.

[71] Lima MA, Gontijo VA, Schmitt FC. Thyroid peroxidase and thyroglobulin expression in normal human thyroid glands. *Endocr Pathol* 1998;9:333–338.

[72] Lin JD, Hsueh C, Chao TC, et al. Expression of sodium iodide symporter in benign and malignant human thyroid tissues. *Endocr Pathol* 2001;12:15–21.

[73] Ringel MD, Anderson J, Souza SL, et al. Expression of the sodium iodide symporter and thyroglobulin genes are reduced in papillary thyroid cancer. *Mod Pathol* 2001;14:289–296.

[74] Maruyama M, Kato R, Kobayashi S, et al. A method to differentiate between thyroglobulin derived from normal thyroid tissue and from thyroid carcinoma based on analysis of reactivity to lectins. *Arch Pathol Lab Med* 1998;122:715–720.

[75] de Martynoff G, Pohl V, Mercken L, et al. Structural organization of the bovine thyroglobulin gene and of its 5′-flanking region. *Eur J Biochem* 1987;164:591–599.

[76] Christophe D, Gerard C, Juvenal G, et al. Identification of a cAMP-responsive region in thyroglobulin gene promoter. *Mol Cell Endocrinol* 1989;64:5–18.

[77] Lee NT, Nayfeh SN, Chae CB. Induction of nuclear protein factors specific for hormone-responsive region during activation of thyroglobulin gene by thyrotropin in rat thyroid FRTL-5 cells. *J Biol Chem* 1989;264:7523–7530.

[78] Deiss WP, Peake RL. The mechanism of thyroid hormone secretion. *Ann Intern Med* 1968;69:881–890.

[79] Brent GA. Mechanisms of thyroid hormone action. *J Clin Invest* 2012;122:3035–3043.

[80] Liddle GW, Liddle RA. Endocrinology. In: Smith LH, Thier SO, eds. *Pathophysiology: The Biological Principles of Disease*. Philadelphia, PA: WB Saunders; 1981.

[81] Sterling K. Thyroid hormone action at the cell level (first of two parts). *N Engl J Med* 1979;300:117–123.

[82] Bernal J, Liewendahl K, Lamberg BA. Thyroid hormone receptors in fetal and hormone resistant tissues. *Scand J Clin lab Invest* 1985;45:577–583.

[83] Müller MJ, Seitz HJ. Thyroid hormone action on intermediary metabolism. Part I. Respiration, thermogenesis and carbohydrate metabolism. *Klin Wochenschr* 1984;62:11–18.

[84] Müller MJ, Seitz HJ. Thyroid hormone action on intermediary metabolism. II. Lipid metabolism in hyper- and hypothyroidism. *Klin Wochenschr* 1984;62:49–55.

[85] Müller MJ, Seitz HJ. Thyroid hormone action on intermediary metabolism. Part III. Protein metabolism in hyper- and hypothyroidism. *Klin Wochenschr* 1984;62:97–102.

[86] Oppenheimer JH. Thyroid hormone action at the nuclear level. *Ann Intern Med* 1985;102:374–384.

[87] Oppenheimer JH, Samuels HH. *Molecular Basis of Thyroid Hormone Action*. New York: Academic Press; 1983.

[88] Larsen PR. Thyroid–pituitary interaction: Feedback regulation of thyrotropin secretion by thyroid hormones. *N Engl J Med* 1982;306:23–32.

[89] Davies T, Marians R, Latif R. The TSH receptor reveals itself. *J Clin Invest* 2002;110:161–164.

[90] Atassi MZ, Manshouri T, Sakata S. Localization and synthesis of the hormone-binding regions of the human thyrotropin receptor. *Proc Natl Acad Sci USA* 1991;88:3613–3617.

[91] Pittman JA Jr. Thyrotropin-releasing hormone. *Adv Intern Med* 1974;19:303–325.

[92] Wilber JF. Thyrotropin releasing hormone: Secretion and actions. *Annu Rev Med* 1973;24:353–364.

[93] Walsh FM, Castelli JB. Polytef granuloma clinically simulating carcinoma of the thyroid. *Arch Otolaryngol* 1975;101: 262–263.

[94] Sanfilippo F, Shelburne J, Ingram P. Analysis of a polytef granuloma mimicking a cold thyroid nodule 17 months after laryngeal injection. *Ultrastruct Pathol* 1980;1:471–475.

[95] Chaplin AJ. Histopathological occurrence and characterization of calcium oxalate: A review. *J Clin Pathol* 1977;30:800–811.

[96] Carney JA, Moore SB, Northcutt RC, et al. Palpation thyroiditis (multifocal granulomatous folliculitis). *Am J Clin Pathol* 1975;64:639–647.

[97] Blum M, Schloss MF. Martial-arts thyroiditis. *N Engl J Med* 1984;311:199–200.

[98] Harach R, Jasani B. Thyroid multifocal granulomatous folliculitis (palpation thyroiditis): An immunocytochemical study. *Endocr Pathol* 1993;4:105–109.

[99] Hellwig CA. Colloidophagy in the human thyroid gland. *Science* 1951;113:725–726.

[100] Manson C, Cross P, De Sousa B. Post-operative necrotizing granulomas of the thyroid. *Histopathology* 1992;21:392–393.

[101] Harach HR. Palpation thyroiditis resembling C cell hyperplasia. Usefulness of immunohistochemistry in their differential diagnosis. *Pathol Res Pract* 1993;189:488–490.

[102] Richter MN, McCarty KS. Anisotropic crystals in the human thyroid gland. *Am J Pathol* 1954;30:545–553.

[103] Katoh R, Suzuki K, Hemmi A, et al. Nature and significance of calcium oxalate crystals in normal human thyroid gland. A clinicopathological and immunohistochemical study. *Virchows Arch A Pathol Anat Histopathol* 1993;422:301–306.

[104] Reid JD, Choi CH, Oldroyd NO. Calcium oxalate crystals in the thyroid. Their identification, prevalence, origin, and possible significance. *Am J Clin Pathol* 1987;87:443–454.

[105] Gross S. Granulomatous thyroiditis with anisotropic crystalline material. *Arch Pathol* 1955;59:412–418.

[106] Fayemi AO, Ali M, Braun EV. Oxalosis in hemodialysis patients: A pathologic study of 80 cases. *Arch Pathol Lab Med* 1979;103:58–62.

[107] Isotalo PA, Lloyd RV. Presence of birefringent crystals is useful in distinguishing thyroid from parathyroid gland tissues. *Am J Surg Pathol* 2002;26:813–814.

[108] Wong KS, Lewis JS Jr, Gottipati S, Chernock RD. Utility of birefringent crystal identification by polarized light microscopy in distinguishing thyroid from parathyroid tissue on intraoperative frozen sections. *Am J Surg Pathol.* 2014;38: 1212–1219.

[109] Klinck G, Menk K. Squamous cells in the human thyroid. *Mil Surgeon* 1951;109:406–414.

[110] Harcourt-Webster JN. Squamous epithelium in the human thyroid gland. *J Clin Pathol* 1966;19:384–388.

[111] LiVolsi VA, Merino MJ. Squamous cells in the human thyroid gland. *Am J Surg Pathol* 1978;2:133–140.

[112] Pellicer DL, Sadow PM, Stephen A, Faquin WC. Atypical squamous metaplasia in a benign cystic thyroid nodule mimicking high-grade carcinoma. *Diagn Cytopathol.* 2013;4: 706–709.

[113] Pearse AG. The cytochemistry of the thyroid C cells and their relationship to calcitonin. *Proc R Soc Lond B Biol Sci* 1966;164:478–487.

[114] Teitlebaum SL, Moore KE, Shieber W. Parafollicular cells in the normal human thyroid. *Nature* 1971;230:334–335.

[115] Wolfe HJ, DeLellis RA, Voelkel EF, et al. Distribution of calcitonin-containing cells in the normal neonatal human thyroid gland: A correlation of morphology with peptide content. *J Clin Endocrinol Metab* 1975;41:1076–1081.

[116] O'Toole K, Fenoglio-Preiser C, Pushparaj N. Endocrine changes associated with the human aging process. III. Effect of age on the number of calcitonin immunoreactive cells in the thyroid gland. *Hum Pathol* 1985;16:991–1000.

[117] Gibson WCH, Peng TC, Croker BP. Age-associated C-cell hyperplasia in the human thyroid. *Am J Pathol* 1982;106: 388–393.

[118] Guyétant S, Wion-Barbot N, Rousselet M-C, et al. C-cell hyperplasia associated with chronic lymphocytic thyroiditis: A retrospective quantitative study of 112 cases. *Hum Pathol* 1994;25:514–521.

[119] Scopsi L, Di Palma S, Ferrari C, et al. C-cell hyperplasia accompanying thyroid diseases other than medullary carcinoma: An immunocytochemical study by means of antibodies to calcitonin and somatostatin. *Mod Pathol* 1991;4:297–304.

[120] Libbey NP, Nowakowski KJ, Tucci JR. C-cell hyperplasia of the thyroid in a patient with goitrous hypothyroidism and Hashimoto's thyroiditis. *Am J Surg Pathol* 1989;13:71–77.

[121] Biddinger PW, Brennan MF, Rosen PP. Symptomatic C-cell hyperplasia associated with chronic lymphocytic thyroiditis. *Am J Surg Pathol* 1991;15:599–604.

[122] Tomita T, Millard DM. C-cell hyperplasia in secondary hyperparathyroidism. *Histopathology* 1992;21:469–474.

[123] Zambrano E, Holm F, Glickman J, et al. Abnormal distribution and hyperplasia of thyroid C-cells in PTEN associated tumor syndromes. *Endocr Pathol* 2004;15:55–64.

[124] Saggiorato E, Rapa I, Garino F, et al. Absence of RET gene point mutations in sporadic thyroid C-cell hyperplasia. *J Mol Diagn* 2007;9:214–219.

[125] Perry A, Molberg K, Albores-Saavedra J. Physiologic versus neoplastic C cell hyperplasia of the thyroid. Separation of distinct histologic and biologic entities. *Cancer* 1996;77:750–756.

[126] Lloyd RV, Osamura RY, Kloppel G, et al. *WHO classification of Tumours of Endocrine Organs. International Agency for Research on Cancer*. Lyon: 2017.

[127] Carney JA, Sizemore GW, Hayles AB. Multiple endocrine neoplasia, type 2b. *Pathobiol Annu* 1978;8:105–153.

[128] Diaz-Cano SJ, de Miguel M, Blanes A, Tashjian R, Wolfe HJ. Germline RET 634 mutation positive MEN 2A-related C-cell hyperplasias have genetic features consistent with intraepithelial neoplasia. *J Clin Endocrinol Metab* 2001;86: 3948–3957.

[129] DeLellis RA, Nunnemacher G, Wolfe HJ. C-cell hyperplasia. An ultrastructural analysis. *Lab Invest* 1977;36:237–248.

[130] DeLellis RA, Wolfe HJ. The pathobiology of the human calcitonin (C)-cell: A review. *Pathol Annu* 1981;16(pt 2): 25–52.

[131] Pearse AG. Common cytochemical and ultrastructural characteristics of cells producing polypeptide hormones (the APUD series) and their relevance to thyroid and ultimobranchial C cells and calcitonin. *Proc R Soc Lond B Biol Sci* 1968;170:71–80.

[132] Gonzalez-Cámpora R, Sanchez Gallego F, Martin Lacave I, et al. Lectin histochemistry of the thyroid gland. *Cancer* 1988;62:2354–2362.

[133] Bussolati G, Pearse AG. Immunofluorescent localization of calcitonin in the 'C' cells of pig and dog thyroid. *J Endocrinol* 1967;37:205–209.

[134] McMillan PJ, Hooker WM, Deptos LJ. Distribution of calcitonin-containing cells in the human thyroid. *Am J Anat* 1974;140:73–79.

[135] Schmid KW, Kirchmair R, Ladurner D, et al. Immunohistochemical comparison of chromogranins A and B and secretogranin II with calcitonin and calcitonin gene-related peptide expression in normal, hyperplastic and neoplastic C-cells of the human thyroid. *Histopathology* 1992;21:225–232.

[136] Ali-Rachedi A, Varndell IM, Facer P, et al. Immunocytochemical localization of katacalcin, a calcium-lowering hormone cleaved from the human calcitonin precursor. *J Clin Endocrinol Metab* 1983;57:680–682.

[137] Van Noorden S, Polak JM, Pearse AG. Single cellular origin of somatostatin and calcitonin in the rat thyroid gland. *Histochemistry* 1977;53:243–247.

[138] Yamada Y, Ito S, Matsubara Y, et al. Immunohistochemical demonstration of somatostatin-containing cells in the human, dog and rat thyroids. *Tohoku J Exp Med* 1977;122: 87–92.

[139] Kusumoto Y. Calcitonin and somatostatin are localized in different cells in the canine thyroid gland. *Biomed Res* 1980;1:237–241.

[140] Kakudo K, Vacca LL. Immunohistochemical study of substance P-like immunoreactivity in human thyroid and medullary carcinoma of the thyroid. *J Submicrosc Cytol* 1983; 15:563–568.

[141] Sundler F, Christophe J, Robberecht P, et al. Is helodermin produced by medullary thyroid carcinoma cells and normal C-cells? Immunocytochemical evidence. *Regul Pept* 1988;20: 83–89.

[142] Kameya T, Bessho T, Tsumuraya M, et al. Production of gastrin releasing peptide by medullary carcinoma of the thyroid. An immunohistochemical study. *Virchows Arch A Pathol Anat Histopathol* 1983;401:99–107.

[143] Sunday ME, Wolfe HJ, Roos BA, et al. Gastrin-releasing peptide gene expression in developing hyperplastic, and neoplastic human thyroid C-cells. *Endocrinology* 1988;122: 1551–1558.

[144] Gkonos PJ, Tavianini MA, et al. Thyrotropin-releasing hormone gene expression in normal thyroid parafollicular cells. *Mol Endocrinol* 1989;3:2101–2109.

[145] Nunez EA, Gershon MD. Thyrotropin-induced thyroidal release of 5-hydroxytryptamine and accompanying ultrastructural changes in parafollicular cells. *Endocrinology* 1983;113: 309–317.

[146] DeLellis RA, Shin SJ, Treaba D. Immunohistochemistry of endocrine tumors (Chapter 10). In: Dabbs DJ, ed. *Diagnostic Immunohistochemistry. Theranostic and Genomic Applications.* Philadelphia, PA: Saunders; 2010:291–330.

[147] Katoh R, Miyagi E, Nakamura N, et al. Expression of thyroid transcription factor-1 in human C-cells and medullary thyroid carcinoma. *Hum Pathol* 2000;31:386–393.

[148] Bejarano PA, Nikiforov YE, Swenson ES, et al. Thyroid transcription factor-1, thyroglobulin, cytokeratin 7 and cytokeratin 20 in thyroid neoplasms. *Appl Immunohistochem Mol Morphol* 2000;8:189–194.

[149] Faggiano A, Talbot M, Lacroix L. et al. Differential expression of galectin-3 in medullary thyroid carcinoma and C-cell hyperplasia. *Clin Endocrinol (Oxf)* 2002;57:813–819.

[150] MacIntyre I. Calcitonin: Physiology, biosynthesis, secretion, metabolism and mode of action. In: DeGroot LJ, ed. *Endocrinology.* 2nd ed. Vol 2. Philadelphia, PA: WB Saunders; 1989: 892–901.

[151] Amara SG, Jonas V, Rosenfeld MG, et al. Alternative RNA processing in calcitonin gene expression generates mRNAs encoding different polypeptide products. *Nature* 1982;298:240–244.

[152] Kontozoglou T, Mambo N. The histopathologic features of lithium-associated thyroiditis. *Hum Pathol* 1983;14:737–739.

[153] Fellegara G, Rosai J. Multifocal fibrosing thyroiditis: report of 55 cases of a poorly recognized entity. *Am J Surg Pathol.* 2015;39:416–424.

[154] Frank R, Baloch ZW, Gentile C, et al. Multifocal fibrosing thyroiditis and its association with papillary thyroid carcinoma using BRAF pyrosequencing. *Endocr Pathol* 2014;25: 236–240.

[155] Carpenter GR, Emery JL. Inclusions in the human thyroid. *J Anat* 1976;122(pt 1):77–89.

[156] Morizumi H, Sano T, Tsuyuguchi M, et al. Localized adiposity of the thyroid, clinically mimicking an adenoma. *Endocr Pathol* 1991;2:226–229.

[157] Langlois NE, Krukowski ZH, Miller ID. Pancreatic tissue in a lateral cervical cyst attached to the thyroid gland–a presumed foregut remnant. *Histopathology* 1997;31:378–380.

[158] Klinck GH, Winship T. Psammoma bodies and thyroid cancer. *Cancer* 1959;12:656–662.

[159] Batsakis JG, Nishiyama RH, Rich CR. Microlithiasis (calcospherites) and carcinoma of the thyroid gland. *Arch Pathol* 1960;69:493–498.

[160] Dugan JM, Atkinson BF, Avitabile A, et al. Psammoma bodies in fine needle aspirate of the thyroid in lymphocytic thyroiditis. *Acta Cytol* 1987;31:330–334.

[161] Erdheim J. I. Uber Schilddrusenaplasie. II. Geschwulste des Ductus Thyreoglossus. III. Uber einige menschliche Kiemenderivate. *Beitr Pathol Anat* 1904;35:366–433.

[162] Getzowa S. Zur Kenntnis des postbranchialen Korpers und der branchialen Kanalchen des Menschen. *Virchows Arch* 1907;88:181–235.

[163] Calvert R, Isler H. Fine structure of a third epithelial component of the thyroid gland of the rat. *Anat Rec* 1970;168:23–41.

[164] Black HE, Capen CC, Young DM. Ultimobranchial thyroid neoplasms in bulls. A syndrome resembling medullary thyroid carcinoma in man. *Cancer* 1973;32:865–878.

[165] Ljungberg O, Nilsson PO. Hyperplastic and neoplastic changes in ultimobranchial remnants and in parafollicular (C) cells in bulls: A histologic and immunohistochemical study. *Vet Pathol* 1985;22:95–103.

[166] Harach HR. Solid cell nests of the human thyroid in early stages of postnatal life. Systematic autopsy study. *Acta Anat (Basel)* 1986;127:262–264.

[167] Fellegara G, Dorji T, Bajimeta MR, et al. "Giant" solid cell nest of the thyroid: A hyperplastic change? *Int J Surg Pathol* 2009;17:268–269.

[168] Janzer RC, Weber E, Hedinger C. The relation between solid cell nests and C cells of the thyroid gland: An immunohistochemical and morphometric investigation. *Cell Tissue Res* 1979;197:295–312.

[169] Chan JK, Tse CC. Solid cell nest–associated C-cells: Another possible explanation for "C-cell hyperplasia" adjacent to follicular cell tumors. *Hum Pathol* 1989;20:498–499.

[170] Martin V, Martin L, Viennet G, et al. Ultrastructural features of "solid cell nest" of the human thyroid gland: A study of 8 cases. *Ultrastruct Pathol* 2000;24:1–8.

[171] Ríos Moreno MJ, Galera-Ruiz H, De Miguel M, et al. Inmunohistochemical profile of solid cell nest of thyroid gland. *Endocr Pathol* 2011;22:35–39.

[172] Gucer H, Mete O. Positivity for GATA3 and TTF-1 (SPT24), and negativity for monoclonal PAX8 expand the biomarker profile of the solid cell nests of the thyroid gland. *Endocr Pathol* 2018;29:49–58.

[173] Cameselle-Teijeiro J, Varela-Durán J, Sambade C, et al. Solid cell nests of the thyroid: Light microscopy and immunohistochemical profile. *Hum Pathol* 1994;25:684–693.

[174] Preto A, Cameselle-Teijeiro J, Moldes-Boullosa J, et al. Telomerase expression and proliferative activity suggest a stem cell role for thyroid solid cell nests. *Mod Pathol* 2004;17: 819–826.

[175] Reis-Filho JS, Preto A, Soares P, et al. p63 expression in solid cell nests of the thyroid: Further evidence for a stem cell origin. *Mod Pathol* 2003;16:43–48.

[176] Yamaoka Y. Solid cell nest (SCN) of the human thyroid gland. *Acta Pathol Jpn* 1973;23:493–506.

[177] Ljungberg O, Nilsson PO. Intermediate thyroid carcinoma in humans and ultimobranchial tumors in bulls: A comparative morphological and immunohistochemical study. *Endocr Pathol* 1991;2:24–39.

[178] Cameselle-Teijeiro J, Caramés N, Romero-Rojas A, et al. Thyroid-type solid cell nests in struma ovarii. *Int J Surg Pathol* 2011;19:627–631.

[179] Louis DN, Vickery AL Jr, Rosai J, et al. Multiple branchial cleft–like cysts in Hashimoto's thyroiditis. *Am J Surg Pathol* 1989;13:45–49.

[180] Apel RL, Asa SL, Chalvardjian A, et al. Intrathyroidal lymphoepithelial cysts of probable branchial origin. *Hum Pathol* 1994;25:1238–1242.

[181] Streutker CJ, Murray D, Kovacs K, et al. Epithelial cyst of thyroid. *Endocr Pathol* 1997;8:75–80.

[182] Manzoni M, Roversi G, Di Bella C, et al. Solid cell nests of the thyroid gland: Morphological, immunohistochemical and genetic features. *Histopathology*; 2016;68:866–874.

[183] Park JY, Kim GY, Suh YL. Intrathyroidal branchial cleft-like cyst with heterotopic salivary gland-type tissue. *Pediatr Dev Pathol* 2004;7:262–267.

[184] Harach HR, Vujanic GM. Intrathyroidal parathyroid. *Pediatr Pathol* 1993;13:71–74.

[185] Spiegel AM, Marx SJ, Doppman JL, et al. Intrathyroidal parathyroid adenoma or hyperplasia. An occasionally overlooked cause of surgical failure in primary hyperparathyroidism. *JAMA* 1975;234:1029–1033.

[186] Chen CL, Lin SH, Yu JC, et al. Persistent renal hyperparathyroidism caused by intrathyroidal parathyroid glands. *J Chin Med Assoc* 2014;77:492–495.

[187] LiVolsi V. Branchial and thymic remnants in the thyroid and cervical region: An explanation for unusual tumors and microscopic curiosities. *Endocr Pathol* 1993;4:115–119.

[188] Harach HR, Vujanic GM. Intrathyroidal thymic tissue: An autopsy study in fetuses with some emphasis on pathological implications. *Pediatr Pathol* 1993;13:431–434.

[189] Neill J. Intrathyroid thymoma. *Am J Surg Pathol* 1986;10: 660–661.

[190] Damiani S, Filotico M, Eusebi V. Carcinoma of the thyroid showing thymoma-like features. *Virchows Arch A Pathol Anat Histopathol* 1991;418:463–466.

[191] Mizukami Y, Nonomura A, Michigishi T, et al. Ectopic thymic tissue in the thyroid gland. *Endocr Pathol* 1993;4:162–164.

[192] O'Connor K, Alzahrani H, Murad F, et al. An ectopic intrathyroidal thymic tissue and intrathymic parathyroid tissue in a patient with Graves disease. *Gland Surg* 2017;6:726–728.

[193] Miyauchi A, Kuma K, Matsuzuka F, et al. Intrathyroidal epithelial thymoma: An entity distinct from squamous cell carcinoma of the thyroid. *World J Surg* 1985;9:128–135.

[194] Weissferdt A, Moran CA. Ectopic primary intrathyroidal thymoma: A clinicopathological and immunohistochemical analysis of 3 cases. *Hum Pathol* 2016;49:71–76.

[195] Cameselle-Teijeiro J, Varela-Duran J. Intrathyroid salivary gland-type tissue in multinodular goiter. *Virchows Arch* 1994; 425:331–334.

[196] Finkle HI, Goldman RL. Heterotopic cartilage in the thyroid. *Arch Pathol* 1973;95:48–49.

[197] Guimaraes SB, Uceda JE, Lynn HB. Thyroglossal duct remnants in infants and children. *Mayo Clin Proc* 1972;47: 117–120.

[198] Ellis PD, Van Nostrand AW. The applied anatomy of thyroglossal tract remnants. *Laryngoscope* 1977;87(5 Pt 1): 765–770.

[199] Larochelle D, Arcand P, Belzile M, et al. Ectopic thyroid tissue—a review of the literature. *J Otolaryngol* 1979;8:523–530.

[200] Williams ED, Toyn CE, Harach HR. The ultimobranchial gland and congenital thyroid abnormalities in man. *J Pathol* 1989;159:135–141.

[201] Ibrahim NA, Fadeyibi IO. Ectopic thyroid: Etiology, pathology and management. *Hormones (Athens)* 2011;10:261–269.

[202] De Andrade MA. A review of 128 cases of posterior mediastinal goiter. *World J Surg* 1977;1:789–797.

[203] de Souza FM, Smith PE. Retrosternal goiter. *J Otolaryngol* 1983;12:393–396.

[204] Kantelip B, Lusson JR, De Riberolles C, et al. Intracardiac ectopic thyroid. *Hum Pathol* 1986;17:1293–1296.

[205] Baughman RA. Lingual thyroid and lingual thyroglossal tract remnants. A clinical and histopathologic study with review of the literature. *Oral Surg Oral Med Oral Pathol* 1972;34: 781–799.

[206] Reaume CE, Sofie VL. Lingual thyroid. Review of the literature and report of a case. *Oral Surg Oral Med Oral Pathol* 1978;45:841–845.

[207] Kansal P, Sakati N, Rifai A, et al. Lingual thyroid. Diagnosis and treatment. *Arch Intern Med* 1987;147:2046–2048.

[208] Nienas FW, Gorman CA, Devine KD, et al. Lingual thyroid. Clinical characteristics of 15 cases. *Ann Intern Med* 1973;79:205–210.

[209] Strickland AL, Macfie JA, Van Wyk JJ, French FS. Ectopic thyroid glands simulating thyroglossal duct cysts. *JAMA* 1969;208:307–310.

[210] Talib H. Lingual thyroid. *Br J Clin Pract* 1966;20:322–323.

[211] Wapshaw H. Lingual thyroid. A report of a case with unusual histology. *Br J Surg* 1974;30:160–165.

[212] Sturniolo G, Violi MA, Galletti B, et al. Differentiated thyroid carcinoma in lingual thyroid. *Endocrine* 2016;5: 189–198.

[213] Seoane JM, Cameselle-Teijeiro J, Romero MA. Poorly differentiated oxyphilic (Hürthle cell) carcinoma arising in lingual thyroid: A case report and review of the literature. *Endocr Pathol* 2002;13:353–360.

[214] LiVolsi VA, Perzin KH, Savetsy L. Carcinoma arising in median ectopic thyroid (including thyroglossal duct tissue). *Cancer* 1974;34:1303–1315.

[215] Allard RH. The thyroglossal cyst. *Head Neck Surg* 1982;5: 134–146.

[216] Soucy P, Penning J. The clinical relevance of certain observations on the histology of the thyroglossal tract. *J Pediatr Surg* 1984;19:506–509.

[217] Kreft A, Hansen T, Kirkpatrick CJ. Thyroid transcription factor 1 expression in cystic lesions of the neck: An immunohistochemical investigation of thyroglossal duct cysts, branchial cleft cysts and metastatic papillary thyroid cancer. *Virchows Arch* 2005;447:9–11.

[218] Jaques DA, Chambers RG, Oertel JE. Thyroglossal tract carcinoma. A review of the literature and addition of eighteen cases. *Am J Surg* 1970;120:439–446.

[219] Joseph TJ, Komorowski RA. Thyroglossal duct carcinoma. *Hum Pathol* 1975;6:717–729.

[220] Mobini J, Krouse TB, Klinghoffer JF. Squamous cell carcinoma arising in a thyroglossal duct cyst. *Am Surg* 1974;40: 290–294.

[221] Nussbaum M, Buchwald RP, Ribner A, et al. Anaplastic carcinoma arising from median ectopic thyroid (thyroglossal duct remnant). *Cancer* 1981;48:2724–2728.

[222] Ljungberg O. *Biopsy Pathology of the Thyroid and Parathyroid.* London: Chapman & Hall; 1992.

[223] Solomon JR, Rangecroft L. Thyroglossal-duct lesions in childhood. *J Pediatr Surg* 1984;19:555–561.

[224] Block MA, Wylie JH, Patton RB, et al. Does benign thyroid tissue occur in the lateral part of the neck? *Am J Surg* 1966; 112:476–481.

[225] Klopp CT, Kirson SM. Therapeutic problems with ectopic non-cancerous follicular thyroid tissue in the neck: 18 case reports according to etiological factors. *Ann Surg* 1966;163: 653–664.

[226] Moses DC, Thompson NW, Nishiyama RH, et al. Ectopic thyroid tissue in the neck. Benign or malignant? *Cancer* 1976;38:361–365.

[227] Hathaway BM. Innocuous accessory thyroid nodules. *Arch Surg* 1965;90:222–227.

[228] Sisson JC, Schmidt RW, Beierwaltes WH. Sequestered nodular goiter. *N Engl J Med* 1964;270:927–932.

[229] Meyer JS, Steinberg LS. Microscopically benign thyroid follicles in cervical lymph nodes. Serial section study of lymph node inclusions and entire thyroid gland in 5 cases. *Cancer* 1969;24:211–302.

[230] Frantz VK, Forsythe R, Hanford JM, et al. Lateral aberrant thyroids. *Ann Surg* 1942;115:161–183.

[231] Bone RC, Biller HF, Irwin TM. Intralaryngotracheal thyroid. *Ann Otol Rhinol Laryngol* 1972;81:424–428.

[232] Donegan JO, Wood MD. Intratracheal thyroid-familial occurrence. *Laryngoscope* 1985;95:6–8.

[233] Babazade F, Mortazavi H, Jalalian H, et al. Thyroid tissue as a submandibular mass: A case report. *J Oral Sci* 2009;51: 655–657.

[234] Williams RJ, Lindop G, Butler J. Ectopic thyroid tissue on the ascending aorta: An operative finding. *Ann Thorac Surg* 2002;73:1642–1643.

[235] Pollice L, Caruso G. Struma cordis. Ectopic thyroid goiter in the right ventricle. *Arch Pathol Lab Med* 1986;110:452–453.

[236] Simon M, Baczako K. Thyroid inclusion in the lung. Metastasis of an occult papillary carcinoma or ectopia? *Pathol Res Pract* 1989;184:263–267; discussion 268–270.

[237] Di Mari N, Barbagli L, Mourmouras V, et al. Ectopic thyroid of the lung. An additional case. *Pathologica* 2010;102:102–103.

[238] Postlethwait RW, Detmer DE. Ectopic thyroid nodule in the esophagus. *Ann Thorac Surg* 1975;19:98–100.

[239] Takahashi T, Ishikura H, Kato H, et al. Ectopic thyroid follicles in the submucosa of the duodenum. *Virchows Arch A Pathol Anat Histopathol* 1991;418:547–550.

[240] Hammers YA, Kelly DR, Muensterer OJ, et al. Giant polypoid gastric heterotopia with ectopic thyroid tissue: Unusual cause of jejuno-jejunal intussusception. *J Pediatr Gastroenterol Nutr* 2007;45:484–487.

[241] Cassol CA, Noria D, Asa SL. Ectopic thyroid tissue within the gall bladder: Case report and brief review of the literature.

Endocr Pathol 2010;21:263–265.

[242] Sekine S, Nagata M, Hamada H, et al. Heterotopic thyroid tissue at the porta hepatis in a fetus with trisomy 18. *Virchows Arch* 2000;436:498–501.

[243] Fushimi H, Kotoh K, Nakamura H, Tachibana T, Yutani C. Ectopic thyroid tissue adjacent to the gallbladder, *Histopathology* 1998;32:90–91.

[244] Eyuboglu E, Kapan M, Ipek T, et al. Ectopic thyroid in the abdomen: Report of a case. *Surg Today* 1999;29:472–474.

[245] Seelig MH, Schonleben K. Intra-abdominal ectopic thyroid presenting as a pancreatic tumour. *Eur J Surg* 1997;163: 549–551.

[246] Salam M, Mohideen A, Stravitz RT. Ectopic thyroid presenting as a liver mass. *Clin Gastroenterol Hepatol* 2012;10.

[247] Cicek Y, Tasci H, Gokdogan C, et al. Intra-abdominal ectopic thyroid. *Br J Surg* 1993;80:316.

[248] Shiraishi T, Imai H, Fukutome K, et al. Ectopic thyroid in the adrenal gland. *Hum Pathol* 1999;30:105–108.

[249] Tamaki S, Miyakura Y, Someya S, et al. Laparoscopic resection of retroperitoneal ectopic thyroid tissue. *Asian J Endosc Surg* 2017;10:331–333.

[250] Kurman RJ, Prabha AC. Thyroid and parathyroid glands in the vaginal wall. *Am J Clin Pathol* 1973;59:503–507.

[251] Yilmaz F, Uzunlar AK, Sogutcu N. Ectopic thyroid tissue in the uterus. *Acta Obstet Gynecol Scand* 2005;84:201–202.

[252] Ruchti C, Balli-Antunes H, Gerber HA. Follicular tumor in the sellar region without primary cancer of the thyroid. Heterotopic carcinoma? *Am J Clin Pathol* 1987;87:776–780.

[253] Woodruff JD, Rauh JT, Markley RL. Ovarian struma. *Obstet Gynecol* 1966;27:192–194.

[254] Rosenblum NG, LiVolsi VA, Edmonds PR, et al. Malignant struma ovarii. *Gynecol Oncol* 1989;32:224–227.

[255] Willemse PH, Oosterhuis JW, Aalders JG, et al. Malignant struma ovarii treated by ovariectomy, thyroidectomy, and 131I administration. *Cancer* 1987;60:178–182.

[256] Brunskill PJ, Rollason TP, Nicholson HO. Malignant follicular variant of papillary struma ovarii. *Histopathology* 1990; 17:476–574.

[257] Garg K, Soslow RA, Rivera M, et al. Histologically bland "extremely well differentiated" thyroid carcinomas arising in struma ovarii can recur and metastasize. *Int J Gynecol Pathol* 2009;28:222–230.

[258] Zhang X, Axiotis C. Thyroid-type carcinoma of struma ovarii. *Arch Pathol Lab Med* 2010;134:786–791.

[259] Robboy SJ, Shaco-Levy R, Peng RY, et al. Malignant struma ovarii: An analysis of 88 cases, including 27 with extraovarian spread. *Int J Gynecol Pathol* 2009;28:405–422.

[260] Roth LM, Miller AW 3rd, Talerman A. Typical thyroidtype carcinoma arising in struma ovarii: A report of 4 cases and review of the literature. *Int J Gynecol Pathol* 2008;27: 496–506.

[261] Shaco-Levy R, Bean SM, Bentley RC, et al. Natural history of biologically malignant struma ovarii: Analysis of 27 cases with extraovarian spread. *Int J Gynecol Pathol* 2010;29:212–227.

[262] Karseladze AI, Kulinitch SI. Peritoneal strumosis. *Pathol Res Pract* 1994;190:1082–1085; discussion 1086–1088.

[263] Roth LM, Karseladze AI. Highly differentiated follicular carcinoma arising from struma ovarii: A report of 3 cases, a review of the literature, and a reassessment of so-called peritoneal strumosis. *Int J Gynecol Pathol* 2008;27:213–222.

[264] Flavin R, Smyth P, Crotty P, et al. BRAF T1799A mutation occurring in a case of malignant struma ovarii. *Int J Surg Pathol* 2007;15:116–120.

[265] Boutross-Tadross O, Saleh R, Asa SL. Follicular variant papillary thyroid carcinoma arising in struma ovarii. *Endocr Pathol* 2007,18:182–186.

第 44 章 甲状旁腺

■Sylvia L. Asa / Ozgur Mete 著 ■彭 琳 译 ■陈 健 校

甲状旁腺是由小簇神经内分泌细胞构成的内分泌器官，位于颈部毗邻甲状腺的区域，包裹于甲状腺假膜内，或位于上纵隔。甲状旁腺合成和分泌甲状旁腺激素（PTH），是调节钙稳态的主要器官。

随着血钙检测的常规使用，已发现越来越多的无症状性甲状旁腺功能亢进患者，因此甲状旁腺疾病并不少见[1]。此外，目前的甲状腺手术常规切除甲状旁腺，因此在外科病理工作中也很常见甲状旁腺标本。

甲状旁腺结构的解读高度依赖于对其正常解剖、组织学和发育的了解。与其他所有内分泌组织一样，病理医师还要掌握这些腺体的功能，了解这些腺体结构与功能之间的联系。

本章主要介绍甲状旁腺的胚胎学、解剖学和镜下形态学，以清晰地了解其变异，以及在正常和异常情况下可以影响甲状旁腺结构的因素。

此期间，Remark 在猫中报道了类似腺体[3]。1855 年，Virchow 报道了人类的类似腺体[4]。Ivar Sandström 于 1880 年创造了"甲状腺旁的腺体"这一名词，当时他是一名医学生，他的课题是研究几个物种的甲状腺[5]。这些研究有助于阐明甲状旁腺与甲状腺在结构及胚胎发育方面的关系；但直到 Kohn 确定其为独立起源并将其命名为"Epithelköperchen"之后[6-7]，甲状旁腺才成为一个独立实体，并与其"较大邻居"区分出来。

Gley 和 Erdheim 对甲状旁腺的功能进行了仔细研究，结果表明该腺体的缺失与手足抽搐所致死亡有关[8-10]。在 Hanson[11] 和 Collip[12] 的研究发表之前，甲状旁腺所分泌的激素调节钙的作用机制一直争论不休，直至 1959 年 Aurbach 发现 PTH 后，这个争论才有了结果[13]。

1 历史回顾及命名

1850 年，Richard Owen 教授首次描述了甲状旁腺，他向伦敦皇家学院报告称，在印度犀牛身上发现"一个小的实性黄色腺体，这个腺体在静脉引流处与甲状腺相连"。这篇论文[2] 在 12 年后才得以发表；在

2 甲状旁腺的分布

正常成人有 4 枚甲状旁腺，但高达 13% 的个体至少会有一枚多余腺体[14-15]。这一数据来自尸检研究和甲状旁腺功能亢进患者的临床研究[1]。一些报道中，少数正常成人体内少于 4 枚甲状旁腺，这是由于

部分腺体被误认为是颈部淋巴结或神经节，或隐藏于甲状腺内。

上方甲状旁腺一般位于环甲连接处附近（图44.1），深者可达喉返神经，浅者与甲状腺下动脉相接（图44.2）[16]。这组腺体一般在甲状腺两侧腺叶的中上 1/3 交界处、与甲状腺后方密切相连，甚至可位于甲状腺被膜内或完全位于甲状腺内（图44.3），因此除非将甲状腺切除，否则很容易漏掉。少见情况下，这组甲状旁腺可位于咽后间隙或食管后间隙。

下方甲状旁腺位置更靠前，位于喉返神经腹侧[16]，可与胸腺相连。下方的甲状旁腺的解剖位置存在显著变异，可位于甲状腺下极附近、甲状腺胸腺韧带内、颈部较高处（甚至高达舌骨）、颈动脉窦处，或与胸腺相连（图44.4）、位于纵隔内；在下颌至心包处的所有部位均发现过下方甲状旁腺。对于单一个体而言，下方甲状旁腺倾向于对称分布。

据报道，甲状旁腺手术患者的异位甲状旁腺发生率高达 22%，但其中包括胸腺内、食管后间隙、纵隔和甲状腺内甲状旁腺，这些并不是真正的"异位"[17]。异位甲状旁腺仅限用于位于颈部高位的未降腺体，以及位于颈动脉鞘内的腺体。

如因甲状旁腺功能亢进行手术时，多余腺体的重要性则非常明显，实际上，甲状旁腺切除术失败的最

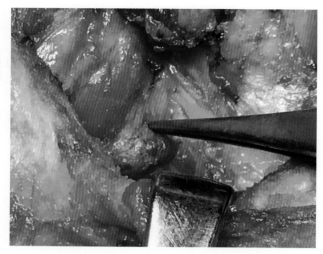

图 44.2　甲状旁腺位置。单侧甲状腺切除术后的术中图像，正常的右侧上方甲状旁腺位于甲状腺后方的甲状腺旁脂肪内（图片由 Lorne Rotstein 医生惠赠）

常见原因就是未能找出多余或异位的甲状旁腺[1]。

3　胚胎学

甲状旁腺源于母体妊娠 5~12 周时内胚层的第三、第四咽囊（图44.5）[18-20]。甲状旁腺的胚胎发育不容易理解，原因在于咽囊的迁移过程存在差异，最终导致第三咽囊低于第四咽囊，或位于第四咽囊的尾侧。

上方甲状旁腺源于第四咽囊（甲状旁腺Ⅳ），其

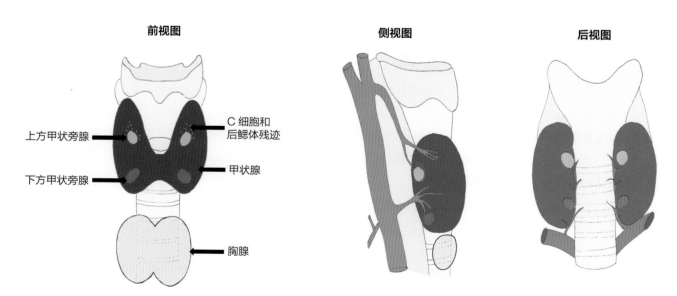

图 44.1　甲状旁腺位置示意图。甲状旁腺共有 4 枚，位于甲状腺后，颈部两侧各 2 枚。上方腺体位于两侧甲状腺腺叶中、上 1/3 交界处，下方腺体一般位于甲状腺下极附近，如图所示，但通常更低，与胸腺相连；下方腺体可见于舌骨和纵隔之间的所有部位（图片由 Paolo Batoni 博士和 Zoya Volynskaya 博士惠赠）

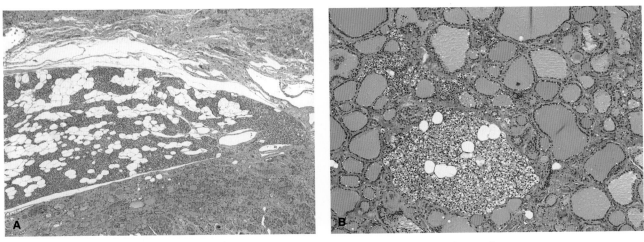

图 44.3　甲状腺内甲状旁腺。甲状旁腺完全位于甲状腺实质内，其周围由甲状腺实质包绕（A、B）

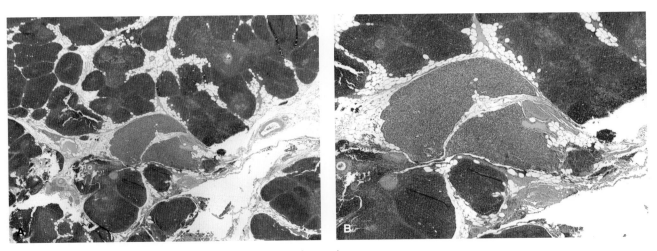

图 44.4　胸腺内甲状旁腺。下方甲状旁腺有时位于胸腺内（A、B）

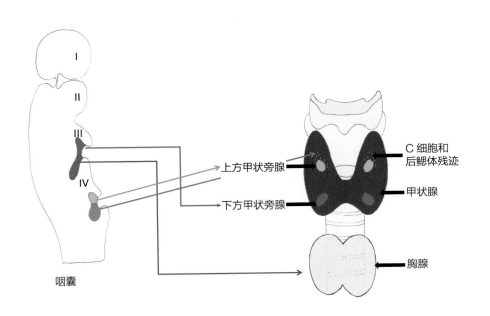

图 44.5　甲状旁腺胚胎学。甲状旁腺源于第三、第四咽囊。上方腺体源于第四咽囊，随后鳃体下行，直至接近甲状腺腺叶上 1/3 与下 2/3 交界处，后鳃体生成甲状腺内产生降钙素的 C 细胞。下方腺体与胸腺起源于位置更高的第三咽囊，并一起向尾端迁移，这也解释了下方腺体位置变异更大、常与胸腺有关的原因（图片由 Paolo Batoni 博士和 Zoya Volynskaya 博士惠赠）

胚胎期迁移距离较短，这解释了其位置相对固定的原因。下方腺体位置变异大的原因包括 2 个方面，一是第三咽囊（甲状旁腺Ⅲ）的下降模式相对更复杂，二是中线结构向身体尾端的移动速度比侧面结构快，这种生长速度的差异导致下方腺体的位置变化更大。下方甲状旁腺随与心包相连的胸腺迁移，进入纵隔；胚胎长 18mm 时，甲状旁腺Ⅲ处于甲状腺下极水平，在这一时间段甲状旁腺Ⅲ通常与胸腺分离，形成下方甲状旁腺[21]。但下方甲状旁腺与胸腺分离的位置存在变化，从而导致下方甲状旁腺的位置出现解剖学变异。

甲状旁腺Ⅲ迁移期间，可能会有小片甲状旁腺组织自咽囊主体脱离，从而形成多余腺体，这种现象最常见于胸腺内，但也可见于其他部位，包括（但不限于）颈动脉鞘[22]、颈动脉分叉处[23]、主动脉旁区[23]、食管、下咽部、交感神经[24]。

早至母体妊娠 8 周（胎儿顶臀长 3.1cm）时即可通过免疫组织化学检测到 PTH[21]，妊娠 10 周时已很容易判定 PTH 的存在[25]。妊娠 17 ~ 20 周时，PTH 的免疫活性已经很显著。

甲状旁腺的分化和生长取决于多种基因（表 44.1），这些基因在甲状旁腺功能减退患者的研究中已被证实，尤其是对迪格奥尔格综合征（又称软腭 - 心 - 面综合征、22q11.2 缺失综合征）患者和小鼠发育模型的研究也证实了这些基因。

甲状旁腺分化中涉及多种转录因子。Hoxa3 是同源异型基因（Hox）家族成员之一，是第三、第四咽囊来源器官发育所必需的[26-27]。配对框 9（Pax9）缺失也可导致胸腺、甲状旁腺及后鳃体的缺失[28]，而配对框 1（Pax1）的缺失则与甲状旁腺发育迟缓有

关[29]。T-box 1（Tbx1）基因敲除小鼠表现为胸腺及甲状旁腺发育不全、心输出量异常、面部结构异常、脊椎异常和腭裂[30-32]。哺乳类动物的 Gcm2 基因（在人类为 GCMB 基因）仅见于甲状旁腺原基[33]，Gcm2 缺失小鼠无甲状旁腺[34]，不过胸腺内会有由 Gcm1 驱动的 PTH 表达，Gcm1 是果蝇 Gcm 家族中的另一同源体，参与胎盘发育[34]。Hoxa3 突变小鼠无 Gcm 表达，表明 Gcm 是 Hoxa3 的下游基因[29]。GATA3 杂合性突变导致甲状旁腺功能减退，并伴感音性耳聋和肾脏发育不良[35]；GATA3 缺失小鼠不能形成甲状旁腺，并缺乏 Gcm2 表达，表明 GATA3 也位于 Gcm2 的上游[36]。无眼基因 1（Eya）是胸腺和甲状旁腺初始形成所必需的，位于 Hoxa3 和 Pax 基因下游[37]；Sine oculis 同源盒同系物（Six1/4）也参与第三咽囊结构的调节[38]。Sry 相关 HMG 同源盒（SOX3）、自身免疫调节因子（AIRE1）也参与人类甲状旁腺的形成[35]。

生长因子及其信号通路调节咽囊内胚层的迁移、与间质的相互作用，并调节增殖和凋亡的平衡。其中的关键因子包括成纤维细胞生长因子 8（FGF8）[39-40]、骨形态发生蛋白（BMP）[41]、脊索蛋白（Chrd）[42]、转化生长因子 β（TGFβ）[43]的表达，以及音猬因子（Shh）信号的静默[44]。在人类甲状旁腺功能减退 - 智力迟钝 - 畸形（HRD）综合征患者中已检出微管蛋白伴侣 E（Tbce）的突变[45-46]，但其在甲状旁腺发育及功能方面的意义仍有待在大鼠模型中证实。

4　解剖学 - 大体特征

甲状旁腺为光滑、质软的扁平卵圆形或豆形结构（图 44.6），其外形受周围结构的影响。一些个体的甲状旁腺呈双叶或多叶状。下方甲状旁腺可比上方甲状旁腺大。

甲状旁腺被膜光滑，灰色、有光泽，含精细的微血管网。甲状旁腺实质呈黄色至橙褐色，颜色差异取决于间质脂肪含量、嗜酸性细胞比例和血供丰富程度[5]。

成人甲状旁腺长可达 6mm，宽可达 4mm，厚可达 2mm，但其大小存在显著差异；据报道，腺体长度的 95% 置信区间最大值在健康个体中为 9mm，在

表 44.1	
与甲状旁腺发育有关的转录因子及生长因子	
转录因子	**生长因子**
Hoxa3	FGF8
Pax9	BMP
Pax1	Chrd
Tbx1	TGFβ
Gcm2	Shh
Eya1	Tbce
GATA3	
SOX3	
AIRE1	

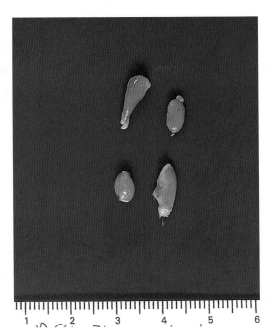

图 44.6　甲状旁腺大体观。一例 53 岁男性尸检切除的 4 枚甲状旁腺。腺体大小、形状及重量不一。右下方腺体顶部小灶性黄色结构为胸腺（图片由 S.I.Roth 博士惠赠）

住院患者中为 10mm[47]；大于 1cm 者确定为异常状态。甲状旁腺重量也存在较大差异。所有甲状旁腺腺体的总重量随个体发育而逐渐增加，3 月龄时为 5～9mg[48]，成年男性平均为 120（±3.5）mg，成年女性平均为 142（±5.2）mg[48-49]。据报道，单一腺体的平均重量约为 32mg[49-51]，白人比黑人的腺体重量要轻[51]，住院患者（平均重量为 46.2mg）比突然死亡患者的腺体重量要重[47]。甲状旁腺正常重量的上限为 60mg[49,52]。

甲状旁腺内散在相当数量的脂肪，因此腺体实质的变化极大，且很难评估。据报道，成人腺体实质的平均重量约为腺体总重量的 74%[53-54]。对于评估腺体功能而言，与腺体总重量相比，腺体实质重量是一个更好的指标，但需要仔细的形态学检查和密度评估[55]。每个腺体中实质成分的平均重量，男性为 21.6mg，女性为 18.2mg；4 枚腺体中所有实质成分的平均重量，男性为 82.0（±2.6）mg，女性为 88.9（±3.9）mg[51]。目前已知间质脂肪的含量取决于身体构成中的脂肪含量。年轻患者的甲状旁腺含极少量脂肪，腺体重量几乎相当于实质重量[49]。成人期的腺体实质重量相对稳定，但间质脂肪逐渐增多。同一个体的不同腺体中，间质脂肪含量可能不同[49,56]。

许多研究中，通过分析甲状旁腺功能亢进患者的非肿瘤性腺体来确定其正常参数[57]。这些研究所获得的数据与甲状旁腺的正常大小、重量和组织学表现并不完全相关，原因在于其中一些腺体可能因种系异常而增大，或因负反馈抑制而缩小。甲状旁腺重量很可能与血清钙浓度呈负相关，并与血清磷浓度和肾功能直接相关。

甲状旁腺的动脉血供来自甲状腺上、下动脉，有时还包括两者间的吻合支。上方腺体的静脉回流注入甲状腺上静脉和（或）甲状腺中静脉；下方腺体的静脉回流注入甲状腺中静脉和（或）甲状腺下静脉。淋巴引流注入颈深上、下淋巴结和气管前淋巴结及气管旁淋巴结和咽后淋巴结[49]。主血供进出腺体的部位

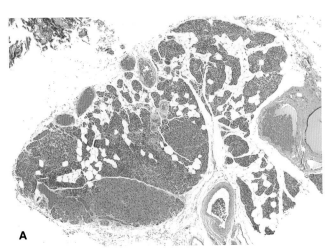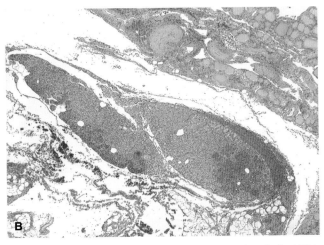

图 44.7　甲状旁腺，显示由血管构成的门部。甲状旁腺边界清楚，但无真性被膜；纤维性假被膜薄而不完整，内含围绕小叶周边的血管。甲状旁腺门部是主血供进出的部位，在光镜下容易观察到（A）。在肿瘤性腺体中，该区域最容易见到非肿瘤性甲状旁腺组织（B）

称为门部（图 44.7），这是异常腺体检查时重要的解剖标志，在甲状旁腺肿瘤腺体的该区域内通常存在非肿瘤性实质，常表现为病变周围环绕的萎缩实质，而后者是甲状旁腺肿瘤与增生的鉴别要点之一。

5　组织学和超微结构

胚胎期的甲状旁腺高度富于血管，实质成分完全由主细胞构成，细胞质透明、嫌色性，细胞片状分布，周边核呈栅栏状排列。无嗜酸性细胞，间质血管丰富，缺乏纤维组织和脂肪细胞。

正常的成熟甲状旁腺有一层薄而不完整的纤维性假被膜（图 44.7）。血管极（或称门部）进出的动静脉由纤维组织包绕（图 44.7）。这些血管分支成较小的动脉和静脉，主要在被膜内形成复杂的血管网。连接被膜内动脉和静脉的小动脉、毛细血管和小静脉位于实质细胞间的纤维间隔内。

与其他所有内分泌组织一样，甲状旁腺毛细血管内皮属于有孔内皮[21,49]，内皮细胞内有致密体、胞饮小泡、Weibel-Palade 小体和紧密连接。由于甲状旁腺富于毛细血管网，因此其切面易见出血，此特征不见于淋巴结、脂肪组织、胸腺和甲状腺，这些器官组织的切面不会有明显出血[21]。被膜内还含有两个相互连接的毛细淋巴管丛：内侧丛发出淋巴管环进入甲状旁腺实质，外侧丛发出与甲状腺相连的输出淋巴管[58]。甲状旁腺的间质成分包括胶原纤维、弹性纤维、主细胞外侧的基底膜、毛细血管及其周细胞、散在分布的成纤维细胞和肥大细胞，以及少量淋巴细胞。神经束与主细胞关系密切，这表明存在自主神经支配，这些神经可能起源于迷走神经[59-61]。

甲状旁腺实质呈小叶状结构，细胞排列成片状、实性巢状和小梁状，脂肪细胞间杂分布（图 44.7，图 44.8）。常见散在囊腔（图 44.8，图 44.9）和腺样小滤泡，其内充满粉红色嗜酸性均质物质，类似于甲

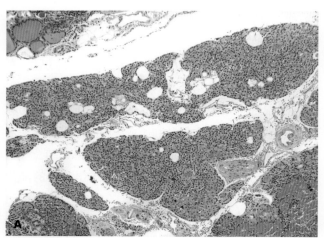

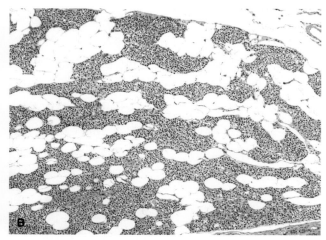

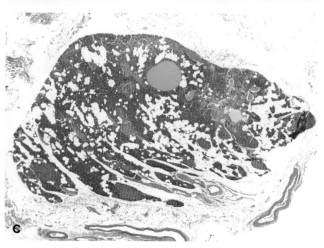

图 44.8　正常甲状旁腺的变异表现。甲状旁腺为实质细胞呈小叶状排列，散在分布脂肪组织。脂肪组织的含量存在差异，可稀少（A）、与实质细胞含量相当（B）或极为丰富（C）

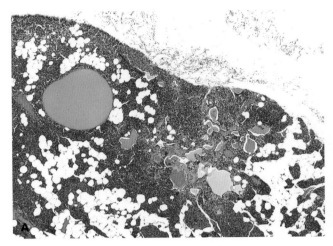

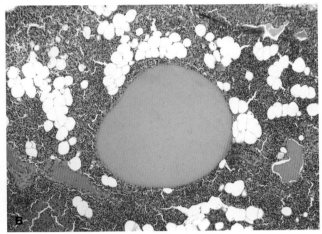

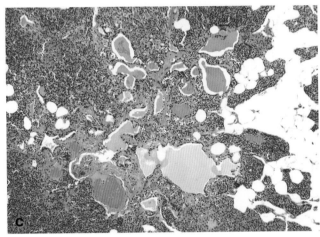

图 44.9　正常甲状旁腺中的胶样物质。甲状旁腺可形成囊状结构（A、B）及滤泡样结构（A、C），其内充满类似甲状腺胶质的蛋白类物质；甲状旁腺增生伴胶样物质时可类似于甲状腺肿瘤，需特殊检查以确定甲状旁腺的来源。图 44.9A、B、C 均为图 44.8C 的高倍放大

状腺滤泡内的胶质，这些物质含有糖蛋白，因此 PAS 染色呈阳性[62]，免疫组织化学检测 PTH 呈阳性。双折射性草酸钙结晶常见于甲状腺滤泡内，但不见于甲状旁腺的胶样物质内，此特征有助于术中冰冻检查时区分甲状腺与甲状旁腺。有报道发现这种胶样物质具有淀粉样特征[63]。已描述的实质细胞有 3 种类型，包括主细胞、嗜酸性细胞和过渡细胞[49]，但这些细胞均为主细胞的变种，只是嗜酸性改变的程度有所不同。透明细胞（或水样透明细胞）仅见于病理状态下[49]。甲状旁腺只有一种实质细胞，即主细胞，其功能为合成和分泌 PTH，这种细胞由于功能变化而出现形态学改变，包括发生嗜酸性变。

正常主细胞为圆形至多边形，直径为 8～12μm。细胞核圆形，位于细胞中央，核膜清楚，染色质均匀分布，有小核仁。胞界清楚，细胞质可透明、嫌色性或弱嗜酸性（图 44.10）。细胞质内可有显著的透明空泡，这是糖原和脂质蓄积的结果，前者 PAS 染色

呈阳性，后者脂肪染色呈阳性（例如油红 O）。细胞质内脂肪含量被认为与细胞的内分泌活性呈负相关，细胞质内脂质增加是主细胞失活或活性受抑制的一个特征，而在激素合成活跃的细胞中仅有微量脂质。

主细胞的超微结构类似其他神经内分泌细胞（图 44.11），且受其功能活性影响[64-65]。激素合成相关的细胞器包括粗面内质网（肽类激素 mRNA 在此翻译）、高尔基体（激素在此包装）、膜结合分泌颗粒（储存激素并将其转运至细胞表面供分泌）。静息细胞内的激素合成相关细胞器发育不良，糖类、溶酶体及大的脂质小体在细胞内蓄积，后者即为光镜下所见的脂质；细胞周边有数量不等的致密核心分泌小颗粒蓄积。静息细胞的细胞膜相对平直，与周围细胞之间的交错突起和桥粒连接较少。相反，在合成及分泌功能活跃的细胞中，粗面内质网发育良好、平行排列，一般位于核旁；高尔基体显著，可见正在形成中的不成熟分泌颗粒，表现为电子密度不均匀，伴电子透明

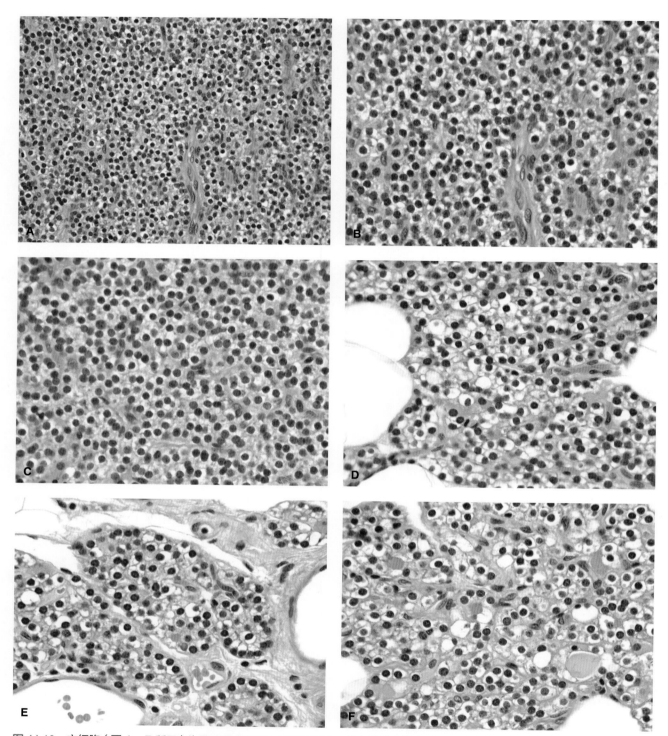

图 44.10　主细胞（图 A~F 所示）为圆形至多边形，细胞核居中，染色质分布均匀，可见小核仁，细胞界限清楚。细胞质透明、嗜酸性或弱嗜酸性。细胞质透明空泡样表现是由糖原和（或）脂质蓄积所致。图 B 为图 A 的局部放大

空晕；较大的致密核心分泌颗粒遍布整个细胞质；细胞质内糖原和脂质小体耗竭。这些细胞可见复杂的交错突起，偶见分泌颗粒膜与细胞膜融合，将分泌产物排至细胞外。

嗜酸性细胞是嗜酸性变的主细胞，线粒体蓄积可表现为数量增加和体积增大。促进嗜酸性变的因素尚不清楚，但甲状旁腺内的嗜酸性细胞的大小和数量随着年龄的增长而逐渐增加，其在垂体和甲状

腺在内的其他内分泌器官中也是如此[66]。嗜酸性细胞可单个散在，也可呈小簇状或较大结节状及片状分布（图 44.12），细胞直径为 12～20μm，明显比主细胞大，原因在于其含丰富的嗜酸性颗粒状细胞质，细胞质内充满线粒体。

嗜酸性细胞（超微结构术语为"oncocyte"）的特

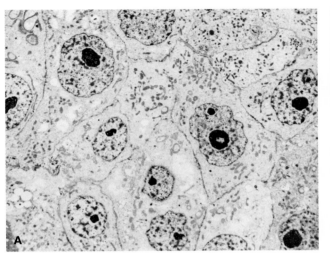
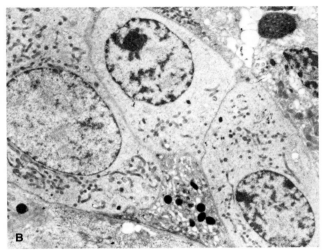

图 44.11　主细胞超微结构。电镜下，甲状旁腺主细胞内可见较短的粗面内质网、散在小的分泌颗粒、线粒体（A、B）、发育程度不等的高尔基体（A），还可见空泡结构，后其可能是含有脂质成分的溶酶体（B）

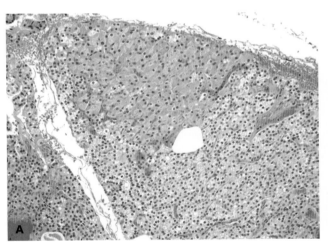
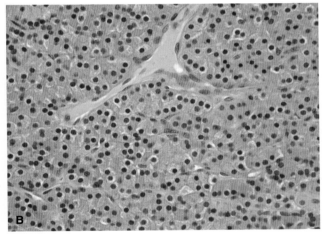
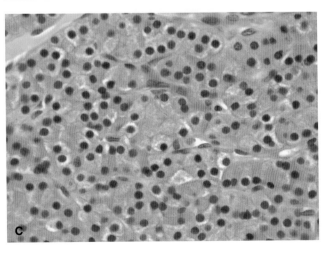

图 44.12　嗜酸性细胞呈小巢状分布（A），嗜酸性细胞的大小和数量随着年龄的增长而增加。由于大量线粒体蓄积，这类细胞具有大量颗粒状嗜酸性细胞质（B、C）因此得名"嗜酸性细胞"。图 C 为图 B 的局部放大

征是细胞质内充满大量大小和形状不规则的线粒体
（图 44.13）；其他细胞器很少，包括短小的粗面内质
网、退化的高尔基体、稀疏的分泌颗粒，偶有溶酶
体和脂褐素颗粒，但有些细胞完全缺乏合成性细胞
器[64]。过渡细胞中的线粒体的数量少于发育完全的
嗜酸性细胞，但比主细胞多。

过渡细胞属于中间类型的细胞，同时具有主细胞
特征和部分嗜酸性变的特征（图 44.14）。

透明细胞可见于胎儿甲状旁腺，正常成人腺体
中并无此细胞，但可见于增生腺体及腺瘤中（图
44.15A，B）。透明细胞富含胞质糖原。水样透明细
胞是透明细胞的特殊变异型，细胞非常大，直径为
15～20μm，最大可达 40μm，胞质丰富、空泡状，空
泡周围含大量糖原（图 44.15C）。水样透明细胞的胞
质颗粒 PAS 染色阳性，但淀粉酶消化后阴性，提示
为糖原[67]。空泡的来源有几种猜测。由于空泡的形
态类似于高尔基小泡，因此一般认为这些空泡与高尔
基体有关[68-69]；但由于这些空泡表面可见核糖体，因
此也有人认为这些空泡与粗面内质网的扩张有关[70]；
还有人提出其可能与分泌颗粒有关[71]。

6 性别和年龄差异

胎儿、婴儿、儿童及年轻人的甲状旁腺间质主要
由毛细血管网构成，胶原极少。随着年龄的增长，胶
原逐渐增多并形成纤维间隔，从而使成熟腺体呈小叶

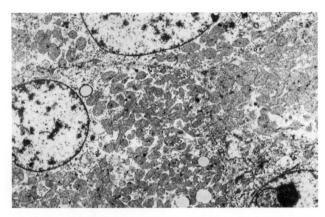

图 44.13 嗜酸性细胞的超微结构。电镜下，甲状旁腺嗜酸性
细胞的胞质几乎完全被大量线粒体取代，这些线粒
体可增大、扩张；残余的粗面内质网、较小的高尔
基体、少量分泌颗粒及脂质空泡均陷入蓄积的线粒
体中，或被推挤至核旁或外周区域

状。间质脂肪细胞在 10 岁时开始出现，并随着年龄
的增长而增多，一般在 30～40 岁达到峰值。间质脂
肪细胞的数量及分布存在个体差异，甚至同一个体的
不同腺体间也有所不同。大多数成人的脂肪细胞约占
间质脂肪细胞的 50%[48]。女性的间质脂肪更多，但
这可能是由于间质脂肪含量与身体脂肪总量成比例。
甲状腺内甲状旁腺的间质脂肪一般比甲状腺外少。

胎儿甲状旁腺中以透明细胞为主，但其在出生后
消失。婴儿及幼儿的甲状旁腺中仅有一种类型的细
胞，即主细胞。过渡细胞和嗜酸性细胞都随着年龄的
增长而增多。儿童主细胞内的脂肪含量少于成人主细
胞内的脂肪含量。

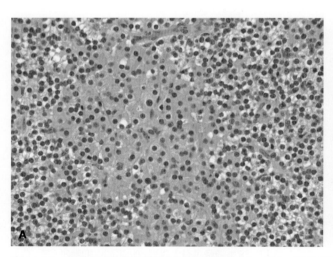

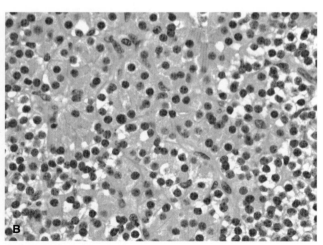

图 44.14 过渡细胞为部分嗜酸性变的主细胞（A、B）。图 B 为图 A 的局部放大

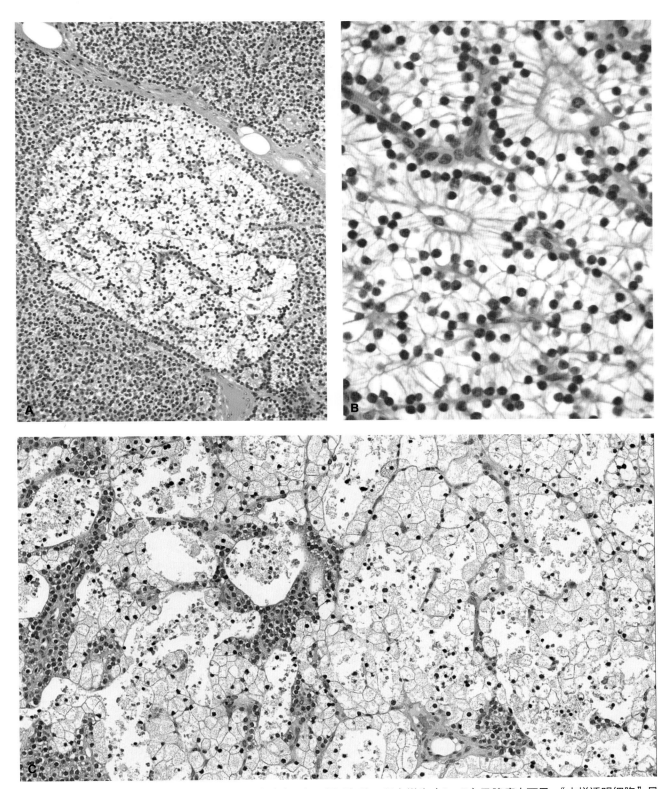

图 44.15　甲状旁腺中的透明细胞变。正常甲状旁腺中一般无透明细胞，但在增生（A、B）及腺瘤中可见。"水样透明细胞"是透明细胞变的一种独特形态，是大量糖原和脂质蓄积的结果（C）。图 B 为图 A 的局部放大

7 生理学和病理生理学

甲状旁腺的主要功能是合成和分泌 PTH。PTH 是由 84 个氨基酸构成的肽，分子量为 9.4kDa，其编码的基因位于 11 号染色体短臂上[72]。该基因产物最初为含 115 个氨基酸的前激素原，在内质网中剪切产生一个含 25 个氨基酸的 N 末端产物和前 PTH；进一步剪切后，在高尔基体内产生含 6 个氨基酸的 N 末端产物和含 84 个氨基酸的 PTH，此时的 PTH 应归为激素原，因为激素受体相互作用并调节钙稳态所必需的只是 N 末端的 34 个氨基酸。C 末端非活性片段、N 末端活性片段的剪切发生于肝脏和其他部位。C 末端活性片段的半衰期明显短于完整 PTH 和 C 末端非活性片段的半衰期。

PTH 的主要功能在于调节血清钙浓度。钙是许多细胞功能的信号传导通路所必需的，这些功能包括膜完整性、蛋白分泌、糖原代谢、分离、黏附，以及某些特殊功能，如肌肉收缩、神经元兴奋性和凝血。血钙水平主要由 3 种激素调节：PTH、骨化三醇（1，25[OH]$_2$D$_3$）和降钙素。人体中约 99% 的钙以羟基磷灰石的形式储存于骨中，仅 1% 存在于细胞外液和软组织中。在包括血清在内的细胞外液中，近半数（48%）的钙为游离钙，46% 的钙与蛋白质结合，其余则以弥散性离子复合物的形式存在[49]。离子钙（Ca^{2+}）是 PTH 合成和分泌的主要调节因素；离子钙的增多会抑制主细胞内的 PTH 转录、翻译和分泌，而离子钙减少则会增强其合成和分泌。这与其他内分泌细胞形成鲜明对比，在内分泌细胞中，钙增加导致激素合成和分泌增加，钙减少则导致激素合成和分泌减少。

钙对 PTH 的调节由钙敏感受体（CaSR）介导，该受体是 3q13.3-21 处 *CaSR* 基因编码[75]的 G 蛋白偶联受体（GPCR）超家族中的一员[73-75]。低钙血症激活 CaSR，诱导 PTH 合成和分泌增加。CaSR 也表达于肾小管，参与钙的重吸收[74-75]，还表达于胃、小肠和皮肤[76]。1，25- 骨化三醇（二羟维生素 D）通过调节 CaSR 的表达而间接影响 PTH 的分泌。CaSR 信号失活是家族性低尿钙性高钙血症（Familial

hypocal ciuric hypercalcemia，FHH，也称为家族性良性高钙血症）的病因，该病特征为轻度高钙血症、低尿钙、PTH 水平正常，是由杂合性失活突变所致；新生儿重型原发性甲状旁腺功能亢进症是一种更为严重的疾病，可致死，是由纯合性失活突变或杂合性显性失活突变所致[76-77]。*CaSR* 功能获得性突变导致常染色体显性遗传性低血钙、散发性特发性甲状旁腺功能减退和 V 型巴特综合征，其特征为低钙血症和高尿钙[76]。自身免疫性甲状旁腺功能减退症患者包括多发性内分泌自身免疫综合征患者体内存在 CaSR 活性抗体[76]。

PTH 直接或间接促进骨、肾和肠道的钙重吸收到血液中。PTH 受体（PTHR1）是可增加循环 AMP 水平的另一种跨膜 G 蛋白偶联蛋白[78]，PTHR1 活化后，PTH 会刺激肾小管重吸收钙，并通过刺激 1α 维生素 D 羟化酶将 25（OH）维生素 D 转化为 1α25（OH）$_2$ 维生素 D，从而增强肾脏骨化三醇的形成，使肠道对钙的吸收增强。

PTHR1 表达于成骨细胞，这会导致对其功能的理解出现重大偏差。PTHR1 的活化被认为可延长成骨细胞寿命并增强其活性，从而促进骨形成。但成骨细胞信号激活破骨细胞，间接导致骨吸收，后者不表达 PTHR1。PTH 也可激活骨细胞，导致陷窝周围骨溶解。自相矛盾的是，间歇性应用高水平 PTH 促进骨形成，而连续高水平 PTH 促进骨分解。有人推测，短暂使用 PTH 可刺激成骨细胞的合成活性，但不触发破骨细胞的分解活性。鉴于此，PTH 被"不合常理"地用于治疗骨质疏松症[72]。

骨中的钙动员也会导致血磷升高。血磷对 PTH 的调节并无直接作用，但 PTH 通过阻断磷在肾内的吸收而促进其排出。成纤维细胞生长因子 23（FGF23）是血磷调节的重要因素，可抑制肾小管内的 1α 羟化酶。骨细胞和成骨细胞产生的 FGF23 下调 II 型钠-磷共转运体（NPTi2a 和 NPTi2c），导致磷减少。FGF23 还下调肾脏 25（OH）$_2$ 维生素 D1α 羟化酶活性，从而降低 1α25（OH）$_2$D 的血清水平。

PTHR1 通过 *GNAS* 基因编码的 G 蛋白激活型 α 亚基（Gsα）发挥作用。*GNAS* 失活突变导致 I A、I B、I C 型假性甲状旁腺功能减退症（pseudohypoparathyroidism，PHP）和假性假甲状旁腺功能减退症（pseudopseudohypoparathyroidism，PPHP）。位于染色体 20q13.3 的复合性 *GNAS* 基因座的某些位点会出现父系特异性甲基化[79]。母系 *GNAS* 杂合性失活突变则导致 IA 型 PHP，并伴 PTH 抵抗性低钙血症和高磷血症；降低近端肾小管中父系 *GNAS* 的表达会导致 Gsα 蛋白的表达极低或缺失，从而导致 PTH 抵抗性低钙血症和高磷血症。父系等位基因的相同或类似 *GNAS* 突变是 PPHP 的致病因素[79]。常染色体显性遗传的 IB 型 PHP 是由 *GNAS* 或 *STX16* 的母系杂合性缺失所致，伴甲基化缺失（LOM）所致的 Gsα 表达降低。散发性 IB 型 PHP 中也可见表观遗传学改变，曾有染色体 20q 父系单亲同二倍体或单亲异二倍体的罕见病例报道[79]。

8 特殊技术

许多特殊技术可用于甲状旁腺评估，包括组织化学染色、免疫组织化学染色和分子检测。

特殊染色法中的 Grimelius 银染法可用于鉴定甲状旁腺主细胞的神经内分泌特征，该方法在过去应用较多，现已基本被免疫组织化学染色取代。

大多数实验室都可进行 PAS 染色，可用于评估主细胞内的糖原含量，这有助于评估甲状旁腺的功能，以及细胞质透明的原因。糖原在 PAS 染色时呈强阳性（图 44.16），但不耐淀粉酶消化，因此糖原经淀粉酶消化后 PAS 染色（PAS-D）呈阴性。甲状旁腺囊肿和滤泡内的胶质并不含糖原（图 44.16）。

脂肪染色也已广泛用于主细胞细胞质内脂质的评估，静息状态下主细胞内脂质较多，而活跃状态下则相反。此特征可用于鉴别增生和腺瘤中的细胞与正常细胞（图 44.17）。该技术的主要局限性在于需要新鲜和（或）冰冻组织，原因在于福尔马林固定、石蜡包埋组织中的脂质丢失，导致油红 O 染色无法应用于常规切片。脂肪染色主要应用于术中冰冻切片或组织印片。通过术中评估 PTH 水平来指导手术范围，是甲状旁腺功能亢进患者手术治疗的革命性进步[1]，对于患者的手术而言，确定切除组织为甲状旁腺（而不是淋巴结或其他颈部结构）的重要性，要超过确定甲状旁腺是否异常。

与组织化学染色的应用减少相比，免疫组织化学染色已成为重要的辅助诊断方法，病理医师已将其应用于临床实践。免疫组织化学染色的应用主要包括 3 个方面：证实甲状旁腺分化，鉴别良、恶性增生，确定甲状旁腺疾病的遗传易感性。

甲状旁腺病变可很明显，并位于甲状旁腺内，但由于甲状旁腺常位于甲状腺和纵隔内，且可以形成滤泡样结构，因此很容易误判。神经内分泌标记物包括 Syn、CgA、囊泡相关膜蛋白（VAMP）、突触体相关蛋白 23（SNAP-23）；其中 SNAP-23 属于可溶性 N-乙酰胺敏感融合蛋白附着蛋白受体（SNARE）的一部分。GATA3[80]、Gcm2[81] 和 PTH 可用于确定甲状旁腺细胞，并能鉴别该部位可能出现的其他神经内分泌细胞及其肿瘤，后者包括形成甲状腺髓样癌的 C 细胞、胸腺神经内分泌肿瘤和副神经节瘤；当以透明细胞为主时，还能鉴别肾细胞癌及其他大细胞性透明细胞肿瘤（表 44.2，图 44.18）。副神经节瘤不表达 CK，而包括甲状旁腺肿瘤在内的其他神经内分泌肿瘤则表达多种 CK，包括 AE1/AE3 和 CK8/18（Cam5.2）。主细胞还表达 CK19，不表达 TTF-1、PGP9.5 和 NF。建议同时检测多个标记物，因为某些甲状旁腺病变的 Gcm2 表达可能降低[81]，部分病变中的 PTH 表达也可能降低。

正常甲状旁腺与甲状旁腺增生的鉴别可能很困难，因为正常腺体的间质脂肪比例、甚至细胞质内脂肪成分的变化均很大。在所有腺体都需要通过解剖观

表 44.2	
用于证实甲状旁腺分化的免疫组织化学生物标记物	
标记物	**阳性定位**
CgA	细胞质[b]
Syn	细胞质[b]
PTH[a]	细胞质
GATA3	细胞核
Gcm 2	细胞核
多克隆 Pax8	细胞核
单克隆 Pax8	阴性
TTF-1	阴性
AE1/AE3、CK7、CK8/18、CK19	细胞质[b]

注：[a]：甲状旁腺囊肿可不表达 PTH。

　　[b]：部分肿瘤可以不表达。

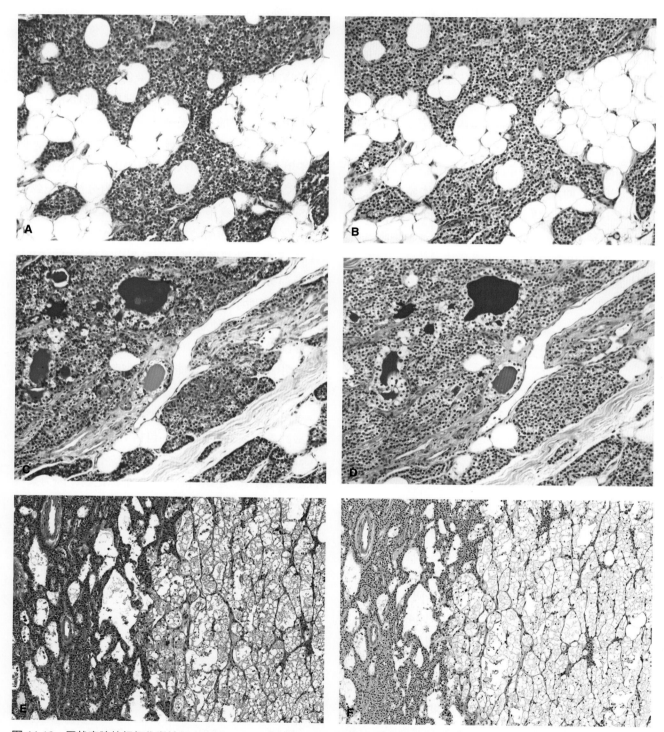

图 44.16　甲状旁腺的组织化学特征：PAS、PAS-D。正常甲状旁腺主细胞内含有大量 PAS 染色呈阳性的糖原（A），但糖原不耐淀粉酶消化（B）。囊肿及滤泡内的胶样物质 PAS 染色呈阳性（C）且耐淀粉酶消化，因此 PAS-D 染色仍呈强阳性（D）。水样透明细胞的透明空泡内不含糖原，但空泡周围的细胞质内有大量 PAS 染色呈阳性的糖原（E），糖原经淀粉酶消化后 PAS 染色呈阴性（F）

察来确定的时代，正常腺体与增生腺体的鉴别是临床工作中面临的一个主要问题。但基于影像学和术中 PTH 评估的部分甲状旁腺切除术的应用，对这一鉴别的需求已经减少。克隆性研究显示，大部分腺瘤和癌是单克隆性病变，而继发性增生则并非如此[82-84]。多发性内分泌肿瘤（multiple endocrine neoplasia，

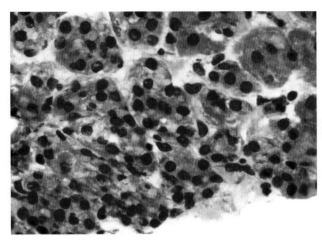

图 44.17　甲状旁腺组织化学染色：油红 O。约 90% 的正常主细胞内存在胞质内脂滴（冰冻切片，油红 O 染色，苏木素复染）（图片由 S.I.Roth 博士惠赠）

MEN）中的克隆性概念更加复杂，多发性内分泌肿瘤综合征 1 型（MEN1）患者"增生性"腺体中的结节实际为克隆性增生[85]，这也符合这样的概念：每个细胞都有失去完整的肿瘤抑制并发生肿瘤性增生的风险。因此，甲状旁腺受累可表现为累及多个腺体的多发性甲状旁腺腺瘤。三发性甲状旁腺功能亢进症的病因常是继发性甲状旁腺功能亢进症中在增生性组织的基础上发生了克隆性肿瘤。

良恶性甲状旁腺肿瘤的鉴别有时较为容易，例如病变无任何恶性特征，且被正常组织围绕者为腺瘤；当可见明确的浸润性生长、脉管侵犯（图 44.19）和神经周侵犯时，为腺癌。但当患者有穿刺活检病史时，良性肿瘤可纤维化，形似浸润性生长，甚至浸润到周围组织，这些反应性改变会令人担忧[86-87]。正常、良性和恶性标记物的免疫组织化学检测对这样的病例很有帮助（表 44.3）。

CDC73 基因最初被称为甲状旁腺功能亢进 2（HRPT2），该基因编码的蛋白被称为 parafibromin（副纤维蛋白），这是一种肿瘤抑制因子，最初认为其与甲状旁腺功能亢进症 – 颌骨肿瘤综合征相关[88]。在该综合征和散发性甲状旁腺癌中，CDC73 基因发生失活突变。Parafibromin 免疫组织化学检测定位于正常甲状旁腺细胞的细胞核及核仁（图 44.20A）。细胞核和（或）核仁中 parafibromin 着色强度降低，表明甲状旁腺肿瘤可能为恶性增生性病变（图 44.20B）[89-90]。正常甲状旁腺不表达 PGP9.5，一些研究发现，PGP9.5 在甲状旁腺癌中表达上调（图 44.20C）。

甲状旁腺癌中还会出现其他肿瘤抑制基因异常，包括 p27、Rb、Tp53[91-95]；这些肿瘤抑制基因的

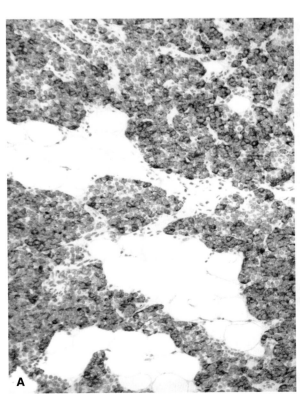

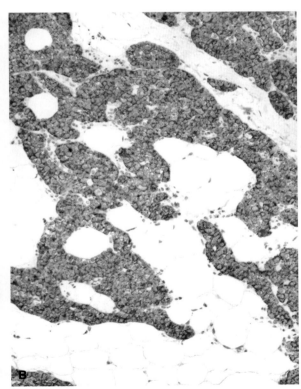

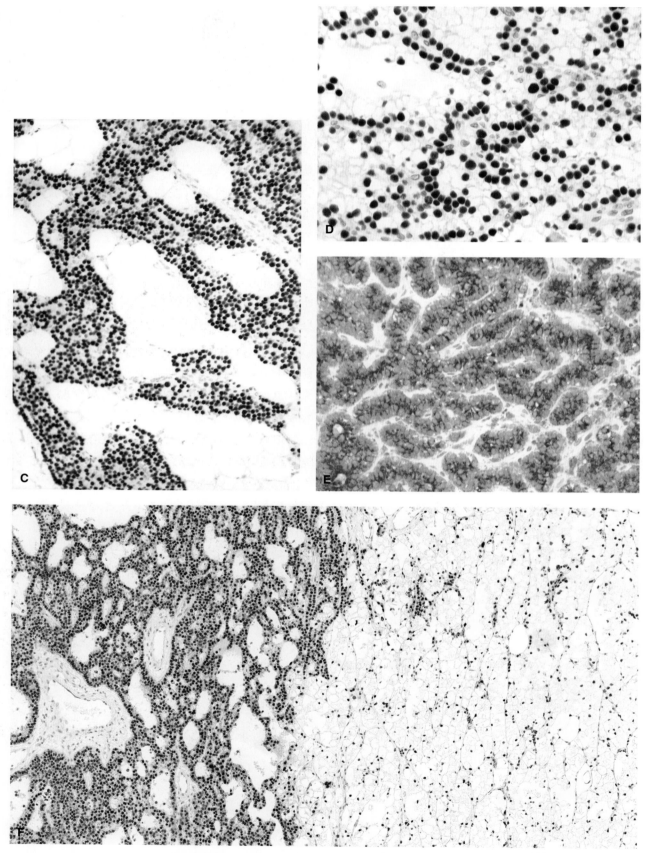

图 44.18   免疫组织化学染色：甲状旁腺分化标记物。正常甲状旁腺主细胞表达 CgA（A）、PTH（B）和 GATA3（C）。透明细胞肿瘤如表达 GATA3（D）和 PTH（E）则可证实为甲状旁腺分化。水样透明细胞的细胞核表达 GATA3（F）

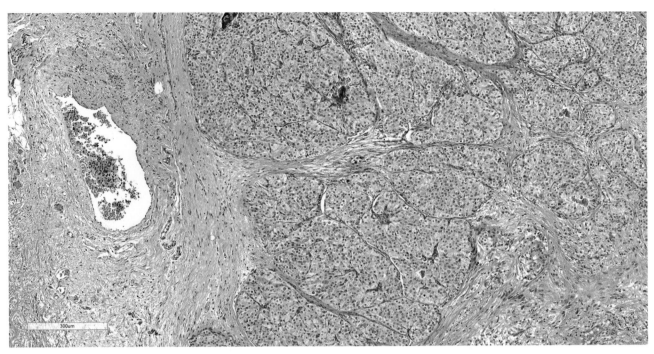

图 44.19　甲状旁腺癌血管侵犯。明确的血管侵犯是指血管腔内可见伴有血栓的肿瘤细胞，伴有此特征时可确诊为甲状旁腺癌

缺失可见于某些甲状旁腺癌，但不见于增生或腺瘤中（图 44.21）。腺瘤的特征是 *GNAS* 突变所致循环 AMP 活化[96] 或细胞周期蛋白 D1（cyclin D1）过表达（图 44.22）。Cyclin D1 过表达是 *CCND1/PRAD1* 基因重排的结果，PTH 基因启动子位于该重排涉及的 1p15.3-15.1[84,97] 上。其他恶性肿瘤的生物标记物还包括 bcl-2 缺失（图 44.23）、galectin-3 过表达（图 44.23）[98] 以及 mdm2[99] 和 *APC* 基因[89,100] 的表达缺失。虽然有作者报道称甲状旁腺腺瘤的 Ki-67 增殖指数一般低于 5%[100]，但其作为生物标记物用于甲状旁腺肿瘤分类的意义仍不明确[101]（图 44.24）。另一项有助于确定并计数核分裂象的标记物为磷酸化组蛋白 –H3（pHH3）免疫组织化学染色（图 44.25）。

甲状旁腺增生性病变的遗传易感性主要与 1 型、2 型和 4 型 MEN 有关。经免疫组织化学检测，当 *MEN1* 基因产物 menin 的表达缺失时（图 44.26），可考虑 MEN1 为病因；如细胞周期蛋白依赖性激酶抑制因子 p27[kip1] 表达全部缺失，则应考虑 MEN4[102-103] 为病因。如前所述，parafibromin 缺失可能表明遗传易感性，尤其是在年轻患者中发现时。最近的系列研究扩展了 parafibromin 缺失性甲状旁腺肿瘤的基因表型相关性[104]，这类肿瘤多见于年轻患者，肿瘤较大，且可有某些特征性形态学表现，包括微囊性改变、包膜厚、杂乱血管、广泛片状生长、嗜酸性胞质、核染色质粗糙和核旁空晕[104]。

对于治疗决策而言，将甲状旁腺肿瘤归入神经内分泌肿瘤的重要性在于，罕见的恶性肿瘤可致死[49,105-106]。神经内分泌细胞均表达生长抑素受体，因此甲状旁腺肿瘤患者适合靶向应用肽受体放射治疗（PRRT）[107-108]。

表 44.3		
用于鉴别甲状旁腺腺瘤和甲状旁腺癌的免疫组织化学生物标记物		
标记物	**腺瘤**	**癌**
Parafibromin	阳性	阴性[a]
APC	阳性	阴性[b]
Bcl-2	阳性	阴性[b]
Mdm2	阳性	阴性
Rb	阳性	阴性[b]
p53 过表达	无	罕见
Cyclin D1	阳性	阴性
Ki-67（MIB1）	一般 <5%	一般 >5%
Galectin-3	阴性	阳性
PGP 9.5	阴性	阳性

注：[a]：部分甲状旁腺癌中仍有细胞核表达。

　　[b]：部分癌中可表达减少。

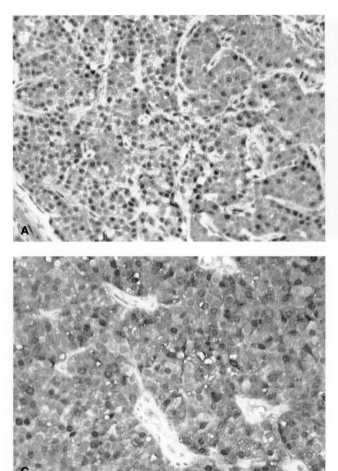

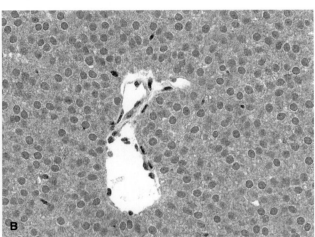

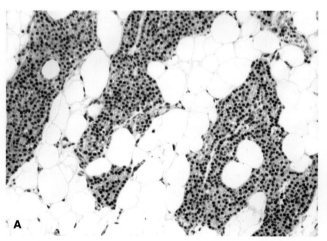

图 44.20 Parafibromin 和 PGP 9.5 免疫组织化学染色。Parafibromin 表达于正常和增生的良性甲状旁腺细胞（A），若甲状旁腺细胞的细胞核和（或）核仁的表达降低（B），则表明甲状旁腺肿瘤具有恶性潜能。正常甲状旁腺和良性甲状旁腺增生性病变均不表达 PGP 9.5，但在甲状旁腺癌中 PGP 9.5 的表达上调（C）

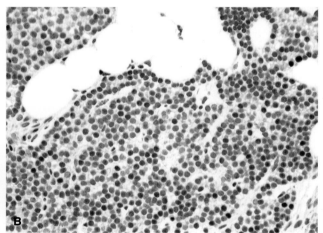

图 44.21 甲状旁腺增生性病变中 p27、Rb、p53 的异常表达。正常甲状旁腺强表达 p27（A），增生的甲状旁腺（B）和甲状旁腺腺瘤仍表达 p27，但表达减弱。p27 表达完全丢失是甲状旁腺癌的特征（C），但也可见于 MEN4 患者的良性甲状旁腺病变。正常（D）和增生（E）的甲状旁腺均表达 Rb。甲状旁腺增生（F）和甲状旁腺腺瘤可灶性表达 p53

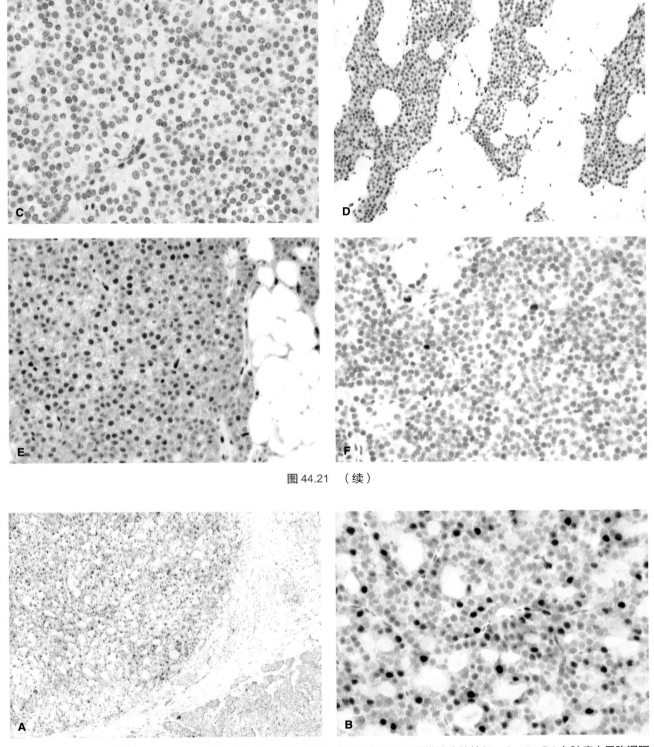

图 44.21　（续）

图 44.22　甲状旁腺腺瘤中 cyclin D1 表达上调。Cyclin D1 表达上调是 PRAD1 重排腺瘤的特征。Cyclin D1 在肿瘤内呈弥漫阳性，但在周围非肿瘤性实质中则不表达（A）；Cyclin D1 在大多数肿瘤细胞核中呈不同程度的阳性（B）

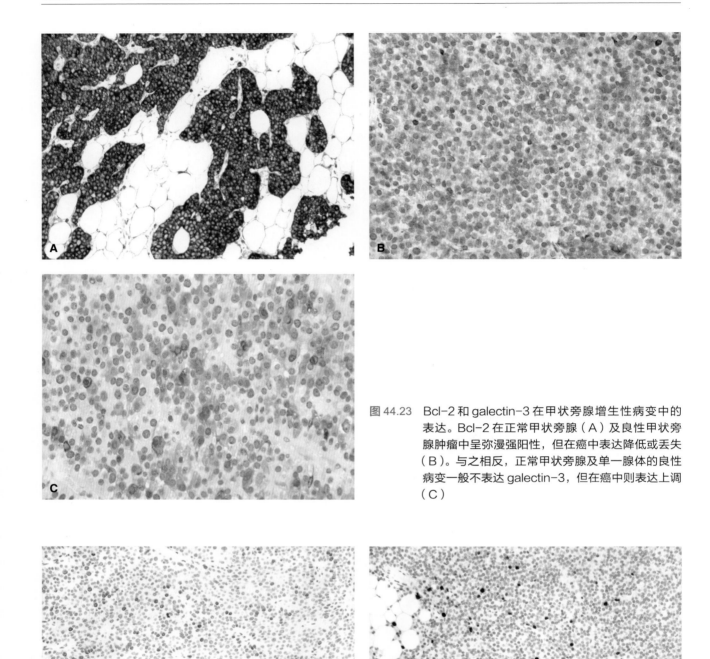

图 44.23   Bcl-2 和 galectin-3 在甲状旁腺增生性病变中的表达。Bcl-2 在正常甲状旁腺（A）及良性甲状旁腺肿瘤中呈弥漫强阳性，但在癌中表达降低或丢失（B）。与之相反，正常甲状旁腺及单一腺体的良性病变一般不表达 galectin-3，但在癌中则表达上调（C）

图 44.24   Ki-67 在甲状旁腺增生及癌中的表达。Ki-67 增殖指数高是甲状旁腺癌的特征（A），但甲状旁腺增生中也可出现（B），因此并无特异性

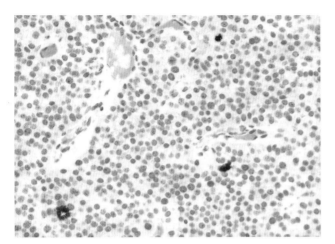

图 44.25　磷酸化组蛋白 H3 CpHH3，辅助核分裂象计数。免疫组织化学检测 pHH3 便于识别核分裂象并进行计数

9　致谢

非常感谢 Paolo Batoni 博士和 Zoya Volynskaya 博士提供图 44.1、图 44.5；非常感谢 Lorne Rotstein 医学博士提供图 44.2；非常感谢 S.I.Roth 医生为本书提供上一版本中即引用的图 44.6、图 44.17。

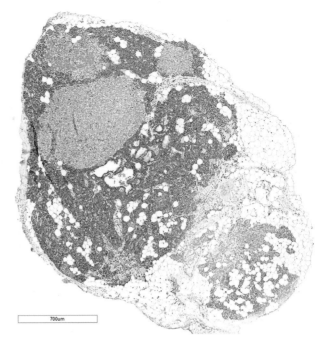

图 44.26　MEN1 患者的甲状旁腺腺瘤不表达 menin。通过此特征发现该 MEN1 患者的甲状旁腺中有多个小腺瘤

参考文献

[1] Wilhelm SM, Wang TS, Ruan DT, et al. The American Association of Endocrine Surgeons guidelines for definitive management of primary hyperparathyroidism. *JAMA Surg* 2016;151(10):959–968.

[2] Owen R. On the anatomy of the Indian rhinoceros (Rh. unicornus, L.). *Trans Zool Soc (London)* 1852;4(2):31–58.

[3] Remak R. *Untersuchungen über die Entwickelung der Wirbelthiere.* Berline: G. Reimer; 1855.

[4] Virchow R. *Die krankhaften Geschewülste.* Berlin: Hirschwald; 1863.

[5] Sanderström I. Om en ny Körtel hos menniskan och ätskilliga däggdjur. *Upsala Läkareförenings Förhandlingar* 1880;15: 441–471.

[6] Kohn A. Studien über die Schilddrüse. *Arch Mikr Anat* 1895;44:366–422.

[7] Kohn A. Die Epithelkörperchen. *Ergeb Anat Entwicklungsgeshch* 1899;9:194–252.

[8] Gley E. Sur la toxicité des urines des chiens thyroidectomisés: contribution à l'étude des fonctions du corps thyroide. *Comptes Rendus de la Société de Biologie* 1891;3:366–368.

[9] Erdheim J. Ueber tetania parathyreopriva. *Weiner Klinishe Wachenschrift* 1906;19:716–717.

[10] Erdheim J. Beiträge zur pathologischen anatomie der menschlichen epithel-körperchen. *Zeitschrift für Heilkunst* 1904;25:1–15.

[11] Hanson AM. The hydrochloric X sicca: a parathyroid preparation for intramuscular injection. *Military Surgery* 1924;259:218–219.

[12] Collip JB. The extraction of a parathyroid hormone which will prevent or control parathyroid tetany and which regulates the level of blood calcium. *J Biol Chem* 1925;63: 395–438.

[13] Aurbach GD. Isolation of parathyroid hormone after extraction with phenol. *J Biol Chem* 1959;234:3179–3181.

[14] Wang C. The anatomic basis of parathyroid surgery. *Ann Surg* 1976;183(3):271–275.

[15] Akerstrom G, Malmaeus J, Bergstrom R. Surgical anatomy of human parathyroid glands. *Surgery* 1984;95(1):14–21.

[16] Rodgers SE, Hunter GJ, Hamberg LM et al. Improved preoperative planning for directed parathyroidectomy with 4-dimensional computed tomography. *Surgery* 2006;140(6): 932–940, discussion 940–941.

[17] Roy M, Mazeh H, Chen H, et al. Incidence and localization of ectopic parathyroid adenomas in previously unexplored patients. *World J Surg* 2013;37(1):102–106.

[18] Weller GLJ. Development of the thyroid, parathyroid and thymus glands in man. *Contrib Embryol* 1933;24:95–138.

[19] Gilmour JR. The embryology of the parathyroid glands, the thymus and certain associated rudiments. *J Pathol Bacteriol* 1937;45:507–522.

[20] Norris EH. The parathyroid glands and the lateral thyroid in man: their morphogenesis, histogenesis, topographhic anatomy and prenatal growth. *Contrib Embryol* 1938;26:247.

[21] Roth SI, Sadow PM, Johnson NB, et al. Parathyroid. In: Mills SE, ed. *Histology for Pathologists.* Philadelphia, PA: Wolters Kluwer Lippincott Williams & Williams; 2012.

[22] Sanders CD, Kirkland JD, Wolin EA. Ectopic parathyroid adenoma in the carotid sheath. *J Nucl Med Technol* 2016;44(3): 201–202.

[23] Okuda I, Nakajima Y, Miura D, et al. Diagnostic localization of ectopic parathyroid lesions: developmental consideration. *Jpn J Radiol* 2010;28(10):707–713.

[24] Lack EE, Delay S, Linnoila RI. Ectopic parathyroid tissue within

the vagus nerve. Incidence and possible clinical significance. *Arch Pathol Lab Med* 1988;112(3):304–306.

[25] Leroyer-Alizon E, David L, Anast CS, et al. Immunocytological evidence for parathyroid hormone in human fetal parathyroid glands. *J Clin Endocrinol Metab* 1981;52(3): 513–516.

[26] Manley NR, Capecchi MR. Hox group 3 paralogs regulate the development and migration of the thymus, thyroid, and parathyroid glands. *Dev Biol* 1998;195(1):1–15.

[27] Kameda Y, Arai Y, Nishimaki T, et al. The role of Hoxa3 gene in parathyroid gland organogenesis of the mouse. *J Histochem Cytochem* 2004;52(5):641–651.

[28] Peters H, Neubuser A, Kratochwil K, et al. Pax9-deficient mice lack pharyngeal pouch derivatives and teeth and exhibit craniofacial and limb abnormalities. *Genes Dev* 1998;12(17):2735–2747.

[29] Su D, Ellis S, Napier A, et al. Hoxa3 and pax1 regulate epithelial cell death and proliferation during thymus and parathyroid organogenesis. *Dev Biol* 2001;236(2):316–329.

[30] Jerome LA, Papaioannou VE. DiGeorge syndrome phenotype in mice mutant for the T-box gene, Tbx1. *Nat Genet* 2001;27(3):286–291.

[31] Lindsay EA, Vitelli F, Su H, et al. Tbx1 haploinsufficieny in the DiGeorge syndrome region causes aortic arch defects in mice. *Nature* 2001;410(6824):97–101.

[32] Merscher S, Funke B, Epstein JA, et al. TBX1 is responsible for cardiovascular defects in velo-cardio-facial/DiGeorge syndrome. *Cell* 2001;104(4):619–629.

[33] Gordon J, Bennett AR, Blackburn CC, et al. Gcm2 and Foxn1 mark early parathyroid- and thymus-specific domains in the developing third pharyngeal pouch. *Mech Dev* 2001;103(1–2): 141–143.

[34] Gunther T, Chen ZF, Kim J, et al. Genetic ablation of parathyroid glands reveals another source of parathyroid hormone. *Nature* 2000;406(6792):199–203.

[35] Grigorieva IV, Thakker RV. Transcription factors in parathyroid development: lessons from hypoparathyroid disorders. *Ann N Y Acad Sci* 2011;1237:24–38.

[36] Grigorieva IV, Mirczuk S, Gaynor KU, et al. Gata3-deficient mice develop parathyroid abnormalities due to dysregulation of the parathyroid-specific transcription factor Gcm2. *J Clin Invest* 2010;120(6):2144–2155.

[37] Xu PX, Zheng W, Laclef C, et al. Eya1 is required for the morphogenesis of mammalian thymus, parathyroid and thyroid. *Development* 2002;129(13):3033–3044.

[38] Zou D, Silvius D, Davenport J, et al. Patterning of the third pharyngeal pouch into thymus/parathyroid by Six and Eya1. *Dev Biol* 2006;293(2):499–512.

[39] Frank DU, Fotheringham LK, Brewer JA, et al. An Fgf8 mouse mutant phenocopies human 22q11 deletion syndrome. *Development* 2002;129(19):4591–4603.

[40] Gardiner JR, Jackson AL, Gordon J, et al. Localised inhibition of FGF signalling in the third pharyngeal pouch is required for normal thymus and parathyroid organogenesis. *Development* 2012;139(18):3456–3466.

[41] Gordon J, Patel SR, Mishina Y, et al. Evidence for an early role for BMP4 signaling in thymus and parathyroid morphogenesis. *Dev Biol* 2010;339(1):141–154.

[42] Bachiller D, Klingensmith J, Shneyder N, et al. The role of chordin/Bmp signals in mammalian pharyngeal development and DiGeorge syndrome. *Development* 2003;130(15): 3567–3578.

[43] Wurdak H, Ittner LM, Lang KS, et al. Inactivation of TGFbeta signaling in neural crest stem cells leads to multiple defects reminiscent of DiGeorge syndrome. *Genes Dev* 2005;19(5):530–535.

[44] Moore-Scott BA, Manley NR. Differential expression of Sonic hedgehog along the anterior-posterior axis regulates patterning of pharyngeal pouch endoderm and pharyngeal endoderm-derived organs. *Dev Biol* 2005;278(2): 323–335.

[45] Parvari R, Hershkovitz E, Grossman N et al; HRD/Autosomal Recessive Kenny-Caffey Syndrome Consortium. Mutation of TBCE causes hypoparathyroidism-retardation-dysmorphism and autosomal recessive Kenny-Caffey syndrome. *Nat Genet* 2002;32(3):448–452.

[46] Parvari R, Diaz GA, Hershkovitz E. Parathyroid development and the role of tubulin chaperone E. *Horm Res* 2007; 67(1):12–21.

[47] Ghandur-Mnaymneh L, Cassady J, Hajianpour MA, et al. The parathyroid gland in health and disease. *Am J Pathol* 1986; 125(2):292–299.

[48] Gilmour JR, Martin WJ. The weight of the parathyroid glands. *J Pathol Bacteriol* 1937;44:431–462.

[49] DeLellis RA. *Atlas of Tumor Pathology-Tumors of the Parathyroid Gland*. 3rd ed. Washington, DC: Armed Forces Institute of Pathology; 1993.

[50] Dufour DR, Wilkerson SY. The normal parathyroid revisited: percentage of stromal fat. *Hum Pathol* 1982;13(8): 717–721.

[51] Dufour DR, Wilkerson SY. Factors related to parathyroid weight in normal persons. *Arch Pathol Lab Med* 1983;107(4): 167–172.

[52] Grimelius L, Akerström G, Bondeson L et al. The role of the pathologist in diagnosis and surgical decision making in hyperparathyroidism. *World J Surg* 1991;15(6):698–705.

[53] Grimelius L, Akerstrom G, Johansson H, et al. Estimation of parenchymal cell content of human parathyroid glands using the image analyzing computer technique. *Am J Pathol* 1978;93(3):793–800.

[54] Akerstrom G, Grimelius L, Johansson H, et al. The parenchymal cell mass in normal human parathyroid glands. *Acta Pathol Microbiol Scand A* 1981;89(5):367–375.

[55] Akerstrom G, Grimelius L, Johansson H, et al. Estimation of the parathyroid parenchymal cell mass by density gradients. *Am J Pathol* 1980;99(3):685–694.

[56] Akerström G, Malmaeus J, Grimelius L, et al. Histological changes in parathyroid glands in subclinical and clinical renal disease. An autopsy investigation. *Scand J Urol Nephrol* 1984;18(1):75–84.

[57] Yao K, Singer FR, Roth SI, et al. Weight of normal parathyroid glands in patients with parathyroid adenomas. *J Clin Endocrinol Metab* 2004;89(7):3208–3213.

[58] Balashev VN, Ignashkina MS. Lymphatic system of parathyroid glands in man. *Fed Proc Transl Suppl* 1965;24(4): 603–604.

[59] Altenahr E. Electron microscopical evidence for innervation of chief cells in human parathyroid gland. *Experientia* 1971;27(9):1077.

[60] Yeghiayan E, Rojo-Ortega JM, Genest J. Parathyroid vessel innervation: an ultrastructural study. *J Anat* 1972;112(Pt 1):137–142.

[61] Isono H, Shoumura S. Effects of vagotomy on the ultrastructure of the parathyroid gland of the rabbit. *Acta Anat (Basel)* 1980;108(3):273–280.

[62] Cinti S, Balercia G, Zingaretti MC, et al. The normal human parathyroid gland. A histochemical and ultrastructural study with particular reference to follicular structures. *J Submicrosc Cytol* 1983;15(3):661–679.

[63] Lieberman A, DeLellis RA. Intrafollicular amyloid in normal parathyroid glands. *Arch Pathol* 1973;95(6):422–423.

[64] Roth SI, Capen CC. Ultrastructural and functional correlations of the parathyroid gland. *Int Rev Exp Pathol* 1974;13: 161–221.

[65] Roth SI, Au WY, Kunin AS, et al. Effect of dietary deficiency in

vitamin D, calcium, and phosphorus on the ultrastructure of the rat parathyroid gland. *Am J Pathol* 1968;53(4):631–650.

[66] Hamperl H. Über das Vorkommen von Onkocyten in verschiedenen Organen und ihren Geschwülsten (Mundspeicheldrüsen, Bauschpeicheldrüse, Epithelkörperchen, Hypophyse, Schilddrüse, Eileiter). *Virchows Arch* 1936;25:327–375.

[67] Bai S, LiVolsi VA, Fraker DL, Bing Z. Water-clear parathyroid adenoma: report of two cases and literature review. *Endocr Pathol* 2012;23(3):196–200.

[68] Grenko RT, Anderson KM, Kauffman G, et al. Water-clear cell adenoma of the parathyroid. A case report with immunohistochemistry and electron microscopy. *Arch Pathol Lab Med* 1995;119(11):1072–1074.

[69] Roth SI. The ultrastructure of primary water-clear cell hyperplasia of the parathyroid glands. *Am J Pathol* 1970;61(2): 233–248.

[70] Emura S, Shoumura S, Utsumi M et al. Origin of the waterclear cell in the parathyroid gland of the golden hamster. *Acta Anat (Basel)* 1991;140(4):357–361.

[71] Cinti S, Sbarbati A. Ultrastructure of human parathyroid cells in health and disease. *Microsc Res Tech* 1995;32(2): 164–179.

[72] Potts JT. Parathyroid hormone: Past and present. *J Endocrinol* 2005;187(3):311–325.

[73] Brown EM, Gamba G, Riccardi D et al. Cloning and characterization of an extracellular Ca(2+)-sensing receptor from bovine parathyroid. *Nature* 1993;366(6455):575–580.

[74] Riccardi D, Park J, Lee WS, et al. Cloning and functional expression of a rat kidney extracellular calcium/polyvalent cation-sensing receptor. *Proc Natl Acad Sci U S A* 1995;92(1):131–135.

[75] Aida K, Koishi S, Tawata M, et al. Molecular cloning of a putative Ca(2+)-sensing receptor cDNA from human kidney. *Biochem Biophys Res Commun* 1995;214(2):524–529.

[76] Alfadda TI, Saleh AM, Houillier P, et al. Calcium-sensing receptor 20 years later. *Am J Physiol Cell Physiol* 2014;307(3): C221–C231.

[77] Chou YH, Pollak MR, Brandi ML et al. Mutations in the human Ca(2+)-sensing-receptor gene that cause familial hypocalciuric hypercalcemia. *Am J Hum Genet* 1995;56(5): 1075–1079.

[78] Juppner H, Abou-Samra AB, Freeman M et al. A G proteinlinked receptor for parathyroid hormone and parathyroid hormone-related peptide. *Science* 1991;254(5034):1024–1026.

[79] Tafaj O, Juppner H. Pseudohypoparathyroidism: one gene, several syndromes. *J Endocrinol Invest* 2017;40(4):347–356.

[80] Ordonez NG. Value of GATA3 immunostaining in the diagnosis of parathyroid tumors. *Appl Immunohistochem Mol Morphol* 2014;22(10):756–761.

[81] Nonaka D. Study of parathyroid transcription factor Gcm2 expression in parathyroid lesions. *Am J Surg Pathol* 2011;35(1):145–151.

[82] Arnold A, Brown MF, Urena P, et al. Monoclonality of parathyroid tumors in chronic renal failure and in primary parathyroid hyperplasia. *J Clin Invest* 1995;95(5):2047–2053.

[83] Arnold A, Kim HG. Clonal loss of one chromosome 11 in a parathyroid adenoma. *J Clin Endocrinol Metab* 1989;69(3): 496–499.

[84] Arnold A, Staunton CE, Kim HG, et al. Monoclonality and abnormal parathyroid hormone genes in parathyroid adenomas. *N Engl J Med* 1988;218:658–652.

[85] Friedman E, Sakaguchi K, Bale AE, et al. Clonality of parathyroid tumors in familial multiple endocrine neoplasia type I. *N Engl J Med* 1989;321(4):213–218.

[86] Alwaheeb S, Rambaldini G, Boerner S, et al. Worrisome histologic alterations following fine-needle aspiration of the parathyroid. *J Clin Pathol* 2006;59(10):1094–1096.

[87] Kim J, Horowitz G, Hong M, et al. The dangers of parathyroid biopsy. *J Otolaryngol Head Neck Surg* 2017;46(1):4.

[88] Carpten JD, Robbins CM, Villablanca A, et al. HRPT2, encoding parafibromin, is mutated in hyperparathyroidismjaw tumor syndrome. *Nat Genet* 2002;32(4):676–680.

[89] Juhlin CC, Nilsson IL, Johansson K et al. Parafibromin and APC as screening markers for malignant potential in atypical parathyroid adenomas. *Endocr Pathol* 2010;21(3):166–177.

[90] Gill AJ, Clarkson A, Gimm O, et al. Loss of nuclear expression of parafibromin distinguishes parathyroid carcinomas and hyperparathyroidism-jaw tumor (HPT-JT) syndromerelated adenomas from sporadic parathyroid adenomas and hyperplasias. *Am J Surg Pathol* 2006;30(9):1140–1149.

[91] Erickson LA, Jin L, Wollan P, et al. Parathyroid hyperplasia, adenomas, and carcinomas: differential expression of p27Kip1 protein. *Am J Surg Pathol* 1999;23(3):288–295.

[92] Arnold A. Molecular mechanisms of parathyroid neoplasia. *Endocrinol Metab Clin North Am* 1994;23(1):93–107.

[93] Cryns VL, Rubio MP, Thor AD, et al. p53 abnormalities in human parathyroid carcinoma. *J Clin Endocrinol Metab* 1994;78(6):1320–1324.

[94] Cryns VL, Thor A, Xu HJ. Loss of the retinoblastoma tumorsuppressor gene in a parathyroid carcinoma. *N Engl J Med* 1994;330(11):757–761.

[95] Arnold A. Genetic basis of endocrine disease 5. Molecular genetics of parathyroid gland neoplasia. *J Clin Endocrinol Metab* 1993;77(5):1108–1112.

[96] Arnold A, Staunton CE, Kim GH, et al. Monoclonality and abnormal parathyroid hormone genes in parathyroid adenomas. *N Engl J Med* 1988;318:658–662.

[97] Arnold A, Kim HG, Gaz RD, et al. Molecular cloning and chromosomal mapping of DNA rearranged with the parathyroid hormone gene in a parathyroid adenoma. *J Clin Invest* 1989;83(6):2034–2040.

[98] Erovic BM, Harris L, Jamali M, et al. Biomarkers of parathyroid carcinoma. *Endocr Pathol* 2012;23(4):221–231.

[99] Stojadinovic A, Hoos A, Nissan A, et al. Parathyroid neoplasms: clinical, histopathological, and tissue microarraybased molecular analysis. *Hum Pathol* 2003;34(1):54–64.

[100] Hosny Mohammed K, Siddiqui MT, Willis BC, et al. Parafibromin, APC, and MIB-1 Are Useful Markers for Distinguishing Parathyroid Carcinomas From Adenomas. *Appl Immunohistochem Mol Morphol* 2017;25(10):731–735.

[101] Abbona GC, Papotti M, Gasparri G, et al. Proliferative activity in parathyroid tumors as detected by Ki-67 immunostaining. *Hum Pathol* 1995;26(2):135–138.

[102] Georgitsi M. MEN-4 and other multiple endocrine neoplasias due to cyclin-dependent kinase inhibitors (p27(Kip1) and p18(INK4C)) mutations. *Best Pract Res Clin Endocrinol Metab* 2010;24(3):425–437.

[103] Georgitsi M, Raitila A, Karhu A et al. Germline CDKN1B/p27Kip1 mutation in multiple endocrine neoplasia. *J Clin Endocrinol Metab* 2007;92(8):3321–3325.

[104] Gill AJ, Lim G, Cheung VKY, et al. Parafibromin-deficient (HPT-JT Type, CDC73 Mutated) Parathyroid Tumors Demonstrate Distinctive Morphologic Features. *Am J Surg Pathol* 2018.

[105] Duan K, Mete O. Parathyroid Carcinoma: Diagnosis and Clinical Implications. *Turk Patoloji Derg* 2015;31 Suppl 1: 80–97.

[106] Erovic BM, Goldstein DP, Kim D, et al. Parathyroid cancer: Outcome analysis of 16 patients treated at the princess margaret hospital. *Head Neck* 2013;35(1):35–39.

[107] Gulenchyn KY, Yao X, Asa SL, et al. Radionuclide therapy in neuroendocrine tumours: A systematic review. *Clin Oncol (R Coll Radiol)* 2012;24(4):294–308.

[108] Opalinska M, Hubalewska-Dydejczyk A, Sowa-Staszczak A. Radiolabeled peptides: current and new perspectives. *Q J Nucl Med Mol Imaging* 2017;61(2):153–167.

第 45 章 肾上腺

■ J.Aidan Carney 著 ■ 魏建国 译 ■ 郭晓红 校

肾上腺成对存在，位于腹膜后、肾脏的上内侧，其内含两种内分泌器官：一种产生类固醇，另一种产生儿茶酚胺，这两种器官具有不同的胚胎起源、组织学和功能。

1 解剖学

在新鲜或福尔马林固定的标本切面上，很容易识别肾上腺的主体部分（图 45.1）。肾上腺外层为相对较厚的黄色层，其内侧为狭窄的深棕色带，最内层为实性的珍珠灰色结构。前两层分别对应组织学上的皮质束状带和网状带，后者为肾上腺髓质。

人类肾上腺夹在几个器官之间，其解剖位置决定了其特殊形状：右侧为锥形，左侧为新月形。肾上腺后表面的凹陷及隆起（嵴）（图 45.2）是与肾脏紧密相邻的结果。肾脏先天性缺失时，相应的肾上腺呈圆形，后表面特征性的纵行隆起消失。

2 演化

在低等动物中没有发现存在于哺乳动物中的肾上腺皮质与髓质的解剖关系。例如，鲨鱼的皮质和髓质从分布上是完全分开的；两栖动物中，这两种结构紧密相连；鸟类中，两者则是混杂在一起的。肾上腺皮

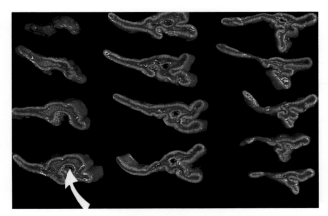

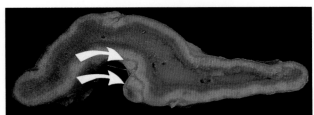

图 45.1　正常肾上腺。上图：新鲜肾上腺自头部（左上所示）、经过体部（中间所示）到尾部（右下所示）方向切片。头部（左侧所示）可见黄色的皮质及灰色的髓质。尾部（右侧所示）无髓质，由黄色的束状带围绕深棕色的网状带构成。该腺体可确定为左侧肾上腺，因为在这一侧的腺体中，肾上腺静脉走行于腺体表面、头部与体部相接处形成的完好的沟槽内（箭头所示）。体部内侧皮质内陷包绕中央静脉。下图：福尔马林固定的肾上腺切片，由外向内依次为皮质束状带（黄色）、网状带（棕色），以及髓质（灰色）。皮质厚约 1mm。髓质内可见中央静脉扩张的分支。肾上腺静脉已经自静脉沟中去除。可见副皮质结节（箭头所示）

质和髓质如此紧密贴近的情况仅见于哺乳动物。在原始哺乳动物（如大鼠）中，髓质位于中央，周围被均匀一致的皮质围绕。人类肾上腺的皮质、髓质分布有所不同（图 45.3），大部分髓质位于腺体头部（内侧），部分位于体部，尾部（外侧）一般没有髓质成分[1]，皮质的两带相互叠加形成腺体的翼部。

3　发育

3.1　皮质

肾上腺皮质起源于中胚层。肾上腺原基出现于胚胎长 9mm（妊娠 6 周）时，表现为背肠系膜根部两侧、发育中的生殖腺内侧和肾脏（中肾）前方的细胞聚集（图 45.4）[2-3]。这些原基由两组间充质细胞构成：一种发育为短时存在的皮质前体或胎儿皮质，另一种发育为肾上腺被膜及其结缔组织支持网架[3]。妊娠 7 周时，原基已经变得比较清晰，与体腔内衬上皮分离，可见细胞质嗜酸性、脂质稀少的多角形细胞。

这些细胞体积增大，增殖迅速，形成一系列平行排列的细胞柱和细胞索，最终构成胎儿皮质的主体。腺体内部的嗜酸性核心部分由中等大小的细胞构成，排列成致密的指向外表面的细胞索，而最内侧区域的血窦腔隙更为明显，因而细胞索排列稀疏。胎儿皮质的外侧出现一薄层被膜下小细胞带（成人或永久性皮质的前体）（图 45.5），这些细胞排列成巢状及拱形，

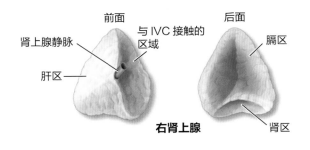

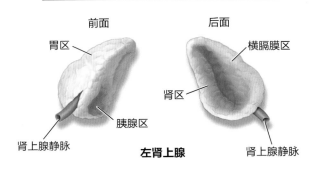

图 45.2　局部解剖学。左、右肾上腺的表面解剖有些差异。IVC：下腔静脉（经允许引自：Kawamura D, Nolan T. Abdomen and Superficial Structures. Philadelphia, PA: Wolters Kluwer Health；2017.）

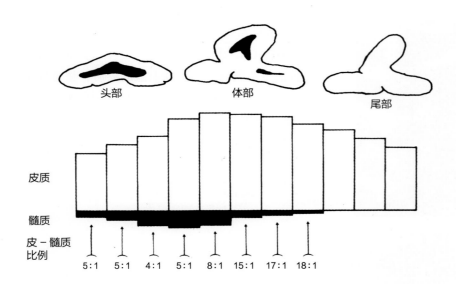

图 45.3 肾上腺头部、体部及尾部中髓质（黑色）分布示意图（上方所示），以及相应的皮 – 髓质比例示意图（下方所示）（经允许引自：Symington T.Functional Pathology of the Human Adrenal Gland.Baltimore，MD：Williams & Wilkins；1969.）

呈帽状被覆于深部的细胞柱上，细胞核深染，排列密集，相互重叠。而（胎儿皮质）细胞索中的细胞核较大，空泡化较为明显，染色质稍淡。细胞索中可见连续、斑点状分布的退化细胞，这些死亡（凋亡）细胞不断由被膜下狭带中增生的细胞所取代。由此，发育中的皮质呈向心性生长（自外向内生长）。

妊娠中期，肾上腺体积的增大与重量的增加成正比。妊娠第 6 个月时，每侧腺体重约 1.5g，重量的增加主要是由内侧的胎儿皮质带扩大所致。出生时，每侧腺体的重量刚好超过 4g。在发育过程中，肾上腺的大小、形状或重量无性别差异。妊娠末期，胎儿皮质成为腺体的主要部分（图 45.6）。

新生儿肾上腺切面可见一条由永久性皮质构成的相对狭窄的黄色环带，其内侧为深棕红色充血性胎儿皮质临时带。新生儿出生后数小时内，皮质临时带急剧充血并开始退化。在新生儿出生后 7 ~ 10 天末，胎儿皮质大部分结构消失和坏死，位于外周窄带内的细胞簇存活，并成为永久性皮质的来源。新生儿出生后 2 周，胎儿皮质已大部分退化，到新生儿 1 月龄时，胎儿皮质的退化基本完成，此时腺体重量约减少 50%。腺体重量的减少使得新生儿圆胖的腺体转变为相对皱缩的叶状器官，在婴儿 1 岁时，其腺体的平均重量约为 1g。随后腺体缓慢生长，在儿童 10 岁时重达 2g，但在其青春期和青少年期腺体的重量成倍增加，在 15 ~ 18 岁达到成人重量，此时腺体的平均重量刚好超过 4g。在此过程中，未见性别差异。青春期前皮质发育的关键事件有 3 个：第一是胎儿皮质的退化，第二是外侧皮质区各带的形成，第三是可识别的网状带的出现。

球状带在儿童期以及青春期一直是弥漫性的。在成年早期的某个时期，球状带局部可表现出成人腺体的局部分布特征，这种特征可能是由富含脂质的束状带细胞条索向外延伸取代所致。成人肾上腺皮质发育过程的最终阶段是网状带的演化。在 3 岁以下儿童的肾上腺中很少见到网状带。到儿童 5 岁时，大多数肾上腺皮质最内侧出现致密细胞局部聚集，随后 1 ~ 2 年内，一些肾上腺已经出现连续的网状带。到 14 岁时，所有的腺体都具有连续的、同心性排列的网状带。脂褐素随年龄的增长而增加。

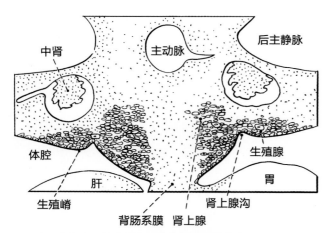

图 45.4 妊娠 6 周时人类胚胎示意图，图中显示了发育中的肾上腺与体腔、生殖腺以及肾脏（中肾）的解剖关系（经允许引自：Dahl EV, BahnRC.Aberrant adrenal cortical tissue near the testis in human infant.AM J Pathol，1962；40：587-598.）

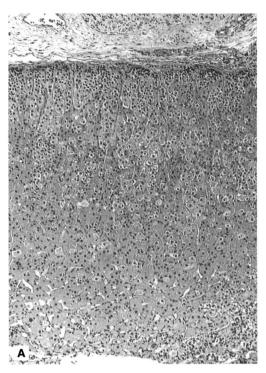
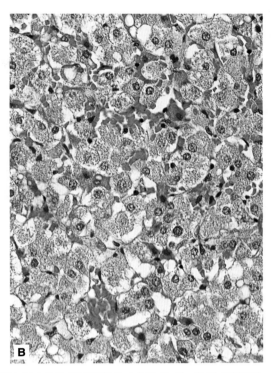

图 45.5　A. 暂时性（胎儿）皮质（妊娠 29 周，死产婴儿）。皮质主要由细胞质嗜酸性的大细胞构成，排列成模糊的柱状及实性片状，具有显著的毛细血管。紧邻纤细的被膜下方，可见一圈较小的细胞，此为永久性皮质的来源。肾上腺周围的结缔组织中（上方所示）可见一个交感神经节及一条小神经。B. 皮质细胞大，含大量颗粒状细胞质，核呈空泡状，可见单个核仁。血管成分显著

3.2　髓质

　　肾上腺髓质起源于神经外胚层[3]。起自神经嵴的前体细胞从原始脊神经节（第 6 胸椎至第 1 腰椎）迁移至主动脉背侧并形成原始交感神经系统。交感神经原

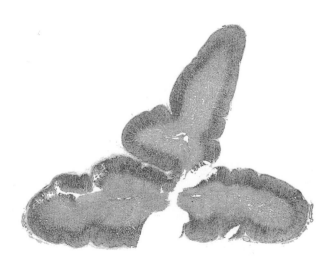

图 45.6　出生时的肾上腺皮质（母体妊娠 35 周，胎儿出生两天后死亡）。中央位置的嗜酸性结构是正在退化的胎儿皮质，周围深染的环状结构是发育中的永久性皮质

细胞（来自交感神经原基）进一步迁移至交感神经链发出的分支神经，然后沿大血管走行，进入（尚）无被膜的胎儿肾上腺皮质，主要分布于其尾侧端（头部）（这极可能是前面提到的成人肾上腺髓质分布不均匀的原因）。这些神经细胞以指状突起的方式进入肾上腺原基，并在胎儿皮质细胞间穿行，因此，交感神经原细胞和神经丛最初散布于胎儿皮质细胞间（图 45.7）。随后，交感神经原细胞的两组衍生后代，即髓质前体出现。出生时，这些细胞构成髓质非常纤细的轴心，并向周围退化中的胎儿皮质延伸发出短的突起。髓质细胞排列成大小不一的丛状，其中有两种细胞类型，此时以较大的细胞为主。出生后胎儿皮质及其间质退化，皮质内支持髓质分支及其相应神经丛的网架结构也消失，随后，髓质结构在中央静脉周围融合。

4　腺体重量及皮质厚度

　　尽管肾上腺的重量不是肾上腺的结构特征，但仍很重要，因为评估腺体是否正常时需要考虑到重量这

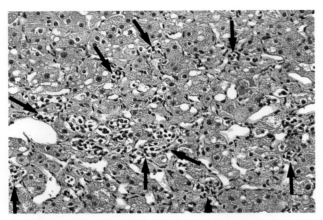

图45.7 发育中的肾上腺髓质（母体妊娠第29周，死产婴儿）。核深染的小的髓质细胞聚集成簇（箭头所示），不规则分布于富于血管组织的胎儿皮质中。胎儿皮质退化时，髓质细胞簇存活，由于缺乏皮质细胞的支持而相互融合

一特征。正常肾上腺真正重量的相关数据难以获得，因为应激状态会导致该器官（尤其是皮质）重量迅速增加。因此，准确的正常肾上腺重量只能从选择性切除的尸检标本中测定（如突然死亡的健康个体）。在这种情况下，两侧腺体的总重量为8~9g[1]。个别情况下，单侧腺体可轻至2g，或重至6g。性别差异不明显。福尔马林固定对于腺体重量的影响极小。

相对于体重来说，在母体妊娠第4个月时肾上腺实际上是最大的[4]。在无疾病史、突然死亡的成人病例中，单侧腺体的平均重量为4.0~4.2g。皮质占腺体总重量的90%。绝对体重与肾上腺重量之间无相关性，左、右侧正常肾上腺的平均重量之间也无显著差异。妊娠及绝经都不会导致肾上腺重量显著改变。如果是死于慢性疾病，肾上腺平均重量可显著增加，这种情况下，单侧腺体平均重量为5.8~6.2g。

正常成人肾上腺皮质的厚度为0.7~1.3mm，平均约1mm。准确的测量方法是采用目镜测微尺进行显微测量，用米尺测量厚度的微小改变的方法并不实用。

5 肾上腺组织学研究

5.1 理想的肾上腺

理想状态下，鉴于上文已经提及的原因，用于该器官正常组织学研究的标本应该是取自健康个体。从

原发性肾上腺疾病或可继发性影响肾上腺组织学的疾病患者的肾上腺研究中获得的研究结果应谨慎使用。然而，由于肾上腺的两部分即皮质和髓质是两个互不影响、功能独立的单元，因此，一个因临床和生化表现为无功能的小皮质腺瘤而切除的肾上腺，如果其髓质正常，则可用于髓质组织学的研究（除非证明是其他情况），类似的情况也适用于皮质。

进行细胞学细节研究时，材料需新鲜、无自溶，因此需术中或死亡后不久取材。皮质网状带会迅速出现缺氧改变（变性）。不过细胞细节保存不够理想的标本可用于器官的一般性显微解剖学研究。实际上，新鲜（一定程度上"正常"）的肾上腺最常在根治性肾切除术时获得，此手术过程中，肾上腺随着肾脏一起被切除。不过，很多这样的肾上腺标本在手术过程中可有撕裂，一定程度上限制了其在正常组织学研究中的应用，此外由于这样的标本仅代表特定年龄段（中年或老年患者）的表现，其用途也具有局限性。实际工作中，很难获得理想的用于正常组织学研究的全部年龄段内（胎儿至老年）的正常肾上腺标本。

5.2 肾上腺研究

实际上用于组织学研究的肾上腺包括上述所有的标本类型。尸检材料来自突然死亡（他杀、自杀、外伤）的个体（多为男性），以及早产儿和新生儿。某些病例中能获取的病史很少或完全没有，尸检记录及其他切片也无法回顾评估，因此无法确定这些患者的健康状态和其他器官的状况。许多正常肾上腺取自行肾切除术的患者。此外，某些因小或相对小的原发性肾上腺肿瘤（产醛固酮的肾上腺皮质腺瘤、无功能性肾上腺皮质腺瘤及嗜铬细胞瘤）而行肾上腺切除的标本，其明显正常的瘤外髓质和皮质也可用于研究。

6 组织学

6.1 被膜

肾上腺的被膜由细胞稀少的纤维组织构成，内见粗大的透明变性胶原束及弹性纤维（图45.8）。被膜通常较薄，但其在不同腺体、甚至在同一腺体的不同

部位的厚度变化较大（图45.9）。被膜较韧，很难切割，但却容易撕裂，以致无法支撑下方不固定的柔软、易变形的腺体。新鲜腺体整体较软，难以切片，在冰箱中冷冻15分钟后再切片比较容易。

因为肾上腺、肾脏以及肝脏（右侧）在发育过程中紧密相邻，所以肾上腺和肾脏、肾上腺和肝脏之间的被膜偶有融合，或共用同一被膜（图45.10）。共用被膜可能局部缺失，导致两个器官的实质细胞直接接触。肾上腺被膜被成熟脂肪细胞（胎儿和新生儿为棕色脂肪）围绕，脂肪组织中有小动脉、静脉、神经、副皮质、皮质小结、交感神经节，偶见副神经节（图45.11）。

肾上腺被膜内有供给和排出腺体的血管、进入髓质的神经以及淋巴管穿过。在腺体的随机切片中，仅肾上腺静脉出口的位置是固定的（因其直径相对较大），偶见大神经穿行部位，小动脉进入腺体的位置有时也可见到。在被膜上常见窄（有时较宽）的缺损，并可见皮质通过此处进入肾上腺周围的脂肪组织而形成小的细胞结节，这些结节有时被外延的、纤细的肾上腺被膜所分隔，有时则没有（图45.12）。这些外部结节主要由上皮细胞构成，可见正常的分带模式，其内可能含有结缔组织成分，有时由上皮细胞索与纤维组织等比例混合构成。在被膜"口袋"内常可见小卵圆形或大圆形的皮质细胞条索及细胞团（图45.13）。较大的卵圆形细胞簇可导致下方的皮质轻微凹陷及变薄，因此，这两部分皮质（被膜口袋内的皮质和正常位置的皮质）的总体厚度基本正常（图45.13）。

有时可见楔形细胞巢附着于被膜上，巢内细胞小，胖梭形，核深染，呈交错束状及旋涡状排列。这些细胞巢不同深度地向皮质内延伸，此现象可见于双侧（图45.14）。由于这些细胞巢的光镜表现类似于卵巢皮质的间质，所以曾被命名为"卵泡膜细胞化生"；另一种解释是，这些细胞巢为肾上腺皮质胚基区，由于未知的原因而未能分化成熟[5-7]。这些区域可发生纤维化、透明变性，有时还可发生钙化。增生的梭形细胞中偶见皮质细胞巢，推测其是陷入成分。

罕见情况下，增生的梭形细胞以逐渐变窄的舌状模式插入髓质。卵泡膜样化生被认为发生于绝经后的女性，偶见于绝经前的女性，罕见的情况下也见于

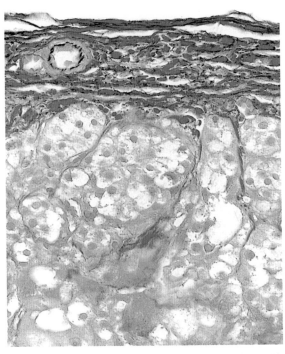

图45.8 肾上腺被膜。弹性纤维-胶原纤维VG法（Elastic-van Gieson）染色显示胶原束（红色）及混杂的弹性纤维（黑色）。被膜内可见一条小动脉

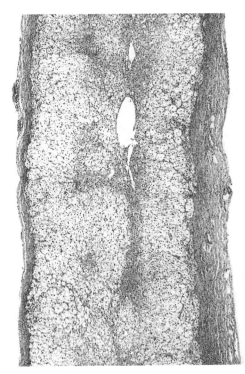

图45.9 肾上腺被膜。被膜的厚薄差距约为4倍，最大厚度为0.3mm

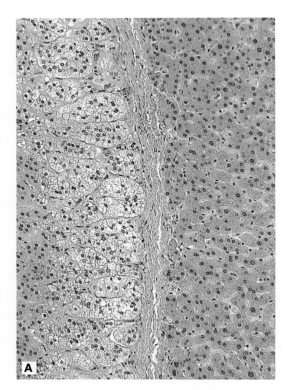

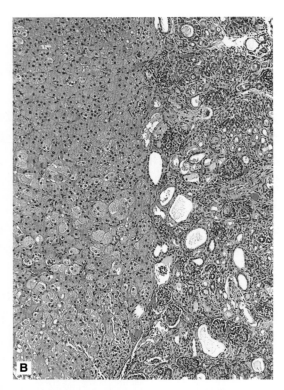

图 45.10　肾上腺被膜。A. 肾上腺（左侧所示）和肝脏（右侧所示）共有被膜。注意肾上腺皮质中的球状带不明显。B. 肾上腺和肾脏之间被膜缺失，导致肾上腺胎儿皮质与肾脏实质直接接触

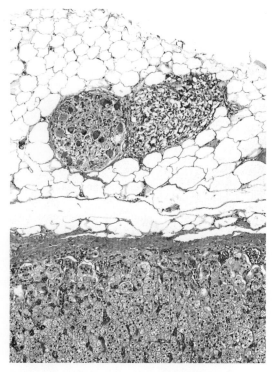

图 45.11　正常肾上腺。肾上腺周围脂肪组织中并列的交感神经节（左上所示）和副神经节（右上所示）。肾上腺皮质为具有透明细胞质的特征性细胞（束状带）。球状带不明显

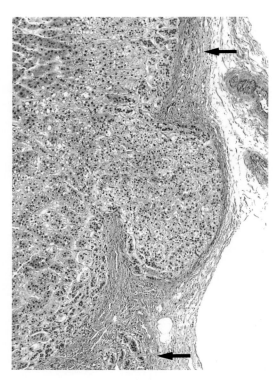

图 45.12　正常肾上腺。皮质细胞通过肾上腺被膜的"宽的"缺损向外凸出，周围围绕着一层变薄的被膜。被膜内有少量条索状及小巢状排列的皮质细胞（箭头所示）。肾上腺被膜下可见球状带（顶部所示）

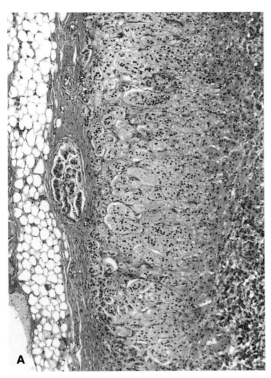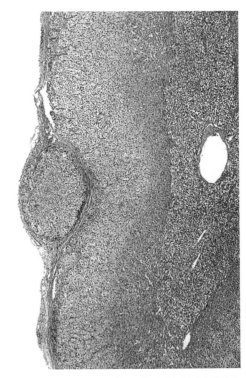

图 45.13　正常肾上腺。A. 具有球状带特征的细胞簇出现于被膜"口袋"中。B. 具有束状带特征（透明细胞）及网状带特征（致密细胞）的皮质与髓质紧密相邻。被膜口袋内可见一个较大的皮质细胞聚集簇，周边区细胞胞质透明，中央区细胞胞质致密。被膜口袋下方的皮质稍变薄。球状带显示不清

老年男性。即使非常仔细地寻找，在正常肾上腺中也见不到这样的结构，但在一系列功能性肾上腺皮质腺瘤相应的肿瘤外皮质中，以及因其他皮、髓质疾病而切除的腺体中则常见这一化生性改变，且总是发生于围绝经期或绝经后的女性。该"病变"多为镜下偶见，大体检查不能发现。

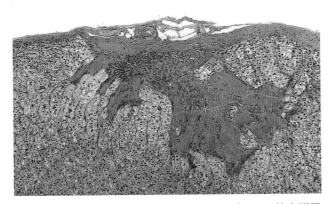

图 45.14　卵泡膜细胞化生（63 岁女性，患有 2cm 的产醛固酮的肾上腺皮质腺瘤）。一群致密排列的梭形细胞附着于肾上腺被膜上。皮质细胞巢陷于透明变性的纤维组织中。可见边界欠清的球状带

6.2　皮质

永久性或成人肾上腺皮质由 3 种极易识别的实质细胞构成，这 3 种实质细胞带呈同心带状或层状排列：外层为球状带，内层为网状带，两者之间为束状带（图 45.15，图 45.16）。不同带之间是通过其各自的细胞排列、不同的脂质分布及色素积聚来进行区分的。从这 3 种带各自所占的皮质厚度来看，正常的球状带很少超过皮质的 5%，束状带约占 70%，网状带约占 25%。

随着年龄的增长，带状结构逐渐不规则，尽管网状带的结构总是保存完整，且不受年龄影响。皮质分区不规则部分与老年患者皮质小结发生概率增加有关。

这种形态学分带的功能性意义尚不清楚，但球状带是醛固酮产生的部位，受血管紧张素和钾的调节，束状带和网状带则合成糖皮质激素和性激素。各带中的细胞均受促肾上腺皮质激素（ACTH）的调节。正常成人肾上腺皮质中有丝分裂现象罕见，尚未确定取代衰老细胞的正常增生带所处的位置，据认为此带可

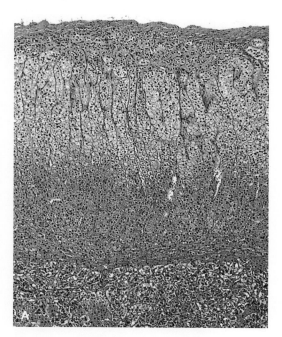

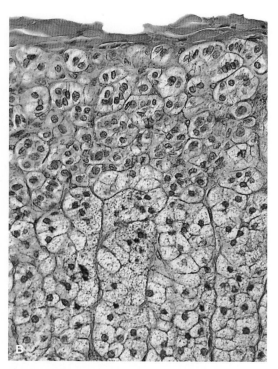

图 45.15　正常肾上腺。A. 可见正常的皮质分带模式（球状带内细胞簇状排列，细胞质可着色；束状带内细胞柱状排列，细胞质透明；网状带内细胞的细胞质呈嗜酸性）。皮质（网状带）和髓质（细胞质呈嗜碱性的细胞簇）之间分界清楚。B. 球状带位于被膜下，细胞排列密集，呈簇状和短梁状，其下方为束状带，细胞呈柱状排列，细胞质空泡化。球状带的细胞核略呈卵圆形，束状带的细胞核为圆形

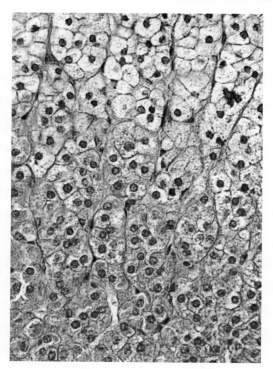

图 45.16　正常肾上腺皮质。束状带（上方所示）细胞的细胞质透明，排列成两个细胞宽的柱状结构，网状带（下方所示）细胞的细胞质呈嗜酸性颗粒状，核空泡状，核仁小，无特征性排列

能位于皮质边缘附近。受循环中 ACTH 水平增加的影响（如库欣病），束状带和网状带中可见到有丝分裂，这表明皮质较深层的细胞也具有增殖能力。

大量研究细胞增殖及细胞程序性死亡（凋亡）的现代技术，尤其是免疫组织化学标记 Ki-67 和 3'-OH 缺口末端的标记技术，已经应用于人类肾上腺皮质的研究[8]。免疫组织化学 Ki-67 染色显示，细胞增殖主要发生于束状带。在 1/3 的病例中，在网状带和球状带中可均匀一致的出现缺口末端标记阳性（即凋亡）的皮质细胞。该结果表明，部分病例中，皮质细胞可能向两个方向弥散：自束状带向网状带向心性弥散，以及自束状带向球状带离心性弥散。凋亡的生化特征表现为染色质裂解，形态学表现为细胞质皱缩、核浓缩、核碎裂、细胞膜形成突起。发生凋亡的肾上腺皮质细胞被组织细胞以及窦壁细胞吞噬。

6.3　球状带

球状带位于被膜下方，束状带上方，为狭窄且并非恒定出现的皮质带（图 45.15）。如前所述，儿童期

及青春期时的球状带呈弥漫性分布，但成人的球状带则呈不连续性分布。球状带有时见于整张切片的各个区域，或占据切片的大部分，表现为被膜下明显的环状分布，但这种情况很罕见。在球状带缺失的区域，束状带直接延伸至被膜下（图 45.17）。在尸检标本中更容易识别球状带。在常规 HE 染色切片中，球状带可与束状带的外侧细胞混杂在一起，难以区分。

球状带的细胞边界清楚，聚集成小簇状，由少量纤维脉管性间质支撑（图 45.15）。这些细胞簇偶尔融合形成短的小梁状结构，也可形成直线型、弯曲或发夹状结构。倾向于形成柱状的细胞也可表现为与被膜平行的短条索状或单排细胞。球状带细胞的细胞质弱嗜酸性或嗜双色性，轻度或显著空泡化。球状带细胞的细胞核通常为椭圆形，细长，可见纵行核沟，而核沟这一结构不见于皮质深层的条带中，核质比高。有时细胞核呈圆形，与皮质其他带内的细胞核难以区分，但相比之下，球状带的细胞核稍小，着色较深。

6.4　束状带

束状带是一条较宽的带，超过皮质厚度的一半，位于（表层）球状带和（深层）束状带之间（图 45.15～45.17）。各带之间的过渡并不明显。束状带的细胞较大，细胞膜清晰，排列成两个细胞宽度的条索状（条索长轴垂直于被膜），细胞索侧面以平行走向的毛细血管为界。与球状带相比，束状带的细胞核空泡状更显著，染色质较少，具有特征性的单个小核仁，细胞核位于细胞中央，核质比低。尤其在束状带外 2/3 区域，细胞充满脂质（胆固醇、脂肪酸及中性脂肪），多为双折光性（图 45.18）。由于这些脂质经常规处理后溶解，所以束状带细胞呈疏松、空泡状、透明外观，通常被称为透明细胞。冰冻切片经活体染料染色或脂肪染色，可见大量细胞内脂质（图 45.18）。束状带大体上呈黄色外观，这是由于脂质含量较高。

6.5　网状带

网状带约占皮质厚度的 1/4，位于束状带深部，在肾上腺的头部和体部与髓质毗邻（图 45.15）。肾上腺尾部没有髓质，此处的网状带与对侧网状带相接，形成一条横脊。网状带的细胞排列成轻度弯曲、相互

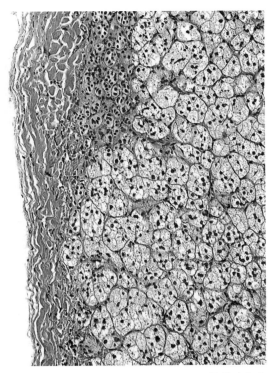

图 45.17　正常肾上腺皮质，球状带不连续。球状带（上半部）由细胞质呈嗜碱性的细胞簇构成，在被膜下形成一条清晰的条带，与下方由簇状透明细胞构成的束状带分界清楚。在球状带缺失区（下半部分），束状带直接延伸至被膜下

吻合的单细胞条索，细胞条索间由扩张的毛细血管分隔，形成海绵样网状结构。网状带的细胞边界清楚，比束状带细胞小，细胞质颗粒状、嗜酸性，脂质相对稀疏。有时网状带的细胞质被称为"致密细胞质"，因此网状带细胞又被称为"致密细胞"。紧邻髓质的最深处细胞常含有黄色脂色素颗粒（脂褐素），表现为细胞质内弥漫分布的粗大颗粒，有时形成单个色素小体（图 45.19）。这些细胞质内含黄色色素的细胞向网状带外层延伸的距离不等。由于细胞质致密、颗粒状、嗜酸性，且内含脂褐素颗粒，在新鲜或福尔马林固定的肾上腺标本切面上，网状带呈深棕色。

6.6　髓质

髓质位于肾上腺头部及体部的中央区，网状带深部（图 45.15，图 45.19～45.23），其面积和重量均为皮质的 1/10[1,9]。髓质厚度很少超过 2mm。由于这两种组织细胞染色不同：网状带细胞呈嗜酸性，髓质细胞呈嗜碱性，所以在低倍镜下很容易看到皮质和髓质

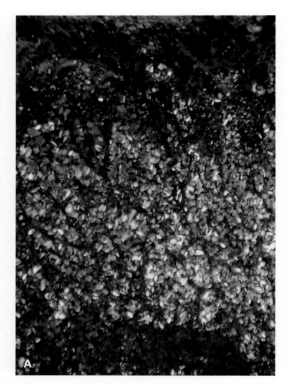

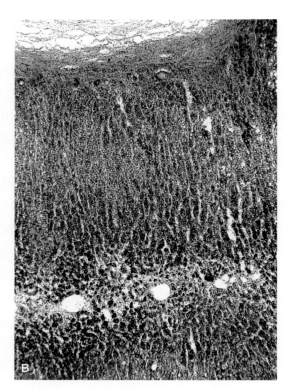

图 45.18 正常肾上腺皮质。A.部分偏振光显示束状带脂质成分多，球状带（上方所示）及网状带（下方所示）脂质成分少。B.肾上腺皮质新鲜冰冻切片，多色亚甲蓝染色。上方为完整的肾上腺皮质，下方为对侧皮质的一部分，两者交界处为肾上腺中央静脉扩张的窦性分支。束状带细胞内充满脂质小球。球状带（肾上腺被膜下）和网状带（静脉窦两侧）细胞内脂质小球少

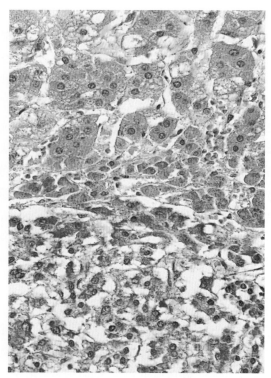

图 45.19 皮髓质交界。皮质的网状带（上方所示）与髓质（下方所示）分界清晰。网状带最深层的细胞含有颗粒状淡黄色色素（脂褐素）

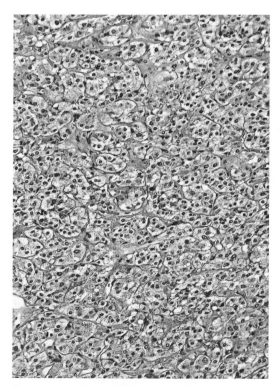

图 45.20 正常肾上腺髓质。细胞界限欠清、细胞质呈嗜碱性的细胞簇被血管性支持间质所分隔。胞核大小和形状有一定的变异

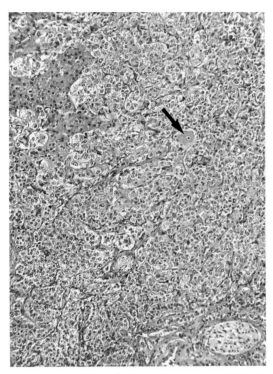

图 45.21 正常肾上腺髓质。嗜铬细胞排列成边界欠清的簇状。可见一形状不规则的皮质细胞簇（左上所示）及一个孤立的神经节细胞（箭头所示）

之间的分界。皮、髓质直接接触，但分界清楚，两者间无或仅少量结缔组织分隔（图 45.15，图 45.19）。

髓质不同程度地向背侧延伸进入肾上腺峭内，并向侧面延伸进入一侧或两侧翼部（图 45.24）。翼部的髓质并不一定与中央静脉周围的髓质主体直接延续。髓质有时延伸至腺体尾部，因此在该处查见髓质，并不一定是病理异常（尤其是髓质增生）。罕见的情况下，可见有 / 无脉管或神经伴行的髓质呈狭窄的舌状穿过皮质并与被膜直接相连。

从实际应用的角度来说，髓质由单一的细胞群构成，即嗜铬细胞（或称髓质细胞）（图 45.20）。髓质内还可见散在分布的小群皮质细胞，以及成簇和单个散在分布的神经节细胞（图 45.21）。神经节细胞细胞质内通常可见特征性的圆形、弱嗜酸性的透明小体，呈向心性排列的纤维状外观，直径可达 30μm（图 45.25）。有时，这些小体似乎位于神经节细胞外，并将这些细胞挤压成锯齿状，免疫组织化学染色（vimentin 及 S-100 蛋白）发现，这些小体与神经节细胞间被少量细胞间间质分隔。在肾上腺髓质之外的

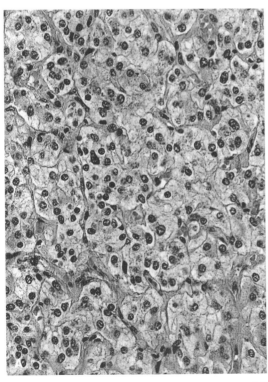

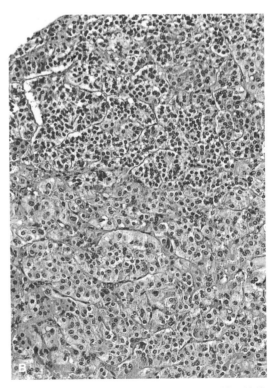

图 45.22 正常肾上腺髓质。A. 嗜铬细胞排列成模糊的簇状。细胞边界清楚。核大小和形状的差异具有代表性。核染色质粗块状，常聚集于核膜边缘。B. 显示细胞大小、核大小和细胞排列的变异

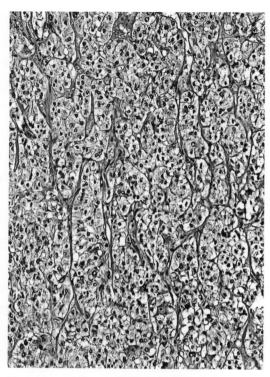

图 45.23 正常肾上腺髓质。嗜铬细胞排列成小梁状，周围有纤细的血管性支持间质围绕

神经节细胞中不常观察到这些小体，其性质不明。嗜铬细胞呈紧密簇状及短小梁状排列，由纤细的纤维血管间质支持（图 45.20，图 45.22）。细胞簇及小梁周围的支持细胞在常规组织学制片中看不到，而 S-100 蛋白免疫染色时却容易观察到。

嗜铬细胞为中等大小的细胞，呈多角形至柱状，比皮质细胞稍大至大许多。细胞边界不清，仅偶尔可见完整的胞界。大部分髓质细胞的细胞质嗜碱性、呈细颗粒状，偶呈空泡状，但有时候也可为嗜双色性或弱嗜酸性。罕见的情况下，髓质细胞为

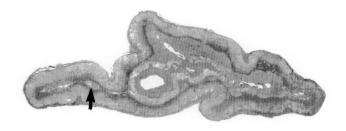

图 45.24 正常肾上腺。被膜厚，其下为皮质（外侧为透明的束状带，内侧为嗜酸性的网状带），中央为嗜碱性的髓质。翼部的髓质（箭头所示）与髓质主体不连续。内陷的皮质袖套包绕肾上腺静脉

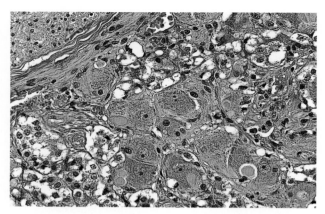

图 45.25 正常肾上腺髓质。一簇神经节细胞被嗜铬细胞（右上及左下方所示）和神经（左上方所示）所分隔。许多神经节细胞细胞质具有特征性的细胞质嗜酸性小体，部分小体周围的细胞质收缩形成环状透亮区。其中一个细胞内可见两个小体

部分嗜碱性，部分嗜酸性。髓质细胞的细胞质染色和空泡化的多样性和不均一性，常使其在中倍镜下整体表现为明暗不定的斑驳状。罕见情况下，正常细胞内可见一个或多个 PAS 染色呈阳性的细胞质小球（图 45.26）。大多数髓质细胞的大小大致相同，但偶可见

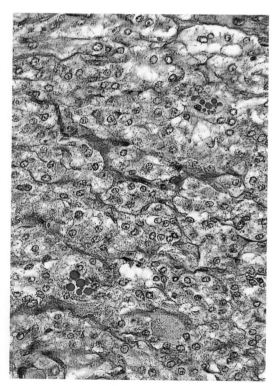

图 45.26 正常肾上腺髓质。正常嗜铬细胞内罕见细胞质小球，PAS 染色呈阳性。从图中可清晰地看到细胞核染色质浓集于核膜

由极小或极大细胞组成的细胞团混杂在标准大小的细胞中（图 45.22）。

髓质细胞的细胞核在大小、形状及在细胞内位置等方面有轻微但明确的变异。大多数嗜铬细胞的细胞核比皮质细胞的细胞核稍大，但通常可见比普通细胞核更大或更小的细胞核。细胞核背景相对清晰，染色质细腻或粗糙团块状（图 45.22）。染色质倾向分布于核周边，并分隔成不规则团块。较大的核常具有显著的嗜酸性核仁，较小的核则深染。极少情况下，细胞有两个或更多的细胞核。

大多数细胞核为球形，也有许多细胞核为椭圆形，还有部分细胞核为其他形状。常见核大、深染、有时细胞核呈多形性，通常单个散在分布于皮髓质交界处附近（图 45.27）。细胞核在细胞中的位置并不固定，大部分核居中，部分核偏位，位于远离血管侧的部位（图 45.28）。

髓质细胞具有几种与其分泌颗粒内容物相关的独特组织化学反应。这些颗粒含有儿茶酚胺，儿茶酚胺是酪氨酸的二羟基衍生物，可以在氧化剂如重铬酸钾、氯化铁、氨化硝酸银以及四氧化锇的作用下转变为有色的聚合物。这些氧化及聚合衍生物被称为肾上腺素。这种染色被称为嗜铬反应。

神经节细胞随机散在或成团分布于嗜铬细胞间（图 45.21），通常与神经相伴。神经节细胞的数量在不同髓质之间差异极大，因此神经节细胞有时易见，有时罕见。皮质细胞也是髓质中的常见成分，呈不规则的团状，有时其与网状带相延续，但其与网状带不连续的情况更多见（图 45.21）。

正常髓质内还常可见由圆形细胞、浆细胞及淋巴细胞［白细胞共同抗原（LCA）阳性］构成的单个或多个大小不等的聚集物，这一聚集物位于血管旁（图 45.29），意义不明。髓质中纤细的血管性间质并不明

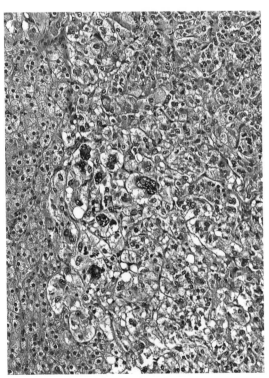

图 45.27　正常肾上腺髓质。图中显示的是皮髓质交界处嗜铬细胞核的变异。图中可见群集的非典型性嗜铬细胞核，这种情况很少见；常见的情况是一个中倍视野可见一个非典型性嗜铬细胞核。嗜铬细胞的细胞质呈颗粒状、嗜碱性。网状带（左侧所示）细胞的细胞质呈颗粒状、嗜酸性，含有脂褐素

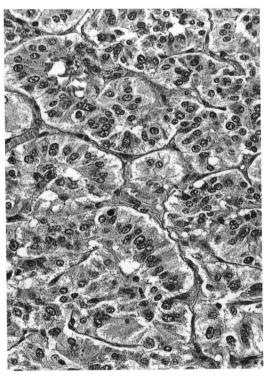

图 45.28　正常肾上腺髓质。图中所示的结构模式不常见：嗜铬细胞呈柱状，核远离血管侧。细胞核大小和形状的差异很典型。细胞质着色不均匀，从几乎完全透明到嗜碱性颗粒状

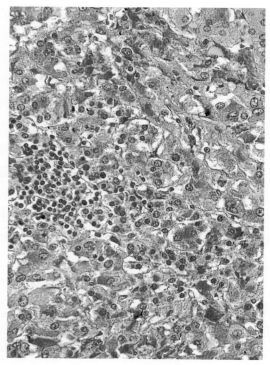

图 45.29　正常肾上腺髓质。常见淋巴细胞及浆细胞聚集

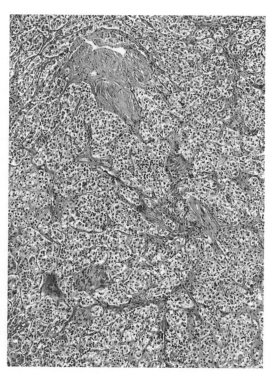

图 45.30　正常肾上腺髓质。来源于中央静脉平滑肌的平滑肌束及条索

显。有时，由于中央静脉肌组织延长，分隔出髓质细胞群，血管性间质会变得明显（图 45.30）。

7　免疫组织化学

7.1　皮质

出生前、后肾上腺皮质及出生后肾上腺髓质的免疫组织化学染色结果见表 45.1、图 45.31 和图 45.32。抗体着色的程度及特征不一［颗粒类型、细胞膜着色、核旁（高尔基体）着色］。有些抗体在皮质弥漫着色，而有些抗体则在皮质外层部分着色、内层部分不着色，还有一些抗体则相反。有些抗体在皮质或髓质弥漫着色，而有些抗体则在皮质斑片状着色，尤其是在老年个体中。

据报道，正常肾上腺皮质细胞表达广谱细胞角蛋白和 AE1[10]。在本研究中，AE1/AE3 不着色，OSCAR 局灶弱着色。束状带外层及网状带细胞分别表达 melan-A 和 Inhibin（图 45.32）。3 个条带的细胞均不同程度表达 Syn。皮质细胞不表达嗜铬粒蛋白或 S-100 蛋白。

7.2　髓质

嗜铬细胞表达嗜铬粒蛋白、Syn 和 CD56（图 45.32，图 45.33）。有些嗜铬细胞表达 S-100 蛋白。嗜铬细胞簇和小梁周围的支持细胞表达 S-100 蛋白（图 45.33），髓质中的神经也表达 S-100 蛋白。

8　超微结构

8.1　皮质

皮质的三层有共同的超微结构特征，这与它们共同的功能——合成类固醇激素有关。这些细胞的特征是具有大量内质网、粗面内质网堆积、发育良好的高尔基体、溶酶体以及许多线粒体。其中一些细胞器（如线粒体）的分布及内部结构在不同皮质带之间是不同的。电子显微镜下，不同带之间没有明显的移行过渡，而表现为从一种细胞器的分布和类型逐渐过渡到另一种。球状带中的线粒体呈圆形、卵圆形或细长形，并有板层状的嵴，形成一种类似于许多其他组织中可见的阶梯状的内部结构（图 45.34）。束状带中

表 45.1
出生前及出生后肾上腺皮质和髓质的免疫组织化学染色

| | 皮质 | | | | | 髓质 | |
| | 出生前 | | 出生后 | | | 出生前 | 出生后 |
抗体	胎儿（暂时性）	成人（永久性）	新生儿	青少年	成人		
Vimentin	阴性（神经母细胞阳性）	阴性	阴性	强阳性，外 1/3	斑片状阳性，外 1/3 阳性最强	阳性^a	支持细胞阳性
Syn	阳性，核旁点状	阳性，细颗粒状	弱阳性，核旁点状和细胞质细颗粒状	罕见阳性，被膜下，核旁点状及细颗粒状	阴性	阳性^a	强阳性
Inhibin	强阳性，粗颗粒状	弱阳性，细颗粒状	阳性，内 1/2，细颗粒状	强阳性，内 1/3，细颗粒状	强阳性，内 1/3，细颗粒状	阴性	阴性
Melan-A	强阳性，极粗颗粒状	强阳性，粗颗粒状	弱阳性，外 1/2，细颗粒状	阳性，外 1/3，粗颗粒状	阳性，外缘，粗颗粒状	阴性	阴性
CD56	被膜内细胞阳性	阴性	强阳性，外 1/2，细胞膜	强阳性，外 1/3，细胞膜	不连续的阳性，外缘，细胞膜	弱阳性^a	强阳性，细胞膜
MIBI	许多被膜下核着色	散在核着色	散在核着色，被膜下	散在核着色，外 1/3	散在核着色，外 1/2	阳性^a	阴性
嗜铬粒蛋白	阴性	阴性	阴性	阴性	阴性	阴性	强阳性
S-100 蛋白	阴性	阴性	阴性	阴性	阴性	阳性^a	支持细胞阳性
角蛋白 AE1/AE3	阴性	阴性	阴性	阴性	阴性	阴性^a	阴性

注：a: 神经母细胞。

的线粒体大，呈球状，具有管状嵴（图 45.34）；脂滴大且多。网状带中的线粒体（图 45.34）更细长，可见管状和泡状的嵴，这是产类固醇细胞的特征；脂褐素颗粒较明显，这是一种膜结合型细胞器，具有中等电子密度的基质，内含致密颗粒和透明脂质小球；还可见糖原。

8.2　髓质

髓质细胞以儿茶酚胺分泌细胞为主。根据颗粒类型可将髓质细胞分为两种细胞类型：肾上腺素细胞和去甲肾上腺素细胞。在戊二醛固定的组织中，肾上腺素分泌细胞具有中等密度颗粒但并非不透明（图 45.35），位于封闭的膜内，颗粒直径约为 190μm。去甲肾上腺素分泌细胞具有电子不透明颗粒（图 45.35），通常位于扩张囊内的偏心位置，颗粒直径约为 250μm。

9　其他解剖结构

9.1　血管

肾上腺血供的研究主要是从解剖学的角度进行的，一般是通过观察血管内注射物质的分布情况。被膜下血管丛控制整个肾上腺的血液循环。血管丛远端血管的组织学表现表明肾上腺内的血管压力较低。

9.2　动脉

每侧肾上腺接收来自上、中、下 3 组独立动脉的血供，分别起自膈下动脉、腹主动脉和肾动脉（图 45.36）。这些大血管发出 50~60 条小的供血血管，从腺体的前、后表面进入，并在被膜下形成血管

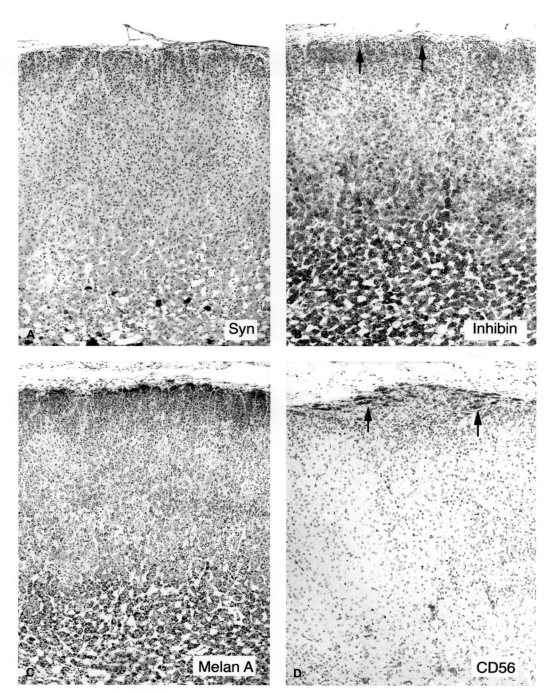

图 45.31 出生前肾上腺皮质免疫组织化学染色。A. 除被膜下一条狭窄的细胞带外，几乎所有皮质均阳性表达 Syn。B. 除被膜下一条狭窄的细胞带外（箭头所示），大部分皮质均不同程度表达 Inhibin。C. 整个皮质均不同程度表达 Melan A。D. 外周带状分布的细长细胞表达 CD56，部分细胞位于被膜内（箭头所示）

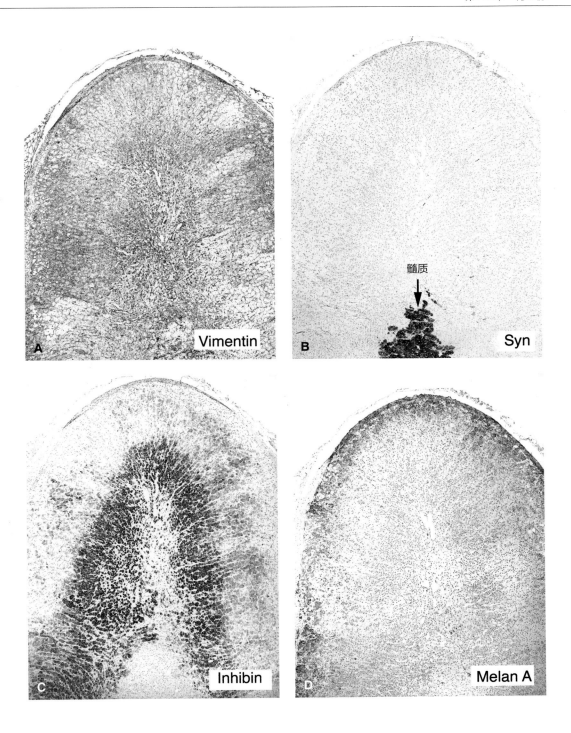

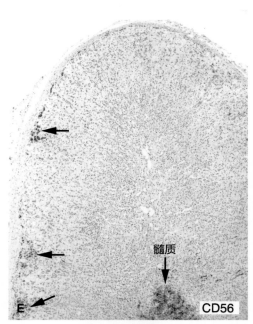 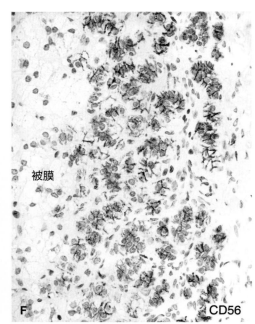

图 45.32 成人肾上腺皮质免疫组织化学染色。A. 皮质弥漫性、不均一性表达 vimentin。B. 皮质不表达 Syn，髓质呈强阳性。C.Inhibin 在皮质内侧呈强阳性，而在皮质外侧 1/2 强度稍弱。D. 被膜下皮质细胞 Melan A 呈阳性。E. 被膜下散在簇状 CD56 呈阳性的细胞，CD56 在髓质内也呈阳性。F. 被膜下簇状细胞呈 CD56 膜阳性

丛。腺体被膜附近经常可见这些大血管，在老年患者中，这些血管常出现动脉粥样硬化改变。被膜下血管丛对肾上腺的循环调节非常重要，但在常规组织学制片中并不明显。

9.3 肾上腺内血管系统

起自被膜下血管丛的毛细血管衽围绕球状带细胞，然后从束状带细胞柱之间延伸至肾上腺内部，最终进入网状带内广泛吻合的血管网，形成次级血管丛，这些毛细血管丛在皮髓质交界处终止，形成皮髓血管屏障，最终血液仅由相对较少的血管注入至髓质血窦内。尸检标本中，肾上腺皮髓质交界处常见显著的血管充血，这可能与此血管屏障有关。髓质也接收了一些动脉血供，但大部分供应血管已先滋养了皮质。

肾上腺的静脉回流由位于腺体前表面的单条静脉完成（图 45.2）。在肾上腺内，肾上腺中央静脉（在离开肾上腺时成为肾上腺静脉）及其分支具有独特的肌层，表现为静脉腔周围偏心性分布的大小不一的 2~6 条纵行肌束（图 45.37）。这些肌束含大量弹性纤维，延伸至中央静脉的分支，有时将髓质细胞分隔成簇状和小梁状。

肌束偏心性分布，使静脉管壁厚度变化较大，局部可缺乏肌束。在肌束缺乏处（范围可能非常广泛），髓质细胞（有时可能还有皮质细胞）与血流之间仅通过内膜和内膜下极少量的结缔组织分隔。这一特殊的解剖结构使髓质细胞或皮质细胞偶尔突入中央静脉腔内，形成有内皮被覆的息肉样物（图 45.38）（嗜铬细胞容易突入静脉腔的这一现象，可解释嗜铬细胞瘤偶见的静脉内瘤栓）。内陷的皮质细胞形成厚的袖套状结构，围绕在髓质内中央静脉及其较大分支周围（图 45.24，图 45.37）（肾上腺髓质内偶发的皮质肿瘤可能来源于这些"移位"的皮质，也可来源于髓质细胞间的皮质细胞）。

9.4 静脉

左肾上腺静脉长 2~4cm，最初走行于腺体前表面的沟槽内，终止于左肾静脉（图 45.2，图 45.36）。右肾上腺静脉短（1~5mm），汇入下腔静脉（图 45.2，图 45.36）。组织学上，静脉在肾上腺外的部分，以及紧接肾上腺的部分，均有一层由大的、相同尺寸的、均匀分布的平滑肌束紧密排列构成的肌层覆盖，此结构也见于其他同口径静脉。

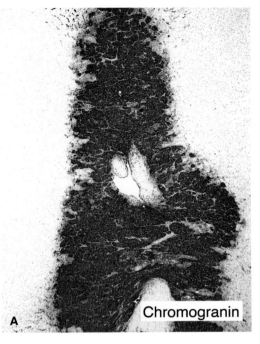

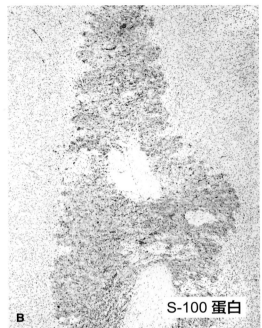

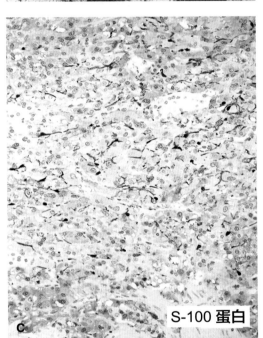

图 45.33 肾上腺髓质免疫组织化学染色。A. 髓质强阳性表达嗜铬粒蛋白，皮质则不表达。B. 髓质阳性表达 S-100 蛋白，皮质则不表达。C. 嗜铬细胞簇周围的支持细胞呈不连续的线样表达模式

9.5 神经及神经节

肾上腺尤其是髓质的神经支配起自脊髓的下胸段，经腹腔丛到达内脏大神经和上腰部交感神经节，最终到达肾上腺。这些支配神经在肾上腺被膜上形成有髓和无髓神经丛，主要分布于腺体后表面。因此，大部分节前神经纤维沿着新生血管、穿通性血管或结缔组织小梁进入髓质。偶可见一条大的神经直接穿入髓质。髓质中可见到的神经的数量在不同病例中差异极大；有些髓质有神经束膜，有些则没有（图45.39）；通常髓质都伴有神经节细胞。神经节细胞也常单个或成簇分布于嗜铬细胞之间（图45.21，图45.25）。皮质细胞无神经支配。

9.6 淋巴系统

注入研究发现肾上腺被膜内存在丰富的淋巴管

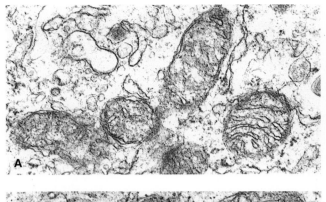
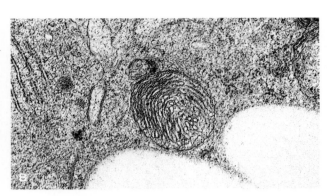
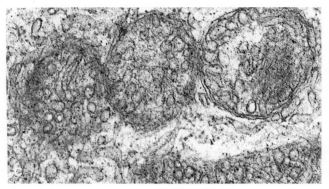

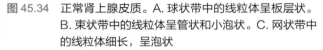

图 45.34 正常肾上腺皮质。A. 球状带中的线粒体呈板层状。
B. 束状带中的线粒体呈管状和小泡状。C. 网状带中的线粒体细长，呈泡状

丛。淋巴管分布于中央静脉及其主要分支的外膜。皮质无淋巴回流。淋巴管注入主动脉淋巴结。

9.7 副（异位）肾上腺皮质

肾上腺皮质原基最初无包膜，且如前所述，在发育过程中紧邻新形成的生殖腺。因此，下述情况也就不足为奇了：①无包膜的肾上腺皮质原基中的一些细胞可伴随生殖腺（睾丸或卵巢）一起迁移，在出生后可出现于远离肾上腺的生殖腺下降途经部位；②在肾上腺附近的腹膜后脂肪组织中，可见无被膜包裹的肾

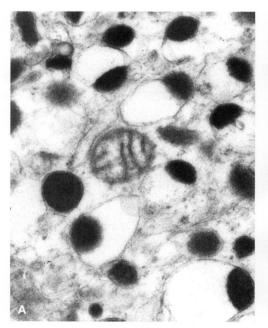
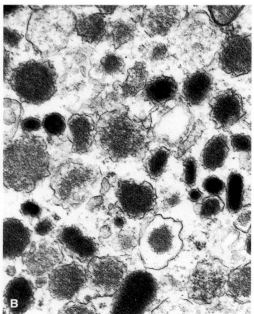

图 45.35 正常肾上腺髓质。髓质分泌颗粒的电镜表现。A. 去甲肾上腺素颗粒呈高电子密度，常为偏心性分布。B. 肾上腺素颗粒电子密度不一，充满大部分囊

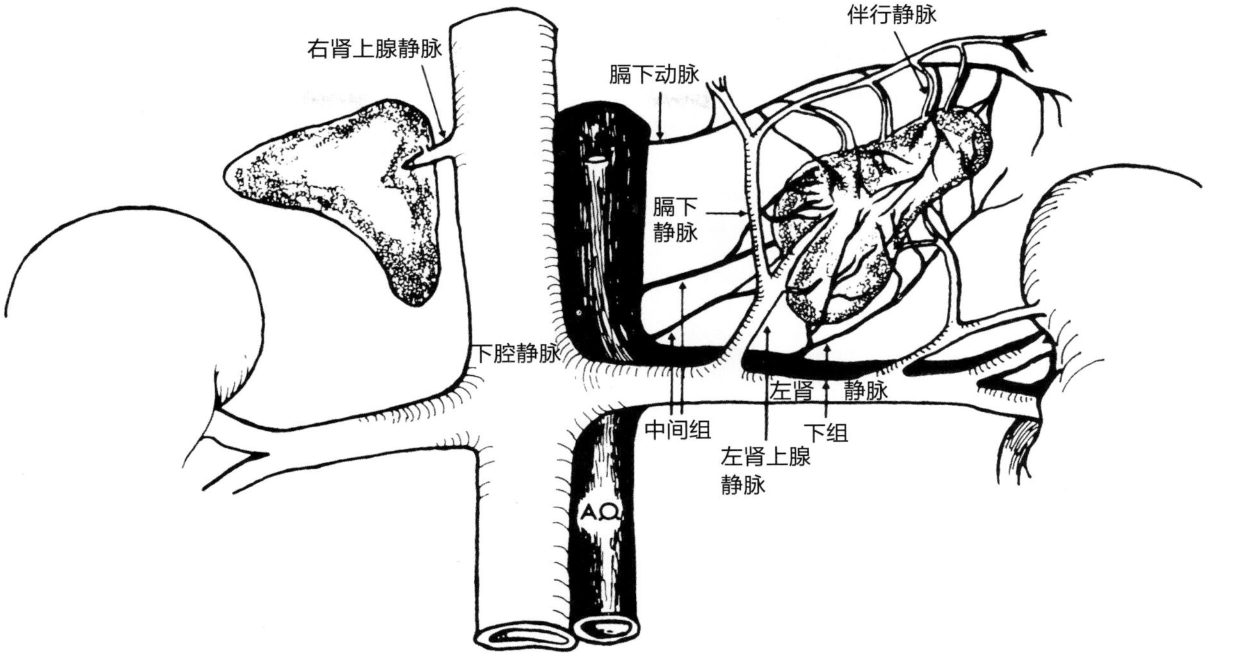

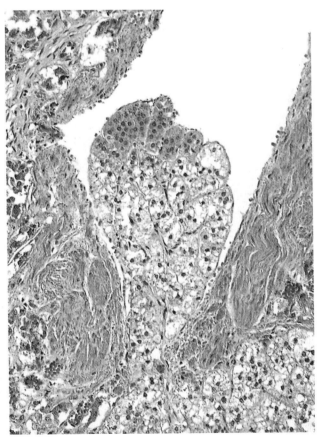

图 45.36　左肾上腺的动脉血供（黑色所示）及静脉回流（浅色及阴影标记所示）示意图（经允许引自：Symington T.Functional Pathology of the Human Adrenal Gland.Baltimore，MD：Williams & Wilkins；1969.）

上腺皮质细胞。在实际工作中，副肾上腺皮质组织最常见于肾上腺周围（图 45.40），也可见于腹股沟区，以及卵巢、输卵管、附睾、睾丸网等周围。显微镜观察，副肾上腺皮质具有正常分带结构，对 ACTH 有反应。罕见的情况下，还可伴有髓质成分（图 45.40）。

9.8　肾上腺皮质结节

肾上腺皮质结节由肥大和增生的皮质细胞构成，

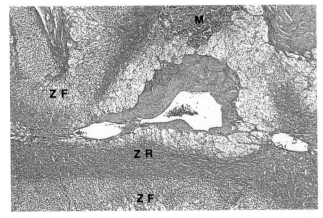

图 45.37　肾上腺中央静脉。低倍镜下，内陷的具有透明细胞质的（束状带型）皮质细胞形成袖套状结构，围绕在中央静脉周围。静脉壁上平滑肌的分布不均一。皮质的束状带（ZF）及网状带（ZR）明显，可见少量嗜碱性髓质（M）

图 45.38　肾上腺中央静脉。在肾上腺中央静脉分支不连续的肌束间可见皮质细胞突入管腔，表面被覆内皮细胞

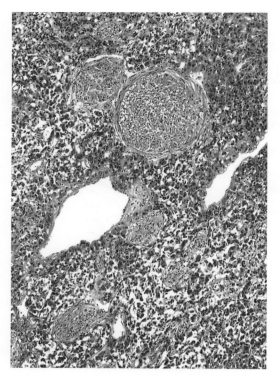

图 45.39 肾上腺髓质。罕见的神经聚集，有些有神经束膜，有些没有

大致呈球形，无包膜，并非真性肿瘤。小者仅镜下可见，大者肉眼可见[11]。肾上腺皮质结节在 40 岁之前罕见，之后其发生频率随年龄的增长而增加。尽管有些人认为这是一种老化现象，但并非所有老年人均有肾上腺皮质结节。一般情况下，多发结节由大的充满脂质的透明细胞构成；部分结节由透明细胞和致密细胞构成；少数结节仅由网状带型细胞构成（图 45.41）。最小的结节可见于皮质的任何区域，但通常见于束状带。最初，结节可能是 3 条或更多毗邻细胞索中相邻细胞肥大的结果，因此，最小的边界不清的结节表现为正常组织所具有的索状结构。随着细胞增生，结节进一步增大，这种有序排列消失，较大的结节常为无序排列。大结节可使周围皮质受挤压并导致其变形。

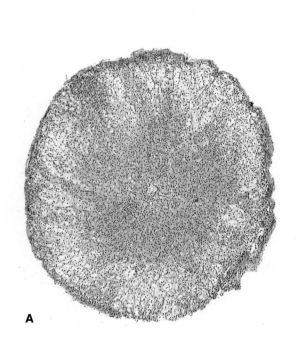

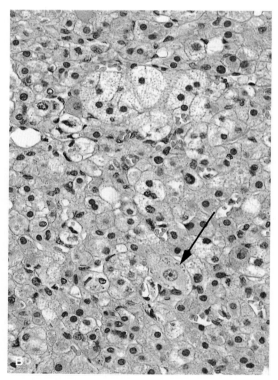

图 45.40 腹膜后脂肪组织中的副肾上腺皮质。A. 具有正常皮质的分带结构，周边为由透明细胞构成的狭窄的环状结构，中央为结节的主体，其内细胞的细胞质弱嗜酸性。B. 可见神经节细胞（箭头所示），表明皮质"透明"细胞和"致密"细胞间存在髓质。致密细胞内含脂褐素

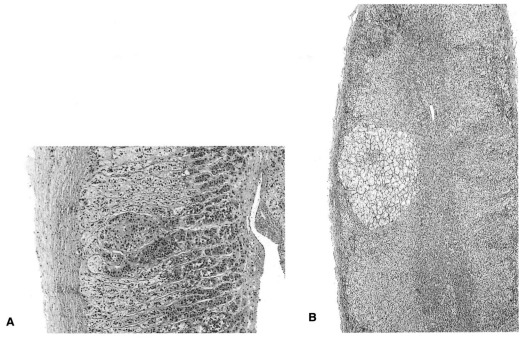

图 45.41　皮质结节（36 岁男性）。A. 中层皮质内似有结节样结构。B. 外层皮质内由透明细胞构成的明确结节

参考文献

[1] Symington T. *Functional Pathology of the Human Adrenal Gland.* Baltimore, MD: Williams & Wilkins; 1969.

[2] Keene MF. Observations on the development of the human suprarenal gland. *J Anat* 1927;61(Pt 3):302–324.

[3] Crowder RE. The development of the adrenal gland in man, with special reference to origin and ultimate location of cell types and evidence in favour of the "cell migration" theory. *Carnegie Inst Contrib Embryol* 1957;26:193–210.

[4] Ekholm E, Niemineva K. On prenatal changes in the relative weights of the human adrenals, the thymus and the thyroid gland. *Acta Paediatr* 1950;39(1–2):67–86.

[5] Reed RJ, Patrick JT. Nodular hyperplasia of the adrenal cortical blastema. *Bull Tulane Univ Med Fac* 1967;26:151–157.

[6] Wong TW, Warner NE. Ovarian thecal metaplasia in the adrenal gland. *Arch Pathol* 1971;92(5):319–328.

[7] Fidler WJ. Ovarian thecal metaplasia in adrenal glands. *Am J Clin Pathol* 1977;67(4):318–323.

[8] Sasano H, Imatani A, Shizawa S, et al. Cell proliferation and apoptosis in normal and pathologic human adrenal. *Mod Pathol* 1995;8(1):11–17.

[9] Quinan C, Berger AA. Observations on human adrenals with especial reference to the relative weight of the normal medulla. *Ann Intern Med* 1933;6:1180–1192.

[10] Gaffey MJ, Traweek ST, Mills SE, et al. Cytokeratin expression in adrenocortical neoplasia: An immunohistochemical and biochemical study with implications for the differential diagnosis of adrenocortical, hepatocellular, and renal cell carcinoma. *Hum Pathol* 1992;23(2):144–153.

[11] Dobbie JW. Adrenocortical nodular hyperplasia: The ageing adrenal. *J Pathol* 1969;99(1):1–18.

第 46 章　神经内分泌

■ Ronald A. DeLellis / ShamlalMangray 著　■ 张晓阳 译　■ 王巍伟 校

　　大量研究证实，神经元与产生肽类激素的神经内分泌细胞之间存在许多惊人的相似之处。这两种细胞均具有细胞膜极向、独立的调节分泌通路、分泌颗粒和囊泡；囊泡是储存各种肽类和胺类激素、神经递质合成酶、神经细胞黏附分子的部位，大多数情况下，是摄取和释放神经递质和神经肽激素所必需的分子机制[1]。详细的生物化学和分子学研究证实，这些生物合成产物具有一些共性，其可作为经典激素、神经递质、旁分泌或自分泌因子。因此，内分泌系统的概念已经扩展到不仅包括传统的内分泌腺，还包括肽能神经元和遍布全身许多组织的神经内分泌细胞系统。尽管本书其他章节对不同组织和器官内的神经内分泌细胞进行了论述，但本章将对这些神奇的细胞类型进行更为详尽的概述。

1　历史回顾及命名

　　当前神经内分泌系统的概念是由一个多世纪前的一系列观察研究发展而来。1870 年，Heidenhain 在家兔和狗的胃黏膜里发现了铬酸盐阳性细胞群，并认为它们可能具有内分泌功能[2-3]。随后，Kulchitsky[4] 在小肠 Lieberkukn 隐窝内发现了相似细胞，并注意到这些细胞位于上皮细胞基底部，靠近小血管。基于上述发现，Kulchitsky 认为这些细胞也可能具有内分泌功能，Ciaccio 建议将这些细胞命名为"肠嗜铬细胞（Eeterochromaffin cell，EC）"[5]。Gosset 和 Masson[6] 研究显示，肠嗜铬细胞亲银反应呈阳性；随后，Hamperl 采用嗜银染色技术研究发现，肠内和许多肠外部位均存在另外一种更为广泛的内分泌细胞[7]。Feyrter 认为，胃肠道内部分透明细胞（helle Zelle）与嗜铬染色和亲银或嗜银染色阳性细胞相对应，它们构成了弥散性上皮内分泌系统（"弥漫性上皮内分泌器官"）[8-9]。他同时还推测，部分细胞可能具有旁分泌或局部激素作用[8-9]。Frolich 在支气管树内发现了相似的透明细胞群，他认为这些细胞群也是弥散性上皮内分泌系统的一部分[9-10]。最终，这些亲银性细胞、嗜银性细胞以及透明细胞均被视为弥散性分布内分泌系统的组成部分。这些发现构成了弥漫性调节网络概念的基础，与当时流行的由离散性内分泌腺体维持体内平衡这一学说相反。

观察发现催产素和抗利尿激素由下丘脑神经元合成，在释放入循环之前储存于垂体后叶的神经元突起内，由此对神经内分泌细胞和神经分泌性神经元有了新的认识[11]。此外，激素释放因子和激素抑制因子由下丘脑神经元合成，然后通过轴突运输方式到达正中隆起，并分泌进入垂体门脉系统，与特异性腺垂体细胞相互作用；这一发现表明，神经元具有内分泌细胞功能[11]（图 46.1）。这些细胞实质上可作为神经内分泌转换器，将电输入信号直接转换为化学或激素信号[12]。

嗜银或亲银细胞和 Feyrter 弥散性上皮内分泌系统细胞确实具有内分泌功能，这一发现可追溯至 20 世纪 60 年代初至中期对降钙素来源的研究[13-14]。许多物种的甲状腺内含有滤泡旁细胞，偶尔在 HE 染色切片中表现为透明细胞，并具有不同程度的嗜银性或亲银性[15-16]。最终研究显示，降钙素来源于滤泡旁细胞，随后将其更名为 C 细胞[17-18]。这些研究还发现，某些内分泌细胞与神经元在功能和形态学方面有许多显著的相似性[17]。除了分泌降钙素外，C 细胞还能摄取胺前体并脱羧，然后合成和储存儿茶酚胺和吲哚乙胺[17]。由此引出"胺前体摄取和脱羧作用（Amine Precursor Uptake and Decarboxylation，APUD）"这一描述性名词[15]。随后发现，垂体前叶和胰岛内的某些细胞中也存在 APUD 机制。在不同

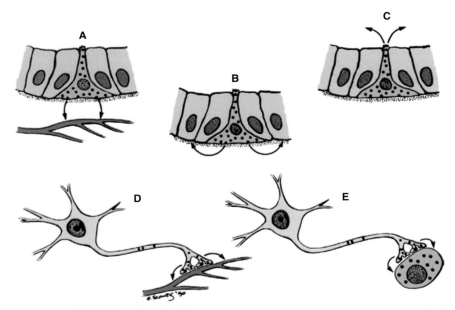

图 46.1 神经内分泌细胞和神经元的分泌活动。A. 神经内分泌细胞可通过基底膜将其产物释放入毗邻的毛细血管内，从而与远隔部位的靶组织相互作用（内分泌功能）。B. 神经内分泌细胞可在局部释放产物，影响毗邻上皮细胞的活性（旁分泌功能）。C. 神经内分泌细胞可将产物释放到腺腔内（腺腔分泌）。D. 神经元可分泌产物进入循环系统，与远隔部位的靶组织相互作用（神经内分泌功能）。E. 神经元的分泌产物可作为神经递质或神经调质（经允许引自：Ito T，Udaka N，Yazawa T，et al. Basic helix-loop-helix transcription factors regulate the neuroendocrine differentiation in fetal mouse pulmonary epithelium. Development 2000；127（18）：3913-3921 和 Fujita T，Kobayashi S. The cells and hormones of the GEP endocrine system. In: Fujita T，ed. Gastroenteropancreatic Cell System. Tokyo: Igaku-Shoin；1973:1-16.）

动物和不同神经内分泌细胞中也发现了胆碱酯酶、非特异性酯酶、α- 甘油磷酸脱氢酶和一些内源性胺类[16]（表 46.1）。

在将甲状腺、胰腺和垂体的 APUD 细胞与已知的神经祖细胞进行比较后，Pearse 得出结论：胺储存机制和胆碱酯酶的存在说明这些细胞来自共同的神经源性祖细胞，可能起源于神经嵴[17]。由此，APUD 细胞范围扩大到包括全身几乎所有的产生肽和胺的细胞，包括肾上腺髓质、肾上腺外副神经节和甲状旁腺。随着候选 APUD 细胞数量的增加[19]，人们认识到调节肽的合成是一个更为恒定的功能参数（与胺的合成相比）；因此，最终 APUD 细胞的定义中不再包含胺的合成。鉴于 APUD 细胞和神经元之间有许多

相似之处，Fujita 和 Kobayashi 所提出的"副神经元"可作为 APUD 细胞的同义词[20]。Fujita 认为，副神经元为内分泌细胞和感觉细胞，它们与神经元具有相同的结构、功能和代谢特征，并可产生与神经激素和神经递质相同或相关的物质[21]。副神经元也含有神经内分泌样颗粒和突触样小泡，可识别特异性受体上的刺激，并通过细胞的分泌部释放产物。许多研究人员也开始称这些细胞为"神经内分泌细胞"[19]。

2 胚胎学

鸡 – 鹌鹑嵌合体系统的胚胎数据已经推翻了多数弥散性神经内分泌细胞起源于神经嵴或神经外胚层的假说，包括肺、胰腺、胃肠道和各种其他部位的神经内分泌细胞[22-23]。对正常、嵌合体和转基因小鼠的研究表明，所有肠上皮细胞（包括内分泌细胞）均起源于肠内隐窝基底部的多能干细胞[24]，而胰腺内分泌细胞起源于导管上皮细胞。现在人们认识到，以前所认为的发生不可逆分化的细胞中存在基因表型开关是细胞可塑性所致结果[25]。这种现象的例子包括免疫细胞和心肌细胞可产生神经肽类物质。例如，嗜铬粒蛋白、脑啡肽或前蛋白转化酶的生物合成在免疫应激期间表达上调。

基于鸡 – 鹌鹑嵌合体系统的研究得出这样一个概念：C 细胞是残存的少数几种神经嵴起源弥散性神经内分泌细胞的代表之一，并且该结论被错误地推断为哺乳动物种属。然而，最近许多研究对哺乳动物 C 细胞的神经嵴起源提出了质疑[26-27]。这些研究表明，Wnt+ 神经嵴细胞有助于甲状腺结缔组织的发育，但并非胚胎小鼠甲状腺 C 细胞的来源[26]。进一步的谱系示踪实验表明，小鼠甲状腺 C 细胞来源于前侧（咽囊）内胚层的 SOX17+ 祖细胞。哺乳动物 C 细胞的发育是一个含有多步骤的过程，包括：①第四咽囊的形成；②第四咽囊后鳃原基萌芽；③后鳃体迁移；④后鳃体在甲状腺原基内融合；⑤C 细胞在甲状腺内分化和增生[28]。基于以上这些观察结果，哺乳动物中唯一证实起源于神经嵴的神经内分泌细胞包括肾上腺髓质、肾上腺外副神经节、黏膜下层和肠肌丛神经节细胞以及交感神经节细胞[22-23]。

表 46.1
神经内分泌细胞标记物 a
1. 胺类荧光探针
2. 胺前体（5- 羟色胺和多巴胺）摄取
3. 芳香氨基酸脱羧酶
4. 非特异性酯酶和胆碱酯酶
5. α – 甘油磷酸脱氢酶
6. 肽类激素
7. 细胞质蛋白 神经元特异性烯醇酶、蛋白基因产物 9.5（ PGP 9.5）、组胺酶、参与胺合成的一些酶
8. 分泌颗粒 / 膜蛋白 嗜铬粒蛋白 / 分泌粒蛋白、激素原转化酶、肽酰甘氨酸 α 酰胺化单加氧酶及其相关酶类
9. 突触小泡膜和小泡融合 / 对接 / 释放蛋白 可溶性 N- 乙酰胺敏感融合蛋白（NSF）、SNAP、可溶性 NSF 附着蛋白受体（SNARE）、突触素、突触囊泡蛋白 2（SV2）、囊泡单胺转运蛋白（VMAT-1、VMAT-2）、突触相关蛋白 25（SNAP-25）、囊泡相关膜蛋白 / 突触泡蛋白（VAMP 1-3）、突触结合蛋白、突触融合蛋白、Rab3a 蛋白、Sec1-Munc18-1 家族蛋白、Munc13s、Sec17/SNAP 突触体相关蛋白 25（SNAP-25）
10. CD56 和 CD57（转录子） 哺乳动物同源盾片复合体（mASH）、人类同源盾片复合体（hASH）、甲状腺转录因子 1（TTF-1）、叉头盒蛋白 A1（FoxA1）、胰岛素瘤相关蛋白 1（INSM1）、胰岛 1、尾型同源框转录因子 2（CDX2）、垂体转录因子 -1（pit-1）、T 盒转录因子（T-pit）、类固醇生成因子 1（SF-1）
11. 生长抑素受体

注：a：前 6 个标记物是在 APUD 概念形成初期由 Pearse 提出的。然而，内源性胺类和胺前体摄取脱羧功能仅见于弥散性神经内分泌细胞系统的部分细胞。

相反，非哺乳类脊椎动物和单孔目动物的后鳃原基没有与甲状腺融合，而是以独立器官存在于整个成年期。此外，鸟类后鳃 C 细胞具有双重起源，即神经祖细胞和内胚层上皮细胞[29]。

因此，在当前情况下，"神经内分泌"一词并不意味着胚胎起源于神经外胚层，而是指这些细胞具有共同的表型特征，即编码多种神经元和内分泌产物的多个基因同时表达。

3 神经内分泌细胞发育的分子生物学特点

神经内分泌表型的获得机制尚未完全明了。然而，最近研究表明，转录因子的正负调节在其中发挥着重要作用。一类重要的调节蛋白包括那些具有共同 DNA 结合域和二聚化功能域、碱性螺旋 – 环 – 螺旋（b-HLH）区域的蛋白。编码这些蛋白的基因类似于盾片复合体样 1（achaete–scute complex like1，ASCL1），ASCL1 是在果蝇神经元分化过程中发现的[30]。哺乳动物的同源基因称为 mASH，而人类的同源基因称为 hASH。在果蝇中，由 ASCL1 等基因编码的一组 b-HLH 因子可激活神经或神经内分泌分化，而由 Hes-1 基因编码的另一组 b-HLH 因子可抑制神经元分化[31-33]。

Notch 信号通路由 ASCL1 介导，在神经内分泌细胞的发育过程中发挥着至关重要的作用。Notch 受体为一种跨膜蛋白，与相应配体结合后调控细胞存活、增殖和分化。Hes-1 是 Notch 信号激活的下游靶点之一，控制着包括 ASCL1 在内的一系列靶基因的表达。ASCL1 在 C 细胞和其他类型神经内分泌细胞的发育过程中高度表达，而在这些细胞成熟后则失去表达[28,34]。

Notch 信号通路在胚胎前体细胞的神经内分泌分化过程中发挥着重要作用。Notch 表达诱导发育中的细胞向非神经内分泌分化；Notch 信号缺失，ASCL1 继而表达增加，诱导前体细胞向神经内分泌表型分化。除了 Notch 信号通路外，其他信号通路（如 Shh）也在神经内分泌细胞的分化过程中发挥重要作用[33-34]。与许多胃肠道内胚层衍生物类似，神经内分泌分化发生前，胚胎 C 细胞共表达先驱因子叉头盒 α1（Fox α1）和叉头盒 α2（Fox α2）。Hes-1/mASH-1 信号通路在 C 细胞的分化中发挥关键作用[28,35]。此外，还有多种其他转录因子和信号分子，包括 Pax8、Tbx1、Pbx1、nrx2.1/TTF-1、Shh、FRS2α、Ripply3 和 Hox3、Eya1 和 EphA 均参与第四咽囊的形成及 C 细胞的迁移、分化、生存和散布[28-29]。

ASCL1-/- 基因敲除小鼠降钙素染色结果显示，C 细胞数目明显减少。在其他类型的神经内分泌细胞和神经细胞中也存在类似现象，这种现象支持神经内分泌表型的形成取决于 ASCL1 这一假说。敲除 ASCL1 基因后，肺内神经内分泌细胞数量减少；敲除 Hes-1 基因后，神经内分泌细胞数量增加 10 倍以上，同时 Clara 细胞数量减少[33]。Hes-1-/- 小鼠的胃肠道神经内分泌细胞数量增加。

最初认为，STAT-Ser/Hes-3 信号轴是神经干细胞的主要调控因子；之后发现，其也是癌干细胞的调控因子。这个信号轴还调控肾上腺和胰岛中几种具有干细胞特质的细胞类型，在内分泌和神经内分泌细胞系统中具有潜在的重要作用[36]。

4 组织学及组织化学

神经内分泌细胞可形成肉眼可见的结构（如腺垂体、甲状旁腺、肾上腺髓质、肾上腺外副神经节）或独特的微观结构［如朗格汉斯（Langerhans）细胞岛和肺神经上皮小体］。在常规 HE 染色切片中很难识别所谓的"弥散性神经内分泌细胞"，它们常呈卵圆形、锥形或烧瓶状，细胞质呈不同程度透明状（图 46.2，图 46.3）。在某些情况下，细胞质内可能含有精细的嗜酸性颗粒（图 46.2B），这些颗粒在普通显微镜下通常很难被发现。一些类型的神经内分泌细胞（如肾上腺内、外副神经节细胞和肠嗜铬细胞）初次固定于重铬酸钾或铬酸后，呈特征性棕黄色。这种色素是由细胞内储存的儿茶酚胺、5- 羟色胺或组胺等氧化产生的。

部分神经内分泌细胞经甲醛或其他醛类固定剂固定后呈特征性黄绿色荧光[37]（图 46.4）。在某些情况下，这些细胞仅在使用 L- 二羟基苯丙氨酸（DOPA）

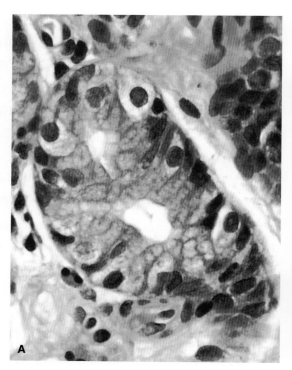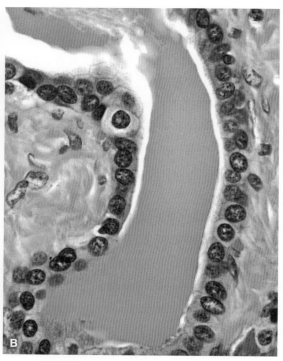

图 46.2　A. 胃腺体中的神经内分泌透明细胞（helle Zelle）。B. 结肠嗜酸性神经内分泌细胞，类似潘氏细胞，但其呈三角形而非柱状，其细胞质内的颗粒比潘氏细胞细胞质内的颗粒细小

或 5- 羟色胺后才显示荧光。甲醛与儿茶酚胺和 β- 咔啉的色胺类衍生物（如 5- 羟色胺）结合形成具有强荧光性的四氢异喹啉缩合产物。在某些情况下，必须使用冷冻干燥的组织或新鲜冰冻切片证实细胞内储存

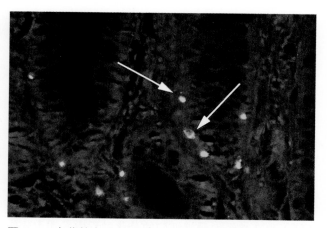

图 46.3　甲状腺中的 C 细胞（箭头所示），颜色苍白，其被认为是透明细胞，易于辨认，与实性细胞巢（左上所示）相关

的胺 [37]。

有些神经内分泌细胞（包括胃肠道内的神经内分泌细胞）具有直接将氨银还原为金属银的能力，这些细胞被称为"亲银细胞" [6-7]（图 46.5）。在其他一些神经内分泌细胞中，只有在染色试剂中加入外源性还原剂后银染才明显，这些细胞被称为"嗜银细胞"。胃肠道神经内分泌细胞的嗜铬反应和嗜银反应主要是由于 5- 羟色胺的存在。亲银细胞也有嗜银性，而仅有少数嗜银细胞具有亲银性 [38]。嗜银反应的化学原

图 46.4　在紫外光下拍摄的福尔马林固定直肠黏膜。强荧光细胞（箭头所示）为含 5- 羟色胺的肠嗜铬细胞

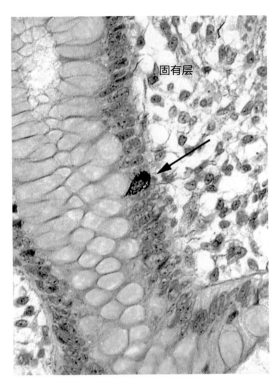

图 46.5 结肠黏膜亲银细胞（Masson-Fontana 银染，甲基绿复染）。亲银细胞（箭头所示）细胞质内含黑色颗粒

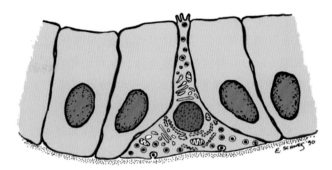

图 46.6 典型开放型神经内分泌细胞示意图。分泌颗粒位于细胞基底侧。这种细胞受到刺激后以胞吐的形式释放激素产物。基底膜以点线表示。细胞的顶端延伸部分也可见到分泌颗粒

理尚不清楚，但是有一点很明显，还原后的银对神经内分泌颗粒的无胺结构具有亲和力，最可能为嗜铬粒蛋白[39]。

我们应该认识到嗜银染色是非特异性的。一些细胞产物（如脂褐素、糖原）和某些蛋白质（包括 α-乳清蛋白）均可表现出嗜银性[40]。一些神经内分泌细胞的嗜银性需要特定的银染方法才能表现出来。组织切片酸水解后，大多数神经内分泌细胞对甲苯胺蓝和柯里膦 O 呈异染性着色[41]。铅苏木素也可用于神经内分泌细胞的鉴定[42]。然而，本章讨论的组织化学染色方法目前均未用于日常工作，这些方法已经被免疫组织化学方法所取代。

神经内分泌细胞以单个细胞散在或 3~4 个细胞聚集分布于其他类型细胞间。细胞的基底部通过上皮下基膜与邻近毛细血管分隔（图 46.6）。细胞质常发出许多突起围绕相邻的上皮细胞，这种神经内分泌细胞被称为"旁分泌细胞"[43-44]。旁分泌细胞在局部释放产物，调节毗邻的内分泌细胞和非内分泌细胞的活动[43]。神经内分泌细胞的顶端可直接延伸至腺腔（开

放型细胞），常具有顶端微绒毛或可能被相邻上皮细胞的细胞质所覆盖（封闭型神经内分泌细胞）[45-47]（图 46.7）。开放型神经内分泌细胞的产物可直接分泌进入空腔脏器的管腔。此外，这种细胞可能还具有受体功能。虽然大多数神经内分泌细胞不直接受神经支配，但一些神经内分泌细胞（如皮肤细胞和支气管细胞）可能受神经支配（图 46.7B）。

在胃肠道中，固有层内也散在分布着神经内分泌

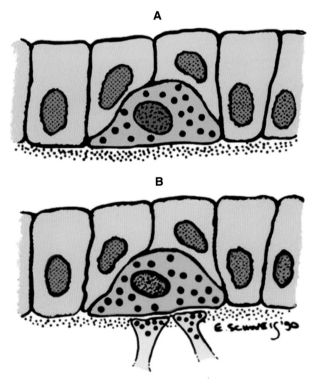

图 46.7 封闭型神经内分泌细胞分布广泛。A. 甲状腺 C 细胞是典型的封闭型神经内分泌细胞。B. 皮肤梅克尔细胞是受神经支配的封闭型神经内分泌细胞

细胞[48-49]，与其被覆上皮之间并无联系。这些细胞通常被施万细胞和无髓鞘神经纤维包绕，共同构成肠嗜铬细胞（EC）- 神经纤维复合体。这种结构在伴有慢性炎症和神经增生性改变的阑尾中特别明显[49]。前列腺间质中也存在内分泌细胞[50]。

系统发育和个体发育研究表明，神经元是神经内分泌系统最早出现的组成部分，因为它们存在于最原始的生物体（腔肠动物）中[51]。进化的下一步最可能是在肠道内出现开放型神经内分泌细胞，这种细胞存在于最高等的无脊椎动物中。在脊椎动物中，这些细胞变得更为多样化。另一方面，显微镜下可观察到的胃肠胰神经内分泌细胞聚集（例如胰岛），现象仅见于真正的脊椎动物[51]。

5　超微结构

神经内分泌细胞最典型的超微结构特征是存在膜结合型分泌颗粒，其直径为 50～500nm（图 46.8）。此外，神经内分泌细胞具有分泌细胞的特征，即有粗面内质网和显著的高尔基体。由于分泌颗粒体积较大，其也被称为大致密核心囊泡或大致密核心颗粒[1]。免疫电镜研究表明，这些颗粒为肽类和胺类激素的储备部位。在某些情况下，储存不同类型激素的颗粒表现出不同的大小、密度和基础结构[52]。虽然大多数神经内分泌细胞的分泌颗粒为圆形，但其中一些细胞（例如胃肠道 EC 细胞和 EC 样细胞）所含颗粒具有一定的多形性，可为细长形、肾形、圆形、卵圆形或梨形。

分泌颗粒多聚集在细胞基底部，靠近基底膜（图 46.6）。神经内分泌细胞的细胞质突起和开放型细胞的顶部也有明显的分泌颗粒（图 46.6）。除了分泌颗粒外，许多神经内分泌细胞还含有突触型小泡（SSV），其曾被命名为小突触小泡类似物[1]。在各种刺激的作用下，SSV 以调节方式负责释放氨基酸神经递质（γ- 氨基丁酸、谷氨酸、甘氨酸）和各种生物胺[1]。

6　凋亡

细胞凋亡在许多内分泌组织的正常生理活动中发挥着关键作用。例如，甲状腺培养基中去除生长因子（包括促甲状腺激激素、表皮生长因子和血清）后，

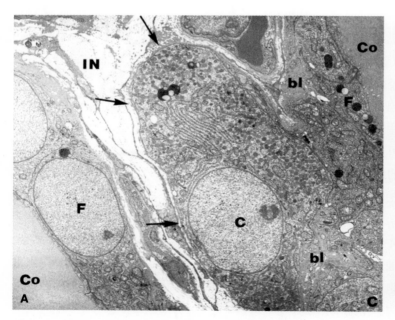
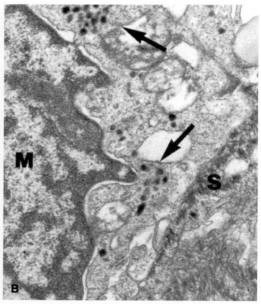

图 46.8　神经内分泌细胞的超微结构。A. C 细胞电镜照片，图片来自一位伴有轻度 C 细胞增生的 MEN 2A 综合征患者。C 细胞位于滤泡基底部，与被覆滤泡细胞的底部细胞质直接相连。在 C 细胞与被覆滤泡细胞的连接处，基底膜局灶性增厚。C 细胞通过滤泡基底膜（箭头所示）与间质分隔。bl，基底膜；C，C 细胞；Co，胶质；F，滤泡细胞；IN，间质（×14000）。B. 梅克尔细胞电镜照片。梅克尔细胞（M）内可见簇状分泌颗粒（箭头所示）。S，鳞状细胞（×27000）

会导致 DNA 断裂和凋亡的形态学改变[53]。雌激素诱导大鼠催乳激素细胞增生的研究表明，雌激素的减少会导致凋亡细胞数量增加[54]。雌激素停用后，给予溴隐亭可增强凋亡的效果。虽然关于肠道和其他部位神经内分泌细胞凋亡的研究报道很少，但当靶源性神经营养因子浓度降低时，这一过程在神经元中启动。

Garcia 及其同事研究发现，在培养的交感神经细胞中过表达 bcl-2 原癌基因可以防止细胞凋亡，而细胞凋亡通常是由去除神经生长因子引起的[55]。胃肠道、胰腺及其他部位营养信号的改变对神经内分泌细胞群的影响可能是由细胞凋亡介导的。然而，也可能还存在其他机制。例如，Kaneto 等人已经证明，外源性一氧化二氮和由白细胞介素 -1（IL-1）产生的内源性一氧化氮均可导致离体大鼠胰岛细胞凋亡[56]。链脲霉素也可通过相似的机制发挥介导凋亡的作用[56]。这些发现表明，一氧化氮诱导的核小体间 DNA 裂解是炎症刺激或链脲霉素作用导致胰腺 β 细胞破坏和功能障碍的重要起始步骤。Notch 信号通路也参与了整个神经或神经内分泌细胞发育过程中的凋亡机制[57]。

一些肠神经内分泌细胞在食物摄入和其他刺激的作用下释放胰高血糖素样肽 -1（GLP-1）和胰高血糖素样肽 -2（GLP-2），调节能量吸收和配置，以及细胞增殖和存活。GLP-1 增强葡萄糖依赖性胰岛素分泌，并抑制胰高血糖素释放。体内 GLP-1 和 GLP-2 均表现出抗凋亡活性，分别维持 β 细胞团和肠上皮细胞[58]。此外，GLP-1 和 GLP-2 直接提升表达 GLP-1 和 GLP-2 受体细胞的抗凋亡能力[58]。

7　神经内分泌细胞的功能

通过免疫组织化学和原位杂交技术对特定激素及其相应信使 RNA 进行定位，明确了神经内分泌细胞的功能。多数情况下，部位特异性抗血清可用于激素前体和成熟激素的定位[59]。之前的研究表明，一种神经内分泌细胞仅产生某一种特定的激素产物（单细胞、单激素假说）；但最新的研究表明，这些细胞为多信使单位[60]。肽类激素在粗面内质网中合成，并在高尔基体中被包装成分泌颗粒。在单个神经内分泌

细胞中，可经此途径合成多种不同的肽类产物。其他非肽类激素成分（如生物活性胺）在细胞质内合成，然后被摄入分泌颗粒和小的突触小泡内[61]。因此，在病理和生理状态下，任何神经内分泌细胞均可依据不同的信号来改变其产物的生物合成和分泌。

在免疫组织化学和分子生物学的研究中发现了许多有趣的现象，神经内分泌系统的各个组成部分之间在功能上存在相互联系。例如，肽类激素最初是从胃肠胰轴分离出来的，随后在中枢和外周神经系统的神经元中也有发现，这些激素在此可能发挥神经递质或神经调质的作用[12]。最初从大脑中分离出来的其他肽类也分布于肠道、胰腺和肺的神经内分泌细胞，它们可能发挥旁分泌或自分泌作用[62]。此外，这些研究发现，内分泌器官的微结构在 HE 染色切片中呈同质性，通常以允许旁分泌交互作用的方式排列。例如，胰岛内的生长抑素细胞位于胰岛素细胞和胰高血糖素细胞之间，发出特征性的短分支状突起，与这两种细胞同时存在。因此，生长抑素对胰岛素和胰高血糖素分泌的调节以两种方式进行，一是通过局部的旁分泌作用，二是通过循环到达胰岛的内分泌作用[63-64]。胃中的生长抑素细胞发出的分支凸起与胃泌素细胞互相交织，在食物摄入和其他刺激状态下调节胃泌素的分泌[65]。

不同组织内的神经内分泌细胞可以产生相同的肽。例如，生长抑素存在于某些下丘脑神经元（图 46.9A）、胰岛 D 细胞、胃肠道 D 细胞（图 46.9B）、支气管肺内分泌细胞、胸腺内分泌细胞和甲状腺 C 细胞的一个亚群中（与降钙素共定位）[63-66]。降钙素存在于甲状腺 C 细胞、支气管肺和胸腺内分泌细胞、某些泌尿生殖器的内分泌细胞中。胃泌素释放肽是一种由 27 个氨基酸组成的肽，为铃蟾肽的哺乳动物同系物，存在于甲状腺 C 细胞、交感神经节低强度荧光细胞、胃肠道肌丛神经元细胞和支气管肺内分泌细胞中[67-68]。

神经内分泌细胞可从一个共同的前体分子产生多种不同的肽。例如，促肾上腺皮质激素（ACTH）是由一个大的前体分子阿黑皮素原（pro-opiomelanocortin，POMC）合成而来[69]。在腺垂体中，POMC 经加工处理合成 ACTH、β- 促脂素和一个 16KD 的 N- 末端

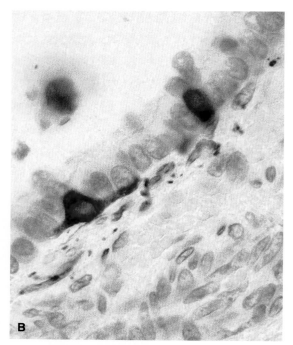

图 46.9　下丘脑和小肠生长抑素免疫染色。A. 下丘脑正中隆起生长抑素免疫染色显示神经元及其突起呈阳性。
B. 封闭型神经内分泌细胞的突起位于上皮细胞之下

片段。在垂体中叶，ACTH 和 β- 促脂素可分别产生 α-MSH 和 β– 内啡肽相关多肽。单个基因经不同选择性剪接途径可形成不同的 mRNA，这也可能是造成神经内分泌细胞内激素多样性的原因。降钙素和降钙素基因相关肽（CGRP）来自同一个 RNA 前体，剪接后形成两种不同的成熟 mRNA[70]。一些紧密相关的肽可能由一个以上的基因编码[71]。

分子研究的结果表明，多种关联新型肽类激素由已知或新型激素 DNA 序列所编码[72]。由于激素原选择性剪接、串联排列或分化成熟，单个激素基因常具有多种表型[73]。因此，超过 100 种不同的激素活性肽从肠道释放。例如，通过分子鉴定胰高血糖素、胃泌酸调节素、GLP-1 和 GLP-2 以及两种插入肽确认了几种含有胰高血糖素序列的高分子量蛋白质，所有这些均在 L 细胞内经转录后加工而产生[72-73]。

8　神经内分泌细胞的标记物

神经内分泌细胞可分为神经型（神经元、副神经节细胞）和上皮型。神经型神经内分泌细胞主要的中间丝成分为神经微丝，上皮型神经内分泌细胞含细胞角蛋白，有或无神经微丝。通过所含特异性激素和神经递质[74-76]（本书其他章节已有描述）以及各种非激素性产物可以识别这两种细胞。神经内分泌细胞的非激素成分包括大量细胞质成分、分泌颗粒和囊泡膜及质膜成分。通过免疫组织化学方法（多克隆抗体或单克隆抗体）可以有效地鉴定这些产物。当特异性激素产物未知，但需要评估组织中是否存在神经内分泌细胞时，此方法特别重要。

8.1　细胞质成分

经免疫组织化学染色证实，神经内分泌细胞内存在多种不同的酶类。虽然一些酶普遍存在于大多数神经内分泌细胞中，但另一些酶的分布则相对局限。过去，神经元特异性烯醇化酶（NSE）是神经元和神经内分泌细胞共有的神经内分泌标记物[77]。烯醇化酶是 3 个独立基因位点 α、β 和 γ 的产物[78-80]。非神经元性烯醇化酶（αα）存在于胎儿组织、神经胶质细胞和许多非内分泌组织中。β 烯醇化酶（ββ）存在于肌肉组织中，而杂合性烯醇化酶（αγ、αβ）存在于巨核细胞和其他类型的细胞中。在神经元迁移和分化过程中，NSE（γγ）取代非神经元性烯醇化酶，这表明，NSE 的出现反映了突触形成和电兴奋性的获得。NSE 对神经内分泌细胞检测的敏感性较高，但特异性较低。由于 NSE 对神经内分泌细胞的检测的特异性较低，因此不再推荐 NSE 作为神经内分泌细胞的通用型标记物。

蛋白基因产物 9.5（PGP 9.5）是一种分子量为 27KD 的可溶性蛋白[81]，最初从脑中分离。它是一种泛素羧基末端水解酶（UCH-L1），在异常变性蛋白质的催化降解过程中发挥重要作用[82]。免疫组织化学研究表明，PGP 9.5 表达于所有中枢和外周神经系统各级神经元和神经纤维，也表达于多种神经内分泌细胞（除正常胃肠道之外）[81]。虽然最初认为 PGP 9.5 的表达仅限于神经元和神经内分泌细胞，但是在远端肾小管上皮、间质细胞、前列腺和乳腺上皮以及其他类型细胞中也有发现[83]。细胞质内主要分布的酶还包括参与儿茶酚胺生物合成的一些酶[76]。

8.2 分泌颗粒成分

嗜铬粒蛋白/分泌粒蛋白（chromogranins/secretogranins，Cg/Sg）是一个分布广泛的可溶性蛋白家族，是神经分泌颗粒或大致密核心囊泡的主要成分（表 46.1）[84-87]。现已发现 3 种主要的嗜铬粒蛋白，分别为嗜铬粒蛋白 A（CgA）、嗜铬粒蛋白 B（CgB）及相对含量少的分泌粒蛋白 Ⅱ（SgⅡ，又叫嗜铬粒蛋白 C，CgC）。嗜铬粒蛋白家族的其他成员（第 2 个括号内为用于检测的抗体）包括分泌粒蛋白 Ⅲ（SgⅢ）（1B1075）、Ⅳ（SgⅣ）（HISL-19）和 Ⅴ（SgⅤ）（7B2）、Ⅵ（SgⅥ）（NESP55）和 Ⅶ（SgⅦ）（VGF）[88]。嗜铬粒蛋白为钙结合蛋白，在调节肽的包装和加工处理中发挥重要作用。这些蛋白质含有多个二元残基，这些残基是蛋白质水解和加工的潜在位点，可产生多种较小的肽[89-90]。例如，牛 CgA 是一种含有 439 个氨基酸的蛋白质，它含有高度亲水性和酸性氨基酸序列及多个配对碱性残基，这些碱性残基可形成产生生物活性肽的裂解位点。除了翻译后修饰外，CgA 被蛋白酶加工处理成 vasostatin、chromacin、chromofungin、prochromacin、胰抑释素（pancreastatin）、catestatin、嗜铬粒抑制肽（chromostatin）、parastatin、serpinin 和血管收缩抑制

因子[91]。嗜铬粒蛋白及其衍生小分子肽具有多种功能，包括颗粒内核心复合体的稳定、激素分泌和代谢产物的调节效应、先天免疫效应、抗菌效应、维持血管内稳态、血管形成、组织修复、抗炎和心脏生理功能等[91]。有趣的是，血浆中 CgA 水平的升高已经成为多种肿瘤、心血管和炎性疾病明确或潜在的生物学指标[92]。Pancreastatin 和 chromostatin 见于许多神经内分泌细胞、肾上腺髓质和垂体前叶[93-94]，而 CgB 衍生物（GAWK 蛋白）仅局限于垂体、胃肠道、胰腺和肾上腺髓质的神经内分泌细胞[95]。

Cgs 广泛分布于整个神经内分泌细胞系统，具有特征性的组织和细胞分布模式[96]。嗜铬粒蛋白（特别是 CgA）是鉴别正常神经内分泌细胞最有用的标记物之一。虽然许多神经内分泌细胞同时含 CgA、CgB 和 SgⅡ，但其他一些细胞仅含其中的 1 种或 2 种蛋白质。例如，甲状腺 C 细胞含 CgA 和 SgⅡ，但不含 CgB；甲状旁腺主细胞含 CgA，但不含 SgⅡ。Huttner 等人对该家族蛋白的分布做了详尽综述[96]。嗜铬粒蛋白与其他颗粒成分一起释放，但这些颗粒成分的补充调节机制不同。

激素原转化酶和肽酰甘氨酸 α 酰胺化单加氧酶

前体分子形成生物活性肽的过程需要多种内肽酶和羧肽酶的参与，它们存在于神经内分泌细胞的反式高尔基体和分泌颗粒内。内肽酶和羧肽酶包括激素原转化酶、PC1/PC3 和 PC2、羧肽酶 H 和 E[97-98]。前转化酶广泛分布于神经内分泌细胞，而其他类型内分泌细胞（甲状腺滤泡细胞、甲状旁腺主细胞、肾上腺皮质细胞和睾丸）均不含前转化酶。具有神经表型的神经内分泌细胞（肾上腺髓质细胞）以 PC2 为主，而上皮型神经内分泌细胞以 PC1/PC3 为主。除了甲状旁腺细胞外，PC2 和 PC3 的存在与嗜铬粒蛋白和分泌粒蛋白的存在相关。正常垂体和垂体腺瘤中均存在 PC2 和 PC1/PC3；其中，ACTH 腺瘤以 PC1/PC3 为主，而其他腺瘤则以 PC2 为主。

神经内分泌颗粒内含有肽酰甘氨酸 α 酰胺化单加氧酶（PAM）、肽酰甘氨酸 α 羟化单加氧酶（PHM）、肽基酰胺基羟乙酸裂合酶（PAL）[99-100]。这些酶负责肽类激素 C 末端的 α 酰胺化，此功能对肽类激素发挥生物活性至关重要。这些酶的分布不受神

经内分泌细胞的限制。例如，在肺内呼吸道上皮细胞、黏膜下腺体细胞、血管内皮细胞、一些支气管软骨的软骨细胞、肺泡巨噬细胞和平滑肌细胞中也发现了这些酶。

8.3 突触小泡及小泡融合／释放成分

突触素（Syn）分子量为 38KD，是最早应用于识别神经元和神经内分泌细胞内突触小泡的标记物之一[101-103]。突触素和嗜铬粒蛋白一起应用成为鉴别神经内分泌细胞的重要标记物。这种蛋白广泛分布于中枢和外周神经系统的神经末梢，也存在于专门调节肽类激素分泌的神经内分泌细胞。Syn 是神经元囊泡中最丰富的整合膜蛋白。它在神经元突触区呈斑点状分布，在神经内分泌细胞的细胞质内呈弥漫性分布。超微结构观察，Syn 主要分布于表面光滑的突触型囊泡。虽然最初认为 Syn 是神经内分泌细胞所特有的，但后来发现 Syn 还可表达于其他细胞（包括肾上腺皮质）[104-105]。

突触素 2（SV2）是一种整合膜蛋白，介导钙刺激的神经递质释放，存在于中枢和外周神经系统以及多种神经内分泌细胞中[106]。这种糖蛋白除了调节与神经递质释放和自我平衡相关的其他功能外，还可调控钙传感蛋白和突触结合蛋白的表达和转运[107-108]。SV2 免疫反应阳性的神经内分泌细胞可见于胃肠道、胰腺、垂体前叶、甲状腺（C 细胞）、甲状旁腺和肾上腺髓质。胃泌酸黏膜中的主细胞也表达SV2。有趣的是，胃肠间质瘤也表达 SV2[109]。SV2、Syn 和 CgA 在不同类型神经内分泌细胞中的免疫反应性不同。

囊泡单胺转运蛋白（vesicular monoamine transporters，VMAT）是一种整合膜蛋白，调节胺类转运进入神经元囊泡和神经内分泌细胞[110-111]。囊泡单胺转运蛋白有 2 种亚型 VMAT1 和 VMAT2，这 2 种亚型在不同类型细胞中的分布不同，对不同胺类的选择谱很广。它们在神经递质的分类、储存和释放以及调节神经性和内分泌信号输出方面发挥着关键作用[112]。VMAT2 有助于神经元和 ECL 型神经内分泌细胞摄取多巴胺、去甲肾上腺素、肾上腺素、组胺和 5- 羟色胺。VMAT1 不能识别组胺作为底物（神经元缺乏

VMAT1），它在内分泌细胞中发挥主要功能活性，特别是 EC 细胞[113]。VMAT1 存在于胰腺导管上皮的内分泌细胞，而 VMAT2 主要存在于胰岛 β 细胞[114]。另外，VMAT2 也存在于产生组胺的 ECL 细胞以及中枢和外周神经元。VMAT1 和 VMAT2 均不同程度表达于肾上腺髓质细胞。在一些研究中，VMAT 被用作其他类型神经内分泌细胞的替代标记物，如乳腺中的神经内分泌细胞[115]。

神经元和神经内分泌细胞的分泌调节过程非常复杂，涉及大量分子[1,11,116-119]。控制神经递质释放的因子包括 N- 乙基马来酰亚胺敏感性融合蛋白（NSF）、可溶性 NSF 附着蛋白（SNAP）、SNAP 受体（SNARE）、Munc18-1、Munc13s 和 Rab3s。根据SNARE（SNAP 受体）假说，转运囊泡与对应的靶膜完成选择性对接是通过囊泡膜蛋白（v-SNARE）和相应的靶膜蛋白（t-SNARE）形成复合体实现的[116]。由此形成的 SNARE 复合体最终导致膜融合。目前，SNARE 蛋白家族已发现 3 个成员，包括囊泡相关膜蛋白（vVAMP）/v-SNARE 家族的突触素以及 t-SNARE 家族的 2 个成员（即突触融合蛋白家族和 SNAP-25 家族）。在胞吐初始阶段，NSF 和可溶性 NSF 附着蛋白（α-SNAP）作用于突触素、突触融合蛋白和 SNAP-25。这可导致 SNARE 复合体解离、SNARE 蛋白活化以及胞吐负调节因子去除。随后，囊泡蛋白 Rab3 促进囊泡与突触前膜发生可逆性黏附（系固）。系固使得 SNARE 复合体（包括突触素、突触融合蛋白和 SNAP-25）形成。这一系列事件使囊泡进入对接位点，此位点紧邻细胞膜和钙通道。对接是一个不可逆的过程，伴有一定程度的膜融合。对接过程中的某些时候，SNARE 复合体可募集突触结合蛋白[118]。SNARE 在膜融合过程中发挥着重要作用，其他蛋白被认为是 SNARE 的调控因子。然而，一些调节蛋白可能在膜融合和神经递质释放中发挥直接作用。参与这一过程的其他蛋白包括 Sec1-Munc18 家族和 Sec17/SNAP 蛋白[119]。

参与分泌调节过程的一些蛋白可以通过免疫组织化学染色检测到，并被用作神经内分泌细胞标记物。这些蛋白中的一些位于质膜内［SNAP-25（分子量为25kDa 的突触小体蛋白）和突触融合蛋白］，另一些

位于突触小泡膜（突触素、突触泡蛋白、Rab3a 和突触结合蛋白）中。可溶性蛋白包括 NSF 和 SNAP。

囊泡相关膜蛋白（vesicle-associated membrane proteins，VAMP）在分泌囊泡与其靶膜的对接和（或）融合中发挥着重要作用。VAMP 也称突触泡蛋白，存在 3 个亚型，分别为 VAMP-1、VAMP-2 和 VAMP-3（缩纤蛋白）。VAMP-2 和 VAMP-3 在胰岛中表达[120]，参与钙介导的胰岛素分泌。VAMP-1 主要存在于胰腺腺泡细胞[121]。

突触结合蛋白（p65）包括一个钙结合蛋白大家族，它们是神经元和神经内分泌细胞突触囊泡膜的组成成分[122]。在正常胰岛内，突触结合蛋白与胰岛素共存于 β 细胞内，参与钙介导的胰岛素分泌[123]。

Rab 蛋白是单体 G 蛋白 Ras 超家族中的低分子量成员。Rab3 亚型参与中枢神经系统和垂体前叶内突触小泡和分泌颗粒的胞吐作用。在正常人的垂体内，Rab3 亚型主要表达于生长激素分泌细胞的细胞质内，在其他类型细胞中很少表达。垂体腺瘤中，Rab3 主要表达于生长激素腺瘤，但也可表达于其他类型腺瘤[124-125]。

SNAP-25 在垂体中的研究最广泛。该蛋白主要位于正常和肿瘤性腺垂体细胞的质膜上[126,128]。相似的分布模式也见于肾上腺和胰岛[129-130]。此外，SNAP-25 与突触融合蛋白、突触泡蛋白可同时存在于 ECL 细胞中[131]。

CD56 和 CD57

CD57 可识别自然杀伤（NK）淋巴细胞、髓鞘相关糖蛋白（MAG），神经细胞黏附分子以及嗜铬细胞颗粒基质成分的表位[132-134]。最大的 MAG（MAG-72）与免疫球蛋白超基因家族蛋白和神经黏附分子相关。CD57 也可与垂体前叶、肺、肾上腺、胰岛和胃肠道中的部分神经内分泌细胞亚群发生反应[134]。此外，一些非神经内分泌细胞也存在 CD57 免疫反应活性并表达该蛋白，它与 S-100 蛋白共同表达于垂体前叶、肾上腺髓质和副神经节内的施万细胞和其他神经支持成分（支持细胞）[135]。

神经细胞黏附分子（NCAM）是一类糖蛋白家族，在细胞黏附、迁移、分化和增殖中发挥着关键作用[136-137]。NCAM 家族包括数个主要多肽，这些多肽由一个免疫球蛋白超基因家族的基因经 RNA 选择性剪切而产生。质膜外的肽序列含有与免疫球蛋白质膜外结构相似的 5 个区域。这些分子在翻译后通过磷酸化、硫酸化和糖基化进行修饰。NCAM 的同种抗原结合特性受 α2,8-N- 乙酰神经氨酸（多唾液酸）差异性表达的调控。

CD56 可识别 NCAM 的 140kDa 亚型，该亚型表达于静止和激活状态的 NK 细胞和 CD3[+] 细胞的一个亚群。虽然最初研究认为 NCAM 的分布局限于大脑内，但最新的研究发现，它们还可表达于多种神经内分泌细胞（包括胰岛、垂体前叶、肾上腺髓质和多种非神经内分泌细胞）。使用针对 NCAM 内 α2,8-多唾液酸长链的单克隆抗体的研究发现，在家族性甲状腺髓样癌的病例中，肿瘤细胞和癌灶旁的增生性 C 细胞均有表达[138]。不伴有甲状腺髓样癌的原发性 C 细胞增生也呈阳性染色，但大多数正常 C 细胞和继发性增生的 C 细胞均呈阴性。

8.4　转录因子

转录因子是与 DNA 启动子和增强子区域内的调控元件结合，进而调节基因表达和蛋白合成的蛋白质。一些转录因子具有细胞特异性，而另一些转录因子广泛分布于各种不同细胞类型中。

哺乳动物（M）和人类（H）的盾片复合物（mASH 和 hASH）的同源物分别表达于胸腺上皮细胞、甲状腺 C 细胞和胎儿肺神经内分泌细胞[139-140]。FoxA1 在成人甲状腺 C 细胞和实性细胞巢中表达，调节多种不同组织的生长发育[141]。胰岛素瘤相关蛋白 1（Insulinoma-associated 1，INSM1）参与神经内分泌细胞分化的终末阶段[142]。在胎儿组织中，胃肠道上皮和肠神经系统、胰腺、甲状腺、呼吸道上皮、胸腺及小脑均表达 INSM1。在成人组织中，肾上腺髓质、胰岛和胃肠道 EC 细胞具有 INSM1 免疫反应性；此外，支气管上皮和非肿瘤性前列腺中也可见散在细胞阳性[142]。胃肠道和胰腺神经内分泌细胞中的其他转录因子还包括组蛋白 HIx[143]。Islet-1 是一种同源盒基因，参与胰岛胚胎发育。虽然研究表明 Islet-1 是胰腺内分泌细胞开始发育的敏感标记物，但十二指肠或结肠或直肠的内分泌肿瘤也可表达 Islet-1[144]。CDX2

是一种被广泛用作肠腺癌的标记物的转录因子[145]。CDX2 除表达于正常肠细胞外，还表达于所有产生 5-羟色胺的 EC 细胞、10% 的产胃泌素的 G 细胞、30% 的抑胃肽细胞和小部分产促胃动素细胞，而其他类型胃肠道内分泌细胞不表达 CDX2[145]。甲状腺转录因子 1（TTF-1）表达于甲状腺（滤泡细胞和 C 细胞）和肺（Ⅱ型上皮细胞、不同发育阶段的呼吸非纤毛细支气管上皮细胞亚群和肺神经内分泌细胞）[146-148]。

转录因子相关研究表明，腺垂体中细胞分化和激素产生主要有 3 条途径[149-151]。生长激素前体表达垂体转录因子 1（Pit-1），也可衍生出生长激素细胞、催乳激素细胞、泌乳素生长激素细胞和促甲状腺激素细胞。雌激素受体 α 的表达与催乳素或促性腺激素相关。促肾上腺皮质激素细胞中前黑皮素的表达依赖于 T-box 转录因子（T-pit），而促性腺激素细胞中的类固醇生成因子 1（SF-1）调节生成类固醇组织中细胞色素的表达[151]。这些基于转录因子表达模式的发现导致了激素阴性腺瘤的重新分类[151]。肾上腺皮质细胞、睾丸间质细胞和颗粒细胞也表达 SF-1 及其相应的 mRNA[152]。

8.5　生长抑素受体

由于生长抑素受体（sst1-sst5）在某些肿瘤（包括神经内分泌系统肿瘤）中过表达，并且有针对此受体的新的临床治疗方法，所以这些受体受到广泛关注[153]。由于天然生长抑素的代谢具有不稳定性，现已研发出许多人工合成类似物 / 兴奋剂（例如奥曲肽、兰瑞肽、帕瑞肽）[154]。这些类似物的放射性核素偶联物已被成功地用于肿瘤成像，并在一些情况下用于肿瘤治疗。最近，也开发出用于成像和治疗的生长抑素受体拮抗剂[154]。肿瘤表达这些受体的能力可通过特异性受体的抗体进行评估。正常产胃泌素细胞 sst-2A 呈阳性，分布于胃窦、十二指肠、空肠和回肠[155]。此外，支气管基底细胞 sst-2A 偶尔呈阳性。一项针对生长抑素受体亚型分布的综合性研究表明，它们存在于多种神经内分泌和非神经内分泌细胞中，包括肾上腺皮质、心肌、骨骼肌、卵巢和睾丸[156]。不同的神经内分泌细胞有不同的生长抑素受体表达模式。例如，C 细胞 sst5 呈阳性，而胰岛 sst1-3 和 sst5

呈阳性，尽管它们分布不同[156]。

9　神经内分泌细胞的分布

9.1　支气管肺和上呼吸道系统

肺内神经内分泌细胞以两种方式出现：一是孤立的单个细胞（图 46.10）或 Kulchitsky 细胞（K 细胞）；二是由 4 ~ 10 个细胞形成的小聚集体，称为神经上皮小体（neuroepithelial bodie，NEB）（图 46.10A）[33,157]。孤立性神经内分泌细胞主要分布于支气管，可分为开放型或封闭型（图 46.10B）。NEB 有广泛的神经支配，由透明至弱嗜酸性细胞构成，位于支气管基底膜附近。NEB 往往在气道分叉部位附近多见。虽然这两种神经内分泌细胞的功能尚不清楚，但 NEB 很可能在肺器官形成的早期阶段作为肺生长和发育的调节剂，并在之后的胎儿生长阶段和出生后作为肺内的触觉和（或）化学感受器[33]。

肺内神经内分泌细胞的分泌颗粒大小和密度各不相同[157-159]。依据分泌颗粒大小可将这些细胞分为 3 种类型：P1 细胞所含颗粒直径为 40 ~ 50nm，胎儿肺中也发现了类似的细胞；P2 细胞内颗粒直径为 120 ~ 130nm；而 P3 细胞内颗粒直径为 180 ~ 200nm。Pa 细胞见于成人肺内，颗粒直径为 100 ~ 120nm。NEB 和孤立性神经内分泌细胞嗜铬粒蛋白、突触素和 SV2 均呈阳性；同时，NEB 和孤立性神经内分泌细胞也表达 5- 羟色胺、胃泌素释放肽（GRP）（图 46.11）和降钙素；孤立性神经内分泌细胞还表达脑啡肽[68,158,160]。显著增生和异型增生性 NEB 细胞也可能产生促肾上腺皮质激素、血管活性肠肽和生长抑素[52]。NEB 在胎儿肺组织中格外明显，但在成人肺中数量稀少[33,160]。成人肺神经内分泌细胞在缺氧状态下也会变得明显，包括慢性肺病（如慢性阻塞性肺病）[33,158,160]。

mASH1 是人类对应的盾片复合体，在肺神经内分泌细胞系统的发育过程中不可或缺[160]。在肺发育的早期阶段，神经内分泌标记物与上皮标记物共同表达，与一个共同的细胞起源相一致[33]。原位杂交技术和免疫组织化学技术研究显示，早在母体妊娠 8

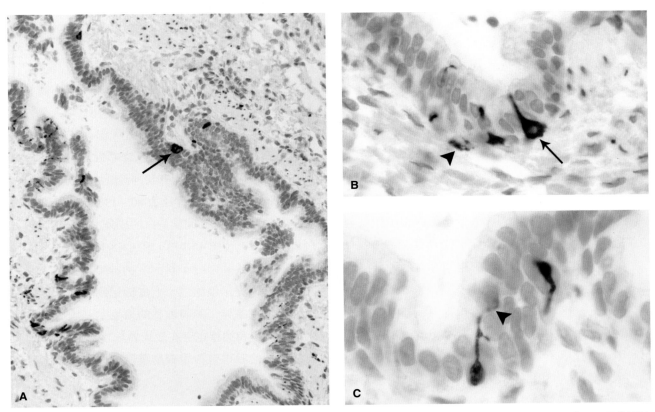

图 46.10　肺神经内分泌细胞突触素免疫组织化学染色。A. 单个神经内分泌细胞和部分神经上皮小体（箭头所示）。B. 开放型神经内分泌细胞（箭头所示）和封闭型神经内分泌细胞（三角箭头所示）。C. 上皮细胞之间的神经内分泌细胞突起（三角箭头所示），部分环绕腔缘细胞

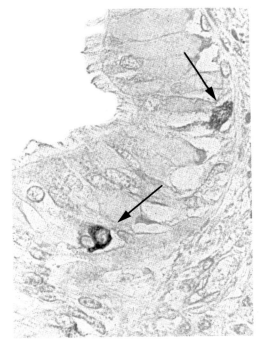

图 46.11　成人肺的胃泌素释放肽（GRP）铃蟾免疫组织化学染色，甲基绿复染。支气管上皮可见两个 GRP 呈阳性的细胞（箭头所示）（图片由日本东海大学医学院 Tsutsumi 博士惠赠）

周，孤立性神经内分泌细胞和 NEB 即已表达 GRP 及其相应的 mRNA。妊娠 16～30 周时，这些细胞的数量达到峰值，婴儿出生后 6 个月左右开始下降。这些研究表明 GRP 可能参与了正常肺的生长和发育过程。在支气管肺发育不良的婴儿、囊性纤维化或长期辅助通气的儿童中发现肺内含 GRP 细胞数量增多的情况[160]。

亲银性或嗜银性检测表明，喉部罕见神经内分泌细胞。Pesce 等人研究发现，在 43 例喉部样本的呼吸道上皮中，仅 2 例存在散在嗜银细胞[161]。Torre-Rendon 等人研究发现，喉部的鳞状上皮和呼吸道上皮中偶见嗜银细胞[162]。免疫组织化学研究表明，这些细胞嗜铬粒蛋白和突触素均呈阳性，位于喉室和声门下区呼吸道上皮的基底层至中层[163]。有趣的是，这些细胞不表达降钙素，但降钙素在中分化喉神经内分泌癌中常有表达；一小部分细胞还可表达 TTF-1[163-164]。

9.2 甲状腺和胸腺

在成人和新生儿甲状腺中，C 细胞集中于甲状腺左右叶的上 1/3 和中 1/3 交界处，沿假定中轴分布[165]。C 细胞仅见于滤泡内（图 46.12）。C 细胞偶可发出分支状突起，紧贴滤泡基底膜和相邻滤泡细胞的细胞膜。C 细胞在成人体内呈扁平或梭形，数量少于新生儿，一般情况下，成人甲状腺的每个低倍视野中，C 细胞数量不足 50 个，但正常成人甲状腺内偶也可见更高密度的 C 细胞。正常成人甲状腺内很少能见到 C 细胞结节，正如文中"老化"一节所述。

正常细胞和增生性 C 细胞中均存在两种分泌颗粒，直径为 130～280nm[165-167]。正常成人和新生儿甲状腺中的一些 C 细胞也含有生长抑素或 GRP[68,165]。约 70% 的胎儿和新生儿 C 细胞含有 GRP 及其 mRNA，而仅有不到 20% 的成人 C 细胞含有 GRP。这些发现表明，GRP 可能作为甲状腺生长因子发挥作用，与推测其在肺发育中的作用类似[33]。

虽然许多动物胸腺中普遍存在神经内分泌细胞，但人类胸腺组织中神经内分泌细胞的数量却比较稀少。在人类胸腺中，神经内分泌细胞可能位于血管周结缔组织内，与胸腺小体（Hassall 小体）相关[168]（图 46.13）。通过间质网络内神经内分泌基因的转录以及未成熟 T 细胞识别受体的表达，胸腺神经内分泌细胞可调节 T 细胞的早期分化[169]。

9.3 皮肤

梅克尔细胞是皮肤的神经内分泌成分（图 46.7，图 46.14）。它们在整个表皮内单个散在或小簇状分布，特别是基底层。在上皮的特定分化区域（例如触觉穹顶）内，梅克尔细胞簇特别明显[170-171]。单个的梅克尔细胞发出拉长的突起包绕邻近的角质形成细胞。梅克尔细胞由长 I 型有髓神经纤维支配。细胞含有丰富的分泌颗粒，直径为 80～130nm，在细胞质突起内尤为明显。中间丝蛋白的成分主要是细胞角蛋白 20（CK20）（图 46.14B）和 CK8/18，但也可能存在以低分子量和中分子量为主的神经丝蛋白。在不同部位的梅克尔细胞内，上皮标记物和神经标记物的分布存在差异，不同种属的梅克尔细胞所含肽类激素的含量和类型也存在较大差异[172]。梅克尔细胞内最常见的激素包括甲硫脑啡肽、血管活性肠肽和 GRP[173]。

9.4 乳腺

尽管许多观察者已经注意到乳腺内存在透明细胞，但这些细胞是否是神经内分泌细胞引发了相当大的争议。据 Bussolati 及其同事报道，在正常乳腺样本中存在少量嗜铬粒蛋白阳性细胞[174]。这些细胞在

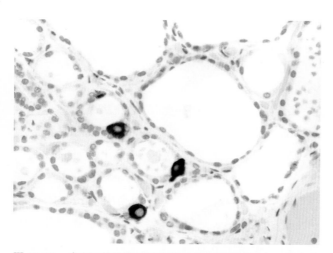

图 46.12 成人甲状腺嗜铬粒蛋白免疫组织化学染色，苏木素复染。滤泡内的 C 细胞为封闭型内分泌细胞

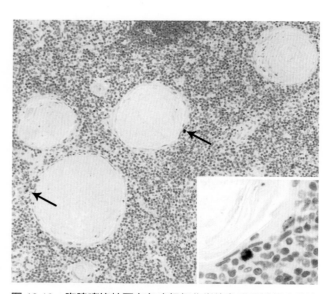

图 46.13 胸腺嗜铬粒蛋白免疫组织化学染色显示神经内分泌细胞（箭头所示）与胸腺小体相关。高倍镜下显示一个 NE 细胞（插图所示）

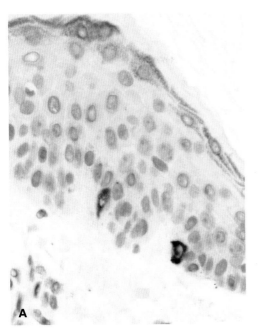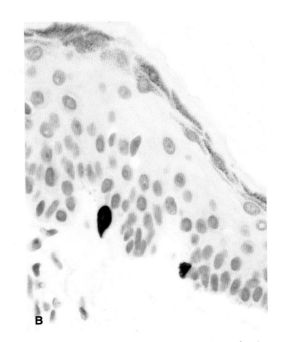

图 46.14　皮肤梅克尔细胞突触素（A）和细胞角蛋白 20（B）免疫组织化学染色。梅克尔细胞呈卵圆形和三角形

小叶导管、小叶内导管或小叶间导管中呈单个或小簇状分布，位于肌上皮细胞和上皮细胞之间。偶尔可见细胞突起伸入管腔内，类似典型的开放型神经内分泌细胞。在连续切片中，这些嗜铬粒蛋白阳性细胞表现为弱嗜银性，但不表达各种肽类激素。随后的研究显示，导管和小叶上皮细胞表达囊泡单胺转运蛋白 2（VMAT-2）、嗜铬粒蛋白 B 和几种调节蛋白（包括肥胖抑制素、饥饿素、肾上腺髓质素和 apelin）；然而，嗜铬粒蛋白 A 和突触素染色呈阴性[115]。

9.5　胃肠系统

胃肠道（从胃到肛管）内广泛分布着许多异质性产生肽和胺的神经内分泌细胞，这些细胞也被称为"肠内分泌细胞"[46-48]。肠神经内分泌细胞可以产生多种不同的激素（图 46.15 ～ 46.17）。胃肠道表达 30 多种激素基因，是人体最大的激素产生器官[73,175]。

胃肠道神经内分泌细胞起源于隐窝基底部的干细胞。在隐窝移行区，迁移性多能干细胞向神经内分泌

图 46.15　结肠黏膜嗜铬粒蛋白 A 免疫组织化学染色。可见开放型神经内分泌细胞和封闭型神经内分泌细胞（箭头所示）

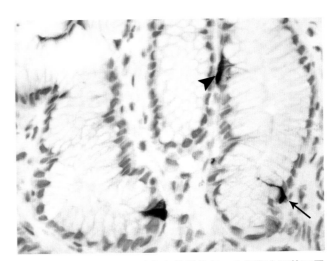

图 46.16　胃窦胃泌素免疫组织化学染色。G 细胞主要位于胃腺的下 1/3；可见开放型 G 细胞（箭号所示）和封闭型 G 细胞（箭头所示）

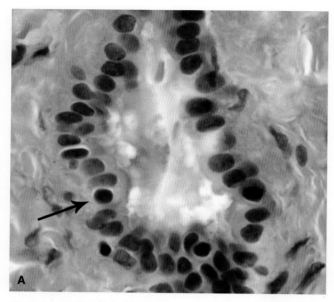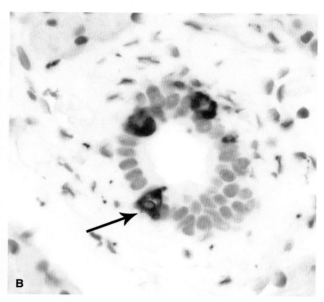

图 46.17　胰管神经内分泌细胞。A. HE 染色切片中胰管神经内分泌透明细胞（箭头所示）。B. Syn 免疫组织化学染色显示上皮
内开放型神经内分泌细胞（箭头所示）和封闭型神经内分泌细胞

细胞、吸收杯状细胞和潘氏细胞系分化。当潘氏细胞向隐窝基底部迁移时，其他细胞却向腔缘迁移[175]。十二指肠和空肠神经内分泌细胞的生存周期为 3 ~ 20天，而回肠和结肠神经内分泌细胞的生存周期则更长（高达 60 天）[65]。

　　肽类激素和胺类在胃肠道不同部位的分布存在显著差异。例如，胃泌素主要分布于胃窦，一小部分位于十二指肠上段。生长抑素遍布于整个胃肠道，但主要集中于胃体和胃窦部。除了胰岛外，胰多肽（PP）还存在于远端结肠和直肠。胃肠道内不同 EC 细胞亚型（肠嗜铬细胞）均存在 5- 羟色胺，相似的细胞也见于肝内外胆管和胰腺导管系统中。

　　单个神经内分泌细胞通常根据其主要分泌产物进行分类并以字母命名。在胃中，EC 细胞产生5-HT/5- 羟色胺，而 ECL 细胞产生组胺。此外，还有分泌生长抑素的 D 细胞、分泌胃泌素的 G 细胞和分泌饥饿素的 P/D1 细胞。在十二指肠内，大量 K 细胞分泌葡萄糖依赖性促胰岛素多肽或肠抑胃肽（GIP），I 细胞分泌胆囊收缩素，S 细胞分泌促胰液素。此外，还有不同数量的 P/D1 细胞、D 细胞和 M（促胃动素）细胞。更远端部位，越来越多的神经降压肽（N）细胞和 L 细胞分泌胰高血糖素样肽 1 和肽 2（GLP-1 和 GLP-2）及 YY 肽（PYY）。一些肠道激素

基因可以在肠外神经内分泌细胞和神经元中表达，并且也可以在其他细胞中表达。已有研究表明，肠外神经内分泌细胞可经细胞特异性加工通路合成同一激素原片段[73]。

　　黏膜下腺体中的神经内分泌细胞也可产生肽类激素。例如，十二指肠腺中含有生长抑素、胃泌素 -胆囊收缩素和 YY 肽阳性的神经内分泌细胞。十二指肠腺周围也存在含有血管活性肠肽、肽组氨酸蛋氨酸、P 物质、神经肽 Y 和胃泌素释放肽的肽能神经结构。上述肽类激素中，除了胃泌素释放肽之外，均分布于十二指肠腺腺泡附近的黏膜下神经节内的神经细胞小体中[48]。这些发现表明，这些腺体的分泌活动受多种肽调节。

9.6　泌尿生殖系统

　　虽然成人肾实质内未发现嗜银细胞，但据报道，肾盂内存在少量嗜银细胞。这些细胞在腺性化生区域可能特别明显。Feyrter[5-6] 首先描述了位于膀胱的神经内分泌细胞（将其定义为亲银性或嗜银性细胞）。随后，Fetissof 等人[176] 研究证实，尿路上皮内的内分泌细胞以封闭型为主。免疫组织化学研究表明，这些细胞均表达 5- 羟色胺，但不表达肽类激素（如ACTH、胃泌素、胰高血糖素或生长抑素）。

前列腺各区均含有开放型和封闭型神经内分泌细胞，但以封闭型神经内分泌细胞为主[177-179]。然而，详实定量研究表明，移行区神经内分泌细胞明显多于中央区和外周区[180]。许多细胞发出树枝状突起，伸入相邻的上皮细胞间，偶与其他神经内分泌细胞相邻接。正常或萎缩的前列腺组织中的神经内分泌细胞显著多于增生性病灶。大多数细胞含 5- 羟色胺，部分细胞还含有生长抑素。正常前列腺内还存在降钙素和GRP，但这些激素仅见于不到 5% 的神经内分泌细胞。前列腺内的神经内分泌细胞不含胰多肽和胰高血糖素，但与其起源相同（同起源于泄殖腔）的直肠肛管中的神经内分泌细胞含有这些物质。

超微结构观察，细胞内神经分泌颗粒具有明显的多形性[177]。开放型细胞的颗粒位于底部，而封闭型细胞中颗粒的分布更为均匀一致。

宫颈内腺上皮和宫颈外鳞状上皮内存在开放型和封闭型神经内分泌细胞[181]。然而，在这两个部位内的神经内分泌细胞极为罕见。在正常卵巢、输卵管和子宫内膜中均未发现神经内分泌细胞。

状腺中的 C 细胞更容易呈簇状或结节状分布[187]。

与年龄相关的神经内分泌细胞群的改变也见于其他一些部位。虽然尿道周围腺体和前列腺导管内的神经内分泌细胞的数量终身保持相对稳定，但周围腺泡内的神经内分泌细胞的数量在新生儿和青春期后最多[50]。随着年龄的增长，神经内分泌细胞的总量和每平方毫米的数量均在下降[188]。Cohen 等人认为，前列腺神经内分泌细胞的这种变化部分是由雄激素水平介导[50]。体外研究成人前列腺细胞的神经内分泌分化，与这些细胞起源于周围前体细胞的假说一致[189]。目前研究表明，良性前列腺增生区 NE 细胞数量增加的原因可能是这种分化途径加速。

与儿童和成年人相比，新生儿支气管肺内的神经内分泌细胞更为明显。新生儿出生后，肺内这些细胞的数量变化不大；然而，与老年人相比，年轻受试者的神经内分泌细胞更易呈簇状分布（神经上皮小体）[190]。肠内神经内分泌细胞年龄相关改变研究表明，老年人嗜铬粒蛋白 A 和 Ki-67 呈阳性的 NE 细胞数量增加[191-192]。

10　老化改变

内分泌系统在老化过程中发挥着重要作用，但关于老化对人类神经内分泌细胞影响的系统性研究相对较少。Sun 等人证实，垂体中生长激素细胞存在显著的老化相关性改变，表现为细胞数量减少、体积变小，在从青年向中年转变的过程中尤为明显[182]。另外，催乳激素细胞未发生老化相关性变化。在老年垂体中可见到促甲状腺激素细胞肥大和相对增生[183]。

O'Toole 等人研究了老化过程对甲状腺 C 细胞数量的影响[184]。尽管与中青年个体相比，老年个体甲状腺中的 C 细胞数量更多，但因标准差过大而不具有统计学意义。一项研究表明，C 细胞的数量存在性别差异，男性受试者 C 细胞的数量明显多于女性[185]。这种差异反映在男性血浆降钙素水平高于女性。然而，该研究未发现 C 细胞的密度与年龄之间存在任何相关性。另一项研究发现，男性年龄与 C 细胞的密度呈正相关；然而，该研究存在偏倚，因其纳入大量年龄小于 10 岁的男性[186]。同一组研究报道，老年人甲

11　特殊技术

除了本章所讨论的组织化学和免疫组织化学技术外，包括原位杂交在内的分子生物学方法为分析神经内分泌细胞的分布和功能提供了重要支持[193-194]。免疫组织化学技术可检测神经内分泌细胞所含的肽类，而原位杂交技术可检测这些细胞所特有的 mRNA。当神经内分泌细胞受到剧烈的刺激后或正在分泌其产物时，免疫组织化学技术检测神经内分泌细胞中特定的肽类可能会出现阴性结果。然而，在同一细胞中使用核酸探针检测相应 mRNA 时，往往可以得到强阳性信号[193]。肽类产物存在广泛的翻译后加工过程和细胞内降解，这也可导致在检测同一肽类时，原位杂交检测为阳性，而免疫组织化学检测为阴性。此外，在检测靶细胞内激素受体 mRNA，以及区分肽类激素是原位合成还是摄取而来时，原位杂交技术特别有价值[193-195]。基因转录和翻译是一个高度动态化的过程，联合应用原位杂交技术和免疫组织化学技术可使与之有关的信息最大化。

原位杂交技术也可与聚合酶链反应（PCR）技术结合，以检测低拷贝数的 DNA 和 RNA[196-197]。细胞内 PCR 产物检测有两种方法：一是采用 PCR 产物特异性探针进行原位杂交（间接原位 PCR）；二是不采用原位杂交方法，而是在 PCR 扩增时直接加入核苷酸标记（直接原位 PCR）。虽然原位 PCR 技术主要用于 DNA 检测，但在之前加入一个逆转录酶（RT）步骤，从 RNA 模板合成 cDNA，这样就可用于低拷贝数的 RNA 序列的检测。该技术被称为原位 RT-PCR，当细胞内 mRNA 拷贝数少于 20 个时，它可能具有特殊的价值。该技术在发现细胞内低水平 mRNA 编码的激素、激素受体、细胞因子、生长因子和生长因子受体方面具有重要的潜在价值。有关该技术的细节及其潜在陷阱已有详尽描述[196,198-200]。

12　人为假象

　　神经内分泌细胞常呈透明外观，但在福尔马林固定、石蜡包埋的 HE 染色切片中，呈这样表现的细胞类型很多，必须进行鉴别。细胞质透明可能是细胞质内脂质或糖原积聚的结果；另外，也有可能是类似于结节硬化型霍奇金淋巴瘤中的陷窝细胞的人为收缩假象。肠上皮中的透明细胞有可能是淋巴细胞，或是细胞质向远离细胞核的方向收缩的上皮细胞。一般而言，收缩假象在非水性固定剂固定的组织中并不明显。采用神经内分泌标记物（如嗜铬粒蛋白或突触素等）可将神经内分泌细胞与其他透明细胞区分开。

　　检测肽类激素和非激素类标记时，免疫组织化学的操作过程也会产生许多人为假象。因此，正如免疫组织化学染色标准教科书中所言，检测的同时应加入阳性对照和阴性对照[200]。由于离子间相互作用，免疫球蛋白可与神经内分泌颗粒发生非特异性结合，使用含高浓度盐的缓冲液可在一定程度上减弱这种非特异性反应[201]。内源性生物素样活性也可导致神经内分泌细胞和其他类型细胞的非特异性着色，尤其是采用微波进行抗原修复的标本[202-203]。避免发生这样的问题的方法有两种，加入生物素阻断步骤或采用非生物素检测系统。抗原也可能从神经内分泌细胞弥散到

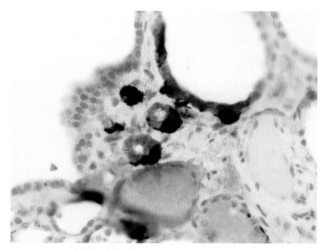

图 46.18　降钙素免疫染色显示 C 细胞。由于人为假象，抗体弥散入滤泡细胞和胶质，引起判读问题

邻近细胞（图 46.18），特别是在没有及时固定的标本中。

　　在原位杂交的过程中也会产生人为假象。例如，Pagani 等人发现，由于内源性 NH₂ 簇的存在，原位杂交过程中所使用的寡核苷酸可与神经内分泌细胞结合[204]。通过采用乙酸酐预处理切片，可有效避免这种非特异性反应。一些综述对原位杂交和以 PCR 为基础的原位杂交的标准化控制做了详尽论述[196-199]。

13　鉴别诊断

　　不同神经内分泌细胞的鉴别诊断见各个器官系统的相应章节。

14　标本处理

　　在检测神经内分泌细胞内的激素和非激素成分所采用的组织化学和免疫组织化学方法中，大多数都可以在福尔马林固定、石蜡包埋的组织上进行。其他固定剂，包括碳二亚胺、丙烯醛、焦炭酸二乙酯，也可用来替代福尔马林。据报道，这些固定剂对于固定低浓度调节肽（如肽能神经纤维）的效果最佳[205-208]。

　　一些综述讨论了原位杂交组织制备技术[193,199]。一般而言，这些方法可使用多聚甲醛后固定的冰冻标本，或福尔马林固定、石蜡包埋的标本。

参考文献

[1] Wiedenmann B, John M, Ahnert-Hilger G, et al. Molecular and cell biological aspects of neuroendocrine tumors of the gastroenteropancreatic system. *J Mol Med (Berl)* 1998;76(9): 637–647.

[2] Heidenhain R. Untersuchangen über den Bau der Labüdusen. *Arch Mikrosk Anat Entwicklungsmech* 1870;6:368–406.

[3] Modlin IM, Champaneria MC, Bornschein J, et al. Evolution of the diffuse neuroendocrine system-Clear cells and cloudy origins. *Neuroendocrinol* 2006;84:69–82.

[4] Kulchitsky N. Zur Frage über den Bau der Darmkanals. *Archiv Microskopisch-anatomishe.* 1897;49:7–35.

[5] Ciaccio M. Sur une nouvelle espece cellulaire dans les glandes de Lieber. *CR Seances Soc Biol Fil (Paris)* 1906;60: 76–77.

[6] Gosset A, Masson P. Tumeurs endocrines de l'appendice. *Press Med* 1914;25:237–240.

[7] Hamperl H. Was sind argentaffine Zellen? *Virchows Arch [A]* 1932;286:811–833.

[8] Feyrter F. *Uber Diffuse Endokrine Epithaliale Organe.* Leipzig, Germany: Barth; 1938.

[9] Feyrter F. *Uber Die Periphheren Endokrine (Parakrine) Drusen Des Menshen.* Vienna: Maudrich; 1954.

[10] Frolich F Die. "Helle Zelle" der bronchialschleinhaut und ihre beziehungen zum problem der chemoreceptoren. *Frankfurter Z Pathol* 1949;60:517–558.

[11] Scharrer B. The neurosecretory neuron in neuroendocrine regulatory mechanisms. *Am Zool* 1967;7(1):161–169.

[12] Snyder SH. Brain peptides as neurotransmitters. *Science* 1980;209(4460):976–983.

[13] Copp DH, Cameron EC, Cheney BA, et al. Evidence for calcitonin–a new hormone from the parathyroid that lowers blood calcium. *Endocrinology* 1962;70:638–649.

[14] Pearse AG. The cytochemistry of the thyroid C-cells and their relationship to calcitonin. *Proc R Soc Lond Biol Sci* 1966; 164(996):478–487.

[15] Pearse AG. The cytochemistry and ultrastructure of polypeptide hormone producing cells (the APUD series) and the embryologic, physiologic and pathologic implications of the concept. *J Histochem Cytochem* 1969;17(5):303–313.

[16] Pearse AG. 5-Hydroxytryptophan uptake by the dog thyroid C-cells and its possible significance in polypeptide hormone production. *Nature* 1966;211(5049):598–600.

[17] Pearse AG. Common cytochemical properties of cells producing polypeptide hormones with particular reference to calcitonin and the thyroid C-cells. *Vet Rec* 1966;79(21): 587–590.

[18] Bussolati G, Pearse AG. Immunofluorescent localization of calcitonin in the C-cells of the pig and dog thyroid. *J Endocrinol* 1967;37(2):205–209.

[19] Pearse AG. The diffuse neuroendocrine system and the APUD concept: Related endocrine peptides in brain, intestine, pituitary, placenta and anuran cutaneous glands. *Med Biol* 1977;55(3):115–125.

[20] Fujita T, Kobayashi S. Current reviews on the paraneuron concept. *Trends Neurosci* 1979;2:27–30.

[21] Fujita T. Present status of the paraneuron concept. *Arch Histol Cytol* 1989;52(suppl):1–8.

[22] LeDouarin N, Teillet MA. The migration of neural crest cells to the wall of the digestive tract in the avian embryo. *J Embryol Exp Morphol* 1973;30(1):31–48.

[23] LeDouarin N. *The Neural Crest.* Cambridge, England: Cambridge University Press; 1982.

[24] Thompson EM, Fleming KA, Evans DJ, et al. Gastric endocrine cells share a clonal origin with other gut cell lineage. *Development* 1990;110(2):477–481.

[25] Day R, Salzet M. The neuroendocrine phenotype, cellular plasticity, and the search for genetic switches; redefining the diffuse neuroendocrine system. *Neuorendocrinol Lett* 2002; 23(5–6):447–451.

[26] Johansson E, Andersson L, Ornros J, et al. Revising the embryonic origin of thyroid C-cells in mice and humans. *Development* 2015;142(20):3519–3528.

[27] Nilsson M, Williams D. On the origin of cells and derivation of thyroid cancer. C-cell story revisited. *Eur Thyroid J* 2016; 5(2):79–93.

[28] Kameda Y. Cellular and molecular events on the development of mammalian thyroid C-cells. *Dev Dyn* 2016;245(3): 323–341.

[29] Kameda Y. Morphological and molecular evolution of the ultimobranchial gland of nonmammalian vertebrates, with special reference to the chicken C-cells. *Dev Dyn* 2017; 246(10):719–739.

[30] Johnson JE, Birren SJ, Anderson DJ. Two rat homologues of *Drosophila achaete–scute* specifically expressed in neuronal precursors. *Nature* 1990;346(6287):858–861.

[31] Ball DW. Achaete-*scute* homolog-1 and Notch in lung neuroendocrine development and cancer. *Cancer Lett* 2004; 204(2):159–169.

[32] Ito T, Udaka N, Yazawa T, et al. Basic helix-loop-helix transcription factors regulate the neuroendocrine differentiation in fetal mouse pulmonary epithelium. *Development* 2000; 127(18):3913–3921.

[33] Linniola RI. Functional facets of the pulmonary neuroendocrine system. *Lab Invest* 2006;86(5):425–444.

[34] Cook M, Yu XM, Chen H. Notch in the development of thyroid C-cells and the treatment of medullary thyroid carcinoma. *Am J Transl Res* 2010;2(1):119–125.

[35] Lanigan TM, DeRaad SK, Russo AF. Requirement of the MASH-1 transcription factor for neuroendocrine differentiation of thyroid C-cells. *J Neurobiol* 1998;34(2):126–134.

[36] Nikolakopoulou P, Poser SW, Masjkur J, et al. STAST3-Ser/Hes 3 signaling: A New molecular component of the neuroendocrine system? *Horm Metab Res* 2016;48(2):77–82.

[37] Falck B, Owman CA. A detailed methodological description of the fluorescence method for the cellular distribution of biogenic monoamines. *Acta Univ Lund* 1965;7:5–23.

[38] Grimelius L. A silver nitrate stain for A2 cells of human pancreatic islets. *Acta Soc Med Upsal* 1968;73(5–6):243–270.

[39] Grimelius L, Wilander E. Silver stains in the study of endocrine cells of the gut and pancreas. *Invest Cell Pathol* 1980; 3(1):3–12.

[40] Aguirre P, Scully RE, Wolfe HJ, et al. Endometrial carcinomas with argyrophil cells. A histochemical and immunohistochemical study. *Hum Pathol* 1984;15(3):210–217.

[41] Cecilia M, Rost M, Rost FW. An improved method for staining cells of the endocrine polypeptide (APUD) series by masked metachromasia: Application of the principle of 'fixation by excluded volume'. *Histochem J* 1976;8(1):93–98.

[42] Rode J, Dhillon AP, Papadaki L. Serotonin immunoreactive cells in the lamina propria plexus of the appendix. *Hum Pathol* 1983;14:464–469.

[43] Larsson LI, Goltermann N, De Magistris L, et al. Somatostatin cell processes as pathways for paracrine secretion. *Science* 1979;205(4413):1393–1395.

[44] Dockray GJ. Evolutionary relationships of the gut hormones. *Fed Proc* 1979;38(9):2295–2301.

[45] Fujita T, Kobayashi S. The cells and hormones of the GEP endocrine system. In: Fujita T, ed. *Gastroenteropancreatic Cell System*. Tokyo: Igaku-Shoin; 1973: 1–16.

[46] Dayal Y. Endocrine cells of the gut and their neoplasms. In: Norris HT, ed. *Pathology of the Colon, Small Intestine and Anus*. New York: Churchill Livingstone; 1983: 267–300.

[47] Lechago J. The endocrine cells of the digestive and respiratory systems and their pathology. In: Bloodworth JMB Jr, ed. *Endocrine Pathology General and Surgical*. 2nd ed. Baltimore, MD: Williams & Wilkins; 1982: 513–555.

[48] Bosshard A, Chery-Croze S, Cuber JC, et al. Immunohistochemical study of peptidergic structures in Brunner's glands. *Gastroenterology* 1989;97(6):1382–1388.

[49] Aubock L, Ratzenhofer M. "Extraepithelial enterochromaffin cell complexes" in the normal human appendix and neurogenic appendicopathy. *J Pathol* 1982;136(3):217–226.

[50] Cohen RJ, Glezerson G, Taylor LF, et al. The neuroendocrine cell population of the human prostate gland. *J Urol* 1993; 150(2 Pt 1):365–368.

[51] Falkmer S. Phylogeny and ontogeny of the neuroendocrine cells of the gastrointestinal tract. *Endocrinol Metab Clin North Am* 1993;22(4):731–752.

[52] Gould VE, DeLellis RA. The neuroendocrine cell system: Its tumors, hyperplasias and dysplasias. In: Silverberg S, ed. *Principles and Practice of Surgical Pathology*. New York: Wiley; 1983.

[53] Dremier S, Golstein J, Mosselmans R, et al. Apoptosis in dog thyroid cells. *Biochem Biophys Res Commun* 1994;200(1): 52–58.

[54] Drewett N, Jacobi JM, Willgoss DA, et al. Apoptosis in the anterior pituitary gland of the rat: Studies with estrogen and bromocriptine. *Neuroendocrinology* 1993;57(1):89–95.

[55] Garcia I, Martinou I, Tsujimoto Y, et al. Prevention of programmed cell death of sympathetic neurons by the *bcl*-2 proto-oncogene. *Science* 1992;258(5080):302–304.

[56] Kaneto H, Fujii J, Seo HG, et al. Apoptotic cell death triggered by nitric oxide in pancreatic beta-cells. *Diabetes* 1995; 44(7):733–738.

[57] Schwanbeck R, Martini S, Bernoth K, et al. The Notch signaling pathway; Molecular basis of cell context dependency. *Eur J Cell Biol* 2011;90(6–7):572–581.

[58] Drucker DJ. Glucagon-like peptides: Regulators of cell proliferation, differentiation, and apoptosis. *Mol Endocrinol* 2003; 17(2):161–171.

[59] Roth J, Kasper M, Stamm B, et al. Localization of proinsulin and insulin in human insulinoma: Preliminary immunohistochemical results. *Virchows Arch B Cell Pathol Incl Mol Pathol* 1989;56(5):287–292.

[60] Hakanson R, Sundler F. The design of the neuroendocrine system: A unifying concept and its consequences. *Trends Pharmacol Sci* 1983;4:41–44.

[61] Tischler AS. The dispersed neuroendocrine cells: The structure, function, regulation and effects of xenobiotics on this system. *Toxicol Pathol* 1989;17(2):307–316.

[62] Pearse AG, Polak JM, Bloom SR. The newer gut hormones. Cellular sources, physiology, pathology and clinical aspects. *Gastroenterology* 1977;72(4 Pt 1): 746–761.

[63] Reichlin S. Somatostatin (part 1). *N Engl J Med* 1983;309(24): 1495–1501.

[64] Reichlin S. Somatostatin (part 2). *N Engl J Med* 1983;309(25): 1556–1563.

[65] Gribble FM, Reimann F. Enteroendocrine cells: Chemosensors in the intestinal epithelium. *Ann Rev Physio* 2016;78: 277–299.

[66] Kameda Y, Oyama H, Endoh M, et al. Somatostatin immunoreactive C-cells in thyroid glands from various mammalian species. *Anat Rec* 1982;204(2):161–170.

[67] Tsutsumi Y, Osamura RY, Watanabe K, et al. Immunohistochemical localization of gastrin releasing peptide and adrenocorticotropin releasing cells in the human lung. *Lab Invest* 1983;48(5):623–632.

[68] Sunday ME, Kaplan LM, Motoyama E, et al. Gastrin releasing peptide (mammalian bombesin) gene expression in health and disease. *Lab Invest* 1988;59(1):5–24.

[69] Kruger DT. Pituitary ACTH hyperfunction: Pathophysiology and clinical aspects. In: Commani F, Mueller EE, eds. *Pituitary Hyperfunction: Pathophysiology and Clinical Aspects*. New York: Raven Press; 1984: 221–234.

[70] Rosenfeld MG, Mermod JJ, Amara SG, et al. Production of a novel neuropeptide encoded by the calcitonin gene via tissue specific RNA processing. *Nature* 1983;304(5922):129–135.

[71] Warren TG, Shields D. Cell free biosynthesis of somatostatin precursors: Evidence for multiple forms of preprosomatostatin. *Proc Natl Acad Sci U S A* 1982;79(12):3729–3733.

[72] Bouillon R, Drucker DJ, Ferrennini E, et al. The past 10 yearsnew hormones, new functions, new endocrine organs. *Nat Rev Endocrinol* 2015;11(11):681–686.

[73] Rehfeld JF. Gastrointestinal hormones and their targets. *Adv Exp Med Biol* 2014;817:157–175.

[74] Polak JM, Bloom SR. Immunocytochemistry of regulatory peptides. In: Polak JM, Vaan Noordern S, eds. *Immunocytochemistry. Practical Applications in Pathology and Biology*. Wright PSG; 1983:184–211.

[75] Verhofstad AAJ, Steinbusch HWM, Joosten HWJ, et al. Immunocytochemical localization of noradrenaline, adrenaline and serotonin. In: Polak JM, Van Noorden S, eds. *Immunocytochemistry. Practical Applications in Pathology and Medicine*. Bristol, England: Wright PSG; 1983: 143–168.

[76] Lloyd RV. Immunohistochemical localization of catecholamines, catecholamine synthesizing enzymes and chromogranins in neuroendocrine cells and tumors. In: DeLellis RA, ed. *Advances in Immunohistochemistry*. New York: Raven Press; 1988: 317–340.

[77] Schmechel D, Marangos PJ, Brightman M. Neuron specific enolase is a molecular marker for peripheral and central neuroendocrine cells. *Nature* 1978;276(5690):834–836.

[78] Lloyd RV, Warner TF. Immunohistochemistry of neuron specific enolase. In: DeLellis RA, ed. *Advances of Immunohistochemistry*. New York: Masson; 1984: 127–140.

[79] Haimoto H, Takahashi T, Koshikawa T, et al. Immunohistochemical localization of gamma enolase in normal human tissues other than nervous and neuroendocrine tissue. *Lab Invest* 1985;52(3):257–263.

[80] Schmechel D. Gamma subunit of the glycolytic enzyme enolase: Nonspecific or neuron specific. *Lab Invest* 1985;52:2.

[81] Thompson RJ, Doran JF, Jackson P, et al. PGP 9.5—a new marker for vertebrate neurons and neuroendocrine cells. *Brain Res* 1983;278(1–2):224–228.

[82] Li GL, Farooque M, Holtz A. et al. Expression of the ubiquitin carboxyl-terminal hydrolase PGP 9.5 in axons following spinal cord compression trauma. *APMIS* 1997;105(5): 384–390.

[83] Campbell LK, Thomas JR, Lamps LW et al. Protein gene product 9.5 (PGP 9.5) is not a specific marker of neural and nerve sheath tumors: An immunohistochemical study of 95 mesenchymal neoplasms. *Mod Pathol* 2003;16(10):963–969.

[84] Blaschko H, Comline RS, Schneider FH, et al. Secretion of a chromaffin protein, chromogranin, from the adrenal medulla after splanchnic nerve stimulation. *Nature*. 1967; 215(5096):58–59.

[85] Schober M, Fischer-Colbrie R, Schmidt KW, et al. Comparison of chromogranins A, B and secretogranin II in human adrenal

medulla and pheochromocytoma. *Lab Invest* 1987;57(4):385–391.

[86] Troger J, Theurl M, Kirchmair R, et al. Granin-derived peptides. *Prog Neurobiol* 2017;154:37–61.

[87] Lloyd RV, Jin L, Kulig E, et al. Molecular approaches for the analysis of chromogranins and secretogranins. *Diagn Mol Pathol* 1992;1(1):2–15.

[88] Borges R, Diaz-Vera J, Dominguez N et al. Chromogranins as regulators of exocytosis. *J Neurochem* 2010;114(2):335–343.

[89] Portela-Gomes GM, Stridsberg M. Selective processing of chromogranin A in the different islet cells in human pancreas. *J Histochem Cytochem.* 2001;49(4):483–490.

[90] Portela-Gomes GM, Hacker GW, Weitgassser R. Neuroendocrine cell makers for pancreatic islets and tumors. *Appl Immunohistochem Mol Morphol* 2004;12(3):183–192.

[91] Helle KB, Metz-Boutigue MH, Cerra MC, et al. Chromogranins: From discovery to current times. *Pflugers Arch* 2018; 470(1):143–154

[92] Corti A, Marcucci F, Bachetti T. Circulating chromogranin A and its fragments as diagnostic and prognostic disease markers. *Pflugers Arch* 2018;470(1):199–210.

[93] Kimura N, Funakoshi A, Aunis D, et al. Immunohistochemical localization of chromostatin and pancreastatin, chromogranin A derived bioactive peptides, in normal and neoplastic neuroendocrine tissues. *Endocr Pathol* 1995;6(1):35–44.

[94] Schmidt WE, Siegel EG, Lamberts R, et al. Pancreastatin: Molecular and immunocytochemical characterization of a novel peptide in porcine and human tissues. *Endocrinology* 1988;123(3):1395–1404.

[95] Bishop AE, Sekiya K, Salahuddin MJ, et al. The distribution of GAWK-like immunoreactivity in neuroendocrine cells of the human gut, pancreas, adrenal and pituitary glands and its colocalization with chromogranin B. *Histochemistry* 1989;90(6):475–483.

[96] Huttner WB, Gerdes HH, Rosa P. Chromogranins/secretogranins—widespread constituents of the secretory granule matrix in endocrine cells and neurons. In: Gratzl M, Langley K, eds. *Markers for Neural and Endocrine Cells. Molecular and Cell Biology, Diagnostic Applications.* Weinheim, Germany: VCH; 1991: 93–131.

[97] Lloyd RV, Jin L, Qian X et al. Analysis of the chromogranin A post-translational cleavage product pancreastatin and the prohormone convertases PC2 and PC3 in normal and neoplastic human pituitaries. *Am J Pathol* 1995;146(5): 1188–1198.

[98] Scopsi L, Gullo M, Rilke F et al. Proprotein convertases (PC1/PC3 and PC2) in normal and neoplastic tissues: Their use as markers of neuroendocrine differentiation. *J Clin Endocrinol Metab* 1995;80(1):294–301.

[99] Scopsi L, Lee R, Gullo M, et al. Peptidylglycine alpha amidating monooxygenase in neuroendocrine tumors: Its identification, characterization, quantification and relation to the grade of morphological differentiation, amidated peptide content and granin immunocytochemistry. *Appl Immunohistochem* 1998;6:120–132.

[100] Saldise L, Martinez A, Montuenga LM, et al. Distribution of peptidyl-glycine alpha-amidating monooxygenase (PAM) enzymes in normal human lung and in lung epithelial tumors. *J Histochem Cytochem* 1996;44(1):3–12.

[101] Weidenmann B, Franke WW, Kuhn C, et al. Synaptophysin: A marker protein for neuroendocrine cells and neoplasms. *Proc Natl Acad Sci U S A* 1986;83(10):3500–3504.

[102] Gould VE, Lee I, Wiedenmann B, et al. Synaptophysin: A novel marker for neurons, certain neuroendocrine cells and their neoplasms. *Hum Pathol* 1986;17(10):979–983.

[103] Jahn R, DeCamilli P. Membrane proteins of synaptic vesicles: Markers for neurons and endocrine cells: Tools for the study of neurosecretion. In: Gratzl M, Langley K, eds. *Markers for Neurons and Endocrine Cells. Molecular, Cell Biology and Diagnostic Applications.* Weinheim, Germany: VCH; 1991: 25–91.

[104] DeLellis RA. The neuroendocrine system and its tumors. An overview. *Am J Clin Pathol* 2001;115(Suppl):S5–S16.

[105] Lloyd RV. Practical markers used in the diagnosis of neuroendocrine tumors. *Endocrin Pathol* 2003;14(4):293–301.

[106] Portela-Gomes GM, Lukinius A, Grimelius L. Synaptic vesicle protein 2, a new neuroendocrine marker. *Am J Pathol* 2000;157(4):1299–1309.

[107] Nowack A, Yao J, Custer KL, et al. SV2 regulates neurotransmitter release via multiple mechanisms. *Am J Physiol Cell Physiol* 2010;299(5);C960–C967.

[108] Dunn AR, Stout KA, Ozawa M et al. Synaptic vesicle glycoprotein 2C (SV2C) modulates dopamine release abd is disrupted in Parkinson disease. *Proc Natl Acad Sci USA* 2017; 114(11):E2253–E2262.

[109] Nilsson O, Jakobsen AM, Kolby L, et al. Importance of vesicle proteins in the diagnosis and treatment of neuroendocrine tumors. *Ann NY Acad Sci* 2004;1014:280–283.

[110] Jakobsen AM, Andersson P, Saglik G, et al. Differential expression of vesicular monoamine transporter (VMAT) 1 and 2 in gastrointestinal endocrine tumors. *J Pathol* 2001;195(4): 463–471.

[111] Rindi G, Paolotti D, Fiocca R, et al. Vesicular monoamine transporter 2 as a marker of gastric enterochromaffin-like cell tumors. *Virchows Arch* 2000;436(3):217–223.

[112] Wimalasena K. Vesicular monoamine transporters: Stucturefunction, pharmacology, and medicinal chemistry. *Med Res Rev* 2011;31(4):483–519.

[113] Schafer MK, Weihe E, Eiden LE. Localization and expression of VMAT2 across mammalian species: A translational guide for its visualization and targeting in health and disease. *Adv Pharmacol* 2013;68:319–334.

[114] Anlauf M, Eissele R, Schafer MK et al. Expression of the two isoforms of the vesicular monoamine transportere (VMAT1 and VMAT2) in the endocrine pancreas and pancreatic endocrine tumors. *J Histochem Cytochem* 2003;51(8): 1027–1040.

[115] Gronberg M, Amini RM, Stridsberg M, et al. Neuroendocrine markers are expressed in human mammary glands. *Regul Pept* 2010;160(1–3): 68–74.

[116] Sollner T, Bennett MK, Whiteheart SW, et al. A protein assembly–disassembly pathway in vitro that may correspond to sequential steps of synaptic vesicle docking, activation and fusion. *Cell* 1993;75(3):409–418.

[117] Elferink LA, Scheller RH. Synaptic vesicle proteins and regulated exocytosis. *J Cell Sci Suppl* 1993;17:75–79.

[118] Rizo J, Xu J. The synaptic vesicle release machinery. *Ann Rev Biophys* 2015;44:339–367.

[119] Wickner W, Rizo J. A cascade of multiple proteins and lipids catalyzes membrane fusion. *Mol Biol of Cell* 2017;28(6): 707–711.

[120] Regazzi R, Wolheim CB, Lang J, et al. VAMP2 and cellubrevin are expressed in pancreatic beta cells and are essential for Ca(2+) but not for GTP gamma S-induced insulin secretion. *EMBO J* 1995;14(12):2723–2730.

[121] Braun JE, Fritz BA, Wong SM, et al. Identification of a vesicle associated membrane protein (VAMP)-like membrane protein in zymogen granules of the rat exocrine pancreas. *J Biol Chem* 1994;269(7):5328–5335.

[122] Moghadam PK, Jackson MB. The functional significance of synaptotagmin diversity in neuroendocrine secretion. *Front*

Endocrinol (Laussane) 2013;18:124.

[123] Brown H, Meister B, Deeney J, et al. Synaptotagmin III isoform is compartmentalized in pancreatic beta cells and has a functional role in exocytosis. *Diabetes* 2000;49(3):383–391.

[124] Tahara S, Sanno N, Teramoto A, et al. Expression of Rab3, a Ras-related GTP-binding protein in human non tumorous pituitaries and pituitary adenomas. *Mod Pathol* 1999; 12(6):627–634.

[125] Rotondo F, Scheithauer BW, Kovacs K, et al. Rab3B immunoexpression in human pituitary adenomas. *Appl Immunohistochem Mol Morphol* 2009;17(3):185–188.

[126] Matsuno A, Mizutani A, Okinaga H, et al. Functional molecular morphology of anterior pituitary cells, from hormone production to intracellular transport and secretion. *Med Mol Morphol* 2011;44(2):63–70.

[127] Majo G, Ferrer I, Marsal J, et al. Immunocytochemical analysis of the synaptic proteins SNAP-25 and Rab3A in human pituitary adenomas. Overexpression of SNAP-25 in the mammosomatotroph lineages. *J Pathol* 1997;183(4):440–446.

[128] Nishioka H, Haraoka J. Significance of immunohistochemical expression of Rab3B and SNAP-25 in growth hormone producing pituitary adenomas. *Acta Neuropathol* 2005;109(6): 598–602.

[129] Roth D, Burgoyne D. SNAP-25 is present in a SNARE complex in adrenal chromaffin cells. *FEBS Lett* 1994;351(2):207–210.

[130] Sadoul K, Lang J, Montecucco C, et al. SNAP-25 is expressed in islets of Langerhans and is involved in insulin release. *J Cell Biol* 1995;128(6):1019–1028.

[131] Hocker M, John M, Anagnostopoulos J, et al Molecular dissection of regulated secretory pathways in human enterochromaffin-like cells; an immunohistochemical analysis. *Histochem Cell Biol* 1999;112(3):205–214.

[132] Seeger RC, Danon YL, Rayner SA, et al. Definition of thy-1 on human neuroblastoma, glioma, sarcoma and teratoma cells with a monoclonal antibody. *J Immunol* 1982;128(2):983–989.

[133] Lipinski M, Braham K, Cailland JM, et al. HNK-1 antibody detects an antigen expressed on neuroectodermal cells. *J Exp Med* 1983;158(5):1775–1780.

[134] Tischler AS, Mobtaker H, Mann K, et al. Anti-lymphocyte antibody leu-7 (HNK-1) recognizes a constituent of neuroendocrine granule matrix. *J Histochem Cytochem* 1986;34(9): 1213–1216.

[135] Lloyd RV, Blaivas M, Wilson BS. Distribution of chromogranin and S100 protein in normal and abnormal adrenal medullary tissue. *Arch Pathol Lab Med* 1985;109(7):633–635.

[136] Heitz PU, Roth J, Zuber C, et al. Markers for neural and endocrine cells in pathology. In: Gratzl M, Langley K, eds. *Markers for Neural and Endocrine Cells. Molecular and Cell Biology, Diagnostic Applications.* Weinheim, Germany: VCH; 1991: 203–215.

[137] Jin L, Hemperly JJ, Lloyd RV. Expression of neural cell adhesion molecule in normal and neoplastic human neuroendocrine tissues. *Am J Pathol* 1991;138(4):961–969.

[138] Komminoth P, Roth J, Saremaslani P, et al. Polysialic acid of the neural cell adhesion molecule in the human thyroid: A marker for medullary thyroid carcinoma and primary C cell hyperplasia: An immunohistochemical study on 79 thyroid lesions. *Am J Surg Pathol* 1994;18(4):399–411.

[139] Jiang SX, Kameya T, Asamura H, et al. hASH1 expression is closely correlated with endocrine phenotype and differentiation extent in pulmonary neuroendocrine tumors. *Mod Pathol* 2004;17(2):222–229.

[140] Altree-Tacha D, Tyrrell J, Li F. mASH1 is highly specific for neuroendocrine carcinomas: An immunohistochemical evaluation on normal and various neoplastic tissues. *Arch Pathol Lab Med* 2017;141(2):288–292.

[141] Nonaka D. A study of FoxA1 expression in thyroid tumors. *Hum Pathol* 2017;65:217–224.

[142] Rosenbaum JN, Guo Z, Baus RM, et al. INSM1 A novel immunohistochemical and molecular marker for neuroendocrine and neuroepithelial neoplasms. *Am J Clin Pathol* 2015;144(4): 579–591.

[143] Warneboldt J, Haller F, Horstmann O, et al. Histone HIx is expressed in human neuroendocrine cells and tumours. *BMC Cancer* 2008;8:388–407.

[144] Graham RP, Shrestha B, Caron BL, et al. Islet-1 is a sensitive but not entirely specific marker for pancreatic neuroendocrine neoplasms and their metastases. *Am J Surg Pathol* 2013; 37(3):399–405.

[145] LaRosa S, Rigoli E, Uccella S, et al. CDX2 as a marker of intestinal EC-cells and related well differentiated endocrine tumors. *Virchows Arch* 2004;445(3):248–254.

[146] Hosgor M, Ijzendoorn Y, Mooi WJ, et al. Thyroid transcription factor-1 expression during normal human lung development and in patients with congenital diaphragmatic hernia. *J Pediatr Surg* 2002;37(9):1258–1262.

[147] LaRosa S, Chiaravalli AM, Placidi C, et al. TTF1 expression in normal lung neuroendocrine cells and related tumors: Immunohistochemical study comparing two different monoclonal antibodies. *Virchows Arch* 2010;457(4):497–507.

[148] Miskovic J, Brekalo Z, Vukojevic K, et al. Co-expression of TTF-1 and neuroendocrine markers in the human fetal lung and pulmonary neuroendocrine tumors. *Act Hisochem* 2015;117(4–5):451–459.

[149] Lloyd RV, Osamura RY. Transcription factors in normal and neoplastic pituitary tissues. *Microsc Res Tech* 1997;39(2): 168–181.

[150] Asa SL. *Tumors of the Pituitary Gland. AFIP Atlas of Tumor Pathology, Fourth Series Fascicle 15. American Registry of Pathology in collaboration with the Armed Forces Institute of Pathology.* Washington, DC: 2011.

[151] Asa SL, Mete O. What's new in pituitary pathology? *Histopathol* 2018;72(1):133–141.

[152] Ikeda Y, Lala DS, Luo X, et al. Chartacterization of the mouse FTZ-F1 gene, which encodes a key regulator of steroid hydroxylase gene expression. *Mol Endocrinol* 1993; 7(7):852–860.

[153] Reubi JC. Somatostatin and other peptide receptors as tools for tumor diagnosis and treatment. *Neuroendocrinology* 2004;80(Suppl 1):51–56.

[154] Fani M, Nicolas GP, Wild D. Somatostatin receptor antagonists for imaging and therapy. *J Nucl Med* 2017;58 (Suppl 2): 61S–66S.

[155] Gugger M, Wasser B, Kappeler A, et al. Immunohistochemical localization of somatostatin receptor sst2A in human gut and lung tissue. Possible implications for physiology and carcinogenesis. *Ann NY Acad Sci* 2004;1014:132–136.

[156] Unger N, Ueberberg B, Schulz S, et al. Differential expression of somatostatin receptor subtype 1–5 proteins in numerous human normal tissues. *Exp Clin Endocrinol Diabetes* 2012;120(8):482–489.

[157] Bensch KG, Gordon GB, Miller LR. Studies on the bronchial counterpart of the Kultschitzky (argentaffin) cells and innervation of the bronchial glands. *J Ultrastruct Res* 1965; 12(5):668–686.

[158] Cutz E. Neuroendocrine cells of the lung. An overview of morphologic characteristics and development. *Exp Lung Res* 1982;3(3–4):185–208.

[159] Lauweryns JM, Peuskens JC. Neuroepithelial bodies

(neuroreceptor or secretion organs?) in human infant bronchial and bronchiolar epithelium. *Anat Rec* 1972;172(3):471–481.

[160] Cutz E. Hyperplasia of pulmonary neuroendocrine cells in infancy and childhood. *Sem Diagn Pathol* 2015;32(6): 420–437.

[161] Pesce C, Tobia-Gallelli F, Toncini C. APUD cells of the larynx. *Acta Otolaryngol* 1984;98(1–2):158–162.

[162] Torre-Rendon FE, Cisneros-Bernal E, Ochoa-Salas JA. Carcinoma indifferenciadio de cellular pequenas de la laringe. *Patologica* 1979;17:47–57.

[163] Chung JH, Lee SS, Shim YS, et al. A study of moderately differentiated neuroendocrine carcinomas of the larynx and an examination of non-neoplastic larynx tissue for neuroendocrine cells. *Laryngoscope* 2004;114(7):1264–1270.

[164] Hirsch M, Faqquin WC, Krane JF. Thryoid transcription factor-1, but not p53, is helpful in distinguishing moderately differentiated neuroendocrine carcinoma of the larynx from medullary carcinoma of the thyroid. *Mod Pathol* 2004; 17(6):631–636.

[165] DeLellis RA, Wolfe HJ. The pathobiology of the human calcitonin (C)-cell. A review. *Pathol Annu* 1981;16(Pt 2):25–52.

[166] DeLellis RA, Nunnemacher G, Wolfe HJ. C-cell hyperplasia: An ultrastructural analysis. *Lab Invest* 1977;36(3):237–248.

[167] DeLellis RA, May L, Tashjian AH Jr, et al. C-cell granule heterogeneity in man. An ultrastructural immunocytochemical study. *Lab Invest* 1978;38(3):263–269.

[168] Bearman RM, Levine GD, Bensch KG. The ultrastructure of the normal human thymus. A study of 36 cases. *Anat Rec* 1978;190(3):755–781.

[169] Varga I, Mikusova R, Pospislova V, et al. Morphologic heterogeneity of human thymic non-lymphocytic cells. *Neuro Endocrine Lett* 2009;30(3):275–283.

[170] Gould VE, Moll R, Moll I, et al. Neuroendocrine (Merkel) cells of the skin: Hyperplasias, dysplasias and neoplasms. *Lab Invest* 1985;52(4):334–353.

[171] Munde PB, Khandekar S, Dive AM, et al. Pathophysiology of the Merkel cell. *J Oral Maxillofac Pathol* 2013;17(3): 408–412,.172.

[172] Eispert AC, Fuchs F, Brandner JM, et al. Evidence for distinct populations of Merkel cells. *Histochem Cell Biol* 2009; 132(1):83–93.

[173] Tachibana T, Nawa T. Immunohistochemical reactions of receptors to met-enkephalin, VIP, substance P, and CGRP located on Merkel cells in the rat sinus hair follicle. *Arch Histol Cytol* 2005;68(5):383–391.

[174] Bussolati G, Gugliotta P, Sapino A, et al. Chromogranin reactive endocrine cells in argyrophilic carcinomas (carcinoids) and normal tissue of the breast. *Am J Pathol* 1985;120(2): 186–192.

[175] Gunawardene AR, Corfe BM, Staton CA. Classification and functions of enteroendocrine cells of the lower gaqstrointestinal tract. *Int J Exp Path* 2011;92(4):219–231.

[176] Fetissof F, Dubois MP, Arbeille-Brassart B, et al. Endocrine cells in the prostate gland, urothelium and Brenner tumors. Immunohistological and ultrastructural studies. *Virchows Arch B Cell Pathol Incl Mol Pathol* 1985;42(1):53–64.

[177] di Sant'Agnese PA, De Mesy, Jensen KL. Endocrine paracrine cells of the prostate and prostatic urethra. An ultrastructural study. *Hum Pathol* 1984;15(11):1034–1041.

[178] di Sant'Agnese PA, de Mesy, Jensen KL. Somatostatin and/ or somatostatin-like immunoreactive endocrine–paracrine cells in the human prostate gland. *Arch Pathol Lab Med* 1984; 108(9):693–696.

[179] di Sant'Agnese PA. Calcitonin-like immunoreactive and bombesin-like immunoreactive endocrine paracrine cells of the human prostate. *Arch Pathol Lab Med* 1986;110(5): 412–415.

[180] Santamaria L, Martin R, Martgin JJ, et al. Stereologic estimation of the number of neuroendocrine cells in normal human prostate detected by immunohistochemistry. *Appl Immunohistochem Mol Morphol* 2001;10(3):275–281.

[181] Scully RE, Aguirre P, DeLellis RA. Argyrophilia, serotonin and peptide hormones in the female genital tract and its tumors. *Int Rev Gynecol Pathol* 1984;3(1):51–70.

[182] Sun YK, Xi YP, Fenoglio CM, et al. The effect of age on the number of pituitary cells immunoreactive to growth hormone and prolactin. *Hum Pathol* 1984;15(2):169–180.

[183] Zegarelli-Schmidt E, Yu XR, Fenoglio-Preiser C, et al. Endocrine changes associated with the human aging process: II. Effect of age on the number and size of thyrotropin immunoreactive cells in the human pituitary. *Hum Pathol* 1985;16(3): 277–286.

[184] O'Toole K, Fenoglio-Preiser C, Pushparaj N. Endocrine changes associated with the human aging process: III. Effect of age on the number of calcitonin immunoreactive cells in the thyroid gland. *Hum Pathol* 1985;16(10):991–1000.

[185] Guyetant S, Rousselet MC, Durigon M, et al. Sex-related C-cell hyperplasia in the normal human thyroid: A quantitative autopsy study. *J Clin Endocrinol Metab* 1997;82(1): 42–47.

[186] Gibson WG, Peng TC, Croker BP. Age associated C-cell hyperplasia in the human thyroid. *Am J Pathol* 1982:106(3): 388–393.

[187] Gibson WC, Peng TC, Croker BP. C-cell nodules in adult human thyroid. A common autopsy finding. *Am J Clin Pathol* 1981;75(3):347–350.

[188] Algaba F, Trias I, Lopez L, et al. Neuroendocrine cells in peripheral prostatic zone: Age, prostatic intraepithelial neoplasia and latent cancer related changes. *Euro Urol* 1995; 27(4):329–333.

[189] Rumpold H, Heinrich E, Untergasser G, et al. Neuroendocrine differentiation of human prostatic primary epithelial cells in vitro. *Prostate* 2002;53(2):101–108.

[190] Gosney JR. Neuroendocrine cell populations in postnatal human lungs: Minimal variation from childhood to old age. *Anat Rec* 1993;236(1):177–180.

[191] Kvetnoy I, Popuichiev V, Mikhina L, et al. Gut neuroendocrine cells: Relationships to the proliferative activity and apoptosis of mucous epitheliocytes in aging. *Neuro Endocrinol Lett* 2001; 22(5):337–341.

[192] Trofimov AV, Sevostianova NN, Linkova NS, et al. *Bull Exp Biol Med* 2011;150(6):735–738.

[193] DeLellis RA, Wolfe HJ. Analysis of gene expression in endocrine cells. In: Fenoglio-Preiser CM, Wilman CL, eds. *Molecular Diagnostic in Pathology*. Baltimore, MD: Williams & Wilkins; 1991: 299–322.

[194] Lloyd RV. Introduction to molecular endocrine pathology. *Endocr Pathol* 1993;4:64–78.

[195] Speel EJ, Ramaekers FC, Hopman AH. Cytochemical detection systems for in situ hybridization and the combination with immunohistochemistry. "Who is still afraid of red, green and blue?" *Histochem J* 1995;27(11):833–858.

[196] Komminoth P, Long AA. In situ polymerase chain reaction. An overview of methods, applications and limitations of a new molecular technique. *Virchows Arch B Cell Pathol Incl Mol Pathol* 1993;64:67–73.

[197] Komminoth P, Long AA. In situ polymerase chain reaction and its application to the study of endocrine diseases. *Endocr Pathol* 1995;6:167–171.

[198] Sällström JF, Alemi M, Spets H, et al. Nonspecific amplification in in situ PCR by direct incorporation of reporter molecules. *Cell Vision* 1994;1:243–251.

[199] Nuovo G. *PCR In Situ Hybridization*. New York: Raven Press; 1992.

[200] Taylor CR, Cote RJ. *Immunomicroscopy: A Diagnostic Tool for the Surgical Pathologist.* 2nd ed. Philadelphia, PA: WB Saunders; 1994: 23–28.

[201] Grube D. Immunoreactivities of gastric (G-) cells. II. Nonspecific binding of immunoglobulins to G cells by ionic interactions. *Histochemistry* 1980;66(2):149–167.

[202] Bussolati G, Gugliotta P, Volante M, et al. Retrieved endogenous biotin: a novel marker and potential pitfall in diagnostic immunohistochemistry. *Histopathology* 1997;31(5):400–407.

[203] Srivastava A, Tischler AS, DeLellis RA. Endogenous biotin staining as an artifact of antigen retrieval with automated immunostaining. *Endocr Pathol* 2004;15(2):175–177.

[204] Pagani A, Cerrato M, Bussolati G. Nonspecific in situ hybridization reaction in neuroendocrine cells and tumors of the gastrointestinal tract using oligonucleotide probes. *Diagn Mol Pathol* 1993;2(2):125–130.

[205] Kendall PA, Polak JM, Pearse AG. Carbodiimide fixation for immunohistochemistry. Observations on the fixation of polypeptide hormones. *Experimentia* 1971;27(9):1104–1106.

[206] King JC, Lechan RM, Kugel G, et al. Acrolein: A fixative for immunohistochemical localization of peptides in the central nervous system. *J Histochem Cytochem* 1983;31(1):62–68.

[207] Pearse AG, Polak JM, Adams C, et al. Diethyl pyrocarbonate, a vapor phase fixative for immunofluorescence studies on polypeptide hormones. *Histochem J* 1974;6(3):347–352.

[208] Pearse AG, Polak JM. Bifunctional reagent as vapor and liquid phase fixatives for immunohistochemistry. *Histochem J* 1975;7(2):179–186.

第 47 章　副神经节

■Arthur S.Tischler / Sylvia L. Asa 著　■王　强 译　■王巍伟 校

从解剖学的角度，可将副神经节视为与自主神经系统相关的弥散性神经内分泌器官，其形态学和细胞化学特征与起源于神经嵴的神经内分泌细胞相似。从生理学和病理生理学的角度出发，可将副神经节分为两组，即交感神经副神经节和副交感神经副神经节。交感神经副神经节沿椎前和椎旁交感神经链分布，之后沿支配盆腔和腹膜后器官的交感神经分支分布。交感神经副神经节中，对肾上腺髓质的研究最多，了解最透彻。副交感神经副神经节主要沿舌咽神经和迷走神经的颈部和胸部分支分布。颈动脉体是典型的副交感神经副神经节。

1　历史和命名

在近代医学史中，副神经节的历史非常有趣，同时也存在很大争议，数篇优秀的综述对这些问题进行了详细描述 [1-4]。20 世纪初，Alfred Kohn 首先提出统一的"副神经节系统"这一概念 [5]。部分早期研究者建立了一些组织化学方法，并由此证实肾上腺髓质所含物质的化学反应与肾上腺皮质不同。1857年，Bertholdus Werner 首先发现存在铬酸盐的区域呈棕色，从历史角度来看，此反应的发现是副神经节研究的最大进步 [3]。Kohn 将这种颜色改变称为"嗜铬反应"，并将相应的细胞称为"嗜铬细胞"，同时发现这些细胞还可见于腹膜后多个肾上腺以外的部位。Kohn 进一步指出，颈动脉体内的一些细胞也存在嗜铬反应，此观点支持 Stilling 更早的报告 [3]。Kohn 认为，颈动脉体内的这些嗜铬反应阳性细胞来源于交感神经节前体，受交感神经轴突支配，因此，这些细胞在胚胎学、组织化学和功能上均类似于腹膜后的嗜铬细胞。Kohn 提出一个新的名词，用来概括所有由类似（但并不是）神经元的细胞构成的组织"由于这些嗜铬性组织复合物构成神经节样小体，它们的成分来源于神经节间叶原基，这些小体与交感神经系统相连，但并不是真正的神经节，因此我将其称为'副神经节'[5]（此段话由 Miguel Stadecker 医生从德语翻译而来）"。

很快，一些与 Kohn 提出的概念相矛盾的发现出现了；DeCastro 发现，颈动脉体主要由舌咽神经支配[4]，其他许多研究也发现，颈动脉体细胞一般不具有嗜铬性。随后，Watzka[4] 将副神经节系统分为嗜铬性副神经节和非嗜铬性副神经节，分别与交感神经或副交感神经伴随，此外还存在混合型副神经节。另外一个发现是，颈动脉体具有化学感受器功能，这表明非嗜铬性副神经节具有生理性感觉功能，这与肾上腺髓质所具有的内分泌功能不同。因此，Kjaergaard 建议将副交感神经副神经节命名为"化学感受器（chemodecton）"（来自希腊语 dechesthai）[6]。尽管 Mulligan 较早的时候曾将副交感神经副神经节来源的肿瘤命名为"化学感受器瘤"[4]，但"化学感受器"这个名称并未被人们广泛接受。

副交感神经副神经节的另外一个同义词是"血管球"（来自拉丁语 glomus，即"球"）。这个名称来自 19 世纪的一个假说，此假说认为颈动脉体起源于血管[4]。尽管这一名称很好地体现了副神经节的镜下特征性 Zellballen 结构（德语，细胞球），但会引起混淆，因为"glomus"一词也用于表述皮肤和其他部位的体温调节结构［如皮肤球和尾骨球及其肿瘤（血管球瘤）］。这些结构为特化的动静脉吻合，在发育和功能上均与副神经节无关[7]。

在综合新旧数据后，现在可以得出一个统一的副神经节的概念。副神经节由非常相似的普通神经内分泌细胞组成，只是因为解剖位置不同而产生了概念上的差异[8]。这些细胞或许都起源于神经嵴前体[9]，尽管这些前体的起源现在看来不如过去认为的那么简单[10]。采用比嗜铬反应更为敏感的检测方法发现，这些细胞均可产生儿茶酚胺，均表达多种其他神经内分泌标记物（包括一般标记物和具有调节功能的多肽）[11]。以前认为，化学感受器特性是副交感神经副

神经节所特有的，但最近的研究发现，交感神经副神经节内的细胞也具有这种特性[12]。"副神经节"代表此类细胞的一组共同特征，而不仅仅是单纯的组织化学反应。Kohn 使用"副神经节"一词，以表示此结构类似于（而不仅仅近似于）自主神经节，本章将继续使用，这不仅对概念的理解有帮助，从语义上来说也是正确的。

虽然嗜铬反应作为副神经节的分类依据现在已过时，但由于历史原因，嗜铬反应仍常被提及。"嗜铬细胞"被用于描述正常肾上腺髓质的神经内分泌细胞，有时也被用于描述肾上腺外与交感神经系统相关的对应成分。同样，"嗜铬细胞瘤"（希腊语，phaios，灰暗；chroma，颜色）是指嗜铬反应时产生的颜色改变。最新的 WHO 内分泌肿瘤分类中，嗜铬细胞瘤是指肾上腺内的交感神经副神经节瘤。功能上相似的肾上腺外肿瘤甚至也被武断地归入副神经节瘤[13,14]。

2　交感神经副神经节与副交感神经副神经节：临床病理学

交感神经副神经节和副交感神经副神经节尽管在细胞水平上相似，但在临床病理方面有所不同。这可能是由于在发育过程中或成人期间，它们所接受信号的类型、周期或强度的差异造成的。

副神经节仅有的具有临床意义的病理改变包括增生和肿瘤。交感神经副神经节和副交感神经副神经节的区别可从其增生性改变中体现。尽管正常情况下，交感神经副神经节和副交感神经副神经节均可产生儿茶酚胺，但一般仅交感神经副神经节增生可产生足够引起临床症状和体征的儿茶酚胺；而产生大量具有显著意义的肾上腺素的病变几乎总是出现在肾上腺髓质。相当高比例的、没有临床症状的头颈部副交感神经副神经节瘤患者存在多巴胺分泌过量[15]。此外，交感神经副神经节可发生神经元性肿瘤（神经母细胞瘤、节细胞神经母细胞瘤和神经节瘤）和副神经节瘤，而副交感神经副神经节几乎只能引起副神经节瘤。长期低氧血症或高碳酸血症患者所发生的病变几

乎总是见于副交感神经副神经节。这种差异形成的准确机制尚不清楚。

尽管存在上述不同，但交感神经副神经节瘤和副交感神经副神经节瘤的镜下表现非常相似，常不能区分。两者的分泌产物和其他神经内分泌标记物也存在很大的重叠，这反映出它们与所对应的正常神经内分泌细胞的相似性。因此，熟悉两者的系统性区别与细胞学相似性，是副神经节病理研究的形态学基础。

对遗传性嗜铬细胞瘤和肾上腺外副神经节瘤所进行的研究，需要深入理解不同部位正常副神经节的差异。目前已知，这些肿瘤的发生至少涉及 19 个基因的种系突变[16-17]，40% 以上的嗜铬细胞瘤和副神经节瘤（PCC/PGL）与遗传性癌症易感综合征有关，是所有肿瘤中发病率最高的[17]。主要的遗传性疾病包括多发性内分泌肿瘤 2A 和 2B 型（MEN2A，MEN2B）、希佩尔 – 林道（von Hippel-Lindau，VHL）病、神经纤维瘤病 1 型（NF1）和由琥珀酸脱氢酶 B、D、C（SDHB、SDHD、SDHC）突变导致的家族性副神经节瘤综合征。跨膜蛋白 127（TMEM127）、延胡索酸水化酶（FH）、肿瘤抑制剂 MYC 相关因子 X（MAX）基因、缺氧诱导因子 2α（HIF2α 或 EPAS1）、脯氨酸羟化酶（pHD1）和 EGLN1（过去称为 pHD2）以及琥珀酸脱氢酶装配因子（SDHAF1、SDHAF2）都引起过罕见的综合征[18]。每一种家族综合征中出现的肿瘤都具有独特的分布、功能和转移潜能[18]。例如，VHL 肿瘤通常产生去甲肾上腺素，即使发生在肾上腺内也是如此，而肾上腺 MEN2 和 NF1 肿瘤产生肾上腺素和去甲肾上腺素[19]。MEN2 患者的嗜铬细胞瘤常发生在肾上腺髓质增生的基础上，但此增生现象不见于其他综合征。嗜铬细胞瘤和副神经节瘤很少转移，但伴有 SDHB 突变者转移率为 30%~50%。与这些表型差异相对应，转录和蛋白质分析显示，特异性遗传背景中的肿瘤表现出不同的标记簇[20-21]。与 VHL 或 SDH 突变相关的"转录标记"提示低氧诱导的信号通路（hypoxiadriven signaling pathways）活性增强，而与 RET 或 NF1 突变肿瘤相关的信号则提示 RAS 介导的 MAPK 通路活性增强[21]。

肿瘤起源的好发解剖部位可以解释某些基因型 – 表型的相关性，例如，正常情况下，肾上腺素仅由富含肾上腺皮质类固醇的肾上腺髓质产生[22]。然而，不同部位肿瘤中基因簇差异性表达的基础是目前了解最少的部分。一个解释基因型 – 表型相关性的非常具有影响的理论认为，在胚胎发育的不同时期，不同易感基因的突变可导致副神经节前体"发育选择"过程的缺陷，正常情况下本应发生程序性死亡的细胞得以存活，最终形成肿瘤[23]。肾上腺髓质的成熟时间较肾上腺外副神经节晚很多，此现象支持这一理论，这可能为肿瘤生成提供了不同的发育窗口期[23]。其他的假设包括对缺氧症的敏感性不同[24]和特定突变基因的组织特异性[25]。

3 副神经节的分布

交感神经副神经节主要位于躯干的中轴旁区域，沿椎前和椎旁的交感神经链分布，以及位于盆腔器官壁内或其附近的结缔组织内。在成人中，交感神经副神经节主要沿腹下丛下部纤维（通向和进入泌尿生殖器官）、膀胱壁内以及骶丛神经纤维间分布（图 47.1）[26-29]。交感神经副神经节没有单独命名，其定位也存在变化。然而，有两个例外，一是肾上腺髓质，另一个是位于肠系膜下动脉起始部的 Zuckerkandl 器官（主动脉旁体）（图 47.1，图 47.2）[30]。Zuckerkandl 器官是唯一肉眼可见的肾上腺外交感神经副神经节。据说，Emil Zuckerkandl 最初以为 Zuckerkandl 器官是不常见的淋巴结，因此展示给他的老师 Alfred Kohn，从而被发现[4,31]。在最常见的解剖结构中，它们被分为成对器官（图 47.2），因此，当提及这个器官时常采用复数形式（organs of Zuckerkandl）[1]。因为 Zuckerkandl 器官分为两个部分，且其附近存在许多较小的副神经节，所以其难以被准确识别；一些研究者采用复数形式来概括所有位于肠系膜下动脉与动脉分叉之间的主动脉前副神经节[32]。本章仍采用 Zuckerkandl 器官的传统定义，即更为特异的肉眼可见的副神经节。

人类交感神经链的神经节内及其附近均存在神经内分泌细胞。在神经生物学文献中，根据检测所采用的特殊技术的不同，神经节内的神经内分泌细胞分别

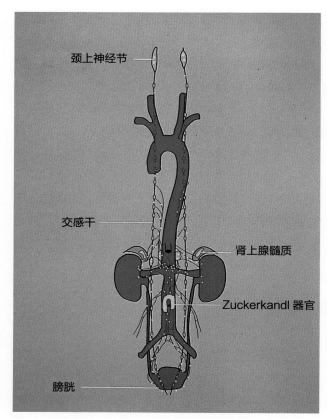

图 47.1　人类胎儿交感神经副神经节分布 [经允许修改自: Coupland RE. The Natural History of the Chromaffin Cell.London: Longmans Green; 1965; Glenner GG, Grimley PM.Tumors of the Extra-adrenal Paraganglion System (Including Chemoreceptors).Washington, DC: Armed Forces Institute of Pathology; 1974.]

图中标注：颈上神经节、交感干、肾上腺髓质、Zuckerkandl 器官、膀胱

称为小强荧光（SIF）细胞[33]、神经节内嗜铬细胞[34]或者含小颗粒（SGC）细胞[35]。在病理学文献中，SIF 细胞常用于特指神经节内的副神经节[36]。另一方面，在解剖学文献中，一些研究者对神经节外部位进行描述时保留了"副神经节"这一名称[33]。

与交感神经副神经节不同，副交感神经副神经节几乎仅沿着舌咽神经和迷走神经的头颅支、胸支分布（图 47.3）。除了颈动脉体外（位于颈动脉分叉上方、左右颈动脉之间）（图 47.4），副交感神经副神经节的数量和位置变化较大[4]。一般依据神经节所处的部位来命名，而不是依据其特定的结构。例如，中耳包括 0 ~ 12 个颈静脉副神经节和鼓室副神经节，平均数量为 2.8 个[37]。舌咽神经的主要副神经节为位于中耳壁内的鼓室副神经节，以及颈动脉体[4,37]。迷走神经的副神经节包括位于中耳底部的颈静脉副神经节[4,37]、喉上和喉下副神经节[4,38]、锁骨下副神经节、心脏大血管基底附近的主动脉与肺动脉间副神经节或主动脉副神经节。有时在房间隔也可见迷走神经副神经节[39]。此外，"迷走神经内"副神经节位于迷走神经干内或其附近，以及结状神经节和颈静脉神经节内或附近[4]。这两个迷走神经节是目前已知的唯一的感觉神经节，内含相当于交感神经节中 SIF 细胞的神经内分泌细胞。一些文献中，也将其描述为 SIF 细胞[40]。

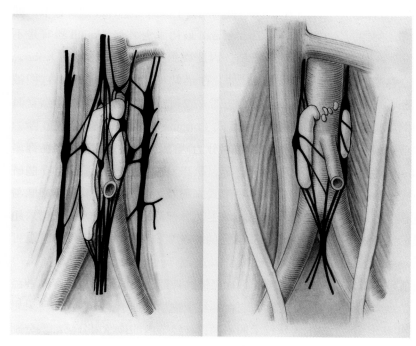

图 47.2　Zuckerkandl 器官示意图，在 Zuckerkandl 最初图示的基础上进行了修改。Zuckerkandl 器官分裂成两叶和一个峡部（右图所示），此为最常见的表现形式（图片由 E. E. Lack 博士惠赠）

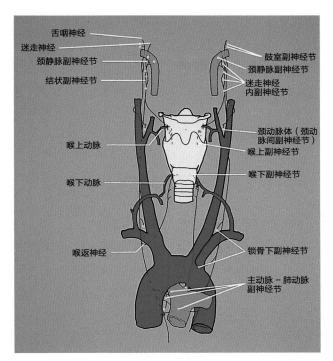

图 47.3 主要的副交感神经副神经节分布（经允许修改自：Glenner GG, Grimley PM.Tumors of the Extra-adrenal Paraganglion System (Including Chemoreceptors).Washington, DC: Armed Forces Institute of Pathology; 1974.）

了解正常副神经节组织的分布很重要，可用于预测副神经节瘤的起源部位。在胎儿期和成年期，所有正常副神经节分布部位均可发生副神经节瘤，而且副

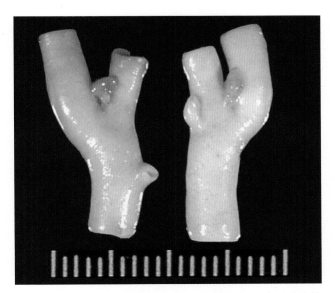

图 47.4 一名 5 岁女孩的大体标本，图中显示正常颈动脉体及其与颈动脉的关系（图片由 E. E. Lack 博士惠赠）

神经节组织越丰富的部位副神经节瘤发生率越高。例如，在儿童早期，有很高比例的副神经节组织分布于肾上腺外区域（见"胚胎学改变"和"出生后和发育改变"）。30%～60% 的儿童副神经节瘤也发生于肾上腺外[41]，最常发生于 Zuckerkandl 器官附近；而成人只有 10% 的副神经节瘤发生于肾上腺外。同样，颈动脉体是副交感神经副神经节瘤最常发生的部位，其次是中耳。然而，需要注意的是，副神经节也可出现于已知交感神经和副交感神经以外的部位，这可能是罕见部位副神经节瘤的起源。虽然人类的迷走神经内副神经节只见于迷走神经颈段和胸段[42]，但是在啮齿动物的腹段也存在[43]。目前还不能排除在人类的腹部存在副神经节（例如胆囊[44]和肝门区），这可能与小的腹部迷走神经分支有关。一些个案报道显示，副神经节可见于多个部位（包括眼眶、下颌骨、鼻旁窦以及鞍区）。其中，关于四肢中副神经节的报告的准确性存在疑问。

副神经节在中耳底或中耳壁的解剖关系具有特殊的临床意义，因为相应肿瘤的位置（"颈静脉球"和"鼓室球"副神经节瘤）决定了复杂的临床体征和症状。人类颞骨中，副神经节沿迷走神经耳支（Arnold 神经）和舌咽神经鼓室支（Jacobson 神经）分布[6,37]。约 70% Arnold 神经相关性副神经节出现在颈静脉球上；其余部分沿着神经穿过乳突小管到达面神经的垂直部分。沿 Jacobson 神经的副神经节可见于任何部位，从岩神经节的神经起始部位（10%）到颈静脉球（28%）、鼓室小管（40%）、中耳岬（20%）及以上（2%）。因此，颈静脉球肿瘤可能与 Arnold 神经或 Jacobson 神经有关，尽管前者可能性更大。鼓室球肿瘤几乎总是与 Jacobson 神经有关[4]。

从临床角度来看，很明确的一点是：副神经节瘤可以发生在任何可能存在副神经节神经内分泌细胞的部位，包括它们在发育过程中的可变和短暂位置。副神经节可位于甲状腺附近、肺内、肝门区、胰腺和肠系膜。所有这些部位，它们都能引起原发性副神经节瘤。这是一个重要的考虑因素，因为易患生殖系副神经节瘤的患者可能发生多发性原发性肿瘤，而在这些部位，这些肿瘤可能被误诊为转移性肿瘤。

4 胚胎学

在过去的 20 年中，对副神经节组织发生的认识发生了巨大的变化，并且仍在不断变化。20 世纪 70 年代，单一的多能交感肾上腺祖细胞从神经嵴迁移的概念被新的认知取代，注定了成为嗜铬细胞或交感神经细胞的细胞发育命运，在它们到达肾上腺或神经节的目的地之前就已基本确定。随着人们对两条基本不同的迁徙路线的认识，这一概念得到了进一步的发展。

虽然交感神经节直接来源于神经嵴细胞，神经嵴细胞在没有轴突引导的情况下到达目的地，但新的研究结果表明，肾上腺髓质起源于另一类细胞，它们首先迁移到背根神经节（dorsal root ganglia，DRG）。那些称为"施万细胞前体（SCP）"细胞起源的细胞随后沿着 DRG 轴突迁移到从脊髓发出的节前交感神经轴突，并沿着这些轴突迁移到肾上腺。从本质上讲，这个模型假定肾上腺嗜铬细胞起源于外周神经胶质干细胞，而外周神经可作为干细胞生态位[10]。这与肾上腺外交感神经副神经节、副交感神经副神经节、支持细胞的性质[45]以及实际观察结果（包括表型可塑性和同时含有嗜铬细胞和神经元的复合肿瘤）有何关系尚待确定。新的模型与经典的解剖学研究相一致，这些研究表明一些原始的髓质细胞似乎沿着节前神经纤维[1,46]穿透肾上腺皮质，但也需要考虑新模型与其他经典的研究相一致；这些研究表明，肾上腺髓质可以在移植到绒毛膜尿囊膜的 4 天或 5 天雏鸡胚胎的肾上腺原基中形成，其发生于神经支配开始之前[47]。值得注意的是，早期的解剖学研究也描述了原始细胞明显沿着舌咽神经和迷走神经的分支迁移到发育中的副交感神经副神经节[6]。此外，后来的组织化学研究表明，颈动脉体神经内分泌细胞起源于颈上神经节交感神经祖细胞[48]。这些观察（包括"神经元混合"假说）现在至少部分得到了现代谱系追踪技术的支持，这些技术对颈动脉体主细胞具有多方面的贡献[49]。

在胚胎发育的过程中，副神经节首先由小的原始细胞构成，这些细胞包括成人副神经节内的神经内分泌细胞、神经元和胶质细胞系的前体细胞[49-51]（见"光镜表现"）。在副神经节发育的最早期阶段，原始细胞可以产生一些儿茶酚胺[48,51]（见"功能"），并表达不成熟神经元或神经胶质的生物标记[51]（见"特殊检查"）。母体妊娠 7 周左右，已经可以在胚胎内的副神经节中识别这些原始细胞，但原始细胞第一次出现的时间还要稍微早一些[1]，并且逐渐被更大的分化细胞所取代。与肾上腺髓质相比，肾上腺外交感神经副神经节[1]和副交感神经副神经节[6,48]在细胞发育的过程中成熟较早。胚胎的原始细胞通常在母体妊娠 25 周消失，但可能在肾上腺髓质中残留小部分，直至胎儿出生后[1]（比较图 47.5 和图 47.6）。

经典的描述性胚胎学研究[46,52]显示，在副神经节形成之前，脊神经和发育中的交感神经干分支周围出现大量原始交感神经细胞，这些细胞也可见于肾动脉和精索动脉周围[46]。髓质祖细胞通过被膜内侧面侵入皮质，定植并形成髓质（图 47.7）。侵入细胞最初在皮质内形成结节状聚集物（图 47.5），然后在中央静脉周围逐渐融合。妊娠早期，聚集物可形成菊形团和假菊形团结构。大约从第 8 周开始，这些聚集物内出现嗜铬反应阳性细胞，并逐渐增多[1]。这种向心性迁移可能导致被膜下和皮质内嗜铬细胞残余。

从所有人类胎儿（10～30 周）肾上腺完整切片中均发现，由原始髓质细胞构成的结节状聚集物最大径可达 400μm[52]，偶可超过 1mm[52]。神经纤维可与肾上腺内、外的聚集物相连[53]。这些结节大小和数量的峰值出现于 17～20 周，之后降低。20 周之后，常见结节内囊性退变[53]。1902 年，Wiesel 首先清晰地报道了出生后偶发持续存在的结节；半个世纪后仍有一些结节被误诊为"原位神经母细胞瘤"[53-55]（见"鉴别诊断"）。

5 出生后和发育变化

副神经节组织的数量或分布在发育和成熟的过程中会发生改变。胎儿和新生儿的交感神经副神经节组织主要位于肾上腺外，其中 Zuckerkandl 器官的体积最大。幼儿约 3 岁时，Zuckerkandl 器官达到最大体积，最大径可能超过 20mm，此后，其逐渐退化[1,29,56]，而肾上腺髓质逐渐增大并最终成熟。同样，胎儿出生时，所有交感神经节内均存在 SIF 细胞，但成人罕

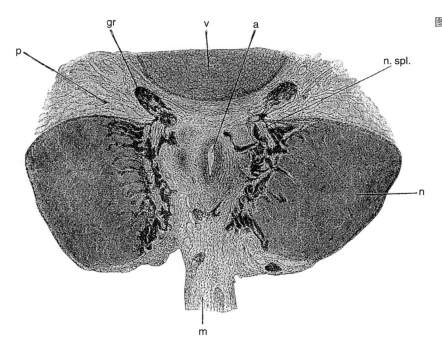

图 47.5 Zuckerkandl 最初制作的人类胚胎（头顶 - 足跟长度 17mm）横切面图，图中显示原始交感神经细胞可能迁移入肾上腺。神经所穿过的黑色斑块为原始交感神经细胞。a，腹主动脉；gr，发育中的交感神经节；n.spl.，内脏神经；v，椎骨；p，腹膜垫；m，肠系膜；n，肾上腺（经允许引自：Zuckerkandl E.The development of the chromaffin organs and of the supra-renal glands.In: Keibel F，Mall FP，eds.Manual of Human Embryology.Philadelphia，PA: J B Lippincott；1912.）

见[1]。一些部位的副交感神经副神经节的数量也有所减少，而在另一些部位则增多。例如，锁骨下和肺内副神经节在人类胎儿中较为多见，但不见于成人[4]；然而，颈静脉和鼓室副神经节的数量在胎儿出生后明显增加[37]。颈动脉体是唯一肉眼可见的副交感神经副神经节，从婴儿期到成年期，颈动脉体的体积逐渐增

大，通常最大径约为 3mm[4]（图 47.4）。

副神经节系统的发育重塑机制可能为副神经节肿瘤的病理生物学研究提供了一些线索。一般认为，细胞凋亡在中枢神经系统和外周神经系统的发育过程中起着至关重要的作用；过量的神经祖细胞由于不能与靶组织建立功能联系或不能从靶组织中获得适当的营养物质而发生凋亡[57-58]。专门针对副神经节进行的凋亡研究很少。然而，在肾上腺髓质的原始交感神经细胞聚集物中可以发现凋亡小体（图 47.6，图 47.7）。自噬可能与 Zuckerkandl 器官的退化有关[56]。

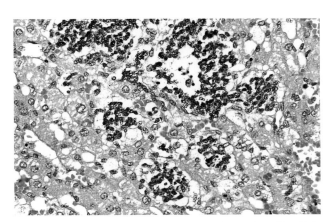

图 47.6 16 周人类胎儿肾上腺切片，图中显示典型的原始交感神经细胞聚集物，这些细胞为髓质前体。聚集物内可见固缩的细胞核和符合凋亡改变的细胞核。许多小细胞表达 TH（儿茶酚胺合成限速酶），但不表达 CgA 或 Syn，这两个抗体是大的成熟或成熟过程中的嗜铬细胞的特征[39]。胎儿 20 周左右，肾上腺可见散在 S-100 阳性细胞，符合支持细胞的特征[38]（经允许引自：Dahlqvist A，Carlsoo B，Hellstrom S. Paraganglia of the human recurrent laryngeal nerve. Am J Otolaryngol 1986；7（5）:366-369）

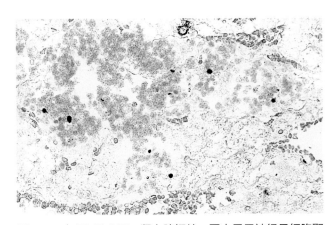

图 47.7 与图 47.6 同一肾上腺切片，图中显示神经母细胞聚集物内，细胞核由末端转脱氧核苷酰酶介导的末端标记（黑色核）。此技术用于检测 DNA 片段，有助于定位凋亡细胞（图片由 Salvador Diaz-Cano 博士惠赠）

6 表型可塑性

当离开活体内环境并且暴露于适当的神经营养信号时，成年人肾上腺嗜铬细胞能够"转分化"为与交感神经元非常相似的细胞[59]（图 47.8）。其他物种发育中或成熟的嗜铬细胞也不同程度地具有这种转化能力[60]。这种转化能力在各种肾上腺外副神经节中的表达程度及其与复合肿瘤发生的关系尚不完全清楚。

支持细胞具有不同类型的可塑性；据报道，在缺氧诱导的颈动脉体增生中，这些支持细胞被认为是新衍生的主细胞的祖细胞[45]。

7 大体特征和器官重量

大体能够识别的副神经节组织呈灰色或灰粉色。在肾上腺中识别这个特征尤为重要，因为正常情况下髓质位于肾上腺的头部和体部，但肾上腺髓质增生时，可延伸到肾上腺的尾部和翼部[61-62]。准确的大体检查要求，不要将棕色的皮质网状带组织误认为是髓质。

镜下可见的副神经节和 Zuckerkandl 器官的解剖学变化较大，因此，仅肾上腺髓质和颈动脉体的重量研究有意义。广泛的形态学研究[61,63]显示，新生儿肾

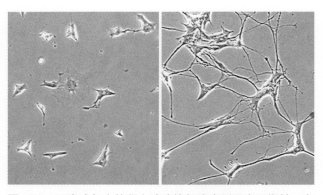

图 47.8 正常成年人的肾上腺嗜铬细胞表型具有可塑性，在细胞培养中获得神经元样的形态学表现。左侧为对照液，细胞形态保持 2 周时间，右侧为在培养液中加入了神经生长因子[50]。其他物种和其他正常或肿瘤性副神经节的嗜铬细胞都不同程度地表现出这种"转分化"能力[51]（图片由 James F. Powers 博士惠赠）

上腺髓质约占肾上腺总体积的 0.4%，重约 0.012g。2 岁时，这 2 个值分别增加到 4.2% 和 0.08g；10～13 岁时，这 2 个值分别增加到 7.0% 和 0.28g；成人到 40 岁时，这 2 个值分别增加到 9.9% 和 0.46g；40 岁以后，髓质的重量和体积略有下降[63]。颈动脉体的重量与体重的关系较与年龄的关系更为密切。Lack[54] 提出了一个通过体重来估算颈动脉体重量的方程式（适用于任何年龄组）：颈动脉体总重量（mg）=0.29×体重（kg）+3.0。各年龄组的标准差都很大[60]，但正常成人两侧颈动脉体的总重量通常不超过 30mg[65]。

8 解剖学

所有副神经节都富含血管，利用这一特征，在进行动物实验时，可通过全身注射染料的渗透情况来对其进行定位[66]。然而，依据它们的位置和功能的不同，其血供方式也存在非常大的变化。例如，肾上腺髓质的血供来自 3 条动脉（分别为膈下动脉、腹主动脉和肾动脉），而静脉回流仅由单条肾上腺静脉完成，左侧汇入肾静脉，右侧汇入下腔静脉。相反，颈动脉体接收来自颈动脉分叉附近一条或偶尔两条小动脉的动脉血，并通过几条小静脉流入咽、喉上和舌静脉[4]。

副神经节的神经支配同样具有部位特异性。一般而言，交感神经副神经节接受节前胆碱能交感神经支配以及不同数量的去甲肾上腺素能和（或）肽能神经支配，这些神经支配来源于自身神经元、附近的交感神经节或其他来源。虽然有人认为副神经节吸引或维持神经支配的能力可能决定了它们在不同部位的保留或退化程度[69]，但肾上腺髓质和腹部副神经节内的大部分神经内分泌细胞均受神经支配[67-68]。副交感神经副神经节通常从迷走神经或舌咽神经的分支接受神经支配，但也可能从附近的颈上神经节和少量固有的神经元接受一些功能性和（或）血管运动输入[70]。颈动脉体的传入和传出神经末梢内均存在多种神经递质，在缺氧应激状态下，神经支配会出现动态改变[71]。肾上腺髓质的神经末梢内也存在多种神经递质，在调节肾上腺嗜铬细胞的发育和功能中发挥不同作用[71]。

9　光镜表现

9.1　细胞类型

副神经节内有两种典型的细胞类型：神经内分泌细胞和支持细胞。交感神经副神经节中的神经内分泌细胞通常被称为"嗜铬细胞"或"嗜铬样细胞"。交感神经节内嗜铬样细胞亚群的其他术语包括"小颗粒细胞"和"小强荧光（SIF）细胞"。在人类中，只有一种 SIF 细胞，类似于肾上腺中的嗜铬细胞[2]。第二种细胞类型存在于啮齿类动物中，但不存在于人类，其具有介于神经内分泌细胞和神经元之间的特征，可能是一种中间神经元[2]。通常用于描述主要细胞类型（特别是在副交感神经副神经节内）的其他术语还包括："球细胞""Ⅰ型细胞"或"主细胞"和"Ⅱ型细胞"。除了这两种主要细胞类型外，还有不同数量的结缔组织细胞、血管细胞、施万细胞、有髓或无髓神经纤维和固有神经元。另外一种常见的细胞类型是肥大细胞，在神经节和副神经节中都相当丰富[4,72]。

在 HE 染色切片中，副神经节中的神经内分泌细胞为多边形，细胞质呈双嗜性或嗜碱性，细胞核呈小的圆形或卵圆形，淡染（图 47.9）。神经内分泌标记的免疫组织化学染色有助于识别神经内分泌细胞（见

"特殊检查"）。在之前的文献中，采用电镜或嗜银染色来证实分泌颗粒，采用荧光技术来识别儿茶酚胺。副神经节中的神经内分泌细胞易呈簇状或条索状排列，Alfred Kohn 将其描述为 Zellballen 结构和 Zellsträngen 结构[5]，其可部分或完全被支持细胞环绕。支持细胞是胶质细胞，可能与外周神经系统其他部位非髓鞘形成的施万细胞有关。支持细胞通常呈扁平状，细胞质不如嗜铬细胞的细胞质那样明显，细胞核深嗜碱性，染色质呈粗颗粒状。可通过 S-100 蛋白免疫组织化学染色来识别支持细胞[73]（参见"特殊检查"）（图 47.10）。一个亚群胶质细胞原纤维酸性蛋白（GFAP）免疫组织化学染色也呈阳性[74]。副交感神经副神经节[75]和交感神经副神经节[73]中均存在支持细胞，但前者支持细胞数量更多，使 Zellballen 更为明显。有人提出一个概念，认为它们是可发育为主细胞的干细胞[10,45]。它们也可能在化学感受中发挥直接作用[71]。

9.2　颈动脉体的小叶结构

颈动脉体具有独特的结构，由结缔组织间隔分隔的小叶组成（图 47.11 ~ 47.13）。每个小叶都是单独的，使人联想到发生在其他部位的微小副神经节，它由主细胞巢组成，周围环绕其他类型的细胞。小叶间结缔组织的数量往往随着年龄的增长而增加。这种小叶状结构对病理医师很重要，因为颈动脉体增生通

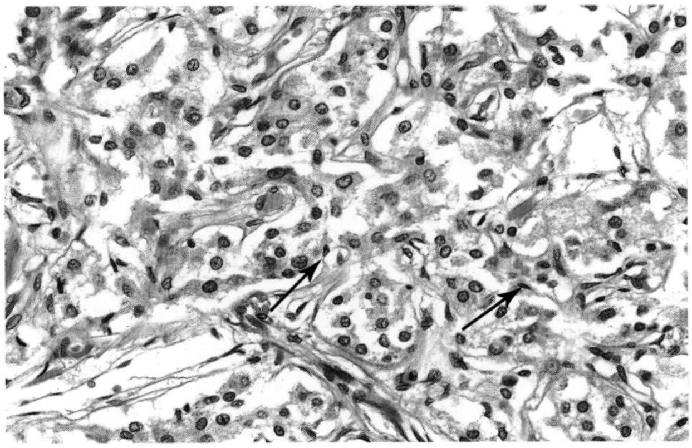

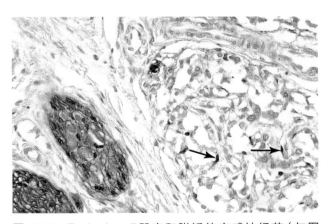

图 47.9　妊娠中期人类胎儿 Zuckerkandl 器官切片：主细胞呈典型的索状和巢状排列，细胞核呈圆形或椭圆形，细胞质呈双嗜性；偶见散在分布的支持细胞，细胞核呈扁平状，细胞质不明显（箭头所示）。注意：Zuckerkandl 器官已发育成熟，而在同一发育时期肾上腺髓质仍处于早期形成阶段（图 47.5）

图 47.10　Zuckerkandl 器官和附近的交感神经节（与图 47.21 ~ 47.24 为同一样本），S-100 蛋白免疫组织化学染色。这种抗原的免疫反应性通常同时存在于细胞核和细胞质中。Zuckerkandl 器官中，散在分布的支持细胞染色呈阳性（右侧箭头所示），往往分布于细胞巢周围。神经节中施万细胞染色呈阳性（左侧箭头所示）

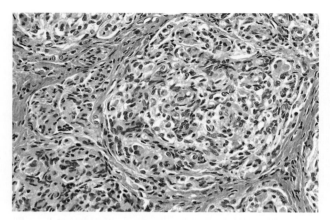

图 47.11 6天大婴儿颈动脉体切片，图中显示一种特征性、较图 47.6 更具有异质性的细胞群。主细胞呈小巢状分布，周围有支持细胞和其他类型的细胞围绕

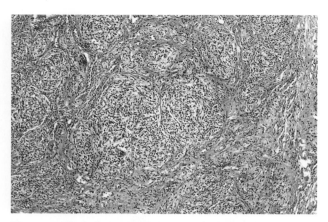

图 47.13 10天大婴儿颈动脉体，图中显示由结缔组织间隔分隔的小叶

常被定义为小叶平均直径的增加[64,76]。生活在高海拔地区的人[77]和因各种疾病导致低氧血症的患者[78]，颈动脉体的体积和重量增加。据报道，一些情况会导致支持细胞而不是主细胞的增殖，这表明存在不同机制[78]。虽然主细胞增生与高海拔有关[77]，但一些研究报告显示，在老年肺气肿或高血压患者中，支持细胞增殖是小叶增生的病理学特征[78]（图 47.14）。还有一些主要来自先天性心脏病患者的标本研究报告称，支持细胞和主细胞成比例增殖[64]。小叶周围也可能发生施万细胞增殖和轴突萌芽[79]。在其他副交感神经副神经节（特别是扩大的副交感神经副神经节）内，偶

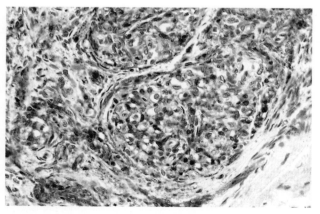

图 47.12 16天大婴儿颈动脉体小叶，S-100 蛋白免疫组织化学染色。与 Zuckerkandl 器官中相对稀疏的 S-100 蛋白呈阳性细胞相比（见图 47.10），小叶中可见大量支持细胞染色呈阳性，使 Zellballen 结构更为突出；与图 47.16 一样，小叶内及其附近有许多施万细胞染色呈阳性

尔可以观察到类似于颈动脉体的小叶结构[64]。

10 超微结构

在超微结构水平上，副神经节神经内分泌细胞的特征是细胞内可见大量膜被颗粒或致密核心小泡（dense-core vesicle），最大径为 60～400nm。它们有时也含有小的突触样囊泡，成簇聚集于质膜附近[80]。神经内分泌颗粒的大小、形状和电子密度各不相同，反映了所储存的分泌物、每个细胞的功能状态和固定条件的不同。在啮齿类动物的肾上腺髓质中，肾上腺素和去甲肾上腺素主要储存于不同的细胞中；戊二醛固定和四氧化锇后固定，可导致去甲肾上腺素细胞中的颗粒呈均匀的电子密度，而肾上腺素在细胞中的颗粒淡染、细颗粒状。造成这种差别的机制在于戊二醛与去甲肾上腺素结合后形成不可溶性产物，随后被锇染成黑色[81]。由于肾上腺素与戊二醛不发生类似反应，因此它会弥散到颗粒外，颗粒内仅剩余嗜锇性较低的成分。需使用新鲜组织进行恰当固定方能成功检测。虽然有些人的肾上腺髓质细胞含有同质性肾上腺素型或去甲肾上腺素型颗粒[1]（图 47.15），但大多数细胞含混合性颗粒成分[82]，同时具有合成肾上腺素和去甲肾上腺素的能力[83]。肾上腺外副神经节的大多数颗粒的电子密度与肾上腺中去甲肾上腺素型颗粒相同。

副神经节的超微结构以及细胞构成比例均随着其

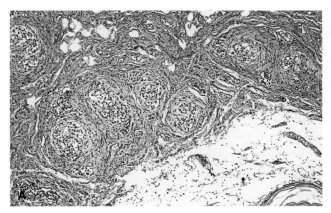
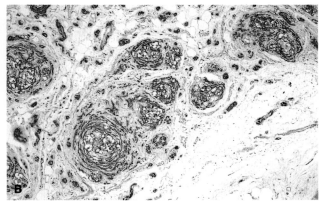

图 47.14　A. 患有高血压和肺气肿的 55 岁老年女性的颈动脉体。与图 47.13 相比，分隔小叶的结缔组织更多。此外，S-100 蛋白免疫组织化学染色显示施万细胞围绕小叶周边增生（B）。一些研究者报道称，后一变化为高血压患者所特有的小叶增生性改变 [59]

所处的位置的不同而变化，以满足不同的生理需要。交感神经副神经节和副交感神经副神经节均含有大量小毛细血管。在交感神经副神经节内，神经内分泌细胞表面的一部分靠近这些毛细血管，通常仅通过一层基板（偶有胶原纤维）与毛细血管内皮间分隔，这表明在大多数情况下，交感神经副神经节发挥内分泌腺的作用 [67]。在一些部位，它们的分泌物似乎也作用于局部 [8]。相比之下，在副交感神经副神经节中，神经内分泌细胞与毛细血管腔之间有支持细胞和（或）周细胞分隔（图 47.16 ~ 47.18）；因此，它们的分泌产物主要是直接作用于感觉副交感神经末梢，而不进入血液循环 [84-85]。

11　功能

11.1　生理作用

副神经节中的神经内分泌细胞在神经或化学刺激下释放分泌产物。根据解剖环境的不同，副神经节的分泌产物可发挥内分泌、旁分泌、神经递质或神经调质的作用。尽管交感神经副神经节和副交感神经副神经节的分泌产物相似，但它们对主要刺激类型的反应通常不同。依据对不同刺激类型的反应不同，还可分别对交感神经副神经节和副交感神经副神经节进行分类。主要基于对肾上腺髓质和颈动脉体的研究，交感神经副神经节从本质上被认为是运动器官，主要通过

跨突触刺激对脊髓神经元信号做出反应，而副交感神经副神经节则是对低 pO_2、低 pH 和高 pCO_2 反应的感觉器官，成为刺激呼吸的中枢神经系统的反射回路的组成部分。然而，有证据表明交感神经副神经节和副交感神经副神经节的功能有重叠，包括嗜铬细胞对氧的感应 [12]。最近的几篇综述详细介绍了目前对这两个器官生理学的理解 [71,86]。在成人肾上腺髓质中，应

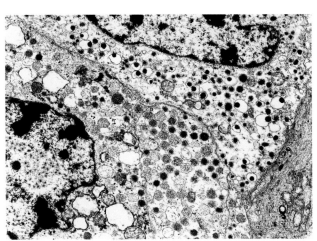

图 47.15　正常人肾上腺髓质电镜照片，戊二醛固定，四氧化锇后固定。左侧部分细胞含有明显淡染的细颗粒状肾上腺素型颗粒；右侧部分细胞含有明显深染、电子密度均匀的去甲肾上腺素型颗粒。颗粒膜内的颗粒核心呈偏心性分布，此为固定造成的假象，最常见于后一类型的颗粒（×9677）（经允许引自：Tischler A S, The adrenal medulla and extra-adrenal paraganglia.In Kovacs K and Asa SL, eds.Functional Endocrine Pathology. Cambridge, MA: Blackwell; 1990 and Springer Science+Business Media.）

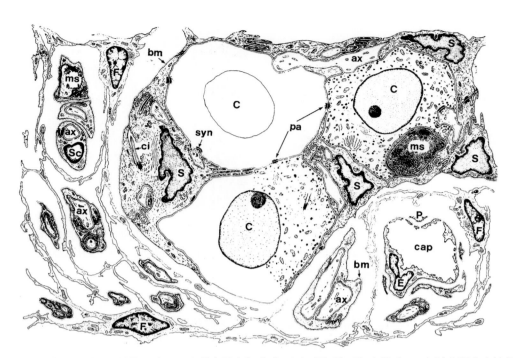

图 47.16 正常人颈动脉体小叶周边结构示意图。小巢中的主细胞（C）与邻近的毛细血管（cap）腔之间有支持细胞（S）、成纤维细胞（F）和周细胞（P）分隔，并与副交感神经在轴突（ax）形成突触（syn）。主细胞间的相互连接为简单的"点状粘着连接"型连接（pa）。小叶周围可见由施万细胞（Sc）包绕的轴突。其他结构还包括基底膜（bm）、内皮细胞（E）、纤毛（ci）和富于线粒体的轴突膨胀区，后者被称为"线粒体囊（ms）"（经允许引自：Böck P，Stockinger L，Vyslonzil E.The fine structure of the human carotid body.Z Zellforsch Mikrosk Anat 1970；105：543-568 and Springer Science+Business Media.）

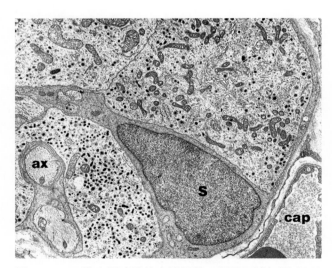

图 47.17 正常人颈动脉体电镜照片，所示区域与图 47.16 相似。S，支持细胞；cap，毛细血管；ax，轴突（×8000）（经允许引自：Böck P，Stockinger L，Vyslonzil E.The fine structure of the human carotid body.Z Zellforsch Mikrosk Anat 1970；105：543-568 and Springer Science+Business Media.）

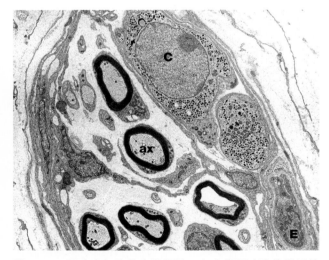

图 47.18 两个主细胞的电镜照片，在人类颈动脉体附近的一条小的有髓神经的神经束膜内有一种被称为迷走神经内副神经节的结构[56]。与颈动脉体一样（见图 47.16，图 47.17），主细胞与附近的毛细血管腔分离（×5400）。C，主细胞；E，内皮细胞；ax，轴突（图片由 P. Böck 教授惠赠）

激引起位于嗜铬细胞上的内脏神经末梢突触放电，通过 Ca^{2+} 介导的胞吐作用释放分泌颗粒。这种分泌反应伴随着一些辅助效应，包括原癌基因的激活[87]、参与补充颗粒成分的酶的激活和诱导[88-89]，以及可能刺激嗜铬细胞增殖[90]。细胞对神经源性信号的反应可能受到化学信号的调节，包括皮质类固醇和其他激素[88]、生长因子[91]和分泌的嗜铬粒蛋白片段[89]。对大鼠肾上腺髓质的研究表明，神经源性信号可以增加调节嗜铬细胞功能的受体的表达，包括受体酪氨酸激酶 RET[92]，该受体在正常成人肾上腺中的表达水平非常低[92]。与成人肾上腺相比，有人认为，家兔和人类的 Zuckerkandl 器官在发育的过程中会分泌儿茶酚胺以应对低氧血症[93]。在其他物种中，某些 SIF 细胞[94]和未成熟的肾上腺髓质在功能神经支配之前也被假定具有化学感受功能[12]。

化学感受最初是作为副交感神经副神经节的功能而建立的。20 世纪 30 年代的研究表明，颈动脉体和主动脉副神经节作为中枢神经系统反射回路的一部分而发挥着作用，低 pO_2、低 pH 和高 pCO_2 可以刺激呼吸[4]。然而，长期以来一直存在争议的是：颈动脉体内的神经内分泌细胞是否是主要的传感器元件，或它们的功能是否是调节感觉神经末梢固有的化学受体特性。随后，对化学感受机制的电生理学研究表明，3 种主要的化学感受刺激使游离的颈动脉体主细胞去极化。与嗜铬细胞一样，这会导致钙通过电压门控钙通道流入，并导致钙依赖性分泌产物的释放，以刺激感觉神经末梢。然而，化学感受信息转导的后续事件是复杂的，至今仍未完全理解。最近的证据表明，支持细胞的分泌产物参与了 "三方突触"[71]。基于其他副交感神经副神经节与颈动脉体的相似性[35,95,99]，已假定有化学感受器反射，但这种反射在体内的性质和重要性尚未确定。值得注意的是，在导致颈动脉体增生的情况下，迷走神经副神经节的数量或大小有时只会增加[64]。虽然有报道称，在高海拔地区颈动脉体副神经节瘤的发病率增加了 10 倍[96]，但在针对其他地区的研究中没有发现如此强的相关性。

11.2 分泌产物

虽然采用嗜铬反应的研究表明，仅交感神经副神

经节可产生儿茶酚胺，而副交感神经副神经节不产生儿茶酚胺[4]，但更为敏感的检测技术证实，副交感神经副神经节也可产生儿茶酚胺。这些方法包括免疫细胞化学技术（检测儿茶酚胺及其生物合成酶）[97-98]和以前使用的荧光技术（证实儿茶酚胺储存）[99]（见 "特殊检查"）。体内大多数肾上腺素由肾上腺髓质产生，那里的肾上腺素与去甲肾上腺素的比例约为 4∶1。相比之下，肾上腺外交感神经副神经节内 90% 的儿茶酚胺为去甲肾上腺素。副交感神经副神经节几乎不产生肾上腺素，但可能产生大量的多巴胺。儿茶酚胺谱的这些差异反映了发生在不同部位的副神经节瘤[100]，但有一个重要的例外。虽然大多数嗜铬细胞瘤只产生肾上腺素或肾上腺素加去甲肾上腺素，但大约 1/3 的嗜铬细胞瘤几乎只产生去甲肾上腺素。去甲肾上腺素能表型通常与 VHL 疾病有关，它可能源于少量去甲肾上腺素能表型细胞，这些细胞可以通过电子显微镜[1]或免疫组织化学方法[83]在人类肾上腺中发现。然而，肿瘤基因型也可能独立于起源细胞而影响生化表型[25]。

除了产生儿茶酚胺外，交感神经副神经节和副交感神经副神经节还可合成调节肽[11]，其中最常见的是脑啡肽[83,10]。调节肽和胺类通常存在于同一细胞的同一分泌颗粒内，这些分泌颗粒内还含有粒家族蛋白、腺嘌呤核苷酸、肽裂解酶和肽酰胺化酶、多巴胺 β 羟化酶（DBH）和许多其他功能已知和未知的组成成分。肽生长因子可能发挥自分泌、旁分泌作用，也可能发挥神经营养作用[100]。这些颗粒成分共同组成 "分泌混合物"，在不同的生理和病理状态下，其构成会发生变化[102]。除了儿茶酚胺外，5- 羟色胺也被报道存在于人体内的一些交感神经副神经节和副交感神经副神经节内，但是，在这些大多数较早的研究中，5- 羟色胺的存在是合成还是摄入尚不能确定[103]。

12　性别差异

关于副神经节在组织学上是否存在显著性别差异尚未见报道。然而，也有一些证据表明存在一些功能差异。例如，一般来讲，女性颈动脉体副神经节瘤的发病率轻微增高。这种差异在高海拔地区生活的居民

中很明显，这些地区的女性、男性的发病比例约为
8 ： 1[104]。

13　老化改变

已有的关于人类副神经节老化相关改变的描述仅
限于形状和退化性改变，包括"副神经节的分布""大
体特征和器官重量"以及"颈动脉体小叶结构"。在
老化实验大鼠的肾上腺髓质中，增生和肿瘤的发生具
有更为显著的变化[105]。在不久的将来，大鼠可能会
为了解人类疾病的发展提供新的临床前模型。

14　特殊检查

14.1　免疫组织化学

对于大多数正常和异常副神经节的研究，免疫
组织化学现在取代了以前有用但更麻烦或特异性较
差的技术（例如电子显微镜、儿茶酚胺荧光或银染
色）。在正常副神经节中，免疫组织化学可以揭示一
些细微的变化（例如激素或其他标记物的差异性表
达）（图 47.19 ~ 47.31）[83]，有助于了解病理状况。
对病理医师来说，免疫组织化学在副神经节系统中的
主要应用一直是嗜铬细胞瘤和副神经节瘤诊断和其
功能特征鉴定的工具。家族性副神经节瘤综合征易
感基因的鉴定为基因改变的免疫组织化学鉴定铺平
了道路[18]。SDHB 免疫反应性的缺失是任何与 SDH
相关（SDHx）肿瘤的一个特征，而附加的 SDHA 染
色可以识别与 SDHA 突变相关的肿瘤[106]。同样，
MAX[107] 和 FH[108] 染色也被证明可以识别具有各自基
因突变的肿瘤。潜在的未来应用包括识别可能适用
于靶向治疗的标记物（例如特异性生长抑素受体亚
型）[109]。

副神经节表达多种标记物，这些标记物在其他神
经和内分泌组织中有不同程度的表达。这些标记物包
括胺类、调节肽、粒家族及其他分泌颗粒基质成分、
分泌颗粒膜成分及细胞膜成分、细胞骨架蛋白。已知
的"SNAP"和"SNARE（SNAP 受体）"蛋白是一
类重要的标记物，参与胞吐准备阶段中分泌颗粒与细

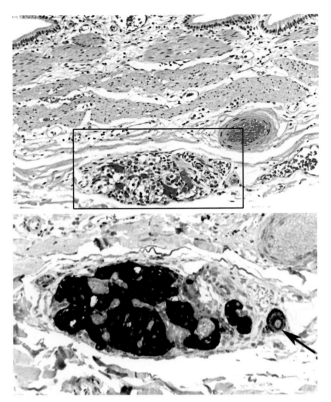

图 47.19　在一名 53 岁妇女的胆囊中偶然发现的副神经节
（上图方框内），仅镜下可见。副神经节的特征为略
透明的细胞和显著的毛细血管，右侧可见一个神经
元。下图为高倍镜放大观察，组织褪色后行免疫组
织化学染色标记 Syn，然后重新拍照。神经内分泌
细胞呈强阳性，而神经元（箭头所示）呈弱阳性，
因为它所含分泌性囊泡稀少

胞膜的对接。这些蛋白包括突触泡蛋白、突触结合蛋
白、突触融合蛋白和 SNAP-25[110]。发育生物学家利
用追踪细胞谱系的革命性新技术，发现了许多新的标
记物[10]。

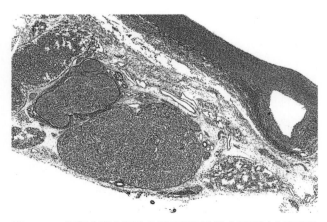

图 47.20　妊娠中期人类胎儿肠系膜下动脉水平通过主动脉的
横切面，图中显示 Zuckerkandl 器官和邻近的交
感神经节

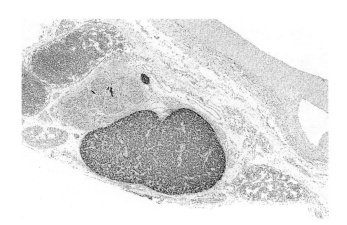

图 47.21　图 47.20 所示部分的连续切片，CgA 染色。Zuckerkandl 器官以及神经节内及其附近小的神经内分泌细胞巢呈强阳性，但神经元不着色

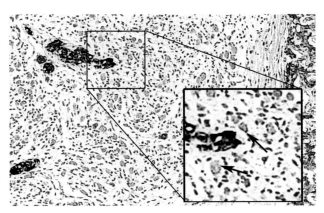

图 47.22　图 47.21 所示部分中央区域的高倍放大。Zuckerkandl 器官在右侧，神经节在左侧。插图内的箭头所示为神经元，CgA 微弱表达或不表达

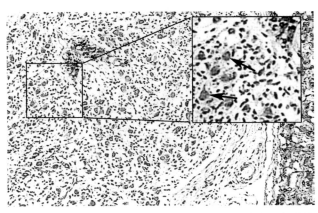

图 47.23　图 47.22 所示部分的连续切片，TH 染色。交感神经元（插图内箭头所示）和副神经节内的神经内分泌细胞均强阳性表达 TH

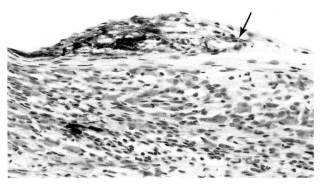

图 47.24　妊娠中期人类胎儿椎旁干交感神经节（与图 47.21～47.24 为同一胎儿），CgA 染色。神经节内及其附近均可见神经内分泌细胞。小血管周围可见 CgA 阳性突起（箭头所示），其可能来自神经元或神经内分泌细胞

出于诊断目的，必须谨慎地从大量可用标记物中选择最特异性的标记物。例如，突触素（一种分泌性囊泡膜蛋白）的免疫反应性在副神经节中具有特征性，在适当的情况下有助于确定神经内分泌表型。然而，它也存在于肾上腺皮质；因此，不能完全依据它来鉴别肾上腺皮质癌和嗜铬细胞瘤[111]。同样，

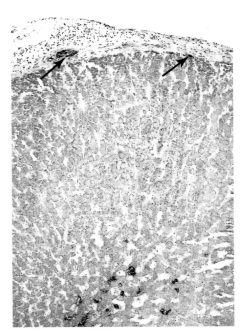

图 47.25　妊娠中期人类胎儿肾上腺（与图 47.21～47.24 为同一胎儿），CgA 染色。髓质（底部）只含有散在的阳性细胞，与 Zuckerkandl 器官不同（图 47.21）。肾上腺外的副神经节细胞（左侧箭头所示）和被膜下的副神经节细胞（右侧箭头所示）也通过免疫反应性得以识别

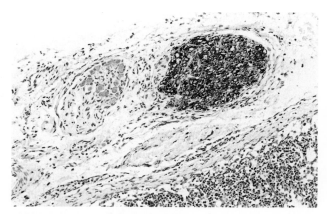

图 47.26 一个小的腹膜后副神经节，与图 47.20 相似，来自 5 个月大婴儿 Wilms 瘤切除标本，在检查邻近的神经节和淋巴结时被发现。将常规 HE 染色切片浸泡脱掉盖玻片后进行 CgA 复染，证实其为副神经节

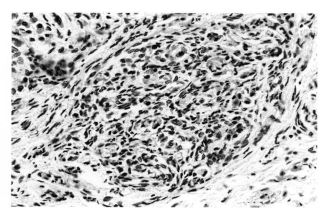

图 47.28 颈动脉体小叶 TH 染色。主细胞 TH 染色呈阳性，因此推断它具有儿茶酚胺合成能力，其周围有不着色的其他类型的细胞

正常淋巴细胞中也存在某些 SNAP 蛋白和 SNARE 蛋白。在副神经节组织病理学中，特别有价值的标记物包括嗜铬粒蛋白 A（CgA）、儿茶酚胺生物合成酶、S-100 蛋白和 GATA3[112]。然而，当从正常组织推断到病理组织时，每一种标记物都有其自身的诊断陷阱，必须考虑这些生物标记物在其他细胞和肿瘤类型中的表达。

CgA 是一种酸性蛋白，其重量占许多种神经内分泌颗粒重量的一半以上。CgA 存在于大多数神经内分泌细胞内，因此其是有用的通用标记物；大多数情况下，CgA 可以帮助确定副神经节系统中某些细胞或组织的神经内分泌特征[113-115]（图 47.20 ~ 47.22，图 47.24 ~ 47.27）。由于 CgA 主要集中在分泌颗粒内，因此，那些由于合成率低、分泌率高或储存能力低而脱颗粒的细胞可能不着色。在交感神经节中，CgA 可以用来区别 SIF 细胞和主要的交感神经元，主要的交感神经元虽然可以产生 CgA，但是核周分泌颗粒却很少[116]。目前，粒蛋白家族包括 7 个成员（即 CgA、CgB、分泌粒蛋白 Ⅱ 和 Ⅲ、7B2、NESP55 和 VGF），而 CgA 是首先被描述的一种粒蛋白[117]。粒蛋白的作用包括分类调节型分泌途径蛋白和引导分泌颗粒的生物合成。另外，它们可以作为多功能激素原，所形成的裂解片段可发挥多种自

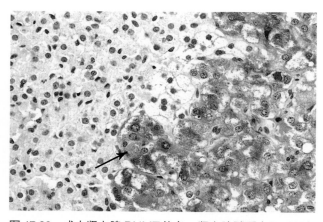

图 47.29 成人肾上腺 PNMT 染色。肾上腺髓质中几乎所有的神经内分泌细胞均阳性表达 PNMT，因此推断它们均具有合成肾上腺素的能力。如前所述[80]，在肾上腺髓质内偶可见不着色细胞（箭头所示），图 47.15 也提示存在这一现象

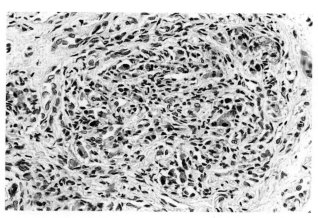

图 47.27 颈动脉体小叶 CgA 染色，图中显示免疫反应阳性的主细胞巢被未着色的其他类型的细胞包围

分泌、旁分泌和系统性效应。在神经内分泌组织中，不同种类粒蛋白的表达情况不同。虽然大多数粒蛋白均分布在肾上腺髓质，但在其他副神经节中的分布还不完全清楚[117]。这对病理医师来说非常重要，因为一些头颈部副神经节瘤优先表达 CgB，不表达或者仅局灶性表达 CgA[115]。在这种情况下，突触素的免疫组织化学染色呈阳性。

儿茶酚胺合成酶，如酪氨酸羟化酶（TH）、DBH 和苯乙醇胺 -N- 转移酶（PNMT）的抗体是重要的工具，不仅可以从石蜡切片中推断肿瘤是否会产生儿茶酚胺，还可以推断产生了什么类型的儿茶酚胺。TH 是儿茶酚胺合成中的限速酶，因此在所有产生儿茶酚胺的细胞中都存在（图 47.23，图 47.28）；而 DBH 仅存在于能产生去甲肾上腺素的细胞中，PNMT 仅存在于能够将去甲肾上腺素转化为肾上腺素的细胞中。这种免疫细胞化学方法可以提供一些细胞相关性生物化学数据；研究表明，只有极少的肾上腺外副神经节细胞阳性表达 PNMT[97]，而在肾上腺髓质中多数细胞均阳性表达 PNMT（图 47.29，图 47.30）。它还可用于证明儿茶酚胺在嗜铬细胞瘤和肾上腺外副神经节瘤中的合成能力[98]。由于 TH 和 PNMT 是细胞溶质酶[102]，染色不依赖于分泌颗粒的储存。例如，交感神经细胞强阳性表达 TH（图 47.24），而弱阳性表达或不表达 CgA。与存在于多种神经内分泌细胞中

的嗜铬粒蛋白不同，成人儿茶酚胺生物合成酶通常只存在于副神经节和神经元中[97]。除了生物合成酶，儿茶酚胺本身也可以通过免疫组织化学技术对儿茶酚胺进行定位。然而，在某些情况下，没有生物合成酶但存在儿茶酚胺[98]表明，这种方法不能区分儿茶酚胺是合成的还是摄取的。与 CgA 一样，头部和颈部副交感神经副神经节瘤可能不表达 TH[118]，因此，就儿茶酚胺的产生而言，它确实不起作用。

S-100 蛋白最初被描述为一种钙结合二聚体，由 α-α、α-β 或 β-β 链构成，最初认为它是中枢和外周神经系统的神经胶质细胞的特异性蛋白。随后研究表明，S-100 免疫反应性在人体中分布广泛，S-100 蛋白家族由原来的 α 和 β 亚单位扩大到现在至少包括 17 个成员，并推测它们在不同细胞中发挥不同的作用[119]。然而，在适当的环境下，S-100 蛋白免疫组织化学染色也是一个有用的标记。因为副神经节内支持细胞的细胞学特征不明确，所以在 HE 染色切片中难以准确鉴别。这些细胞的细胞核强阳性表达 S-100，此特征可用于识别交感神经副神经节和副交感神经副神经节内的支持细胞（图 47.10，图 47.12）。支持细胞和施万细胞主要含 S-100 蛋白 β 亚单位[120]。

副神经节瘤内常见支持细胞[73,121]，因此，免疫标记 S-100 蛋白有时对鉴别诊断非常有帮助。值得注意的是，支持细胞必须与免疫系统的朗格汉斯细胞和

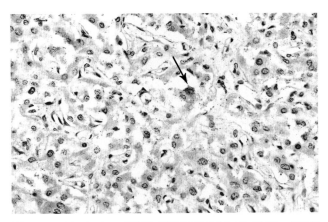

图 47.30　Zuckerkandl 器官 PNMT 染色（与图 47.20～47.23 为同一标本）。虽然所有神经内分泌细胞均阳性表达 TH，并可产生儿茶酚胺（图 47.23），但是只有极少细胞（箭头所示）阳性表达 PNMT。与此发现相一致的是，肾上腺外副神经节合成肾上腺素的能力有限，这是儿茶酚胺生物合成途径的最后一步

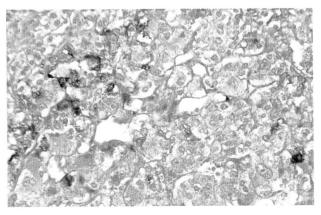

图 47.31　成人肾上腺生长抑素染色，图中显示强阳性细胞散在分布于阴性细胞之间。尽管所有副神经节内的神经内分泌细胞均可产生儿茶酚胺，但调节肽的染色结果表明，这些细胞存在功能上的异质性

指突状网状细胞区分开来，它们也表达 S-100 蛋白。此外，其他类型的神经内分泌肿瘤偶也可含有真正的支持细胞[122]。对从副神经节瘤分离出的支持细胞遗传学研究表明，这些细胞实际上是正常的[123]，这表明它们在副神经节瘤中的存在是由来自附近正常组织向内生长而不是双向分化引起的。GATA3 是一种转录因子，在多种组织（包括乳腺、尿路上皮、淋巴细胞、甲状旁腺以及交感肾上腺细胞）的发育过程中发挥作用[124]。GATA3 在副神经节及其肿瘤中也有表达[112]。

14.2　免疫组织化学中的人为假象

在对副神经节进行免疫组织化学研究时，必须牢记的重要假象是一些抗体（但不是全部）与肥大细胞[125-126]和某些神经内分泌细胞[127]分泌颗粒之间的非特异性相互作用。这些假象变化特别大，当采用无关抗体作为阴性对照或正常血清不足时，所造成的人为假象可能难以判定。肥大细胞假象无疑导致了文献中对非内分泌组织中神经内分泌产物的错误报告，也可能由于副神经节中有时含大量的肥大细胞，导致副神经节的研究中产生错误的结果[75]。肥大细胞假象的机制尚不清楚[126]，但在某些病例中，在正常血清蛋白[125]或商用阻断试剂的存在下，可以通过稀释来消除染色。免疫球蛋白与神经内分泌颗粒的非特异性结合似乎是由离子相互作用引起的，而在缓冲液中加入高浓度的盐可能会降低这种结合[127]。

在副神经节的研究中，也可能会遇到其他一些并不特发于神经内分泌细胞的人为假象。在采用生物素桥接的免疫组织化学方法中（例如"ABC"技术），假象染色可能是由于内源性生物素的存在。这一问题可能会因抗原热修复加剧，因为热修复在暴露特定抗原的同时也会暴露内源性生物素[128]。商用生物素阻断试剂盒提供了一些补救措施，但更好的解决方案可能是停止使用生物素系统，转而使用共轭聚合物指示酶偶联二级抗体这种较新的方法。有时也会遇到各种机制不太清晰的着色假象。例如，在肾上腺中，一些抗体会在肾上腺皮质上产生无法解释的染色假象[129]。此假象特别容易发生在皮层的内部，因此，可能是某些抗体与脂褐素非特异性相互作用的结果。

富含线粒体的细胞有时也表现出弱的非特异性染色。除了由这些假象和其他假象引起的假着色外，还必须考虑抗体与不同蛋白质产生免疫交叉反应的可能性。

一般来说，免疫组织化学研究应使用最佳稀释度的抗体，在使用不同来源的抗体之前应进行验证。理想情况下，还要采用吸附控制和免疫印迹来验证，特别是学术研究，或引入新的抗体或标记时。不要单独采用一抗空白对照的方法，即使常规研究也是如此。现在，缓冲液组成、阻断蛋白和对照已成为标准化自动染色过程的一部分，但正如在许多教科书和综述中所描述的，每个新抗体都应进行优化。

14.3　其他特殊检查

现在，荧光法检测儿茶酚胺或其他生物胺在常规病理学中很少应用。然而，PubMed 或其他数据库的文献检索结果表明，这些技术在一些学术研究中仍偶可发挥作用[130]。在冷冻干燥切片、冰冻切片或组织印片中，可通过甲醛蒸汽[99]或乙醛酸[131]诱发荧光的方法来证实儿茶酚胺的存在。乙醛酸法通常更好，因为其产生非弥散性荧光基团。

15　鉴别诊断

副神经节必须与正常的但与副神经节相似的非副神经节组织以及多种恶性肿瘤相鉴别。壶腹小球体（ampulloglomerular organ）[132]、尾骨球[7]和皮肤球[133]为体温调节结构，分别位于枕骨下、尾骨区和皮肤，与副神经节相似但并无关联。胎儿脂肪小叶有时类似于副神经节。上述所有结构都可以很容易地与副神经节进行鉴别，因为它们均不表达 CgA、TH 或其他的神经内分泌标记物。现在，异位的副神经节也可通过免疫组织化学方法来验证。

正常副神经节可类似于其他来源的恶性肿瘤，可引起误诊。前列腺副神经节可被误诊为前列腺腺癌[134]，膀胱副神经节可能与移行细胞癌混淆[135]，腹膜后副神经节可能与转移性透明细胞癌混淆[136]。存在许多有丝分裂、腺或鳞状分化或间质反应等这些特征有助于排除副神经节和副神经节瘤。采用免疫组织化学技术可以很容易地解决这些可疑病例。非常小的副神经节可能会在切片过程中损失掉，可以将 HE 染色切片脱色，用 CgA 或 Syn 重新染色。这些抗原的稳定性和丰富度使得它们特别适合这种方法。

副神经节或副神经节瘤与表达许多相同标记物的其他正常或肿瘤性神经内分泌组织的鉴别更为棘手。因此，了解副神经节的分布和形态是必不可少的。此外，在副神经节瘤中存在的标记物（例如 GATA3 和 TH）或在其他类型肿瘤中存在的标记物（例如角蛋白、转录因子和神经内分泌肿瘤中的激素）可能有助于鉴别诊断。腺状或鳞状分化的肿瘤基本可以排除其为副神经节起源。

在肾上腺中，发育过程中的神经母细胞巢（见"胚胎学"）必须与原位神经母细胞瘤[54-55]区分开来。对于神经母细胞巢，皮质侵犯、有丝分裂和坏死都是正常细胞的特征。此外，有报道称正常肾上腺髓质祖细胞的细胞核总体上比神经母细胞瘤的细胞核要小[53]。

16 致谢

感谢 Peter Böck、Ernest Lack、James Powers 博士提供的图注材料和 Harold Kozakewich 博士提供的组织块。

参考文献

[1] Coupland RE. *The Natural History of the Chromaffin Cell*. London: Longmans Green; 1965.

[2] Coupland RE. The natural history of the chromaffin cell–twenty-five years on the beginning. *Arch Histol Cytol* 1989; 52 Suppl:331–341.

[3] Carmichael SW, Rochester. The history of the adrenal medulla. *Rev Neurosci* 1989;2(2):83–100.

[4] Zak FG, Lawson W. *The Paraganglionic Chemoreceptor System. Physiology, Pathology and Clinical Medicine*. New York: Springer-Verlag; 1982.

[5] Kohn A. Die Paraganglien. *Arch Mikr Anat* 1903; 52:262–365.

[6] Kjaergaard J. *Anatomy of the Carotid Glands and Carotid Glomus-like Bodies (Non-Chromaffin Paraganglia)*. Copenhagen: F.A.D.L.'s Forlag; 1973.

[7] Rahemtullah A, Szyfelbein K, Zembowicz A. Glomus coccygeum: report of a case and review of the literature. *Am J Dermatopathol* 2005;27(6):497–499.

[8] Furness JB, Sobels G. The ultrastructure of paraganglia associated with the inferior mesenteric ganglia in the guinea-pig. *Cell Tissue Res* 1976;171(1):123–139.

[9] Pearse AG, Polak JM, Rost FW, et al. Demonstration of the neural crest origin of type I (APUD) cells in the avian carotid body, using a cytochemical marker system. *Histochemie* 1973; 34(3):191–203.

[10] Furlan A, Dyachuk V, Kastriti ME, et al. Multipotent peripheral glial cells generate neuroendocrine cells of the adrenal medulla. *Science* 2017;357(6346):eaal3753.

[11] Heym C, Kummer W. Regulatory peptides in paraganglia *Prog Histochem Cytochem* 1988;18(2):1–95.

[12] Nurse CA, Salman S, Scott AL. Hypoxia-regulated catecholamine secretion in chromaffin cells. *Cell Tissue Res* 2018; 372(2):433–441.

[13] Lloyd R, Osamura R, Klöppel G, et al., eds. *WHO Classification of Tumours of Endocrine Organs, Fourth Edition*. IARC; 2017.

[14] Turchini J, Gill AJ, Tischler AS. Pathology of pheochromocytoma and paraganglioma. In: Landsberg L, ed. *Pheochromocytomas, Paragangliomas and Disorders of the Sympathoadrenal System, Contemporary Endocrinology*. London: Springer International Publishing AG; 2018.

[15] Van Der Horst-Schrivers AN, Osinga TE, Kema IP, et al. Dopamine excess in patients with head and neck paragangliomas. *Anticancer Res* 2010;30(12):5153–5158.

[16] Flynn A, Dwight T, Harris J, et al. Pheo-Type: A diagnostic gene-expression assay for the classification of pheochromocytoma and paraganglioma. *J Clin Endocrinol Metab* 2016; 101(3):1034–1043.

[17] Dahia PL. Pheochromocytoma and paraganglioma pathogenesis: Learning from genetic heterogeneity. *Nat rev Cancer* 2014;14(2):108–119.

[18] Turchini J, Cheung VKY, Tischler AS, et al. Pathology and genetics of phaeochromocytoma and paraganglioma. *Histopathology* 2018;72(1):97–105.

[19] Eisenhofer G, Lenders JW, Timmers H, et al. Measurements of plasma methoxytyramine, normetanephrine, and metanephrine as discriminators of different hereditary forms of pheochromocytoma. *Clin Chem* 2011;57(3):411–420.

[20] Brouwers FM, Glasker S, Nave AF, et al. Proteomic profiling of von Hippel-Lindau syndrome and multiple endocrine neoplasia type 2 pheochromocytomas reveals different expression of chromogranin B. *Endocr Relat Cancer* 2007;14(2):463–471.

[21] Fishbein L, Leshchiner I, Walter V, et al. Comprehensive molecular characterization of pheochromocytoma and paraganglioma. *Cancer Cell* 2017;31(2):181–193.

[22] Cole TJ, Blendy JA, Monaghan AP, et al. Targeted disruption of the glucocorticoid receptor gene blocks adrenergic chromaffin cell development and severely retards lung maturation. *Genes Dev* 1995;9(13):1608–1621.

[23] Lee S, Nakamura E, Yang H, et al. Neuronal apoptosis linked to EgIN3 prolyl hydroxylase and familial pheochromocytoma genes: developmental culling and cancer. *Cancer Cell* 2005;8(2):155–167.

[24] Fliedner SMJ, Brabant G, Lehnert H. Pheochromocytoma and paraganglioma: genotype versus anatomic location as determinants of tumor phenotype. *Cell Tissue Res* 2018;372(2): 347–365.

[25] Fishbein L, Wilkerson MD. Chromaffin cell biology: inferences from The Cancer Genome Atlas. *Cell Tissue Res* 2018; 372(2):339–346.

[26] Hervonen A, Partanen S, Vaalasti A, et al. The distribution and endocrine nature of the abdominal paraganglia of adult man. *Am J Anat* 1978;153(4):563–572.

[27] Hervonen A, Vaalasti A, Partanen M, et al. Effects of ageing on the histochemically demonstrable catecholamines and acetylcholinesterase of human sympathetic ganglia. *J Neurocytol* 1978;7(1):11–23.

[28] Baljet B, Boekelaar AB, Groen GJ. Retroperitoneal paraganglia

and the peripheral autonomic nervous system in the human fetus. *Acta Morphol Neerl Scand* 1985;23(2):137–149.

[29] Coupland RE. The development and fate of catecholaminesecreting endocrine cells. In: Parvez H, Parvez S, eds. *Biogenic Amines in Development*. Amsterdam: Elsevier/North-Holland; 1980:3–28.

[30] Zuckerkandl E. Ueber nebenorgane des sympathicus im Retroperitonealraum des menschen. *Verh Anat Ges* 1901;15: 85–107.

[31] Ober WB. Emil Zuckerkandl and his delightful little organ. *Pathol Annu* 1983;18 Pt 1:103–119.

[32] Lack EE, Cubilla AL, Woodruff JM, et al. Extra-adrenal paragangliomas of the retroperitoneum: A clinicopathologic study of 12 tumors. *Am J Surg Pathol* 1980;4(2):109–120.

[33] Helen P, Alho H, Hervonen A. Ultrastructure and histochemistry of human SIF cells and paraganglia. *Adv Biochem Psychopharmacol* 1980;25:149–152.

[34] Kohn A. Die chromaffinen Zellen des sympathicus. *Anat Anz* 1898;15:399–400.

[35] Matthews MR. Ultrastructural studies relevant to the possible functions of small granule-containing cells in the rat superior cervical ganglion. *Adv Biochem Psychopharmacol* 1980;25:77–86.

[36] Glenner GG, Grimley PM. *Tumors of the Extra-adrenal Paraganglion System (Including Chemoreceptors)*. Washington, DC: Armed Forces Institute Of Pathology; 1974.

[37] Guild SR. The glomus jugulare, a nonchromaffin paraganglion, in man. *Ann Otol Rhinol Laryngol* 1953;62(4): 1045–1071; concld.

[38] Dahlqvist A, Carlsoo B, Hellstrom S. Paraganglia of the human recurrent laryngeal nerve. *Am J Otolaryngol* 1986;7(5): 366–369.

[39] Gobbi H, Barbosa AJ, Teixeira VP, et al. Immunocytochemical identification of neuroendocrine markers in human cardiac paraganglion-like structures. *Histochemistry* 1991;95(4): 337–340.

[40] Grillo MA, Jacobs L, Comroe JH Jr. A combined fluorescence histochemical and electron microscopic method for studying special monoamine-containing cells (SIF cells). *J Comp Neurol* 1974;153(1):1–14.

[41] Sarathi V. Characteristics of pediatric pheochromocytoma/paraganglioma. *Indian J Endocrinol Metab* 2017;21(3): 470–474.

[42] Plenat F, Leroux P, Floquet J, et al. Intra and juxtavagal paraganglia: a topographical, histochemical, and ultrastructural study in the human. *Anat Rec* 1988;221(3):743–753.

[43] Goormagtigh N, Heymans C. On the existence of abdominal vagal paraganglia in the adult mouse. *J Anat* 1936;71:77–90.

[44] Kuo T, Anderson CB, Rosai J. Normal paraganglia in the human gallbladder. *Arch Pathol* 1974;97(1):46–47.

[45] Lopez-Barneo J. Oxygen sensing and stem cell activation in the hypoxic carotid body. *Cell Tissue Res* 2018;372(2): 417–425.

[46] Zuckerkandl E. The development of the chromaffin organs and of the supra-renal glands. In: Keibel F, Mall FP, eds. *Manual of Human Embryology*. Philadelphia, PA: J B Lippincott; 1912.

[47] Willier BH. A study of the origin and differentiation of the suprarenal glandin the chick embryo by chorio-allantoic grafting. *Phys Zool* 1930;3:201–225.

[48] Korkala O, Hervonen A. Origin and development of the catecholamine-storing cells of the human fetal carotid body. *Histochemie* 1973;37(4):287–297.

[49] Hockman D, Adameyko I, Kaucka M, et al. Striking parallels between carotid body glomus cell and adrenal chromaffin cell development. *Dev Biol*. 2018. pii: S0012-1606(17)30905-3. doi: 10.1016/j.ydbio.2018.05.016.

[50] Cooper MJ, Hutchins GM, Israel MA. Histogenesis of the human adrenal medulla. An evaluation of the ontogeny of chromaffin and nonchromaffin lineages. *Am J Pathol* 1990; 137(3):605–615.

[51] Molenaar WM, Lee VM, Trojanowski JQ. Early fetal acquisition of the chromaffin and neuronal immunophenotype by human adrenal medullary cells. An immunohistological study using monoclonal antibodies to chromogranin A, synaptophysin, tyrosine hydroxylase, and neuronal cytoskeletal proteins. *Exp Neurol* 1990;108(1):1–9.

[52] Kuntz A. The development of the sympathetic nervous system in man. *J Comp Neurol* 1920;32:173–229.

[53] Ikeda Y, Lister J, Bouton JM, et al. Congenital neuroblastoma, neuroblastoma in situ, and the normal fetal development of the adrenal. *J Pediatr Surg* 1981;16(4 Suppl 1):636–644.

[54] Turkel SB, Itabashi HH. The natural history of neuroblastic cells in the fetal adrenal gland. *Am J Pathol* 1974;76(2): 225–244.

[55] Beckwith JB, Perrin EV. In situ neuroblastomas: A contribution to the natural history of neural crest tumors. *Am J Pathol* 1963;43:1089–1104.

[56] Schober A, Parlato R, Huber K, et al. Cell loss and autophagy in the extra-adrenal chromaffin organ of Zuckerkandl are regulated by glucocorticoid signalling. *J Neuroendocrinol* 2013;25(1):34–47.

[57] Vogel KS. Development of trophic interactions in the vertebrate peripheral nervous system. *Mol Neurobiol* 1993;7(3–4): 363–382.

[58] Garcia I, Martinou I, Tsujimoto Y, et al. Prevention of programmed cell death of sympathetic neurons by the bcl-2 proto-oncogene. *Science* 1992;258(5080):302–304.

[59] Tischler AS, DeLellis RA, Biales B, et al. Nerve growth factor-induced neurite outgrowth from normal human chromaffin cells. *Lab Invest* 1980;43(5):399–409.

[60] Anderson DJ. Cellular 'neoteny': a possible developmental basis for chromaffin cell plasticity. *Trends Genet* 1989;5(6): 174–178.

[61] DeLellis RA, Wolfe HJ, Gagel RF, et al. Adrenal medullary hyperplasia. A morphometric analysis in patients with familial medullary thyroid carcinoma. *Am J Pathol* 1976;83(1): 177–196.

[62] Carney JA, Sizemore GW, Sheps SG. Adrenal medullary disease in multiple endocrine neoplasia, type 2: pheochromocytoma and its precursors. *Am J Clin Pathol* 1976;66(2): 279–290.

[63] Kreiner E. Weight and shape of the human adrenal medulla in various age groups. *Virchows Arch A Pathol Anat Histol* 1982; 397(1):7–15.

[64] Lack EE. Hyperplasia of vagal and carotid body paraganglia in patients with chronic hypoxemia. *Am J Pathol* 1978; 91(3):497–516.

[65] Smith P, Jago R, Heath D. Anatomical variation and quantitative histology of the normal and enlarged carotid body. *J Pathol* 1982;137(4):287–304.

[66] McDonald DM, Blewett RW. Location and size of carotid body-like organs (paraganglia) revealed in rats by the permeability of blood vessels to Evans blue dye. *J Neurocytol* 1981; 10(4):607–643.

[67] Parker TL, Kesse WK, Mohamed AA, et al. The innervation of the mammalian adrenal gland. *J Anat* 1993;183(Pt 2): 265–276.

[68] Mascorro JA, Yates RD. Innervation of abdominal paraganglia: An ultrastructural study. *J Morphol* 1974;142(2):153–163.

[69] Matthews MR. Synaptic and other relationships of small granule-containing cells. In: Coupland RE, Fujita T, eds. *Chromaffin, Enterochromaffin and Related Cells*. Amsterdam: Elsevier; 1976.

[70] McDonald DM, Mitchell RA. The Innervation of glomus cells, ganglion cells and blood vessels in the rat carotid body: A quantitative ultrastructural analysis. *J Neurocytol* 1975;4(2):177–230.

[71] Leonard EM, Salman S, Nurse CA. Sensory processing and integration at the carotid body tripartite synapse: Neurotransmitter functions and effects of chronic hypoxia. *Front Physiol*

2018;9:225.

[72] Kraus R, Bezdicek P. The incidence of mastocytes in paraganglia. *Folia Morphologica* 1988;36(2):211–213.

[73] Lloyd RV, Blaivas M, Wilson BS. Distribution of chromogranin and S100 protein in normal and abnormal adrenal medullary tissues. *Arch Pathol Lab Med* 1985;109(7): 633–635.

[74] Achilles E, Padberg BC, Holl K, et al. Immunocytochemistry of paragangliomas–value of staining for S-100 protein and glial fibrillary acid protein in diagnosis and prognosis. *Histopathology* 1991;18(5):453–458.

[75] Habeck JO, Kummer W. Neuronal and neuroendocrine markers in the human carotid body in health and disease. *Adv Exp Med Biol* 1993;337:31–35.

[76] Lack EE, Perez-Atayde AR, Young JB. Carotid body hyperplasia in cystic fibrosis and cyanotic heart disease. A combined morphometric, ultrastructural, and biochemical study. *Am J Pathol* 1985;119(2):301–314.

[77] Arias-Stella J, Valcarcel J. Chief cell hyperplasia in the human carotid body at high altitudes; physiologic and pathologic significance. *Hum Pathol* 1976;7(4):361–373.

[78] Heath D, Smith P, Jago R. Hyperplasia of the carotid body. *J Pathol* 1982;138(2):115–127.

[79] Fitch R, Smith P, Heath D. Nerve axons in carotid body hyperplasia. A quantitative study. *Arch Pathol Lab Med* 1985; 109(3):234–237.

[80] Verna A. Ultrastructure of the carotid body in the mammals. *Int Rev Cytol* 1979;60:271–330.

[81] Coupland RE, Hopwood D. The mechanism of the differential staining reaction for adrenaline-and noreadrenalinestoring granules in tissues fixed in glutaraldehyde. *J Anat* 1966;100(Pt 2):227–243.

[82] Brown WJ, Barajas L, Latta H. The ultrastructure of the human adrenal medulla: with comparative studies of white rat. *Anat Rec* 1971;169(2):173–183.

[83] Lundberg JM, Hamberger B, Schultzberg M, et al. Enkephalinand somatostatin-like immunoreactivities in human adrenal medulla and pheochromocytoma. *Proc Natl Acad Sci U S A* 1979;76(8):4079–4083.

[84] Bock P, Stockinger L, Vyslonzil E. [The fine structure of the human carotid body]. *Z Zellforsch Mikrosk Anat* 1970; 105(4):543–568.

[85] Hervonen A, Korkala O. Fine structure of the carotid body of the midterm human fetus. *Z Anat Entwicklungsgesch* 1972; 138(2):135–144.

[86] Lymperopoulos A, Brill A, McCrink KA. GPCRs of adrenal chromaffin cells & catecholamines: The plot thickens. *Int J Biochem Cell Biol* 2016;77(Pt B):213–219.

[87] Greenberg ME, Ziff EB, Greene LA. Stimulation of neuronal acetylcholine receptors induces rapid gene transcription. *Science* 1986;234(4772):80–83.

[88] Sietzen M, Schober M, Fischer-Colbrie R, et al. Rat adrenal medulla: levels of chromogranins, enkephalins, dopamine beta-hydroxylase and of the amine transporter are changed by nervous activity and hypophysectomy. *Neuroscience* 1987; 22(1):131–139.

[89] Mahata SK, Mahapatra NR, Mahata M, et al. Catecholamine secretory vesicle stimulus-transcription coupling in vivo. Demonstration by a novel transgenic promoter/photoprotein reporter and inhibition of secretion and transcription by the chromogranin A fragment catestatin. *J Biol Chem* 2003; 278(34):32058–32067.

[90] Tischler AS, Riseberg JC, Cherington V. Multiple mitogenic signalling pathways in chromaffin cells: a model for cell cycle regulation in the nervous system. *Neurosci Lett* 1994;168(1–2): 181–184.

[91] Penberthy WT, Dahmer MK. Insulin-like growth factor-Ienhanced secretion is abolished in protein kinase C-deficient chromaffin cells. *J Neurochem* 1994;62(5):1707–1715.

[92] Powers JF, Brachold JM, Ehsani SA, et al. Up-regulation of ret by reserpine in the adult rat adrenal medulla. *Neuroscience* 2005;132(3):605–612.

[93] Hervonen A, Korkala O. The effect of hypoxia on the catecholamine content of human fetal abdominal paraganglia and adrenal medulla. *Acta Obstet Gynecol Scand* 1972;51(1):17–24.

[94] Dalmaz Y, Borghini N, Pequignot JM, et al. Presence of chemosensitive SIF cells in the rat sympathetic ganglia: A biochemical, immunocytochemical and pharmacological study. *Adv Exp Med Biol* 1993;337:393–399.

[95] Dahlqvist A, Neuhuber WL, Forsgren S. Innervation of laryngeal nerve paraganglia: an anterograde tracing and immunohistochemical study in the rat. *J Comp Neurol* 1994;345(3): 440–446.

[96] Saldana MJ, Salem LE, Travezan R. High altitude hypoxia and chemodectomas. *Hum Pathol* 1973;4(2):251–263.

[97] Hervonen A, Pickel VM, Joh TH, et al. Immunocytochemical demonstration of the catecholamine-synthesizing enzymes and neuropeptides in the catecholamine-storing cells of human fetal sympathetic nervous system. *Adv Biochem Psychopharmacol* 1980;25:373–378.

[98] Lloyd RV, Sisson JC, Shapiro B, et al. Immunohistochemical localization of epinephrine, norepinephrine, catecholaminesynthesizing enzymes, and chromogranin in neuroendocrine cells and tumors. *Am J Pathol* 1986;125(1):45–54.

[99] Falck B, Bjorklund A, Lindvall O. Recent progress in aldehyde fluorescence histochemistry. *Brain Res Bull* 1982;9(1–6):3–10.

[100] Kantorovich V, Pacak K. Pheochromocytoma and paraganglioma. *Prog Brain Res* 2010;182:343–373.

[101] Varndell IM, Tapia FJ, De Mey J, et al. Electron immunocytochemical localization of enkephalin-like material in catecholamine-containing cells of the carotid body, the adrenal medulla, and in pheochromocytomas of man and other mammals. *J Histochem Cytochem* 1982;30(7):682–690.

[102] Winkler H. The adrenal chromaffin granule: a model for large dense core vesicles of endocrine and nervous tissue. *J Anat* 1993;183(Pt 2):237–252.

[103] Kent C, Coupland RE. On the uptake and storage of 5-hydroxytryptamine, 5-hydroxytryptophan and catecholamines by adrenal chromaffin cells and nerve endings. *Cell Tissue Res* 1984;236(1):189–195.

[104] Rodriguez-Cuevas S, Lopez-Garza J, Labastida-Almendaro S. Carotid body tumors in inhabitants of altitudes higher than 2000 meters above sea level. *Head Neck* 1998;20(5):374–378.

[105] Tischler AS, Powers JF, Alroy J. Animal models of pheochromocytoma. *Histol Histopathol* 2004;19(3):883–895.

[106] Papathomas TG, Oudijk L, Persu A, et al. SDHB/SDHA immunohistochemistry in pheochromocytomas and paragangliomas: a multicenter interobserver variation analysis using virtual microscopy: a Multinational Study of the European Network for the Study of Adrenal Tumors (ENS@T). *Mod Pathol* 2015;28(6):807–821.

[107] Roszko KL, Blouch E, Blake M, et al. Case Report of a Prolactinoma in a Patient With a Novel MAX Mutation and Bilateral Pheochromocytomas. *J Endocr Soc* 2017;1(11):1401–1407.

[108] Udager AM, Magers MJ, Goerke DM, et al. The utility of SDHB and FH immunohistochemistry in patients evaluated for hereditary paraganglioma-pheochromocytoma syndromes. *Hum Pathol* 2018;71:47–54.

[109] Korner M, Waser B, Schonbrunn A, et al. Somatostatin receptor subtype 2A immunohistochemistry using a new monoclonal antibody selects tumors suitable for in vivo somatostatin receptor targeting. *Am J Surg Pathol* 2012;36(2):242–252.

[110] Rizo J. Mechanism of neurotransmitter release coming into focus. *Protein Sci* 2018.

[111] Li H, Hes O, MacLennan GT, et al. Immunohistochemical distinction of metastases of renal cell carcinoma to the adrenal from primary adrenal nodules, including oncocytic tumor. *Virchows Arch* 2015;466(5):581–588.

[112] Miettinen M, McCue PA, Sarlomo-Rikala M, et al. GATA3: a multispecific but potentially useful marker in surgical pathology: a systematic analysis of 2500 epithelial and nonepithelial tumors. *Am J Surg Pathol* 2014;38(1):13–22.

[113] O'Connor DT. Chromogranin: widespread immunoreactivity in polypeptide hormone producing tissues and in serum. *Regul Pept* 1983;6(3):263–280.

[114] Lloyd RV, Wilson BS. Specific endocrine tissue marker defined by a monoclonal antibody. *Science* 1983;222(4624):628–630.

[115] Schmid KW, Schroder S, Dockhorn-Dworniczak B, et al. Immunohistochemical demonstration of chromogranin A, chromogranin B, and secretogranin II in extra-adrenal paragangliomas. *Mod Pathol* 1994;7(3):347–353.

[116] Fischer-Colbrie R, Lassmann H, Hagn C, et al. Immunological studies on the distribution of chromogranin A and B in endocrine and nervous tissues. *Neuroscience* 1985;16(3): 547–555.

[117] Helle KB, Metz-Boutigue MH, Cerra MC, et al. Chromogranins: from discovery to current times. *Pflugers Arch* 2018; 470(1):143–154.

[118] Tischler AS. Pheochromocytoma and extra-adrenal paraganglioma: updates. *Arch Pathol Lab Med* 2008;132(8): 1272–1284.

[119] Schafer BW, Heizmann CW. The S100 family of EF-hand calcium-binding proteins: functions and pathology. *Trends Biochem Sci* 1996;21(4):134–140.

[120] Iwanaga T, Takahashi Y, Fujita T. Immunohistochemistry of neuron-specific and glia-specific proteins. *Arch Histol Cytol* 1989;52 Suppl:13–24.

[121] Schroder HD, Johannsen L. Demonstration of S-100 protein in sustentacular cells of phaeochromocytomas and paragangliomas. *Histopathology* 1986;10(10):1023–1033.

[122] Gosney JR, Denley H, Resl M. Sustentacular cells in pulmonary neuroendocrine tumours. *Histopathology* 1999;34(3):211–215.

[123] Douwes Dekker PB, Corver WE, Hogendoorn PC, et al. Multiparameter DNA flow-sorting demonstrates diploidy and SDHD wild-type gene retention in the sustentacular cell compartment of head and neck paragangliomas: chief cells are the only neoplastic component. *J Pathol* 2004;202(4):456–462.

[124] Moriguchi T, Takako N, Hamada M, et al. Gata3 participates in a complex transcriptional feedback network to regulate sympathoadrenal differentiation. *Development* 2006;133(19):3871–3881.

[125] Simson JA, Hintz DS, Munster AM, et al. Immunocytochemical evidence for antibody binding to mast cell granules. *Exp Mol Pathol* 1977;26(1):85–91.

[126] Spicer SS, Spivey MA, Ito M, et al. Some ascites monoclonal antibody preparations contain contaminants that bind to selected Golgi zones or mast cells. *J Histochem Cytochem* 1994;42(2):213–221.

[127] Grube D. Immunoreactivities of gastrin (G-) cells. II. Nonspecific binding of immunoglobulins to G-cells by ionic interactions. *Histochemistry* 1980;66(2):149–167.

[128] Srivastava A, Tischler AS, Delellis RA. Endogenous biotin staining as an artifact of antigen retrieval with automated immunostaining. *Endocr Pathol* 2004;15(2):175–178.

[129] Powers JF, Brachold JM, Tischler AS. Ret protein expression in adrenal medullary hyperplasia and pheochromocytoma. *Endocr Pathol* 2003;14(4):351–361.

[130] Roshchina VV. The fluorescence methods to study neurotransmitters (biomediators) in plant cells. *J Fluoresc* 2016;26(3): 1029–1043.

[131] de la Torre JC. Standardization of the sucrose-potassium phosphate-glyoxylic acid histofluorescence method for tissue monoamines. *Neurosci Lett* 1980;17(3):339–340.

[132] Parke WW, Valsamis MP. The ampulloglomerular organ: an unusual neurovascular complex in the suboccipital region. *Anat Rec* 1967;159(2):193–198.

[133] Bailey OT. The cutaneous glomus and its tumorsglomangiomas. *Am J Pathol* 1935;11(6):915–936, 917.

[134] Ostrowski ML, Wheeler TM. Paraganglia of the prostate. Location, frequency, and differentiation from prostatic adenocarcinoma. *Am J Surg Pathol* 1994;18(4):412–420.

[135] Rode J, Bentley A, Parkinson C. Paraganglial cells of urinary bladder and prostate: Potential diagnostic problem. *J Clin Pathol* 1990;43(1):13–16.

[136] Makinen J, Nickels J. Paraganglion cells mimicking metastatic clear cell carcinoma. *Histopathology* 1979;3(6): 459–465.